Steinhilber · Schubert-Zsilavecz · Roth
Medizinische Chemie

Medizinische Chemie

Targets und Arzneistoffe

Dieter Steinhilber, Frankfurt/M.
Manfred Schubert-Zsilavecz, Frankfurt/M.
Hermann Josef Roth, Tübingen/Karlsruhe

157 Tabellen, 703 Abbildungen
mit 1877 Formelzeichnungen

Deutscher Apotheker Verlag Stuttgart

Anschriften der Autoren

Prof. Dr. Dieter Steinhilber
Institut für Pharmazeutische Chemie
Marie-Curie-Str. 9
60439 Frankfurt/M.

Prof. Dr. Manfred Schubert-Zsilavecz
Institut für Pharmazeutische Chemie
Marie-Curie-Str. 9
60439 Frankfurt/M.

Prof. Dr. Dr. h.c. Hermann J. Roth
Friedrich-Naumann-Str. 33
76187 Karlsruhe

Wichtiger Hinweis

Die in diesem Buch aufgeführten Angaben zur Medikation wurden sorgfältig geprüft. Dennoch können die Autoren und der Verlag keine Gewähr für deren Richtigkeit übernehmen.

Ein Warenzeichen kann warenrechtlich geschützt sein, auch wenn ein Hinweis auf etwa bestehende Schutzrechte fehlt.

Bibliografische Information der Deutschen Bibliothek

Die Deutsche Bibliothek verzeichnet diese Publikation in der Deutschen Nationalbibliografie; detaillierte bibliografische Daten sind im Internet unter http://dnb.ddb.de abrufbar.

ISBN 3-7692-3483-9

Birkenwaldstr. 44, 70191 Stuttgart
Printed in Germany
Satz, Druck und Bindung: Stürtz GmbH, Würzburg
Umschlaggestaltung: Atelier Schäfer, Esslingen

Widmung

Unseren fachlich kompetenten und verständnisvollen Frauen gewidmet.

Danksagungen

Bei Herrn Dr. Carsten Siebert von ABDATA (Eschborn) möchten wird uns für die rasche und eingehende Überprüfung und Korrektur der Strukturformeln sehr herzlich bedanken. Unser spezieller Dank gilt Frau Sigrid Roth für die Erstellung zahlreicher Abbildungen, die kritische Überarbeitung der Texte und für ihr unermüdliches Engagement bei der Disziplinierung der Autoren zur Einhaltung der Stilvorgaben. Besonderer Dank gilt Frau Brigitte Welter für ihre Hilfe und ihre tatkräftige Unterstützung bei der Literaturbeschaffung. Herrn Dr. Martin Schulz (ABDA) danken wir für die Überlassung pharmakokinetischer Daten, die im Anhang aufgeführt sind. Den Mitarbeitern Dana Albert, Christina Arnold, Christian Feißt, Dr. Beate Firla, Lutz Fischer, Michael Hörnig, Nadine Meindl, Nicole Schnur, Sabine Seuter, Dr. Bernd Sorg, Irina Tretiakova und PD Dr. Oliver Werz sei für die kritische Durchsicht der verschiedenen Kapitel gedankt. Einer von uns (Sch-Z) dankt seinen obersteirischen Freunden für die Hilfestellungen bei der Entstehung des vorliegenden Buches.

Eine entscheidende Steigerung der didaktischen Qualität unseres Buches insbesondere bei der Darstellung von Wechselwirkungen zwischen Targets und Arzneistoffen konnte durch die kostspielige mehrfarbige Gestaltung erreicht werden. Dafür danken wir den Herren Dr. Eberhard Scholz und Dr. Klaus G. Brauer vom Deutschen Apotheker Verlag.

Die Autoren

Vorwort

Die Zunahme unserer Kenntnisse über die molekularen Mechanismen der Arzneistoff-Wirkung hat die Grundlagen der Medizinischen Chemie innerhalb der letzten Jahre erheblich verändert und erweitert. In besonderer Weise hat die Aufklärung des menschlichen Genoms zu dieser Entwicklung beigetragen und die Etablierung neuer Forschungsfelder wie „Genomics“ und „Proteomics“ ermöglicht. Die Erstauflage des vorliegenden Lehrbuches trägt dieser Entwicklung Rechnung und soll als Brücke zwischen der biomedizinischen Grundlagenforschung und der klinischen Anwendung von Arzneistoffen dienen.

Die IUPAC definiert Medizinische Chemie als eine auf der Chemie basierende Disziplin, die verschiedene Aspekte der biologischen, medizinischen und pharmazeutischen Wissenschaften einschließt. Sie befasst sich mit der Entdeckung, Entwicklung, Identifizierung und der Synthese biologisch aktiver Verbindungen, der Interpretation ihres Wirkungsmechanismus auf molekularer Ebene und dem Metabolismus der Wirkstoffe.

Während die klassischen Bereiche der Pharmazeutischen Chemie, besonders die Arzneistoff-Synthese und -Analytik lehrbuchmäßig breit abgedeckt sind, findet man bisher wenig über die molekularen Grundlagen der Arzneistoff-Wirkung. Um das bestehende Informationsdefizit auszugleichen, wird der aktuelle Kenntnisstand über Targets, Struktur-Wirkungs-Beziehungen, Metabolismus und Interaktionen der verschiedenen Arzneistoff-Klassen in insgesamt 13 Kapiteln vermittelt. Unser besonderes Augenmerk gilt der ausführlichen Beschreibung von therapeutisch relevanten Rezeptoren, Ionenkanälen und Enzymen sowie der Charakterisierung von Target-Arzneistoff-Interaktionen auf der Basis molekularbiologischer Daten und der Auswertung von Kristallstruktur-Analysen sowie NMR- und Molecular-Modeling-Untersuchungen. Wegen des ansteigenden Erkenntniszuwachses wird es immer schwieriger, den Überblick zu behalten und die Spreu vom Weizen zu trennen, daher haben wir an den Schluss eines jeden Kapitels eine Synopse gestellt, die den Inhalt zusammenfasst und die Bedeutung des abgehandelten Themas unterstreicht.

Die in der sog. Orthomolekularen Medizin und der Anti-Aging-Medizin angepriesenen und verwendeten Stoffe gehören teilweise in den Bereich Medizinische Chemie. Aus diesem Grund haben wir die betreffenden Wirkstoffe mit einbezogen und kritisch beurteilt. Der Fortschritt in den Erkenntnissen der Zellbiologie, beispielsweise des Zusammenspiels von Signaltransduktion und Exprimierung von regulatorischen Peptiden, bringt es mit sich, dass oft, manchmal sogar gehäuft, unverständlich anmutende, jedoch international übliche Kürzel gebraucht werden müssen. Sie sind nicht nur in einem Abkürzungsverzeichnis aufgelistet, sondern werden dort auch definiert.

Um mit der Entwicklung neuer sowie der Verbesserung vorhandener Arzneistoffe Schritt zu halten, werden die Autoren den Leserinnen und Lesern im Internet unter www.Deutscher-Apotheker-Verlag.de/Medizinische_Chemie regelmäßig wichtige Informationen zu Arzneistoffen in der Pipeline zugänglich machen.

Frankfurt/M. und Tübingen/Karlsruhe
im Frühjahr 2005

Dieter Steinhilber
Manfred Schubert-Zsilavecz
Hermann J. Roth

Inhalt

9 Zellprotektion und Stoffwechselkatalyse

10 Glucose- und Lipidstoffwechsel

11 Verdauungssystem

12 Zellproliferation und Neoplasien

13 Infektionen

Abkürzungen und Glossar

AAC, Aminoglykosid-*N*-Acetyltransferase; vermittelt Resistenz gegen Aminoglykoside durch *N*-Acetylierung der Wirkstoffe
AADC, Aromatische-Aminosäure-Decarboxylase
AAT, Aspartat-Aminotransferase
ABC-Transporter, Proteinfamilie, welche eine ATP-**B**inding **C**assette aufweist, ein Vertreter dieser Proteinfamilie ist MDR1
ACAT, Acyl-CoA-Cholesterol-Acyltransferase; Enzym, welches Cholesterol in die entsprechenden Ester überführt
ACE, Angiotensin Converting Enzyme
AChE, Acetylcholinesterase
AcpM, mykobakterielles Acyl-Carrier-Protein
AD, Aldehyd-Dehydrogenase
ADHD, Attention Deficit Hyperactivity Disorder
ADHS, Aufmerksamkeits-Defizit/Hyperaktivitäts-Syndrom
ADP, Adenosindiphosphat
AF-2-Domäne, Domäne nukleärer Rezeptoren, welche Ligand-abhängige Aktivierung der Rezeptoren durch Interaktion mit Coaktivatoren vermittelt
AIDS, Acquired Immunodeficiency Syndrome
AKT, alternative Bezeichnung für die Proteinkinase B
Aktionspotenzial, plötzliche Erhöhung des Membranpotenzials durch chemische oder physikalische Reize
ALA, 5-Amino-lävulinsäure
AMP, Adenosinmonophosphat
AMPA, α-Amino-3-hydroxy-5-methyl-4-isoxazol-propionsäure
ANG, Angiotensin
ANT, Aminoglykosid-*O*-Nucleotidyltransferase; vermittelt Resistenz gegen Aminoglykoside durch Modifizierung der Wirkstoffe
AP-1, Transkriptionsfaktor, der die Expression vieler proinflammatorischer Gene steigert
APH, Aminoglykosid-*O*-Phosphorylase; vermittelt Resistenz gegen Aminoglykoside durch Phosphorylierung der Wirkstoffe
APL, akute promyeloische Leukämie
Apoptose, programmierter Zelltod
APSAC, anisoylierter Plasminogen-Streptokinase-Aktivator-Komplex
Aromatase, an der Estrogen-Synthese beteiligtes Enzym der CYP-Familie
AT III, Antithrombin III
ATPase, ATP-hydrolysierendes Enzym

BChE, Butyrylcholinesterase
BDZ, Benzodiazepine
Bioassays, in-vitro-Testsysteme, um die Wirkung von Arzneistoffen oder Mediatoren nachzuweisen
bioisosterer Ersatz, Austausch bestimmter Substituenten oder Molekülgruppen gegen sterisch und elektronisch verwandte Gruppen unter Erhaltung der biologischen Aktivität
BMI, Body-Mass-Index
BPF, Bradykinin-potenzierender Faktor
BPH, benigne Prostata-Hyperplasie

CA, Carboanhydrase
CAH, Carboanhydrase-Hemmer
cAMP, zyklisches Adenosinmonophosphat
CAR, konstitutiver Androstan-Rezeptor, ein nukleärer Rezeptor
Caspasen, (Cystein-haltige Aspartasen); Proteasen, welche an der Ausführung von Apoptose-Signalen beteiligt sind
CAT, Chloramphenicol-Acetyltransferase
CCA, Calcium Channel Antagonist
CGRP, Calcitonin Gene Related Peptide
cGMP, zyklisches Guanosinmonophosphat
CIP, Cahn-Ingold-Prelog
CMV, Cytomegalie-Virus
Codon, Nucleotidsequenz bestehend aus drei Basen, die für eine Aminosäure codiert
COMT, Catechol-*O*-Methyl-Transferase
COPD, chronisch obstruktive Atemwegserkrankungen
COX, Cyclooxygenase
CREB, cAMP Response Element Binding Protein
CT, Calcitonin
CYP, Cytochrom-P450-Enzym

D, Dopamin
DAG, Diacylglycerol
DAT, Dopamin-Transporter
DDC, Dopa-Decarboxylase
DHF, Dihydrofolsäure
DHP, Dihydropyridine
DHP-I, Dehydropeptidase I
DHT, Dihydrotestosteron
Distomer, Bezeichnung für das Enantiomer eines Wirkstoffs mit der niedrigeren Affinität bzw. Aktivität
DMARDs, Disease-Modifying Antirheumatic Drugs, alternative Bezeichnung für Basistherapeutika bei rheumatischen Erkrankungen
DNA-Interkalation, Einschieben planarer Wirkstoffe zwischen die Basen der DNA

EBV, Epstein-Barr-Virus
ED, erektile Dysfunktion
EDRF, Endothelium Derived Relaxing Factor (entspricht NO, Stickstoffmonoxid)
ENaC, epithelialer Na^+-Kanal

Endorphine, Oligopeptide als endogene Opioid-Liganden
Enkephaline, native Peptide, die als endogene Opioid-Liganden fungieren
Enzyminduktion, Induktion der Expression von Enzymen, meist Cytochrome, durch Arzneistoffe und andere Xenobiotika
Epac, Signaltransduktions-Protein
EPMS, extrapyramidal-motorische Symptome
ERK, Extra Cellular Signal Regulated Protein Kinase, Vertreter der MAPK, welcher an der Weiterleitung mitogener Signale in der Zelle beteiligt ist
ET, Endothelin
Eutomer, Bezeichnung für das Enantiomer eines Wirkstoffs mit der höheren Affinität bzw. Aktivität

FAD, Flavin-adenin-dinucleotid
FASI, (mykobakterielle) Fettsäure-Synthetase I
FASII, (mykobakterielle) Fettsäure-Synthetase II
FMN, Flavin-mono-nucleotid
FS, Folsäure
FSF, Fibrin-stabilisierender Faktor
FSH, Follikelstimulierendes Hormon
FXR, Farnesoid-Rezeptor

GABA, γ-Aminobuttersäure
GABA-T, GABA-Transaminase
G-CSF, Granulozyten-Kolonie-stimulierender Faktor
GDP, Guanosindiphosphat
Genom, Gesamtheit der Gene und der nicht kodierenden DNA eines Organismus
GLUT, Glucose-Transporter
GlyR, Glycin-Rezeptor
GM-CSF, Granulozyten-Makrophagen-Kolonie-stimulierender Faktor
GnRH, Gonadotropin-Releasing Hormon
GPCR, G-Protein-gekoppelter Rezeptor
GPX, Glutathion-Peroxidase
GSH, Glutathion
GSSG, Glutathiondisulfid
GTN, Glyceroltrinitrat
GTP, Guanosintriphosphat

h, Stunde(n)
HAART, Highly Active Antiretroviral Therapy; HIV-Kombinationtherapie mit Protease- und Reverse-Transkriptase-Inhibitoren
Hämostase, physiologische Blutstillung
HBV, Hepatitis-B-Virus
HCT, Hydrochlorothiazid
HDL, High-Density-Lipoprotein
8-HETE, 8-(*S*)-Hydroxy-eicosatetraensäure
HIV, Human Immunodeficiency Virus
HMG-CoA, 3-Hydroxy-3-methyl-glutaryl-CoA
HMV, Herzminutenvolumen
HMWH, High Molecular Weight Heparin
HSP, Hitze-Schock-Protein; gehört zur Familie der Chaperone
HSV, Herpes-simplex-Virus
5-HT, 5-Hydroxytryptamin, Serotonin
HWZ, Halbwertszeit
Hydragoga, Wasserausscheidung fördernde Mittel

I, Inhibitor
ICT, intensivierte konventionelle Insulintherapie
iGluR, ionotroper Glutamat-Rezeptor
IL, Interleukin, von Leukozyten produzierte Cytokine
IMP, Inosin-monophosphat
IOD, intraokulärer Druck
IP_3, Inositol-1,4,5-trisphosphat
IP-Rezeptoren, Prostacyclin-Rezeptoren
IPSP, inhibitorisches postsynaptisches Membranpotenzial
IRDS, Infant Respiratory Distress Syndrom
IRS, Insulin-Rezeptor-Substrate; Proteine, die vom Insulinrezeptor an Tyrosinresten phosphoryliert werden
ISA, Intrinsic Sympathomimetic Activity
ISDN, Isosorbiddinitrat
IS-2-MN, Isosorbid-2-mononitrat
IS-5-MN, Isosorbid-5-mononitrat
isosterer Ersatz, Austausch bestimmter Substituenten oder Molekülgruppen gegen sterisch und elektronisch verwandte Gruppen

KasA, mykobakterielle β-Ketoacyl-ACP-Synthase
KatG, mykobakterielle Katalase-Peroxidase
K_{ATP}-Kanal, ATP-abhängiger Kaliumkanal
kD, Kilodalton
Kir, Untereinheit von K_{ATP}-Kanälen

LDL, Low-Density-Lipoprotein
LCIC, Ligand Gated Ion Channels
LH, Luteinisierungshormon
LH-RH, LH-Releasing-Hormon
LMWH, Low Molecular Weight Heparin
LPL, Lipoproteinlipase
LSD, Lysergsäurediethylamid (Lysergid)
LTD, Long Term Depression
LTP, Long Term Potentiation
LXR, Leber-X-Rezeptor, ein nukleärer Rezeptor

mAChR, muscarinischer Acetylcholin-Rezeptor
Macrogole, Polyethylenglykole
MAO, Monoamino-Oxidase
MAPK, Mitogen-aktivierte Proteinkinase (Proteinkinase-familie)
MAP, mittlerer arterieller Druck
MAPKK, Mitogen-aktivierte Proteinkinasekinase, phosphoryliert die MAPK

MDMA, 3,4-Methylendioxy-methamphetamin
MDR-Protein (P-Glykoprotein) Multi Drug Resistence-Protein; aktives, ATP-abhängiges Transportprotein für viele Arzneistoffe bzw. Xenobiotika
Mediatoren, chemische Signalmoleküle
MEK, Proteinkinase aus der Familie der MAPKK
Membranpotenzial, Potenzialdifferenz (Spannung) zwischen den beiden Seiten einer Membran
MLS-Resistenz, Makrolid-Lincosamin-Streptogramin-Resistenz
MP, Morbus Parkinson
MPTP, 1-Methyl-4-phenyl-1,2,3,6-tetrahydropyridin

NA, Noradrenalin
nAChR, nicotinischer Acetylcholin-Rezeptor
NAD, Nicotinamid-adenin-dinucleotid
NADP, Nicotinamid-adenin-dinucleotid-phosphat
NANC, nicht-adrenerger und nicht-cholinerger Neurotransmitter
NaSSA, Noradrenerge und spezifisch serotonerge Antidepressiva
NAT, *N*-Acetyltransferase
NET, Norepinephrin-Transporter, Noradrenalin-Transporter
NFAT, nukleärer Faktor aktivierter T-Lymphozyten; Transkriptionsfaktor, welcher die Transkription von Interleukin-2 (IL-2) in T-Lymphozyten steigert
NFκB, Transkriptionsfaktor, der die Expresion vieler proinflammatorischer Gene steigert
NK, Neurokinin
NMDA-Rezeptoren, *N*-Methyl-D-Aspartat-Rezeptoren
NNRTI, nicht nucleosidische reverse Transkriptase-Inhibitoren
NOS, NO-Synthase
Nozizeptoren, Endigungen dünner Nervenfasern, die auf mechanische, chemische oder thermisch noxische Reize ansprechen
NPH-Insulin, Neutrales-Protamin-Hagedorn-Insulin
NPN, Nitroprussidnatrium
NPY, Neuropeptid Y
NRTI, nucleosidische reverse Transkriptase-Inhibitoren
NSAIDS, Nonsteroidal Antirheumatic Drugs (NSAR)
NSAR, nicht steroidales Antirheumatikum
NYHA, New York Heart Association

Onkogen, mutiertes Gen, dessen Genprodukt (Protein) die maligne Transformation von Zellen auslöst
Opioide, Wirkstoffe, die Bindungsaffinität zu den Opioid-Rezeptoren besitzen
Osteoblasten, differenzierte Phosphatase-reiche Mesenchymzellen, die eine Neubildung von Knochengewebe bewirken
Osteoklasten, mehrkernige Riesenzellen, die den Abbau von Knochenstrukturen veranlassen

p38, Proteinkinase aus der Familie der MAPK
PAA, partiell agonistische Aktivität
PAF, Platelet-Activating-Factor
PAI-1, Plasminogen-Aktivator-Inhibitor-1
Partialagonist, Rezeptor-Agonist, der eine geringere intrinsische Aktivität als der endogene Ligand aufweist.
PAVK, periphere arterielle Verschlusskrankheit
PBP, Penicillin-bindendes Protein
PDE, Phosphodiesterase
PDT, photodynamische Therapie
PEMA, Phenylethylmalonsäurediamid
PETN, Pentaerythrityltetranitrat
PG, Prostaglandin
P-gp, P-Glykoprotein
PHGPX, Phospholipid-Hydroperoxid-Glutathion-Peroxidase
PI3K, Phosphatidylinositol-3-Kinase
PIP_2, Phosphatidylinositol-4,5-bisphosphat
PIP_3, Phosphatidylinositol-3,4,5-trisphosphat
PKA, Proteinkinase A
PKB, Proteinkinase B
PKC, Proteinkinase C
PLC, Phospholipase C, hydrolysiert PIP_2 in die beiden Botenstoffe DAG und IP_3
posttranslationale Modifikationen, chemische Veränderungen an Proteinen nach der Translation wie Glykosylierung, Phosphorylierung, Farnesylierung
PPAR, Peroxisomen-Proliferator-Aktivierter-Rezeptor, ein nukleärer Rezeptor
PPRE, PPAR-Respons-Element
Prokinetika, Beschleuniger der Darm-Motilität
Promotor, DNA-Bereich, der die Transkription eines Gens steuert
Proteom, Gesamtheit der in einem Organismus exprimierten Proteine
Protoonkogen, Gen, welches durch entsprechende Mutation in ein Onkogen überführt wird
PSE, Penicillin-sensitives Enzym
PTH, Parathormon, Parathyrin
PUFA, (Polyunsaturated Fatty Acid), mehrfach ungesättigte Fettsäure
PUVA, Psoriasistherapie mit Psoralen und UV-A

RAAS, Renin-Angiotensin-Aldosteron-System
Raf, Proteinkinase und Effektorprotein von Raf
Rap1, Signaltransduktions-Protein
Ras, kleines, Membran-assoziiertes (nicht Rezeptor-assoziiertes) G-Protein, aktiviert die MAP-Kinase-kaskade
RAS, Renin-Angiotensin-System
REM, Rapid Eye Movements
Responselement, DNA Sequenz, welche von Transkriptionsfaktoren erkannt wird

Rezeptoragonist, Ligand mit einer dem endogenen Liganden vergleichbaren intrinsischen Aktivität
Rezeptorantagonist, Ligand ohne intrinsische Aktivität
Rezeptorisoformen, Rezeptoren mit gleichem Liganden und hoher Ähnlichkeit, die z.B. durch unterschiedliches Spleißen entstehen
Rezeptorsubtypen, Rezeptoren mit gleichen Liganden, die i.d.R. von unterschiedlichen Genen kodiert werden
RIMA, reversible und selektive Inhibitoren der Monoamino-Oxidase
ROS, reaktive Sauerstoffspezies; Bsp: Singulettsauerstoff, Superoxidanion-Radikal, OH-Radikal
RSV, Respiratory Syncytial Virus
RTK, Rezeptor-Tyrosinkinase
Ruhepotenzial, bioelektrische Potenzialdifferenz zwischen Innen- und Außenseiten einer nicht stimulierten Zelle
RXR, Retinoid-X-Rezeptor

SAM, S-Adenosyl-Methionin
SAP, Surfactant-assoziiertes Protein
SARA, Selektiver Aldosteron-Rezeptor-Antagonist
SERT, Serotonin-Transporter
SKAT, Schwellkörperautoinjektionstherapie
SNP, Single Nucleotide Polymorphism, Polymorphismus einzelner Basen im Genom
SNRI, Selektiver Noradrenalin-Wiederaufnahme-Hemmer (SNRI)
SOS, (Son of Sevenless), Guanin-Nucleotid-Austauschfaktor; Protein, welches bei Ras den Austausch von GDP gegen GTP stimuliert
Sp1, Transkriptionsfaktor
SR-A und -B, Scavenger-Rezeptor-A und -B
SRE, Sterol-Respons-Element
SREBP, Sterol-Regulator-Element-bindende-Proteine; Transkriptionsfaktoren, welche an Sterol-Responselemente in Gen-Promotoren binden
SSNRI, Selektiver Serotonin- und Noradrenalin-Wiederaufnahme-Hemmer
SSRI, Selektive Serotonin-Wiederaufnahme-Hemmer
SUR, Untereinheit von K_{ATP}-Kanälen
Surfactant, Surface **Act**ive **A**ge**nt**
SXR/PXR, Steroid- und Xenobiotika-Rezeptor (Pregnan-X-Rezeptor), ein nukleärer Rezeptor
Syndrom X, metabolisches Syndrom

T_3, Liothyronin
T_4, Levothyroxin
tACE, testikuläres ACE
Target, Zielstruktur (z.B. Proteine, DNA, RNA), welche von Hormonen, Liganden oder Arzneistoffen erkannt bzw. gebunden wird
Tc, *Torpedo californica*
TCA, trizyklische Antidepressiva
TGFβ, Transforming-Growth-Factor-β
THC, Tetrahydrocannabinol
THF, Tetrahydrofolsäure
Tight Junctions, Proteinstrukturen, welche den Interzellulärraum benachbarter Zellen abdichten und somit den Durchtritt von Substanzen zwischen den Zellen erschweren.
7TM, siebenfach transmembranäre Rezeptoren, alternative Bezeichnung für G-Protein-gekoppelte Rezeptoren
TNFα, Tumor-Nekrose-Faktor-α; proinflammatorisches Zytokin
Topoisomerasen, Enzyme, welche die Windungszahl der DNA verändern
TOR, Target of Rapamycin; Proteinkinase, welche durch Rapamycin gehemmt wird
t-PA, biotechnisch hergestellter humaner Gewebe-Plasminogen-Aktivator
TXA_2, Thromboxan A_2

UKPDS, United Kingdom Prospective Diabetes Study

VD, vaskuläre Demenz
VIP, Vasoaktives Intestinales Peptid
VLDL, Very-Low-Density-Lipoprotein
VZV, Varicella-zoster-Virus

1 Molekulare Grundlagen der Arzneistoffwirkung

Die Wirkung von Arzneistoffen beruht auf ihrer Wechselwirkung mit biologischen Strukturen aufgrund der komplementären physikalisch chemischen Eigenschaften von Arzneistoff und der biologischen Zielstruktur, die auch als Target bezeichnet wird. Für das Zustandekommen der Arzneistoffwirkung ist v.a. die Zelle von besonderer Bedeutung, da diese die kleinste funktionelle Einheit des Organismus darstellt. Viele Arzneistoffe treten mit zellulären Proteinen in Wechselwirkung und interagieren mit deren Funktionen. Die Anzahl der im Organismus vorkommenden Proteine lässt sich über das **Genom** abschätzen. Die Größe des haploiden menschlichen Genoms beträgt etwa 2,9 Milliarden Basen. Es ist in 46 Chromosomen zu 48 bis 240 Millionen Basen organisiert. Man schätzt, dass beim Menschen insgesamt etwa 30 000 bis 35 000 Gene in Proteine übersetzt werden, wobei eine Zelle im Schnitt ca. 10 000 verschiedene Gene exprimiert. Im menschlichen Organismus existieren weit über 100 verschiedene Zelltypen, die dadurch entstehen, dass unterschiedliche Gene in den jeweiligen Zelltypen aktiv sind, d.h. exprimiert werden. Die Anzahl der Proteine (Proteom), die aus den geschätzten 35 000 Genen gebildet werden ist allerdings beim Menschen deutlich höher, da durch alternatives Spleißen oder durch posttranslationale Modifikationen aus einem Gen verschiedene Proteine mit unterschiedlichen Eigenschaften entstehen können. Man schätzt die Anzahl der Proteine, d.h. den Umfang des menschlichen **Proteoms**, auf über 100 000.

Bis heute ist die genaue physiologische Funktion vieler Proteine noch nicht bekannt. Allerdings lassen sich anhand von Sequenzhomologien Rückschlüsse auf die physiologische Funktion bis dato unbekannter Proteine ziehen. In Abbildung 1.1 ist die Einteilung der Proteine anhand ihrer Funktion zusammengefasst (Lander 2001; Venter 2001). Die meisten Arzneistoffe interagieren mit Rezeptoren oder Enzymen.

1.1 Targets von Arzneistoffen

Aus den oben genannten Zusammenhängen lassen sich wichtige Voraussetzungen für die Eigenschaften eines Arzneistoffs ableiten. Arzneistoffe müssen in der Lage sein,

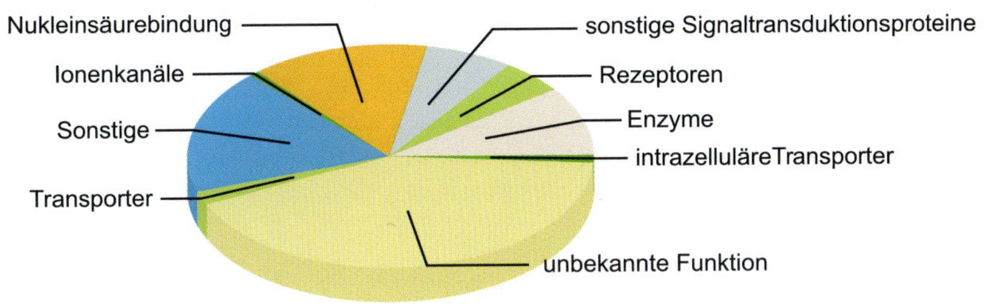

Abb. 1.1 Funktion von Proteinen

Tab. 1.1 Targets für Arzneistoffe

Target	Wirkprinzip	Beispiele
DNA	DNA-Crosslinker DNA-Interkalator	Stickstofflostderivate (Zytostatika) Anthracycline (Zytostatika)
RNA	rRNA-Funktionshemmer	verschiedene Antibiotika: Aminoglykoside, Tetracycline, Oxazolidindione
Lipide	Oxidationsschutz	Vitamin E
Proteine: Enzyme	Enzymaktivatoren Enzymhemmer	Vitamine B_1, B_2, B_6 und B_{12} ACE-Hemmer, HIV-Proteasehemmer, Cyclooxygenasehemmer u.v.m.
Proteine: Rezeptoren	Rezeptoragonisten Rezeptorantagonisten	β-Sympathomimetika, Insulin, Vitamine A und D β-Blocker, AT_2-Rezeptorantagonisten
Proteine: Ionenkanäle	Kanalblocker	Calciumantagonisten vom Nifedipintyp
Proteine: Transporter	Transporthemmer	Hemmung der Wiederaufnahme von Monoaminen (Antidepressiva)

spezifisch mit bestimmten Molekülen wie Proteinen in Wechselwirkung zu treten, ohne dabei lebenswichtige Enzymsysteme zu beeinträchtigen. Bildlich kann man sich somit einen Arzneistoff als Schlüssel vorstellen, der nur in ein oder einige wenige Schlösser (Targets) von vielen möglichen passen darf. Bei Proteinen liegt die Anzahl der theoretisch möglichen Targets bei über 40 000 (s. o.).

Als biologische Targets (Zielstrukturen) für Arzneistoffe kommen Proteine, DNA, RNA und Membranlipide in Frage, wobei allerdings die Anzahl der Arzneistoffe, die direkt mit Lipiden, RNA oder DNA interagieren relativ gering ist. Die Wirkung der meisten Arzneistoffe beruht auf ihrer Wechselwirkung mit Proteinen (v. a. Enzymen und Rezeptoren). In Tabelle 1.1 sind die Wirkprinzipien von Arzneistoffen zusammengefasst.

1.1.1 Rezeptoren als Targets für Arzneistoffe

Voraussetzung für die Funktion und Existenz von vielzelligen Organismen ist, dass deren Stoffwechsel inter- und intrazellulär reguliert wird. Die Regulation stützt sich dabei auf die Biosynthese und die Freisetzung von Signalstoffen (Hormonen, Neurotransmittern und sonstige Mediatoren), so dass auf diese Weise ein chemisches Signal gebildet wird. Die chemische Struktur derartiger Signal- oder Botenstoffe ist sehr vielfältig und reicht von anorganischen Molekülen wie Stickstoffmonoxid (NO) über niedermolekulare Verbindungen wie den biogenen Aminen z. B. Noradrenalin und Dopamin, die als Neurotransmitter fungieren, bis hin zu Steroiden (Estrogen, Testosteron, Cortisol) und zu Peptiden und Proteinen (Bsp.: Insulin, Wachstumshormon etc.). Die Weiterleitung der Signale dieser Botenstoffe an der Zelloberfläche oder in der Zelle erfolgt durch Rezeptoren.

Unter **Rezeptoren** im pharmakologischen Sinne versteht man Proteine, die in der Lage sind, Liganden, wie Hormone und andere chemische Signalstoffe des Organismus zu binden. Die Ligand-Rezeptor-Wechselwirkung führt dann zur Konformationsänderung des Rezeptors, wodurch ein Signal von der Zelloberfläche in das Zellinnere übertragen wird, da der Rezeptor nach Ligandbindung mit weiteren Proteinen im Zellinneren interagiert und das Signal dann an intrazelluläre Effektorproteine weitergeleitet wird (Abb. 1.2). Stellt der Rezeptor einen Ionenkanal dar, so induziert die Ligandbindung die Öffnung des Ionenkanals, wodurch es zum Ein- bzw. Ausstrom von Ionen kommen kann. Die strukturelle und funktionelle Charakterisierung der Rezeptoren erfolgt in Kapitel 2.

Die Folgen der Rezeptoraktivierung führen zu weitreichenden bis dramatischen Änderungen des Zellstatus. Die ausgelösten Reaktionen können sein:

- Zellteilung
- Proteinbiosynthese
- Öffnen von Ionenkanälen
- Schließen von Ionenkanälen
- Phosphorylierung
- Hydrolyse.

Rezeptoragonisten und -antagonisten

Die Aktivierung und die Antagonisierung biologischer Signalwege ist als Prinzip der Arzneistoffwirkung von besonderer Bedeutung. Bindet ein Arzneistoff an einen Re-

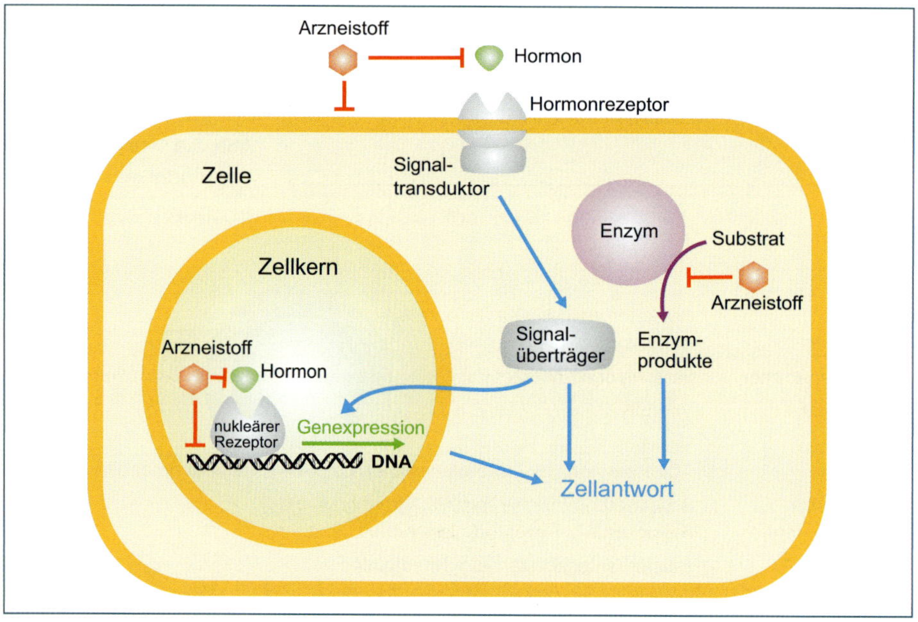

Abb. 1.2 Targets von Arzneistoffen

zeptor und löst er denselben Effekt wie der natürliche Ligand aus, dann handelt es sich um einen Rezeptoragonisten. Führt dagegen die Bindung des Arzneistoffs an den Rezeptor zu keiner Rezeptoraktivierung, so besitzt die Verbindung keine intrinsische Aktivität und man spricht von einem Rezeptorantagonisten. Abhängig von der Affinität des Antagonisten am jeweiligen Rezeptor kommt es folglich zu einer mehr oder weniger starken Blockade der endogenen Wirkung von Hormonen und anderen Signalstoffen. Besitzt ein Wirkstoff eine partielle intrinsische Aktivität, so handelt es sich um so genannte Partialagonisten bzw. -antagonisten, welche das endogene Hormonsignal entsprechend modulieren.

Rezeptorsubtypen

Wie oben erwähnt erfolgt die Auslösung eines Signals über die Bindung eines Agonisten wie eines Hormons oder Liganden an seinen Rezeptor. Bei der pharmakologischen und molekularbiologischen Charakterisierung vieler Rezeptoren hat sich herausgestellt, dass für einen bestimmten Liganden nicht nur ein Rezeptor existiert, sondern unter Umständen mehrere.

Der Grund dafür liegt einerseits darin, dass durch die Existenz verschiedener Rezeptoren ein Hormonsignal mit unterschiedlichen Signaltransduktionswegen verknüpft sein kann, indem z. B. ein bestimmter Rezeptor eines Botenstoffs einen Ionenkanal darstellt, während ein anderer Rezeptor für denselben Liganden mit einem G-Protein gekoppelt ist. Andererseits wurden Rezeptorsubtypen für bestimmte Liganden identifiziert, die sich nicht in der Signaltransduktion unterscheiden und funktionell praktisch weitgehend redundant sind. Diese Rezeptoren werden meistens in verschiedenen Geweben und in verschiedenen Entwicklungsstadien exprimiert, so dass die Expression des Gens aufgrund der Komplexität der Gewebeverteilung nicht mehr von einem einzigen Promotor gesteuert werden kann. Über die Duplizierung des Rezeptorgens und die damit verbundene Generierung eines zweiten Promotors wurde in diesem Fall während der Evolution eine Flexibilisierung der Expression des Gens erreicht.

Die Anzahl der Rezeptoren für einen bestimmten Botenstoff kann ferner noch durch das Auftreten verschiedener Isoformen erhöht werden. Diese Isoformen können z. B. durch zelltyp-spezifisches, alternatives Spleißen entstehen, was dazu führt, dass ganz bestimmte funktionelle Domänen im Rezeptor hinzugefügt bzw. entfernt werden, so dass die Rezeptoreigenschaften ganz genau an die Funktion in den jeweiligen Geweben angepasst werden können.

Entwicklung Rezeptorsubtyp-selektiver Wirkstoffe

Die Tatsache, dass es verschiedene Rezeptorsubtypen für eine bestimmte Signalsubstanz oder ein bestimmtes Hormon gibt, eröffnet die Möglichkeit, durch chemische Abwandlung Wirkstoffe zu entwickeln, die bevorzugt an einen Rezeptorsubtyp binden, und die somit nur einen Teil des Wirkungsspektrums des natürlichen Liganden besitzen. Überträgt man dies auf das Schlüssel-Schloss-Modell, so entspricht der natürliche Ligand dem Generalschlüssel, der in sämtliche Schlösser einer bestimmten Schließanlage passt, während Subtyp-selektive Wirkstoffe nur in ganz bestimmte Schlösser passen. Abbildung 1.3 verdeutlicht das Prinzip der Subtypselektivität am Beispiel von Adrenalin-Rezeptoragonisten (Sympathomimetika). Durch die Präferenz für β_2-Rezeptoren bewirken Fenoterol und Terbutalin die Erschlaffung der Bronchialmuskulatur wäh-

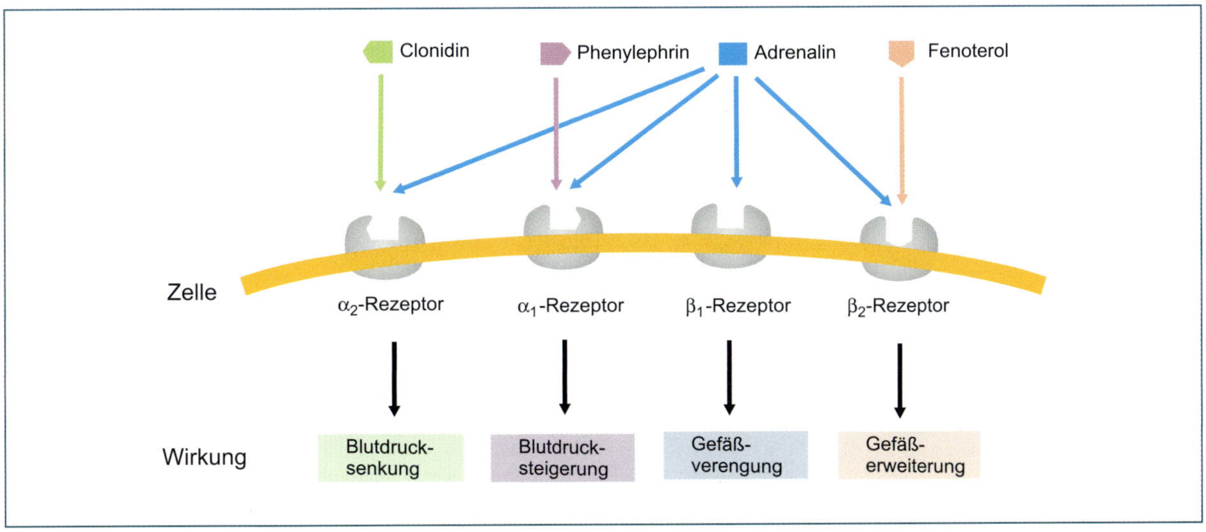

Abb. 1.3 Rezeptorsubtyp-Selektivität von Arzneistoffen am Beispiel von Adrenozeptor-Agonisten

rend andere Adrenalinwirkungen bei therapeutischen Konzentrationen dieser Verbindungen von untergeordneter Bedeutung sind, so dass sich diese Wirkstoffe zur Therapie der Bronchokonstriktion bei asthmatischen Anfällen verwenden lassen. Aktivierung von α_1-Rezeptoren verursacht eine Blutdruckerhöhung, so dass α_1-selektive Agonisten bei Hypotonie einsetzbar sind.

1.1.2 Enzyme als Targets

Enzyme katalysieren die Umwandlung von Molekülen (Substrate) in entsprechende Produkte. Die von Enzymen katalysierten Reaktionen reichen von Hydrolysen und Redox-Reaktionen bis zu Veresterungen wie Phosphorylierungen. Diese enzymatischen Reaktionen bilden die Grundlage physiologischer Vorgänge und dienen z. B. der Biosynthese und dem Abbau von Aminosäuren, Kohlehydraten und Lipiden. Enzyme katalysieren weiterhin Reaktionen des Energiestoffwechsels und sind an der Bildung von Mediatoren (Hormonen, Neurotransmittern etc.) beteiligt, die chemische Steuerungssignale darstellen und zahlreiche physiologische Prozesse regulieren. Die Biosynthese und der Abbau von Mediatoren, die u. a. an der Regulation des Blutdrucks, der Zellteilung und der Steuerung von Immun- und Entzündungsreaktionen beteiligt sind, haben für die Arzneistoffentwicklung eine große Bedeutung. Die entsprechenden Enzyme stellen wichtige Targets für die Arzneistoffentwicklung dar, die Tabelle 1.2 enthält dazu Beispiele. Von besonderem Interesse für die Arzneistoffentwicklung im Bereich der Infektionskrankheiten sind Enzyme, welche an der Biosynthese von Zellbestandteilen mitwirken, die in dieser Form im Wirtsorganimus (Mensch) nicht vorkommen. Ein Beispiel hierfür ist die Transpeptidase, die am Aufbau der bakteriellen Zellwand beteiligt ist und die sehr selektiv durch β-Lactamantibiotika wie Penicilline oder Cephalosporine gehemmt wird. Ein weiteres Beispiel ist die Wirkstoffklasse der Azol-Antimykotika, welche die Ergosterol-Biosynthese in Pilzen hemmt und somit für die Therapie von Pilzinfektionen eingesetzt wird.

Allgemein lässt sich die Aktivität von Enzyminhibitoren über die IC_{50}-Werte charakterisieren. Diese geben an, bei welcher Konzentration des Wirkstoffs eine 50%ige Hemmung des Enzyms erreicht wird. Zu beachten ist allerdings, dass die IC_{50}-Werte stark von den Versuchsbedingungen (wie der verwendeten Substratkonzentration) abhängen und daher keine Absolutwerte darstellen. Bei der Beurteilung der Wirkungsstärke von Inhibitoren sind daher streng genommen nur IC_{50}-Werte vergleichbar, die mit Hilfe von In-vitro-Bioassays unter denselben Versuchsbedingungen ermittelt werden.

1.1.3 Sonstige Targets

Die Zellmembran stellt eine sehr effiziente Barriere für polare Verbindungen dar. So ist die Durchlässigkeit der Zellmembran für Ionen, Peptide, DNA, RNA und polare niedermolekulare Verbindungen wie Aminosäuren äußerst gering. Aufgrund der geringen Durchlässigkeit für Ionen kann die Zelle hohe Konzentrationsgradienten entlang der Membran aufbauen und die Durchlässigkeit der Membran für bestimmte Ionen über Ionenkanäle steuern. Entsprechend der Präferenz dieser Kanäle für bestimmte Ionen unterscheidet man Natrium- von Kalium-, Calcium- und Chloridionenkanälen. Der gezielte Einstrom von Ionen durch Öffnen entsprechender Kanäle dient häufig als Signal für bestimmte physiologische Prozesse. In Nervenzellen erfolgt die Reizleitung durch die Öffnung spannungsabhängiger Natriumkanäle aufgrund der mit dem Natriumeinstrom verbundenen Depolarisation. Die Hemmung dieser spannungsabhängigen Natriumkanäle durch Lokalanästhetika (Kap. 4.2) führt folglich zur Unterbrechung der Reizleitung und somit zur Anästhesie (Tab. 1.3).

Tab. 1.2 Enzyme als Targets für Arzneistoffe (Enzyminhibitoren)

Enzym	Substrat	Produkt	Funktion/Effekte der Produkte (Bsp.)	Arzneistoffklasse	Indikation der Hemmstoffe
Cyclooxygenase	Arachidonsäure	Prostaglandine	proinflammatorisch	COX-Hemmer	entzündliche Erkrankungen
Angiotensin-Konversions-Enzym (ACE)	Angiotensin I	Angiotensin II	vasokonstriktorisch	ACE-Hemmer	Bluthochdruck
Xanthinoxidase	Hypoxanthin Xanthin	Harnsäure		Urikostatika	Gicht
Bakterielle Transpeptidase	D-Ala-D-Ala-Peptide	quervernetzte Peptidkette	Aufbau der Bakterienzellwand	β-Lactam-antibiotika	bakterielle Infektionen
Lanosteroldemethylase von Pilzen	Lanosterol	1,4-Desmethyllanosterol	Zellmembranbaustein bei Pilzen	Azol-Antimykotika	Pilzinfektionen

L-Typ-Calciumkanäle vermitteln einen spannungsabhängigen Calciumeinstrom in Zellen. Die Aktivierung dieser Calciumkanäle und der damit verbundene zelluläre Calciumeinstrom führt u. a. zur Gefäßkontraktion. Calciumkanalblocker wie Nifedipin, Verapamil oder Diltiazem bewirken daher eine Gefäßerweiterung und reduzieren somit den peripheren Gefäßwiderstand und den Blutdruck.

Neben den Arzneistoffen, die ihre Wirkung über die Interaktion mit Proteinen wie Enzymen, Rezeptoren und Ionenkanälen entfalten, gibt es Wirkstoffe, die aufgrund ihrer chemischen Eigenschaften direkt mit DNA oder Lipiden reagieren bzw. in Wechselwirkung treten. Vitamin E ist eine lipophile Verbindung mit Radikalfängereigenschaften. Sie reichert sich in Zellmembranen und in Lipoproteinpartikeln (VLDL, LDL) des Bluts an und schützt diese vor Oxidation durch reaktive Sauerstoffspezies.

Alkylierende Verbindungen wie *N*-Lost-Derivate reagieren mit Nucleophilen wie DNA und bilden entsprechende kovalent verbundene Addukte. Verbindungen mit mehreren reaktiven Zentren führen zur Quervernetzung von DNA. Diese DNA-Schädigung stört die Replikation der DNA und induziert die **Apoptose** (programmierter Zelltod). Da speziell stark proliferierende Zellen durch die Alkylantien geschädigt werden, setzt man diese Verbindungen in der Tumortherapie ein.

1.2 Molekülstruktur und biologische Eigenschaften

Wie erwähnt, beruht die Wirkung von Arzneistoffen auf ihrer Interaktion mit biologischen Strukturen, wobei v. a. Proteinen die größte Bedeutung zukommt. Die Art und Spezifität dieser Interaktion wird durch die chemisch-physikalischen Eigenschaften der Wirkstoffe bestimmt. Diese chemisch-physikalischen Eigenschaften der Wirkstoffe determinieren nicht nur die pharmakologische Wirkung (Pharmakodynamik), sondern sind auch für die Aufnahme, Verteilung und Elimination einer Verbindung im Organismus (Pharmakokinetik) von grundlegender Bedeutung.

Proteine wie Insulin, das Wachstumshormon und Erythropoetin sind bei peroraler Einnahme unwirksam, da sie als Makromoleküle aus proteinogenen Aminosäuren bereits im Verdauungstrakt durch Proteasen in die entsprechenden Aminosäuren zerlegt werden. Daher müssen solche Arzneistoffe injiziert werden, was ihre Verteilung im Blutkreislauf bzw. im Gewebe ermöglicht. Da Peptide die Zellmembranen nicht passieren können, erfolgt die Vermittlung der Wirkung von peptidischen Mediatoren wie Insulin durch die spezifische Wechselwirkung mit den entsprechenden Rezeptoren auf der Zelloberfläche, welche das Signal dann durch eine Konformationsänderung in das Zellinnere weiterleiten.

Die Aufnahme niedermolekularer Arzneistoffe hängt im Wesentlichen von ihrer Polarität ab. Extrem polare Verbindungen wie Mannitol und Sorbitol können nicht oder nur unwesentlich die Zellmembran passieren und werden daher nicht von der Zelle aufgenommen. Sehr polare Arzneistoffe weisen daher in der Regel eine niedrige perorale Bioverfügbarkeit auf, da diese Verbindungen nicht vom Darm in den Blutkreislauf gelangen. So verbleiben Sorbitol und Mannitol im Darm und wirken dort aufgrund ihrer osmotischen Eigenschaften als Laxans. Werden beide Verbindungen infundiert, so werden sie über die Nieren ausgeschieden und wirken harntreibend (diuretisch). Ausnahmen vom Polaritätsprinzip liegen dann vor, wenn eine Substanz von einem Transportprotein gebunden und passiv oder aktiv durch die Zellmembran transportiert wird. Glucose besitzt z. B. eine ähnliche Polarität wie Sorbitol, wird aber im Gegensatz zu Sorbitol praktisch vollständig aus dem Darm durch Transportproteine resorbiert.

Niedermolekulare Verbindungen mit geringer oraler Bioverfügbarkeit und geringer Membrangängigkeit können aber wie die o. g. Peptide nach parenteraler Gabe

Tab. 1.3 Sonstige Targets (Beispiele)

Target	Beispiel	Funktion	Effekte	Arzneistoffklasse
Ionenkanäle	spannungsabhängige Natriumkanäle	neuronale Reizleitung	Hemmer: anästhetisch	Lokalanästhetika
	L-Typ-Calciumkanal	u. a. Gefäßkonstriktion	Hemmer: vasodilatatorisch	Calciumantagonisten
Transporter	Serotonin- und Noradrenalintransporter	Serotonin- und Noradrenalin-Wiederaufnahme	Hemmer: antidepressiv	Antidepressiva
Membranen	Membranlipide	Oxidationsschutz	Hemmung der nicht enzymatischen Lipidoxidation	Vitamin E, Tocopherolacetat
DNA	DNA-Polymerase	DNA-Replikation	Hemmer: zytostatisch	DNA-Alkylanzien

pharmakologisch aktiv sein, wenn ihre Wirkung auf der Interaktion mit extrazellulären Biomolekülen oder auf der Bindung an Targets auf der Zelloberfläche (z. B. Rezeptoren) beruht.

1.2.1 Transport von Arzneistoffen durch biologische Membranen

Damit Arzneistoffe nach oraler Einnahme in den Blutkreislauf aufgenommen werden können, müssen sie in der Lage sein, Membranen zu passieren. Ferner müssen Arzneistoffe, deren Wirkung auf der Interaktion mit intrazellulären Targets wie Enzymen oder nukleären (intrazellulären) Rezeptoren beruht, in der Lage sein, die Zellmembran zu passieren bevor sie an ihr eigentliches Target binden können. Arzneistoffe, die ihre Wirkung im Gehirn (ZNS) entfalten, müssen ferner befähigt sein, die Blut-Hirn-Schranke (blood brain barrier) zu passieren. Die Blut-Hirn-Schranke wird durch eine über so genannte Tight Junctions besonders abgedichtete Endothelzellschicht auf der Innenseite der Blutgefäße im Gehirn gebildet und verhindert den Übertritt vieler meist polarerer Verbindungen vom Blutkreislauf in das Gehirn auf interzellulären Wegen. Daher ist eine ausreichende Lipophilie Voraussetzung für die Gehirngängigkeit einer Verbindung bzw. eines Arzneistoffs.

Insgesamt lässt sich zusammenfassen, dass die Membrangängigkeit einer Substanz von entscheidender Bedeutung ist für die

- Bioverfügbarkeit nach peroraler Applikation
- pharmakologische Wirkung bei Arzneistoffen mit intrazellulären Targets
- Passage der Blut-Hirn-Schranke als Voraussetzung für die ZNS-Aktivität eines Arzneistoffs.

Die Voraussetzungen für die Membrangängigkeit von Arzneistoffen und anderen Verbindungen (Xenobiotika, Pestizide, Lösemittel usw.) ergeben sich aus dem Aufbau von Zellmembranen (Abb. 1.4). Diese bestehen aus einer Lipiddoppelschicht, die im Wesentlichen aus Phospholipiden wie Phosphatidylcholin gebildet wird. Die hydrophile Komponente des Phosphatidylcholin-Moleküls ist dabei den wässrigen Phasen auf der Außen- und Innenseite der Membran zugewandt, während die lipophilen Enden im Innern der Membran eine Lipiddoppelschicht ausbilden. Die Membranfluidität wird durch eingelagertes Cholesterol beeinflusst. Ferner sind in die Membran zahlreiche Proteine wie Transporter, Ionenkanäle und Rezeptoren eingelagert, die den Transport von Verbindungen und Ionen bzw. die Weiterleitung von Hormonsignalen durch die Membran steuern. Der Transport von Substanzen durch Membranen lässt sich in verschiedene Mechanismen unterteilen (Abb. 1.5):

- rein passive Diffusion
- Carrier-vermittelter, passiver Transport
- aktiver Transport (einwärts oder auswärts)
- korpuskuläre Absorption (Phagozytose, Pinozytose).

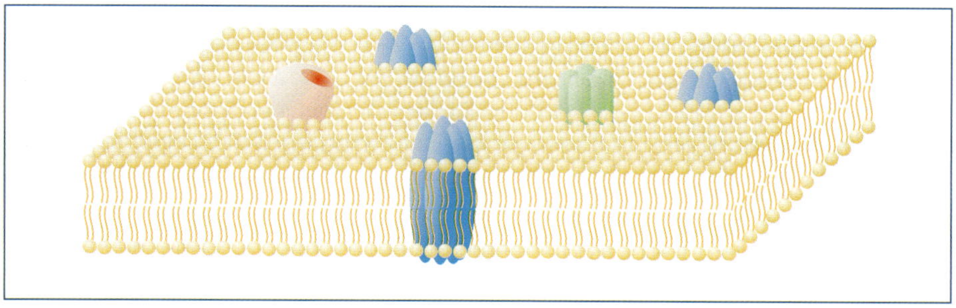

Abb. 1.4 Aufbau von Membranen mit eingelagerten Proteinen (Rezeptoren, Ionenkanäle usw.)

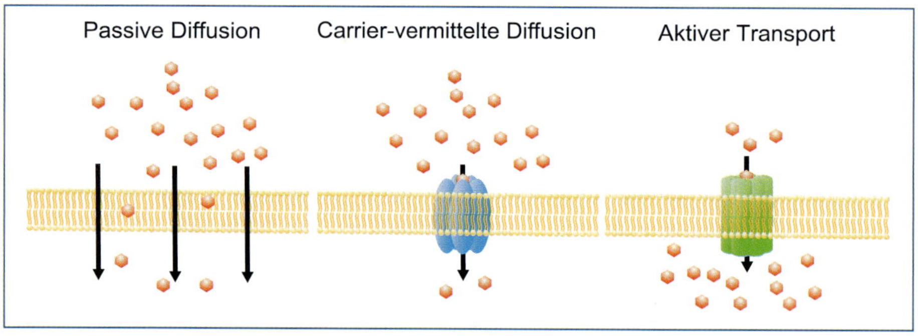

Abb. 1.5 Transportmechanismen durch Membranen

Passive Diffusion

Bei den meisten Pharmaka erfolgt der Membrantransport durch passive Diffusion. Darunter versteht man die Wanderung eines in Wasser und Lipiden löslichen Stoffes durch eine Membran. Die Diffusionsgeschwindigkeit hängt dabei vom Konzentrationsgefälle der Substanz zwischen beiden Seiten der Membran und dem Diffusionskoeffizienten der Verbindung ab. Der Diffusionskoeffizient einer Substanz ist wiederum eine Funktion des Lipid/Wasser-Verteilungskoeffizienten. Je höher die Lipophilie einer Verbindung ist, desto schneller diffundiert sie durch die lipophile Membran. Daraus ergibt sich, dass Membranen für Ionen und geladene bzw. polare Moleküle nur schlecht durchlässig sind (Abb. 1.6) und dass bei niedermolekularen Verbindungen wie Arzneistoffen die Polarität ein entscheidender Parameter für die Membrangängigkeit darstellt. Zu beachten ist, dass die Polarität basischer und saurer Arzneistoffe vom pH-Wert der wässrigen Phase abhängt, und dass jeweils nur die undissoziierte Form in nennenswertem Umfang die Membran passieren kann.

Carrier-vermittelter, passiver Transport

Werden Substanzen von Transportproteinen erkannt, gebunden und entlang einem Konzentrationsgefälle durch die Membran transportiert, so handelt es sich um einen Carrier-vermittelten, passiven Transport, bei dem der Konzentrationsgradient zwischen dem Extra- und Intrazellulärraum die treibende Kraft darstellt. Der Transport erfolgt substanzspezifisch, ist sättigbar und kann durch Inhibitoren des Carrierproteins gehemmt werden.

Aktiver Transport

Der aktive Transport unterscheidet sich vom passiven Transport dadurch, dass eine Substanz unter Energieverbrauch, meist ATP-Hydrolyse, entgegen dem Konzentrationsgefälle transportiert werden kann. Aktive Transportprozesse sind sättigbar, substanzspezifisch und gegebenenfalls durch geeignete Inhibitoren hemmbar.

Aminosäuren, Zucker und viele andere, meist polare niedermolekulare Bestandteile von Zellen werden durch aktive Transportprozesse aufgenommen. Die aktive Aufnahme von Levodopa durch einen entsprechenden Transporter lässt sich z. B. bei der Parkinsontherapie ausnutzen. Dagegen wird die Wirkung von Zytostatika durch das MDR-Protein (**M**ulti **D**rug **R**esistence-Protein) reduziert, da dieser Transporter die Zytostatika aktiv aus den Zellen ausschleust, so dass keine therapeutisch relevanten Konzentrationen des Zytostatikums im Zellinnern mehr erreicht werden.

Korpuskuläre Absorption

Unter korpuskulärer Absorption (Pinozytose, Phagozytose, Endozytose) versteht man die Aufnahme von Feststoffpartikeln wie Mikroorganismen (Phagozytose), von Flüssigkeitströpfchen (Pinozytose) und von anderen makromolaren Strukturen (Endozytose). Der Aufnahmeprozess besteht aus der Einstülpung der Membran und dem vesikulären Einschluss des extrazellulären Materials. Diese Prozesse laufen meist rezeptorvermittelt ab. Beispiele für rezeptorvermittelte Endozytoseprozesse sind die LDL-Rezeptor-vermittelte Aufnahme von LDL (Low Density Lipoprotein) und die zelluläre Eisenaufnahme über Transferrin. Für die zelluläre Aufnahme der meisten Pharmaka spielen diese Prozesse jedoch keine Rolle.

1.2.2 Prinzipien der molekularen Erkennung

Die Wirkung der meisten Arzneistoffe beruht auf der Wechselwirkung mit Proteinen wie Enzymen oder Rezeptoren. Das Spektrum pharmakologischer Effekte eines Arzneistoffs beruht auf der Spezifität der Wechselwirkung mit den exprimierten Proteinen, d. h. spezifische Wirkstoffe weisen eine hohe Affinität zu einer Bindungsstelle eines bestimmten Proteins und eine ausreichende Selektivität auf. Betrachtet man die Arzneistoff-Protein-Wechselwirkung vor dem Hintergrund des menschlichen Genoms bzw. Proteoms, so muss ein Arzneistoff in der Lage sein, spezifisch an eines oder wenige Proteine der mehr als 35 000 verschiedenen Proteine in pharmakologisch relevanten Konzentrationen zu binden. Ist die Affinität für das

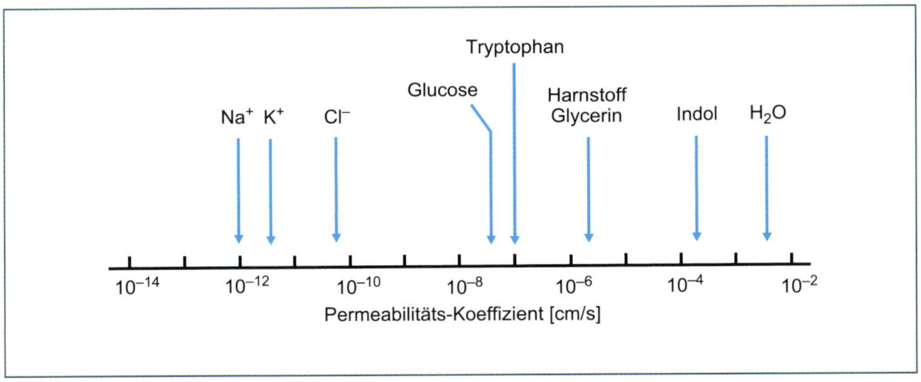

Abb. 1.6 Durchlässigkeit

Target zu gering, ist das Molekül wirkungslos, bindet der Arzneistoff dagegen zu unspezifisch und erkennt zahlreiche Targets, dann ist mit erheblichen Nebenwirkungen zu rechnen.

Die Spezifität und Affinität von Protein-Arzneistoff-Wechselwirkungen bei denen die Proteine als Targets und der Arzneistoff als Ligand betrachtet werden, beruhen auf der dreidimensionalen Struktur und den damit verbundenen chemisch-physikalischen Eigenschaften der Interaktionspartner. Die Eigenschaften eines Arzneistoffs ergeben sich aus den im Molekül vorhandenen funktionellen Gruppen und deren räumlicher Anordnung zueinander, die des Proteins aus der Aminosäuresequenz, d. h. der Primärstruktur und der daraus abgeleiteten 3D-Struktur (Tertiärstruktur) des gefalteten Proteins. Eine wichtige Voraussetzung für die hochaffine Bindung eines Liganden an ein Protein ist, dass der Wirkstoff die richtige Größe und Gestalt aufweist, damit er optimal in die Bindungsstelle am Protein hineinpasst, ähnlich wie bei einem Schlüssel und dem dazu passenden Schloss. Überträgt man das Schlüssel-Schloss-Prinzip auf die Bindung von Wirkstoffen an ihre Targets, so ist dabei zu beachten, dass weder Arzneistoffe noch Proteine im Gegensatz zu Schlüsseln und Schlössern völlig starre Gebilde sind, sondern als Folge der Wechselwirkung Konformationsänderungen durchlaufen können. Dieser Anpassungsvorgang wird auch als „induced fit" bezeichnet.

Die Bindung von Wirkstoffen an Proteine beruht auf der Wechselwirkung funktioneller Gruppen des Wirkstoffs einerseits und den funktionellen Gruppen der Aminosäuren der Bindungsstelle des Proteins andererseits. Die nicht kovalenten Bindungen bzw. Wechselwirkungen lassen sich einteilen in:

- Wasserstoffbrücken
- ionische Wechselwirkungen
- hydrophobe Wechselwirkungen
- Kation-π-Elektronen-Wechselwirkungen (Abb. 1.7).

Voraussetzung für die Wechselwirkung von Ligand und Protein ist die Komplementarität der Bindungspartner. Damit eine H-Brücke ausgebildet werden kann, muss ein Wasserstoffdonor mit einem Wasserstoffakzeptor in Wechselwirkung treten, bei ionischen Wechselwirkungen müssen beide Bindungspartner entgegengesetzte Ladungen aufweisen, hydrophobe Wechselwirkungen treten nur dann auf, wenn Ligand und Protein an der Bindungsstelle hydrophobe Reste tragen (Abb. 1.7).

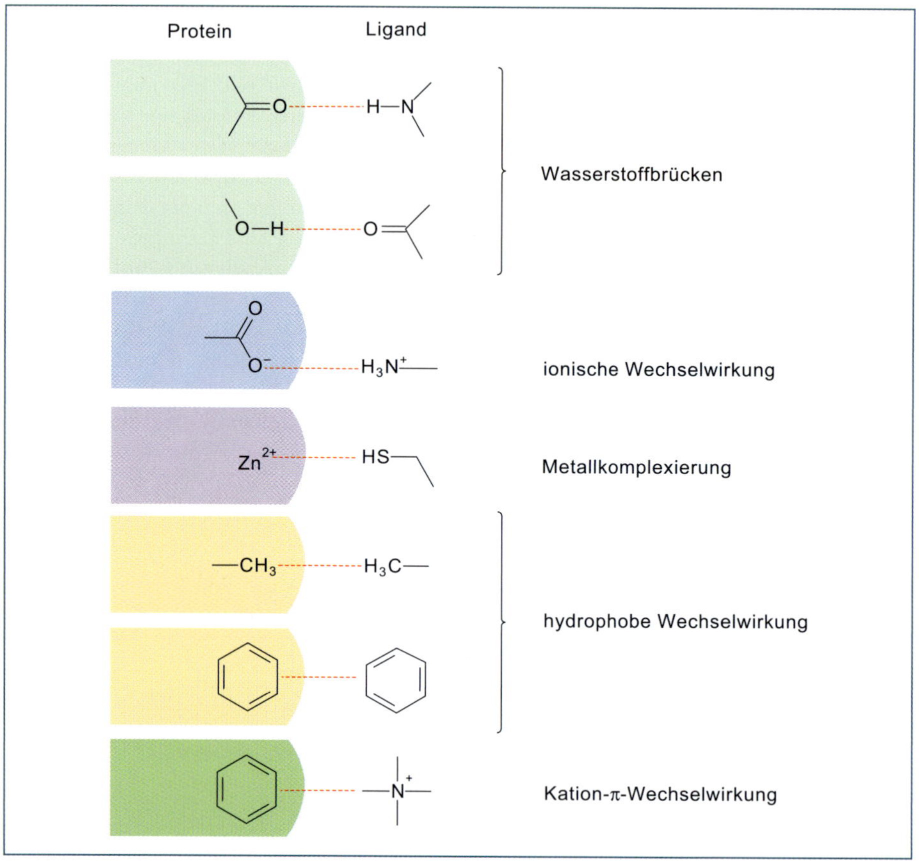

Abb. 1.7 Protein-Ligand-Wechselwirkungen

Bei Proteinen sind sehr häufig die funktionellen Gruppen der Seitenketten bestimmter Aminosäuren an der Bindung von Arzneistoffen beteiligt. Lysin und Arginin können aufgrund ihrer positiven Ladung ionische Wechselwirkungen mit negativ geladenen funktionellen Gruppen der Wirkstoffe eingehen, negativ geladene Aminosäuren wie Glutaminsäure oder Asparaginsäure dagegen mit positiv geladenen funktionellen Gruppen (Abb. 1.8). Die pKs-Werte der Seitenketten sind in Tabelle 1.4 zusammengefasst. Lipophile Aminosäuren wie Leucin, Isoleucin, Valin oder Phenylalanin gehen hydrophobe Wechselwirkungen mit lipophilen Bereichen von Liganden ein,

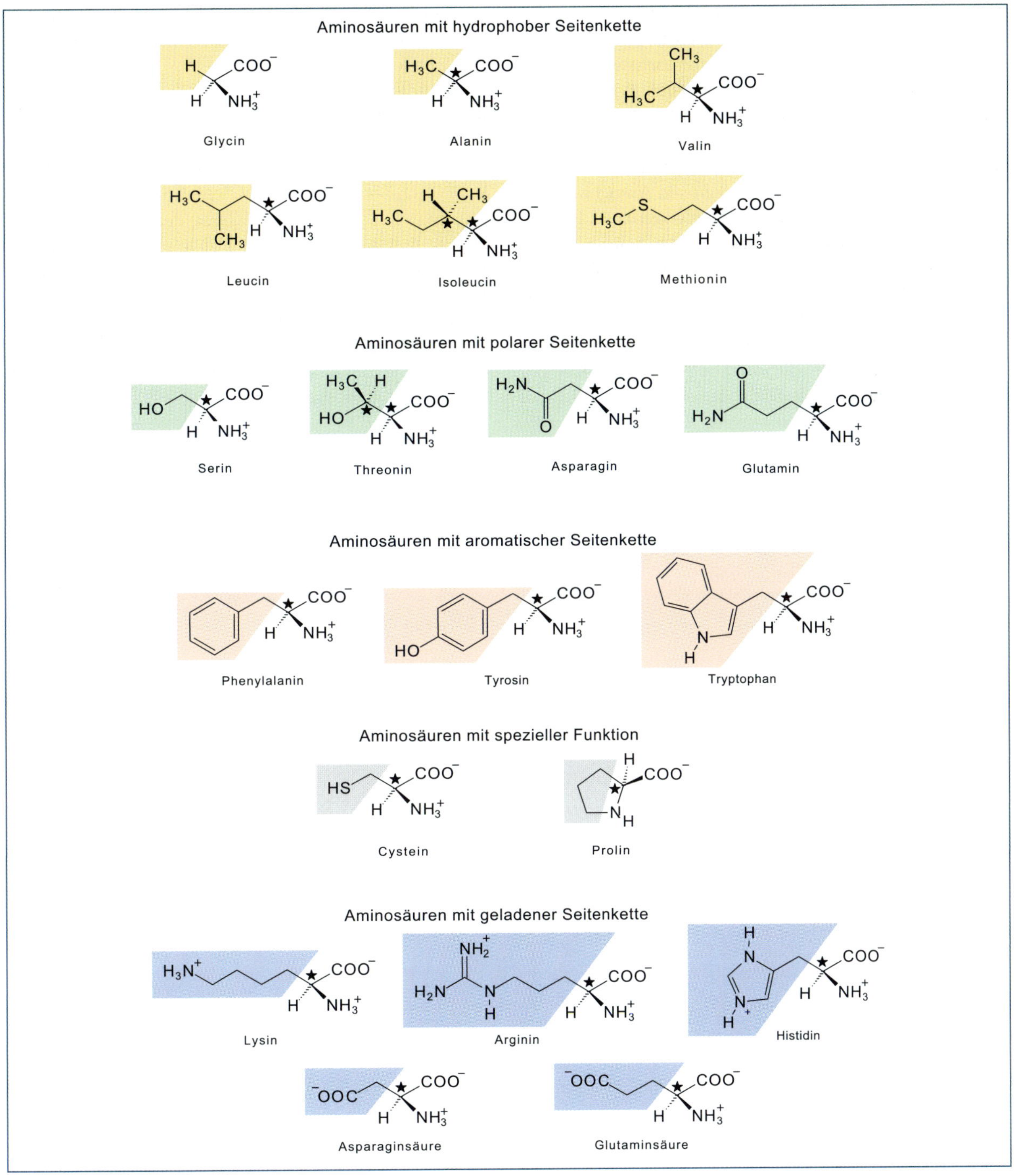

Abb. 1.8 Einteilung der Aminosäuren

wohingegen andere Aminosäuren wie Glutamin und Serin Wasserstoffbrücken ausbilden können. Cystein ist an der Ausbildung inter- und intramolekularer Disulfidbrücken beteiligt, die der Stabilisierung der Tertiär- und Quartärstruktur von Proteinen dienen. Aromatische Aminosäuren wie Phenylalanin, Tyrosin und Tryptophan gehen nicht nur lipophile Wechselwirkungen ein, sondern sind bei vielen redox-aktiven Enzymen an der Elektronenübertragung beteiligt. Histidin-Reste in Proteinen können ferner als Bindungspartner für mehrwertige Kationen wie Zink und Eisen dienen. Die Häufigkeit mit der die einzelnen Aminosäuren in Proteinen vorkommen, ist sehr unterschiedlich (Klapper 1977), siehe Tabelle 1.4.

Ist ein Molekül oder Arzneistoff aufgrund seiner funktionellen Gruppen und seiner räumlichen Ausdehnung zu bestimmten Proteinstrukturen komplementär, d.h. verhalten sich die beiden Partner wie Ligand und Akzeptor bzw. Schlüssel und Schloss, so führt das zu einer mehr oder weniger stark ausgeprägten Bindung des Liganden an das Protein. Die Bindungsaffinität ist dabei umso höher, je perfekter der Wirkstoff in die Bindungstasche am Protein passt und je zahlreicher die chemischen Wechselwirkungen sind, die ein Arzneistoff mit dem Target oder Protein eingeht. Generell kann man sagen, dass die Arzneistoffkonzentration, die für einen pharmakologischen Effekt benötigt wird, mit der Affinität für das Target korreliert und dass hochaffine Arzneistoffe in der Regel eine höhere Selektivität für ein Target als niederaffine besitzen. Abbildung 1.9 zeigt die Bindung von Methotrexat, einem Dihydrofolat-Reduktase-Inhibitor, an die Dihydrofolat-Reduktase. Wie aus der Abbildung hervorgeht, bilden die Aminofunktionen und Stickstoffatome des Ringsystems Wasserstoffbrückenbindungen mit verschiedenen Aminosäuren der Dihydrofolat-Reduktase aus. Dabei dienen die Sauerstoffatome der Peptidbindung von Ala97, Leu4 und Leu114 als H-Akzeptor. Interessanterweise erfolgt die

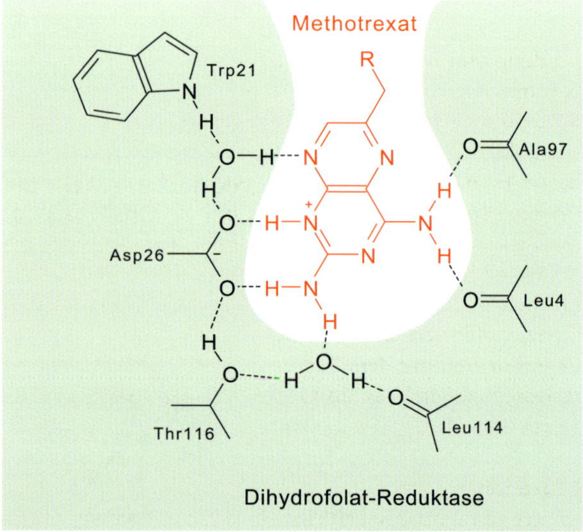

Abb. 1.9 Bindung von Methotrexat an die Dihydrofolat-Reduktase

Tab. 1.4 Übersicht der Aminosäuren

Aminosäure	Abkürzung	Code	pKs-Wert der Seitenkette	Häufigkeit (%)
Alanin	Ala	A		9,0
Arginin	Arg	R	12,5	4,7
Asparagin	Asn	N		4,4
Asparaginsäure	Asp	D	3,9	5,5
Cystein	Cys	C	8,3	2,8
Glutamin	Gln	Q		3,9
Glutaminsäure	Glu	E	4,1	6,2
Glycin	Gly	G		7,5
Histidin	His	H	6,0	2,1
Isoleucin	Ile	I		4,6
Leucin	Leu	L		7,5
Lysin	Lys	K	10,8	7,0
Methionin	Met	M		1,7
Phenylalanin	Phe	F		3,5
Prolin	Pro	P		4,6
Serin	Ser	S		7,1
Threonin	Thr	T		6,0
Tryptophan	Trp	W		1,1
Tyrosin	Tyr	Y	10,1	3,5
Valin	Val	V		6,9

Tab. 1.5 Definitionen

Begriff	Definition
Eutomer	das Enantiomer mit der höheren Affinität bzw. Aktivität
Distomer	das Enantiomer mit der niedrigeren Affinität bzw. Aktivität
Eudismisches Verhältnis	$= \frac{\text{Affinität bzw. Aktivität des Eutomers}}{\text{Affinität bzw. Aktivität des Distomers}}$
Enantioselektivität	unterschiedliche Aktivität von Enantiomeren: ein Enantiomer ist wirksamer als das andere

Bindung von Methotrexat im Vergleich zum natürlichen Substrat, der Folsäure, um 180 Grad umgeklappt und um 60 Grad seitlich verdreht (Kubinyi 1994).

Da die Struktur von Ligand und Protein für die molekulare Interaktion von entscheidender Bedeutung ist und Proteine bei Vertebraten mit Ausnahme von Glycin aus chiralen Aminosäuren ausschließlich der L-Form bestehen, ist nachzuvollziehen, dass bei chiralen Wirkstoffen die beiden Enantiomere unterschiedliche Affinität zum Target aufweisen können. Da die Wechselwirkung von Enantiomeren mit dem Target unterschiedlich ist, müssen Racemate folglich als ein Gemisch zweier Wirkstoffe angesehen werden.

Chiralität

Aufgrund ihrer Chiralität sind Proteine in der Lage, enantioselektive Wechselwirkungen mit chiralen Liganden einzugehen. Enzymatische Umsetzungen laufen in der Regel enantioselektiv ab, ebenso die Bindung von chiralen Liganden an ihre Rezeptoren. Der Einfluss der Chiralität von Arzneistoffen auf ihre pharmakologischen Eigenschaften kann sehr unterschiedlich sein, bei vielen Arzneistoffen beobachtet man bei den beiden Enantiomeren große Unterschiede in der Pharmakodynamik oder Pharmakokinetik, bei anderen sind die Unterschiede gering oder nicht signifikant. Das wirksamere Enantiomer wird als Eutomer bezeichnet, das inaktive oder weniger wirksame Enantiomer als Distomer, der Unterschied in der Wirksamkeit der Enantiomere wird durch das eudismische Verhältnis ausgedrückt (Tab. 1.5).

Voraussetzung für die Diskriminierung von Stereoisomeren bei der Wechselwirkung mit einem Protein ist, dass die Enantiomere unterschiedlich stark an das Target binden (Abb. 1.10). Im Falle von Enantiomeren ist diese Voraussetzung gegeben, wenn die Bindung des einen Enantiomers an mindestens drei Punkten erfolgt, dann nämlich lassen sich die Bindungsstellen beim anderen Enantiomer nicht mehr zur Deckung bringen und die Interaktion der beiden Enantiomere mit dem Rezeptor ist unterschiedlich.

Vergleicht man die Enantioselektivität d. h. die eudismischen Verhältnisse von Wirkstoffen mit deren Affinität zum Target, so fällt auf, dass eine gewisse Beziehung zwischen der Aktivität eines Wirkstoffs und dessen Enantio-

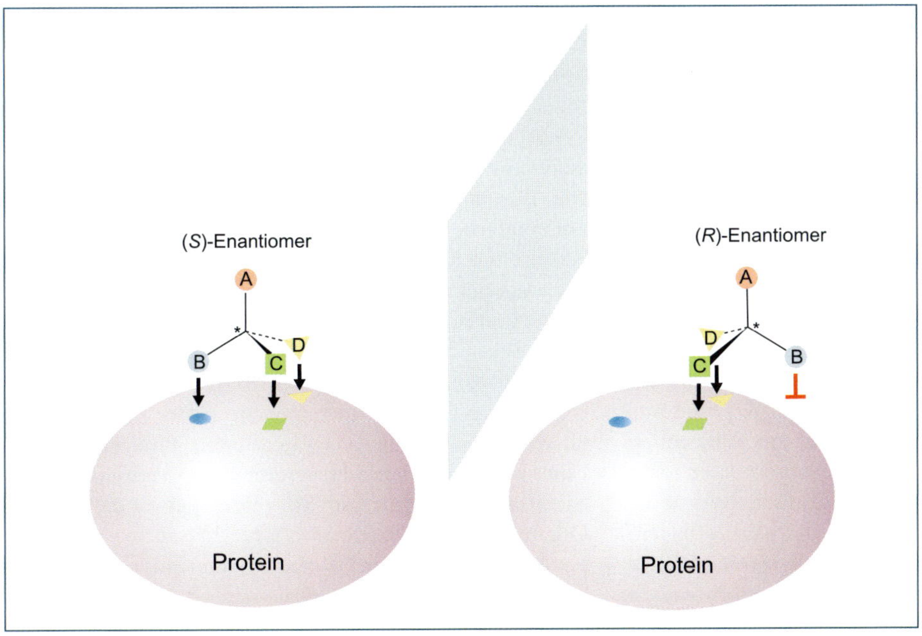

Abb. 1.10 Unterschiedliche Bindung von Enantiomeren an Proteine

selektivität besteht, welche von der Pfeiffer'schen Regel beschrieben wird:

> Wirkstoffe mit hoher Affinität bzw. Aktivität zeigen eine entsprechend hohe Stereoselektivität, während weniger aktive Stoffe eine geringere Stereoselektivität aufweisen.

Die Pfeiffer'sche Regel ist allerdings nur als Faustregel zu betrachten, von der auch einige Ausnahmen bekannt sind, da die Wechselwirkungen von Liganden mit ihren Targets häufig komplexerer Natur sind.

Experimentell ist die genaue Bestimmung großer eudismischer Verhältnisse relativ schwierig und aufwendig. Ist zum Beispiel ein Distomer praktisch unwirksam, so führt die Verunreinigung des Distomers mit einem Prozent Eutomer bereits zur Vortäuschung entsprechender biologischer Aktivität. Die Ermittlung des eudismischen Verhältnisses bei Distomeren mit schwacher relativer Aktivität erfordert folglich die Verwendung von Enantiomeren mit sehr hoher Enantiomerenreinheit.

Viele, vor allem ältere durch chemische Synthese gewonnene Arzneistoffe werden als Racemate in den Handel gebracht, während Naturstoffe oder Naturstoffderivate (z. B. Penicilline) meist in enantiomerenreiner Form vorliegen. Die Frage, ob ein Arzneistoff als Racemat oder in enantiomerenreiner Form angewendet werden soll, lässt sich nicht generell beantworten, sondern hängt von vielen Faktoren wie dem eudismischen Verhältnis, der Toxizität, weiteren Wirkqualitäten und gegebenenfalls dem Metabolismus ab und muss somit im Einzelfall entschieden werden. Bei Arzneistoffen, die sich im Handel befinden, spielen ferner rechtliche Aspekte eine Rolle, da die Zulassung des Racemats nicht auf das entsprechende Eutomer übertragbar ist.

Bioisosterie

Bei der Entwicklung von Wirkstoffen hat sich herausgestellt, dass nicht alle Teilstrukturen oder funktionelle Gruppen für Arzneistoffe geeignet sind. Bestimmte Strukturelemente wie eine Esterbindung führen beispielsweise zu einem schnellen Metabolismus und somit zu einer sehr kurzen Wirkdauer. In der Regel ist es notwendig, ein Molekül hinsichtlich Aktivität, Selektivität, Toxizität, Bioverfügbarkeit usw. zu optimieren bevor es therapeutisch eingesetzt werden kann. Ein wichtiges Hilfsmittel bei der Entwicklung und Optimierung von Wirkstoffen ist der **isostere Ersatz** bestimmter Substituenten oder Gruppen gegen sterisch und elektronisch verwandte Gruppen. Bleibt die biologische Aktivität dabei erhalten, so spricht man von einem **bioisosteren Ersatz** (Abb. 1.11). Ein Beispiel für einen bioisosteren Austausch ist die Substitution von Cl gegen ein anderes Halogenid im Molekül oder von einer COOH-Funktion gegen einen Tetrazolring. Ferner kann der Ersatz eines H-Brückenakzeptors im Molekül gegen einen anderen Akzeptor ebenfalls einen bioisoteren Austausch darstellen. Beispiele für Gruppen und Atome für den bioisosteren Austausch sind in Abbildung 1.11 zusammengefasst.

1.2.3 Biotransformation und Arzneistoffmetabolismus

Arzneistoffe beeinflussen nicht nur biologische Targets, sondern werden umgekehrt auch von körpereigenen Enzymen strukturell verändert. Die chemische Modifizierung von Arzneistoffen und anderen Xenobiotika wird als Biotransformation bezeichnet. Sie erfolgt meistens in der Leber und hat zum Ziel, lipophile Verbindungen in hydrophile Metabolite zu überführen, die dann über die Niere oder die Galle ausgeschieden werden können. Die Geschwindigkeit der Arzneistoffmetabolisierung bestimmt sehr wesentlich die Wirkdauer eines Pharmakons. Ein Parameter zur Charakterisierung der metabolischen Stabilität eines Arzneistoffs ist die Plasmahalbwertszeit. Sie gibt die Zeit an, die benötigt wird um die Plasmakonzentration eines Stoffes um die Hälfte zu reduzieren. Zu beachten ist allerdings, dass die Wirkdauer eines Arzneistoffs nicht unbedingt direkt mit der Plasmahalbwertszeit korreliert. Dies ist insbesondere dann nicht der Fall, wenn es sich um einen irreversiblen Hemmstoff (wie die Acetylsalicylsäure) oder um einen Arzneistoff handelt, dessen Wirkung auf genomischen Effekten beruht (z. B. Glucocorticoide), dann hängt die Wirkdauer zusätzlich von der Halbwertszeit der Targetproteine (z. B. der Cyclooxygenase bei der Acetylsalicylsäure) bzw. der Halbwertszeit der über die Genexpression induzierten Proteine (wie bei den Glucocorticoiden) ab. Eine weitere Ausnahme liegt vor, wenn ein Arzneistoff in einen weiteren, biologisch aktiven Metaboliten überführt wird. In diesem Fall ist sowohl die Plasmahalbwertszeit des Arzneistoffs als auch die des Metaboliten für die Wirkdauer entscheidend. Abweichungen von Plasmahalbwertszeit und Wirkdauer einer Substanz können ferner darauf zurückzuführen sein, dass sie sich in bestimmten Kompartimenten des Körpers wie im Fettgewebe anreichert oder sehr stark an das biologische Target bindet und nur langsam abdiffundiert.

Die Biotransformation lässt sich auch ausnutzen, um einen pharmakologisch inaktiven Arzneistoff (Prodrug) im Organismus in einen oder mehrere aktive Metabolite zu überführen. Ziel dieses so genannten Prodrug-Prinzips kann sein, eine schlecht resorbierbare Verbindung zunächst als gut resorbierbare Vorstufe zu geben, die dann im Organismus in die aktive (aber schlecht resorbierbare) Verbindung überführt wird. Weitere Gründe für die Entwicklung eines Prodrugs können die schlechte Löslichkeit, ein hoher First-Pass-Effekt oder hohe Toxizität sein (Tab. 1.6).

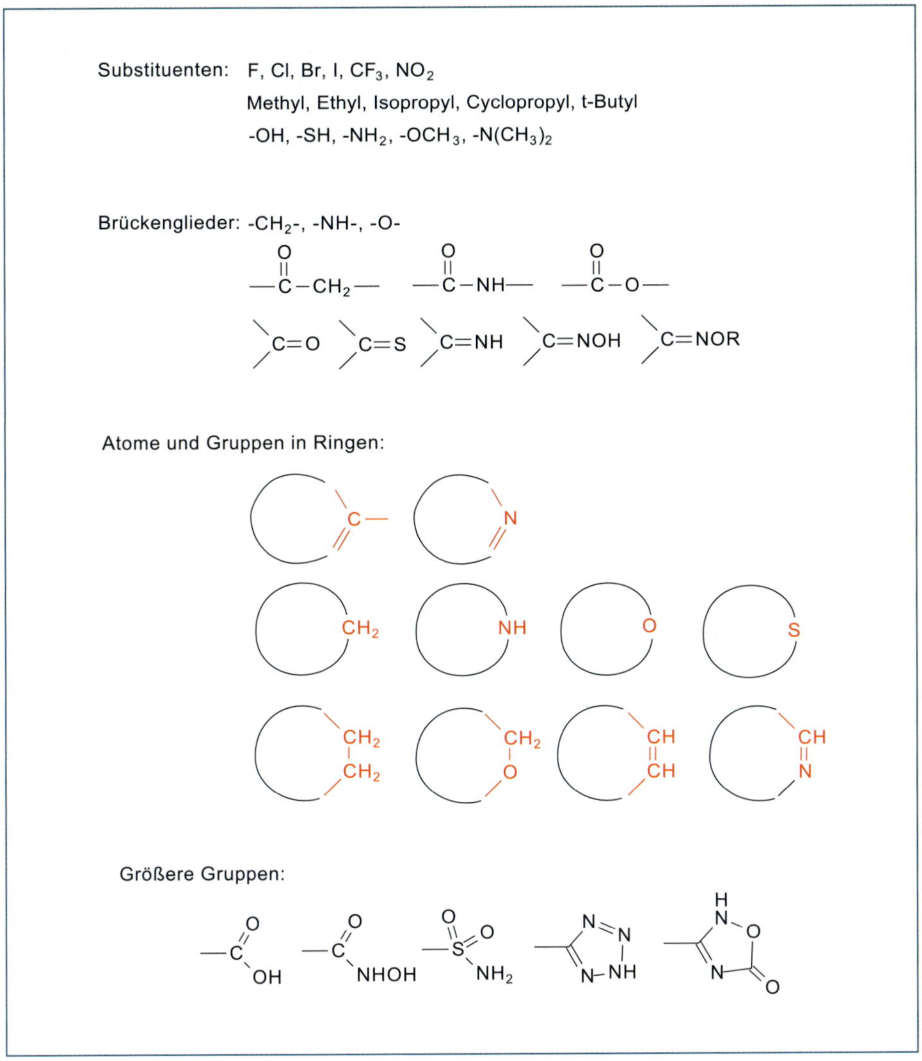

Abb. 1.11 Beispiele für Substituenten für den bioisosteren Austausch (aus Böhm 1996)

Tab. 1.6 Beispiele für Prodrugs

Prodrug	Wirkform	Aktivierungsreaktion	Gründe der Prodrug-Entwicklung
Acemetacin	Indometacin	Esterspaltung	Reduzierung der ulzerogenen Wirkung
Enalapril (ACE-Hemmer)	Enalaprilat	Esterspaltung	Steigerung der Resorptionsquote
Levodopa	Dopamin	Decarboxylierung	Überwindung der Blut-Hirn-Schranke
Glyceroltrinitrat	NO	Esterspaltung, Reduktion	kontinuierliche Freisetzung des biologisch aktiven NO
Candesartan-Cilexetil	Candesartan	Esterspaltung	Überführung in die Wirkform
Sultamicillin	Ampicillin + Sulbactam	Hydrolyse	Resorptionsverbesserung, Kombination von Antibiotikum und β-Lactamase-Inhibitor
Cyclophosphamid	4-Hydroxy-cyclophosphamid	Hydroxylierung an C4 (Aminalbildung)	Reduktion der Toxizität von N-Lost

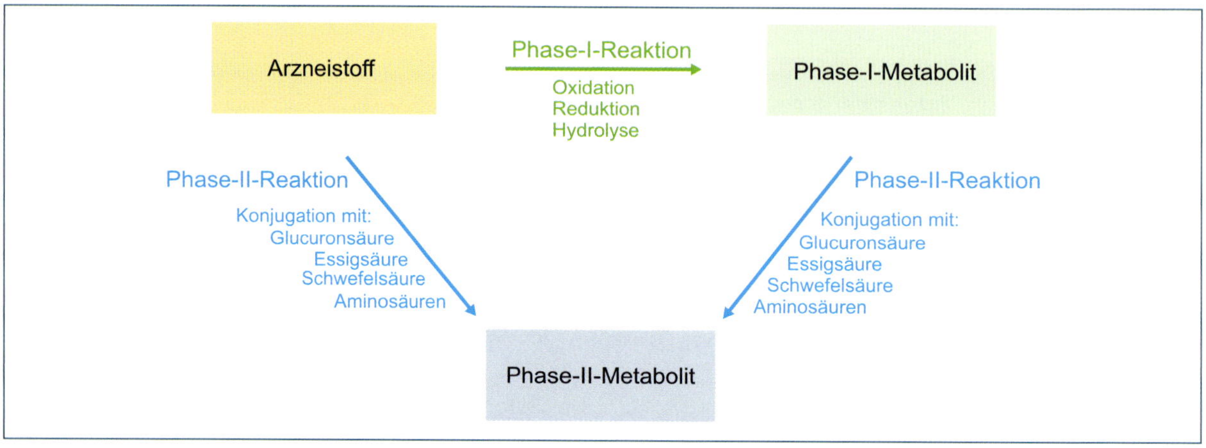

Abb. 1.12 Phasen der Metabolisierung von Xenobiotika

Die Biotransfomation von Xenobiotika und Arzneistoffen kann in mehreren Schritten verlaufen (Abb. 1.12). Als Phase-I-Reaktionen bezeichnet man oxidative, reduktive, hydrolytische und decarboxylierende Metabolisierungsreaktionen. Bei den Phase-II-Reaktionen handelt es sich in der Regel um Konjugationsreaktionen an Hydroxy-, Amino- oder Sulfhydrylgruppen mit aktivierten, körpereigenen hydrophilen Verbindungen wie Glucuronsäure oder Glycin. Dadurch kommt es zu einer starken Erhöhung der Hydrophilie und meist zu einer schnellen renalen oder biliären Elimination der entstehenden Metabolite.

Phase-I-Reaktionen

Wie dargelegt dienen die Metabolisierungsschritte der Hydrophilisierung der Arzneistoffe, um ihre Ausscheidung über die Niere oder die Galle zu erleichtern oder erst zu ermöglichen. Unter Phase-I-Reaktionen versteht man Oxidationen, Reduktionen, Hydrolysen und Eliminationen (z.B. Decarboxylierungen). Die Reaktionen und die beteiligten Enzyme sind in Tabelle 1.7 zusammengefasst.

Die weitaus größte Bedeutung für die Metabolisierung von Arzneistoffen besitzen die Enzyme der Cytochrom-P450-Familie. Diese Enzyme katalysieren u.a. folgende Reaktionen:

Tab. 1.7 Phase-I-Reaktionen

Reaktion		Enzym	
Oxidation:	Monooxygenierung	Oxidoreduktasen:	Cytochrom-P450-Systeme
			Flavin-abhängige Monooxygenasen
	Dioxygenierung		Dioxygenasen
	Peroxidation		Peroxidasen
	Monoamin-Oxidation		Monoamin-Oxidasen
	sonstige Oxidationen		Oxidasen
Reduktion:	Nitro-Gruppen	Oxidoreduktasen:	Nitro-Reduktasen
	Azo-Brücken		Azo-Reduktasen
	Epoxide		Epoxid-Reduktasen
	Carbonylgruppen		Dehydrogenasen
	C,C-Doppelbindungen		Dehydrogenasen
	Chinone		DT-Diaphorase
Hydrolyse:	Carbonsäureester	Hydrolasen:	Esterasen
	Amide, Peptide		Peptidasen, Amidasen
	Sulfatester		Sulfatasen
	Glucuronsäureester		Glucuronidasen
	Epoxide		Epoxid-Hydrolasen

- Hydroxylierungen an Aliphaten
- Hydroxylierungen an Aromaten
- Epoxydierungen
- N-Dealkylierungen
- O-Dealkylierungen
- Desaminierungen
- Sulfoxidationen
- N-Oxidation.

Die Gruppe der Cytochrom-P450-abhängigen Enzyme besteht aus vielen Mitgliedern, die sich aufgrund ihrer Sequenzhomologie in verschiedene Familien und Subfamilien einteilen lassen. Die Aminosäuresequenz aller Mitglieder einer Familie sind mindestens zu 40% identisch, während die Identität innerhalb einer Subfamilie bei mindestens 55% liegen muss. So handelt es sich bei CYP3A4 um ein Enzym der Familie 3, Subfamilie A. Die 4 identifiziert den genauen Vertreter der Subfamilie. Die für den Arzneistoff-Metabolismus wichtigsten Cytochrome sind CYP3A4, 2D6, 2C9 und 2C19 (Abb. 1.13).

Die verschiedenen Cytochrom-P450-Enzyme unterscheiden sich hinsichtlich der Substratspezifität, der Enzymaktivität und der Gewebeverteilung. Die höchste Expression von Cytochrom-P450-Enzymen ist in der Leber zu finden, daher spielt dieses Organ die mit Abstand größte Rolle beim Arzneistoffmetabolismus. Die exprimierte Menge an einzelnen CYP-Enzymen und somit deren Gesamtaktivität ist interindividuell sehr unterschiedlich. Dies ist zum einen darauf zurückzuführen, dass viele Cytochrome (z. B. CYP1A2, 2C, und 2D6) nicht konstitutiv exprimiert, sondern erst durch Xenobiotika wie Arzneistoffe stark induziert werden. Dieser Vorgang wird als **Enzyminduktion** (s. u.) bezeichnet. Andererseits existieren genetische Polymorphismen, die zu unterschiedlichen Enzymaktivitäten führen. Dies kann auf der reduzierten Expression oder auf einer reduzierten spezifischen Aktivität des entsprechenden Enzyms beruhen. Derartige genetische Polymorphismen sind für CYP2D6, CYP2C9, CYP2C19 und CYP2C1 bekannt. 6 bis 7% der Europäer und 1% der Asiaten weisen einen Mangel von CYP2D6 auf, während 3 bis 6% der Europäer und 15 bis 30% der Asiaten einen CYP2C19-Mangel besitzen. Derartige genetische Polymorphismen bei Cytochrom-P450-Enzymen verlangsamen den Metabolismus verschiedener Arzneistoffe und beeinflussen ferner die Arzneimittel-Interaktionen bei der kombinierten Gabe mehrerer Arzneistoffe. Die qualitativen und quantitativen Auswirkungen der genetischen Polymorphismen können bei den betroffenen Arzneistoffen sehr unterschiedlich sein, dabei spielt die therapeutische Breite eine Rolle oder ob aktive oder inaktive Metabolite entstehen. Viele Pharmaka führen bei langsamen Metabolisierern zu einer verlängerten Wirkung und evtl. zu verstärkten Nebenwirkungen aufgrund der Akkumulation des Arzneistoffs.

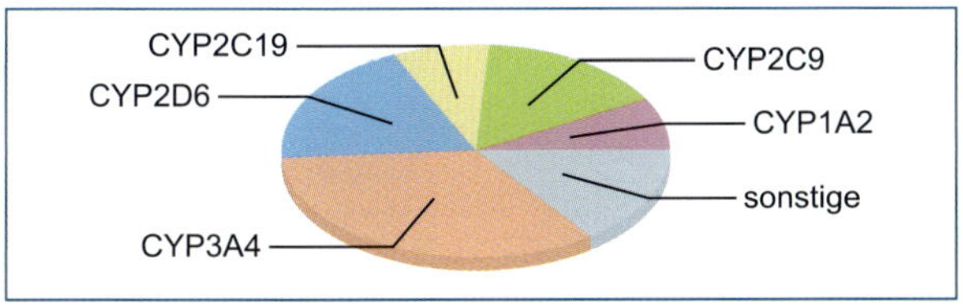

Abb. 1.13 Die Bedeutung der Cytochrome beim Arzneistoffmetabolismus (Rendic 1997)

Beim Arzneistoffmetabolismus spielen allerdings nicht nur genetische Faktoren eine Rolle. Zu beachten ist, dass Arzneistoffe die Expression bestimmter Cytochrom-P450-Enzyme selbst induzieren können oder als Inhibitoren fungieren und damit die Pharmakokinetik anderer Arzneistoffe nachhaltig beeinflussen. So kann die starke Induktion eines Cytochrom-P450-Enzyms durch den einen Arzneistoff dazu führen, dass ein anderer Arzneistoff viel schneller metabolisiert wird und somit die therapeutisch notwendige Konzentration im Organismus nicht mehr erreicht. Das Gegenteil ist der Fall, wenn ein Arzneistoff ein bestimmtes Cytochrom-P450-Enzym hemmt und dadurch die Metabolisierung eines anderen Arzneistoffs blockiert und somit dessen Bioverfügbarkeit stark erhöht was dann u. U. zu Intoxikationen führen kann.

In Tabelle 1.8 sind die wichtigsten Substrate, Induktoren und Inhibitoren der einzelnen Cytochom-P450-Enzyme zusammengefasst.

Enzyminduktion

Arzneistoffe werden nicht nur selbst metabolisiert, sondern können den eigenen Metabolismus und die Metabolisierung anderer Xenobiotika durch die Induktion von Cytochrom-P450-Isoformen und anderen Enzymen steigern. Derartige Arzneistoffe werden auch als Enzyminduktoren bezeichnet. Die Arzneistoffe steigern die Expression von Cytochrom-P450-Enzymen in den Leberzellen über einen genomischen Mechanismus. Dabei binden die Enzyminduktoren an bestimmte nukleäre Rezeptoren und bewirken deren Aktivierung. Die aktivierten Rezeptoren binden an XRE-Sequenzen (Xenobiotic Response Element) in Promotoren bestimmter Cytochrome und induzieren deren Transkription. Dies führt letztlich zu einer erhöhten Biosynthese des entsprechenden Cytochrom-Proteins und aufgrund der gesteigerten Expression des Cytochroms zur erhöhten metabolischen Aktivität (Abb. 1.14). Inzwischen sind verschiedene nukleäre Rezeptoren, darunter der Rezeptor für polyzyklische aromatische Kohlenwasserstoffe (Ah-Rezeptor), der Pregnan-X-Rezeptor (PXR) und der konstitutive Androstanrezeptor (CAR) bekannt, welche die Induktion der Expression von Cytochromen vermitteln (vgl. Kap. 2.3). Beispiele für Arzneistoffe, welche Cytochrom-P450-Enzyme induzieren, sind in Tabelle 1.8 zusammengefasst.

Tab. 1.8 Substrate, Induktoren und Inhibitoren von Cytochrom-P450-Enzymen (aus Papp-Jambor 2002). NSAR = nicht steroidale Antirheumatika; TCA = trizyklische Antidepressiva; SSRI = selektive Serotonin-Wiederaufnahme-Inhibitoren

Isoenzym	Substrat		Induktor	Inhibitor
	Arzneistoffklasse	Arzneistoff		
	TCA	Amitriptylin Clomipramin Imipramin	Omeprazol	Cimetidin Amiodaron
	SSRI	Fluvoxamin		
CYP1A2	**Neuroleptika**	Haloperidol Clozapin		Ticlopidin
	NSAR	Paracetamol	Zigarettenrauchen	Ciprofloxacin
	Xanthine	Theophyllin Coffein		Fluvoxamin
	Lokalanästhetika	Ropivacain		
	Opioide	Fentanyl Alfentanil Sufentanil Pethidin Codein Dextromethorphan		Cimetidin
	Benzodiazepine	Midazolam Alprazolam Diazepam Chlorazepat Triazolam	**Barbiturate** Phenobarbital Thiopental	**Makrolide** Erythromycin Clarithromycin
	Lokalanästhetika	Lidocain Ropivacain		**Antimykotika** Ketoconazol
	Antiarrhythmika	Amiodaron Propafenon Chinidin	**Antiepileptika** Carbamazepin Phenytoin	Itraconazol Fluconazol
CYP3A4	**Ca-Antagonisten**	Verapamil Diltiazem Nifedipin Nisoldipin Nitrendipin Felodipin Amlodipin	**Glucocorticoide**	**Ca-Antagonisten** Verapamil Diltiazem
	Antiepileptika	Carbamazepin Phenytoin	Rifampicin	
	Makrolide	Erythromycin Clarithromycin		**SSRI** Fluvoxamin
	TCA	Amitriptylin Imipramin		Fluoxetin
	H_1-Blocker	Astemizol Terfenadin		
	5-HT_3-Antagonisten	Ondansetron Tropisetron Granisetron		
	CSE-Hemmer	Lovastatin Simvastatin Atorvastatin		Grapefruitsaft
	HIV-Protease-Inhibitoren	Indinavir Nelfinavir Ritonavir Saquinavir		**HIV-Protease-Inhibitoren** Indinavir Nelfinavir Ritonavir
	Analgetika	Paracetamol		Saquinavir

Tab. 1.8 (Fortsetzung)

Isoenzym	Substrat		Induktor	Inhibitor
	Arzneistoffklasse	Arzneistoff		
	Immunsuppressiva	Ciclosporin		
	TCA	Amitriptylin	Phenobarbital	Cimetidin
	NSAR	Diclofenac Ibuprofen Naproxen Piroxicam Celecoxib		Amiodaron Fluconazol
CYP2D9	**AT_1-Rezeptor-Antagonisten**	Losartan Irbesartan	Rifampicin	**SSRI** Fluvoxamin
	orale Antidiabetika	Tolbutamid Glipizid		Paroxetin Sertralin
	Cumarinderivate	Phenprocoumon Warfarin		**CSE-Hemmer** Fluvastatin
	Antiepileptika	Phenytoin		Lovastatin
	TCA	Amitriptylin Clomipramin Imipramin	Phenobarbital	Cimetidin Ticlopidin
	Protonenpumpen-hemmer	Omeprazol Lansoprazol		 **SSRI**
CYP2C19	**Benzodiazepine**	Diazepam	Rifampicin	Fluvoxamin Paroxetin Sertralin
	Antiepileptika	Phenytoin		**Protonpumpenhemmer**
	β-Blocker	Propranolol		Omeprazol Lansoprazol
	Opioide	Tramadol Codein Dextromethorphan		Cimetidin
	β-Blocker	Carvedilol Metoprolol Timolol		
	Antiarrhythmika	Propafenon Flecainid Mexiletin Ajmalin		**Antiarrhythmika** Amiodaron Chinidin
CYP2D6	**TCA**	Amitriptylin Clomipramin Imipramin Desipramin	Schwangerschaft	
	SSRI	Fluvoxamin Fluoxetin Paroxetin Citalopram		**SSRI** Fluoxetin Paroxetin
	Neuroleptika	Haloperidol Droperidol Risperidon Thioridazin		Methadon
	5-HT_3-Antagonisten	Ondansetron Tropisetron		
CYP2E1	**Inhalationsanästhetika**	Halothan Enfluran Isofluran Sevofluran	Ethanol	Disulfiram
	Analgetika	Paracetamol	Isoniazid	

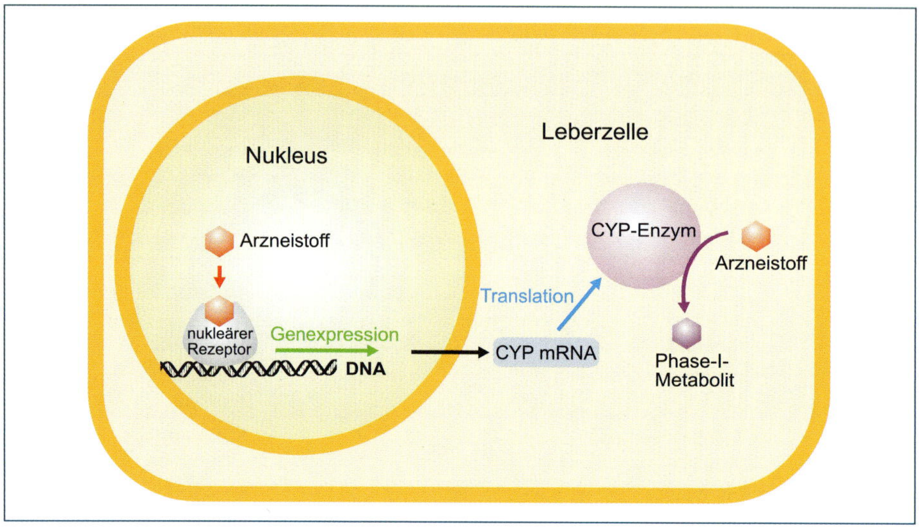

Abb. 1.14 Mechanismus der Enzyminduktion in der Leberzelle

Phase-II-Reaktionen

Als Phase-II-Reaktionen werden Konjugationen bezeichnet, die meist durch Transferasen katalysiert werden, dabei werden häufig Hydroxyl- oder Aminogruppen, welche per se im Arzneistoff vorhanden sind oder die durch Phase-I-Reaktionen in das Molekül eingeführt wurden, für die Konjugation genutzt. Typische Konjugationsreaktionen sind in Tabelle 1.9 zusammengefasst. Konjugationen dienen in der Regel der Überführung von Xenobiotika in hydrophilere Derivate, um deren Ausscheidung zu erleichtern.

First-Pass-Effekt

Nach der Resorption, d. h. der Aufnahme aus dem Magen-Darm-Trakt in den Blutkreislauf, gelangt ein Arzneistoff wie alle anderen aufgenommenen Moleküle über die Pfortader zunächst in die Leber, bevor er über den Blutkreislauf in andere Kompartimente des Organismus transportiert werden kann. Die systemische Bioverfügbarkeit hängt also stark davon ab, wie intensiv ein Arzneistoff bei der Aufnahme im Darm oder bei der ersten Passage in der Leber metabolisiert wird. Dieser so genannte First-Pass-Effekt charakterisiert den Anteil eines Arzneistoffs, der vor bzw. bei der ersten Leberpassage metabolisiert wird und somit nach oraler Einnahme nicht für die Wirkung zur Verfügung steht. Ausgeprägte First-Pass-Effekte können u. a. bei Estrogenen und Salpetersäureestern wie Glyceroltrinitrat beobachtet werden. First-Pass-Effekte lassen sich durch sublinguale, rektale oder parenterale Applikation des Wirkstoffs umgehen.

Plasma- und Gewebeeiweißbindung

Ein weiterer Parameter, welcher die Verteilung, Metabolisierung und Ausscheidung von Arzneistoffen beeinflusst, ist die Eiweißbindung. Darunter versteht man die reversible Bindung von Xenobiotika an Plasma- und Gewebeproteine. Als Bindungsprotein für Xenobiotika spielt vor allem das Albumin eine große Rolle, bei basischen Molekülen kann außerdem noch das α_1-Glykoprotein von Bedeutung sein. Albumin ist ein globuläres Protein, welches aus drei homologen Domänen besteht, wobei zwei dieser Domänen in der Lage sind, zahlreiche Arzneistoffe zu binden. Erwähnenswert ist außerdem, dass Albumin Fettsäuren und fettsäureähnliche Moleküle (Fibrate, NSAR) mit

Tab. 1.9 Phase-II-Reaktionen (Konjugationen)

Reaktion	Reagenz	Enzyme	Substrate
Glucuronidierung	UDP-Glucuronsäure	Glucuronyl-Transferasen	Alkohole, Phenole, Amine
Sulfatierung	Phosphoadenosin-phosphosulfat (PAPS)	Sulfotransferasen	aromatische Amine, Phenole
Konjugation mit Glutathion	Glutathion (GSH)	GSH-Transferasen	Etacrynsäure
Glycinierung	Glycin	Transacylase	organische Säuren
Acetylierung	Acetyl-CoA	Acetyltransferasen	Amine, Isoniazid
N-Methylierung	Adenosylmethionin	Methyltransferasen	Amine
O-Methylierung	Adenosylmethionin	Methyltransferasen	Catecholamine (Adrenalin etc.)

relativ hoher Affinität bindet. Für zahlreiche endogene Stoffe wie Transmitter, Hormone etc. konnten spezifische Transport- und Bindungsproteine im Plasma nachgewiesen werden.

Während der Plasmaprotein-gebundene Anteil eines Wirkstoffs nicht in die Zelle diffundieren kann und somit weder für die Wirkung noch für den Metabolismus zur Verfügung steht und somit eine Art Reservoir darstellt, ist der freie Anteil des Wirkstoffs für die Wirkung verantwortlich und wird gegebenenfalls metabolisiert und eliminiert.

1.3 Pharmakogenetik

Seit langem ist bekannt, dass es bei Arzneistoffen zu starken interindividuellen Unterschieden in der Wirkung oder in der Wirkdauer kommen kann. Diese Beobachtung lässt sich auf genetische Unterschiede zwischen verschiedenen Individuen zurückführen. Im Rahmen des humanen Genomprojektes wurden bereits über 1,4 Millionen **SNPs (Single Nucleotide Polymorphisms)** identifiziert, d. h. dass beim Vergleich der sequenzierten DNA-Fragmente über eine Million Abweichungen einzelner Basen im menschlichen Genom gefunden wurden. Allein diese Tatsache macht deutlich, dass der Mensch genetisch sehr heterogen ist, und dass es daher von besonderem Interesse ist, genetische Polymorphismen im Hinblick auf die Wirksamkeit und Unbedenklichkeit eines bestimmten Arzneistoffs zu untersuchen und die daraus gewonnen Erkenntnisse für die Optimierung der Arzneimitteltherapie auszunutzen. Die Pharmakogenetik untersucht die molekularen Ursachen für erblich bedingte Unterschiede in der Arzneimittelwirkung.

Betrachtet man den Informationsfluss in der Zelle, d. h. die physiologischen Prozesse wie Transkription und Translation, mit denen die genetische Information auf der DNA in Proteine mit bestimmten Funktionen übersetzt wird, so ergeben sich aus diesen theoretischen Überlegungen verschiedene Möglichkeiten, wie sich SNPs und andere DNA-Polymorphismen auf die pharmakologischen Eigenschaften von Arzneimitteln auswirken (Tab. 1.10). SNPs in Promotoren und anderen regulatorischen DNA-Sequenzen können im Endeffekt die Expression des vom

Tab. 1.10 Beispiele für genetische Polymorphismen

Gene	Polymorphismus	Effekt	Betroffene Arzneistoffe	Konsequenz
Pharmakokinetik				
MDR1	A893S u. a.	modulierter Transport	zahlreiche Arzneistoffe	veränderter Wirkstofftransport
CYP2A6	Gendeletion, SNP (L160H) TATA-Mutation	kein Protein Inaktivierung weniger E.	Nicotin	Nicotinmissbrauch ?
CYP2C9	SNPs	red. Aktivität	Warfarin Losartan	Hämorrhagie (Intoxikation) geringere Wirkung
CYP2C19	SNP (Stopcodon) SNP (Spleißfehler)	Inaktivierung Inaktivierung	Omeprazol Diazepam	bessere Wirkung bessere Wirkung
CYP2D6	SNPs Genduplikation	Inaktivierung/ fehlendes E./ red. Aktivität erh. Aktivität	Antiarrhythmika Codein TCA Codein Nortriptylin	Toxizität keine Wirkung Toxizität Toxizität keine Wirkung
N-Acetyltransferase	SNPs	Inaktivierung	Sulfonamide Hydralazin	Toxizität
Pharmakodynamik				
β_2-Rezeptor	SNP (R389G)		Isoproterenol	niedrigere Rezeptoreffektivität
β_1-Rezeptor	SNP (R16G) SNP (T164I)		Rezeptoragonisten	erniedrigte Affinität
5-HT_{2A}-Rezeptor	H452Y		Clozapin	geringere Wirkung
5-Lipoxygenase	Sp1-Motiv (Promotor)		5-Lipoxygenase-hemmer	keine Wirkung
Apolipoprotein E4 (Marker)	Mutation im Promoter		Tacrin	geringere Wirkung

entsprechenden Gen kodierten Proteins verändern und sich somit auf die Wirksamkeit oder im Falle eines Cytochrom-P450-Enzyms auf die Metabolisierung eines Pharmakons auswirken. So wurde festgestellt, dass das Fehlen von ein oder zwei Bindungsstellen (Sp1-Boxen) für den Transkriptionsfaktor Sp1 im Promotor des 5-Lipoxygenasegens bei den entsprechenden Asthmapatienten zur Wirkungslosigkeit von 5-Lipoxygenase-Inhibitoren führt.

Befinden sich SNPs im kodierenden Bereich eines Gens, so können SNPs zum Austausch einzelner Aminosäuren in dem gebildeten Protein führen, was wiederum die Enzymaktivität bzw. Rezeptorfunktion beeinflussen kann. Im Extremfall führt ein SNP zur Generierung eines Stopcodons und damit zur Bildung eines funktionslosen Proteinfragments. Beispiele für genetische Polymorphismen und ihre Effekte auf die pharmakologischen Eigenschaften von Arzneistoffen sind in Tabelle 1.10 zusammengefasst.

In Abbildung 1.15 sind die verschiedenen Stadien der rationalen Entwicklung von Pharmaka zusammengestellt. Die erste wichtige Entscheidung ist die Wahl des Targets. Hierbei spielen sowohl wissenschaftliche als auch wirtschaftliche Aspekte eine wichtige Rolle. Nach der Festlegung auf ein bestimmtes Target muss ein Testsystem etabliert werden, welches es erlaubt, qualitative und quantitative Aussagen über die Interaktion von Substanzen mit dem Target zu machen und welches es ermöglicht, in kur-

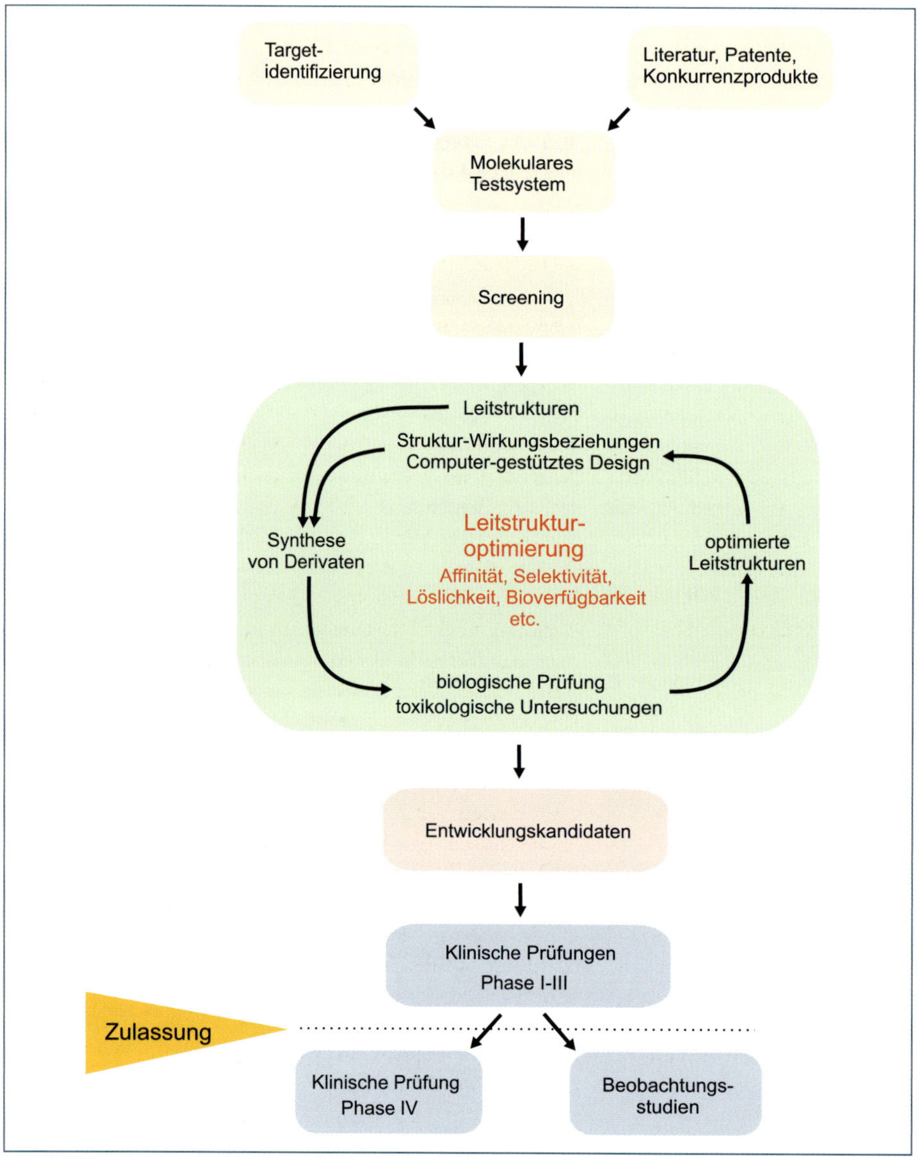

Abb. 1.15 Stadien der Arzneimittelentwicklung

zer Zeit zahlreiche Substanzen zu untersuchen bzw. zu screenen. In größeren Unternehmen existieren Substanzsammlungen, so genannte Substanzbibliotheken, die in diesen Testsystemen systematisch gescreent werden. Neben diesen klassischen Bibliotheken gibt es Substanzbibliotheken, welche durch die kombinatorische Chemie erstellt wurden. Unter kombinatorischer Chemie versteht man im weitesten Sinne Syntheseverfahren, bei denen durch den simultanen Einsatz verschiedener Reaktionspartner eine komplexe Mischung von Verbindungen entsteht. Ein einfaches Beispiel ist die Synthese einer Bibliothek von Dipeptiden. Bei Verwendung aller 20 Aminosäuren als Synthesebausteine gibt es 400 mögliche Dipeptide. Das klassische Syntheseverfahren würde so aussehen, dass man 400 getrennte Reaktionsansätze durchführt, in denen jeweils eine Aminosäure mit einer zweiten verknüpft wird. Beim kombinatorischen Ansatz setzt man eine Mischung der 20 verschiedenen Aminosäuren mit allen 20 Aminosäuren in einem Reaktionsansatz um, so dass der Reaktionsansatz alle 400 Dipeptide enthält. Da jetzt aber alle Dipeptide in einem einzigen Ansatz vorliegen, müssen entsprechende Markierungsverfahren eingesetzt werden, die es erlauben, die einzelnen Dipeptide später wieder zu identifizieren. Der Vorteil der kombinatorischen Synthese liegt in der schnellen Generierung zahlreicher Substanzen. Der Nachteil besteht darin, dass nicht alle chemischen Reaktionen für die kombinatorische Synthese geeignet sind, dass erhebliche Anforderungen an das Testsystem gestellt werden und dass dabei häufig Moleküle entstehen, die nicht unbedingt als Leitstruktur oder als Wirkstoff geeignet sind.

Wichtigstes Ziel des Screenings ist das Auffinden von Leitstrukturen. Häufig fließen in den Entwicklungsprozess „Anregungen" und Ideen aus anderen Patenten, der Literatur oder von Konkurrenzprodukten mit ein oder man geht, soweit bekannt, von der Struktur eines endogenen Liganden aus, der dann entsprechend modifiziert wird.

1.4 Grundlagen der Arzneistoffentwicklung

In den letzten 100 Jahren wurde die Arzneimitteltherapie geradezu revolutioniert. Während zu Beginn und in der Mitte des 20. Jahrhunderts die Volksmedizin und verschiedene Zufallsentdeckungen wie die Penicilline, die Benzodiazepine oder die Acetylsalicylsäure die Grundlage für die Entwicklung neuer Arzneistoffe darstellte, kam im Laufe der zweiten Hälfte des letzten Jahrhunderts die systematische und rationale Suche nach neuen Arzneistoffen hinzu. Die wurde zum einen durch den starken Erkenntniszuwachs bei den physiologischen und pathophysiologischen Zusammenhängen im Organismus möglich, welche die Basis für pharmakologische Eingriffsmöglichkeiten lieferten. Zum anderen hat die rapide Entwicklung biochemischer und molekularbiologischer In-vitro-Methoden die Charakterisierung von Arzneistoffeffekten auf molekularer Ebene revolutioniert. Mit Hilfe von In-vitro-Tests auf der Basis von Zellkulturen oder dem entsprechend gereinigten Target lassen sich in kurzer Zeit sehr viele Substanzen testen bzw. screenen. Allerdings sind diese In-vitro-Testsysteme wiederum nur bedingt aussagekräftig, wenn es um die Charakterisierung der Wirkungen am ganzen Organismus geht. Hierzu sind bis heute Tierversuche unumgänglich, da ein Organismus viel zu komplex ist, um ihn allein mit Testsystemen auf zellulärer oder ähnlicher Basis zu beschreiben oder zu imitieren. Erschwerend kommt hinzu, dass aufgrund von Speziesunterschieden die Ergebnisse nicht unbedingt von einer Spezies auf die andere übertragbar sind. Ferner existieren nicht für alle Erkrankungen Tiermodelle, die den pathophysiologischen Vorgängen beim Menschen nahe kommen. Bevor ein Arzneistoff am Menschen angewendet werden kann, muss er außerdem eingehend toxikologisch untersucht und charakterisiert sein. Letztendlich lässt sich die Wirksamkeit und der therapeutische Nutzen bzw. das Nutzen-Risiko-Verhältnis eines Arzneistoffs aber nur mit Hilfe randomisierter, doppelblind durchgeführter klinischer Studien an einer genügend großen Patientenzahl nachweisen. Da die Durchführung klinischer Studien extrem teuer ist, versucht man natürlich im Vorfeld, nur solche Entwicklungskandidaten in die klinische Entwicklung zu bringen, bei denen die Chance auf ein günstiges Nutzen-Risiko-Verhältnis besteht. Bei Arzneistoffen, die an neuen Targets angreifen, ist die Vorhersage des therapeutischen Nutzens jedoch mitunter schwierig und erst nach Auswertung der Phase-II-Studien absehbar. Somit ist die Entwicklung von Substanzen mit völlig neuem Wirkprinzip für ein pharmazeutisches Unternehmen mit einem deutlich höheren finanziellen Risiko verbunden als die Entwicklung neuer Substanzen mit einem bekannten und bereits etablierten Wirkprinzip (Me-too-Forschung). Allerdings ist die Wertschöpfung nach erfolgreicher klinischer Prüfung bei einem Arzneistoff mit neuem Wirkmechanismus, der den bisher etablierten Arzneistoffen überlegen ist, deutlich höher als bei der Markteinführung des dritten oder vierten Wirkstoffs mit gleichem Wirkprinzip.

Die durch das Screening gefundenen Leitstrukturen sind in der Regel jedoch noch nicht als Arzneistoffe geeignet, da sie noch hinsichtlich der Affinität zum Target, der Selektivität, der Löslichkeit und der Bioverfügbarkeit optimiert werden müssen. Die Optimierung von Leitstrukturen ist ein iterativer Prozess von Neusynthese von Derivaten, bei denen einzelne Strukturelemente durch bioisostere Gruppen ausgetauscht werden und der anschließenden Testung der modifizierten Verbindungen in den biologischen Testsystemen (Abb. 1.15). Bei der Strukturoptimierung spielen heute Computer-gestützte Verfah-

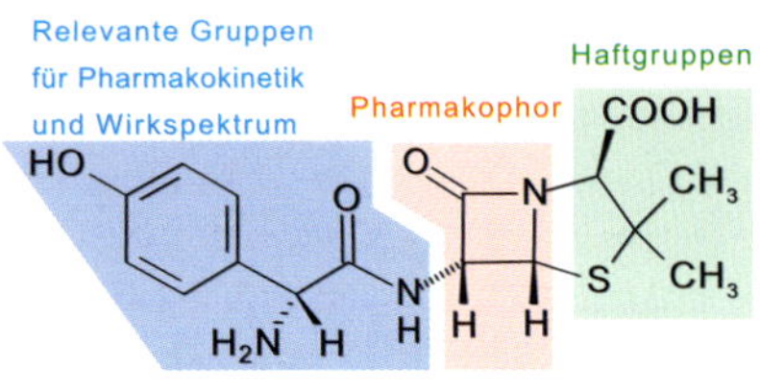

Abb. 1.16 Funktionelle Domänen im Amoxicillin-Molekül

ren zur Berechnung von 3D-Strukturen von Ligand-Proteinkomplexen, die Röntgenstrukturanalyse, NMR-Methoden und das Molecular Modelling eine wichtige Rolle.

Bei der Struktur eines Wirkstoffs unterscheidet man zwischen dem eigentlichen Pharmakophor, der für die spezifische Bindung verantwortlich ist, und der in der Regel nur wenig verändert werden kann und zusätzlichen Haftgruppen, welche die Bindung des Pharmakophors an das Target verstärken. Ferner kann ein Wirkstoff weitere Gruppen enthalten, die zwar bei der Bindung an das Target keine Rolle spielen, aber die Lipophilie des Moleküls und somit die Aufnahme, den Transport und die Ausscheidung des Wirkstoffs maßgeblich beeinflussen. Dies lässt sich am Beispiel von Amoxicillin, einem β-Lactamantibiotikum aus der Reihe der Penicilline verdeutlichen (Abb. 1.16). Der β-Lactamring ist für die antibakterielle Wirkung essenziell, da er unter Ringöffnung mit dem Serin im aktiven Zentrum der bakteriellen Transpeptidase reagiert und so zur pseudoirreversiblen Inaktivierung des Enzyms führt. Der Thiazolidinring mit seinen Substituenten imitiert verschiedene Bindungsstellen des natürlichen Substrats D-Ala-D-Ala und erhöht so stark die Affinität von Amoxicillin zur bakteriellen Transpeptidase. Die Aminofunktion des Acyl-Substituenten ist für die Säurestabilität und das breite Wirkspektrum verantwortlich, während die Hydroxyfunktion in *para*-Stellung des Aromaten die Bioverfügbarkeit signifikant erhöht.

Wichtige Schritte bei der Optimierung der Leitstruktur können sein:

- Änderung der Lipophilie durch Einführung oder Elimination hydrophober oder hydrophiler Gruppen
- Variation der Ringsubstituenten
- Einführung oder Entfernen von Heteroatomen in Ketten oder Ringen
- Variation von Substituenten an Heteroatomen
- Variation der Kettenlänge eines Restes oder Brückenglieds
- Variation der Größe von Ringen
- Rigidisierung oder Flexibilisierung von Teilstrukturen
- Öffnen von Ringen
- Einführung oder Entfernen von chiralen Zentren.

Nach Abschluss der Optimierungsverfahren und der toxikologischen und biologischen Testung der optimierten Leitstrukturen stehen im Falle des erfolgreichen Abschlusses der präklinischen Phase Entwicklungskandidaten zur Verfügung, deren Wirksamkeit und therapeutischer Nutzen anschließend in klinischen Prüfungen untersucht wird (Abb. 1.15). Erst nach erfolgreichem Abschluss der klinischen Prüfungen kann die Zulassung als Arzneimittel erfolgen.

Literatur

Böhm, H.-J., et al. (1996): *Wirkstoffdesign*. Spektrum Akademischer Verlag, Heidelberg.

Ingelman-Sundberg, M. (2001): Pharmacogenetics: an opportunity for a safer and more efficient pharmacotherapy. *J Intern Med* **250**, 186–200.

Klapper, M.H. (1977): The independent distribution of amino acid near neighbor pairs into polypeptides. *Biochem Biophys Res Commun* **78**, 1018–1024.

Kubinyi, H. (1994): Der Schlüssel zum Schloss. I. Grundlagen der Arzneimittelwirkung. *Pharm Unserer Zeit* **23**, 158–168.

Lander, E.S., et al. (2001): Initial sequencing and analysis of the human genome. *Nature* **409**, 860–921.

Papp-Jambor, C., et al. (2002): Cytochrom-P450-Enzyme und ihre Bedeutung für Medikamenteninteraktionen. *Anaesthesist* **51**, 2–15.

Rendic, S. und Di Carlo, F.J. (1997): Human cytochrome P450 enzymes: a status report summarizing their reactions, substrates, inducers, and inhibitors. *Drug Metab Rev* **29**, 413–580.

Venter, J.C., et al. (2001): The sequence of the human genome. *Science* **291**, 1304–1351.

Synopse

- Die meisten Arzneistoff-Targets sind Proteine. Die prominentesten Targets bei Proteinen sind Rezeptoren und Enzyme.
- Das menschliche Genom besteht aus 30–35 000 Genen, das menschliche Proteom schätzungsweise aus weit über 100 000 Proteinen.
- Die Entwicklung Rezeptor-Subtyp- oder Isoenzym-selektiver Wirkstoffe stellt ein wichtiges Prinzip bei der Arzneistoff-Optimierung dar.
- Die Fähigkeit von Arzneistoffen zur Penetration von Membranen hängt stark von der Lipophilie ab.
- Arzneistoffe interagieren mit ihren Targets aufgrund ihrer chemisch-physikalischen Eigenschaften. Die nicht kovalenten Bindungen bzw. Wechselwirkungen lassen sich in Wasserstoffbrücken, ionische, hydrophobe und Kationen-π-Wechselwirkungen einteilen.
- Enantiomere Wirkstoffe können unterschiedliche Wechselwirkungen mit den Targets eingehen, so dass sich Enantiomere meist deutlich in ihren pharmakokinetischen und pharmakodynamischen Eigenschaften unterscheiden.
- Unter bioisosterem Ersatz versteht man den Austausch funktioneller Gruppen im Molekül gegen sterisch oder elektronisch verwandte Gruppen unter Beibehaltung der biologischen Aktivität.
- Unter kombinatorischer Chemie versteht man im weitesten Sinne Syntheseverfahren, bei denen durch den simultanen Einsatz verschiedener Reaktionspartner eine komplexe Mischung von Verbindungen entsteht.
- Wirkstoffe unterliegen der Biotransformation. Sie erfolgt meist in der Leber mit dem Ziel, lipophile Wirkstoffe in hydrophile Metabolite zu überführen, die dann über die Niere oder die Galle ausgeschieden werden können.
- Enzyme der CYP-Familie sind häufig an Phase-I-Metabolisierungsreaktionen beteiligt.
- Die Metabolisierung von Arzneistoffen bei der ersten Leberpassage nach der peroralen Einnahme wird als First-Pass-Effekt bezeichnet.

2 Signaltransduktion

2.1 Allgemeine Grundlagen der Signaltransduktion

Die Weiterleitung der Information von Botenstoffen erfolgt durch Rezeptoren. Rezeptoren sind in der Lage, Botenstoffe mit hoher Selektivität und Affinität zu binden. Sie ändern als Folge dieser Ligandbindung ihre 3D-Struktur (Konformation) und geben die Information durch Interaktion mit anderen Makromolekülen (meist Proteinen) im Zellinneren weiter. Insofern kann man Rezeptoren auch als Proteine betrachten, die von ihren Liganden allosterisch reguliert werden. Rezeptoren lassen sich prinzipiell in zwei große Gruppen einteilen, die membranständigen und die nukleären Rezeptoren. Membranständige Rezeptoren sind transmembranäre Proteine, die den Botenstoff bzw. den Liganden meistens auf der Extrazellulärseite binden und auf der intrazellulären Seite das Signal weitergeben. Einige membranständige Rezeptoren lassen sich auch in der Kernmembran nachweisen. Abhängig von der Reaktion, die durch die Ligandbindung ausgelöst wird, unterscheidet man bei membranständigen Rezeptoren folgende Rezeptorklassen:

- G-Protein-gekoppelte Rezeptoren
- Rezeptoren mit Tyrosinkinase-Aktivität
- Rezeptoren mit Serin/Threoninkinase-Aktivität
- Ligand-gesteuerte Ionenkanäle.

Die Superfamilie der nukleären Rezeptoren besteht aus Proteinen, die entweder im Cytosol oder im Zellkern lokalisiert sind, und nach Ligandbindung im Zellkern an bestimmte Nukleotidsequenzen der DNA binden und durch die ligandabhängige Interaktion mit Co-Aktivatoren und Co-Repressoren die Transkription von Genen steuern. Nukleäre Rezeptoren werden daher auch als ligandgesteuerte Transkriptionsfaktoren bezeichnet.

2.2 Membranständige Rezeptoren

Die Funktion membranständiger Rezeptoren besteht darin, das von den Botenstoffen ausgehende Signal vom Zelläußeren in das Zellinnere zu übertragen. Die Ligandbindungsdomäne der Rezeptoren befindet sich fast immer auf der extrazellulären Seite der Membran. Dies ist bei Botenstoffen wie Peptiden (Bsp.: Insulin, Somatotropin usw.) oder polaren niedermolekularen Stoffen wie dem Platelet-Activating-Factor (PAF) essenziell, da diese Moleküle die Zellmembran nicht passieren können. Auf der Innenseite besitzen die Rezeptoren Domänen, die das Signal an Effektorproteine weiterleiten. Bei Ligand-gesteuerten Ionenkanälen stellt der von der Ligandbindung ausgelöste Ionenstrom das Signal dar.

2.2.1 G-Protein-gekoppelte Rezeptoren

G-Protein-gekoppelte Rezeptoren werden aufgrund ihrer Struktur auch als siebenfach transmembranäre Rezeptoren (7TM) bezeichnet, da sie 7 lipophile Domänen aufweisen, welche die Membran durchspannen. Bei der Superfamilie der G-Protein-gekoppelten Rezeptoren führt die Ligandbindung zur Aktivierung Rezeptor-assoziierter G-Proteine. G-Proteine bestehen aus drei funktionellen Untereinheiten, die als Gα, Gβ und Gγ bezeichnet werden (Abb. 2.1). Die Bindung des Liganden an den Rezeptor induziert eine Konformationsänderung, die an das assoziierte G-Protein über-

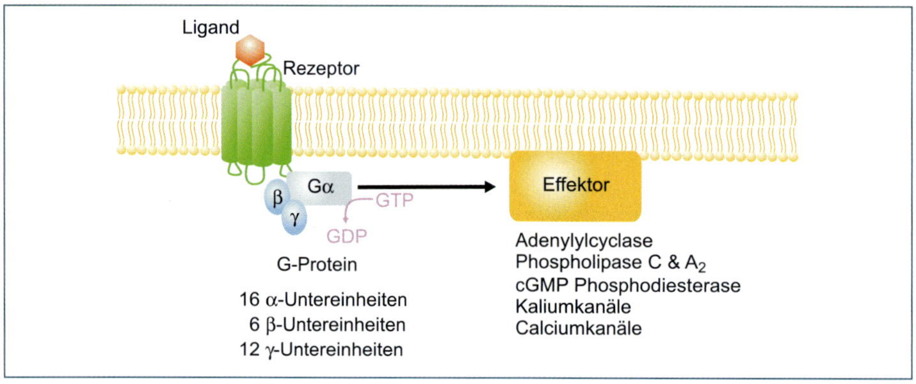

Abb. 2.1 Signaltransduktion bei G-Protein-gekoppelten Rezeptoren

Tab. 2.1 Signaltransduktion von Rezeptor-assoziierten G-Proteinen (Auswahl)

G-Protein-Familie	Rezeptoren (Auswahl)	Intrazelluläre Signale	Effektoren	Effekte
G_s	β-Rezeptoren D_1, D_5-Rezeptoren H_2-Rezeptor 5-$HT_{4,5,6,7}$-Rezeptoren	Adenylylcyclase↑, → cAMP↑	Proteinkinase A↑ ERK1,2↑ p38↓ L-Ca^{2+}-Kanal↑	Lipolyse, Glykogenolyse, Glucolyse, pos. inotroper Effekt, pos. chronotroper Effekt, Relaxation der glatten Muskulatur, Sekretion
G_i/G_o	α_2-Rezeptor D_2,D_3,D_4-Rezeptoren $GABA_B$-Rezeptor 5-HT_1-Rezeptor M_2,M_4-Rezeptor Opioid-Rezeptoren	Adenylylcyclase↓, → cAMP↓	Proteinkinase A↓ K^+-Kanäle↓ Ca^{2+}-Kanäle↓	Sekretionshemmung, Hyperpolarisation, negativ inotroper Effekt, neg. chronotroper Effekt
G_q	α_1-Rezeptor AT_1-Rezeptor B_1,B_2-Rezeptoren H_1-Rezeptor M_1,M_3,M_5-Rezeptoren	Phospholipase C↑, → IP_3 + DAG↑	Ca^{2+}↑ Proteinkinase C↑ PI_3K-β↑, AKT↑ Phospholipase D↑	Sekretion, Kontraktion der glatten Muskulatur

tragen wird. Dies führt in der α-Untereinheit des G-Proteins zum Austausch vom GDP gegen GTP und zur Dissoziation der α-Untereinheit vom G-Protein-Rezeptorkomplex. Inzwischen sind 16 verschiedene α-Untereinheiten bekannt. In Abhängigkeit von der beteiligten α-Untereinheit kommt es zur Aktivierung der entsprechenden Effektorsysteme. Die wichtigsten G-Proteinfamilien und ihre Effektorsysteme sind in Tabelle 2.1 zusammengefasst. Der Mechanismus der Signaltransduktion bei G-Proteinen erlaubt die Amplifikation von Rezeptorsignalen, da ein Rezeptormolekül für die Dauer der Ligandbindung in der Lage ist, mehrere α-Untereinheiten zu aktivieren. Ferner lässt sich die Signalintensität und die Signaldauer in der Zelle über die Geschwindigkeit der Hydrolyse von GTP zu GDP in der α-Untereinheit regulieren. Diese als GTPase-Aktivität bezeichnete enzymatische Reaktion stellt einen wichtigen Mechanismus zur Begrenzung des Rezeptorsignals dar.

Signaltransduktion bei G_s-gekoppelten Rezeptoren

Bei Rezeptoren, die mit G_s gekoppelt sind, dient cAMP als so genannter zweiter Botenstoff oder Second Messenger (Abb. 2.2). Nach der Bindung des Liganden kommt es

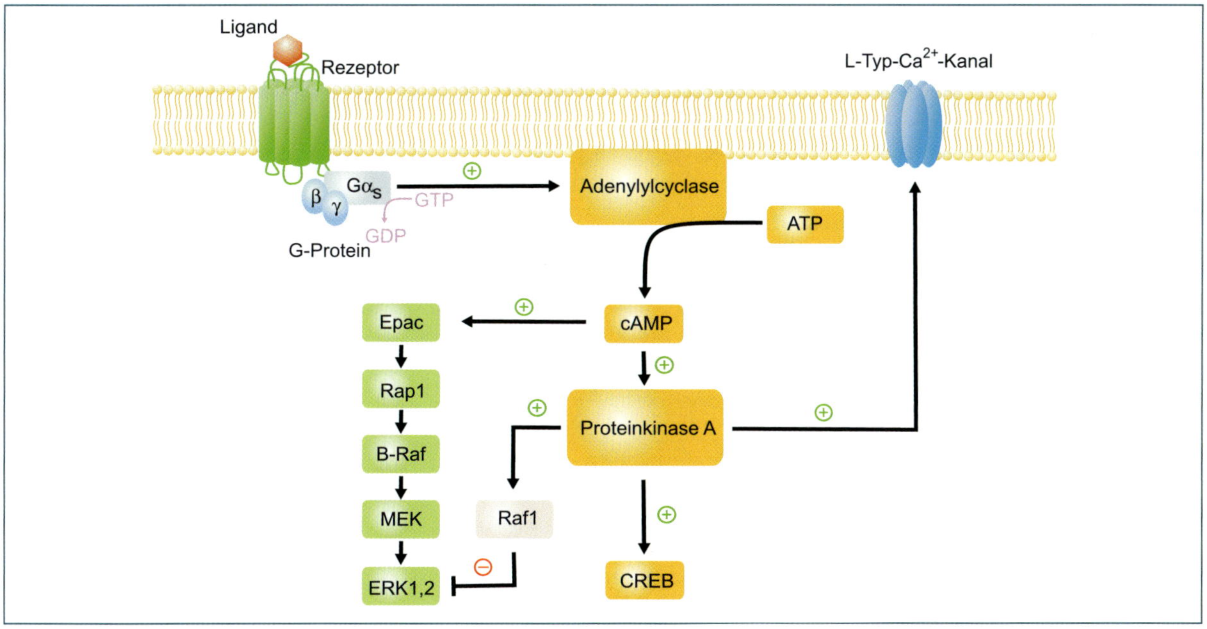

Abb. 2.2 Signaltransduktion bei G_s-gekoppelten Rezeptoren

in der $G\alpha_s$-Untereinheit zum Austausch von GDP gegen GTP und zur anschließenden Dissoziation der α-Untereinheit vom G-Protein-Rezeptorkomplex. Die aktivierte α-Untereinheit bindet an eine regulatorische Bindungsstelle der Adenylylcyclase, welche in Folge mehr ATP in cAMP umwandelt, wodurch der intrazelluläre cAMP-Spiegel ansteigt (Abb 2.3). Die erhöhte intrazelluläre Konzentration an cAMP führt einerseits zur Aktivierung der Proteinkinase A (PKA) und zur Phosphorylierung entsprechender Substratproteine wie dem Transkriptionsfaktor CREB (cAMP Responsive Element Binding Protein), andererseits kann cAMP über verschiedene Proteinkinasen MAP-Kinasen wie ERK1 und ERK2 aktivieren. Typische, von cAMP stimulierte Reaktionen sind die Lipolyse, die Glykolyse und die Relaxation der glatten Muskulatur. Bei Entzündungsprozessen geht die Erhöhung der cAMP-Konzentration mit einem entzündungshemmenden (antiphlogistischen) Effekt einher. Ferner wurde beobachtet, dass cAMP via PKA L-Typ-Calciumkanäle stimulieren kann (Abb. 2.2).

Signaltransduktion bei $G_{i/o}$-gekoppelten Rezeptoren

Bei $G_{i/o}$-gekoppelten Rezeptoren enthält das rezeptorassoziierte G-Protein eine inhibitorische α-Untereinheit (α_i oder α_o), welche zur Hemmung der Adenylylcyclase und folglich zu einer Erniedrigung des intrazellulären cAMP-Spiegels führt. Abhängig vom Zelltyp kann es bei der Ligandbindung an $G_{i/o}$-gekoppelte Rezeptoren außerdem zur Aktivierung der Phosphatidylinositol-3-Kinase und der nachgeschalteten Proteinkinase B (PKB) kommen (Abb. 2.4). Ferner wurde (ähnlich wie bei G_q-gekoppelten Rezeptoren) in verschiedenen Zelltypen eine $G_{\beta\gamma}$-vermittelte Aktivierung der Phospholipase C beobachtet, was zur Bildung der beiden Second Messenger IP_3 und DAG und somit zur Aktivierung der Proteinkinase C und zur intrazellulären Ca^{2+}-Freisetzung führt (vgl. Abb. 2.5). Typische, von $G_{i/o}$-gekoppelten Rezeptoren vermittelte Vorgänge sind die Sekretionshemmung, die zelluläre Hyperpolarisation und die negativ inotrope Wirkung am Herzen (Tab. 2.1).

Signaltransduktion bei G_q-gekoppelten Rezeptoren

Bei G_q-gekoppelten Rezeptoren induziert die Ligandbindung in der α-Untereinheit des G-Proteins den Austausch von GDP gegen GTP und die anschließende Dissoziation der α-Untereinheit vom Rezeptor-G-Proteinkomplex (Abb. 2.5). Die aktivierte α-Untereinheit stimuliert die Phospholipase C, welche ihrerseits Phosphatidylinositol-4,5-bisphosphat (PIP_2) in die beiden Second Messenger Inositol-1,4,5-trisphosphat (IP_3) und Diacylglycerol (DAG) umwandelt (Abb. 2.6). IP3 induziert die Freisetzung von Ca^{2+} aus intrazellulären Speichern, während DAG ein allosterischer Aktivator der Proteinkinase C ist. Typische, von G_q-gekoppelten Rezeptoren vermittelte Prozesse sind die Sekretion von Mediatoren und Signalsubstanzen und die Kontraktion der glatten Muskulatur (Tab. 2.1).

Regulation systemischer Funktionen durch Liganden von G-Protein-gekoppelten Rezeptoren

Für das Funktionieren eines hochkomplexen Organismus wie der des Menschen ist es notwendig, dass eine große

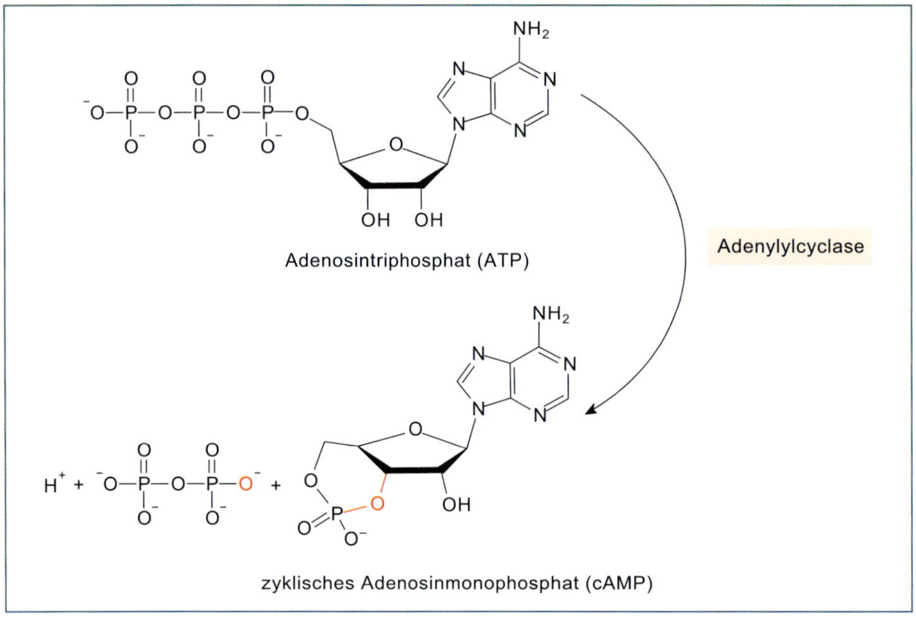

Abb. 2.3 Umwandlung von ATP in cAMP durch die Adenylylcyclase

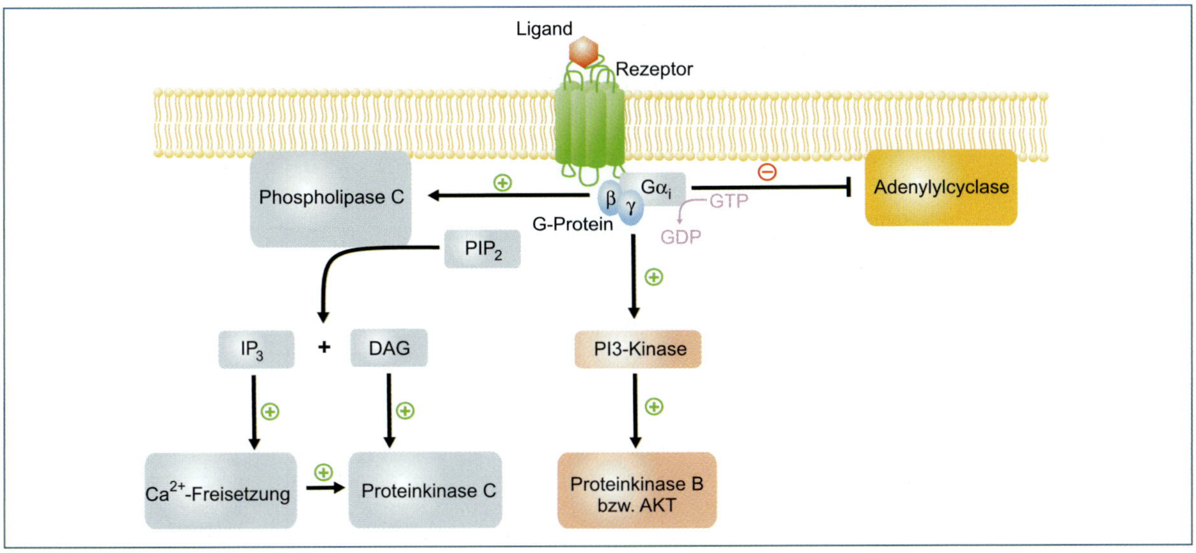

Abb. 2.4 Signaltransduktion bei $G_{i/O}$-gekoppelten Rezeptoren

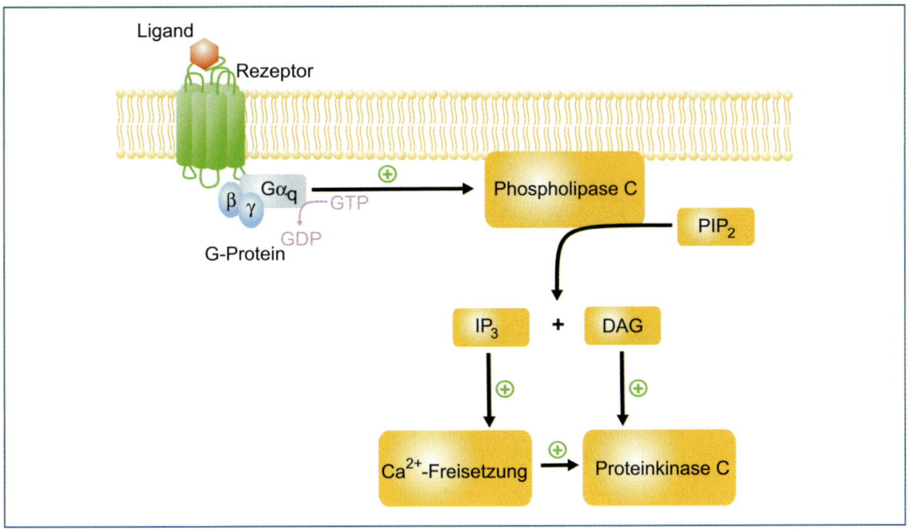

Abb. 2.5 Signaltransduktion bei G_q-gekoppelten Rezeptoren

Diversität bei gleichzeitiger Spezifität der Wirkung von Mediatoren, Transmittern und Hormonen besteht. Diese Voraussetzungen werden erreicht durch die:

- spezifische Bindung von Liganden (Mediatoren, Hormone etc.) an ihre jeweiligen Rezeptoren
- Existenz verschiedener Rezeptorsubtypen für einen bestimmten Liganden
- Kopplung der verschiedenen Rezeptor-Subtypen an unterschiedliche Signaltransduktions-Kaskaden
- Gewebe-spezifische Expression der Rezeptoren
- zellspezifische Quervernetzung der verschiedenen Signaltransduktions-Kaskaden.

Diese Mechanismen tragen dazu bei, dass die durch die Ligandbindung an den jeweiligen Rezeptor in einer Zelle ausgelösten Signale während der Evolution genau an die physiologischen Erfordernisse angepasst werden konnten. Abbildung 2.7 gibt einen Überblick über die Regulation verschiedener Funktionen durch G-Protein-gekoppelte Rezeptoren und ihre Liganden. Die Abkürzungen und die Bezeichnungen der einzelnen Rezeptor-Subtypen

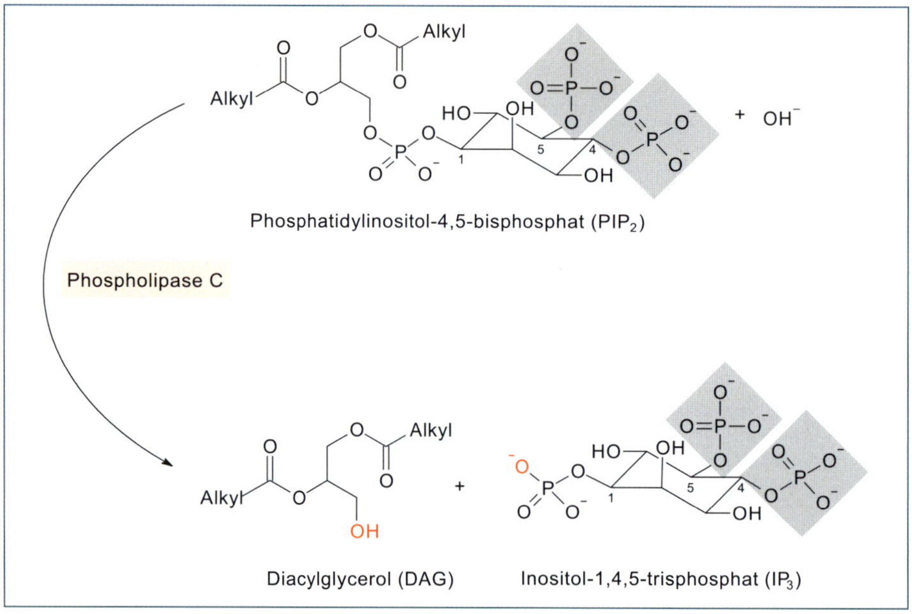

Abb. 2.6 Hydrolyse von Phosphatidylinositol-4,5-bisphosphat (PIP_2) in die beiden Second Messenger Inositol-1,4,5-trisphosphat (IP_3) und Diacylglycerol (DAG)

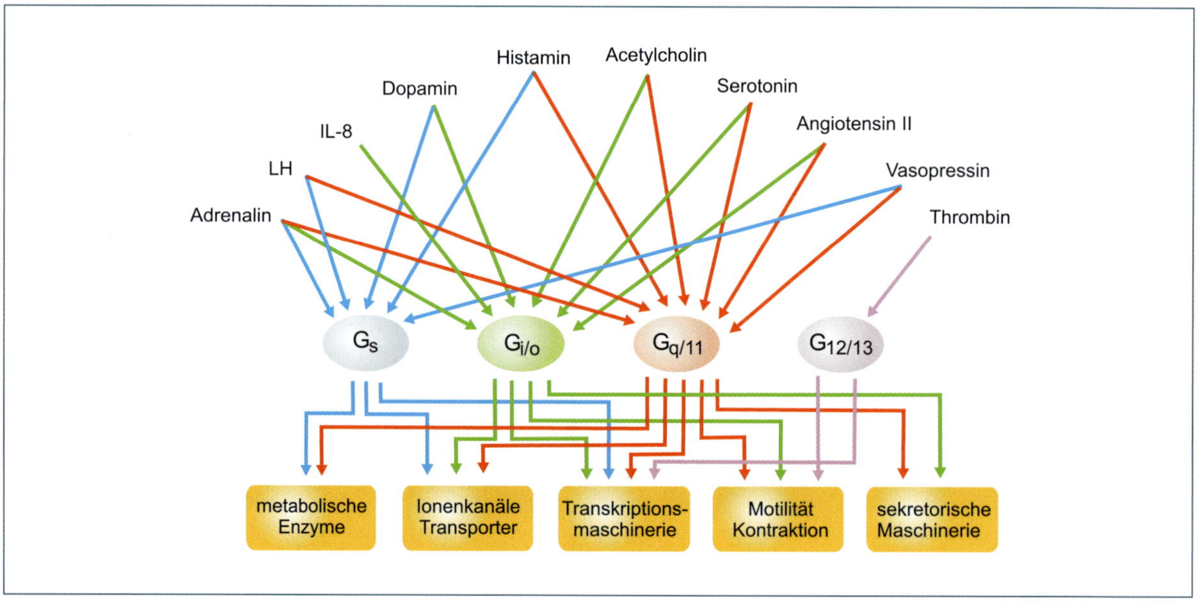

Abb. 2.7 Regulation systemischer Funktionen durch G-Protein-gekoppelte Rezeptoren und ihre Liganden (Neves 2002)

vieler pharmazeutisch relevanter Mediatoren sind in Tabelle 2.2 zusammengefasst. In die Tabelle wurden auch nicht G-Protein-gekoppelte Subtypen aufgenommen, um einen vollständigen Überblick über die Anzahl der Rezeptoren für die einzelnen Mediatoren zu geben.

Betrachtet man die einzelnen Schritte der Signaltransduktion, so fällt auf, dass die größte Diversität auf der Ebene der Ligand-Rezeptor-Interaktion vorliegt. Für die zahlreichen Mediatoren, Neurotransmitter und Hormone existieren allein mehr als 1000 G-Protein-gekoppelte Rezeptoren, deren Signale aber lediglich von 16 verschiedenen α-Untereinheiten weitergeleitet werden. Damit Arzneistoffe in der Lage sind, ganz spezifisch in bestimmte pathophysiologische Prozesse einzugreifen ohne zahlreiche Nebenwirkungen auszulösen, ist es naheliegend, dass die Ebene der Ligand-Rezeptor-Wechselwirkung aufgrund ihrer hohen Diversität für die Arzneistoffentwicklung von besonderem Interesse ist. Durch die Entwicklung Subtyp-

Tab. 2.2 Membranständige Rezeptoren, ihre endogenen Liganden und rezeptoraffine Wirkstoffe (Alessi 2001)

Abkürzung	Subtypen	Rezeptor(en)	Endogene Ligand(en)	Wirkstoff(klasse)
α-Rezeptoren	α_1, α_2	α-adrenerge Rezeptoren	Adrenalin, Noradrenalin	α-Sympathomimetika α-Sympatholytika
β-Rezeptoren	β_1, β_2, β_3	β-adrenerge Rezeptoren	Adrenalin, Noradrenalin	β-Sympathomimetika β-Sympatholytika (Betablocker)
A-Rezeptoren	A_1, A_2, A_3	Adenosin-Rezeptoren	Adenosin	Coffein
AT-Rezeptoren	AT_1, AT_2	Angiotensin-Rezeptoren	Angiotensin II	AT_1-Rezeptor-Antagonisten
B-Rezeptoren	B_1, B_2	Bradykinin-Rezeptoren	Bradykinin	
BLT	BLT_1, BLT_2	Leukotrien B_4-Rezeptoren	Leukotrien B_4 (LTB_4)	
CB	CB_1, CB_2	Cannabinoid-Rezeptoren	Anandamid, Methanandamid	
CysLT	$CysLT_1$, $CysLT_2$	Cysteinyl-Leukotrien-Rezeptoren	Leukotrien C_4 (LTC_4), Leukotrien D_4	
D-Rezeptoren	D_1, D_2, D_3, D_4, D_5	Dopamin-Rezeptoren	Dopamin	Neuroleptika
DP-Rezeptor	–	Prostaglandin-D-Rezeptor	Prostaglandin D_2	
EP-Rezeptoren	EP_1, EP_2, EP_3, EP_4	Prostaglandin-E-Rezeptoren	Prostaglandin E_2	Gemeprost, Sulproston (EP_3)
ET-Rezeptoren	ET_A, ET_B	Endothelin-Rezeptoren	Endothelin 1–3	
GABA-Rezeptoren	$GABA_A$, $GABA_B$, $GABA_C$	GABA-Rezeptoren	γ-Aminobuttersäure (GABA)	Benzodiazepine ($GABA_A$)
FP-Rezeptor	–	Prostaglandin-F-Rezeptor		Latanoprost
GlyR	–	Glycin-Rezeptor	Glycin	Strychnin
H-Rezeptoren	H_1, H_2, H_3, H_4	Histamin-Rezeptoren	Histamin	H_1-Antistaminika H_2-Antihistamika
5-HT-Rezeptoren	$5\text{-}HT_{1-7}$	Serotonin-Rezeptoren	5-Hydroxytryptamin (5-HT, Serotonin)	Triptane ($5\text{-}HT_{1B/1D}$), Setrone ($5\text{-}HT_3$)
I-Rezeptoren	I_1, I_2, I_3	Imidazolin-Rezeptoren	Tryptamin?, Harman?, Agmatin?	Moxonidin
IP-Rezeptoren	–	Prostacyclin-Rezeptor	Prostacyclin (PGI_2)	
MGlu-R	$mGlu_{1-8}$	metabotrope Glutamat-Rezeptoren	Glutaminsäure	
M-Rezeptoren	M_1, M_2, M_3, M_4, M_5	Muscarin-Rezeptoren	Acetylcholin	Parasympathomimetika, Parasympatholytika
MT-Rezeptoren	MT_1, MT_2	Melatonin-Rezeptor	Melatonin	
nAChR	–	neuronaler nicotinischer Acetylcholin-Rezeptor	Acetylcholin	Nicotin
NMDA-Rezeptor	versch. Untereinheiten	*N*-Methyl-D-Aspartat-Rezeptor	Glutaminsäure + Glycin (Co-Agonisten)	Ketamin, Memantin
OR	μ-, δ-, κ-Rezeptor	Opioid-Rezeptoren	Endorphin, Enkephalin, Dynorphin	Morphin und Derivate
P2X-Rezeptoren	$P2X_{1-7}$	ATP-Rezeptoren	ATP	
P2Y-Rezeptoren	$P2Y_{1,2,4,6,11,12,13}$	Nukleotid-Rezeptoren	Nukleotide	
TP-Rezeptor	–	Thromboxan-A-Rezeptor	Thromboxan A_2 (TXA_2)	
Y-Rezeptoren	Y_{1-6}	Neuropeptid-Y-Rezeptoren	Neuropeptid Y	

Tab. 2.3 Rezeptor-Tyrosinkinasen, ihre Liganden und Mutanten mit onkogener Wirkung

Rezeptor	Ligand	Ausgelöste Effekte	Onkogen
EGF-Rezeptor	Epidermal Growth Factor (EGF)	Zellwachstum	c-erbB
HGF-Rezeptor	Hepatocyte Growth Factor (HGF)	Zellwachstum	c-met
Insulin-Rezeptor	Insulin	Glucoseaufnahme	
M-CSF-Rezeptor	Makrophagen-Kolonie-stimulierender Faktor	Zellwachstum	c-fms
NGF-Rezeptor	Nerve Growth Factor (NGF)	Zellwachstum	c-trk
PDGF-Rezeptor	Platelet derived Growth Factor (PDGF)	Zellwachstum	
VEGF-Rezeptor	Vascular Endothelial Cell Growth Factor (VEGF)	Zellwachstum	

selektiver Rezeptor-Agonisten und -Antagonisten wird ein hohes Maß an Wirkungsspezifität erreicht. Dagegen sind Inhibitoren der α_i-Untereinheit (wie das Choleratoxin) als Arzneistoffe sicherlich ungeeignet, da die Signaltransduktion aller G_i-gekoppelten Rezeptoren gehemmt wird, so dass der Wirkstoff toxisch wäre.

2.2.2 Rezeptoren mit Tyrosinkinase-Aktivität (Rezeptor-Tyrosinkinasen)

Neben den G-Protein-gekoppelten Rezeptoren existiert eine Familie Membran-ständiger Rezeptoren, welche nach erfolgter Ligandbindung das Signal durch Tyrosinphosphorylierung weitergeben. Die Phosphorylierung durch diese Rezeptor-Tyrosinkinasen (RTK) kann an Tyrosinresten des Rezeptors selbst (Autophosphorylierung) oder an Tyrosinresten Rezeptor-assoziierter Proteine erfolgen, welche das Signal dann an Effektoren weiterleiten.

Die Rezeptoren sehr vieler Wachstumsfaktoren wie EGF, TGFα, PDGF, NGF und FGF aber auch Insulin gehören in diese Gruppe (Tab 2.3). Da über die Tyrosinkinase-Rezeptoren und die nachgeschalteten Signaltransduktions-Kaskaden v. a. Wachstumssignale weitergegeben werden, findet man unter diesen Rezeptoren und Signalüberträgern sehr viele Protoonkogene. Darunter versteht man Gene, deren Mutation zu unkontrolliertem Zellwachstum führt, wenn die genetische Veränderung und die damit verbundene Mutation zu einer permanenten, d. h. stimulationsunabhängigen Aktivierung des Proteins und somit zur Entstehung eines Onkogens führt.

Das Signal von Rezeptoren mit Tyrosinkinase-Aktivität ist sehr häufig mit der Aktivierung **M**itogen-**a**ktivierter **P**rotein**k**inasen, der MAPK-Kaskade, gekoppelt. Bei den MAP-Kinasen unterscheidet man hauptsächlich drei Signaltransduktions-Ketten, welche jeweils zur Aktivierung von ERK, JNK und p38 führen. Die Vertreter der Familie

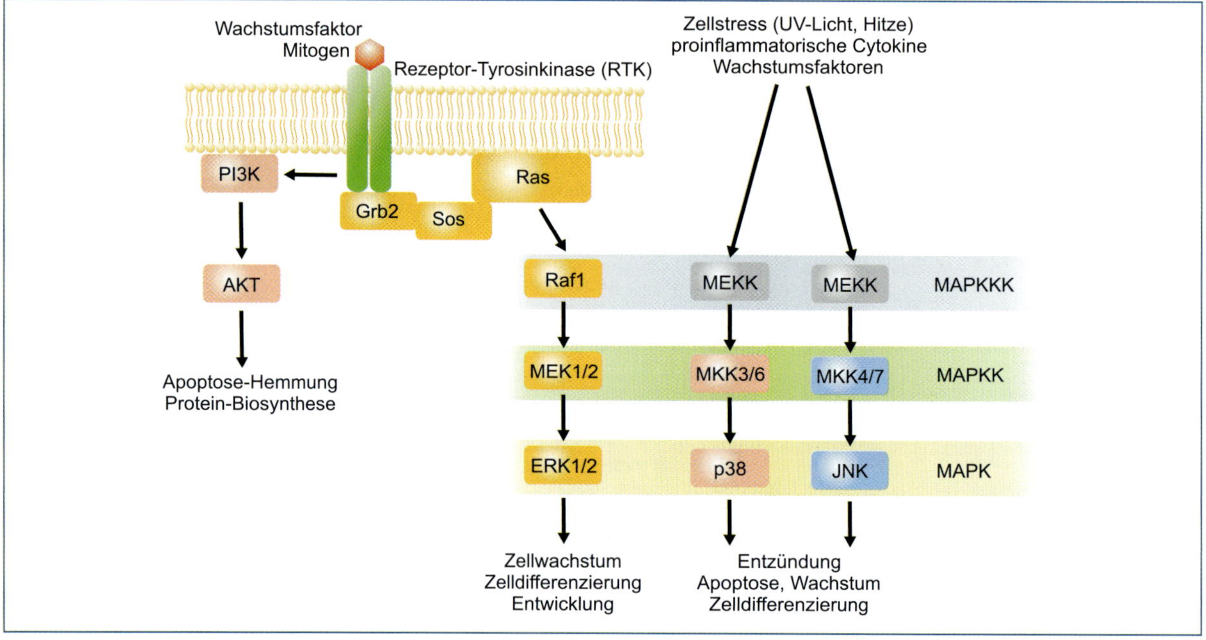

Abb. 2.8 Signaltransduktion bei Rezeptor-Tyrosinkinasen (RTKs)

der MAPK, welche typischerweise an der Übertragung von Rezeptor-vermittelten Wachstumssignalen beteiligt sind, sind die **E**xtra Cellular Signal **R**egulated Protein **K**inases (ERK) (Abb. 2.8). Die Aktivierung von ERK verläuft über eine Reihe von Proteinkinasen wie Raf und der MAP-Kinase-Kinase (MAPKK) MEK. ERK wird durch Phosphorylierung an Thr202 und Tyr204 aktiviert und transloziert in den Nukleus, wo sie wiederum verschiedene Transkriptionsfaktoren phosphoryliert und auf diese Weise die Transkription von Genen beeinflusst, welche das Zellwachstum steuern. Die beiden anderen Signaltransduktions-Kaskaden, welche JNK bzw. p38 aktivieren, sind v. a. an der Weiterleitung von Signalen beteiligt, die von den verschiedensten Formen des Zellstresses ausgelöst werden. p38 vermittelt die Freisetzung proinflammatorischer Cytokine, so dass diese Kinase ein interessantes Target für entzündungshemmende Wirkstoffe darstellt (Abb. 2.8).

In vielen Zelltypen kommt es bei der Bindung von Wachstumsfaktoren bzw. Mitogenen an Rezeptor-Tyrosinkinasen (RTKs) zur Aktivierung weiterer Signalkaskaden wie der Phosphatidylinositol-3-Kinase (PI3K), welche über PDK1 bzw. PDK2 die Stimulierung der Proteinkinase B (PKB oder AKT) vermittelt. Die Phosphatidylinositol-3-Kinase phosphoryliert Phosphatidylinositol-4,5-bisphosphat (PIP_2) zu Phosphatidylinositol-3,4,5-trisphosphat (PIP_3). PIP_3 wiederum dient als allosterischer Aktivator von PDK1/2 und AKT, wobei Letztere zur vollständigen Aktivierung außerdem an Thr308 und Ser473 phosphoryliert wird. Die Stimulierung von AKT hemmt den programmierten Zelltod (Apoptose) und dient als zelluläres Überlebenssignal. Ferner ist die PI3K an der Transduktion des Insulinsignals beteiligt.

2.2.3 Rezeptoren mit Serin-/Threoninkinase-Aktivität

Im Vergleich zu den G-Protein-gekoppelten Rezeptoren und den Rezeptor-Tyrosinkinasen stellen die Rezeptoren mit Serin-/Threoninkinase-Aktivität eine sehr kleine Gruppe dar. Sie sind an der Signaltransduktion der Aktivine und der TGFβ-Familie beteiligt. TGFβ moduliert den Knochenauf- und -abbau und spielt bei verschiedenen immunologischen Prozessen und der Wundheilung eine wichtige Rolle. TGFβ und Calcitriol (1,25-Dihydroxyvitamin D_3), die aktive Form von Vitamin D_3, wirken bei vielen physiologischen Prozessen wie der Induktion der Genexpression entsprechender Effektorgene synergistisch.

2.2.4 Ligand-gesteuerte Ionenkanäle

Membranen besitzen eine geringe Leitfähigkeit für Ionen. Daher können Zellen bei Ionen sehr große Konzentrationsgradienten entlang einer Membran aufbauen. Die Durchlässigkeit der Membran für bestimmte Ionen wird durch eingelagerte Proteine gesteuert, den so genannten Ionenkanälen, was sich am Beispiel von Calcium verdeutlichen lässt. Die extrazelluläre Konzentration von Calcium liegt im Bereich von 1–3 mM, während die intrazelluläre Calciumkonzentration in den meisten Zellen unter 100 nM liegt, so dass sich beide Konzentrationen um mehr als den Faktor 10 000 unterscheiden. Aufgrund dieser enormen Konzentrationsunterschiede kann die Zelle durch Öffnung von Calciumkanälen die intrazelluläre Calciumkonzentration schnell erhöhen und somit das Calciumion als chemisches Signal für physiologische Funktionen wie die Muskelkontraktion, die Exozytose von Hormonen und Neurotransmittern nutzen.

Die Öffnungswahrscheinlichkeit von Ionenkanälen kann sehr unterschiedlich reguliert sein. Eine pharmazeutisch sehr interessante Gruppe sind die Ligand-gesteuerten Ionenkanäle, deren Leitfähigkeit durch die Ligandbindung moduliert wird (Abb. 2.9). Ligand-gesteuerte Ionenkanäle sind Rezeptoren, deren Signal nicht in der Phosphorylierung von Effektorproteinen besteht, sondern in der Veränderung der Ionenkonzentration in der Zelle. Ligand-gesteuerte Ionenkanäle wie der $GABA_A$-, der NMDA-, der Glycin-Rezeptor oder die nicotinischen Acetylcholinrezeptoren sind typischerweise an der neuronalen Signaltransduktion beteiligt.

Neben den Ligand-abhängigen Ionenkanälen gibt es

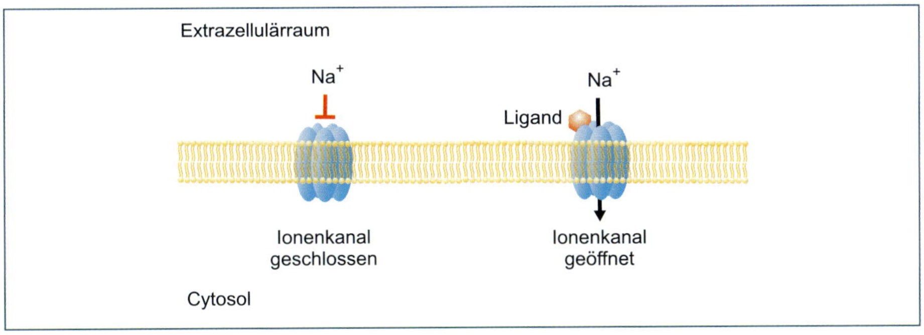

Abb. 2.9 Funktionsweise Ligand-gesteuerter Ionenkanäle

Tab. 2.4 Übersicht zu pharmazeutisch relevanten Ionenkanälen

Ionenkanal	Untereinheiten	Ionenselektivität	Endogener Ligand	Wirkstoff(klasse)
$GABA_A$-Rezeptor	α1–6, β1–4, γ1–4, δ, ε (Pentamer: $\alpha_2\beta_2\gamma$)	Cl^-	GABA	Benzodiazepine, Barbitursäure-Derivate
$GABA_C$-Rezeptor	ρ1, ρ2, ρ3 (Pentamer)	Cl^-	GABA	–
Glycin-Rezeptor	$\alpha_3\beta_2$ (Pentamer)	Cl^-	Glycin	Strychnin
$5\text{-}HT_3$-Rezeptor	Pentamer	Na^+	Serotonin	Setrone
Muskulärer nicotinischer Acetylcholinrezeptor	α1, β1, γ, δ, ε (Pentamer: $(\alpha1)_2\beta1\varepsilon\delta$)	Na^+, Ca^{2+}	Acetylcholin	Muskelrelaxanzien Nicotin
Neuronaler nicotinischer Acetylcholinrezeptor	α2–10, β2–4 (Pentamer: $(\alpha4)_2(\beta2)_3$)	Na^+, Ca^{2+}	Acetylcholin	Nicotin
NMDA	NR1, NR2A–D, NR3A	Na^+, K^+, Ca^{2+}	Glutamat, Glycin (Co-Agonisten), spannungsabhängige Öffnung	Ketamin, Memantin
L-Typ Calciumkanal	Heteromultimer: α1α2β oder γ α1: $Ca_v1.1\text{–}1.4$	Ca^{2+}	spannungsabhängig	Calcium-Antagonisten
T-Typ Calciumkanal	Heteromultimer: α1α2β oder γ α1: $Ca_v3.1\text{–}3.3$	Ca^{2+}	spannungsabhängig	Flunarizin

die große Gruppe der spannungsabhängigen Ionenkanäle, deren Öffnungswahrscheinlichkeit von der Potentialdifferenz an der Zellmembran abhängt. Ein Beispiel für diese Rezeptorfamilie ist der L-Typ Calciumkanal, welcher sich durch Calciumkanal-Blocker (Calcium-Antagonisten) wie Nifedipin und Diltiazem hemmen lässt.

Ionenkanäle bestehen häufig aus mehreren transmembranären Untereinheiten, die gemeinsam eine Pore bilden, durch die Ionen durch die Membran transportiert werden. Die Beteiligung der verschiedenen Untereinheiten am Aufbau des Rezeptors ist häufig gewebespezifisch. Die Durchlässigkeit der Ionenkanäle beschränkt sich meistens auf bestimmte Ionen, wobei man Ionenkanäle grob in Anionen- und Kationenkanäle einteilen kann. Eine Übersicht über pharmazeutisch relevante Ionenkanäle gibt Tabelle 2.4.

Ionenkanäle lassen sich grundsätzlich unterscheiden aufgrund

- der Regulation ihrer Ionenleitfähigkeit (Ligand-abhängig, spannungsabhängig, etc.)
- der Selektivität für Ionen (z. B. Na^+, K^+, Ca^{2+}, Cl^-)
- der Ionenleitfähigkeit (hoch oder niedrig).

2.3 Nukleäre Rezeptoren

Verschiedene funktionelle Zustände einer Zelle unterscheiden sich durch die Anzahl und die Art der exprimierten Gene. Die Expression eines Gens wird über den Promotor gesteuert. Der Promotor ist ein Genabschnitt, der in der Regel vor dem eigentlichen Strukturgen liegt und DNA-Sequenzen enthält, an die Transkriptionsfaktoren binden. Durch die Bindung zahlreicher verschiedener Transkriptionsfaktoren im Promotorbereich entsteht ein Proteinkomplex, der in der Lage ist, RNA-Polymerase II zu rekrutieren. Die RNA-Polymerase II startet die Transkription, wobei der kodierende Strang der DNA als Matrize für die RNA-Synthese dient. Die neu synthetisierte RNA wird anschließend gespleißt, polyadenyliert und ins Cytosol transportiert, wo an den Ribosomen die Biosynthese des entsprechenden Proteins erfolgt.

Die Steuerung der Genexpression erfolgt einerseits durch die verschiedenen Signaltransduktions-Kaskaden, welche die Signale von membranständigen Rezeptoren in den Zellkern übertragen und dort Transkriptionsfaktoren durch Phosphorylierung aktivieren bzw. inhibieren (Abb. 2.7 und 2.8). Andererseits können Liganden von nukleären Rezeptoren die Transkription von Genen direkt beeinflussen.

Nukleäre Rezeptoren binden sequenzspezifisch an DNA und steuern durch die ligandabhängige Interaktion mit Co-Aktivatoren und Co-Repressoren die Transkription von Genen (Abb. 2.10). DNA-Sequenzen, die von nukleären Rezeptoren erkannt und gebunden werden, bezeichnet man als Responselemente, da diese cis-Elemente auf der DNA-Ebene für die Induktion bzw. Repression eines Gens und somit für die Hormonwirkung verantwortlich sind. Responselemente für nukleäre Rezeptoren und andere Transkriptionsfaktoren findet man sehr häufig in der Promoterregion eines Gens.

Nukleäre Rezeptoren besitzen eine DNA-Bindungsdomäne, eine Ligand-Bindungsdomäne und verschiedene Strukturbereiche, die mit Co-Aktivatoren und Co-Repressoren interagieren. Diese Rezeptoren sind unter pharmazeutischen Gesichtspunkten sehr interessant, da meistens niedermolekulare Moleküle als Liganden fungieren, so dass hier ähnlich wie bei den membranständigen Rezeptoren niedermolekulare Rezeptor-Agonisten und -Antagonisten entwickelt werden können. Die Bindung eines Agonisten induziert an den Rezeptoren eine Konformationsänderung und den Austausch Rezeptor-assoziierter Co-Repressoren gegen Co-Aktivatoren, was zu Veränderungen der Expression des jeweiligen Gens führt (Abb. 2.10). Die assoziierten Co-Aktivatoren rekrutieren ihrerseits Histonacetyl-Transferasen, welche Histone an bestimmten Lysinresten acetylieren und auf diese Weise deren Affinität zur DNA herabsetzen. Dadurch kommt es zu einer Absenkung der Packungsdichte der Nucleosomen bzw. des Chromatins, so dass das entsprechende Gen für den Transkriptionsapparat und die RNA-Polymerase II leichter zugänglich wird. Nukleäre Rezeptoren, welche keinen Liganden gebunden haben, interagieren dagegen mit Co-Repressoren, welche Histondesacetylasen rekrutieren. Histondesacetylasen spalten die Acetylreste von Histonen ab. Die positive Ladung der Lysinreste führt aufgrund elektrostatischer Wechselwirkung mit den negativ geladenen Phosphatresten der DNA zu einer hohen Affinität der Histone zur DNA und somit zur Kompaktierung

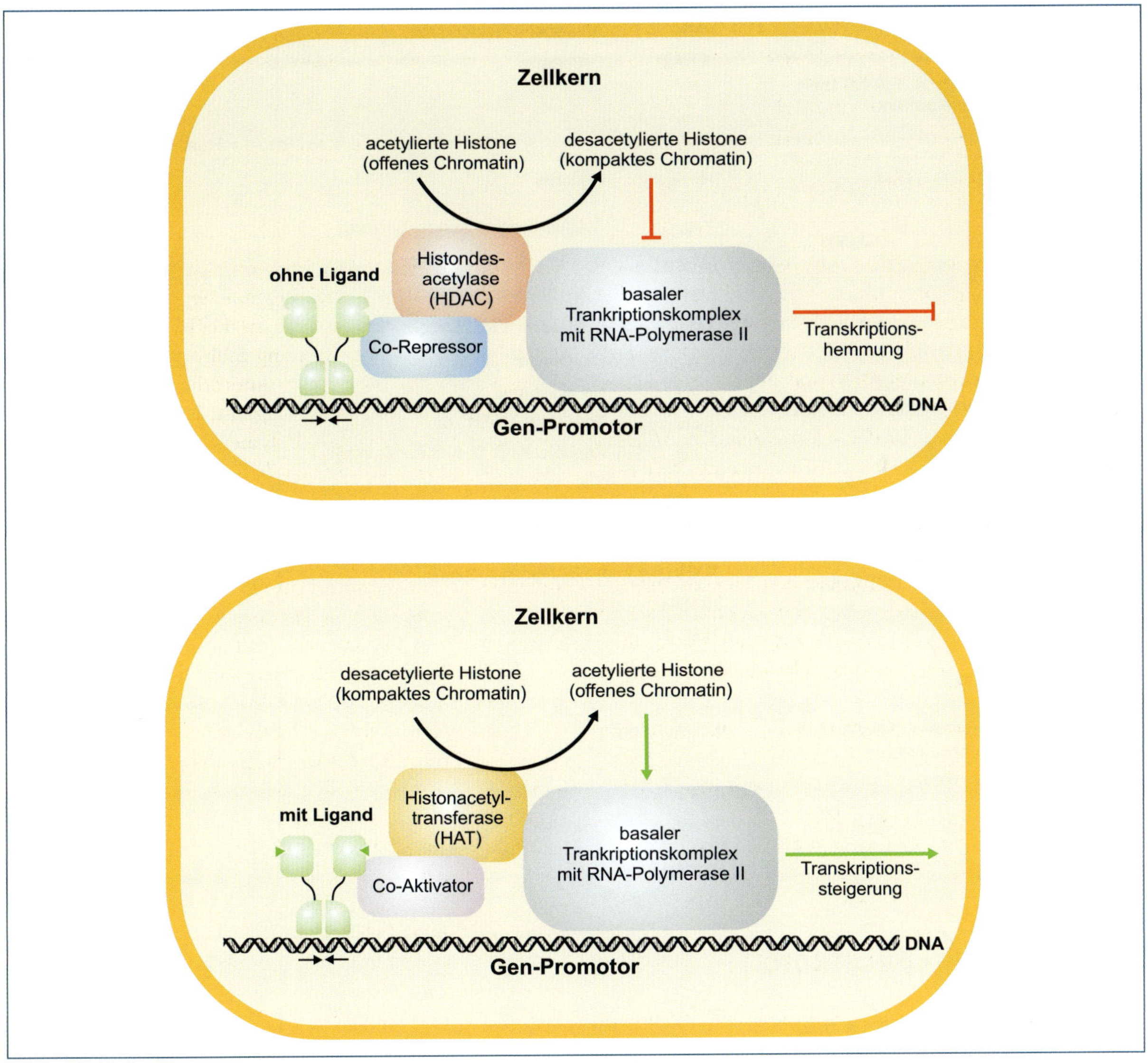

Abb. 2.10 Regulation der Transkription durch nukleäre Rezeptoren

der Nukleosomen, so dass die DNA für die Proteine des Transkriptionskomplexes nur schwer zugänglich ist.

Als Liganden nukleärer Rezeptoren wurden verschiedene Hormone wie Estrogene, Progesteron, Testosteron, Cortisol, Vitamin D_3 usw. identifiziert (Abb. 2.11). Die Liganden sind in der Regel ausgesprochen lipophil, so dass sie durch die Zellmembran und die Kernmembran diffundieren und an ihre Rezeptoren binden können. Ferner hat sich herausgestellt, dass Stoffwechselprodukte wie Fettsäuren, Cholesterol und Gallensäuren ebenfalls an nukleäre Rezeptoren wie PPAR, LXR und FXR binden und die Rezeptoren offensichtlich als Sensoren dienen, um die Biosynthese und den Metabolismus dieser Lipide zu steuern. Unter pharmazeutischen Gesichtspunkten sind ferner die beiden nukleären Rezeptoren CAR und SXR/PXR von besonderem Interesse, da sie als Xenobiotika-Sensoren dienen und die Induktion verschiedener Cytochrom-P450-Enzyme durch Arzneistoffe wie Barbi-

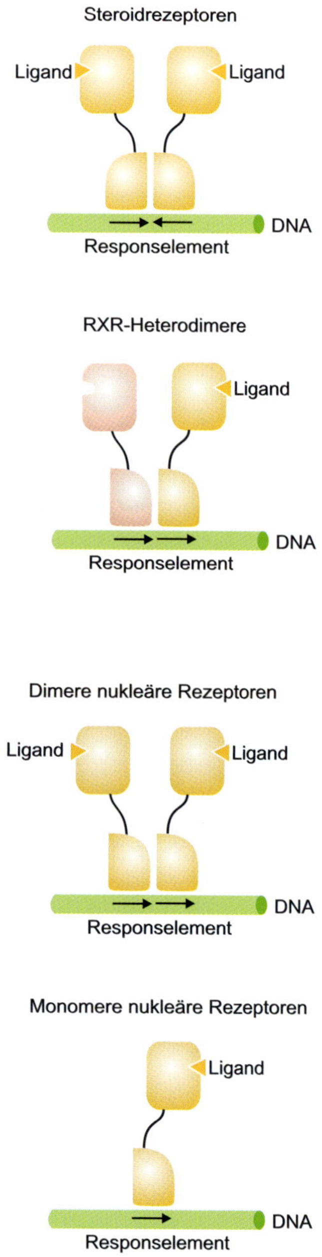

Rezeptor	Liganden
GR	Glucocorticoide
MR	Mineralocorticoide (Aldosteron)
PR	Progesteron
AR	Androgene (Testosteron)
ERα,β	Estrogene

Rezeptor	Liganden
TRα,β	Schilddrüsenhormon (L-Tyroxin)
RARα,β,γ	all-*trans*-Vitamin-A-Säure
VDR	1,25-Dihydroxyvitamin D_3
PPARα,β,γ	Fettsäuren, Eicosanoide
LXRα,β	Oxysterole
FXR	Gallensäuren
SXR/PXR	Xenobiotika, Steroide
CAR	Xenobiotika (z.B. Barbitursäuren)

Rezeptor	Liganden
RXRα,β,γ	9-*cis*-Vitamin-A-Säure
COUP	?
HNF-4	?

Rezeptor	Liganden
NGFI-B	?
ELP	?

Abb. 2.11 Einteilung der nukleären Rezeptoren

tursäure-Derivate vermitteln. Für viele endogene Liganden existieren nicht nur ein sondern mehrere nukleäre Rezeptoren. Für die all-*trans*-Vitamin-A-Säure wurden drei verschiedene, funktionell redundante Rezeptoren identifiziert, die als RARα, -β und -γ bezeichnet werden.

Die Superfamilie der nukleären Rezeptoren lässt sich in verschiedene Unterfamilien einteilen. Dazu gehören die Steroidhormon-Rezeptoren, welche als Homodimere aktiv sind, und die Unterfamilie der RXR-Heterodimere, welche Rezeptoren umfasst, die mit dem Retinoid-X-Rezeptor (RXR) einen 1:1-Komplex eingehen, wobei RXR als stiller Partner dient. In Gegenwart seines Liganden, der 9-*cis*-Vitamin-A-Säure kann RXR auch Homodimere ausbilden und die Transkription von Zielgenen ohne weiteren Partner beeinflussen (Abb. 2.11).

Nukleäre Rezeptoren erkennen in der Regel DNA-Sequenzen, die aus 6 Basen bestehen. Bei nukleären Rezeptoren, die als Homodimere und Heterodimere an die DNA binden, wird die Basensequenz in einem gewissen Abstand wieder auf dem gleichen Strang in der gleichen Richtung (Direct Repeat, DR) oder auf dem gegenüberliegenden Strang (Inverted Repeat, IR) wiederholt. Sämtliche Steroidhormon-Rezeptoren binden an IR-3-Responselemente (Abb. 2.12, Tab. 2.5), wobei die Zahl drei den Abstand der beiden Halbelemente angibt. Betrachtet man den Aufbau der Responselemente der Steroidhormon-Rezeptoren, so fällt auf, dass mit Ausnahme des Estrogen-Rezeptors alle Steroidhormon-Rezeptoren dasselbe Responselement erkennen (Tab. 2.5), so dass sich die Frage nach der Spezifität der Hormonwirkung stellt. Glucocorticoide besitzen andere physiologische Funktionen als etwa Gestagene und regulieren folglich die Expression ganz anderer Gene. Dies ist darauf zurückzuführen, dass außer der Art des Responselements noch weitere Parameter für die gewebe- und zellspezifische Wirkung von Liganden nukleärer Rezeptoren von Bedeutung sind:

- die gewebe- bzw. zellspezifische Expression der Rezeptoren
- die gewebe- bzw. zellspezifische Expression von Co-Repressoren und Co-Aktivatoren
- bei RXR-Heterodimeren das Konzentrationsverhältnis von RXR zu dem entsprechenden Rezeptor
- übergeordnete epigenetische Regulationsmechanismen (DNA-Methylierung).

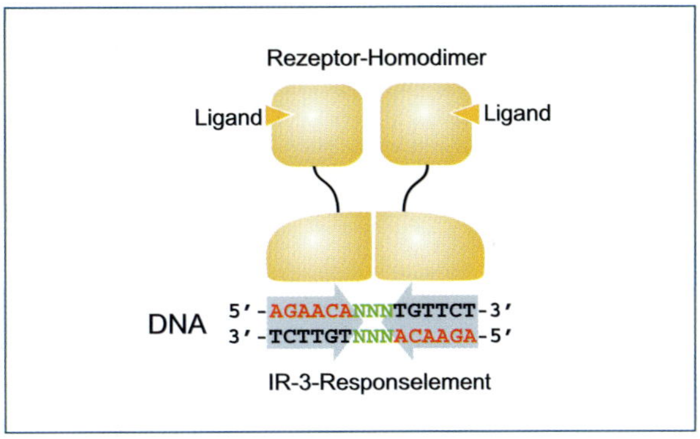

Abb. 2.12 Bindung von Steroidhormon-Rezeptoren an ein IR-3-Responselement

Tab. 2.5 Nukleäre Rezeptoren und ihre Responselemente

Rezeptor	Bezeichnung	Responselement (Halbelement)	Typ
Steroidhormon-Rezeptoren			
Glucocorticoid-Rezeptor	GR	AGAACA	IR-3
Aldosteron-Rezeptor	MR	AGAACA	IR-3
Progesteron-Rezeptor	PR	AGAACA	IR-3
Testosteron-Rezeptor	AR	AGAACA	IR-3
Estrogen-Rezeptoren	ERα,β	RGGTCA	IR-3
RXR-Heterodimere			
Schilddrüsenhormon-Rezeptoren	TRα,β	RGGTCA	IR-0, DR-4
Vitamin-A-Säure-Rezeptoren	RARα,β,γ	AGTTCA	IR-0, DR-2,5
Vitamin-D-Rezeptor	VDR	RRKNSA	DR-3,4, IR-9
Peroxysomen-Proliferator-Aktivierte-Rezeptoren	PPARα,β,γ	AGGTCA	DR-1
Leber-X-Rezeptoren	LXRα,β	RGKTCA	DR-4
Farnesoid-X-Rezeptor	FXR	AGGTCA	IR-1, DR-5
Steroid- und Xenobiotika-Rezeptor (Pregnan-X-Rezeptor)	SXR/PXR	AGKTCA	DR-3,4,5, IR-6
Konstitutiver Androstan-Rezeptor	CAR	AGKTCA	DR-3,4,5, IR-6

R=A oder G; K=G oder T; N=G,A,T oder C; S=C oder G

Synopse

- Membranständige Rezeptoren lassen sich in G-Protein-gekoppelte Rezeptoren, Rezeptoren mit Tyrosinkinase-Aktivität, Rezeptoren mit Serin/Threoninkinase-Aktivität und Ligand-gesteuerte Ionenkanäle unterteilen.
- Sehr häufig existieren verschiedene Rezeptor-Subtypen für einen bestimmten Liganden.
- Membranständige Rezeptoren besitzen verschiedene transmembranäre Domänen, eine meist extrazellulär lokalisierte Ligand-Bindungsstelle und verschiedene intrazelluläre Domänen für die Interaktion mit Signalproteinen.
- Wachstumssignale werden oft durch Tyrosinkinase-Rezeptoren und die nachgeschalteten Signaltransduktions-Kaskaden in die Zelle und den Zellkern weitergegeben.
- Ligand-gesteuerte Ionenkanäle sind Rezeptoren, bei denen die Öffnungswahrscheinlichkeit der Kanalpore von der Bindung des Liganden abhängt.
- Nukleäre Rezeptoren weisen eine DNA-Bindungsdomäne, eine Ligand-Bindungsstelle und eine Transaktivierungsdomäne für die Interaktion mit anderen Transkriptionsfaktoren auf.
- Nukleäre Rezeptoren sind Ligand-gesteuerte Transkriptionsfaktoren.

Literatur

Alessi, D., et al. (2001): *The Sigma-RBI-Handbook of Receptor Classification and Signal Transduction*. 4th ed., K.J. Watling (ed.) Sigma-RBI, Natik (USA).

Chawala, A., et al. (2001): Nuclear receptors and lipid physiology: opening the X-files. *Science* **294**, 1866–1870.

Hur, E.M. und Kim, K.T. (2002): G protein-coupled reveptor signalling and cross-talk: achieving rapidity and specificity. *Cell Signal* **14**, 397–405.

Mangelsdorf, D.J., et al. (1995): The nuclear receptor superfamily: the second decade. *Cell* **83**, 835–839.

Neves, S.R., et al. (2002): G protein pathways. *Science* **296**, 1636–1639.

Olefsky, J.M. (2001): Nuclear receptor minireview series. *J. Biol Chem* **276**, 36863–36864.

Rockman, H.A., et al. (2002): Seven-transmembrane-spanning receptors and heart function. *Nature* **415**, 206–212.

Xie, W. und Evans, R.M. (2001): Orphan nuclear receptors: the exotics of xenobiotics. *J Biol Chem* **276**, 37739–37742.

3 Neurotransmission

3.1 Allgemeine Grundlagen der Neurotransmission

Neben der Bildung von chemischen Signalstoffen wie Hormonen und Mediatoren nutzt der Organismus zelluläre Ionenströme und die damit verbundenen Potenzialänderungen entlang von Membranen als Möglichkeit zur Weiterleitung von Signalen. Diese Form der Weitergabe von Information wird bei der neuronalen Reizleitung genutzt.

Die Ausbildung von Membranpotenzialen beruht auf der geringen Leitfähigkeit der Membranen für Ionen. Dies ermöglicht der Zelle, mit Hilfe von Ionenpumpen große Konzentrationsunterschiede zwischen der Außen- und Innenseite von Membranen aufzubauen (Tab. 3.1). Das Ruhepotenzial von ca. −80 mV in Neuronen und Muskelzellen beruht auf der in Tabelle 3.1 dargestellten Verteilung von Na^+-, K^+- und Cl^--Ionen. Die extrazelluläre Na^+-Konzentration von 150 mM ist ca. 10fach höher als die intrazelluläre, während die Verhältnisse bei K^+ umgekehrt sind. Einer extrazellulären Konzentration von 5 mM steht eine intrazelluläre Konzentration von 150 mM gegenüber. Das Konzentrationsverhältnis von Cl^- entspricht näherungsweise dem des Na^+, d. h. dass die intrazelluläre Konzentration an Cl^- relativ niedrig ist und v. a. Protein-Anionen die Gegenionen der Kationen darstellen.

Tab. 3.1 Intra- und extrazelluläre Ionenkonzentrationen

Ion	Intrazellulär (mmol/l)	Extrazellulär (mmol/l)
Na^+	15	150
K^+	150	5
Cl^-	9	120
Ca^{2+}	0,0001	1–3

Aufgrund des Konzentrationsgradienten haben K^+-Ionen das Bestreben, nach außen zu diffundieren, während die Protein-Anionen die Membran nicht passieren können (Abb. 3.1). Dadurch entsteht im Zellinnern ein negativer Ladungsüberschuss. Na^+-Ionen haben dagegen kaum einen Einfluss auf das Ruhepotenzial von Zellen, da die Membran und die darin eingelagerten Ionenkanäle im Ruhezustand für Na^+ nicht durchlässig sind.

Die Aktivierung von Nervenzellen und die Entstehung eines positiven Aktionspotenzials beruht auf der kurzzeitigen Öffnung von Na^+-Kanälen. Durch den schnellen Na^+-Einstrom entsteht intrazellulär kurzfristig ein Überschuss an positiven Ladungen, so dass sich ein positives Membranpotenzial ausbildet. Das Aktionspotenzial wird zeitlich durch Ionenpumpen wie die Natrium-Kalium-ATPase begrenzt, welche Na^+ nach außen und K^+ nach innen pumpt und somit die ursprüngliche Ladungsverteilung und das Ruhepotenzial wieder herstellt. Die Erregungsleitung innerhalb von Nervenzellen erfolgt durch spannungsabhängige Na^+-Kanäle, die bei einer Erhöhung des Membranpotenzials für Na^+-Ionen durchlässig wer-

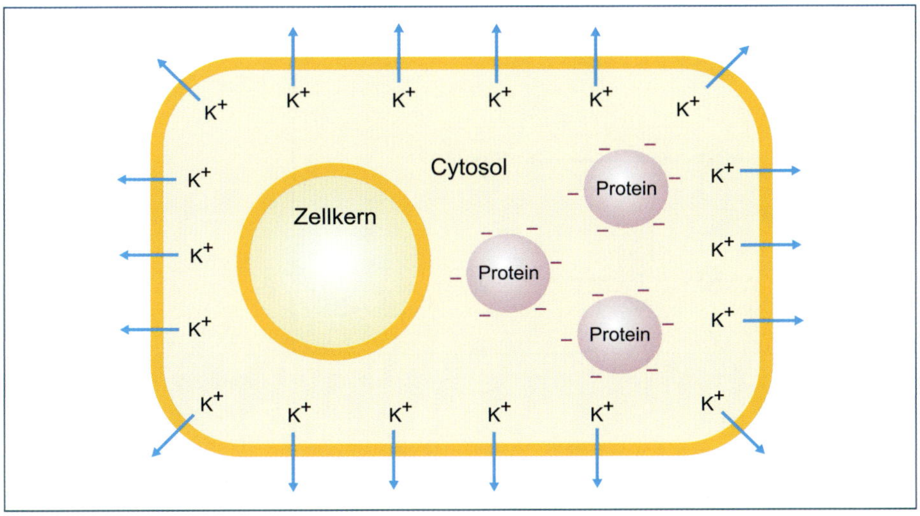

Abb. 3.1 Entstehung des Ruhemembranpotenzials

den. Die Hemmung der Reizleitung durch Lokalanästhetika (Kap. 4.2) beruht auf der Blockade dieser spannungsabhängigen Na^+-Kanäle.

Die Reizleitung und somit die Weitergabe von Informationen zwischen Nervenzellen erfolgt an so genannten Synapsen.

3.2 Neurotransmitter und ihre Rezeptoren

Bei der synaptischen Erregungsübertragung von einer Nervenzelle auf ein anderes Neuron kommt es zur Freisetzung von Mediatoren, den Neurotransmittern, aus dem präsynaptischen Neuron in den synaptischen Spalt (Abb. 3.2). Dort binden die Neurotransmitter an post- und präsynaptische Rezeptoren. Die postsynaptischen Rezeptoren dienen im Wesentlichen der Weiterleitung des Signals. Die Aktivierung präsynaptischer Rezeptoren (Autorezeptoren) führt dagegen sehr häufig zur Hemmung der präsynaptischen Neurotransmitter-Freisetzung, so dass hier ein negativer Feedback-Mechanismus vorliegt, der die Freisetzung von Neurotransmittern in den synaptischen Spalt begrenzt. Ein weiteres wichtiges Prinzip der Signalbegrenzung ist die Inaktivierung von Neurotransmittern. Diese kann durch enzymatischen Abbau (Bsp. Hydrolyse von Acetylcholin), der Wiederaufnahme in die Neuronen oder durch Abdiffusion erfolgen.

Die Erregungsübertragung von einer Zelle auf die andere erfolgt nur, wenn in mehreren Synapsen zugleich oder in einer Synapse hochfrequent eine ausreichende Menge an Neurotransmittern freigesetzt wird.

In Abhängigkeit von der in den synaptischen Spalt freigesetzten Signalsubstanz unterscheidet man zwischen erregenden (exzitatorischen) und hemmenden (inhibitorischen) Synapsen. Glycin und die γ-Aminobuttersäure (GABA) stellen inhibitorische Neurotransmitter dar. Der Glycin- und der $GABA_A$-Rezeptor sind Chlorid-Ionenkanäle, deren Aktivierung zu einem Chloridionen-Einstrom in die Zelle und somit zur Hyperpolarisierung, d. h. zur Verringerung des Membranpotenzials und zur Erregungshemmung führt. Andere Neurotransmitter wie die Glutaminsäure bewirken durch Aktivierung bestimmter Glutamat-Rezeptoren, welche Kationenkanäle darstellen, den Einstrom von Na^+ in die Zelle und induzieren somit die Depolarisation, d. h. die Erregung des Neurons.

Glycin und GABA werden daher als inhibitorische Neurotransmitter bezeichnet, während Glutamat und Aspartat exzitatorische Neurotransmitter darstellen.

Die synaptische Reizleitung ist unter pharmakologischen Gesichtspunkten von besonderem Interesse, da bei der synaptischen Reizübertragung ein elektrisches Signal in ein chemisches Signal in Form von Neurotransmittern umgewandelt wird, welches anschließend wieder in ein elektrisches Signal konvertiert wird. Die Beteiligung chemischer Signalstoffe bei der Reizleitung erlaubt es, durch Entwicklung von Rezeptor-Agonisten und -Antagonisten oder Modulatoren des Neurotransmitter-Transports und -Abbaus in die neuronale Signaltransmission einzugreifen. In den folgenden Kapiteln werden die verschiedenen Neurotransmitter, ihre Rezeptoren und die entsprechenden Arzneistoffklassen vorgestellt.

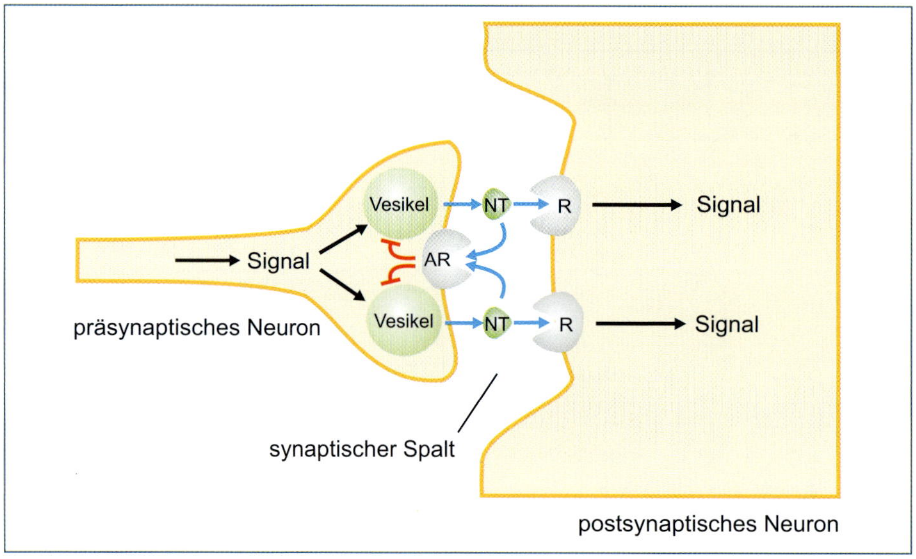

Abb. 3.2 Aufbau einer Synapse. R = Rezeptor, AR = Autorezeptor, NT = Neurotransmitter

3.2.1 Biogene Amine

Mediatoren bzw. Neurotransmitter entstehen meistens aus Aminosäuren durch Hydroxylierung und Decarboxylierung. Mediatoren, welche durch Decarboxylierung von Aminosäuren gebildet werden, lassen sich unter dem Oberbegriff biogene Amine zusammenfassen. Dopamin, Adrenalin und Noradrenalin entstehen aus Tyrosin durch Decarboxylierung und verschiedene Hydroxylierungsreaktionen (Abb. 3.3). Serotonin, Histamin und γ-Aminobuttersäure (GABA) leiten sich von Tryptophan, Histidin

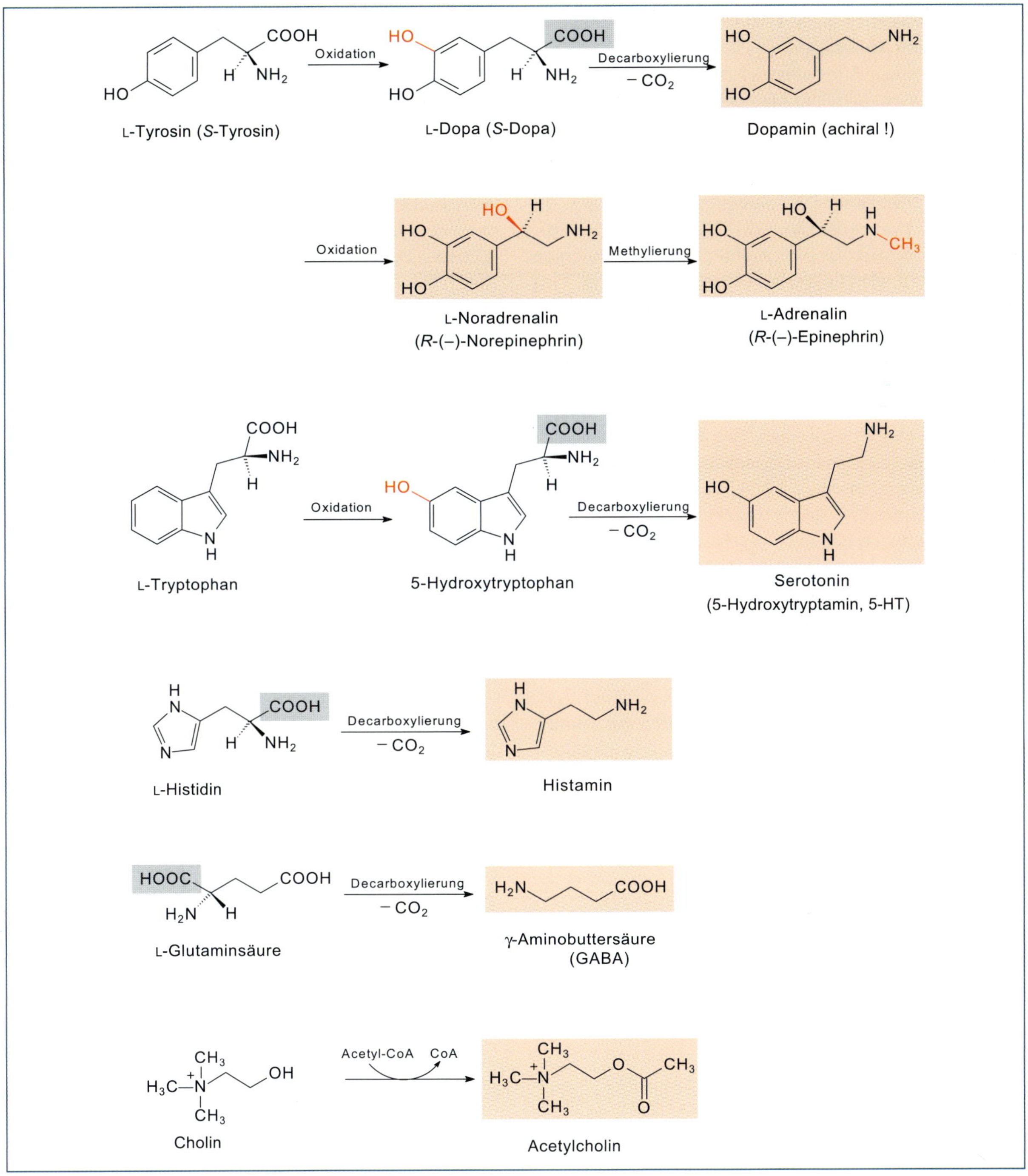

Abb. 3.3 Biogene Amine und ihre Vorstufen

bzw. der Glutaminsäure ab. Wie Hormone entfalten diese Neurotransmitter ihre Wirkung durch Interaktion mit den entsprechenden Rezeptoren, von denen in der Regel mehrere Subtypen existieren. Im Folgenden werden die einzelnen Neurotransmitter, ihre Rezeptoren, ihre physiologische Funktion und davon abgeleitete therapeutische Anwendungen von Rezeptor-Agonisten und -Antagonisten vorgestellt.

Adrenalin und Noradrenalin

Obwohl zwischen Adrenalin und Noradrenalin eine enge strukturelle Verwandtschaft besteht, üben die beiden Mediatoren unterschiedliche physiologische Funktionen aus. Adrenalin weist hormonellen Charakter auf, es wird im Nebennierenmark gebildet und besitzt aufgrund seiner humoralen Verteilung v. a. systemische Wirkungen. Es steigert die Herzfrequenz und den Blutdruck und erweitert die Bronchien, ferner erhöht es das Angebot von Energieträgern wie Glucose und Fettsäuren im Blut. Unter Stressbedingungen und körperlicher Belastung kommt es zu einer erhöhten Freisetzung von Adrenalin, was zur Erhöhung der Leistungsfähigkeit des Organismus führt.

Noradrenalin fungiert hingegen als Neurotransmitter. Es wird z. B. in den Varikositäten der sympathischen Nervenfasern vesikulär gespeichert und bei der neuronalen Erregung freigesetzt. Noradrenalin dient somit als Transmitter des sympathischen Nervensystems. Ferner dient Noradrenalin im ZNS als Neurotransmitter. Hohe Konzentrationen finden sich im Hypothalamus und in vegetativen Zentren im Hirnstamm.

Die Effekte von Adrenalin und Noradrenalin werden von α- und β-Rezeptoren vermittelt, von denen es jeweils verschiedene Subtypen gibt. Noradrenalin aktiviert präferenziell α_1-, α_2- und β_1-Rezeptoren, während Adrenalin an alle Rezeptoren (α_1, α_2, β_1, β_2, β_3) bindet (vgl. Abb. 1.3). Alle Adreno-Rezeptoren gehören zur Familie der G-Protein-gekoppelten Rezeptoren. Die einzelnen Rezeptorsubtypen koppeln z.T. an unterschiedliche G-Proteine und vermitteln unterschiedliche physiologische Effekte (Tab 3.2), so dass man über die Entwicklung Subtyp-selektiver Rezeptor-Agonisten und -Antagonisten Wirkstoffe erhält, die lediglich einen Teil der Adrenalin-Wirkungen aufweisen und bei denen die therapeutisch nutzbaren Effekte von Adrenalin und Noradrenalin profiliert sind. Die Aktivierung von α_1-Rezeptoren verursacht eine Blutdruckerhöhung und eine Schleimhautabschwellung, so dass α_1-selektive Agonisten bei Hypotonie einsetzbar sind, bzw. lokal zur Abschwellung der Nasen- und Augenschleimhaut angewendet werden (Tab. 3.2).

Durch die Präferenz für β_2-Rezeptoren bewirken β_2-Rezeptor-Agonisten wie Fenoterol und Terbutalin die Erschlaffung der Bronchialmuskulatur und werden somit als Bronchodilatatoren bei chronisch obstruktiven Atemwegserkrankungen (COPD) und Asthma verwendet. β_1-Rezeptor-Antagonisten (β_1-selektive Betablocker) reduzieren die Frequenz und die Kontraktilität des Herzens und senken den Blutdruck, sie werden daher bei Herzinsuffizienz und Hypertonie eingesetzt. Die physiologische Funktion des β_3-Rezeptors ist noch nicht ganz klar. Er wird im braunen Fettgewebe exprimiert und steuert die Lipolyse und Thermogenese. Ob sich der β_3-Rezeptor als Target für Antiadiposita eignet, ist aus heutiger Sicht eher unwahrscheinlich, da β_3-Rezeptoren auch im Herzen exprimiert werden.

Dopamin

Dopamin, welches über zwei Reaktionsschritte aus Tyrosin synthetisiert wird (Abb. 3.3), ist in der Peripherie an der Regulation des Blutdrucks und der Nierenfunktion beteiligt. Im ZNS spielt Dopamin u. a. im extrapyramidalen System, im limbischen System sowie in der Hypophyse eine wichtige Rolle als Neurotransmitter (Tab. 3.3). In der Substantia Nigra ist Dopamin als Neurotransmitter des extrapyramidalen Systems an der Steuerung der Moto-

Tab. 3.2 Physiologie und pharmazeutische Bedeutung von Adrenozeptoren

Rezeptor	Kopplung	Wirkung	Substanzklasse	Effekt, Indikation
α_1	G_q	Vasokonstriktion (Haut, Schleimhaut, Gefäße)	α_1-Rezeptor-Agonisten α_1-Rezeptor-Antagonisten	Blutdrucksteigerung, Schleimhautabschwellung Blutdrucksenkung, benigne Prostatahyperplasie (BPH)
α_2	$G_{i/o}$	Hemmung der Noradrenalin-Freisetzung, zentrale Effekte		
β_1	G_s	Stimulation des Herzens (Frequenz, Kontraktilität)	β_1-Rezeptor-Antagonisten	Hypertonie, Herzinsuffizienz
β_2	G_s	Erschlaffung der glatten Muskulatur (Bronchien, Uterus), Vasodilatation (Herzkranzgefäße), Glykogenolyse	β_2-Rezeptor-Agonisten	Bronchodilatation (COPD, Asthma) Wehenhemmung (Tokolyse)
β_3	G_s	Lipolyse	(β_3-Rezeptor-Agonisten)	(Adipositas)

rik beteiligt. Bei Morbus Parkinson kommt es zum Untergang dopaminerger Neurone in der Substantia Nigra, so dass ein relativer Dopamin-Mangel entsteht, der die entsprechenden Krankheitssymptome auslöst. Eine Strategie zur Behandlung der Symptome wie Rigor und Tremor besteht darin, die dopaminergen Signale durch Gabe von Dopaminrezeptor-Agonisten zu stärken.

Eine weitere physiologische Funktion von Dopamin ist die Regulation der Milchproduktion. In der Hypophyse hemmt Dopamin über D_2-Rezeptoren die Prolactin-Freisetzung, so dass durch Gabe von D_2-Rezeptor-Agonisten bei stillenden Müttern die Milchbildung gehemmt wird und in kurzer Zeit ein Abstillen erreicht wird.

Neuroleptika sind Wirkstoffe, die hauptsächlich zur Therapie von Psychosen eingesetzt werden. Obwohl viele der sich im Handel befindenden Wirkstoffe auch an Serotonin-, Muscarin- und Histamin-Rezeptoren binden, scheint die neuroleptische Wirkung in erster Linie auf einem Dopamin-Antagonismus zu beruhen, wobei das therapeutische Profil und die von den Wirkstoffen verursachten extrapyramidalen Nebenwirkungen mit der Rezeptorselektivität der Verbindungen zusammenhängen. Für Dopamin konnten fünf verschiedene, G-Protein-gekoppelte Rezeptoren identifiziert werden, die in D_1-ähnliche (D_1, D_5) und D_2-ähnliche Rezeptoren (D_2, D_3, D_4) unterteilt werden. Obwohl die Rezeptoren auf molekularer Ebene inzwischen gut charakterisiert sind, besteht eine große Lücke zwischen der Molekularbiologie und der funktionellen Charakterisierung der einzelnen Rezeptoren in-vivo. So ist im Augenblick noch unklar, welche der Dopamin-Rezeptoren zum neuroleptischen Profil der Wirkstoffe beitragen. Bei den klassischen trizyklischen Neuroleptika, den Phenothiazinen, und den Butyrophenonen steht die D_2-antagonistische Komponente im Vordergrund, während z. B. das neuere, atypische Neuroleptikum Clozapin eine hohe Affinität zu D_4-Rezeptoren aufweist. Andere atypische Neuroleptika besitzen außerdem eine ausgeprägte HT_2-antagonistische Wirkung. Da die extrapyramidalen Nebenwirkungen der Neuroleptika v. a. mit der D_2-Blockade in Zusammenhang zu stehen scheinen, wird versucht, so genannte atypische Neuroleptika zu entwickeln, die bevorzugt D_3- und D_4-Rezeptoren blockieren.

Serotonin

Serotonin (5-Hydroxytryptamin, 5-HT) entsteht aus Tryptophan durch Hydroxylierung an C(5) und anschließender Decarboxylierung. In höheren Konzentrationen kommt es in den enterochromaffinen Zellen des Darms, in Thrombozyten und in serotonergen Neuronen des ZNS und des Darms vor. Serotonin dient als Überträgerstoff mit vielen physiologischen Funktionen dessen Effekte durch 14 verschiedene Rezeptor-Subtypen vermittelt werden (Tab. 3.4). Die physiologische Bedeutung der verschiedenen 5-HT-Rezeptoren ist bis jetzt noch nicht eindeutig geklärt, was teilweise auf das Fehlen selektiver Agonisten und Antagonisten zurückzuführen ist. Sehr viele Liganden binden nicht selektiv an 5-HT-Rezeptoren oder sind gleichzeitig Liganden an anderen Neurotransmitter-Rezeptoren.

Die meisten der 5-HT-Rezeptoren werden im ZNS exprimiert und stehen mit der Funktion von Serotonin als Neurotransmitter in Zusammenhang. In der Peripherie wird Serotonin in den enterochromaffinen Zellen des Darms und in Thrombozyten gespeichert. Aus Thrombozyten freigesetztes Serotonin bewirkt eine lokale Vasokonstriktion und fördert die Thrombozyten-Aggregation. Tabelle 3.4 gibt eine Übersicht über die bis jetzt identifizierten 5-HT-Rezeptoren und ihre Rolle als Target für die Wirkstoffentwicklung. Die therapeutische Bedeutung der 5-HT-Rezeptoren der Gruppen 5–7 ist noch weitgehend ungeklärt.

Tab. 3.3 Physiologie und pharmazeutische Bedeutung von Dopamin-Rezeptoren

Rezeptor	Kopplung	Effekt	Substanzklasse	Effekt (Indikation)
D_1	G_s	Striatum: Motorik	Dopaminrezeptor-Agonisten	Verbesserung der Motorik (Morbus Parkinson)
		Niere: Hemmung der Na^+-Wiederaufnahme		
D_2	G_o	Striatum: Motorik limbisches System: Verhalten	Dopaminrezeptor-Agonisten Dopaminrezeptor-Antagonisten (Neuroleptika)	(Morbus Parkinson) antipsychotische Wirkung
		Hypophyse: Hemmung der Prolactin-Freisetzung	Dopaminrezeptor-Agonisten	Hemmung der Prolactin-Freisetzung (Abstillen)
D_3	G_o	Striatum: Motorik limbisches System: Verhalten	Dopaminrezeptor-Agonisten Dopaminrezeptor-Antagonisten (Neuroleptika)	(Morbus Parkinson) Antipsychotische Wirkung (Psychosen, Schizophrenie)
D_4	G_o	limbisches System: Verhalten	Dopaminrezeptor-Antagonisten (Neuroleptika)	Antipsychotische Wirkung (Psychosen, Schizophrenie)
D_5	G_s	Lernen und Gedächtnis?		

Die Erregung von 5-$HT_{1B/1D}$-Rezeptoren bewirkt die Kontraktion von Meningealgefäßen, so dass entsprechende Rezeptor-Agonisten (Triptane) der Migräne-induzierten Gefäßerweiterung entgegenwirken und somit zur Akuttherapie von Migräneanfällen verwendet werden. 5-HT_2-Antagonisten (Methysergid, Pizotifen) werden dagegen zur Migräne-Prophylaxe verwendet. Ferner scheint ein Teil der antipsychotischen Wirkung der atypischen Neuroleptika auf einem 5-HT_2-Antagonismus zu beruhen. 5-HT_{1A}-Agonisten besitzen anxiolytische Effekte. Eine weitere therapeutisch eingesetzte Wirkstoffklasse sind 5-HT_3-Antagonisten (Setrone), welche eine antiemetische Wirkung aufweisen und zur Therapie des Zytostatika- und Strahlen-induzierten Erbrechens verwendet werden. 5-HT_4-Agonisten wie Cisaprid und Tegaserod dienen als Stimulatoren der gastrointestinalen Motilität (Prokinetika).

Histamin

Histamin wird durch Decarboxylierung aus der Aminosäure Histidin gebildet (Abb. 3.3). Es ist als Botenstoff an der Regulation zahlreicher physiologischer Prozesse im Gehirn und peripheren Geweben beteiligt, u. a. an der Regulation des Schlaf-/Wachrhythmus, der Hormon-Sekretion und der Kontrolle kardiovaskulärer Funktionen. In der Magenmukosa führt die Freisetzung von Histamin aus enterochromaffinen Zellen zur gesteigerten Sekretion von Magensäure aus den Belegzellen. In spezifischen Neuronen und in zahlreichen peripheren Zellen wie Mastzellen, basophilen Granulozyten und enterochromaffinen Zellen liegt Histamin in gespeicherter Form vor. Im Zuge einer überschießenden Immunreaktion führt die Freisetzung von Histamin aus Mastzellen und basophilen Zellen zu allergischen Reaktionen.

Die vielfältigen Wirkungen von Histamin werden von vier unterschiedlichen Rezeptoren (H_1–H_4) vermittelt

Tab. 3.4 Physiologie und pharmazeutische Bedeutung von Serotonin-Rezeptoren

Rezeptor	Kopplung	Lokalisation	Effekt, Funktion	Substanzklasse (Beispiel)	Indikation
5-HT_{1A}	G_i	limbisches System	Anxiolyse, antidepressive Wirkung (Agonisten)	Buspiron (Agonist)	Angstzustände
5-HT_{1B}	G_i	Striatum, Hippocampus Trigeminus, Gefäße,	Gefäßkontraktion	Triptane (Agonisten) (Sumatriptan, Naratriptan)	Migräne
5-HT_{1D}	G_i	Hippocampus, Cortex, Trigeminus	Hemmung der Mediatorfreisetzung	Triptane (Agonisten)	Migräne
5-HT_{1E}	G_i	Cortex, Hippocampus, Amygdala	–	–	–
5-HT_{1F}	G_i	ZNS, Trigeminus, Gefäße	Gefäßkontraktion	–	Migräne?
5-HT_{2A}	G_q	ZNS, glatte Muskulatur, Thrombozyten	Appetitkontrolle, Verhalten, kardiovaskuläre Funktion	Methysergid, Cyproheptadin (Antagonisten)	Karzinoidsyndrom, Migräne, Psychosen
5-HT_{2B}	G_q	ZNS, Magenfundus			
5-HT_{2C}	G_q	ZNS			
5-$HT_{3A,B}$	Ionenkanal	ZNS, u. a. Stammhirn	Brechreflex	Setrone (Antagonisten) (Ondansetron, Granisetron)	Zytostatika-induzierte Übelkeit, Erbrechen
5-HT_4	G_s	ZNS, Gastrointestinaltrakt	gesteigerte Peristaltik des Magen-Darm-Trakts	Cisaprid, Tegaserod	Reflux-Ösophagitis, gastrointestinale Hypomotilität, Reizdarmsyndrom (RDS)
5-HT_{5A}	?	ZNS, Astrozyten			
5-HT_{5B}	?	Hippocampus			
5-HT_6	G_s	ZNS, Magen, Nebennieren			
5-HT_7	G_s	ZNS	Regulation des circadianen Rhythmus?		

(Tab. 3.5). H_1-Rezeptor-Antagonisten hemmen die Histamin-induzierte Kontraktion von glatten Muskelzellen und der Atemwege und hemmen die Histamin-induzierte Steigerung der vaskulären Permeabilität. Da Histamin bei allergischen Reaktion vermehrt aus Mastzellen freigesetzt wird, werden H_1-Rezeptor-Antagonisten bei allergischen Reaktionen eingesetzt (Tab. 3.5). H_1-Blocker der ersten Generation, die gehirngängig sind, besitzen außerdem sedierende Effekte.

Im Magen steigert Histamin die Sekretion von Salzsäure aus den Belegzellen. Diese H_2-Rezeptor-vermittelte Sekretion von Magensäure lässt sich durch H_2-Rezeptor-Antagonisten hemmen. Die H_2-Blocker werden daher zur Behandlung und Prophylaxe von Magen- und Zwölffingerdarm-Geschwüren verwendet.

Der H_3-Rezeptor ist bevorzugt präsynaptisch lokalisiert und fungiert als Autorezeptor bei der histaminergen Reizübertragung. H_3- und H_4-Antagonisten werden zurzeit noch nicht therapeutisch eingesetzt.

GABA

Die γ-Aminobuttersäure ist der wichtigste inhibitorische Neurotransmitter und er kommt in ca. 40% der Neuronen im ZNS vor. Die Effekte von GABA werden durch drei verschiedene Rezeptoren ($GABA_{A-C}$) vermittelt, wobei die $GABA_A$- und $GABA_C$-Rezeptoren Chlorid-Ionenkanäle darstellen und die $GABA_B$-Rezeptoren G-Protein-gekoppelte Rezeptoren sind, welche die Freisetzung von Neurotransmittern modulieren (s. Tab. 3.6). Die inhibitorische Wirkung von Glycin beruht auf dem mit der Aktivierung von $GABA_A$- und $GABA_C$-Rezeptoren verbundenen zellulären Chlorid-Einstrom, der zur Hyperpolarisierung (d. h. zur Erniedrigung des Membranpotenzials) führt. Bis heute sind 16 verschiedene $GABA_A$-Rezeptor-Untereinheiten (α1–6, β1–4, γ1–4, δ, ε) und drei $GABA_C$-Untereinheiten (ρ1, ρ2 und ρ3) bekannt. Der $GABA_A$-Rezeptor stellt daher ein Hetero-Oligomer dar, wobei der gleichzeitige Einbau je einer α-, β- und γ-Untereinheit für die Ausbildung des funktionsfähigen Ionenkanals benötigt wird. Barbitursäure-Derivate und Benzodiazepine binden an den $GABA_A$-Rezeptor und erhöhen dessen Öffnungswahrscheinlichkeit und verstärken so die GABA-Wirkung. Die Bindungsstelle von Barbitursäure-Derivaten liegt auf der β-Untereinheit während Benzodiazepine an die α-Untereinheit binden. Benzodiazepine wirken hypnotisch, sedierend, anxiolytisch, antikonvulsiv und muskelrelaxierend, wobei die sedierende Wirkung auf Rezeptoren mit der α1-Untereinheit und

Tab. 3.5 Histamin-Rezeptoren

Rezeptor	Kopplung	Lokalisation	Effekt	Antagonisten (Beispiel)	Indikation
H_1-Rezeptor	G_q	glatte Muskelzellen, Endothelzellen, Herz, ZNS	Kontraktion glatter Muskelzellen, NO-Bildung, Erhöhung der Gefäßpermeabilität, Stimulation der Hormonsekretion, negative Inotropie, Calcium-Mobilisation	H_1-Antihistaminika (Diphenhydramin, Desloratadin)	allergische Erkrankungen (Asthma, allergische Rhinitis, anaphylaktische Reaktionen), Schlafstörungen Übelkeit
H_2-Rezeptor	G_s	Parietalzellen des Magens, glatte Gefäßmuskelzellen, Suppressor-T-Zellen, Neutrophile, ZNS, Herz	Stimulation der Magensäuresekretion, Relaxation glatter Muskelzellen, Stimulation der Adenylylcyclase, positive Inotropie und Chronotropie	H_2-Blocker (Cimetidin, Ranitidin, Famotidin etc.)	Ulcus duodeni Ulcus ventriculi
H_3-Rezeptor	G_i	ZNS, periphere Nerven (Herz, Lunge, GI-Trakt), Endothel, enterchromaffine Zellen	Blockade der Neurotransmitter-Freisetzung, Blockade der Magensäuresekretion (Hund), Zunahme des spannungsabhängigen Ca^{2+}-Stromes in glatten Muskelzellen	Thioperamid	Epilepsie?
H_4-Rezeptor	G_i	Leukozyten	intrazelluläre Ca^{2+}-Freisetzung, PLC-Aktivierung	Thioperamid	entzündliche Erkrankungen

der anxiolytische Effekt auf Rezeptoren mit der α2-Untereinheit beruht. Benzodiazepine erkennen alle α-Untereinheiten mit Ausnahme von α4 und α6. Ursache dafür ist die Aminosäure His-101, welche in den α4- und α6-Untereinheiten durch Arginin ersetzt ist.

Baclofen, welches als Muskelrelaxans eingesetzt wird, ist ein $GABA_B$-Rezeptoragonist.

3.2.2 Aminosäuren

Glutaminsäure

Glutaminsäure ist der bedeutendste exzitatorische Neurotransmitter. Er ist u. a. an Lern- und Gedächtnisprozessen, der Willkürmotorik sowie an der Übertragung afferenter Impulse beteiligt. Die Effekte von Glutamat werden von den ionotropen NMDA-, AMPA- und Kainat-Rezeptoren, welche ligandgesteuerte Ionenkanäle darstellen, und von den metabotropen Glutamat-Rezeptoren (mGluR) vermittelt, wobei Letztere zur Familie der G-Protein-gekoppelten Rezeptoren gehören, welche die Aktivität der Ionenkanäle modulieren (Tab. 3.7).

Die ionotropen Glutamatrezeptoren stellen Kationenkanäle dar, deren Aktivierung zur Depolarisation von Neuronen führt. Die Bezeichnung der Rezeptoren bezieht sich auf synthetische Liganden, welche spezifisch den entsprechenden Rezeptortyp aktivieren. NMDA ist die Abkürzung für *N*-Methyl-D-aspartat, während AMPA für α-Amino-3-hydroxy-5-methyl-4-isoxazolpropionsäure steht.

Tab. 3.6 Physiologie und pharmazeutische Bedeutung von GABA-Rezeptoren

Rezeptor	Rezeptor-Typ	Wirkung (Agonisten)	Substanzklasse	Indikation
$GABA_A$	Chlorid-Ionenkanal	sedierend, anxiolytisch, antikonvulsiv, muskelrelaxierend	Barbitursäure-Derivate, Benzodiazepine	Narkose Schlafstörungen, Angst- und Spannungszustände
$GABA_B$	G-Protein-gekoppelt ($G_{i/o}$)	muskelrelaxierend, sedierend	Baclofen	spastische Syndrome (z. B. bei multipler Sklerose)
$GABA_C$	Chlorid-Ionenkanal	inhibitorische Wirkung	–	–

Tab. 3.7 Physiologie und pharmazeutische Bedeutung von Glutamat-Rezeptoren

Rezeptor	Untereinheiten	Rezeptor-Typ	Wirkung (Agonisten)	Substanzklasse	Indikation
NMDA	NR1, NR2A–D NR3A	Na^+-, Ca^{2+}-Kanal	Exzitation, neuronale Plastizität,	Ketamin	Narkosemittel, Analgetikum
			Neurodegeneration bei Überstimulation	Memantin	Antidementivum, Neuroprotektivum
AMPA	GluR1–4	Na^+-Kanal	Exzitation, neuronale Plastizität	–	Epilepsie?
Kainat	GluR5–7, KA1,2	Na^+-Kanal	Exzitation	–	–
$mGlu_{1,5}$ (Gruppe I)		G-Protein-gekoppelt (G_q)	Modulation der Aktivität Spannungs-abhängiger Ionenkanäle, Steigerung neuronaler Toxizität	–	–
$mGlu_{2,3}$ (Gruppe II)		G-Protein-gekoppelt (G_i)	Modulation der Aktivität Spannungs-abhängiger Ionenkanäle, Neuroprotektion	–	–
$mGlu_{4,6,7,8}$ (Gruppe III)		G-Protein-gekoppelt (G_i)	Modulation der Aktivität Spannungs-abhängiger Ionenkanäle, Neuroprotektion	–	–

Von den Glutamat-Rezeptoren besitzt zurzeit lediglich der NMDA-Rezeptor eine therapeutische Bedeutung. Der Rezeptor wird durch Glycin und Glutamat aktiviert, welche als Co-Agonisten fungieren, so dass die Belegung beider Bindungsstellen für die Aktivierung des Ionenkanals essenziell ist. Ferner wird der Kanal spannungsabhängig von Mg^{2+}-Ionen blockiert. Die Teildepolarisation des Neurons (z. B. durch Aktivierung von AMPA-Rezeptoren) führt zur Aufhebung des Mg^{2+}-Blocks, so dass der Ionenkanal durch Glycin und Glutamat geöffnet werden kann. NMDA-Rezeptoren integrieren daher drei Signale: Glycin, Glutamat und die Depolarisation von Neuronen.

NMDA-Rezeptoren können die Effizienz der Signalübertragung zwischen Neuronen anhaltend erhöhen oder erniedrigen. Diese als Long Term Potentiation (LTP) bzw. als Long Term Depression (LTD) bezeichneten Vorgänge ermöglichen logische Verknüpfungen, wie sie bei Lern- und Gedächtnisprozessen erforderlich sind. NMDA-Rezeptoren sind ferner an der Übertragung von Schmerzsignalen beteiligt.

Erwähnenwert ist außerdem die relativ hohe Leitfähigkeit von NMDA-Rezeptoren für Ca^{2+}-Ionen. Bei pathophysiologischen Vorgängen wie Schlaganfällen, Epilepsien, neurodegenerativen Erkrankungen, welche mit einer erhöhten Freisetzung von exzitatorischen Neurotransmittern einhergehen, kommt es durch die Aktivierung von NMDA-Rezeptoren zu einer Überladung der Zellen mit Ca^{2+} und zum Zelltod. Aufgrund der hohen Leitfähigkeit für Ca^{2+}-Ionen löst die Überstimulation von NMDA-Rezeptoren neurodegenerative Prozesse aus. NMDA-Rezeptor-Antagonisten besitzen ein neuroprotektives und analgetisches Potenzial.

Glycin

Glycin gehört neben GABA zu den inhibitorischen Neurotransmittern. Die inhibitorische Wirkung wird vom Glycin-Rezeptor (GlyR) vermittelt. Der postsynaptische GlyR ist ein pentamerer Chlorid-Ionenkanal, der aus glykosylierten α- und β-Untereinheiten zusammengesetzt ist.

Die Toxizität, d. h. krampfauslösende Wirkung, von Strychnin beruht auf seinen Glycin-antagonistischen Eigenschaften, es ist ein kompetitiver Antagonist am GlyR.

3.2.3 Acetylcholin

Acetylcholin gehört zu den wichtigsten chemischen Überträgerstoffen. Im ZNS fungiert Acetylcholin als Neurotransmitter. Ferner dient es im vegetativen Nervensystem in den Ganglien des Sympathikus und Parasympathikus und an den Endigungen des Parasympathikus, welche die Erfolgsorgane innervieren, als Transmitter. Bei der sympathischen Erregungsübertragung auf die Erfolgsorgane fungiert dagegen Adrenalin als Überträger.

Eine weitere wichtige Funktion von Acetylcholin besteht in der Erregungsübertragung von Neuronen auf Muskelzellen in den so genannten neuromuskulären Endplatten, so dass Acetylcholin den Ablauf von Bewegungen steuert.

Die Effekte von Acetylcholin werden von nicotinischen Acetylcholin-Rezeptoren (n-Cholino-Rezeptoren) und von Muscarin-Rezeptoren (mAChR, m-Cholino-Rezeptoren) vermittelt (Tab. 3.8). Muscarin-Rezeptoren sind G-Protein-gekoppelte Rezeptoren, die im ZNS vorkommen und dort an der Acetylcholin-vermittelte Reizübertragung beteiligt sind. In der Peripherie findet man M_2-Rezeptoren am Herzen, die Aktivierung der Rezeptoren führt zur Erniedrigung der Herzfrequenz. M_3-Rezeptoren sind für die Acetylcholin-vermittelte Kontraktion der glatten Muskulatur und die Sekretion von Drüsen verantwortlich. Die kontrahierende Wirkung von Acetylcholin auf die glatte Muskulatur bildet die Grundlage für die Verwendung von Parasympatholytika (m-Cholino-Rezeptor-Antagonisten) wie *N*-Butylscopolaminiumbromid und Ipratropiumbromid als Spasmolytika bei Darmkrämpfen bzw. Asthma. Hervorzuheben ist, dass die verwendeten m-Cholino-Rezeptor-Agonisten und -Antagonisten keine Selektivität für bestimmte Muscarin-Rezeptoren (M_1–M_5) aufweisen.

Die nicotinischen Acetylcholin-Rezeptoren (nAChR, n-Cholino-Rezeptoren) sind Kationenkanäle, die man in neuronale und muskuläre Typen unterteilen kann. Die Rezeptoren sind Pentamere, wobei inzwischen fünf neuromuskuläre (α1, β1, δ, γ, und ε) und 12 zentrale/periphere (α2–α9, β2–β4) Untereinheiten kloniert wurden (Tab. 2.4). Die Zusammensetzung der Rezeptoren ist variabel und hängt von der Lokalisation und physiologischen Funktion ab. Die Bindungsstellen für Acetylcholin liegen auf der Alpha-Untereinheit in unmittelbarer Nähe der benachbarten Untereinheiten, wobei beide Alpha-Untereinheiten für die Kanalöffnung belegt sein müssen. n-Cholino-Rezeptoren sind an der ganglionären Reizübertragung bei Sympathikus und Parasympathikus beteiligt. Ferner vermitteln n-Cholino-Rezeptoren die Acetylcholin-Effekte in der neuromuskulären Endplatte (s. o). n-Cholino-Rezeptor-Blocker werden daher in der Narkose als Muskelrelaxanzien eingesetzt.

3.3 Histamin-Rezeptor-Antagonisten

3.3.1 H_1-Rezeptor-Antagonisten

Allergische Reaktionen sind unangemessen starke Reaktionen auf ein relativ harmloses Antigen. Eine Ursache vieler allergischer Symptome bei Asthma, allergischer Rhinitis und anderen Allergien ist die Freisetzung von Histamin

Tab. 3.8 Cholino-Rezeptoren

Rezeptor	Bezeichnung	Rezeptor-Typ/ Kopplung	Wirkung (Agonisten)	Substanzklasse	Indikation
m-Cholino-Rezeptoren (muscarinische Rezeptoren)	M_1	$G_{q/11}$	Hemmung von M-Typ-K^+-Kanälen	Parasympathomimetika, Parasympatholytika	
	M_2	$G_{i/o}$	Reduktion der Herzfrequenz, Hemmung der Neurotransmitter-Freisetzung (präsynaptisch)	Parasympathomimetika, Parasympatholytika	
	M_3	$G_{q/11}$	Kontraktion der glatten Muskulatur, Drüsensekretion, Hemmung der Neurotransmitter-Freisetzung (präsynaptisch)	Parasympathomimetika, Parasympatholytika	Glaukom, postoperative Darmatonie, Spasmen (Magen-Darm-Trakt, Asthma), Kinetosen, Auge: Mydriatikum
	M_4	$G_{i/o}$	Hemmung von Ca^{2+}-Kanälen	Parasympathomimetika, Parasympatholytika	
	M_5	$G_{q/11}$		Parasympathomimetika, Parasympatholytika	
n-Cholino-Rezeptoren, (nicotinische Acetylcholin-Rezeptoren (nAChRs))	muskulärer Typ	Kationenkanal	Muskelkontraktion	Muskelrelaxanzien	Narkose
	neuronaler Typ	Kationenkanal	ganglionäre Reizübertragung in Sympathikus und Parasympathikus		

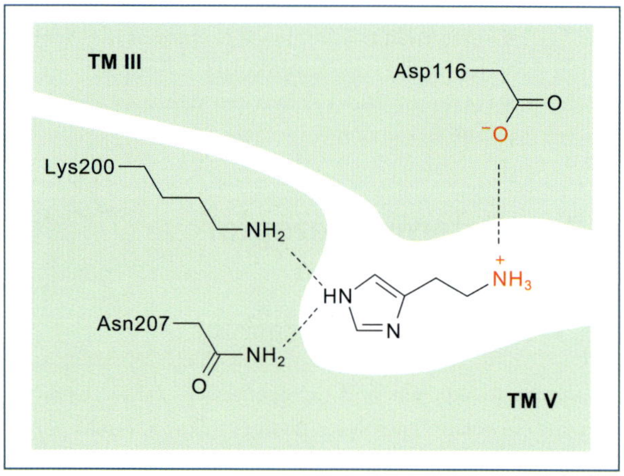

Abb. 3.4 Bindung von Histamin an den H_1-Rezeptor

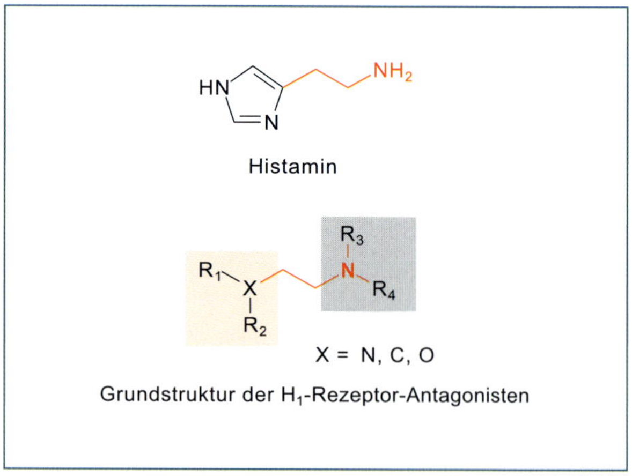

Abb. 3.5 Histamin und Grundstruktur der H_1-Rezeptor-Antagonisten

aus den Mastzellen und basophilen Zellen. Neben der Allergenvermeidung (Allergenkarenz) stellt die Blockade der Histaminwirkung an H_1-Rezeptoren eine geeignete Behandlungsstrategie dar. Dadurch werden zentrale Reaktionsschritte in der Anfangsphase des allergischen Geschehens unterbunden und viele Symptome gelindert.

H_1-Rezeptor

Alle Histamin-Rezeptoren gehören zur Klasse der G-Protein-gekoppelten Rezeptoren (GPCR) mit jeweils sieben transmembranären Domänen (7TM). Im Falle des H_1-Rezeptors besteht das Protein aus 487 Aminosäuren (55,7 kDa). Sowohl Histamin als auch Antagonisten binden im Bereich der transmembranären Abschnitte des Rezeptors, wobei für die Bindung des physiologischen Liganden zwei der sieben Helices besonders bedeutsam sind. Wie in Abbildung 3.4 dargestellt, interagiert die protonierte Aminfunktion des Histamins mit einem Aspartat-Rest (Asp116) der transmembranären Domäne III, wohingegen der Imidazolring an der Bildung von Wasserstoffbrückenbindungen zu den Aminosäuren Lysin (Lys200) und Asparagin (Asn207) der Helix V beteiligt ist.

Struktur-Wirkungs-Beziehungen

Histamin ist ein hydrophiles Molekül bestehend aus einem basischen Imidazolring, welcher mit einer Ethylamingruppe verknüpft ist (Abb. 3.5). H_1-Antagonisten sind größtenteils lipophile Stickstoffbasen mit einer aliphatischen Seitenkette, deren gemeinsames Strukturelement mit Histamin ein substituiertes Ethylamin-Grundgerüst ist. Die Ethylamingruppe ist essenziell für alle H_1-Antagonisten. Sie ist verknüpft mit einem oder zwei carbo- oder heterozyklischen Ringen (R_1, R_2), wobei die Verknüpfung mit dem Ethylamin-Strukturelement über ein Stickstoff-, Kohlenstoff- oder Sauerstoffatom (X) erfolgen kann. Im Gegensatz zu Histamin ist die Aminfunktion der H_1-Antagonisten stets ein tertiäres Amin (R_3, R_4). Die Basizität dieser Gruppe beeinflusst die Aktivität der Verbindungen. Die pk_A-Werte potenter H_1-Antihistaminika liegen im Bereich von 8.6. H_1-Antagonisten heben kompetitiv die Wirkung von Histamin vor allem an den peripheren Gefäßen auf. Die älteren Vertreter (1. Generation) passieren aufgrund ihrer Lipophilie sehr leicht die Blut-Hirn-Schranke und verursachen durch Interaktion mit zentralen H_1-Rezeptoren erhebliche unerwünschte Wirkungen. Die besonders zu Beginn der Behandlung auftretende Sedierung führt zur Beeinträchtigung der Vigilanz (Wachheit) und der Verkehrstüchtigkeit. Neben der Sedierung treten auch unerwünschte anticholinerge Wirkungen auf, was die Verwendung bei Engwinkelglaukom (Erhöhung des Augeninnendrucks aufgrund einer Abflussstörung) und Prostatahyperplasie ausschließt. Mit den Antihistaminika der 2. Generation stehen seit Beginn der 80er Jahre Arzneistoffe zur Verfügung, die keine nennenswerte Sedierung mehr auslösen und auch keine relevanten cholinergen Effekt mehr besitzen. Allerdings besitzen einige Vertreter der nicht sedierenden H_1-Antagonisten ein gewisses kardiotoxisches Potenzial.

H_1-Rezeptor-Antagonisten der 1. Generation

Die H_1-Antihistaminika der 1. Generation werden in sechs Hauptgruppen unterteilt (Tab. 3.9).

Zur Gruppe der Ethylendiamine gehören die Verbindungen **Tripelenamin** und **Antazolin.** Im Falle von Antazolin ist das Ethylendiamin-Strukturelement teilweise in einen Imdazolinring inkorporiert (Abb. 3.6).

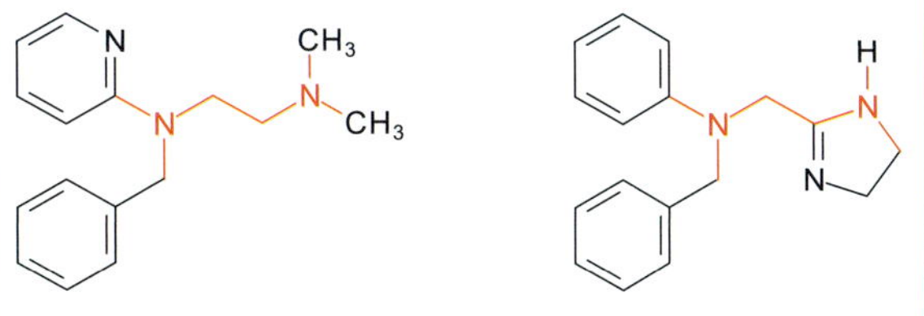

Abb. 3.6 H_1-Rezeptor-Antagonisten mit Ethylendiamin-Grundstruktur

Tab. 3.9 H_1-Rezeptor-Antagonisten der 1. Generation

Ethylendiamine	Ethanolamine	Alkylamine	Phenothiazine	Piperazine	Piperidine	Verschiedene
Tripelenamin	Diphenhydramin	Pheniramin	Promethazin	Meclozin	Cyproheptadin	Emedastin
Antazolin	Chlorphenoxamin	Brompheniramin	Mequitazin	Oxatomid	Ketotifen	
	Doxylamin	Chlorphenamin		Hydroxyzin	Pizotifen	
	Carbinoxamin	Dexchlorpheniramin			Bamipin	
	Phenyltoloxamin Diphenylpyralin	Dimetinden				
	Clemastin					

Diphenhydramin, **Chlorphenoxamin**, **Doxylamin**, **Carbinoxamin** und **Phenyltoloxamin** können als Dimethylaminoethanol-(Colamin-)Derivate aufgefasst werden (Abb. 3.7). Die salzartige Kombination von Diphenhydramin mit 8-Chlortheophyllin trägt den Namen **Dimenhydrinat** und wird als Antiemetikum eingesetzt. Beim **Diphenylpyralin** ist die flexible Aminoethoxy-Gruppe um ein Kohlenstoffatom verlängert und in einen Piperidinring integriert. In **Clemastin** wurde eine Kettenverlängerung – durch Einführung eines Pyrrolidinringes – unter Erhalt der charakteristischen Grundstruktur vorgenommen, was nicht zu einem Verlust der H_1-antagonistischen Aktivität führt. Von allen H_1-Antihistaminika der 1. Generation sind bei den Amino-substituierten Benzhydrylethern die sedativ-hypnotischen Effekte am deutlichsten ausgeprägt, was ihre Anwendung als Hypnotika begründet (Diphenhydramin, Doxylamin).

Pheniramin, **Brompheniramin** und **Dexchlorpheniramin** sind am Phenylring unterschiedlich substituierte 3-Phenyl-3-(2-pyridyl)-propylamine (Abb. 3.8). Wegen ihrer unsymmetrischen Arylsubstitution sind sie chiral; bei Chlorpheniramin wird das *S*-Enantiomer angewandt. **Triprolidin** ist ein analoges, achirales Propenylamin, von dem zwei Diastereomere existieren, therapeutisch verwendet wird die *E*-Form (*trans*-Verbindung). Wegen seiner sedierenden Wirkung und seiner großen therapeutischen Breite wird **Dimetinden** sehr oft zur abendlichen, sedierenden Medikation eingesetzt.

Zu den Wirkstoffen mit Phenothiazin-Struktur gehören **Promethazin** und **Mequitazin** (Abb. 3.9). Mequitazin besitzt nur geringe sedierende Eigenschaften, was auf die erhöhte Basizität des Chinuclidinringes zurückzuführen ist. Daraus folgt, dass Mequitazin unter physiologischen Bedingungen vorwiegend in protonierter Form vorliegt

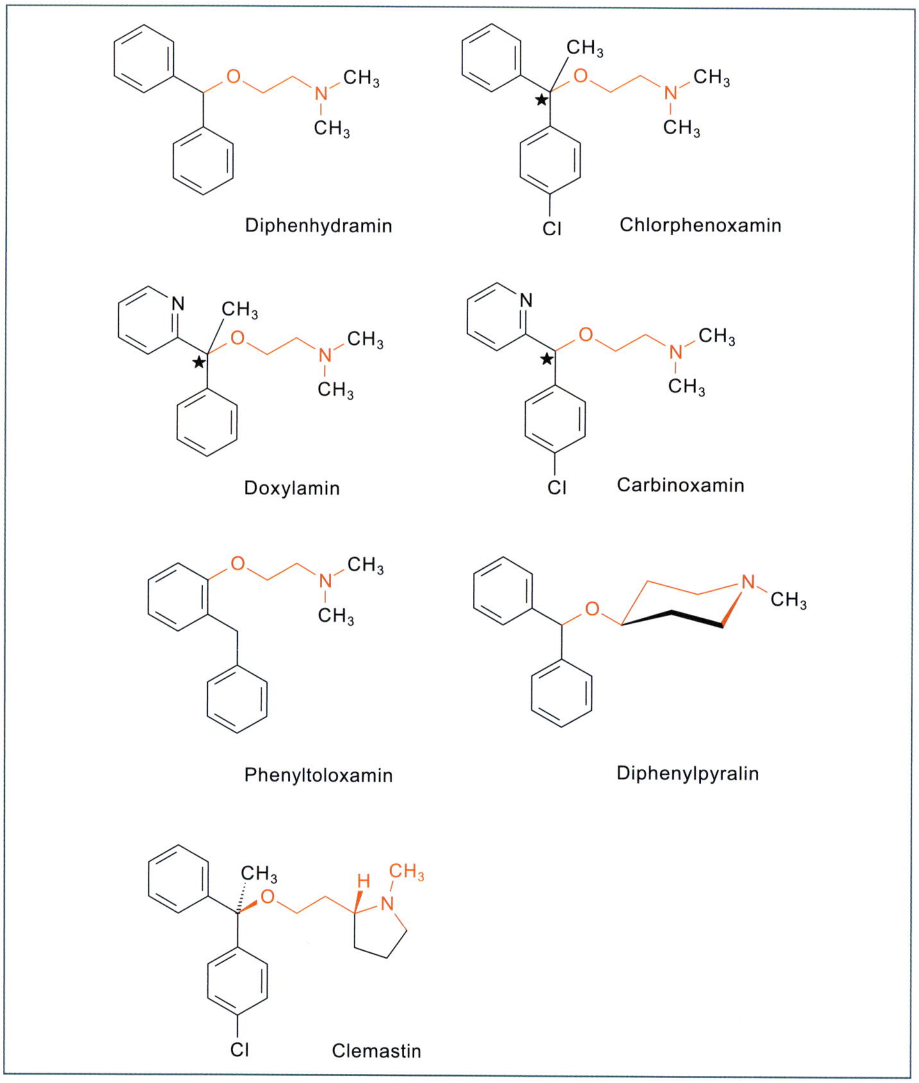

Abb. 3.7 H_1-Rezeptor-Antagonisten mit Aminoalkylether-Grundstruktur (Colamin-Derivate)

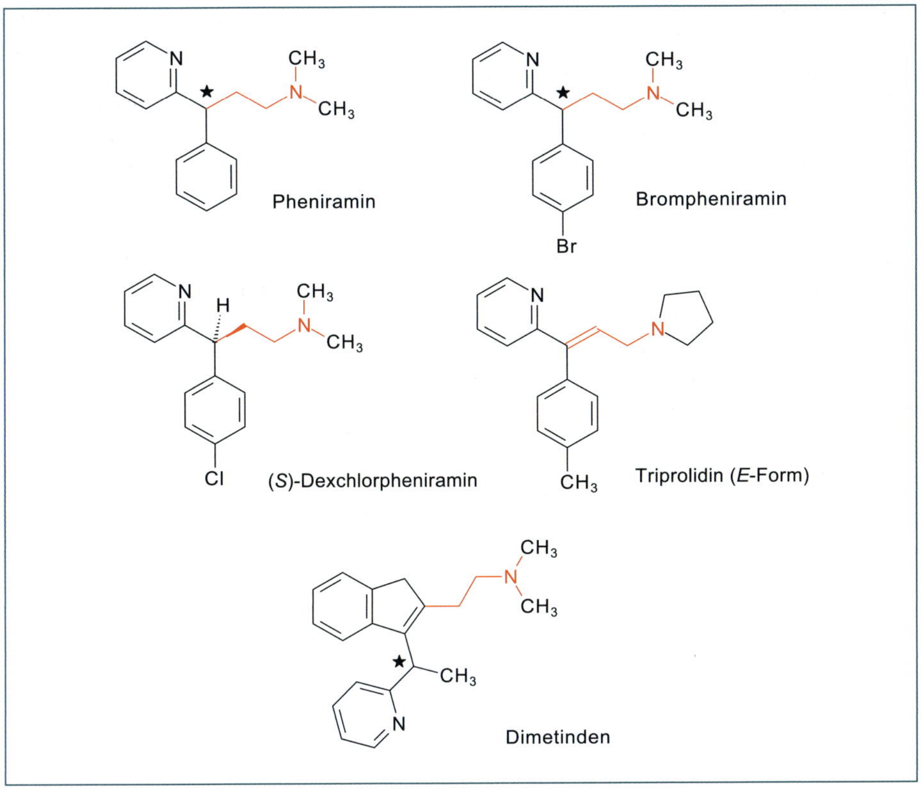

Abb. 3.8 H_1-Rezeptor-Antagonisten mit Alkylamin-Grundstruktur

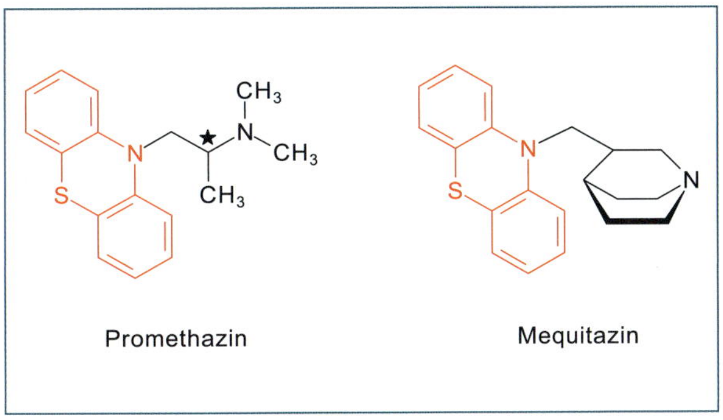

Abb. 3.9 H_1-Rezeptor-Antagonisten mit Phenothiazin-Grundstruktur

und als Kation die Blut-Hirn-Schranke nicht überschreitet. Promethazin stellt den Prototyp der trizyklischen Neuroleptika dar und besitzt dementsprechend ein neuroleptisches Wirkprofil, was den Einsatz als H_1-Antihistaminikum stark einschränkt.

Zu den Piperazin-Derivaten zählen die Wirkstoffe **Oxatomid, Meclozin** und **Hydroxyzin** (Abb. 3.10). Letzteres wirkt stark sedierend und ist deshalb schon lange als Tranquilizer im Handel. Meclozin nimmt innerhalb der H_1-Antagonisten eine Sonderstellung ein, da seine antiemetischen Eigenschaften besonders ausgeprägt sind.

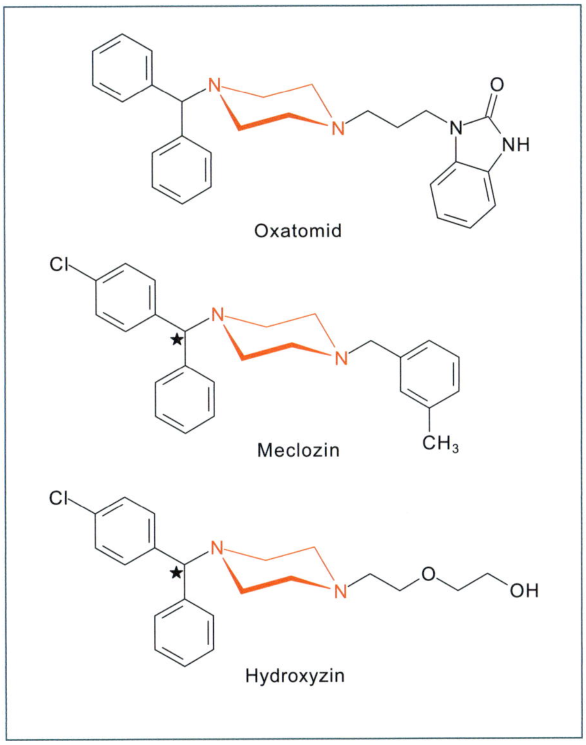

Abb. 3.10 H_1-Rezeptor-Antagonisten mit Piperazin-Grundstruktur

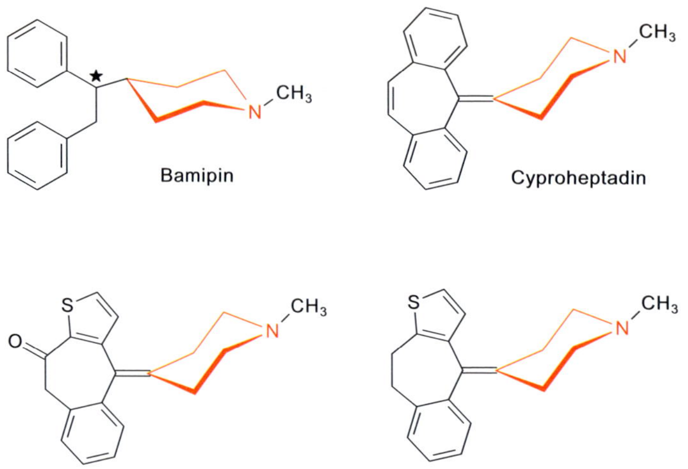

Abb. 3.11 H_1-Rezeptor-Antagonisten mit Piperidin-Grundstruktur

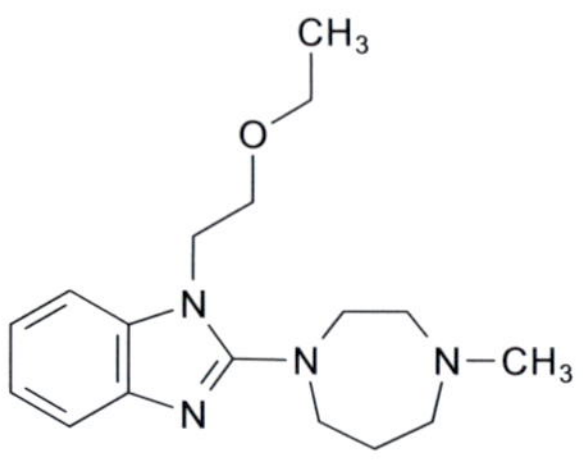

Abb. 3.12 Emedastin

Bamipin, **Cyproheptadin**, **Ketotifen** und **Pizotifen** besitzen als gemeinsames Strukturelement einen Piperidinring (Abb. 3.11). Ketotifen, Pizotifen und Cyproheptadin können als Diarylmethan-substituierte Propylamine bzw. als vinyloge Phenylethylamine aufgefasst werden, bei denen die C_3-Kette in einen Piperidinring inkorporiert und über eine exozyklische Doppelbindung mit dem Trizyklus verbunden ist. Während Ketotifen und Bamipin als Antihistaminika eingesetzt werden, wirken die strukturell nur wenig unterschiedlichen Wirkstoffe Pizotifen und Cyproheptadin als Serotonin-Antagonisten an 5-HT_{2A}- und 5-HT_{2B}-Rezeptoren. Sie werden zur symptomatischen Behandlung des Karzinoidsyndroms sowie zur Migräneprophylaxe eingesetzt. Wegen der erheblichen Nebenwirkungen sind sie bei der Migräneprophylaxe allerdings nur Mittel der zweiten Wahl.

Nur noch entfernte strukturelle Verwandschaft mit den vorgenannten Wirkstoffen zeigt **Emedastin** (Abb. 3.12), welches ein verbrücktes Ethylendiamin-Grundgerüst aufweist.

H_1-Rezeptor-Antagonisten der 2. Generation

Zu den nicht sedierend wirkenden Antihistaminika der 2. Generation gehören die Wirkstoffe Azelastin, Levocabastin, Mizolastin, Ebastin, Cetirizin, Levocetirizin, Loratadin, Desloratadin und Fexofenadin. Die nicht sedierenden Eigenschaften der H_1-Antagonisten der 2. Generation beruhen auf dem Unvermögen, die Blut-Hirn-Schranke zu überwinden.

Der Übertritt von Wirkstoffen vom systemischen Kreislauf in das ZNS und die Cerebrospinalflüssigkeit wird generell von mehreren Faktoren beeinflusst:

- **Ausmaß der Ionisation.** Nicht ionisierte Stoffe passieren leichter die Blut-Hirn-Schranke als ionisierte Stoffe. Es hängt also davon ab, wieweit bei einem Plasma-pH von 7.4 der Wirkstoff in der ionisierten oder nicht ionisierten Form vorliegt.
- **Proteinbindung.** Zeigen Wirkstoffe eine hohe Plasmaproteinbindung, so ist eine Penetration in das ZNS nahezu ausgeschlossen.
- **Lipophilie.** Je höher die Lipophilie, um so besser die Penetration der Blut-Hirn-Schranke.

Somit entscheidet das Zusammenspiel der drei Faktoren Ionisationsgrad, Proteinbindung und Lipidlöslichkeit über die Penetrationseigenschaften von Wirkstoffen. Hinzu kommt noch das in den Gefäßendothel-Zellen des Gehirns befindliche **P-Glykoprotein** (P-gp), das Fremdsubstanzen, die in die Zelle eingedrungen sind, gegen den Konzentrationsgradienten wieder zurück ins Blut befördert. P-gp ist ein membranständiges Protein und besteht aus zwei Hälften mit jeweils 6 transmembranären Domänen. Im cytoplasmatischen Teil besitzt es eine ATP-Bindungsstelle, an denen ATP hydrolysiert und damit jene

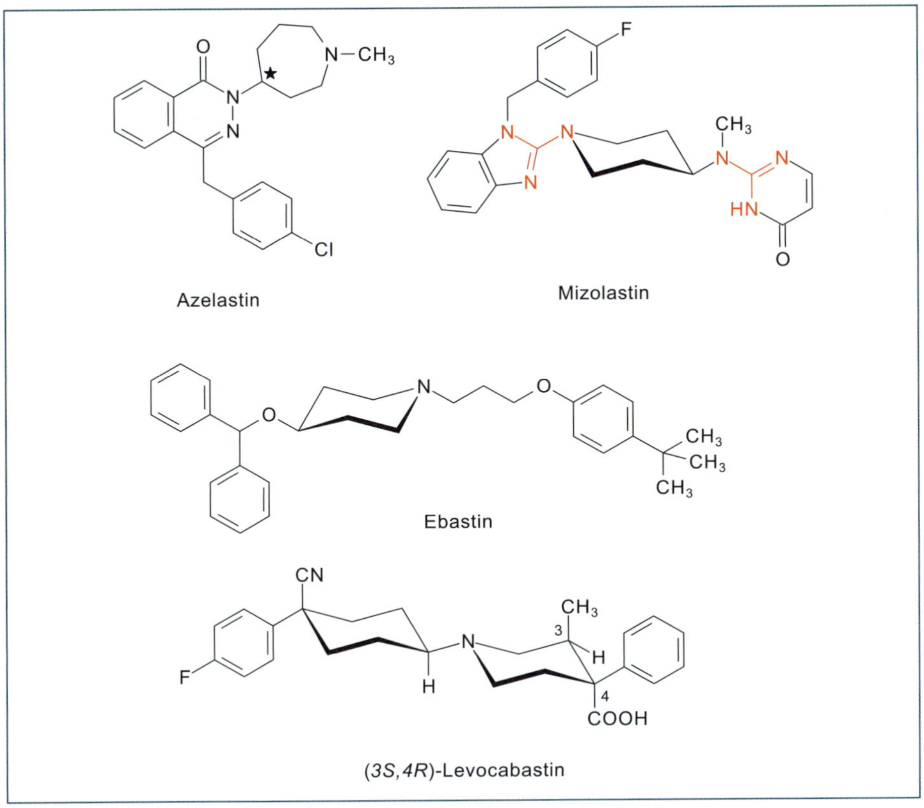

Abb. 3.13 H_1-Rezeptor-Antagonisten der 2. Generation

Energie verfügbar gemacht wird, die notwendig ist, um ein Molekül aus dem Intrazellulärbereich nach extrazellulär zu transportieren.

Azelastin (Abb. 3.13) ist ein basisch substituiertes Phthalazinon-Derivat, das neben einer Blockade der H_1-Rezeptoren auch die Histamin-Freisetzung aus Mastzellen hemmt.

Das Enantiomer **Levocabastin** wird zur lokalen Anwendung bei allergischer Rhinitis und Konjunktivitis eingesetzt. Die Grundstruktur besteht aus einem Cyclohexanring mit jeweils zwei Substituenten in Position 1 und 4, wobei die Cyanogruppe und der Piperidinring *cis*-ständig angeordnet sind. Die Konfigurationen am Piperidinring lauten 3*S*, 4*R*. Trotz der hohen Polarität wird der Wirkstoff nach lokaler Anwendung ausreichend gut resorbiert. Die Metabolisierung ist gering.

Mizolastin besitzt zwei polare Guanidin-Gruppierungen, die die Passage durch die Blut-Hirn-Schranke verhindern und damit die Erklärung für die fehlende ZNS-Nebenwirkungen liefern können. Mit einer Halbwertszeit von 15 h zählt Mizolastin zu den lang wirkendenden H_1-Rezeptor-Antagonisten (Tab. 3.10). Etwa ein Drittel des Wirkstoffes wird unter Beteiligung von CYP3A4 oxidativ zu unwirksamen Metaboliten abgebaut (Tab. 3.11). Etwa zwei Drittel des Arzneistoffes werden in der Leber glucuronidiert und die Metabolite überwiegend biliär eliminiert.

Ebastin unterliegt einem starken First-Pass-Metabolismus, bei dem der aktive Metabolit Carebastin entsteht. Carebastin ist das Carbonsäurederivat von Ebastin, bei dem eine Methylgruppe des *tert*-Butylrestes zur Carboxylgruppe oxidiert wird.

Cetirizin (Abb. 3.14) ist der wirksame Hauptmetabolit von Hydroxyzin. Im Gegensatz zur Muttersubstanz liegt Cetirizin unter physiologischen Bedingungen jedoch als Zwitterion vor, wodurch es polar und hydrophil wird und deshalb die Blut-Hirn-Schranke nicht überschreiten kann. Nur das *R*-Enantiomer (Levocetirizin) bindet an den H_1-Rezeptor und ist damit für die antihistaminerge Wirkung verantwortlich. Daher wird vom wirksamen Enantiomer nur die Hälfte der Cetirizin-Dosis benötigt, um dieselbe Wirkung zu erzielen.

Wie die übrigen H_1-Antihistaminika der 2. Generation ist die Affinität zu den H_1-Rezeptoren nahezu selektiv, erstreckt sich also nicht auf cholinerge, adrenerge, serotonerge oder dopaminerge Rezeptoren.

Desloratadin (Abb. 3.15) ist der wirksame Hauptmetabolit von Loratadin. Beide Wirkstoffe besitzen eine sehr hohe Affinität und Selektivität für H_1-Rezeptoren und überschreiten die Blut-Hirn-Schranke nicht. Desloratadin besitzt gegenüber Loratadin den Vorteil einer höheren Affinität zum H_1-Rezeptor sowie eine längere Halbwertszeit, was ein tägliche Einmalgabe möglich macht (Tab. 3.10). Die breite antiallergisch-antientzündliche

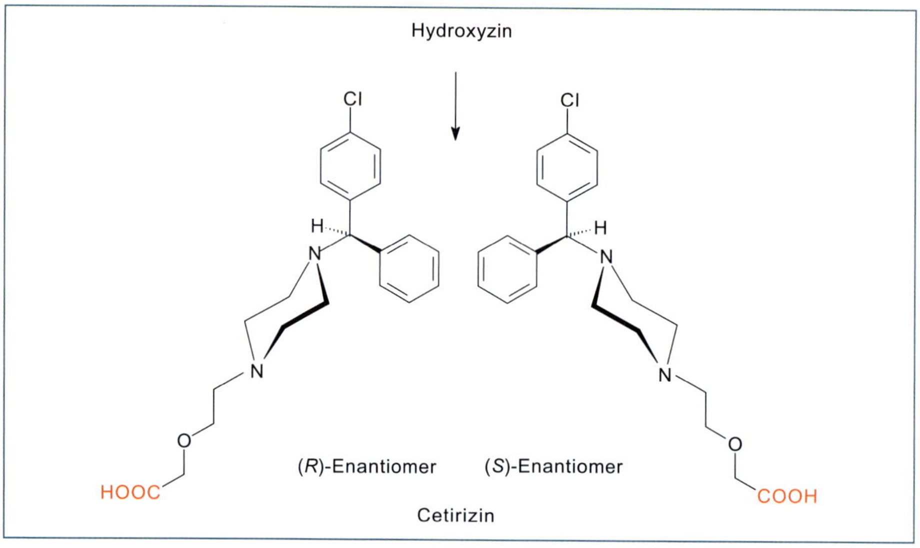

Abb. 3.14 Cetirizin

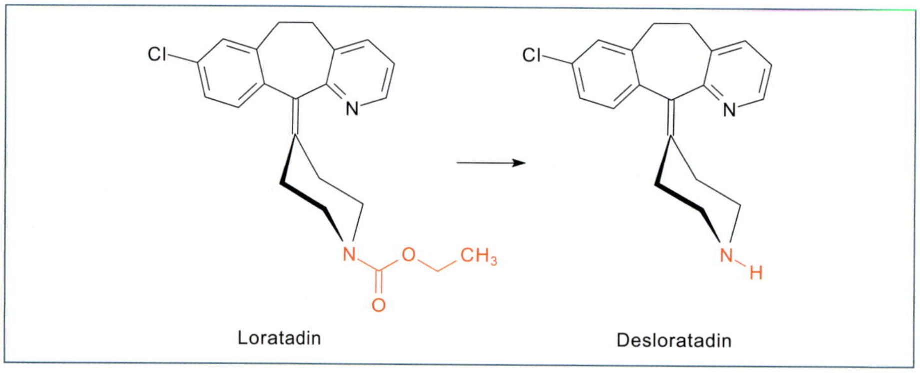

Abb. 3.15 Loratadin und Desloratadin

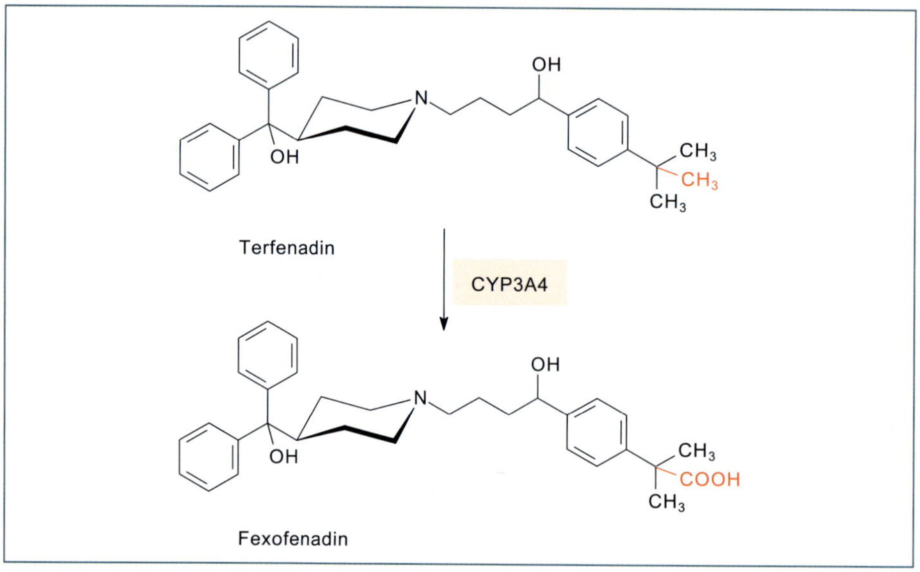

Abb. 3.16 Terfenadin und Fexofenadin

Tab. 3.10 Pharmakokinetische Daten ausgewählter H_1-Rezeptor-Antagonisten der 2. Generation

INN	Bioverfügbarkeit (%)	Plasmaproteinbindung (%)	Eliminationshalbwertszeit (h)
Cetirizin	70	93	10
Desloratadin	80	75	8
Ebastin (Carebastin)	n. b.	98	10 – 19
Fexofenadin	> 30	60–70	15
Levocetirizin	70	93	10
Loratadin	80	98	10
Mizolastin	65 – 90	98	15

n. b. = nicht bekannt

Tab. 3.11 Metabolismus nicht sedierender H_1-Rezeptor-Antagonisten

INN	Metabolismus
Cetirizin/Levocetirizin	60% renal, 40% hepatisch
Desloratadin	metabolisierende Enzyme nicht bekannt
Ebastin	CYP3A4 und CYP2D6
Fexofenadin	keine Hinweise auf Metabolisierung. Ausscheidung: biliär (80%) und renal
Loratadin	CYP3A4 und CYP2D6
Mizolastin	Glucuronidierung (65%) CYP3A4 und CYP2A6

Wirkung von Loratadin und Desloratadin kommt insbesondere auch durch Mastzellenstabilisierung zustande, wodurch die Freisetzung von Histamin blockiert wird.

Fexofenadin ist der aktive Metabolit von Terfenadin, welcher aufgrund seiner Polarität als Zwitterion die Blut-Hirn-Schranke nicht überwinden kann und somit nicht sedierend wirkt.

Terfenadin wurde wegen seiner arrhythmogenen Eigenschaften vom Markt genommen. Es wird durch das CYP3A4 in Fexofenadin übergeführt. Wird dieser Metabolismus durch CYP3A4-Inhibitoren blockiert, kommt es zur Anreicherung von Terfenadin, was zu Erregungsleitungsstörungen bis hin zu tödlich verlaufenden Torsades des pointes führen kann. Diese unerwünschten Effekte werden durch Hemmung von Kaliumkanälen und L-Typ-Calciumkanälen verursacht.

Im Gegensatz zu Terfenadin und anderen H_1-Antihistaminika der 2. Generation, die über das Cytochrom-P450-System metabolisiert werden und dadurch mit anderen Arzneistoffen wechselwirken können, wird Fexofenadin nicht auf diesem Wege abgebaut (Tab. 3.11).

Synopse

- Ursache vieler allergischer Symptome ist die Freisetzung von Histamin aus Mastzellen und basophilen Zellen.
- Histamin-Rezeptoren gehören zur Klasse der G-Protein-gekoppelten Rezeptoren.
- H_1-Rezeptor-Antagonisten sind Arzneistoffe, deren gemeinsames Strukturelement mit Histamin ein substituiertes Ethylamin-Grundgerüst ist.
- Im Gegensatz zu Histamin ist die Aminfunktion der H_1-Antagonisten stets ein tertiäres Amin.
- Die Vertreter der 1. Generation passieren aufgrund ihrer Lipophilie sehr leicht die Blut-Hirn-Schranke und verursachen durch Interaktion mit zentralen H_1-Rezeptoren eine Sedierung.
- Antihistaminika der 2. Generation lösen weder eine nennenswerte Sedierung aus, noch besitzen sie relevante cholinerge Effekte.

3.4 Dopamin-Rezeptor-Antagonisten (Neuroleptika)

3.4.1 Neuroleptika

Da die **Schizophrenie** eine psychische Erkrankung ist, die keine spezifischen „biochemischen Marker" hat, kommt den typischen Symptomen eine große Bedeutung zu. Im Hinblick auf die Prognose dieser Erkrankung hat sich die Unterteilung in positive und negative Symptome durchgesetzt. Als **Positivsymptomatik** werden Symptome bezeichnet, die bei Gesunden im Allgemeinen nicht vorkommen, wie Wahnvorstellungen, Halluzinationen oder Zerfahrenheit des Denkens. Bei der **Negativsymptomatik** handelt es sich um Verhaltensmuster wie Antriebsmangel und Affektarmut, Verminderung abstrakten Denkens sowie Verlust von Interesse und Initiative mit sozialem Rückzug, die bei Gesunden im Gegensatz zu schizophrenen Patienten nicht oder vermindert vorkommen.

Obwohl die Ursachen für die Schizophrenie noch nicht geklärt sind, geht man heute davon aus, dass nicht eine einzelne Störung vorliegt, sondern vielmehr eine Interaktion mehrerer Mechanismen, die neben genetischen Faktoren auch neurochemische Veränderungen, Entwicklungsstörungen und Umgebungsfaktoren einbezieht.

Die bedeutendste neurochemische Hypothese ist die **Dopamin-Hypothese**, die eine Überaktivität des dopaminergen Systems postuliert. Sie basiert auf der Erkenntnis, dass Dopamin-Rezeptor-Agonisten positive Symptome induzieren oder verstärken können und „klassische" Neuroleptika als Dopamin-Rezeptor-Antagonisten antipsychotisch wirken. Heute wird angenommen, dass nicht eine einfache, generelle Überaktivität im dopaminergen System vorliegt, sondern eine Dysregulation mit gleichzeitig bestehender Unter- und Überfunktion der Transmission in einzelnen Hirnregionen. So lässt sich die Entstehung der Negativsymptomatik mit dopaminerger Hypoaktivität im frontalen Bereich erklären, während eine mesolimbische Hyperaktivität mit positiver Symptomatik in Beziehung gebracht wird.

In der Pathogenese der Schizophrenie spielen aber nicht nur Störungen im dopaminergen, sondern offenbar auch im serotonergen und glutamatergen System eine Rolle.

D_2-Antagonismus als gemeinsamer Wirkungsmechanismus

Mit Hilfe von Rezeptorbindungs-Untersuchungen konnte gezeigt werden, dass Neuroleptika in unterschiedlichem Ausmaß vor allem dopaminerge Rezeptoren im ZNS blockieren können. Für viele Neuroleptika besteht außerdem eine Korrelation zwischen der Affinität zum D_2-Rezeptor und der antipsychotisch wirksamen Tagesdosis, womit deutlich wird, dass der allen Neuroleptika gemeinsame Wirkungsmechanismus in einer Blockade zentraler Dopamin-Rezeptoren besteht. Von den Dopamin-Rezeptoren spielt der D_2-Subtyp eine Rolle bei der Steuerung der extrapyramidal-motorischen Bewegungen und bei der Regulation der Prolactin-Freisetzung. D_2-Rezeptor-Antagonisten beeinflussen deshalb nicht nur die psychotische Symptomatik, sondern führen auch zu einem Prolactin-Anstieg und zur Auslösung extrapyramidal-motorischer unerwünschter Wirkungen. Lange Zeit – bis zur Einführung der so genannten atypischen Neuroleptika – galten deshalb unerwünschte Wirkungen der Antipsychotika als untrennbar verbunden mit den gewünschten Effekten dieser Wirkstoffklasse.

D_2-Rezeptor

Dopamin-Rezeptoren gehören zur Klasse der G-Protein-gekoppelten Rezeptoren mit sieben transmembranären Domänen (7TM). Auf der Basis ihrer biochemischen und pharmakologischen Eigenschaften lassen sich Dopamin-Rezeptoren in zwei Unterfamilien, „D_1-like" und „D_2-like" unterteilen. Zu Ersterer gehören der D_1- und der D_5-Rezeptor, zu Letzterer der D_2- und D_3- sowie D_4-Rezeptor (Kap. 3.1). Bald nach der Identifizierung der längeren D_2-Rezeptor-Isoform (D_{2L}) wurde eine kürzere Splice-Variante dieses Rezeptors (D_{2S}) entdeckt. Der D_{2L}-Rezeptor unterscheidet sich von der D_{2S}-Form durch einen aus 29 Aminosäuren bestehenden Einschub im dritten cytoplasmatischen Loop. Die D_{2L}-Form wird stärker exprimiert als die D_{2S}-Form. Hinsichtlich des pharmakologischen Profils sind die beiden Rezeptor-Isoformen jedoch vergleichbar.

Die **Entwicklung der Neuroleptika** begann mit der Beschreibung der antipsychotischen und antimanischen Wirksamkeit des 1950 synthetisierten Phenothiazin-Derivates Chlorpromazin. Ein weiterer Meilenstein in der Entwicklung der Neuroleptika war die Entdeckung der Butyrophenone, deren Hauptvertreter Haloperidol 1959 in die Therapie eingeführt wurde. Die später entwickelten „atypischen" Neuroleptika konnten die für Neuroleptika als zwangsläufig geltende Kopplung von antipsychotischer Wirkung mit extrapyramidal-motorischen Nebenwirkungen widerlegen. Insbesondere Clozapin, welches vorwiegend den D_4-Rezeptor blockiert und bei ausgeprägter antipsychotischer Wirksamkeit keine extrapyramidal-motorischen Nebenwirkungen zeigt, wird als Muttersubstanz der „atypischen" Neuroleptika angesehen, die sich von den klassischen („typischen") Neuroleptika durch weniger extrapyramidale Nebenwirkungen bei gleicher antipsychotischer Wirksamkeit unterscheiden. Der Begriff Neuroleptika wird heute mehr und mehr durch den die klinische Wirksamkeit dieser Verbindungsklasse besser beschreibende Bezeichnung Antipsychotika ersetzt.

Klassifizierung

Die große Anzahl von Antipsychotika, die heute zur Verfügung steht, geht auf wenige Leitsubstanzen zurück, wes-

Tab. 3.12 Ausgewählte Antipsychotika, geordnet nach ihrer antipsychotischen Potenz. Chlorpromazin-Äquivalent (CPZ-Äquivalent): 1 mg der Substanz entspricht x mg Chlorpromazin.

INN	Wirkstoff-Typ	Approx. CPZ -Äquivalent
Hochpotente Neuroleptika		
Benperidol	Butyrophenon	75
Trifluperidol	Butyrophenon	75
Haloperidol	Butyrophenon	50
Bromperidol	Butyrophenon	50
Flupentixol	Thioxanthen	50
Fluspirilen	Diphenylbutylpiperidin	50
Olanzapin	Thienobenzodiazepin	50
Pimozid	Diphenylbutylpiperidin	50
Risperidon	Benzisoxazolderivat	50
Fluphenazin	Phenothiazin	40
Trifluoperazin	Phenothiazin	25
Pipothiazin	Phenothiazin	20
Perphenazin	Phenothiazin	15
Zuclopenthixol	Thioxanthen	5
Clopenthixol	Thioxanthen	2,5
Mittelpotente Neuroleptika		
Zotepin	Dibenzothiepin	2
Chlorpromazin	Phenothiazin	1
Clozapin	Dibenzodiazepin	1
Melperon	Butyrophenon	1
Perazin	Phenothiazin	1
Quetiapin	Dibenzothiazepin	1
Thioridazin	Phenothiazin	1
Niedrigpotente Neuroleptika		
Pipamperon	Butyrophenon	0,8
Triflupromazin	Phenothiazin	0,8
Chlorprothixen	Thioxanthen	0,8
Prothipendyl	Azaphenothiazin	0,7
Levomepromazin	Phenothiazin	0,5
Amisulpirid	Benzamid	0,2
Sulpirid	Benzamid	0,2

halb eine Untergliederung nach chemischen Gesichtspunkten möglich ist. Gerade bei den klassischen Antipsychotika hat sich eine Unterscheidung nach der chemischen Grundstruktur bewährt, obwohl es zum Teil erhebliche Unterschiede innerhalb einer Gruppe hinsichtlich der antipsychotischen Potenz bzw. des Nebenwirkungsprofils geben kann. Bei den atypischen Antipsychotika ist eine Zuordnung nach chemischen Gesichtspunkten nur zum Teil möglich, da innerhalb dieser Gruppe kein gemeinsames Strukturprinzip mehr vorliegt. Antipsychotika können eingeteilt werden in:

- Phenothiazine
  mit aliphatischer Seitenkette
  mit Piperidylalkyl-Seitenkette
  mit Piperazinylalkyl-Seitenkette
- Thioxanthen-Derivate
- Butyrophenone und Diphenylbutyl-piperidine
- atypische Antipsychotika („atypische Neuroleptika").

Phenothiazin-Derivate

Phenothiazin-Derivate wirken im Vergleich zu den hochpotenten Butyrophenonen weniger selektiv auf die D_2-Rezeptoren. Durch die Blockade muscarinerger und histaminerger Rezeptoren sind sedierende und vegetative Nebenwirkungen bei dieser Gruppe stark ausgeprägt.

Chlorpromazin wurde 1952 als erstes Antipsychotikum in die Therapie eingeführt. Lange Zeit war es das am häufigsten verordnete Antipsychotikum und zugleich die Referenzsubstanz, an der alle übrigen Wirkstoffe dieser Klasse gemessen wurden. Die in Tabelle 3.12 angeführten Chlorpromazin-Äquivalente geben an, durch welche Zahl man eine bestimmte Dosis Chlorpromazin-Dosis dividieren muss, um eine äquivalente Dosis eines anderen Neuroleptikums zu erhalten. Neben seiner mittelgradigen Affinität zu D_2-Rezeptoren hat es eine hohe Affinität zu H_1-, α_1- und 5-HT_2-Rezeptoren. Es zählt zu den mittelpotenten Antipsychotika mit einer milden sedierenden Wirkkomponente.

Promazin, Triflupromazin und ***R*-Levomepromazin** werden zu den niedrigpotenten Phenothiazinen mit aliphatischer Seitenkette gerechnet (Abb. 3.17). Sie werden in der Regel nicht zur Therapie von Psychosen, sondern zur Sedierung, bei Angstzuständen oder als Antiemetika (Triflupromazin) eingesetzt. **Prothipendyl**, ein Azaphenothiazin, ist chemisch eng mit den Phenothiazinen verwandt. Es ist nur schwach antipsychotisch wirksam und wird meist als Tranquilizer angewendet.

Die Piperidyl-Derivate **Thioridazin** und **Periciazin** zählen wie das Chlorpromazin zu den mittelpotenten Antipsychotika (Abb. 3.18). Periciazin ist nur von geringer Bedeutung und im EU-Raum nicht erhältlich. Thioridazin zeigt neben seiner antipsychotischen Potenz auch milde sedierende und antidepressive Eigenschaften.

Die Einführung eines substituierten Piperazinringes in der Seitenkette der Phenothiazine hat eine Steigerung der antipsychotischen Potenz zur Folge (Abb. 3.19). Mit Ausnahme des **Perazins**, das zu den mittelpotenten Wirkstoffen zählt, gehören alle übrigen Vertreter zu den hochpotenten Phenothiazinen. **Fluphenazin** war vor der Einführung der atypischen Neuroleptika eines der am häufigsten eingesetzten Antipsychotika. Es hat eine hohe Affinität zu D_2- und D_3-Rezeptoren und eine mittelgradige Affinität zu 5-HT_2-Rezeptoren sowie eine niedrige Affinität zu α_1- und H_1-Rezeptoren (Tab. 3.13).

Extrapyramidale Störungen treten wie bei allen hoch-

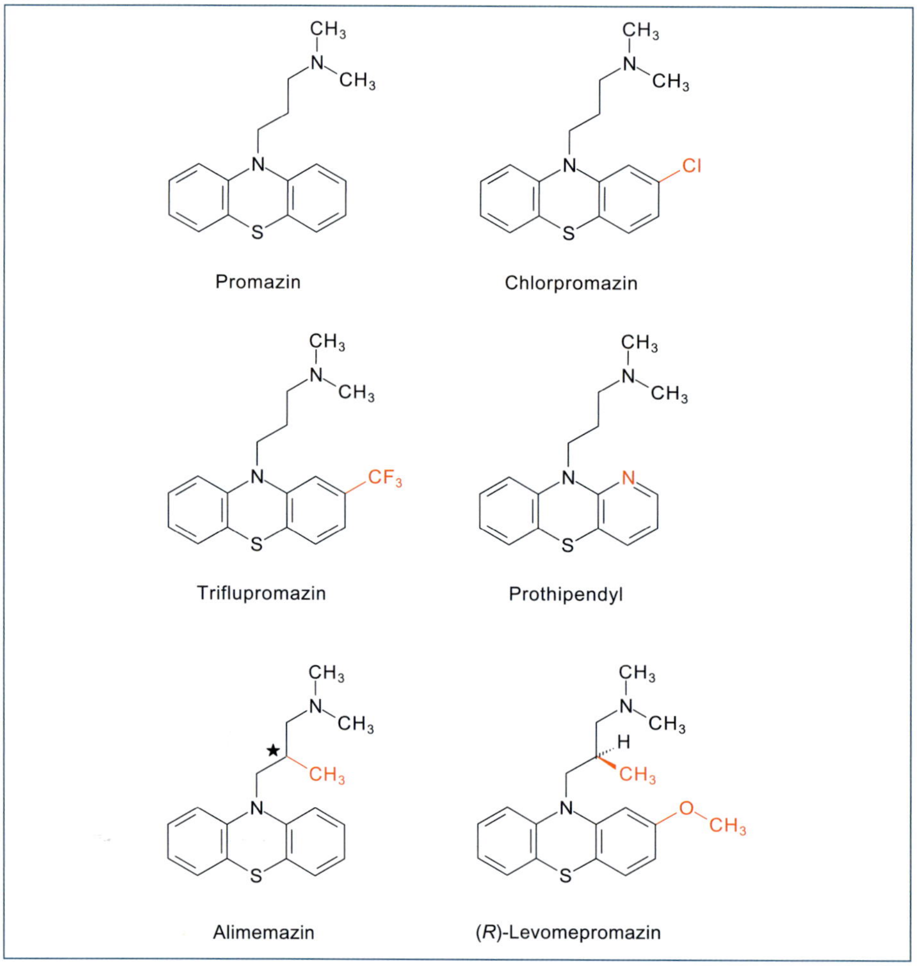

Abb. 3.17 Phenothiazine mit aliphatischer Seitenkette

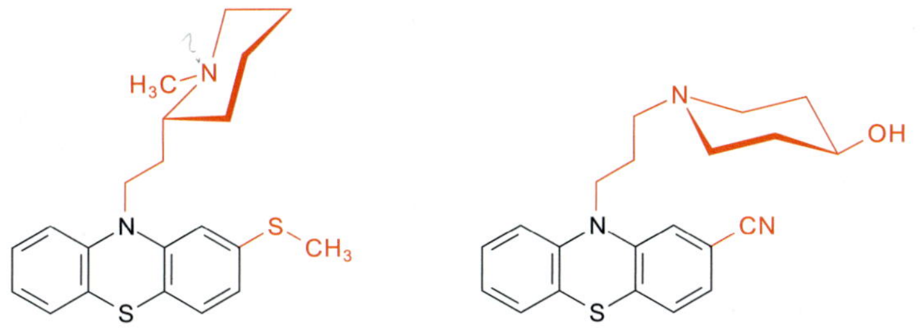

Abb. 3.18 Phenothiazine mit Piperidyl-alkyl-Seitenkette

Tabelle 3.13 In-vitro-Rezeptoraffinitäten ausgewähler Antipsychotika im Vergleich.
+++ = stark, ++ = mittel, + = gering, 0 = sehr gering oder nicht vorhanden; k. A. = keine Daten verfügbar

Neuroleptikum	D_1	D_2	D_3	D_4	5-HT_{2A}	M_1	α_1	H_1
Amisulpirid	0	+++	+++	k. A.	0	0	0	0
Benperidol	0	+++	++	k. A.	++	0	+	0
Bromperidol	+	+++	++	k. A.	0	0	+	0
Chlorpromazin	+	++	+++	+	+++	++	++	++
Chlorprothixen	++	++	+	k. A.	+++	+	+	+++
Clopenthixol	++	+++	++	k. A.	+++	0	+++	+++
Clotiapin	+	+	++	k. A.	+++	0	++	++
Clozapin	++	+	++	+++	++	+++	+	+++
Flupentixol	++	+++	+++	k. A.	++	0	+	+
Fluphenazin	+	+++	+++	+	++	0	+	+
Fluspirilen	+	+++	+++	k. A.	+	0	0	0
Haloperidol	+	+++	+	+	0	0	+	0
Levomepromazin	0	+	+	k. A.	++	++	++	++
Melperon	0	+	+	++	+++	0	+	+
Olanzapin	++	+++	+	++	+++	++	++	++
Penfluridol	+	+++	++	k. A.	+	0	+	0
Perazin	0	++	++	k. A.	++	+	++	+++
Perphenazin	+	+++	+++	k. A.	+	0	+	++
Pimozid	0	+++	+++	+	0	0	0	0
Pipamperon	0	+	+	k. A.	++	0	+	+
Quetiapin	++	++	++	++	+++	0	+++	+++
Risperidon	+	++	+	+	+++	0	++	+++
Sulpirid	0	++	+++	k. A.	0	0	0	0
Thioridazin	+	++	++	+	++	+++	++	+
Trifluoperazin	+	+++	+++	+	0	0	+	+
Trifluperidol	0	+++	+	k. A.	++	0	+++	+
Triflupromazin	+	++	++	k. A.	++	+	++	+
Ziprasidon	++	+++	++	+++	+++	0	++	+
Zotepin	0	++	++	++	+++	+	++	+

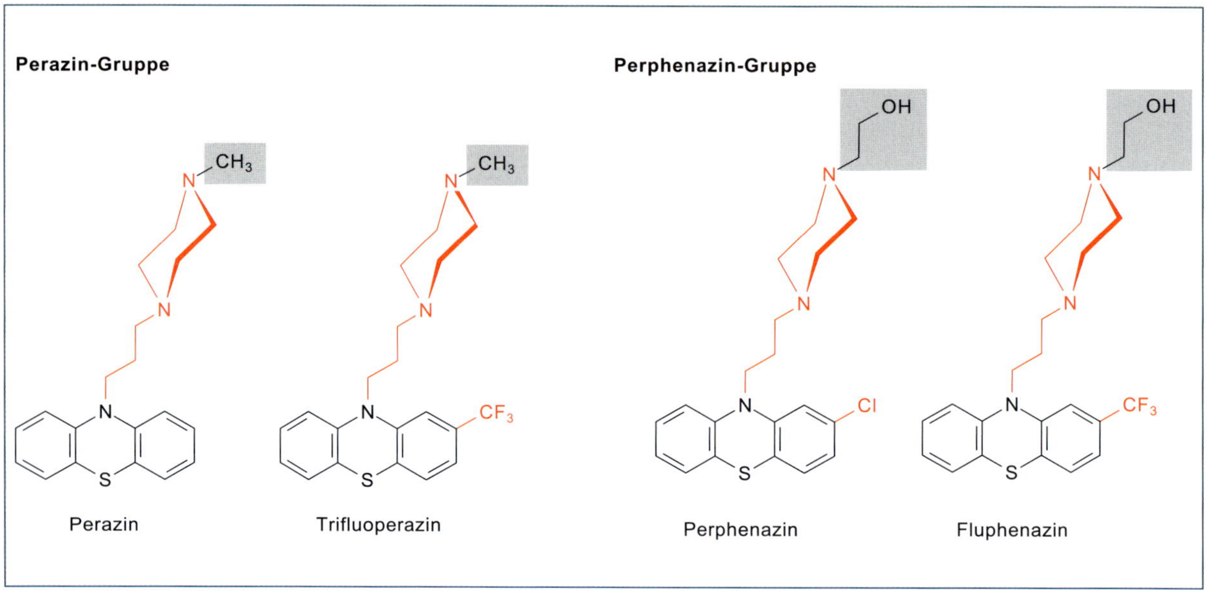

Abb. 3.19 Phenothiazine mit Piperazinyl-alkyl-Seitenkette

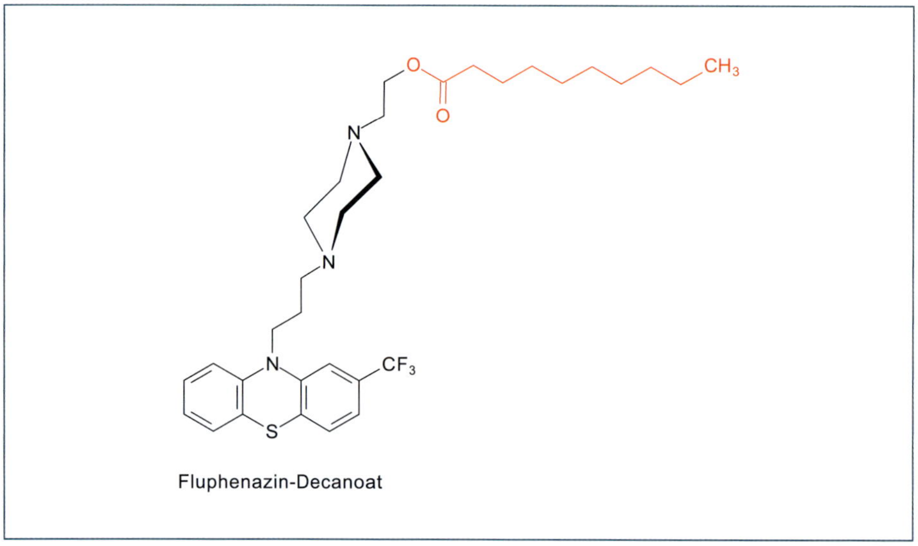

Abb. 3.20 Depot-Neuroleptikum aus der Phenothiazin-Reihe

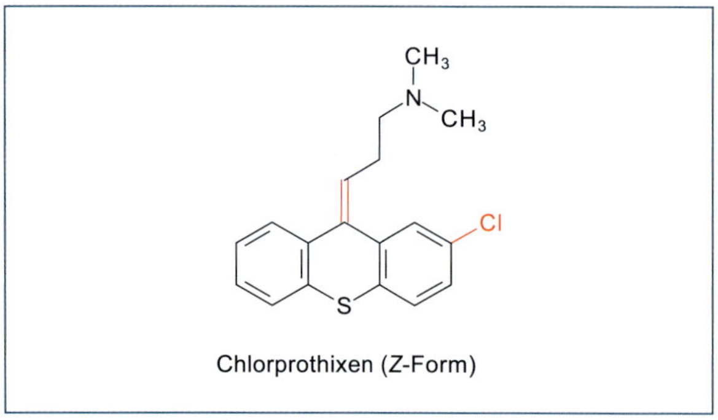

Abb. 3.21 Chlorprothixen

potenten „typischen" Neuroleptika mit D_2-Präferenz häufig auf. **Perphenazin** hat stärker sedierende Eigenschaften als die übrigen Vertreter dieser Klasse. Trifluperazin wird vor allem zur Behandlung der Schizophrenie eingesetzt, in manchen Ländern (Deutschland) auch als Tranquilizer.

Die Veresterung der Hydroxyethyl-piperazin-Struktur bietet eine Möglichkeit zur Steuerung der Wirkdauer. Als Decanoate lassen sich Fluphenazin-Derivate in öliger Lösung parenteral als Depot-Antipsychotika verabreichen (Abb. 3.20).

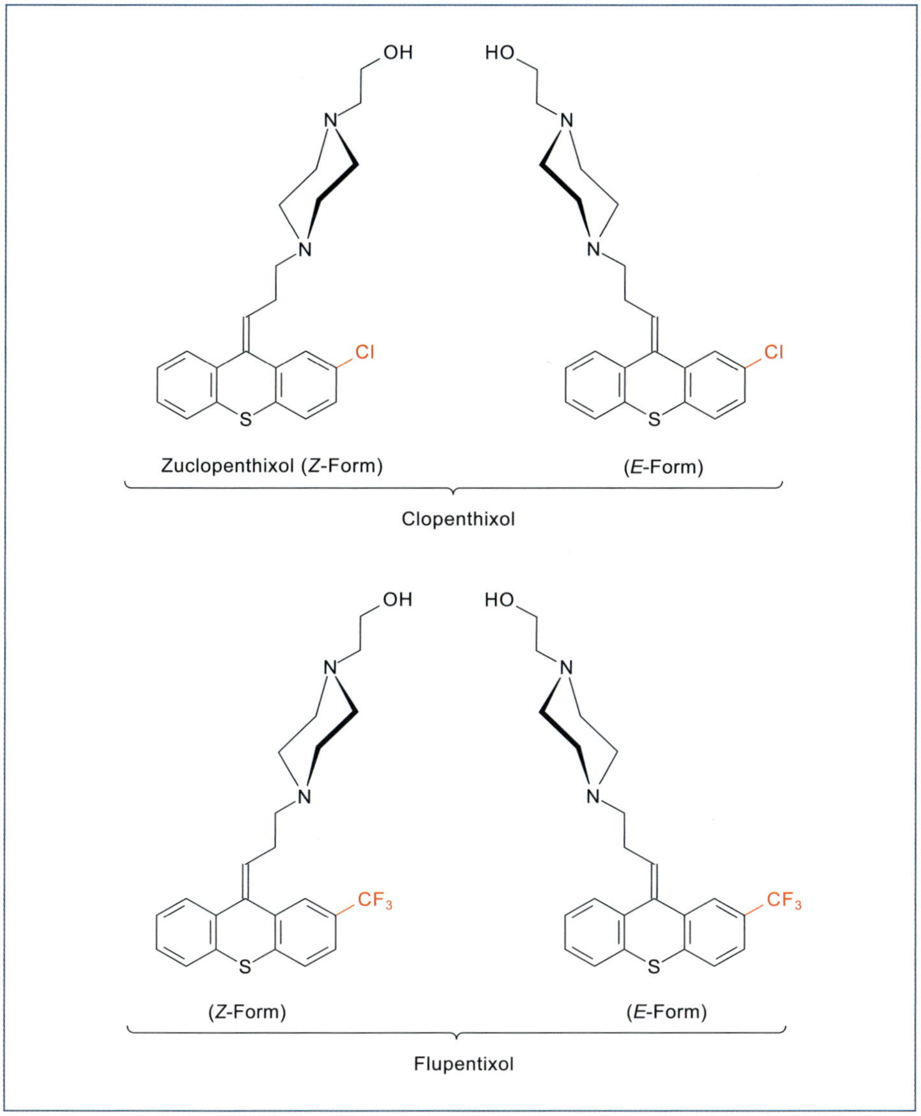

Abb. 3.22 Thioxanthen-Derivate

Thioxanthen-Derivate

Wie die Phenothiazine sind die Thioxanthene trizyklische Verbindungen, bei denen die basische Seitenkette über eine C=C-Doppelbindung am Trizyklus fixiert ist. In allen Thioxanthen-Derivaten mit einem Ringsubstituenten in Position C(2) können *Z*- und *E*-Isomere vorliegen, wobei die *Z*-Isomere durch ihre starke Affinität zu den D_2-Rezeptoren stärker antipsychotisch wirken als die *E*-Isomere. Eine Hydrierung der exozyklischen Doppelbindung führt zu einem Verlust der Wirksamkeit der Thioxanthen-Derivate.

Das therapeutisch genutzte **Chlorprothixen** liegt ausschließlich in der *Z*-Form vor und wird zu den niedrigpotenten Antipsychotika gezählt und zeigt stark ausgeprägte antiserotonerge und antihistaminerge Wirkungen (Abb. 3.21). Es wird vor allem zur Sedierung und als Einschlafmittel benutzt.

Anstelle des früher eingesetzten **Clopenthixols**, welches zu 1/3 das *E*-Isomer und zu 2/3 das *Z*-Isomer enthält, wird heute nur noch das *Z*-Isomer mit Namen **Zuclopenthixol** therapeutisch genutzt. **Flupentixol** ist eines der bedeutsamsten hochpotenten Antipsychotika, dem auch eine stimmungsaufhellende Wirkung zugeschrieben wird (Abb. 3.22).

Z- und *E*-Form liegen im Verhältnis 1:2 vor. Der Decanoat-Ester des Flupentixols enthält hingegen fast zu 100% die wirksame *Z*-Form. Flupentixol hat wie Clozapin eine vergleichsweise hohe Affinität zum D_1-Rezeptor, was deren gute Wirksamkeit bei Negativ-Symptomatik der Schizophrenie zumindest teilweise erklärt.

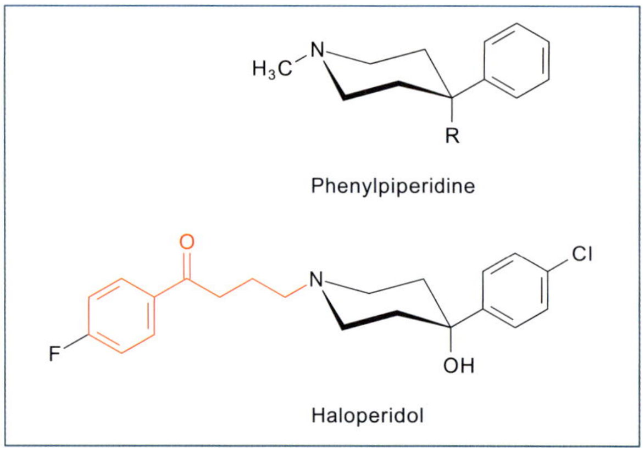

Abb. 3.23 Haloperidol, ein Butyrophenon-Derivat

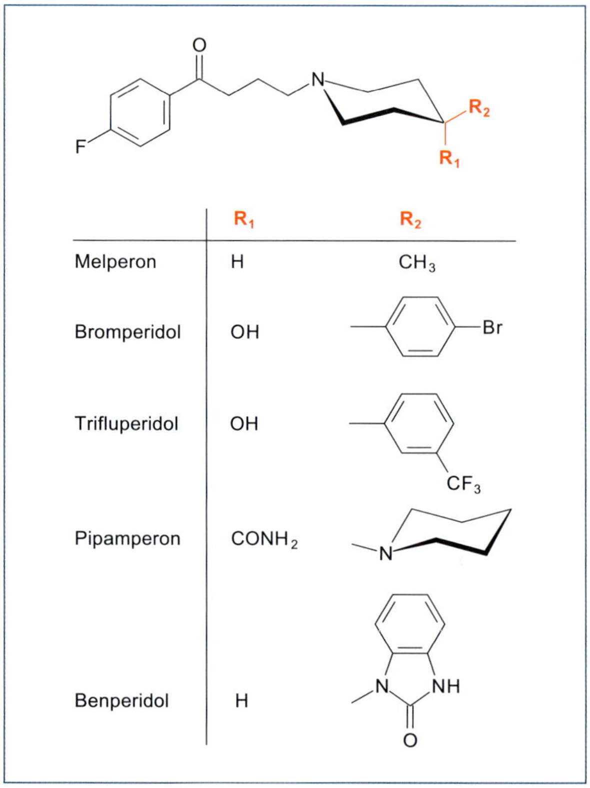

Abb. 3.25 Butyrophenon-Derivate

Butyrophenone und Diphenylbutyl-piperidine

Im Zusammenhang mit Struktur-Modifikationen in der Reihe der stark wirksamen Analgetika vom Phenylpiperidin-Typ wurde bei Einführung einer Butyrophenon-Substitution ein neuer Strukturtyp mit hoher neuroleptischer Aktivität gefunden. **Haloperidol** ist das am häufigsten angewendete Neuroleptikum (Abb. 3.23). **Trifluperidol** und **Benperidol** sind die am stärksten wirkenden Antipsychotika. Wegen ihrer relativ selektiven D_2-Rezeptor-Blockade besitzen Butyrophenone eine hohe therapeutische Breite und sind daher für die Therapie schwerer Psychosen geeignet.

Durch Veresterung der freien Hydroxylgruppe des Haloperidols erhält man ein in öliger Lösung parenteral zu applizierendes Depot-Neuroleptikum (Abb. 3.24). Durch langsame Hydrolyse wird aus dem Prodrug, welches in dem Gewebedepot gespeichert vorliegt, Haloperidol über einen längeren Zeitraum freigesetzt, so dass ein Applikationsintervall von drei bis vier Wochen möglich ist.

Melperon, Bromperidol, Trifluperidol, Pipamperon und **Benperidol** sind weitere Vertreter aus der Reihe der Butyrophenone (Abb. 3.25).

Fluspirilen und **Pimozid** (Abb. 3.26) sind hochpotente Antipsychotika aus der Reihe der Diphenylbutyl-piperidine. Fluspirilen ist ausschließlich als Depot-Präparat (Mikrokristall-Suspension) mit einer HWZ von 7 Tagen verfügbar, welches vor allem in der Behandlung von Angsterkrankungen eingesetzt wird. Pimozid wird oral appliziert und wirkt vergleichbar stark antipsychotisch wie Haloperidol, wobei der $5\text{-}HT_2$-Rezeptor-Antagonismus etwas stärker ausgeprägt ist.

Atypische Neuroleptika

Die in dieser Gruppe zusammengefassten Antipsychotika sind strukturchemisch nicht einheitlich. Mit Ausnahme des Prototyps der atypischen Neuroleptika **Clozapin** (Abb. 3.27), das keine extrapyramidal-motorische Symptome (EPMS) auslöst, verursachen die atypischen Anti-

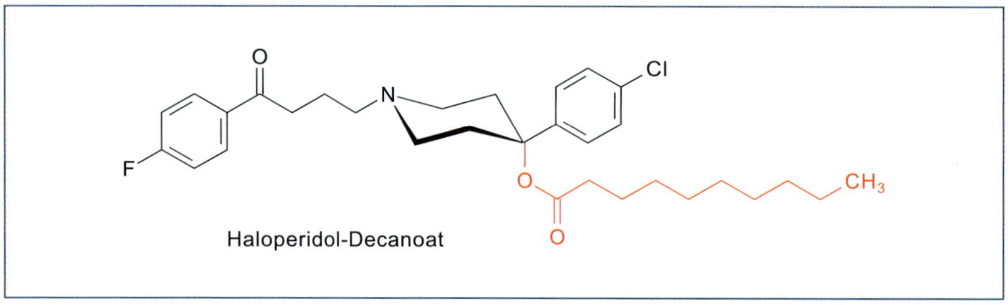

Abb. 3.24 Depot-Neuroleptikum aus der Butyrophenon-Reihe

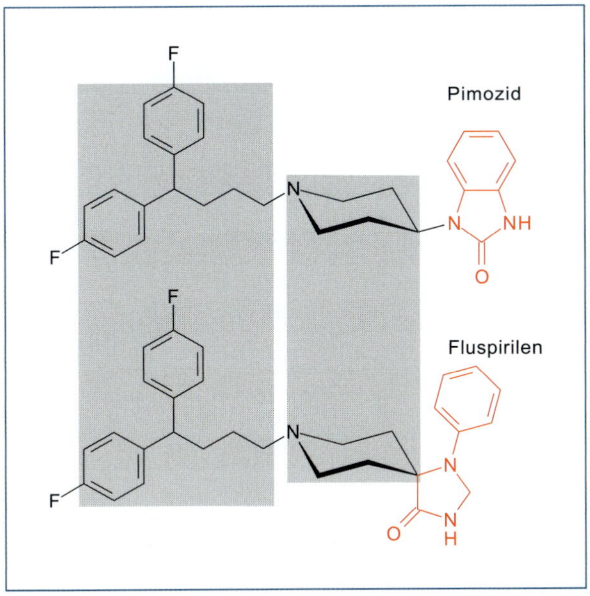

Abb. 3.26 Diphenylbutyl-piperidin-Derivate

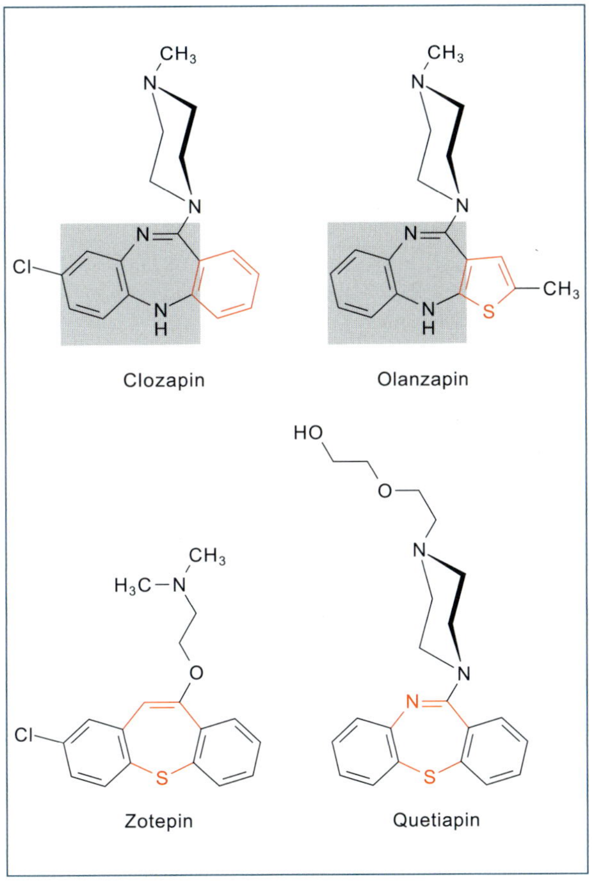

Abb. 3.27 Atypische Neuroleptika mit Siebenring-Struktur

psychotika weniger EPMS als typische Neuroleptika und/oder haben eine bessere Wirkung auf die Minus-Symptomatik der Schizophrenie, die durch klassische Antipsychotika nur unzureichend behandelbar ist. Allen atypischen Antipsychotika ist gemeinsam, dass ihre 5-HT_2-antagonistische Wirkung gleich stark oder stärker als die D_2-Blockade ist. Dabei übt das Verhältnis 5-HT_2/D_2-Blockade offenbar einen entscheidenden Einfluss auf die „atypischen Eigenschaften" eines Antipsychotikums aus. Allerdings zeigen auch Pipamperon oder Chlorprothixen, die zu den klassischen Antipsychotika gerechnet werden, eine stärkere Affinität zu 5-HT_2- als zu D_2-Rezeptoren. Es bleibt daher festzuhalten, dass es neben der **D_2-Plus-Hypothese** (z.B. D_2- plus 5-HT_2-Antagonismus) noch andere Erklärungsansätze für den Wirkungsmechanismus von atypischen Antipsychotika gibt.

Zu den atypischen Neuroleptika mit Siebenring-Struktur zählen neben dem Clozapin auch Olanzapin, Zotepin und Quetiapin. Clozapin ist ein Dibenzodiazepin-Derivat bei dem ein *N*-methyliertes Piperazin über eine Amidin-Struktur mit dem Siebenring-Heterozyklus verbunden ist. Es nimmt unter den Neuroleptika eine Sonderstellung ein, da es keine extrapyramidalen Störungen hervorruft. Seine Anwendung wird jedoch durch die Möglichkeit des Auftretens von unter Umständen tödlich verlaufenden Agranulozytosen stark eingeschränkt. **Olanzapin** (Abb. 3.27) gehört zur Gruppe der Thienobenzodiazepine und kann als dehalogeniertes Derivat des Clozapins angesehen werden, bei dem ein Benzenring durch den bioisosteren Thiophenring ersetzt ist. **Zotepin** (Abb. 3.27) ist ein mittelpotentes, sedierendes Antipsychotikum mit trizyklischer Dibenzothiepin-Struktur mit etwa gleich hoher Affinität zu D_2-Rezeptoren wie Risperidon (Abb. 3.29). **Quetiapin** (Abb. 3.27), ein Dibenzothiazepin-Derivat,

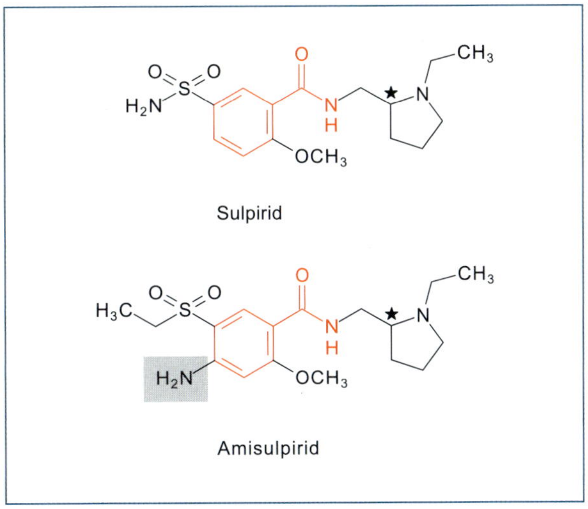

Abb. 3.28 Atypische Neuroleptika mit Benzamid-Struktur

Tab. 3.14 Pharmakokinetische Daten der Phenothiazine und Thioxanthene. t_{max} = Zeit bis zum Erreichen maximaler Plasmaspiegel nach oraler Gabe, F = Bioverfügbarkeit, HWZ = Eliminationshalbwertszeit

INN	t_{max} (h)	F (%)	HWZ (h)
Phenothiazine			
Chlorpromazin	2	20	10
Fluphenazin	3	20–50	33
Levomepromazin	2	22	30
Perazin	1–3	3	10
Perphenazin	4–8	20	10
Promazin	2	20	8
Thioridazin	2	30	9
Thioxanthene			
Chlorprothixen	2	20	26
Flupentixol	4	40	22–36
Zuclopenthixol	4	44	20

leitet sich vom prototypischen Clozapin ab und ist durch ein hohes $5\text{-}HT_2/D_2$-Blockadeverhältnis charakterisiert. Bei mittelpotenter antipsychotischer Wirksamkeit zeigt es eine sehr gute Verträglichkeit.

Ein abweichender Strukturtyp mit antipsychotischer Wirkqualität liegt den hydrophilen Benzamid-Derivaten **Sulpirid** und **Amisulpirid** (Abb. 3.28) zugrunde, die strukturell an bestimmte Diuretika wie Clopamid oder Xipamid (Kap. 6.3.3), an Antiemetika vom Typ des Metoclopramids (Kap. 11.2), an das Antiparkinson-Mittel Tiaprid (Kap. 3.11) und auch an das Antidepressivum Moclobemid (Kap. 3.5.1) erinnern. Sulpirid und Amisulpirid werden als Racemate eingesetzt und zählen zu den niedrigpotenten Neuroleptika. Sulpirid und Amisulpirid sind relativ selektive D_2/D_3-Antagonisten, die die Blut-Hirn-Schranke nur in geringem Maße passieren und deshalb nur schwach antipsychotisch wirken. Sie verursachen keine EPMS und keine Sedierung.

Risperidon ist ein hochpotentes, antriebssteigerndes Antipsychotikum mit Benzisoxazol-Struktur. Es zeigt eine Bioverfügbarkeit, die höher ist als die der meisten anderen atypischen Antipsychotika. **Ziprasidon** ist ein Thio-Ana-

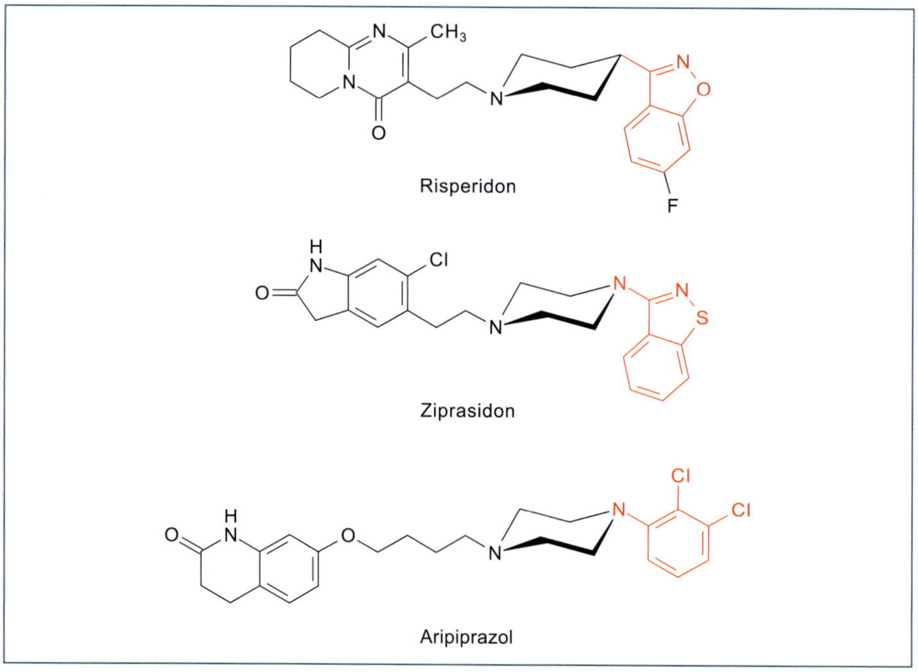

Abb. 3.29 Atypische Neuroleptika verschiedener Struktur

Tab. 3.15 Pharmakokinetische Daten der Butyrophenone und Diphenylpiperidine. t_{max} = Zeit bis zum Erreichen maximaler Plasmaspiegel nach oraler Gabe, F = Bioverfügbarkeit, HWZ = Eliminationshalbwertszeit

INN	t_{max} (h)	F (%)	HWZ (h)
Butyrophenone			
Benperidol	3	65	7
Bromperidol	2–4	30	36
Droperidol	2	22	2
Haloperidol	3–6	60	14–20
Melperon	2	60	3–4
Diphenylpiperidine			
Penfluridol	8	14	n. b.
Pimozid	8	53	55

Tab. 3.16 Pharmakokinetische Daten ausgewählter atypischer Neuroleptika. t_{max} = Zeit bis zum Erreichen maximaler Plasmaspiegel nach oraler Gabe, F = Bioverfügbarkeit, HWZ = Eliminationshalbwertszeit

INN	t_{max} (h)	F (%)	HWZ (h)
Amisulpirid	2–4	43	12
Clozapin	2–4	50–60	11–105
Olanzapin	5–8	60	30
Quetiapin	1–2	10	7
Risperidon	1	70	3
Sulpirid	3–6	27	8
Ziprasidon	6–8	60	6–7
Zotepin	3–4	7–13	12

logon des Risperidons. Es gehört zu den mittelpotenten atypischen Neuroleptika, die vor allem auch den $5\text{-}HT_2$-Rezeptor blockieren. **Aripiprazol** (Abb. 3.29) ist ein neues atypisches Antipsychotikum mit Dichlorbenzen-Struktur.

Pharmakokinetik der Dopamin-Rezeptor-Antagonisten

Trotz der in der Regel guten bis nahezu vollständigen Resorption nach oraler Applikation ist die systemische Bioverfügbarkeit für die meisten Antipsychotika (Tab. 3.14–3.16) schlecht, bedingt durch den zum Teil sehr ausgeprägten First-Pass-Metabolismus dieser Wirkstoffe.

Die meisten Antipsychotika werden primär hepatisch eliminiert, sodass die Ausscheidung von unveränderter Substanz über die Nieren vernachlässigbar klein ist. Die hydrophilen Benzamide Sulpirid und Amisulpirid sind zwei wichtige Ausnahmen von dieser Regel. Alle anderen Antipsychotika werden meist extensiv und über eine ganze Reihe von Stoffwechselwegen metabolisiert, wie es exemplarisch an den Beispielen Clozapin (Abb. 3.30) und Quetiapin (Abb. 3.31) gezeigt ist. Clozapin ist sehr empfindlich gegenüber oxidativen Angriffen. Bisher konnten mehrere Metabolite nachgewiesen werden, von denen die Hydroxylderivate als Konjugate vorliegen. Im Serum ist Norclozapin, im Urin Clozapin-*N*-oxid der Hauptmetabolit. Die *N*-Demethylierung wird maßgeblich durch CYP1A2 katalysiert, worin auch die Ursache für die verminderte Clearance bei Frauen und die signifikante Erhöhung der Clearance bei Rauchern zu sehen ist. Wirkstoffe zur Kontrazeption und zur postmenopausalen Therapie sind Inhibitoren von CYP1A2. Rauchen hingegen führt zu einer massiven Induktion, d. h. Steigerung der Aktivität von CYP1A2. Neben CYP1A2 spielt auch CYP3A4 eine Rolle bei der Demethylierung von Clozapin. Die *N*-Oxidation unterliegt neben CYP3A4 auch der Flavin-abhängigen Monooxygenase (FMO). Welche Enzyme an den Hydroxylierungen des Dibenzodiazepins beteiligt sind, ist zurzeit nicht bekannt.

Der Metabolismus von Quetiapin ist charakterisiert durch Sulfoxidation und Hydroxylierungen. Bisher konnten mehr als 10 Metabolite nachgewiesen werden, von denen zwei einen geringen Beitrag zur Aktivität des Quetiapins beitragen. CYP3A4 wurde als das Enzym identifiziert, das primär die Biotransformation des Quetiapins katalysiert.

Es würde den Rahmen des Kapitels sprengen, den Metabolismus aller Antipsychotika zu beschreiben. Es bleibt

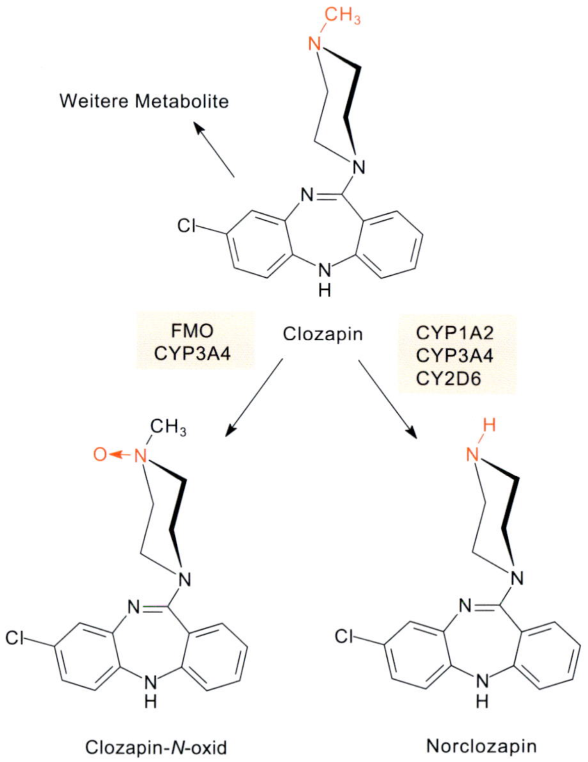

Abb. 3.30 Metabolismus von Clozapin

aber festzuhalten, dass alle Wirkstoffe einen ausgeprägten First-Pass-Metabolismus aufweisen. Dabei ist selbst für ältere Wirkstoffe z.T. noch ungeklärt, inwieweit Metabolite an der Wirkung beteiligt sind. Eine Ausnahme hiervon stellt Risperidon dar, welches hepatisch (CYP2D6) unter Bildung des pharmakologisch aktiven Hauptmetaboliten 9-Hydroxyrisperidon transformiert wird. Der aktive Metabolit wird renal ausgeschieden.

Synopse

- Die Schizophrenie ist eine psychische Erkrankung, deren Ursache(n) noch nicht vollständig geklärt sind.
- Die Dopamin-Hypothese postuliert eine Überaktivität des dopaminergen Systems in bestimmten Regionen des ZNS.
- Der gemeinsame Wirkungsmechanismus aller Antipsychotika (Neuroleptika) besteht in einer Blockade zentraler Dopamin-Rezeptoren.
- Dopamin-Rezeptoren gehören zur Klasse der G-Protein-gekoppelten Rezeptoren. Sie lassen sich in zwei Unterfamilien („D_1-like" und „D_2-like") unterteilen.
- Für zahlreiche Antipsychotika besteht eine Korrelation zwischen der Affinität zum D_2-Rezeptor und der antipsychotisch wirksamen Tagesdosis.
- D_2-Rezeptor-Antagonisten führen zur Auslösung unerwünschter extrapyramidal-motorischer Nebenwirkungen.

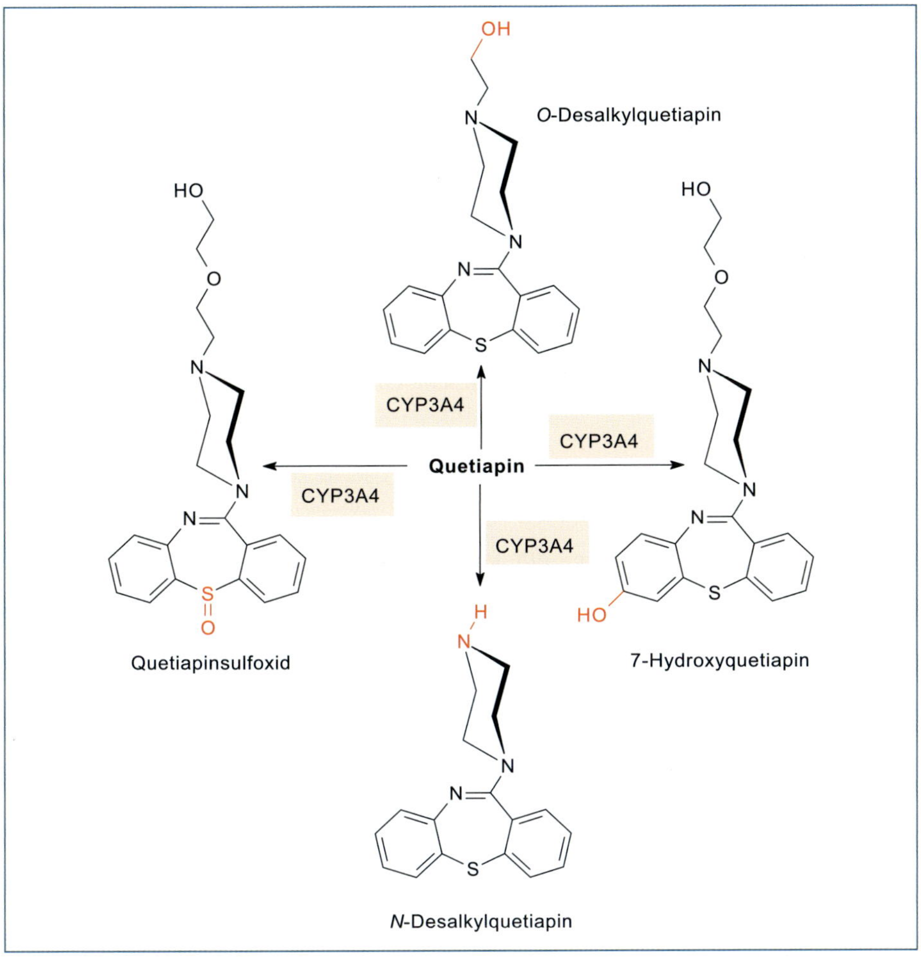

Abb. 3.31 Metabolismus von Quetiapin

- Klassische Antipsychotika lassen sich nach der chemischen Grundstruktur in Phenothiazine, Thioxanthene, Butyrophenone und Diphenylbutyl-piperidine unterteilen.
- Bei den atypischen Antipsychotika ist eine Zuordnung nach chemischen Gesichtspunkten nur zum Teil möglich, da innerhalb dieser Gruppe kein gemeinsames Strukturprinzip mehr vorliegt.
- Mit Ausnahme des Clozapins, das keine extrapyramidal-motorische Symptome (EPMS) auslöst, verursachen alle übrigen atypischen Antipsychotika weniger EPMS als klassische Antipsychotika und/oder haben eine bessere Wirkung auf die Minus-Symptomatik der Schizophrenie.
- Allen atypischen Antipsychotika ist gemeinsam, dass ihre 5-HT_2-antagonistische Wirkung gleich stark oder stärker als die D_2-Blockade ist.
- Alle Antipsychotika weisen einen ausgeprägten First-Pass-Effekt auf.

3.5 Wirkstoffe zur Erhöhung der Monoaminkonzentration im synaptischen Spalt

3.5.1 Antidepressive Wirkstoffe

Der Begriff Depression stammt vom lateinischen *deprimere*, das soviel wie „niederdrücken" bedeutet. Auch wenn zahlreiche Details der Ursachen und Abläufe bei einer Depression noch unerforscht sind, so geht man heute davon aus, dass während einer Depression das Gleichgewicht vor allem der Neurotransmitter Serotonin (5-HT) und Noradrenalin (NA) in speziellen Regionen des Gehirns gestört ist. Entweder sind diese in zu geringer Konzentration vorhanden, oder aber die Übertragung zwischen Neuronen, an der diese Neurotransmitter beteiligt sind, ist gestört. Obwohl sich diese pathobiochemischen Vorstellungen heute nicht mehr halten lassen, ist eine vermehrte synaptische Verfügbarkeit von Serotonin und Noradrenalin ein wichtiger initialer Wirkungsmechanismus vieler Antidepressiva: Sie hemmen die Wiederaufnahme von Serotonin und/oder Noradrenalin von den Synapsen in das präsynaptische Neuron und verlängern somit deren Interaktion mit den entsprechenden Rezeptoren. Eine andere Möglichkeit die Konzentration an Serotonin und Noradrenalin im synaptischen Spalt zu erhöhen, besteht in der Hemmung des abbauenden Enzyms, der Monoamino-Oxidase (MAO)-A, durch selektive und nicht selektive MAO-Inhibitoren (Abb. 3.32).

Die initialen Effekte der Erhöhung der Konzentration an Serotonin und Noradrenalin im synaptischen Spalt führen nicht sofort zu einer Stimmungsaufhellung, vielmehr tritt diese erst nach einer Wirklatenz von zwei bis vier Wochen ein. Die Ursachen hierfür sind noch nicht zweifelsfrei geklärt. Postuliert wird eine Verminderung der Rezeptorendichte von β-, 5-HT_2- und D_1-Rezeptoren (Down-Regulation) sowie adaptive Veränderungen verschiedener Signaltransduktions-Mechanismen.

Serotonin-, Noradrenalin- und Dopamin-Transporter

Die Wiederaufnahme von Neurotransmittern aus dem synaptischen Spalt in das präsynaptische Neuron wird

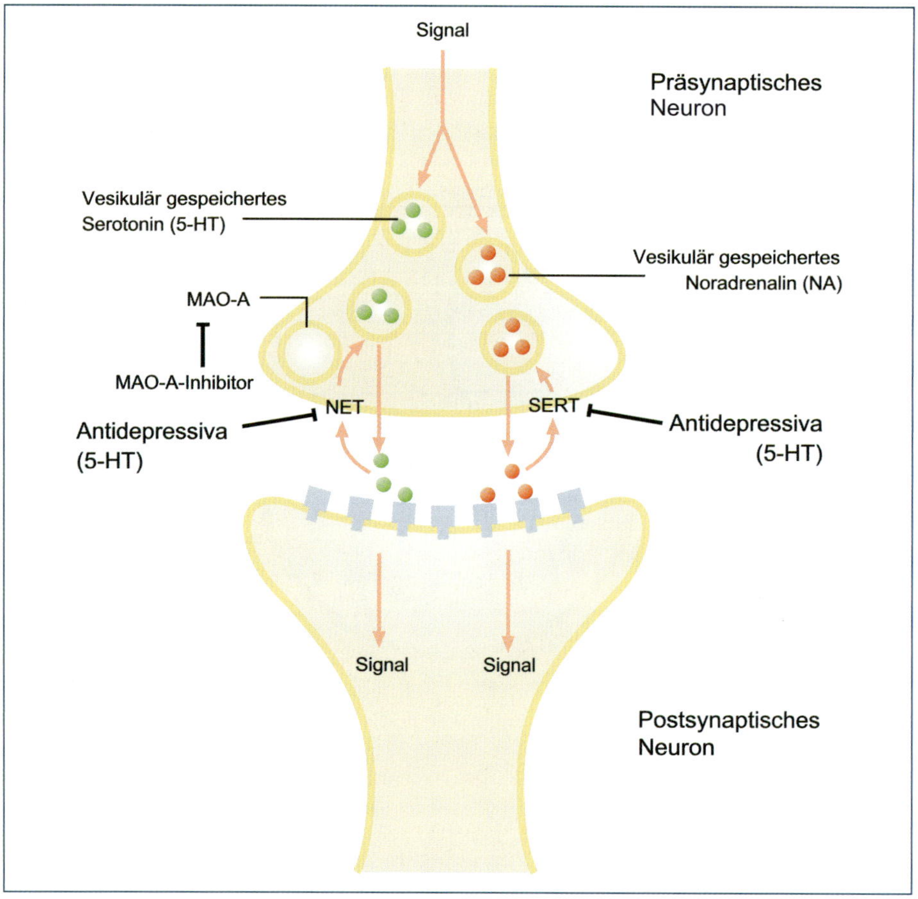

Abb. 3.32 Initiale pharmakologische Effekte der Antidepressiva

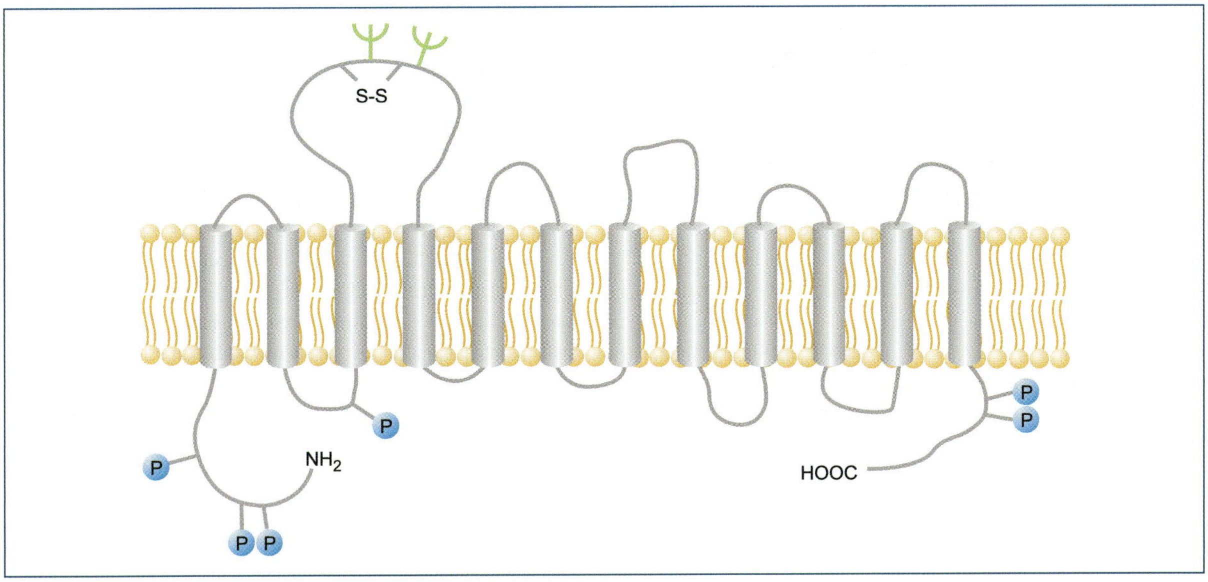

Abb. 3.33 Serotonin-Transporter

durch Transportproteine bewerkstelligt, die in der präsynaptischen Membran lokalisiert sind. Der Serotonin-Transporter (SERT), der Noradrenalin-Transporter (Norepinephrin-Transporter, NET) und der Dopamin-Transporter (DAT) gehören zur Familie der Na^+, Cl^--abhängigen Transporter.

Gemeinsame Strukturmerkmale der Transporter SERT (Abb. 3.33), NET und DAT sind

- 12 transmembranäre Domänen (TMs) mit jeweils ca. 25 hydrophoben Aminosäuren
- eine große extrazelluläre Schleife zwischen TM3 und TM4 mit potenziellen Glykosylierungs-Stellen
- lange intrazelluläre N- und C-terminale Domänen mit potenziellen Phosphorylierungs-Stellen.

Die Wiederaufnahme von Neurotransmittern aus dem synaptischen Spalt in das präsynaptische Neuron stellt einen wichtigen Regulationsmechanismus der neuronalen Transmission dar. SERT- und/oder NET-Inhibitoren werden als Antidepressiva und zur Behandlung von Zwangsstörungen und Panikattacken eingesetzt. NET- und DAT-Inhibitoren sind auch potenzielle Wirkstoffe bei der Behandlung des Aufmerksamkeits-Defizits/Hyperaktivitäts-Syndrom (ADHS).

Das SERT-Protein besteht aus 630 Aminosäuren und ist ca. 70 kD schwer. Für die Bindung von Serotonin an den Transporter ist die Bindung von Natrium- und Chloridionen essenziell, wobei Serotonin, das Na^+- und das Cl^--Ion im Verhältnis 1 : 1 : 1 an extrazelluläre Bereiche des Transportproteins gebunden werden. Nach Bildung dieses Komplexes kommt es zu einer Konformationsänderung des Transporterproteins mit Translokation von Serotonin, Natrium- und Chloridionen in das Innere des präsynaptischen Neurons. Die Überführung des Transporterproteins in seine ursprüngliche Konformation erfolgt durch Bindung eines Kaliumions, welches nach Reorientierung in den extrazellulären Raum abgegeben wird. Das NET- und das DAT-Protein sind mit 617 bzw. 620 Aminosäuren nur unwesentlich kürzer als das SERT-Protein. Zum Unterschied vom Serotonin-Transporter sind Kaliumionen nicht am Re-Orientierungsprozess des NET- und des DAT-Proteins beteiligt. Während die Stöchiometrie des Noradrenalin-Transportes (NA, Na^+, Cl^- = 1 : 1 : 1) der des Serotonin-Transportes entspricht, werden Dopamin, Na^+- und Cl^--Ionen vom DAT-Protein im Verhältnis 1 : 2 : 1 gebunden.

Die **Geschichte** der synthetischen Antidepressiva begann nach dem 2. Weltkrieg. Während klinischer Untersuchungen in den 50er Jahren des letzten Jahrhunderts konnte gezeigt werden, dass Imipramin nicht wie erwartet beruhigend, dafür aber antidepressiv wirkt. Imipramin, das die Gruppe der trizyklischen Antidepressiva (TCA) begründete, ist noch heute ein wichtiger Arzneistoff, dem schnell weitere Vertreter folgten. Die Entwicklung der selektiven Serotonin-Wiederaufnahme-Hemmer (SSRI) erfolgte rund zwanzig Jahre später. Die ersten SSRI, die breite Anwendung fanden, sind das Fluvoxamin und das Fluoxetin.

Klassifizierung

Die älteren Antidepressiva werden trotz zum Teil unterschiedlicher Wirkungen und Nebenwirkungen nach ihrer chemischen Struktur in zwei Gruppen untergliedert. Im Gegensatz dazu werden die neueren Antidepressiva aufgrund ihrer akuten Wirkungen auf die Serotonin- und oder Noradrenalin-Wiederaufnahme-Hemmung klassifiziert. Man unterscheidet somit:

- trizyklische Antidepressiva (TCA)
- tetrazyklische Antidepressiva
- selektive Serotonin-Wiederaufnahme-Hemmer (SSRI)
- selektive Noradrenalin-Wiederaufnahme-Hemmer (SNRI)
- selektive Serotonin- und Noradrenalin-Wiederaufnahme-Hemmer (SSNRI)
- noradrenerge und spezifisch serotonerge Antidepressiva (NaSSA)
- dual-serotonerge Antidepressiva
- Hemmstoffe der Monoamino-Oxidase (MAO-Inhibitoren).

Trizyklische Antidepressiva (TCA)

Alle trizyklischen Antidepressiva hemmen mehr oder weniger stark die Wiederaufnahme von Serotonin und Noradrenalin. Sie sind darüber hinaus – je nach Verbindungstyp in unterschiedlicher Ausprägung – an einer Reihe von Neurorezeptoren (histaminerge, muscarinerge, α_1-, α_2-, 5-HT_2-Rezeptoren) als Antagonisten wirksam. Antagonistische Eigenschaften an muscarinergen Rezeptoren führen zu Mundtrockenheit, Akkommodationsstörungen, Tachykardie, Obstipation, Miktions- und Gedächtnisstörungen. Eine hohe Affinität zu H_1-Rezeptoren kann bei zentral wirksamen Verbindungen Sedierung und Gewichtszunahme verursachen. Auch die Blockade von 5-HT_2-Rezeptoren führt zu Appetit- und Gewichtszunahme. α_1-Rezeptor-Blockade ist mit Orthostase-Problemen und Reflextachykardie verbunden (Tab 3.17).

Tab. 3.17 Inhibitionskonstanten (Ki) ausgewählter Antidepressiva in nmol/L (Inhibitionskonstanten >1000 bedeuten, dass dieser Rezeptortyp nicht relevant beeinflusst wird)

INN	NA-Aufnahme	5-HT-Aufnahme	H_1-Rezeptor	M-Rezeptor	α_1-Rezeptor	α_2-Rezeptor	5-HT_2-Rezeptor
TCA							
Imipramin	14	41	37	46	32	>1000	150
Desipramin	0,6	180	60	66	100	>1000	350
Clomipramin	28	5	31	37	38	>1000	54
Trimipramin	510	>1000	0,3	58	24	680	32
Lofepramin	2	2400	360	67	100	2700	200
Amitriptylin	14	84	1	10	244	940	18
Notriptylin	2	154	6	37	55	>1000	41
Doxepin	18	220	0,2	23	24	>1000	27
Dosulepin	34	110	3,6	25	470	2400	258
Tetrazyklische Antidepressiva							
Mianserin	42	>1000	0,4	820	34	73	7
Maprotilin	7	>1000	2	570	90	>1000	120
SSRI							
Citalopram	>1000	1	470	>1000	>1000	>1000	>1000
Fluoxetin	143	14	>1000	590	>1000	>1000	280
Fluvoxamin	500	7	>1000	>1000	>1000	>1000	>1000
Paroxetin	33	0,7	>1000	110	>1000	>1000	>1000
Sertralin	220	3	>1000	630	380	>1000	>1000
SNRI, SSNRI, NaSSA, DSA							
Reboxetin	8	1000	>1000	>1000	>1000	>1000	>1000
Venlafaxin	210	39	>1000	>1000	>1000	>1000	>1000
Mirtazapin	>1000	>1000	0,5	500	500	10	5
Trazodon	5000	190	350	>1000	36	490	7
Nefazodon	200	180	800	>1000	140	>1000	32

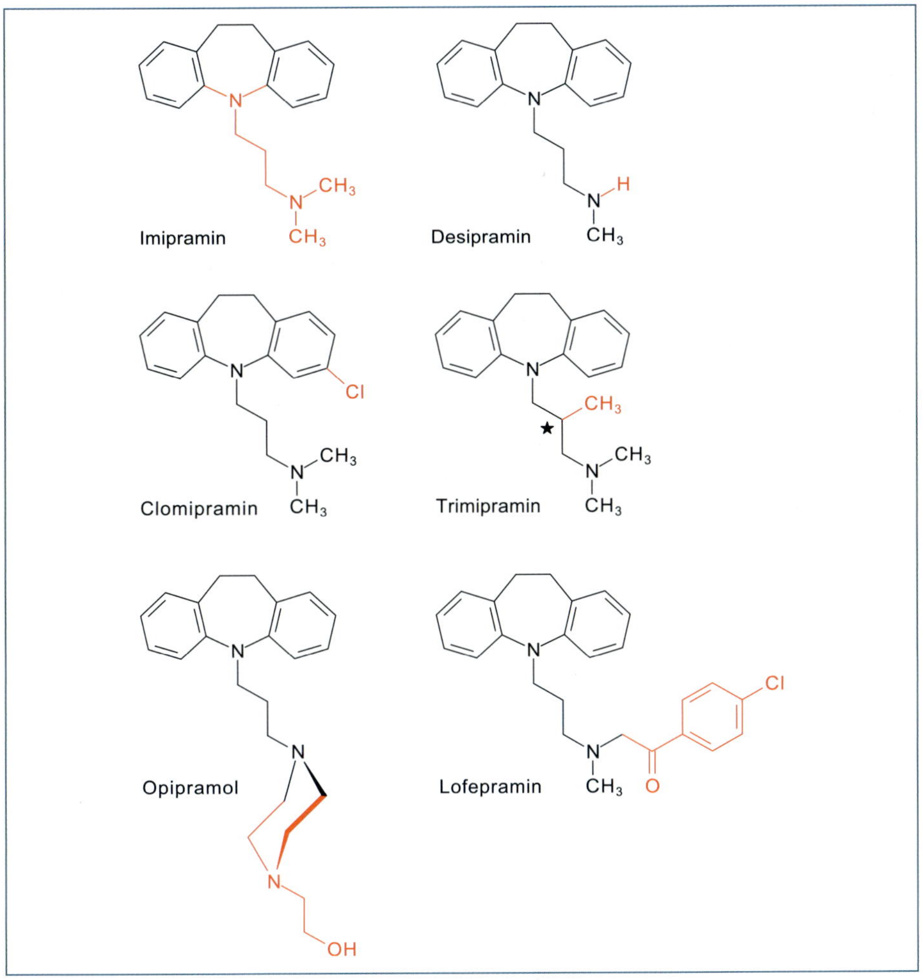

Abb. 3.34 Imipramin und Imipramin-Analoga (Dibenzazepine)

Imipramin und Imipramin-Analoga

Bei den Dihydrodibenzazepin-Derivaten vom Imipramin-Typ (Abb. 3.34) ist als gemeinsames Strukturelement ein Amino-propyl-substituiertes Diphenylamin erkennbar. Während **Imipramin, Clomipramin** und **Trimipramin** tertiäre Amine sind, ist **Desipramin** ein sekundäres Amin. Im Trimipramin ist die Seitenkette verzweigt, wodurch das Molekül ein Chiralitätszentrum erhält. **Lofepramin** stellt ein Benzophenon-substituiertes Desipramin dar. **Opipramol** besitzt eine Seitenkette mit Piperazinring, wie sie auch für einige Antipsychotika typisch ist. Imipramin war das erste TCA. Sein Nebenwirkungsprofil ist durch anticholinerge Effekte geprägt. Clomipramin beeinflusst sehr stark das serotonerge System und wirkt mäßig antriebssteigernd. Es wird hauptsächlich bei Zwangs- und Panikerkrankungen eingesetzt. Trimipramin ist ein TCA mit stark sedierender Wirkung. Im Gegensatz zu den übrigen Vertretern dieser Klasse wirkt es als Dopamin-Antagonist und zeigt weder Wirkung auf das serotonerge noch noradrenerge System. Opipramol wird zur Behandlung leichter depressiver Verstimmungen eingesetzt. Auch als Anxiolytikum als Alternative zu den Benzodiazepinen findet es häufig Anwendung.

Dibenzocycloheptadiene

Amitriptylin (Abb. 3.35) und seine Derivate weisen eine zur Imipramin-Reihe analoge basische Funktionalität in der Seitenkette auf, die mit dem Dibenzocycloheptadien-Ringsystem über eine exozyklische Doppelbindung verknüpft ist. Amitriptylin ist ein häufig eingesetztes TCA mit anxiolytischer, sedierender und schlafanstoßender Wirkung. Zu berücksichtigen sind vor allem anticholinerge Nebenwirkungen. **Amitriptylinoxid** wird zu Amitriptylin und Nortriptylin metabolisiert. Im Vergleich zur oralen Gabe von Amitriptylin lassen sich auf diese Weise bei um mehr als die Hälfte niedrigeren Amitriptylin-Plasmaspiegeln gleich hohe ZNS-Spiegel von Amitriptylin erreichen. Die Nebenwirkungen sind insgesamt geringer

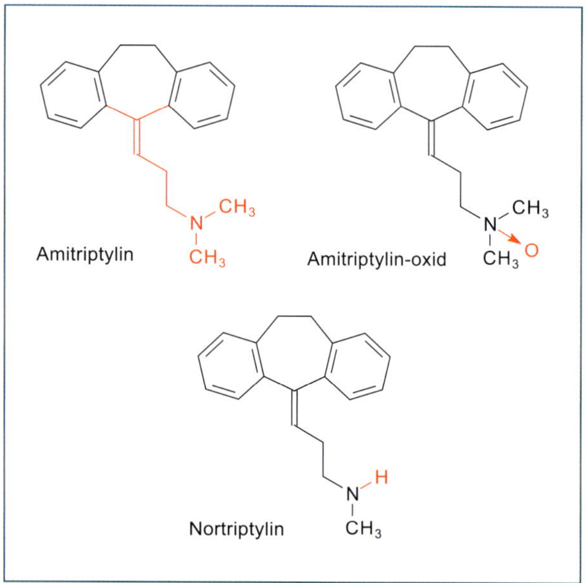

Abb. 3.35 Dibenzocycloheptadiene

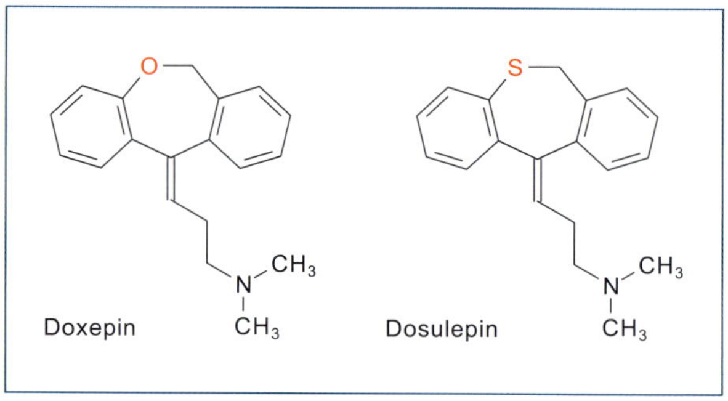

Abb. 3.36 Dibenzoxepin- und Dibenzothiepin-Derivate

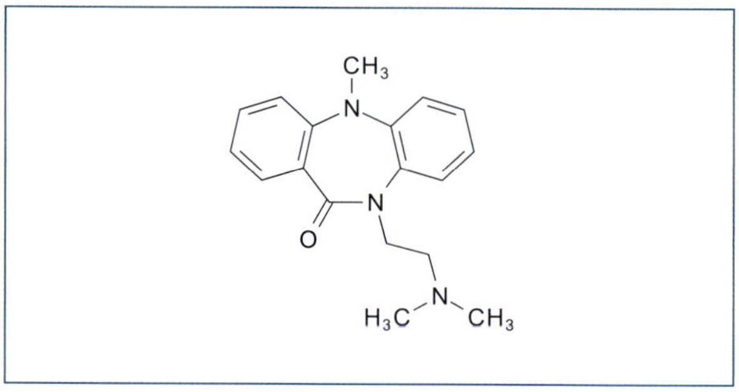

Abb. 3.37 Dibenzepin

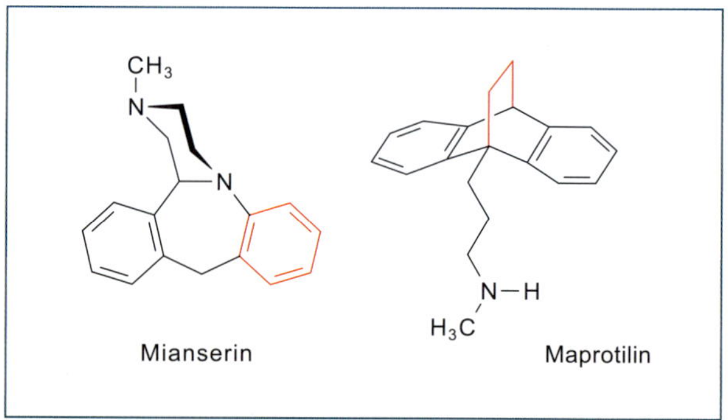

Abb. 3.38 Tetrazyklische Antidepressiva

als beim Amitriptylin. **Nortriptylin** wirkt leicht antriebssteigernd bei sehr guter Verträglichkeit, was den Einsatz in der Alterspsychiatrie begründet.

Dibenzoxepin- und Dibenzothiepin-Derivate

Eine ähnliche Struktur wie Amitriptylin weisen das Dibenzoxepin-Derivat **Doxepin** und das Dibenzothiepin-Derivat **Dosulepin** (Abb. 3.36) auf. Doxepin ist ein TCA mit stark sedierender Komponente. Neben der Depressionsbehandlung wird Doxepin bei der Behandlung von chronischen Schmerzen sowie beim Entzugssyndrom eingesetzt.

Dibenzodiazepine

Das Dibenzodiazepin-Derivat **Dibenzepin** (Abb. 3.37) ist in seinem klinischen Wirkspektrum mit Imipramin vergleichbar.

Tetrazyklische Antidepressiva

Im Anthracen-Derivat **Maprotilin** (Abb. 3.38) liegt ein überbrücktes Dihydroanthracen vor, wodurch ein tetrazyklisches Ringsystem entsteht, welches nach wie vor eine enge Strukturverwandschaft zu den TCA besitzt. Beim **Mianserin** (Abb. 3.38) wird der Tetrazyklus durch Ankondensieren eines Piperazinringes an den zentralen Siebenring eines Dibenzodiazepin-Ringsystems erhalten. Somit besitzt auch Mianserin, ebenso wie sein Pyridyl-Analogon Mirtazapin (Abb. 3.42), Strukturelemente der TCA. Maprotilin wirkt vor allem als NA-Wiederaufnahme-Hemmer. Die anticholinergen Nebenwirkungen sind etwas geringer als bei den TCA. Beim Mianserin steht als Hauptwirkung die Blockade präsynaptischer α_2-Rezeptoren im Mittelpunkt. Neben einer sedierenden Wirkkomponente zeigt es geringe anticholinerge Nebenwirkungen.

Selektive Serotonin-Wiederaufnahme-Hemmer (SSRI)

SSRI sind selektive Inhibitoren des Serotonin-Transporters, wobei sich die einzelnen Verbindungen in ihrer Selektivität unterscheiden. Zurzeit sind fünf Vertreter dieser Wirkstoffklasse im Handel: Fluoxetin, Paroxetin, Fluvoxamin, Citalopram und Sertralin (Abb. 3.39). Wenngleich sie sich in ihren chemischen Strukturen deutlich unterscheiden, so stellen sie dennoch wirkungsmäßig die homogenste Gruppe der modernen Antidepressiva dar. Ihre Nebenwirkungen sind vor allem auf die verstärkte Verfügbarkeit von Serotonin zurückzuführen. Diese kann zu Übelkeit, Erbrechen und Diarrhöe sowie auch zu Unruhe und Schlafstörungen führen. Ferner können Kopfschmerzen, extrapyramidal-motorische Störungen und sexuelle Dysfunktionen auftreten. Die einzelnen SSRI unterscheiden sich in der Häufigkeit und Ausprägung dieser Nebenwirkungen.

Fluoxetin gehört zur Klasse der substituierten 3-Phenoxy-3-phenyl-propanamine und ist als Racemat im Handel. Das *S*-Enantiomer ist 6,5fach selektiver für den SERT als das *R*-Enantiomer, was sich im Selektivitätsindex SERT/NET widerspiegelt. Beim *S*-Enantiomer liegt dieser Index bei 155, beim *R*-Enantiomer bei 24. Die Selektivität der Phenoxy-propanamine für den SERT hängt vom Substitutionsmuster am Phenoxy-Ringsystem ab. Während die Mono-Substitution in *para*-Position die Selektivität für den SERT fördert, führt die Mono-Substitution in *ortho*-Position zu selektiven NET-Inhibitoren. Disubstitution in *ortho*- oder *meta*-Position hat keinen Einfluss auf die Selektivität.

Paroxetin ist strukturell mit dem Fluoxetin verwandt und gehört zur Klasse der 3-substituierten 4-Phenyl-piperidine. Therapeutisch wird das 3*S*,4*R*-*trans*-(–)-Enantiomer eingesetzt. Die sperrigen Substituenten am Piperidinring nehmen jeweils eine equatoriale Position ein. Die Fluorsubstitution hat keinen Einfluss auf die Selektivität des Wirkstoffes. Wie alle SSRI wirkt auch Paroxetin nur schwach sedierend. Die antriebssteigernden Effekte sind geringer ausgeprägt als beim Fluoxetin.

Sertralin ist ein *cis*-1*S*,4*S*-konfiguriertes Aminotetralin-Derivat. Es hat nur eine geringe inhibitorische Wirkung auf den NAT und ist in dieser Hinsicht etwa 300fach weniger wirksam als Desipramin.

Citalopram ist ein ringgeöffnetes Analogon der TCA der ersten Generation. Im Gegensatz zu den TCA ist Citalopram ein hochselektiver Hemmstoff des SERT ohne Affinitäten zu anderen neuronalen Rezeptoren. Während früher das Racemat eingesetzt wurde, findet jetzt auch das pharmakologisch relevante *S*-Enantiomer **Escitalopram** Anwendung in der Depressionstherapie. Für die Potenz des Citaloprams sind die beiden elektronenziehenden Substituenten an den aromatischen Ringen essenziell. Das therapeutisch genutzte *E*-Isomer **Fluvoxamin** ist ein selektiver SSRI mit Oxim-ether-Struktur. Das *Z*-Isomer ist ein deutlich schwächerer Inhibitor des SERT.

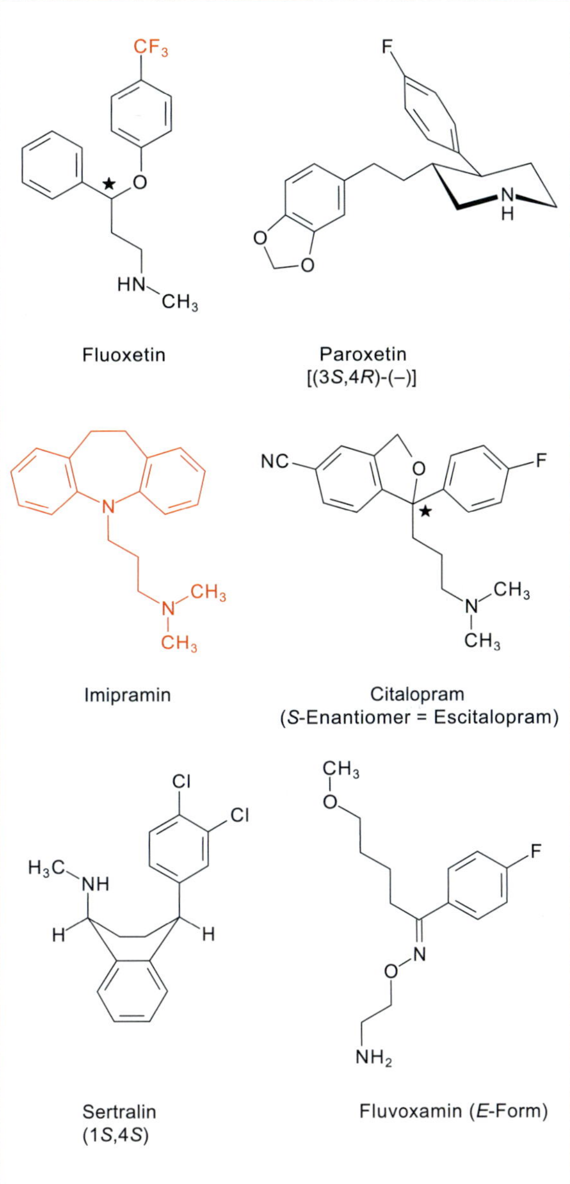

Abb. 3.39 Selektive Serotonin-Wiederaufnahme-Inhibitoren

Selektive Noradrenalin-Wiederaufnahme-Hemmer (SNRI)

Neben dem **Reboxetin** hemmt auch **Viloxazin** (Abb. 3.40) selektiv den Noradrenalin-Tranporter NET. Reboxetin zeigt gute Wirksamkeit im Hinblick auf Antrieb, Motivation und Interesse. Durch die Hemmung der Noradrenalin-Wiederaufnahme ist mit einer Verstärkung der Effekte von Sympathomimetika zu rechnen. Häufig können Tachykardie, Tremor und vermehrtes Schwitzen auftreten. Reboxetin und Viloxazin zeigen große strukturelle Ähnlichkeit. Während beim Reboxetin nur das *R*,*R*-Isomer therapeutisch genutzt wird, findet Viloxazin als Racemat Anwendung. **Atomoxetin** (Abb. 3.40) ist ebenfalls ein SNRI und wird zur Therapie der Aufmerksamkeitsdefizit-Hyperaktivitätsstörung **(ADHS)** eingesetzt.

Selektive Serotonin- und Noradrenalin-Wiederaufnahme-Hemmer (SSNRI)

In Deutschland ist mit **Venlafaxin** (Abb. 3.41) nur ein einziger Vertreter dieser Klasse – als Racemat – auf dem

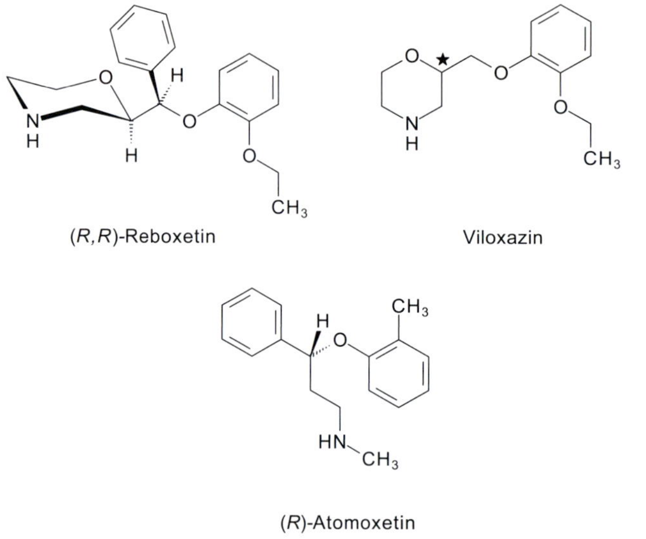

Abb. 3.40 Selektive Noradrenalin-Wiederaufnahme-Inhibitoren

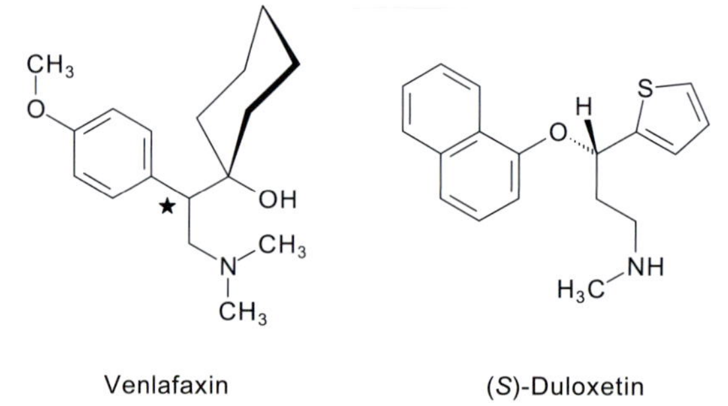

Abb. 3.41 Selektive Serotonin- und Noradrenalin-Wiederaufnahme-Hemmer

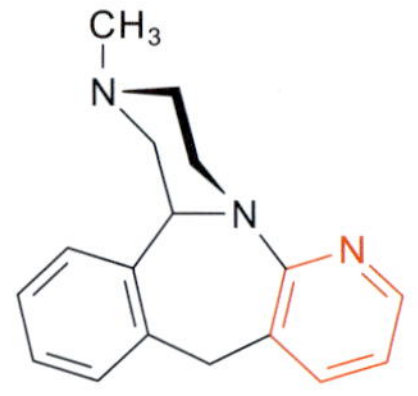

Abb. 3.42 Mirtazapin, ein noradrenerges und spezifisch serotonerges Antidepressivum

Markt. Das *S*-Enantiomer **Duloxetin** befindet sich in später Phase der klinischen Entwicklung. Venlafaxin hemmt erst in hohen Dosen den humanen NET, bei niedrigen Dosen wird bevorzugt der SERT inhibiert.

Noradrenerge und spezifisch serotonerge Antidepressiva (NaSSA)

Die einzige zugelassene Verbindung mit diesem Wirkmechanismus ist **Mirtazapin** (Abb. 3.42), ein Pyridyl-Analogon des Mianserin (Abb. 3.38). Mirtazapin hemmt präsynaptisch lokalisierte, inhibitorisch wirksame α_2-Rezeptoren, was zu einer erhöhten Konzentration von Serotonin und Noradrenalin im synaptischen Spalt führt. Gleichzeitig hemmt der Wirkstoff postsynaptische 5-HT_2- und 5-HT_3-Rezeptoren. Aufgrund der Blockade von 5-HT_2-Rezeptoren kann es unter der Therapie mit Mirtazapin zu einer leichten Gewichtszunahme kommen. Mirtazapin zeigt zwar große strukturelle Ähnlichkeit mit Mianserin, allerdings blockiert es im Gegensatz zu Mianserin keine α_1-Rezeptoren, was sich im Ausbleiben von Blutdruckregulations-Problemen manifestiert.

Dual-serotonerge Antidepressiva

a. H.

Für diese Wirkstoffklasse sind bisher zwei Vertreter bekannt. **Trazodon** und **Nefazodon** (Abb. 3.43) sind *N*-Aryl-substituierte Piperazin-Derivate, die über eine C_3-Kette mit einem Triazolon-Ringsystem verknüpft sind. Auffällig ist die Verwandschaft mit dem Anxiolytikum Buspiron. Nefazodon aktiviert die serotonerge

Trazodon: Palinopsie (Standbilder) → Nervenschädigung

Nefazodon: Leberschäden

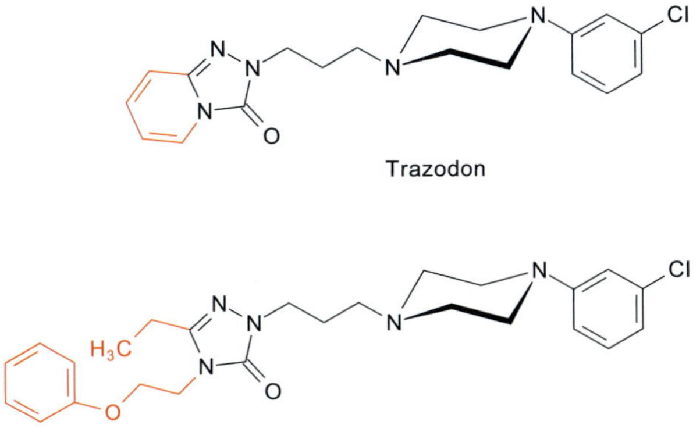

Abb. 3.43 Dual-serotonerge Antidepressiva

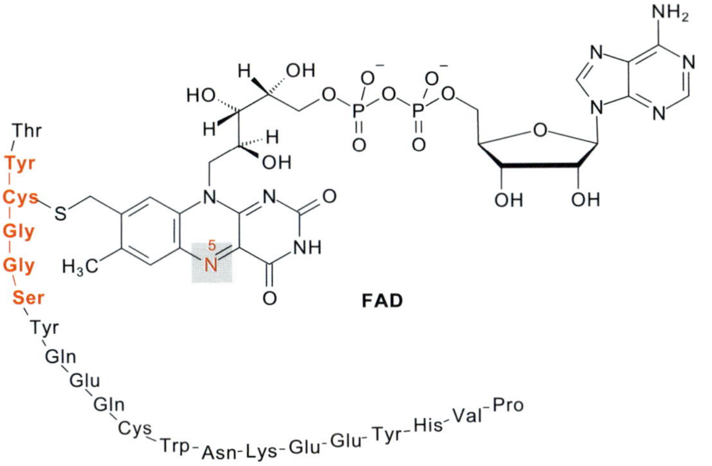

Abb. 3.44 Prosthetische Gruppe von MAO-A und MAO-B

Neurotransmission über die Hemmung der Serotonin-Wiederaufnahme. Daneben ist der Arzneistoff ein starker 5-HT_2-Antagonist und ein NA-Wiederaufnahme-Hemmer. Die Vorläufersubstanz von Nefazodon ist Trazodon (außer Handel), das ebenfalls über einen dualen serotonergen Wirkmechanismus verfügt, allerdings ohne NA-Wiederaufnahme-Hemmung. Daraus resultiert beim Trazodon eine stärker sedierende Wirkkomponente.

Hemmstoffe der Monoamino-Oxidase (MAO-Inhibitoren)

MAO ist ein im Körper weitverbreitetes Enzym, welches in der äußeren Mitochondrien-Membran neuronaler und nicht neuronaler Zellen lokalisiert ist. Es metabolisiert monoaminerge Neurotransmitter (Adrenalin, Noradrenalin und Dopamin) und andere endogene und exogene Monoamine wie Tyramin. Mit der Klonierung der Monoamino-Oxidase A und B wurde die Existenz zwei verschiedener Subtypen nachgewiesen, die sich hinsichtlich ihrer Organverteilung und Substratspezifität sowie ihrer Empfindlichkeit gegenüber Inhibitoren unterscheiden. Während im Gehirn die MAO-B überwiegt (80% der Gesamtaktivität), werden die beiden Isoformen in der Leber und in der Lunge in vergleichbarem Ausmaß exprimiert. Im Darm überwiegt die MAO-A. Es konnte gezeigt werden, dass beide MAO-Enzyme eine ähnliche Primärstruktur besitzen (MAO-A 59,7 kD, MAO-B 58,8 kD) und in der Nähe des aktiven Zentrums 20 Aminosäuren mit identischer Sequenz aufweisen. MAO-A und -B benötigen FAD als Cofaktor, das kovalent über eine Thioetherbindung an ein Cystein enthaltendes Pentapeptidmotiv (Ser-Gly-Gly-Cys-Tyr) des Enzyms gebunden wird (Abb. 3.44).

MAO-Inhibitoren sind Wirkstoffe, die die Aktivität der MAO unterdrücken. Entsprechend der Reversibilität der Hemmung unterscheidet man kompetitive, reversible und irreversible Hemmstoffe. Reversible MAO-Hemmer zeigen strukturelle Ähnlichkeit mit den Substraten des En-

Tab. 3.18 Pharmakokinetische Kenndaten ausgewählter Antidepressiva

INN	Bioverfügbarkeit (%)	HWZ (h)	Proteinbindung (%)	Aktiver Metabolit, HWZ (h)
Citalopram	80	33	80	–
Fluoxetin	85	48–72	95	168–216
Fluvoxamin	94	15	77	–
Imipramin	50	4–30	86	20
Mirtazapin	50	20–40	85	–
Nefazodon	20	2	99	4
Paroxetin	90	24	95	–
Reboxetin	60	12	25	–
Sertralin	88	26	98	60–108
Venlafaxin	13	5	27	11

Tab. 3.19 Antidepressiva als Substrate und Inhibitoren von Cytochrom-P450-Enzymen

INN	Substrat von CYP	Inhibitor von CYP
Citalopram	2C19, 3A4	–
Fluoxetin	2C9, 2D6	2D6, 3A4
Fluvoxamin	1A2, 2C19, 2D6	1A2, 2C19
Mirtazapin	3A4, 2D6	–
Moclobemid	2C19	2C19, 2D6
Nefazodon	3A4	3A4
Paroxetin	2D6, 3A4	2D6
Reboxetin	3A4	2D6, 3A4
Sertralin	3A4, 2C19	3A4, 2D6
Venlafaxin	2D6, 3A4	–

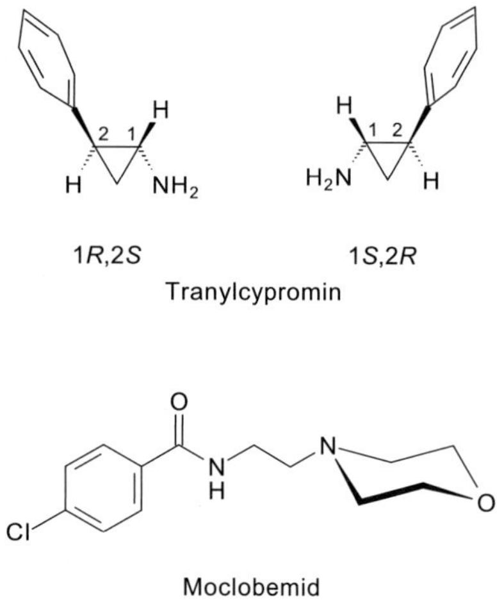

Abb. 3.45 Tranylcypromin und Moclobemid, Hemmstoffe der Monoamino-Oxidase

zyms, werden aber im Gegensatz zu diesen jedoch nicht metabolisiert. Irreversible MAO-Hemmer werden auch als „Suizid"-Inhibitoren bezeichnet, da sie nach Wechselwirkung mit dem aktiven Zentrum des Enzyms kovalent an FAD gebunden werden. Typische irreversible MAO-Inhibitoren wie Selegilin (Kap. 3.5.1) oder Tranylcypromin haben im Gegensatz zu den kompetitiven, reversiblen Inhibitoren eine lange Wirkzeit, da erst durch die Neusynthese des Enzyms dessen biologische Wirkung wieder hergestellt wird.

Die selektive Hemmung der A-Form ruft im menschlichen Gehirn vor allem eine Erhöhung der Konzentration von Adrenalin, Noradrenalin und 5-HT hervor. Dagegen wird durch die selektive Hemmung der B-Form überwiegend Dopamin beeinflusst, da Dopamin im menschlichen Gehirn bevorzugt durch MAO-B metabolisiert wird. Während selektive MAO-A-Hemmer Anwendung als Antidepressiva finden, werden selektive MAO-B-Inhibitoren bei der Behandlung der Parkinson-Krankheit eingesetzt.

Klassische MAO-Hemmer zählen zu den nicht selektiv wirkenden Wirkstoffen, von denen nur noch **Tranylcypromin** (Abb. 3.45) als Reservearzneistoff in Deutschland in Gebrauch ist. Seine Wirksamkeit beruht auf einer irreversiblen Blockade der Monoaminoxidase. Tranylcypromin ist strukturell mit Amphetamin verwandt und weist als Besonderheit einen Cyclopropanring auf. Ferner besitzt es zwei Chiralitätszentren, weshalb zwei Enantiomerenpaare existieren. Therapeutische Anwendung findet nur die *trans*-Form (Abb. 3.45).

Der stereochemische Vergleich von Tranylcypromin mit *S*-Amphetamin und Selegilin zeigt, das *S*-Amphetamin dem Enantiomer mit C(1)-*S*-Konfiguration und Selegilin dem Enantiomer mit C(1)-*R*-Konfiguration entspricht.

Moclobemid (Abb. 3.45) gehört zur Klasse der so genannten reversiblen und selektiven Inhibitoren der Monoamino-Oxidase A (RIMA). Bei guter antidepressiver

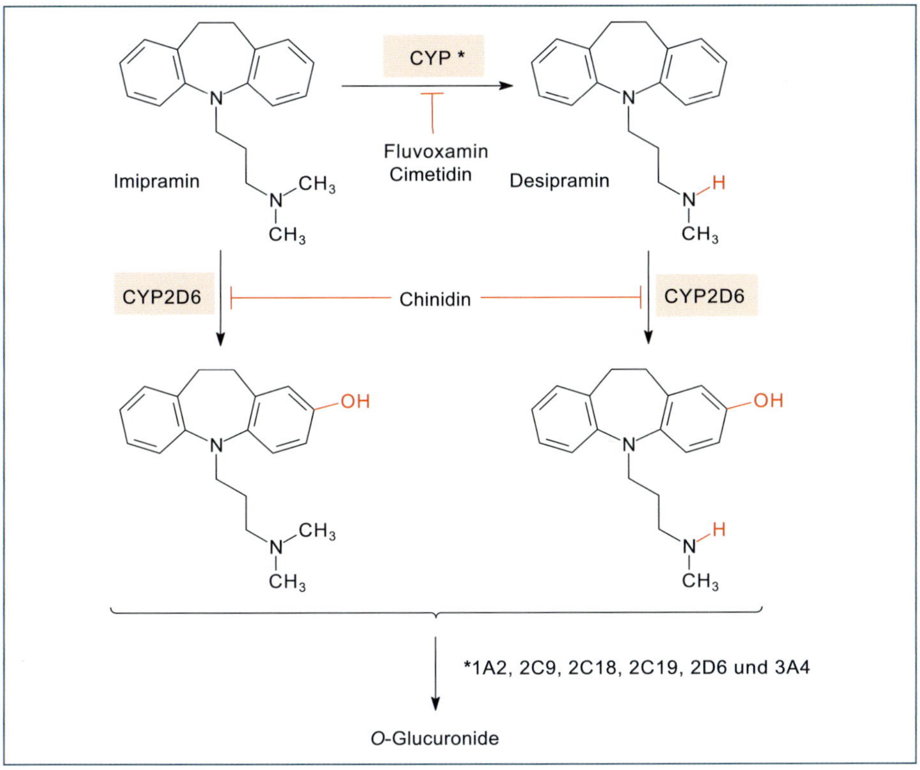

Abb. 3.46 Metabolismus von Imipramin

Wirksamkeit zeigt es keine Nahrungsmittel-Interaktionen, weshalb keine Diätrestriktionen (wie beim Tranylcypromin) zu beachten sind. Strukturell ist Moclobemid mit Sulpirid, Metoclopramid und anderen Wirkstoffen vom Typ der substituierten Benzoesäureamide verwandt.

Pharmakokinetik, Metabolismus und Interaktionen

Die sichere Anwendung und gute Verträglichkeit der Antidepressiva basiert neben der korrekten Dosierung und Berücksichtigung etwaiger Arzneimittelinteraktionen vor allem auf den pharmakokinetischen Eigenschaften der einzelnen Wirkstoffe z. B. Bioverfügbarkeit und Halbwertszeit (Tab. 3.18).

Viele Antidepressiva werden über die Enzyme des CYP450-Systems metabolisiert. Hemmt oder induziert eine Substanz eines dieser Isoenzyme, kommt es zu einem Anstieg bzw. Abfall der Plasmaspiegel der Arzneistoffe, die über dieses Enzym verstoffwechselt werden. Dies muss insbesondere bei der Kombinationsbehandlung mit Cumarinen und verschiedenen Antibiotika berücksichtigt werden. Für einige häufig eingesetzte Antidepressiva sind in Tabelle 3.19 die Substrat- und/oder Inhibitor-Eigenschaften von CYP450-Enzymen zusammengefasst (vgl. Tab. 1.8).

Imipramin unterliegt einer ausgeprägten Metabolisierung in der Leber. Hauptmetabolit ist dabei das durch *N*-Demethylierung entstehende ebenfalls antidepressiv wirksame Desipramin. Den Demethylierungsschritt von Imipramin, Amitriptylin und Clomipramin katalysieren die CYP-Enzyme 1A2, 2C9, 2C18, 2C19, 2D6 und 3A4. Die daneben ablaufende sättigbare Hydroxylierung von Imipramin und Desipramin in Position 2 des Ringsystems, vorwiegend durch CYP2D6 katalysiert, wird für die Dosisabhängigkeit der Pharmakokinetik verantwortlich gemacht: mit steigender Dosis wird der Quotient 2-OH-Imipramin/Imipramin kleiner während das Verhältnis Desipramin/Imipramin ansteigt. Die Hydroxylierungsprodukte werden vorwiegend als Konjugate (Glucuronide) renal ausgeschieden (Abb. 3.46).

Die Plasma-HWZ von Imipramin liegt zwischen 4 und 30 h mit einer Tendenz zu den längeren Halbwertszeiten bei älteren Patienten. Es gibt Schnell-, Langsam- und extrem schlechte Metabolisierer (HWZ bis zu 97 h). Nur bei Schnell-Metabolisierern treten 2-OH-Derivate im Plasma auf. Eine bei Rauchern gesteigerte *N*-Demethylierung und Glucuronidierung kann die Elimination steigern. Auch bei Alkoholkranken ist die HWZ verkürzt. Chinidin hemmt die 2-Hydroxylierung, nicht jedoch die *N*-Demethylierung von Imipramin. Fluvoxamin hemmt die *N*-Demethylierung. Cimetidin hemmt sowohl die *N*-Demethylierung von Imipramin als auch die Hydroxylierung von Desipramin.

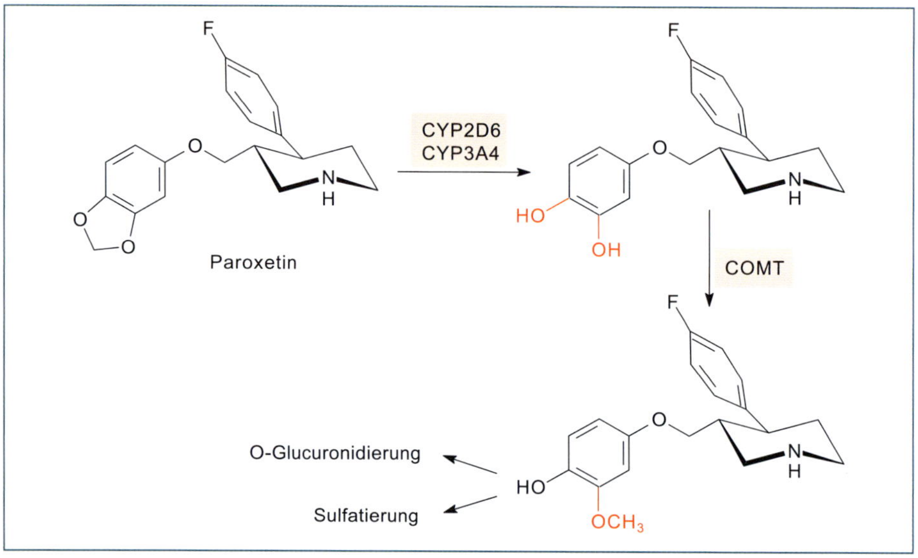

Abb. 3.47 Metabolismus von Paroxetin

Paroxetin unterliegt einer nahezu vollständigen Metabolisierung (Abb. 3.47). Mindestens 85% des verabreichten Paroxetin werden über ein Catechol-Intermediärprodukt mit nachfolgender Methylierung und Konjugation zu stark polaren Glucuroniden und Sulfat-Metaboliten verstoffwechselt. Die Metabolite sind deutlich weniger wirksam als Paroxetin und werden zu über 60% renal ausgeschieden. 1 bis 2% Paroxetin erscheinen unverändert im Harn. Bei schweren Nieren- und Leberfunktionsstörungen sollte die Dosis reduziert werden.

3.5.2 Psychostimulanzien und Antiadiposita

Als Psychostimulanzien (Psychoanaleptika) werden Wirkstoffe bezeichnet, die eine psychisch anregende und aktivitätssteigernde Wirkung haben. Charakteristisch sind ein leicht euphorisierender Effekt, eine Antriebs- und Vigilanzsteigerung und eine Unterdrückung von Müdigkeit und Schlafbedürfnis. Psychostimulanzien werden zur Behandlung von Aufmerksamkeits-Defizit/Hyperaktivitäts-Störungen und zur Therapie der Narkolepsie eingesetzt.

Amphetamin und verwandte Stoffe (Weckamine) besitzen eine Phenylalkylamin-Struktur (Abb. 3.48).

Wegen des Fehlens von Hydroxylgruppen am Benzenring sind Amphetamin-Derivate wenig polar, werden nach oraler Verabreichung rasch resorbiert und passieren gut die Blut-Hirn-Schranke. Amphetamin hat peripher sympathomimetische und zentral stimulierende Eigenschaften. Letztere äußern sich klinisch in vermehrter Wachheit, erhöhtem Aktivitätsniveau, motorischer Antriebssteigerung, verminderter Müdigkeit, Atmungsstimulierung und Appetithemmung. Die Wirkungen beruhen in erster Linie auf einer Verstärkung der Freisetzung von Noradrenalin (NA) und Dopamin (DA) in den synaptischen Spalt (indirekt wirkende Sympathomimetika). Außerdem wird die Wiederaufnahme von NA und DA in die präsynaptischen Nervenendigungen blockiert. Die rechtsdrehende Form (Dexamphetamin) wirkt drei- bis viermal stärker zentral stimulierend als die linksdrehende Form (Levamphetamin). Für **Methamphetamin** gilt das gleiche eudismische Verhältnis. **Fenetyllin** (Abb. 3.48) ist ein Methamphetamin-Derivat, das über eine Methyleneinheit mit einem Coffein-Molekül verknüpft ist. Wegen des hohen Suchtpotenzials unterliegen Amphetamine und verwandte Wirkstoffe der Betäubungsmittel-Verschreibungs-Verordnung.

Entsprechend der Beziehung zwischen der Dissoziationskonstanten des Amphetamin-Kations und dem pH-Wert des Primärharns ist das Ausmaß der tubulären Reabsorption bzw. renalen Elimination steuerbar. Durch eine pH-Verschiebung in den schwach sauren Bereich kommt es zu einer forcierten Ausscheidung von Amphetaminen, da sie unter diesen Bedingungen in gut wasserlöslicher kationischer Form vorliegen, welche tubulär nicht reabsorbiert werden kann.

Klinisch gut erforscht ist die Wirkung von Psychostimulanzien auf das hyperkinetische Syndrom bei Kindern, deren Hyperimpulsivität, motorische Unruhe und Konzentrations- sowie Leistungs-Störungen durch die Gabe von Stimulanzien positiv beeinflusst werden. Da die hyperkinetische Bewegungsunruhe ein hervorstechendes Merkmal bei vielen aufmerksamkeits- und konzentrationsgestörten Kindern ist, ist das hyperkinetische Kriterium als gleichberechtigt neben dem Aufmerksamkeits-Defizit aufgeführt (**ADHD, A**ttention **D**eficit **H**yperactivity **D**isorder). Psychostimulanzien verlängern bzw. verbrei-

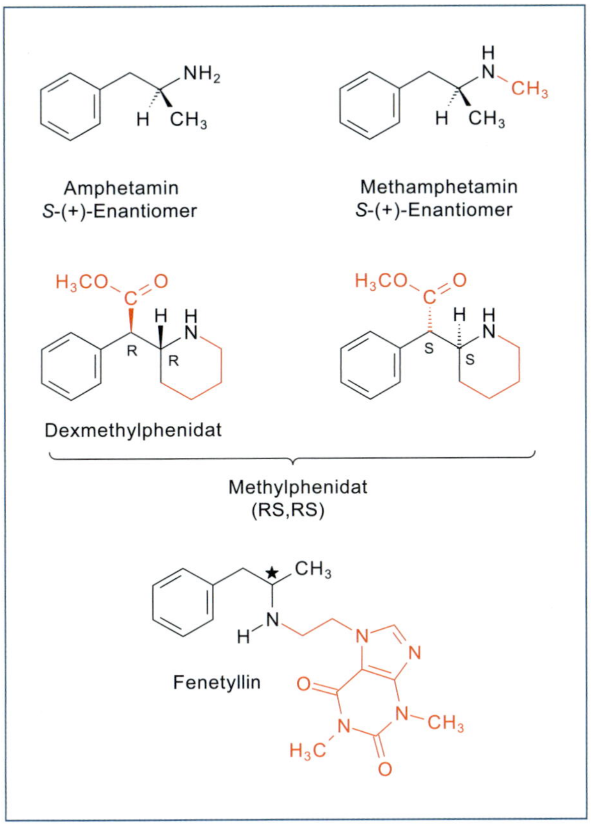

Abb. 3.48 Amphetamine und davon abgeleitete Verbindungen

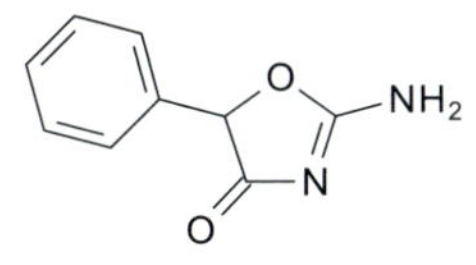

Abb. 3.49 Pemolin, ein Oxazolinon-Derivat

tern die Aufmerksamkeitsspanne und erleichtern die Fokussierung der Aufmerksamkeit. Wegen guter Erfahrungen wird heute vor allem **Methylphenidat** (Abb. 3.48) zur Behandlung von Aufmerksamkeits-Defizit/Hyperaktivitäts-Störungen eingesetzt. Bei diesem ist die Aminfunktion der Phenylethylamin-Struktur in einen Piperidinring inkorporiert. Außerdem verfügt Methylphenidat über eine Estergruppierung. Der Arzneistoff setzt stärker Serotonin frei als Amphetamin und hemmt ebenfalls die Wiederaufnahme von DA und NA. Einen neuen Wirkstoff zur Behandlung von ADHD stellt das **Atomoxetin** dar, welches nicht zu den Psychostimulanzien, sondern zu den selektiven Noradrenalin-Wiederaufnahme-Hemmern (SNRI) gezählt wird (Kap. 3.5.1).

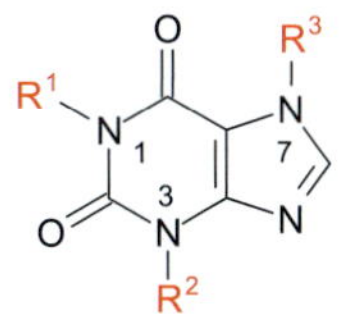

	R^1	R^2	R^3
Coffein	CH_3	CH_3	CH_3
Theophyllin	CH_3	CH_3	H
Theobromin	H	CH_3	CH_3

Abb. 3.50 Xanthine

Die häufigsten Nebenwirkungen der Psychostimulanzien sind Schlafstörungen und Appetithemmung. Weitere unerwünschte Wirkungen sind Tachykardie, Blutdruckanstieg und ängstliche Verstimmungen sowie erhöhte Reizbarkeit. Eine Suchtgefahr besteht bei hyperaktiven Kindern nicht. Im Erwachsenenalter stellt sie dagegen die Haupt-Kontraindikation für den Einsatz von Stimulanzien dar.

Oxazolinone

Pemolin (Abb. 3.49) ist ein Oxazolinon-Derivat, welches zentral stimulierend wirkt. Es wird wie Methylphenidat bei ADHD eingesetzt. Pemolin besitzt ähnliche Nebenwirkungen und Kontraindikationen wie die Amphetamine und Methylphenidat.

Xanthine

Coffein, Theophyllin und Theobromin wirken in unterschiedlichem Maße als Psychostimulanzien und als Bronchodilatatoren. Unter den drei Methylxanthinen weist **Coffein** die stärkste ZNS-stimulierende Wirkung auf (Abb. 3.50). Als Bestandteil von Kaffee, Tee, Guarana und Cola ist es weltweit das gebräuchlichste Psychostimulans.

Die zentralen Wirkungen des Coffeins beruhen auf einer Blockade von Adenosin-Rezeptoren des Subtyps A_1, wodurch es zu einer kurz andauernden Aufhebung von Ermüdungserscheinungen und Steigerung der Konzentration kommt. Die peripheren Wirkungen (Steigerung der Herzfrequenz und Kontraktilität, Bronchodilatation, Steigerung der Diurese) sind im Vergleich zu Theophyllin deutlich schwächer ausgeprägt. Coffein wird rasch und vollständig absorbiert und in der Leber durch Demethylierung und Oxidation metabolisiert (Abb. 3.51). Die Ausscheidung der Metaboliten, vor allem Paraxanthin, erfolgt renal. Eine Zusammenstellung der pharmakokinetischen Daten der Psychostimulanzien findet sich in Tabelle 3.20.

Tab. 3.20 Pharmakokinetische Kenndaten ausgewählter Psychostimulanzien

INN	Bioverfügbarkeit (%)	t_{max} (h)	HWZ (h)
Coffein	100	0,5–1	4–10
Fenetyllin	n. b.	1	1–2/17,5[1]
Methylphenidat	30	2	2–4
Pemolin	n. b.	2–3,5	9–18
Theophyllin	100	1–2	7–9

[1] aktiver Metabolit (Amphetamin); n. b. = nicht bekannt

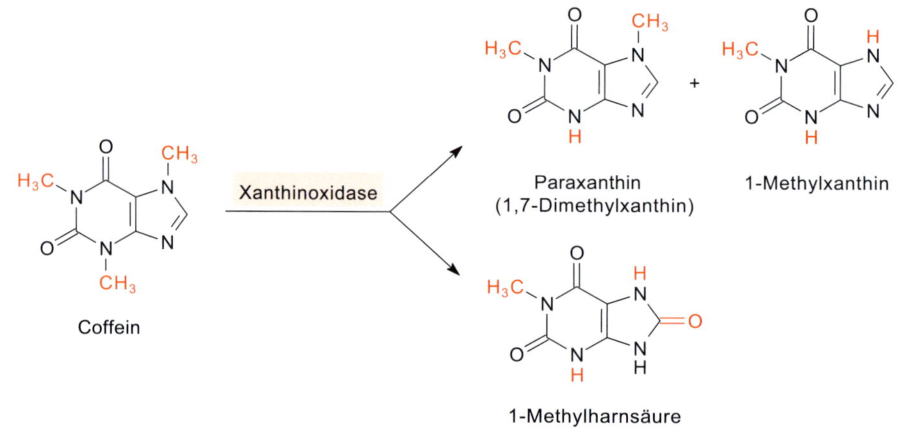

Abb. 3.51 Metabolismus von Coffein

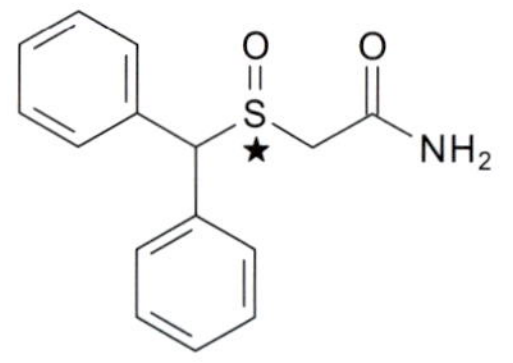

Abb. 3.52 Modafinil, ein Wirkstoff zur Behandlung der Narkolepsie

Narkoleptika

Bei der Narkolepsie handelt es sich um ein seltenes Krankheitsbild mit anfallsweisem, unüberwindlichen Schlafzwang am Tage mit Tonusverlust der Skelettmuskulatur. Als Ursache werden genetische Defekte diskutiert. Auch nach Hirntraumen und Hirntumoren kann Narkolepsie auftreten.

Modafinil ist ein Psychostimulans mit unbekanntem Wirkmechanismus, das zur Therapie der Narkolepsie eingesetzt wird. Als unsymmetrisches Sulfoxid besitzt es wie Esomeprazol (Abb. 11.11) am Schwefel ein Chiralitätszentrum (Abb. 3.52). Die pharmakologischen Unterschiede der Enantiomere sind nicht untersucht.

Antiadiposita

Übergewicht und Adipositas sind definiert als eine Vermehrung des Körpergewichtes durch eine über das Normalmaß hinausgehende Erhöhung des Körperfettanteils. Die Entscheidung zur Therapie der Adipositas ist abhängig vom Ausmaß des Übergewichtes bzw. vom Vorliegen übergewichtsbedingter Erkrankungen. Generell werden heute interdisziplinäre Therapieansätze bevorzugt, wobei als Basis einer jeglichen Therapie Nahrungsumstellung und eine Erhöhung der körperlichen Aktivität angesehen werden. Die ausschließlich pharmakotherapeutische Adipositas-Behandlung führt zu keiner dauerhaften Verringerung des Körperfettanteils.

Medikamente, die beim Abnehmen helfen sollen, haben in der Vergangenheit immer wieder für negative Schlagzeilen gesorgt. Erst waren es die letalen Nebenwirkungen von Anorektika (Appetitzügler) auf Basis der Amphetamine, dann die Assoziation von Anorektika mit dem Auftreten einer primären pulmonalen Hypertonie sowie mit Herzklappenveränderungen. Obwohl die für die Entstehung einer pulmonalen Hypertonie und der Herzklappenveränderungen verantwortlichen Mechanismen bislang noch nicht im Detail geklärt sind, gilt es als wahrscheinlich, dass diese Nebenwirkungen mit Wirkstoffen verknüpft sind, die entweder Serotonin (wie die vom

Markt genommenen Wirkstoffe **Fenfluramin** und **Dexfenfluramin**) oder Noradrenalin und Dopamin freisetzen.

Für die unterstützende Pharmakotherapie der chronischen Erkrankung Übergewicht/Adipositas werden heute zwei Arzneistoffe, **Sibutramin** (Abb. 3.53) und **Orlistat** (Kap. 11.9), empfohlen. In den USA wird auch **D-Norpseudoephedrin** noch sehr häufig angewandt. Sibutramin und Norpseudoephedrin sind im Gegensatz zum Lipase-Inhibitor Orlistat zentral wirkende Arzneistoffe.

Die Entwicklung der Anorektika/Antiadiposita ging von den Leitsubstanzen **Ephedrin** und Amphetamin aus und führte zu einer Vielzahl strukturverwandter Phenylalkylamine, von denen die Mehrzahl wegen des ungenügenden Nutzen-Risiko-Verhältnisses als obsolet anzusehen ist. D-Norpseudoephedrin, 1*S*,2*S*-2-Amino-1-phenylpropanol, wirkt indirekt sympathomimetisch, wodurch es in hypothalamischen Zentren zu einer vermehrten Freisetzung von monaminergen Transmittern (NA, DA, 5-HT) in den synaptischen Spalt kommt. Daraus resultiert eine Dämpfung des Hungergefühls.

Sibutramin wurde ursprünglich als Antidepressivum entwickelt, doch konnte die Wirkung in klinischen Studien nicht belegt werden. Es zeigte sich aber, dass die Gabe von Sibutramin zu einer Gewichtsreduktion führt, weshalb der Arzneistoff als Antiadipositum profiliert wurde. Sibutramin wird gut resorbiert und unterliegt einem ausgeprägten First-Pass-Effekt in der Leber (CYP3A4). Die Hauptwirkung wird von den beiden Metaboliten M1 und M2 (Eliminations-HWZ 14 bis 16 h) getragen (HWZ von Sibutramin 1,1 h) (Abb. 3.54).

Die Metabolite M1 und M2 vermitteln ihre Wirkung über eine selektive Hemmung der Wiederaufnahme von Serotonin und Noradrenalin in die präsynaptischen Nervenendigungen (Serotonin- und Noradrenalin-Wiederaufnahme-Hemmer, SSNRI, Kap. 3.5.1). Daraus resultiert ein früher eintretendes und länger anhaltendes Sättigungsgefühl sowie eine Steigerung des Energieverbrauches über eine Sympathikus-vermittelte Stimulation des braunen Fettgewebes via β_3-Adrenozeptoren.

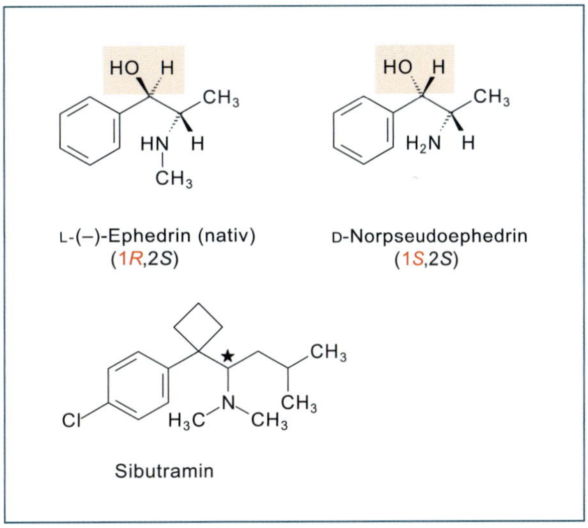

Abb. 3.53 Ephedrin und die Antiadiposita Norpseudoephedrin und Sibutramin

Bei der gleichzeitigen Gabe von CYP3A4-Hemmern wie Ketoconazol, Erythromycin, Nifedipin u. a. kann es zu einer Erhöhung der Plasmaspiegel von Sibutramin und der aktiven Metaboliten kommen. Die gleichzeitige Gabe von Arzneistoffen, die das Serotonin-System beeinflussen wie z. B. MAO-Hemmer, SSRI und Opioide, sollte vermieden werden, um das Auftreten eines Serotonin-Syndroms zu verhindern.

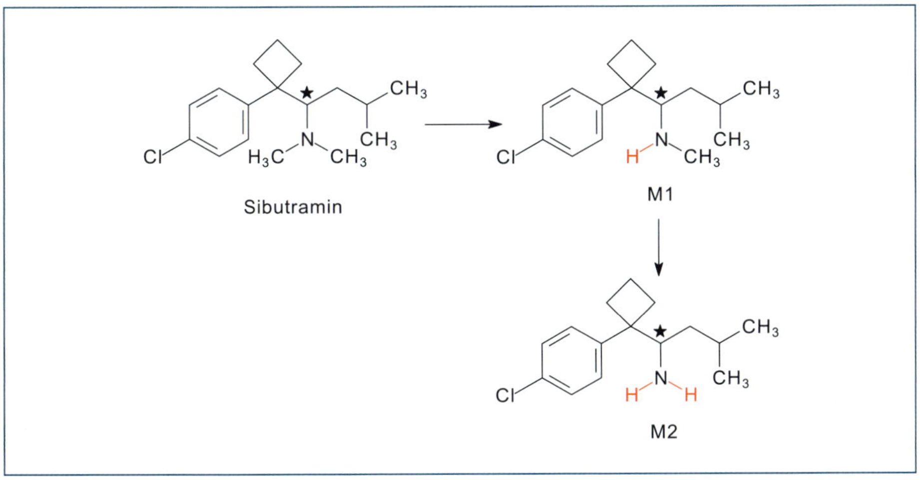

Abb. 3.54 Metabolismus von Sibutramin

Synopse

- Man geht heute davon aus, dass während einer Depression das Gleichgewicht der Neurotransmitter Serotonin und Noradrenalin in speziellen Regionen des ZNS gestört ist.
- Zahlreiche Antidepressiva hemmen die Wiederaufnahme von Serotonin und/oder Noradrenalin aus dem synaptischen Spalt in das präsynaptische Neuron.
- Die vermehrte synaptische Verfügbarkeit von Serotonin und Noradrenalin ist ein wichtiger initialer Wirkungsmechanismus vieler Antidepressiva.
- Der Serotonin-Transporter (SERT), der Noradrenalin-Transporter (NET) und der Dopamin-Transporter (DAT) gehören zur Familie der Na^+Cl^--abhängigen Transporter.
- Die Monoamino-Oxidase (MAO) metabolisiert monoaminerge Neurotransmitter wie Adrenalin, Noradrenalin und Dopamin.
- Monoamino-Oxidase-Inhibitoren hemmen den Abbau von Serotonin und Noradrenalin.
- Ältere Antidepressiva werden nach ihrer chemischen Struktur in zwei Gruppen gegliedert: trizyklische Antidepressiva (TCA) und tetrazyklische Antidepressiva.
- Neuere Antidepressiva werden aufgrund der Beeinflussung der Serotonin- und/oder Noradrenalin-Wiederaufnahme klassifiziert.
- Selektive Serotonin-Wiederaufnahme-Hemmer unterscheiden sich in ihren chemischen Strukturen, stellen aber wirkungsmäßig die homogenste Gruppe der modernen Antidepressiva dar.
- Die Wirkung von Tranylcypromin beruht auf einer nicht selektiven und irreversiblen Blockade der Monoamino-Oxidase. Moclobemid ist ein reversibler Inhibitor der MAO-A.
- Viele Antidepressiva werden über Enzyme des CYP450-Systems metabolisiert, was insbesondere bei der Kombinationstherapie mit Cumarinen und verschiedenen anderen Arzneistoffen berücksichtigt werden muss.
- Als Psychostimulanzien werden Wirkstoffe bezeichnet, die eine psychisch anregende und aktivitätssteigernde Wirkung haben. Unter anderem werden sie zur Behandlung der Aufmerksamkeits-Defizit/Hyperaktivitäts-Störung (ADHS) und zur Therapie der Narkolepsie eingesetzt.
- Beim Esterderivat Methylphenidat ist die Aminfunktion der Phenylethylamin-Struktur in einen Piperidinring inkorporiert. Der Arzneistoff führt zu einer gesteigerten Freisetzung von Serotonin und hemmt die Wiederaufnahme von DA und NA.
- Der selektive Noradrenalin-Wiederaufnahme-Hemmer Atomoxetin wird ebenfalls zur Behandlung der ADHS eingesetzt.
- Coffein, Theophyllin und Theobromin wirken in unterschiedlichem Maße als Psychostimulanzien und Bronchodilatatoren. Coffein besitzt die stärkste ZNS-stimulierende Wirkung. Seine Wirkung beruht auf der Blockade zentraler Adenosin-Rezeptoren des Subtyps A_1.
- Die Entwicklung der Antiadiposita ging von den Leitsubstanzen Ephedrin und Amphetamin aus und führte zu einer Vielzahl strukturverwandter Phenylalkylaminen. Wegen des ungenügenden Nutzen-Risiko-Verhältnisses ist ihre Anwendung als obsolet anzusehen.
- Die Wirkung des zentral wirksamen Antiadipositums Sibutramin geht von zwei Metaboliten aus, die selektiv die Wiederaufnahme von Serotonin und Noradrenalin hemmen.

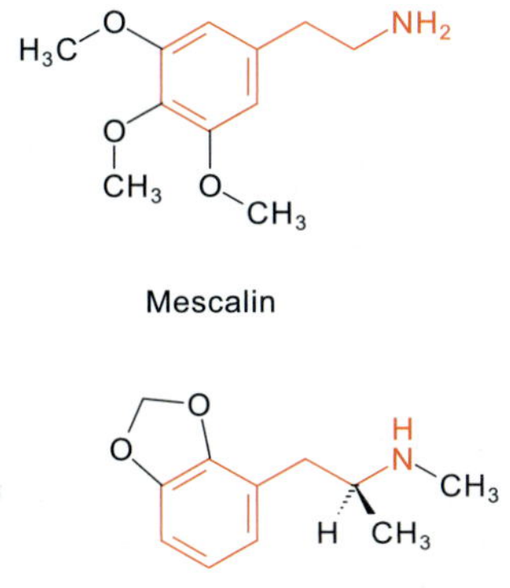

Abb. 3.55 Mescalin und Ecstasy, Halluzinogene mit Phenylethylamin-Struktur

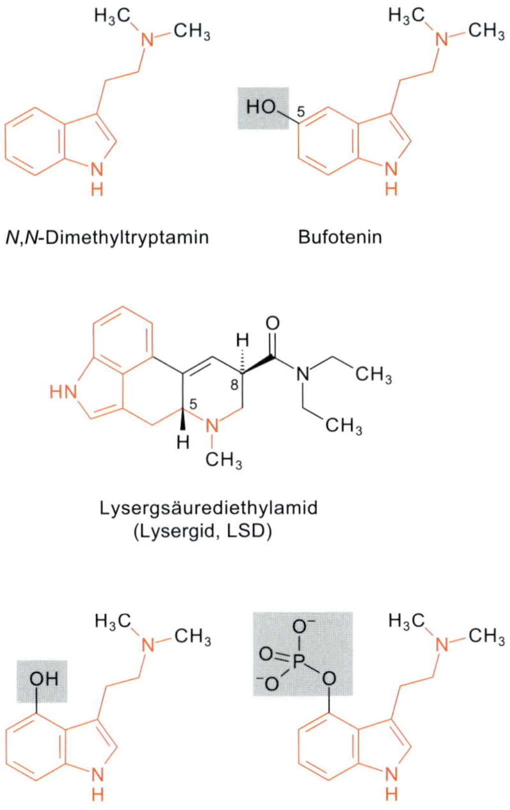

Abb. 3.56 Halluzinogene mit Tryptamin-Struktur

3.6 Psychodysleptika

Psychodysleptika besitzen keine therapeutische Bedeutung und werden deshalb nicht als Arzneistoffe angesehen. Wirkstoffe dieses Typs lösen unter anderem Halluzinationen und schizophrenieartige Zustände aus. Als problematisch wird ihr hohes Missbrauchspotential angesehen.

3.6.1 Phenylethylamin-Derivate

Mescalin (3,4,5-Trimethoxyphenylethylamin) ist ein natürlich vorkommendes, methoxyliertes Amphetamin-Derivat, das aus dem hauptsächlich auf dem amerikanischen Kontinent heimischen Peyotl-Kaktus gewonnen wird. Eine halluzinogene Wirkung wird durch Gabe von 250 bis 500 mg Mescalin erreicht (Abb. 3.55).

Alkoxylierte Amphetamin-Derivate, welche unter dem Namen **Ecstasy** zusammengefasst werden, gewinnen in der Drogenszene heute zunehmend an Bedeutung. Im Unterschied zum ursprünglichen Gebrauch des Begriffes Ecstasy für Präparate mit dem Inhaltsstoff **3,4-Methylendioxy-methamphetamin (MDMA)**, welcher der erste Vertreter dieser Gruppe war, beinhaltet das aktuelle Angebot von Ecstasy-Präparaten auch eine Vielzahl anderer alkoxylierter Amphetamin-Derivate mit halluzinogenen Eigenschaften. Die halluzinogene Dosis ist abhängig von der Molekülstruktur und liegt zwischen 1 und 200 mg. Bei MDMA liegt sie zwischen 50 und 150 mg.

Gemeinsames Strukturmerkmal von Mescalin und Ecstasy-Derivaten sind ein oder mehrere Alkoxygruppen am Benzenring der Phenylethylamin-Grundstruktur. Durch diese Modifikation wird die pharmakologische Wirkung von einem rein indirekten sympathomimetischen Effekt, wie er bei den Amphetamin-Derivaten zu finden ist, auf eine Interaktion mit zentralen Serotonin-Rezeptoren erweitert. Wie LSD interagieren diese Wirkstoffe vorwiegend mit Serotonin-Rezeptoren des limbischen Systems und des Hypothalamus.

3.6.2 Tryptamin-Derivate

Zu den Halluzinogenen mit Tryptamin-Struktur gehören die in Abbildung 3.56 angeführten Wirkstoffe. Während ***N,N*-Dimethyltryptamin** auf synthetischem Wege hergestellt wird, kann **Bufotenin** aus Krötensekret isoliert werden. Eine Ähnlichkeit hinsichtlich der chemischen Struktur und halluzinogenen Eigenschaften besteht zu den natürlich vorkommenden Halluzinogenen **Psilocybin und Psilocin** (in Pilzen wie *Psilocybe mexicana*, magic mushrooms). **Lysergsäurediethylamid**, auch Lysergid oder **LSD** genannt, ist ein partialsynthetisch aus Lysergsäure hergestelltes Halluzinogen mit sehr hoher Potenz. LSD und verwandte Verbindungen verdanken ihre psychodelische Wirkung ihrer strukturellen Ähnlichkeit mit dem Neurotransmitter Serotonin. Der genaue Wirkmechanismus ist noch nicht bekannt. Insgesamt scheint LSD jedoch gleichzeitig über mehrere Mechanismen im zentralen System serotonerger Bahnen seine Wirkung zu entfalten. Diskutiert werden antagonistische und partiell agonistische Wirkungen an 5-HT_{1C}- und 5-HT_2-Rezeptoren, wobei nach wie vor ungeklärt ist, ob die Wirkung an präsynaptischen oder postsynaptischen Rezeptoren stärker im Vordergrund steht.

3.7 Serotonin-Rezeptor-Agonisten zur Migränetherapie

Migräne, Cluster- und Spannungskopfschmerz sind primäre Schmerzkrankheiten, die sich nach ihrem klinischen Erscheinungsbild unterscheiden. Migräne ist mit Übelkeit, eventuell mit Erbrechen, Licht- und Geräusch-Überempfindlichkeit verbunden. Der Ablauf der Schmerzentstehung infolge einer Migräneattacke ist noch nicht vollständig geklärt. Frühere Untersuchungen deuteten zunächst auf überwiegend vaskuläre Mechanismen hin. Dabei soll es durch Freisetzung vasokonstriktorischer Mediatoren zu einer initialen Vasokonstriktion und einer dann schmerzhaften Vasodilatation kranialer Gefäße kommen. Neuere Erkenntnisse stützen die Hypothese einer „neurogenen Entzündung" der Dura, die verschiedene Komponenten einer aseptischen Entzündung umfassen. Dazu zählen die Vasodilatation kleiner meningealer Gefäße, Plasma-Austritt in perivaskuläres Gewebe, Degranulation von Mastzellen und Freisetzung von Entzündungs-Mediatoren. Im Zuge einer Migräneattacke kommt es zu einem Anstieg der Konzentration vasoaktiver Neuropeptide wie CGRP (Calcitonin Gene Related Peptide) im venösen Blut. Es gilt als gesichert, dass **5-HT_{1B}- und 5-HT_{1D}-Rezeptoren** eine entscheidende Rolle bei der Regulation der Neuropeptidfreisetzung spielen. Zu den jüngsten Erkenntnissen zählen die Befunde, wonach bei einer Migräne die Transmission nozizeptiver Signale auf der Ebene des trigeminalen Systems gestört ist.

Therapie

Leichte und mittelschwere Migräneattacken werden mit der Kombination eines prokinetischen Antiemetikums wie Metoclopramid oder Domperidon und einem Analgetikum behandelt. Mittelschwere und schwere Attacken werden heute vor allem mit den 5-$HT_{1B/1D}$-Rezeptor-Agonisten (Triptanen) behandelt.

5-HT_{1B}- und 5-HT_{1D}-Rezeptoren

Molekularbiologische und immunohistochemische Studien haben gezeigt, dass auf der Gefäßmuskulatur meningealer Gefäße der für die Vasokonstriktion verantwortliche **5-HT_{1B}-Rezeptor** exprimiert ist. Dieser Rezeptor ist somit ein vorrangiges Target zur Korrektur der pathologischen Vasodilatation, die offenbar in kausalem Zusammenhang mit dem Migränekopfschmerz steht. 5-HT_{1B}-Rezeptoren sind auch auf koronaren Arterien anzutreffen, was im Kontext mit unerwünschten Nebenwirkungen von 5-HT_{1B}-Rezeptor-Agonisten zu berücksichtigen ist.

Die Expression des **5-HT_{1D}-Rezeptors** konnte sowohl am peripheren als auch am zentralen Ende trigeminaler Nervenstränge nachgewiesen werden. Zudem wurden 5-HT_{1D}-Rezeptoren in Nervengeweben (Tractus solitarius) gefunden, die mit der Entstehung von Übelkeit und Erbrechen im Zuge einer Migräneattacke in Zusammenhang stehen.

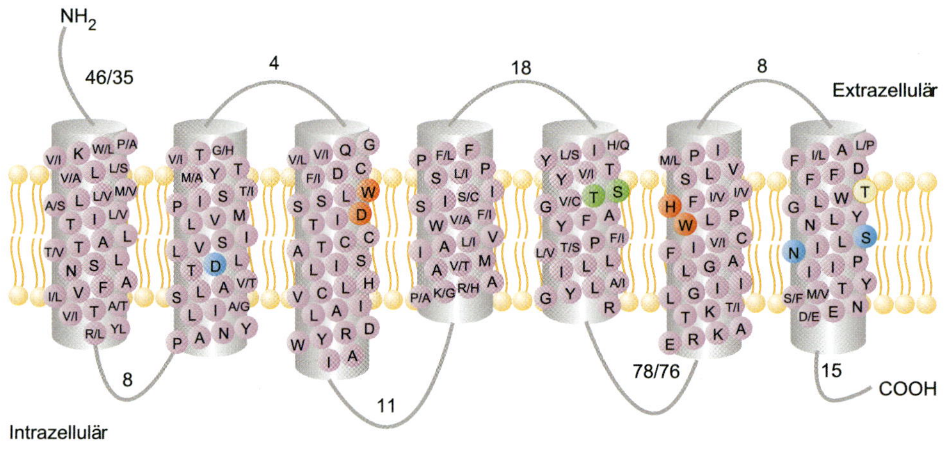

Abb. 3.57 Modell des 5-$HT_{1B/1D}$-Rezeptors

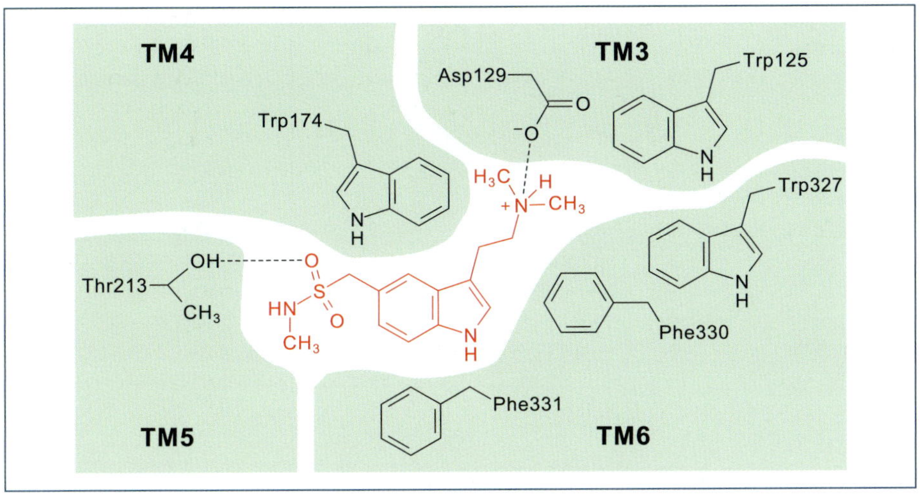

Abb. 3.58 Bindung von Sumatriptan an den $5\text{-}HT_{1B}$-Rezeptor (hypothetisches Modell)

Mit Ausnahme von einer der sieben bis heute identifizierten Serotonin-Rezeptor-Familien gehören alle der Familie der G-Protein-gekoppelten Rezeptoren ($5\text{-}HT_1$, $5\text{-}HT_2$, $5\text{-}HT_4$, $5\text{-}HT_5$, $5\text{-}HT_6$ und $5\text{-}HT_7$) an (Kap. 3.2.1). Bei den Rezeptoren der $5\text{-}HT_3$-Familie handelt es sich um Ligand-gesteuerte Ionenkanäle, die der GABA-Rezeptor-Familie zugeordnet sind. Alle Rezeptoren der $5\text{-}HT_1$-Familie sind negativ über $G_{\alpha i}$ oder $G_{\alpha 0}$ an die Adenylylcyclase gekoppelt. Mit 390 Aminosäuren ist die Sequenz des humanen $5\text{-}HT_{1B}$-Rezeptors um 13 Aminosäurebausteine länger als die des humanen $5\text{-}HT_{1D}$-Rezeptors (377 Aminosäuren). Der Längenunterschied geht zum einen auf den um 11 Aminosäuren verlängerten N-Terminus des $5\text{-}HT_{1B}$-Rezeptors zurück, zum anderen ist die dritte cytoplasmatische Schleife, die die transmembranären Helices 5 und 6 verbindet, im Falle des $5\text{-}HT_{1B}$-Rezeptors um zwei Reste länger als der entsprechende Loop des $5\text{-}HT_{1D}$-Subtyps. Die Tertiärstruktur dieser Rezeptoren wird durch eine Disulfidbrücke zwischen einem Cysteinrest an der extrazellulären Membranoberfläche von Helix 3 ($5\text{-}HT_{1B}$: Cys122, $5\text{-}HT_{1B}$: Cys111) und einem in der zweiten extrazellulären Schleife lokalisierten Cystein ($5\text{-}HT_{1B}$: Cys199, $5\text{-}HT_{1B}$: Cys188) stabilisiert (Abb. 3.57).

Ligand-Bindung. Die bisher durchgeführten Rezeptor-Ligand-Interaktions-Studien lassen den Schluss zu, dass die **Triptane** in ähnlicher Weise an $5\text{-}HT_1$-Rezeptoren binden wie der natürliche Ligand Serotonin, wobei insbesondere Aminosäuren der transmembranären Helices TM4, TM5 und TM6 für die Wechselwirkung mit den Liganden verantwortlich sind. Es gilt als sehr wahrscheinlich, dass die Triptane über das protonierbare tertiäre Amin mit der Carboxylgruppe der Seitenkette einer hochkonservierten Asparaginsäure in TM3 ($5\text{-}HT_{1B}$: Asp129, $5\text{-}HT_{1D}$: Asp118) interagieren. Eine Stabilisierung erfährt diese ionische Wechselwirkung durch aromatische Aminosäure-Seitenketten in räumlicher Nähe zum Ionenpaar. Dazu zählen ein konserviertes Tryptophan der Helix TM3 ($5\text{-}HT_{1B}$: Trp125, $5\text{-}HT_{1D}$: Trp114) sowie ein Tryptophan ($5\text{-}HT_{1B}$: Trp327, $5\text{-}HT_{1D}$: Trp314) und ein Phenylalanin ($5\text{-}HT_{1B}$: Phe330, $5\text{-}HT_{1D}$: Phe317) aus der Helix TM6. Das aromatische Indol-Ringsystem der Triptane wird von zwei aromatischen Seitenketten eines Tryptophan-Restes aus TM4 ($5\text{-}HT_{1B}$: Trp174, $5\text{-}HT_{1D}$: Trp163) und eines Phenylalanin-Restes aus der Helix TM6 ($5\text{-}HT_{1B}$: Phe331, $5\text{-}HT_{1D}$: Phe318) fixiert. Die Hydroxylgruppe des nativen Liganden Serotonin befindet sich in räumlicher Nähe zu einem Threonin-Rest der Helix TM5 ($5\text{-}HT_{1B}$: Thr213, $5\text{-}HT_{1D}$: Thr202), woraus geschlossen werden kann, dass diese Seitenkette eine Wasserstoffbrückenbindung zum jeweiligen Substituenten am Indolgrundgerüst der Triptane bildet (Abb. 3.58).

3.7.1 $5\text{-}HT_{1B/1D}$-Agonisten (Triptane)

Triptane sind selektive $5\text{-}HT_{1B/1D}$-Rezeptor-Agonisten, die zu anderen 5-HT-Rezeptor-Subtypen und zu α- bzw. β-adrenergen, dopaminergen, histaminergen oder muscarinischen Rezeptoren keine oder nur sehr geringe Affinität besitzen. Man geht davon aus, dass Triptane über die Aktivierung der postsynaptischen $5\text{-}HT_{1B}$-Rezeptoren in den zerebralen und duralen Gefäßwänden wirken, wo sie eine Vasokonstriktion und Hemmung der trigeminalen perivaskulären Nervenendigungen verursachen. Zusätzlich verhindert die Aktivierung der präsynaptischen $5\text{-}HT_{1B/1D}$-Rezeptoren durch Triptane die Freisetzung vasoaktiver Neuropeptide und blockiert die Depolarisierung trigeminaler Axone. Darüber hinaus wird eine zentrale Wirkung einiger Triptane am Hirnstamm angenom-

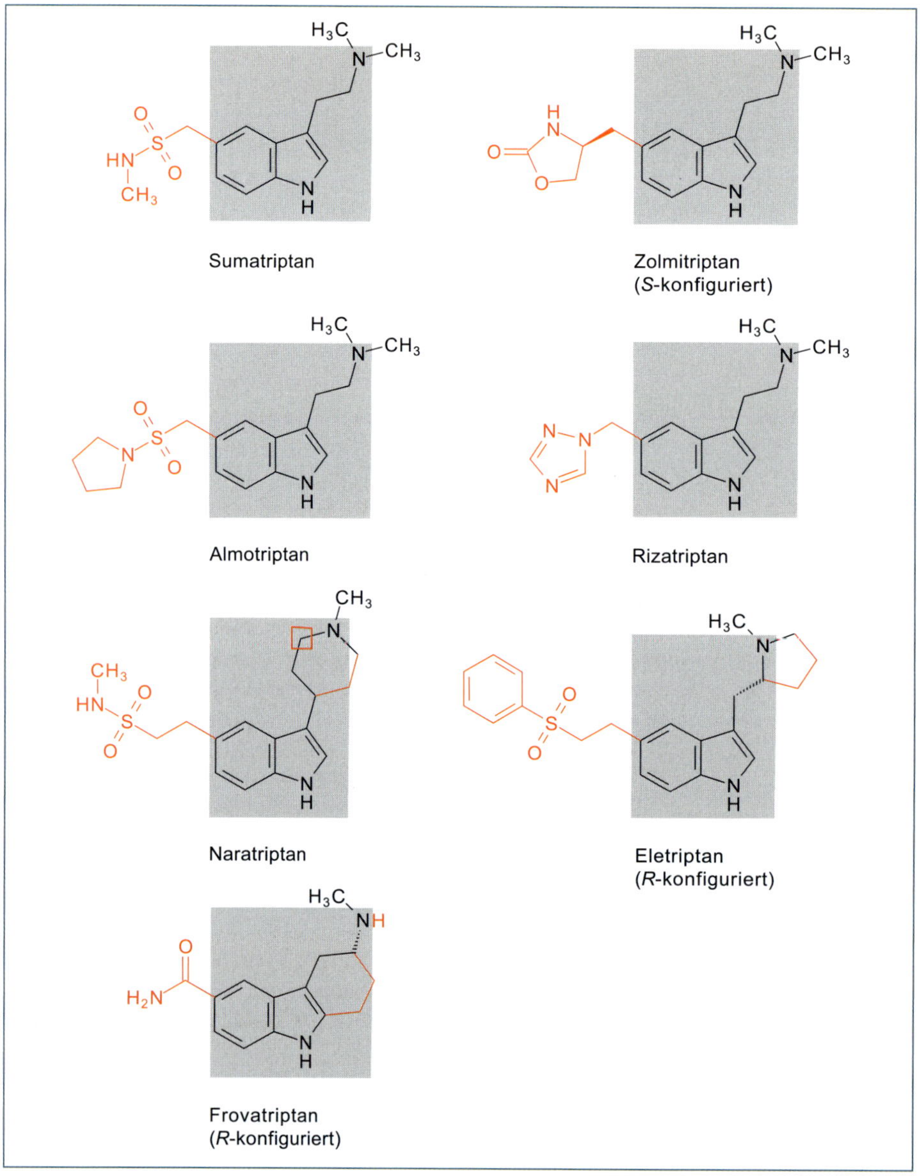

Abb. 3.59 Triptane

men, wodurch die Übertragung von Schmerzsignalen blockiert wird. Die Wirkung auf Koronargefäße ist nur schwach ausgeprägt, was im Einklang mit der geringen Dichte an 5-HT_{1B}-Rezeptoren in diesen Gefäßen steht.

Die Entwicklung von **Sumatriptan** zu einem effektiven Arzneistoff gegen den Migränekopfschmerz gilt als einer der großen Meilensteine in der Migränetherapie. Es war der erste selektive 5-$HT_{1B/1D}$-Agonist, der im Jahr 1991 zur Behandlung der Migräne zugelassen wurde. Zahlreiche Triptane der zweiten Generation sind zwischenzeitlich erfolgreich in die Therapie eingeführt worden (Abb. 3.59).

Gemeinsames Strukturmerkmal aller zugelassenen Triptane ist ein Tryptamin-Grundgerüst. Beim **Naratriptan** ist der Aminoethyl-Rest durch eine in einen Piperidinring eingebunde Aminopropylgruppe ersetzt. Der einzige strukturelle Unterschied zwischen Sumatriptan und **Almotriptan** ist die Einbindung des sekundären Sulfonamid-Stickstoffatoms des Sumatriptans in einen Pyrrolidinring in Almotriptan. Auch **Eletriptan** weist eine deutliche Analogie zu Sumatriptan auf. Das tertiäre Stickstoffatom der Seitenkette ist durch Integration in einen Pyrrolidinring fixiert, was zur Ausbildung eines asymmetrisch substituierten Kohlenstoffatoms an der Substitutionsstelle

Tab. 3.21 Pharmakokinetische Kenndaten der Triptane

INN	Bioverfügbarkeit (%)	t_{max} (h)	HWZ (h)
Almotriptan	70	1,5–3	3,5
Eletriptan	50	1,5	4
Frovatriptan	22–30	2–4	26
Naratriptan	60	2–3	6
Rizatriptan	40	1	3
Sumatriptan	14	2,5	2
Zolmitriptan	41	2,5	2,6

dieses gesättigten Ringes führt. Ähnlich wie bei ***S*-Zolmitriptan** und ***R*-Frovatriptan** musste deshalb eine Synthese für das Eutomer ***R*-Eletriptan** entwickelt werden. Zusätzlich wurde in Eletriptan die saure Sulfonamid-Struktur des Sumatriptans, die bei den Vertretern der zweiten Generation nur mehr bei Naratriptan erhalten ist, durch eine aromatische Sulfon-Partialstruktur ersetzt. Anstelle eines Schwefel-haltigen Substituenten besitzen **Rizatriptan** und Zolmitriptan einen Fünfring-Heterozyklus (1,2,4-Triazol, Oxazolidinon), der über eine Methylenbrücke mit dem Indol-Grundgerüst verknüpft ist. Das Tetrahydro-carbazol-Derivat Frovatriptan ist in dieser Position durch eine Carboxamid-Struktur charakterisiert.

Pharmakokinetik

Eine Zusammenfassung der wichtigsten pharmakokinetischen Daten der Triptane findet sich in Tabelle 3.21. Der Zeitpunkt bis zum Erreichen der Maximalkonzentration im Plasma, der über die Geschwindigkeit des Wirkungseintrittes entscheidet, ist am kürzesten bei Rizatriptan und Eletriptan. Frovatriptan und Naratriptan haben die längsten Zeiten bis zum Erreichen der t_{max}. Die Plasmahalbwertszeit ist am kürzesten für Sumatriptan und am längsten für Frovatriptan. Sumatriptan zeigt von allen Triptanen die niedrigste Bioverfügbarkeit.

Alle Triptane werden in der Leber metabolisiert. Sumatriptan, Zolmitriptan, Rizatriptan und Almotriptan werden vorwiegend durch die Monoamino-Oxidase A (MAO-A) verstoffwechselt. Als Hauptmetabolite entstehen im Falle des Sumatriptans und Almotriptans inaktive Indolessigsäure-Derivate, die entweder unverändert oder glucuronidiert über die Nieren ausgeschieden werden. Im Falle von Zolmitriptan und Rizatriptan entsteht jeweils ein demethylierter Metabolit mit 5-HT$_{1B/1D}$-agonistischen Eigenschaften. Beim Zolmitriptan ist neben der MAO-A auch CYP1A2 am Metabolismus beteiligt. Naratriptan wird etwa zur Hälfte in unveränderter Form über die Nieren ausgeschieden. 30% der verabreichten Dosis sind in Form inaktiver Metaboliten im Urin wiederzufinden. Eletriptan wird hauptsächlich durch CYP3A4 metabolisiert. CYP1A2 ist das hauptsächlich an der Metabolisierung von Frovatriptan beteiligte CYP-Isoenzym.

Synopse

- Migräne-, Cluster- und Spannungs-Kopfschmerzen sind primäre Schmerzkrankheiten, die sich nach ihrem klinischen Erscheinungsbild unterscheiden. Migräne ist meist mit vegetativen Begleitsymptomen verbunden.
- Es gilt als gesichert, dass 5-HT$_{1B}$- und 5-HT$_{1D}$-Rezeptoren eine entscheidende Rolle bei der Pathogenese der Migräne spielen. Beide Rezeptor-Subtypen gehören zur Klasse der G-Protein-gekoppelten Rezeptoren.
- Triptane sind selektive 5-HT$_{1B/1D}$-Rezeptor-Agonisten. Sie wirken vasokonstriktorisch und verhindern die Freisetzung neurogener Entzündungs-Mediatoren. Darüber hinaus blockieren sie die Übertragung von Schmerzsignalen im ZNS.
- Gemeinsames Strukturmerkmal aller Triptane ist ein Tryptamin-Grundgerüst sowie ein Aminoethyl-Substituent in Position 3.

Frovatriptan hemmt oder induziert CYP1A2 in vitro jedoch nicht. Es ist kein Hemmer der MAO-A oder der CYP-Isoenzyme und hat daher nur geringes Potenzial für Arzneistoff-Interationen.

Interaktionen

Die gleichzeitige Gabe von MAO-A-Hemmern und Triptanen führt zu einer Erhöhung der AUC der Triptane, da sie u. a. mit Hilfe der MAO-A abgebaut werden. Hiervon ausgenommen sind Naratriptan, Eletriptan und Frovatriptan. Der Abbau des Zolmitriptans wird durch CYP1A2-Inhibitoren (u. a. Chinolone, Cimetidin), der Abbau des Eletriptans durch CYP3A4-Inhibitoren (u. a. Azol-Antimykotika, Makrolide, Protease-Inhibitoren) gehemmt. Bei gleichzeitiger Gabe von Rizatriptan und des zur Migräne-Prophylaxe eingesetzten Betablockers Propranolol kommt es zu einer Erhöhung der Plasmakonzentration von Rizatriptan, weshalb in diesem Fall die Dosis erniedrigt werden muss.

3.8 Serotonin-Rezeptor-Antagonisten als Antiemetika

Hinter den Phänomenen Übelkeit (Nausea) und Erbrechen steht eine unbewusste Stimulation des Brechzentrums mit vasomotorischen Begleitphänomenen wie Schwitzen und Tachykardie. Pathophysiologisch lassen sich zentrale, kortikale, hypothalamische und viszerale Komponenten nachweisen. An der Auslösung von Übelkeit und Erbrechen sind

- D_2-Rezeptoren
- 5-HT_3-Rezeptoren
- H_1-Rezeptoren
- *m*-Cholino-Rezeptoren und
- Neurokinin-Rezeptoren

maßgeblich beteiligt. Die Reizschwelle des Brechzentrums variiert von Person zu Person: Emotionelle Störungen, intrakranielle Druckänderungen, visuelle, olfaktorische oder gustatorische Stimuli, funktionelle oder anatomische Alterationen des GI-Traktes, heftiger Schmerz, Arzneistoffe oder eine Stimulation des Vestibularapparats können über sensorische Nervenfasern das Brechzentrum erreichen. Arzneistoffe können das Brechzentrum über die Chemorezeptor-Triggerzone (Digitalis-Glykoside, Apomorphin, Emetin, Histamin, Chemotherapeutika) oder über eine Irritation der gastrointestinalen Mukosa (u. a. Salicylate, Aminophyllin) stimulieren.

Staphylokokken-Enterotoxine greifen zentral und peripher an. Bei einer Reihe von Erkrankungen sind Toxine und die Anhäufung von Stoffwechselprodukten für das Erbrechen verantwortlich zu machen. Nausea kann auch im frühen Stadium der Schwangerschaft und bei einigen Erkrankungen des ZNS auftreten. Durch Stimulation des Vestibularapparates des Innenohres im Rahmen der Kinetosen (Bewegungskrankheit, motion sickness, Reisekrankheit, Seekrankheit), aber auch bei Erkrankungen des Labyrinths (Morbus Menière, Otitis media, Durchblutungsstörungen) stellen sich Anorexie, Apathie, Übelkeit und Erbrechen ein, zusammen mit einer Abnahme von Magentonus, -motilität und -sekretion.

Therapie

Antiemetika sind Wirkstoffe unterschiedlicher Arzneistoffklassen, die zentral oder peripher den Brechreiz unterdrücken können. Zu ihnen zählen

- Parasympatholytika
- Neuroleptika
- H_1-Rezeptor-Antagonisten
- Benzamid-Derivate und verwandte Verbindungen
- 5-HT_3-Antagonisten
- NK_1-Antagonisten.

Das Parasympatholytikum **Scopolamin** (Abb. 3.118) ist ein Tropan-Alkaloid. Es gilt als Mittel der Wahl bei Kinetosen. Aufgrund seiner Lipophilie kann Scopolamin auch transdermal appliziert werden. Zahlreiche Neuroleptika (Kap. 3.4.1), die als Substituenten am Phenothiazinring eine Piperazin-Partialstruktur aufweisen, haben antiemetische Eigenschaften. **Triflupromazin** wird zur Behandlung von Hyperemesis gravidarum (sog. unstillbares Schwangerschaftserbrechen) und bei zentralbedingtem Erbrechen eingesetzt. Die antiemetische Wirkung beruht auf dem D_2-Rezeptor-Antagonismus, ferner auf der Blockade von H_1- und Muscarin-Rezeptoren. Von den H_1-Rezeptor-Antagonisten werden vor allem **Diphenhydramin** und **Chlorphenoxamin** sowie **Meclozin** zur Behandlung von Kinetosen eingesetzt (Kap. 3.3.1). Die basischen Arzneistoffe Diphenhydramin und Chlorphenoxamin werden zur Kompensation ihrer sedierenden Eigenschaften häufig als Salze mit 8-Chlortheophyllin ein-

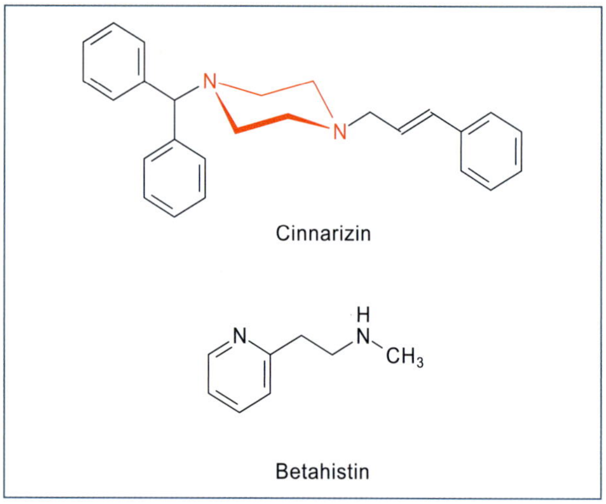

Abb. 3.60 Cinnarizin und Betahistin

gesetzt. Das 8-Chlortheophyllinat des Diphenhydramins trägt die Bezeichnung **Dimenhydrinat**. **Cinnarizin** (Abb. 3.60) ist ein Piperazinderivat mit einer *E*-konfigurierten Phenylpropenyl-Seitenkette. Neben den gesicherten Calcium-antagonistischen Eigenschaften wird ein H$_1$-Rezeptor-Antagonismus postuliert. Der Arzneistoff wird zu 90% resorbiert und besitzt eine Bioverfügbarkeit von 40 bis 60%. Maximale Plasmaspiegel werden nach 2 bis 4 h erreicht, die Plasma-HWZ beträgt 3 bis 8 h. Cinnarizin wird bei Durchblutungsstörungen sowie bei vestibulären Beschwerden eingesetzt.

Betahistin (Abb. 3.60), ein Pyridylethylamin-Derivat, ist mit Histamin strukturverwandt. Es wirkt als H$_1$-Rezeptor-Agonist gefäßdilatierend, u. a. in den Gefäßen des Innenohres. Dadurch soll es zu einer verbesserten Durchblutung der Kapillaren des Innenohres kommen und damit eine günstige Beeinflussung von Schwindelgefühlen erreicht werden. Betahistin wird rasch und vollständig resorbiert und erreicht Plasma-Spitzenspiegel nach einer Stunde. Das Hauptprodukt der Biotransformation ist 2-Pyridylessigsäure. Die Ausscheidung erfolgt renal und biliär nahezu vollständig innerhalb von 24 h. Betahistin wird beim Menière'schen Symptomenkomplex, einer vestibulären Störung, angewendet. Symptome dieser Erkrankung sind Schwindel, Ohrensausen, Ohrgeräusche, Kopfschmerzen, Übelkeit, Erbrechen und auch Hörminderung. Auch bei rezidivierenden Schwindelzuständen unklarer Genese wird Betahistin eingesetzt. Struktur und Eigenschaften der Benzamid-Derivate werden an anderer Stelle besprochen (Kap. 11.2.5).

3.8.1 5-HT$_3$-Antagonisten

5-HT$_3$-Rezeptoren (Setrone) sind im peripheren und zentralen Nervensystem weit verbreitet. Sie spielen eine Rolle bei Phänomenen wie Ängstlichkeit, Übelkeit und Alkoholismus. 5-HT$_3$-Antagonisten werden seit einiger Zeit sehr erfolgreich bei der Behandlung von Chemotherapie-induzierter Übelkeit und Erbrechen (Chemotherapie-induzierte Nausea und Emesis, CINV) eingesetzt. Ein weiteres potenzielles Anwendungsgebiet von 5-HT$_3$-Antagonisten stellt die Behandlung früher Stadien der Alkoholkrankheit dar.

Die zur „cys-loop"-Familie der Ligand-gesteuerten Ionenkanäle (**L**igand **G**ated **I**on **C**hannels, **LGIC**) gehörenden Rezeptoren sind durch eine pentamere Quartärstruktur charakterisiert. Sie sind verantwortlich für die schnelle Transmission von Nervenimpulsen an der Synapse und finden sich sowohl im peripheren als auch im zentralen Nervensystem. Trotz der großen chemischen Diversität der endogenen und synthetischen Liganden zeigen diese Rezeptoren große Ähnlichkeiten hinsichtlich ihrer Struktur und Funktion. Zu den Vertretern der LGIC-Rezeptoren zählen neben dem nicotinischen Acetylcholin-Rezeptor (nAChR), der GABA$_A$-, der Glycin-, sowie der 5-HT$_3$-Rezeptor. Letzterer ist der einzige Serotonin-Rezeptor, der nicht zur Klasse der G-Protein-gekoppelten Rezeptoren gehört (Tab. 3.4).

Jüngste Forschungsergebnisse, vor allem im Zusammenhang mit der Struktur und Funktion des nicotinischen Acetylcholin-Rezeptors, haben wesentlich zum Verständnis der molekularen Mechanismen der Ligand-Interaktion sowie Signaltransduktion dieser Rezeptorklasse beigetragen.

Am Aufbau der homo- oder heteropentameren 5-HT$_3$-Rezeptoren können grundsätzlich drei verschiedene Untereinheiten beteiligt sein, die sich vor allem in der Länge und Aminosäure-Sequenz des Proteins unterscheiden. Während die humane A-Untereinheit aus 478 Aminosäuren besteht, sind die B- und C-Untereinheiten deutlich kürzer (B: 441 Aminosäuren, C: 447 Aminosäuren). Alle drei Untereinheiten verfügen über Konsensus-Sequenzen im Bezug auf extrazelluläre N-Glycosylierungs-Positionen sowie intrazelluläre Phosphorylierungs-Stellen. Während die Zuckerreste für die Rezeptor-Assemblierung, d. h. für die Bildung der pentameren Quartärstruktur, von großer Bedeutung sind, spielt die Phosphorylierung eine Rolle bei der Leitfähigkeit und Sensitivität des Rezeptors. Als gesichert gilt, dass zumindest eine Position (Ser414) in vivo phosphoryliert vorliegt.

Jede einzelne der fünf am Rezeptoraufbau beteiligten Untereinheiten besitzt vier hydrophobe transmembranäre Bereiche (M1-M4), eine große extrazelluläre Ligandbindungs-Domäne (zugleich der N-Terminus) und eine lange intrazelluläre Schleife zwischen M3 und M4. Die Ligandbindungs-Domäne verfügt über eine charakteristische, für die Namensgebung verantwortliche, kurze Disulfid-gebundene Cys-Cys-Schleife. Von den transmembranären Bereichen stellt nur M2 eine α-Helix dar. Die M2-Segmente der fünf Untereinheiten sind am Aufbau des Ionenkanals des Rezeptors beteiligt. Die Ionenpore ist nicht selektiv und erlaubt den Durchtritt einfach geladener Ionen. Basierend auf Erkenntnissen kryo-elektronenmikroskopischer Untersuchungen am nACh-Rezeptor wird vermutet, dass die Öffnung der Ionenpore beim 5-HT$_3$-Rezeptor dadurch zustande kommt, dass es nach der Bindung des/der Liganden zu einer synchronen Drehung der N-Termini aller fünf Untereinheiten gegen den Uhrzeigersinn kommt, was letztlich eine Öffnung des Ionenkanals bewirkt (vgl. Abb. 3.106). Eine Art „Scharnierfunktion" zwischen Ligandbindungs-Domäne und Porenregion dürfte die kurze extrazelluläre Schleife zwischen den transmembranären Bereichen M2 und M3 spielen.

Ligandbindung

Es gilt als sehr wahrscheinlich, dass die Struktur des nicotinischen ACh-Rezeptors nahezu identisch ist mit jener des 5-HT$_3$-Rezeptors. Es wird deshalb auch vermutet, dass die Bindung von Liganden an die extrazelluläre Domäne des 5-HT_3-Rezeptors in ähnlicher Weise erfolgt, wie die Bindung von Liganden an den strukturell gut charakterisierten nACh-Rezeptor. Die extrazelluläre Domäne dieser beiden Rezeptoren ist charakterisiert durch 6 Loops (A–F), die mit einzelnen Aminosäuren an der Ligandbindung beteiligt sind. In der A-Region sind dies die Aminosäuren Glu129 und Phe130, deren Austausch gegen andere Aminosäuren zu einer Schwächung der Ligandbindung führt. In der B-Schleife ist es die Aminosäure Trp183, die essenziell an der Ligandbindung beteiligt ist. Auch hier führt der Austausch gegen andere Aminosäuren zu einer Abnahme der Affinität des Liganden zum Rezeptor. Ferner gilt die Beteiligung der Aminosäuren Trp90, Arg92 und Tyr194 der Schleife D an der Ligandbindung als gesichert. Während der Bereich C keine große Rolle bei der Ligandbindung spielt, liegen für die Bereiche E und F noch keine gesicherten Daten vor.

Setrone

Zurzeit sind vier 5-HT_3-Rezeptor-Antagonisten, Dolasetron, Granisetron, Ondansetron und Tropisetron (Abb. 3.61), zur Behandlung von Zytostatika- oder durch Bestrahlung induzierter Übelkeit und Erbrechen im Handel. Sie zeigen ein ähnliches pharmakologisches Profil und vergleichbare klinische Wirksamkeit. Gemeinsames Strukturelement ist das Indol-(oder azaloge Indol-)Gerüst mit einer Carbonylfunktion in Position 3 sowie einem basischen Stickstoff im Abstand von vier weiteren Atomen (C, O oder N). Während es sich bei **Tropisetron** und **Dolasetron** um Ester handelt, ist die Carbonylgruppe beim **Granisetron** Teil einer Säureamidgruppe. Ferner verfügt es über ein Indazol- anstelle eines Indol-Ringsystems. Beim **Ondansetron** ist die Carbonylgruppe Teil eines partiell hydrierten Carbazolon-Derivats.

Ondansetron (Abb. 3.61) war der erste Vertreter der neuen Gruppe von 5-HT_3-Rezeptor-Antagonisten. Der Wirkstoff weist eine gewisse strukturelle Verwandtschaft mit Serotonin auf und liegt als Racemat vor. Ondansetron kann injiziert, infundiert oder peroral verabreicht werden. Nach oraler Gabe wird der Wirkstoff rasch absorbiert. Wichtig und interessant erscheint der Befund, dass zwischen Plasmaspiegeln und antiemetischer Wirkung keine direkte Korrelation besteht, was mit einer Anreicherung im ZNS zu erklären wäre.

Die Metabolisierung von Tropisetron (Abb. 3.61) besteht hauptsächlich in der Hydroxylierung des Indolringes in Position 5, 6 oder 7, danach erfolgen Glucuronid- oder Sulfatbildung. Die Biotransformation ist CYP2D6 abhängig. Bei Hemmung dieses Enzymsystems bzw. Kompetition durch andere Arzneistoffe kann die HWZ von Tropisetron extrem verlängert sein.

Granisetron verteilt sich nach Infusion gut in die verschiedene Gewebe und wird in der Leber metabolisiert (7-Hydroxy-Granisetron, *N*-Demethylierung).

Dolasetron kann wie alle übrigen Setrone sowohl peroral als auch intravenös appliziert werden. Die Muttersubstanz wird rasch und vollständig durch eine Carbonylre-

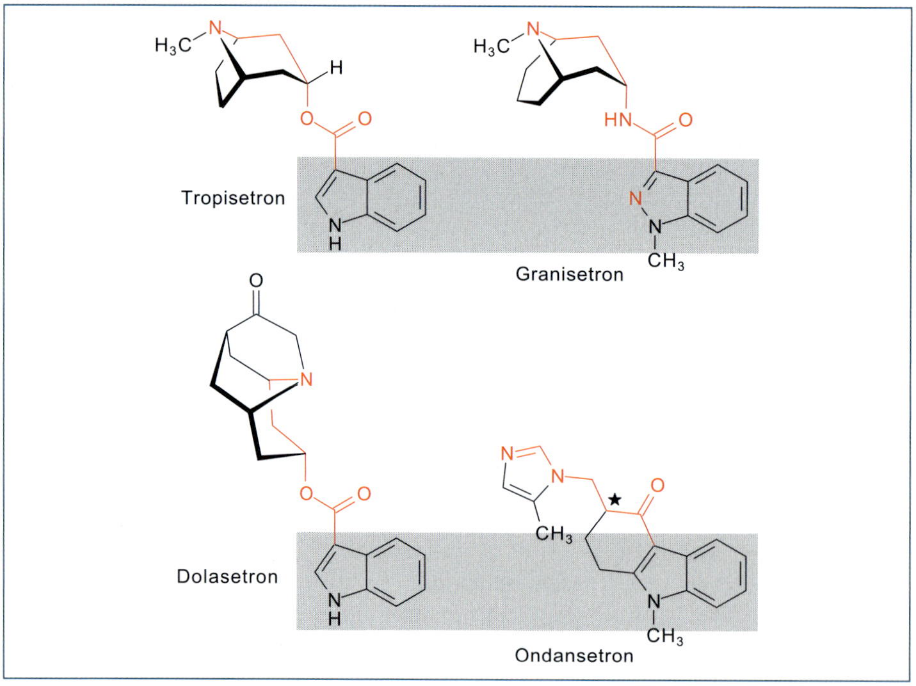

Abb. 3.61 5-HT_3-Antagonisten (Setrone)

Tab. 3.22 Wichtige pharmakokinetische Kenndaten der Setrone

INN	Bioverfügbarkeit (%)	Proteinbindung (%)	HWZ (h)	Eliminationsweg
Dolasetron	75	Metaboliten 69–77	unveränd. < 10 min aktive Metaboliten[1] 4–8 (i. v.) 5–10 (p. o.)	unverändert, als Hydro-Dolasetron und als Glucuronid renal
Granisetron	60	85	5–10	50% als Glucuronide und Sulfate renal, 12% unverändert renal, Rest biliär
Ondansetron	60	70–75	3–4	50–60% der Metaboliten renal, 20–30% der Metaboliten biliär, 5–10% unverändert renal
Tropisetron	60	59–71	8–42[2]	70% der Metaboliten renal, 15% der Metaboliten biliär, 8% unverändert renal

[1] Hydro-Dolasetron
[2] langsame Metabolisierer

duktase zu seinem pharmakologisch aktiven Metaboliten Hydro-Dolasetron reduziert, dieser wird in einer Phase-II-Reaktion glucuronidiert.

Pharmakokinetik

Alle Setrone zeigen eine vergleichbare Bioverfügbarkeit, die im Bereich von 60 bis 75% liegt (Tab. 3.22). Beim Ondansetron korrelieren die Plasmaspiegel nicht direkt mit der antiemetischen Potenz. Trotz kurzer Halbwertszeit hält die klinische Wirkung bis 24 Stunden an, wofür es noch keine plausible Erklärung gibt. Bei langsamen Metabolisierern vom Spartein-/Debrisoquin-Typ (CYP2D6) kann es bei der Applikation von Tropisetron zu einer signifikanten Verlängerung der HWZ kommen (45 h). Trotzdem ist keine Anpassung der Dosis erforderlich.

Interaktionen und Nebenwirkungen

Die Verträglichkeit der $5\text{-}HT_3$-Antagonisten ist in der Regel gut. Klinisch relevante Interaktion mit anderen Arzneistoffen sind nicht zu erwarten. Bei der Anwendung von Dolasetron kann es zu klinisch asymptomatischen Verlängerungen des QT-Intervalls kommen, weshalb dieser Wirkstoff bei Patienten mit kardialen Erregungslei-

Synopse

- Antiemetika sind Wirkstoffe unterschiedlicher Arzneistoffklassen, die zentral oder peripher den Brechreiz unterdrücken. Zu ihnen zählen Parasympatholytika, Neuroleptika, H_1-Rezeptor-Antagonisten, Benzamid-Derivate, $5\text{-}HT_3$-Antagonisten und NK_1-Antagonisten.
- $5\text{-}HT_3$-Rezeptoren gehören zur Klasse der Ligandgesteuerten Ionenkanäle. Die Struktur des homo- oder heteropentameren $5\text{-}HT_3$-Rezeptors ist nahezu identisch mit jener des nicotinischen ACh-Rezeptors.
- $5\text{-}HT_3$-Rezeptor-Antagonisten werden zur Behandlung von Zytostatika- oder Bestrahlunginduzierter Übelkeit und Erbrechen eingesetzt.
- Gemeinsames Strukturelement der $5\text{-}HT_3$-Antagonisten ist das Indol- oder Azaindol-Gerüst mit einer Carbonylfunktion in Position 3 sowie einem basischen Stickstoff im Abstand von vier weiteren Atomen.
- Neurokinine sind Neuropeptide, die im zentralen und peripheren Nervensystem als Neurotransmitter fungieren. NK-Rezeptoren gehören zur Klasse der G-Protein-gekoppelten Rezeptoren.
- Aprepitant ist ein selektiver NK_1-Rezeptor-Antagonist, der klinisch in Kombination mit $5\text{-}HT_3$-Antagonisten und Dexamethason zur Prävention von Nausea und Emesis eingesetzt wird.

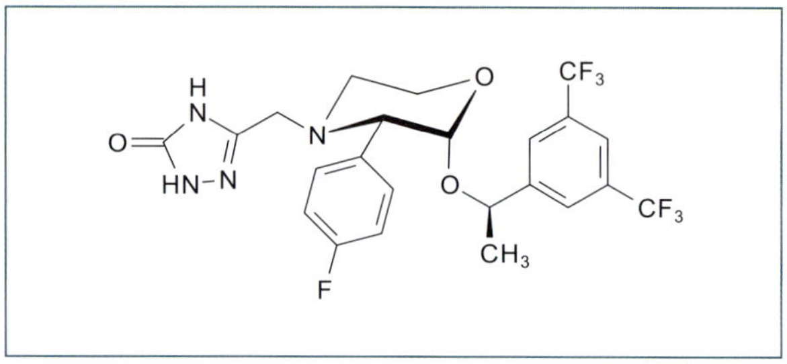

Abb. 3.62 Aprepitant, ein selektiver NK_1-Rezeptor-Antagonist

tungsstörungen nicht und die übrigen Setrone nur mit Vorsicht angewandt werden dürfen.

3.8.2 NK_1-Antagonisten

Neurokinine wie Substanz P, Neurokinin A und Neurokinin B sind Neuropeptide, die im zentralen und peripheren Nervensystem als Neurotransmitter fungieren. Substanz P besteht aus elf Aminosäuren und zeigt eine hohe Präferenz für den Neurokinin-1-Rezeptor. Dieser gehört, ebenso wie die beiden anderen bisher beschriebenen Neurokinin-Rezeptoren (NK_2- und NK_3-Rezeptor), zur Klasse der G-Protein-gekoppelten Rezeptoren. Neurokinine erfüllen wichtige Funktionen bei der Nozizeption, der Entstehung gastrointestinaler Reflexe, sowie beim Auslösen von Übelkeit und Erbrechen. **Aprepitant** ist ein selektiver Neurokinin-1-Rezeptor-Antagonist (NK_1-Antagonist), welcher aufgrund seiner Lipophilie in der Lage ist, die Blut-Hirn-Schranke zu überschreiten (Abb. 3.62). Die Bioverfügbarkeit liegt bei 60 bis 65%. Der Arzneistoff wird bevorzugt durch CYP3A4 und in geringem Ausmaß durch CYP1A2 und CYP2C19 metabolisiert. Klinisch wird Aprepitant in Kombination mit 5-HT_3-Antagonisten und Dexamethason zur Prävention von Nausea und Emesis bei der Therapie mit hoch emetogenen Zytostatika eingesetzt.

3.9 GABA-Rezeptor-Modulatoren

Zur Behandlung von Unruhe, Angst- und Spannungszuständen sowie von psychosomatischen Beschwerden werden **Tranquillanzien** eingesetzt, die ihre Wirkung vor allem im limbischen System des ZNS entfalten. Als Synonyma für Tranquillanzien sind die Begriffe Ataraktika, Beruhigungsmittel, **Anxiolytika**, Psychosedativa und Minor Tranquilizer häufig in Gebrauch. Tranquillanzien wirken beruhigend, vermindern Angst und Spannungen und erzeugen einen ausgeglichenen psychischen Zustand. Daneben besitzen sie meist auch eine schlafanstoßende, antikonvulsive und muskelrelaxierende Wirkung.

Die als $GABA_A$-Rezeptor-Modulatoren wirkenden **Benzodiazepine** (BDZ) sind die bedeutsamsten Tranquillanzien. Ihre Langzeitanwendung kann allerdings zu einer psychischen Abhängigkeit führen, weshalb sie für eine Dauertherapie ungeeignet sind.

Als alternative Wirkstoffe, die strukturell nicht mit den BDZ verwandt sind, kommen **Hydroxyzin** und **Buspiron** in Frage.

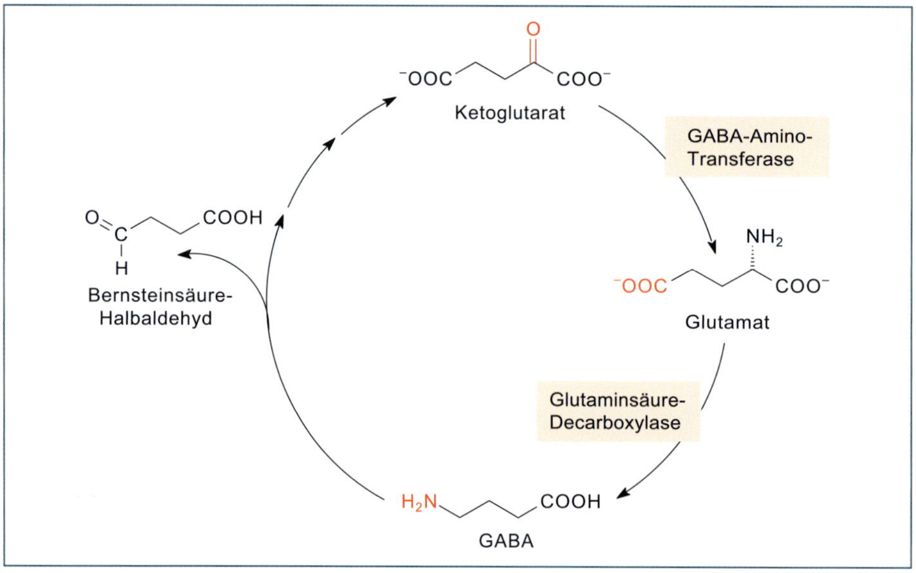

Abb. 3.63 Bildung und Metabolismus der γ-Aminobuttersäure (GABA)

GABA-Rezeptoren

GABA ist die Abkürzung für Gamma-Aminobuttersäure (γ-Aminobuttersäure), eine einfache Aminosäure, die im Neuron aus Glutamat gebildet wird (Abb. 3.63). Es ist der wichtigste inhibitorische Neurotransmitter im ZNS, der nach Eintreffen eines Aktionspotenzials an der präsynaptischen Membran freigesetzt wird. Bedingt durch die hohe Flexibilität des Moleküls existieren mehrere bioaktive Niedrigenergie-Konformere.

Die Bindung von GABA an postsynaptisch lokalisierte $GABA_A$- und $GABA_C$-Rezeptoren führt zur Öffnung von Chlorid-Kanälen und damit zu einem vermehrten Chlorideinstrom in die Zelle. Dies bewirkt eine verstärkte Negativierung der Innenseite der Zellmembran und verursacht dadurch ein **inhibitorisches postsynaptisches Membranpotenzial** (IPSP). Die Inaktivierung von GABA erfolgt durch aktive Wiederaufnahme in die Axonendigung. Zurzeit sind vier GABA-Transporter bekannt, die mit unterschiedlicher Spezifität GABA in das Axon aufnehmen. Nach erfolgter Wiederaufnahme kann GABA entweder neuerlich in den synaptischen Spalt abgegeben (im Bereich GABAerger Nervenendigungen) oder mit Hilfe der GABA-Transaminase (GABA-T) zu Bernsteinsäure-Halbaldehyd und zu Glutamat umgewandelt werden (Neuronen und Gliazellen).

Wie sich die Aufhebung der inhibitorischen Kontrolle, die durch die GABA-Nervenzellen vermittelt wird, auswirkt, lässt sich mit dem Alkaloid **Bicucullin** zeigen, das ein spezifischer $GABA_A$-Rezeptor-Antagonist ist. Ins Gehirn injiziert wirkt Bicucullin im Tierversuch in ge-

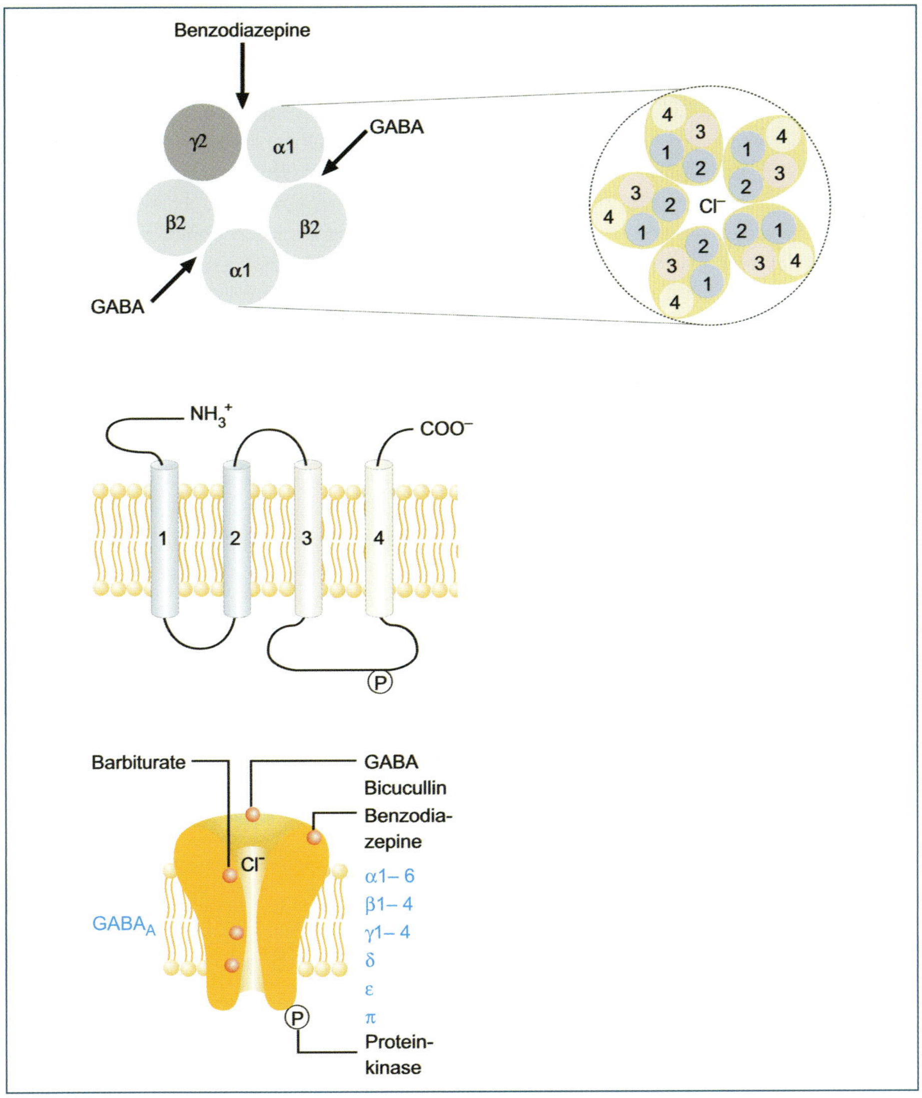

Abb. 3.64 Hypothetisches Modell des $GABA_A$-Rezeptors. Der Rezeptor ist analog dem nicotinischen Acetylcholin-Rezeptor als $\alpha_2\beta_2\gamma$-Komplex dargestellt.

ringsten Dosen krampfauslösend oder sogar tödlich. Die Krämpfe entstehen, weil die inhibitorischen GABA-Neuronen nicht länger ihre Aufgabe erfüllen, die Aktivität des Nervensystems zu begrenzen, und die exzitatorischen Nervenzellen im Gehirn somit eine überschießende Erregung erzeugen.

Konformations-stabilisierte Analoga der GABA haben dazu beigetragen, drei GABA-Rezeptor-Subtypen zu identifizieren: **$GABA_A$-, $GABA_B$- und $GABA_C$-Rezeptoren**. $GABA_A$- und $GABA_C$-Rezeptoren gehören zur selben Superfamilie von ligandgesteuerten Ionenkanälen zu der auch der nicotinische Acetylcholin-Rezeptor (nAChR), der Strychnin-sensitive Glycin-Rezeptor sowie auch der 5-HT_3-Rezeptor zählen. Im Gegensatz dazu gehört der $GABA_B$-Rezeptor zur Klasse der G_i/G_0-Protein-gekoppelten Rezeptoren.

Der heteropentamere $GABA_A$-Rezeptor ist ein Chloridionen-Kanal, an dessen Aufbau fünf Untereinheiten beteiligt sind, die zu verschiedenen Familien (α1–6, β1–4, γ1–4, δ, ε und π) gehören. Jede einzelne Untereinheit besteht aus einem langen, exozyklischen N-Terminus, welcher aus rund 200 Aminosäuren aufgebaut ist und die für diesen Rezeptortyp charakteristische Cystein-Cystein-Schleife enthält. Daran schließen sich vier hydrophobe transmembranäre Regionen (TM1-TM4) mit jeweils rund 20 Aminosäuren pro Region an. Die große intrazelluläre Schleife zwischen TM3 und TM4 enthält Konsensus-Sequenzen für Phosphorylierungen. Entsprechend der Zahl der am Aufbau des Rezeptors beteiligten Untereinheiten sind fünf amphiphile transmembranäre TM2-Regionen an der Bildung des Chloridionen-Kanals beteiligt. Der im ZNS am weitesten verbreitete $GABA_A$-Rezeptor ist aus jeweils zwei α1- und β2- sowie einer γ2-Untereinheit aufgebaut (Abb. 3.64).

Ein typisches Merkmal von $GABA_A$-Rezeptoren ist ihre Regulation durch allosterische Modulation. $GABA_A$-Rezeptoren weisen Bindungsstellen für endogene Neurosteroide und Ethanol sowie für zwei Klassen von Arzneistoffen auf: Benzodiazepine und Barbitursäure-Derivate. Beide steigern den GABA-induzierten Chloridstrom: Benzodiazepine durch Erhöhung der Kanalöffnungsfrequenz und Barbitursäure-Derivate durch Verlängerung der Dauer der Kanaloffenzeiten. Die α- und β-Untereinheiten besitzen Bindungsstellen für GABA und für Barbitursäure-Derivate. Die Bindungstasche für die Benzodiazepine befindet sich im Spalt zwischen der α1-und γ2-Untereinheit. Die Bindungsstelle für den natürlichen Agonisten GABA befindet sich hingegen im Bereich zwischen der α1- und β2-Untereinheit. Die Wirkung der Benzodiazepine kann mit einem Bremskraftverstärker verglichen werden: Benzodiazepine wirken selbst nicht inhibitorisch (bremsend), vielmehr verstärken sie die inhibitorische GABAerge Neurotransmission. Bemerkenswert ist die Tatsache, dass sich nicht alle $GABA_A$-Rezeptoren mit Benzodiazepinen modulieren lassen. $GABA_A$-Rezeptoren, bei denen die α1-Untereinheit gegen eine α4- oder α6-Untereinheit ausgetauscht ist, besitzen keine Bindungsstelle für Benzodiazepine. Dieser Affinitätsunterschied beruht auf dem Austausch einer einzelnen Aminosäure. Während α1-, α2-, α3- und α5-Untereinheiten in Position 101 einen Histidin-Rest aufweisen, verfügen α4- und α6-Untereinheiten an dieser Stelle jeweils über einen Arginin-Rest.

3.9.1 Tranquillanzien

Benzodiazepine

Mit der Einführung von **Chlordiazepoxid** (Abb. 3.65) im Jahre 1960 begann eine neue Ära in der Therapie mit angstlösenden und beruhigenden Wirkstoffen. Darüber hinaus führte die Weiterentwicklung der Benzodiazepine mit Schwerpunkt auf der hypnotischen Wirkungskomponente zu einer nahezu völligen Verdrängung der bis in die 70er Jahre noch häufig gebrauchten Barbitursäure-Derivate.

Benzodiazepine sind aus einem siebengliedrigem 1,4-Diazepinring und einem Benzenring (im Einzelfall ist dieser durch einen bioisosteren Thiophenring ersetzt) aufgebaut. Typisch ist ein 5-Arylsubstituent, der sich bei nahezu allen Vertretern findet. Chlordiazepoxid ist das einzige therapeutisch genutzte Benzodiazepin mit einer N-Oxid-Funktion und einer Amidin-Gruppe, wobei Letztere zum Teil in den 1,4-Diazepinring inkorporiert ist. Alle übrigen Benzodiazepine besitzen anstelle der basischen Amidin-Gruppe ein Lactam-Strukturelement. Darüber hinaus unterscheiden sich Benzodiazepine hinsichtlich der Struktur der Substituenten in den Positionen N(1), C(2), C(3) und C(7) sowie C(2') (Abb. 3.66). Basierend auf diesen strukturellen Unterschieden lassen sich die verschiedenen Benzodiazepine drei Untergruppen zuordnen (Abb. 3.66):

- 1,4-Benzodiazepin-2-one (2-Keto-Derivate)
- 3-Hydroxy-1,4-benzodiazepin-2-one (3-Hydroxy-Derivate)
- Triazolo- und Imidazo-benzodiazepine (annellierte Derivate).

Benzodiazepine werden heute als Tranquillanzien (Kap. 3.9.1), Hypnotika (Kap. 3.9.2), Antiepileptika (Kap. 3.10.1) und Muskelrelaxanzien (Kap. 3.16) eingesetzt (Tab. 3.23).

1,4-Benzodiazepin-2-one

Strukturelle Charakteristika der Vertreter dieser Untergruppe (2-Keto-Derivate) sind eine Lactamgrupppe und eine Nitrogruppe oder ein Chloratom in Position 7. Einige Verbindungen sind an N(1) alkyliert und/oder in Position 2' halogeniert. Der einfachste Vertreter dieser Gruppe ist das **Nordazepam** mit einem Chloratom in Position 7. Während **Diazepam** das N(1)-Methylderivat des Nord-

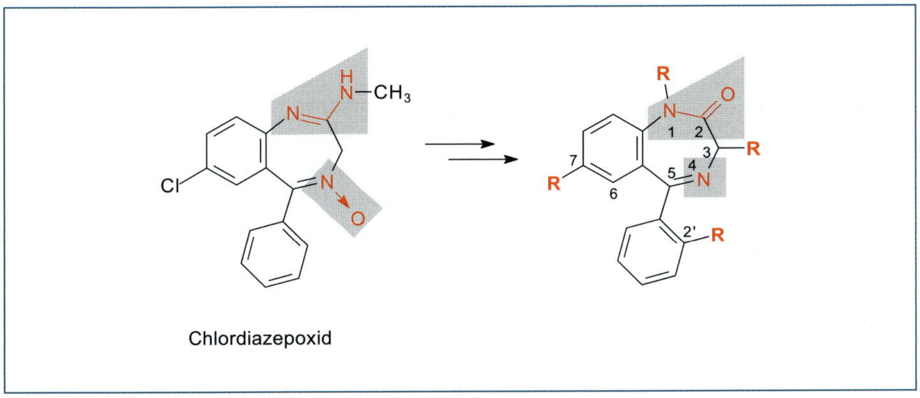

Abb. 3.65 Chlordiazepoxid als Leitsubstanz für die Entwicklung der Benzodiazepine

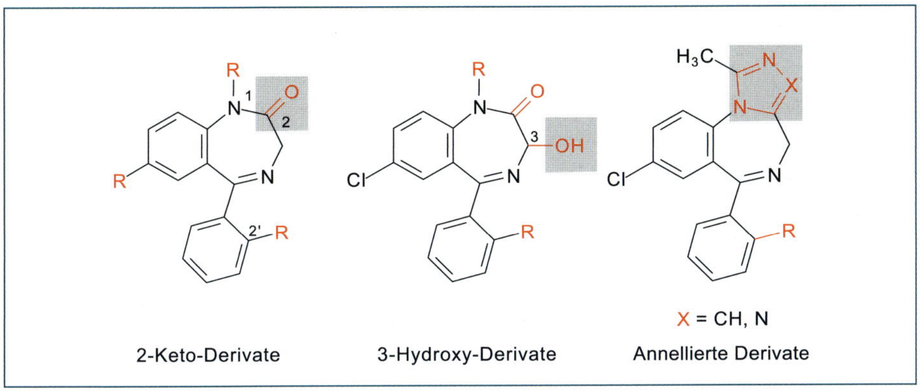

Abb. 3.66 Klassifizierung der Benzodiazepine nach chemischen Gesichtspunkten

Tab. 3.23 Klinische Einsatzgebiete der Benzodiazepine

INN	Tranquillans	Hypnotikum	Antiepileptikum	Muskelrelaxans
Alprazolam				
Bromazepam	×			
Brotizolam		×		
Chlorazepat	×			
Chlordiazepoxid	×			
Clonazepam			×	
Clotiazepam	×			
Diazepam	×		×	×
Flunitrazepam		×		
Flurazepam		×		
Lorazepam	×			
Lormetazepam		×		
Medazepam	×			
Midazolam		×	×	
Nitrazepam		×	×	
Oxazepam	×			
Prazepam	×			
Temazepam		×		
Tetrazepam				×
Triazolam		×		

azepams darstellt, verfügt **Prazepam** über einen Cyclopropyl-Rest in Position 1. **Flurazepam** besitzt in dieser Position einen basischen Diethylaminethyl-Rest. **Nitrazepam, Clonazepam** und **Flunitrazepam** sind durch eine Nitrogruppe in Position 7 charakterisiert. Darüber hinaus sind Clonazepam und Flunitrazepam in Position 2' durch ein Chlor- bzw. Fluoratom substituiert (Abb. 3.67).

Beim **Tetrazepam** ist der 5-Phenyl/Aryl-Substituent durch einen nicht aromatischen Cylohexenyl-, beim **Bromazepam** durch einen heteroaromatischen Pyridyl-Rest ersetzt (Abb. 3.68).

Am Beispiel des **Clotiazepams** wird deutlich, dass der Austausch des Benzenringes, der gemeinsam mit dem 1,4-Diazepin-Ring die essenzielle bizyklische Grundstruktur der Benzodiazepine bildet, gegen einen bioisosteren Thiophenring unter Erhalt der pharmakodynamischen Eigenschaften möglich ist (Abb. 3.69).

Chlorazepat ist ein Prodrug von Nordazepam, das im sauren Millieu des Magens decarboxyliert wird. Die Struktur des Anions des Dikalium-Salzes kann als „Lactam-Hydrat-Anion" oder Carbanion mit negativer Ladung in Position C(3) formuliert werden (Abb. 3.70).

3-Hydroxy-1,4-benzodiazepin-2-one

In der Gruppe der 3-Hydroxy-Derivate sind die Wirkstoffe **Oxazepam, Lorazepam, Lormetazepam** und **Temazepam** zusammengefasst, die aufgrund ihrer höheren Hydrophilie langsamer als die 2-Keto-Derivate resorbiert werden (Abb.3.71).

Substituenten-Effekte beeinflussen die Hydrophilie/Lipophilie und somit die pharmakokinetischen Eigenschaften der Benzodiazepine, insbesondere das Ausmaß und die Geschwindigkeit der Verteilung in Kompartimente mit lipophilen Eigenschaften bzw. des Übertritts in das ZNS durch Passage der Blut-Hirn-Schranke. Generell gilt, dass C(3)-Hydroxylierung und N(1)-Dealkylierung zu einer Erhöhung der polaren Eigenschaften der Benzodiazepine führen. Umgekehrt erhöhen N(1)-Alkylierung und C(2')-Halogen-Substitution die Lipophilie der Benzodiazepine. Dies führt u. a. zum rascheren Erreichen einer wirksamen

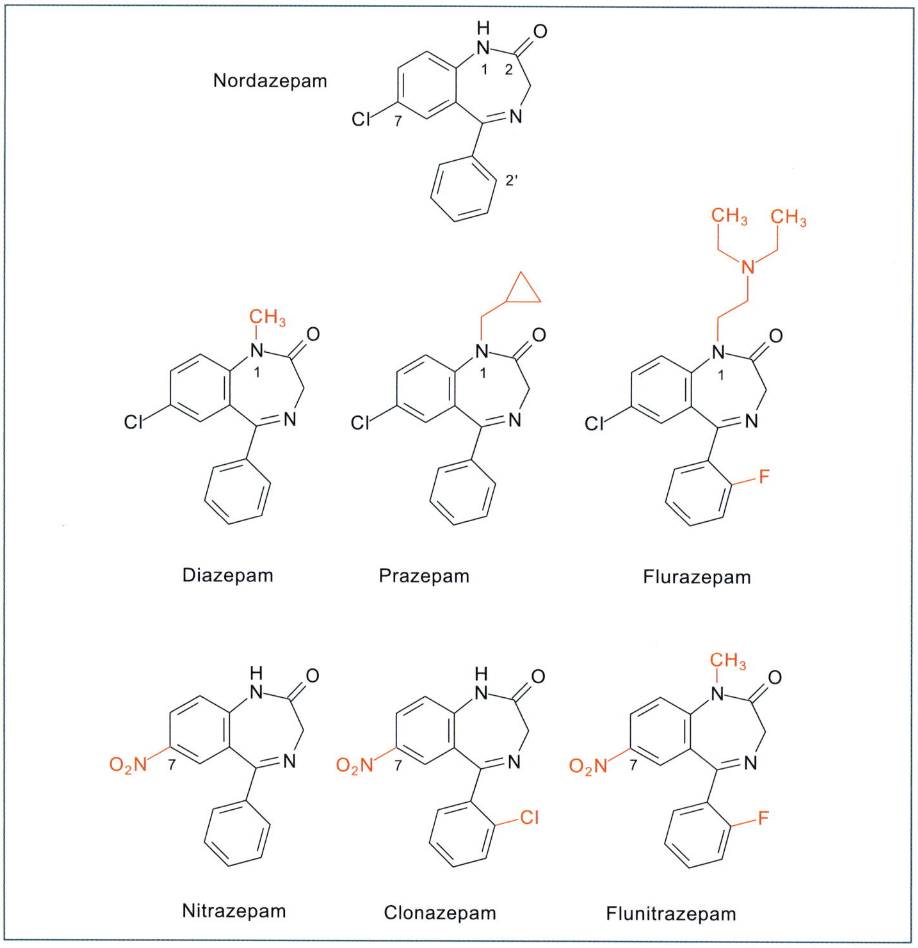

Abb. 3.67 1,4-Benzodiazepin-2-one (2-Keto-Derivate)

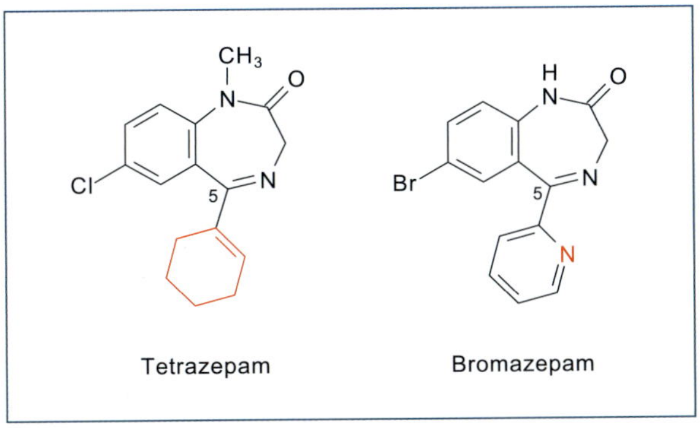

Abb. 3.68 Tetrazepam und Bromazepam

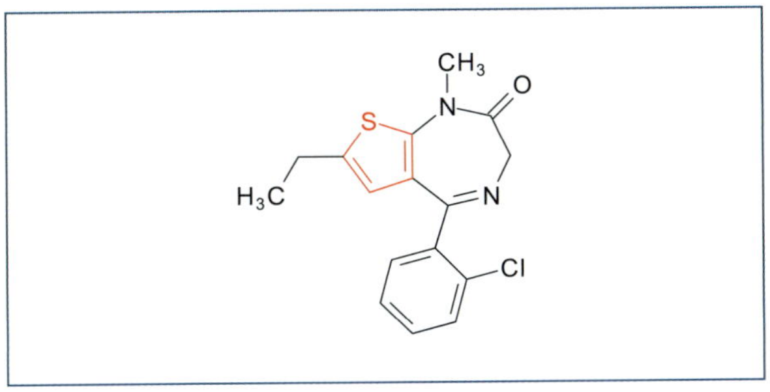

Abb. 3.69 Clotiazepam

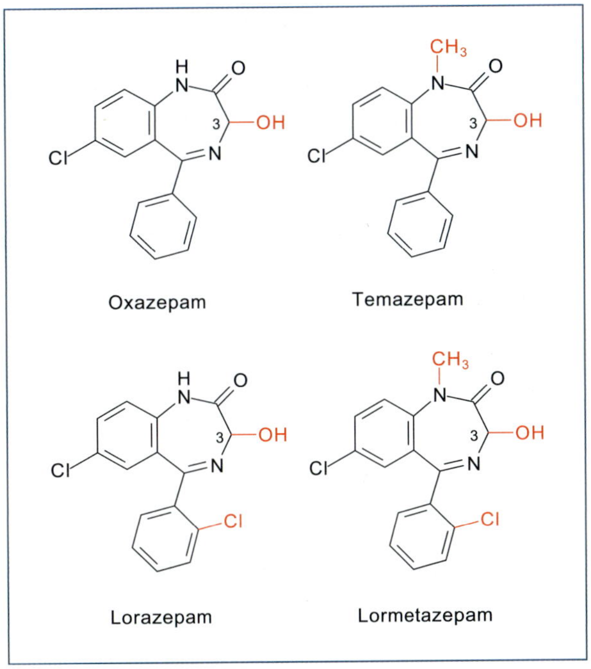

Abb. 3.71 3-Hydroxy-1,4-benzodiazepin-2-one (3-Hydroxy-Derivate)

Konzentration im ZNS und zu einer Verstärkung der sedativ-hypnotischen Wirkungskomponente. Daraus resultiert, dass Oxazepam überwiegend als Tranquillans eingesetzt wird, das deutlich lipophilere Lormetazepam hingegen ausschließlich als Hypnotikum Anwendung findet.

Triazolo- und Imidazo-benzodiazepine (annellierte Derivate)

Als besonders interessantes Modifikationsprinzip, das zu einer veränderten Pharmakokinetik der hierbei entstehenden trizyklischen Ringsysteme führte, erwies sich die Annellierung eines Triazol- und eines Imidazol-Ringsystems (Abb. 3.72). **Alprazolam** und **Triazolam** besitzen den Vorteil einer im Vergleich zu anderen Benzodiazepin-Derivaten wesentlich kürzeren Plasmaeliminations-Halbwertszeit. **Midazolam** bildet in schwach saurer Lösung ein gut wasserlösliches Salz und ist daher zur i.v.-Applikation geeignet.

Beim pH-Wert der Injektionslösung liegt Midazolam etwa zu gleichen Teilen in seiner Benzodiazepin-Struktur und seiner Benzophenon-Struktur vor (Abb. 3.73). Bei Applikation in die Blutbahn verschiebt sich das pH-Wert-abhängige Gleichgewicht unter Rezyklisierung, so dass sich das lipophile Midazolam rasch im ZNS anreichert.

Brotizolam (Abb. 3.74) gehört ebenfalls in die Gruppe der annellierten Benzodiazepine. Wie beim Clotiazepam

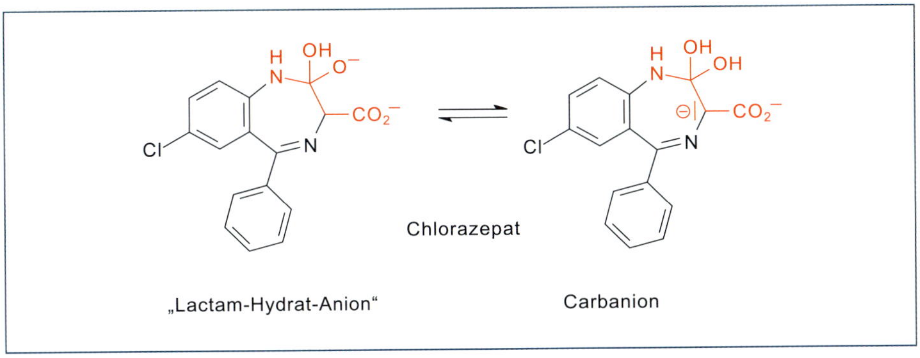

Abb. 3.70 Chlorazepat-Strukturen

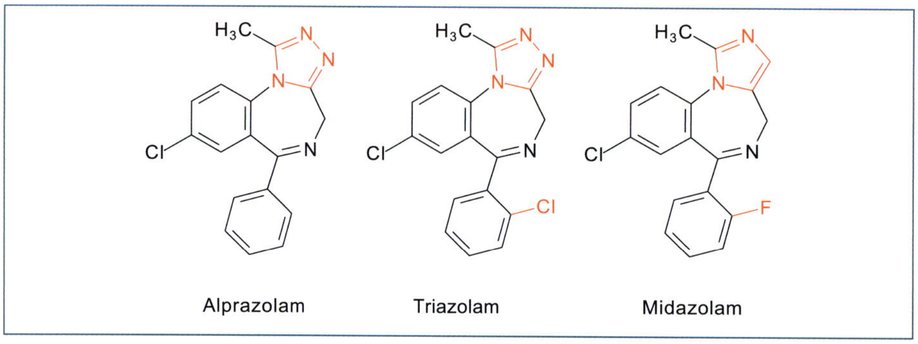

Abb. 3.72 Annellierte Benzodiazepine

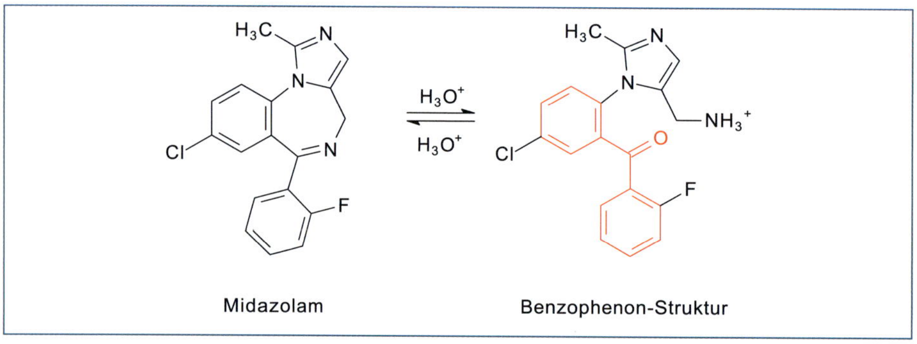

Abb. 3.73 Midazolam, Gleichgewicht zwischen 1,4-Benzodiazepin- und Benzophenon-Struktur

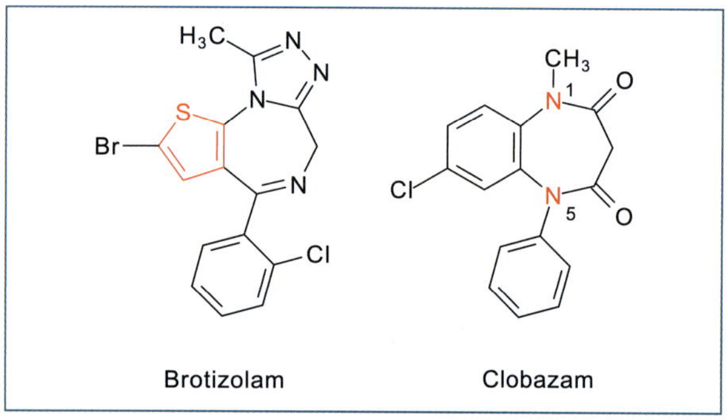

Abb. 3.74 Brotizolam, ein Brom-substituiertes Thienodiazepin. Clobazam, das bisher einzige therapeutisch genutzte 1,5-Benzodiazepin

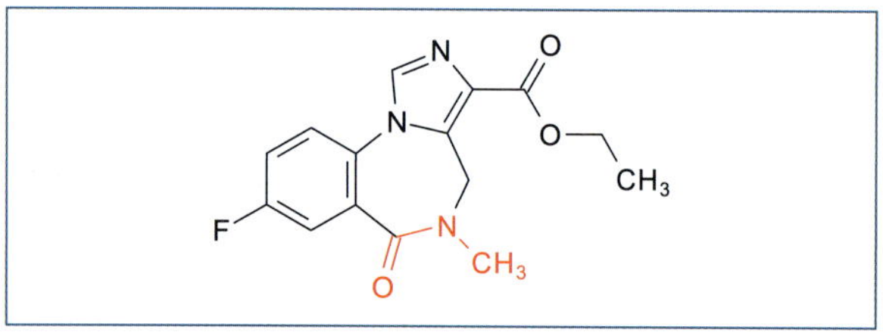

Abb. 3.75 Flumazenil, der bisher einzige therapeutisch genutzte Benzodiazepin-Antagonist

ist der Benzenring durch den bioisosteren Thiophenring ersetzt, der durch ein Bromatom substituiert ist.

1,5-Benzodiazepine und Benzodiazepin-Antagonisten

Neben den 1,4-Benzodiazepinen wurden einige in naher Strukturverwandschaft stehende isomere Benzodiazepine auf Diazepam-ähnliche Eigenschaften untersucht. Bis auf die Ausnahme von **Clobazam** (Abb. 3.74) aus der Reihe der **1,5**-Benzodiazepine blieben diese Bemühungen jedoch ohne Erfolg.

Im Rahmen der klinischen Entwicklung der Benzodiazepine wurden auch Wirkstoffe gefunden, die in der Lage sind, Benzodiazepine von deren Bindungsstelle am $GABA_A$-Rezeptor zu verdrängen. Untersuchungen an gesunden Probanden haben gezeigt, dass es mit dem selektiven Benzodiazepin-Antagonisten **Flumazenil** (Abb. 3.75) möglich ist, die agonistischen Effekte der Benzodiazepine zuverlässig zu durchbrechen. In Fällen von Suizidversuchen ist Flumazenil nicht nur ein antagonistisches, sondern auch ein diagnostisches Instrument. In der Intensivmedizin ermöglicht der Antagonist eine bessere Steuerung bei der Sedierung bzw. der Aufhebung der Sedierung von langzeitbeatmeten Patienten. Wie Midazolam ist Flumazenil mit einem Imidazolring über N(1) und C(2) annelliert. Charakteristisch ist das Fehlen des 5-Phenyl/Aryl-Substituenten in Position 5.

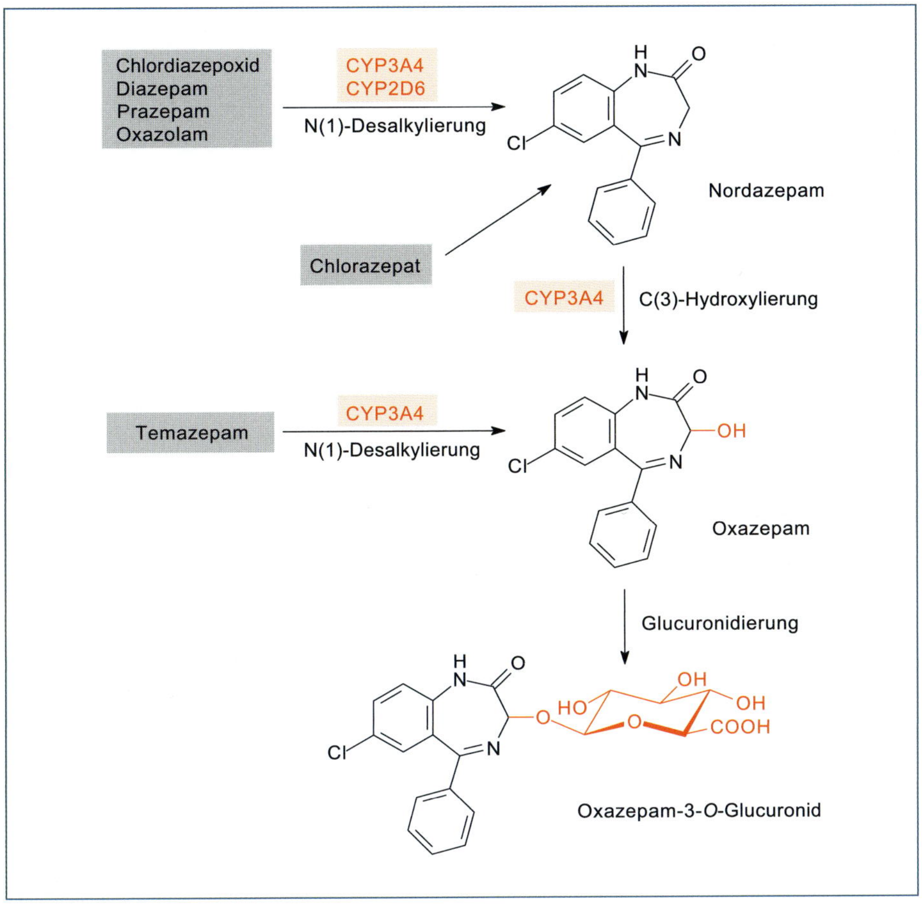

Abb. 3.76 Metabolismus der Benzodiazepine (Hauptwege)

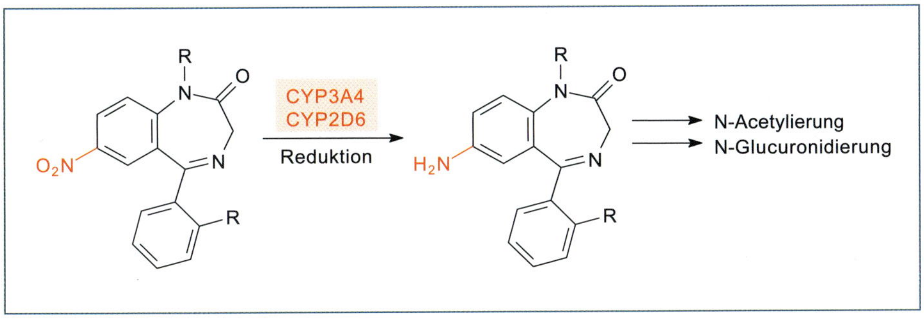

Abb. 3.77 Metabolisierung der 7-Nitro-1,4-Benzodiazepine

Pharmakokinetik und Metabolismus von 1,4-Benzodiazepinen

Die Aufnahme der Benzodiazepine in den systemischen Kreislauf erfolgt in der Regel sehr rasch. Stark lipophile Wirkstoffe wie Diazepam, Flunitrazepam und Midazolam erreichen schneller hohe Plasmakonzentrationen als weniger lipophile Derivate (wie Chlordiazepoxid, Lorazepam oder Oxazepam). Benzodiazepine unterliegen einer intensiven Biotransformation, die vorwiegend in der Leber stattfindet. Hauptwege sind dabei vor allem:

- N(1)-Desalkylierung
- C(3)-Hydroxylierung/Glucuronidierung sowie
- Reduktion der C(7)-Nitrogruppe mit nachfolgender N-Acetylierung oder N-Glucuronidierung.

Der Metabolismus wird vorwiegend durch CYP3A4 katalysiert. In Abbildung 3.76 sind die wichtigsten Metabolisierungsreaktionen der Benzodiazepine zusammengefasst.

Diazepam und seine aktiven Metaboliten werden auch durch das Isoenzym CYP2C19 verstoffwechselt. 3-Hydroxy-Derivate werden in der Regel ohne vorhergehende

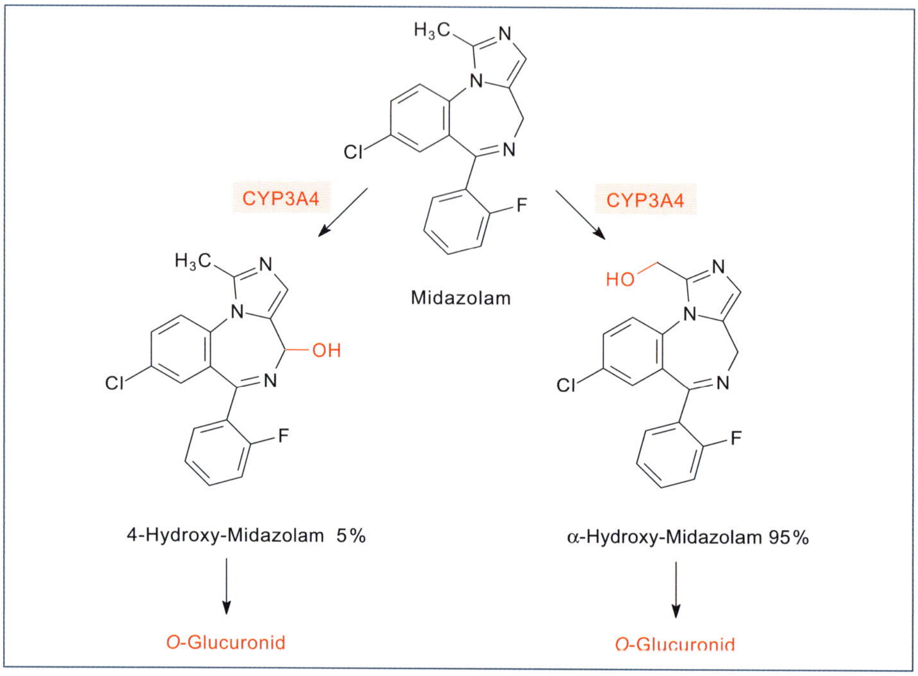

Abb. 3.78 Biotransformation von Midazolam

Metabolisierungschritte direkt konjugiert (glucuronidiert). Für die 7-Nitro-substituierten Benzodiazepine wurde die Reduktion der Nitrogruppe und nachfolgende N-Acetylierung und N-Glucuronidierung nachgewiesen (Abb. 3.77).

Wie am Beispiel von Midazolam gezeigt, tritt bei den Triazolo- und Imidazolo-benzodiazepinen neben der C(3)-Hydroxylierung (dabei bezieht sich die Bezifferung auf den 1,4-Diazepinring), die bei allen Benzodiazepinen vorkommt, auch Oxidation der Methylgruppe am annellierten Heterozyklus auf (Abb. 3.78).

Die Verstoffwechselung der Benzodiazepine führt in einigen Fällen zu aktiven Metaboliten, die selbst auch als Arzneistoffe eingesetzt werden (Oxazepam, Temazepam, Nordazepam, Lorazepam). Im Einzelfall ist die Wirkung eines Benzodiazepins vollständig einem aktiven Metaboliten zuzuschreiben. So wird Chlorazepat rasch und vollständig zu Nordazepam (*N*-Desmethyl-Diazepam) umgewandelt, weshalb Chlorazepat als Prodrug anzusehen ist. Eine Übersicht über die wichtigsten pharmakokinetischen Parameter gibt Tabelle 3.24. Die Eliminations-Halbwertszeiten der aktiven Metaboliten können jene der Muttersubstanz überschreiten (Chlordiazepoxid, Chlorazepat, Diazepam, Flurazepam, Prazepam), was bei Einmalanwendung zu unerwünschten Verlängerungen der Wirkdauer (hang over), bei chronischer Applikation zur Kumulation von Benzodiazepinen führen kann.

Lebererkrankungen beeinflussen den Metabolismus von Benzodiazepinen. Für Chlordiazepoxid, Diazepam, Prazepam und Brotizolam konnte gezeigt werden, dass bei Patienten mit Alkohol-induzierter Leberzirrhose oder akuter Hepatitis die Halbwertszeit verkürzt ist. Hingegen kann Rauchen durch Enzyminduktion zu einer schnelleren Elimination von Benzodiazepinen führen. Dies wurde z. B. für Nordazepam und Oxazepam nachgewiesen.

Arzneistoff-Interaktionen mit Benzodiazepinen

Von wenigen Ausnahmen abgesehen zeigen Benzodiazepine im Allgemeinen keine klinisch relevanten Interaktionen mit anderen Arzneistoffen. In therapeutischen Dosen verursachen sie keine Enzyminduktion und können daher gleichzeitig mit anderen Arzneistoffen, wie Antikoagulanzien oder oralen Antidiabetika appliziert werden. Andererseits führen orale Kontrazeptiva über eine Hemmung der metabolisierenden Enzyme zu einer Verlängerung der Halbwertszeit einiger Benzodiazepine (Chlordiazepoxid, Clotiazepam, Diazepam, Nitrazepam). Auch der H_2-Rezeptor-Antagonist Cimetidin kann durch Hemmung der Phase-I-Enzyme zu einer Verlängerung der Halbwertszeit bei den Benzodiazepinen führen (u. a. Alprazolam, Chlordiazepoxid, Diazepam, Nitrazepam). Die Gabe von Phenytoin oder Rifampicin verursacht eine Enzyminduktion und damit eine Steigerung der Metabolisierungsrate, was eine Dosissteigerung notwendig machen kann.

Die klinisch wohl relevanteste Interaktion besteht in der gegenseitigen Wirkungsverstärkung zwischen Ethanol und Benzodiazepinen. Dabei sind pharmakokinetische und pharmakodynamische Mechanismen wirksam (ra-

Tab. 3.24 Pharmakokinetische Kenndaten der wichtigsten Benzodiazepine

INN	Bioverfügbarkeit (%)	t_{max} (h)	HWZ (h)	Metabolismus	Hauptenzym
Alprazolam	80	1–2	11–16	Oxidation	CAP3A4
Bromazepam	100	1–1,3	20–32	Oxidation	CYP3A4
Brotizolam	70	1	5–30	Oxidation	CYP3A4
Chlordiazepoxid	100	1	10–30	Oxidation	CYP3A4
Clonazepam	71–76	2–3	20–40	Reduktion	CYP3A4
Diazepam	75–80	1	20–80	Oxidation	CYP2C19, CYP3A4
Flunitrazepam	80–90	0,75–2	19	Reduktion	n. b.
Flurazepam	30–60	1–3	< 2	Oxidation	n. b.
Lorazepam	90	2	12–18	Glucuronidierung	–
Lormetazepam	80	1–2	10–15	Glucuronidierung	–
Medazepam	49–76	1–2	2–5	Oxidation	n. b.
Midazolam	40	0,5	1,5–2,5	Oxidation	CYP3A4
Nitrazepam	54–98	0,5–2	25	Reduktion	CYP3A4, CYP2D6
Oxazepam	80–90	1–3	6–20	Glucuronidierung	–
Prazepam	n. b.	0,5–4	n. b.	Oxidation	n. b.
Temazepam	n. b.	1	8–15	Oxidation	n. b.
Triazolam	55–85		2–4	Oxidation	CYP3A4

n. b. = nicht bekannt

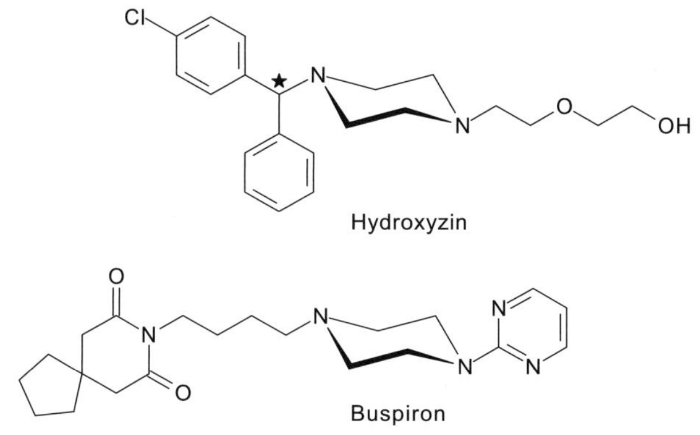

Abb. 3.79 Hydroxyzin und Buspiron, zwei Nicht-Benzodiazepin-Tranquillanzien

schere Absorption, Hemmung der Elimination, dadurch Erhöhung der Konzentration im ZNS, Verstärkung der modulatorischen Eigenschaften der Benzodiazepine am $GABA_A$-Rezeptor durch Ethanol, welches selbst über eine modulatorische Bindungsstelle am $GABA_A$-Rezeptor verfügt.

Nicht-Benzodiazepin-Tranquillanzien

Neben den Benzodiazepinen wird auch **Hydroxyzin** als Tranquillans eingesetzt (Abb. 3.79). Es ist ein H_1-Rezeptor-Antagonist mit Piperazin-Grundstruktur und besitzt sedierende, antikonvulsive, antiemetische und anticholinerge Eigenschaften. Das Nebenwirkungsprofil entspricht jenem der H_1-Rezeptor-Antagonisten.

Seit 1984 wird die Spiroverbindung **Buspiron** als Alternative zu den Benzodiazepinen bei akuten und chronischen Angstzuständen eingesetzt. Hinsichtlich seiner chemischen Struktur zeigt es Ähnlichkeit mit den Antidepressiva Trazodon und Nefazodon (Kap. 3.5.1). Buspiron wirkt als D_2-Rezeptor-Antagonist bzw. Partialagonist an $5\text{-}HT_{1A}$-Rezeptoren.

3.9.2 Hypnotika

Der **Schlaf** ist ein lebensnotwendiger Zustand der Ruhe, der rund ein Drittel unserer Lebenszeit umfasst und für den Körper eine Erholungsphase darstellt. Bei kurzfristigem Schlafentzug kommt es zu einer Abnahme der physischen und psychischen Leistungsfähigkeit. Phasen längerer Schlaflosigkeit können zu schweren Schäden und im Extremfall sogar zum Tod führen. Der Mensch unterliegt einem natürlichen Schlaf-Wach-Rhythmus, der durch äußere Reize (z. B. Hell/Dunkel) und innere Modulatoren (u. a. Melatonin) geregelt wird. Im Schlaf ist die Empfindlichkeit für Reize von außen herabgesetzt, wichtige Reflexe bleiben allerdings erhalten. Im Gegensatz zum Zustand der Narkose ist der Schlafende deshalb zu jeder Zeit weckbar.

Der Schlaf unterteilt sich in zwei Formen: Der orthodoxe oder Non-REM-Schlaf gliedert sich in mehrere Unterphasen, darunter die Ein- und die Tiefschlafphase. Der REM-Schlaf wird auch als paradoxer Schlaf bezeichnet. In dieser Phase ist die Muskulatur besonders entspannt und es besteht verminderte Weckbarkeit. Charakteristisch für diese Schlafphase sind schnelle Augenbewegungen (**R**apid **E**ye **M**ovements) und die Tatsache, dass der Schlafende in der **REM**-Schlafphase sehr intensiv träumt.

Während früher vor allem Barbitursäure-Derivate als Schlafmittel verwendet wurden, zählen heute die Benzodiazepine zu den am häufigsten eingesetzten Schlafmitteln. Daneben werden auch Nicht-Benzodiazepine eingesetzt, die keine einheitliche Substanzgruppe darstellen, die den Benzodiazepinen im Hinblick auf die Wirkungsweise und Wirkstärke aber sehr ähneln. Einige wenige H_1-Rezeptor-Antagonisten sowie Chloralhydrat werden in geringem Umfang ebenfalls als Hypnotika genutzt.

Benzodiazepine

Benzodiazepine besitzen eine schlaffördernde Wirkung, weshalb sie bei Einschlaf- und Durchschlafstörungen eingesetzt werden. Alle übrigen für die Benzodiazepine typischen Wirkungen sind aber auch vorhanden. Der durch Benzodiazepine induzierte Schlaf unterscheidet sich vom normalen Schlaf. Während zwei Stadien des orthodoxen Schlafes verlängert sind, ist ein Stadium verkürzt. Hingegen wird der REM-Schlaf nur wenig beinflusst. Eine Anwendung von Benzodiazepinen, die über mehrere Wochen hinausgeht, sollte nur in Ausnahmefällen erfolgen. Zu den als Schlafmittel verwendeten Benzodiazepinen zählen **Nitrazepam, Flunitrazepam, Lormetazepam, Temazepam, Flurazepam, Triazolam, Brotizolam, Midazolam**. Diese Arzneistoffe werden rasch und umfassend aus dem GI-Trakt in den systemischen Kreislauf aufgenommen. Für die Beurteilung der Benzodiazepine in Bezug auf eventuell auftretende hang-over-Effekte (Müdigkeits-Phänomene am Tag, vor allem nach dem Aufstehen) sind neben den Plasma-Halbwertszeiten der Muttersubstanzen auch die der aktiven Metaboliten zu berücksichtigen. Bei den Triazolo- und Imidazolo-Benzodiazepinen tritt der hypnotische Effekt am raschesten ein. So werden die höchsten Plasma-Konzentrationen von Brotizolam nach oraler Applikation bereits nach 40 bis 60 min erreicht. Bei Midazolam werden die Plasmaspiegelspitzen noch eher erreicht (10 bis 20 min), weshalb es zur Prämedikation bei chirurgischen und diagnostischen Eingriffen sowie zur Narkose-Einleitung angewandt wird.

Nicht-Benzodiazepine

Die so genannten Nicht-Benzodiazepine sind keine einheitliche chemische Substanzgruppe, sondern eine Gruppe von drei Arzneistoffen, die den Benzodiazepinen in Hinblick auf deren Wirkungsweise und Wirkstärke ähneln

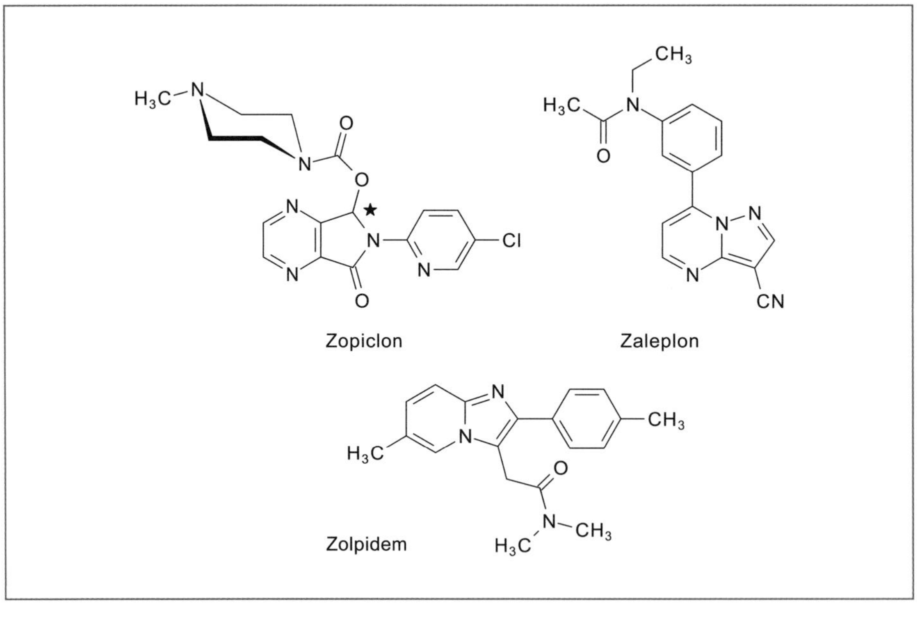

Abb. 3.80 Nicht-Benzodiazepine, die als Hypnotika eingesetzt werden

(Abb. 3.80). Zopiclon, Zolpidem und Zaleplon verstärken im ZNS die Wirkung von GABA durch Bindung an die α-Untereinheit von $GABA_A$-Rezeptoren, also jener Untereinheit, die auch für die Bindung der Benzodiazepine essenziell ist.

Zopiclon ist ein Piperazincarbonsäure-Derivat, das mit einem Hydroxy-pyrrolo[3,4b]pyrazin-Derivat verestert ist. Eutomer und Distomer sind nicht bekannt. Von allen Nicht-Benzodiazepin-Hypnotika hat es die längste Wirkdauer. Mit einer Halbwertszeit von ca. 5 Stunden zählt es zu den mittellang wirkenden Schlafmitteln. **Zolpidem** ist ein substituiertes Acetamid-Derivat mit einem charakteristischen Imidazo[1,2a]pyridin-Bizyklus. Es wirkt deutlich kürzer als Zopiclon. Darüber hinaus sind die krampflösenden, muskelrelaxierenden und anxiolytischen Eigenschaften weniger stark ausgeprägt. Der Metabolismus von Zolpidem ist charakterisiert durch Seitenketten-Oxidationen und Kernhydroxylierungen, welche durch CYP3A4 und in geringerem Ausmaß durch CYP1A2 und CYP2D6 katalysiert werden (Abb. 3.81). Keiner der Metaboliten ist pharmakologisch aktiv. Die Ausscheidung von Zolpidem und seinen Metaboliten erfolgt biliär und renal.

Auch **Zaleplon** ist ein substituiertes Acetamid-Derivat, bei dem die Amid-Wasserstoffatome durch einen Ethylsowie einen Cyanopyrazolo[1,5-a]pyrimidinylphenyl-Rest ersetzt sind. Die Anwendung dieses Hypnotikums erfolgt bei schwer wiegenden Einschlafstörungen. Der Arzneistoff ist durch einen raschen Wirkungseintritt und eine kurze Wirkdauer von ca. 1 Stunde charakterisiert. Diese Eigenschaften bedingen, dass es zu keiner Beeinflussung der natürlichen Schlafstadien bei der Anwendung von Zaleplon kommt.

H_1-Rezeptor-Antagonisten

Diphenhydramin und Doxylamin überschreiten aufgrund ihrer Lipophilie die Blut-Hirn-Schranke und gelangen so in das zentrale Nervensystem. Dort blockieren sie H_1-Rezeptoren, woraus sich die schlaffördernde Wirkung ableitet. **Diphenhydramin** und **Doxylamin** sind H_1-Rezeptor-Antagonisten aus der Reihe der Aminoalkylether, die hauptsächlich als Schlafmittel zur Kurzzeitbehandlung bei Ein- und Durchschlaf-Störungen Anwendung finden (Abb. 3.82). Darüber hinaus wird Diphenhydramin gegen Übelkeit und Erbrechen, Doxylamin zur Sedierung vor operativen Eingriffen eingesetzt.

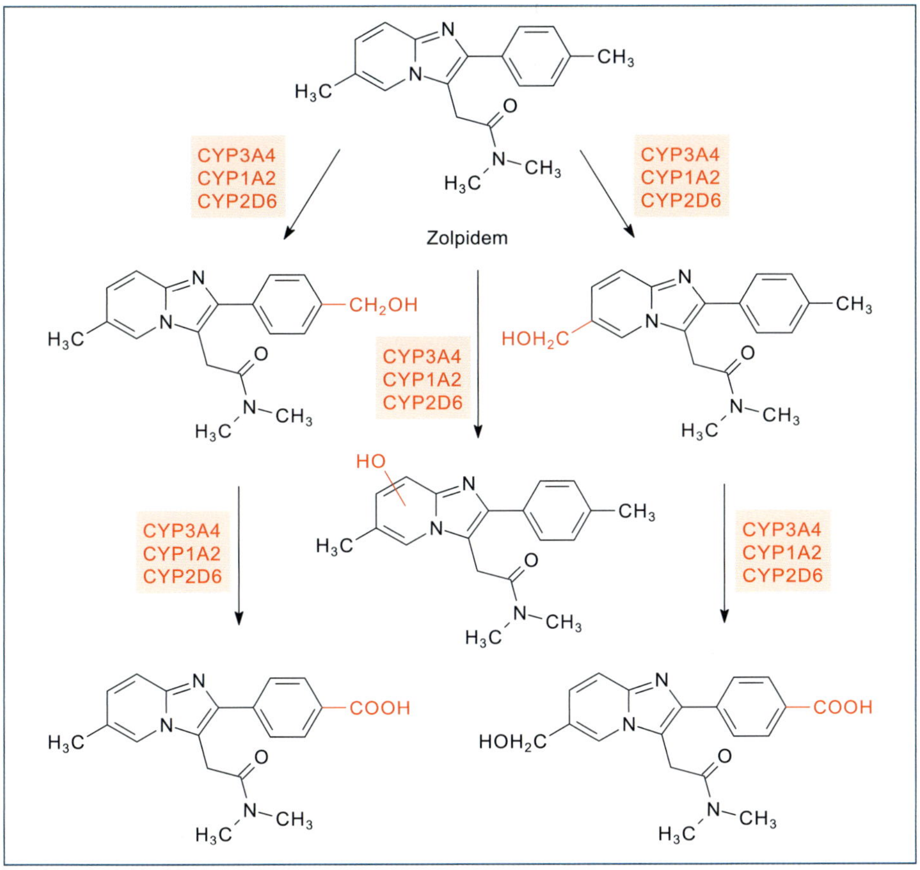

Abb. 3.81 Metabolismus von Zolpidem

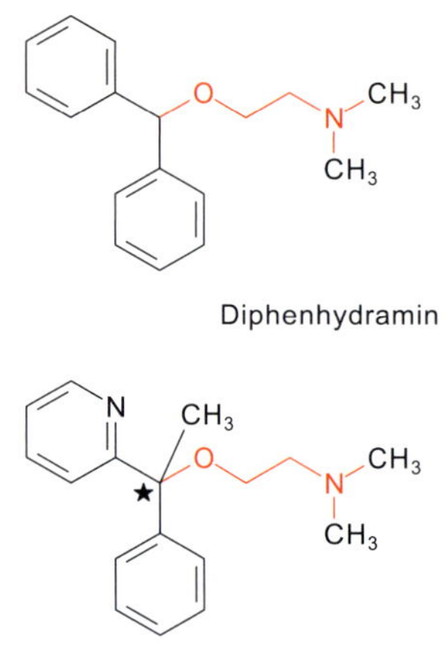

Abb. 3.82 H_1-Rezeptor-Antagonisten, die als Hypnotika eingesetzt werden

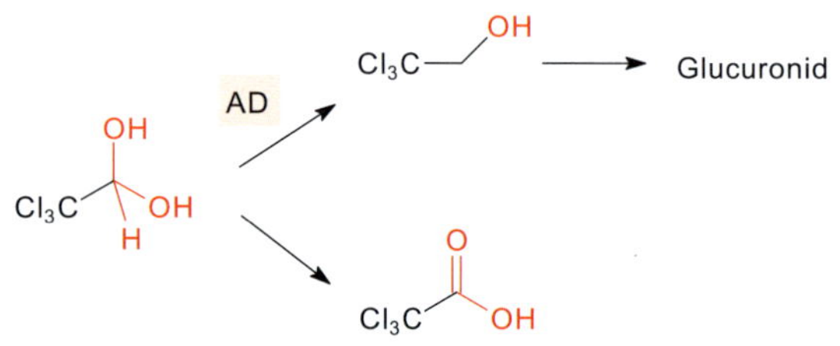

Abb. 3.83 Metabolisierung von Chloralhydrat, dem ältesten Hypnotikum

Die neueren H_1-Antihistaminika sind durch ihre erhöhte Hydrophilie nicht in der Lage in das ZNS zu gelangen. Solche Antiallergika wirken deshalb nicht sedierend.

Chloralhydrat ist das älteste synthetische Schlafmittel und schon seit mehr als 100 Jahren in Gebrauch. Es wurde 1832 von Liebig synthetisiert und 1869 in Deutschland in die Therapie eingeführt. Seine Bedeutung als Hypnotikum ist stark rückläufig. Wegen seiner lokal reizenden Wirkung und seines bitteren Geschmacks wird es rektal oder in Kapselform appliziert. Im Körper wird Chloralhydrat durch die Alkohol-Dehydrogenase (AD) zum eigentlichen Wirkstoff Trichlorethanol reduziert. Die durch Oxidation gebildete Trichloressigsäure ist hingegen inaktiv (Abb. 3.83). Aufgrund der Tatsache, dass Ethanol modulierende Eigenschaften am $GABA_A$-Rezeptor besitzt, kann postuliert werden, dass die schlaffördernde Wirkung des Trichlorethanols zumindest zum Teil auf einer Beeinflussung des inhibitorischen $GABA_A$-Rezeptors beruht. Trichlorethanol wird hauptsächlich als Glucuronid renal eliminiert.

Synopse

- Zur Behandlung von Unruhe, Angst- und Spannungszuständen sowie von psychosomatischen Beschwerden werden Tranquillanzien eingesetzt, die ihre Wirkung vor allem im limbischen System des ZNS entfalten.
- γ-Aminobuttersäure (GABA) ist der wichtigste inhibitorische Neurotransmitter im ZNS, dessen Bindung an $GABA_A$- und $GABA_C$-Rezeptoren zu einem vermehrten Chloridionen-Einstrom und damit zu einem inhibitorischen postsynaptischen Membranpotenzial führt.
- $GABA_A$- und $GABA_C$-Rezeptoren gehören zur Klasse der Ligand-gesteuerten Ionenkanäle. Der heteropentamere $GABA_A$-Rezeptor besitzt Bindungsstellen für Benzodiazepine, Barbitursäure-Derivate und Ethanol.
- Die Bindungstasche für die Benzodiazepine (BZD) befindet sich im Spalt zwischen der α1- und γ2-Untereinheit.
- Benzodiazepine sind die wichtigsten Tranquillanzien, die in der Regel aus einem siebengliedrigen 1,4-Diazepinring und einem Benzenring aufgebaut sind. BZD werden auch als Hypnotika, Antiepileptika und Muskelrelaxanzien eingesetzt. Sie steigern den $GABA_A$-induzierten Chlorideinstrom durch Erhöhung der Kanalöffnungsfrequenz.
- Basierend auf den strukturellen Unterschieden lassen sich die Benzodiazepine drei Untergruppen zuordnen: 2-Keto-Derivate, 3-Hydroxy-Derivate und annellierte Verbindungen.
- Substituenten-Effekte beeinflussen die Hydrophilie/Lipophilie und damit die pharmakokinetischen Eigenschaften der Benzodiazepine.
- Zopiclon, Zolpidem und Zaleplon sind Nicht-Benzodiazepine, die als Hypnotika eingesetzt werden. Sie verstärken die Wirkung von GABA durch Bindung an jene Untereinheit des Rezeptors, die auch für die Bindung der Benzodiazepine essenziell ist.
- Lipophile H_1-Rezeptor-Antagonisten aus der Reihe der Aminoalkylether passieren die Blut-Hirn-Schranke und werden zur Behandlung von Ein- und Durchschlaf-Störungen eingesetzt.

3.10 Wirkstoffe zur Modulation neuronaler exzitatorischer Zustände

Epilepsie ist die häufigste neurologische Erkrankung des zentralen Nervensystems. Epileptische Anfälle entstehen durch eine gesteigerte Erregbarkeit zentraler, miteinander vernetzter Neuronengruppen, die sich spontan und synchron entladen. Auf der Grundlage dieser gesteigerten Erregbarkeit kommt es zu einer Senkung der Krampfschwelle und damit einhergehend zu anfallsartigen Krämpfen und/oder Störungen des Bewusstseins. Die Ursachen der Epilepsie sind vielfältig. So können Hirnverletzungen, Geburtstraumen, Entzündungen, Tumoren oder Vergiftungen für die Spontanentladungen im Gehirn verantwortlich sein.

Klassifikation

Bei den epileptischen Anfällen wird zwischen Anfällen fokalen Ursprungs und idiopathisch (primär) generalisierten Anfällen unterschieden. Erstere werden ganz überwiegend durch eine strukturelle Läsion des Gehirns verursacht und sind nur selten genetisch bedingt. Die Anfallentstehung nimmt ihren Ausgangspunkt in einem umschriebenen Hirnareal und breitet sich kontinuierlich auf Nachbarregionen aus. Bei den idiopathisch generalisierten Formen fehlen Hinweise auf einen fokalen Ursprung, und der epileptische Anfall ist Ausdruck einer synchronen Entladung in beiden Hemisphären.

Pathophysiologische Grundlagen

Die neuronale elektrische Aktivität der Hirnrinde ist durch Zustände lokal erhöhter Aktivität gekennzeichnet, die auch unter physiologischen Bedingungen auftreten können. Membran-Depolarisationen und nachfolgende Aktionspotenziale werden jedoch durch inhibitorische Neuronen sowohl örtlich als auch zeitlich begrenzt. Eine besondere Rolle kommt dem Gleichgewicht zwischen den exzitatorischen Neurotransmittern Glutamat, Aspartat und Glycin (als NMDA-Rezeptor-Co-Agonist) einerseits und dem inhibitorischen Transmitter GABA andererseits zu. Ein epileptischer Anfall ist die Manifestation einer exzessiven neuronalen Entladung, in der das physiologische Gleichgewicht von exzitatorischen und inhibitorischen Einflüssen gestört ist. Das tatsächliche Ausmaß der Anfälle hängt von der Lokalisation und dem Umfang dieser Aktivierung ab. Verschiedene elektrophysiologische Abweichungen von der Norm bedingen primär eine erhöhte Krampfbereitschaft und schließlich in der Folge die tatsächliche Anfallsmanifestation.

Ergebnisse der genetischen Grundlagenforschung weisen darauf hin, dass es sich bei einem Teil der Epilepsie-Formen um Ionenkanal-Erkrankungen handelt, bei denen verschiedene Subtypen von K^+-, Na^+- und Ca^{2+}-Kanälen betroffen sein können.

Therapie

Die Behandlung der verschiedenen Formen der Epilepsie stellt eine komplexe therapeutische Herausforderung dar, deren primäres Ziel die symptomatische Anfallsfreiheit ist. Als klinisches Fernziel wird die Ausheilung der Erkrankung angestrebt, wobei dies in den seltensten Fällen erreicht werden kann. Die intensive Erforschung der neuronalen Transmitter, ihrer Rezeptoren, der Ionenkanäle und der Signaltransduktion sowie der Kommunikation neuronaler Zellen untereinander hat wesentlich zur Entwicklung potenter Antiepileptika beigetragen. Der klinische Effekt der heute zur Behandlung der Epilepsie eingesetzten Arzneistoffe beruht meist nicht auf einem einzigen Mechanismus, sondern auf dem Zusammenspiel unterschiedlicher pharmakodynamischer Einzeleffekte. Die Klassifizierung der Antiepileptika bezieht sich daher auf die bei einem bestimmten Arzneistoff dominierende Wirkung. Vom medizinisch-chemischen Standpunkt aus präsentieren sich die Antiepileptika als strukturell sehr uneinheitlich. Nach ihrem Hauptangriffsort können die Arzneistoffe zur Epilepsie-Behandlung in die vier folgenden Gruppen eingeteilt werden (Tab. 3.25).

Antiepileptika (Antikonvulsiva) mit

- Einfluss auf spannungsabhängige Ionenkanäle (Na^+, Ca^{2+})
- Einfluss auf die inhibitorische Neurotransmission
- Einfluss auf die exzitatorische Neurotransmission
- nicht oder nur zum Teil bekanntem Wirkungsmechanismus.

3.10.1 Antiepileptika (Antikonvulsiva)

Antiepileptika mit Einfluss auf spannungsabhängige Ionenkanäle

Neben den Ligand-gesteuerten Ionenkanälen des GABA- bzw. NMDA-Rezeptorkomplexes sind spannungsabhängige Na^+- und Ca^{2+}-Kanäle Angriffspunkte einiger Antiepileptika. Die im epileptischen Anfall zu beobachtenden spontanen und synchronen Entladungen von Neuronen werden u. a. mit einer Instabilität des durch spannungsabhängige Ionenkanäle gesteuerten Membranpotenzials begründet. Eine Blockade von Natriumkanälen erfolgt durch Carbamazepin, Oxcarbazepin, Phenytoin, Valproinsäure, Topiramat und Lamotrigin (Abb. 3.84).

Sie verhindern die Stimulation von exzitatorischen Neuronen, die für den epileptischen Anfall verantwortlich sind. Der neuronale Natriumkanal ist aus mehreren Untereinheiten aufgebaut und bildet eine Na^+-selektive, spannungsabhängige Pore durch die Plasmamembran. Die wichtigste strukturelle Komponente des neuronalen Nat-

Tab. 3.25 Antiepileptika nach ihren Hauptwirkungsmechanismen geordnet

INN	Antiepileptika mit Einfluss auf spannungsabhängige Ionenkanäle		Antiepileptika mit Einfluss auf die inhibitorische Neurotransmission	Antiepileptika mit Einfluss auf die exzitatorische Neurotransmission
	Na^+ ↓	Ca^{2+} ↓		
Benzodiazpine			+++	
Carbamazepin	+++			
Ethosuccinimid		+++		
Felbamat	++	++	++	+
Gabapentin	+	+	++	
Lamotrigin	+++	+		
Levetiracetam	–	–	–	–
Oxcarbazepin	+++	+		
Phenobarbital			+++	
Phenytoin	+++			
Primidon			+++	
Topiramat	++	++	++	++
Sultiam	–	–	–	–
Tiagabin			+++	
Valproinsäure	+	+	++	+
Vigabatrin			+++	

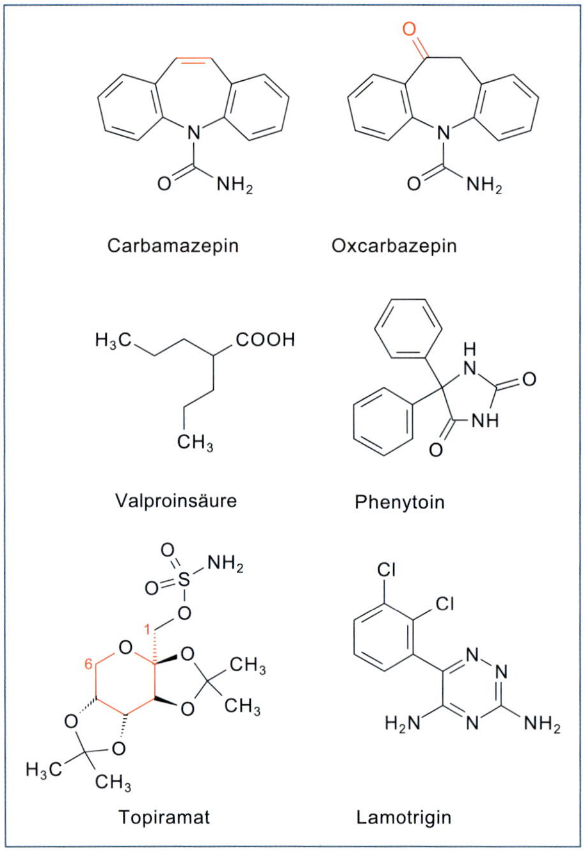

Abb. 3.84 Antiepileptika mit Einfluss auf spannungsabhängige Na^+-Kanäle

riumkanals ist die α-Untereinheit, die in Abbildung 3.85 schematisch dargestellt ist. Die vier homologen transmembranären Domänen (TI-TIV) bilden den Ionenkanal, wobei jede Domäne aus sechs helikalen Segmenten besteht (S1–S6). Die S4-Segmente sind insofern von Bedeutung als sie die Spannungsempfindlichkeit steuern. Die intrazelluläre Schleife, welche TIII mit TIV verbindet, besitzt eine cAMP-Bindungsstelle und ist für die Inaktivierung des Kanals verantwortlich. Antiepileptika und auch Lokalanästhetika binden an die S6-Segmente und blockieren so den Ionenkanal.

Ein in seiner Struktur mit den trizyklischen Antidepressiva verwandtes Antiepileptikum ist **Carbamazepin** (Abb. 3.84). Während die Trizyklen der Dibenzazepine und Dihydrodibenzazepine bei den TCA (Kap. 3.5.1) eine charakteristische Seitenkette mit basischer Substitution aufweisen, ist beim Carbamazepin das neutrale Carbonsäureamid-Strukturelement Teil einer in den Siebenring-Heterozyklus inkorporierten Harnstoff-Struktur. Der Arzneistoff zeigt in erheblichem Ausmaß unerwünschte Nebenwirkungen, zahlreiche klinisch relevante Wechselwirkungen und erfordert nicht zuletzt eine komplizierte Dosiseinstellung, für die in aller Regel eine Plasmaspiegel-Kontrolle notwendig ist. Trotzdem ist Carbamazepin eines der weltweit am häufigsten verwendeten Antikonvulsiva, welches bei Neueinstellungen in ca. 40 bis 60% der Fälle zu dauerhafter Anfallsfreiheit führt. Ein aktiver Metabolit des Carbamazepins entsteht durch Epoxidierung der von beiden Seiten aromatisch flankierten Kohlenstoff-Doppelbindung.

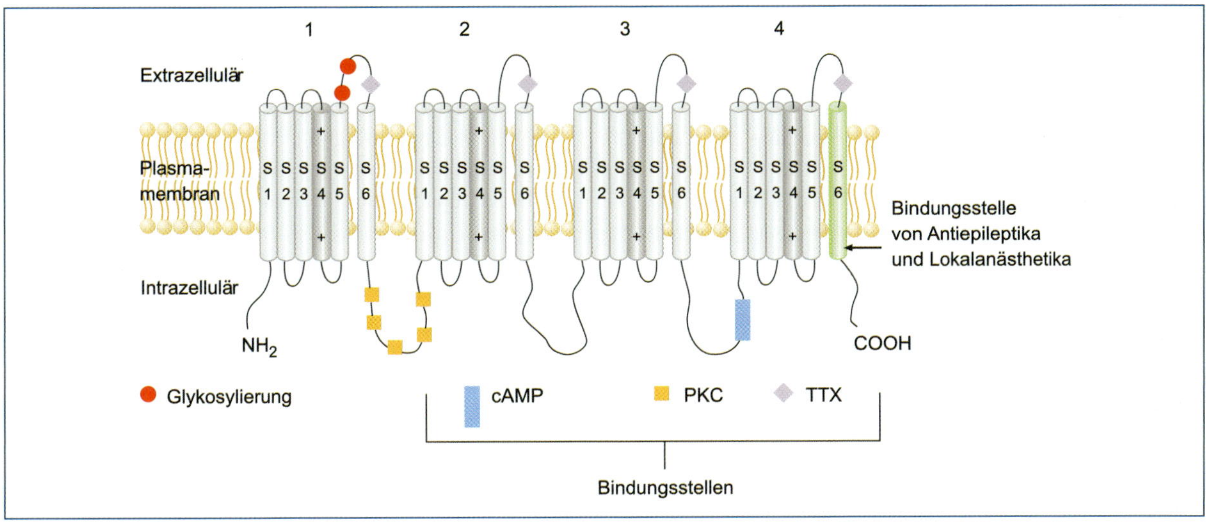

Abb. 3.85 Schematische Darstellung der α-Untereinheit des Natriumionen-Kanals

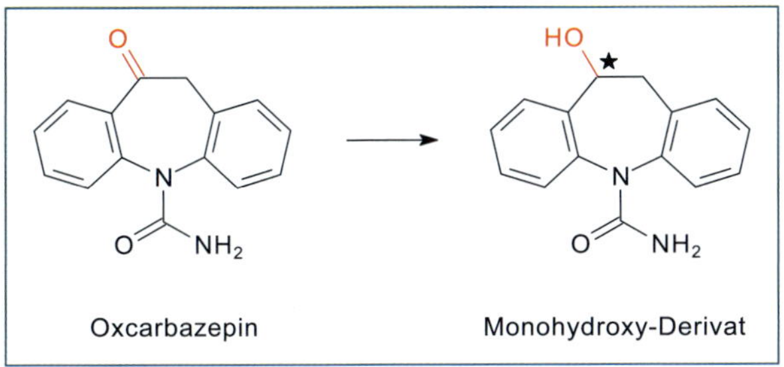

Abb. 3.86 Oxcarbazepin, Bildung des aktiven Metaboliten

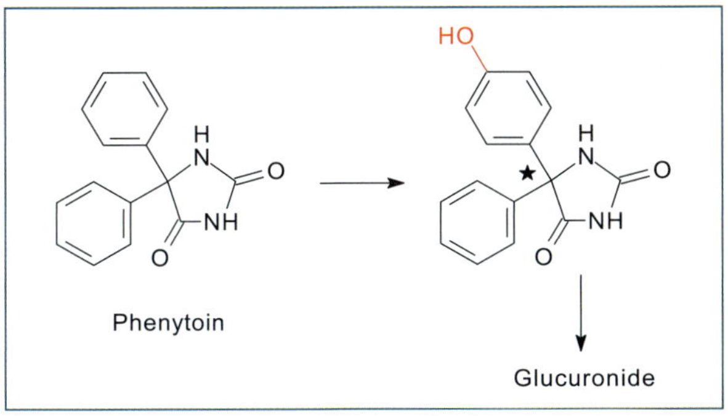

Abb. 3.87 Metabolismus von Phenytoin

Oxcarbazepin ist ein Derivat des Carbamazepins, das im Gegensatz zu diesem eine Ketofunktion an der 10,11-Dihydrobrücke besitzt. Es kann als Prodrug aufgefasst werden, da es rasch mit Hilfe einer cytosolischen Ketoreduktase zum aktiven Metaboliten (Monohydroxy-Derivat) reduziert wird (Abb. 3.86).

Topiramat (Abb. 3.84) ist ein D-Fructopyranose-Derivat, bei dem jeweils zwei benachbarte Hydroxylgruppen mit einem Acetonmolekül ein Ketal bilden. Charakteristisch ist die Sulfamatstruktur, die durch Umsetzung der primären Hydroxylgruppe mit Sulfamoylchlorid erhalten wird. Bei einem pharmakodynamischen Profil, das dem von Carbamazepin entspricht, zeigt Oxcarbazepin weniger Nebenwirkungen und bessere Verträglichkeit. Die Ausscheidung des aktiven Metaboliten erfolgt in glucuronidierter Form.

Valproinsäure (2-Propylpentansäure) ist wie GABA eine einfache aliphatische Carbonsäure, die nicht nur spannungsabhängige Natrium- und Calciumkanäle (T-Typ) blockiert, sondern durch Inhibition der GABA-Transaminase (GABA-T) zu einer Erhöhung der GABA-Konzentration im synaptischen Spalt führt.

Phenytoin (Abb. 3.84), 5,5-Diphenyl-hydantoin (5,5-Diphenyl-imidazolidin-dion), ist der letzte Vertreter der so genannten **Hydantoine**, der heute noch zur Epilepsie-Behandlung eingesetzt wird. Der Wirkungsmechanismus des Phenytoins entspricht dem von Carbamazepin. Es zeichnet sich jedoch durch eine höhere Rate von Langzeit-Nebenwirkungen aus. Phenytoin besitzt am Kohlenstoffatom C(5) ein prochirales Zentrum. Dementsprechend weist sein Hauptmetabolit 5-(4-Hydroxyphenyl)-5-phenyl-hydantoin Chiralität auf (Abb. 3.87). Es konnte gezeigt werden, dass die Enantiomere *S*-(–) und *R*-(+) im Verhältnis 10 : 1 entstehen und über ihre Glucuronide renal eliminiert werden.

Topiramat ist ein so genanntes Breitspektrum-Antiepileptikum, welches nicht nur spannungsabhängige Natriumkanäle blockiert, sondern auch die inhibitorische Aktivität von GABA am $GABA_A$-Rezeptor potenziert. Die

$GABA_A$-Rezeptor-Effekte können nicht durch Flumazenil antagonisiert werden, was beweist, dass Topiramat am $GABA_A$-Rezeptor über eine andere Bindungsstelle als die Benzodiazepine verfügt. Ferner wurde über eine Blockade der glutamatergen Erregungsübertragung an Kainat- und AMPA-Rezeptoren berichtet.

Lamotrigin (Abb. 3.84) ist ein Triazin-Derivat mit einem ähnlichen Wirkungsmechanismus wie Phenytoin und Carbamazepin. Möglicherweise sind auch andere, bisher noch nicht identifizierte Mechanismen, an der antiepileptischen Wirkung von Lamotrigin beteiligt. Nach oraler Applikation wird Lamotrigin hauptsächlich als N-Glucuronid renal eliminiert. Nur ein geringer Teil der verabreichten Dosis bleibt unverändert.

Die beiden C(3)-disubstituierten Succinimid-Derivate **Ethosuximid** und **Mesuximid** sind racemische Wirkstoffe, die sich vom Phenytoin formal nur durch den Ersatz einer NH-Gruppe durch eine Methylengruppe unterscheiden (Abb. 3.88). Ihre antiepileptische Wirkung beruht auf der Blockade spannungsabhängiger Calciumkanäle vom T-Typ. Während der aus Mesuximid durch *N*-Demethylierung erhaltene Metabolit pharmakologisch wirksam ist, sind die durch Seitenketten-Hydroxylierung gebildeten Metaboliten des Ethosuximids unwirksam.

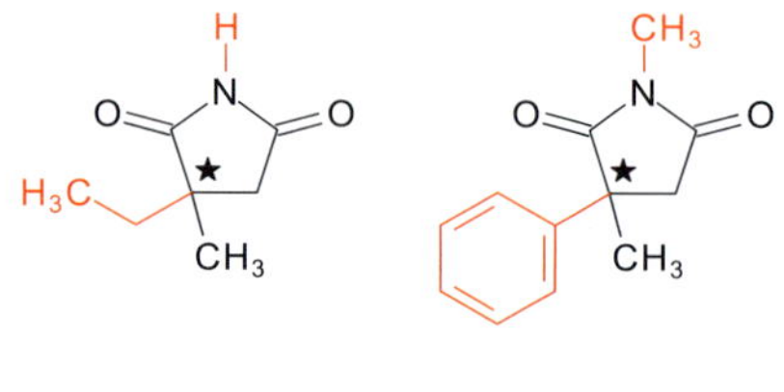

Abb. 3.88 Ethosuximid und Mesuximid, zwei antiepileptisch wirksame Succinimid-Derivate

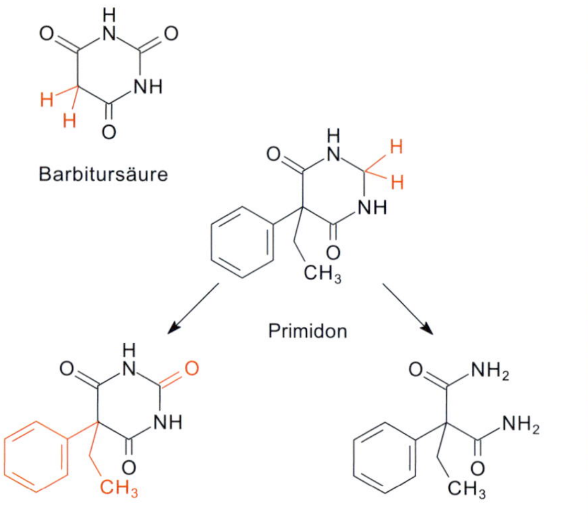

Abb. 3.89 Barbitursäure und therapeutisch genutzte Derivate

Antiepileptika mit Einfluss auf die inhibitorische Neurotransmission

Die enge Beziehung zwischen inhibitorischer und exzitatorischer Neurotransmission wurde bereits in Kapitel 3.9 diskutiert. Zu den Antiepileptika mit vorwiegend GABA-verstärkender Wirkung gehören Primidon, Phenobarbital, Benzodiazepine sowie Vigabatrin und Tiagabin.

Unter dem Begriff **Barbitursäure** versteht man das Kondensationsprodukt aus Malonsäure und Harnstoff (Abb. 3.89). Barbitursäure liegt unter physiologischen Bedingungen infolge der hohen Azidität als Anion vor, welches die Blut-Hirn-Schranke nicht überschreiten kann. Eine Erhöhung der Lipophilie wird durch Substitution der beiden Wasserstoffatome in Position 5 erreicht. Vor der Einführung der Benzodiazepine waren Barbitursäure-Derivate häufig verordnete Hypnotika. Ihre Bedeutung ist allerdings stark zurückgegangen, so dass nur noch einzelne Vertreter therapeutisch genutzt werden.

Phenobarbital, welches im Gegensatz zur Barbitursäure die Blut-Hirn-Schranke überschreiten kann, ist ein Antiepileptikum, welches die inhibitorische Wirkung von GABA durch allosterischen Angriff am $GABA_A$-Rezeptor verstärkt. Die Bindungsstelle ist nicht identisch mit jener der Benzodiazepine. **Primidon**, ein Hexahydropyrimidin-dion, ist formal als 2-Desoxy-phenobarbital aufzufassen. Es wird zu den beiden aktiven Metaboliten Phenobarbital und Phenylethylmalonsäurediamid (PEMA) verstoffwechselt. Diese, aber auch Primidon selbst, sind an der antikonvulsiven Wirkung beteiligt.

Aus der Reihe der Benzodiazepine (Kap. 3.9) ist neben Diazepam, Lorazepam, Clobazam vor allem das ausschließlich in dieser Indikation angewandte Clonazepam (Abb. 3.67) als Antiepileptikum von Bedeutung. Benzodiazepine besitzen ein sehr hohes antikonvulsives Potenzial. Die Langzeitanwendung ist wegen der häufigen Toleranzentwicklung nach mehrmonatiger Einnahme und des Abususpotenzials jedoch limitiert.

Vigabatrin ist ein Vinyl-Derivat der GABA, welches als Racemat eingesetzt wird und bei dem das *S*-(+)-Enantiomer über eine Hemmung der GABA-Aminotransferase zu einer Erhöhung von GABA in den synaptischen Spalten des ZNS führt (Abb. 3.90). Als Pharmakophor wird die bioreaktive Vinylgruppe angesehen, die über eine kovalente Bindung mit einer Aminosäure des aktiven Zentrums zu einer irreversiblen Hemmung der GABA-T führt. Bei Anwendung von Vigabatrin kann es zu irrever-

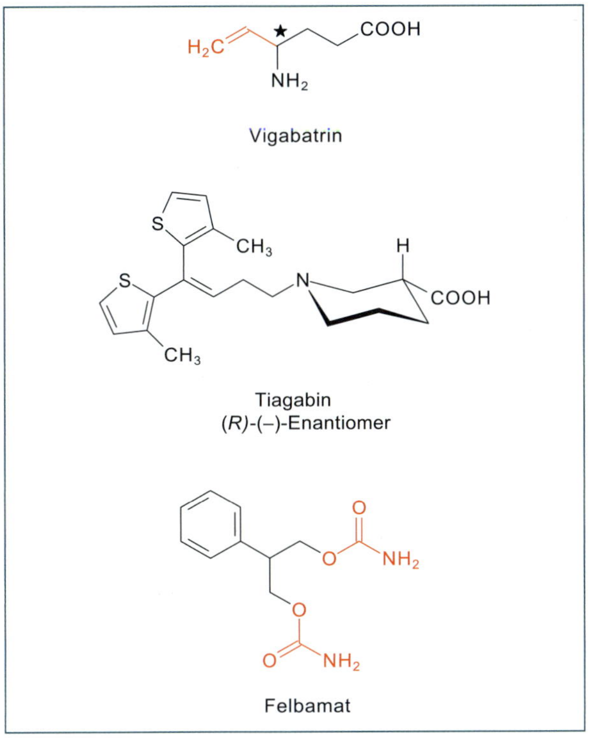

Abb. 3.90 Vigabatrin, Tiagabin und Felbamat

siblen Gesichtsfeldausfällen kommen, weshalb der Arzneistoff nur dann eingesetzt werden sollte, wenn alle anderen Möglichkeiten der Therapie erschöpft sind und die Anfallssituation gravierend ist. Vigabatrin wird kaum metabolisiert, 70% der applizierten Dosis werden unverändert renal eliminiert.

Bei der Entwicklung von Wirkstoffen zur Verstärkung der Stimulation von $GABA_A$-Rezeptoren wurden neben den Rezeptor-Modulatoren und -Inhibitoren des GABA-Metabolismus auch Inhibitoren der GABA-Wiederaufnahme untersucht.

Tiagabin hemmt das präsynaptisch lokalisierte GABA-Transportprotein, welches für die Rückführung des Neurotransmitters in das Neuron und die Gliazellen zuständig ist (Abb. 3.90). Damit wird die Verweildauer von GABA im synaptischen Spalt erheblich verlängert und der inhibitorische Effekt verstärkt. Tiagabin ist ein *R*-konfiguriertes Nipecotsäure-Derivat mit zwei lipophilen Thienyl-Substituenten am Ende der N-Butenylkette. Während der prototypische GABA-Wiederaufnahme-Hemmer Nipecotsäure (Hexahydro-Nicotinsäure) die Blut-Hirn-Schranke nicht überschreitet, ist das lipophile Derivat Tiagabin dazu in der Lage und hemmt nach oraler Applikation selektiv die GABA-Aufnahme im ZNS. Es zeigt keine signifikante Affinität für andere Transport-Proteine, Rezeptoren oder Ionenkanäle.

Antiepileptika mit Einfluss auf die exzitatorische Neurotransmission

Das Dicarbamat **Felbamat** (Abb. 3.90), das große strukturelle Ähnlichkeit mit dem früher häufig eingesetzten Tranquillans Meprobamat aufweist, wurde ursprünglich als Hypnotikum entwickelt. Nach welchem Mechanismus es die Krampfschwelle erhöht, ist nicht in allen Details gesichert. Als Hauptwirkungsmechanismus wird die Modulation der Funktion des NMDA-Rezeptors angesehen. Felbamat soll in der Lage sein, die Glycin-Bindungsstelle des NMDA-Rezeptors zu blockieren und damit die glutamaterge Erregungsübertragung zu vermindern. Eine detaillierte Beschreibung des NMDA-Rezeptorkomplexes und seiner physiologischen und pathophysiologischen Bedeutung findet sich in Kapitel 3.14. Ferner wird eine Blockade spannungsabhängiger Natriumkanäle sowie eine Verstärkung der Inhibition des GABAergen Systems diskutiert.

Antiepileptika mit nicht oder nur zum Teil bekanntem Wirkungsmechanismus

Zu dieser Gruppe zählen die Arzneistoffe Gabapentin, Levetiracetam und Sultiam (Abb. 3.91).

Gabapentin (Abb. 3.91) wurde als Analogon der GABA entwickelt, welches die Blut-Hirn-Schranke zu überwinden vermag. Allerdings zeigt der Wirkstoff weder eine Affinität zu GABA- oder NMDA-Rezeptoren noch beeinflusst er spannungsabhängige Ionenkanäle. Die strukturelle Ähnlichkeit mit den verzweigten Aminosäuren Leucin und Valin lässt vermuten, das Gabapentin bei der gastrointestinalen Aufnahme in den systemischen Kreislauf bzw. bei der Passage der Blut-Hirn-Schranke dieselben Transporter nutzt, wie die genannten Amino-

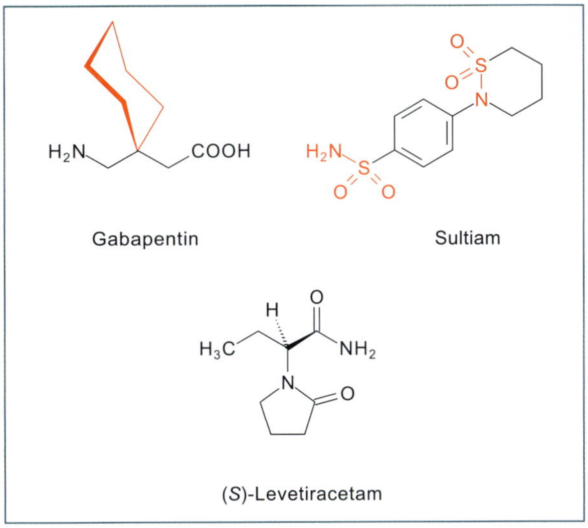

Abb. 3.91 Antiepileptika mit nicht oder nur zum Teil bekanntem Wirkmechanismus

säuren. Der Arzneistoff wird unverändert renal eliminiert, bei höheren Dosen renal und biliär. Gabapentin besitzt ein ähnliches klinisches Profil wie Phenytoin und Carbamazepin. Es zeichnet sich vor allem durch seine rasche Aufdosierbarkeit und die geringfügigen Interaktionen mit anderen Arzneistoffen aus. Gegenüber anderen Antikonvulsiva hat es somit Vorteile bei der Behandlung multimorbider Epilepsie-Patienten im Alter.

Das Pyrrolidinon-Derivat **Levetiracetam** (Abb. 3.91) besitzt große strukturelle Ähnlichkeit mit dem Nootropikum Piracetam (Abb. 3.131) und wird als Antiepileptikum bei therapierefraktären Epilepsien eingesetzt. Der Wirkungsmechanismus ist unbekannt. Er scheint jedoch nicht mit den Wirkmechanismen der bekannten antiepileptischen Wirkstoffen verwandt zu sein. Levetiracetam ist ein sehr gut membrangängiger Arzneistoff, der vollständig resorbiert wird. Der Hauptmetabolisierungsweg, der nur rund ein Viertel der applizierten Dosis betrifft, ist die enzymatische Hydrolyse der Amidbindung unter Bildung der freien Säure.

Sultiam (Abb. 3.91) ist ein Sulfanilamid-Derivat, dessen *p*-Aminogruppe Teil eines hydrierten 1,2-Thiazinringes ist. Ob und in welchem Ausmaß die Hemmung der Carboanhydrase, eine für Sulfanilamid-Derivate typische Reaktion, an der antiepileptischen Wirkung beteiligt ist, erscheint nach wie vor unklar.

Pharmakokinetik und Interaktionen von Antiepileptika

Tabelle 3.26 gibt eine Übersicht über wichtige pharmakokinetische Eigenschaften der Antiepileptika. Ergänzend sei darauf hingewiesen, dass die Aufnahme in den systemischen Kreislauf nach oraler Einnahme bei Carbamazepin, Phenobarbital und Phenytoin langsam erfolgt, bei allen übrigen Antikonvulsiva schnell. Alle Arzneistoffe zeigen eine gute Bioverfügbarkeit, die meist über 90% liegt. Da die therapeutische Breite vieler Antiepileptika gering ist, sind in Tabelle 3.26 die mittleren therapeutischen Plasmakonzentrationen aufgeführt. Die angegebenen Halbwertszeiten beziehen sich auf die Monotherapie-Situation.

Bei Co-Medikation mit Enzym-Induktoren, darunter auch einige Antiepileptika, sind bei vielen Arzneistoffen deutlich kürzere Halbwertszeiten, bei Co-Medikation mit Enzym-Inhibitoren deutlich verlängerte Halbwertszeiten zu erwarten. Carbamazepin, Phenobarbital, Phenytoin sind hepatische CYP3A4-Induktoren und senken die Serumkonzentration anderer Antikonvulsiva wie Lamotrigin, Tiagabin und Valproat. Auch die Serumkonzentrationen anderer wichtiger Arzneistoffe wie orale Antikoagulanzien, orale Kontrazeptiva, Verapamil, Diltiazem, Haloperidol und Theophyllin können herabgesetzt werden. Dies führt dazu, dass bei den erstgenannten Wirkstoffklassen kein wirksamer antikoagulatorischer bzw. kontrazeptiver Schutz mehr besteht. Zu beachten ist auch, dass die pharmakokinetische Halbwertszeit nicht immer mit der Dauer der pharmakologischen Wirkung korreliert, da einige Arzneistoffe zu aktiven Metaboliten (z. B. Carbamazepin) und andere Arzneistoffe zu einer irreversiblen Hemmung Transmitter-abbauender Enzyme führen (z. B. Vigabatrin). Topiramat ist ein Inhibitor von CYP2C9, wodurch die Serum-Phenytoin-Konzentration leicht erhöht wird. Valproinsäure führt zu einer klinisch relevanten

Tab. 3.26 Pharmakokinetische Eigenschaften der wichtigsten Antikonvulsiva

INN	Bioverfügbarkeit (%)	t_{max} (h)	Mittlere therapeutische Plasma-Konzentration (µg/mL)	HWZ (h)	Eliminationsweg
Carbamazepin	70–80	4–16	4–10	8–24	biliär
Ethosuccinimid	n. b.	n. b.	40–100	20–60	biliär/renal
Felbamat	n. b.	n. b.	20–80	2–6	renal
Gabapentin	60–70	2–3	> 2	5–7	renal
Lamotrigin	100	2,5–4	3–15	15–25	biliär
Levetiracetam	100	1,3	30–40	6–8	renal
Oxcarbazepin	n. b.	4,5	10–20	8–10	biliär
Phenobarbital	80–100	6–18	10–40	50–100	biliär
Phenytoin	98–100	4–12	5–20	9–40	biliär
Primidon	n. b.	n. b.	5–12	4–12	biliär
Topiramat	80	2–3	2–5	20	renal
Tiagabin	89	0,5–2	0,2–0,3	2–5	biliär
Sultiam	n. b.	1,5–5	0,5–12,5	3–30	renal/biliär
Valproinsäure	100	1–4	40–100	5–15	biliär
Vigabatrin	50*/65**	0,5–1	nicht relevant	5–7	renal

n. b. = nicht bekannt

Synopse

- Epileptische Anfälle entstehen durch eine gesteigerte Erregbarkeit zentraler, miteinander vernetzter Neuronengruppen, die sich spontan und synchron entladen. Auf der Grundlage dieser gesteigerten Erregbarkeit kommt es zu einer Senkung der Krampfschwelle.
- Ein epileptischer Anfall ist die Manifestation einer exzessiven neuronalen Entladung, in der das physiologische Gleichgewicht von exzitatorischen (Glutamat, Aspartat) und inhibitorischen Neutrotransmittern (GABA) gestört ist.
- Nach ihrem Hauptangriffsort lassen sich Antiepileptika in vier Gruppen einteilen.
- Spannungsabhängige Na^{+}- und Ca^{2+}-Kanäle sind Angriffspunkte einiger Antiepileptika. Eine Blockade von Natriumkanälen erfolgt durch Carbamazepin, Oxcarbazepin, Phenytoin, Valproinsäure, Topiramat und Lamotrigin.
- Zu den Arzneistoffen mit GABA-verstärkender Wirkung gehören Primidon, Phenobarbital, Benzodiazepine sowie Vigabatrin und Tiagabin.
- Ein Wirkstoff mit Einfluss auf die exzitatorische Neurotransmission ist das Dicarbamat Felbamat, dessen Wirkung auf einer Modulation des NMDA-Rezeptors beruht.
- Die antiepileptische Wirkung von Gabapentin, Levetiracetam und Sultiam ist nicht oder nur zum Teil bekannt.

Erhöhung der Plasmakonzentrationen von Phenobarbital und Lamotrigin. Darüber hinaus blockiert Valproinsäure die Expoxid-Hydrolase und führt über diesen Mechanismus zu einer Erhöhung der Plasmakonzentration des aktiven Metaboliten (Carbamazepin-10,11-Epoxid) von Carbamazepin ohne die Plasmakonzentration der Muttersubstanz zu beeinflussen.

3.11 Antiparkinson-Wirkstoffe

1817 erfolgte die Erstbeschreibung des Parkinson-Syndroms durch den Arzt James Parkinson. Er stellte sechs Fälle vor und beschrieb sie als „shaking palsy", was so viel wie Zitterlähmung bedeutet. Morphologisch liegt der Symptomatik eine Degeneration von dopaminergen Neuronen und das Auftreten laminärer Einschlusskörperchen (Lewy-Körperchen) in der Substantia nigra zugrunde. Aus der Degeneration der nigrostriatalen Bahnen resultiert eine verminderte striatale Konzentration von Dopamin. Die meisten Fälle sind idiopathisch, das heißt ohne fassbare Ursache. Ein medikamentös induziertes Parkinson-Syndrom kann bei Anwendung von D_2-Rezeptor-Antagonisten (Antipsychotika) auftreten, welches allerdings nach Absetzen der Therapie reversibel ist. Im Gegensatz dazu ist das bei Konsum bestimmter Drogen vereinzelt zu beobachtende Parkinson-Syndrom irreversibel. Es beruht meist auf 1-Methyl-4-phenyl-1,2,3,6-tetrahydropyridin **(MPTP)**, welches als Verunreinigung in Drogen vorkommt.

Die Parkinson-Symptome sind Ausdruck eines gestörten Gleichgewichtes zwischen dem inhibitorisch wirkenden Dopamin und den exzitatorisch wirksamen Neurotransmittern Acetylcholin und Glutaminsäure. Der Morbus Parkinson (MP) ist eine der häufigsten neurologischen Erkrankungen beim älteren Menschen. Die mittlere Überlebenszeit nach Krankheitsbeginn beträgt ohne adäquate Behandlung rund 10 Jahre. Mit der Einführung der Levodopa-Therapie hat sich die Lebenserwartung der Patienten derjenigen der gesunden Bevölkerung angenähert. Die Hauptsymptome des MP, die erst auftreten, wenn mehr als die Hälfte der dopaminergen Neurone zerstört sind, lassen sich in drei Gruppen teilen:

- motorische Störungen mit den **Plus-Symptomen** Rigor, Ruhetremor und Sprachstörungen sowie motorische Störungen mit den **Minus-Symptomen** Hypo- bzw. Akinese
- vegetative Störungen mit vermehrter Speichel-, Tränen- und Talgproduktion, gestörter Wärme- und Schweiß-Regulation, erniedrigtem Blutdruck sowie Funktionsstörungen im GI- und Urogenitaltrakt
- psychische Störungen mit Demenz im Spätstadium der Erkrankung.

Während die Minus-Symptome sich aus dem Dopamin-Defizit ergeben, hängt die Plus-Symptomatik vom relativen Überschuss an Acetylcholin ab.

Zur Korrektur des gestörten Gleichgewichtes zwischen inhibitorischen (DA) und exzitatorischen Transmittern (ACh, Glutaminsäure) werden heute verschiedene Arzneistoffklassen zur Therapie des MP genutzt:

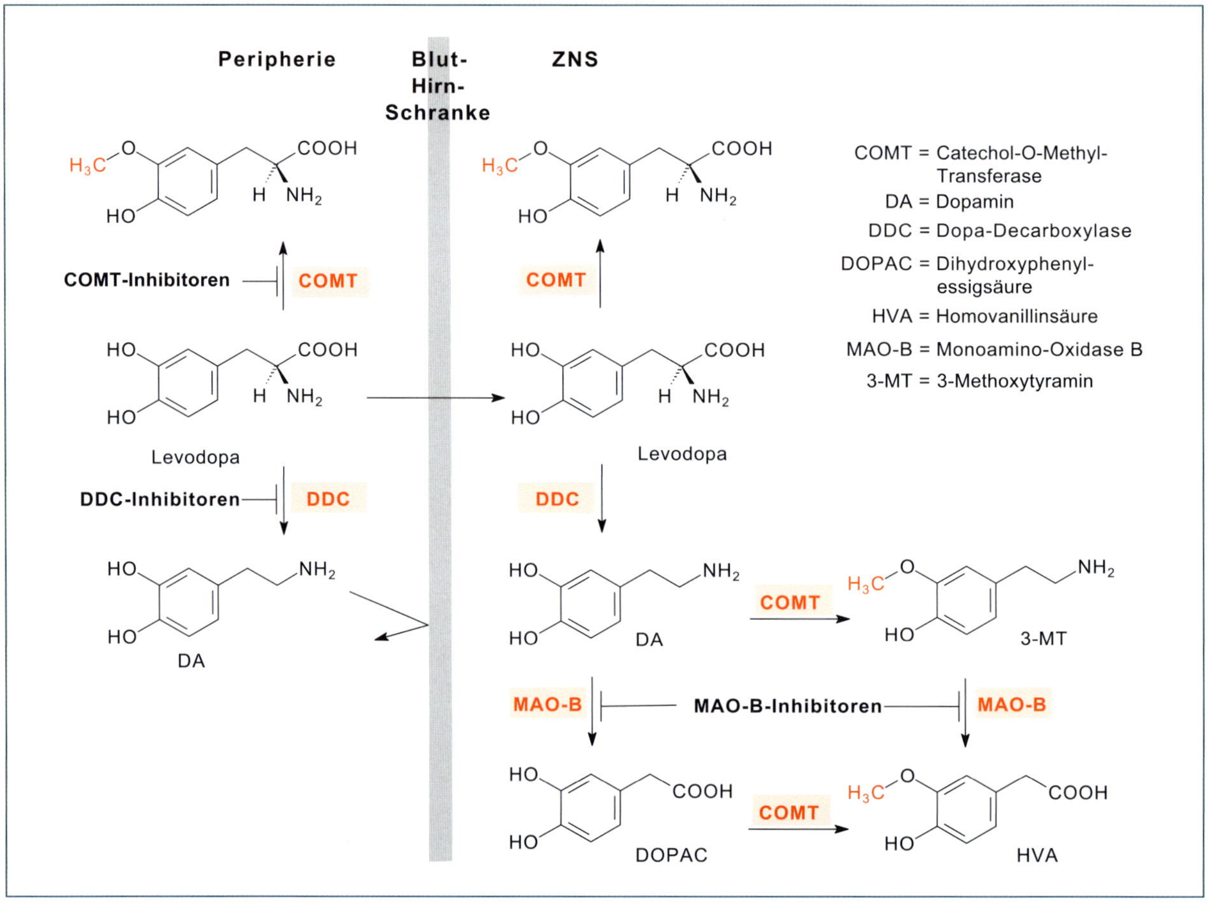

Abb. 3.92 Stoffwechsel von Levodopa

- Levodopa in Kombination mit peripher wirkenden Decarboxylase-Blockern
- Inhibitoren der Catechol-*O*-Methyl-Transferase (COMT)
- Inhibitoren der Monoamino-Oxidase B (MAO-B)
- Dopamin-Agonisten
- *N*-Methyl-D-Apartat-Rezeptor-Antagonisten (NMDA-Rezeptor-Antagonisten)
- Anticholinergika (*m*-Cholinorezeptor-Antagonisten).

3.11.1 Levodopa

Goldstandard der Behandlung des MP ist die Therapie mit **Levodopa** (L-3,4-Dihydroxy-phenylalanin), der direkten biogenetischen Vorstufe des Dopamins. Die Aminosäure passiert bei oraler Applikation nach Aufnahme in den systemischen Kreislauf mit Hilfe eines aktiven Transport-Mechanismus die Blut-Hirn-Schranke und wird im ZNS mittels des Enzyms Dopa-Decarboxylase (DDC) zu Dopamin decarboxyliert. Der Abbau und die Inaktivierung des Dopamins in den dopaminergen Neuronen des ZNS erfolgt zum einen durch die Monoamino-Oxidase des Typs B (MAO-B) und zum anderen durch die Catechol-*O*-Methyl-Transferase (COMT). Das Hauptproblem bei der Anwendung von Levodopa besteht in der niedrigen Bioverfügbarkeit, da der Wirkstoff bereits in der Peripherie entlang zweier Hauptwege durch Decarboxylierung und *O*-Methylierung metabolisiert wird, so dass nur ein geringer Anteil der applizierten Dosis den Wirkort (ZNS, dopaminerge Neurone) erreicht (Abb. 3.92).

Eine direkte Gabe von Dopamin ist nicht möglich, da es zum einen sehr rasch metabolisiert wird und zum anderen aufgrund seiner hohen Polarität die Blut-Hirn-Schranke nicht überschreiten kann. Einen signifikanten Fortschritt in der Behandlung des MP brachte die Entwicklung von Inhibitoren der peripheren DDC, bei deren kombinierter Anwendung mit Levodopa ausreichende therapeutische ZNS-Konzentrationen erzielt werden können.

Das Enzym DDC ist eine Vitamin-B_6-abhängige Aromatische-Aminosäure-Decarboxylase (auch als AADC bezeichnet), die besonders im Nervensystem und in der

Niere in hohen Konzentrationen auftritt. Das Enzym liegt als α_2-Dimer vor, was ein Charakteristikum für die Familie der Pyridoxal-5'-phosphat-abhängigen Enzyme darstellt, deren Prototyp die Aspartat-Aminotransferase (AAT) ist. Jedes Monomer besteht aus drei distinkten Domänen, wobei die größte Domäne des einen Monomers über die Vitamin-Bindungsstelle verfügt und aus einem zentralen, siebensträngigen β-Faltblatt besteht, welches von acht α-Helices umgeben ist (Abb. 3.93).

Das aktive Zentrum befindet sich nahe der Monomer-Monomer-Kontaktstelle und wird durch Aminosäuren des Co-Faktor-bindenden Monomers repräsentiert. Aus Mutationsstudien geht hervor, dass die Aminosäure His192 eine Schlüsselrolle beim Katalysemechanismus spielt, da Mutanten ohne Histidin in Position 192 unwirksam sind. Im freien Enzym (ohne Substrat) ist der Co-Faktor Vitamin B_6 über eine Aldimin-Bindung mit der Aminosäure Lys303 verknüpft. Zwischen der Carboxylgruppe von Asp271 und dem protonierten Pyridin-Stickstoff des Co-Faktors existiert eine starke ionische Wechselwirkung, die auch zur Stabilisierung des Enzym-Substratkomplexes beiträgt. Darüber hinaus ist die Phosphatgruppe des Co-Faktors in ein dichtes Wasserstoffbrücken-Netzwerk eingebunden. Zwei Aminosäuren des nicht an der Bildung des aktiven Zentrums beteiligten Monomers, Ile101' und Phe103', sind über Van-der-Waals-Wechselwirkungen an der Fixierung des Catecholringes des Substratmoleküls in der Substrat-Bindungstasche beteiligt.

Die beiden peripheren DDC-Inhibitoren **Carbidopa** und **Benserazid** sind Hydrazin-Derivate. Während Carbidopa ein Substrat-Analogon (Levodopa) darstellt, ist Benserazid ein Produkt-Analogon (Dopamin). Carbidopa

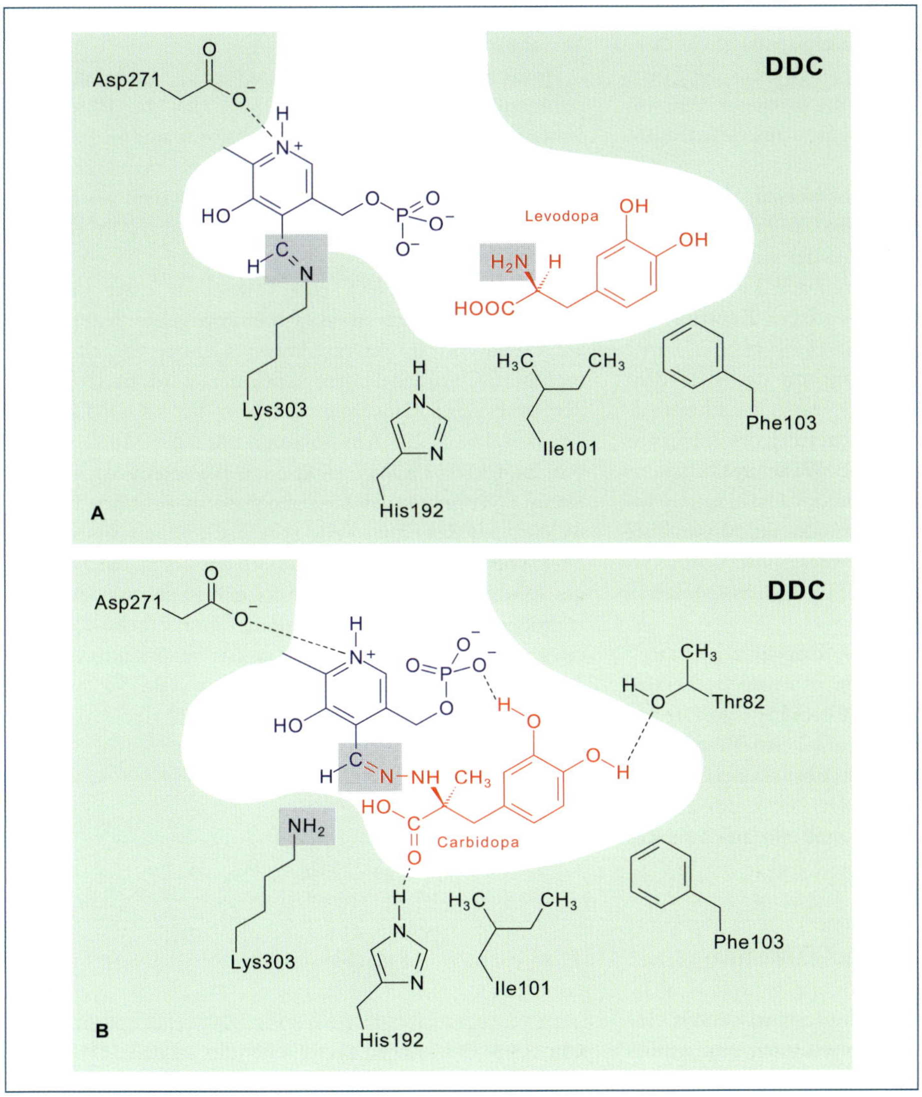

Abb. 3.93 A: Hypothetische Bindung von Dopa an die Dopa-Decarboxylase (DDC)
B: Kovalente Bindung von Carbidopa an Pyridoxal-5'-phosphat

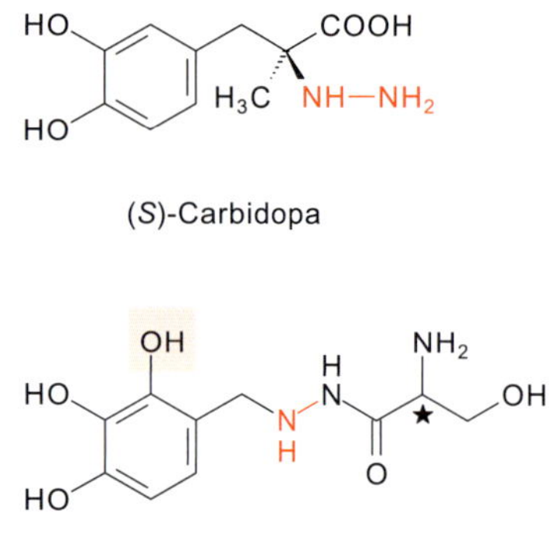

Abb. 3.94 Inhibitoren der peripheren Dopa-Decarboxylase (DDC)

enthält anstelle der Aminogruppe in Levodopa eine Hydrazinogruppe sowie am α-C-Atom eine zusätzliche Methylgruppe. Die Stereochemie entspricht jener des Levodopa. Beim Prodrug Benserazid ist die terminale Aminogruppe des Hydrazin-Strukturelementes mit der Aminosäure Serin acyliert (Abb. 3.94).

Aus Kristallstruktur-Analysen geht hervor, dass Carbidopa eine Hydrazonbindung mit dem Co-Faktor Vitamin B_6 bildet. Somit wird verhindert, dass der Co-Faktor eine Aldiminbindung mit der Aminosäure Lys303 eingeht. Das Carbidopa-Molekül ragt tief in das aktive Zentrum des Enzyms und wird dabei durch die Aminosäure Thr82 über eine Wasserstoffbrückenbindung mit der 4'-Hydroxylgruppe des Catecholringes fixiert. Auch die Phosphatgruppe des Co-Faktors ist an der Fixierung des Inhibitors beteiligt, indem diese Gruppe eine Wasserstoffbrückenbindung mit der 3'-Hydroxylgruppe des Carbidopa-Moleküls eingeht. Im aktiven Zentrum ist die Aminosäure Histidin192 über eine Wasserstoffbrücke zur Carboxylgruppe ebenfalls an der Bindung des Carbidopa-Moleküls beteiligt.

Die Kristallstruktur-Analyse des Enzym/Co-Faktor/Carbidopa-Komplexes erklärt auch, warum Benserazid ein stärkerer Inhibitor der DDC als Carbidopa ist. Die zusätzliche Hydroxylgruppe in Position 2' im Benserazid-Molekül erlaubt zusätzliche Wasserstoffbrückenbindungen zu Wassermolekülen, die sich in der Nähe des aktiven Zentrums befinden und bedingen somit eine noch stärkere Bindung des Inhibitors.

3.11.2 Inhibitoren der Catechol-*O*-Methyl-Transferase

Die Bioverfügbarkeit von Levodopa wird durch die Blockade der peripheren Decarboxylierung mit einem DDC-Inhibitor bereits erheblich gesteigert. Die Catechol-*O*-Methyl-Transferase (COMT) ist ein weiteres Enzym, das im Metabolismus von Levodopa eine Schlüsselrolle spielt. Sie kommt im ganzen Körper vor und tritt in den peripheren Organen wie Leber, Niere oder Darm in hoher Konzentration auf. Die Funktion der COMT besteht in der Inaktivierung biologisch aktiver oder potenziell toxischer Catechol-Derivate und anderer hydroxylierter Metaboliten. Die COMT katalysiert den Transfer der Methylgruppe des *S*-Adenosyl-Methionin (SAM) an die 3'-Hydroxylgruppe des Catecholrings des Substratmoleküls. Physiologische Substrate der COMT sind Levodopa, Catecholamine (DA, NA, A) und ihre hydroxylierten Metaboliten sowie Ascorbinsäure.

Levodopa wird durch COMT zu therapeutisch inaktivem 3-*O*-Methyldopa (3-OMD) methyliert. Die COMT-Hemmung unterbindet diesen Metabolisierungsschritt und ermöglicht so eine Erhöhung der Bioverfügbarkeit und eine Optimierung der peripheren Levodopa-Pharmakokinetik und dadurch eine bessere Dopamin-Versorgung des Gehirns.

Entacapon ist ein selektiver, reversibler und oral einzunehmender Inhibitor der COMT, der die Blut-Hirn-Schranke nicht überschreitet und somit nur in der Peripherie wirksam ist (Abb. 3.95). Das charakteristische Strukturmerkmal von Entacapon und aller übrigen in Entwicklung befindlichen COMT-Hemmer ist der nitrierte Catecholring.

Das Enzym COMT tritt sowohl in einer löslichen (*S*-COMT) als auch in einer membrangebundenen Form auf. Während im menschlichen Gehirn vor allem die membrangebundene Form exprimiert wird, findet man in den peripheren Geweben vor allem die *S*-COMT. Letztere besteht aus 221 Aminosäuren mit einer Molekülmasse von 24,4 kDa. COMT stellt ein α,β-Protein dar, dass aus einem gemischten siebensträngigen β-Faltblatt besteht, welches auf der einen Seite von fünf und auf der anderen Seite von drei α-Helices flankiert wird. Für die Bindung des Inhibitors an das Enzymmolekül ist die nitrierte Catecholgruppe essenziell. Sie ragt tief in das aktive Zentrum des Enzyms und wird über Wasserstoffbrückenbindungen zur Carboxylgruppe der Aminosäure Glu199 und der Aminogruppe von Lys144 fixiert. Die übrigen Molekül-

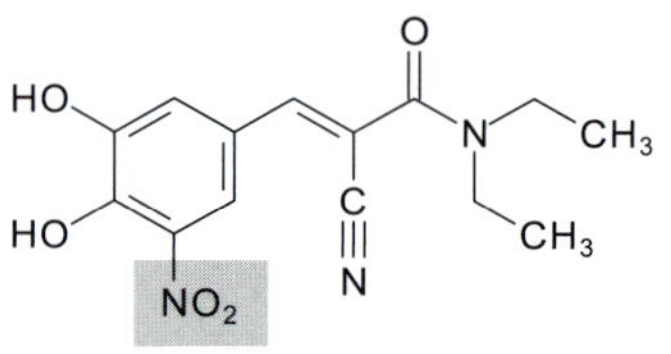

Abb. 3.95 Entacapon, ein Inhibitor der Catechol-*O*-Methyl-Transferase

teile des Inhibitors werden nicht durch Wasserstoffbrückenbindungen, sondern durch hydrophobe Wechselwirkungen mit den Aminosäuren Trp38, Pro174 und Met201 an das Enzymmolekül gebunden. Eine schematische Darstellung der COMT-Wechselwirkung mit dem Co-Faktor *S*-Adenosyl-Methionin (SAM), Entacapon und Mg^{2+} ist in Abbildung 3.96 wiedergegeben.

Das Magnesiumion sorgt für die korrekte Orientierung und räumliche Nähe zwischen dem Substrat- und dem SAM-Molekül und ist damit essenziell für die Übertragung der aktivierten Methylgruppe des Co-Faktors auf die 3'-Hydroxylgruppe des Substratmoleküls. Das Magnesium-Ion liegt komplex gebunden vor, wobei drei Ligandpositionen von Sauerstoffatomen der Aminosäuren Asp141, Asp169 und Asn170 besetzt werden. Die drei übrigen Positionen werden durch Hydroxylgruppen des Inhibitors sowie durch ein Wassermolekül eingenommen. Für die Bindung des Co-Faktors ist vor allem die Aminosäure Glu90 bedeutsam, die über Wasserstoffbrückenbindungen zum Ribosemolekül zur Bindung des Co-Faktors beiträgt. Die Aminosäure Glu in Position 90 stellt eine konservierte Region dar, die typisch für SAM-abhängige Methyltransferasen ist.

3.11.3 Dopamin-Agonisten

Levodopa ist aus den oben genannten Gründen der Arzneistoff der Wahl zur Behandlung von MP. Allerdings nimmt die Wirksamkeit von Levodopa oft nach nur wenigen Jahren ab, so dass die Symptome nur noch unvollständig unterdrückt werden können. Außerdem entwickeln sich unter der Langzeittherapie mit Levodopa Dyskinesien, die sich in unwillkürlichen, unkontrollierten Bewegungen äußern. Generell wird deshalb empfohlen, eine Monotherapie mit Levodopa nicht zu früh zu beginnen. Während Dopamin-Agonisten früher vor allem im fortgeschrittenen Stadium der Erkrankung in Kombination mit Levodopa eingesetzt wurden, werden sie heute bereits in Frühstadien der Erkrankung vermehrt anstelle von Levodopa eingesetzt. Die derzeit zur Behandlung von MP verfügbaren Dopamin-Agonisten wirken sowohl im zentralen Nervensystem wie auch peripher. Die Hauptwirkung beruht hauptsächlich auf der Stimulierung von D_2-Rezeptoren (Tab. 3.27).

Dies kann neben den gewünschten Effekten zu einem weiten Spektrum unerwünschter Begleitwirkungen führen, die das ZNS, den GI-Trakt und das Herz-Kreislauf-System betreffen. Insbesonders werden Unruhe, Übelkeit, Erbrechen und orthostatische Hypotonie unter der Behandlung von Dopamin-Agonisten beobachtet. Außerdem beeinflussen diese Arzneistoffe die Sekretion von Prolactin und anderen Hormonen.

Apomorphin ist ein Umlagerungsprodukt des Morphins ohne opioide Wirkung. Es enthält die Partialstruktur des Dopamins (in Abb. 3.97 rot gezeichnet). Wegen seiner ausgeprägten emetischen Eigenschaften wird es

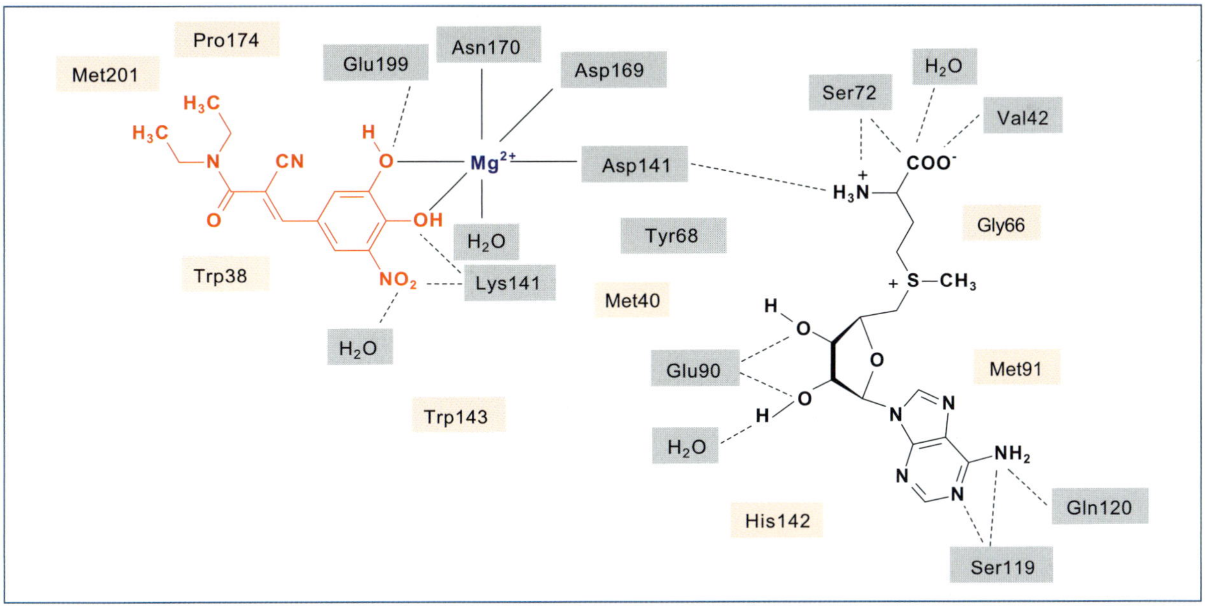

Abb. 3.96 Schematische Darstellung der COMT/Co-Faktor/Mg^{2+}/Inhibitor-Wechselwirkung im aktiven Zentrum des Enzyms (Wasserstoffbrücken-Bindungen sind mit gestrichelten, koordinative Komplexbindungen mit ausgezogenen Linien dargestellt. Aminosäuren des Enzymmoleküls, die über hydrophobe Wechelwirkungen zur Substrat- und Co-Faktor-Bindung beitragen, sind mit rosa Rasterung unterlegt)

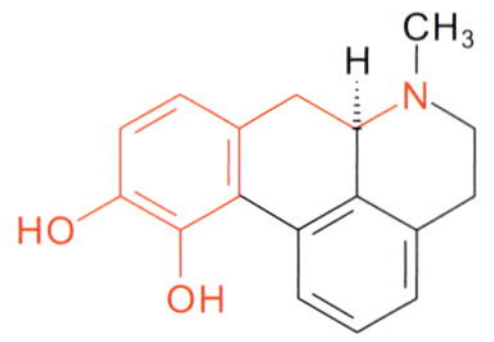

Abb. 3.97 *R*-(–)-Apomorphin, ein Dopamin-Agonist

heute nicht mehr zu Behandlung von MP eingesetzt. In Form einer Sublingual-Tablette wird es in niedriger Dosierung zur Behandlung der erektilen Dysfunktion (ED) eingesetzt (Kap. 6.4.3).

Bromocriptin, Pergolid, Lisurid und Cabergolin sind Ergolin-Derivate mit dopaminergen Eigenschaften. **Bromocriptin** war der erste weltweit eingesetzte Dopamin-Agonist für die Mono- und add-on-Therapie des frühen und fortgeschrittenen MP. Der Arzneistoff wird rasch absorbiert und unterliegt einem intensiven First-Pass-Meta-

Tab. 3.27 In-vitro-Bindungs-Affinitäten der Dopamin-Agonisten

INN	D_1-Rezeptor	D_2-Rezeptor	D_3-Rezeptor	5-HT-Rezeptoren	α_1-Rezeptor	α_2-Rezeptor
Apomorphin	++	++	++	0/+	0/+	++
Bromocriptin	–	++	+	++	+++	++
Cabergolin	0/+	+++	+++	++	++	++
Lisurid	0/+	++++	k. A.	+++	+++	++++
Pergolid	0/+	++++	+++	0/+	++	++
Pramipexol	0/+	+++	++++	0/+	0/+	++
Ropinirol	0	++++	++++	0	0	0

– = Antagonist, k. A. = keine Angaben erhältlich, 0 = keine Affinität, + = sehr niedrige Affinität, ++ = niedrige Affinität, +++ = mittlere Affinität, ++++ = hohe Affinität

Tab. 3.28 Pharmakokinetische Kenndaten der Wirkstoffe zur Therapie von Morbus Parkinson

INN	Bioverfügbarkeit (%)	t_{max} (h)	HWZ (h)
Levodopa	33	1,4	1,1
Levodopa/Benserazid	80	0,5–1,0	1,5–2
Levodopa/Carbidopa	80–98	0,5–2,0	1,5
COMT-Inhibitoren			
Entacapon	30–46	154	6
MAO-Inhibitoren			
Selegilin	10	0,5–1,5	0,1–2,0
Rasagilin	k. A	k. A.	k. A.
Dopamin-Rezeptor-Agonisten			
Apomorphin	10–20 sublingual	0,3–1,0	0,5–1,0
Bromocriptin	6	0–5–2,5	3–7
Cabergolin	50–80	0–5–4,0	63–110
Lisurid	10–20	0,2–1,2	1,3–2,5
Pergolid	20–60	1–3	27
Pramipexol	>90	1–3	8–12
Ropinirol	50	1–2	6
NMDA-Rezeptor-Antagonisten			
Amantadin	86–94	1–12	10–45
Budipin	50	2–3	30
Anticholinergika			
Benzatropin	< 10	7	k. A.
Biperiden	29–33	1,5	18–24
Procyclidin	75	1	6–16
Trihexyphenidyl	100	1,3	33

k. A. = keine Angaben

bolismus, was die niedrige systemische Verfügbarkeit erklärt. Eine Zusammenstellung der pharmakokinetischen Daten aller zur Behandlung des MP eingesetzten Arzneistoffe findet sich in Tabelle 3.28.

Pergolid (Abb. 3.98) ist ein synthetisches Ergolin-Derivat mit hoher D_2- und D_3-Affinität. Der Wirkstoff wird intensiv hepatisch metabolisiert, wobei mindestens zehn verschiedene Metabolite gebildet werden. Pergolid inhibiert CYP3A4 und interagiert auch mit CYP2D6. **Lisurid** hat eine ähnlich hohe Affinität zum D_2-Rezeptor wie Pergolid. Auffallend ist seine hohe Affinität zu 5-HT-Rezeptoren. **Cabergolin** ist ein D_2/D_3-Rezeptor-Agonist mit sehr langer Halbwertszeit. **Ropinirol** ist ein oxidiertes N-substituiertes Tryptamin, das auch als Teilstruktur in den Ergolinen enthalten ist. Wie Pramipexol besitzt es neben den D_2-agonistischen Eigenschaften auch eine hohe Affiniät zum D_3-Rezeptor. Im Gegensatz zu Pramipexol unterliegt es einem starken hepatischen Metabolismus (CYP1A2, CYP3A4, CYP2D6). **Pramipexol** (Abb. 3.98) ist ein Aminobenzothiazol-Derivat mit hoher Selektivität für die Unterfamilie der D_2-Rezeptoren. Es bindet bevorzugt an D_3-Rezeptoren. Es hat keine Affinität zu α_2-adrenergen, 5-HT- und Histamin-Rezeptoren. Pramipexol wird nur in sehr geringem Ausmaß an Plasmaproteine gebunden und beim Menschen kaum biotransformiert. Deshalb sind Interaktionen mit anderen Arzneistoffen auf der Ebene der Plasmaeiweißbindung oder der Elimination durch Biotransformation sehr unwahrscheinlich.

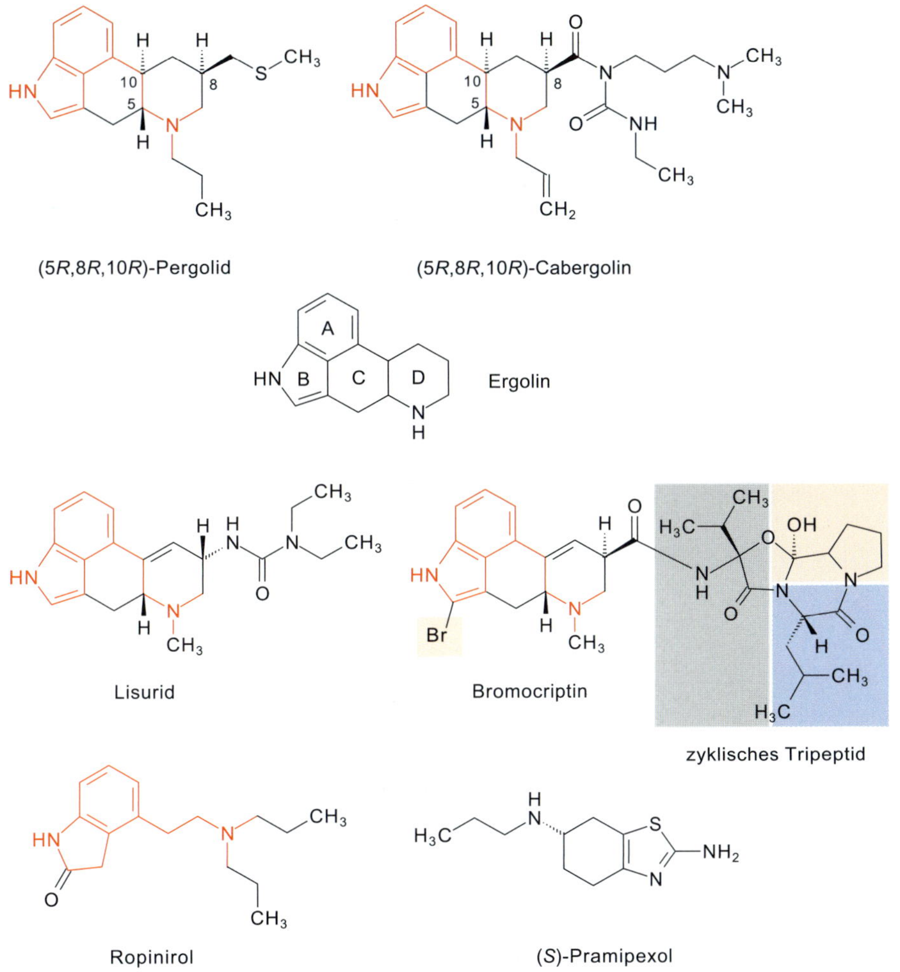

Abb. 3.98 Dopamin-Agonisten zur Behandlung des Morbus Parkinson

3.11.4 Inhibitoren der Monoamino-Oxidase B

Die in den äußeren Mitochondrien-Membranen lokalisierten Monoamino-Oxidasen sind Schlüsselenzyme für den Abbau von Serotonin, Noradrenalin und Dopamin (Abb. 3.92, Abb. 3.108). Von den beiden Isoformen MAO-A und MAO-B ist Zweitere maßgeblich am Abbau von Dopamin im ZNS beteiligt. Für die katalytische Aktivität der Monoamino-Oxidase B (MAO-B) spielen die Aminosäuren Lys296, Trp388, Tyr398 und Tyr435 eine entscheidende Rolle. Zum einem sind sie für die nicht kovalente Fixierung des Co-Faktors FAD (Lys296, Trp388, Tyr398) verantwortlich, zum anderen bilden die beiden Tyrosine Tyr398 und Tyr435 mit dem Substrat- bzw. Inhibitor-Molekül einen aromatischen „sandwich"-Komplex (Abb. 3.99).

***R*-(−)-Selegilin** (*N*-Propinyl-methamphetamin, L-Deprenyl) ist ein selektiver Inhibitor der MAO-B, der das Enzym durch kovalente Bindung irreversibel hemmt, wodurch es in der Folge zu einer Erhöhung der Dopamin-Konzentration in striatalen Regionen kommt. MAO-A und -B benötigen FAD als Cofaktor, das kovalent über eine Thioetherbindung an ein Cystein enthaltenes Pentapeptidmotiv (Ser-Gly-Gly-Cys-Tyr) des Enzyms gebunden wird. MAO-A- und MAO-B-Inhibitoren wirken gleichermaßen durch irreversible Bindung an das Stickstoffatom N(5) des enzymgebundenen FAD (Abb. 3.100).

Bedingt durch seine Lipophilie überwindet Selegelin rasch die Blut-Hirn-Schranke. Nach oraler Applikation bewegen sich die Plasma-Konzentrationen an unverändertem Arzneistoff unterhalb der Nachweisgrenze. Hingegen lassen sich Metaboliten wie Amphetamin, Methamphetamin und *N*-Desmethyl-selegilin detektieren.

Rasagilin (Abb. 3.100) befindet sich in später Phase der klinischen Entwicklung und verfügt wie Selegelin

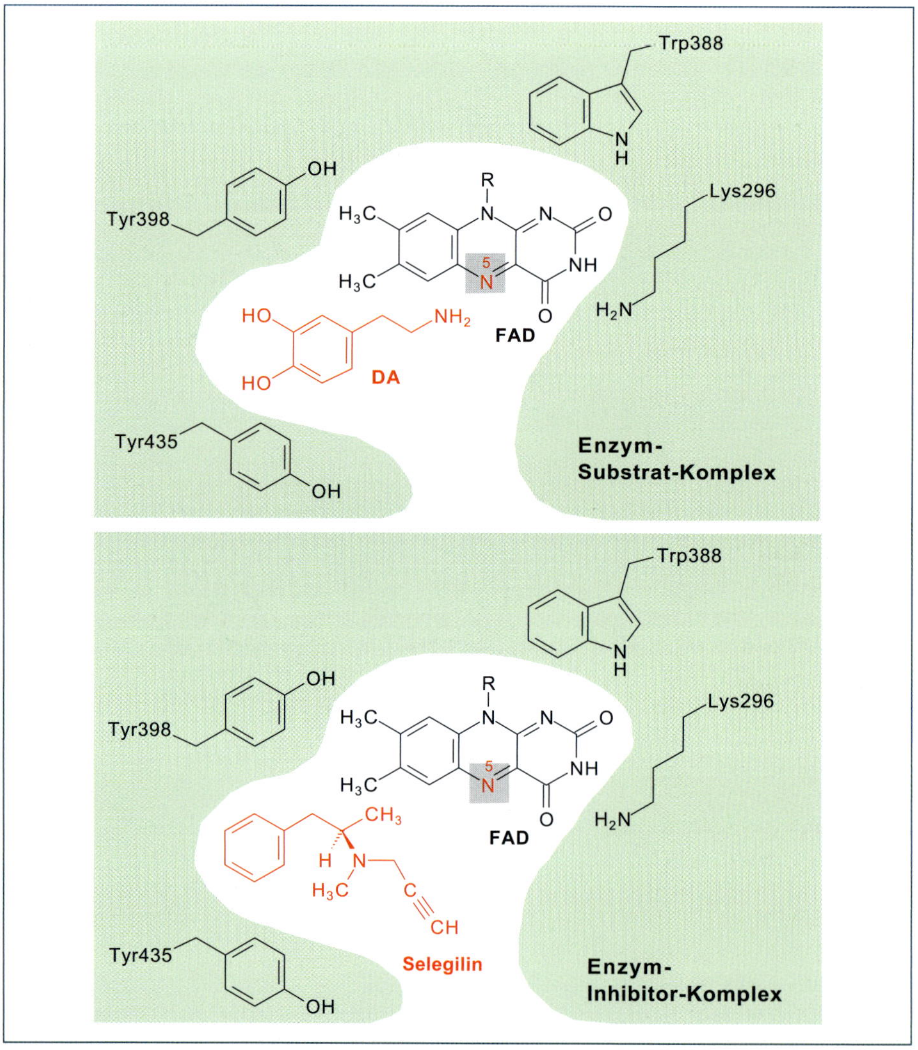

Abb. 3.99 MAO-B-Komplex mit dem natürlichen Substrat Dopamin (DA) und dem Inhibitor *R*-Selegilin

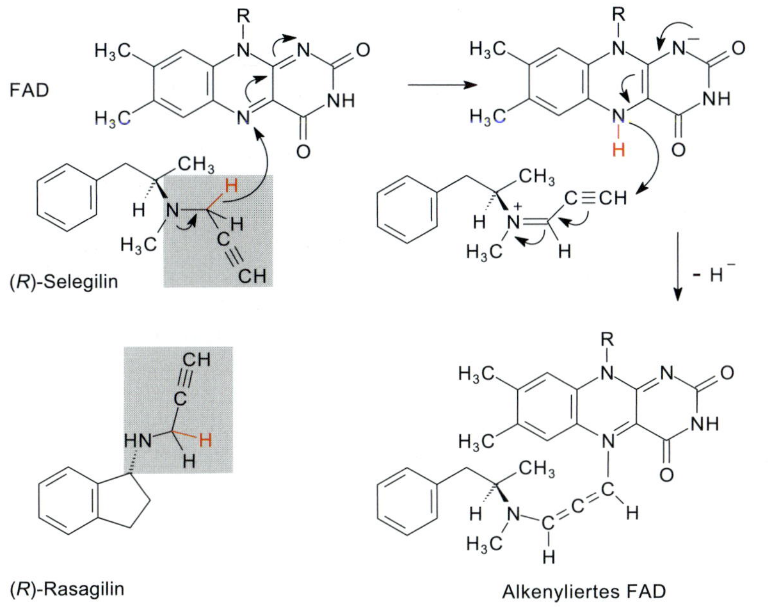

Abb. 3.100 Selegilin und Rasagilin, selektive Inhibitoren der MAO-B. Mechanismus der irreversiblen (suizidalen) Inhibition des Enzyms durch *N*-Alkenylierung von FAD

über einen für die Bindung an das Enzym notwendigen Benzenring (π-Sandwich-Komplex) sowie über das N-Propinyl-Pharmakophor. Der Metabolismus von Rasagilin erfolgt nicht über Amphetamin-Derivate.

Eine gleichzeitige Inhibition der peripheren MAO-A durch unselektive MAO-Hemmer (z. B. Tranylcypromin) ist für den durch Tyramin ausgelösten Cheese-Effekt verantwortlich. Diese potenziell lebensgefährliche Nebenwirkung (Blutdruckanstieg) basiert auf dem verminderten Abbau des in bestimmenten Käsesorten in hoher Konzentration enthaltenen und indirekt sympathomimetisch wirksamen Tyramins.

3.11.5 NMDA-Rezeptor-Antagonisten

Amantadin und **Memantin** (Abb. 3.101) sind synthetische trizyklische Amine aus der Klasse der Aminoadamantane, die ursprünglich gegen Influenza-A-Viren eingesetzt wurden. Später wurde ihr Antiparkinson-Potenzial erkannt, welches vor allem auf der milden, nicht kompetitiven Blockade des NMDA-Rezeptors beruht. Dadurch wird die NMDA-Rezeptor-vermittelte Freisetzung von Acetylcholin in nigrostriatalen Regionen vermindert und in der Folge das gestörte Konzentrationsgleichgewicht zwischen Dopamin und Acetylcholin verbessert. Memantin wird heute vor allem zur Behandlung der Alzheimer-Demenz eingesetzt (Kap. 3.12). **Budipin** (Abb. 3.101) ist ebenfalls ein NMDA-Rezeptor-Antagonist mit schwach anticholinergen Eigenschaften. Darüber hinaus erhöht es die Dopamin-Freisetzung und die Dopamin-Wiederaufnahme.

3.11.6 Anticholinergika (m-Cholinorezeptor-Antagonisten)

Die empirisch gewonnene Erkenntnis, dass durch Gabe von Parasympatholytika (Anticholinergika) vom Typ des Atropins die Symptome des Parkinson-Syndroms gebessert werden können, führte zur Entwicklung strukturell verwandter Wirkstoffe mit erhöhter Lipophilie und ZNS-Verfügbarkeit. **Benzatropin, Bornaprin, Trihexyphenidyl, Biperiden** und **Procyclidin** (Abb. 3.102) sind

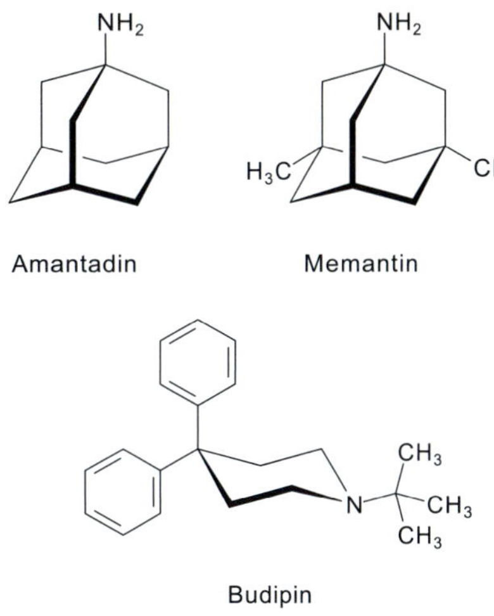

Abb. 3.101 NMDA-Rezeptor-Antagonisten

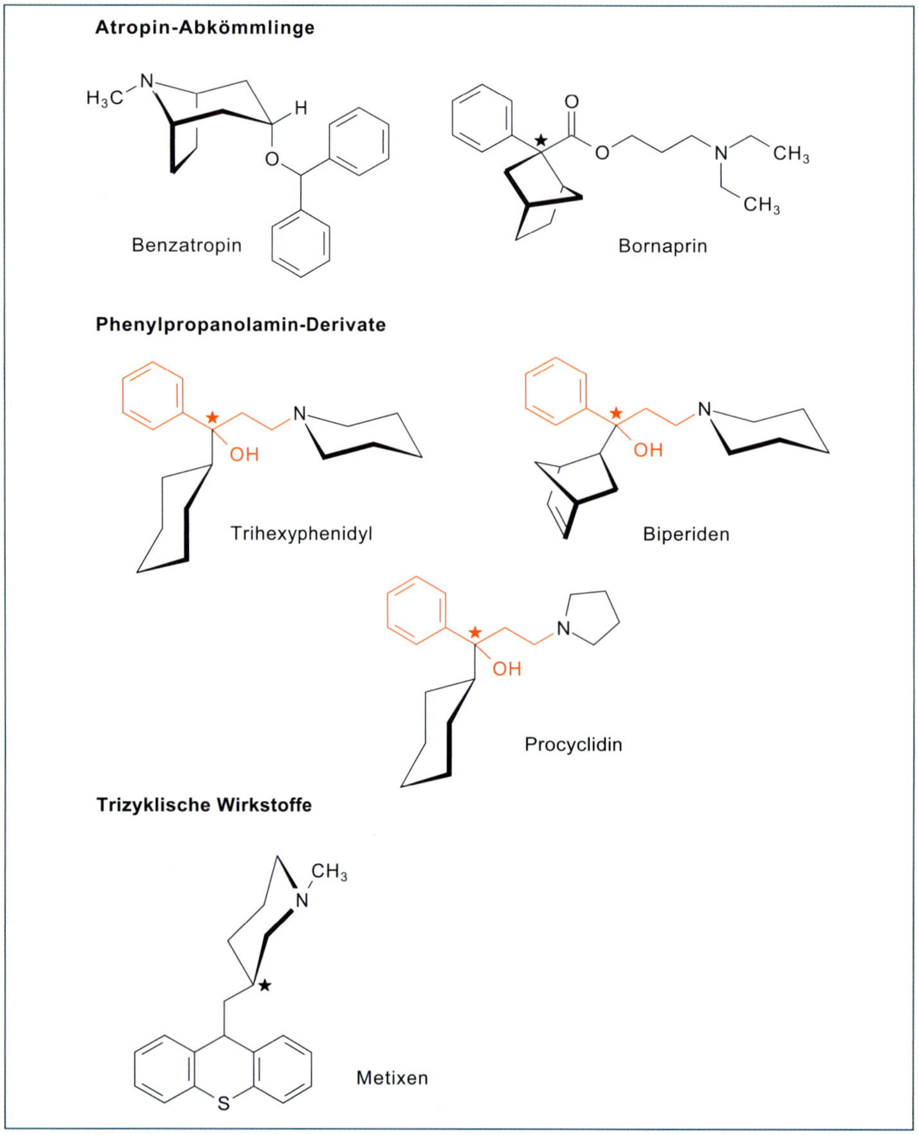

Abb. 3.102 Anticholinerg wirkende Arzneistoffe zur Therapie des Morbus Parkinson

lipophile Struktur-Analoga des Atropins mit tertiärer Aminstruktur, die als Antagonisten an M_1- und M_2-Rezeptoren (m-Cholino-Rezeptor-Antagonisten) wirken. Darüber hinaus hemmen einige Verbindungen (Benzatropin) den präsynaptischen Dopamin-Transporter (DAT), was zu einer Erhöhung der Dopamin-Konzentration in nigrostriatalen Regionen führt. Procyclidin besitzt außerdem signifikante NMDA-antagonistische Eigenschaften, die bei Biperiden und Trihexyphenidyl schwächer ausgeprägt sind. Die angeführten Anticholinergika sind wirksam bei Rigor, Tremor und Akinese sowie bei Hyperhydrosis (übermäßiges Schwitzen) und Hypersalvation (gesteigerter Speichelfluss). **Metixen** ist ein abgewandeltes Neuroleptikum mit anticholinergen Eigenschaften.

3.12 Neurotransmitter des vegetativen Nervensystems

Alle inneren Organe und Drüsen des Körpers, die für grundlegende Funktionen verantwortlich sind, werden vom vegetativen (autonomen) Nervensystem innerviert. Neben dem Einfluss auf die Funktion der inneren Organe über Hormone auf dem humoralen Weg besteht über das autonome Nervensystem eine weitere Möglichkeit zur Steuerung der Zellfunktionen. Gegenüber den humoralen Steuerungsmechanismen hat das vegetative Nervensystem die Möglichkeit des schnellen Zugriffs auf die Organfunktionen. Es wird aus einem Netzwerk von Nervenverbindungen gebildet, das aus dem sympathischen (**Sympathi-**

Synopse

- Die Symptome des Morbus Parkinson (MP) sind Ausdruck eines gestörten Gleichgewichtes zwischen dem inhibitorisch wirkenden Dopamin und den exzitatorisch wirksamen Neurotransmittern Acetylcholin und Glutaminsäure.
- Zur Korrektur des gestörten Gleichgewichtes werden verschiedene Arzneistoffklassen eingesetzt.
- Goldstandard der Behandlung des MP ist die Therapie mit Levodopa, der direkten Vorstufe des Dopamins.
- Dopa-Decarboxylase-Inhibitoren hemmen den Abbau von Levodopa in der Peripherie und ermöglichen so das Erreichen therapeutisch relevanter ZNS-Konzentrationen.
- Carbidopa und Benserazid sind Hydrazin-Derivate. Während Ersteres ein Substrat-Analagon von Levodopa darstellt, ist Letzteres ein Produkt-Analogon.
- Die ZNS-Verfügbarkeit von Levodopa kann durch Blockade der Catechol-O-Methyl-Transferase (COMT) in der Peripherie weiter gesteigert werden.
- Entacapon ist ein selektiver Inhibitor der COMT, der die Blut-Hirn-Schranke nicht überschreitet. Charakteristisches Merkmal des Wirkstoffes ist ein nitrierter Catecholring.
- Die Wirkung der zur Behandlung von MP eingesetzten Dopamin-Agonisten beruht hauptsächlich auf der Stimulation von D_2-Rezeptoren.
- MAO-B ist maßgeblich am Abbau von Dopamin im ZNS beteiligt. Selegilin und Rasagilin sind selektive Inhibitoren der MAO-B, die das Enzym durch kovalente Bindung irreversibel hemmen, wodurch es zu einer Erhöhung der Dopamin-Konzentration in striatalen Regionen kommt.
- Amantadin und Memantin vermindern die NMDA-Rezeptor-vermittelte Freisetzung von Acetylcholin und verbessern so das gestörte Konzentrations-Gleichgewicht zwischen Dopamin und Acetylcholin.
- m-Cholinorezeptor-Antagonisten sind lipophile Struktur-Analoga des Atropins mit tertiärer Aminstruktur, die als M_1- und M_2-Rezeptor-Antagonisten die Symptome des Parkinson-Syndroms verbessern.

kus) und dem parasympathischen Nervensystem (**Parasympathikus**) besteht.

Der Transmitter aller präganglionären Neurone im vegetativen Nervensystem, sowohl im Sympathikus als auch im Parasympathikus ist das **Acetylcholin**. Der Transmitter in allen postganglionären Neuronen des Sympathikus ist mit Ausnahme der Schweißdrüsen das **Noradrenalin.** Die Zellen des cholinerg innvervierten Nebennierenmarks produzieren Adrenalin und/oder Noradrenalin und geben diese an das Blut ab. Zu den nicht cholinerg/nicht adrenergen Transmittern des vegetativen Nervensystems gehören eine Reihe von Peptiden, darunter das **Vasoaktive Intestinale Peptid** (VIP) und das **Neuropeptid Y** (NPY).

3.12.1 Acetylcholin als Neurotransmitter

Acetylcholin (ACh) wurde 1924 von Otto Loewi entdeckt und ist der wohl am besten untersuchte und bekannteste Transmitter. Das Kation gehört zu den wichtigsten chemischen Übertragungsstoffen an den Synapsen des autonomen Nervensystems und an den neuromuskulären Endplatten. Die Synthese von ACh und dessen Inaktivierung sind in Abbildung 3.103 dargestellt.

ACh wird in einem Schritt aus Acetyl-Coenzym A (Acetyl-CoA) und Cholin mittels Cholinacyl-Transferase gebildet. Die Inaktivierung erfolgt durch **Acetylcholin-Esterase** (AChE), ein Enzym, das Acetylcholin in den cholinergen Synapsen des ZNS und an den neuromuskulären Nervenendigungen hydrolysiert. Neben der spezifischen AChE, welche in der prä- und postsynaptischen Membran lokalisiert ist, kommt im Blut und in der Leber auch eine unspezifische Cholinesterase (Butyrylcholin-

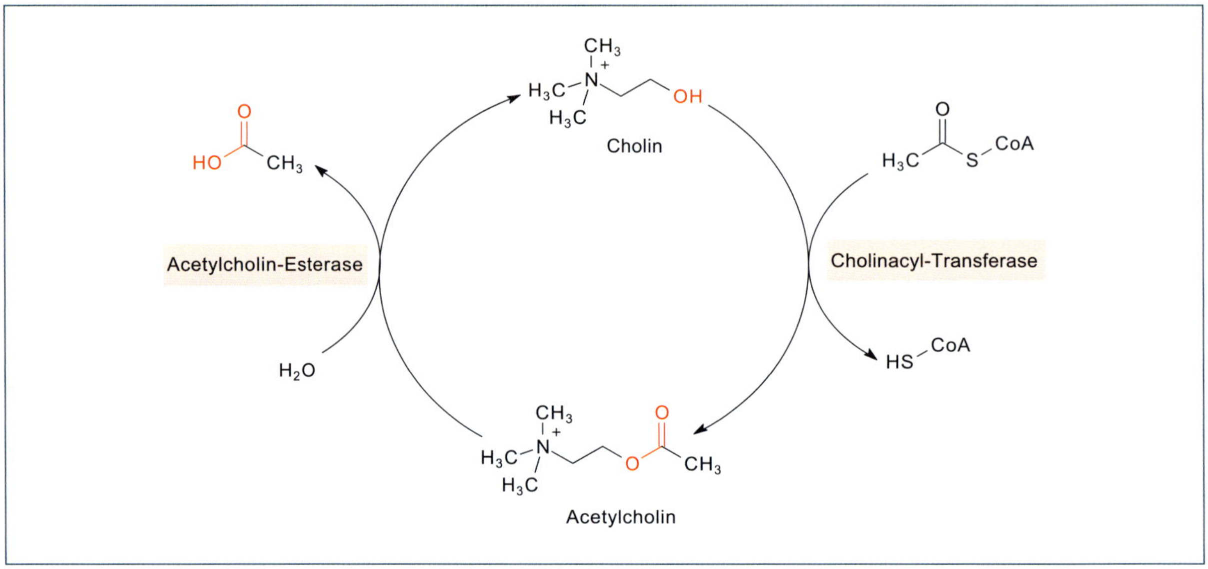

Abb. 3.103 Bildung und Hydrolyse von Acetylcholin

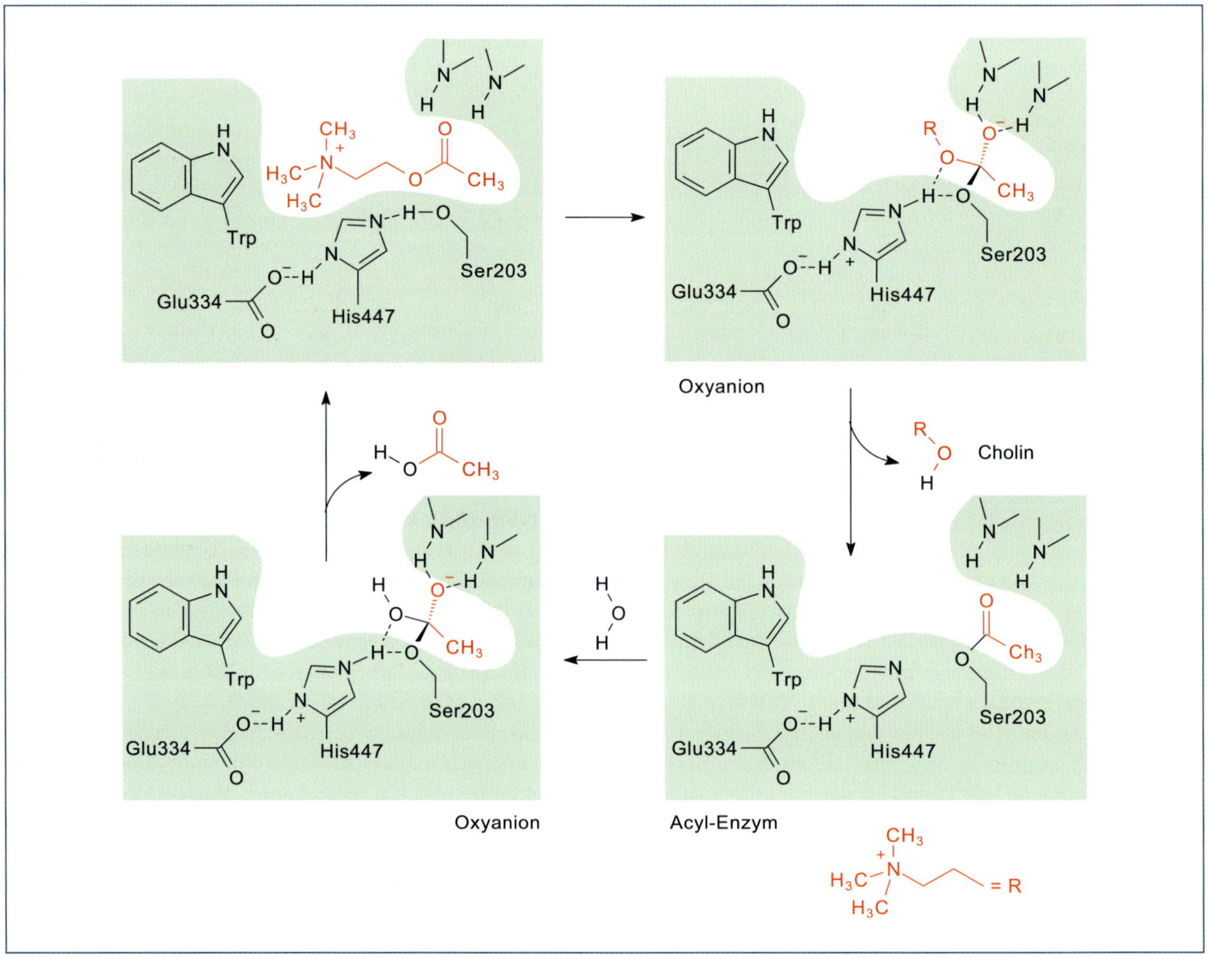

Abb. 3.104 Acetylcholin, molekularer Mechanismus der Spaltung durch Acetylcholin-Esterase (AChE)

Esterase, BChE) vor, die neben Acetylcholin auch andere Cholinester zu spalten vermag. Die Hydrolase AChE besteht aus 543 Aminosäuren, die am Aufbau von 12 β-Faltblättern und 14 α-Helices (α/β-hydrolase fold family) beteiligt sind. Ein charakteristisches Merkmal der AChE ist eine tiefe Einbuchtung, welche in das Innere des globulären Enzyms ragt und das aktive Zentrum des Enzyms beherbergt. An der Auskleidung dieser Einbuchtung sind 14 aromatische Carbonsäuren beteiligt, die über Kation/π-Elektronen-Wechselwirkungen für den Antransport des Substrates sowie für den Abtransport des Spaltproduktes Cholin aus dem aktiven Zentrum sorgen. Das aktive Zentrum besteht aus der **Substrat-Bindungsstelle** (anionisches Zentrum) und einer **katalytischen Triade** (Ser203, His447, Glu334), wobei Letztere auch als esteratisches Zentrum bezeichnet wird (Abb. 3.104).

Als wichtiges Werkzeug beim Erforschen der Enzym-Inhibitor-Interaktion hat sich die AChE eines Zitterrochens (*Torpedo californica,* Tc) erwiesen, deren 3D-Struktur im Komplex mit verschiedenen Inhibitoren mittels Kristallstruktur-Analyse bestimmt werden konnte. Tc-AChE zeigt große Ähnlichkeit mit der hAChE und besteht aus 537 Aminosäuren.

Für die Hydrolyse des Acetylcholins gilt folgender Reaktionsverlauf als gesichert (Abb. 3.104): Die Bindung des Substratmoleküls erfolgt über eine Wechselwirkung zwischen dem kationischen Stickstoffatom des Acetylcholins und den π-Elektronen der Aminosäure Tryptophan. Die „anionische" Substrat-Bindungsstelle wird somit nicht – wie früher vermutet – von einer sauren, sondern von einer π-elektronenreichen Aminosäure (Tryptophan) gebildet. Die Esterspaltung findet im „esteratischen" Teil des aktiven Zentrums statt, in dem die Hydroxylgruppe eines Serins, der basische Imidazolring eines Histidins und eine Hydroxylgruppe eines Glutaminsäure-Restes enthalten sind. Im Zuge der Umesterung wird die Acetylgruppe unter Abspaltung des Cholins auf die Hydroxylgruppe des Serins übertragen. Die Regeneration des Enzyms unter Freisetzung von Essigsäure verläuft über ein „Oxyanion", für dessen Bildung Wasser unentbehrlich ist.

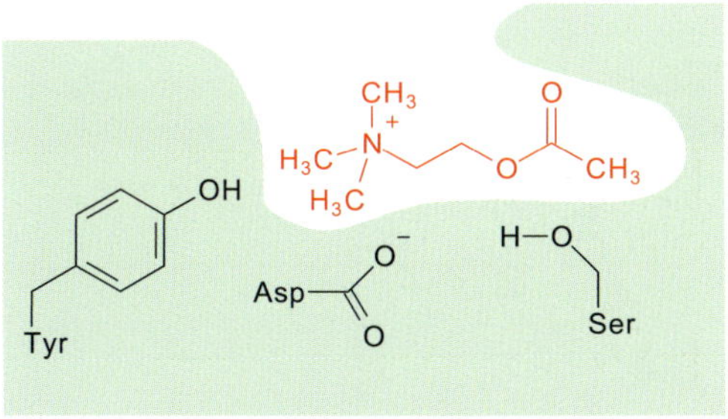

Abb. 3.105 Acetylcholin, Modell der Bindung des Liganden an den Muscarin-Rezeptor

Acetylcholin-Rezeptoren

Acetylcholin bewirkt eine Erregungsübertragung an den Synapsen des ZNS, an den parasympathischen Ganglien, am postganglionären Parasympathikus, sowie an sympathischen Ganglien und an den Endplatten der quergestreiften Muskulatur (unter Ganglien versteht man Ansammlungen von Nervenzellkörpern außerhalb des ZNS). Die Signalwirkung des Acetylcholins wird dabei durch zwei unterschiedliche Acetylcholin-Rezeptoren (Cholino-Rezeptoren) vermittelt:

- **Nicotin-Rezeptoren** (n-Cholino-Rezeptoren, n-ACh-Rezeptoren) und
- **Muscarin-Rezeptoren** (m-Cholino-Rezeptoren, m-ACh-Rezeptoren).

Die Acetylcholin-Rezeptoren veranschaulichen in treffender Weise, dass die Art der durch einen Rezeptor hervorgerufenen Wirkungen nicht nur von der Natur des Transmitters sondern auch von der des Rezeptors abhängt. Zum gegenwärtigen Zeitpunkt ist bekannt, dass es eine ganze Reihe verschiedener nicotinerger Rezeptoren in den Nervenzellen des Gehirns gibt (als Kombination zweier unterschiedlicher α- und dreier unterschiedlicher β-Untereinheiten) und ebenfalls verschiedene Muscarin-Rezeptor-Subtypen. Nicotinerge Rezeptoren bewirken ein schnelles Öffnen von Ionenkanälen, muscarinerge Rezeptoren hingegen sind langsam und wirken auf G-Proteine ein (Kap. 2.2.1). Wirkstoffe, die in spezifischer Weise entweder die nicotinergen oder die muscarinergen Rezeptoren beeinflussen, üben unterschiedliche Wirkungen auf das Nervensystem und den Körper aus. So wird der nicotinische ACh-Rezeptor durch Nicotin aktiviert und durch Curare blockiert, der Muscarin-Rezeptor dagegen durch Muscarin aktiviert und durch Atropin blockiert.

Muscarin-Rezeptoren

Die muscarinischen Acetylcholin-Rezeptoren (**M_1 bis M_5**) gehören zur Klasse der G-Protein-gekoppelten Rezeptoren (GPCR) (Kap. 2.2.1), deren gemeinsames Strukturmerkmal sieben transmembranäre α-Helices sind, die jeweils aus 20 bis 28 hydrophoben Aminosäuren aufgebaut sind. Die Größe der fünf humanen Muscarin-Rezeptor-Proteine schwankt zwischen 460 (M_1) und 590 Aminosäuren (M_3). Sowohl der extrazelluläre N-Terminus, der charakteristische Glykosylierungspositionen aufweist, als auch der intrazelluläre C-Terminus sind vorwiegend aus hydrophilen Aminosäuren aufgebaut. Dies trifft auch auf die drei extra- und drei intrazellulären Schleifen zu, welche die transmembranären Domänen zu einem Rezeptorbündel verknüpfen. Dieses charakteristische Bauprinzip findet sich in vergleichbarer Weise auch bei α- und β-Rezeptoren, bei Dopamin- und 5-HT-Rezeptoren (mit Ausnahme des 5-HT_3-Rezeptors, der eine Ionenpore darstellt), sowie beim H_2-Rezeptor und beim Licht-Rezeptor-Protein Rhodopsin. Die Verankerung der Rezeptoren in der Zellmembran erfolgt durch hydrophobe Wechselwirkungen. Für die Selektivität der G-Protein-Erkennung bei den Muscarin-Rezeptoren sind vor allem die zweite und dritte intrazelluläre Schleife sowie der membran-proximale Teil des Carboxyterminus verantwortlich. Es gibt Hinweise darauf, dass ACh durch einen negativ geladenen Aspartatrest in TM III über eine ionische Wechselwirkung mit dem kationischen Zentrum des Liganden gebunden wird. Serin-, Threonin- und Tyrosin-Reste in den transmembranären Domänen TM III und TM VII scheinen ebenfalls an der Bindung von Acetylcholin beteiligt zu sein (Abb. 3.105).

M_1-Rezeptoren sind im ZNS und in Ganglien lokalisiert, wo sie vor allem an Gedächtnisfunktionen und Lernprozessen beteiligt sind. M_2-Rezeptoren finden sich am Herzen, wo sie die Frequenz erniedrigen. Der Sekretionsprozesse steuernde M_3-Rezeptor ist glandulär sowie an der glatten Muskulatur zu finden, wo er die Kontraktion stimuliert. Die Bedeutung der im ZNS lokalisierten M_4-Rezeptoren ist ebenso ungeklärt wie die physiologische Bedeutung des M_5-Rezeptors. Auf der Basis ihrer Signaltransduktions-Kaskaden lassen sich die Muscarin-Rezeptoren in zwei Gruppen einteilen: Während die ungeradzahligen Muscarin-Rezeptoren M_1, M_3 und M_5 mit Pertussis-Toxin-insensitiven, aktivierenden G_q/G_{11}-Proteinen gekoppelt sind, agieren die geradzahligen Rezeptoren M_2 und M_4 über inhibitorische, Pertussis-sensitive G_i/G_O-Proteine (Tab. 3.8).

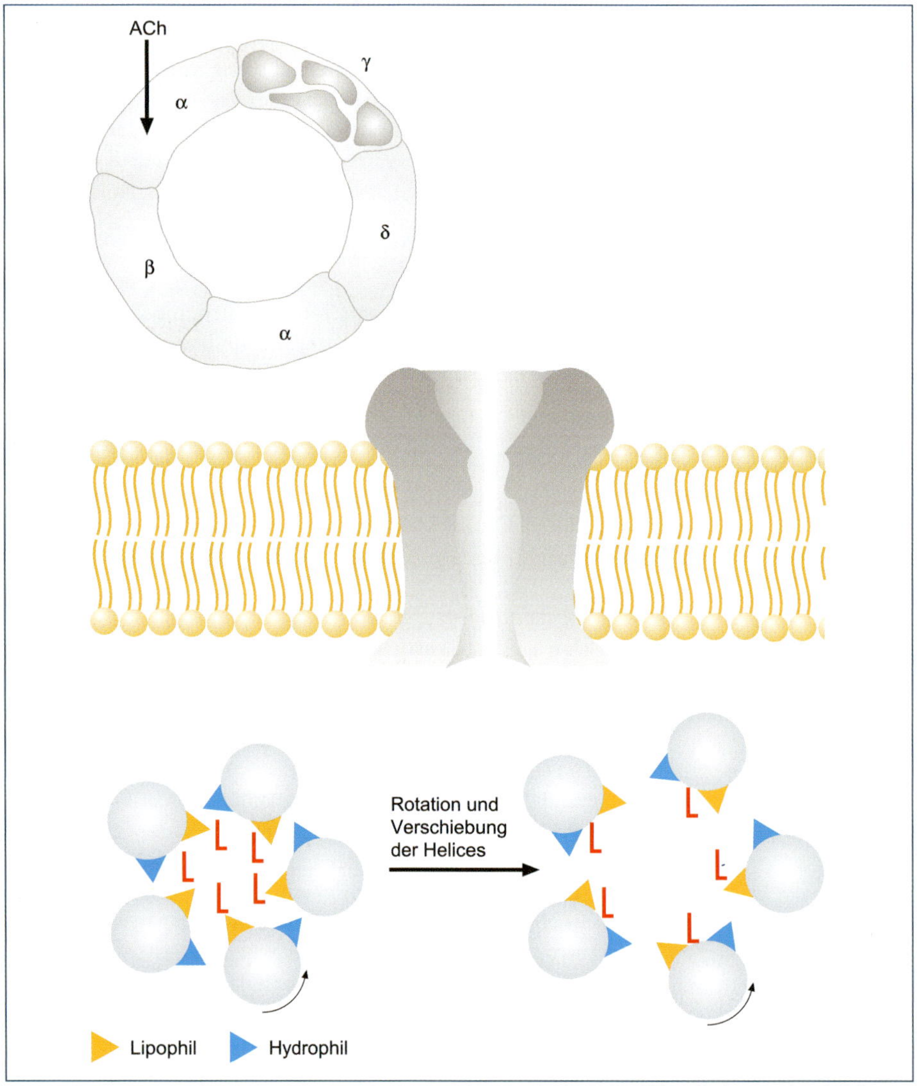

Abb. 3.106 Schematische Darstellung des nicotinischen ACh-Rezeptors

Nicotin-Rezeptoren

Auf der Basis grundlegender molekularbiologischer Arbeiten wissen wir heute, dass der nicotinerge Acetylcholin-Rezeptor ein Protein-Pentamer aus vier verschiedenen membrandurchspannenden Untereinheiten mit einem Gesamtmolekulargewicht von 270 kD ist (Abb. 3.106). Die Untereinheiten, die als α, β, γ und δ bezeichnet werden, sind ringförmig angeordnet und bilden einen Ionenkanal (Kap. 2.2.1). Die Proteinsequenzen der verschiedenen Untereinheiten sind einander sehr ähnlich. Jede Untereinheit hat eine große extrazelluläre Domäne mit β-Faltblattstruktur sowie vier hydrophobe Abschnitte (TM I–IV) mit helicaler Stuktur, die jeweils die lipophile Membran durchspannen. An der Ausbildung des Ionenkanals sind die TM-II-Bereiche der einzelnen Untereinheiten beteiligt. Ein vollständiger Ionenkanal besitzt zwei α-Untereinheiten und jeweils eine von den anderen. Für die Bindung des physiologischen Liganden ACh sind nur die α-Untereinheiten verantwortlich, doch bilden und kontrollieren alle Untereinheiten gemeinsam den Ionenkanal. Im geschlossenen Zustand verhindern hydrophobe Aminosäuren mit sperrigen Resten der TM-II-Regionen den Eintritt von Natriumionen in die Zelle. Die Bindung von ACh an die α-Untereinheiten induziert eine Rotation der TM-II-Domänen um ihre eigene Achse, wodurch es zu einer Destabilisierung und in der Folge zu einer Öffnung bzw. Erweiterung der Pore kommt. Die Rotation der TM-II-Bereiche führt auch dazu, dass im geöffneten Zustand hydrophile Aminosäuren an der Auskleidung der Ionenpore beteiligt sind und so den Durchtritt monovalenter Ionen ermöglichen.

Nicotin-Rezeptoren finden sich im ZNS, in den vegetativen Ganglien und an der neuromuskulären Endplatte, weshalb sie gelegentlich auch in neuronale und muskuläre n-Cholino-Rezeptoren unterteilt werden.

Acetylcholin-Wirkungen

Die experimentelle Stimulation von Muscarin-Rezeptoren durch Acetylcholin (nach i.v. Kurzzeitapplikation) bewirkt eine Pupillenverengung, Verminderung der Herzfrequenz, eine Abnahme des peripheren Gefäßwiderstands, eine Steigerung der Speichel-, Magensaft- und Schweißsekretion, eine Zunahme des Tonus des GI- und Urogenitaltraktes sowie der Bronchien. Die Wirkung von Acetylcholin beruht dabei auf einer Erhöhung der Membranpermeabilität für Na^+-, K^+- und Ca^{2+}-Ionen.

3.12.2 Adrenalin und Noradrenalin als Transmitter

Zu den Neurotransmittern aus der Gruppe der Monoamine zählen außer Histamin und Serotonin auch die Catecholamine Dopamin, **Noradrenalin** (NA, Norepinephrin) und **Adrenalin** (A, Epinephrin), die nach dem in Abbildung 3.107 gezeigten Biogenese-Schema entstehen.

Im Axon wird die Aminosäure Tyrosin mit Hilfe der Tyrosin-Hydroxylase unter Bildung von L-Dopa hydroxyliert und anschließend durch die Dopa-Decarboxylase zu Dopamin decarboxyliert. In speziellen Speichervesikeln erfolgt durch die Dopamin-β-Hydroxylase die Seitenketten-Hydroxylierung zu L-Noradrenalin. Im ZNS und im Nebennierenmark, nicht jedoch an den sympathischen Nervenendigungen, kann Noradrenalin mit Hilfe der *N*-Methyl-Transferase in Adrenalin übergeführt werden.

Noradrenalin ist der bedeutendste Transmitter an den Endigungen der sympathischen postganglionären Nervenbahnen und ist auch im ZNS häufig anzutreffen (noradrenerge Synapsen). Adrenalin kommt als Transmitter nur in den Synapsen des ZNS (adrenerge Synapsen) vor.

Die Inaktivierung von Noradrenalin erfolgt vorwiegend durch Wiederaufnahme aus dem synaptischen Spalt in das Axonplasma mit Hilfe des Noradrenalin-Transporters (NAT). Die dominierenden Reaktionen bei der Metabolisierung (Abb. 3.108) von Adrenalin und Noradrenalin erfolgen unter Beteiligung zweier Enyzme, und zwar der Catechol-*O*-Methyl-Transferase (COMT) und der Monoamin-Oxidase (MAO). Die Methylierung der 3-Hydroxygruppe ist deshalb von Bedeutung, weil dadurch die sympathomimetische Wirksamkeit der 3,4-Dihydroxy-Derivate verloren geht. Die oxidative Desaminierung führt zu den bisher nicht gefassten Mandelaldehyd-Derivaten, die ihrerseits durch Dehydrierung mittels Aldehyd-Dehydrogenasen (AD) in die entsprechenden Mandelsäuren oder durch Reduktion mit Hilfe von Aldehyd-Dehydrogenasen in Phenylethylenglykol-Derivate übergehen. Hauptmetabolite sind Normetanephrin, Metanephrin, 4-Hydroxy-3-methoxymandelsäure und 4-Hydroxy-3-methoxy-phenyl-ethylenglykol.

Adrenerge Rezeptoren (Adrenozeptoren)

Noradrenalin und Adrenalin vermitteln ihre Wirkungen über zwei Gruppen von Adrenozeptoren des sympathischen Systems, die als α- und β-Rezeptoren bezeichnet werden. Sie werden zur Gruppe der G-Protein-gekoppelten Rezeptoren gezählt und lassen sich in α_1- und α_2-, sowie β_1-, β_2- und β_3-Rezeptoren unterteilen (Kap. 3.2.1). Abbildung 3.109 zeigt die Bindung von Adrenalin an den β_3-Rezeptor.

Die Erregung von β-Rezeptoren führt G-Protein-vermittelt zu einer Stimulierung der Adenylylcyclase und in der Folge zur vermehrten Bildung von cAMP. In Herzmuskelzellen kommt es über Vermittlung von β_1-Rezeptoren zu einer Erhöhung der intrazellulären Ca^{2+}-Konzentration u. a. durch Phosphorylierung spannungsabhängiger Ca^{2+}-Kanäle. Im Gegensatz dazu kommt es in der glatten Muskulatur, vermittelt durch β_2-Rezeptoren, zu einem vermehrten Ausstrom von Calciumionen und da-

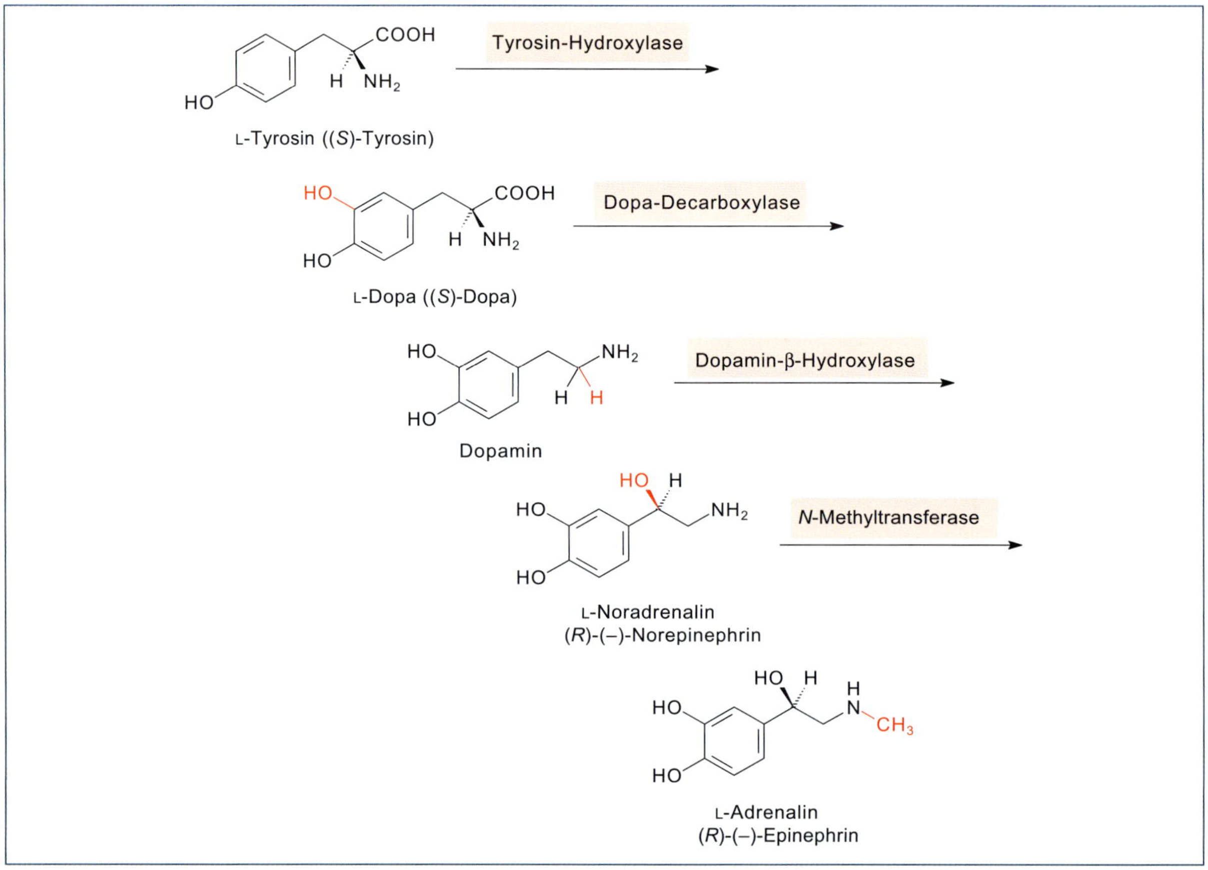

Abb. 3.107 Biogenese-Schema der biogenen Amine

mit zu einer Verminderung der intrazellulären Ca^{2+}-Konzentration.

Die Stimulierung von α_1-Rezeptoren an glatten Muskelzellen führt über die Aktivierung von Phospholipase C und der vermehrten Bildung von Inositoltriphosphat (IP_3) und Diacylglycerol (DAG) zu einer verstärkten Freisetzung von Ca^{2+}-Ionen aus dem sarkoplasmatischen Retikulum. Auch die Erregung von α_2-Rezeptoren führt zu einer Erhöhung der intrazellulären Ca^{2+}-Konzentration. Sie wird erreicht durch das Öffnen von Calciumkanälen.

Während die Sympathikus-Aktivierung über **β_1-Rezeptoren zu einer**

- Erhöhung der Herzfrequenz
- Erhöhung der Kontraktilität der Herzmuskulatur
- Erhöhung der Reizüberleitungs-Geschwindigkeit am Herzen
- Steigerung der Renin-Sekretion in der Niere, sowie
- Aktivierung von Amylasen im Verdauungstrakt

führt, kommt es durch Aktivierung von **β_2-Rezeptoren zu einer**

- Vasodilatation an den Herzkranzgefäßen und den Gefäßen der Skelettmuskulatur,
- Abnahme der Motilität des GI-Traktes,
- Steigerung der Insulinsekretion,
- Erschlaffung der glatten Muskulatur der Bronchien, der Harnblase und des Uterus sowie
- Zunahme der Glykogenolyse, Gluconeogenese und Lipolyse in der Leber, Skelettmuskelzellen und Adipozyten des Fettgewebes.

Die Stimulierung von **α_1-Rezeptoren** führt zu einer

- Pupillenerweiterung (Mydriasis)
- Vasokonstriktion der Gefäße der Haut, Schleimhäute, Skelettmuskulatur, Myocard, des Gehirns und der Niere
- Kontraktion der Sphinkteren, sowie zu einer
- Uteruskontraktion.

Die Anregung von **α_2-Rezeptoren** bewirkt eine

- Verminderung der Insulin-Sekretion und
- Abnahme der Motilität des GI-Traktes.

Die Stimulierung von **β_3-Rezeptoren** über den Sympathikus führt im Fettgewebe (vor allem im braunen Fettgewebe) zu einem vermehrten Fettabbau. Allerdings ist es trotz großer Forschungsbemühungen bisher nicht gelungen, selektive β_3-Rezeptor-Agonisten zur Regulation

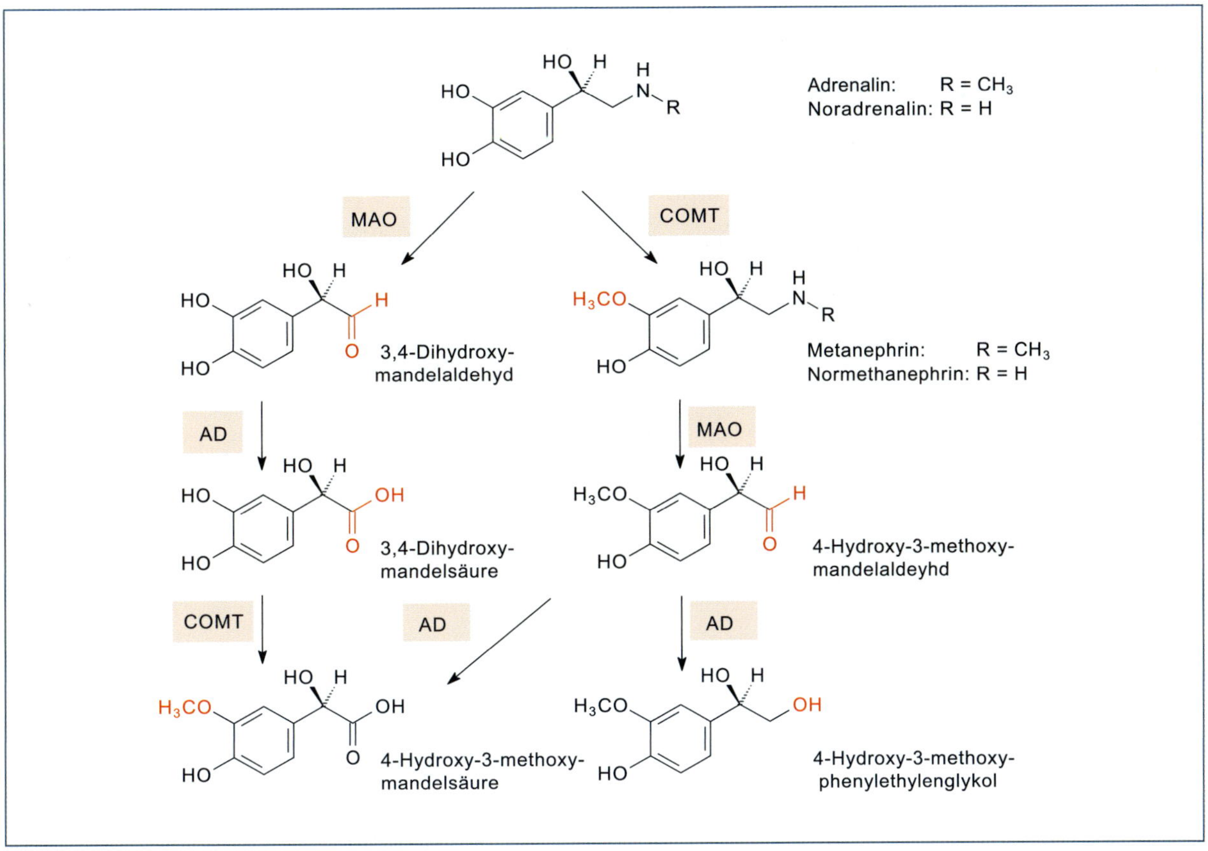

Abb. 3.108 Biotransformation von Adrenalin und Noradrenalin

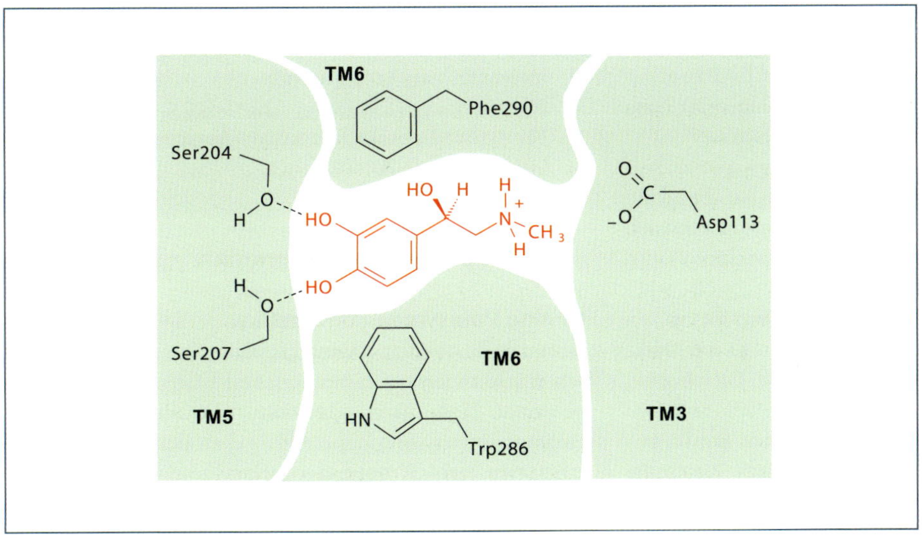

Abb. 3.109 Bindung von Adrenalin an den β_3-Rezeptor

Synopse

- Das vegetative Nervensystem wird aus einem Netzwerk von Nervenverbindungen gebildet, das aus dem Sympathikus und Parasympathikus besteht.
- Acetylcholin gehört zu den wichtigsten Übertragungsstoffen an den Synapsen des autonomen Nervensystems und an den neuromuskulären Endplatten.
- Die Wirkungen des Actylcholin werden durch Nicotin- und Muscarin-Rezeptoren vermittelt.
- Die muscarinischen Acetylcholin-Rezeptoren (M_1 bis M_5) gehören zur Klasse der G-Protein-gekoppelten Rezeptoren, deren gemeinsames Strukturmerkmal sieben transmembranäre α-Helices sind.
- Der nicotinerge Acetylcholin-Rezeptor (nAChR) ist ein Protein-Pentamer, dessen Untereinheiten ringförmig angeordnet sind und einen Ionenkanal bilden.
- Noradrenalin und Adrenalin vermitteln ihre Wirkung über Adrenozeptoren des sympathischen Nervensystems, die als α- und β-Rezeptoren bezeichnet werden. Sie werden zur Klasse der G-Protein-gekoppelten Rezeptoren gezählt und lassen sich in α_1- und α_2-, sowie β_1-, β_2- und β_3-Rezeptoren unterteilen.

bzw. Verminderung des Körperfettanteils bei Adipositas zu entwickeln.

Wirkungen von Adrenalin und Noradrenalin

Bedingt durch den geringen Unterschied in der chemischen Struktur besitzen Noradrenalin und Adrenalin im sympathischen Nervensystem vergleichbare, aber nicht identische Wirkungen. Während Adrenalin und Noradrenalin an α_1-Rezeptoren eine vergleichbare relative Wirkstärke besitzen, verfügt Adrenalin an α_1- und β_2-Rezeptoren über eine höhere Affinität als NA. Im Gegensatz dazu ist Noradrenalin an β_1- und β_3-Rezeptoren aktiver.

Noradrenalin führt zu einer Erhöhung des systolischen und diastolischen Blutdrucks. Die Wirkung auf die glatte Muskulatur des GIT und Bronchialtraktes ist nur schwach ausgeprägt. Auch die Blutglucose-Konzentration wird durch NA nur geringfügig beeinflusst.

Adrenalin wirkt positiv inotrop und chronotrop. In physiologischen Konzentrationen kontrahiert es die Gefäße der Haut, der Schleimhäute und des GIT. Gleichzeitig kommt es zu einer Erweiterung der Herzgefäße und Gefäße der Skelettmuskulatur. Somit ist Adrenalin ein Regulator der Blutverteilung. Während es zu einer Zunahme des systolischen Blutdruckes kommt, nimmt der diastolische Druck ab. Auf der Stoffwechselebene führt Adrenalin zu einem Abbau von Glykogen und zu einer verstärkten Lipolyse.

Therapeutisch werden Noradrenalin und Adrenalin bei verschiedenen Schockformen und als Additiva von Lokalanästhetika eingesetzt.

3.13 Parasympathikus

Das parasympathische Nervensystem ist vor allem an der Regulation trophotroper Prozesse beteiligt, die der Erhaltung und der Rekonstitution des Organismus dienen. Die am parasympathischen Nervensystem angreifenden Arzneistoffe lassen sich in drei Gruppe einteilen:

- direkte Parasympathomimetika (Muscarin-Agonisten, m-Cholino-Rezeptor-Agonisten, Cholinomimetika)
- indirekte Parasympathomimetika (Cholinesterase-Inhibitoren)
- Parasympatholytika (Muscarin-Antagonisten, m-Cholino-Rezeptor-Antagonisten).

3.13.1 Parasympathomimetika

Direkte Parasympathomimetika

Acetylcholin besitzt angesichts seiner raschen hydrolytischen Inaktivierung in biologischen Matrices keine therapeutische Bedeutung. Metabolisch stabile Acetylcholin-Analoga weisen eine hohe Affinität zu den parasympathischen Muscarin-Rezeptoren auf und sind in der Lage, die Rolle des ACh als Transmitter zu übernehmen. Wegen ihrer agonisten Wirkung werden sie als direkte Parasympathomimetika bezeichnet. In Analogie zum physiologischen Liganden ACh findet sich als strukturelle Gemeinsamkeit aller m-Cholinorezeptor-Agonisten ein definierter Abstand zwischen der quartären Gruppe bzw. der basischen Aminfunktion und der Ether- bzw. Esterfunktion.

Zu den therapeutisch eingesetzten Wirkstoffen gehören neben Carbachol, Bethanechol auch der Naturstoff Pilocarpin.

Carbachol (Abb. 3.110) wird bei postoperativer Darm- und Blasenatonie sowie beim Glaukom eingesetzt. Es stellt ein lang wirkendes Acetylcholin-Analogon dar, welches aufgrund seiner Carbaminester-Struktur nur langsam hydrolysiert wird. Das Carbachol-Derivat **Bethanechol** (Abb. 3.110) wird ebenfalls bei Blasenatonie eingesetzt. Durch die Einführung der Methylgruppe entstehen Enantiomere, die unterschiedlich schnell durch AChE hydrolysiert werden. **Pilocarpin** (Abb. 3.111) wird lokal als Antiglaukom-Mittel verwendet. Es erleichtert den Kammerwasserabfluss und verringert so den intraokularen Druck. Die Substituenten am Butyrolactonring sind *cis*-ständig. Die absolute Konfiguration ist 3*S*, 4*R*. In physiologischem Milieu erfolgt Protonierung an *N*(3'), wobei ein mesomeriestabilisiertes Amidiniumion gebildet wird. **Muscarin** (Abb. 3.111) ist das Hauptalkaloid des Fliegenpilzes (*Amanita muscaria*) und wird in der experimentellen Pharmakologie eingesetzt. Es stellt ein zyklisch verethertes Cholin-Derivat dar, dessen absolute Konfiguration 2*S*, 4*R* und 5*S* ist. Die pharmakokinetischen Daten von Bethanechol und Carbachol sind in Tabelle 3.29 aufgeführt.

Das Alkaloid **Arecolin** (Abb. 3.112) wurde 1888 durch den Apotheker Ernst Jahns erstmals aus der Betelnuss isoliert. In Indien und Ostasien ist die Betelnuss wegen der zentral anregenden Wirkung ein beliebtes Genussmittel. Vor dem Betelkauen wird die Droge mit Kalk bestreut, wodurch bereits im Mund Hydrolyse des Esteralkaloids Arecolin eintritt. Die Wirkung ist auf die freiwerdende Säure Arecaidin zurückzuführen.

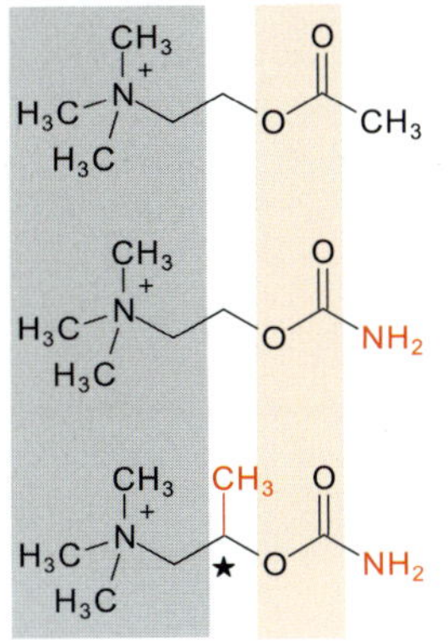

Abb. 3.110 Acetylcholin-Analoga

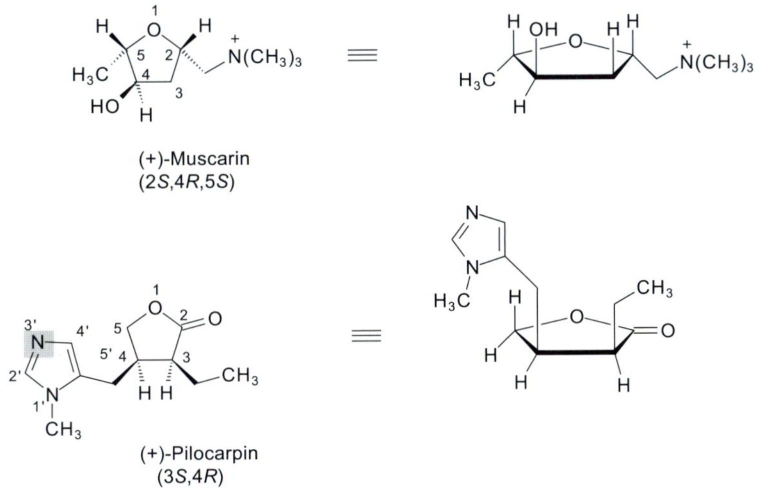

Abb. 3.111 Muscarin und Pilocarpin

Tab. 3.29 Pharmakokinetische Kenndaten ausgewählter Parasympathomimetika

INN	Bioverfügbarkeit (%)	t_{max} (h)	HWZ (h)
Direkte Parasympathomimetika			
Carbachol	15	0,5	n. b.
Indirekte Parasympathomitika			
Pyridostigminbromid	8–9	2–3	3

n. b. = nicht bekannt

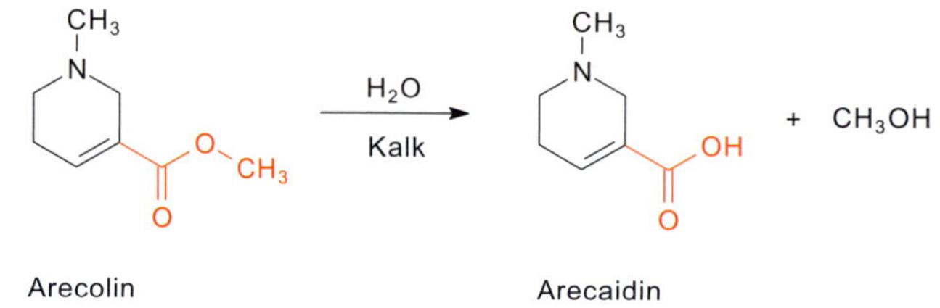

Abb. 3.112 Arecolin

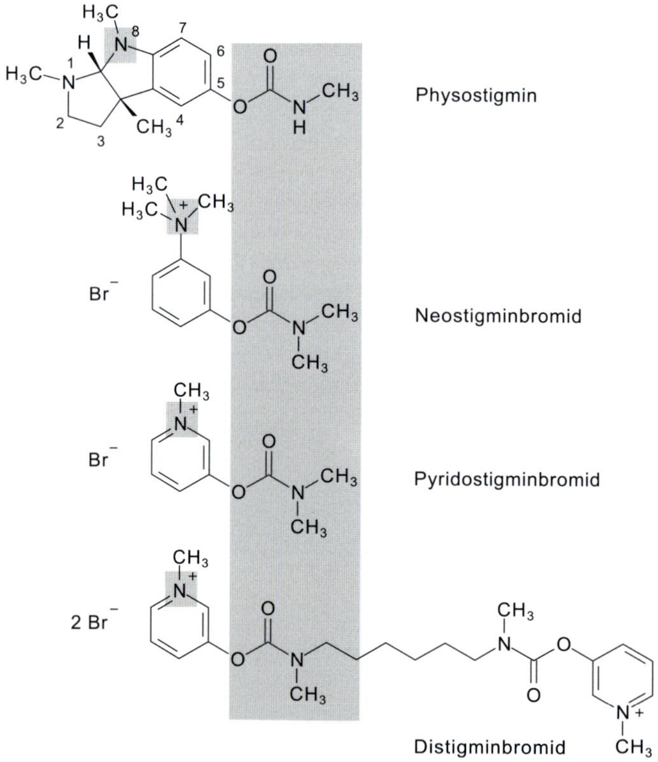

Abb. 3.113 Physostigmin und Analoga

Indirekte Parasympathomimetika

Zu den als Arzneistoffe eingesetzten indirekten Parasympathomimetika (Cholinesterase-Inhibitoren, AChE-I) zählt man auch die unter Kapitel 3.14 beschriebenen Antidementiva vom Typ des Donepezils, die neben den Carbaminsäure-Derivaten **Neostigmin, Pyridostigmin** und **Distigmin** therapeutische Anwendung finden. (Abb. 3.113).

Natürliche Leitsubstanz für die Entwicklung dieser bei Darm- und Blasenatonie, Glaukom und einer besonderen Form der Myasthenia gravis eingesetzten Arzneistoffe war **Physostigmin** (Eserin), das Hauptalkaloid der Kalabarbohne (*Physostigma venenosum*). Das Carbaminester-Derivat Physostigmin ist am N(1) protonierbar und besitzt die Absolutkonfiguration 3a*S*, 8a*R*. Die von ihm abgeleiteten Arzneistoffe (Physostigmin-Gruppe) sind **reversible Inhibitoren** der AChE, deren gemeinsames Strukturmerkmal ein kationisches Zentrum sowie eine Carbaminester-Gruppe ist. Aufgrund des polaren Charakters sind diese Arzneistoffe nicht in der Lage die Blut-Hirn-Schranke zu überschreiten. Der molekulare Mechanismus der reversiblen Inhibition der AChE ist am Beispiel des Neostigmins in Abbildung 3.114 gezeigt: In Analogie zur Bindung des natürlichen Substrates ACh erfolgt die Assoziation des Inhibitors über eine Wechselwirkung zwischen dem kationischen Stickstoffatom des Neostigmins und den π-Elektronen der Aminosäure Tryptophan. Anschließend kommt es zur Carbamoylierung der Hydroxylgruppe des

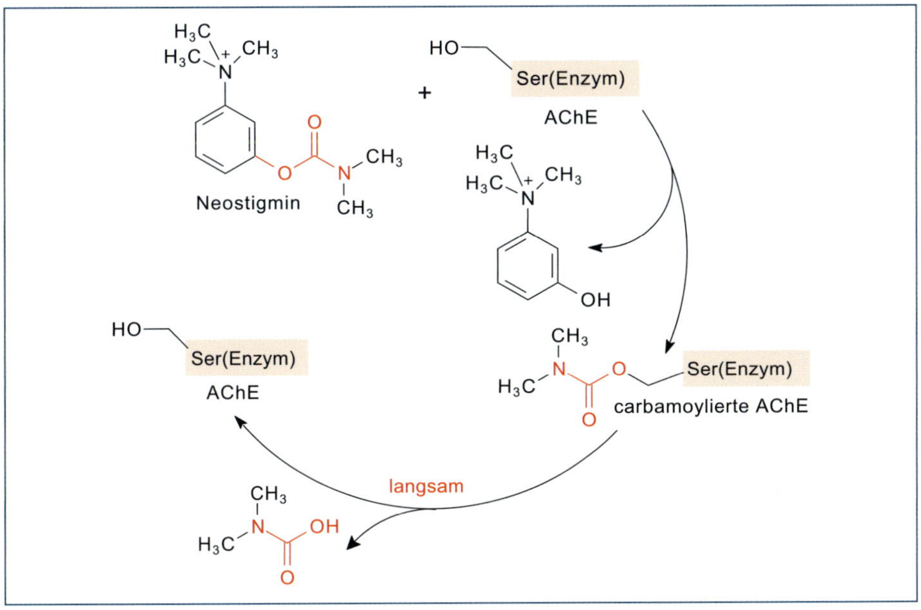

Abb. 3.114 Neostigmin, molekularer Mechanismus der reversiblen Inhibition der AChE

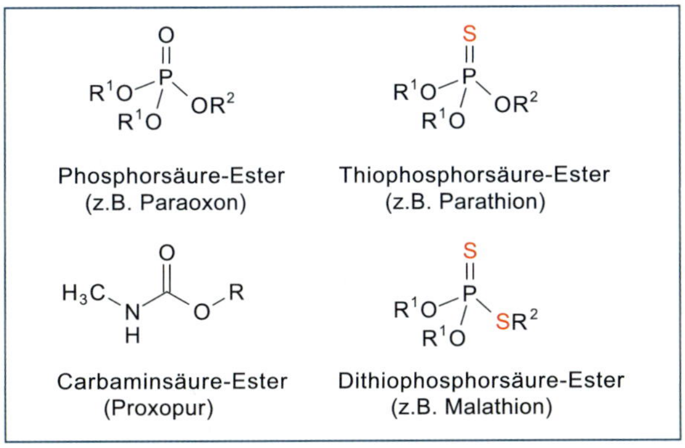

Abb. 3.115 Cholinesterase-Inhibitoren als Insektizide

Serins der katalytischen Triade unter Abspaltung eines N-quartären Phenolderivates. Das carbamoylierte Enzym ist nicht mehr in der Lage ACh zu spalten. Die Wiederherstellung der katalytischen Aktivität des Enzyms erfolgt durch Hydrolyse des Serin-Carbaminsäure-Esters, wobei die Regeneration weniger rasch erfolgt als beim acetylierten ACh. In Tabelle 3.29 sind die pharmakokinetischen Daten der indirekten Parasymphatomimetika angeführt.

Cholinesterase-Inhibitoren werden nicht nur als Arzneistoffe eingesetzt, sondern finden auch als **Insektizide** Verwendung. Neben Phosphorsäure-, Thiophosphorsäure- und Dithiophosphorsäure-Estern werden auch Carbaminsäure-Ester verwendet (Abb. 3.115), die im Insektenorganismus zu einer letalen Erhöhung der ACh-Konzentration führen.

Bei den Thiophosphorsäure- und Dithiophosphorsäure-Estern tritt im Organismus eine Giftungsreaktion ein, bei der das Schwefelatom durch ein Sauerstoffatom ersetzt wird, wodurch die Verbindungen ihre insektiziden Eigenschaften erlangen.

Anders als bei den therapeutisch genutzten AChE-I verläuft die Hydrolyse der Serin-dialkylphosphorsäureester bzw. Serin-Carbaminsäureester überaus langsam (Abb. 3.116). Wegen der nachhaltigen und lang andauernden Blockade der AChE werden Insektizide vom Typ des Paraoxons (E 600) deshalb auch als **„irreversible" Cholinesterase-Inhibitoren** bezeichnet.

Reaktivatoren der Acetylcholin-Esterase

Zur Behandlung einer akuten Vergiftung mit Organophosphorsäure-Estern wird der ACh-Antagonist Atropin verabreicht, der den erhöhten Konzentrationen von Acetylcholin entgegen wirkt. Darüber hinaus wird die Aktivität der AChE durch Gabe des Acetylcholin-Esterase-Reaktivators **Obidoxim** wiederhergestellt, dessen molekulare Wirkung in Abbildung 3.117 dargestellt ist. Nach Bindung des quartären Stickstoffs an die Substratbindungsstelle des Enzyms kommt es zur nucleophilen Ablösung des Dialkylphosphat-Restes durch Umesterung vom Serin-OH auf die Hydroxylgruppe des Oxims. Das dabei gebildete Oxim-dialkylphosphat zerfällt unter β-Eliminierung in einen nicht toxischen sauren Phosphorsäure-diester und ein Nitril.

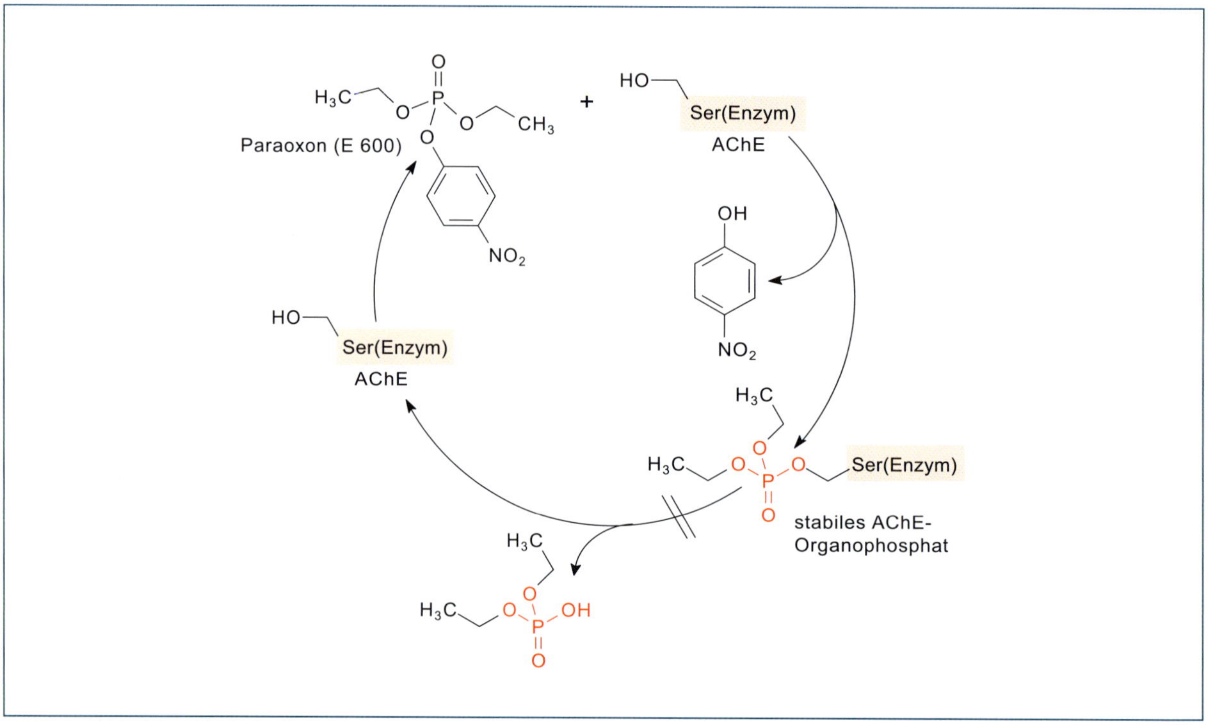

Abb. 3.116 Paraoxon, Blockade der Insekten-ACh-Esterase durch Organophosphorsäure-Ester

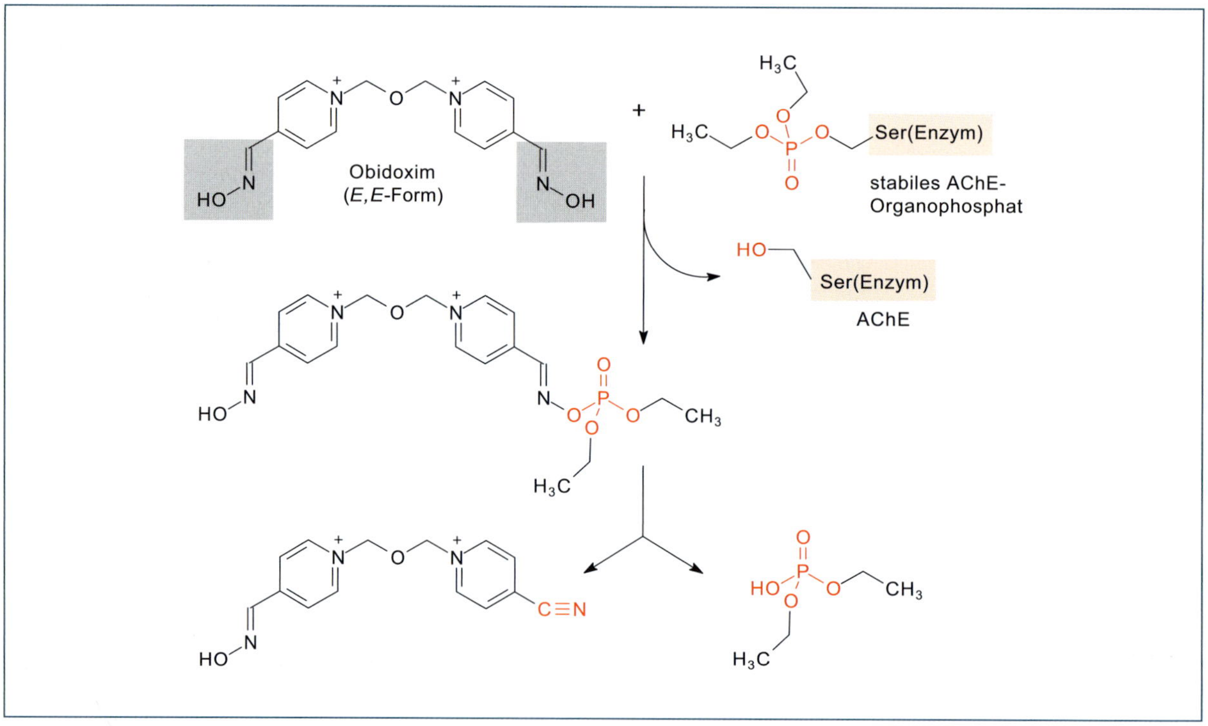

Abb. 3.117 Obidoxim, Mechanismus der Reaktivierung phosphorylierter AChE

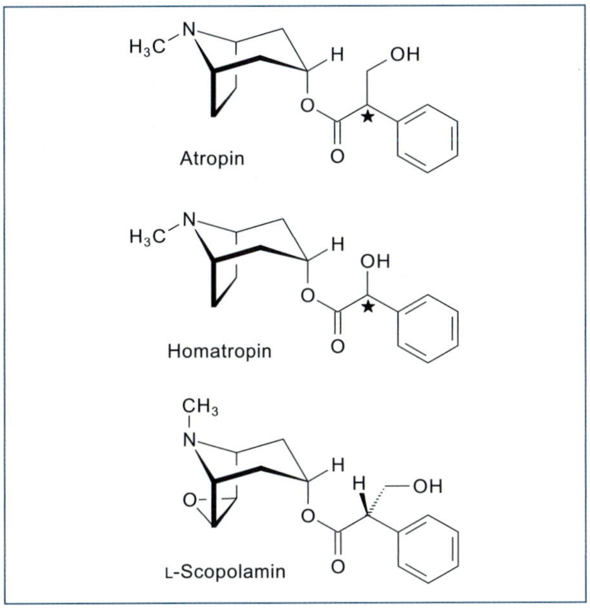

Abb. 3.118 Atropin, Homatropin und Scopolamin

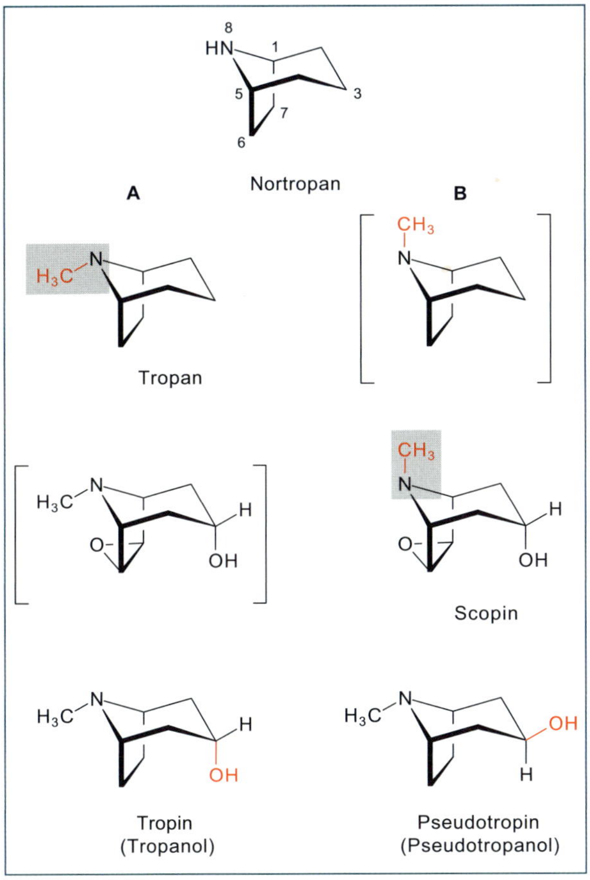

Abb. 3.119 Nortropan, Tropan, Tropin, Pseudotropin und Scopin

3.13.2 Parasympatholytika

m-Cholino-Rezeptor-Antagonisten heben durch kompetitive Blockade der Acetylcholin-vermittelten Erregungsübertragung an m-Cholino-Rezeptoren die Muscarinwirkung von Acetylcholin auf. Peripher wirkende Vertreter werden wegen ihrer relaxierenden Wirkung auf die glatte Muskulatur auch als **neurotrope Spasmolytika** bezeichnet. Die Muscarin-Rezeptor-Blockade führt zu einer Erschlaffung der glatten Muskulatur der Bronchien, des Magen-Darm-Kanals, der Gallenwege, der Harnleiter und der Harnblase sowie zu einer Verminderung der Tränen-, Speichel- und Schweiß-Sekretion. Auch die Schleimproduktion in den Atemwegen sowie die Sekretion der Verdauungsdrüsen nimmt ab. Zentrale Neurone werden erregt oder blockiert, im Bereich der Augen kommt es durch Muskellähmung zu einer Pupillenerweiterung und zu einer Erhöhung des intraokularen Drucks sowie zu Akkommodations-Störungen. Die Herzfrequenz wird erhöht.

Parasympatholytika werden therapeutisch eingesetzt bei Spasmen des GI- sowie Urogenital-Traktes, bei bradykarden Herzrhythmusstörungen und beim Parkinson-Syndrom zur Verringerung der Plus-Symptomatik. Diagnostisch finden sie Anwendung zur Untersuchung des Augenhintergrundes.

N-tertiäre Wirkstoffe

Die in der Tollkirsche (*Atropa belladonna*) und anderen Solanaceen-Arten vorkommenden Tropan-Alkaloide **Atropin** und **Scopolamin** zählen zu den bedeutsamsten Parasympatholytika. Atropin (Abb. 3.118) ist der racemische Ester aus 3α-Tropanol (Abb. 3.119) und D,L-Tropasäure, der sich in die Enantiomere D-Hyoscamin (*R*-(+)-Hyoscyamin) und L-Hyoscyamin (*S*-(–)-Hyoscyamin) trennen lässt. L-Scopolamin (Abb. 3.118) ist der Ester aus Scopin (Abb. 3.119) und L-Tropasäure. Atropin besitzt als tertiäres Amin lipophile Eigenschaften und ist in der Lage die Blut-Hirn-Schranke zu passieren. Früher wurde es als Antiparkinson-Mittel und als Antiemetikum sowie lokal als Mydriatikum eingesetzt. **Homatropin** (Abb. 3.118) ist ein halbsynthetischer Mandelsäure-Ester des Tropanols und wird ebenfalls als Mydriatikum angewandt. Gegenüber dem Atropin besitzt es den Vorteil der kürzeren Wirkdauer. Mandelsäure ist wie Tropasäure ein substituiertes Phenylessigsäure-Derivat, was auch für die Säure-Reste vollsynthetischer Parasympatholytika zutrifft. Scopolamin wirkt zentral dämpfend und wird in Form transdermaler therapeutischer Systeme als Antiemetikum bei Reisekrankheit (Kinetosen) eingesetzt.

Das heterozyklische Grundgerüst vom Atropin und Scopolamin und der davon abgeleiteten Wirkstoffe ist **Nortropan**, ein überbrückter Bizyklus mit Piperidin- bzw. Pyrrolidinring (Abb. 3.119). Ein N-ständiger Substituent kann entweder eine axiale oder äquatoriale Position

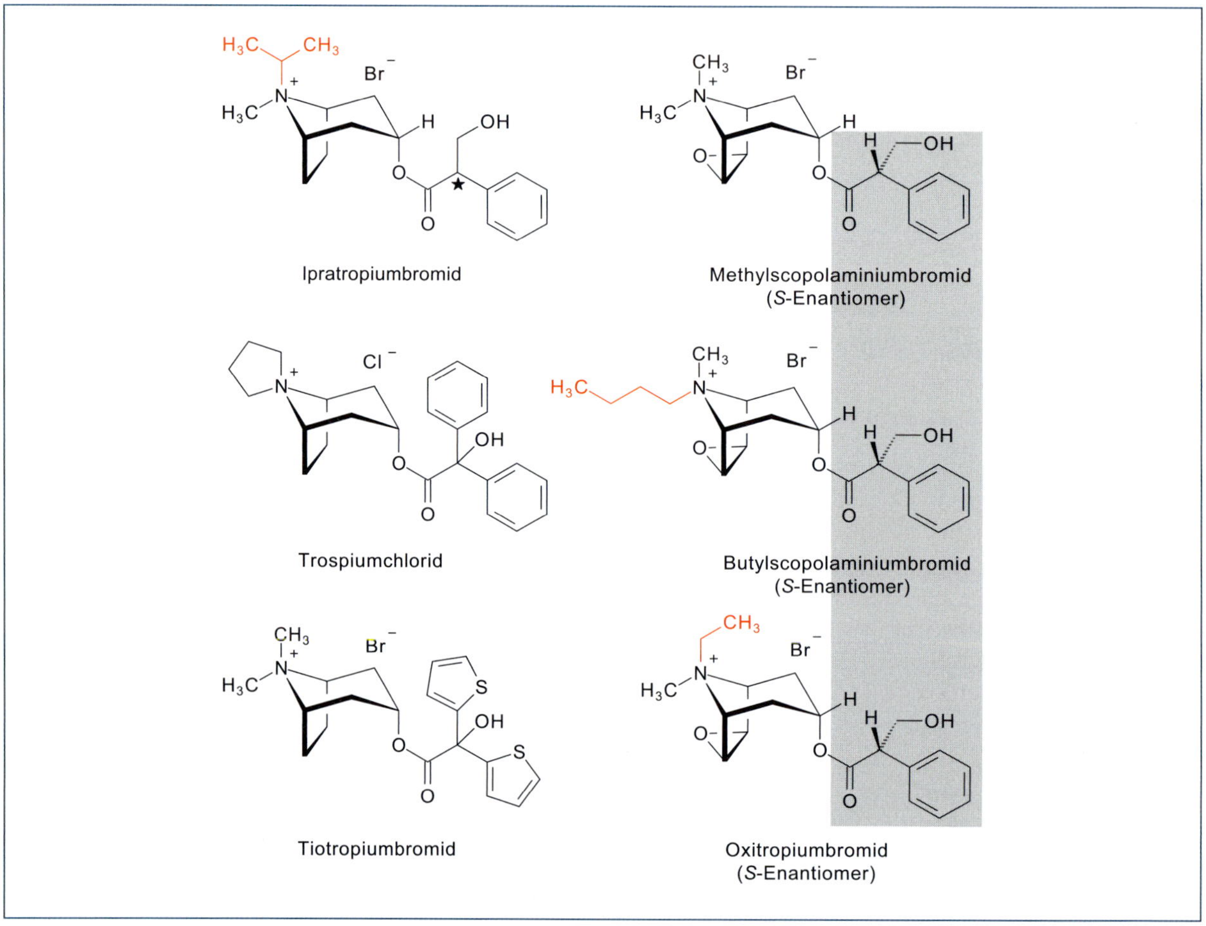

Abb. 3.120 *N*-quartäre Ester-alkaloide und synthetische Analoga

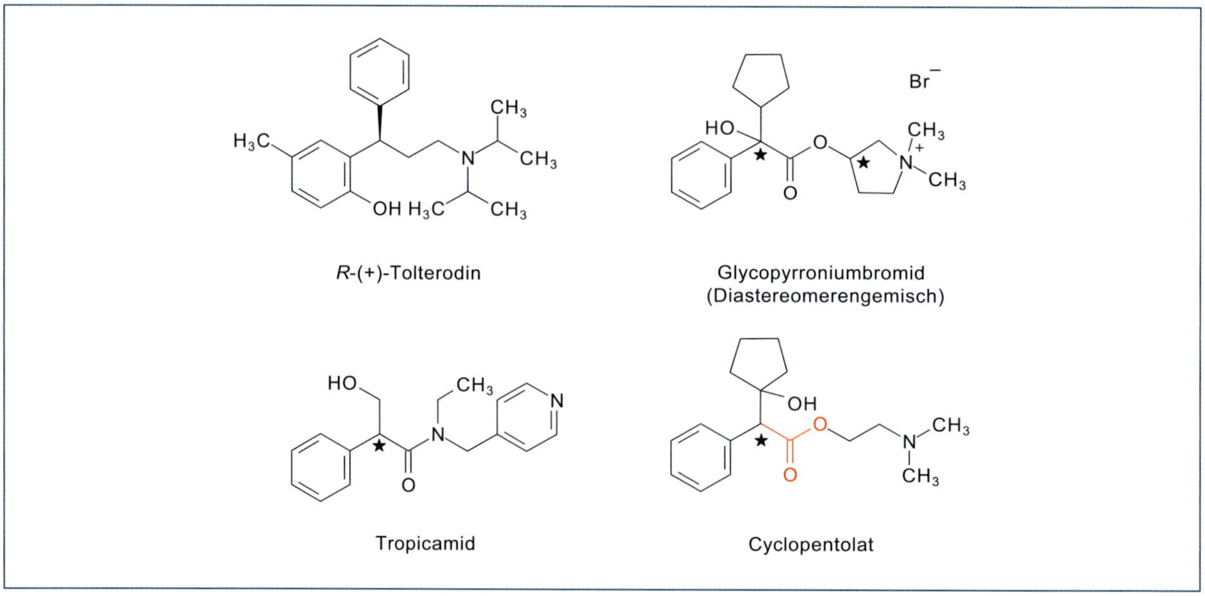

Abb. 3.121 Tolterodin, Glycopyrroniumbromid, Tropicamid und Cylopentolat

einnehmen, wobei im Falle des **Tropans** aus sterischen Gründen der Form A mit äquatorialer Anordnung der Methylgruppe der Vorzug zu geben ist. Durch Einführen einer Hydroxylfunktion an Position 3 gelangt man zum **Tropin**, das auch als **Tropanol** bezeichnet wird. 3α-Tropanol (Tropin) ist die Aminoalkohol-Komponente des Atropins, 3β-Tropanol (Pseudotropin) ist dagegen als Gerüst im Ecgonin, einer Teilstruktur des **Cocains** (Kap. 4.2.2) enthalten.

Im **Scopin** (Abb. 3.119) – dem Aminoalkohol-Anteil des Esteralkaloids L-Scopolamin – ist die Hydroxylgruppe an C(3) wie beim Tropin α-ständig (axial) angeordnet. Im Gegensatz zum Tropan ist jedoch die *N*-Methylgruppe beim Scopin wegen der räumlichen Behinderung durch den Oxiran-Ring axial orientiert.

N-quartäre Esteralkaloide und synthetische Analoga

Zum Unterschied von den *N*-tertiären Tropanalkaloiden, die als Basen lipophile Eigenschaften aufweisen, die Blut-Hirn-Schranke überschreiten können und deswegen auch zentrale Wirkungskomponenten aufweisen, besitzen die *N*-quartären Derivate (Abb. 3.120) infolge ihrer ionischen Struktur keine zentralen Wirkungen. Während **Trospiumchlorid** und **Butylscopolaminiumbromid** als Spasmolytika eingesetzt werden, finden **Ipratropiumbromid, Oxitropiumbromid** und **Tiotropiumbromid** Anwendung bei Asthma bronchiale und chronisch-obstruktiven Lungenerkrankungen (COPD) (Kap. 8.7).

Die *N*-quartären Parasympatholytika zeigen eine große strukturelle Ähnlichkeit und unterscheiden sich in den Säurekomponenten und Substituenten am quartären Stickstoffatom. Trospiumbromid weist als Säurekomponente Benzilsäure auf. Beim Tiotropiumbromid sind die beiden Phenylringe der Benzilsäure durch bioisostere Thiophenringe ersetzt. Synthese-bedingt ist der *N*-Butylrest beim Butylscopolaminiumbromid äquatorial, der Isopropyl- bzw. Ethylrest beim Ipratropiumbromid bzw. Oxitropiumbromid jedoch axial angeordnet.

Andere Parasympatholytika

Die m-Cholino-Rezeptor-Antagonisten Tolterodin, Glycopyrroniumbromid und Tropicamid besitzen sehr unterschiedliche chemische Strukturen und werden daher bei unterschiedlichen Indikationen angewandt. Das *R*-Enantiomer **Tolterodin** (Abb. 3.121) dient zur Behandlung von Blasenentleerungsstörungen und Dranginkontinenz. Der Hauptmetabolit ist das therapeutisch aktive 5-Hydroxymethyl-Derivat, das durch Oxidation der Methylgruppe am Benzenring entsteht.

Das spasmolytisch wirksame Diastereomeren-Gemisch **Glycopyrroniumbromid** (Abb. 3.121) zeigt Ähnlichkeit mit den quartären Esteralkaloiden, wobei als Säurekomponente α-Cyclopentyl-mandelsäure dient und als *N*-quartäre Alkoholkomponente ein Pyrrolidinium-Derivat auftritt. **Tropicamid** (Abb. 3.121) ist ein tertiäres Amid der Tropasäure und wird als kurzwirksames Mydriaktikum in der Ophthalmologie eingesetzt. **Cyclopentolat** (Abb. 3.121), ein hydroxyliertes Cyclopentyl-phenylessigsäure-Derivat findet ebenfalls Anwendung als Mydriatikum. Die pharmakokinetischen Daten der neurotropen Spasmolytika sind in Tabelle 3.30 zusammengefasst.

3.13.3 Neurotrop-muskulotrop wirkende Spasmolytika

Zu den neurotrop-muskulotropen Spasmolytika mit dualem Wirkmechanismus gehören die als Racemate verwendeten Arzneistoffe Denaverin, Drofenin, Mebeverin, Oxybutynin, Propiverin, Pipoxolan und Demelverin (Abb. 3.122). Sie wirken einerseits als m-Cholino-Rezeptor-Antagonisten und anderseits spasmolytisch durch direkte Einwirkung auf glatte Muskelzellen. Während **Denaverin, Drofenin** und **Pipoxolan** bei Spasmen des GI- und Urogenital-Traktes eingesetzt werden, findet **Mebeverin** therpeutische Anwendung beim Reizdarm-Syndrom (RDS, IBS, Irritable Bowel Syndrom).

Oxybutynin und **Propiverin** finden Einsatz bei Blasenentleerungsstörungen. Gemeinsame Strukturmerkmale dieser Arzneistoffe sind eine Estergruppe und eine tertiäre Aminogruppe im Alkoholteil. Als strukturelle Besonderheit findet sich beim Oxybutinin eine Ethinbrücke im Aminoalkoholteil. Beim Pipoxolan ist die Esterfunktion in einen 1,3-Dioxolan-4-on-Ring inkorporiert. Eine strukturelle Ausnahme bildet das symmetische tertiäre Amin **Demelverin** mit zwei Phenylethyl-Resten. Seine Zuordnung zu den neurotrop-muskulotropen Spasmolytika ist nicht gesichert.

Eine Zusammenfassung der wichtigsten pharmakokinetischen Daten der neurotrop-muskulotrop wirkenden Spasmolytika findet sich in Tabelle 3.31.

Tab. 3.30 Pharmakokinetische Daten ausgewählter neurotroper Spasmolytika

INN	Bioverfügbarkeit (%)	t_{max} (h)	HWZ (h)
Butylscopolaminiumbromid	n. b.	1–2	0,5–5
Ipratropiumbromid	3,3	2,5	1,6 (i. v)
Tolterodin	65/17[1]	1–3	2–3/3–4

[1] langsame Metabolisierer (CYP2D6-Mangel); n. b. = nicht bekannt

Tab. 3.31 Pharmakokinetische Daten der neurotrop-muskulotrop wirkenden Spasmolytika

INN	Bioverfügbarkeit (%)	t_{max} (h)	HWZ (h)
Drofenin	60–70	1–2	3–5
Mebeverin	95	1–3	2
Oxybutynin	6	0,5–1,5	1–2/2–3[1]

[1] aktiver Metabolit (*N*-Desethyloxybutynin)

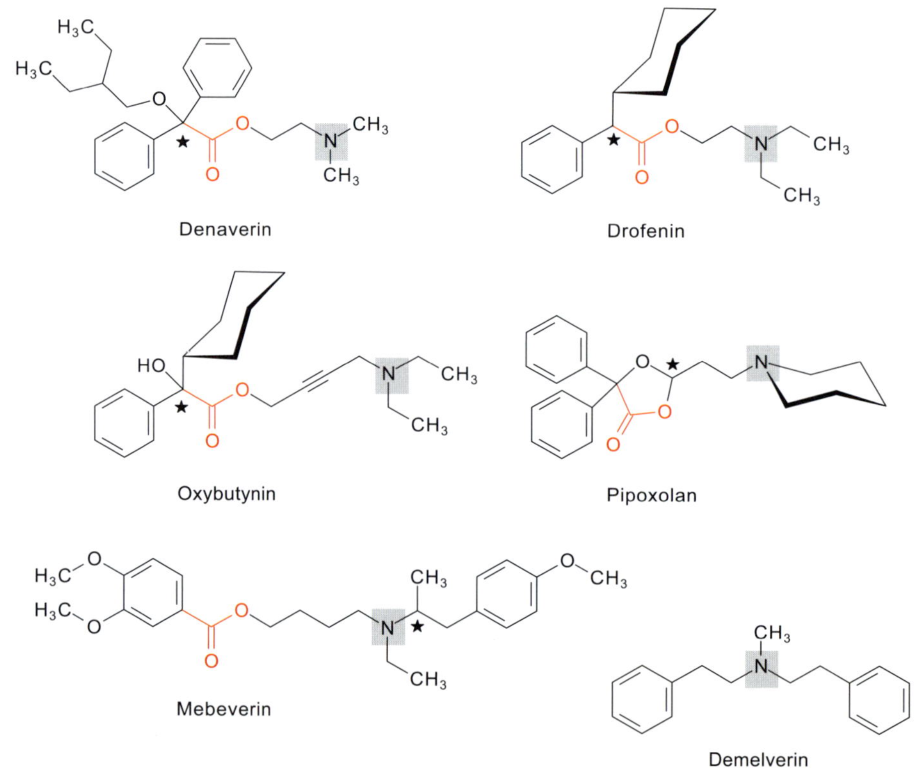

Abb. 3.122 Neurotrop-muskulotrope Spasmolytika

Synopse

- Das parasympathische Nervensystem dient der Erhaltung und der Rekonstruktion des Organismus.
- Metabolisch stabile Acetylcholin-Analoga wirken als direkte Parasympathomimetika und werden zur Behandlung von Darm- und Blasenatonie sowie bei der Glaukom-Behandlung eingesetzt.
- Indirekte Parasympathomimetika sind reversible Inhibitoren der Acetylcholinesterase, deren gemeinsames Strukturmerkmal ein kationisches Zentrum sowie eine Carbaminester-Gruppe ist. Wie die direkten Parasympathomimetika finden sie Anwendung bei der Behandlung von Darm- und Blasenatonie sowie bei der Glaukom-Behandlung.
- Irreversible Cholinesterase-Inhibitoren werden nicht nur als Arzneistoffe eingesetzt, sondern finden auch als Insektizide Verwendung.
- m-Cholino-Rezeptor-Antagonisten (Parasympatholytika, neurotrope Spasmolytika) heben durch kompetitive Blockade von Muscarin-Rezeptoren die Wirkung von Acetylcholin an diesen Rezeptoren auf. Sie werden bei Spasmen des GI- sowie Uro-

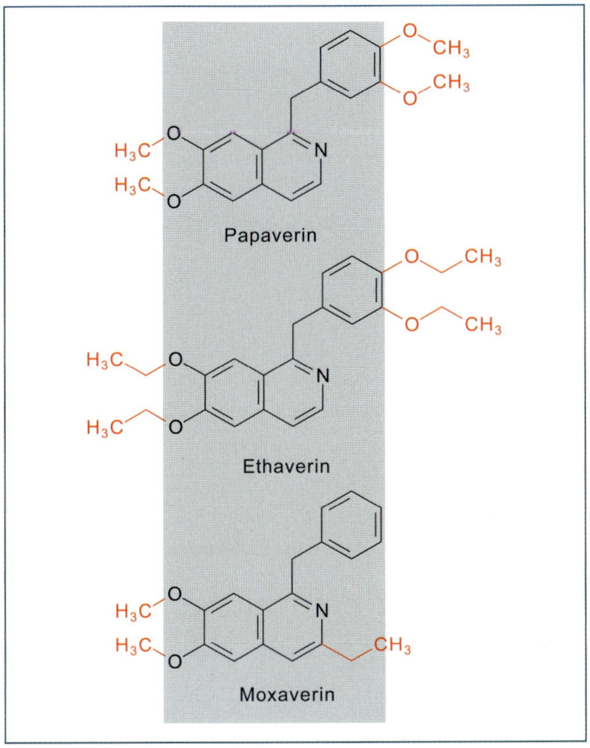

Abb. 3.123 Papaverin, Ethaverin und Moxaverin, muskulotrope Spasmolytika

3.13.4 Muskulotrope Spasmolytika

Die Benzylisochinolin-Derivate **Papaverin, Ethaverin** und **Moxaverin** (Abb. 3.123) besitzen eine direkte, Acetylcholin-unabhängige spasmolytische Wirkung an der glatten Muskulatur und werden deshalb als muskulotrope Spasmolytika bezeichnet. Die spasmolytische Wirksamkeit beruht auf einer Hemmung von Phosphodiesterasen mit

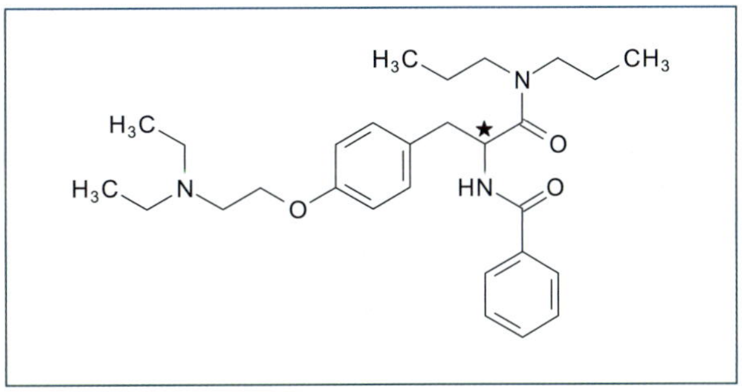

Abb. 3.124 Tiropramid

einem intrazellulären Anstieg der cAMP-Konzentration. Der second messenger cAMP induziert in der glatten Muskulatur über einen Abfall der Ca^{2+}-Konzentration eine Relaxation. Die Wirkstoffe besitzen allerdings nur noch geringe therapeutische Bedeutung.

Das *N*-benzoylierte α-Amino-propionsäureamid-Derivat **Tiropramid** (Abb. 3.124), das als Racemat eingesetzt wird, ist ein muskulotropes Spasmolytikum, dessen Wirkung an den Gallengängen, dem Harnleiter und der glatten Muskulatur des Darmes wahrscheinlich über eine Stimulation der Adenylylcyclase zustande kommt. Der nachfolgende Anstieg der cAMP-Konzentration führt in der oben beschriebenen Weise zur Spasmolyse.

3.14 Antidementiva

Demenzen sind charakterisiert durch Störungen des Gedächtnisses, des Denkvermögens und der emotionalen Kontrolle. Zu den primär bedingten Demenzen zählen neurodegenerative Erkrankungen wie Morbus Alzheimer und Morbus Parkinson. Sekundäre Demenzen können in Folge kardiovaskulärer oder metabolischer Erkrankungen,

genital-Traktes, bei bradykarden Herzrhythmusstörungen und beim Parkinson-Syndrom eingesetzt.

- Zu den bedeutendsten Parasympatholytika zählen die Naturstoffe Atropin und Scopolamin.
- Zum Unterschied von den *N*-tertiären Tropan-Alkaloiden, die als lipophile Basen die Blut-Hirn-Schranke überschreiten können, besitzen die *N*-quartären Derivate infolge ihrer ionischen Struktur keine unerwünschten zentralen Wirkungen.
- *N*-quartäre Wirkstoffe werden als Spasmolytika sowie bei Asthma bronchiale und zur Behandlung der COPD eingesetzt.
- Neurotrop-muskulotrop wirkende Spasmolytika wirken einerseits als m-Cholino-Rezeptor-Antagonisten und andererseits spasmolytisch durch direkte Einwirkung auf glatte Muskelzellen.
- Benzylisochinolin-Derivate vom Typ des Papaverins besitzen eine direkte, Acetylcholin-unabhängige spasmolytische Wirkung an der glatten Muskulatur und werden deshalb als muskulotrope Spasmolytika bezeichnet. Die Wirkung beruht auf einer Hemmung von Phosphodiesterasen.

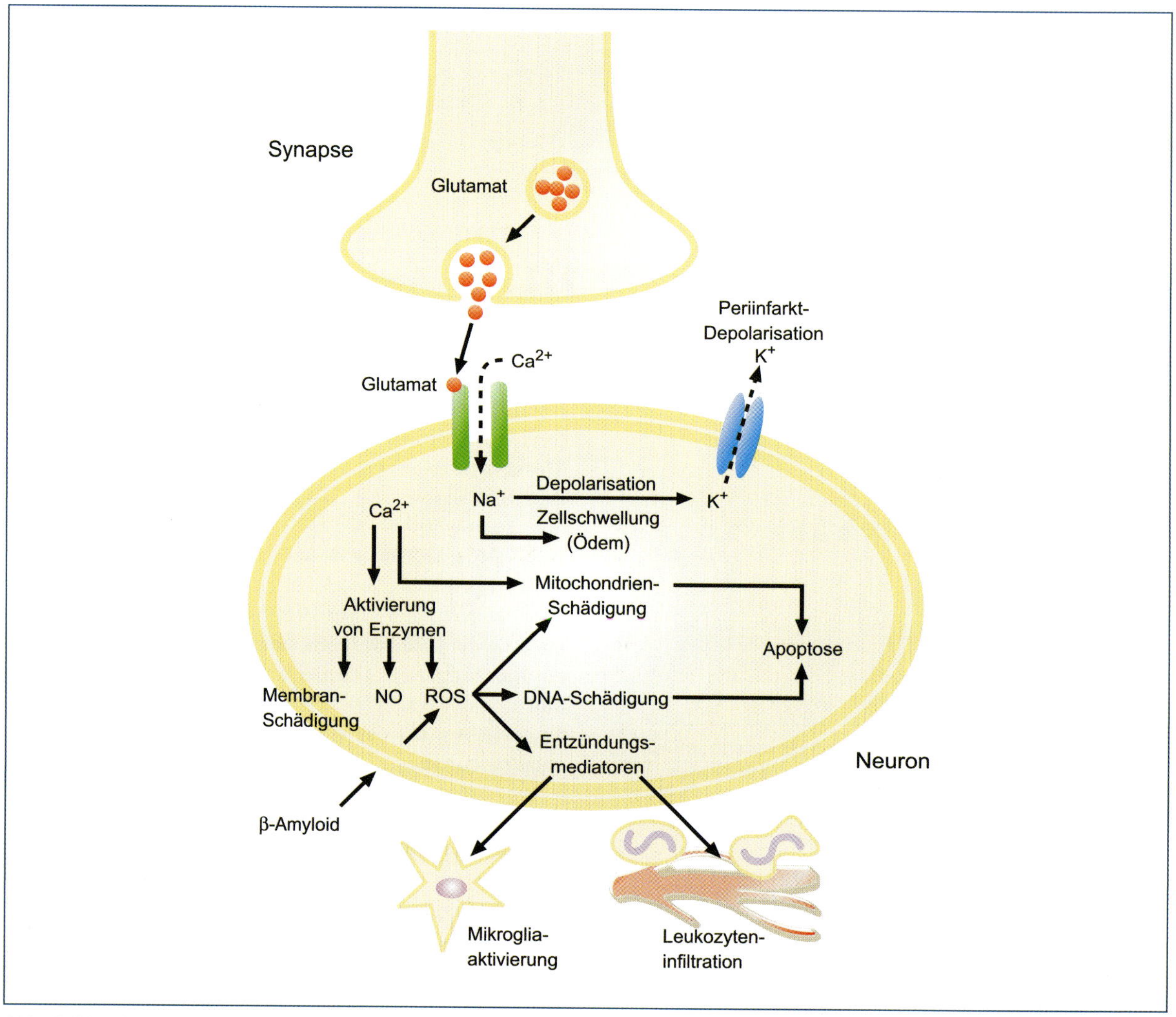

Abb. 3.125 Pathobiochemische Mechanismen der Demenzentstehung

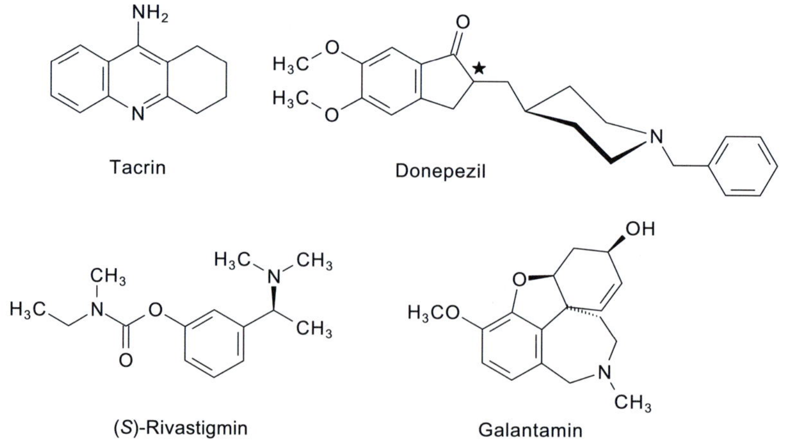

Abb. 3.126 Antidementiv wirksame Acetylcholin-Esterase-Inhibitoren (AChE-I)

nach Intoxikationen (Ethanol, Arzneistoffe) und nach Traumen auftreten.

Am häufigsten sind die Demenzen vom Alzheimer-Typ (DAT) und die vaskuläre Demenz (VD). Alle Demenzformen beruhen auf einer Schädigung der Neurone, wobei die zugrunde liegenden pathobiochemischen Mechanismen sehr unterschiedlich sein können (Abb. 3.125):

- gestörte zelluläre Calcium-Homöostase
- vermehrte Bildung reaktiver Sauerstoffspezies (ROS)
- Anhäufung von β-Amyloid
- eingeschränkte Energieproduktion
- Mangel an Wachstumsfaktoren
- entzündliche Prozesse
- Induktion des programmierten Zelltodes (Apoptose)
- Störungen der cholinergen, dopaminergen und glutamatergen Signalübertragung.

Die vielfältigen pathobiochemischen Ursachen für die Demenz erklären auch, warum die therapeutisch eingesetzten Antidementiva keinen gemeinsamen Wirkmechanismus aufweisen. Das Spektrum der Wirkungen auf molekularer Ebene reicht von der Hemmung der Acetylcholinesterase (AChE) über Calcium- oder NMDA-(*N*-Methyl-D-Aspartat)-Antagonismus bis hin zum Abfangen von Sauerstoff-Radikalen. Während Acetylcholinesterase-Inhibitoren (AChE-I) für die Therapie der DAT eingesetzt werden, finden Calcium- und NMDA-Antagonisten sowie die klassischen Nootropika Anwendung bei Demenzen unterschiedlicher Ätiologie.

3.14.1 Acetylcholinesterase-Inhibitoren

Alois Alzheimer beschrieb am Beginn des 20. Jahrhunderts eine Form von Demenz, die in der Regel um das fünfzigste Lebensjahr beginnt und sich typischerweise langsam progredient entwickelt. Mikroskopisch gehört ein Nervenzellverlust mit neurofibrillären Bündeln, welche größtenteils aus hyperphosphoryliertem Tau-Protein bestehen, sowie die Bildung von extrazelllulären Plaques zum typischen Bild der Demenz vom Alzheimer-Typ (DAT). Die Erkenntnis, dass beim Morbus Alzheimer die Synthese und Freisetzung von Acetylcholin in cholinergen Neuronen vermindert ist, begründet die cholinerge Hypothese. Danach stehen die kognitiven Defizite bei der DAT in direktem Zusammenhang mit der Abnahme von zerebralen cholinergen Funktionen. AChE-Inhibitoren stimulieren indirekt Muscarin- (m-Cholino-Rezeptoren) und Nicotin-Rezeptoren (n-Cholino-Rezeptoren) und induzieren die Bildung von Wachstumsfaktoren, welche neuroprotektiv wirksam sind.

Das Tetrahydroacridinamin **Tacrin** (Abb. 3.126) war der erste AChE-I, der zur Therapie der DAT zugelassen wurde. Wegen erheblicher Nebenwirkungen (Hepatotoxizität) musste der Arzneistoff jedoch vom Markt genommen werden. **Donepezil** (Abb. 3.126) war der zweite AChE-I, der als Racemat in die Therapie eingeführt wurde.

Bemerkenswert ist die lange Halbwertszeit (Tab. 3.32) des Arzneistoffes und die fehlende Hepatotoxizität. Donepezil ist ein *N*-Benzylpiperidin-Derivat mit hoher Affinität zur Acetylcholinesterase. Abbildung 3.127 zeigt eine schematische Darstellung des AChE-Donepezil-Komplexes, welche basierend auf einer molecular-modeling-Studie erstellt wurde.

Der Benzylring des Arzneistoffes interagiert über π-π-Wechselwirkungen mit jenem Tryptophan-Rest, der auch für die Bindung des physiologischen Substrates ACh verantwortlich ist. Das positiv geladene Stickstoffatom des Piperidinringes zeigt eine Kation/π-Elektronen-Wechselwirkung mit dem Phenylring eines Phenylalanins. Der Indanonring des Donepezils interagiert mit einem Tryptophan-Rest.

Das Carbaminsäure-Derivat **Rivastigmin** (Abb. 3.126), das als *S*-Enantiomer eingesetzt wird, ist ein so ge-

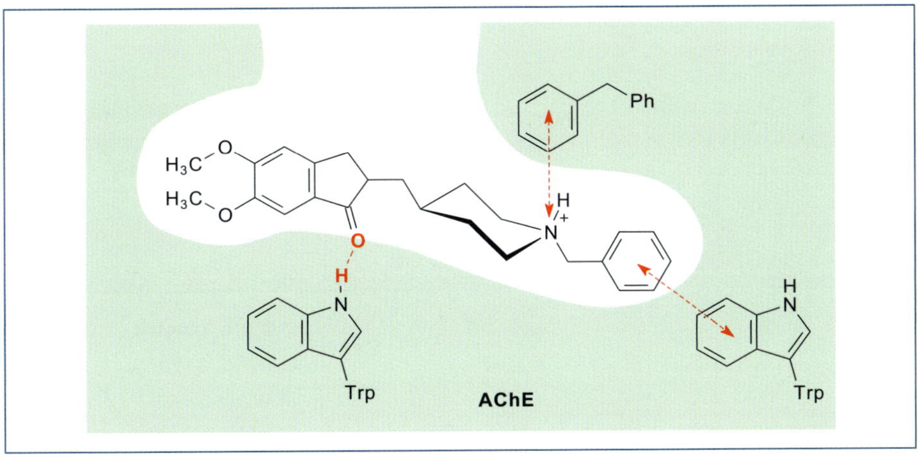

Abb. 3.127 Donepezil, Bindung an die AChE

3

Neurotransmission

nannter **pseudo-irreversibler** AChE-I, der strukturelle Ähnlichkeit mit Physostigmin, einem Alkaloid der Kalabarbohne, zeigt. In Analogie zum physiologischen Substrat ACh erfolgt die Bindung des Wirkstoffes über die protonierte Aminfunktion. Anschließend erfolgt der Transfer der Carbamoylgruppe auf die Hydroxylgruppe des Serins, der katalytischen Triade des esteratischen Zentrums (Abb. 3.128). Bedingt durch die besondere Stabilität des carbamoylierten Enzyms erfolgt die Regeneration der AChE sehr langsam, so dass trotz kurzer Halbwertszeit des Arzneistoffes eine Hemmung des Zielenzyms im ZNS für mehrere Stunden postuliert wird.

Galantamin (Abb. 3.126) ist ein vollsynthetisch zugängliches Alkaloid mit einem charakteristischen siebengliedrigen Azepinring aus dem Schneeglöckchen (*Galanthus nivalis* und *G. woronowii*). Es wirkt wie Donepezil als kompetitiver und reversibler Inhibitor der AChE. Zusätzlich verstärkt Galantamin die intrinsische Aktivität von Acetylcholin an Nicotin-Rezeptoren. Ob der duale Wirkungsmechanismus klinische Vorteile gegenüber den anderen AChE-I bringt, ist noch unklar.

Pharmakokinetik, Metabolismus und Elimination von AChE-I

In Tabelle 3.32 sind die wichtigsten pharmakokinetischen Daten der AChE-Inhibitoren zusammengefasst. Donepezil und Galantamin werden hauptsächlich über CYP2D6 und CYP3A4 metabolisiert. Im Falle des Donepezils wird als aktiver Hauptmetabolit das 6-*O*-Desmethyl-Derivat gebildet, welches ähnlich potent ist wie die Muttersubstanz. Sanguinin (*O*-Desmethyl-galantamin) ist der Hauptmetabolit des Galantamins. Seine inhibitorische Potenz in Bezug auf die AChE ist rund dreimal höher als die des Galantamins.
Rivastigmin wird durch Cholinesterasen zum Phenolderivat NAP-226-90 (Abb. 3.128) abgebaut, welches nach Demethylierung und/oder Sulfat-Konjugation renal eliminiert wird.

Durch die Wirkung der AChE-I an der motorischen Endplatte können als unerwünschte Arzneimittelwirkungen Muskelkrämpfe in den unteren Extremitäten ausgelöst werden.

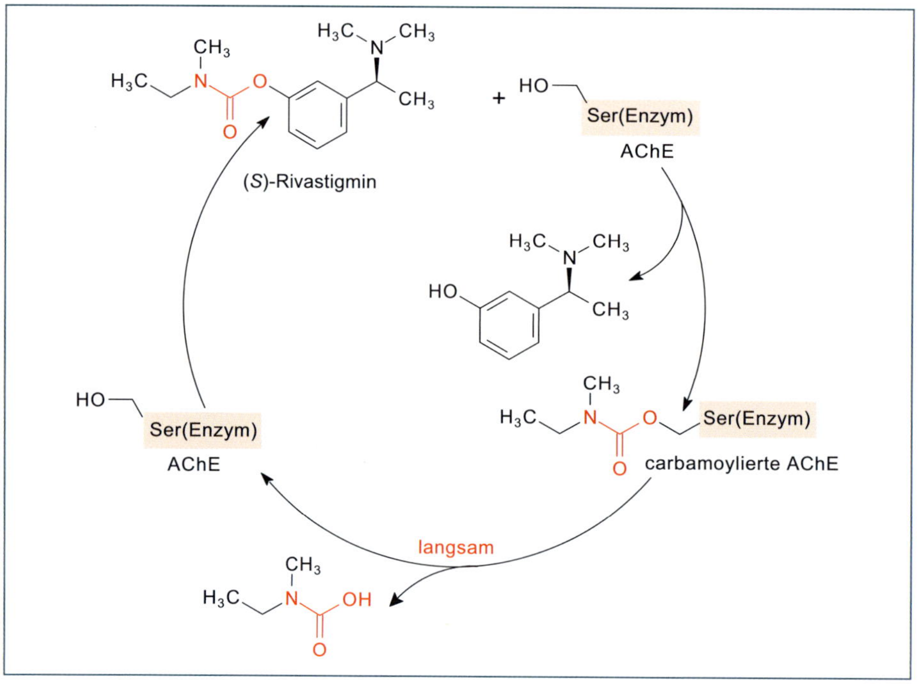

Abb. 3.128 Rivastigmin, Bildung des carbamoylierten Enzyms

Tab. 3.32 Pharmakokinetische Eigenschaften der Acetylcholinesterase-Inhibitoren

INN	Bioverfügbarkeit (%)	t_{max} (h)	HWZ (h)	Hepatischer Metabolismus
Donepezil	100	3–5	60–90	CYP2D6, CYP3A4
Galantamin	85–100	0,5–1,5	5–7	CYP2D6, CYP3A4
Rivastigmin	40	1–1,5	2	nicht hepatisch
Tacrin	17–37	0,5–3,0	1,3–7,0	CYP1A2, CYP2D6

3.14.2 Calcium- und NMDA-Rezeptor-Antagonisten

Die Konzentration an freien Ca^{2+}-Ionen im Cytosol von Neuronen und anderen Zellen wird bei ca. 0,1 µmol/L konstant gehalten. Störungen des Energiestoffwechsels können zu einer Erhöhung der Ca^{2+}-Konzentration führen, in deren Folge Enzyme wie Lipasen, Proteasen, Stresskinasen und Phosphatasen aktiviert werden, die zu einer Schädigung von Neuronen führen. Nach Durchblutungsstörungen und Traumen des Gehirns sowie auch bei der DAT kommt es ebenfalls zu einer pathologischen Erhöhung der neuronalen Ca^{2+}-Konzentration, die mitverantwortlich ist für die langsame Einbuße der neuronalen Funktionen und Vitalität. Arzneistoffe, die den pathologischen Einstrom von Calciumionen in die Neurone hemmen, sind deshalb wirksame Antidementiva.

Calcium-Antagonisten

Nimodipin (Abb. 3.129) gehört zu den Calcium-Antagonisten aus der Reihe der 1,4-Dihydropyridine (Kap. 6.3.4). Es hemmt den Ca^{2+}-Einstrom in die Nervenzelle durch spannungsabhängige Calciumkanäle (L-Typ). Der Arzneistoff wirkt nicht nur an Nervenzellen, sondern auch an den Zellen der glatten Muskulatur und des Herzens und besitzt somit deutliche kardiovaskuläre Effekte.

N-Methyl-D-Aspartat-Rezeptoren (NMDA-Rezeptoren)

Dieser Rezeptor-Typ gehört zur großen Familie der Aminosäure-Rezeptoren. Diese sind membranständig und werden in Rezeptoren mit hemmenden oder erregenden Effekten unterteilt. Zu den inhibitorischen Aminosäure-Rezeptoren gehören der Strychnin-sensitive Glycin- und die GABA-Rezeptoren, während die so genannten exzitatorischen (erregenden) Rezeptoren vor allem durch L-Glutamat als endogenem Liganden aktiviert werden. Die Klasse der Glutamat-Rezeptoren kann in zwei Gruppen unterteilt werden. Eine Gruppe besteht aus Rezeptoren, die an G-Proteine gekoppelt sind, die so genannten metabotropen Glutamat-Rezeptoren (mGluR) mit sieben vermuteten (putativen) transmembranären Domänen. Eine andere Gruppe bilden die ionotropen Glutamat-Rezeptoren (iGluR), die ligandengesteuerte Ionenkanäle darstellen. Wie die metabotropen Glutamat-Rezeptoren, so werden auch die iGlu-Rezeptoren in drei Untergruppen gegliedert, deren Namen sich von relativ selektiven Liganden ableiten. Die iGluR sind als Ionenkanäle für die rasche Signaltransduktion verantwortlich. So strömen im Bereich von Mikrosekunden über die Kainat- und die AMPA-Rezeptoren Natriumionen in die und Kaliumionen aus der Zelle. Zum Unterschied zu diesen als Non-NMDA-Rezeptoren bezeichneten Ionenkanälen ermöglichen NMDA-Rezeptoren auch den Einstrom von Calciumionen in die Zelle (Kap. 3.2.2).

Alle glutamatergen Kationenkanäle sind aus Untereinheiten aufgebaut, die sich in ihrer transmembranären Topologie stark ähneln. Jede NMDA-Rezeptor-Untereinheit besteht aus vier lipophilen Domänen, wovon drei die Cytoplasmamembran durchdringen, jedoch eine nur in die Membran eindringt (Abb. 3.130).

Demzufolge besitzt jede Untereinheit einen extrazellulären N-Terminus, drei transmembranäre Domänen (TMI-III), eine membranäre Domäne (MD) sowie einen intrazellulären C-Terminus. Die vermutlichen Bindungsareale für die aktivierenden Aminosäuren befinden sich im extrazellulären Bereich und werden von Aminosäuren des N-Terminus und der extrazellulären Schleife, die TMII mit TMIII verbindet, gebildet.

Für den NMDA-Rezeptor existieren zwei Klassen von Untereinheiten, wobei vom Subtyp NR1 bisher acht Spleißvarianten kloniert wurden (NR1a–h). Für den Subtyp NR2 sind vier auf verschiedenen Genen codierte Untereinheiten bekannt (NR2A–D). Während die NR1-Untereinheiten ubiquitär im ZNS und im Rückenmark mit einer besonderen Dichte im Hippocampus und im Zentralcortex exprimiert werden, zeigen die verschiedenen NR2-Untereinheiten diskrete Verteilungen in spezifischen Hirnarealen.

NMDA-Rezeptoren stellen heteromultimere Proteinkomplexe dar, die aus vier oder fünf Untereinheiten gebildet werden (Abb. 3.130). In Analogie zum nicotinergen Acetylcholin-Rezeptor ist der in Abbildung 3.130 dargestellte NMDA-Rezeptor als Hetero-Pentamer aufgebaut. Charakteristisch für funktionsfähige NMDA-Rezeptoren

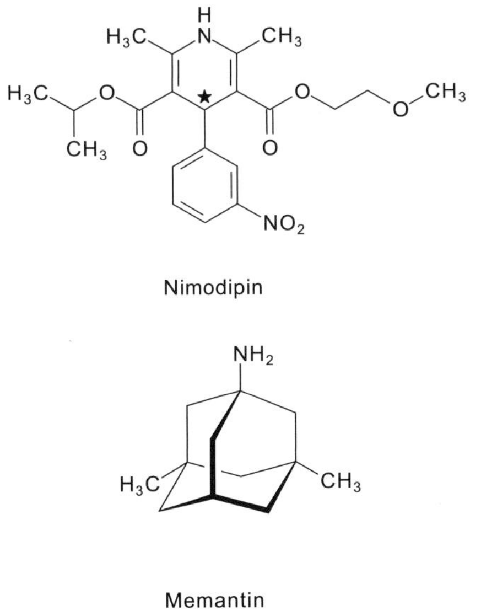

Abb. 3.129 Nimodipin, ein Calcium-Antagonist. Memantin, ein NMDA-Rezeptor-Antagonist

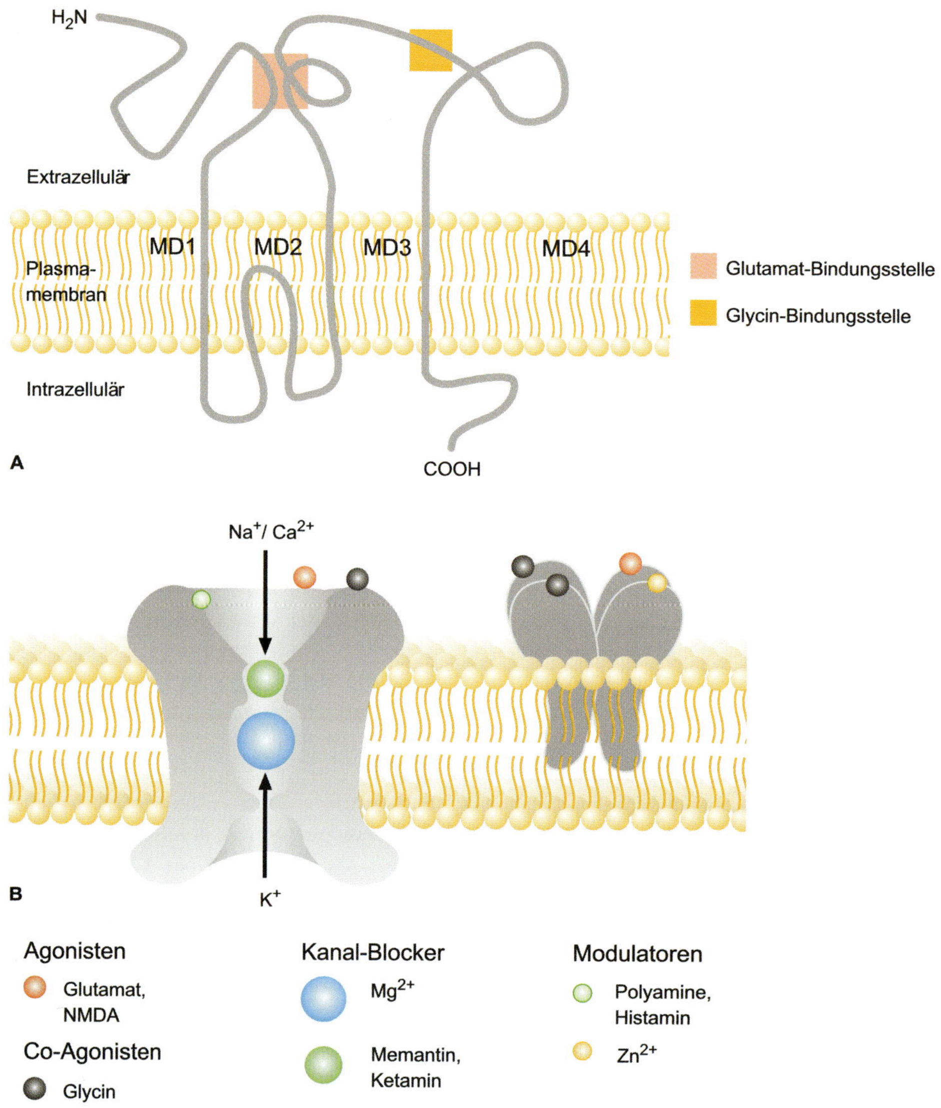

Abb. 3.130 Struktur von NMDA-Rezeptoren. **A:** putative Topografie von Untereinheiten ionotroper Glutamatrezeptoren (MD = membranäre Domäne). **B:** Kanalpore

ist eine heteromere Zusammensetzung aus mehreren NR1-Untereinheiten und mindestens einer beliebigen NR2-Untereinheit.

Die Kanalpore eines NMDA-Rezeptors ist mit 0,55 nm etwas kleiner als die des nicotinischen Acetylcholin-Rezeptors. Sie ist durchlässig für Na^+-, K^+- und Ca^{2+}-Ionen. Die Aminosäuren, die den Ionentransport bewerkstelligen, sind vermutlich am Aufbau der TM2-Domänen beteiligt, wobei konservierte Asparagin-Reste für die Ionen-Selektivität verantwortlich sind.

Beim NMDA-Rezeptor erfolgt die Kanalöffnung nur dann, wenn neben NMDA (bzw. kompetitiven Agonisten wie L-Glutamat oder L-Aspartat) gleichzeitig auch Glycin den Kanal aktiviert. Es tritt somit ein echter **Co-Agonismus** auf, bei dem zwei chemische Stimuli gleichzeitig zur Rezeptorstimulation führen. Während sich die Aminosäuren der Glycin-Bindungsstelle wahrscheinlich auf den NR1-Untereinheiten befinden, sind jene der NMDA-Bindungsstelle auf den NR2-Untereinheiten lokalisiert.

In Anwesenheit von physiologischen Konzentrationen

von Magnesiumionen verhält sich der NMDA-Rezeptor wie ein spannungsabhängiger Ionenkanal, bei dem die Kanalöffnung erst ab einer gewissen Depolarisation stattfindet. Für Mg^{2+}-Ionen befindet sich in der Kanalpore ein Bindungsareal, das bei Besetzung zum Verschluss der Pore führt. Erst nach Überschreiten eines bestimmten Membranpotenzials (Vordepolarisation) löst sich das Magnesiumion aus der geöffneten Pore und ein Ionenfluss kann stattfinden. Im Zuge von cerebraler Ischämie oder Hypoglykämie kommt es zu einer massiven Ausschüttung von L-Glutamat, was zu einer Aktivierung von AMPA-Rezeptoren und zu einer raschen Depolarisation spannungsabhängiger postsynaptischer Membranen führt. Dies bewirkt eine Aufhebung der spannungsabhängigen Mg^{2+}-Blockade der NMDA-Rezeptoren, was zur Folge hat, dass es zu einer ausgeprägten Aktivierung dieser Rezeptoren und einem pathologischen Einstrom von Na^{+}- und Ca^{2+}-Ionen in die neuronalen Zellen kommt. Diese degenerativen, NMDA-Rezeptor-vermittelten Folgen erhöhter L-Glutamatfreisetzung führen zur massiven Schädigung von Neuronen und zum Untergang betroffener Hirnareale (Exzitotoxizität von Glutamat).

Es sei an dieser Stelle erwähnt, dass der NMDA-Rezeptor zusätzlich zu den Bindungsstellen für NMDA (bzw. L-Glutamat), Glycin und Magnesiumionen weitere Bindungsstellen für strukturell unterschiedliche Verbindungen aufweist, die die Aktivität des Kationenkanals beeinflussen können.

Memantin

Das verbrückte Amino-adamantan-Derivat Memantin ist ein nicht kompetitiver NMDA-Antagonist (Abb. 3.129), der über seine hemmende Wirkung einen verminderten Anstieg der intrazellulären Ca^{2+}-Konzentration bewirkt. Der Arzneistoff zählt zur Klasse der niedrig affinen „Offener-Kanal-Blocker". Basierend auf den Ergebnissen von Rezeptor-Kinetik-Studien geht man davon aus, dass Memantin eine Bindungstelle in der Kanalpore besitzt, die im Gegensatz zur Magnesium-Bindungsstelle eher extrazellulär lokalisiert ist. Offener-Kanal-Blocker können nur in die Kanalpore eindringen, wenn sich diese in einem geöffneten d. h. aktivierten Zustand befindet. Das bedeutet, dass der Arzneistoff nur in der Lage ist, bereits aktivierte (pathologische) NMDA-Rezeptorzustände zu blockieren und damit zu inaktivieren. Im Gegensatz zu Nimodipin wirkt Memantin nur an glutamatergen Neuronen, also wesentlich selektiver als Nimodipin. Da eine Störung der neuronalen Calcium-Homöostase sowohl bei Morbus Alzheimer als auch bei vaskulär und toxisch bedingten neuronalen Schäden vorliegt, ist der Wirkstoff bei Demenzen unterschiedlicher Genese wirksam. Memantin besitzt eine hohe Bioverfügbarkeit und wird unverändert renal eliminiert.

3.14.3 Nootropika

In dieser Gruppe sind Arzneistoffe zusammengefasst, die ohne eindeutigen Wirksamkeitsbeleg therapeutisch eingesetzt werden. Experimentell wurden für diese Stoffe vor allem Wirkungen auf den zerebralen Energiestoffwechsel und die Durchblutung nachgewiesen.

Das Pyrrolidinon-Derivat **Piracetam** (Abb. 3.131) soll den Hirnstoffwechsel durch Stimulierung des oxidativen Glucoseabbaus verbessern sowie eine Erhöhung des ATP-Umsatzes, des cAMP- und Phospholipid-Stoffwechsels bewirken. Darüber hinaus zeigt Piracetam eine Verbesserung der Fließeigenschaften des Blutes und eine Hemmung der Thrombozyten-Aggregation. Der Arzneistoff wird nicht metabolisiert und überwiegend renal ausgeschieden. Die Halbwertszeit beträgt 5 Stunden.

Pyritinol ist eine weitere Verbindung, die durch eine Steigerung des Glucosestoffwechsels Hirnleistungen verbessern soll. Dazu kommen eine Verbesserung der cholinergen Transmission und der Fließeigenschaften des Blutes. Pyritinol wird schnell metabolisert, wobei unter Reduktion der Disulfidbrücke die monomere Thiol-Verbindung entstehen kann.

Mutterkorn-Alkaloide

Für diese Wirkstoffe wurden experimentell vasodilatatorische, serotoninerge und dopaminerge Effekte, eine „Ökonomisierung" des zereberalen Hirnstoffwechsels sowie eine Hemmung der Adenylylcyclase gezeigt. Ebenso wie bei den anderen Nootropika bleibt unklar, ob und welche Bedeutung diese Effekte für die Therapie von Demenzen haben.

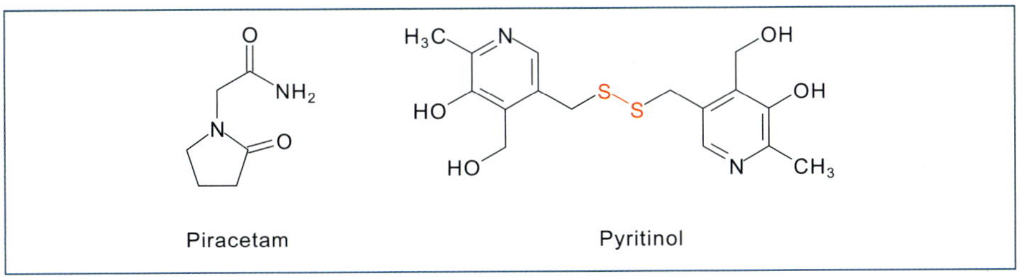

Abb. 3.131 Piracetam und Pyritinol, zwei nootrope Arzneistoffe

Ringgerüst der Lysergsäure-Derivate ist das Ergolen mit einer Doppelbindung zwischen C(9) und C(10) (Abb. 3.132). In der Lysergsäure und in allen natürlich vorkommenden Mutterkorn-Alkaloiden ist der Wasserstoff in Position 5 β-ständig angeordnet. Nach Cahn-Ingold-Prelog besitzt die Lysergsäure 5*R*,8*R*-Konfiguration.

Nicergolin (Abb. 3.132) ist ein Ester aus 5-Bromnicotinsäure und einem zum Alkohol reduzierten, hydrierten Lysergsäure-Derivat.
Als α_1-Rezeptorenblocker wirkt es vasodilatierend. Eine Hemmung der Thrombozyten-Aggregation und eine Verbesserung der Sauerstoff-Utilisation wurden ebenfalls gemessen. **Dihydroergotoxin** (Abb. 3.132) ist ein Gemisch aus **Dihydroergocristin, Dihydroergocryptin** und **Dihydroergocornin.** Die einzelnen Alkaloide unterscheiden sich durch die am Aufbau des trizyklischen Peptid-Restes (Cyclol-Struktur) beteiligten Aminosäuren.

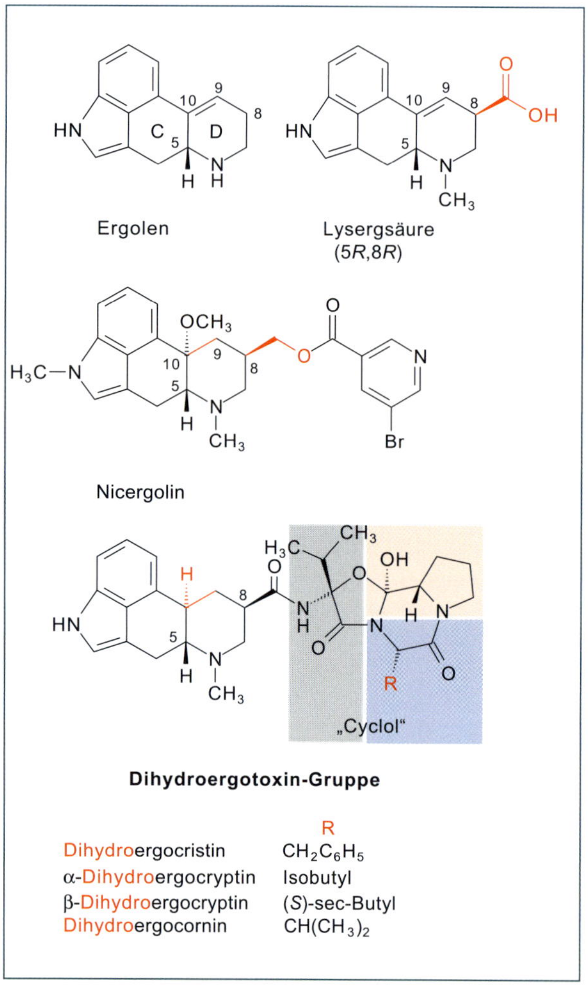

Abb. 3.132 Nicergolin und Dihydroergotoxin-Gruppe

Synopse

- Die vielfältigen pathobiochemischen Ursachen für die verschiedenen Demenz-Formen erklären, warum Antidementiva keinen gemeinsamen Wirkmechanismus aufweisen.
- Das Spektrum der Wirkungen von Antidementiva reicht von der Hemmung der Acetylcholinesterase (AChE) über Calcium- oder NMDA-(*N*-Methyl-D-Aspartat)-Antagonismus bis hin zum Abfangen von Sauerstoffradikalen.
- Während Acetylcholinesterase-Inhibitoren (AChE-I) für die Therapie der DAT eingesetzt werden, finden Calcium- und NMDA-Antagonisten sowie die klassischen Nootropika Anwendung bei Demenzen unterschiedlicher Ätiologie.
- Die Erkenntnis, dass beim Morbus Alzheimer die Synthese und Freisetzung von Acetylcholin in cholinergen Neuronen vermindert ist, begründet die cholinerge Hypothese der Demenz vom Alzheimer-Typ, die in direktem Zusammenhang mit der Abnahme von zerebralen cholinergen Funktionen steht.
- AChE-Inhibitoren hemmen den Abbau von Acetylcholin und stimulieren so indirekt Muscarin- und Nicotin-Rezeptoren, was zu einer Verbesserung der kognitiven Leistungen führt.
- Die Erhöhung der intrazellulären Ca^{2+}-Konzentration bedingt eine Schädigung von Neuronen. Calcium-Antagonisten und NMDA-Rezeptor-Antagonisten verhindern dies durch Blockade spannungsabhängiger Calciumkanäle vom L-Typ sowie von ionotropen Glutamat-Rezeptoren (iGluR).
- Der NMDA-Rezeptor ist ein iGluR und stellt einen heteromultimeren Proteinkomplex dar, der aus mehreren Untereinheiten aufgebaut ist.
- Das Antidementivum Memantin ist ein nicht kompetitiver NMDA-Antagonist, der über seine hemmende Wirkung einen verminderten Anstieg der intrazellulären Ca^{2+}-Konzentration bewirkt.
- Nootropika sind Arzneistoffe unterschiedlicher chemischer Struktur, die ohne eindeutigen Wirksamkeitsbeleg als Antidementiva eingesetzt werden.

3.15 Sympathikus

Das autonome Nervensystem besteht aus dem Sympathikus und dem Parasympathikus (Kap. 3.13 und 3.15). Der sympathische Anteil des autonomen Nervensystems kann seine Wirkungen schnell entfalten, fungiert als Erregungsmechanismus für den Körper und versetzt diesen in Aktionsbereitschaft. Viele innere Organe besitzen eine doppelte Innervation, das heißt sie werden von Nerven des Sympathikus und des Parasymphatikus versorgt. Die Aktivierung des Sympathikus führt dabei gewöhnlich zu Reaktionen die dem Parasympathikus entgegengesetzt sind. So bewirkt eine gesteigerte Sympathikus-Aktivität eine Beschleunigung der Herzfrequenz, wohingegen eine erhöhte Aktivität des Parasymphatikus diese senkt. Nach ihrer Wirkqualität und nach ihren Angriffsorten können die am Sympathikus angreifenden Arzneistoffe eingeteilt werden in:

- **Sympathomimetika**
  - α-Sympathomimetika (α-Agonisten, α-Adrenozeptor-Agonisten)
  - β-Sympathomimetika (β-Agonisten, β-Adrenozeptor-Agonisten)
  - indirekte Sympathomimetika.
- **Sympatholytika**
  - α-Sympatholytika (α-Adrenozeptor-Antagonisten, α-Rezeptorenblocker, α-Blocker)
  - β-Sympatholytika (β-Adrenozeptor-Antagonisten, β-Rezeptorenblocker, β-Blocker).
- **Antisympathotonika.**

3.15.1 Sympathomimetika

Direkte Sympathomimetika (Adrenozeptor-Agonisten) sind Arzneistoffe, die wie Adrenalin und Noradrenalin als Agonisten an adrenergen Rezeptoren (Adrenozeptoren) wirken. **Indirekte Sympathomimetika** sind Arzneistoffe, die Noradrenalin aus den vesikulären Speichern freisetzen und/oder die Wiederaufnahme (Reuptake) von NA aus dem synaptischen Spalt ins Axonplasma kompetitiv hemmen.

α-Sympathomimetika

Noradrenalin und Adrenalin sind wegen zu geringer Bioverfügbarkeit bei oraler Applikation unwirksam und werden deshalb nur parenteral eingesetzt. Ihre Wirkdauer ist überaus kurz. Synthetische α-Sympathomimetika sind Agonisten sowohl an α_1- und α_2-Rezeptoren. Während

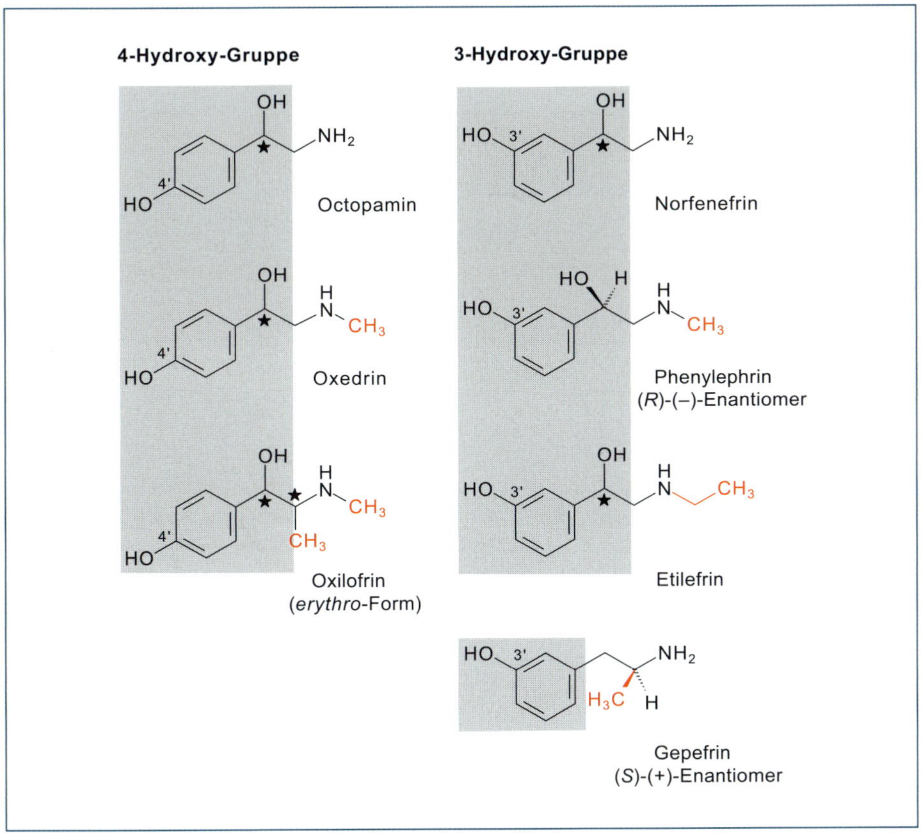

Abb. 3.133 α-Sympathomimetika mit Phenyl-2-amino-ethanol-Grundstruktur

die von den physiologischen Agonisten Noradrenalin und Adrenalin abgeleiteten Arzneistoffe mit **Phenyl-2-amino-ethanol**-Grundgerüst (Abb. 3.133) zur systemischen Behandlung hypotoner Blutdruckstörungen eingesetzt werden, finden α-Sympathomimetika mit **2-Imidazolin-** sowie **Imidazolidin-Grundstruktur** (Abb. 3.135) Anwendung bei der Lokaltherapie von Schleimhautschwellungen bei Konjunktivitis, Sinusitis und Nasopharyngitis sowie bei der Behandlung des Glaukoms.

Struktur-Wirkungs-Beziehungen

Die in Abbildung 3.133 aufgeführten direkten α-Sympathomimetika verfügen im Gegensatz zu Adrenalin und Noradrenalin nur mehr über eine Hydroxylgruppe am Benzenring. Sie sind lipophiler als die physiologischen Agonisten und deshalb auch bei oraler Applikation wirksam. Wie bei Noradrenalin und Adrenalin stellt die *R*-Form das Eutomer dar. Mit Ausnahme des ***R*-Phenylephrins** werden allerdings alle übrigen α-Sympathomimetika mit Phenyl-2-amino-ethanol-Grundstruktur als Racemate eingesetzt. **Octopamin** und **Oxedrin** sind Noradrenalin- bzw. Adrenalin-Analoga, denen jeweils die Hydroxylgruppe in Position 3 der Muttersubstanz fehlt. *R*-Phenylephrin leitet sich ebenfalls vom Adrenalin ab und unterscheidet sich von diesem durch das Fehlen der 4-Hydroxylgruppe. Wegen seiner starken gefäßverengenden Wirkung wird es nicht nur systemisch, sondern auch lokal zur Schleimhautabschwellung eingesetzt. **Oxilofrin**

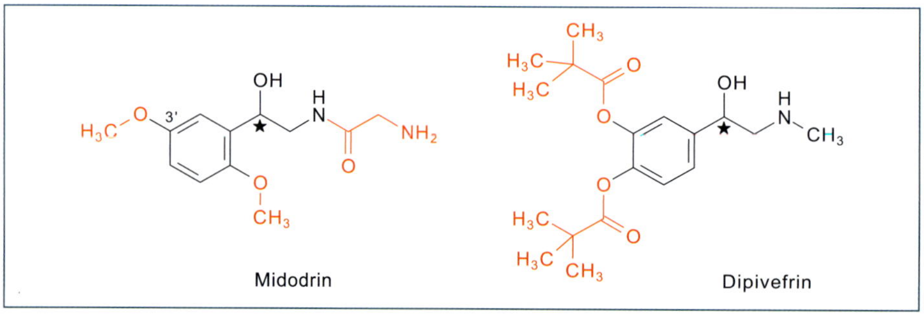

Abb. 3.134 Midodrin und Dipivefrin

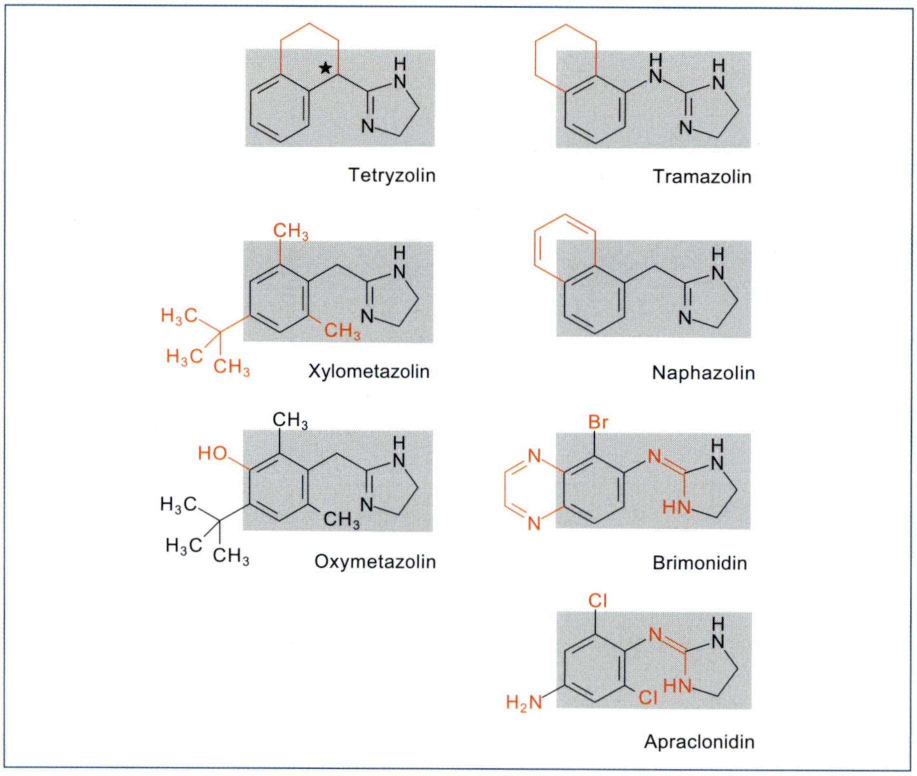

Abb. 3.135 α-Sympathomimetika mit 2-Imidazolin- und Imidazolidin-Grundstruktur

verfügt über zwei Chiralitätszentren und stellt strukturell ein kernhydroxyliertes Ephedrin-Derivat dar, liegt also als racemische *erythro*-Form vor. Oxilofrin und **Etilefrin** stimulieren sowohl α- als auch β-Rezeptoren und gehören demnach zur Klasse der direkten Sympathomimetika mit α- **und** β-sympathomimetischer Wirkung. Am Beispiel von Etilefrin wird deutlich, dass die Vergrößerung des N-Alkyl-Substituenten mit einem Verlust der α-Selektivität und einer Zunahme der β-stimulierenden Wirkung einhergeht. **Norfenefrin** ist ein Isomer des Octopamins. **Gepefrin** ist kein Aminoalkohol, sondern ein 3-Hydroxy-phenylethylamin.

Das Glycinamid-Derivat **Midodrin** (Abb. 3.134) ist ein α-Sympathomimetikum mit zwei Methoxygruppen am Benzenring.

Es stellt ein Prodrug dar, das im Körper durch Amidspaltung und oxidative Desalkylierung in den eigentlichen Wirkstoff übergeführt wird. Es wird bei orthostatischer Dysregulation eingesetzt. **Dipivefrin** (Dipivalyladrenalin, Abb. 3.134) ist ebenfalls ein Prodrug, das aufgrund seiner hohen Lipophilie die Hornhaut leichter als Adrenalin durchdringt. Intraokulär kommt es rasch zur Bildung von Adrenalin durch Hydrolyse der beiden Estergruppen. Wahrscheinlicher aber nicht gesicherter Angriffsort sind β-Rezeptoren. Dipivefrin wird bei Offenwinkelglaukom eingesetzt.

Die in Abbildung 3.135 aufgeführten 2-Imidazolin-Derivate Naphazolin, Oxymetazolin, Tetryzolin, Tramazolin und Xylometazolin besitzen ebenfalls α-rezeptorstimulierende Eigenschaften. Sie finden Anwendung als lokale Vasokonstriktoren in der Nase und am Auge und führen zu einer Schleimhautabschwellung. **Tramazolin** stellt ein partiell hydriertes **Naphazolin**-Derivat dar, bei dem die Methylengruppe, die den 2-Imidazolinring mit dem Tetrahydronaphthalinring verbindet, durch eine sekundäre Aminogruppe ersetzt ist. Das als Racemat eingesetzte **Tetryzolin** besitzt als einziger Vertreter der 2-Imidazoline ein Chiralitätszentrum. **Oxymetazolin** unterscheidet sich vom **Xylometazolin** nur durch eine zusätzliche Hydroxylgruppe am Benzenring.

Die **Imidazolidin**-Derivate Brimonidin und Apraclonidin zeigen große strukturelle Ähnlichkeit mit den 2-Imidazolinen und werden als Lokaltherapeutika zur Glaukombehandlung eingesetzt. Der Austausch des 2-Imidazolinrings gegen das Imidazolidin-Ringsystem führt zu α_2-selektiven Wirkstoffen. **Brimonidin** (Abb. 3.135) ist ein hochselektiver α_2-adrenerger Agonist, der wie die β-Blocker den intraokulären Druck durch Verminderung der Kammerwasserproduktion und durch verbesserten Abfluss senkt. Brimonidin ist selektiver und lipophiler als Apraclonidin. Die systemische Resorption bei lokaler Anwendung ist gering. Der geringe resorbierte Anteil wird mit einer Halbwertszeit von 2,5 h eliminiert. **Apraclonidin** ist ebenfalls ein α_2-adrenerger Agonist, der bei topischer Anwendung am Auge die Kammerwasserproduktion und damit den intraokulären Druck senkt.

β-Sympathomimetika

Die Angriffsorte der β-Sympathomimetika sind die β_1-Rezeptoren des Herzens und die β_2-Rezeptoren der Bronchien und des Uterus. Während direkte β-Sympathomimetika am Herzen zu einer Erhöhung der Herzfrequenz, der Kontraktionskraft und der Erregungsleitungsgeschwindigkeit führen, kommt es durch Erregung von β_2-Rezeptoren zu einer Erschlaffung der Bronchial- und Uterusmuskulatur. β-Sympathomimetika werden demzufolge zur Steigerung der Herzfrequenz und bei Überleitungsstörungen sowie als Broncholytika bei Asthma bronchiale und chronisch-obstruktiven Lungenerkrankungen (COPD) eingesetzt. Außerdem finden sie Anwendung als Tokolytika bei zu früh einsetzenden Wehen.

Zu den Wirkstoffen mit β_1- und β_2-agonistischen Eigenschaften gehören die in Abbildung 3.136 aufgeführten *p*-hydroxylierten Arzneistoffe **Bamethan** und **Buphenin**, die Brenzcatechin-Derivate **Isoprenalin** und **Dobutamin**, sowie das Resorcin-Derivat **Orciprenalin.** Dobutamin steigert die Kontraktionskraft des Herzens. Es erhöht die kardiale Auswurfleistung über eine selektive Steigerung des Schlagvolumens, verbunden mit einer Absenkung des peripheren Gefäßwiderstandes. Dobutamin stimuliert bei klinisch eingesetzten Dosen sowohl β_1-, β_2- und α_1-Adrenozeptoren im kardiovaskulären System. Der inotrope Effekt des Dobutamins resultiert aus einer kombinierten Stimulation von β_1- und α_1-Adrenozeptoren am Myokard.

Auf molekularer Ebene bewirkt Dobutamin über die Adrenozeptor-Stimulation eine Aktivierung der Adenylylcyclase und damit eine vermehrte Bildung von cAMP in den Myokardzellen. Der cAMP-Anstieg bewirkt über Phosphorylierungsprozesse an Calciumkanälen einen vermehrten Calciumeinstrom in die Myokardzellen. Die erhöhte Calciumkonzentration führt unmittelbar zu einer Kontraktilitäts-Zunahme. Der molekulare Wirkmechanismus erklärt auch, weshalb positiv inotrop wirksame Phosphodiesterase-3-Inhibitoren wie Amrinon und Milrinon (Kap. 6.2.3) eine Wirkungssteigerung des Dobutamins insbesondere bei insuffizientem Myokard bewirken. Dobutamin wird i. v. infundiert, nach Bolusgabe hält die Wirkung wegen der kurzen HWZ nur ca. 2 min an, nach 10 min ist die Wirkung gänzlich abgeklungen. Dobutamin wird bei akutem Herz-Kreislauf-Versagen durch Schock, Herzinfarkt, bei Herz-Kreislauf-Versagen in der pädiatriatischen Klinik, sowie bei kardial bedingtem Lungenödem eingesetzt. **Isoprenalin** ist nur kurz wirksam, da Wirkstoffe mit Brenzcatechin-Struktur (A, NA, Dobutamin) rasch metabolisiert werden. Am Beispiel von **Orciprenalin** wird deutlich, dass eine Verlängerung der

Wirkdauer durch den Austausch der Brenzcatechin-Struktur gegen eine isomere Resorcin-Gruppe erreicht werden kann, da eine Metabolisierung durch COMT nicht möglich ist (Abb. 3.108). Orciprenalin ist ein relativ selektiver β_2-Adrenozeptoragonist. Im Tierexperiment erwies sich Orciprenalin gegenüber Isoprenalin zwar als bronchospasmolytisch schwächer wirksam, jedoch sind seine geringere positiv chronotrope Wirkung am Herzen und die relativ länger anhaltende bronchodilatorische Wirkung von Vorteil.

Zu den Wirkstoffen mit vorwiegend β_2-Aktivität gehören die Resorcin-Derivate Bambuterol, Fenoterol, Reproterol und Terbutalin (Abb. 3.136), sowie die in Abbildung 3.137 aufgeführten Arzneistoffe Clenbuterol, Formoterol, Salbutamol, Salmeterol, Pirbuterol und Tulobuterol. Die Steigerung der relativen β_2-Selektivität wird vor allem durch raumerfüllende Reste am Amin-Stickstoff erreicht. Besonders ausgeprägt ist die β_2-Selektivität beim Übergang vom Isopropyl- zum tert.-Butyl-Rest, der sich bei sechs von zehn Arzneistoffen findet (Bambuterol, Clenbuterol, Pirbuterol, Salbutamol, Terbutalin und Tulobuterol).

Die bronchospasmolytische Wirkung von **Reproterol** ist etwa 4-mal stärker als die von Orciprenalin. Wirkungseintritt und -dauer liegen in der gleichen Größenordnung wie die von Orciprenalin. Die Wirkstärke entspricht der von Salbutamol. Strukturell ist Reproterol durch die Verknüpfung des Phenyl-2-amino-ethanol-Strukturelementes mit einem Theophyllin-Molekül über eine C_3-Kette charakterisiert. Es gilt als wahrscheinlich, dass die Theo-

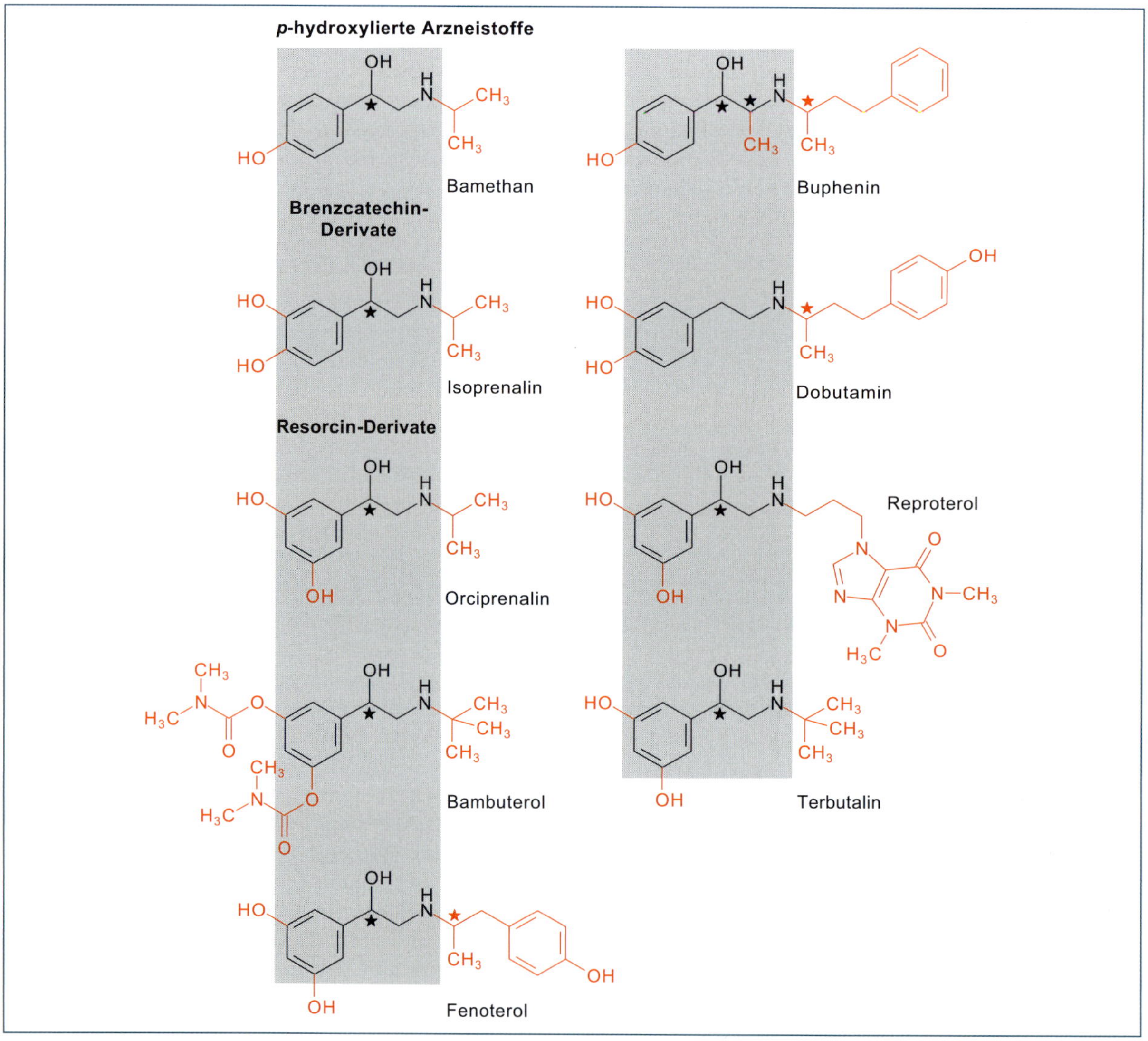

Abb. 3.136 β-Sympathomimetika

Tab. 3.33 Pharmakokinetische Daten der β-Sympathomimetika mit vorwiegend β_2-Aktivität (orale Applikation)

INN	Bioverfügbarkeit (%)	t_{max} (h)	HWZ (h)
Bambuterol	9–10	2–4[1]	10/17–21[1]
Clenbuterol	100	2–3	1/34[2]
Fenoterol	2	1–2	0,5–3
Formoterol	65	0,5–1	2–3
Salbutamol	43–50	2–3	1,5–5
Salmeterol	78	0,75–1,25	3,5–5,5
Terbutalin	10–15	2	11–26
Tulobuterol	n. b.	1	3

[1] aktiver Metabolit (Terbutalin) [2] biphasischer Verlauf n.b. = nicht bekannt

phyllin-Wirkungen am bronchodilatatorischen Gesamteffekt beteiligt sind. **Bambuterol** ist ein lipophiles Prodrug, das durch Hydrolyse der Carbaminsäure-Ester in Terbutalin übergeführt wird. **Fenoterol** kann formal als doppeltes β-Phenylethylamin angesehen werden. Es wird vor allem als Wehenhemmer eingesetzt.

Pirbuterol, Salbutamol und **Salmeterol** besitzen am Benzenring in Position 3 anstelle einer Hydroxylgruppe eine Hydroxymethylgruppe. Pirbuterol ist ein Aza-Analoges des Salbutamols, bei dem der Benzen- durch den Pyridinring ersetzt ist. Salmeterol enthält einen langkettigen Phenylalkoxyalkyl-Rest am Stickstoff, der dem Arzneistoff eine hohe Lipophilie verleiht. **Clenbuterol** und **Tulobuterol** sind chlorierte β_2-Sympathomimetika ohne Hydroxylgruppen am Benzenring der Phenyl-aminoethanol-Grundstruktur. Im **Formoterol** findet sich anstelle der Hydroxylgruppen eine *N*-Formylgruppe. Alle selektiven β_2-Sympathomimetika werden als Racemate eingesetzt. In Tabelle 3.33 sind die wichtigsten pharmakokinetischen Daten der β-Sympathomimetika mit vorwiegend β_2-Aktivität zusammengefasst.

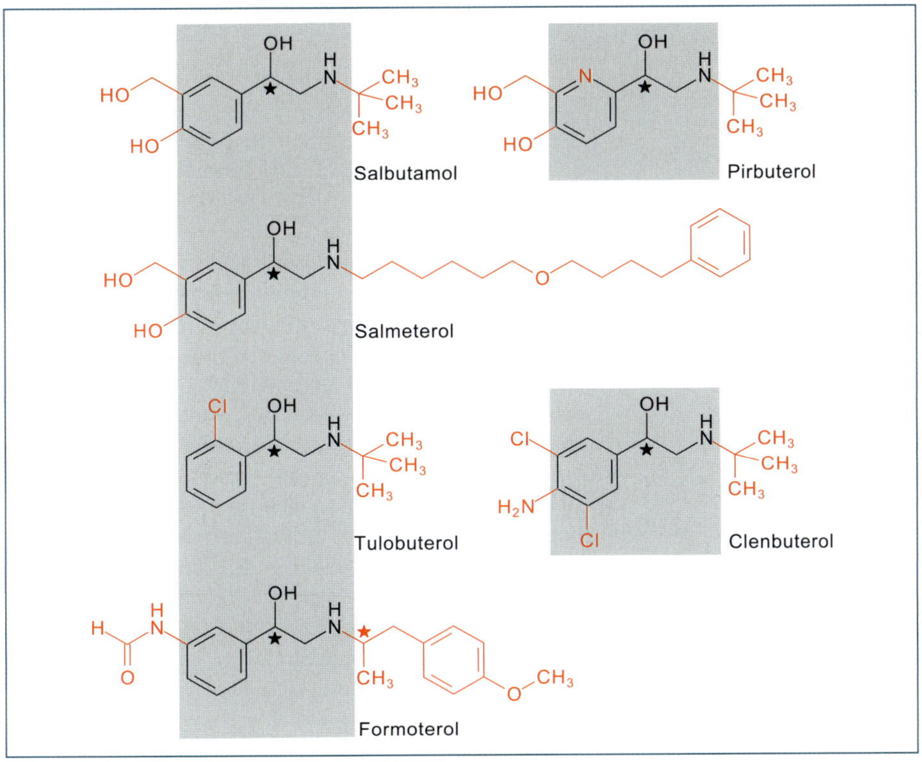

Abb. 3.137 Sonstige β-Sympathomimetika

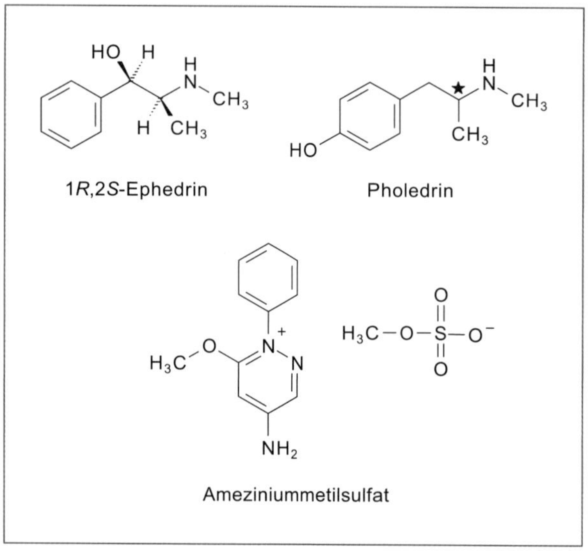

Abb. 3.138 Indirekte Sympathomimetika

Indirekte Sympathomimetika

Indirekte Sympathomimetika wirken nicht als Agonisten an Adrenozeptoren, sondern verdrängen Noradrenalin aus den neuronalen Speichervesikeln und/oder blockieren dessen Wiederaufnahme (Reuptake) in die Zelle. Zu den indirekten Sympathomimetika gehören Tyramin, Amphetamin (und verwandte Wirkstoffe), Cocain, Ephedrin, Pholedrin und Ameziniummetilsulfat (Abb. 3.138).

Tyramin besitzt keine therapeutische Bedeutung. **Amphetamine** und ähnliche Wirkstoffe sowie D-Norpseudoephedrin werden bei den Psychostimulanzien und Appetitzügler (Kap. 3.5.2) behandelt. Der synthetisch gut zugängliche Naturstoff **Ephedrin** wird zur lokalen Vasokonstriktion bei Schleimhautschwellungen der Nase eingesetzt. Ephedrin besitzt ein hohes Missbrauchspotenzial, da es wegen seiner hohen Lipophilie leicht die Blut-Hirn-Schranke passiert und zentralerregend wirkt. Ephedrin ist ein 2-Methylamino-1-phenyl-1-propanol mit zwei asymmetrisch substituierten C-Atomen. Demnach existieren zwei Enantiomerenpaare. L-Ephedrin ist *erythro*-konfiguriert (1*R*,2*S*). Das Pyridazinium-Derivat **Ameziniummetilsulfat** besitzt einen dualen Wirkungsmechanismus. Es setzt NA aus den Speichern frei und hemmt dessen neuronale Wiederaufnahme. Der Arzneistoff wird in der Anästhesie zur Therapie und Prophylaxe von hypotonen Zuständen eingesetzt.

3.15.2 Sympatholytika

Sympatholytika (Adrenozeptor-Antagonisten) antagonisieren die Wirkung von Adrenalin und Noradrenalin an adrenergen Rezeptoren. Man unterscheidet α-Sympatholytika (α-Adrenozeptor-Antagonisten, α-Blocker) und β-Sympatholytika (β-Adrenozeptor-Antagonisten, β-Blocker).

α-Sympatholytika

Sie heben die Wirkung von Agonisten an α-Rezeptoren auf und wirken im Allgemeinen gefäßerweiterend und blutdrucksenkend. Einige Wirkstoffe zeichnen sich dadurch aus, dass sie zu einer Erschlaffung der glatten Muskulatur des Blasenhalses und der Harnröhre führen und deshalb bei der gutartigen Prostatahyperplasie (benigne Prostatahyperplasie, BPH) eingesetzt werden. Zu den α-Sympatholytika zählt man

- Mutterkornalkaloide
- nicht selektive α-Sympatholytika und
- selektive α-Sympatholytika

die sehr unterschiedlichen chemischen Stoffklassen angehören.

Mutterkornalkaloide

Unter chemischen und therapeutischen Gesichtspunkten lassen sich die Mutterkornalkaloide in zwei Gruppen unterteilen: Lysergsäure-Derivate, die amidartig mit einem Aminoalkohol (**Ergometrin-Typ**) oder mit einem trizyklischen Peptid-Rest (**Peptid-Typ**) verknüpft sind. Vertreter des Ergometrin-Typs wirken nicht α-sympatholytisch sondern uteruskontrahierend, was deren Einsatz in der Geburtshilfe begründet. Die Mutterkornalkaloide vom Peptidtyp setzen sich aus zwei Untergruppen, Ergotamin- und Ergotoxin-Gruppe, zusammen. Deren Vertreter unterscheiden sich durch ihre Alkyl- bzw. Aralkyl-Reste am als „Cyclol" bezeichneten Tripeptidrest (Abb. 3.139). Therapeutische Anwendung finden vor allem die partialsynthetisch gewonnenen Dihydro-Derivate. Gemeinsam ist ihnen ein komplexes Wirkungsspektrum. So besitzen sie neben ihren α-sympatholytischen (antagonistischen) Eigenschaften auch partielle α-agonistische und uteruskontrahierende Wirkung. Die Hydrierung der Doppelbindung im Ring D führt zu einer Verminderung der α-agonistischen und uteruskontrahierenden Wirkung sowie zu einer Zunahme der α-blockierenden Eigenschaften. **Dihydroergotoxin** ist ein Gemisch dreier Verbindungen, das wegen seiner durchblutungsfördernden Eigenschaften als Nootropikum bei Hirnleistungsstörungen eingesetzt wird (Kap. 3.14.3). 2-Brom-Ergocryptin (**Bromocriptin**) wird als Dopamin-Agonist bei der Behandlung des Morbus Parkinson eingesetzt (Kap. 3.11.3). Beim **Ergotamin** überwiegen die α-agonistischen Eigenschaften, weshalb es wegen seiner gefäßkontrahierenden Wirkung zur Therapie des akuten Migräneanfalls eingesetzt wird. Wegen der stark gefäßverengenden Eigenschaften ist die Anwendung von Ergotamin bei Koronarinsuffizienz kontraindiziert. Seit Einführung der Triptane (Kap. 3.7.1) zur Migränebehandlung, die über ein erheblich günstigeres Nutzen-Risiko-Verhältnis verfügen, ist die Bedeutung

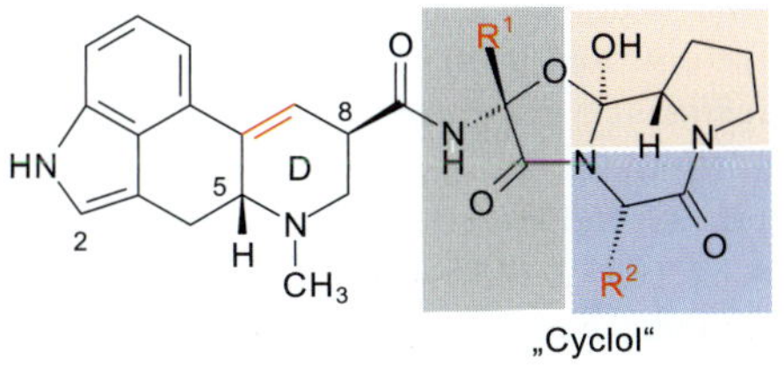

Ergotamin-Gruppe

	R^1	R^2
Ergotamin	CH_3	$CH_2C_6H_5$
Ergosin	CH_3	$CH_2CH(CH_3)_2$

Egotoxin-Gruppe

	R^1	R^2
Ergocristin	$CH(CH_3)_2$	$CH_2C_6H_5$
Ergocryptin	$CH(CH_3)_2$	α: Isobutyl, β: (*S*)-sec-Butyl
Ergocornin	$CH(CH_3)_2$	$CH(CH_3)_2$

Abb. 3.139 Mutterkornalkaloide vom Peptidtyp

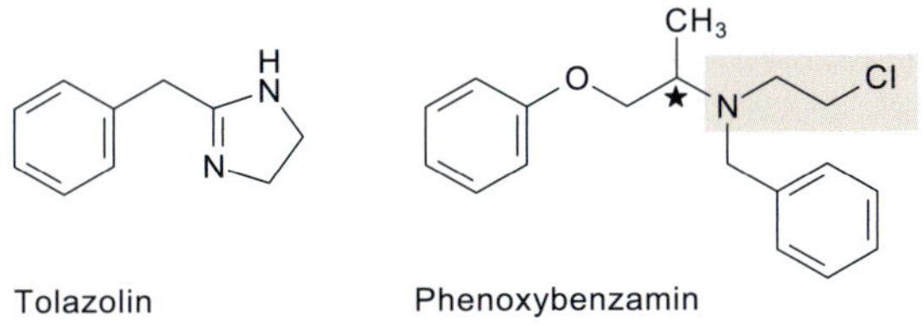

Abb. 3.140 Tolazolin und Phenoxybenzamin, nicht selektive α-Sympatholytika

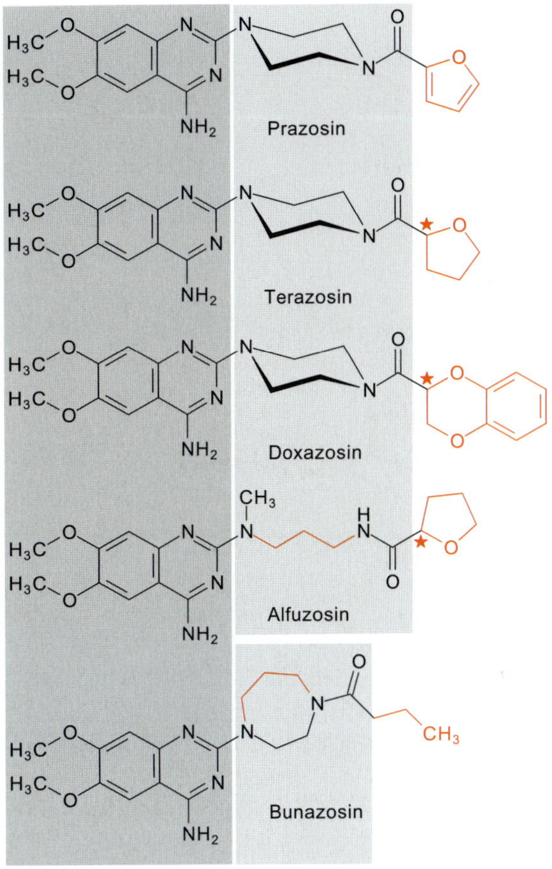

Abb. 3.141 Selektive α_1-Sympatholytika mit Chinazolin-Grundstruktur

von Mutterkornalkaloiden stark zurückgegangen. **Dihydroergotamin** wirkt über Stimulation von 5-HT-Rezeptoren venentonisierend.

Nicht selektive α-Sympatholytika

Zu dieser Gruppe zählen die Wirkstoffe Tolazolin und Phenoxybenzamin. Das Benzyl-imidazolin **Tolazolin** (Abb. 3.140) besitzt die Grundstruktur der gefäßverengenden α-Sympathomimetika vom 2-Imidazolin-Typ (Abb. 3.135), wirkt aber selbst α-sympatholytisch und gefäßerweiternd. Es wird in der Ophthalmologie bei Spasmen von Netzhautgefäßen eingesetzt.

Hinsichtlich der Rezeptor-Wechselwirkung stellt **Phenoxybenzamin** (Abb. 3.140) eine Ausnahme dar. Es bindet als reaktives β-Chlorethylamin-Derivat kovalent an α_1- und α_2-adrenerge Rezeptoren und verursacht durch die Alkylierung des Rezeptor-Proteins eine irreversible Blockade. In höheren Dosen kommt es zu einer irreversiblen Hemmung von Serotonin-, Histamin- und Acetylcholin-Rezeptoren. Die Hauptwirkung von Phenoxybenzamin ist die Relaxation der glatten Muskulatur arterieller Gefäße und des Urogenitaltraktes infolge der Blockade α-adrenerger Rezeptoren in der glatten Gefäßmuskulatur. Der als Racemat eingesetzte Wirkstoff findet Anwendung bei neurogenen Blasenentleerungsstörungen sowie zur Prävention von Blutdruckkrisen beim Phäochromozytom. Die durch kovalente Bindung an den Rezeptor bedingte lange Wirkdauer kann durch Gabe von α-Sympathomimetika nicht aufgehoben werden. Erst durch Neubildung von Rezeptoren kommt es zum Abklingen der α-Blockade.

Selektive α_1-Sympatholytika

Zu dieser Arzneistoffgruppe zählen die Chinazolin-Derivate Alfuzosin, Bunazosin, Doxazosin, Prazosin und Terazosin (Abb. 3.141) sowie die Wirkstoffe Dapiprazol, Indoramin, Tamsulosin und Urapidil (Abb. 3.142).

Alle Chinazolin-Derivate besitzen als gemeinsames Grundgerüst einen 4-Amino-6,7-dimethoxychinazolinring. Als weitere Gemeinsamkeit verfügen Doxazosin,

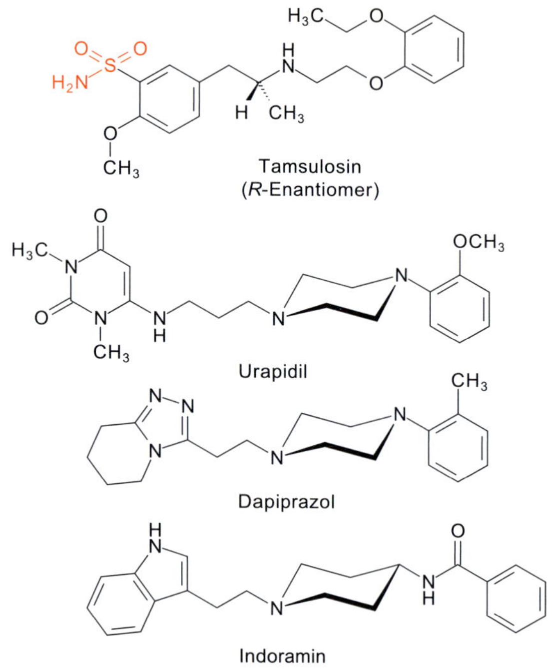

Abb. 3.142 Selektive α_1-Sympatholytika unterschiedlicher Struktur

Prazosin und Terazosin über einen acylierten Piperazinring. **Terazosin** ist das Tetrahydro-Derivat des **Prazosins** bei dem der Furan- durch den Tetrahydrofuranring ersetzt ist. **Doxazosin** weist im Acylrest anstelle eines O-haltigen Fünfrings einen 2,3-Dihydro-1,4-benzodioxinring auf. Beim **Bunazosin** ist der Piperazin- durch einen siebengliedrigen 1,4-Diazepinring, der zyklische Acylrest durch einen Butyrylrest ersetzt. Im **Alfuzosin** findet sich als Strukturäquivalent zum *N*-haltigen Sechs- bzw. Siebenring eine aliphatische Propylendiamin-Brücke. Alfuzosin und Terazosin finden als Racemate therapeutische Anwendung. Prazosin und Bunazosin werden aufgrund ihrer gefäßerweiternden Eigenschaften als Antihypertensiva in Kombination mit Wirkstoffen der ersten Wahl eingesetzt. Während Alfuzosin ausschließlich zur Behandlung der **benignen Prostata-Hyperplasie (BPH)** zur Verfügung steht, werden Doxazosin und Terazosin für beide Indikationen eingesetzt. Grundsätzlich lassen sich alle α-Blocker zur Therapie der BPH einsetzen, allerdings sollte jenen Substanzen der Vorzug gegeben werden, die eine Präferenz zum vor allem im Urogenitaltrakt exprimierten α_{1A}-Rezeptor-Subtyp besitzen. Neben Alfuzosin verfügt das Sulfonamid-Derivat **Tamsulosin** (Abb. 3.142) über eine α_{1A}-Rezeptor-Präferenz, weshalb bei diesen Wirkstoffen die blutdrucksenkenden Eigenschaften weniger stark ausgeprägt sind.

Das Uracil-Derivat **Urapidil** (Abb. 3.142) zeigt hinsichtlich des *N*-Arylpiperazinringes strukturelle Ähnlichkeit mit Dapiprazol. Urapidil und das Indolderivat **Indoramin** (Abb. 3.142) werden als Reservewirkstoffe gegen hohen Blutdruck angewandt. Die zentrale blutdrucksenkende Wirkung des Urapidils beruht größtenteils auf der Stimulation von 5-HT_{1A}-Rezeptoren. **Dapiprazol** (Abb. 3.142) wird topisch am Auge zur Rückbildung der Pupillenerweiterung eingesetzt, die durch den diagnostischen Einsatz von Mydriatika bedingt ist. Es blockiert die α_1-Rezeptoren jener glatten Muskelzellen, die die Iris erweitern. Die wichtigsten pharmakokinetischen Daten der selektiven α_1-Sympatholytika sind in Tabelle 3.34 zusammengefasst.

β-Sympatholytika

Eigenschaften und Struktur-Wirkungs-Beziehungen der β-Adrenozeptor-Antagonisten (β-Rezeptorenblocker, β-Blocker) werden im Kapitel 6.3.2 ausführlich dargestellt.

3.15.3 Antisympathotonika

Antisympathotonika (zentrale α_2-Rezeptor-Agonisten) vom Typ des Clonidins wirken als zentrale α_2-Rezeptor-Agonisten am Nucleus tractus solitarii des ZNS, einer zentralen Umschaltstelle des Barorezeptorreflexes. Cloni-

Tab. 3.34 Pharmakokinetische Daten selektiver α_1-Sympatholytika

INN	Bioverfügbarkeit (%)	t_{max} (h)	HWZ (h)
Alfuzosin	64	1–2	4–6
Bunazosin	45	5,5	12
Doxazosin	70	3,6	9–22
Prazosin	n. b.	1–3	2,5–4
Terazosin	78–96	0,5–1,5	8–14
Tamsulosin	100	6	10–13
Terbutalin	10–15	2	11–26
Tulobuterol	80	1	3

n. b. = nicht bekannt

din und Clonidin-Analoga wirken wie Methyldopa antihypertensiv. Reserpin und Guanethidin werden ebenfalls zu den Antisympathonika mit antihypertensiven Eigenschaften gezählt. Deren Wirkmechanismus unterscheidet sich jedoch deutlich von jenem des Clonidins.

Clonidin und Clonidin-Analoga

Die Imidazolidin-Derivate Clonidin, Monoxidin sowie Guanfacin (Abb. 3.143) dringen aufgrund ihrer Lipophilie rasch ins ZNS ein, wo sie als Agonisten an postsynaptisch lokalisierten α_2-Rezeptoren zu einer zentralen Unterdrückung des Sympathikus-Tonus führen. Auch die Blockade peripherer präsynaptischer α_2-Rezeptoren wirkt über eine Verminderung der Noradrenalin-Ausschüttung blutdrucksenkend. Der größte Beitrag zur antihypertensiven Gesamtwirkung wird bei den Clonidin-Derivaten jedoch dem Agonismus an nicht näher charakterisierten zentralen „Imidazolin"-Rezeptoren zugeschrieben, die vornehmlich im Bereich der Medulla oblongata exprimiert werden.

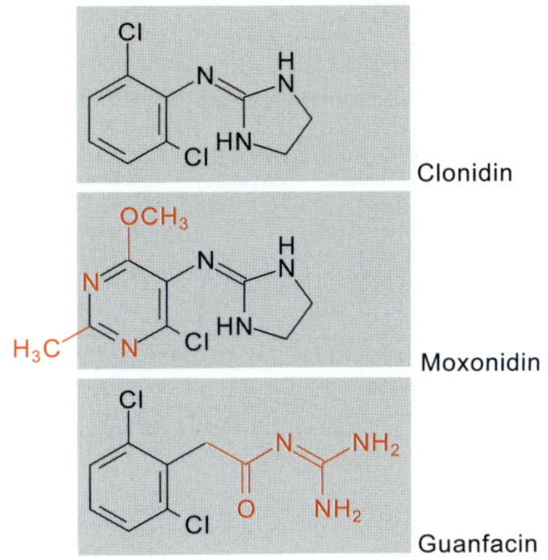

Abb. 3.143 Die zentralen Antisympathotonika Clonidin, Moxonidin, Guanfacin

Clonidin und **Moxonidin** (Abb. 3.143) zeigen große strukturelle Ähnlichkeit zu den selektiven α_2-Agonisten Brimonidin und Apraclonidin (Abb. 3.135), die als Lokaltherapeutika am Auge zur Glaukombehandlung eingesetzt werden. Moxonidin unterscheidet sich vom Clonidin durch den Austausch des Benzen- gegen einen Pyrimidinring, sowie durch die Anzahl und Art der daran gebundenen Substituenten. Beim **Guanfacin** ist der Imidazolidinring durch einen bioisosteren Guanidin-Rest ersetzt.

Methyldopa

S-Methyldopa unterscheidet sich vom Levodopa nur durch eine zusätzliche Methylgruppe. Der als Prodrug eingesetzte Wirkstoff wird über einen Aminosäure-Transporter in das ZNS aufgenommen und dort mittels Dopa-Decarboxylase und Dopa-β-Hydroxylase zum *R*-konfigurierten Methyl-Noradrenalin umgewandelt (Abb. 3.144).

Wie Clonidin wirkt *R*-Methyl-Noradrenalin als Agonist an zentralen α_2-Rezeptoren und führt so zu einer zentralen Blutdrucksenkung, eine Wirkung, die therapeutisch vor allem bei Bluthochdruck während der Schwangerschaft genutzt wird.

Modulatoren der Noradrenalin-Speicherung und/oder Freisetzung

Zu dieser Wirkstoffklasse zählen die nur mehr in Ausnahmefällen als Antihypertensiva eingesetzten Reserve-Arz-

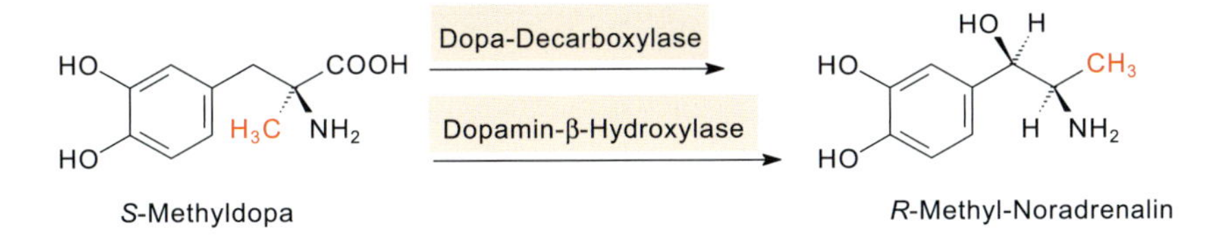

Abb. 3.144 Methyldopa und Bioaktivierung

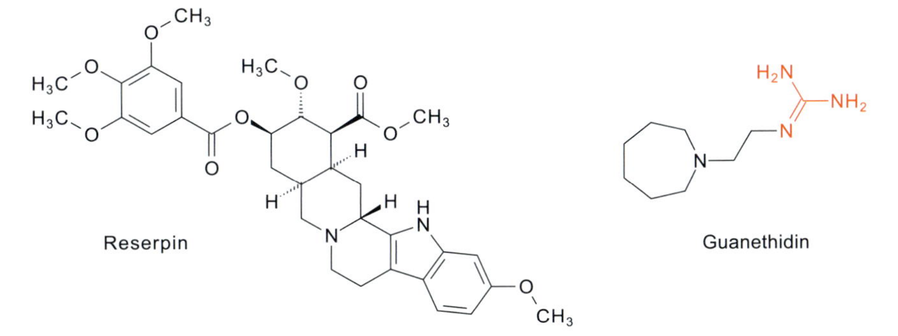

Abb. 3.145 Reserpin und Guanethidin als Modulatoren der Noradrenalin-Speicherung und Freisetzung

neistoffe Reserpin und Guanethidin. Die blutdrucksenkende Wirkung des **Reserpins** (Abb. 3.145) beruht auf der Hemmung einer Mg^{2+}-abhängigen ATPase, die aktiv Protonen in jene Vesikel pumpt, die basische Transmitter (NA, DA) speichern. Der Speichereffekt beruht darauf, dass die basischen Moleküle in protonierter Form die Vesikel nicht verlassen können (trapping). Steigt der pH-Wert in der Vesikelflüssigkeit, diffundieren biogene Amine entsprechend dem Konzentrationsgefälle ins Cytoplasma, wo sie rasch metabolisiert werden. In der Folge kommt es zu einer raschen und vollständigen Entleerung der Speicher.

Das Guanidin-Derivat **Guanethidin** (Abb. 3.145) führt wie Reserpin ebenfalls zu einer Verminderung der Speicherfähigkeit für Noradrenalin. Die blutdrucksenkende Wirkung beruht jedoch hauptsächlich auf einer Hemmung der exozytotischen Freisetzung des Neurotransmitters.

Synopse

- Nach ihrer Wirkqualität und nach ihren Angriffsorten werden die am Sympathikus angreifenden Arzneistoffe eingeteilt in Sympathomimetika, Sympatholytika und Antisympathotonika.
- α-Sympathomimetika mit 2-Imidazolin- sowie Imidazolidin-Grundstruktur finden Anwendung bei der Lokaltherapie von Schleimhautschwellungen bei Konjunktivitis, Sinusitis und Nasopharyngitis sowie bei der Behandlung des Glaukoms.
- β-Sympathomimetika werden zur Steigerung der Herzfrequenz sowie als Broncholytika bei Asthma bronchiale und chronisch-obstruktiven Lungenerkrankungen eingesetzt. Außerdem finden sie als Wehenhemmer Anwendung.
- Indirekte Sympathomimetika verdrängen Noradrenalin aus den neuronalen Speichervesikeln und/oder blockieren dessen Wiederaufnahme in die Zelle. Ihr therapeutischer Einsatz ist von keiner großen Bedeutung und beschränkt sich auf den Einsatz als Antihypotonika.
- Sympatholytika antagonisieren die Wirkung von Adrenalin und Nordrenalin an adrenergen Rezeptoren.
- Zu den α-Sympatholytika zählt man neben den Mutterkorn-Alkaloiden nicht selektive α-Sympatholytika und selektive α-Sympatholyika, die unterschiedlichen chemischen Stoffklassen angehören.
- Mutterkorn-Alkaloide vom Ergometrin-Typ wirken nicht α-sympatholytisch, sondern uteruskontrahierend, was deren Einsatz in der Geburtshilfe begründet.
- Dihydroergotoxin ist ein Gemisch dreier Verbindungen, das aufgrund seiner α-antagonistischen Wirkuung als Nootropikum bei Hirnleistungsstörungen eingesetzt wird.
- Tolazolin und Phenoxybenzamin sind nicht selektive α-Sympatholytika. Tolazolin besitzt die 2-Imidazolin-Grundstruktur der gefäßverengenden α-Sympathomimetika wirkt aber selbst gefäßerweiternd. Phenoxybenzamin wirkt alkylierend und führt zu einer irreversiblen Hemmung von Rezeptoren.
- Zu den selektiven α_1-Sympatholytika zählen neben zahlreichen Chinazolin-Derivaten die Wirkstoffe Dapiprazol, Indoramin, Tamsulosin und Urapidil. Sie werden vor allem als Antihypertensiva und zur Behandlung der benignen Prostata-Hyperplasie eingesetzt.
- Antisympathotonika vom Typ des lipophilen Imidazolidin-Derivats Clonidin wirken als zentrale α_2-Rezeptor-Agonisten und werden als Antihypertensiva eingesetzt.
- *S*-Methyldopa wird über einen Aminosäure-Transporter ins ZNS aufgenommen und dort zu *R*-konfiguriertem Methyl-Noradrenalin umgewandelt, das als α_2-Rezeptor-Agonist zu einer Blutdrucksenkung führt, die therapeutisch bei Bluthochdruck während der Schwangerschaft genutzt wird.

3.16 Muskelrelaxanzien

Die neuromuskuläre Erregungsübertragung von den motorischen Fasern auf die Zellen der quergestreiften Muskulatur erfolgt an der motorischen Endplatte, wo Acetylcholin als Transmitter fungiert. Beim Erreichen eines Nervenimpulses wird ACh freigesetzt und depolarisiert über n-Cholinozeptoren den subsynaptischen Faltenapparat der Endplatte. Die Ausbreitung der Erregung geht dabei über auf die Muskelfasermembran und führt zur Freisetzung von Calciumionen in den Zellen der quergestreiften Muskulatur. In Folge der Erhöhung der Ca^{2+}-Konzentration kommt es zur Muskelkontraktion (elektromechanische Kopplung). Die Verminderung des Tonus der Skelettmuskulatur kann erreicht werden durch:

- peripher angreifende Muskelrelaxanzien oder durch
- zentral angreifende Muskelrelaxanzien.

3.16.1 Peripher angreifende Muskelrelaxanzien

Zu den peripher angreifenden Muskelrelaxanzien gehören Wirkstoffe, die entweder n-Cholinozeptoren an der motorischen Endplatte kompetitiv hemmen ohne intrinsische Aktivität zu besitzen (stabilisierende Muskelrelaxanzien) oder zu einer Dauerdepolarisation der Endplatte führen (depolarisierende Muskelrelaxanzien).

Zu nennen ist außerdem die muskelrelaxierende Wirkung der Botulinus-Toxine, die auf der Hemmung der Acetylcholin-Freisetzung an der motorischen Endplatte beruht und die Hemmung der elektromechanischen Kopplung durch den Wirkstoff Dantrolen.

Therapeutische Anwendung finden peripher angreifende Muskelrelaxanzien bei größeren chirurgischen Eingriffen, wenn eine Erschlaffung der quergestreiften Muskulatur notwendig ist.

Stabilisierende Muskelrelaxanzien

Sie sind kompetitive Antagonisten des Acetylcholins an den n-Cholinozeptoren der neuromuskulären Endplatte ohne intrinsische Aktivität. Die Blockade der Rezeptoren verhindert eine Depolarisation des subsynaptischen Faltenapparates und damit eine Muskelkontraktion. Die Entwicklung der Muskelrelaxanzien ging von Alkaloiden aus, die im Curare enthalten sind. Curare ist das Pfeilgift der Ureinwohner Südamerikas, die es nach tradierten Rezepten aus Pflanzen der Gattung *Strychnos* und *Chondrodendron* bereiten.

Tubocurarin (Abb. 3.146) ist ein Bisbenzyl-isochinolinium-Alkaloid mit zwei Chiralitätszentren: 1*S*, 1'*R*. Es verfügt über ein protonierbares tertiäres Amin sowie über eine quartäre Ammoniumgruppe. Tubocurarin ist der Prototyp der stabilisierenden (nicht depolarisierenden) Muskelrelaxanzien mit relativ langer Wirkungsdauer. Die muskelrelaxierende Wirkung setzt an verschiedenen Muskelgruppen nach unterschiedlicher Zeit ein, beginnend mit den Augenmuskeln, den kleinen Muskeln des Gesichts, der Extremitäten und des Pharynx. Zuletzt wird die Atemmuskulatur erreicht. Tubocurarin hat darüber hinaus eine deutliche Histamin-freisetzende Wirkung, die zu Blutdruckabfall und Tachykardie bis zum Kreislaufkollaps sowie zu Bronchospasmen, insbesondere bei Patienten mit bestehender Asthma-Tendenz, führen kann. Die enterale Resorption geht so langsam vor sich, dass keine wirksamen Blutspiegel erreicht werden. Intramuskuläre Gaben haben eine wechselnde und verzögerte Wirkung. Der Arzneistoff wird deshalb fast ausschließlich intravenös

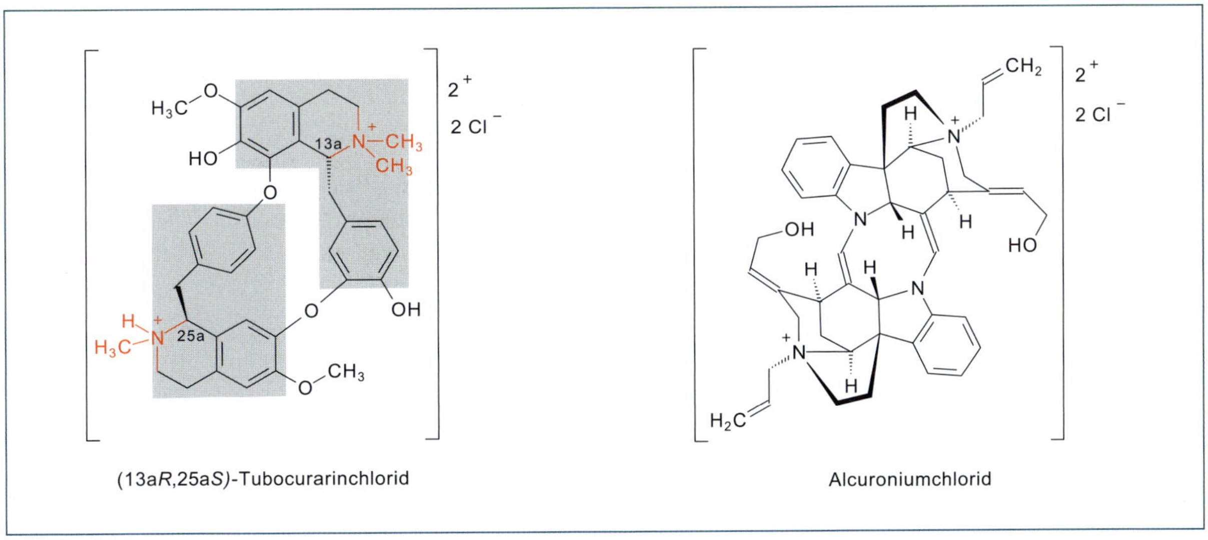

Abb. 3.146 Stabilisierende Muskelrelaxanzien

angewendet. Er zeigt eine ausgeprägte Altersabhängigkeit in der Wirkung und Pharmakokinetik, wobei Kinder besonders empfindlich reagieren. Die HWZ liegt zwischen drei und viereinhalb Stunden. Tubocurarin wird unverändert über die Niere ausgeschieden. Eine Nierenfunktionseinschränkung ist meist ohne Einfluss auf die Eliminations-Geschwindigkeit, da die biliäre Ausscheidung entsprechend zunimmt.

Alcuroniumchlorid (*N,N*-Diallyl-nortoxiferiniumchlorid) (Abb. 3.146) wird auf halbsynthetischem Wege aus einem Strychnin-Abbau-Produkt (Wieland-Gumlich-Aldehyd) hergestellt und besitzt „Spielkartensymmetrie" (C_2-Symmetrie). Aus dem Magen-Darm-Trakt sowie aus dem Gewebe wird es kaum resorbiert, da es ionisiert vorliegt. Alcuronium wird deshalb ausschließlich i. v. angewendet. Entsprechend seiner geringen Lipophilie ist die Plasmaeiweißbindung gering und die Verteilung im Organismus auf das Plasmavolumen und den Extrazellulärraum beschränkt. Die Pharmakokinetik des kurzwirksamen Arzneistoffes lässt sich mit einem 2-Kompartiment-Modell beschreiben, mit einer Verteilungs-HWZ von 10 bis 15 min und einer Eliminations-HWZ von ca. 80 min. Alcuronium wird im Organismus nicht metabolisiert. Weniger als 5% erscheinen in der Galle, der Hauptanteil wird renal ausgeschieden. Es dient zur Muskelrelaxation bei chirurgischen Eingriffen und bei künstlicher Beatmung (Dauerinfusion).

Vecuroniumbromid, Rocuroniumbromid und **Pancuroniumbromid** (Abb. 3.147) sind basisch substituierte mono- bzw. bisquartäre α-Androstan-Derivate, welche die Struktur des Acetylcholins ein- bzw. zweimal enthalten.

Atracuriumbesilat, Cisatracuriumbesilat und Mivacuriumchlorid sind Bisbenzyl-tetrahydro-isochinolin-Derivate. **Atracuriumbesilat** (Abb. 3.148) besteht aus einem Gemisch von 10 Stereoisomeren und gehört wie Vecuroniumbromid zu den kurzwirksamen stabilisierenden Muskelrelaxanzien. Es wird mit einer HWZ von ca. 20 min eliminiert. Der Arzneistoff zerfällt im Plasma und Extrazellulärraum spontan über einen Hofmann-Abbau zu unwirksamen Fragmenten. Ein weiterer Eliminationsprozess ist die enzymatische Esterspaltung. Mehr als die Hälfte der

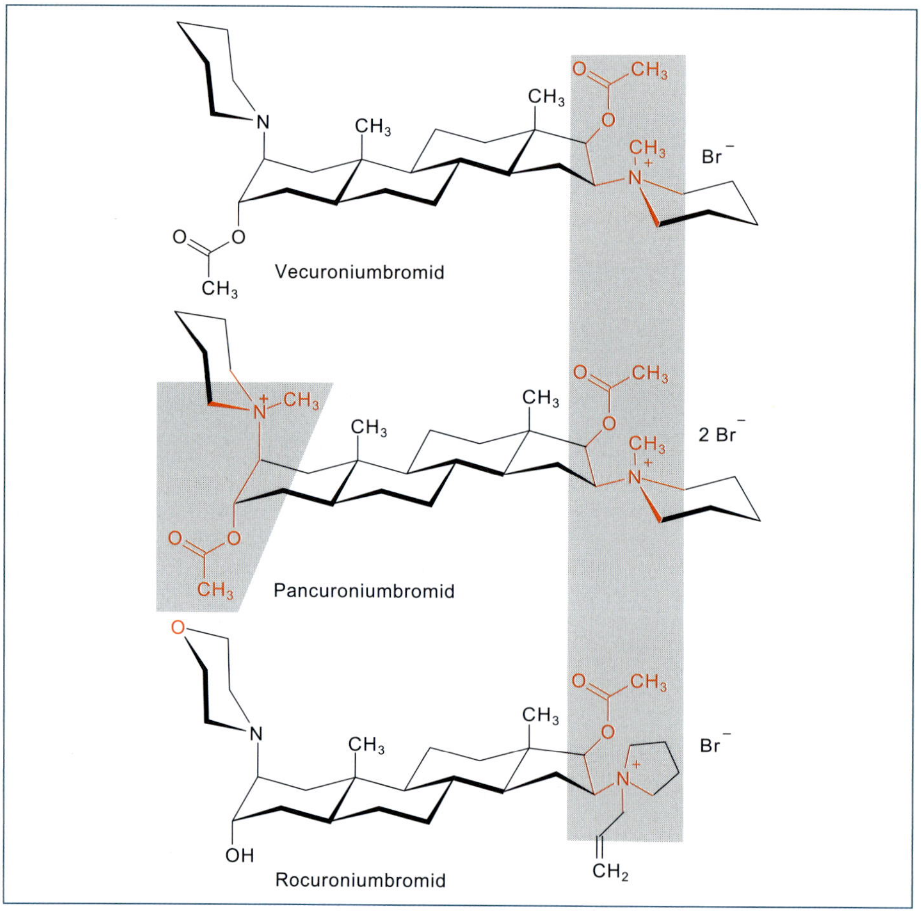

Abb. 3.147 α-Androstan-Derivate mit muskelrelaxierender Wirkung

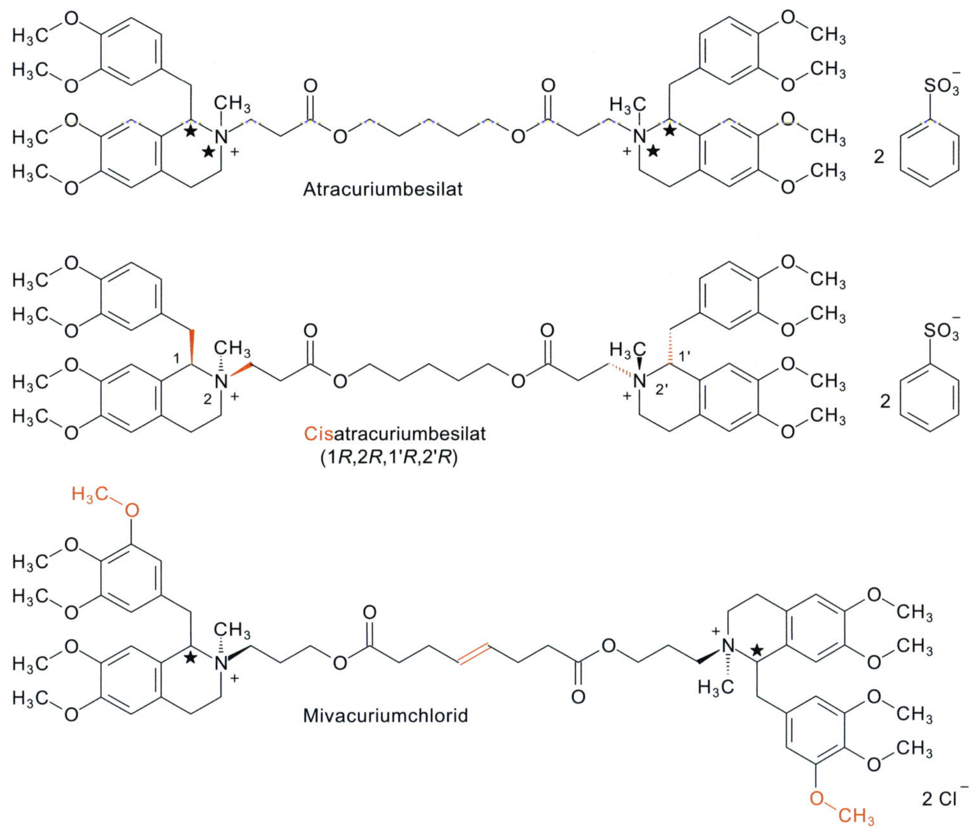

Abb. 3.148 Bisquartäre Bisbenzyl-tetrahydro-isochinolin-Derivate mit muskelrelaxierender Wirkung

Metaboliten werden über die Galle, rund ein Drittel über die Niere ausgeschieden. Im Urin erscheint kein unverändertes Atracurium.

Cisatracuriumbesilat ist das 1*R*-*cis*,1'*R*-*cis*-Enantiomer (Abb. 3.148) der zehn im Atracuriumbesilat enthaltenen Stereoisomere und hat die 3- bis 3,5fache Wirksamkeit des Gemisches. Es hat eine mittellange Wirkdauer und wird zu ca. 15% unverändert mit dem Urin ausgeschieden. Der überwiegende Teil (>75%) wird nicht enzymatisch durch Hofmann-Abbau eliminiert (Abb. 3.149). Die entstehenden Metabolite Laudanosin und das monoquartärnäre Acrylat haben keine muskelrelaxierende Wirkung. Die überwiegend nicht enzymatische Inaktivierung von Cisatracurium (im Gegensatz zum Isomeren-Gemisch Atracurium) hat zur Folge, dass der zeitliche Wirkungsverlauf zwar dosisabhängig ist, jedoch bei gegebener Dosis nicht nennenswert durch gestörte Organfunktionen (Leber, Niere) oder durch das Lebensalter beeinflusst wird.

Das aus drei Diastereomeren bestehende **Mivacuriumchlorid** hat eine Sonderstellung unter den neuromuskulären Blockern, da es hydrolytisch durch die Plasma-Cholinesterase mit einer HWZ von 2 ± 1 min eliminiert wird. Keines der Hydrolyse-Produkte hat eine muskelrelaxierende Wirksamkeit. Patienten mit schwerer Leberzirrhose oder Niereninsuffizienz zeigen eine verzögerte Elimination. Mivacurium eignet sich vor allem für die Muskelrelaxation bei diagnostischen und therapeutischen Eingriffen mit einer Dauer von 15 bis 45 min.

Depolarisierende Muskelrelaxanzien

Depolarisierende Muskelrelaxanzien weisen Rezeptoraffinität **und** intrinsische Aktivität auf. Als einziger Wirkstoff dieser Klasse wird **Suxamethoniumchlorid** (Abb. 3.150) eingesetzt. Seine Wirkung beruht auf der Strukturähnlichkeit zu Acetylcholin (2 Acetylcholin-Moleküle in kovalenter Bindung). Ebenso wie Acetylcholin depolarisiert Suxamethonium die postsynaptische Membran. Der wichtigste Unterschied zum natürlichen Transmitter besteht darin, dass die Verweildauer des Suxamethoniums an den Acetylcholin-Rezeptoren der myoneuronalen Synapse wesentlich länger ist, da es nicht durch die spezifische, im synaptischen Spalt lokalisierte Acetylcholinesterase, sondern durch die unspezifische Plasma-Cholinesterase gespalten wird. Dadurch wird die Depolarisation der motorischen Endplatte aufrechterhalten und

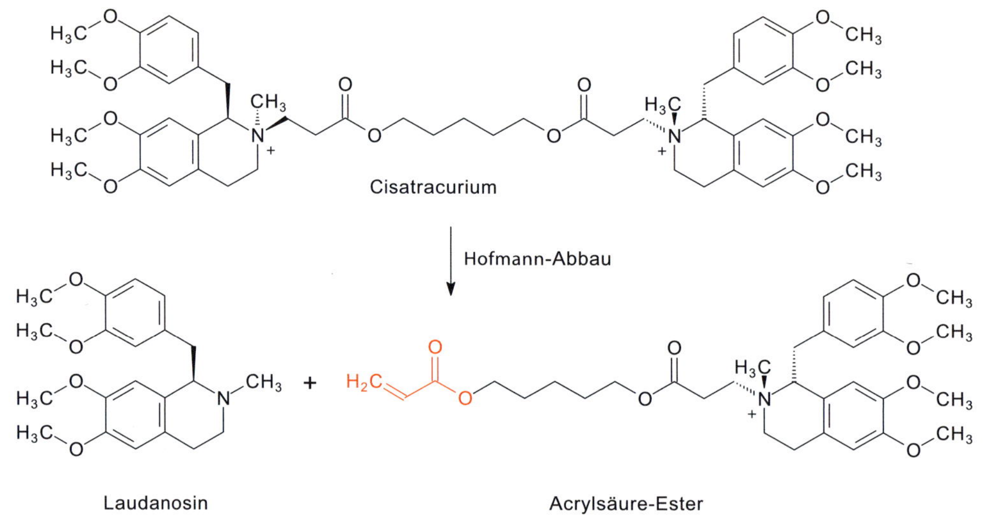

Abb. 3.149 Cisatracurium, nicht enzymatischer Metabolismus

eine neuronal ausgelöste Muskelkontraktion verhindert. Suxamethonium wird ausschließlich i. v. angewendet. Es hat keine nennenswerte Plasma-Eiweiß-Bindung. Nach Applikation therapeutischer Dosen beginnt die Muskelrelaxation nach ca. 1 min, ist nach 2 min maximal und verschwindet im Allgemeinen nach 5 min. Die Halbwertszeit beträgt ca. 3 min, wobei die Hydrolyse durch Plasma-Cholinesterase zu Succinylmonocholin und Succinat geschwindigkeitsbestimmend ist. Succinylmonocholin hat noch eine geringe muskelrelaxierende Wirkung. Eine verminderte Plasma-Cholinesterase-Aktivität bei Lebererkrankungen kann die Wirkungsdauer des Muskelrelaxans verlängern. Suxamethonium ist das Mittel der Wahl für kurzfristig notwendige Intubationen bei Unfällen, in der Geburtshilfe und bei der Elektrokonvulsiv-Therapie.

Direkt angreifende Muskelrelaxanzien

Das Hydantoin-Derivat **Dantrolen** (Abb. 3.151) übt seinen relaxierenden Effekt direkt am Skelettmuskel aus. Obwohl nach Dantrolen-Gabe inhibitorische Einflüsse auf das ZNS nachweisbar sind, hat es keine hemmenden Effekte auf die Fortleitung von Nervenimpulsen zum Skelettmuskel, auf das Membranpotenzial oder die Freisetzung von Acetylcholin aus der neuromuskulären Endplatte. Somit findet die Unterbrechung der Signaltransduktions-Kette erst danach statt. Als relaxierender Wirkmechanismus wird eine verminderte Freisetzung von intrazellulärem Calcium aus den Speichern des sarkoplasmatischen Retikulums diskutiert. Dantrolen wird als Muskelrelaxans bei spastischen Zuständen z. B. nach Rückenmarksverletzungen und zerebralen Insulten angewendet. Bemerkenswert ist die Tatsache, dass Dantrolen der einzige Wirkstoff ist, der in der Prophylaxe und Therapie der sehr selten auftretenden malignen Hyperthermie erfolgreich eingesetzt werden kann.

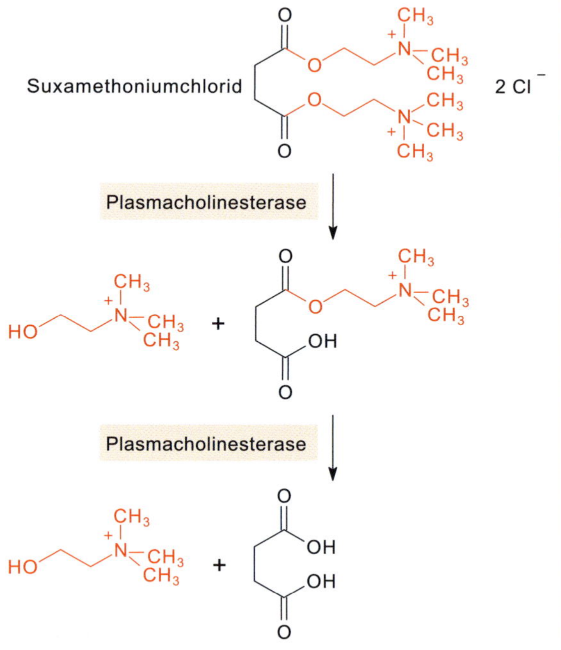

Abb. 3.150 Suxamethonium-Metabolisierung

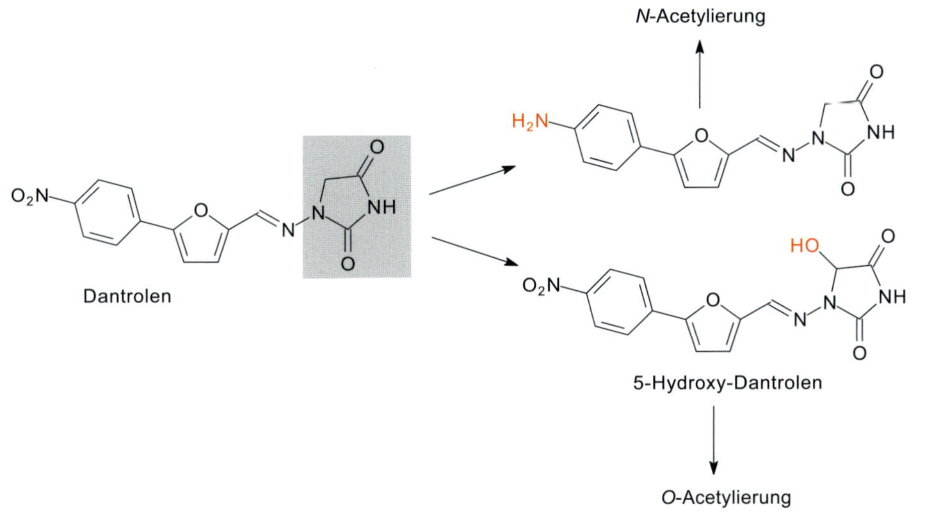

Abb. 3.151 Dantrolen, Metabolisierung

Die Bioverfügbarkeit variiert zwischen 20 und 70%. Dantrolen wird überwiegend aus dem Dünndarm resorbiert und zeigt 4 bis 8 h nach Einnahme maximale Plasmakonzentrationen. Die HWZ beträgt im Mittel 6 bis 15,5 h. Die Metabolisierung findet in der Leber statt und führt zu Hydroxyl-, Amino- und Acetyl-Derivaten. Hauptmetabolit ist das 5-Hydroxy-Dantrolen. Dantrolen wird über die Nieren ausgeschieden, überwiegend als 5-Hydroxydantrolen (79%) und nur zu einem geringen Maß als unverändertes Dantrolen (4%).

Botulinus-Toxine

Clostridium botulinum ist ein anaerober, sporenbildender Mikroorganismus, der weit verbreitet vorkommt. Das Bakterium bildet Toxine (u. a. Botulinustoxin A und B), welche die cholinerge Acetylcholin-Übertragung blockieren. Botulinustoxin A besteht aus einem einkettigen Polypeptid, das durch proteolytische Enzyme in eine schwere H(eavy)-Kette mit einer Molekularmasse von 98 kDa und eine leichte L(ight)-Kette mit einer Molekularmasse von 51 kDa gespalten wird. H- und L-Kette bleiben jedoch über eine Disulfidbrücke miteinander verbunden. Die L-Kette ist für die Toxizität und die H-Kette für die neuroselektive Bindung des Toxins an die peripheren cholinergen Nervenzellen verantwortlich.

Botulinustoxine hemmen irreversibel die Funktion cholinerger Synapsen durch Spaltung des an der ACh-Freisetzung beteiligten Proteins Synaptobrevin. Dieser prinzipiell toxische Mechanismus wird therapeutisch genutzt, um durch lokale Applikation geringster Mengen des Toxins eine motorische-spastische Überaktivität einzelner Muskelgruppen zu hemmen. Die nach i. m. Injektion erzeugte Lähmung hält solange an, bis die terminalen Axone der betroffenen Neurone auswachsen und eine neue motorische Endplatte bilden (3 bis 4 Monate). Botulinustoxine werden therapeutisch zur Behandlung des spastischen Schiefhalssyndroms sowie zur Behandlung von spastischen Zuständen im Zuge eines Schlaganfalls oder Multipler Sklerose eingesetzt. Der off-label-use im Bereich der Schönheitschirurgie zur zeitlich limitierten Entfernung von Gesichtsfalten findet immer breitere Anwendung („Botox-Partys sind die Tupperware-Partys des 21. Jahrhunderts").

3.16.2 Zentral angreifende Muskelrelaxanzien

Die genauen Wirkungsmechanismen zentraler Muskelrelaxanzien sind noch nicht umfassend verstanden. Diskutiert wird eine zentrale Hemmung polysynaptischer Reflexe, die zu einer peripheren Muskelrelaxation führt.

Methocarbamol und **Carisoprodol** (Abb. 3.152) sind Carbaminsäure-Ester (Urethane). **Tizanidin** (Abb. 3.152) wirkt zentral und spinal muskelrelaxierend (antispastisch und myotonolytisch). Wie Clonidin verfügt es über einen Imidazolidinring. Insofern überrascht es nicht, dass die muskelrelaxierende und auch die analgetische Wirkung des Tizanidins wahrscheinlich auf seiner Affinität zu α_2-adrenergen Rezeptoren beruhen. Auch die Blutdrucksenkung ist über eine zentrale α_2-adrenerge Wirkung des Arzneistoffes vermittelt. Es hat damit eine enge pharmakologische Verwandtschaft mit Clonidin. Die Bioverfügbarkeit beträgt nur ca. 20%. Der Arzneistoff wird

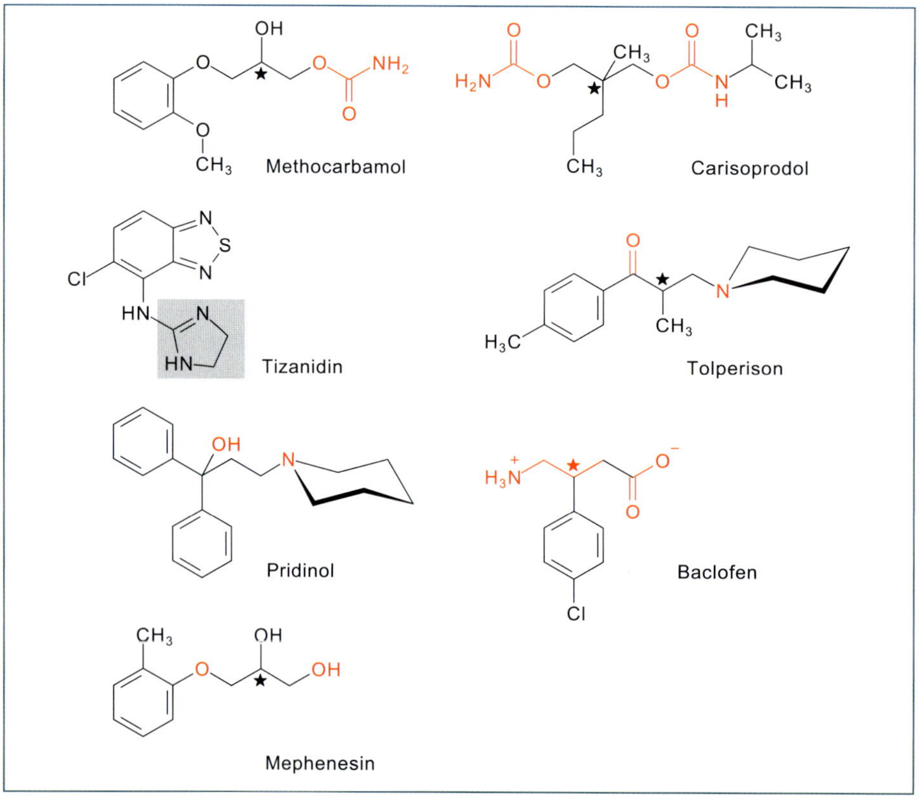

Abb. 3.152 Zentral angreifende Muskelrelaxanzien

nahezu vollständig durch Metabolismus eliminiert. Nur ca. 1% wird in unveränderter Form im Urin gefunden. Die HWZ beträgt 3 bis 5 h. **Tolperison** (Abb. 3.152) ist ein Aminoketon-Derivat, bei dem der tertiäre Aminstickstoff in einen Piperidinring inkorporiert ist. Das Glycerolether-Derivat **Mephenesin** (Abb. 3.152) wird aus dem Magen-Darm-Trakt schnell resorbiert. Die Elimination erfolgt überwiegend durch Metabolisierung (Glucuronidierung, Sulfatierung). Der zentral wirkende Aminoalkohol **Pridinol** (Abb. 3.152) besitzt strukturelle Ähnlichkeit mit den muskulotrop-neurotrop wirkenden Spasmolytika. Der Wirkstoff wird in der Leber durch Glucuronidierung metabolisiert, nur 20% erscheinen in unveränderter Form im Urin. **Baclofen** (Abb. 3.152) ist ein Struktur-Analogon der γ-Amino-buttersäure (GABA), des wichtigsten inhibitorischen Neurotransmitters. Baclofen aktiviert $GABA_B$-Rezeptoren und hemmt dadurch den spannungsabhängigen Calciumeinstrom in das betroffene Neuron, wodurch die Ausschüttung des erregenden Neurotransmitters Glutamat vermindert wird. Die postsynaptischen Glutamat-Rezeptoren auf den Motoneuronen des Vorderhorns werden weniger erregt, was eine Relaxation der Skelettmuskulatur zur Folge hat. Baclofen wird nach p. o. Gabe schnell und nahezu vollständig resorbiert. Die Bioverfügbarkeit beträgt mehr als 80% und wird durch gleichzeitige Nahrungsaufnahme nicht beeinflusst. Der Arzneistoff wird mit einer HWZ von 4 bis 7 h eliminiert. Zwischen 60 und 75% des eingenommenen Baclofens erscheinen in unveränderter Form im Urin, der Rest als Metaboliten. Bei älteren Menschen wurde keine verzögerte Elimination beobachtet, doch kann die Einschränkung der Nierenfunktion eine erhebliche Zunahme der Toxizität des Wirkstoffes auslösen. Baclofen gilt als Therapie der Wahl in der Behandlung der spinalen Spastik, z. B. bei Multipler Sklerose, bei degenerativen und traumatischen Rückenmarkserkrankungen und Querschnitts-Syndromen.

Literatur

Neurotransmission/Neurotransmitter und ihre Rezeptoren

Bormann, J. (2000): The ‚ABC' of GABA receptors, *Trends Pharmacol Sci* **21:** 16–19

Brodde, O.E. and Michel, M.C. (1999): Adrenergic and muscarinic receptors in the human heart, *Pharmacol Rev* **51:** 651–690

Hill, S.J. et al. (1997): International Union of Pharmacology. XIII. Classification of histamine receptors, *Pharmacol Rev* **49:** 253–278

Synopse

- Die neuromuskuläre Erregungsübertragung von den motorischen Fasern auf die Zellen der quergestreiften Muskulatur erfolgt an der motorischen Endplatte, wo Acetylcholin als Transmitter fungiert.
- Zu den peripher angreifenden Muskelrelaxanzien gehören Wirkstoffe, die entweder n-Cholino-Rezeptoren an der motorischen Endplatte kompetitiv hemmen ohne intrinsische Aktivität zu besitzen (stabilisierende Muskelrelaxanzien) oder zu einer Dauerdepolarisation der Endplatte führen (depolarisierende Muskelrelaxanzien).
- Die muskelrelaxierende Wirkung der Botulinus-Toxine beruht auf einer irreversiblen Hemmung von Synaptobrevin, wodurch es zu einer Blockade der Acetylcholin-Freisetzung kommt.
- Die Entwicklung der stabilisierenden Muskelrelaxanzien ging von Alkaloiden aus, die im Pfeilgift Curare enthalten sind. Das Benzyl-isochinolinium-Alkaloid Tubocurarin ist der Prototyp der stabilisierenden Muskelrelaxanzien.
- Vecuroniumbromid und Analoga sind quartäre α-Androstan-Derivate, welche die Struktur des Acetylcholins enthalten.
- Suxamethonium ist ein depolarisierendes Muskelrelaxans, das Rezeptoraffinität und intrinsische Aktivität aufweist. Seine Wirkung beruht auf der Ähnlichkeit mit Acetylcholin. Da es enzymatisch nur langsam gespalten wird, kommt es zu einer Dauerdepolarisation der motorischen Endplatte und damit zu einer Muskelerschlaffung.
- Die genauen Wirkmechanismen der zentralen Muskelrelaxanzien sind noch nicht umfassend verstanden. Diskutiert wird eine zentrale Hemmung polysynaptischer Reflexe, die zu einer peripheren Muskelrelaxation führt.

Holladay, M.W. et al. (1997): Neuronal nicotinic acetylcholine receptors as targets for drug discovery, *J Med Chem* **40:** 4169–4194

Itier, V. and Bertrand, D. (2001): Neuronal nicotinic receptors: from protein structure to function, *FEBS Lett* **504**, 118–125

Kuhse, J. et al. (1995): The inhibitory glycine receptor: architecture, synaptic localization and molecular pathology of a postsynaptic ion-channel complex, *Curr Opin Neurobiol* **5:** 318–323.

Missale, C. et al. (1998): Dopamine receptors: from structure to function, *Physiol Rev* **78:** 189–225

Mutschler, E. et al. (1995): Muscarinic receptor subtypes–pharmacological, molecular biological and therapeutical aspects, *Pharm Acta Helv* **69:** 243–258

Strader, C.D. et al. (1989): Structural basis of beta-adrenergic receptor function, *Faseb J* **3:** 1825–32

Strosberg, A.D. (1993): Structure, function, and regulation of adrenergic receptors, *Protein Sci* **2:** 1198–1209

Strosberg, A.D. (1997): Structure and function of the beta 3-adrenergic receptor, *Annu Rev Pharmacol Toxicol* **37:** 421–450

Wilson, J.M. et al. (1998): Dopamine D2 and D4 receptor ligands: relation to antipsychotic action, *Eur J Pharmacol* **351:** 273–286

H_1-Rezeptor-Antagonisten

Bakker, R.A. et al. (2002): Histamine receptors: specific ligands, receptor biochemistry, and signal transduction, *Clin. Allergy Immunol.* **17:** 27–64

Hill, S.J. et al. (1997): International Union of Pharmacology. XIII. Classification of Histamine Receptors, *Pharmacological Reviews* **49** (3): 253–278

Mutschler, E., Schubert-Zsilavecz, M. (2004): H_1-Antihistaminika, *Pharmazie in unserer Zeit* **33** (2) 86–135

Passalacqua, G. et al. (2002): Structure and classification of H_1-antihistamines and overview of their activities, *Clin. Allergy Immunol.* **17:** 65–100

Simons, F.E., Simons, K.J. (2002): Clinical pharmacology of H_1-antihistamines, *Clin. Allergy Immunol.* **17:** 141–178

Yap, Y.G. and Camm, J. (2002): Potential cardiac toxicity of H_1-antihistamines, *Clin. Allergy Immunol.* **17:** 389–419

Dopamin-Rezeptor-Antagonisten (Neuroleptika)

Missale, C. et al. (1998): Dopamine Receptors: From Structure to Function, *Physiological Reviews* **78:**(1): 189–225

Möller, H.J. et al. (2000): Psychopharmakotherapie. Ein Leitfaden für Klink und Praxis, Kohlhammer, Stuttgart

Möller, H.J. et al. (2001): Neuroleptika, Pharmakologische Grundlagen, klinisches Wissen und therapeutisches Vorgehen, Wissenschaftliche Verlagsgesellschaft mbH, Stuttgart

Müller, W.E., Schubert-Zsilavecz, M. (2001): Atypische Neuroleptika, *Pharmazie in unserer Zeit.* **31** (6): 523–590

Jaber, M. et al. (1996): Dopamine Receptors and Brain Function, *Neuropharmacology* **35:**(11): 1503–1519

Vallone, D. et al. (2000): Structure and function of dopamine receptors, *Neurosience and behavioural Reviews* **24:** 125–132

Antidepressive Wirkstoffe

Bonifacio, M.J. et al. (2002): Kinetics an crystal structure of catechol-o-methyltransferase complex with co-substrate an a novel inhibitor with potential therapeutic application, *Mol Pharmacol* **62:** 795–805

Geha, R.M. et al. (2002): Analysis of conserved active site residues in monoamine oxidase A and B and their three-dimensional molecular modelling, *J Biol Chem* **277:** 17209–16

Olivier, B. et al. (2000): Serotonin, dopamine and norepinephrine transporters in the central nervous system and their inhibitors, *Prog Drug Res* **54:** 59–119

Ravna, A.W., Edvardsen, O. (2001): A putative three-dimensional arrangment of the human serotonin transporter transmembrane helices: a tool to aid experimental studies, *J Mol Graph Model* **20:** 133–144

5-HT$_{1B/1D}$-Agonisten (Triptane)

Barnes, N.M., Sharp, T. (1999): A review of central 5-HT receptors and their function, *Neuropharmacology* **38:** 1083–1152

Gurrath, M. (2002): Ligand-Rezeptor-Interaktionen der 5-HT-Agonisten, *Pharmazie in unserer Zeit* **31** (5): 470–478

Link, A., Link, B. (2002): Triptane – neuere Entwicklungen, *Pharmazie in unserer Zeit* **31** (5): 486–493

Mutschler, E., Schubert-Zsilavecz, M. (eds.) (2002): Triptane, *Pharmazie in unserer Zeit* **31** (5): 437–519

Nappi, G. et al. (2003): Tolerability of the Triptans, *Drug Safety* **26** (2): 93–107

5-HT$_3$-Antagonisten (Setrone)

Oh, S.J. et al. (2001): Serotonin Receptor and Transporter Ligands – Current Status, *Current Medicinal Chemistry* **8:** 999–1034

Reeves, D.C., Lummis, S.C.R. (2002): The molecular basis of the structure and function of the 5-HT$_3$ receptor: a model ligand-gated ion channel, *Molecular Membrane Biology* **19:** 11–26

Venkataraman, P. et al. (2002): Functional group interactions of a 5-HT$_3$R, antagonist *BMC Biochemistry* **3:** 1–13

NK$_1$-Antagonisten

Nemec, K., Schubert-Zsilavecz, M. (2003): Aprepitant bekämpft Übelkeit nach Zytostatikagabe, *Pharm Ztg* **184** (42): 16–27

Tranquillanzien und Hypnotika

Bormann, J. (2000): The ‚ABC‘ of GABA receptors, *TiPS* **21:** 16–19

Chehib, M. and Johnston, G.A.R. (1999): The ‚ABC‘ of GABA Receptors: A Brief Review, *Clinical and Experimental Pharmacology and Physioloy* **26:** 937–940

Chouinard, G. et al. (1999): Metabolism of Anxiolytics and Hypnotics: Benzodiazepines, Buspirone, Zopiclone, and Zolpidem, *Cellular and Molecular Neurobiology* **19:** 533–552

Leutner, V. (1993): Schlaf, Schlafstörungen, Schlafmittel, Wissenschaftliche Verlagsgesellschaft mbH, Stuttgart

Martin, I.L. and Dunn, S.M.J. (2002): GAGA Receptors, *Tocris Reviews* (20)

Sigel, E. (2002): Mapping of the Benzodiazepine Recognition Site on GABA$_A$-Receptors, *Current Topics in Medicinal Chemistry* **2:** 833–839

Tanaka, E. (1999): Clinically significant pharmacokinetic drug interactions with benzodiazepines, *Journal of Clinical Pharmacy and Therapeutics* **24:** 347–355

Antiepileptika (Antikonvulsiva)

Ängehagen, M. et al. (2003): Novel Mechanisms of Action of Three Antiepileptic Drugs, Vigabatrin, Tiagabin, and Topiramte, *Neurochemical Research* **28:** 333–340

Dannhard, G. et al. (2002): Epilepsie, Grundlagen und Therapie, Springer, Heidelberg

Elves, D.C.E. (1996): Clinical Pharmacokinetics of Newer Antiepileptic Drugs, Lamotrigine, Vigabatrin, Gabapentin und Oxcarbazepine, *Clin. Pharmakokinet.* **30:** 403–415

Emilien, G., Maloteaux, J.M. (1998): Pharmacological management of epilepsy. Mechanism of action, pharmacokinetic drug interactions, and new drug discovery possibilities *Int J Clin Pharmacol Therapeutics* **36:** 181–194

Hufnagel, A. (2000): Epilepsien und ihre Therapie, UNI-MED Verlag, Bremen

Kwan, P. et al. (2001): The mechanisms of action of commonly used antiepileptic drugs, *Pharmacology & Therapeutics* **90:** 21–34

Perucca, E. (2002): Pharmacological and Therapeutic Properties of Valproate, *CNS Drugs* **16:** 695–714

Perucca, E. and Bialer, M. (1996): The Clinical Pharmacokinetics of Newer Antiepileptic Drugs, Focus on Topiramat, Zonisamide and Tiagabin, *Clin. Pharmakokinet.* **31:** 29–46

Wilson, A.W. and Brodie, M.J. (1996): New antiepileptic drugs, *Baillière's Clinical Neurology* **5:** 723–747

Antiparkinson-Wirkstoffe

Bonifacio, M.J. et al. (2002): Kinetics and Crystal Structure of Catechol-O-Methyltransferase Complex with Co-Substrate and a Novel Inhibitor with Potential Therapeutic Application, *Molecular Pharmacology* **62:** 795–805

Burkhard, P. et al. (2001): Structural insight into Parkinson's disease treatment from drug-inhibited DOPA decarboxylase, *Nature Structure Biol* **8:** 963–967

Deleu, D. et al. (2002): Clinical Pharmacokinetic and Pharmcodynamic Properties of Drugs Used in the Treatment of Parkinson's Disease, *Clin Pharmacokinet* **41:** 261–309

Geha, R.M. et al. (2002): Analysis of conserved active site residues in monoamine oxidase A and B and their three-dimensional molecular modeling, *J Biol Chem.* **277:** 17209–16

Neurotransmitter des vegetativen Nervensystems

Miyazawa, A. et al. (2003): Structure and gating mechanism of the acetylcholine receptor pore, *Nature* **423:** 949–955

4 Reizleitung und Schmerz

Auslösung und Beeinflussung von Schmerzen
Akute Schmerzen werden durch gewebsbedrohende und gewebsschädigende Noxen ausgelöst. Chronische Schmerzen entstehen durch Sensibilisierung und Lernprozesse.

Beeinflussung der Schmerzempfindung

- Unterbrechung der Schmerzleitung: Lokalanästhetika
- Empfindlichkeitsminderung der Nozizeptoren: Lokalanästhetika, NSAR
- Blockade der Umschaltung von Schmerzimpulsen: Opioide (Kap. 4.4), Triptane (Kap. 3.7)
- Hemmung der Schmerzwahrnehmung: Opioide, Narkotika (Kap. 4.4)
- Beeinflussung der Schmerzverarbeitung: Antidepressiva (Kap. 3.5).

4.1 Grundlagen der Reizleitung

Das Leben der Zellen und Organismen besteht in einem Zusammenspiel von biochemischen und biophysikalischen Prozessen. Diese Kooperation ist auch die Grundlage der normalen, physiologischen Lebensvorgänge. Was das Leben jedoch „bewegt", ist die **Erregbarkeit**, d. h. die Eigenschaft, auf chemische oder physikalische Reize spezifisch zu reagieren. Hierzu befähigt sind bestimmte Zellen, wie Nervenzellen, rezeptorartige Sinneszellen und Muskelzellen. Sie leiten die erhaltene Erregung weiter und steuern dadurch die Organfunktionen.

4.1.1 Grundlagen der Erregbarkeit

Die Weiterleitung einer Erregung beruht auf der Änderung des Membranpotenzials von Nerven- und Muskelzellen, wodurch Signale übertragen werden, die ihrerseits physiologische oder auch pathophysiologische Reaktionen auslösen, beispielsweise die Muskelkontraktion oder das Schmerzempfinden.

Als **Membranpotenzial** bezeichnet man die Potenzialdifferenz (Spannung) zwischen den beiden Seiten einer Membran. Es ist charakterisiert durch die Summe aller Ionenpotenziale, die durch unterschiedliche Ionenkonzentrationen auf beiden Seiten der Membran bedingt sind (Kap. 3.1). Unter **Ruhepotenzial** versteht man die bioelektrische Potenzialdifferenz zwischen Innen- und Außenseite einer die Zelle begrenzenden, erregbaren Membran im Ruhezustand (unerregter Zustand), die für den Menschen zwischen −60 bis −100 mV liegt. Das **Aktionspotenzial** entsteht durch chemische oder physikalische Reize und wird durch die plötzliche Änderung des Membranpotenzials hervorgerufen. Die Erniedrigung des Membranpotenzials wird als Depolarisation bezeichnet.

4.1.2 Spannungsabhängige Ionenkanäle und Ionenpumpen

Die zu den membranständigen Proteinen gehörenden Ionenkanäle unterteilt man in Liganden-gesteuerte Ionenkanäle und Spannungs-abhängige Ionenkanäle. Die zuerst genannten, auch als Ionenkanal-Rezeptoren bezeichnet, werden durch Bindung von Liganden geöffnet oder geschlossen. Spannungsabhängige Ionenkanäle öffnen oder schließen sich durch Membran-Depolarisation oder Membran-Hyperpolarisation.

Um Ionentransporte gegen ein Konzentrationsgefälle zu ermöglichen, bedarf es aktiver Transportsysteme, die man als Ionenpumpen bezeichnet. Das Transportsystem, das aus der Zelle Natriumionen nach außen bringt und Kaliumionen in umgekehrter Richtung bewegt, ist die **Natrium-Kalium-ATPase.** Ihre Betriebsenergie wird durch ATP-Spaltung gewonnen. Sie tauscht mit jedem Aktionszyklus drei Na^+ gegen zwei K^+ aus. Da durch diesen Prozess jeweils eine positive Ladung aus der Zelle eliminiert wird, bezeichnet man sie auch als elektrogene Pumpe.

4.1.3 Elektrophysiologischer Vorgang der Erregungsleitung

Im Ruhezustand wird eine hohe Kaliumionen-Konzentration im Inneren der Nervenzelle durch die Zellmembran von einer hohen Natriumionen-Konzentration außerhalb der Zelle getrennt. Bei der Aktivierung von Ligand-gesteuerten Natriumkanälen, z. B. des n-Cholino-Rezeptors durch Acetylcholin, kommt es zum Na^+-Einstrom und folglich zur Ausbildung eines positiven Aktionpotenzials. Die damit einhergehende Depolarisierung, vermittelt durch spannungsabhängige Na^+-Kanäle, läuft kontinuierlich an den Nervenzell-Membranen entlang (Domino-Effekt), wodurch eine Signalübertragung erfolgt. Der Ruhezustand wird dann durch die Tätigkeit der Natrium-Kalium-ATPase wieder hergestellt, die Natriumionen gegen das Diffusionsgefälle aus der Zelle heraus und Kaliumionen in die Zelle hinein pumpt.

4.2 Lokalanästhetika

4.2.1 Wirkmechanismus der Lokalanästhetika

Lokalanästhetika blockieren die Bildung und Fortleitung einer Erregung in den sensiblen Nerven, die durch Depolarisation infolge des schnellen Einströmens von Na^+-Ionen in das Innere des Nervenaxons zustande kommen. Der Einstrom erfolgt durch membranständige Kanalproteine, die im aktiven d. h. geöffneten Zustand Na^+-Ionen in Richtung des Konzentrations-Gradienten von außen nach innen befördern. Das Verhältnis $[Na^+]_{außen}$ zu $[Na^+]_{innen}$ beträgt etwa 150 mmol/L zu etwa 10 mmol/L.

Gelangen Lokalanästhetika in der nicht protonierten und damit lipophilen Form durch Diffusion an die Innenseite der Zellmembran, so blockieren sie nach ihrer Protonierung die Natriumkanäle. Die Bindung an Rezeptorproteine ist so stark, dass sie auch bei Überschreiten der Reizschwelle nicht verdrängt werden können. Da nach dieser Aktion Natriumionen nicht in die Nervenzelle einströmen, kann auch kein Aktionspotenzial aufgebaut werden, wodurch die Reizleitung unterbrochen ist.

Wirkmechanismus-bedingte Nebenwirkungen

Bei einer systemischen Verteilung der Lokalanästhetika wird der Na^+-Einstrom grundsätzlich nicht nur an den sensiblen Nerven sondern auch an allen erregbaren Geweben blockiert. Es muss also vermieden werden, dass Lokalanästhetika über die Blutbahn zu einer Blockade der Erregungsausbreitung im Herzen oder einer Blockade inhibitorischer Neuronen im Zentralnervensystem führen. Systemische Wirkungen können durch die Art der Applikation und/oder den Zusatz eines gefäßverengenden Mittels zum Lokalanästhetikum verhindert werden.

Applikationsarten der Lokalanästhetika

Je nach Applikationsort und -art unterscheidet man:

- **Oberflächenanästhesie:** Aufbringung auf die Haut oder die Schleimhaut
- **Leitungsanästhesie:** Injektion in Nervenbahnen, mit der Absicht, das Bündel sensibler Nerven der zu betäubenden Region zu treffen
- **Spinalanästhesie:** Injektion in bestimmte Positionen des Rückenmarks
- **Infiltrationsanästhesie:** Infiltration in das zu betäubende Gewebe.

4.2.2 Cocain und synthetische N-haltige Lokalanästhetika

Die Entwicklung der Lokalanästhetika geht auf die Isolierung und Anwendung des Hauptalkaloids von *Erythroxylon coca*, des **Cocains** zurück. Die Absicht, auf synthetischem Wege zu ähnlich wirksamen Lokalanästhetika zu gelangen, die nicht die enorme Toxizität, die Suchtgefahr und die geringe Stabilität aufweisen sollten, wurde durch die Darstellung des Standard-Anästhetikums **Procain** durch Einhorn 1904 realisiert.

Cocain ist ein Ester-Alkaloid, das strukturelle Verwandtschaft zu den spasmolytisch wirkenden Tropa-Alkaloiden aufweist (Abb. 4.1). Cocain enthält zwei Esterfunktionen, hat die Struktur eines tertiären Amins und verfügt über vier Asymmetriezentren.

Procain (Abb. 4.1) kann als klassischer Vertreter der synthetischen Lokalanästhetika betrachtet werden. Es ist funktionell gesehen Ester, Anilin-Derivat und tertiäres Amin. Im Gegensatz zum Cocain besitzt es keine Asymmetriezentren.

Gemeinsame Strukturelemente sind die Partialstrukturen eines Benzoesäure-Esters und eines tertiären Amins, das durch Protonierung in ein polares Kation übergeht.

Bauprinzip für Lokalanästhetika nach Löfgren

Nach dem von Löfgren 1948 postulierten Bauprinzip (Abb. 4.2) ist ein lipophiles, meist aromatisches Molekülareal über eine Ester- oder Amid-Funktion und eine kurze Kohlenstoff-Kette mit einem hydrophilen basischen Rest verbunden.

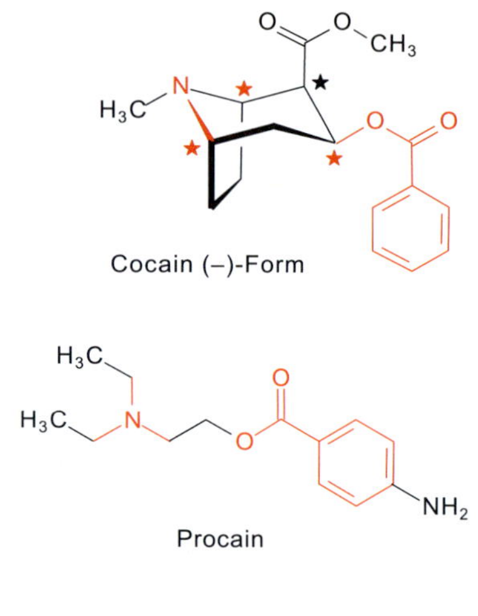

Abb. 4.1 Strukturvergleich von Cocain und Procain

Vergleich der Eigenschaften von Cocain und synthetischen Lokalanästhetika

Die dem Löfgren'schen Bauprinzip entsprechenden synthetischen Lokalanästhetika kann man als strukturell vereinfachte Cocain-Modelle auffassen. Trotzdem bestehen zwei wesentliche und einige graduelle Unterschiede:

- Cocain besitzt den Vorzug eines gefäßverengenden Effektes. Den meisten bekannten synthetischen Lokalanästhetika fehlt die vasokonstriktorische Wirkung, weshalb sie in Kombination mit gefäßverengenden Wirkstoffen angewendet werden müssen.
- Cocain ist ein Rauschgift, alle synthetischen Lokalanästhetika besitzen dagegen kein Suchtpotenzial. Hier ist es durch Strukturmodifikation gelungen, die lokalanästhesierende Wirkung von der suchtauslösenden zu trennen, ein Vorhaben, das in der Reihe der Opioide bis heute ohne Erfolg geblieben ist.
- Cocain ist ein gutes Oberflächenanästhetikum, aber als Infiltrationsanästhetikum kaum geeignet. Procain und Lidocain sind für eine Infiltrationsanästhesie gut geeignet, wirken aber 10- bzw. 20-mal weniger stark oberflächenanästhesierend als Cocain.
- Synthetische Lokalanästhetika besitzen eine größere therapeutische Breite als Cocain.
- Die an ein gutes Lokalanästhetikum zu stellenden Forderungen werden von Cocain und den synthetischen Wirkstoffen mit individuellen Abweichungen erfüllt: Wasserlöslichkeit, Thermostabilität, Gewebefreundlichkeit, rascher Wirkungseintritt, lange Wirkungsdauer, problemlose Eliminierung, keine Sensibilisierung und geringe Toxizität.

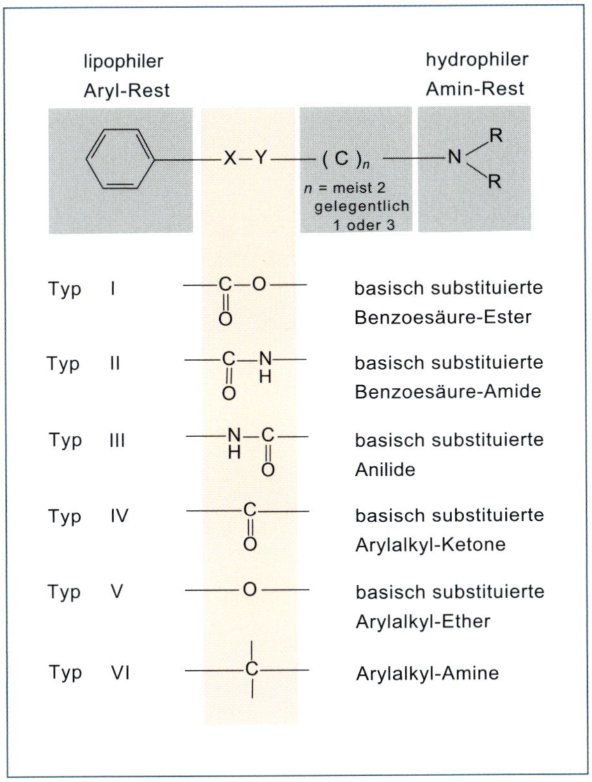

Abb. 4.2 Bauprinzip nach Löfgren

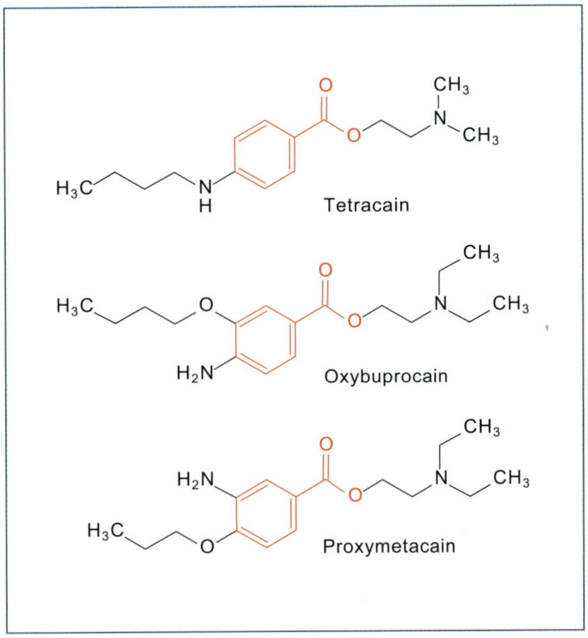

Abb. 4.3 Lokalanästhetika vom Typ I, basisch substituierte Benzoesäure-Ester

Lokalanästhetika vom Typ I: Basisch substituierte Benzoesäure-Ester

Das gewebefreundliche **Procain** (Abb. 4.1) gehört heute noch zu den gebräuchlichsten Lokalanästhetika. Beim Übergang in den systemischen Bereich wird Procain rasch durch unspezifische Esterasen zu 4-Aminobenzoesäure und Diethylaminoethanol gespalten.

Das etwa 10-mal stärker wirkende, aber auch entsprechend stärker toxische **Tetracain** ist ein *n*-Butyl-substituiertes *p*-Aminobenzoesäure-Ester-Derivat mit einer Di**me**tyhlamino- anstelle einer Di**e**thylamino-Gruppe (Abb. 4.3). Die in der Augenheilkunde angewandten Wirkstoffe **Oxybuprocain** und **Proxymetacain** sind ebenfalls Benzoesäure-Ester mit modifizierter aromatischer Substitution (Abb. 4.3).

Lokalanästhetika vom Typ II: Basisch substituierte Benzoesäure-Amide

Procainamid, das nur schwach lokalanästhetisch wirkt, wird als Antiarrhythmikum (orale Darreichung) eingesetzt. **Cinchocain** weist Strukturelemente eines Benzamid-analogen Oxybuprocain auf (Abb. 4.4).

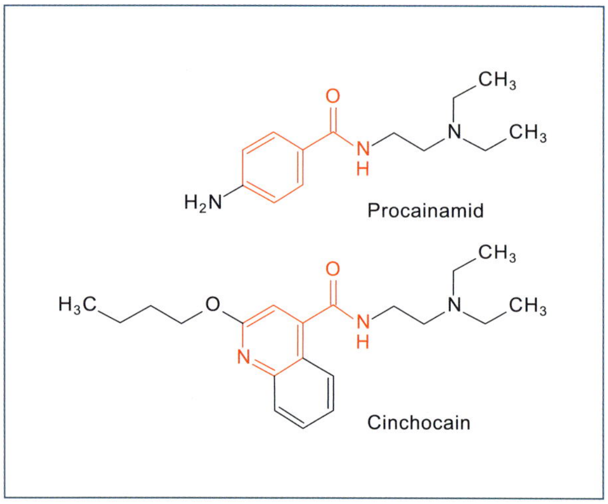

Abb. 4.4 Lokalanästhetika vom Typ II, basisch substituierte Benzoesäure-Amide

Lokalanästhetika vom Typ III: Basisch substituierte Anilide

Sie stellen derzeit die am häufigsten verwendete und wichtigste Gruppe dar. In Übereinstimmung mit der relativ leichten Hydrolisierbarkeit von Benzoesäure-Estern und der relativ hohen Hydrolysestabilität strukturanaloger Anilide zeigen die Lokalanästhetika vom Typ III eine längere Wirkdauer als die vom Typ I.

Bei den **Anilid-Lokalanästhetika** bestehen strukturelle Unterschiede in der aromatischen Substitution, in der Substitution des α-C-Atoms sowie in der Amin-Komponente (Abb. 4.5). Die hydrolisierbare Anilidgruppe wird durch Substitution in den Positionen 2 und 6 abgeschirmt und dadurch stabiler. Die Substitution erfolgt entweder durch zwei Methylgruppen oder ein Chlor und eine Methylgruppe oder durch eine Estergruppierung. Durch oxidative Desaminierung entstehen inaktive Metaboliten.

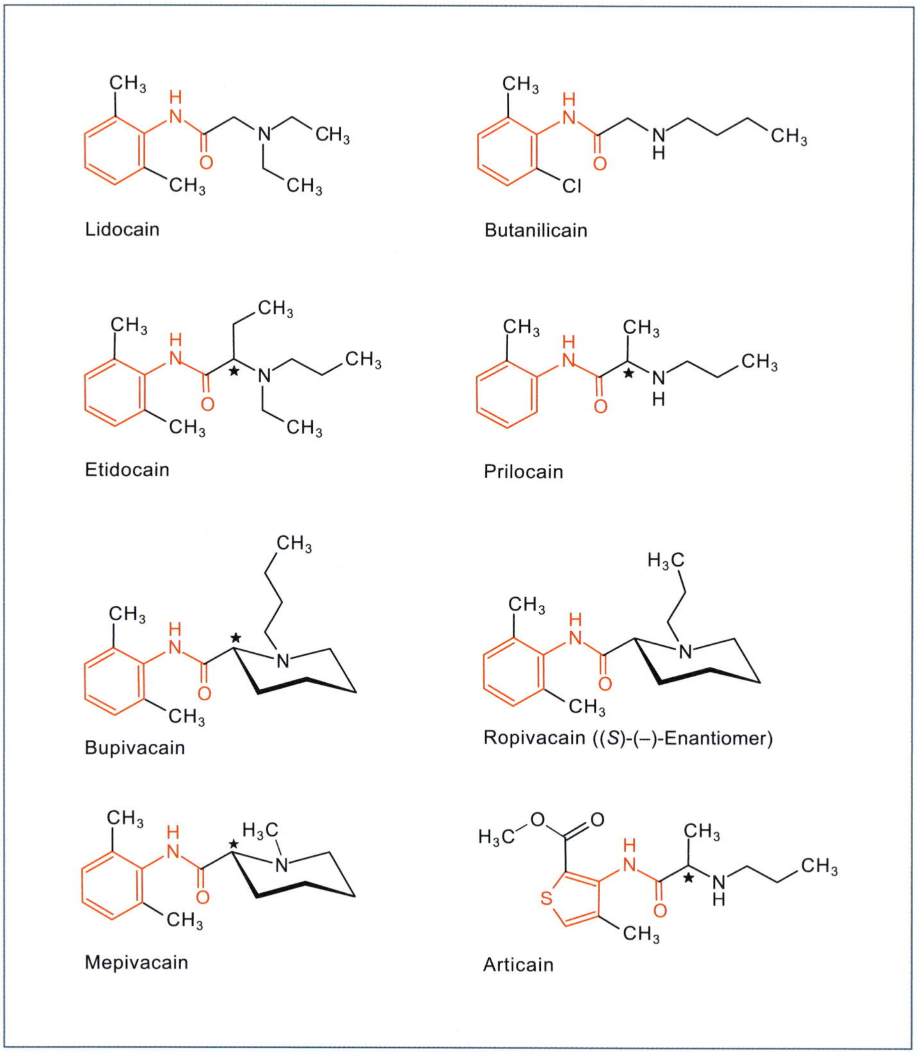

Abb. 4.5 Lokalanästhetika vom Typ III, basisch substituierte Anilide

Lidocain und **Butanilicain** sind schnell und im Vergleich zu Procain länger wirkende Lokalanästhetika, was auf ihrer relativen Hydrolyse-Beständigkeit beruht. Lidocain hat auch eine antiarrhythmische Wirkung (Kap. 6.1).

In **Etidocain** ist das α-C-Atom der Amidgruppe Ethyl-substituiert und eine *N*-Ethyl-Gruppe gegen eine *N*-Propyl-Gruppe ausgetauscht, was zu einer signifikanten Erhöhung der Lipophilie und zu einer Verlängerung der Wirkdauer führt.

Mepivacain, **Bupivacain** und **Ropivacain** sind zyklische Etidocain-Analoga. Auch hier führt die Variation der *N*-Alkyl-Substituion unter Kettenverlängerung zu deutlichen Veränderungen in den physiko-chemischen Eigenschaften und im pharmakokinetischen Profil.

Im **Articain** (Carticain) ist der Benzenring durch einen Thiophenring ersetzt. Die Säureamidgruppe ist von zwei raumerfüllenden Substituenten flankiert.

Verschiedene Lokalanästhetika

Weitere Beispiele für die Variabilität des Löfgren'schen Bauprinzips in Bezug auf die Verknüpfung der aromatischen Struktur mit dem tertiären Amin der Seitenkette sind **Oxetacain** und **Myrtecain** (Abb. 4.6).

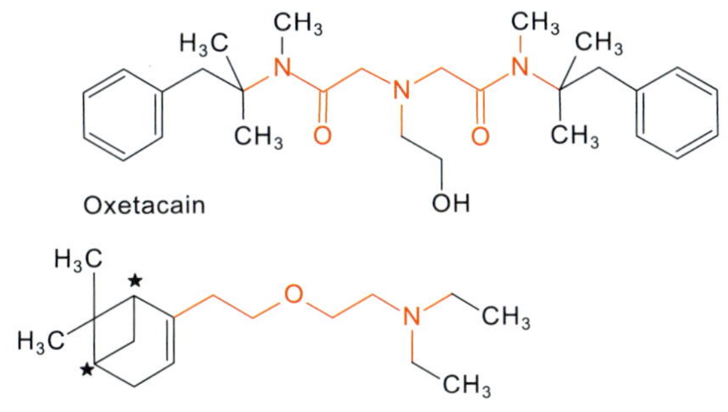

Abb. 4.6 Lokalanästhetika unterschiedlicher Strukturen, die von den Typen I bis III abweichen

Die Vertreter der Typen IV, V und VI – Propipocain, Pramocain und Fomocain – sind heute ohne therapeutische Bedeutung bzw. nicht mehr im Handel.

Bemerkungen zum Wirkungsmechanismus und Einfluss des Gewebe-pH

Experimentell konnte bewiesen werden, dass die protonierte Form der Löfgren'schen Lokalanästhetika die eigentliche Wirkform darstellt. Für den Transport zum Wirkort, d.h. in die lipophilen Membranen, muss der Wirkstoff jedoch als freies sekundäres oder tertiäres Amin vorliegen. Bei einem Gewebe-pH von 7,4 besteht ein Gleichgewicht, bei dem die basischen Lokalanästhetika mit einem pK_S-Wert zwischen 7,7 und 9,0 weitgehend in protonierter Form vorliegen. Entzündetes Gewebe weist gegenüber gesundem Gewebe einen niedrigeren pH-Wert auf, wodurch das Gleichgewicht auf die Seite der protonierten Form verschoben wird und dadurch das Penetrationsvermögen abnimmt. Aus diesem Grunde sind Lokalanästhetika in entzündetem Gewebe weniger wirksam.

Stereochemische Aspekte

Die vorangehend genannten Lokalanästhetika vom Typ I und Typ II sind achirale Wirkstoffe. Von den acht beschriebenen Lokalanästhetika vom Typ III sind nur Lidocain und Butanilicain achiral. Etidocain, Prilocain, Bupivacain, Ropivacain, Mepivacain und Artecain weisen je ein Chiralitätszentrum auf. Ropivacain steht als *S*-(–)-Enantiomer zur Verfügung, alle anderen sind als Racemate im Handel. Nach tierexperimentellen Untersuchungen ist im Allgemeinen das *S*-Enantiomer weniger toxisch als das *R*-Enantiomer.

S-Prilocain, *S*-Mepivacain und *S*-Bupivacain zeigen eine längere Wirkdauer als die entsprechenden *R*-Enantiomere. Bei Anwendung von *R*-Bupivacain oder dem racemischen Bupivacain wird wie üblich der Zusatz eines gefäßverengenden Mittels benötigt. *S*-Bupivacain besitzt dagegen selbst vasokonstriktorische Eigenschaften.

Verschiedene Kenndaten wichtiger *N*-haltiger Lokalanästhetika sind in Tabelle 4.1 aufgelistet.

Tab. 4.1 Physikalisch-chemische und pharmakokinetische Kenndaten wichtiger Lokalanästhetika

INN	pK_a	Lipidlöslich bei pH 7,4	Protein-Bindung (%)	Halbwertszeit	Wirkungseintritt	Wirkdauer
Articain	7,8	mäßig	95	0,5 h	sehr schnell	lang
Bupivacain	8,1	sehr gut	95	2,7–3,5 h	langsam	lang
Etidocain	7,7	sehr gut	94	2,7 h	schnell	lang
Lidocain	7,9	mäßig	77	1,5–1,8 h	schnell	mittellang
Mepivacain	7,6	mäßig	78	2,0–3,0 h	schnell	mittellang
Prilocain	7,9	mäßig	55	1,25 h	schnell	mittellang
Procain	8,9	gering	6	30–50 s	langsam	kurz
Ropivacain	8,1	sehr gut	94	1,8 h	langsam	mittellang
Tetracain	8,2	sehr gut	76	2–4 min	schnell	kurz

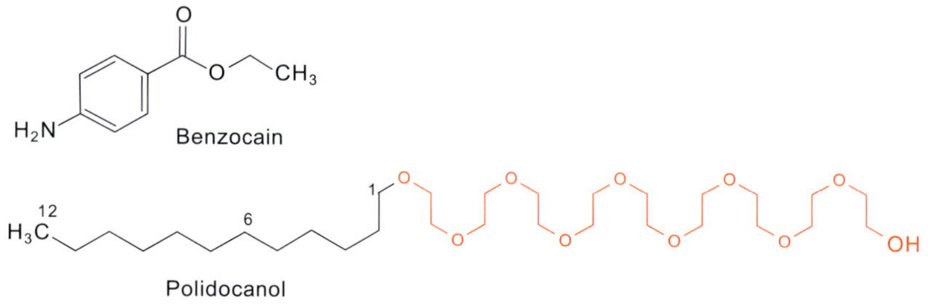

Abb. 4.7 Zwei nicht dem Löfgren-Prinzip entsprechende Lokalanästhetika

4.2.3 Lokalanästhetika ohne basische Substitution (N-frei)

Verschiedene zur Anwendung als Lokalanästhetika ungeeignete Stoffe mit Strukturelementen, die nicht in dieses Bauprinzip passen, wirken ebenfalls anästhesierend: Menthol, Thesit, Pyrazoline, Yohimbin, Chlorobutanol, Antihistaminika u. a.

Zwei als Oberflächenanästhetika brauchbare Wirkstoffe sind das bereits 1890 von Einhorn synthetisierte **Benzocain** und das Stickstoff-freie **Polidocanol** (Abb. 4.7).

Benzocain besitzt im Unterschied zu den meisten Lokalanästhetika und entgegen dem allgemein gültigen Strukturprinzip keine tertiäre Amin-Struktur. Von Nachteil ist die geringe Wasserlöslichkeit, was seine Anwendung auf die Oberflächenanästhesie beschränkt. Polidocanol, das als Teilstruktur weder einen Aromaten noch Stickstoff enthält, ist eine Polyethylenglykol-Dodecylether-Mischung mit durchschnittlich 9 Ethylenoxid-Einheiten. Es besitzt kettenförmige Struktur, mit einem mäanderartig gewundenen Teil. Polidocanol, das hauptsächlich in Form anästhesierender Zubereitungen Anwendung findet, wird auch zur perkutanen Sklerotherapie (Hämorrhoiden, Krampfadern, Nierencysten) sowie bei Pruritis eingesetzt.

Synopse

- Lokalanästhetika blockieren die Bildung und Fortleitung einer Erregung durch Depolarisation der Nervenbahnen.
- Wirkungsmechanismus-bedingte, systemische Nebenwirkungen der Lokalanästhetika können durch lokale Applikation vermieden werden.
- Die Entwicklung der Lokalanästhetika geht auf die Isolierung und Anwendung des Cocains zurück.
- Die meisten Lokalanästhetika entsprechen strukturell dem Bauprinzip nach Löfgren.
- Man unterscheidet drei Prototypen von Lokalanästhetika:
  Typ I: Basisch substituierte Benzoesäure-Ester
  Typ II: Basisch substituierte Benzoesäure-Amide
  Typ III: Basisch substituierte Anilide.
- Basisch substituierte Lokalanästhetika werden in der nicht protonierten, lipophilen Form durch die Membranen transportiert und wirken in der protonierten, polaren Form.
- Bei chiralen Lokalanästhetika stellt im Allgemeinen das *S*-Enantiomer das Eutomer dar.

4.3 Narkose und Narkotika

Die Narkose ist eine reversible Funktionshemmung, die durch medikamentöse Lähmung von Teilen des ZNS erreicht wird. Sie wird bei chirurgischen Eingriffen angewandt, führt zur Bewusstlosigkeit und schaltet das Schmerzempfinden ebenso wie vegetative Abwehrreflexe und gegebenenfalls auch die Muskelspannung aus.

Die ursprünglich durchgeführte Mono-Narkose erforderte hohe Dosierungen an Narkotika, verbunden mit entsprechenden Risiken. Heute bevorzugt man die Kombinations-Narkose, die in der zeitlich gestaffelten Gabe verschiedener bzw. der kombinierten Verabreichung von Narkotika besteht. Je nach Applikationsmodus unterscheidet man Inhalationsnarkotika (Inhalationsanästhetika) und Injektionsnarkotika (Injektionsanästhetika).

4.3.1 Inhalationsnarkotika

Zur Inhalationsnarkose eignen sich chemisch unterschiedliche Verbindungen, zu denen niedere gesättigte und ungesättigte Kohlenwasserstoffe, Alkylhalogenide, Ether, sogar Edelgase und das Distickstoffmonoxid zählen. Aus den strukturellen Unterschieden kann man schon schließen, dass ihre Wirkung nicht auf Interaktionen mit spezifischen Rezeptoren beruht, sondern mehr physikalischer Natur sein muss. Vorstellbar ist eine lipophile Wechselwirkung mit den Phospholipid-Membranen der Nervenzellen, wodurch eine Hemmung der Erregung und deren Ausbreitung im ZNS erreicht wird. Für diese Vorstellung spricht eine Korrelation, die zwischen Wirkstärke und Lipophilie der Inhalationsnarkotika zu beobachten ist. Wegen ungünstiger Nutzen-Risiko-Faktoren ist die Liste der nicht mehr zur Anwendung kommenden Inhalationsnarkotika wesentlich größer als die der aktuellen. Ebenso wie die klassischen Narkosemittel Chloroform und „Äther" (Diethylether) sind Cyclopropan (ein Alk**a**n), Ethylen (ein Alk**e**n), Acetylen (ein Alk**i**n), Trichlorethylen (ein Alkylhalogenid) und Methoxyfluran (ein halogenierter Ether) aus dem Operationssaal verbannt. Verblieben sind die halogenierten Ether **Desfluran**, **Enfluran**, **Isofluran** und **Sevofluran**, das mit erheblichen Nebenwirkungen behaftete Alkylhalogenid **Halothan** sowie das **Distickstoff-Monoxid** (Lachgas) (Abb. 4.8).

Für die **Pharmakokinetik** der gasförmigen oder flüssigen, dann aber leicht verdampfbaren Inhalationsanästhetika ist die An- und Abflutungsgeschwindigkeit von besonderer Bedeutung. Sie hängt von der Löslichkeit des Narkosemittels im Blut und von dem Gradienten zwischen der Konzentration in Atemluft und Blut ab. Der Partialdruck des Inhalationsnarkotikums im Gasgemisch, das eingeatmet werden soll, muss entsprechend hoch sein. Die Korrelation zwischen Lipophilie und narkotischer Wirkstärke, die durch den Öl-Wasser-Verteilungskoeffizienten quantifizierbar ist, wurde um die Jahrhundertwende von Meyer und Overton erkannt (1899 und 1901). Bei Anwendung des gasförmigen Distickstoff-Monoxids ist wegen der geringen Löslichkeit im Blut rasch eine Sättigung erreicht und die Anflutzeit kurz. Ebenso erfolgt das Abfluten schnell, so dass auf diese Weise eine gute Steuerbarkeit möglich ist und der Patient nach Beendigung der Applikation unmittelbar erwacht.

Bei den flüssigen, verdampfbaren Narkosemitteln kann das Anfluten durch eine hohe Konzentration im applizierten Gas beeinflusst werden, jedoch nicht die Abklingphase, da keine Möglichkeit besteht, den Gradienten zu ändern. Flüssige Narkosemittel sind in der Regel auch besser im Blut löslich als gasförmige.

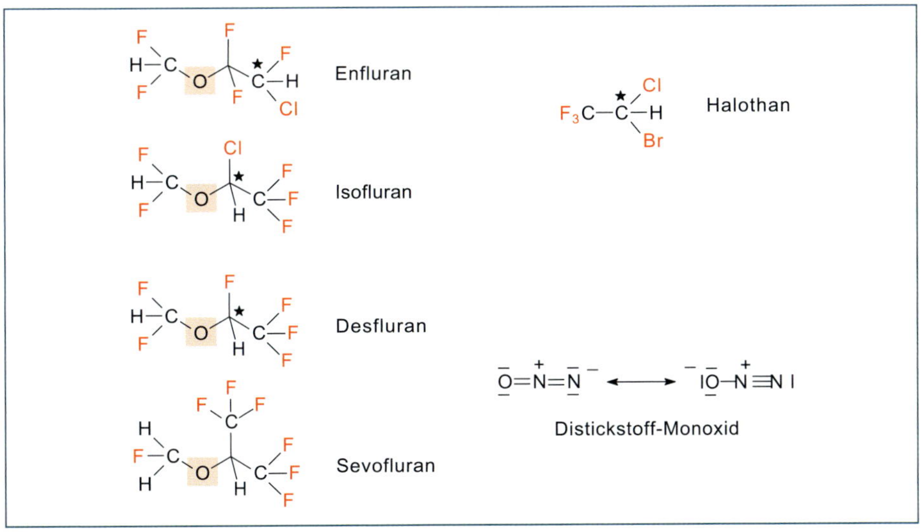

Abb. 4.8 Aktuelle Inhalationsnarkotika

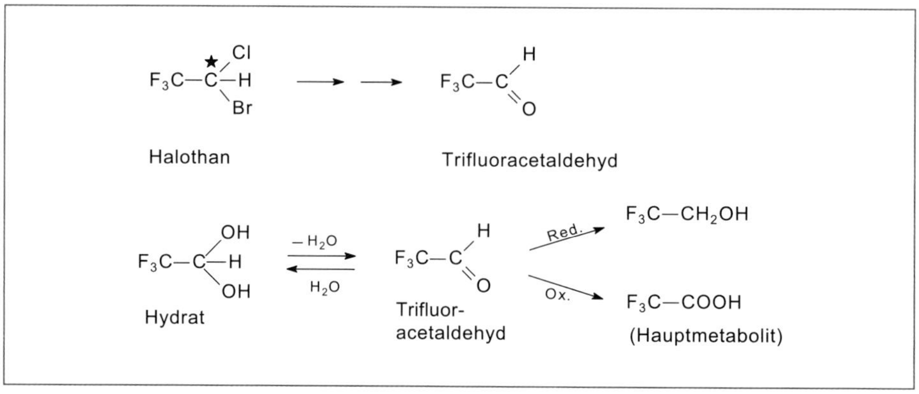

Abb. 4.9 Metabolisierung von Halothan

Halothan ist eine nicht brennbare und nicht explosive, farblose Flüssigkeit von angenehmem Geruch, die bei 50 °C siedet. Da die Verbindung eine gewisse Photolabilität aufweist, wird sie durch Zusatz von 0,01% Thymol stabilisiert. Halothan flutet relativ schnell an und ab, zeigt aber bei höherer Konzentration oder wiederholter Applikation allergische und toxische Reaktionen. Es wirkt 3 bis 4-mal stärker narkotisch als Diethylether und besitzt eine hypotone Wirkkomponente, die sich günstig auf das Operationsfeld auswirken kann. Man wendet es heute fast ausschließlich im Gemisch mit Distickstoff-Monoxid (Lachgas) an, wodurch die Konzentration niedrig gehalten werden kann.

Halogenierte Ether

Enfluran, Isofluran, Desfluran sind halogenierte Methyl-ethyl-ether, **Sevofluran** ein halogenierter Methylisopropylether. Sie stellen nicht brennbare, farblose Flüssigkeiten dar. Enfluran und Isofluran verfügen über relativ hohe Dampfdrucke. Sie fluten rasch an und ab. Mit 2,5% wies Enfluran lange Zeit die geringste Biotransformations-Rate der als Narkosemittel angewendeten halogenierten Kohlenwasserstoffe und halogenierten Ether auf. Es wurde dann 1985 durch Isofluran mit einer Rate von weniger als 1,5% unterboten. Desfluran soll metabolisch noch stabiler sein.

Biotransformation. Von einem idealen Inhalationsnarkotikum erwartet man, dass es möglichst unverändert exhaliert wird. Das inzwischen nicht mehr angewendete Methoxyfluran wurde bis zu 50% verstoffwechselt, mit ein Grund zu seiner Verbannung. Halothan wird zu 85 bis 90% unverändert exhaliert, der Rest in der Leber teilweise enthalogeniert (Abb. 4.9). Als Hauptmetabolit entsteht zunächst Trifluoracetaldehyd, der zum entsprechenden Alkohol reduziert bzw. zur entsprechenden Carbonsäure oxidiert werden kann. Im Harn lässt sich Bromid nachweisen.

Für die enzymatische Biotransformation eines Wirkstoffes ist grundsätzlich die Aufnahme in eine wässrige Phase Voraussetzung. Deshalb ist anzunehmen, dass die Metabolisierung des Trifluoracetaldehyds über die Zwischenstufe eines Hydrats verläuft. Bekannt und isolierbar ist ein solches Hydrat des strukturell eng verwandten Trichloracetaldehyds als Chloralhydrat. Innerhalb 48 h nach Beendigung der Narkose werden bis zu 20% bevorzugt oxidativ metabolisiert. Hauptmetabolit ist die Trifluoressigsäure.

Stereochemische Aspekte. Enfluran, Isofluran, Desfluran und Halothan sind chirale Wirkstoffmoleküle. Über unterschiedliche Wirkqualitäten der Enantiomere sind nur wenige Daten bekannt. Tierexperimentelle Untersuchungen der beiden Isofluran-Enantiomere zeigten, dass die (+)-Form deutlich stärker wirkt als die (−)-Form. Bislang gibt es weder zentralnervöse noch kardiovaskuläre Aspekte, die den Einsatz reiner Enantiomere von Inhalationsanästhetika rechtfertigen würden.

Distickstoff-Monoxid (Lachgas). Im Gegensatz zu den aggressiven nitrosen Gasen, also Stickstoffoxid und Distickstoffdioxid, die stark schleimhautschädigend und methämoglobinbildend wirken und somit a priori unter toxikologischen Aspekten einzuordnen sind, ist das Distickstoff-Monoxid (Abb. 4.8) von bemerkenswerter Stabilität, die auf einer ausgeprägten Mesomerie beruht. Distickstoff-Monoxid ist ein farbloses Gas von schwach süßlichem Geruch und Geschmack. Es wird in verflüssigter Form gehandelt. Seine An- und Abflutgeschwindigkeit ist bemerkenswert hoch, wodurch die Lachgasnarkose gut steuerbar ist. Es wird nicht metabolisiert, sondern vorwiegend unverändert durch Abatmen, zum geringeren Teil auch über die Haut eliminiert. Distickstoff-Monoxid ist schwerer als Luft, löst sich bei 20 °C zu etwa 0,6% (Volumenanteil) in Wasser, ist nicht brennbar, nicht explosibel, unterhält aber die Verbrennung, da es thermisch in Sauerstoff und Stickstoff zerlegt wird. Distickstoff-Monoxid gilt als Narkosemittel mit der geringsten Toxizität.

Die physikochemischen Eigenschaften der Inhalations-

Tab. 4.2 Vergleich physikochemischer Eigenschaften der Inhalationsnarkotika

INN	Siedepunkt (°C)	Verteilungskoeffizient		Brennbar
		Öl/Wasser	Blut/Gas	
Desfluran	22,8	27,2	0,24	–
Distickstoff-Monoxid	– 90	0,5	0,47	unterhält die Verbrennung
Enfluran	56,5	120	1,9	–
Halothan	50	330	2,4	–
Isofluran	48,5	45	1,4	–
Sevofluran	58,6	0,36	0,63	–

Tab. 4.3 Pharmakodynamische und -kinetische Kenndaten der Inhalationsnarkotika

	Desfluran	Enfluran	Halothan	Isofluran	Sevofluran	Distickstoff-Monoxid
Wirkungseintritt	schnell	schnell	schnell	schnell	schnell	schnell
Analgetische Wirkung	gut	mittelstark	gering	mittelstark	gut	sehr gut
Wirkung auf Blutdruck	Erniedrigung	Erniedrigung	Erniedrigung	Erniedrigung	Erniedrigung	keine
Muskelrelaxierende Wirkung	sehr gut	sehr gut	mittelstark	sehr gut	sehr gut	keine
Zeit bis zum Wirkungsverlust	schnell	schnell	schnell	schnell	schnell	schnell
Biotransformation						
% einer Dosis	< 1	2,5	ca. 20	< 1,5	< 5	0
Fluorid-Bildung	–	gering	minimal	sehr gering	gering	0
Elimination						
% unverändert exhaliert	> 99	80	60–80	95	95	100
Metaboliten-Ausscheidung	–	renal	renal	renal	renal	–

narkotika sind in Tabelle 4.2, die pharmakokinetischen Kenndaten in Tabelle 4.3 zusammengefasst.

4.3.2 Injektionsnarkotika

Im Gegensatz zu den Inhalationsnarkotika schalten die meisten Injektionsnarkotika nur das Bewusstsein aus und nicht das lokale Schmerzempfinden. Die intravenös applizierten Injektionsnarkotika verbinden den Vorteil des sofortigen Wirkungseintritts mit dem Nachteil der schlechten Steuerbarkeit. Der Wirkstoff ist nach Applikation voll verfügbar. Der Narkoseverlauf hängt von den drei weiteren wesentlichen Schritten der Pharmakokinetik, nämlich der Verteilung (bzw. Umverteilung), der Metabolisierung und der Ausscheidung ab. Damit gewinnen die chemisch-physikalischen Eigenschaften und die Bioreaktivität der Injektionsnarkotika an Bedeutung. Zur Anwendung gelangen Wirkstoffe aus sehr verschiedenen Stoffgruppen. Charakteristisch ist, dass es sich um stark lipophile Verbindungen handelt, die äußerst rasch in das ZNS gelangen. Infolge der starken Durchblutung des Gehirns wird ein schneller Wirkungseintritt erreicht. Kommt es dann durch Konzentrationsausgleich zwischen ZNS, Fettgewebe und Muskulatur zur Erniedrigung der ZNS-Konzentration, lässt die Wirkung nach.

Barbitursäure- und Thiobarbitursäure-Derivate

N-methylierte Barbitursäure-Derivate (Abb. 4.10), die an C(5) monosubstituiert sind oder zwei unterschiedliche Substituenten tragen sind chiral. Die Enantiomeren wei-

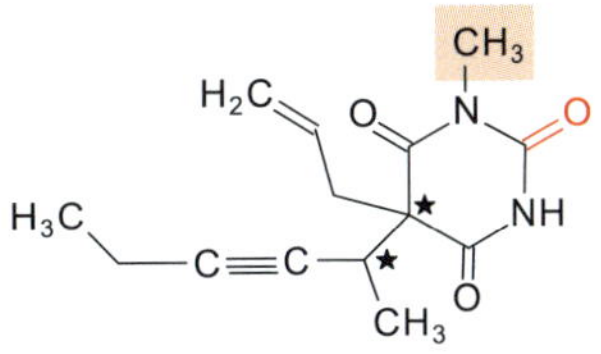

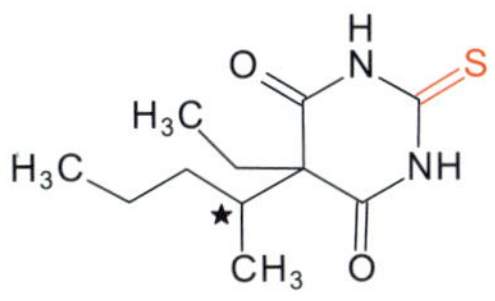

Abb. 4.10 Barbitursäure- und Thiobarbitursäure-Derivate als Injektionsnarkotika

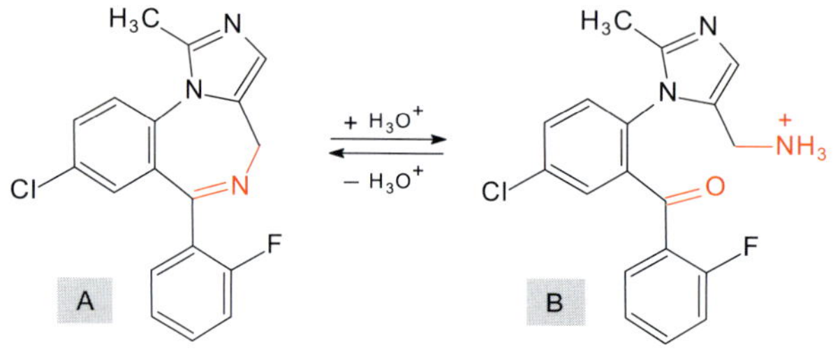

Abb. 4.11 Midazolam, pH-abhängige Ringöffnung und Ringschluss

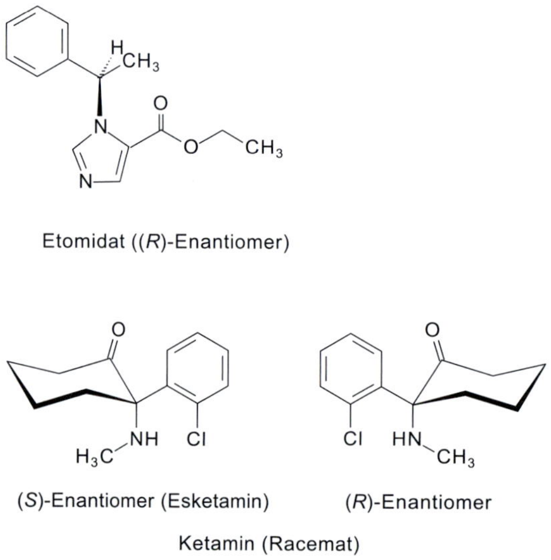

Abb. 4.12 *N*-haltige Injektionsnarkotika

sen unterschiedliche Wirkungsqualitäten auf. Im Allgemeinen ist das *S*-Enantiomer das stärkere Sedativum oder Hypnotikum und von kürzerer HWZ. Das Wirkspektrum des *R*-Enantiomers ist oft begleitet von Symptomen gesteigerter Erregbarkeit.

Methohexital enthält ein weiteres chirales C-Atom in der Seitenkette. Es existieren also zwei Enantiomerenpaare. Angewandt wird das sog. α-Racemat. *N*-methylierte Barbitursäure-Derivate werden als gut wasserlösliche Natrium-Salze in Trockenampullen angeboten, da ihre wässrigen Lösungen instabil sind.

Thiopental ist als Thiobarbitursäure-Derivat lipophiler als sein Sauerstoff-Analogon. Die Faustregel, dass die optimale Wirkung gegeben ist, wenn R^1+R^2 am C(5) zusammen C_8 ergeben, ist nahezu erreicht: hier $C_5+C_2=C_7$.

Die Substanz wird als gut wasserlösliches Natrium-Salz i.v. appliziert. Thiopental ist chiral, jedoch beruht die Chiralität nicht wie bei Hexobarbital auf der *N*-Methylierung, sondern auf der Verzweigung in der Seitenkette. Im Tierversuch ist das *S*-(−)-Enantiomer stärker narkotisch wirksam als das *R*-(+)-Enantiomer. Zur Therapie gelangt das Racemat. Die kurze Wirkungsdauer der Thiobarbitursäure ist auf eine rasche Umverteilung zwischen Gehirn, Muskulatur und Fettgewebe zurückzuführen. Erst dann beginnt die Biotransformation, wobei als wichtigster Schritt der Austausch des Schwefels gegen Sauerstoff nach der Art einer oxidativen Entschwefelung erfolgt. Formal betrachtet handelt es sich dabei um den isosteren Austausch des Schwefels gegen Sauerstoff, was durch eine Hydrolyse zu erreichen wäre. Da der Schwefel jedoch nicht in Form von Schwefelwasserstoff aus der Biotransformations-Reaktion hervorgeht, sondern zum Sulfat oxidiert wird, ist die Formulierung „oxidative Entschwefelung“ gerechtfertigt.

Benzodiazepin-Derivate

Midazolam hat die früher am häufigsten gebrauchten Barbitursäure-Derivate als Prämedikation bei chirurgischen und diagnostischen Eingriffen sowie Narkose-Einleitung und -Aufrechterhaltung in vielen Bereichen verdrängt. Neben guter Steuerbarkeit der Narkosedauer hat

Midazolam den Vorteil, dass bei einer Indikation für eine Narkoseunterbrechung der Benzodiazepin-Antagonist Flumazenil verabreicht werden kann. Midazolam bildet ein in schwach saurer Lösung gut wasserlösliches Salz und ist daher zur i.v.-Applikation geeignet. Beim pH-Wert der Injektionslösung (3,5) liegt Midazolam etwa zu gleichen Teilen in seiner Benzodiazepin-Struktur (A) und seiner Benzophenon-Struktur (B) vor. Bei Applikation in die Blutbahn tritt Rezyklisierung ein, so dass sich das sehr lipophile Midazolam rasch zentral anreichert (Abb. 4.11).

Verschiedene *N*-haltige Injektionsnarkotika

Etomidat ist der Ethylester einer Benzyl-substituierten Imidazolcarbonsäure mit Chiralitätszentrum (Abb. 4.12). Angewandt wird die *R*-(+)-Form als Ultrakurznarkotikum; die *S*-(−)-Form ist narkotisch unwirksam. Wegen rascher Metabolisierung besteht keine Kumulationsgefahr. Bei der Biotransformation erfolgt vor allem Hydrolyse durch Esterasen.

Ketamin ist ein chirales Halogen-substituiertes aromatisches Aminoketon, das mit Tilidin strukturell verwandt ist (Abb. 4.12). Es besitzt eine starke analgetische Wirkkomponente, die auf dem NMDA-Rezeptor-Antagonismus beruht. Die Interaktion erfolgt an der Phencyclidin-Bindungsstelle im Rezeptorkanal. Das *S*-Enantiomer ist 2- bis 4-mal potenter als das *R*-Enantiomer und weist eine kürzere Aufwachzeit gegenüber dem Racemat auf. Verfügbar sind derzeit das racemische Ketamin und das *S*-Enantiomer (Esketamin) mit den Vorteilen einer geringeren Dosierung und weniger unangenehmen Aufwachreaktionen.

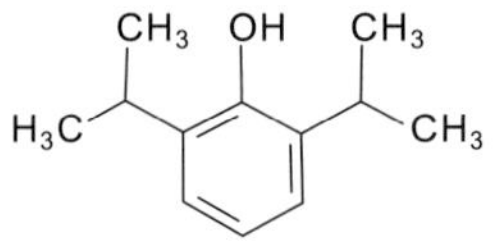

Abb. 4.13 Propofol

N-freie Injektionsnarkotika

Während die N-haltigen Wirkstoffe Methohexital, Thiopental, Ketamin und Etomidat eine gewisse strukturelle Verwandtschaft untereinander aufweisen, weicht der Wirkstoff **Propofol** in seiner bemerkenswert einfachen und symmetrischen Struktur von allen anderen Injektionsnarkotika ab (Abb. 4.13). Es handelt sich um 2,6-Diisopropylphenol.

Propofol wird zur Einleitung und Aufrechterhaltung der Narkose angewandt und besitzt keine analgetische Wirkungskomponente. Die Applikationsform ist eine sterile O/W-Emulsion, da die Substanz praktisch wasserunlöslich ist. Der Wirkstoff ist liquor- und plazentagängig. In der Leber erfolgt Metabolisierung unter Oxidation mit nachfolgender Konjugation zu inaktiven Metaboliten, die renal eliminiert werden. Propofol weist eine hohe Plasmaproteinbindung auf (98%). Als Wirkungsmechanismus von Propofol wird vermutet, dass es wie intravenös applizierte Hypnotika an zentralen Synapsen angreift.

Synopse

- Inhalationsnarkotika sind gasförmige oder leicht verdampfbare flüssige, strukturell unterschiedliche Verbindungen. Ihre Wirkung beruht nicht auf Interaktionen mit spezifischen Rezeptoren.
- Für die Pharmakokinetik ist ihre An- und Abflutungsgeschwindigkeit von besonderer Bedeutung.
- Wegen ungünstiger Nutzen-Risiko-Faktoren ist die Liste der nicht mehr vertretbaren Inhalationsnarkotika wesentlich größer als die der therapeutisch aktuellen. Zu Letzteren gehören halogenierte Ether vom Typ des Enflurans, das Alkylhalogenid Halothan und das Stickstoff-Monoxid (Lachgas).
- Zu den Injektionsnarkotika zählen wenige Barbitursäure-, Thiobarbitursäure- und Benzodiazepin-Derivate sowie die N-haltigen, chiralen Wirkstoffe Etomidat und Ketamin.

4.4 Opioid-Rezeptor-Liganden, starke Analgetika

Als **Opioide** werden alle Wirkstoffe bezeichnet, die Bindungsaffinität zu den Opioid-Rezeptoren besitzen:

- endogene Opioid-Peptide
- native Opium-Alkaloide vom Morphin-Wirktyp
- halbsynthetische Opioide
- vollsynthetische Opioide.

4.4.1 Opioid-Rezeptoren

Die analgetische Wirkung der Opioide, aber auch ihre sedativen, atemdepressiven, antitussiven, dysphorischen, miotischen, antidiuretischen oder obstipierenden Effekte kommen durch Interaktionen mit Opioid-Rezeptoren zustande.

Die Existenz dieser Rezeptoren im ZNS und in peripheren Bereichen des Menschen (Magen, Darm, Blase) wurde durch den Nachweis der stereospezifischen Bindung von Morphin-Agonisten und -Antagonisten erbracht (Goldstein 1970). Inzwischen sind die Opioid-Rezeptoren kloniert worden.

Sie sind charakterisiert durch

- ein planares lipophiles Areal, das den ebenen Aromaten durch van-der-Waals-Bindung fixiert
- ein anionisches Zentrum (saure Aminosäure-Sequenz), das die heteropolare Bindung zum protonierten Stickstoff ermöglicht
- eine Mulde zwischen beiden Zentren, die Platz für die sterisch fixierte C-C-Kette zwischen Aromaten und Amin-Struktur bietet.

In Abbildung 4.14 wird die dreidimensionale Gestalt des Morphins (à la Christo) visualisiert und ein Opioid-Rezeptor-Modell (in Anlehnung an Casy) schematisch dargestellt.

Opioid-Rezeptoren befinden sich in prä- und postsynaptischer Position mit unterschiedlicher Häufung, besonders im Thalamus, Hypothalamus, Limbischen System, Striatum, in der Formatio reticularis und der Substancia gelatinosa des Rückenmarks. Eine schematische Darstellung eines Opioid-Rezeptors ist in Abbildung 4.14 zu sehen. Man kennt heute vier Typen, von denen auch einige Subtypen existieren (Tab. 4.4).

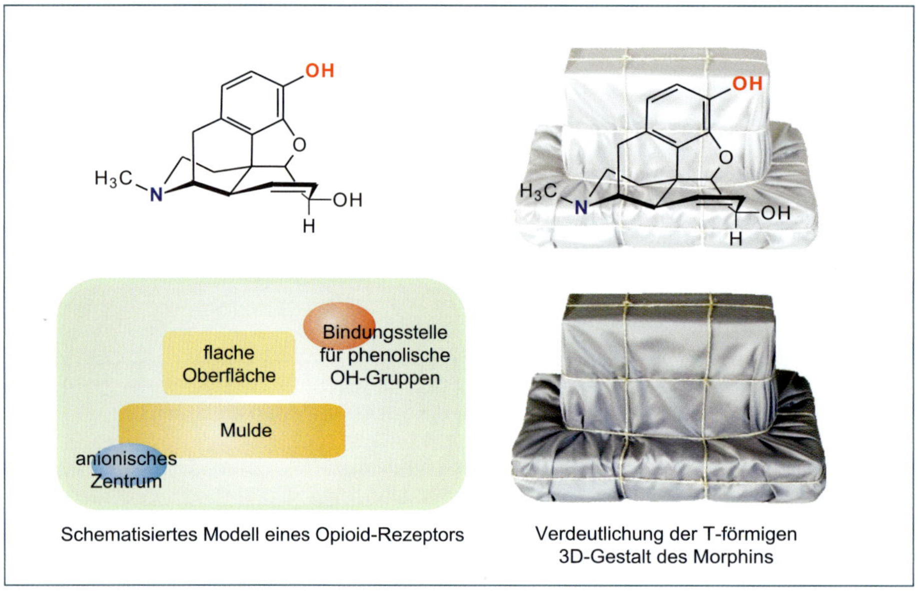

Abb. 4.14 Topographie des Morphins und eines Opioid-Rezeptors

Tab. 4.4 Opioid-Rezeptoren und vermittelte Effekte

Rezeptortyp	Synonyma	Subtypen	Vermittelte Effekte
μ (Mü)	OP_3, MOR-1	μ_1, μ_2	Analgesie, Atemdepression, Hyperthermie, Bradykardie, Obstipation, Miosis, Euphorie, Abhängigkeit
κ (Kappa)	OP_2, KOR-1	κ_1, κ_2, κ_3	Analgesie, starke Sedierung, Dysphorie, Halluzinationen, Miosis, Abhängigkeit
δ (Delta)	OP_1, DOR-1	δ_1, δ_2	Analgesie (?), Dysphorie, Stimulation des Vasomotoren-Zentrums, Halluzinationen
Orphan	ORL-1		Analgesie, Anxiolyse, Schmerzverstärkung (?)

μ-Rezeptoren. Alle Opioid-Analgetika vom Morphin-Wirktyp weisen eine Präferenz für diesen Rezeptor auf. Die wesentlichen Nebenwirkungen der Opioid-Agonisten (Tab. 4.4) werden ebenfalls durch die μ-Rezeptoren vermittelt. Die analgetische Wirkung und die unerwünschten Nebenwirkungen sind funktionell gekoppelt. Im Vergleich mit den anderen Opioid-Rezeptoren dominiert das μ-Rezeptor-System.

κ-Rezeptoren. Ihre Aktivierung führt zwar zu einer therapeutisch nutzbaren Analgesie, doch konnte aufgrund erheblicher Nebenwirkungen (Tab. 4.4) oder wegen Unwirksamkeit verträglicher Dosen noch keine κ-selektive Verbindung die Hürde der klinischen Entwicklung zum zulassungsfähigen Arzneistoff nehmen. Von Bedeutung ist die κ-Wirkkomponente bei den gemischten Agonisten-Antagonisten wie Buprenorphin, Nalbuphin und Pentazocin.

δ-Rezeptoren. Die Vermittlung einer therapeutisch nutzbaren Analgesie durch Aktivierung der δ-Rezeptoren ist umstritten, ihr Mechanismus ungeklärt.

ORL-1-Rezeptoren. Obwohl eine ausgeprägte Homologie zu den μ-, κ- und δ-Rezeptoren vorliegt, kommt keine Bindung der klassischen Opioide vom Morphin-Wirktyp zustande. Als endogener Ligand und selektiver Agonist wurde das Peptid **Nociceptin** isoliert.

Alle vier Rezeptoren gehören zu den G-Protein-gekoppelten Rezeptoren vom Rhodopsin-Typ. Sie sind Pertussistoxin-sensitiv und mit sieben transmembranären Domänen in der Plasmamembran verankert. Der extrazelluläre N-Terminus ist an der Erkennung und Bindung der Opioid-Liganden beteiligt. Er weist auch Bindungsstellen für Glykosylierungen auf. Der intrazelluläre C-Terminus ist an der Signaltransduktion beteiligt. Die intrazellulären Loops enthalten Bindungsstellen für Phosphorylierungs-Reaktionen, wodurch die Inaktivierung und Internalisierung der Rezeptoren gesteuert wird. Die Loops, welche die intramembranären Sequenzabschnitte miteinander verbinden, sind unterschiedlich lang und von unterschiedlicher Homologie. N- und C-Terminus enthalten nur wenige konservierte Aminosäuren. Die in den Membranen verankerten Regionen zeigen weitgehende Ähnlichkeit. Es bestehen Zusammenhänge zwischen den unterschiedlichen Teilen dieser Region und der Erkennung spezifischer Liganden.

Die **Effekte der Opioid-Rezeptor-Bindung** bestehen präsynaptisch in der Hemmung der Adenylylcyclase, der Hemmung der Neurotransmitter-Freisetzung aus Nervenendigungen und der Blockierung Spannungs-**un**abhängiger Calciumkanäle, postsynaptisch in der Hyperpolarisation durch Öffnung der Kaliumkanäle. Mit der Hemmung der Adenylylcyclase geht die der cAMP-abhängigen Proteinkinase A einher, was zum Ausfall der Phosphorylierung entsprechender Signalproteine führt.

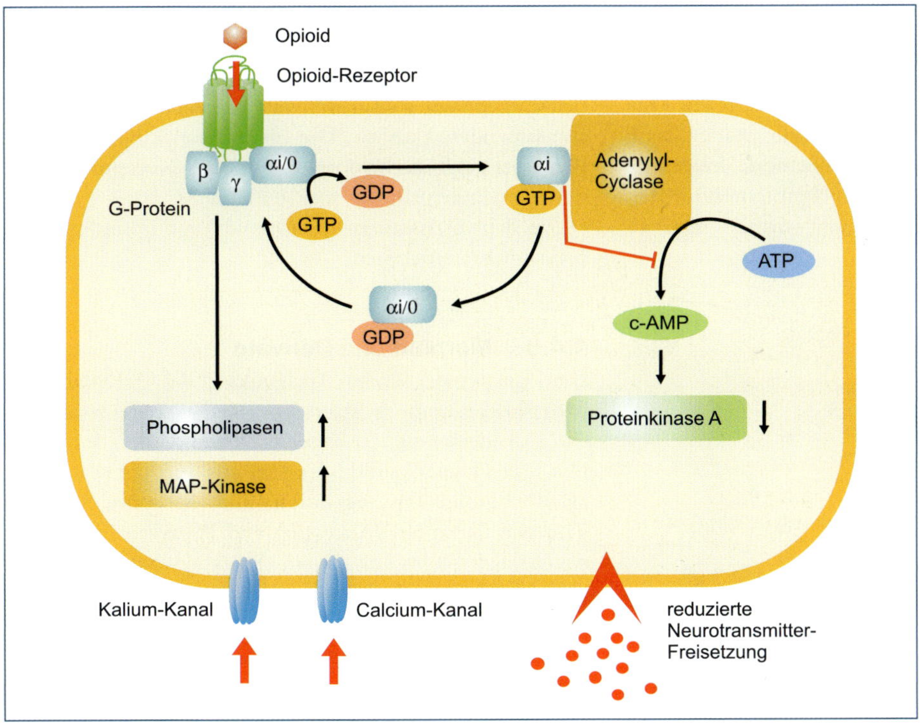

Abb. 4.15 Effekte der Opioid-Rezeptor-Bindung

Insgesamt wird die Erregbarkeit von Neuronen herabgesetzt. In sensorischen Synapsen wird die Erregungsübertragung und die Neurotransmitter-Freisetzung blockiert, in inhibitorischen Synapsen kann durch die Opioid-Rezeptoren die Hemmung aufgehoben und die Transmitter-Freisetzung stimuliert werden. Die Effekte der Opioid-Rezeptor-Bindung sind in Abbildung 4.15 dargestellt

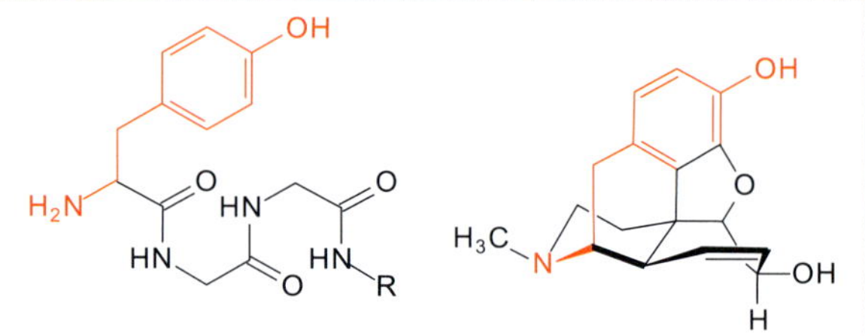

Abb. 4.16 Struktureller Vergleich von Morphin mit den Enkephalinen

4.4.2 Natürliche, endogene Liganden der Opioid-Rezeptoren

Der Nachweis und die pharmakologische Charakterisierung der Opioid-Rezeptoren führte zur intensiven Suche nach endogenen Liganden, da nicht plausibel war, dass dieses inzwischen bei allen Wirbeltieren nachgewiesene Rezeptorsystem ausgerechnet für bestimmte pflanzliche Alkaloide oder synthetische Wirkstoffe geschaffen sein sollte.

Gefunden wurden 1975 die **Enkephaline** und 1976 die **Endorphine**, die eine ausgeprägte Affinität zu Opioid-Rezeptoren aufweisen. Voraussetzung für das Auffinden körpereigener Opioide war ein einfaches und zugleich hochsensibles Detektionssystem. Als geeignet stellten sich elektrisch stimulierte Organe heraus, deren Kontraktionen durch Opioide gehemmt wurden. Bekannt war, dass Opioid-Effekte durch Naloxon aufgehoben werden. Durch die Naloxon-sensitive Kontraktionshemmung mit anderen Liganden konnte seine Wechselwirkung mit Opioid-Rezeptoren eindeutig bewiesen werden.

Heute unterscheidet man verschiedene Gruppen endogener Opioid-Peptide, die als körpereigene Agonisten an den Rezeptoren der schmerzhemmenden Systeme angreifen (Tab. 4.5). Dabei handelt es sich überraschenderweise nicht um Morphin-ähnliche Alkaloide sondern um Oligopeptide. Gleichartige endogene Peptide werden auch bei Extremsportlern als sog. Glückshormone freigesetzt und sollen als Spaltprodukte von Milchproteinen für den Saugreflex von Neugeborenen verantwortlich sein. In zahlreichen Variationen wurden sie auch aus der Haut exotischer Frösche isoliert.

Diese Peptid-Familien sind Teilsequenzen der entsprechenden Präkursor-Polypeptide. Jedes Präkursorpeptid enthält ein oder mehrere biologisch aktive Oligopeptide. So ist z. B. im Pro-Opiomelanocortin, das aus 241 Aminosäuren (AS) aufgebaut ist, β-Endorphin mit 31 AS enthalten. Leu-Enkephalin ist ein Pentapeptid des Proenkephalins.

Met-Enkephalin: Tyr-Gly-Gly-Phe-Met
Leu-Enkephalin: Tyr-Gly-Gly-Phe-Leu

Alle endogenen Opioid-Liganden sind Oligopeptide mit der Aminosäure-Sequenz Tyr-Gly-Gly-Phe, wobei die 4-Hydroxyphenylgruppen des Tyrosins dem Ring A des Morphins und die Aminogruppe des Tyrosins der tertiären Aminogruppe des Alkaloids entsprechen (Abb. 4.16).

Der stärkste körpereigene Agonist für den μ-Rezeptor ist β-Endorphin. Dynorphin A, Met-Enkephalin und Leu-Enkephalin stimulieren den gleichen Rezeptor mit abnehmender Aktivität. Die höchste Selektivität zum κ-Rezeptor zeigt das Dynorphin A. Am δ-Rezeptor erweist sich Met-Enkephalin als stärkster Agonist.

Die Primärstrukturen der Opioid-Peptide sind der Tabelle 4.6 zu entnehmen.

Tab. 4.5 Humane, endogene Opioid-Peptide

Vorläuferpeptid	Endogenes Opioid	Rezeptorselektivität
Pro-endomorphin	Endomorphin-1 Endomorphin-2	μ μ
Pro-opiomelanocortin	β-Endorphin	μ = δ
Pro-enkephalin	Met-Enkephalin Leu-Enkephalin Metorphamid	δ > μ δ > μ μ >> δ > κ
Pro-dynorphin	Dynorphin A Dynorphin B α-Neo-Endorphin	κ >> μ und δ κ >> μ und δ κ >> μ und δ
Pro-nociceptin	Nociceptin	ORL-1

4.4.3 Morphin und Derivate

Der Prototyp der starken Analgetika ist das Opiumalkaloid **Morphin**. Opium enthält eine Reihe weiterer analgetisch, antitussiv und spasmolytisch wirkender Alkaloide. Die fünf Hauptalkaloide des Opiums, die alle dem Benzyl-isochinolin-Typ angehören, sind: Morphin, Codein, Thebain, Noscapin (Narcotin) und Papaverin. Ihre Verwandtschaft geht aus einem Strukturvergleich hervor (Abb. 4.17). Die Isochinolin-Struktur ist grau gerastert und der Benzyl-Teil rot gezeichnet.

Noscapin und **Papaverin** sind einfach strukturierte Benzyl-isochinolin-Alkaloide. Die gleichen Strukturelemente sind zwar auch im Morphin, in dessen Methylether

Tab. 4.6 Primärstrukturen (Aminosäure-Sequenzen) von Opioid-Peptiden

Endomorphin-1	Tyr	Pro	Trp	Phe-NH2		
Endomorphin-2	Tyr	Pro	Phe	Phe-NH2		
β-Endorphin	Tyr	Gly	Gly	Phe	Met-	Tyr-Gly-Gly-Phe-Met-Thr-Ser-Glu-Lys-Ser-Gln-Thr-Pro-Leu-Val-Thr-Leu-Phe-Lys-Asn-Ala-Ile-Ile-Lys-Asn-Ala-Tyr-Lys-Lys-Gly-Glu
Met-Enkephalin	Tyr	Gly	Gly	Phe	Met	
Leu-Enkephalin	Tyr	Gly	Gly	Phe	Leu	
Methorphamid	Tyr	Gly	Gly	Phe	Met-	Arg-Arg-Val-amid
Dynorphin A	Tyr	Gly	Gly	Phe	Leu-	Arg-Arg-Ile-Arg-Pro-Lys-Leu-Lys-Trp-Asp-Asn-Gln
Dynorphin B	Tyr	Gly	Gly	Phe	Leu-	Arg-Arg-Gln-Phe-Lys-Val-Val-Thr
α-Neoendorphin	Tyr	Gly	Gly	Phe	Leu-	Arg-Lys-Tyr-Pro-Lys
Nociceptin	Phe	Gly	Gly	Phe	Thr-	Gly-Ala-Arg-Lys-Ser-Ala-Arg-Lys-Leu-Ala-Asn-Gln

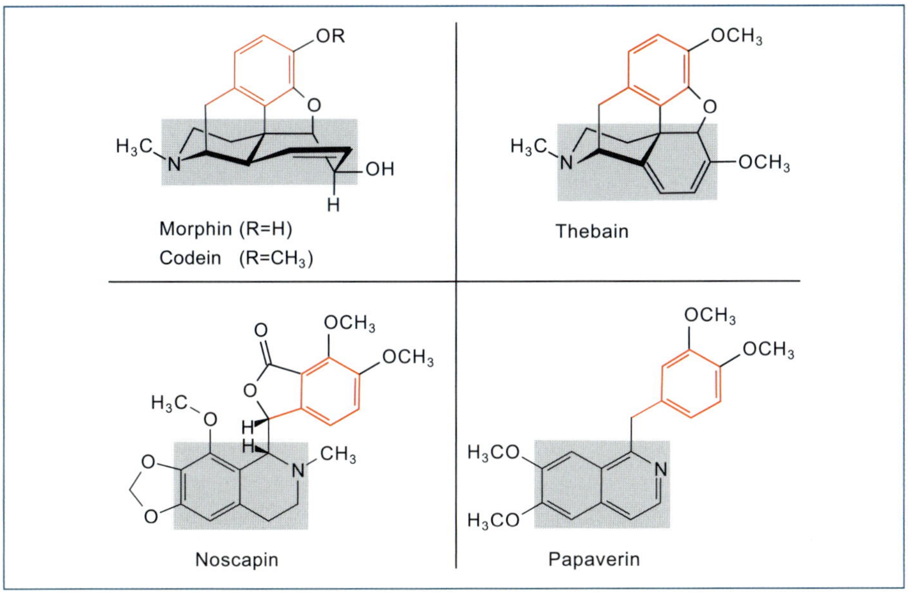

Abb. 4.17 Vergleich der fünf Hauptalkaloide des Opiums

Codein und im Thebain enthalten, jedoch als pentazyklisch überbrücktes Ringsystem. Die einzelnen Alkaloide unterscheiden sich auch durch den Hydrierungsgrad. **Morphin** und **Codein** enthalten ein Octahydro-, Thebain ein Hexahydro-isochinolin-System. Noscapin weist als Teilstruktur ein Tetrahydro-isochinolin auf, Papaverin besitzt dagegen eine aromatische Isochinolin-Struktur. Zu den Opioiden zählen Morphin, Codein und Thebain, nicht jedoch Noscapin und Papaverin, die keine Morphin-artige Wirkung aufweisen.

Zur Struktur des Morphins

Die Schreibweise des Morphin-Moleküls im Europäischen Arzneibuch (Abb. 4.18) ist allen anderen verschiedenen Möglichkeiten aus folgenden Gründen vorzuziehen:

- sie entspricht den IUPAC-Regeln
- sie lässt die T-förmige Struktur erkennen
- sie ist stereochemisch korrekt und
- sie ist im Uhrzeigersinn beziffert.

Zum besseren Verständnis der räumlichen Struktur sei hervorgehoben, dass das T-förmige Morphin-Molekül aus einem senkrechten und einem waagerechten Teil besteht. Der senkrechte Teil ist nahezu planar gebaut (Abb. 4.18). Die Ringe D/C sind *trans*-verknüpft. Ring D liegt in Sesselform vor. Ring C wird durch die Doppelbindung und die Ether-Brücke in die Wannenform gezwungen. Die Methylen-Gruppe C(10) an C(9) und der Ring A an

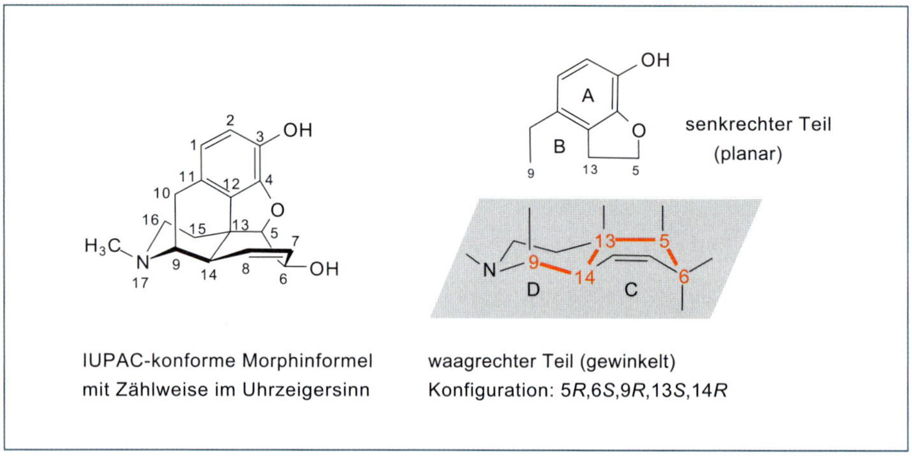

Abb. 4.18 Strukturelle Aspekte des Morphins

C(13) des Piperidin-Ringes (D) sind beide axial angeordnet. Morphin verfügt über fünf chirale C-Atome, die in direkter Nachbarschaft stehen. Beim entsprechenden „Aufschneiden" des Ringsystems würde eine Kohlenstoff-Kette von fünf aneinander gereihten chiralen C-Atomen entstehen, beginnend mit C-Atom 6 über 5, 13, 14 nach C-Atom 9. Die Konfigurationsangaben sind in Abbildung 4.18 enthalten.

Die wichtigsten Erkenntnisse über die wirkungsbezogenen strukturellen Eigenschaften der Morphin-ähnlichen Analgetika sind:

- ein sterisch fixiertes, aromatisches System
- als Substituent an einem quartären C-Atom
- verbunden mit einem basischen N-Atom
- der Abstand von zwei C-Atomen zwischen quartärem C-Atom und N-Atom und
- die *S*-Konfiguration des quartären C-Atoms (die *R*-Enantiomeren sind nicht zentralanalgetisch aktiv).

Für den Zusammenhang mit den „abgespeckten" synthetischen Morphin-Analoga ist das quartäre C-Atom von Bedeutung: Es entspricht im

- Morphinan dem C-Atom 13 (Abb. 4.22)
- Benzomorphan dem C-Atom 5 (Abb. 4.22)
- Pethidin dem C-Atom 4 (Abb. 4.27) und
- Methadon dem C-Atom 3 (Abb. 4.28).

Biotransformation von Morphin und Codein

Morphin, das einen ausgeprägten First-Pass-Effekt aufweist, wird an der phenolischen OH-Gruppe glucuronidiert und zu etwa 75% als 3-*O*-Glucuronid renal sowie zu etwa 10% biliär eliminiert. Die oxidative *N*-Demethylierung ist von untergeordneter Bedeutung. Der Hauptmetabolit des Codeins ist das 6-*O*-Glucuronid. Daneben tritt *O*- und *N*-Demethylierung zu Norcodein (*N*-Nor-Verbindung) und im Umfang von 5 bis 20% zu Morphin (*O*-Nor-Verbindung) ein (Abb. 4.19).

Morphin- und Thebain-Derivate

Durch strukturelle Abwandlung wie Veretherung, Veresterung, Oxidation, Hydrierung oder Umlagerung einer Doppelbindung des Morphins und des therapeutisch nicht nutzbaren Opiumalkaloids Thebain wurden Derivate erhalten, die z.T. starke Analgetika, teilweise zentral wirkende Antitussiva (Kap. 5.1) darstellen (Abb. 4.20 und Abb. 4.21). Der Einsatz von Thebain (Methylether des Oripavins) als Dien-Komponente einer Diels-Alder-Reaktion führte zu den äußerst potenten Analgetika aus der Reihe der Eth**e**no- und Eth**a**no-tetrahydro-oripavin-Derivate, von denen **Buprenorphin** Bedeutung erlangte.

Bis in die späten 60er Jahre war die Wirkstoff-Forschung auf dem Gebiet der starken Analgetika von der Konzeption geprägt, durch Vereinfachung der Morphin-Struktur zu selektiven Analgetika ohne bzw. zu Morphin-Modifikationen mit vermindertem Abhängigkeitspotenzial zu gelangen. Eine andere Strategie ging von der Hypothese aus, höhere Selektivität durch eine stärkere Starrheit und Komplexität von Morphin-Derivaten zu erreichen. Untersuchungen zur Topographie und Spezifität von Opiat-Rezeptoren ergaben, dass die Einführung zusätzlicher hydrophober Bindungsareale als Ursache für die enorme Wirkungssteigerung anzusehen ist. Zur therapeutischen Verwendung der Morphin- und Thebain-Derivate siehe Tabelle 4.7.

Buprenorphin zeigt beim Menschen die 10- bis 20fache Morphin-Wirkung. Die 18,19-Dihydro-Derivate und solche mit freier phenolischer OH-Gruppe (Oripavin-Typen) zeigen bei ähnlichem Wirkungsbild wie die Stammverbindung höhere Aktivitäten. Wahrscheinlich sind nur die freien Phenole wirksam, die aus den Methylethern durch Biotransformation entstehen. Sowohl die Aktivität als auch das Wirkungsspektrum sind stark von der Konfiguration des Hydroxyalkyl-Substituenten an C(7) und von der Kettenlänge des endständigen Alkyl-

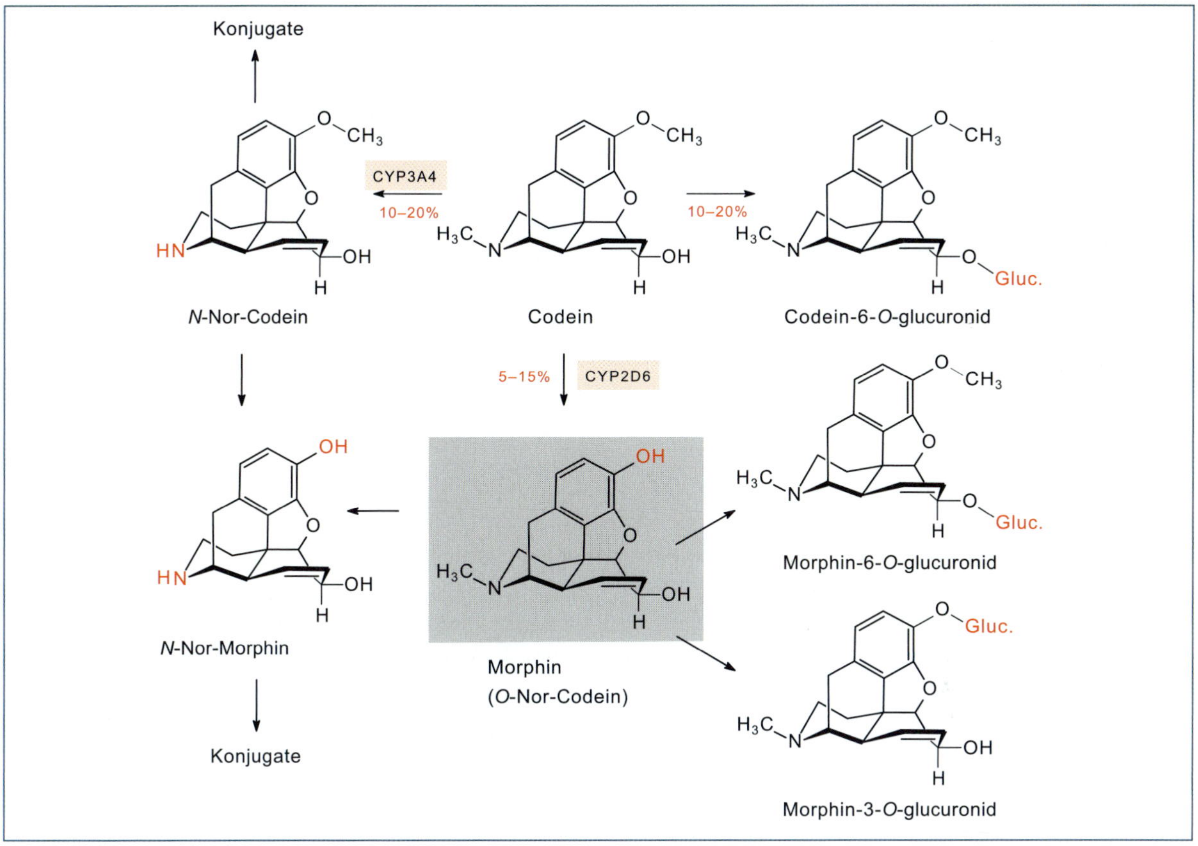

Abb. 4.19 Metabolisierung von Morphin und Codein

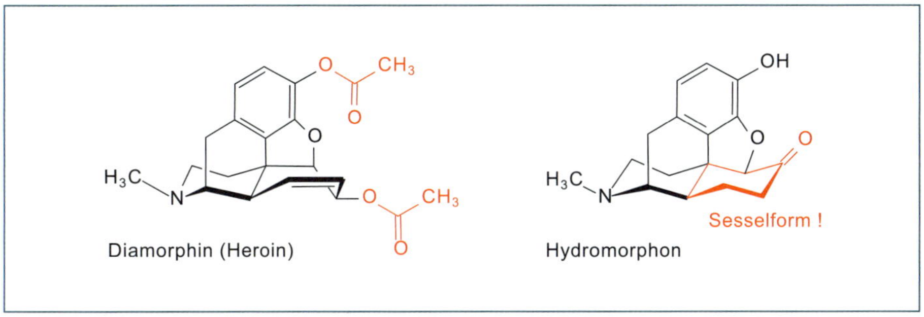

Abb. 4.20 Morphin-Derivate

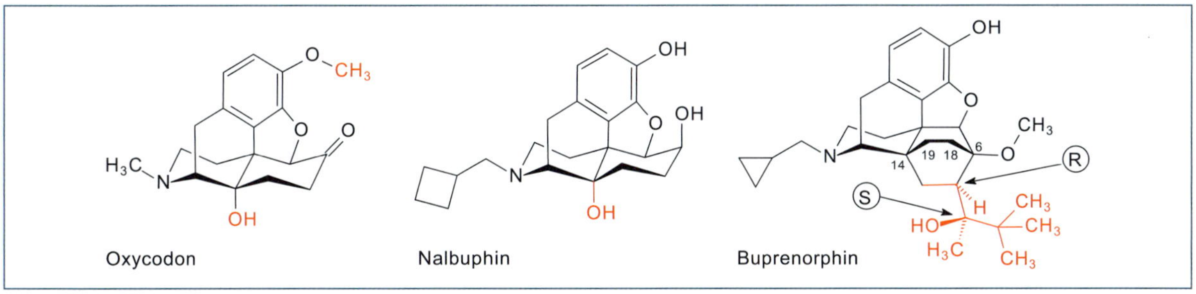

Abb. 4.21 Thebain-Derivate

Tab. 4.7 Therapeutische Verwendung von Morphin- und Thebain-Derivaten

Arzneistoff	Analgetikum	Antitussivum
Morphin und Derivate		
Morphin	+	–
Codein	(+)	+
Dihydrocodein	–	+
Diamorphin (Heroin)	(+)	–
Hydromorphon	+	–
Hydrocodon	–	+
Thebain und Derivate		
Thebain	–	–
Oxycodon	+	–
Nalbuphin	+	–
Buprenorphin	+	–

Restes abhängig. Dagegen besitzt der Alkyl-Rest am N (Position 17) im Gegensatz zu den Morphin- und Morphinan-Derivaten kaum Bedeutung hinsichtlich agonistischer oder antagonistischer Wirkung.

4.4.4 Morphinan- und Benzomorphan-Derivate

Morphinan- und 5,9-Dimethyl-benzomorphan-Derivate können als „abgespeckte" Morphine betrachtet werden. Das **Morphinan-Gerüst** enthält die vier Ring-Systeme A, B, C und D. Im Unterschied zum Morphin-Gerüst weist der Ring C Sesselform auf, da hier die Doppelbindung und die Ether-Brücke fehlen, die für das Vorliegen der Wannenform erforderlich sind. Die Anzahl der chiralen C-Atome ist auf drei reduziert. Die Konfigurationen der Chiralitätszentren entsprechen denen des Morphins (9*R*,13*R*,14*R*) (Abb. 4.22), jedoch ändert sich laut Prioritätsregel die formale Konfigurationsbezeichnung, weil am C(5) die Etherbrücke entfällt.

Das **Benzomorphan-Gerüst** ist trizyklisch. Hier fehlt der Ring C. Die Bezifferung ist geändert und richtet sich nach dem enthaltenen überbrückten System Morphan. Wenn C(9) unsubstituiert ist, beträgt die Zahl der chiralen C-Atome 2, im anderen Falle 3. Im 5,9-Dimethyl-benzomorphan mit 3 chiralen Zentren ist der „aufgeschnittene" Ring C an den beiden rudimentären CH_3-Gruppen zu erkennen.

Morphan ist das bizyklische, überbrückte Ringsystem (B, D) das in allen vorgenannten Gerüsten als Partialstruktur enthalten ist (Abb. 4.22).

Das am einfachsten strukturierte analgetisch wirksame Morphinan-Derivat ist ***N*-Methylmorphinan**, das etwa 1/5 der analgetischen Aktivität des Morphins aufweist, während **Morphinan** selbst als sekundäres Amin kaum wirksam ist. Durch Einführung einer Hydroxy-Gruppe in Position 3 erhält man das **Levorphanol** (derzeit a. H.!). Es besitzt die gleiche absolute Konfiguration wie das native, linksdrehende Morphin, ist aktiver als dieses und wird nach peroraler Verabreichung besser absorbiert. Der rechtsdrehende Antipode ist von sehr geringer analgetischer Wirksamkeit, sein 3-Methoxy-Derivat, das **Dextromethorphan**, wird als Antitussivum verwandt und entspricht in seiner Wirksamkeit dem Codein bei besserer Verträglichkeit und geringerem Abhängigkeitspotenzial (Abb. 4.23).

Eine weitere Vereinfachung der Morphin-Struktur wurde durch die 5,9-Dimethylbenzomorphane realisiert. Die strukturelle und wirkungsmäßige Vergleichbarkeit mit Morphin- und Morphinan-Derivaten wird auch dadurch dokumentiert, dass Veretherung, Veresterung oder Eliminierung der phenolischen OH-Gruppe einen Verlust an analgetischer Aktivität zur Folge haben wird.

Von therapeutischer Bedeutung ist **Pentazocin**, das sich durch eine analgetische und schwach Morphin-antagonistische Wirkung auszeichnet.

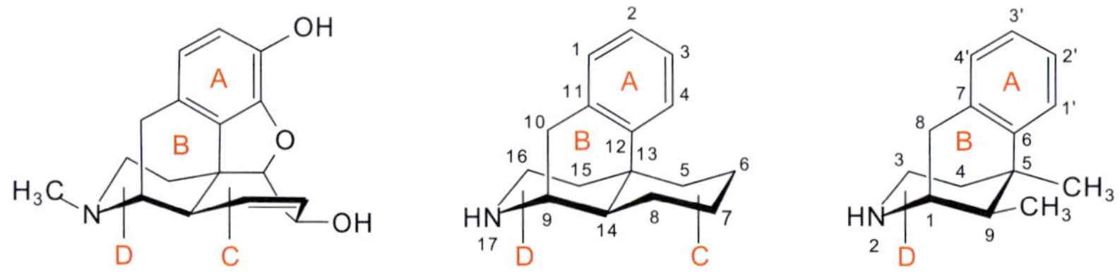

Morphin		Morphinan		5,9-Dimethyl-benzomorphan	
C / D	*trans*	C / D	*trans*		
B / C	*cis*	B / C	*cis*		
B / D	überbrückt	B / D	überbrückt	B / D	überbrückt
C	Wanne	C	Sessel		
D	Sessel	D	Sessel	D	Sessel
5 chirale C-Atome		3 chirale C-Atome		3 chirale C-Atome	

Abb. 4.22 Morphinan und 5,9-Dimethylbenzomorphan als „abgespeckte" Morphine

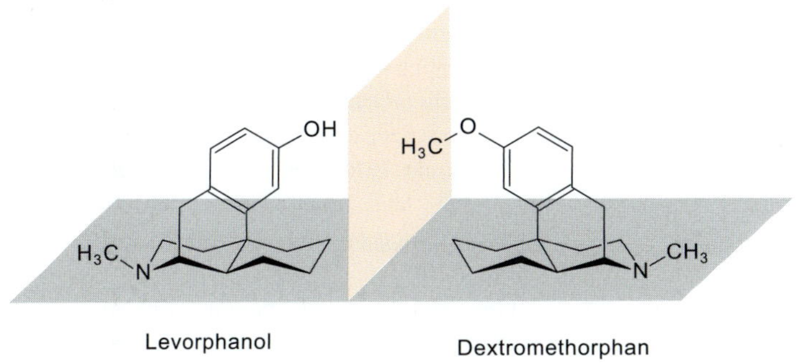

Abb. 4.23 Stereochemischer Vergleich eines Analgetikums mit einem Antitussivum

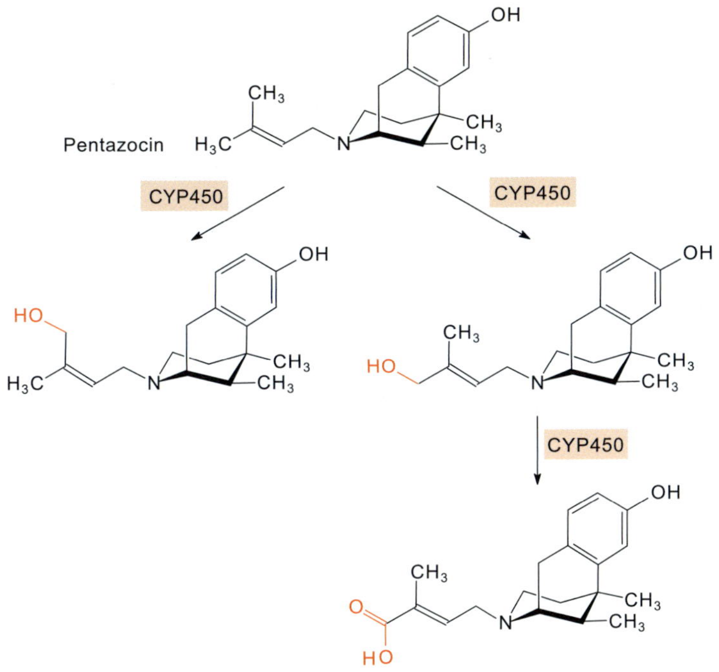

Abb. 4.24 Biotransformation des Pentazocin

Bei der **Biotransformation** des Pentazocins werden neben der Glucuronidierung der phenolischen OH-Gruppe zwei stereochemisch verschiedene Carbinole durch Hydroxylierung in Allyl-Position gebildet. Nur das *trans*-Isomer wird stereospezifisch zur Carbonsäure weiteroxidiert (Abb. 4.24).

4.4.5 Agonisten und Antagonisten

Bei Opioid-Rezeptor-Liganden unterscheidet man heute

- Agonisten (hohe intrinsische Aktivität)
- partielle Agonisten (geringe intrinsische Aktivität)
- gemischte Agonisten – Antagonisten
- Antagonisten (ohne intrinsische Aktivität).

Reine Agonisten: Morphin, Heroin, (Codein, Dihydrocodein), Oxycodon, Pethidin, Levomethadon, Dextropropoxyphen, Fentanyl, Sufentanil, Tilidin, Tramadol.
Partielle Agonisten: Buprenorphin, Meptazinol.
Gemischte Agonisten-Antagonisten: Pentazocin, Nalbuphin.
Reine Antagonisten: Naloxon, Naltrexon.
(Diese „Schwarz-weiß"-Angaben sind cum grano salis zu betrachten).

Der klassische Prototyp Morphin bindet an den μ-Rezeptor und entfaltet seine analgetische Wirkung über dessen Aktivierung. Wirkstoffe, die sich analog verhalten, bezeichnet man als **reine** (volle) **Agonisten.** Ein Ersatz der *N*-ständigen Methylgruppe des Morphins – auch bei

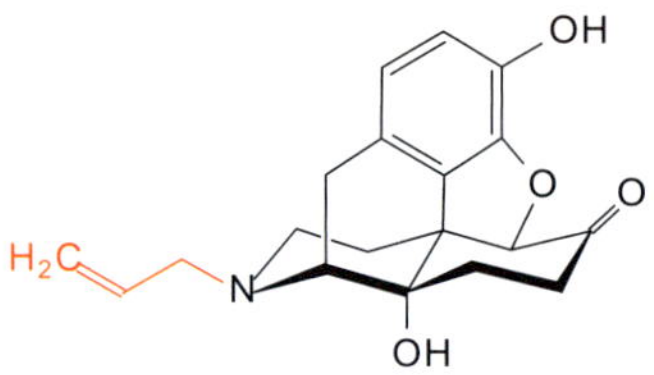

Naloxon

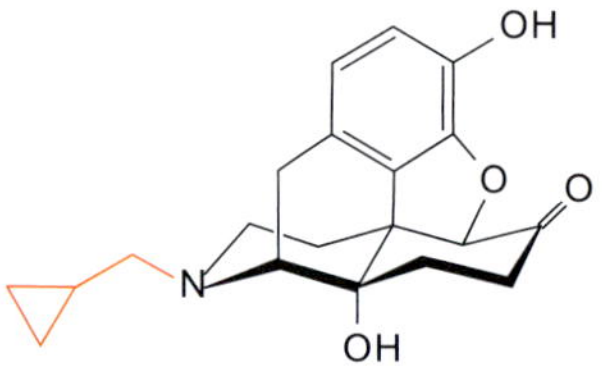

Naltrexon

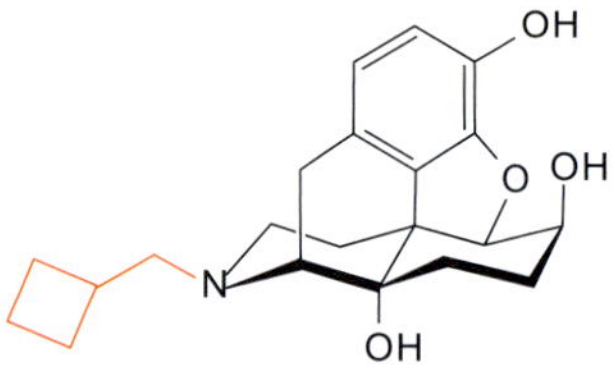

Nalbuphin

Abb. 4.25 Reine und partielle Morphin-Antagonisten

Tab. 4.8 Reine und partielle agonistische und antagonistische Effekte an μ-, κ- und δ-Rezeptoren

Opioid	Opioid-Rezeptoren		
	μ	κ	δ
β-Endorphin	+		+
Met-Enkephalin			+
Leu-Enkephalin			+
Dynorphin A und B		+	
α-Neoendorphin		+	
Pethidin	+		
Methadon	+		
Fentanyl	+		
Meptazinol	+		
Buprenorphin	+	–	
Pentazocin	+	+	
Naloxon	–		
Nalbuphin	–	+	
Naltrexon	–	+	

+	Agonist
+	partieller Agonist
–	Antagonist

Oxymorphonen und Morphinanen – durch bestimmte Substituenten wie die Allyl-Gruppe (Naloxon), die Cyclopropylmethyl-Gruppe (Naltrexon) oder die Cyclobutylmethyl-Gruppe (Nalbuphen) führt zu Wirkstoffen, die ihre Rezeptoraffinität behalten aber ihre Rezeptor-aktivierende Fähigkeit ganz oder teilweise einbüßen. Es entstehen Voll-Antagonisten wie das **Naloxon** oder partielle Antagonisten wie **Naltrexon** und **Nalbuphin** (Abb. 4.25).

Die **Antagonisten** heben nicht nur die analgetische Wirkung des Morphins auf sondern auch seine unerwünschten Nebenwirkungen und werden daher bei Morphin-Vergiftungen eingesetzt. Neben den reinen Agonisten (Morphin) und den reinen Antagonisten (Naloxon) existieren die **partiellen Agonisten**. Sie werden ebenfalls zur Schmerztherapie eingesetzt und entfalten dabei ein geringeres bzw. verändertes Nebenwirkungs-Spektrum sowie eine reduzierte Abhängigkeits-Symptomatik. Beispiele sind Buprenorphin und Meptazinol.

Gemischte Agonisten-Antagonisten, die einerseits partielle Agonisten am κ-Rezeptor sind, zum anderen auch Antagonisten am μ-Rezeptor darstellen, sind z. B. Nalbuphin und Pentazocin. Über die Bindungseffekte der wichtigsten Opioide informiert Tabelle 4.8.

4.4.6 Pethidin-Gruppe

Zu den ersten synthetischen, vom Morphin abgeleiteten Analgetika gehört die Gruppe der 4-Phenyl-piperidine (Pethidin-Gruppe), die formal durch sukzessives „Abspecken" von Morphin erhalten wurden (Abb. 4.26). Eine Weiterentwicklung dieser Wirkstoffe führte zur Gruppe der Butyrophenone (Kap. 3.4.1).

Der Prototyp **Pethidin** enthält alle für eine Morphin-artige Wirkung charakteristischen Partialstrukturen, wie das quartäre C-Atom, an dem ein Aromat gebunden und im Abstand von zwei weiteren C-Atomen eine tertiäre Amino-Gruppe lokalisiert ist. Beim Vergleich von Morphin mit Pethidin fällt auf, dass im Morphin der Benzenring an Position 4 des darin enthaltenen Piperidinrings (entspricht der Position 13 des Morphins) in axialer Stellung angeordnet ist. Im Pethidin nimmt dagegen der Benzenring als der größere der beiden Substituenten in Position 4 die äquatoriale Lage ein (Abb. 4.27). Insofern ist keine sterische Übereinstimmung gegeben. Jedoch ist es möglich, dass bei der Bindung an einen Morphin-Rezeptor eine Konformationsänderung zur axialen Position erfolgt.

Strukturvergleiche bei zahlreichen Pethidin-Analoga zeigen, dass im Pethidin wenig Spielraum für eine Substitution am Aromaten und für die Änderung des Umfangs der Ester-Gruppierung gegeben ist, mit Ausnahme einer Hydroxy-Gruppe in Position 3 – entsprechend der OH-Position in Morphin. Bei Veränderung der Alkoxy-Gruppe tritt Aktivitätsminderung ein, jedoch nicht, wenn die

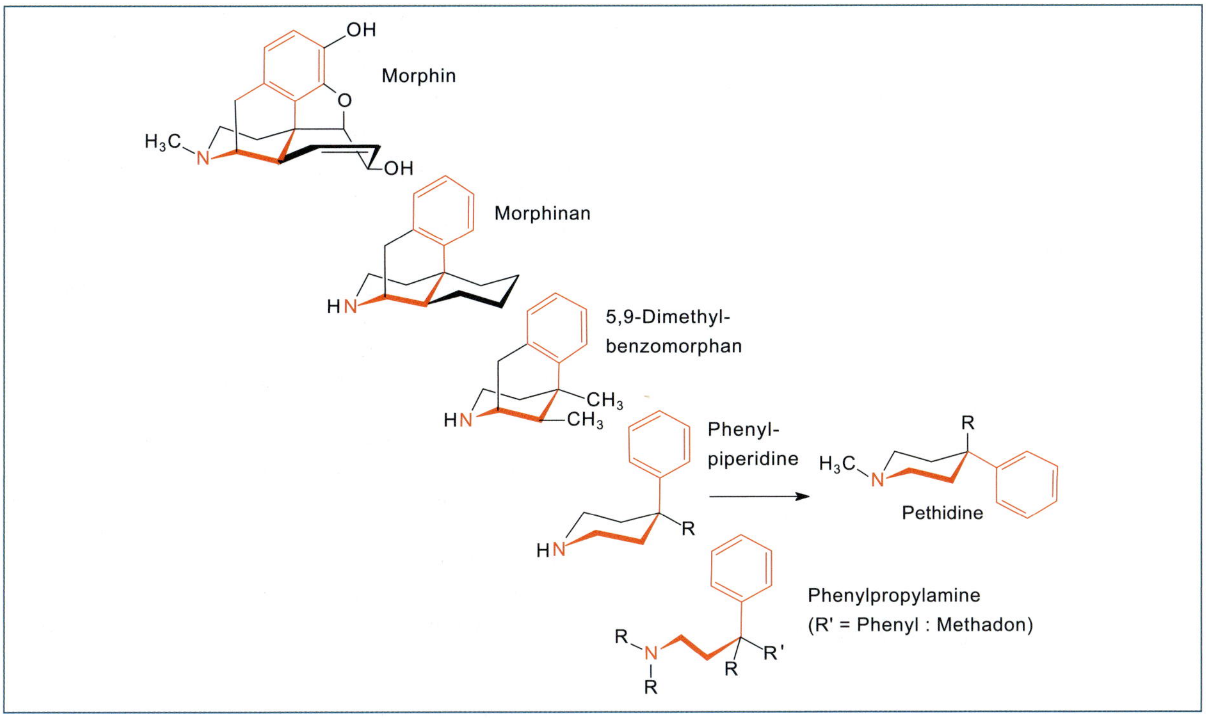

Abb. 4.26 „Abspecken" des Morphins

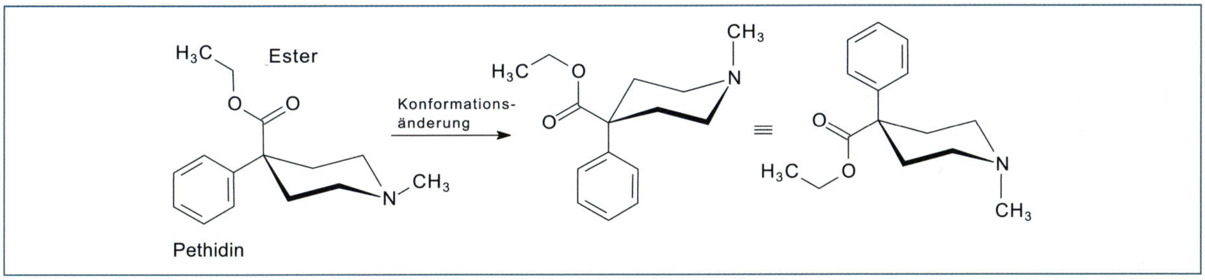

Abb. 4.27 Pethidin und „umgeklapptes" Pethidin

Ester-Funktion formal umgekehrt wird, wie es durch die inzwischen nicht mehr therapeutisch eingesetzten Wirkstoffe Alphaprodin und Cetobemidon dokumentiert ist.

Biotransformation

Nach peroraler oder parenteraler Verabreichung wird Pethidin am Stickstoff zu Nor-Pethidin demethyliert. Außerdem erfolgt Ester-Hydrolyse. Zum Teil wird die Verbindung aber auch unverändert ausgeschieden.

4.4.7 Methadon-Gruppe

Derivate des 3,3-Diphenyl-propyl-amins werden als Methadon-Gruppe zusammengefasst. Der Prototyp dieser Verbindung ist das **Levomethadon**, das dem (*R*)-(−)-Methadon entspricht. Dieses Enantiomer ist fast doppelt so wirksam wie der rechtsdrehende Antipode und zeigt darüber hinaus geringere Toxizität.

Im Gegensatz zum Morphin wird Levomethadon peroral gut absorbiert. Im Rahmen sog. Substitutionsprogramme wird versucht, durch kontrollierte Gabe von Levomethadon, Methadon oder Levacetylmethadol, den Drogenmissbrauch zu reduzieren. Von Bedeutung ist dabei, dass Methadon etwas polarer als andere Opioide ist, der Wirkungseintritt langsamer erfolgt und dadurch der sog. Kick, der zum Entstehen der Sucht beiträgt, ausbleibt. Nach oraler Gabe von Methadon tritt die Wirkung nach 20 bis 30 min ein und erreicht erst nach ein bis zwei Stunden ihr Maximum. Nur das freie, nicht Protein-gebundene Methadon passiert die Blut-Hirn-Schranke. Die

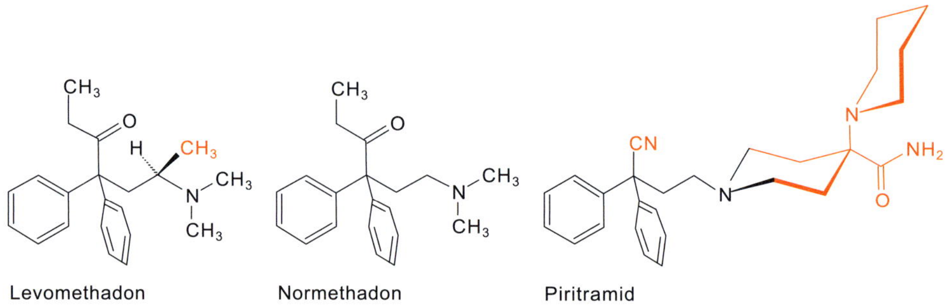

Abb. 4.28 Methadon-Gruppe

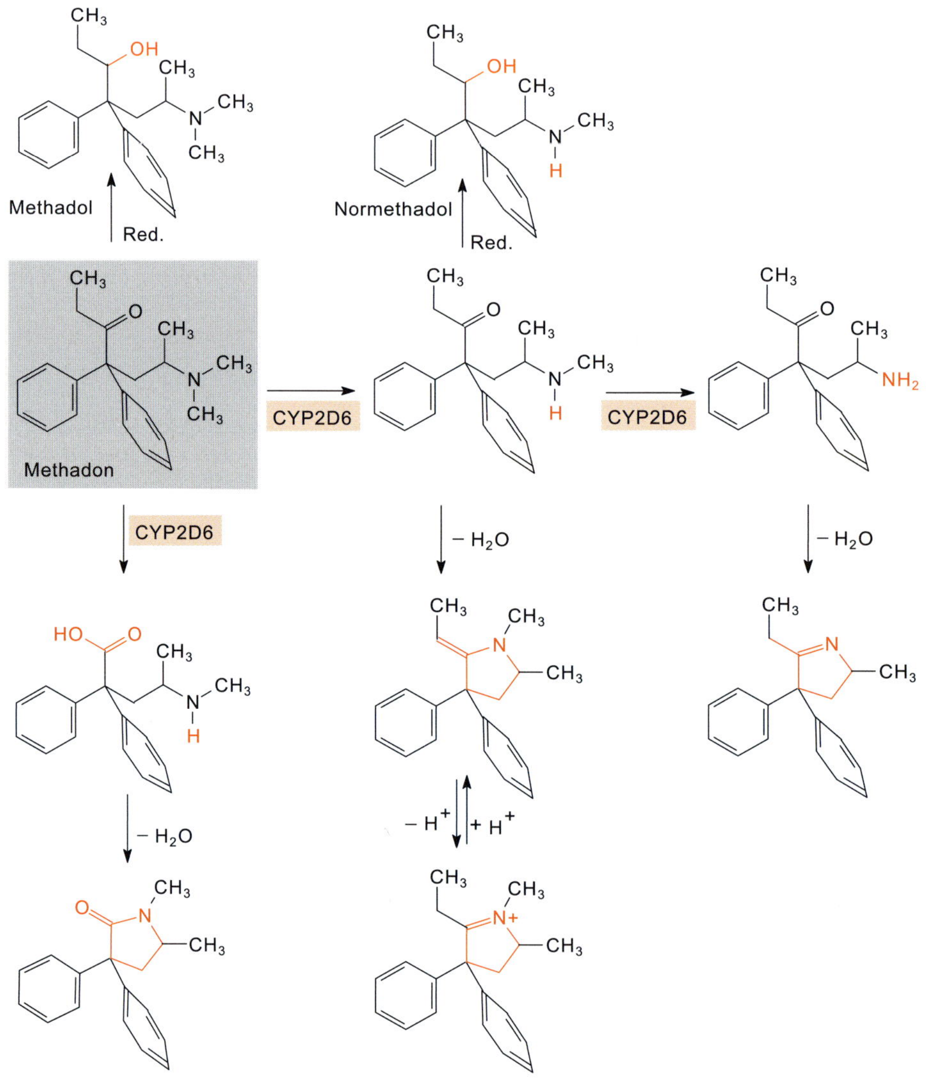

Abb. 4.29 Metabolisierung von (Levo)Methadon

renale Eliminierung von Methadon ist stark pH-abhängig. Saurer Urin beschleunigt, alkalischer verzögert die Ausscheidung.

Verschiebt man die CH_3-Gruppe um eine Position, wie in Isomethadon, wird die analgetische Wirkung abgeschwächt. Wenn die Methylgruppe nicht vorhanden ist, wie in **Normethadon**, erhält man ein antitussiv wirksames Methadon-Derivat (mit geringer analgetischer Wirkkomponente). Der Ersatz der Keto-Funktion durch eine Nitrilgruppe führt zu **Piritramid** (Abb. 4.28).

Biotransformation

Obwohl Levomethadon nach peroraler Verabreichung hauptsächlich unverändert eliminiert wird, finden eine Reihe von Biotransformationsreaktionen statt, u. a. Zyklisierungsreaktionen und aromatische *p*-Hydroxylierung mit anschließender Glucuronidierung. Die tertiäre Aminogruppe wird z.T. oder vollständig demethyliert. Das Ethylketon wird unter Abspaltung des Ethyl-Restes zur Carbonsäure oxidiert. Durch intramolekulare Kondensation entstehen fünfgliedrige Heterozyklen (Lactam-, Pyrrolidin- und Pyrrolin-Derivate). Andererseits führt die enzymatische Reduktion in geringem Umfang zu den aktiven Metaboliten Levomethadol und Nor-Levomethadol (Abb. 4.29).

4.4.8 Starke Analgetika ohne Morphinan-Struktur

Unter den verschiedenen, zentral wirkenden Analgetika weisen **Meptazinol**, **Tramadol** und **Tilidin** noch eine gewisse Verwandtschaft zur Pethidin-Reihe auf. Strukturell betrachtet nicht mehr morphinähnlich sind dagegen **Fentanyl**, **Alfentanil**, **Sufentanil, Remifentanil** sowie **Nefopam** und **Flupirtin**, obwohl auch hier ein aromatisches Ringsystem und eine tertiäre Aminogruppe enthalten sind.

Meptazinol, ein zentral wirkendes Analgetikum der Hexahydroazepin-Reihe hat Morphin-agonistisch-antagonistische sowie cholinerge Effekte. Es ist chiral und wird als Racemat angewandt, da beide Enantiomeren wirksam sind. Strukturelle Verwandtschaft besteht zur Pethidin-Gruppe (Abb. 4.30). Unterschiedlich ist der Abstand zwischen dem aromatischen und dem basischen Zentrum: Zwei C-Atome bei Meptazinol und drei C-Atome bei Pethidin. Als Vorteile von Meptazinol sind anzusehen: relative Selektivität an Opiat-Rezeptoren, geringe Atemdepression und wahrscheinlich geringere Suchtgefahr. Von Nachteil ist als Folge des hohen First-Pass-Effektes die eingeschränkte Bioverfügbarkeit. Es wird daher nur parenteral verabreicht. Hauptmetabolite sind Oxo-Meptazinol, Desmethyl-Meptazinol, Glucuronid (inaktiv) und Sulfatkonjugate (inaktiv).

Tramadol, das peroral, rektal, intramuskulär oder intravenös verabreicht werden kann, wirkt nicht nur stark analgetisch, sondern auch antitussiv. Im Gegensatz zu Morphin besitzt Tramadol in angemessener Dosierung keine atemdepressive Wirkung und beeinflusst auch nicht die Darmmotilität.

Therapeutische Verwendung findet das (±)-*cis*-2-(Dimethylamino-methyl)-1-(3-methoxyphenyl)cyclohexanol. „*cis*“ bezieht sich dabei auf die nachbarständigen funktionellen Gruppen am Cyclohexanring (Abb. 4.30). Im Tramadol ist der Abstand vom quartären C zur tertiären

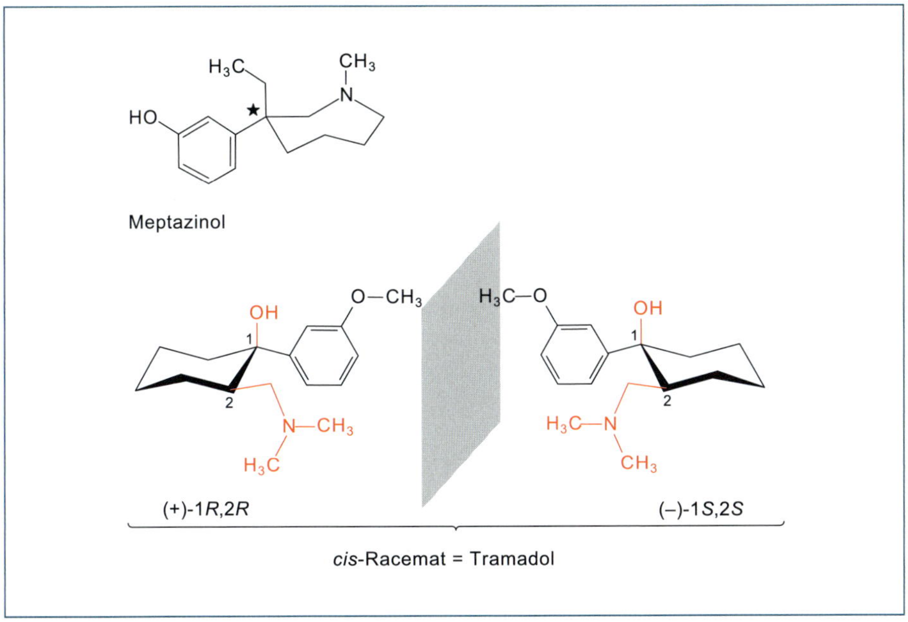

Abb. 4.30 Meptazinol und Tramadol

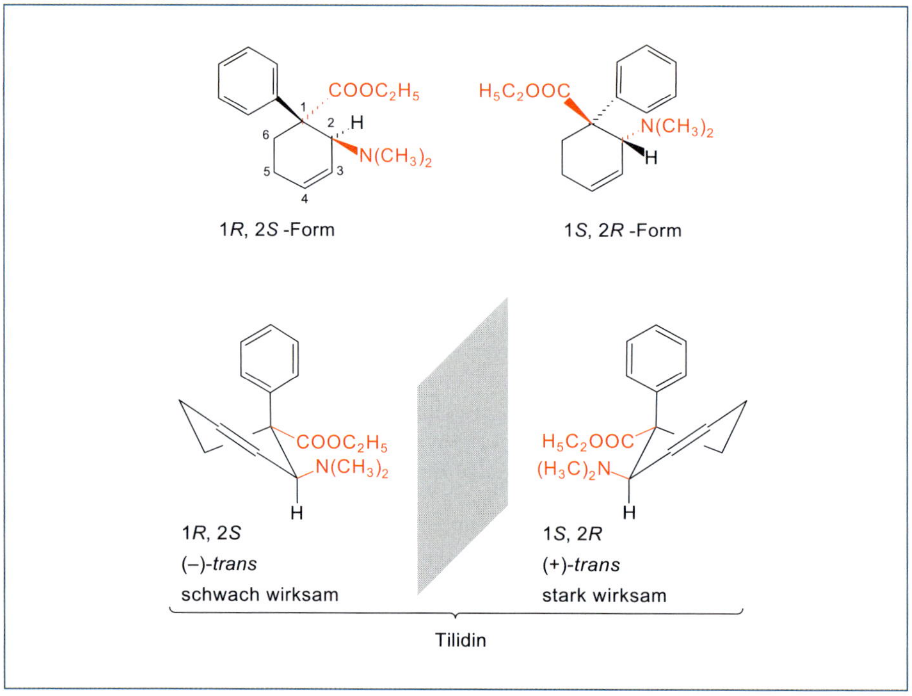

Abb. 4.31 Tilidin in zwei Betrachtungsweisen

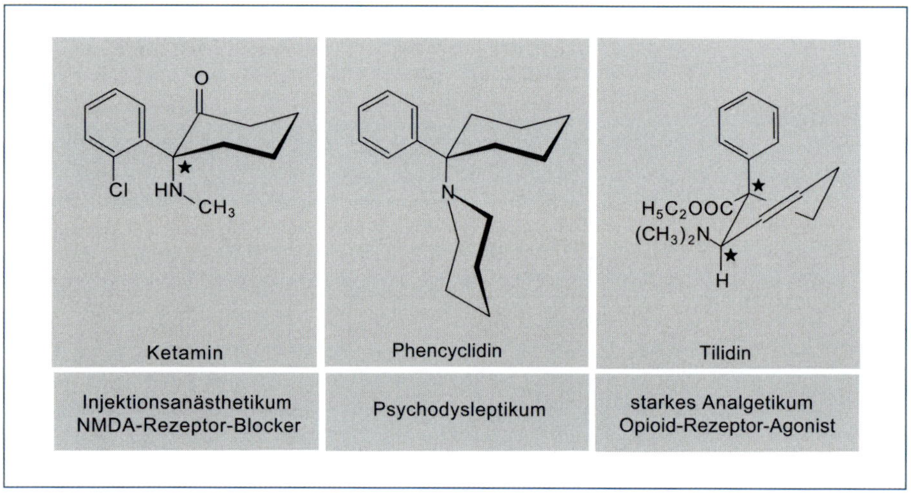

Abb. 4.32 Vergleich dreier strukturell ähnlicher, jedoch pharmakodynamisch unterschiedlicher Wirkstoffe

Aminogruppe durch zwei C-Atome festgelegt. Beim Tilidin ist dieser Abstand auf ein C-Atom verkürzt.

Tilidin ist als racemische *trans*-Verbindung in Kombination mit Naloxon im Handel. Die fixe Kombination mit dem niedrig dosierten Morphin-Antagonisten dient der Vermeidung missbräuchlicher Anwendung durch Opiatabhängige bzw -süchtige. Tilidin hat die Struktur des (±)-Ethyl-*trans*-2-dimethylamino-1-phenyl-3-cyclohexan-1-carboxylats. „*trans*" bezieht sich auf die nachbarständigen Substituenten am 1-Phenyl-cyclohexen, also auf die Dimethylamino- und die Ethylcarboxylatgruppe (Abb. 4.31).

Die *trans*-Verbindung ist in ihrer analgetischen Wirkung doppelt so aktiv wie die *cis*-Verbindung. (+)-*trans*-Tilidin besitzt die absolute Konfiguration 1*S*,2*R*. In (−)-*trans*-Tilidin liegt die 1*R*,2*S*-Konfiguration vor. Durch Hydrierung der Doppelbindung wird die analgetische Wirkung aufgehoben.

Die psycho-stimulierende Wirkungskomponente des Tilidins kann durch die Amphetamin-Partialstruktur erklärt werden. Tilidin selbst ist ein Prodrug, das durch *N*-Demethylierung zu Nor-Tilidin in die aktive Form übergeht, die eine hohe Affinität zu Opioid-Rezeptoren aufweist. Auch besteht eine strukturelle Verwandtschaft mit

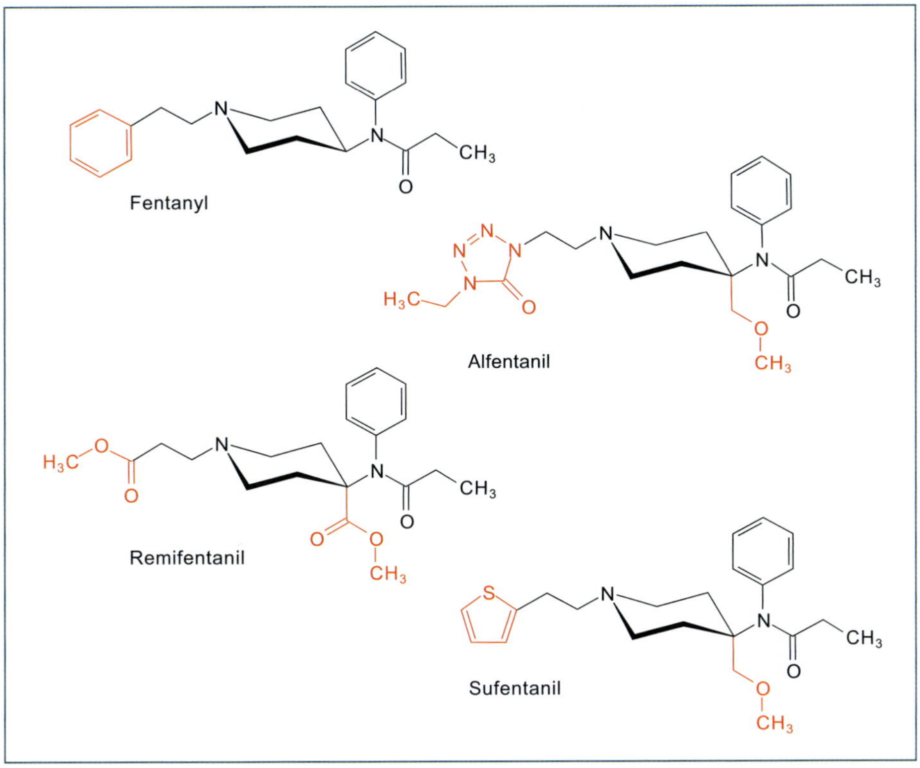

Abb. 4.33 Fentanyl und Verwandte

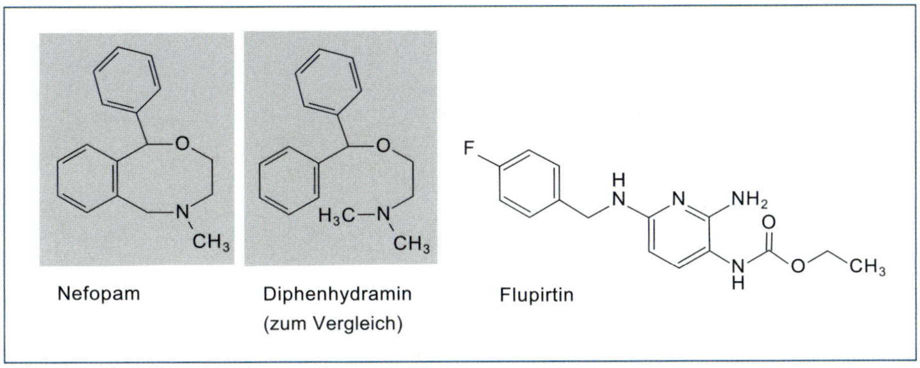

Abb. 4.34 Nefopam und Flupirtin

dem Injektionsanästhetikum Ketamin und dem Psychostimulans Phencyclidin (Abb. 4.32).

Fentanyl hat als *N*-Alkyl-substituiertes Piperidin-Derivat einige für Neuroleptika typische Strukturelemente (Kap. 3.4.1) und ist ein Agonist für Opioid-Rezeptoren. Es wird bevorzugt in Kombination mit Neuroleptika zur Neurolept-Analgesie eingesetzt. Fentanyl ist in seiner analgetischen Aktivität etwa 100-mal stärker als Morphin, hat jedoch nur eine kurze Halbwertszeit (etwa 30 min). Wie Morphin bindet es im ZNS vorwiegend an μ-Rezeptoren und zeigt somit auch die typischen Begleitwirkungen. Im Vergleich mit Morphin ist Fentanyl wesentlich lipophiler, was die Überwindung der Blut-Hirn-Schranke ermöglicht. Wegen ausreichender Lipidlöslichkeit und eines relativ niedrigen Molekulargewichts eignet sich Fentanyl auch zur Verabreichung über ein transdermales therapeutisches System (TTS).

Die **Biotransformation** erfolgt vorwiegend über CYP3A4, was zu Nor-Fentanyl (aktiv) und Phenylacetaldehyd führt. Der Wirkstoff wird auch zu einem 4-Anilino-Piperidin-Derivat (aktiv) und Propionsäure hydrolysiert.

Die bei endotrachealer Intubation und Beatmung sowie bei kurzfristigen Eingriffen zur Neurolept-Analgesie geeigneten Wirkstoffe **Alfentanil**, **Remifentanil** und **Sufentanil** sind Weiterentwicklungen von Fentanyl (Abb. 4.33).

Nefopam ist ein Tetrahydrobenz-ox-azocin, das man

als zyklisiertes Diphenhydramin betrachten kann. Es wird als Racemat angewandt, obwohl das (+)-Enantiomer eine höhere analgetische Potenz besitzt als das (−)-Enantiomer. Daneben hat es eine muskelrelaxierende Wirkung (Abb. 4.34).

Flupirtin nimmt in Bezug auf seine Struktur als Triaminopyridin-Derivat (Abb. 4.34) und in seinem weder über Affinität zu Opioid-Rezeptoren noch über Cyclooxygenase-Hemmung zu erklärenden analgetischen Eigenschaften eine Sonderstellung in der Reihe der starken Analgetika ein. Das wird u. a. auch dadurch dokumentiert, dass Flupirtin in seinem Nebenwirkungsprofil weder Opioiden noch Cyclooxygenase-Hemmstoffen ähnelt. Als Mechanismus der analgetischen Wirkung wird ein Effekt auf schmerzmodulierende noradrenerge Systeme auf spinaler und supraspinaler Ebene angenommen. Die Schmerzhemmung ist im Thalamus stärker als im Rückenmark. Flupirtin ist in seiner analgetischen Potenz mit Opiaten vergleichbar.

Die **pharmakokinetischen Daten** der starken Analgetika sind in Tabelle 4.9 aufgeführt.

Synopse

- Als Opioide bezeichnet man körpereigene, native und synthetische Wirkstoffe, die Bindungsaffinität zu den Opioid-Rezeptoren besitzen.
- Die Opioid-Rezeptoren gehören zu den G-Protein-gekoppelten Rezeptoren vom Rhodopsin-Typ.
- Natürliche, endogene Opioid-Rezeptor-Liganden sind die Enkephaline und Endorphine.
- Der Prototyp der starken Analgetika ist das Opiumalkaloid Morphin.
- Die wirkungsbezogenen strukturellen und stereochemischen Eigenschaften des Morphins und seiner Derivate sind bekannt.

Tab. 4.9 Pharmakokinetische Daten der starken Analgetika

Arzneistoff	Proteinbindung (%)	HWZ (h)	Eliminierungsweg	Aktive Metabolite
Alfentanil	90	2		
Buprenorphin	96	i.v. 2–3 subl. 20–25 transd. 25–36	biliär und renal	
Fentanyl	80	i.v. 3–12 transd. 17	9% biliär, 75% renal als inaktive Metaboliten, 10% unverändert	
Flupirtin	84	7–11	69% renal	Acetyl-Metabolit ca. 10 h
Hydromorphon	8	1,9–2,5	43,5% renal	
Levomethadon	60–96	20–55	bis 60% renal unverändert (pH-abhängig) 10–45% biliär	Methadol und Normethadol 76–90%
Meptazinol	23–27	2	überwiegend renal	
Morphin	35	25	renal	Morphin-6-Glucuronid
Nalbuphin	50	2,9	renal 5% unverändert, 70% als Kupplungsprodukt	
Naloxon	32–45	3–4	renal 70%	
Naltrexon	21	4	renal 60%, biliär 5%	6-Beta-Naltrexol
Nefopam		3–6		
Oxycodon	38–45	4–6	renal 33–61%, freies und konjug. Oxycodon	
Pentazocin		2–5		
Pethidin	65	3,5–4		
Remifentanil	70	5–10 min	renal nach 7–10 h ca 95% des Carbonsäure-Metaboliten	
Sufentanil	80			
Tilidin	40–50	3–5	renal 90%	Nor-Tilidin, Bis-Nortilidin
Tramadol	20	6	renal 90%	*O*-Desmethyltramadol

- Morphinan- und Benzomorphan-Derivate kann man als „abgespeckte“ Morphine betrachten, Wirkstoffe vom Typ des Buprenorphins stellen das Gegenteil dar.
- Bei den Opioid-Rezeptor-Liganden unterscheidet man reine Agonisten, partielle Agonisten, gemischte Agonisten-Antagonisten und reine Antagonisten.
- Wirkstoffe der Pethidin- und der Methadon-Gruppe enthalten die für eine morphinartige Wirkung charakteristischen Partialstrukturen.
- Zu den starken Analgetika ohne Morphinan-Struktur zählen Meptazinol, Tramadol, Tilidin und Dextropropoxyphen. Sie weisen allerdings noch eine gewisse strukturelle Verwandtschaft zur Pethidin-Reihe auf.
- Zwischen den Wirkstoffen der Fentanyl-Gruppe sowie den Einzelgängern Nefopam und Flupirtin einerseits und dem Morphin andererseits besteht keine chemische Verwandtschaft.

Literatur

Becke, K. et al. (2003): Reduziert niedrig dosiertes S-Ketamin den postoperativen Schmerzmittelbedarf? *Anaesthesist*, in Vorbereitung

Buschmann, H. et al. (2002): μ-selektive Opioide ohne Morphinanstruktur, *Pharm Unserer Zeit* **31** 44

Christoph, T. und Buschmann, H. (2002): Gemischte opioide Agonisten/Antagonisten und partielle Agonisten, *Pharm Unserer Zeit* **31**, 40

Eap, C.B. et al. (2001): Cytochrome P450 2D6 genotype and methadone steady-state concentration, *J Clin Psycopharmacol* **21** (2): 229–34

Friderichs, E. und Straßburger, W. (2002): Opiatrezeptoren, *Pharm. Unserer Zeit* **31**, 32

Mather, L. et al. (1998): Systemic and regional pharmacokinetics of levobupivacaine and bupivacaine enantiomers in sheep, Anesth Analg **86**, 805–811

Papp-Jámbur, C. et al. (2002): Cytochrom-P450-Enzyme und ihre Bedeutung für Medikamenteninteraktionen, *Anästhesist* **51**, 2–15

Straßburger, W. und Friderichs (2002): Ironman, Muttermilch und Krötenhaut, *Pharm Unserer Zeit* **31**, 52

Wulf, H. (1997): Sind „Linkshänder“ bessere Lokalanästhetika? *Anaesthesist* **46**, 622–626

5 Hustenreflex und Bronchialfunktion

5.1 Antitussiva

5.1.1 Morphin- und Morphinan-Derivate

Die antitussive Wirkung beruht auf der Dämpfung der reflektorischen Erregbarkeit des Hustenzentrums. Antitussiva sind indiziert, wenn bei einem unproduktiven Husten der Hustenstoß die auslösende Verursachung nicht eliminieren kann.

Das älteste, heute immer noch am meisten angewandte und wohl auch wichtigste Antitussivum, von dem die weitere Entwicklung dieser Wirkstoffgruppe ausging, ist das Opium-Alkaloid **Codein**. Es führte zu einer Reihe halbsynthetischer Morphin-Derivate, von denen heute außer Codein nur noch Dihydrocodein und Hydrocodon Bedeutung haben (Abb. 5.1).

Alle Antitussiva der Morphin-Reihe, auch die heute nicht mehr angewendeten Wirkstoffe Ethylmorphin, Pholcodin, Dihydrocodeinon und Thebacon, unterscheiden sich durch ein wesentliches Strukturmerkmal von Morphin: sie enthalten keine freie phenolische OH-Gruppe, sondern sind Phenolether. Durch die Veretherung werden die analgetische Wirkung des Morphins, ebenso die euphorisierenden Eigenschaften und die Beeinträchtigung des Atemzentrums stark reduziert.

Während **Morphin** aufgrund der freien phenolischen OH-Gruppe und der tertiären Amin-Struktur eine **amphotere Verbindung** ist und je nach pH-Wert des umgebenden Milieus als Kation, Zwitterion oder Anion vorliegen kann, handelt es sich beim **Codein** um einen ***N*-tertiären Aminoalkohol**. Offensichtlich ist für eine Wechselwirkung mit den Rezeptoren des Hustenzentrums im Stammhirn eine veretherte phenolische Funktion notwendig bzw. das Vorliegen einer freien phenolischen OH-Gruppe ungünstig.

Von den beiden Hauptmetaboliten des Codeins, *N*- und *O*-Nor-Codein, besitzt Letzterer besonderes Interesse, da er mit Morphin identisch ist und bis zu 15% entstehen kann (Abb. 4.19).

Morphin und die davon abgeleiteten, antitussiv wirkenden Phenolether sind überbrückte Benzyl-isochinolin-Alkaloide. Als „Hustenblocker“ dient aber auch seit Generationen das einfacher strukturierte Opium-Alkaloid **Noscapin** (Narcotin), ein Benzyl-isochinolin-Alkaloid ohne freie phenolische OH-Gruppe, jedoch mit Phenolether-Struktur (Abb. 5.1).

Bei der Abwandlung des Morphins durch „Aufschneiden“ von einem oder zwei darin enthaltenen Ringen mit dem Ziel, suchtfreie Analgetika zu erhalten, war es naheliegend, auch nach neuen Antitussiva zu suchen. Bemerkenswert ist, dass man dabei in der **Morphinan-Reihe** erfolgreich war, jedoch nicht in der **Benzomorphan-Gruppe**.

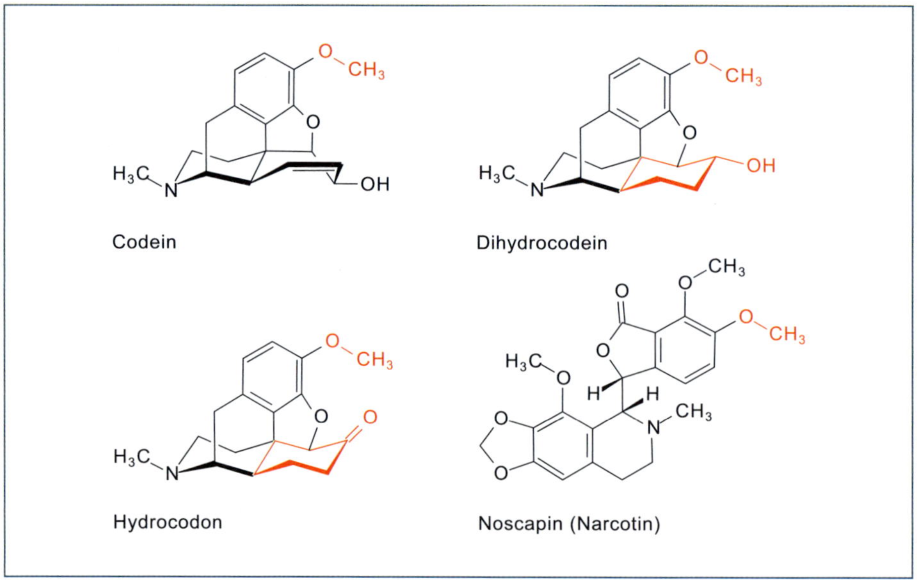

Abb. 5.1 Morphin-Derivate und das Opium-Alkaloid Noscapin mit zentral antitussiver Wirkung

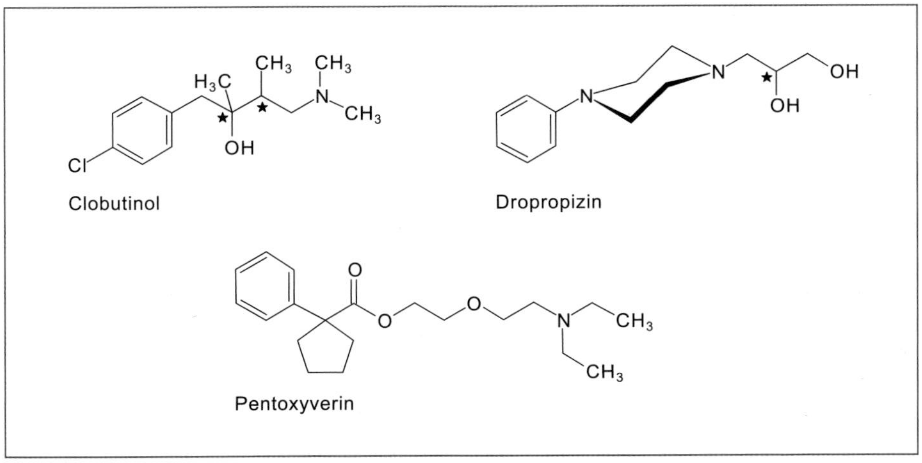

Abb. 5.2 Drei basisch substituierte Antitussiva

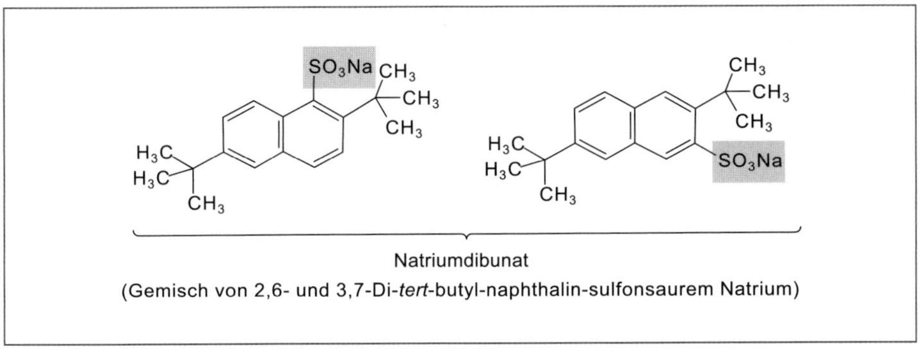

Abb. 5.3 Natriumdibunat

Ein heute wieder in verschiedenen Fertigarzneimitteln als Hustenblocker enthaltenes Morphinan-Derivat ist das rechtsdrehende **Dextromethorphan** (Abb. 4.23). Vergleicht man es mit dem linksdrehenden **Levomethorphan**, das stark analgetisch wirkt und dessen Demethyl-Analogon **Levorphanol** als Analgetikum angewandt wurde, so dokumentiert sich der Einfluss der Chiralität als Wirkungsparameter (Kap. 4.4.4).

5.1.2 Methadon- und Pethidin-Verwandte

Es war zu erwarten, dass auch unter den Abwandlungsprodukten der synthetischen Analgetika Wirkstoffe mit antitussiven Eigenschaften zu finden sind. Bereits 1947 wurde **Normethadon** als Antitussivum eingeführt, das jedoch später wegen suchtmachender Eigenschaften vom Markt genommen werden musste. Ebenso erging es dem 1958 auf den Markt gelangten Pethidin-verwandten **Isoaminil.** In beiden Wirkstoffen ist der Benzenring durch eine Kette von drei C-Atomen mit der tertiären Aminogruppe verbunden. Im **Clobutinol** beträgt der Abstand vier C-Atome. **Dropropizin** enthält die Partialstruktur des Ethylendiamins (Abb. 5.2). Beides sind phenylsubstituierte Aminoalkohole unterschiedlicher Struktur mit einem bzw. zwei chiralen Zentren. Sie werden als Racemate eingesetzt. Clobutinol ist das höher schmelzende der beiden Diastereomeren-Paare.

5.1.3 Verschiedene

Pentoxyverin erinnert strukturell stark an eine Gruppe synthetischer Spasmolytika (Abb. 5.2). Es ist ein basisch substituierter Phenylessigsäure-Ester, der keine atemdepressiven oder hypnotischen Nebenwirkungen zeigt. Seine Wirkung entfaltet Pentoxyverin durch Dämpfung der Hustenrezeptoren.

Keine strukturelle Verwandtschaft zu anderen Antitussiva weist das **Natriumdibunat** auf. Es besteht aus einem Gemisch zweier isomerer Naphthalinsulfonate, die mit je zwei tertiären Butylgruppen unterschiedlich substituiert sind. Natriumdibunat ist in Kombinationspräparaten enthalten (Abb. 5.3).

Als Wirkungsmechanismus wird die Blockade sensibler Hustenrezeptoren im Bronchialtrakt angenommen, während die basischen, lipophilen Antitussiva in erster Linie das Hustenzentrum im Stammhirn blockieren.

Relevante pharmakokinetische Daten wichtiger Antitussiva sind in Tabelle 5.1 zusammengestellt.

Tab. 5.1 Pharmakokinetische Daten wichtiger Antitussiva

INN	Proteinbindung (%)	HWZ (h)	Eliminierungsweg
Clobutinol		23–32 (p. o.) 7 (i. v.)	87–96% renal
Codein	ca. 10	3–5	3–16% unverändert renal 24–89% als Metabolite davon 5–20% als Morphin
Dihydrocodein		3–4,5	90% renal als Di-Konjugate und Morphin
Dropropizin		2–5	90% renal
Hydrocodon		3,5–4	26% renal als Metabolite
Noscapin		ca. 2	renal
Pentoxyverin		2,3 6 (retardiert) 3–3,5 (rektal)	renal

5.2 Expektoranzien

Expektoranzien sind Wirkstoffe, die zur Erleichterung oder Beschleunigung des Transportes von Bronchialsekret (Schleim) aus den Bronchien und der Trachea verabreicht werden. Nach ihrem Wirkungsmechanismus unterscheidet man **Sekretolytika, Sekretomotorika** und **Mukolytika**, wobei jedoch eine strenge Differenzierung nicht immer möglich ist.

5.2.1 Sekretolytika und Sekretomotorika

Sekretolytische Wirkstoffe führen durch Steigerung der Sekretion zur Verflüssigung des Schleimes. Indirekt wirkende Sekretolytika stimulieren die Bronchialsekretion reflektorisch, direkt wirkende Sekretolytika greifen an den schleimproduzierenden Zellen der Lunge an. Die anorganischen Expektoranzien **Kaliumiodid** und **Ammoniumchlorid** führen sowohl direkt als auch reflektorisch zur Sekretolyse.

Zu den indirekt wirkenden Sekretolytika gehören die Ipecacuanha-Alkaloide **Emetin** und **Cephaelin**. Das linksdrehende Emetin besitzt auch eine spezifische amöbizide Wirkung und wird neben dem vollsynthetischen, weniger toxischen 2-Dehydroemetin zur Chemotherapie der Amöbenruhr eingesetzt.

Die Verwendung als Sekretolytikum beruht auf der lokalen Erregung sensorischer Nerven des Magens, die reflektorisch die Bronchialsekretion fördern. Beide Alkaloide werden kaum metabolisiert und nur sehr langsam ausgeschieden. Andererseits führt eine Überdosierung zum Erbrechen.

Sekretomotorika sind dadurch gekennzeichnet, dass sie die Zilientätigkeit stimulieren und auf diese Weise den Schleimtransport fördern. Neben den β-Sympathomimetika (Kap. 3.15.1), die bei obstruktiven Atemwegserkrankungen zur Anwendung gelangen, haben verschiedene Bestandteile von ätherischen Ölen eine sekretomotorische Wirkung z. B. Cineol, Limonen, Myrtol, α-Pinen und Thymol.

5.2.2 Mukolytika

Die heute wohl wichtigste Wirkstoffgruppe innerhalb der Expektoranzien sind die **Mukolytika**, die eine Herabsetzung der Schleimviskosität bewirken. Die Wirkstoffe **Bromhexin** und **Ambroxol** sind enge strukturelle Verwandte. Ambroxol ist der verstärkt expektorierend wirkende Hauptmetabolit des Bromhexins, der durch oxidative *N*-Demethylierung und eine C-Hydroxylierung an einer sterisch begünstigten Position des Cyclohexanringes gebildet wird. Ein wenig aktiver Metabolit entsteht durch intramolekularen Ringschluss nach Oxidation der Methylgruppe (Abb. 5.4).

Bromhexin kann peroral, parenteral oder durch Inhalation appliziert werden. Es führt zum Abbau faserartig strukturierter Mukopolysaccharide, wodurch die Schleimviskosität abnimmt. Als Mechanismus wird die Aktivierung unspezifischer Hydrolasen angenommen. Daneben besitzt Bromhexin auch eine stimulierende Wirkung auf die sezernierenden Bronchialzellen. Insgesamt kommt es daher zur Vermehrung und Verdünnung des Sputums. **Ambroxol** regt zusätzlich die Tätigkeit des Flimmerepithels an. Mukolytische Eigenschaften haben auch Thiole und Thiolether wie ***N*-Acetylcystein** und **Carbocistein** (Abb. 5.5).

***N*-Acetylcystein** wirkt nach peroraler Anwendung und nach Inhalation (ohne Beeinflussung der sezernierenden Zellen der Mukosaschleimhaut) depolymerisierend auf den Schleim. Sulfhydryl-Verbindungen wie *N*-Acetylcystein „öffnen" im Proteinteil der Glykoproteine reduktiv Disulfid-Brücken, wodurch es nach in-vitro-Versuchen zur Molekül-Verkleinerung und damit zur Abnahme der Viskosität kommt (Abb. 5.6).

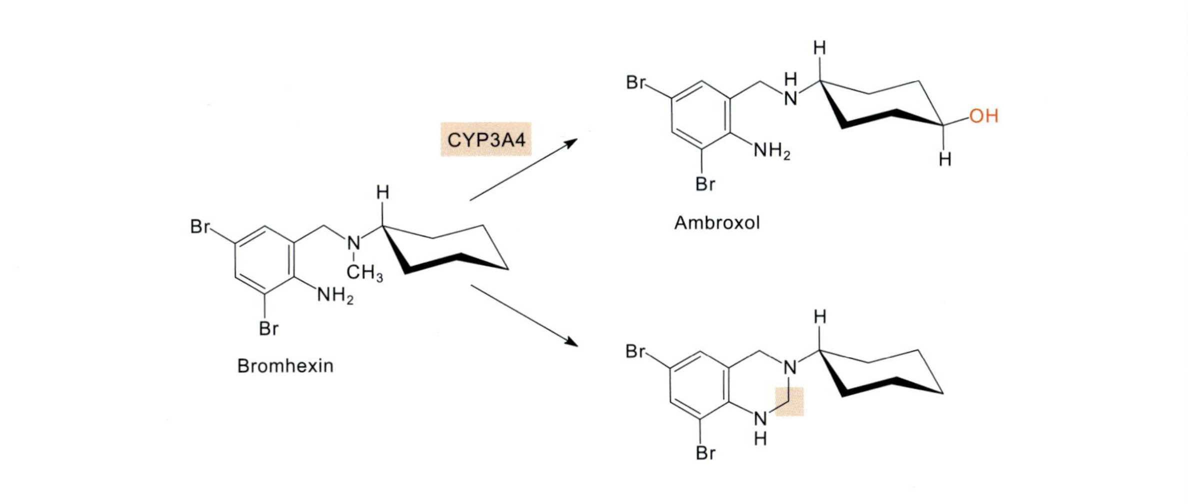

Abb. 5.4 Bromhexin und seine Hauptmetaboliten

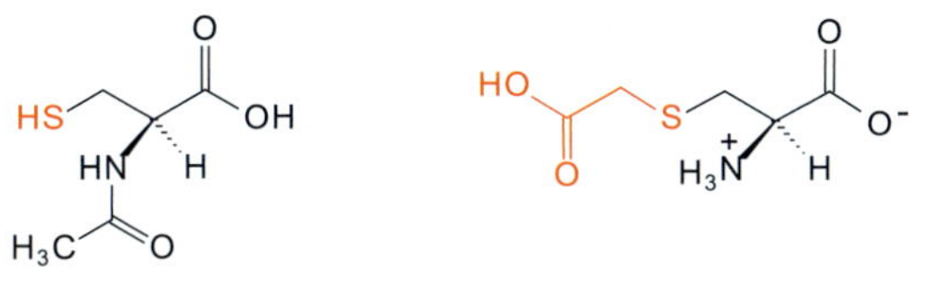

Abb. 5.5 S-haltige Mukolytika

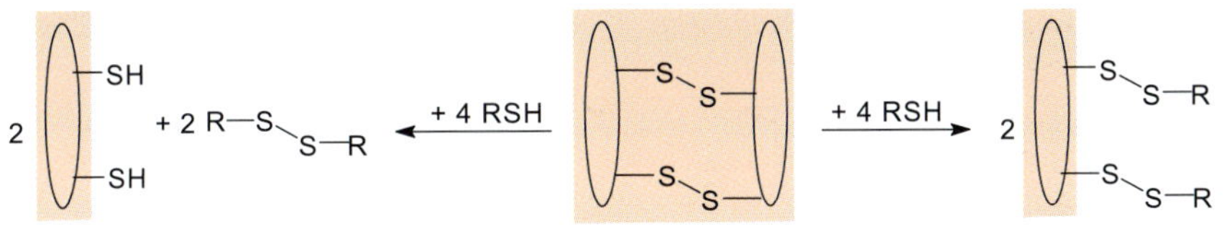

Abb. 5.6 Wirkmechanismus SH-Gruppen-haltiger Mukolytika

Tab. 5.2 Pharmakokinetische Daten wichtiger Expektoranzien

INN	Proteinbindung (%)	HWZ (h)	Eliminierungsweg
Ambroxol	80–90	8–9	90% in Form von Metaboliten, renal
N-Acetylcystein		1–2,5 (p.o.) 30–40 min (i.v.)	renal, als Metabolite, Cystein u.a.
Bromhexin	99	10–12 (p.o.) 17 (i.v.)	70% renal als Metaboliten, 5% fäkal
Carbocistein		1,5–1,8	99% renal, überwiegend unverändert

Carbocistein besitzt keine reaktive Thiolgruppe und ist demnach auch nicht zur reduktiven Depolymerisation Disulfidgruppen-haltiger Mukoproteine befähigt. Es wird peroral verabreicht und wirkt normalisierend auf die Sekretzellen und die Sekretzusammensetzung, wobei das Gleichgewicht unter den verschiedenen Mucin-Arten verschoben wird.

Relevante pharmakokinetische Daten wichtiger Expektoranzien sind in Tabelle 5.2 zusammengestellt.

5.3 Wirkstoffe zur Behandlung des Atemnotsyndroms Frühgeborener

Zur Behandlung des Infant Respiratory Distress Syndroms (IRDS), wie die internationale Bezeichnung für das Atemnotsyndrom Frühgeborener lautet, werden heute natürliche oder synthetische Surfactant-Präparate eingesetzt (**Surf**ace **Act**ive **A**g**ent**). Die natürlichen gewinnt man durch Lavage von Schweine- und Rinderlungen, die synthetischen durch Mischung bestimmter oberflächenaktiver Verbindungen.

Natürliches Surfactant überzieht die Epitheloberfläche der Luftwege bis hin zu den Alveolen mit einem monomolekularen Film. Dadurch wird die Oberflächenspannung in den Lungenbläschen herabgesetzt und das Kollabieren der Alveolen bei beendetem Ausatmen verhindert. Zugleich werden der Gasaustausch der Lungenmukosa und die alveoläre Ventilation erleichtert, die Austrocknung der Alveolen verhindert und die Entfaltung der Alveolen beim Einatmen unterstützt. Durch intratracheale Verabreichung von Surfactant-Präparaten ist es möglich, das IRDS, das eine lebensbedrohende Erkrankung unreifer Frühgeborener darstellt, erfolgreich zu therapieren.

Das natürliche Surfactant ist ein Gemisch aus Lipiden und Proteinen. Die Lipide bestehen im Wesentlichen aus Phospholipiden mit vorwiegend zwei Palmitinsäureanteilen. Die Surfactant-assoziierten Proteine (SAPs) werden in drei Gruppen unterteilt:

- SAP A: Gruppe höhermolekularer Proteine (M_r 28 000–36 000 Da)
- SAP B: hydrophobes Protein (M_r 9500 Da) und
- SAP C: hydrophobes Protein (M_r 1000–2000 Da).

Ein synthetisches Surfactant (Colfosceril) stellt die wässrige Lösung eines Gemisches von Dipalmitoylphosphatidylcholin (das auch das entscheidende Phospholipid im menschlichen Surfactant ist) mit einem nicht ionischen Detergens (Tyloxapol) und Cetylalkohol (Hexadecanol) dar (Abb. 5.7).

Die wirkungsbezogene Eigenschaften der Surfactant-Präparate sind:

- Adsorption an der Alveolen-Oberfläche
- Spreitung zu einem zusammenhängenden, dehnbaren Film
- Auskleidung der inneren Luftwege bis zu den terminalen Alveolen mit einem Monolayer
- Herabsetzung der Oberflächenspannung, dadurch Erleichterung der Atemarbeit
- Verbesserung der Alveolen-Stabilität durch oberflächenaktive Eigenschaften
- dynamische Änderung der Oberflächenspannung an der Grenzfläche Flüssigkeit-Luft beim Ein- und Ausatmen und
- Schutz vor Austrocknung.

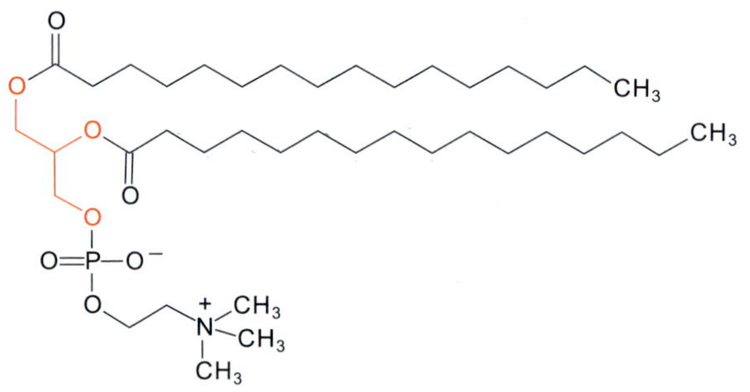

1,2-Dipalmitoyl-sn-glycero(3)-phosphocholin
= Dipalmitoylphosphatidylcholin = Colfosceril-Palmitat

Abb. 5.7 Colfosceril-Palmitat

5.4 Arzneistoffe zur Behandlung der Mukoviszidose

Eine neue symptomatische Behandlungsmöglichkeit der cystischen Fibrose (Mukoviszidose), einer angeborenen Stoffwechselerkrankung, die u. a. durch die Absonderung eines sehr zähen Bronchialsekrets gekennzeichnet ist, bietet die inhalative Applikation gentechnisch hergestellter humaner Desoxyribonuclease I, die als **Dornase alfa** in den Handel gelangt ist. Es handelt sich hierbei um ein Glykoprotein aus 260 Aminosäuren mit einer Molekülmasse von ca. 35 kD. Das Enzym spaltet extrazelluläre DNA, die bei dieser Krankheit infolge chronischer Entzündungen der Atemwege hochkonzentriert vorliegt, und vermindert dadurch die Viskosität des Sputums.

Synopse

Antitussiva

- Zur Dämpfung der reflektorischen Erregbarkeit des Hustenzentrums eignen sich das Opiumalkaloid Codein, das im Gegensatz zu Morphin keine amphotere Verbindung ist, sowie Wirkstoffe aus der Morphinan-, Methadon- und Pethidin-Reihe.
- Unter den basisch substituierten Phenylessigsäure-Estern ist das Pentoxyverin zu nennen, das keine atemdepressive oder hypnotischen Nebenwirkungen zeigt, ferner das strukturell völlig abweichende Natriumdibunat.

Expektoranzien

- Wirkungsmäßig unterscheidet man Sekretolytika, Sekretomotorika und Mukolytika, wobei eine strenge Differenzierung nicht immer möglich ist.
- Bromhexin und Ambroxol sind alkaloidähnliche Mukolytika, *N*-Acetylcystein und Carbocistein sind Cystein-Derivate.

Wirkstoffe zur Behandlung des Atemnotsyndroms Frühgeborener

- Bewährt hat sich das synthetische Surfactant Colfosceril-Palmitat.

Wirkstoffe zur Behandlung der Mukoviszidose

- Eine symptomatische Behandlung ist mit der gentechnisch hergestellten humanen Desoxyribonuclease I möglich, die als Dornase alfa zur Verfügung steht.

6 Herz und Kreislauf

6.1 Antiarrhythmika

Bradykarde Rhythmusstörungen werden heute vorwiegend durch Implantation eines Herzschrittmachers behandelt. Bei der Notwendigkeit einer Sofortmaßnahme kommen Muscarin-Rezeptor-Antagonisten (Parasympathomimetika wie Atropin oder Ipatropiumbromid) und β-Adreno-Rezeptor-Agonisten (wie Adrenalin, Isoprenalin, Orciprenalin) zum Einsatz.

Zur Therapie der **tachykarden** Rhythmusstörungen (und Extrasystolen) stehen die Antiarrhythmika (im engeren Sinn) zur Verfügung.

6.1.1 Targets für antiarrhythmische Wirkstoffe

Die Wirkung der Antiarrhythmika basiert auf Interaktionen mit Ionenkanälen, Rezeptoren oder Ionenpumpen. Es kommt vor allem zur Blockade von Natriumkanälen, zur Beeinträchtigung von Kaliumkanälen und zur Blockade vom L-Typ der Calciumkanäle. Die Struktur und Funktion der spannungsabhängigen und ligandgesteuerten Ionenkanäle und ihre Funktionen sind in Kapitel 2.2 genauer beschrieben.

Wegen der Vielzahl und strukturellen Verschiedenheit der Wirkstoffe hat sich die an den unterschiedlichen Wirkungsmechanismen orientierte Einteilung nach Vaughan Williams bewährt. Danach existieren die Klassen I bis IV, wobei die Klasse I noch weiter in A bis C unterteilt ist.

6.1.2 Aktionspotenzial und Refraktärperiode

Als Aktionspotenzial bezeichnet man den elektrophysiologischen Prozess, der einen Nervenimpuls verursacht. Er entspricht einem Herzschlag. Lange anhaltende Aktionspotenziale bedingen einen langsamen Herzrhythmus. Schnelle Aktionspotenziale verursachen einen schnellen Herzrhythmus. Während der Systole, d. h. bei der Kontraktion des Herzmuskels, verändert sich die elektrische Spannung (das Membranpotenzial) charakteristisch, verursacht durch phasenartig ablaufende Ionenströme (vgl. Abb. 6.54):

Phase 0 Rasche Depolarisation, welche die Geschwindigkeit der Erregungsfortleitung bestimmt.
Phase 1 Unvollständige, kurze Repolarisation.
Phase 2 Plateauphase, wobei Ca^{2+}, das für die elektromechanische Kopplung benötigt wird, in die Zelle strömt.
Phase 3 Repolarisation, wodurch der Ruhezustand wieder erreicht wird.
Phase 4 Ruhemembranpotenzial (Schrittmacherpotenzial).

Das Einströmen von Na^+-Ionen und Ca^{2+}-Ionen in die Herzmuskelzelle löst eine Kontraktion aus, die mit dem Einschalten eines elektrischen Gerätes vergleichbar ist. Das Ausströmen von K^+-Ionen aus der Zelle, wodurch das Elektrolytgleichgewicht wieder hergestellt wird, beendet den Prozess und ist vergleichbar mit dem Ausschalten eines Gerätes.

Während des gesamten Aktionspotenzials, das die Phasen 0 bis 3 umfasst, ist die Membran depolarisiert. Man bezeichnet diesen Zustand als **refraktär**, d. h. die Membran bleibt dabei vor einem weiteren depolarisierenden Reiz geschützt, vergleichbar mit dem ineffektiven Drücken des Schaltknopfes eines bereits eingeschalteten Gerätes.

6.1.3 Wirkstoffe der Klasse I

Ähnlich wie die Lokalanästhetika blockieren die Klasse-I-Antiarrhythmika die Bildung und Fortleitung einer Erregung. Durch Hemmung spannungsabhängiger Na^+-Kanäle verringern sie den Na^+-Einstrom während der Depolarisation in die Schrittmacherzellen. Die Hemmung der Na^+-Kanäle ist vergleichbar mit der Wirkungsweise von Lokalanästhetika im lipophilen Zustand. Das erklärt auch die strukturelle Ähnlichkeit oder Übereinstimmung bestimmter Antiarrhythmika mit den Lokalanästhetika. Klasse-I-Wirkstoffe erreichen ihr Bindungsareal transmembranär oder nach Eindringen durch offene Kanäle von der cytosolischen Seite her. Die Bindung der Antiarrhythmika an das Kanalprotein steht im Zusammenhang mit dessen Aktionszustand. Die Bindung ist intensiv, wenn der Kanal geöffnet oder inaktiv ist. Kehrt der Kanal in seinen Ruhezustand zurück, wird die Bindung des Wirkstoffes wieder gelöst.

Klasse IA-Wirkstoffe sind charakterisiert durch:

- Verlängerung der Zeitkonstante für die Erholung des Na^+-Kanals
- Verzögerung der Repolarisation durch Hemmung des K^+-Ausstroms
- Erhöhung der Depolarisationsschwelle
- anticholinerge Wirkung
- negativ inotrope Wirkung.

Als Wirkstoffe der Klasse IA werden derzeit das China-Alkaloid Chinidin, das Rauwolfia-Alkaloid Ajmalin, dessen Derivate Prajmalin und Detajmalin sowie das synthetische Disopyramid angewandt. Procainamid gilt heute als obsolet.

Chinidin (Abb. 6.1) ist ein Diastereomer des Chinins, von dem es sich durch entgegengesetzte Konfiguration in den Positionen 8 und 9 unterscheidet, während die Chiralität in den Positionen 3 und 4 bei beiden Alkaloiden gleichartig ist. Durch Hemmung des P-Glykoproteins verstärkt Chinidin die Wirkung von Digoxin. Als potenter Hemmstoff von CYP2C19 verursacht es Arzneistoff-Interaktionen mit solchen Wirkstoffen, die als Substrat für das gleiche Enzym in Frage kommen, wie etwa Metoprolol oder Propafenon.

Chinidin, das wie Chinin auch antiprotozoische und uteruskontrahierende Wirkung aufweist, wird nach peroraler Gabe gut resorbiert. Die HWZ beträgt etwa 5 h, die Elimination erfolgt hauptsächlich renal, wobei 15 bis 40% des Wirkstoffs unverändert bleiben. Die Biotransformation führt zu drei Hauptmetaboliten durch O-Demethylierung, Hydroxylierung in den Positionen 3 und 2', sowie durch N-Oxid-Bildung.

Ajmalin (Abb. 6.1), ein Nebenalkaloid von *Rauwolfia serpentina*, gehört strukturell zu den *N*-tertiären Indolalkaloiden. Es wird parenteral verabreicht, da die Absorption nach peroraler Gabe schlecht und unvollständig ist. Bemerkenswerterweise werden die quartären Derivate **Prajmalium** und **Detajmium** (Abb. 6.1) trotz ihrer höheren Polarität besser absorbiert, sodass sie als Hydrogentartrate oral verabreicht werden. Ajmalin und Derivate sind wie Chinidin Substrate für CYP2C19. Das molekulare Skelett des Ajmalins enthält sowohl einen Chinuclidinring als auch ein Chinolozidin-System und ist in dieser Hinsicht mit dem Chinidin und dem Spartein vergleichbar, das früher ebenfalls als Antiarrhythmikum Anwendung fand.

Disopyramid (Abb. 6.1) ist strukturell mit dem zentralen Analgetikum Dextromoramid und dem Antitussivum Normethadon verwandt (Kap. 5.1.2). Im Vergleich mit Chinidin wirkt es stärker anticholinerg und stärker negativ inotrop. Die Absorption nach peroraler Gabe ist fast vollständig. Die HWZ beträgt etwa 6 h. 50–60% des Wirkstoffs werden unverändert renal eliminiert; aktiver Hauptmetabolit ist mit etwa 20% das Mono-N-Desalkylierungsprodukt, das schwächer wirkt als Disopyramid selbst.

Die wesentlichen Kriterien der **Klasse IB-Wirkstoffe** sind:

- geringfügige Beeinflussung der Leitungsgeschwindigkeit

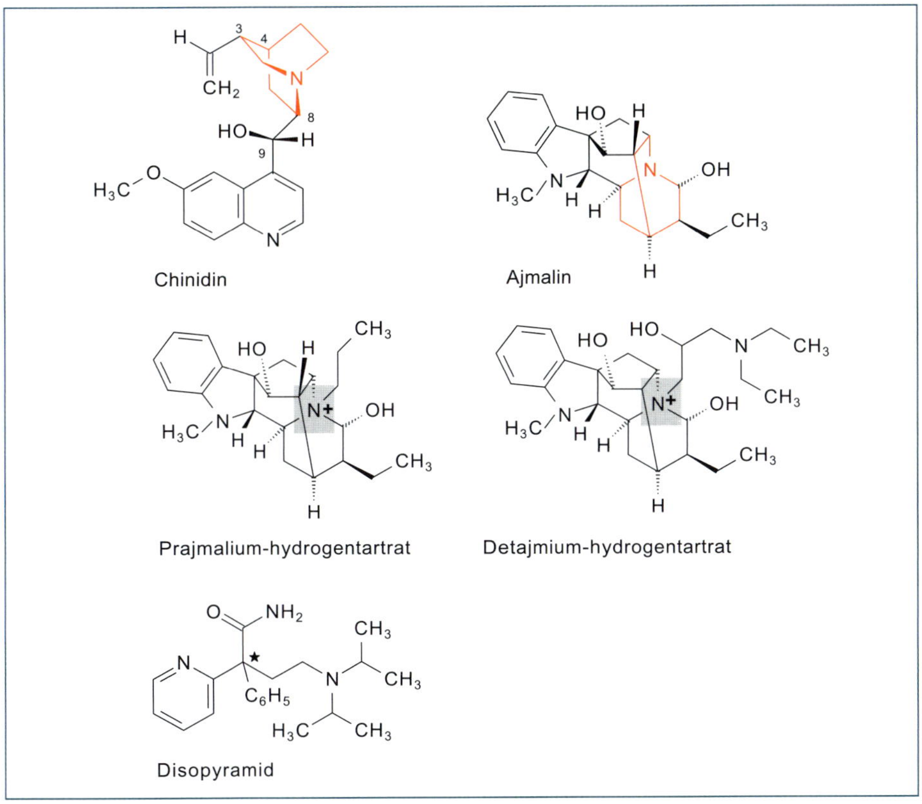

Abb. 6.1 Antiarrhythmika der Klasse IA

6.2 Positiv inotrope Wirkstoffe

Herzinsuffizienz

Die chronische Herzinsuffizienz ist ein komplexes klinisches Syndrom, das durch eine Funktionsstörung des Herzens bedingt und durch hämodynamische, renale und neurohumorale Kompensationsmechanismen charakterisiert ist. Die New York Heart Association teilt die chronische Herzinsuffizienz in vier Stadien ein (NYHA I bis IV). Ursachen der Erkrankung sind meist koronare Schäden, Hypertonie, Kardiomyopathien und Herzrhythmusstörungen. Der akuten Herzinsuffizienz liegt vor allem ein durch Sauerstoffmangel bedingter Ausfall von Herzmuskelgewebe infolge eines Myokardinfarktes zugrunde.

Zur Therapie der Herzinsuffizienz werden neben positiv inotropen Arzneistoffen vor allem auch Wirkstoffe eingesetzt, die die Herzarbeit ökonomisieren und gleichzeitig die negativen humoralen Kompensationsmechanismen aufheben (Tab. 6.1).

6.2.1 Targets für positiv inotrope Arzneistoffe

Na^+-K^+-ATPase

Das Target der herzwirksamen Glykoside (Herzglykoside) ist die Na^+-K^+-ATPase, die sich in der Zellmembran der Muskelzellen des Myokards befindet, eine hohe K^+- und eine niedrige Na^+-Konzentration relativ zum extrazellulären Medium aufrechterhält. Die ATP-Hydrolyse durch diese Ionenpumpe liefert die Energie für den aktiven Transport von Natriumionen aus der Zelle heraus und von Kaliumionen in die Zelle hinein, wodurch Ionen-Gradienten aufrechterhalten bleiben. Für den Pumpvorgang benötigt die Na^+-K^+-ATPase Magnesium. Der Na^+-K^+-Gradient in eukaryotischen Zellen kontrolliert das Zellvolumen, treibt den Transport von Aminosäuren und Zuckern voran und macht Neuronen und Muskelzellen elektrisch erregbar.

Abbildung 6.8 fasst die Arbeitsweise der Na^+-K^+-ATPase zusammen: Auf der Membraninnenseite wird ein konservierter Aspartatrest einer katalytischen Untereinheit unter ADP-Abspaltung phosphoryliert. In der Folge kommt es zur Bindung von drei Na^+-Ionen. Die Affinität der Bindungsstellen ist dabei so hoch, dass sehr niedrige cytosolische Na^+-Konzentrationen von ca. 10 mmol/L erzeugt werden können. Die Konformation des Ionenpumpen-Proteins in dieser Phase wird als E_1-Form bezeichnet. Die Bindung von Natriumionen und die Phosphorylierung der ATPase führen zu einer Konformationsänderung, wodurch die Na^+-Bindungsstellen an die Außenseite der Membran gelangen (E_2-Form). Nach Dephosphorylierung und Abgabe der Na^+-Ionen ins extrazelluläre Medium werden zwei K^+-Ionen aus dem Extrazellulär-Raum an das Transportprotein gebunden und nach Änderung der Konformation auf die Innenseite gebracht und dort freigegeben.

Die Na^+-K^+-ATPase ist ein Protein-Komplex, der aus mindestens einer α-Untereinheit (100 kDa) und einer β-Untereinheit (45–50 kDa) aufgebaut ist. Während die Bindung der monovalenten Ionen an die α-Untereinheit erfolgt, befindet sich der Aspartat-Rest, der im Zuge des Pumpmechanismus phosphoryliert/dephosphoryliert wird, in der β-Untereinheit der Ionenpumpe.

Digitalis-Aglykone sind starke Inhibitoren der Na^+-K^+-ATPase. Sie binden nahe der K^+-Bindungsstelle und hemmen die Dephosporylierung von E_2-P auf der extrazellulären Seite der Membran, was zu einer Erhöhung der intrazellulären Na^+-Konzentration führt. Der damit verbundene Abbau des Na^+-Gradienten bewirkt einen verlangsamten Ca^{2+}-Ausstrom über den Na^+-Ca^{2+}-Austauscher. Der Anstieg des intrazellulären Ca^{2+}-Spiegels wiederum führt zu einem Anstieg der Kontraktionskraft der Herzmuskelzellen.

Die positiv inotropen Eigenschaften der PDE3-Inhibitoren und der Catecholamine beruhen ebenfalls auf einer Erhöhung der intrazellulären Ca^{2+}-Konzentration. Die Ca^{2+}-Kanäle an den Herzmuskelzellen unterliegen der Kontrolle durch Noradrenalin und Adrenalin. Die daran beteiligten β_1-Rezeptoren lösen G-Protein-vermittelt

Tab. 6.1 Arzneistoffe zur Therapie der Herzinsuffizienz

Wirkstoffklasse	
Positiv inotrope Arzneistoffe	
Digitalis-Glykoside	positiv inotrop, negativ chronotrop, negativ dromotrop
PDE3-Inhibitoren	positiv inotrop, positiv chronotrop, Abnahme des peripheren Widerstandes
Catecholamine	positiv inotrop
Arzneistoffe, welche die Herzarbeit ökonomisieren und negative humorale Kompensations-Reaktionen neutralisieren	
Diuretika	Verminderung der Kochsalz- und Flüssigkeits-Retention
ACE-Inhibitoren	Eingriff in das RAAS, verminderte Bildung von ACE
AT_1-Rezeptor-Antagonisten	Eingriff in das RAAS, selektive AT_1-Rezeptor-Blockade
β-Blocker	Erniedrigung des pathologisch erhöhten Sympathikustonus
Nitrate	Verminderung des venösen Rückstroms, Vorlastsenkung

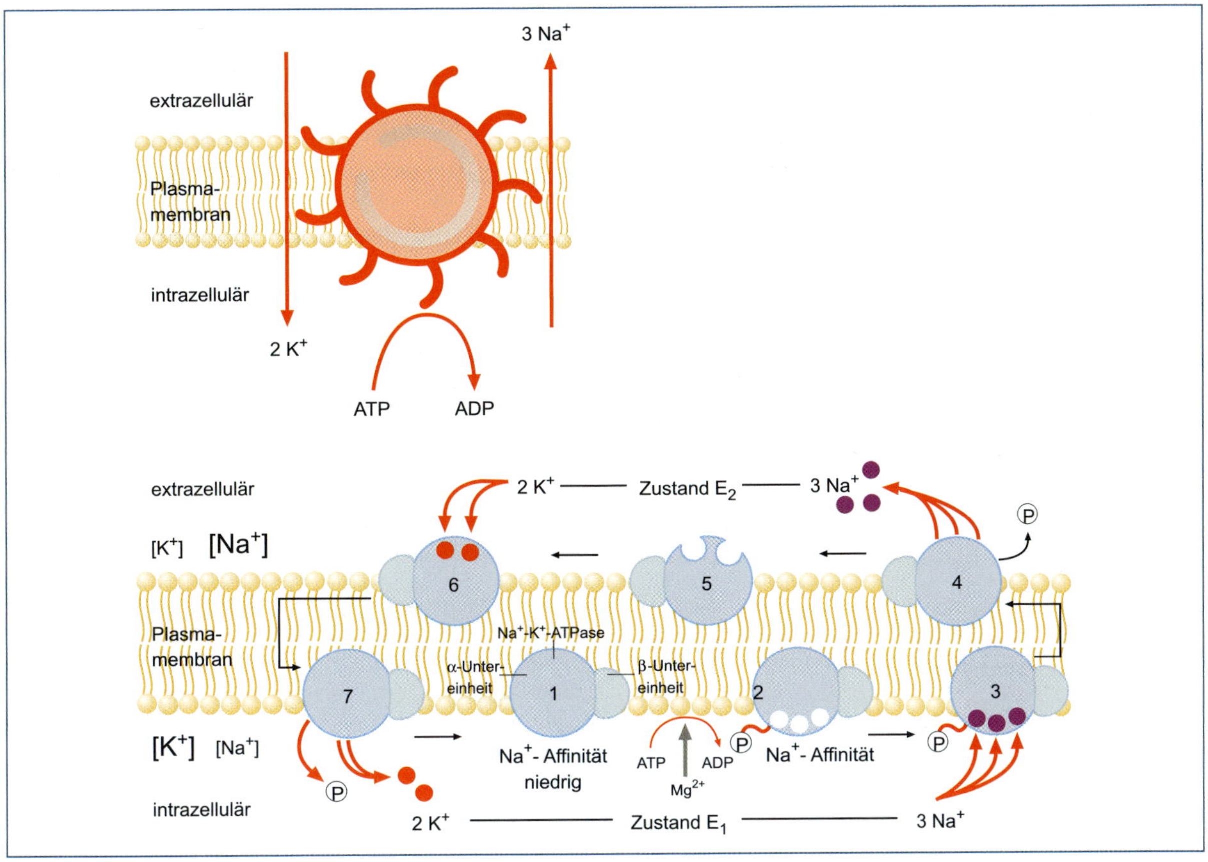

Abb. 6.8 Arbeitsweise der Na^+-K^+-ATPase

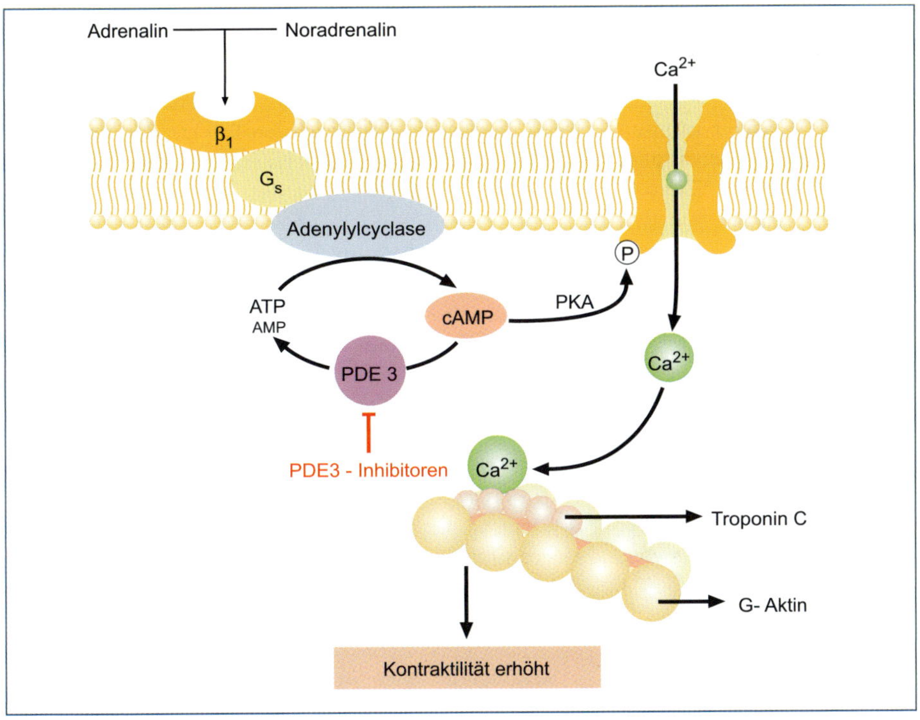

Abb. 6.9 Positiv inotrope Effekte durch Stimulation von β-Rezeptoren und PDE3-Inhibitoren

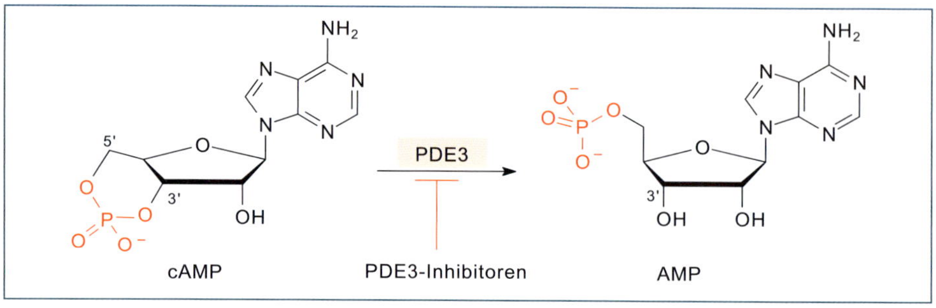

Abb. 6.10 Hydrolyse von cAMP

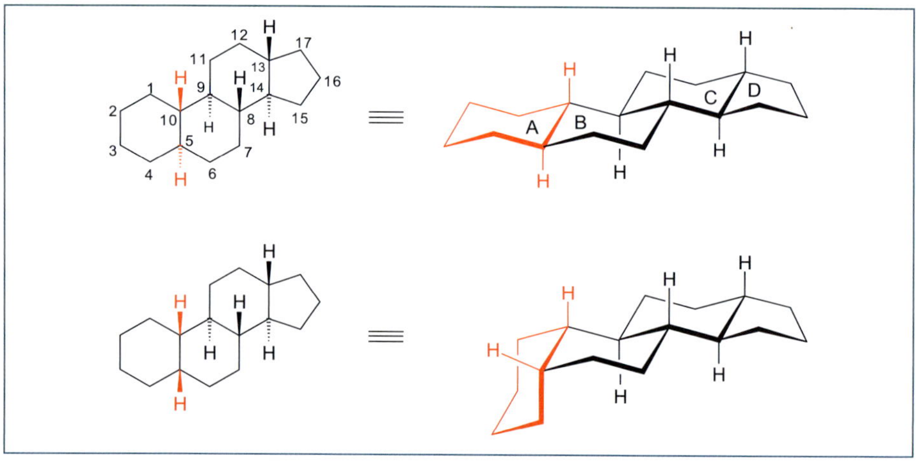

Abb. 6.11 5α- und β-Gonan

eine Erhöhung der cAMP-Konzentration in der Zelle aus. cAMP reguliert die Proteinkinase A, die Ca^{2+}-Kanäle phosphoryliert, wodurch diese geöffnet werden. Somit nimmt der Ca^{2+}-Einstrom unter dem Einfluss von β-adrenergen Agonisten zu (Abb. 2.3, Abb. 6.9, 6.56).
Phosphodiesterase-3-Inhibitoren (PDE3-Inhibitoren) sind positiv inotrop und vasodilatierend wirkende Arzneistoffe, die sich hinsichtlich Struktur und molekularer Wirkung sowohl von den Digitalis-Glykosiden als auch von den Catecholaminen unterscheiden. PDE3-Inhibitoren sind selektive Hemmstoffe des PDE3-Isoenzyms, welches in der Herz- und Gefäßmuskulatur exprimiert wird und cAMP unter Bildung von AMP hydrolysiert (Abb. 6.10).

Diese Hemmwirkung führt in der Herzmuskelzelle zu einer cAMP-vermittelten Zunahme der intrazellulären Ca^{2+}-Konzentration und damit der Kontraktionskraft des Myokards. In den glatten Gefäßmuskelzellen kommt es zu einer cAMP-vermittelten Abnahme der intrazellulären Ca^{2+}-Konzentration und damit zu einer Relaxation der Gefäßmuskulatur. PDE3-Inhibitoren besitzen weder eine Affinität zu β-Rezeptoren noch hemmen sie die Na^+-K^+-ATPase.

6.2.2 Herzwirksame Glykoside

Herzwirksame Glykoside werden trotz geringer therapeutischer Breite bei mittelschwerer und schwerer chronischer Herzinsuffizienz sowie bei supraventrikulären Tachykardien, Tachyarrhythmien, Vorhofflattern und -flimmern angewandt. Die kardialen Effekte der herzwirksamen Glykoside sind charakterisiert durch eine:

- positiv inotrope Wirkung (gesteigerte Kontraktionskraft)
- negativ chronotrope Wirkung (Abnahme der Schlagfrequenz)
- negativ dromotrope Wirkung (Verzögerung der Erregungsleitung) und
- positiv bathmotrope Wirkung (gesteigerte Erregbarkeit, besonders im Bereich der Kammermuskulatur).

Chemie und Struktur-Wirkungs-Beziehungen

Herzglykoside bestehen aus einem Steroidteil, der für die Bindung an die Na^+-K^+-ATPase verantwortlich ist, sowie einem Oligosaccharid-Teil, der mit der β-ständigen Hydroxylgruppe an C(3) des Steroid-Gerüstes glykosidisch verknüpft ist und vor allem die pharmakokinetischen Eigenschaften beeinflusst.

Stammgerüst aller Steroide ist das **Gonan**, früher als Steran oder Cylcopentano-perhydro-phenanthren be-

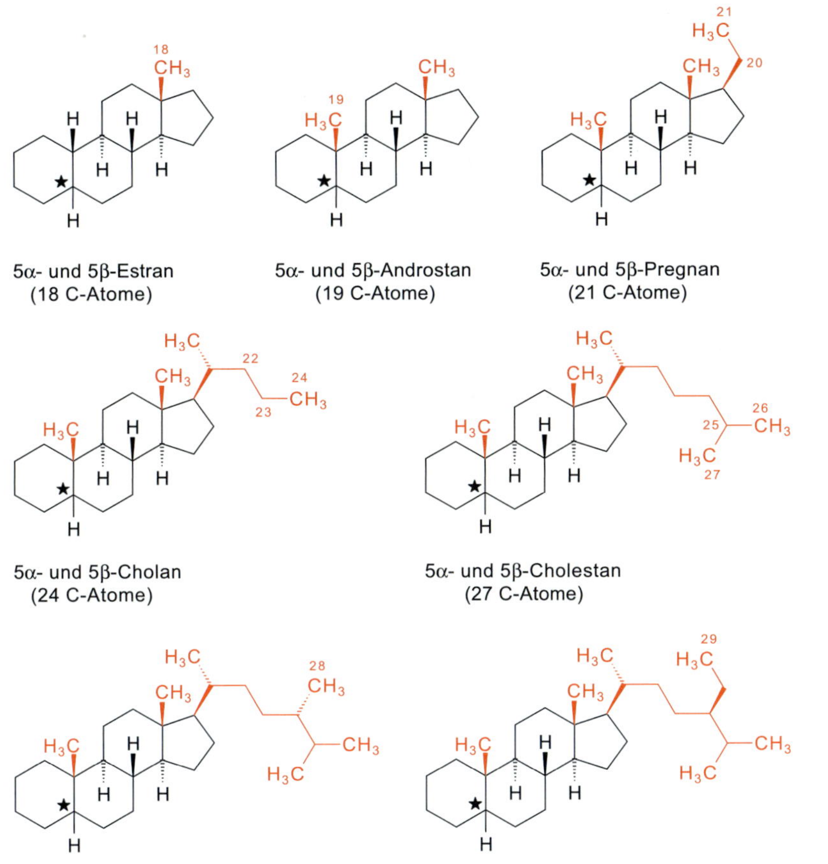

Abb. 6.12 Vom Gonan abgeleitete Ringsysteme

zeichnet, von dem zwei stereochemisch unterschiedliche Formen bekannt sind: 5α- und 5β-Gonan (Abb. 6.11). Im 5α-Gonan sind die Ringe A, B, C und D *trans-trans-trans*, im 5β-Gonan *cis-trans-trans* verknüpft.

Vom Gonan-Grundgerüst leitet sich eine Reihe von Ringsystemen ab, die sich durch Anzahl und Art der Alkylsubstituenten unterscheiden (Abb. 6.12). Prinzipiell ist für jedes Ringpaar, nämlich AB, BC und CD eine *cis*- oder *trans*-Verknüpfung möglich. Von den theoretisch zu erwartenden $2^3 = 8$ Verknüpfungsmöglichkeiten kommen als Grundgerüst für native Steroide jedoch nur drei in Frage (Abb. 6.13).

Die *trans-trans-trans*-Verknüpfung ist bei den meisten natürlich vorkommenden Steroiden (α-Estran, α-Androstan, α-Pregnan) anzutreffen. Hingegen ist die *cis-trans-trans*-Verknüpfung bei den Gallensäuren realisiert (β-Cholestan). Eine *cis-trans-cis*-Verknüpfung weisen die Cardenolide auf.

Befindet sich in den Positionen 4,5 oder 5,6 eine Doppelbindung, wie es z. B. bei Testosteron (Abb. 7.17, 7.34, 7.36) oder Cholesterol (Abb. 8.5, 10.17) der Fall ist, so gehören diese Steroide weder der 5α- noch der 5β-Reihe an.

Corticoide vom Typ des Prednisons (Abb. 8.6, 8.8) enthalten zwei gekreuzt-konjugierte Doppelbindungen, die Estrogene (Abb. 7.16) zeichnen sich durch einen aromatischen Ring A aus.

Von therapeutischem Interesse sind vor allem folgende Steroidgruppen:

- Glucocorticoide und Mineralocorticoide (Kap. 8.2, Glucocorticoide)
- Androgene, Gestagene, Estrogene (Kap. 7.3, Sexualhormone)
- Gallensäuren (Kap. 11.8, Gallensäuren)
- Cardenolide (Kap. 6.2.2, herzwirksame Glykoside)
- Calciferole (Kap. 8.9.1, Vitamin-D-Derivate).

Während früher viele verschiedene Digitalis-Glykoside therapeutisch eingesetzt wurden, werden heute nahezu ausschließlich Digoxin, Digitoxin und Digoxin-Derivate zur Behandlung der Myokard-Insuffizienz verordnet. Sie

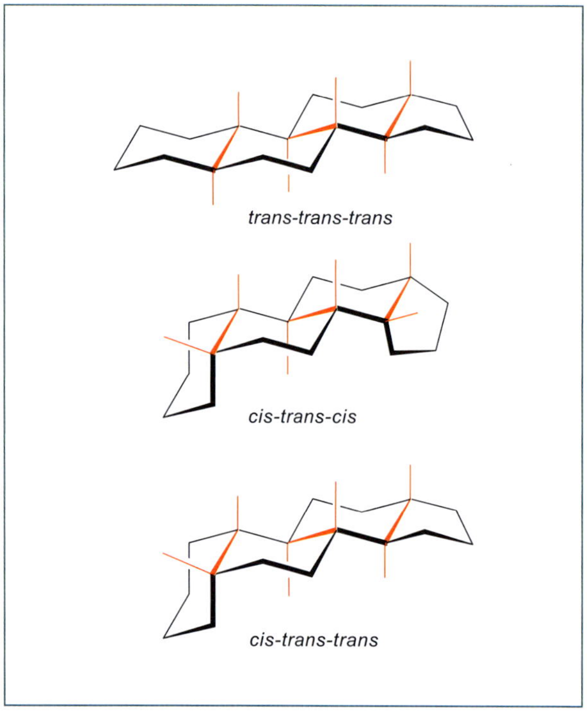

Abb. 6.13 Verknüpfungsmöglichkeiten für Steroide

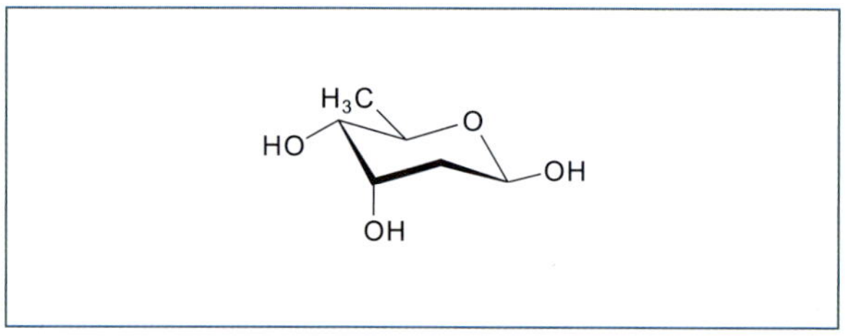

Abb. 6.14 β-D-Digitoxose, der wichtigste am Aufbau von Digitalis-Glykosiden beteiligte Desoxyzucker

gehören zum Cardenolid-Typ (Cardenolide), der an C(17) einen Butenolidring trägt. Die aus drei β-D-Digitoxosen (Abb. 6.14) linear aufgebaute Oligosaccharidkette ist *O*-glykosidisch mit der Hydroxylgruppe in Position 3 des jeweiligen Aglykons verknüpft.

Die als Genine bezeichneten Aglykone von Digitoxin und Digoxin unterscheiden sich nur durch eine Hydroxylgruppe (Abb. 6.15).

Digoxigenin verfügt im Gegensatz zu Digitoxigenin über eine β-ständige Hydroxylgruppe an C(12). Für die spezifisch inotrope Wirkung dieser Arzneistoffe sind die *cis-trans-cis*-Verknüpfung der vier Ringe des Aglykons sowie die beiden Hydroxylgruppen an C(3) und C(14) von Bedeutung. Der namensgebende ungesättigte Lactonring (Cardenolid) stellt keine essenzielle pharmakophore Partialstruktur dar, vielmehr lässt sich dieser theoretisch durch einen Furan- oder Pyridinring ersetzen.

Digitoxin, Digoxin und Digoxin-Derivate

Digitoxin (Abb. 6.16) wird gut aus dem Magen-Darm-Trakt resorbiert. Die Bioverfügbarkeit ist sehr hoch (Tab. 6.2) und weitgehend unabhängig von der Nahrungsaufnahme oder funktionellen Störungen des Magen-Darm-Traktes. Ca. 95% des Digitoxins sind an Plasmaproteine gebunden. Der Arzneistoff unterliegt einem enterohepatischen Kreislauf, in dem bis zu 30% über den Leber-Galle-Weg wieder in den Darm und zur erneuten Resorption kommen oder ausgeschieden werden. Die hohe Plasmabindung, der enterohepatische Kreislauf, sowie die nahezu vollständige tubuläre Reabsorption tragen wesentlich zur langsamen Eliminierung von Digitoxin bei.

Rund 10% des Wirkstoffes werden in der Leber zu Digoxin hydroxyliert, der Hauptteil über eine schrittweise Abspaltung der Zucker zu Digitoxigenin abgebaut, das sulfatiert oder glucuronidiert wird. Im Urin erscheint kaum unverändertes Digitoxin. Die Eliminations-HWZ

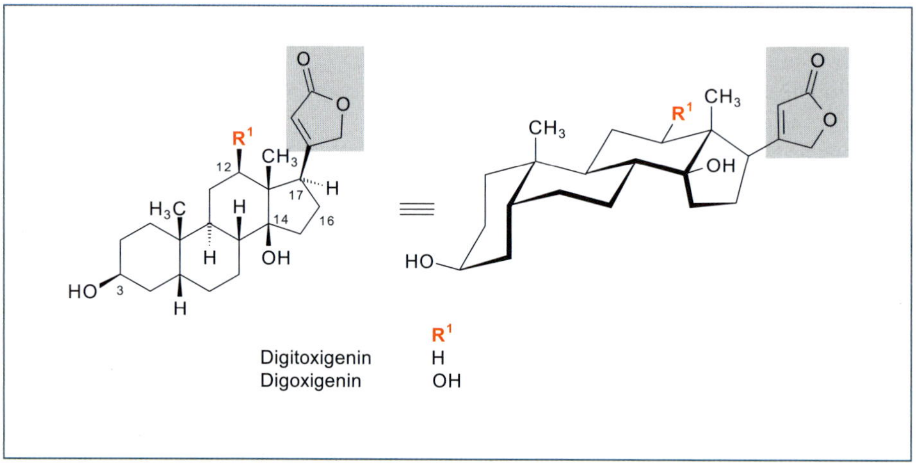

Abb. 6.15 Aglykone therapeutisch relevanter Digitalis-Glykoside

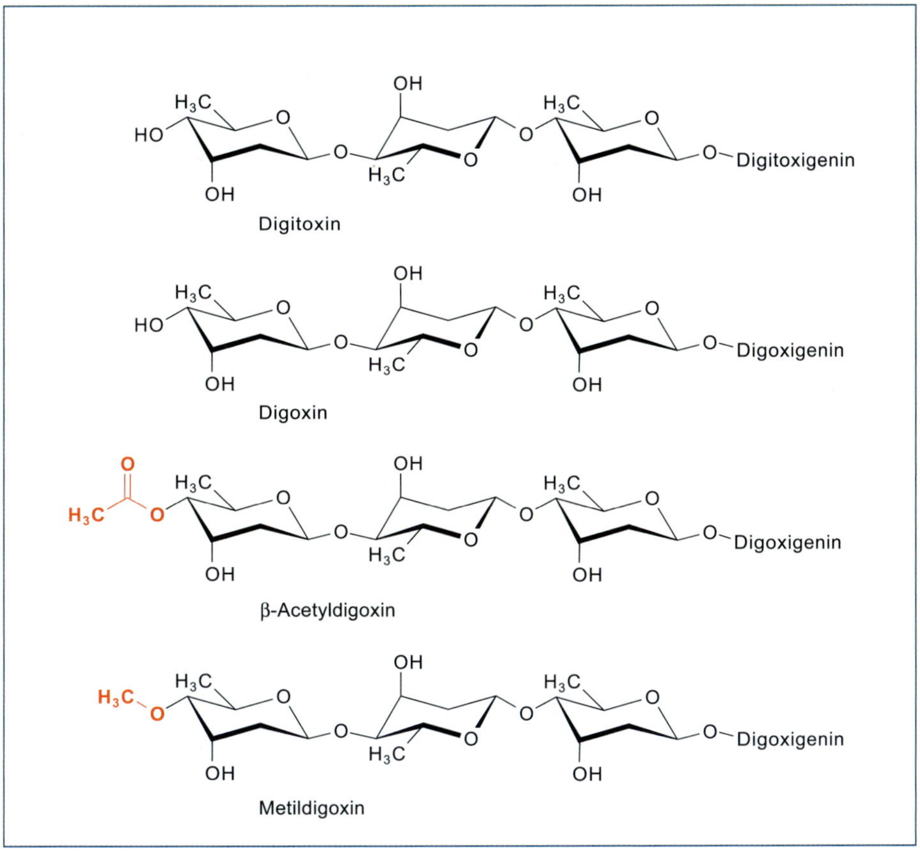

Abb. 6.16 Therapeutisch relevante Digitalis-Glykoside

ist wegen der geringen renalen Eliminierung nur wenig von der Nierenfunktion abhängig. Bei Patienten mit Niereninsuffizienz sollte allerdings berücksichtigt werden, dass ein Teil des Digitoxins zu Digoxin metabolisiert wird und dessen Eliminierung teilweise renal erfolgt.

Wegen der zusätzlichen Hydroxylgruppe in Position 12 ist **Digoxin** (Abb. 6.16) wesentlich polarer als Digitoxin, was sich in einer verminderten Bioverfügbarkeit bemerkbar macht. Ein geringer Anteil unterliegt einem enterohepatischen Kreislauf und nur rund 30% des Wirkstoffs liegen im Plasma in proteingebundener Form vor. 80% des Digoxins werden renal, davon ein Drittel in unveränderter Form, und nur ein geringer Teil biliär ausgeschieden. Bei Funktionsstörungen der Nieren ist deshalb die Eliminierung des Digoxins verzögert. Ein Teil des Digoxins wird durch Abspaltung der Digitoxosen und Hydrierung in der Leber metabolisiert. Leberfunktionsstörungen beeinträchtigen jedoch die Eliminations-HWZ nicht.

Acetyldigoxin (Abb. 6.16) ist ein Gemisch aus α- und β-Acetyldigoxin. Die Gewinnung erfolgt durch enzymatische Hydrolyse aus dem nativen Glykosid Lanatosid C. Durch Feuchtigkeit erfolgt die Gleichgewichtseinstellung zwischen der α- und β-Form im Verhältnis 2:1. Die beiden Digoxin-Derivate sind isomere Verbindungen, die sich durch die Stellung des Acyl-Restes an der terminalen Digitoxose unterscheiden (α-Acetyldigoxin = 3-*O*-Acetyl-Digoxin, β-Acetyldigoxin = 4-*O*-Acetyl-Digoxin). Die eigentliche Wirkform des Acetyldigoxins stellt das Digoxin dar. Durch die Acetylierung des Digoxins steigt jedoch die Lipophilie des Moleküls, was zu einer besseren Resorption aus dem Magen-Darm-Trakt führt. Während des Durchtritts durch die Darmwand wird das Molekül desacetyliert. Diese Hydrolyse ist bei β-Acetyldigoxin nahezu vollständig, bei α-Acetyldigoxin dagegen unvollständig.

Die selektive Methylierung der Hydroxylgruppe am C-Atom 4 der endständigen Digitoxose des Digoxin führt zum **Metildigoxin** (Abb. 6.16). Als lipophiler Arzneistoff wird es zu mehr als 90% im Magen-Darm-Trakt resorbiert. Die Plasmaeiweiß-Bindung liegt bei 30%. Eine Besonderheit der Pharmakokinetik von Metildigoxin ist die Anreicherung im ZNS. Die Eliminierung erfolgt hauptsächlich renal. Damit kann es bei Nierenfunktionsstörungen zu einer Verstärkung und Verlängerung der Arzneistoffwirkung kommen. Die metabolische Demethylierung erfolgt in der Leber. Eine Zusammenfassung der wichtigsten pharmakokinetischen Daten der therapeutisch relevanten Herzglykoside findet sich in Tabelle 6.2.

Tab. 6.2 Pharmakokinetische Daten der therapeutisch relevanten Herzglykoside

INN	Bioverfügbarkeit (%)	Therapeutische relevante Plasmaspiegel (ng/mL)	HWZ (h)	Tägliche Abklingquote (%)
Digitoxin	95–100	10–30	200	7–10
Digoxin	60–80	0,5–2	40	20–25
Acetyldigoxin	80–90	0,5–2	40	20–25
Metildigoxin (β-Methyldigoxin)	70	1,0–1,5	40	10–60

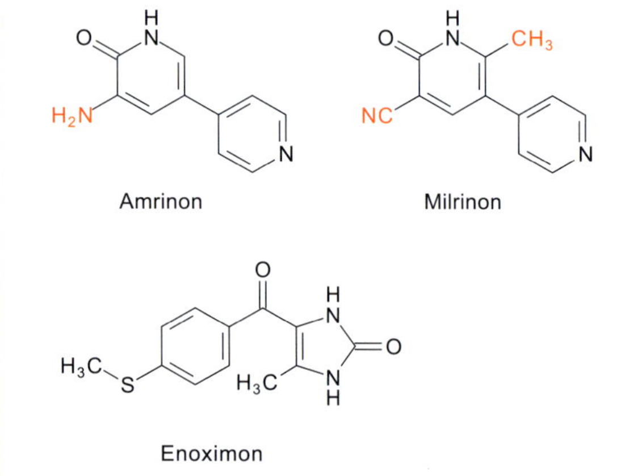

Abb. 6.17 PDE3-Inhibitoren

6.2.3 Phosphodiesterase3-Inhibitoren

Die PDE3-Inhibitoren Amrinon, Milrinon und Enoximon (Abb. 6.17) besitzen positiv inotrope und peripher vasodilatierende Wirkung und werden für die Therapie schwerer digitalisrefraktärer Herzinsuffizienzen unterschiedlicher Genese (NYHA III–IV) eingesetzt. Eine Anwendung sollte wegen des Risikos kardialer Arrhythmien auf maximal 1 bis 2 Wochen begrenzt werden.

Die Bispyridin-Derivate **Amrinon** und **Milrinon** und das Imidazolinon-Derivat **Enoximon** hemmen selektiv die Phosphodiesterase 3, die für den Abbau von cAMP in den Myokardzellen verantwortlich ist. Die Erhöhung der cAMP-Konzentration führt über die Phosphorylierung spannungsabhängiger Calciumkanäle zu einer Zunahme des Calciumeinstroms während des Aktionspotenzials, wodurch es in der Folge zu einer Verstärkung der elektromechanischen Kopplung kommt (Abb. 6.9). Der vasodilatierende Effekt beruht auf der Hemmung der PDE3 in glatten Muskelzellen der Gefäße, weshalb die Vertreter dieser Wirkstoffklasse auch als Inodilatatoren bezeichnet werden. Alle PDE3-Inhibitoren führen über den vermehrten Calciumeinstrom in die Myokardzellen zu einer erniedrigten Reizschwelle am Reizbildungs- und Reizleitungs-System, was Arrhythmien induzieren kann.

Synopse

- Die Herzinsuffizienz ist ein komplexes klinisches Syndrom, das durch eine Funktionsstörung des Herzens bedingt ist. Zur Therapie werden neben positiv inotropen Arzneistoffen vor allem auch Wirkstoffe eingesetzt, die die Herzarbeit ökonomisieren.
- Wegen ihrer positiv inotropen Eigenschaften werden die herzwirksamen Glykoside Digitoxin, Digoxin, Acetyldigoxin und Methyldigoxin trotz geringer therapeutischer Breite zur Therapie der Herzinsuffizienz eingesetzt.
- Herzglykoside bestehen aus einem Steroidteil, der für die Bindung an die Na^+, K^+-ATPase verantwortlich ist, sowie einem Oligosaccharid-Teil, der die pharmakokinetischen Eigenschaften beeinflusst.
- Die Inhibition der Na^+, K^+-ATPase durch Digitalis-Aglykone bewirkt einen Anstieg der intrazellulären Ca^{2+}-Konzentration und damit verbunden eine Erhöhung der Kontraktionskraft des Myokards.
- Die Blockade der Phosphodiesterase3 führt über die Erhöhung der cAMP-Konzentration zu einer Zunahme des Calciumeinstroms in die Myokardzellen, wodurch es in der Folge zu einer Verstärkung der elektromechanischen Kopplung kommt.
- Die Bispyridin-Derivate Amrinon und Milrinon und das Imidazolin-Derivat Enoximon sind selektive Inhibitoren der PDE3 und werden für die Therapie schwerer Formen der Herzinsuffizienz eingesetzt.

6.3 Antihypertensiv wirkende Stoffe

Die arterielle Hypertonie und ihre Folgeschäden wie Schlaganfall, koronare Herzkrankheit einschließlich des Myokardinfarktes, Herzinsuffizienz und Nierenerkrankungen sind von großer sozialmedizinischer Bedeutung.

Obwohl das ideale Antihypertonikum noch nicht gefunden ist, eignen sich einige Wirkstoffklassen mit unterschiedlichen Angriffspunkten zur Therapie der Hypertonie. Bei der Behandlung der arteriellen Hypertonie empfiehlt die Hochdruckliga, die Therapie mit einer einzigen Substanz zu beginnen. Wird das Therapieziel mit dem zunächst verordneten Monopräparat nicht erreicht, sollte eine Monotherapie mit einem Wirkstoff einer anderen Arzneistoffklasse eingeleitet oder zu einer Kombinationstherapie übergegangen werden. Weiterhin ist bei unzureichender Wirksamkeit oder Nebenwirkungen der in Abbildung 6.18 angeführten Antihypertensiva die Gabe von zentralen Antisympathotonika (Kap. 3.15.3) oder α_1-Blockern (3.15.2) zu prüfen.

6.3.1 Prinzipien der antihypertensiven Therapie

Blutdruckregulation. Der mittlere arterielle Druck (MAP) wird durch das Produkt von Herzminutenvolumen (HMV) und peripherem Gefäßwiderstand bestimmt. Er wird durch neurale und humorale Kontrollsysteme reguliert. Das HMV wird über die Herzfrequenz und Kontraktilität, der periphere Widerstand über den Tonus der Blutgefäße beeinflusst. Dabei sind insbesondere das bulbäre Kreislaufsystem, das Renin-Angiotensin-Aldosteron-System (RAAS), die Hypothalamus-Hypophyse-Nebennierenrinden-Achse sowie einige Depressorsysteme beteiligt.

Bluthochdruck ist oftmals auf eine Erhöhung der Catecholamin-Konzentration und des Sympathikustonus zurückzuführen. Die hämodynamischen Effekte einer gesteigerten Sympathikus-Aktivität sind ein Anstieg der Herzfrequenz und andere nachteilige Wirkungen auf kardiale Funktionen. Ein Anstieg der Herzfrequenz erhöht nicht nur die Herzarbeit und nachfolgend den myokardialen Sauerstoffverbrauch, sondern durch die gesteigerte Pumpleistung auch den Blutdruck. β-Blocker reduzieren die Herzfrequenz, was ein wichtiger Mechanismus bei der Blutdrucksenkung ist. Die Aktivierung von β_1-Rezeptoren in der Niere führt zur Freisetzung von Renin und da-

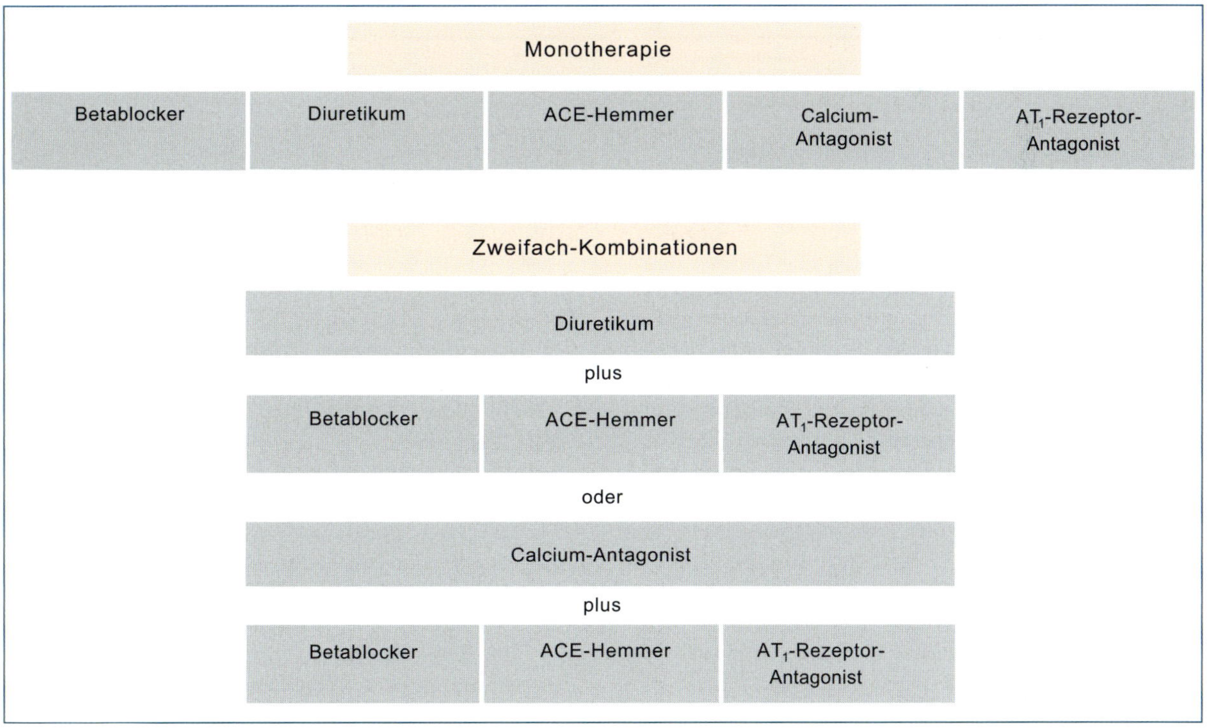

Abb. 6.18 Medikamentöse Therapie der Hypertonie (Empfehlung der Hochdruckliga)

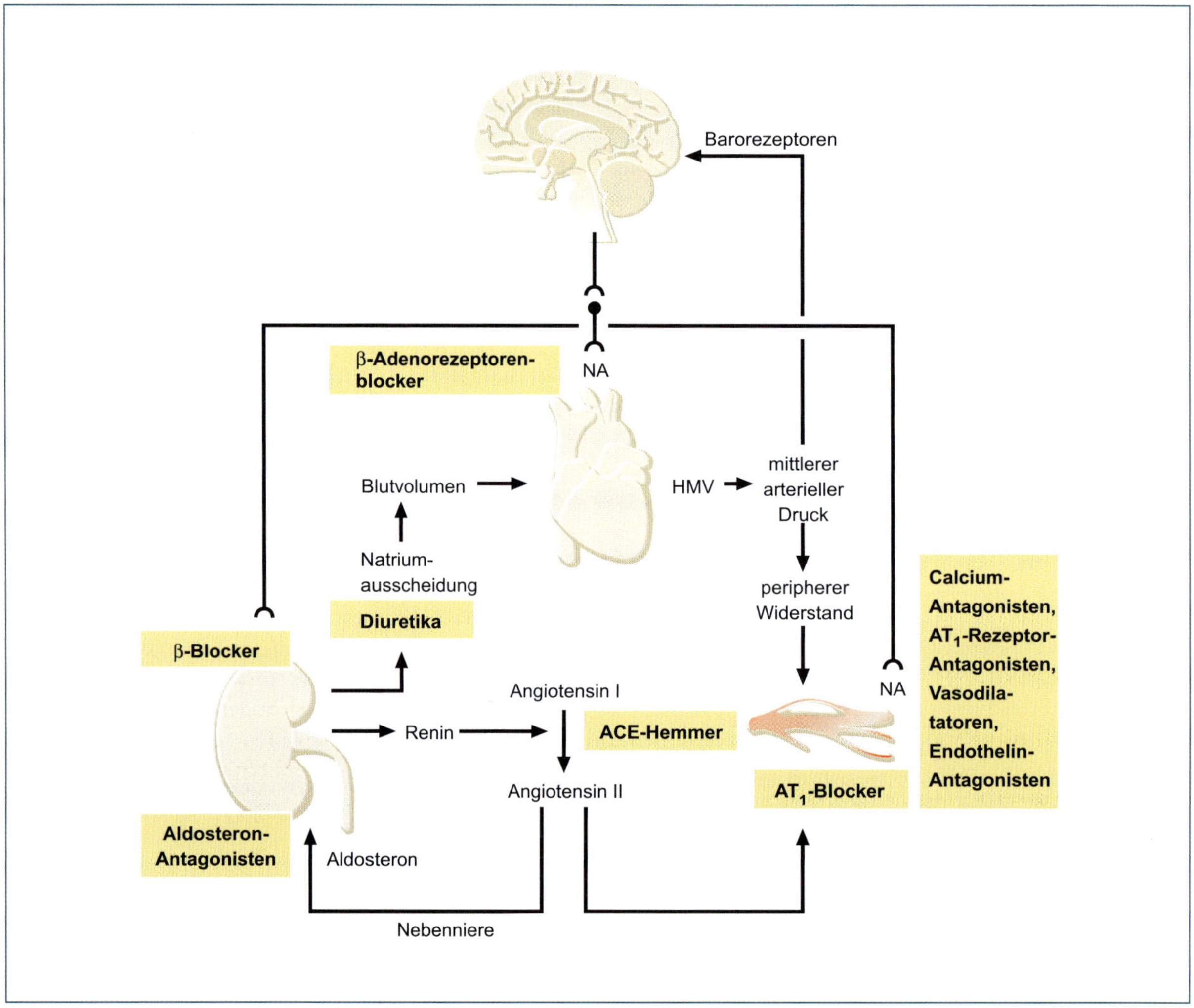

Abb. 6.19 Angriffspunkte wichtiger Antihypertensiva

mit zur Aktivierung des Renin-Angiotensin-Aldosteron-Systems (RAAS). Auch an dieser Schaltstelle greifen β-Blocker ein und senken so den Blutdruck (Abb. 6.19).

Das Renin-Angiotensin-Aldosteron-System spielt eine wichtige Rolle in der Regulation des Flüssigkeits- und Elektrolythaushalts und somit in der Blutdruckkontrolle. Seine Komponenten und die an der Synthese beteiligten Enzyme sind wichtige Angriffspunkte von ACE-Hemmern und AT_1-Rezeptorantagonisten. Diuretika entfalten ihre blutdruckregulierende Wirkung über die Natrium- und Wasser-Rückresorption in den Tubuli der Niere und somit über Veränderungen des Plasmavolumens. Calcium-Antagonisten blockieren den Durchtritt von Calciumionen durch L-Typ-Calciumkanäle und führen so zu einer Gefäßerweiterung im arteriellen Gefäßbett, was ebenfalls eine Blutdrucksenkung bewirkt. Einige Calcium-Antagonisten bewirken außerdem eine Senkung der Schlagfrequenz des Herzens.

In diesem Buchkapitel werden die Wirkstoffklassen behandelt, deren Hauptindikation die Hypertonie darstellt.

6.3.2 β-Adrenozeptoren-Blocker
6.3.3 Diuretika
6.3.4 Calcium-Antagonisten
6.3.5 ACE-Hemmer
6.3.6 AT_1-Rezeptor-Antagonisten
6.3.7 Endothelin-Antagonisten
6.3.8 Prostacyclin-Synthese-Stimulatoren
6.3.9 Vasodilatatoren mit direktem Angriff an der glatten Muskulatur.

Postsynaptische α_1-Rezeptorenblocker werden in Kapitel 3.15.2 beschrieben. Ihre Bedeutung als Antihypertensiva ist nur noch gering.

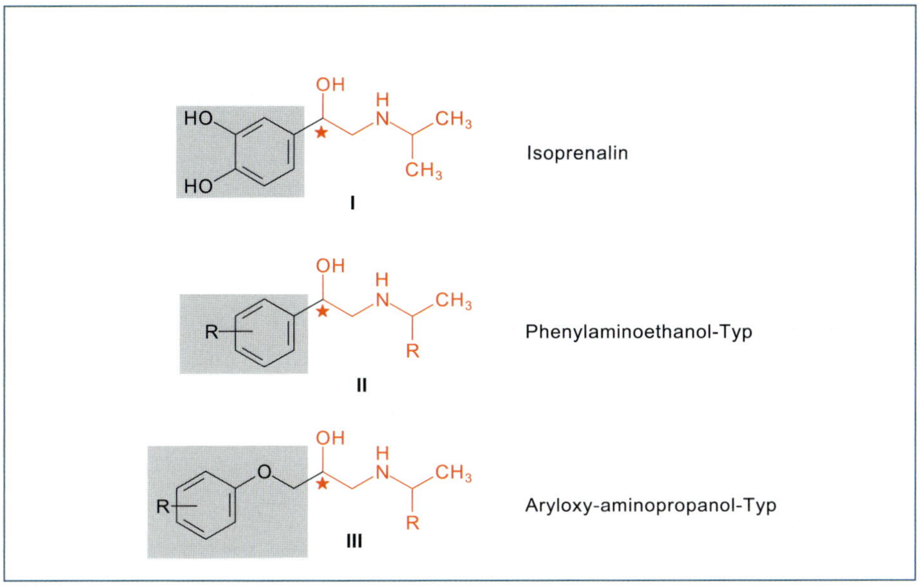

Abb. 6.20 Strukturverwandschaft der β-Blocker (essenzielle Strukturelemente rot gezeichnet)

6.3.2 β-Adrenozeptoren-Blocker

β-Adrenozeptoren-Blocker (**β-Rezeptorenblocker, β-Sympatholytika**, im allgemeinen Sprachgebrauch heute meist als **Betablocker** bezeichnet) standen zunächst nur für die Therapie der arteriellen Hypertonie und der koronaren Herzkrankheit zur Verfügung. Das Indikationsspektrum hat sich jedoch in den letzten Jahren deutlich geändert: Kontraindikationen wurden von der Kontraindikationsliste gestrichen oder haben sich wie im Falle der Herzinsuffizienz sogar als Einsatzgebiet für die Betablocker herauskristallisiert. Sie werden heute vorwiegend eingesetzt bei:

- Hypertonie
- koronarer Herzkrankheit
- Herzinsuffizienz und
- Herzrhythmusstörungen.

Zu den weiteren Anwendungsgebieten der β-Blocker zählen Hyperthyreose, Phäochromozytom sowie die Migräneprophylaxe und die Glaukombehandlung. Auch bei Angstsyndromen und zur Therapie von essenziellem Tremor können sie verwendet werden.

Struktur-Wirkungs-Beziehungen

Bemerkenswert ist die Strukturverwandschaft zwischen Isoprenalin (**I**), den β-Blockern vom Phenylaminoethanol-Typ (**II**) und vom Aryloxy-aminopropanol-Typ (**III**) (Abb. 6.20), die im Gegensatz zur Heterogenität der α-Adrenozeptoren-Blocker steht.

Das essenzielle Strukturelement der β-Blocker ist in gleicher Form in den natürlichen Transmittern Adrenalin und Noradrenalin enthalten. Durch die Insertion einer OCH_2-Gruppe in die Phenylaminoethanol-Atomfolge entstehen aus β-Sympatho**mimetika** β-Sympatho**lytika**, ebenso durch „ungewöhnliche" Substituenten am Benzenring. Überraschend scheint auf den ersten Blick, dass bei **I** und **II** (Abb. 6.20) die Wirkstoffe mit *R*-Konfiguration wesentlich stärker wirksam sind als die *S*-konfigurierten Antipoden, und bei III nur die Wirkstoffe mit *S*-Konfiguration wirksam sind. Doch die β-Blocker vom Typ III mit *S*-Konfiguration entsprechen in ihrer absoluten Konfiguration den Sympathomimetika vom Typ I und den *R*-konfigurierten β-Blockern vom Typ II. Die abweichende Charakterisierung nach Cahn-Ingold-Prelog (CIP) kommt lediglich durch die vorgegebene Priorität der CH_2-O-Gruppe vor der CH_2-N-Gruppe zustande. Von zahlenmäßiger und klinischer Bedeutung sind heute vor allem die β-Blocker vom Aryloxy-aminopropanol-Typ.

β-Blocker mit Phenylethylamin-Struktur

Der erste Wirkstoff, an dem man einen β-sympatholytische Effekt feststellte, war **Dichlorisoprenalin.** Die Substanz ist jedoch auch ein partieller Agonist mit sympathomimetischer Wirkung und daher therapeutisch nicht einsetzbar. Durch Molekülmodifikation gelang es, Wirkstoffe herzustellen, die keine oder nur noch eine schwache sympathomimetische Eigenwirkung (früher auch als **I**ntrinsic **S**ympathomimetic **A**ctivity, **ISA**) zeigen. Durch Abwandlung am Aromaten entstanden β-Blocker, die wie **Sotalol** (Abb. 6.21) noch über die Phenylaminoethanol-Grundstruktur verfügen. Dieser Arzneistoff ist nicht nur der einzige klinisch relevante Vertreter seiner Unterklasse, sondern auch der einzige am Markt befindliche β-Blocker mit einer Sulfonamid-Struktur.

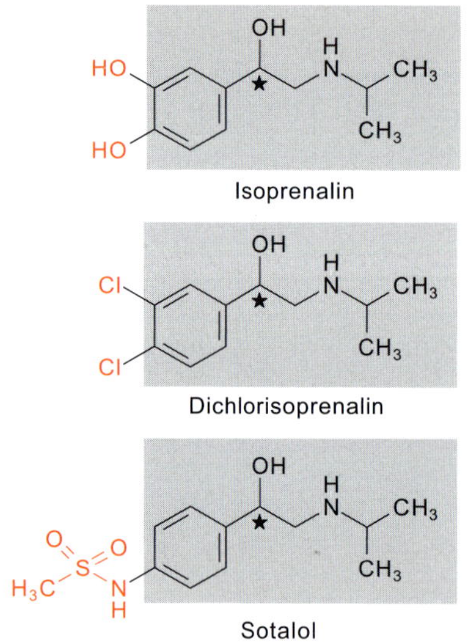

Abb. 6.21 β-Blocker mit Phenylethylamin-Struktur im Vergleich mit Isoprenalin

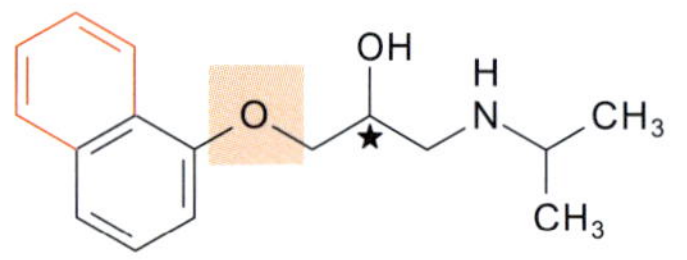

Abb. 6.22 Propranolol, der Prototyp der β-Blocker mit Aryloxy-aminopropanol-Struktur

β-Blocker mit Aryloxy-aminopropanol-Struktur

Durch Insertion einer OCH_2-Gruppe zwischen dem Benzenring und dem C-Atom 1 des Aminoethanol-Strukturelementes der β-Blocker des Phenylaminoethanol-Typs entstanden die β-Blocker vom Typ des **Propranolols** (Abb. 6.22).

Abbildung 6.23 zeigt die Bindung von *S*-Propranolol an den β_2-Rezeptor. In Analogie zur Bindung von Adrenalin und Noradrenalin wird der aromatische Naphthalenring des Propranolols sandwichartig durch die beiden Aminosäure-Reste Trp286 und Phe290 über π-π-Wechselwirkungen gebunden. Die protonierte Aminfunktion interagiert mit Asp113 der transmembranären Domäne 3. Im Gegensatz zur Bindung der physiologischen Agonisten sind jedoch Wasserstoffbrückenbindungen zu den Serin-Resten der transmembranären Domäne 5 wegen des Fehlens der Hydroxylgruppen am Aromaten nicht mehr möglich.

Gemessen an der großen Zahl der Vertreter und den vielfältigen klinischen Einsatzgebieten besitzen β-Blocker mit Aryloxy-aminopropanol-Struktur größere Bedeutung als die Klasse vom Sotalol-Typ. Sie umfassen die strukturchemisch einheitliche Gruppe der Arylether chiraler 3-Amino-1,2-propandiole, welche meist eine sekundäre Aminogruppe mit dem sperrigen Isopropyl- oder *tert*-Butylrest aufweisen. Breite Variation ist vor allem durch die unterschiedliche Struktur und Substitution des Aromaten gegeben. So unterscheiden sich die einzelnen Vertreter nach der Art des Alkylsubstituenten am sekundären Stickstoff und nach Anzahl, Art, Position und Struktur des(r) Substituenten am aromatischen Ringsystem.

Metoprolol, Betaxolol und **Bisoprolol** (Abb. 6.24) sind β-Blocker mit einer *N*-Isopropylgruppe und einem Substituenten in Position 4' mit einer oder zwei Ether-

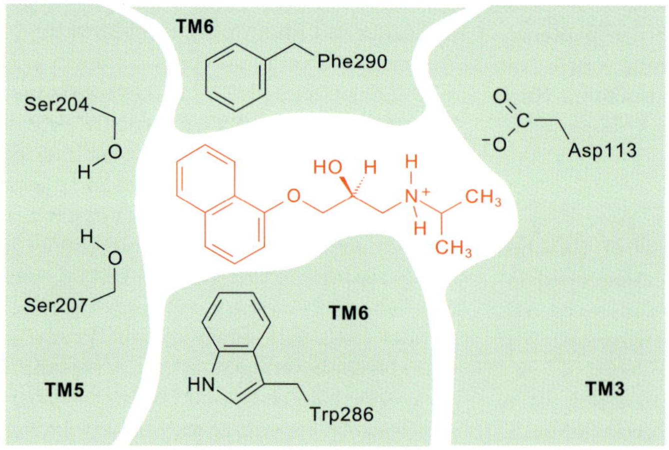

Abb. 6.23 Bindung von *S*-Propranolol an den β_2-Rezeptor

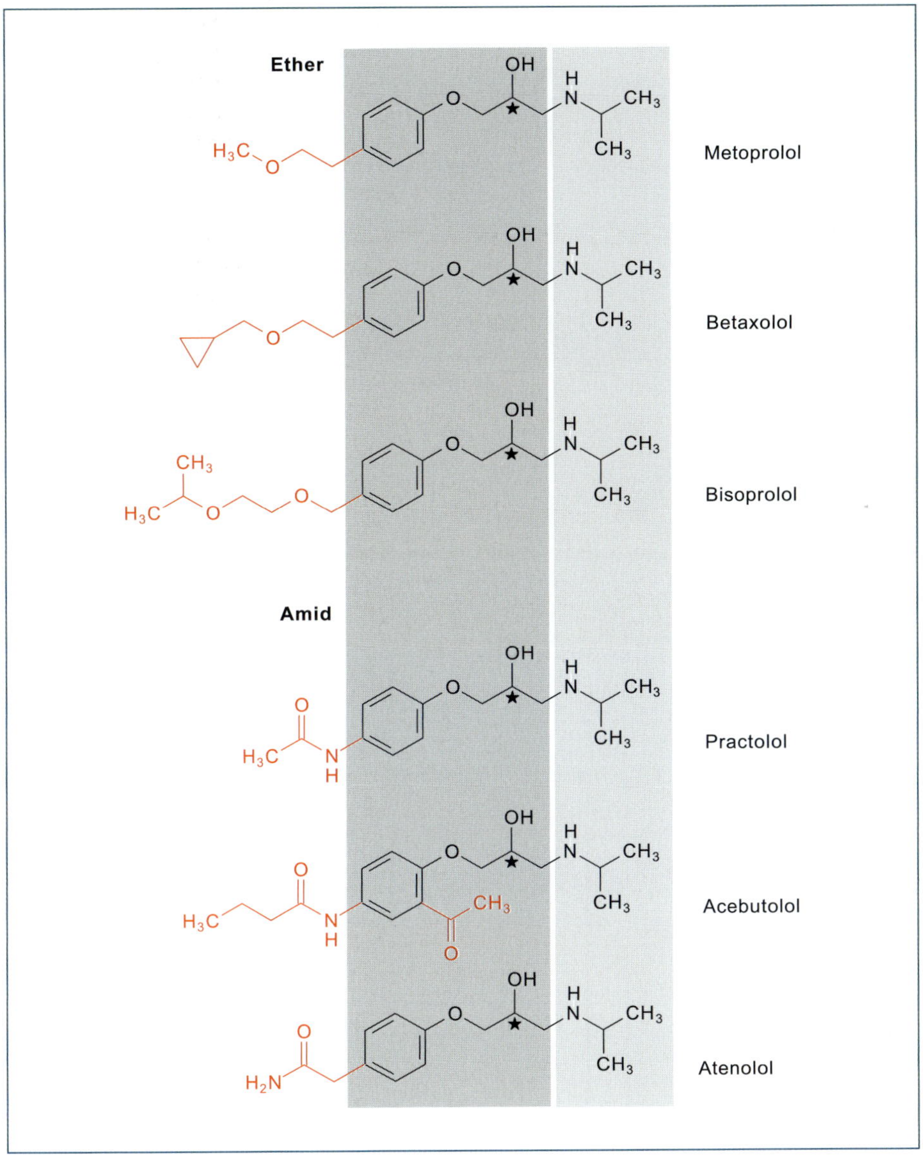

Abb. 6.24 β-Blocker mit *N*-Isopropylgruppe und Ether oder Amidstruktur in der Seitenkette in Position 4' am Aromaten

funktionen. **Practolol** und **Acebutolol** (Abb. 6.24) sind durch einen *N*-Isopropylrest und eine acylierte Aminogruppe am Benzenring charakterisiert. **Atenolol** (Abb. 6.24) stellt chemisch gesehen ein substituiertes Phenylacetamid-Derivat dar.

Esmolol (Abb. 6.25) ist ein Arylpropionsäureester-Derivat mit *N*-Isopropylgruppe. Der durch Plasma-Esterasen entstehende Carbonsäure-Metabolit wirkt nur noch schwach β-Rezeptor-blockierend. Die beiden Harnstoff-Derivate **Celiprolol** und **Talinolol** (Abb. 6.25) verfügen über eine *N*-Isobutylgruppe.

Alprenolol ist durch einen Allyl-, **Oxprenolol** durch einen Allyloxy-Rest am Benzenring charakterisiert. Das Prodrug **Metipranolol** (Abb. 6.26) wird in der intestinalen Mukosa und im Plasma von Esterasen sehr rasch zu dem phenolischen Metaboliten Desacetyl-Metipranolol abgebaut. Die Wirkungen von Metipranolol sind ausschließlich diesem Metaboliten zuzuschreiben.

Pindolol, Mepindolol und **Carazolol** (Abb. 6.27) sind β-Blocker mit Indolstruktur und einer *N*-Isopropylgruppe. Bedingt durch die NH-Gruppe des Pyrrolringes, die als bioisosteres Strukturäquivalent zur *m*-ständigen Hydroxylgruppe der physiologischen Agonisten angesehen werden kann, sind diese Arzneistoffe im Gegensatz zu Propranolol in der Lage, wie Adrenalin und Noradrenalin mit einem Serinrest (Ser204 im Falle des β_2-Rezeptors) der transmembranären Domäne V der β-Rezeptoren eine Wasserstoffbrückenbindung zu bilden (Abb. 6.28).

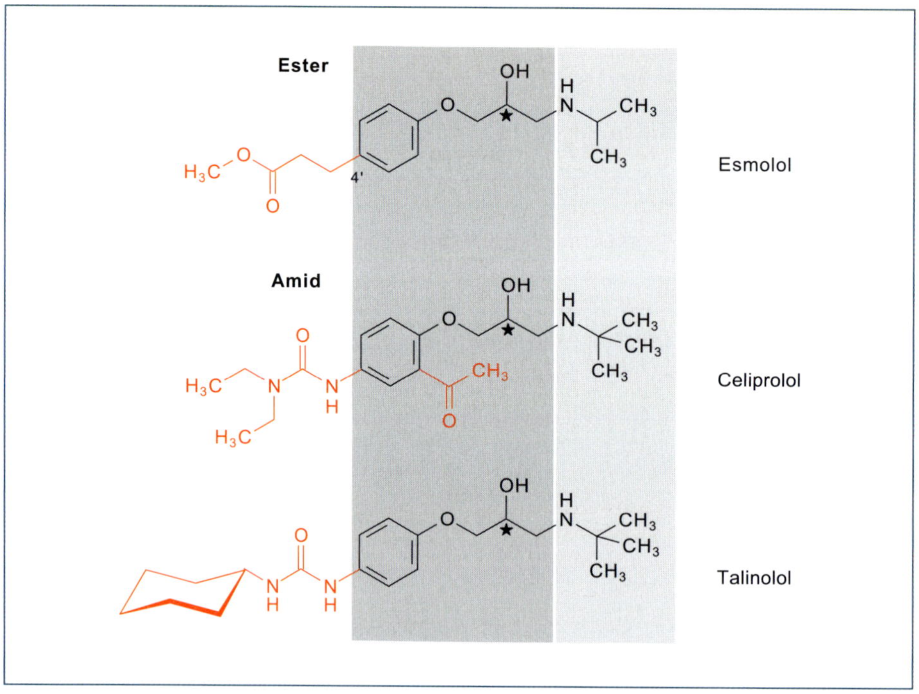

Abb. 6.25 β-Blocker mit *N*-Isopropyl- oder *N*-*tert*-Butyl-Gruppe und Ester- oder Harnstoffstruktur in der Seitenkette in 4'-Position

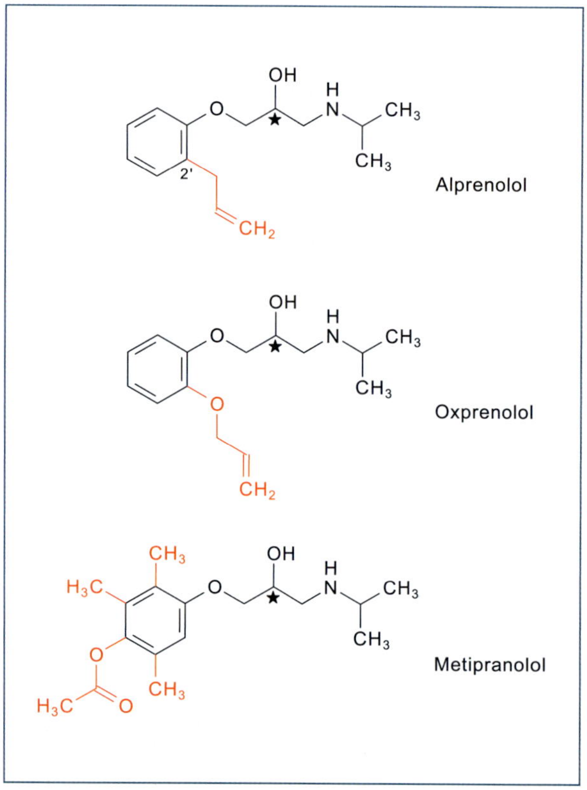

Abb. 6.26 Nicht selektive β-Blocker mit *N*-Isopropylgruppe und Substituent in Position 2' oder Mehrfachsubstitution am Aromaten

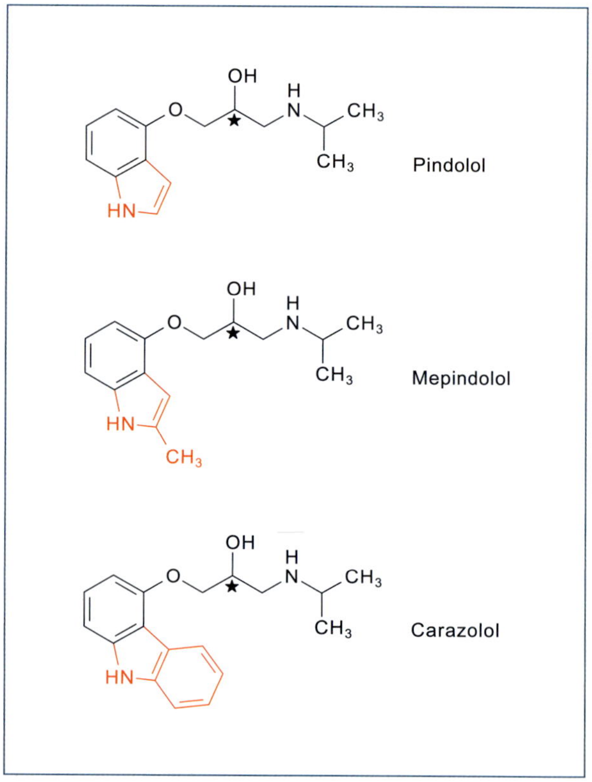

Abb. 6.27 Nicht selektive β-Blocker mit *N*-Isopropyl- und heteroaromatischer Arylstruktur

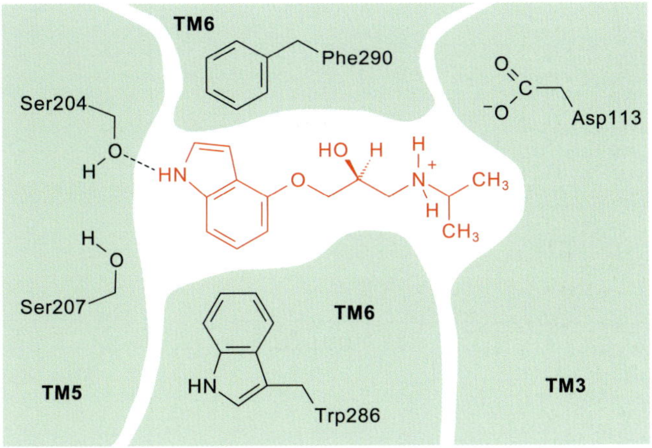

Abb. 6.28 Bindung von *S*-Pindolol an den β_2-Rezeptor

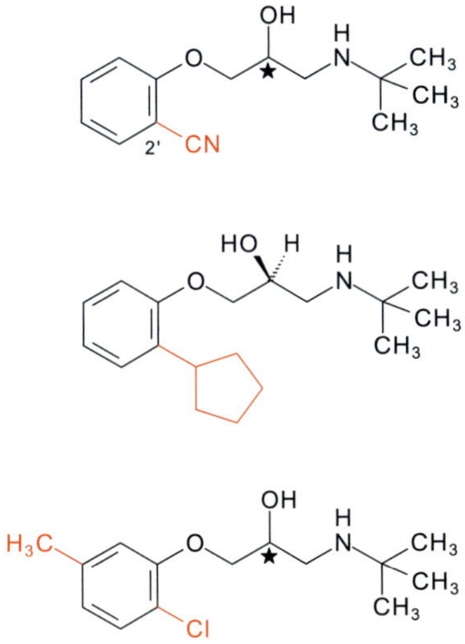

Abb. 6.29 Nicht selektive β-Blocker mit *N-tert*-Butyl-Gruppe und Substituent in 2'-Position oder 2',5'-Substitution am Aromaten

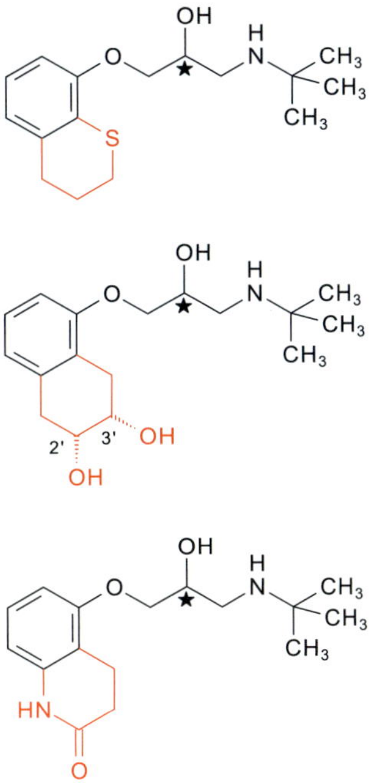

Abb. 6.30 Nicht selektive β-Blocker mit *N-tert*-Butyl-Gruppe und bizyklischer Aryl-Gruppe

Bunitrolol (Abb. 6.29) ist ein lipophiles Benzonitril-Derivat, das die Blut-Hirn-Schranke leicht überschreitet. **Penbutolol** (Abb. 6.29) verfügt über einen charakteristischen Cyclopentyl-Rest am Benzenring. Ein Hauptmetabolit ist das 4'-Hydroxy-penbutolol, welches stärker wirksam ist als die Muttersubstanz. Die hohe Rezeptor-Affinität des Metaboliten ist durch die 4'-Hydroxylgruppe bedingt, die eine Wasserstoffbrückenbindung zu einem Serinrest in der transmembranären Domäne V bildet. **Bupranolol** (6.29) wird oxidativ zunächst zum Hydroxymethyl- und in der Folge zum Benzoesäure-Derivat metabolisiert. Beide Metabolite sind unwirksam.

Tertatolol, Nadolol und **Carteolol** (Abb. 6.30) sind strukturell dadurch charakterisiert, dass der Benzenring Teil eines Bizyklus ist. Während Tertatolol über ein Thiochroman-Ringsystem verfügt, stellt Nadolol ein teilhydriertes *cis*-Naphthalendiol-Derivat dar. Carteolol ist

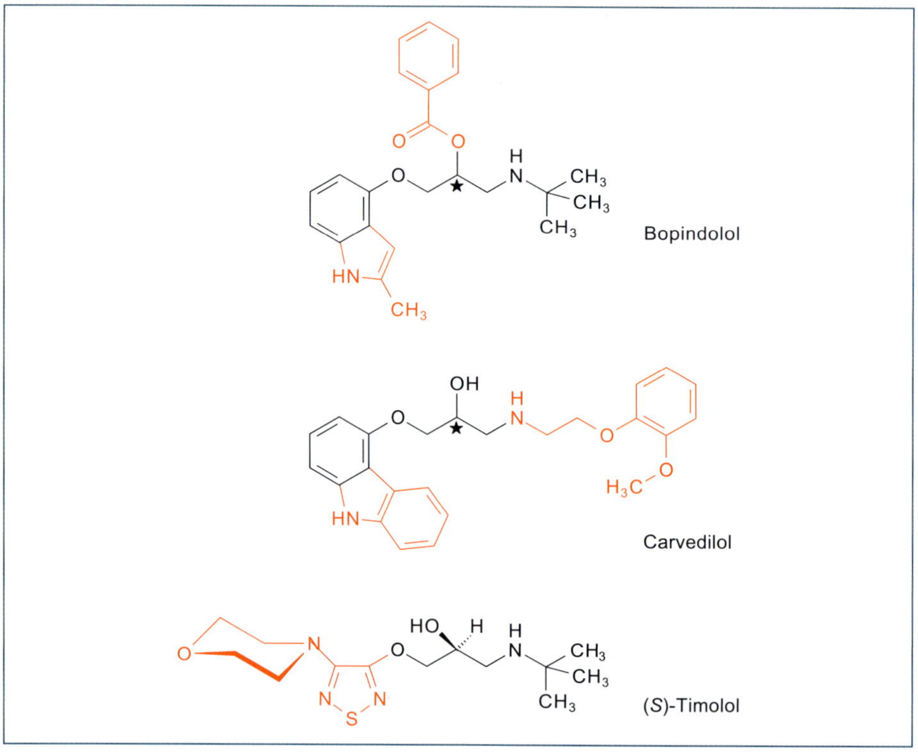

Abb. 6.31 Bopindolol, Carvedilol, *S*-Timolol

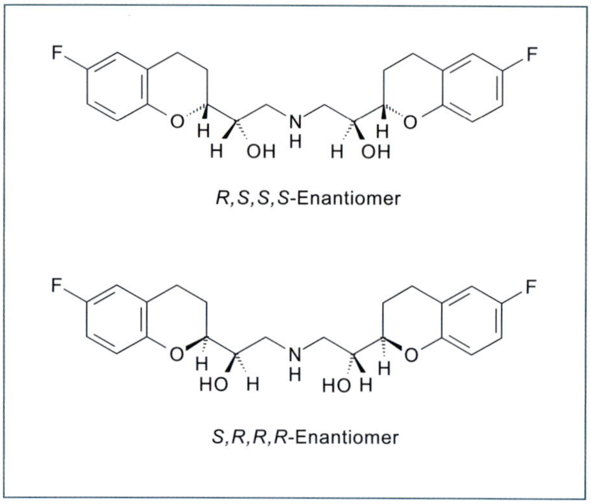

Abb. 6.32 Nebivolol

ein Tetrahydro-Chinolinon-Derivat, das hauptsächlich zum 8-Hydroxy-Carteolol metabolisiert wird.

β-Blocker mit besonderen Strukturen sind Bopindolol, Carvedilol, Timolol und Nebivolol. Das lipophile Ester-Prodrug **Bopindolol** (Abb. 6.31) wird im Körper schnell unter Freisetzung von Benzoesäure hydrolysiert. Die Wirkform von Bopindolol unterscheidet sich nur geringfügig von Mepindolol (Abb. 6.27), das anstelle eines *N*-Butyl- über einen *N*-Isopropyl-Rest verfügt. Beim **Carvedilol** (Abb. 6.31), das große strukturelle Ähnlichkeit mit Carazolol (Abb. 6.27) aufweist, ist der für β-Blocker typische Alkylamino-Rest durch eine Aryloxyethylgruppe ersetzt. Das *S*-Enantiomer wirkt sowohl α- als auch β-Adrenozeptoren-blockierend, während das *R*-Isomer praktisch nur α-blockierende Eigenschaften aufweist. **Timolol** (Abb. 6.31) ist dadurch charakterisiert, dass im Sinne des Bioisosterie-Konzeptes der Phenylring des Aryloxy-aminopropanol-Grundgerüstes durch einen aromatischen Fünfring-Heterozyklus ersetzt ist. Therapeutische Anwendung findet das *S*-Enantiomer.

Nebivolol (Abb. 6.32) besitzt vier asymmetrische Kohlenstoffatome. Da der Wirkstoff aber über eine Spiegelachse verfügt, existieren anstelle der $2^4 = 16$ Stereoisomeren nur 4 Enantiomeren-Paare und zwei Mesoformen (also insgesamt 10 Stereoisomere). Nebivolol ist das Racemat von *SRRR*-Nebivolol (= D-Nebivolol mit β-blockierenden Eigenschaften) und *RSSS*-Nebivolol (= L-Nebivolol mit vasodilatierender Wirkung).

Rezeptorselektivität, intrinsische Aktivität, membranstabilisierende Wirkung

Neben dem therapeutisch relevanten Kriterium Rezeptor-Selektivität kann auch die intrinsische Aktivität sowie die membranstabilisierende Wirkung zur Unterscheidung der einzelnen β-Blocker herangezogen werden.

In den Herzkranzgefäßen sind bevorzugt β_1-Rezeptoren, in den Bronchien hingegen hauptsächlich β_2-Rezeptoren lokalisiert. Die wirksame Blockade der β_1-Rezeptoren ist erwünscht, weil dadurch die Frequenz und die Kontraktilität am Herzen gedämpft werden. Wegen der Gefahr einer Bronchokonstriktion ist die Blockade der β_2-Rezeptoren unerwünscht, was zur Entwicklung der selektiven β-Blocker Acebutolol, Atenolol, Betaxolol, Bisoprolol, Celiprolol, Metoprolol, Nebivolol und Talinolol geführt hat. Von diesen weist Bisoprolol die bisher höchste **β_1-Selektivität** auf. Gemeinsame Strukturmerkmale vieler dieser β-Blocker sind eine *N*-Isopropyl- oder *N*-*tert*-Butylgruppe (Celiprolol) sowie ein Substituent in Position 4' am Aromaten. Allerdings lässt sich aus diesen gemeinsamen Merkmalen keine starre Regel ableiten.

Zu den β-Blockern **mit intrinsischer sympathomimetischer Aktivität** (ISA), korrekt als partielle agonistische Aktivität (PAA) bezeichnet, zählen die Arzneistoffe Acebutolol, Carteolol, Celiprolol, Mepindolol, Oxprenolol und Pindolol. Sie zeichnen sich dadurch aus, dass sie über einen dualen Wirkungsmechanismus verfügen. Zum einen wirken sie als partielle Agonisten, zum anderen vorwiegend als Antagonisten an β-Rezeptoren. Unter klinischen Gesichtspunkten hat sich die PAA eher als Nachteil denn als Vorteil erwiesen.

Einige β-Blocker besitzen eine **lokalanästhetische, membranstabilisierende Wirkung,** die bei beiden Enantiomeren gleich stark ausgeprägt ist. Diese Wirkung korreliert mit der Lipophilie der Arzneistoffe und basiert auf der Blockade spannungsabhängiger Na^+- und Ca^{2+}-Kanäle, die allerdings erst bei hohen, toxischen Konzentrationen auftritt. Als Vertreter sind hier zu nennen: Acebutolol, Alprenolol, Bupranolol, Oxprenolol, Pindolol und Propranolol. Vom klinischen Standpunkt aus betrachtet ist dieser Effekt ohne therapeutische Relevanz.

Abgesehen von der essenziellen Grundstruktur der β-Blocker, sind PAA und membranstabilisierende Eigenschaften nicht an bestimmte Strukturelemente gebunden. Einziges gemeinsames Strukturmerkmal der β-Blocker mit partiell agonistischen Eigenschaften und/oder membranstabilisierender Wirkung ist ein Substituent in Position 2' am Aromaten.

Auffallend ist die Struktur-Konstanz der C_3-Seitenkette. Strukturelle Modifikationen gehen meist mit einer Verschlechterung der Wirkungsqualitäten einher. Methylsubstitution in Position 1 dieser Seitenkette bedingt eine

6

Herz und Kreislauf

Tab. 6.3 Pharmakokinetische Daten der β-Blocker

INN	Bioverfügbarkeit (%)	t_{max} (h)	HWZ (h)
Acebutolol	35–60	2–2,5	7–11
Alprenolol	10	1	2–3
Atenolol	50	2–3	6–9
Betaxolol	80–90	2–4	14–22
Bisoprolol	88	1–3	10–12
Bopindolol	60–70	2	4–14
Bupranolol	<10	1–2	1–5
Carteolol	90	1–2	3–7
Carvedilol	25–35	1,2–1,5	7–10
Celiprolol	30–80	2–3	4–7
Esmolol[2]	100	–	9 min
Mepindolol	70–95	1–3	3–6
Nadolol	30–40	3–4	10–24
Nebivolol	12[1]–100	n. b.	10[1]–50
Oxprenolol	20–64	1,5	1,8
S-Penbutolol	70	1–2	2–3
Pindolol	90	1,5–2	3–4
Propranolol	30	1–2	2–3
Sotalol	75–90	2–3	15
Talinolol	55	3	12
Tertatolol	64	1–1,5	3
S-Timolol	50	1–2	2–4

[1] schnelle Metabolisierer [2] i. v. Applikation n. b. = nicht bekannt

geringfügige β_2-Selektivität. Allerdings befindet sich kein 1-methylierter β_2-selektiver Blocker im Handel. Somit wird die Selektivität der β-Blocker primär durch die Substitution und die Art des Aromaten bestimmt.

Stereoselektivität der β-Blocker. Die linksdrehenden *S*-Enantiomere sind wesentlich stärker wirksam als die rechtsdrehenden (50- bis 100-mal). Als reine Enantiomere sind jedoch bisher nur Timolol und Penbutolol im Handel. Die β-sympatholytische (blockierende) und die β-sympathomimetische Wirkung sind von der Konfiguration abhängig, nicht aber die membranstabilisierenden Eigenschaften.

Pharmakokinetik der β-Blocker. Ein nicht unerheblicher Teil der Pharmakokinetik der β-Blocker wird durch deren Lipophilie bzw. Hydrophilie beeinflusst. So wird die mäßige Bioverfügbarkeit bei den polaren Vertretern durch eine geringe Resorption aus dem Darm, bei den lipophilen Vertretern durch einen First-Pass-Abbau in der Leber verursacht. Die meisten der dabei entstehenden Metaboliten zeigen keine Wirksamkeit. Hinsichtlich des Verteilungsvolumens existiert eine Korrelation mit der Lipophilie, was bedeutet, dass sich die lipophilen β-Blocker in lipidreichen Kompartimenten anreichern. Propranolol als lipophiler Vertreter passiert sehr leicht die Blut-Hirn-Schranke, wohingegen das mehr hydrophile Atenolol diese Barriere kaum überwindet. Da lipophile β-Blocker in der Leber verstoffwechselt werden, ist bei Leberinsuffizienz mit einer verzögerten Elimination zu rechnen. Eine Zusammenstellung der wichtigsten pharmakokinetischen Daten der β-Blocker findet sich in Tabelle 6.3.

Glaukombehandlung

β-Blocker senken bei lokaler Anwendung am Auge den erhöhten Augeninnendruck und sind Mittel der Wahl bei Glaukom mit offenem Kammerwinkel. Ihre Wirkung basiert auf einer Verringerung der Kammerwasserproduktion. Als β-Blocker zur Hochdrucktherapie sind die *S*-Enantiomeren wirksam. Zur Behandlung des Glaukoms können dagegen (nach heutigem Wissensstand) beide Enantiomere mit gleichem Effekt angewandt werden. Um systemische Nebenwirkungen zu vermeiden, wäre es somit sinnvoll, zur topischen Anwendung am Auge *R*-Enantiomere einzusetzen, was bislang jedoch nicht geschieht. Zur Glaukombehandlung werden angewandt: **Befunolol** (Abb. 6.33), ein nicht selektiver β-Blocker, der die Cornea leicht durchdringt, **Levobunolol** (Abb. 6.33), das linksdrehende Enantiomer des β-Blockers Bunolol, und die bereits genannten β-Blocker **Betaxolol, Bupranolol, Carteolol, Metipranolol, Pindolol** und **Timolol**. Timolol wird am häufigsten eingesetzt, weshalb mit dieser Substanz die meisten Erfahrungen vorliegen.

Migräneprophylaxe

Metoprolol und **Propranolol** sind neben dem Calcium-Antagonisten **Flunarizin** Mittel der 1. Wahl. Sie sind besonders geeignet für Migränepatienten, die auch unter Bluthochdruck leiden. Die genauen Wirkmechanismen sind nicht bekannt.

6.3.3 Diuretika

Die Niere spielt eine zentrale Rolle bei der Aufrechterhaltung der Flüssigkeits- und Elektrolyt-Homöostase des Körpers. Gesteuert durch mehrere Regelkreise hält sie den Extrazellulärraum hinsichtlich Zusammensetzung und Volumen konstant. Bereits geringfügige Störungen wie die Retention von 1% des filtrierten Natriums und der entsprechenden Menge an Wasser führen innerhalb weniger Tage zum Auftreten von Ödemen und Atembeschwerden.

Diuretika sind wichtige Arzneistoffe in der Behandlung solcher Regulationsstörungen. In Abhängigkeit von den Angriffspunkten und der Wirkdauer können Diuretika die Ausscheidung von Flüssigkeit und Elektrolyten steigern, in den Säure-Base-Haushalt eingreifen und die renale Hämodynamik beeinflussen. Dies geschieht sowohl über eine direkte Wirkung an der Tubuluszelle wie auch indirekt durch eine veränderte Zusammensetzung des Filtrates.

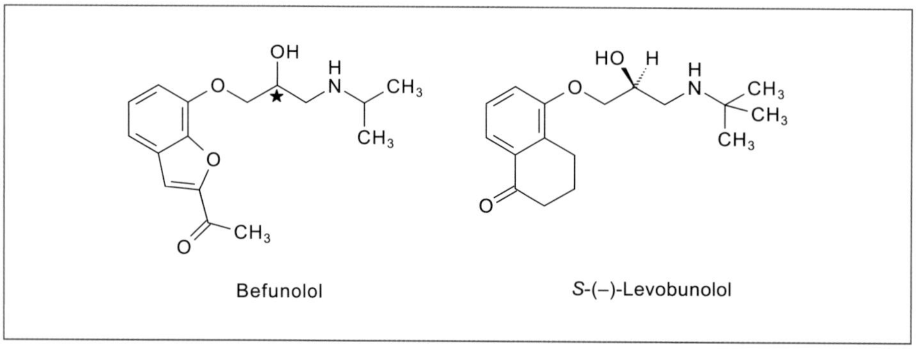

Abb. 6.33 Befunolol und *S*-(–)-Levobunolol

Unter normalen Bedingungen werden im proximalen Tubulus mehr als die Hälfte des filtrierten Natriums, im aufsteigenden Teil der Henle'schen Schleife etwa 15 bis 20%, im distalen Tubulus ca. 5 bis 7% und in den Sammelrohren nur noch ca. 2 bis 3% rückresorbiert. Die einzelnen Tubulusabschnitte sind auch unterschiedlich permeabel für Wasser, wodurch die Möglichkeit besteht, Flüssigkeit entweder vermehrt auszuscheiden oder aber zu konservieren.

Nach ihrem Wirkmechanismus und Wirkort lassen sich Diuretika in sechs Klassen einteilen (Abb. 6.34):

- **Thiazide und Analoga** greifen im distalen Tubulus an. Sie beeinflussen etwa 5% des filtrierten Natriums durch Hemmung des **Na^+, Cl^--Symports** (Na^+, Cl^--Cotransporter) im frühdistalen Tubulus.
- **Schleifendiuretika** sind über eine Blockade des **Na^+, K^+, $2Cl^-$-Symports** (Na^+, K^+, $2Cl^-$-Cotransporter) im aufsteigenden Teil der Henle'schen Schleife in der Lage, etwa 30% des filtrierten Natriums zu beeinflussen.
- **Kalium-sparende Diuretika** hemmen in den spätdistalen Abschnitten des Tubulus und im proximalen Sammelrohr durch Blockade von **Na^+-Kanälen** die Natrium-Reabsorption bei gleichzeitiger Kaliumionenkonservierung. Für die Natriumkanal-hemmenden Wirkstoffe wird als weiterer Wirkmechanismus auch die Hemmung des Transporters für den Natrium-Protonen-Austausch vermutet.
- **Aldosteron-Antagonisten.** Aldosteron ist an der Regulation der Rückresorption des Natriums durch Induktion von Na^+-Kanälen im spätdistalen Tubulus und im Sammelrohr beteiligt.
- **Osmotische Diuretika** binden Wasser, das im proximalen Tubulus nicht rückresorbiert werden kann.
- **Carboanhydratase-Hemmer** wirken über eine Hemmung der Carboanhydratase und werden zur Glaukombehandlung eingesetzt.

Die Wirkorte der Thiazide, Schleifendiuretika und Kalium-sparenden Diuretika sind in Abbildung 6.34 dargestellt.

Abgesehen von den Aldosteron-Antagonisten müssen alle übrigen Diuretika in den Urin gelangen, um ihre Wirksamkeit auf der luminalen Seite des Nephrons entfalten zu können. Die meisten Diuretika zeigen jedoch eine starke Plasmabindung und werden nicht wie Mannitol glomerulär filtriert. Sie erreichen den Urin durch aktive Sekretion entlang des proximalen Tubulus. Acetazolamid, Thiazide und Schleifendiuretika werden dabei auf dem Sekretionsweg organischer Säuren, Amilorid und Triamteren auf dem organischer Basen ausgeschieden. Verminderte Nierendurchblutung und Nierenversagen führen ebenso wie Arzneistoffe, welche um die Sekretion organi-

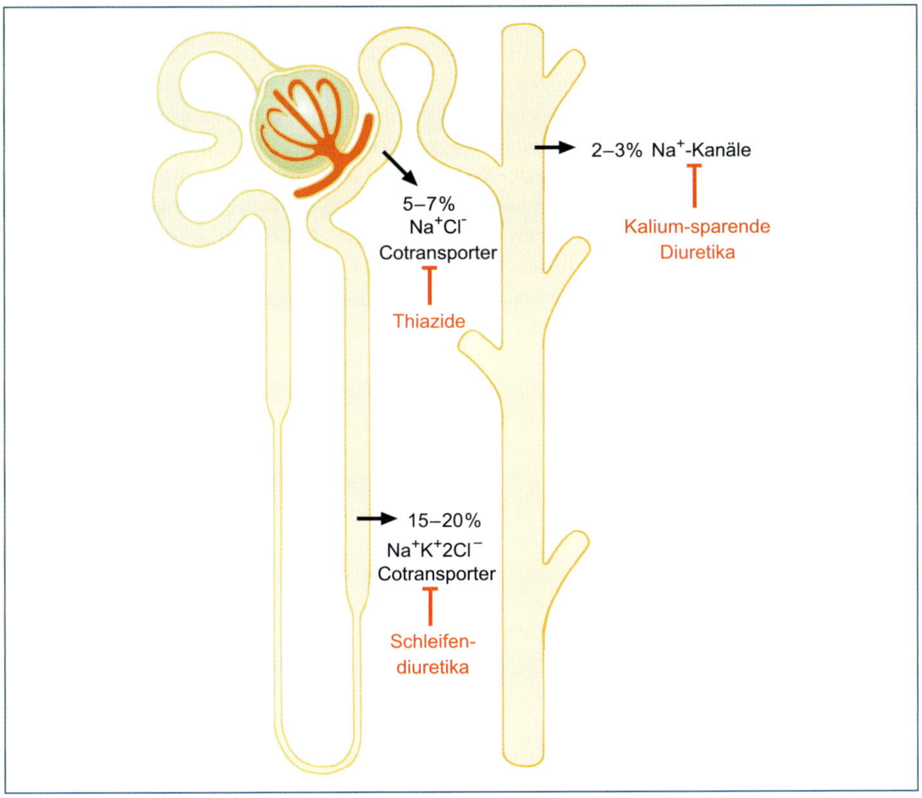

Abb. 6.34 Nephron mit Angriffsorten verschiedener Diuretika

scher Säuren bzw. Basen konkurrieren (Probenicid bzw. Cimetidin), zu einer verminderten Sekretion und damit zu einer Minderung der diuretischen Wirksamkeit.

Klinische Anwendung

Diuretika werden in erster Linie zur Behandlung von Ödemen sowie zur Therapie der arteriellen Hypertonie eingesetzt. Auch bei der Behandlung der akuten sowie chronischen Herzinsuffizienz finden sie breite Anwendung. Daneben werden Diuretika zur forcierten Diurese bei Vergiftungen, bei Diabetes insipidus und zur Glaukombehandlung (gilt nur für Carboanhydratasehemmer, die mittlerweile dort ihr Hauptanwendungsgebiet gefunden haben) eingesetzt.

Geschichtliche Entwicklung

Nachdem die diuretischen Effekte von **Sulfanilamid** (Abb. 6.35) erkannt waren, wurde dieser antimikrobielle Wirkstoff 1930 erstmals zur Ödembehandlung bei Herz-Kreislauf-Patienten eingesetzt.

Es war daher naheliegend, durch breit angelegte Synthese-Versuche, ausgehend von den Leitstrukturen der antimikrobiell wirksamen Sulfonamide, zu verbesserten Diuretika zu gelangen. Da zu diesem Zeitpunkt die molekularen Mechanismen der Diurese noch nicht bekannt waren, erfolgte die Wirkstoffoptimierung nicht unter rationalen, sondern empirischen Gesichtspunkten. Dabei erkannte man als wesentliches Strukturelement die an einen Aromaten oder Heteroaromaten gebundene, jedoch nicht weiter substituierte Sulfonamidgruppe.

Therapeutische Bedeutung erlangte **Acetazolamid** (Abb. 6.35), das heute wegen begrenzter Wirksamkeit und erheblichen Nebenwirkungen nur noch bei strenger Indikationsstellung wie akutem Glaukom und Hirnödem eingesetzt wird. Bemerkenswert ist die gute Absorption aus dem Dünndarm trotz polarer Teilstruktur sowie die Tatsache, dass Acetazolamid praktisch unverändert renal eliminiert wird.

Wesentliche Fortschritte brachte die Einführung einer zweiten Sulfonamidgruppe oder einer Carbonylfunktion in *meta*-Stellung, besonders aber ein zusätzlicher elektronegativer Substituent, meist Chlor, in *ortho*-Stellung zur ersten bzw. in *para*-Stellung zur zweiten Sulfonamidgruppe. Auf diese Weise entstanden die beiden Grundtypen der modernen Diuretika, nämlich der **Sulfonyl-** und der **Carbonyltyp** (Abb. 6.36).

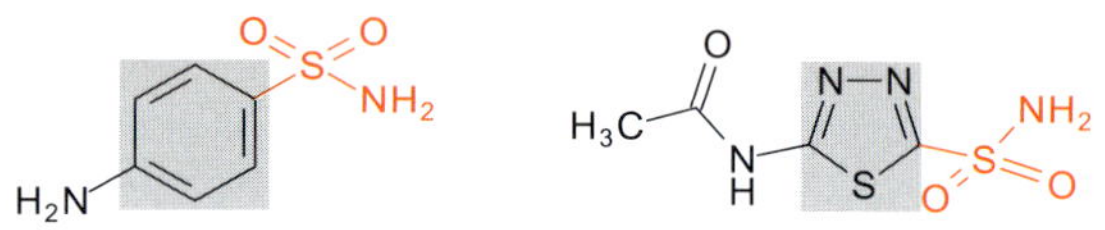

Abb. 6.35 Sulfanilamid und Acetazolamid

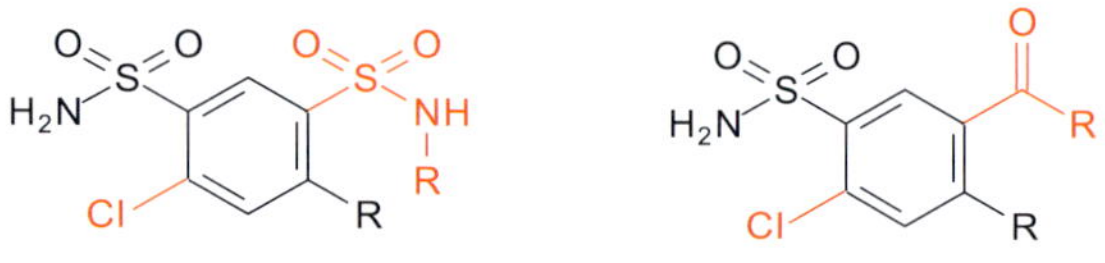

Abb. 6.36 Grundstrukturen der Diuretika vom Sulfonyl- und Carbonyltyp

Hemmstoffe des Na^+, Cl^--Symports (Thiazide und Analoga)

Diuretika vom Sulfonyltyp

Die Einführung einer Aminogruppe in die Grundstruktur des Sulfonyltyps führt zum **Chloraminofenamid**, das sich mit Ameisensäure zum Chlorothiazid und mit Formaldehyd zum (Di)hydrochlorothiazid (HCT) zyklisieren lässt (Abb. 6.37).

Die exakte Bezeichnung für Verbindungen vom Typ des Chlorothiazids ist 2*H*-1,2,4-Benzo-thiadiazin-1,1-dioxid, die für Verbindungen vom Typ des Hydrochlorothiazids ist 3,4-Dihydro-2*H*-1,2,4-benzo-thiadiazin-1,1-dioxid. Vereinfacht bezeichnet man sie als Thiazide bzw. Hydrothiazide. Wenn heute jedoch von Thiaziden die Rede ist, so sind damit in der Regel Hydrothiazide gemeint.

Beim Übergang vom **Chlorothiazid** zum **Hydrochlorothiazid (HCT)** (Abb. 6.38) wird die Wirksamkeit um das 10- bis 20fache gesteigert, weshalb Chlorothiazid heute keine therapeutische Bedeutung mehr besitzt. Hydrochlorothiazid wird heute sehr häufig, überwiegend in der Kombinationstherapie eingesetzt. Von ihm leiten sich zahlreiche Derivate ab, die sich meist nur durch die Substitution in Position 3 unterscheiden, wie **Trichlormethiazid, Bendroflumethiazid, Bemetizid** und **Butizid** (Abb. 6.38). Die Einführung lipophiler Substituenten bewirkt dabei eine Erhöhung der Aktivität, die auf eine stärkere tubuläre Reabsorption zurückzuführen ist. **Polythiazid** ist zusätzlich in Position 2 am Stickstoff durch eine Methylgruppe substituiert und weist in Position 3 einen CF_3-substituierten, schwefelhaltigen Rest auf. Im Bendroflumethiazid findet sich anstelle des Chlors in Position 6 eine Trifluormethylgruppe sowie ein voluminöser Benzyl-Rest in Position 3. Ein ringoffenes Diuretikum vom Sulfonyltyp ist das **Mefrusid** (Abb. 6.38).

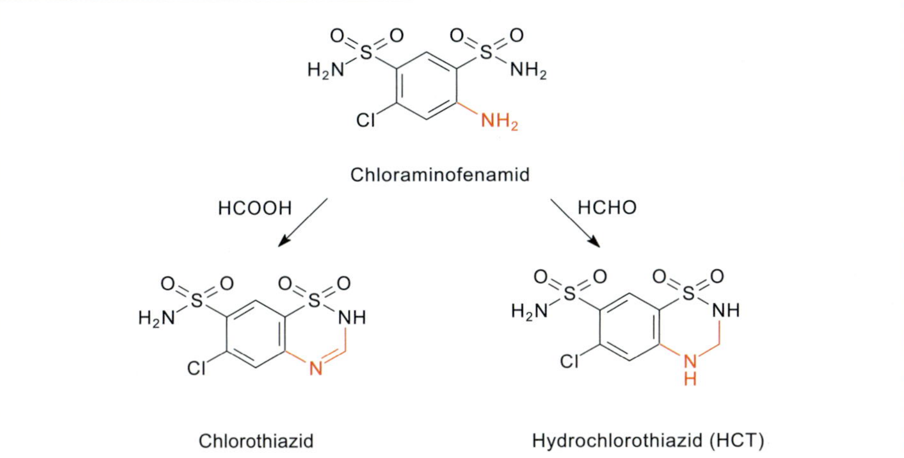

Abb. 6.37 Chlorothiazid und Hydrochlorothiazid

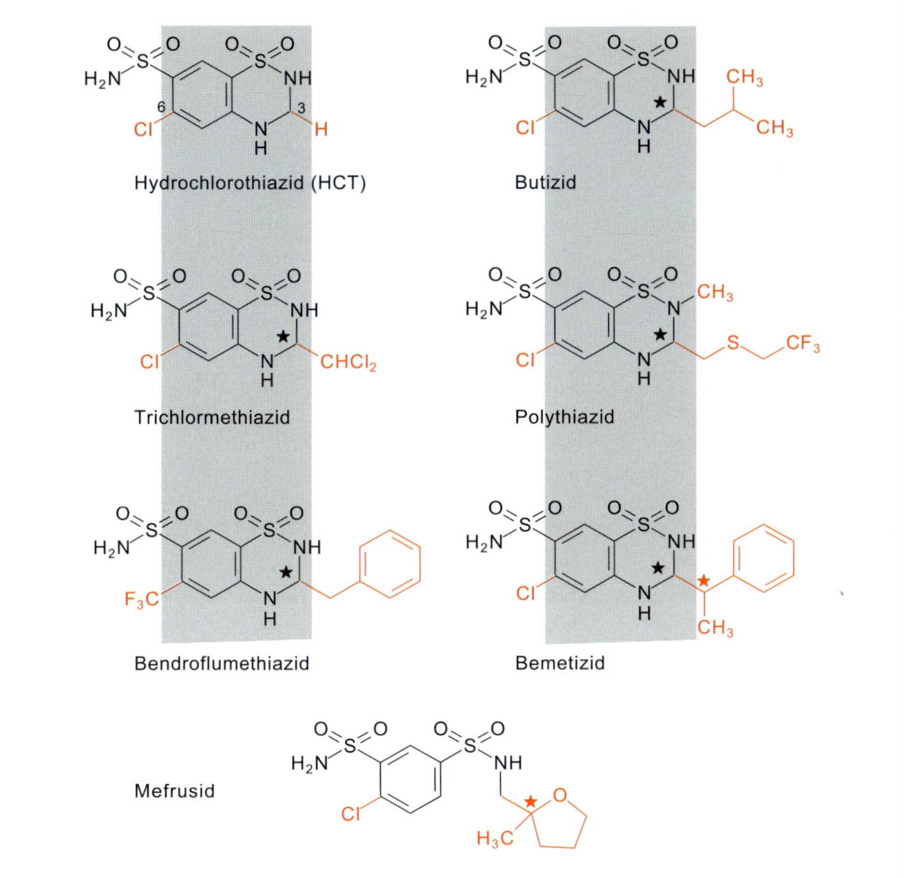

Abb. 6.38 Hydrochlorothiazid und Derivate

Na^+, Cl^--Symport (Na^+, Cl^--Cotransporter, NCC)

Gemeinsames Target aller Thiazid-Diuretika ist der Na^+, Cl^--Cotransporter, ein großes, glykosyliertes Protein mit einem Molekulargewicht von rund 150 kDa. Die Topologie des Transporters (Abb. 6.39) entspricht der des Na^+, K^+, $2Cl^-$-Cotransporters. Die zentrale hydrophobe Region des Transporter-Proteins ist an der Bildung von zwölf transmembranären Helices beteiligt. Diese werden intrazellulär von den hydrophilen Regionen des Amino- und des Carboxy-Terminus flankiert. Glykosylierungspo-

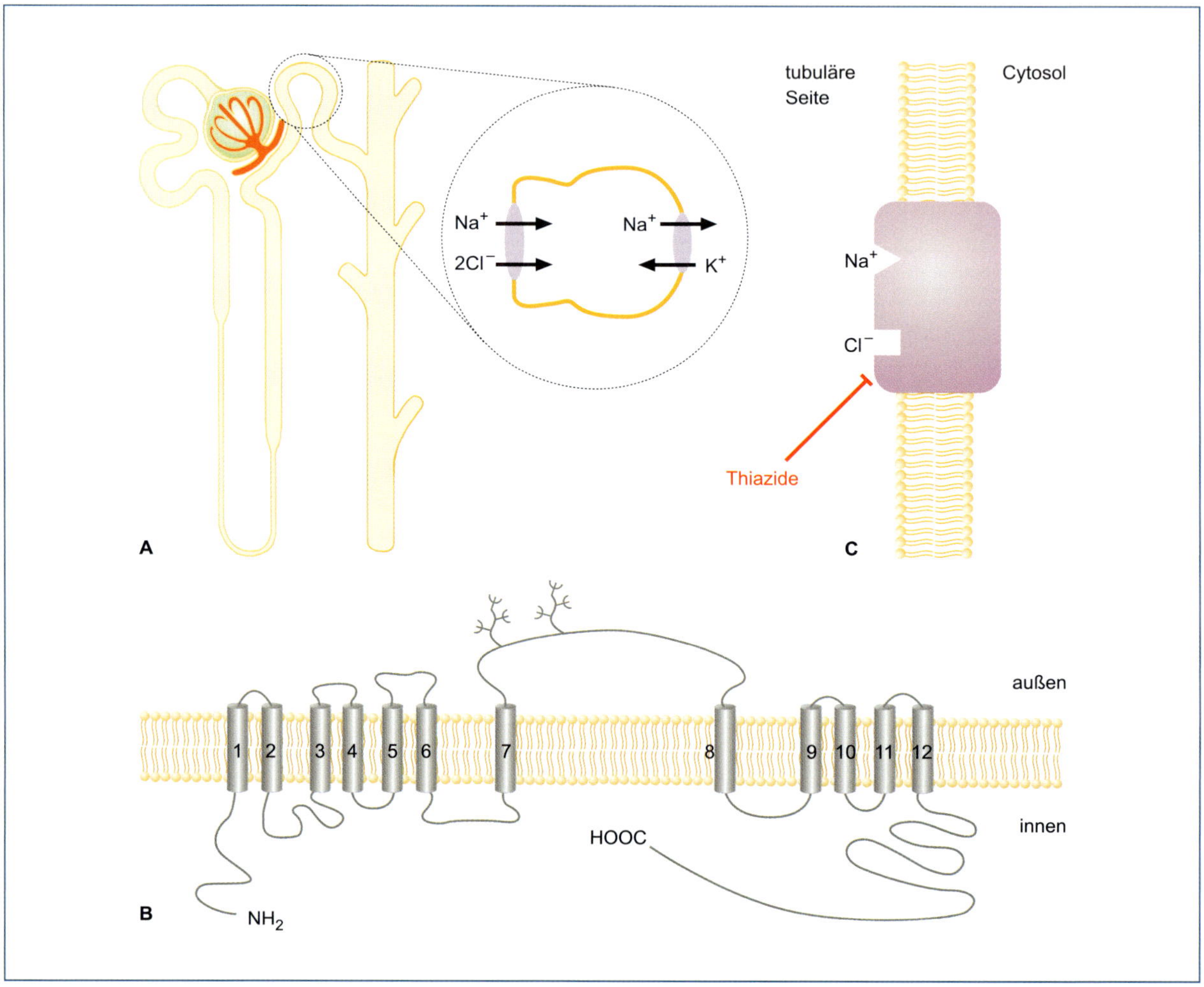

Abb. 6.39 **A:** Lokalisation des Na^+, Cl^--Cotransporters. **B:** Topologie des Transporters. **C:** Bindung der Ionen und Thiazid-Diuretika

sitionen finden sich im Bereich des extrazellulären Loops, der TM 7 und TM 8 verbindet. Es gilt als wahrscheinlich, dass Thiazide kompetitiv an die Chlorid-Bindungsstelle oder in unmittelbarer Nachbarschaft dazu binden und so den Natrium-Rücktransport inhibieren.

Pharmakokinetik und Metabolismus

Hydrochlorothiazid unterliegt keinem metabolischen Abbau und wird aktiv im proximalen Tubulusbereich sezerniert. Im Unterschied zu Hydrochlorothiazid und den meisten seiner Derivate wird Mefrusid weitgehend metabolisiert. Hauptmetabolit ist ein Lacton, das durch Oxidation des Tetrahydrofuranringes entsteht und sich mit der zugehörigen Hydroxysäure in einem pH-abhängigen Gleichgewicht befindet. Da beide, sowohl das ringgeschlossene Lacton als auch die offene Hydroxysäure, saluretisch wirksam sind, dürften sie zur Wirksamkeit des Mefrusids beitragen. Der weitere oxidative Abbau führt zu einem *N*-Methyl-substituierten Disulfonamid und einem Carboxy-valerolacton, das mit der zugehörigen Hydroxysäure im Gleichgewicht steht (Abb. 6.40). Die wichtigsten pharmakokinetischen Daten der Thiazid-Diuretika sind in Tabelle 6.4 zusammengefasst.

Diuretika vom Carbonyltyp

Diuretika vom Sulfonyltyp enthalten zwei *m*-ständige Sulfamoylgruppen, sie sind also Disulfonamide. Eine dieser beiden Sulfamoylgruppen, und zwar jene, die bei den Thiaziden in den Ring inkorporiert ist, kann auch durch eine **Carbonylgruppe** ersetzt werden, die dann in der Regel offenkettig bleibt, aber auch zyklisiert sein mag, wie es beim **Metolazon** (Abb. 6.41) der Fall ist. **Xipamid, Clopamid** und **Indapamid** (Abb. 6.41) sind *m*-Sulfamoyl-benzamide. Xipamid enthält außerdem eine phenolische OH-Gruppe.

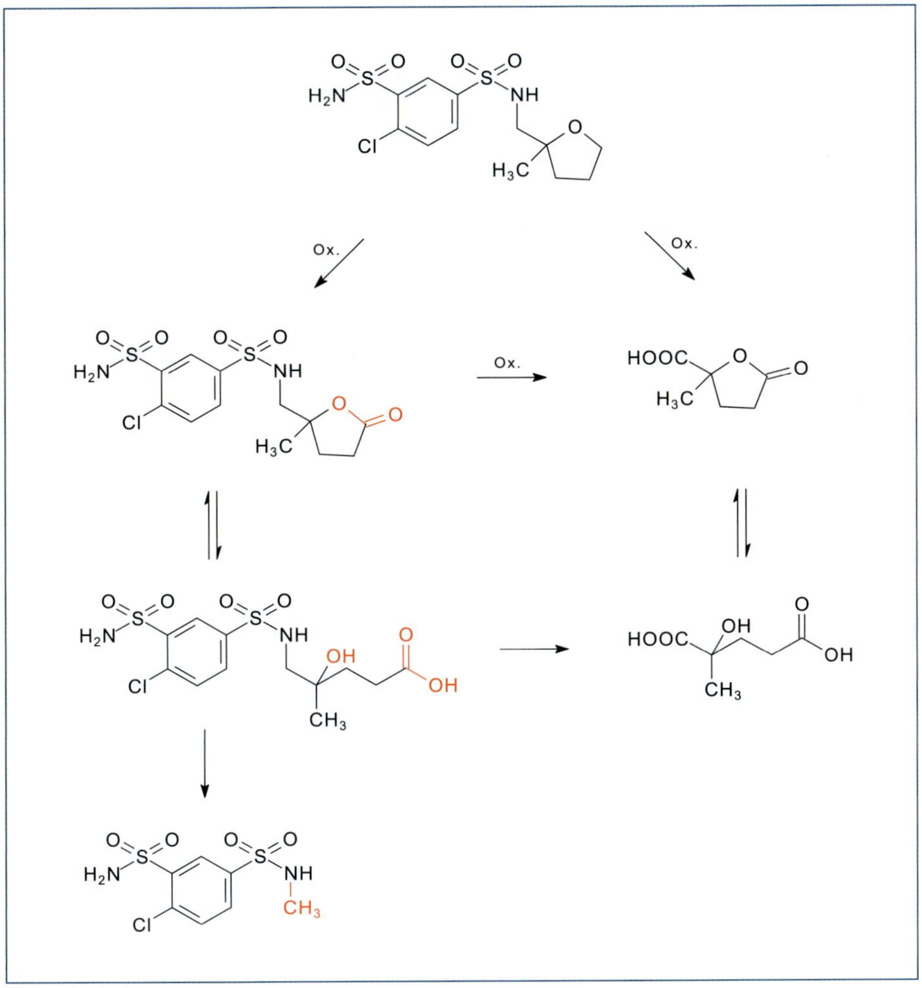

Abb. 6.40 Metabolisierung von Mefrusid

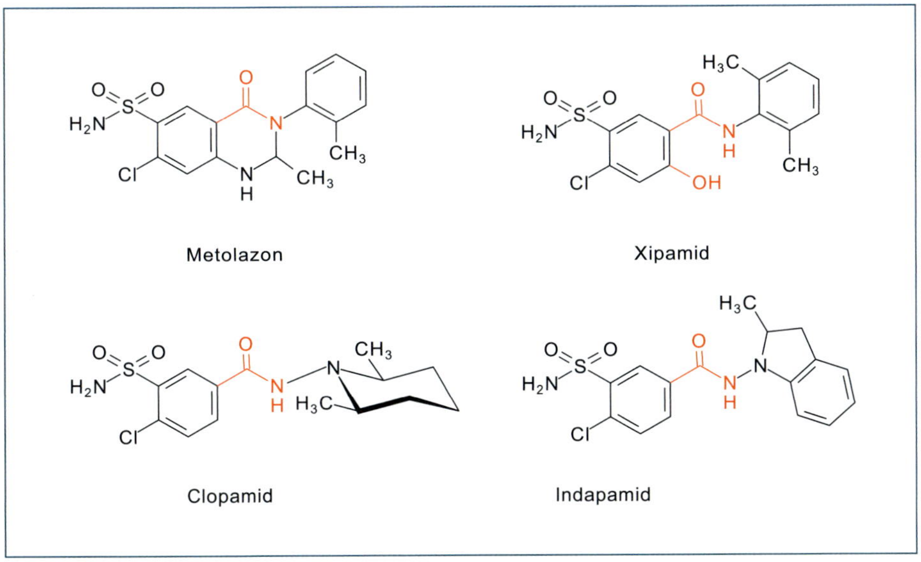

Abb. 6.41 Diuretika vom Carbonyltyp

Tab. 6.4 Pharmakokinetische Daten der Diuretika

INN	Bioverfügbarkeit (%)	t_{max} (h)	HWZ (h)
Acetazolamid	n. b.	2–8	n. b.
Amilorid	50	4	16–20
Azosemid	10–20	2–2,5	2–3
Bendroflumethiazid	n. b.	2–3	3,0
Bumetanid	80–100	1	0,5–2
Butizid	60–85	n. b.	4
Chlorthalidon	n. b.	12	50
Clopamid	n. b.	1–3	4–5
Etacrynsäure	n. b.	n. b.	2–4
Furosemid	50–80	0,6–1	0,75–1,5
Hydrochlorothiazid	70	2–5	6–8
Indapamid	n. b.	0,5–2	14–18
Mefrusid	n. b.	1–2	7
Metolazon	n. b.	2–8	14
Piretanid	80	0,5–1	1–2
Polythiazid	n. b.	n. b.	25
Spironolacton	n. b.	1–2	1–2 (18–23[1])
Torasemid	80–90	1	3–4
Triamteren	n. b.	n. b.	4–7
Trichlormethiazid	n. b.	n. b.	n. b.
Xipamid	73	n. b.	6–8

[1] Canrenon (aktiver Metabolit) n. b. = nicht bekannt

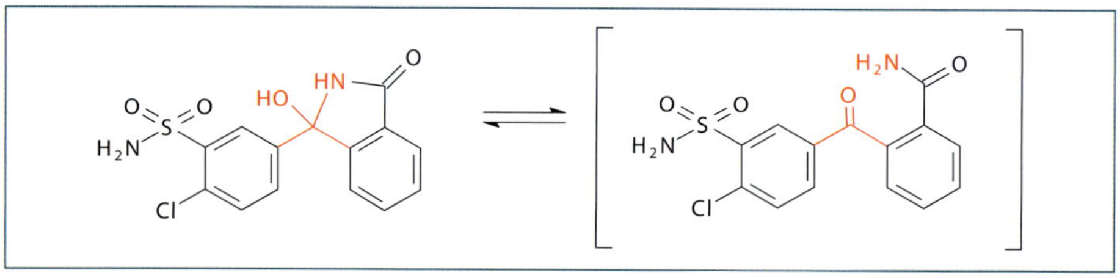

Abb. 6.42 Chlortalidon

Eine etwas abweichende Struktur weist das **Chlortalidon** (Abb. 6.42) auf, bei dem es sich um ein Benzophenon-Derivat handelt, das überwiegend in seiner zyklischen Halbaminal-Struktur vorliegt.

Pharmakokinetik und Metabolismus

Xipamid wird nach peroraler Gabe nahezu vollständig absorbiert und metabolisch zu etwa 60% abgebaut. Clopamid bewirkt ein Ansteigen der Lithium-Plasmakonzentration durch eine Hemmung der renalen Lithium-Clearance. Chlortalidon wird peroral gegeben und gastrointestinal zu 60 bis 80% protrahiert absorbiert. Es hat eine lange Eliminationshalbwertszeit von 44 bis 48 h. Im Urin sind ca. 10% der Dosis als stärker polare Metaboliten nachweisbar. Die pharmakokinetischen Daten der Diuretika vom Carbonyltyp sind in Tabelle 6.4 aufgeführt.

Hemmstoffe des Na^+, K^+, $2Cl^-$-Symports, Schleifendiuretika

Schleifendiuretika vom Carbonyltyp

Furosemid, Piretanid und **Bumetanid** (Abb. 6.43), die wirkungsmäßig zu den Schleifendiuretika gehören, sind ***m*-Sulfamoyl-benzoesäure**-Derivate. Sie unterscheiden sich von den anderen Vertretern des Carbonyltyps im Wesentlichen durch die freie Carboxylgruppe. Beim Furosemid, das als Referenzstandard in der Klasse der Schleifendiuretika gilt, ist die Position 2 mit einer Furfurylmethylamino-Gruppe substituiert. Bumetanid und Piretanid sind in Position 3 basisch substituiert und tragen in Position 4 einen Phenoxy-Rest. **Azosemid** (Abb. 6.43) ähnelt in seiner Struktur sehr stark dem Furosemid. Dem Bioisosterie-Konzept folgend ist die Carboxylgruppe durch den

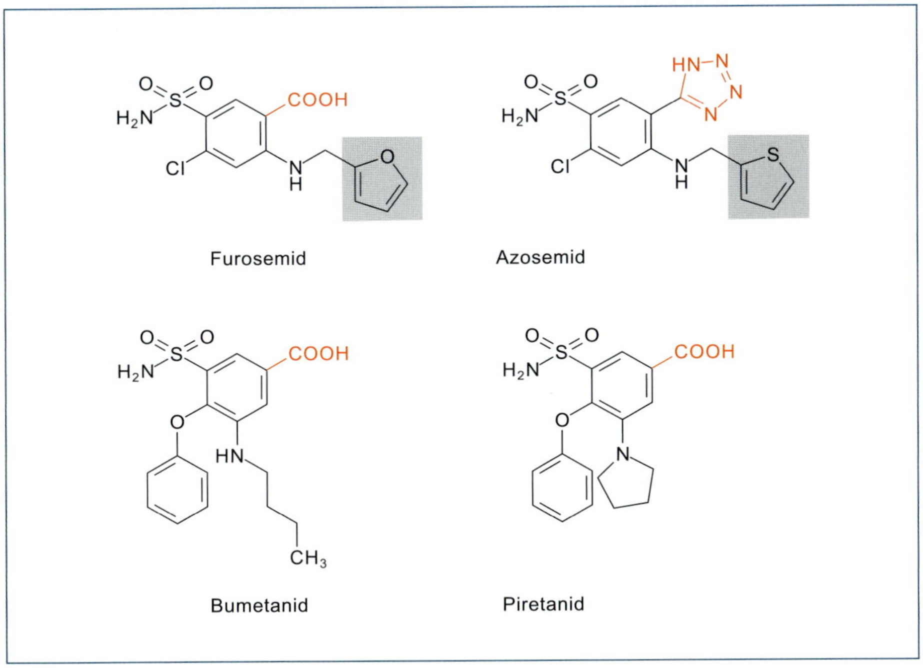

Abb. 6.43 Schleifendiuretika vom Carbonyltyp

sauren Tetrazolring und der Furanring in der Seitenkette in Position 2 durch einen Thiophenring ersetzt.

Schleifendiuretika verschiedener Struktur

Außer den Wirkstoffen vom Carbonyltyp zählen auch **Etacrynsäure** und **Torasemid** (Abb. 6.44) zu den Schleifendiuretika. Etacrynsäure ist ein rasch wirkendes Schleifendiuretikum, welches über folgende strukturelle Charakteristika verfügt:

- ein chlorierter Aromat
- eine veretherte Glykolsäure-Gruppe
- eine α,β-ungesättigte Ketogruppe als Teil einer bioreaktiven Funktion.

Als Wirkungsmechanismus der Etacrynsäure wurde früher eine Aktivitätshemmung von Enzymen angenommen, die in den Tubuluszellen lokalisiert sind und über SH-Gruppen verfügen. Jüngere In-vitro-Untersuchungen legen jedoch nahe, dass nicht Etacrynsäure, sondern ein durch eine *Michael*-Addition gebildetes Cystein-Konjugat für die diuretische Wirksamkeit verantwortlich ist (Abb. 6.46). Wegen z.T. irreversibler Hörschäden hat Etacrynsäure heute keine große Bedeutung mehr. **Torasemid** gehört strukturell gesehen zur Gruppe der Diuretika vom Sulfonyltyp, allerdings wird es wirkungsmäßig den Schleifendiuretika zugeordnet. Im Gegensatz zu den Diuretika vom Sulfonyltyp besitzt Torasemid nur eine Sulfonamidgruppe, die Teil eines Sulfonylharnstoff-Strukturelementes ist. Darüber hinaus ist der Benzen- durch einen Pyridinring ersetzt.

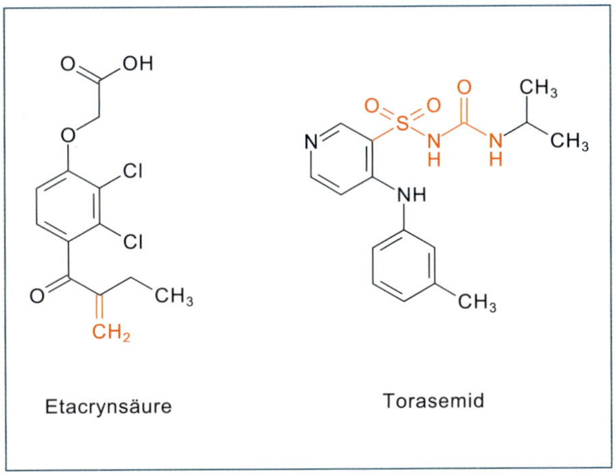

Abb. 6.44 Schleifendiuretika vom Nichtcarbonyltyp

Na^+, K^+, $2Cl^-$-Symport (Na^+, K^+, $2Cl^-$-Cotransporter)

Gemeinsamer Angriffsort der Schleifendiuretika ist der Na^+, K^+, $2Cl^-$-Cotransporter (Abb. 6.45), der einen ähnlichen Aufbau zeigt wie der Na^+, Cl^--Cotransporter. Das Glykoprotein hat Spezies-abhängig ein Molekulargewicht zwischen 150 und 195 kDa. Der Transporter bindet im Bereich der hydrophoben transmembranären Helices ein K^+-, ein Na^+- sowie 2 Cl^--Ionen, wobei zunächst das Natrium, dann ein Chlorid und Kalium sowie am Schluss das 2. Chloridion gebunden wird. Schleifendiuretika binden in Anwesenheit der beiden Alkaliionen und eines Chloridions an die Bindungsstelle des 2. Chloridions

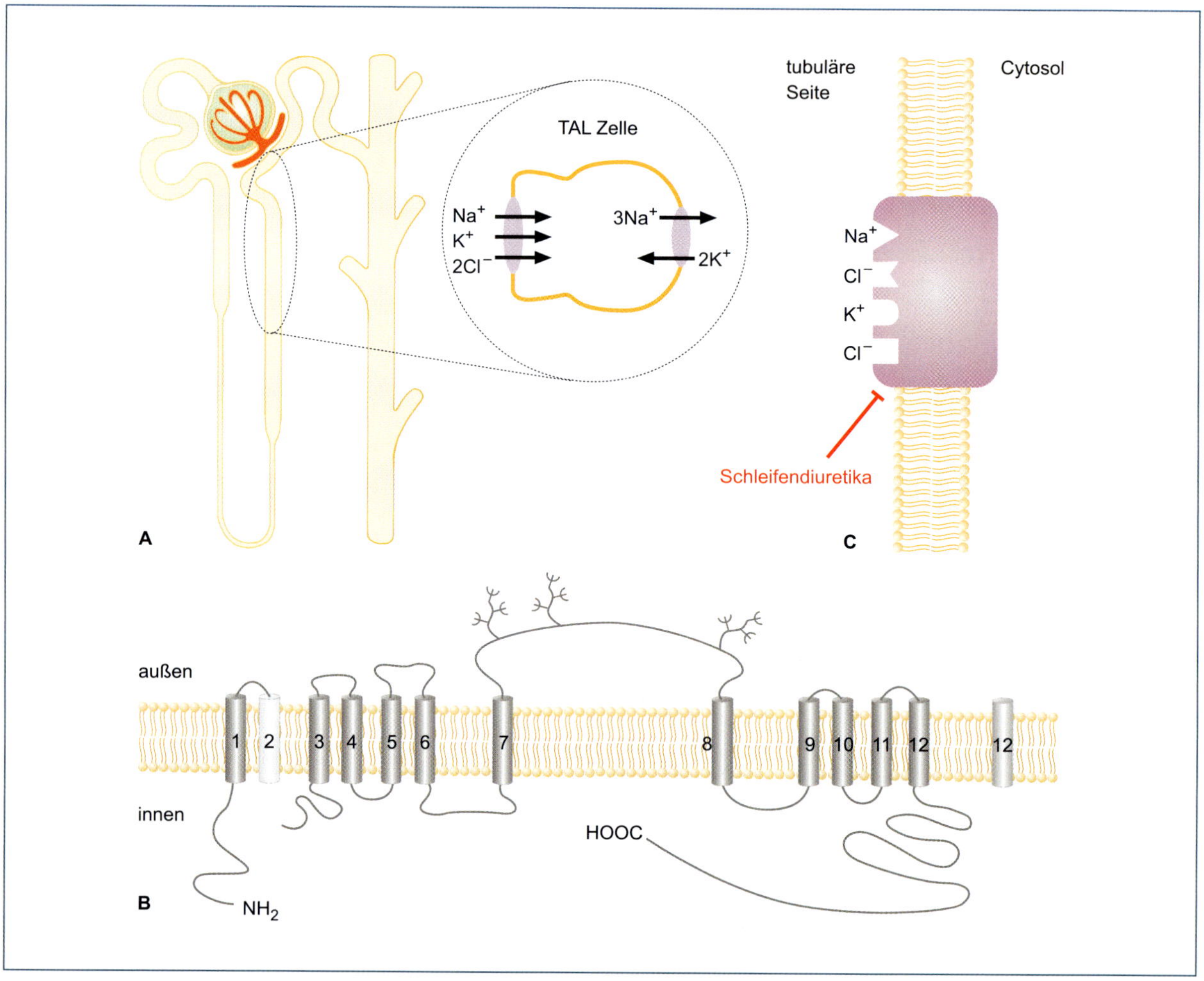

Abb. 6.45 **A:** Lokalisation des Na^+, K^+, $2Cl^-$-Cotransporters **B:** Topologie des Transporters **C:** Bindung der Ionen und Thiazid-Diuretika

und blockieren so den Natrium-Rücktransport (Abb. 6.45).

Pharmakokinetik und Metabolismus

Furosemid weist eine breite Variabilität bezüglich seiner Bioverfügbarkeit auf, die bei ein und demselben Patienten zwischen 10% und 90% schwanken kann. Die Metabolisierungsrate in der Leber beträgt 50%. Hauptmetabolit ist das Esterglucuronid.

Wegen des ausgeprägten First-Pass-Effekts liegt die Bioverfügbarkeit von Azosemid bei peroraler Applikation nur bei ca. 10%. Ein geringer Anteil wird unverändert renal eliminiert. Der Wirkstoff tritt nicht nur in die Muttermilch über, sondern hemmt auch die Milchbildung. Deshalb darf er während der Stillzeit nicht angewandt werden.

Die renale Elimination der Etacrynsäure erfolgt sowohl durch glomeruläre Filtration als auch durch tubuläre Sekretion. Nur 1% des renal eliminierten Wirkstoffes liegen als unveränderte Etacrynsäure vor, ca. 15% sind an Cystein gekoppelt (Abb. 6.46). Nach intravenöser Gabe wird Etacrynsäure zu zwei Drittel über die Nieren eliminiert, ein Drittel gelangt über die Leber und Galle in den entero-hepatischen Kreislauf.

Torasemid weist eine konstante Bioverfügbarkeit von 80% auf und garantiert dadurch gleichbleibend hohe Serumspiegel. Aufgrund seiner langen Halbwertszeit muss Torasemid nur einmal täglich gegeben werden. Die Elimination erfolgt in Form von Metaboliten, die z. T. noch diuretisch wirksam sind.

Kalium-sparende Diuretika

Cycloamidine

Thiazide und Schleifendiuretika erhöhen nicht nur die Natrium- und Chlorid-Ausscheidung, sondern bewirken

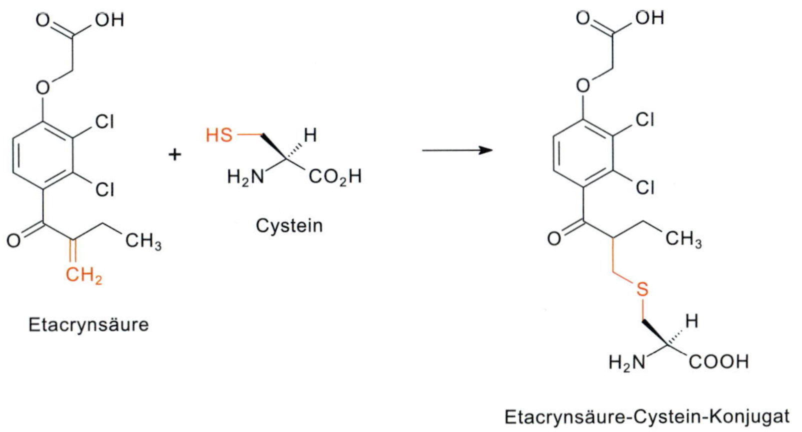

Abb. 6.46 Phase-II-Metabolismus von Etacrynsäure unter Bildung des wirksamen Metaboliten

auch eine (unerwünschte) Erhöhung der Kalium-Ausscheidung im spätdistalen Tubulus, also in jenem Bereich, wo sich der Angriffsort der K^+-sparenden Diuretika befindet. Langdauernde Anwendung dieser Diuretikaklasse kann zu einer Hypokaliämie führen, die durch Kombination mit K^+-sparenden Diuretika vermieden werden kann.

K^+-sparende Diuretika entfalten ihre Wirksamkeit in den spätdistalen Tubulusabschnitten und im Bereich der Sammelrohre und hemmen die Aufnahme von Natriumionen bei gleichzeitiger Veminderung der tubulären Sekretion von Kaliumionen. Als Monotherapeutika haben Amilorid und Triamteren nur schwache natriuretische Effekte, da an deren Wirkort unter physiologischen Bedingungen nur noch sehr wenig Natriumionen zur Rückresorption gelangen. Bei der Kombinationstherapie mit Thiazid- bzw. Schleifendiuretika, die in frühdistal gelegenen Abschnitten die Na^+-Rückresorption hemmen, gelangen jedoch deutlich mehr Natriumionen als üblich in die spätdistalen Tubulusabschnitte. Unter diesen Bedingungen wird die Natriumrückresorption durch die „Kaliumsparer" effektiv blockiert und damit die Wirkung der anderen Diuretika unterstützt. Parallel dazu wird auch die durch die Thiazid- und Schleifendiuretika in diesen Tubulusabschnitten gesteigerte Kalium-Sekretion vermindert, was der Hauptgrund für den klinischen Einsatz der K^+-sparenden Diuretika ist.

Amilorid (Abb. 6.47) ist ein Diamino-Pyrazincarbonsäureamid-Derivat, bei dem der Amidstickstoff Teil eines Guanidinsystems ist. **Triamteren** ist ein **Pteridin**triamin, welches in Position 6 mit einem Phenylring substituiert ist. Das Pteridinringsystem findet sich als Partialstruktur auch beim Riboflavin sowie bei der Folsäure. Eine strukturelle Gemeinsamkeit von Amilorid und Triamteren ist die in beiden Ringsystemen anzutreffenden Amidingruppe.

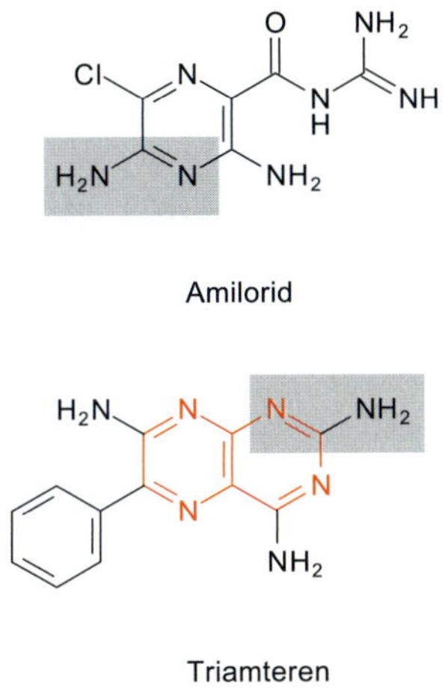

Abb. 6.47 Diuretika mit zyklischer Amidinstruktur

Na^+-Kanal

Der Amilorid-sensitive epitheliale Na^+-Kanal ist aus den drei homologen Untereinheiten α-ENaC, β-ENaC und γ-ENaC aufgebaut, die zu einem Heterotetramer der Zusammensetzung α2:β1:γ1 assembliert sind. Die Topologie des epithelialen Na^+-Kanalproteins ist in Abbildung 6.48 gezeigt. Alle Untereinheiten verfügen über eine große, mehrfach glykosylierte extrazelluläre Schleife, die jeweils zwei Membransegmente der Untereinheiten verbindet. Der N- und der C-Terminus sind cytoplasmatisch lokalisiert und enthalten regulatorische Elemente, welche die Aktivität des Kanals steuern. Es gilt als wahrscheinlich, dass Amilorid und Triamteren über eine identische Bindungsstelle verfügen, die im Bereich der transmembranären Domäne 2 (TM 2) der α-Untereinheit lokalisiert ist.

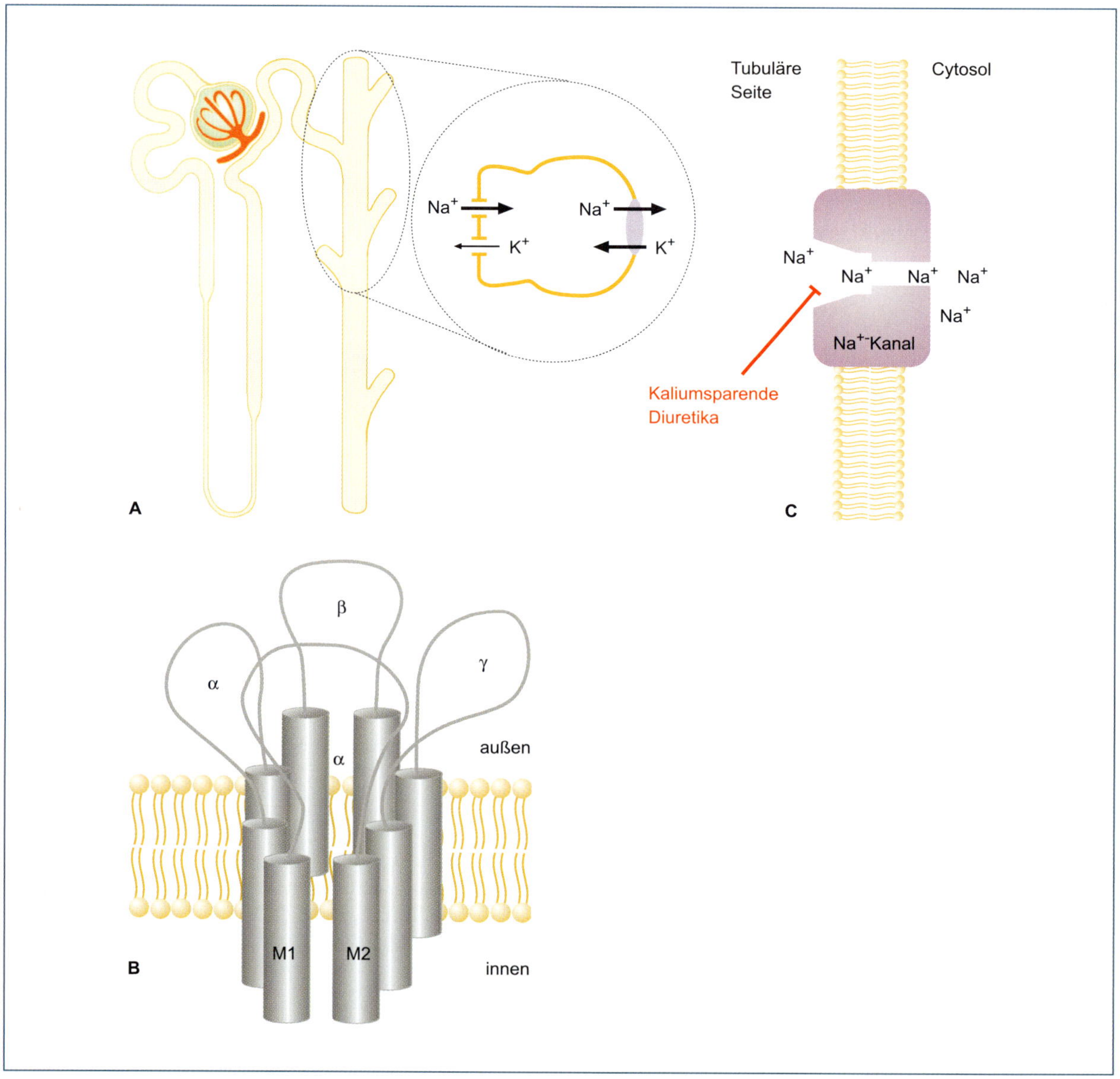

Abb. 6.48 **A:** der epitheliale Na^+-Kanal (ENaC) wird im distalen Nephron-Segment und im Sammelrohr exprimiert. **B:** tetramere Stöchiometrie des ENaC. **C:** Blockade des Ionenflusses durch Kalium-sparende Diuretika.

Die Bindung der Kalium-sparenden Diuretika an den Na^+-Kanal führt zu einer Blockade des Natriumionen-Stroms und gleichzeitig zu einer Verminderung der Kalium-Sekretion.

Metabolismus

Amilorid stellt ein stabiles zyklisches Amidin dar, das nicht metabolisiert wird. Pteridine sind stabile Heteroaromaten, an denen Biotransformationsreaktionen nur in geringem Umfang ablaufen. Sie besitzen vier elektronegative Ring-N-Atome, die um die 10 für die Ausbildung eines stabilen zweikernigen Aromaten erforderlichen π-Elektronen konkurrieren. Da das Ringsystem des Triamterens an allen C-Atomen bereits substituiert ist, können keine oxidativen oder hydrolytischen Biotransformationsreaktionen am Heterozyklus selbst ablaufen. Es bleiben die Aminogruppen, die prinzipiell mit körpereigenen Reagenzien gekoppelt werden können, und der Phenyl-Substituent am C(6). Hier tritt auch in *p*-Position rasch Hydroxylierung mit nachfolgender Sulfat-Konjugation zu einem wirksamen Metaboliten ein (Abb. 6.49).

Triamteren wird aus dem Magen-Darm-Kanal schnell

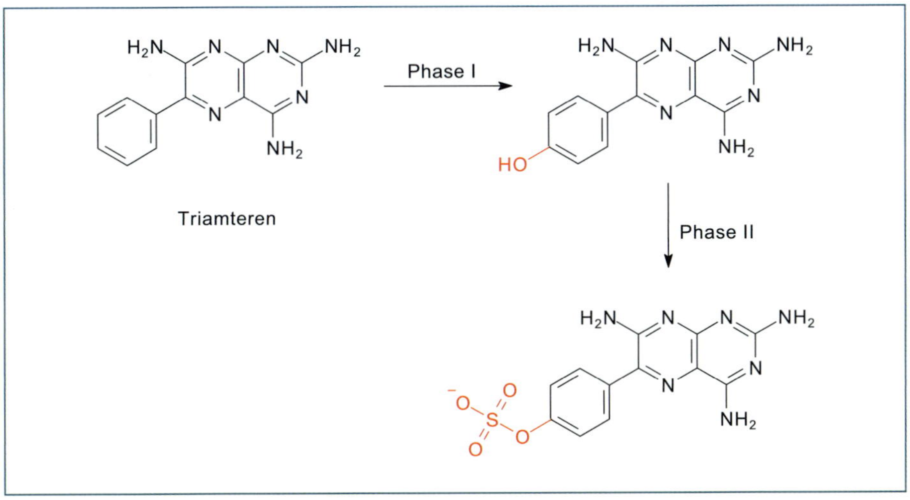

Abb. 6.49 Metabolisierung von Triamteren

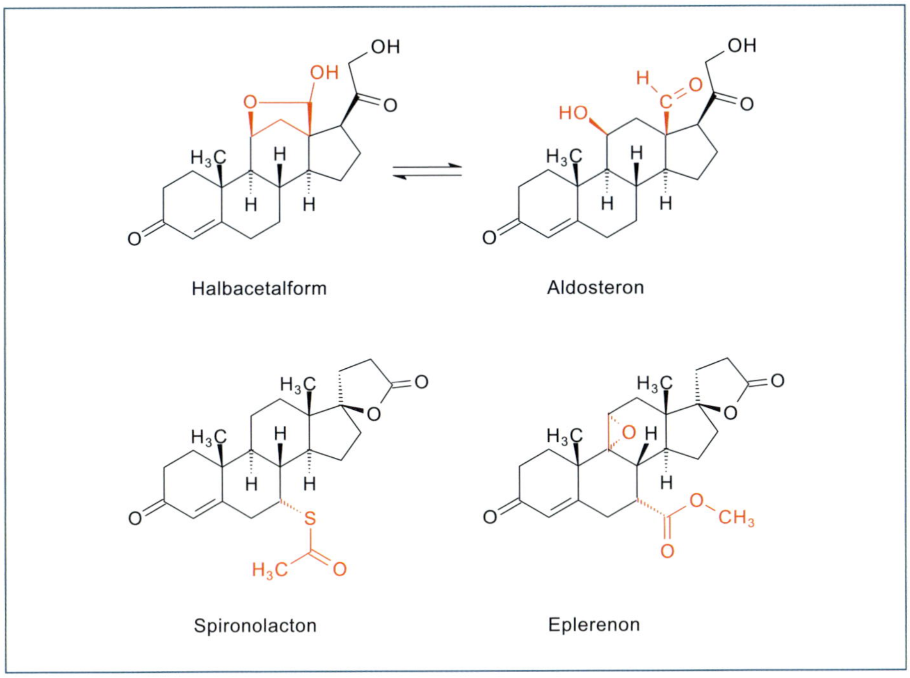

Abb. 6.50 Strukturvergleich von Aldosteron, Spironolacton und Eplerenon

zu 40 bis 70% resorbiert. Auffallend ist die rasche Bildung des aktiven Hydroxyschwefelsäure-Esters, der bereits nach 15 min nachweisbar ist (Abb. 6.49). Seine Plasmakonzentration beträgt das 4 bis 10fache von Triamteren. Die Halbwertszeiten der Muttersubstanz und des Schwefelsäure-Esters liegen bei etwa 3 h. Die renale Ausscheidung erfolgt zum überwiegenden Teil in Form des Hydroxyschwefelsäure-Esters, zum kleineren Teil in Form der unveränderten Substanz bzw. des Glucuronids. Außerdem wird ein geringer Teil biliär ausgeschieden. Gelegentlich wird bei einer Triamteren-Behandlung die Bildung von triamterenhaltigen Nierensteinen beobachtet, die auf die schlechte Wasserlöslichkeit des Wirkstoffs zurückzuführen ist. Bei leberinsuffizienten Patienten ist die Metabolisierungsrate deutlich herabgesetzt, so dass Triamteren dann infolge höherer Konzentrationen als schwacher Folsäure-Antagonist wirken kann.

Aldosteronantagonisten

Eine kaliumsparende Diurese kann auch durch kompetitive Verdrängung des Mineralocorticoids **Aldosteron** (Abb. 6.50) von seinem nukleären Rezeptor erreicht werden, was therapeutisch durch Anwendung des stereochemisch nahe verwandten **Spironolacton** genutzt wird. Zum Unterschied von Spironolacton ist **Kaliumcanrenoat** (Abb. 6.51) in Wasser gut löslich und deshalb für die intravenöse Applikation geeignet. Kaliumcanrenoat leitet sich vom aktiven Metaboliten **Canrenon** ab, aus dem durch Öffnung des Lactonringes die freie γ-Hydroxy-Säure erhalten wird, die in das wasserlösliche Kaliumsalz übergeführt werden kann.

Spironolacton und Kaliumcanrenoat dienen zur Behandlung von Ödemen bei Patienten mit Leberzirrhose und Ascites. Spironolacton dient außerdem als Zusatztherapeutikum bei chronischer Herzinsuffizienz.

Aufgrund der antiandrogenen Eigenschaften von Spironolacton und Kaliumcanrenoat, die bei Daueranwendung zu erheblichen Nebenwirkungen wie Gynäkomastie und Potenzstörungen bei Männern sowie zu Amenorrhö und Hirsutismus bei Frauen führen, ist die Anwendung dieser Wirkstoffe stark eingeschränkt und unterliegt einer strengen Nutzen-Risiko-Bewertung.

Eplerenon (Abb. 6.50) ist ein selektiver Aldosteron-Rezeptor-Antagonist (SARA), der sich strukturell von Spironolacton durch den Ersatz des Thioacetylrestes durch eine Methylestergruppe und die Einführung einer Epoxidgruppe in den Ring C unterscheidet. Durch diese strukturellen Modifikationen bindet Eplerenon spezifischer an den Mineralocorticoid-Rezeptor und zeigt im Vergleich zu Spironolacton weniger antiandrogene und progestagene Eigenschaften. Unerwünschte, über die Steroidhormon-Rezeptoren vermittelte Wirkungen wie Libidoverlust, erektile Dysfunktion oder Menstruationsstörungen treten unter Eplerenon wesentlich seltener auf. Eplerenon ist zur Behandlung der Hypertonie und Herzinsuffizienz zugelassen.

Pharmakokinetik, Metabolismus und toxikologische Aspekte

Spironolacton wird rasch und gut resorbiert. Ein stark wirksamer Metabolit ist das Canrenon, ein konjugiertes Dien-on, welches im Gleichgewicht mit der ebenfalls wirksamen Canrenonsäure steht (Abb. 6.51). Canrenon entsteht durch Hydrolyse des Thioesters und nachfolgender β-Eliminierung von Schwefelwasserstoff. Im Gegensatz zu Spironolacton und Eplerenon können aus Canrenon (Aldadien) kanzerogene Epoxide entstehen, was die Anwendung von Canrenon bzw. dessen Kaliumsalz erheblich einschränkt. Voraussetzung für die Bildung dieser toxischen Metabolite ist eine Doppelbindung zwischen C(6) und C(7). Die Ausscheidung der Aldosteronantagonisten erfolgt hauptsächlich renal.

Osmotisch wirkende Diuretika

Neben D-Sorbitol wird heute vor allem D-Mannitol (Abb. 6.52) als **Osmodiuretikum** eingesetzt. Sie sind indiziert bei akuten Hirn- oder Lungenödemen, die nach Unfällen in der chemischen Industrie (Einatmen von

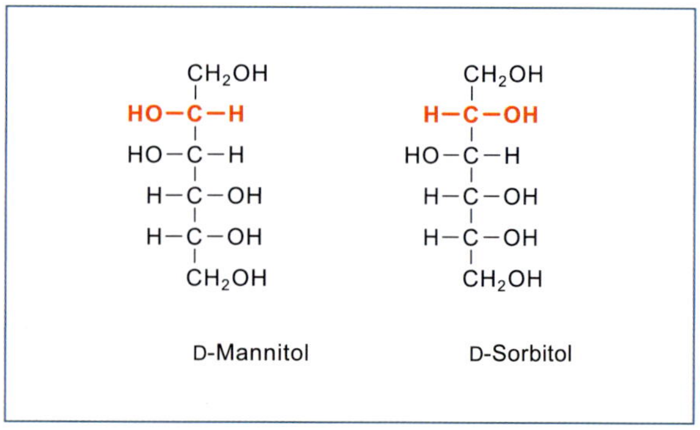

Abb. 6.52 Mannitol und Sorbitol

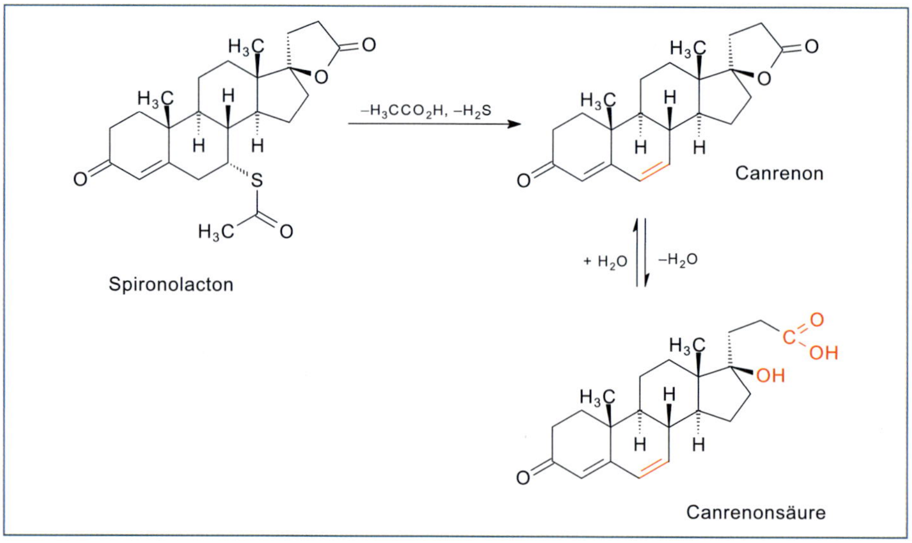

Abb. 6.51 Metabolismus von Spironolacton

NH_3, HCl, giftigen Gasen etc.) auftreten können. D-Mannitol ist ein Reduktionsprodukt der D-Mannose, D-Sorbitol hingegen ein Reduktionsprodukt der D-Glucose. Die beiden Moleküle unterscheiden sich nur durch die chirale Anordnung am Kohlenstoffatom C(2).

Osmodiuretika sind keine Saluretika. Durch Wasserbindung führen sie zu einer kräftigen Volumendiurese. Die Elektrolyt-Ionenausscheidung ist trotz des erhöhten Harnvolumens gering. Als starke Hydrophile werden sie glomerulär **nicht** reabsorbiert, was wegen der hohen Wasserbindungskapazität von Vorteil ist. Da Mannitol und Sorbitol nicht aus dem Intestinum absorbiert werden können, müssen sie **infundiert** werden (Anwendung als Laxans, Kap. 11.4).

Metabolismus

Die beiden Wirkstoffe enthalten sechs oxidationsempfindliche Carbinolgruppen. Trotzdem wird Mannitol nur sehr langsam metabolisiert, Sorbitol dagegen wird in der Leber unabhängig von Insulin zu Fructose oxidiert. Hier macht sich also der Einfluss der Chiralität auf die Biotransformation bemerkbar.

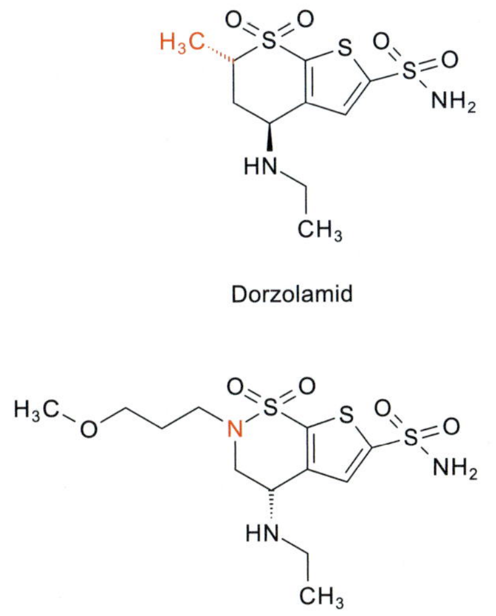

Abb. 6.53 Dorzolamid und Brinzolamid

Carboanhydrase-Hemmer

Während Carboanhydrase-Hemmer (CAH) früher als Diuretika eingesetzt wurden, finden sie heute nur noch Anwendung zur topischen Glaukombehandlung. Die diuretische Wirksamkeit beruht auf einer durch Hemmung der Carboanhydrase verminderten tubulären Rückresorption von Natriumionen infolge einer reduzierten Abgabe von Wasserstoffionen ins Lumen.

Das **Glaukom** ist eine schwer wiegende Augenerkrankung mit progredientem Verlauf, die den Sehnerv schädigt und bei fehlender oder ungenügender Behandlung schließlich zur Blindheit führen kann. Der Begriff Glaukom umschreibt eine Vielzahl von Erkrankungszuständen, die oftmals durch erhöhten Augeninnendruck (IOD) gekennzeichnet sind. Erhöhter IOD ist die Folge eines Ungleichgewichtes zwischen Produktion und Abfluss des Kammerwassers.

Carboanhydrase (CA) katalysiert die Hydratation von Kohlendioxid zu Kohlensäure mit nachfolgender Bildung von Hydrogencarbonat (Bicarbonat). Bicarbonationen sind die für die Bildung des Kammerwassers primär verantwortlichen Ionen, indem sie einen osmotischen Gradienten über die zweizellige Schicht des Ziliarepithels herstellen, der zum Einströmen von Wasser in die Hinterkammer des Auges führt. Das neu gebildete Wasser fließt dann durch die Pupille von der Hinter- in die Vorderkammer und tritt durch die Abflusswege aus.

Das Thieno-thiopyran-Derivat **Dorzolamid** und das Thieno-thiazin-Derivat **Brinzolamid** (Abb. 6.53) sind Carboanhydrase-Hemmstoffe (CAH), die nach topischer Applikation spezifisch an die Carbonahydratase (Isoenzym II) im Ziliarkörper des Auges binden, was zu einer Abnahme der Kammerwasser-Sekretion und so zu einer Senkung des intraokulären Druckes führt. Im Gegensatz zur oralen Gabe verursacht die topische Anwendung von CAH keine Störungen des Säure-Basen-Haushaltes oder Elektrolytverschiebungen.

6.3.4 L-Typ-Calcium-Kanalblocker (Calcium-Antagonisten)

Der Begriff Calcium-Antagonisten wurde vom Freiburger Physiologen Albrecht Fleckenstein geprägt, um die Wirkungsweise von Verapamil am isolierten Meerschweinchenpapillarmuskel zu beschreiben. Sie besteht in einem Verlust der mechanischen Kontraktilität bei erhaltener elektrischer Aktivität, also einer so genannten elektromechanischen Entkopplung, wie sie sich auch bei Calciumentzug ausbildet. Die Calcium-antagonistische Wirkungsweise konnte später durch elektrophysiologische Analysen als hochselektive Blockade spannungsabhängiger Calciumkanäle verstanden werden. Dies führte zu treffenderen Bezeichnungen für diese Wirkstoffklasse wie **Calcium-Kanalblocker** (Calcium Channel Blocker; Calcium Channel Antagonist, CCA), die aber bis heute den ursprünglichen Begriff nicht verdrängen konnten.

Calciumkanäle

Das gemeinsame Grundprinzip der Calcium-Antagonisten beruht auf einer Hemmung spannungsabhängiger Calciumkanäle in der Membran von Herz- und glatten

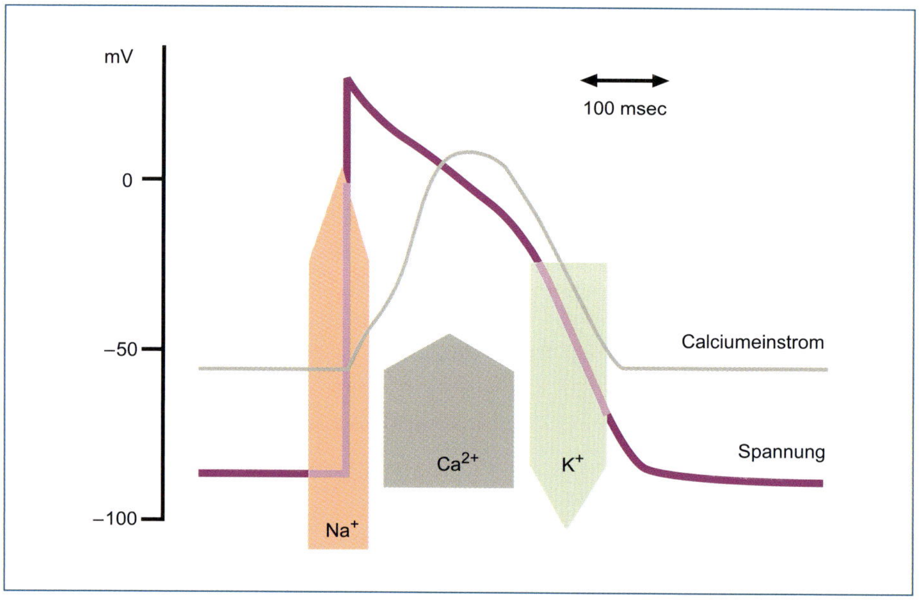

Abb. 6.54 Schematische Darstellung eines myokardialen Aktionspotenzials mit dem beteiligten Calciumstrom, der durch den Na^+-Einwärtsstrom aktiviert und durch K^+-Auswärtsstrom inaktiviert wird.

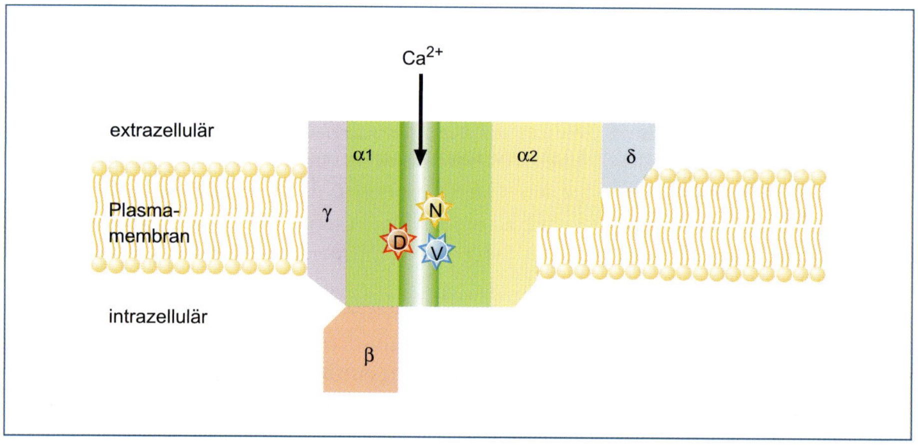

Abb. 6.55 Schematische Darstellung des L-Typ-Calciumkanals. Angedeutet sind die regulatorischen Phosphorylierungsstellen sowie die Bindungstellen der Prototypen der Calcium-Antagonisten (N = Nifedipin, D = Diltiazem, V = Verapamil)

Muskelzellen. Dies führt zu einem verminderten Calciumeinstrom während des Aktionspotenzials, wodurch eine Aktivierung des kontraktilen Systems verhindert wird (Abb. 6.54).

Heute ist bekannt, dass in den Membranen erregbarer Zellen verschiedene Typen von **Calciumkanälen (L-, T-, N-, P-, R-Typ)** exprimiert werden, die sich u. a. in ihrer Potenzialabhängigkeit, Leitfähigkeit und funktionellen Bedeutung unterscheiden. Für das Verständnis der Wirkungsweise der therapeutisch eingesetzten Calcium-Antagonisten sind nur die **L**- (**L**ong **L**asting/**L**arge) und **T**-(**T**ransient/**T**iny)-Kanäle bedeutsam.

Der Calciumionen-Einstrom durch die L-Typ-Kanäle in die glatten Muskel- und Herzmuskelzellen beeinflusst den Tonus der Gefäße sowie die Kontraktilität des Myokards. Der T-Typ-Calcium-Ionenstrom ist beteiligt an der Erzeugung von Schrittmacherpotenzialen im Sinus- und AV-Knoten des Herzens sowie glattmuskulären Geweben der Gefäße und des Darms und trägt damit zur autonomen Steuerung dieser Organe bei.

Die **Struktur des L-Typ-Calciumkanals**, der für die therapeutische Wirkung die größte Bedeutung besitzt, ist weitgehend aufgeklärt. Der Kanal besteht aus mehreren Einheiten, die für die Porenbildung (α_1) und für die konformatorische Stabilität (α_2, β, γ) sowie für regulatorische Funktionen (α_2, β) zuständig sind (Abb. 6.55).

Die α1-Einheit stellt ein hydrophobes Polypeptid bestehend aus vier Untereinheiten (I–IV) dar, wobei jede dieser Untereinheiten aus sechs transmembranären α-helicalen Segmenten (S1–6) besteht (Abb. 6.56). Jede dritte und vierte Aminosäure der S4-Segmente wird durch ein protoniertes Lysin oder Arginin repräsentiert, weshalb

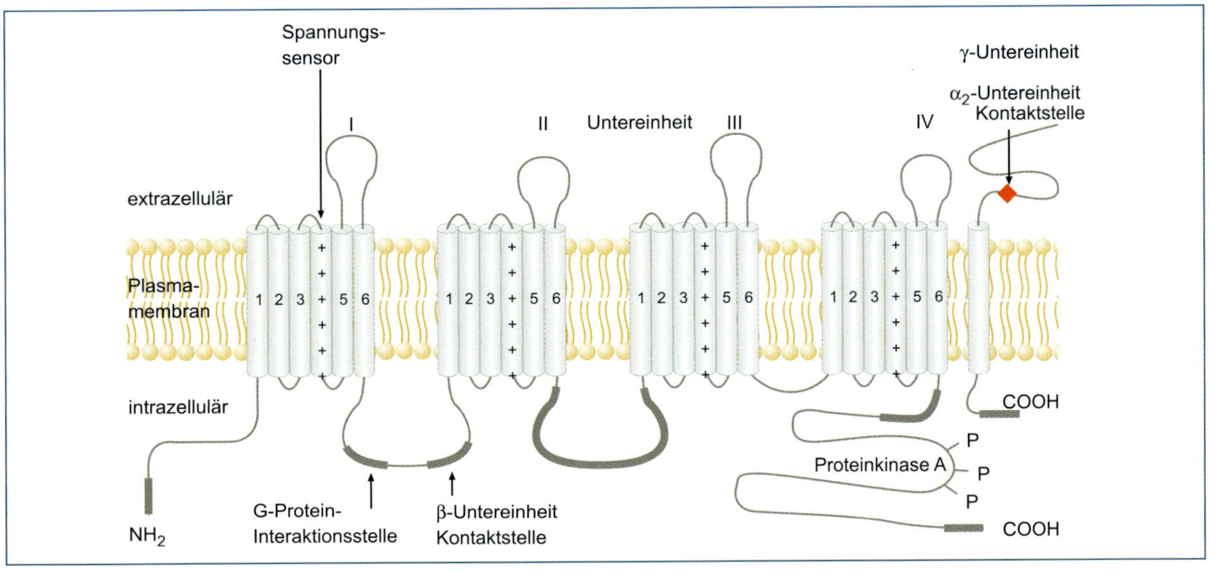

Abb. 6.56 Schematische Darstellung der α1-Einheit des L-Typ-Calciumkanals. Dargestellt sind die vier Untereinheiten (I–IV) und jeweilige Segmente 1–6 sowie deren funktionelle Bedeutung

diese Bereiche sehr wahrscheinlich die Spannungssensoren darstellen. Die intrazelluläre cytoplasmatische Domäne, welche das Segment S6 der Untereinheit I mit dem Segment S1 der Untereinheit II verbindet, erfüllt zwei Funktionen. Sie stellt die Bindungsstelle für die Gα- und Gβγ-Elemente eines G-Proteins dar und ist zugleich auch die Interaktionsstelle mit der β-Untereinheit des Calciumkanals. Es wird vermutet, dass die intrazelluläre Schleife zwischen den Untereinheiten II und III der α1-Einheit an der elektromechanischen Kopplung (EC) beteiligt ist. Zwischen den Segmenten S5 und S6 einer jeden Untereinheit befindet sich ein Glutamatrest, die in der 3D-Anordnung des Kanals einen Teil der Kanalpore (P-Region) bilden. In der Mitte dieser Pore befindet sich eine Bindungsstelle für Calciumionen. Ein solches Calciumion kann letztlich in die Zelle gelangen, wenn ein zweites Calciumion an die Pore gebunden wird.

Die α2-Einheit ist ein extrazelluläres, hoch glykosyliertes Protein, von dem man annimmt, dass es den Einstrom von Calcium in die P-Region verstärkt. Die β-Einheit ist ein kleines intrazelluläres Protein, welches mit der intrazellulären Schleife zwischen den Untereinheiten I und II der α1-Einheit interagiert. Die β-Einheit besteht auch aus vier Untereinheiten, die an der Regulation der Leitfähigkeit des Calciumkanals beteiligt sind.

Die Bindungsstellen für die verschiedenen Klassen der Calcium-Antagonisten sind intensiv untersucht worden. Als Bindungsstellen der DHP wurden Bereiche in den Segmenten S6 und den extrazellulären Schleifen zwischen S5 und S6 der Untereinheiten III und IV identifiziert. Auch zwei Aminosäuren im Segment S5 der Untereinheit III scheinen an der Bindung der DHP beteiligt zu sein. Diltiazem und Verapamil binden an anderen Stellen der α1-Einheit, die sich aber ebenfalls im Bereich der Untereinheiten III und IV befinden.

Die Bindung der Calcium-Antagonisten an die α1-Untereinheit führt zu einer Reduktion der Öffnungswahrscheinlichkeit der Calciumkanäle und damit zu einer Abnahme des nach einwärts gerichteten Calcium-Ionenstroms, woraus eine Relaxation der glatten Gefäßmuskulatur und eine Verminderung der kontraktilen Aktivierung des Myokards resultiert (Vasodilatation und negativ inotroper Effekt).

Klassifizierung

Calcium-Antagonisten stellen eine chemisch heterogene Gruppe von Wirkstoffen dar, denen die blockierende Wirkung auf spannungsabhängige Calciumkanäle gemeinsam ist. Entsprechend ihrer Grundstruktur werden sie in **Phenylalkylamin-, Benzothiazepin-** und **Dihydropyridin-(DHP-)Derivate** unterteilt (Tab. 6.5). Klinisch relevant ist die Unterteilung in Nicht-DHP- und DHP-Derivate, wobei Letztere entsprechend ihrer allmählichen Entwicklung in drei Generationen unterteilt werden.

Die Phenylalkylamin-Derivate **Verapamil** und **Gallopamil** sowie das Benzothiazepin-Derivat **Diltiazem** blockieren neben den L-Kanälen auch unterschiedlich stark T-Kanäle. Im Gegensatz zu den Dihydropyridinen besitzen sie nur sehr geringe vaskuläre Präferenz.

Tab. 6.5 Klassifizierung der Calcium-Antagonisten

Nicht-DHP-Derivate		DHP, 1. Generation	DHP, 2. Generation	DHP, 3. Generation
Verapamil	Diltiazem	Nifedipin	Nitrendipin	Amlodipin
Gallopamil			Nisoldipin	Lacidipin
			Nimodipin	Lercanidipin
			Isradipin	
			Felodipin	
			Nicardipin	
			Nilvadipin	
			Barnidipin	
L ≤ T-Blockade			L >> T-Blockade	

Dihydropyridine

Prototyp der Dihydropyridine (DHP) ist das fotolabile **Nifedipin**, welches nach der klassischen *Hantzsch*-Synthese hergestellt wird. Der Dihydropyridinring besitzt Wannenkonformation, wobei der Arylrest in Position 4 aufgrund der *o*-ständigen Nitrogruppe und der sterisch anspruchsvollen Substituenten in Position 3 und 5 eine axiale Position einnimmt. Die Nitrogruppe weist nach außen (Abb. 6.57).

Nifedipin wird unter dem Einfluss von Licht durch intramolekulare Disproportionierung in ein therapeutisch unwirksames 4-(2-Nitrosophenyl)-pyridin-Derivat umgewandelt (Abb. 6.57).

Die Weiterentwicklung der Dihydropyridine führte zu den Vertretern der 2. Generation mit bevorzugt vaskulärer Wirkung. Die Vertreter der 3. Generation zeichnen sich darüber hinaus durch verbesserte pharmakokinetische Eigenschaften aus.

Die DHP der 2. Generation unterscheiden sich von Nifedipin durch die Stellung der Nitrogruppe am Arylring und/oder durch andere Estergruppen am Dihydropyridinring (Abb. 6.58). Befinden sich unterschiedliche Estergruppen an C(3) und C(5), führt dies zu Chiralität am Kohlenstoffatom C(4). **Nitrendipin** ist ein homologes und hinsichtlich der Position der Nitrogruppe ein isomeres Nifedipin. **Nisoldipin** (Abb. 6.58) entspricht hinsichtlich der Position der Nitrogruppe am Phenyl-Substituenten und der Fotolabilität dem Nifedipin. Für dieses Dihydropyridin wird eine koronarselektive Wirkung postuliert, die experimentell nachweisbar ist. Die bevorzugte Dilatation großer epikardialer Gefäße dürfte auf einer Einflussnahme auf das endotheliale NO-System beruhen, wo-

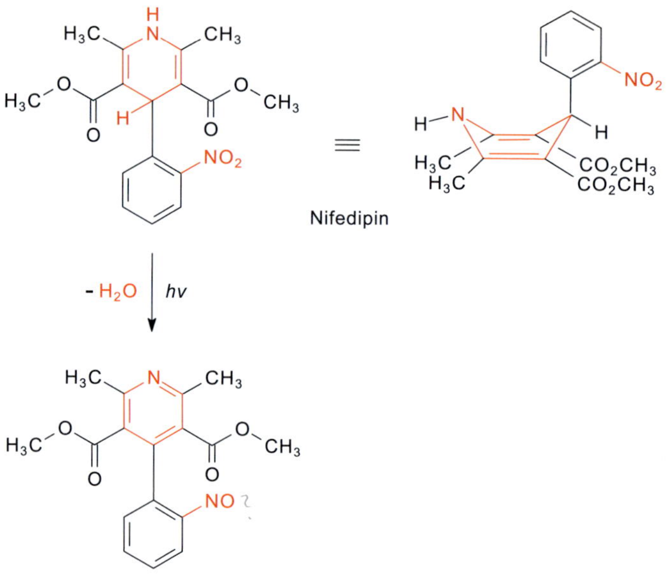

Abb. 6.57 Nifedipin, ein DHP der 1. Generation und seine lichtinduzierte Disproportionierung

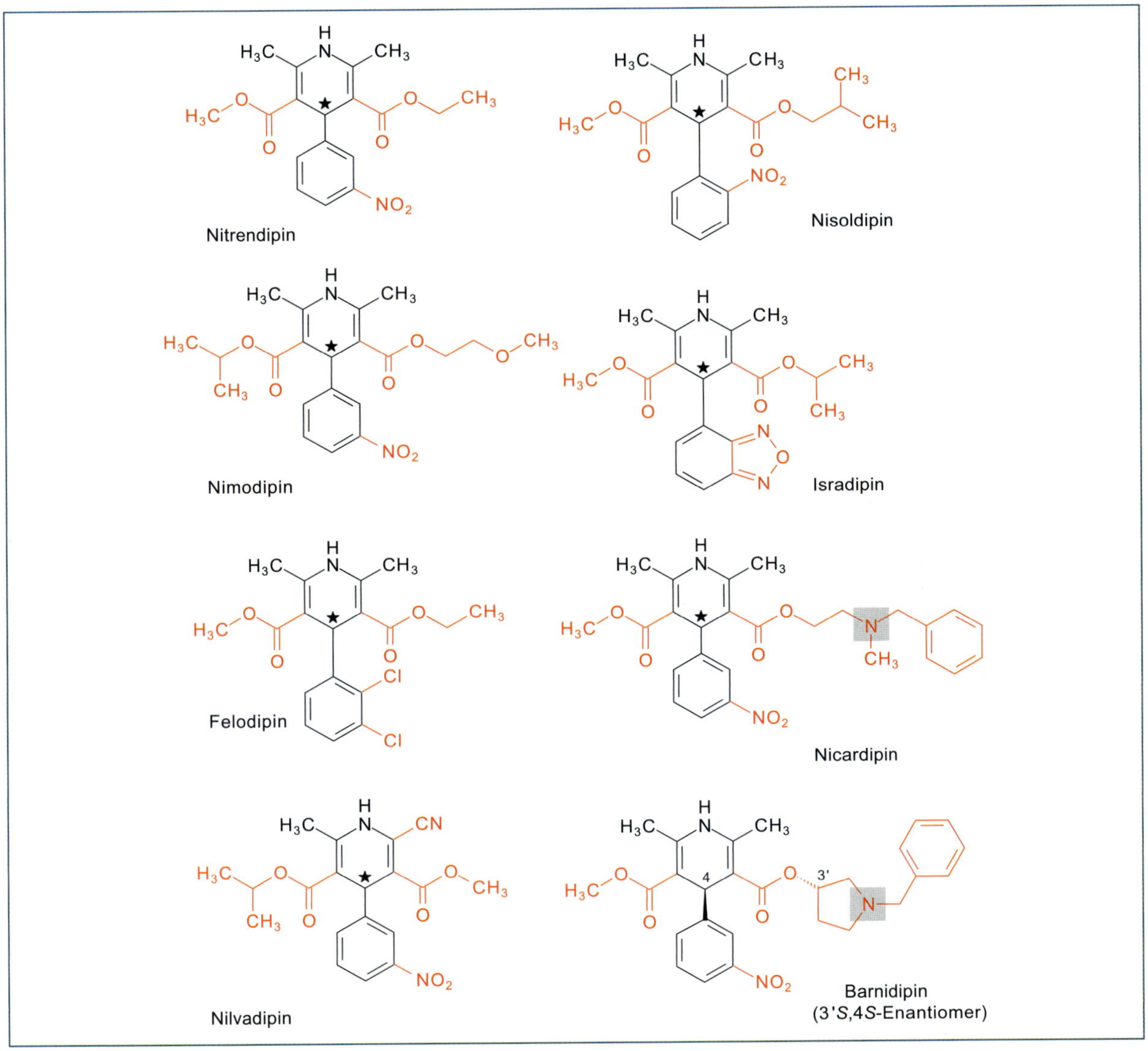

Abb. 6.58 DHP der 2. Generation

durch mehr Widerstandsgefäße dilatiert werden als bei Nifedipin, was eine über den direkt-vaskulären Effekt hinausgehende Flusszunahme zur Folge hat. Nisoldipin wird deshalb auch bei vasospastischen Varianten der Angina pectoris eingesetzt. Bedingt durch die Nitrogruppe in Position 2' ist **Nisoldipin** ebenso wie Nifedipin fotolabil.

Isradipin (Abb. 6.58) besitzt anstelle des Nitrophenyl-Restes einen Benzoxadiazolyl-Substituenten in Position 4. Der experimentelle Nachweis einer bevorzugten cerebrovaskulären Wirkung von **Nimodipin** (Abb. 6.58) hat zum Einsatz dieses DHP als Antidementivum geführt. Die mögliche systemische Blutdrucksenkung muss jedoch bedacht werden und stellt eine Limitierung der Anwendung dar. **Felodipin** (Abb. 6.58) ist durch zwei Chlorsubstituenten am Aromaten gekennzeichnet. **Nilvadipin** ist dadurch charakterisiert, dass es in Position 2 anstelle der Methylgruppe eine Cyanofunktion aufweist. **Nicardipin** hat aufgrund der Aminstruktur in der Esterseitenkette schwach basische Eigenschaften. Beim **Barnidipin** (Abb. 6.58) findet sich ein *N*-benzyliertes Hydroxy-Pyrrolidin als Teil der Estergruppe in Position 3.

Amlodipin (Abb. 6.59) ist wie Felodipin ein chloriertes Derivat. Darüber hinaus handelt es sich hierbei um eine Verbindung, die ähnlich wie Nicardipin und **Lercanidipin** am Dihydropyridinring eine basisch substituierte Seitenkette trägt, wodurch der Wirkstoff bei physiologischem pH-Wert überwiegend als Kation vorliegt. **Lacidipin** (Abb. 6.59) zeichnet sich durch ein

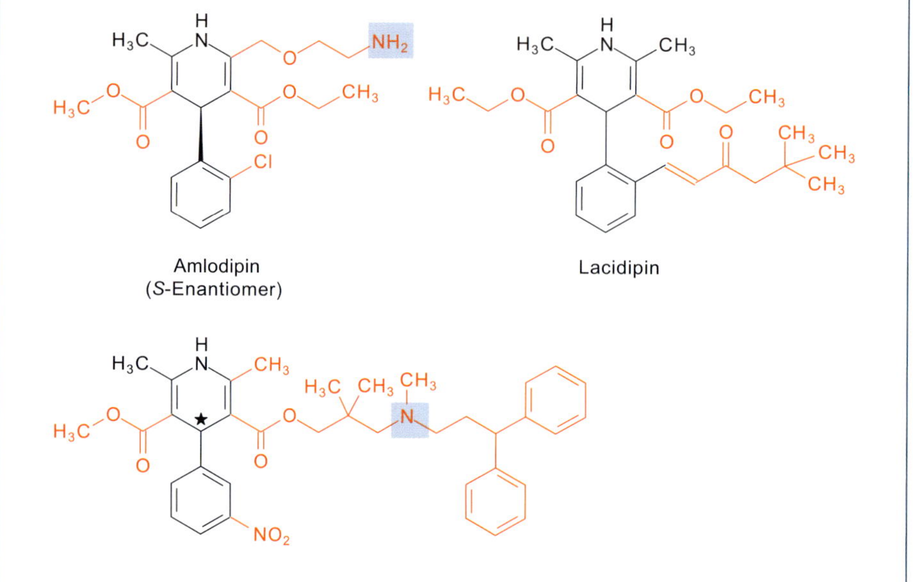

Abb. 6.59 DHP der 3. Generation

α,β-ungesättigtes Keton-Strukturelement in der raumfüllenden Seitenkette in Position 2' aus. Von den beiden Enantiomeren des als Racemat angewandten Amlodipins ist die *S*-Form die pharmakologisch aktive (Eutomer). Amlodipin ist durch eine besonders lange Halbwertszeit charakterisiert (Tab. 6.6).

Die durch DHP verursachte arterioläre Dilatation kann Anlass zu einem Anstieg des hydrostatischen Filtrationsdruckes in der Kapillaren der unteren Körperregion sein, der eine Ödembildung im Knöchelbereich zur Folge haben kann, eine klinisch relevante Begleiterscheinung v. a. der vasoaktiven Calcium-Antagonisten.

Pharmakokinetik und Metabolismus

Sieht man vom Amlodipin ab, sind alle Calcium-Antagonisten sehr stark lipophil. Sie werden deshalb aus dem Dünndarm rasch und nahezu vollständig resorbiert. Aufgrund eines hohen First-Pass-Effektes durch Metabolisierung in der Darmmukosa und Leberpassage ist ihre systemische Bioverfügbarkeit jedoch gering und z.T. erheblichen inter- und intraindividuellen Schwankungen unterworfen (Tab. 6.6).

Alle Calcium-Antagonisten unterliegen in hohem Maße der Metabolisierung durch das CYP-System (Isoformen 3A4, 2D6). Die dabei gebildeten Metabolite sind inaktiv (Ausnahmen: Verapamil, Diltiazem) und werden renal eliminiert. Bei Einschränkung der Leberfunktion kommt es zu einer Verringerung des First-Pass-Effektes, was in höheren Wirkspiegeln resultiert und eine Anpassung der Dosis erforderlich macht.

Die gleichzeitige Gabe von Wirkstoffen, die zu einer Hemmung oder einer Induktion des CYP-Systems führen, kann die Plasmaspiegel von Calcium-Antagonisten steigern bzw. senken und damit das Risiko für unerwünschte Interaktionen erhöhen und unter Umständen eine Dosisanpassung notwendig machen.

Die meisten Calcium-Antagonisten weisen wegen der raschen metabolischen Inaktivierung eine sehr kurze HWZ auf, so dass eine mehrmals tägliche Applikation erforderlich ist (Tab. 6.6). Es wurden deshalb galenische Modifikationen unterschiedlichster Art vorgenommen, um durch verzögerte Wirkstofffreisetzung einen ausreichend langen Effekt zu gewährleisten. Die Vertreter der 3. Generation der Dihydropyridine reichern sich aufgrund ihrer lipophilen Eigenschaften stark in der Zellmembran an und bilden dort ein Depot mit längerer Verweildauer. Dadurch werden Fluktuationen des Wirkspiegels vermieden und im Steady state eine konstante Wirkung aufrechterhalten.

Phenylalkylamine und Benzothiazepine

Bei den vorwiegend vaskulär wirkenden DHP kann es bedingt durch den Blutdruckabfall zu einer indirekten Stimulation kardialer Funktionen infolge einer reflektorischen Sympathikusaktivierung kommen. Die Nicht-DHP verhindern dagegen durch ihre elektrophysiologischen Wirkqualitäten diese gegenregulatorischen chronotropen und dromotropen Effekte am Herzen (Verapamil > Diltiazem), weshalb bei diesen Wirkstoffen auch die Sympathikus-vermittelten Risiken fehlen. Die Hemmeffekte auf

Tab. 6.6 Pharmakokinetische Daten der Dihydropyridine

INN	Bioverfügbarkeit (%)	t_{max} (h)	HWZ (h)
Amlodipin	64–80	8–12	35–50
Felodipin	13–18	2–5	8–10
Isradipin	14–24	1,5–3,0	8–9
Lacidipin	4–52	1,0–2,5	12–19
Lercanidipin	5–10	1,0–3,0	8–10
Nicardipin	25–35	0,5–2,0	8–9
Nifedipin	50–70	0,5–1	1,7–3,4
Nimodipin	10–15	0,6–1,6	1,1–1,7
Nisoldipin	4–8	0,5–2,0	10–12
Nitrendipin	20–30	1,5–2	8–12
Nivaldipin	14–19	0,7	15–20

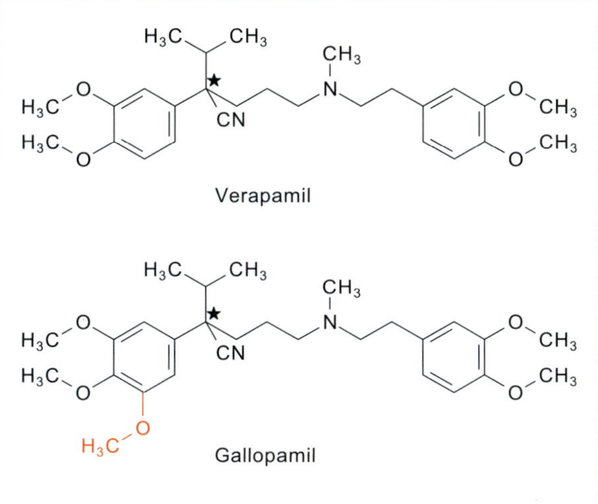

Abb. 6.60 Calcium-Antagonisten aus der Klasse der Phenylalkylamine

Tab. 6.7 Pharmakokinetische Daten der Nicht-DHP

INN	Bioverfügbarkeit (%)	t_{max} (h)	HWZ (h)
Phenylalkylamine			
Gallopamil	15–23	2–3	3,5–8
Verapamil	21–35	1–2	3–7
Benzothiazepine			
Diltiazem	40–50	3	4–8

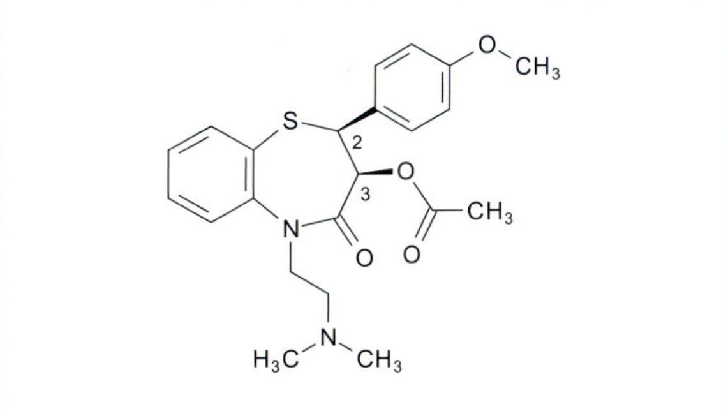

Abb. 6.61 Diltiazem

den Sinus- und AV-Knoten können allerdings zu Bradykardie, AV-Block und Asystolie führen, was zu Einschränkungen beim klinischen Gebrauch dieser Calcium-Antagonisten führt.

Die negativ chronotropen und dromotropen Qualitäten der Nicht-DHP-Derivate lassen sich speziell zur Behandlung supraventrikulärer Tachykardien nutzen.

Verapamil und **Gallopamil** (Abb. 6.60) unterscheiden sich nur durch eine Methoxygruppe und besitzen ähnliche pharmakologische Eigenschaften. Verapamil wird als Racemat eingesetzt, wobei das *S*-Enantiomer wirksamer ist als das *R*-Enantiomer. *S*-Verapamil führt zu einer stärkeren Senkung des myokardialen Sauerstoffbedarfes und wirkt im Gegensatz zu *R*-Verapamil nicht dromotrop. Verapamil wird nahezu vollständig aus dem GI-Trakt aufgenommen und unterliegt einem stereoselektiven First-Pass-Effekt durch CYP3A4, was zu einer bevorzugten Biotransformation des *S*-Enantiomers führt. Dies erklärt, warum bei peroraler Applikation die systemisch nachweisbaren Konzentrationen von *S*-Verapamil nur ca. 30 bis 50% der *R*-Verapamil-Konzentration betragen.

Diltiazem, ein Benzo-thiazepin-Derivat, besitzt zwei Chiralitätszentren, wobei das 2,3-*cis*-(+)-Enantiomer klinisch eingesetzt wird (Abb. 6.61). Die Absorption des lipophilen Wirkstoffes ist vollständig, die relative Bioverfügbarkeit beträgt nahezu 100%, die absolute Bioverfügbarkeit wegen des hohen First-Pass-Effektes jedoch nur 30 bis 45% (Tab. 6.7).

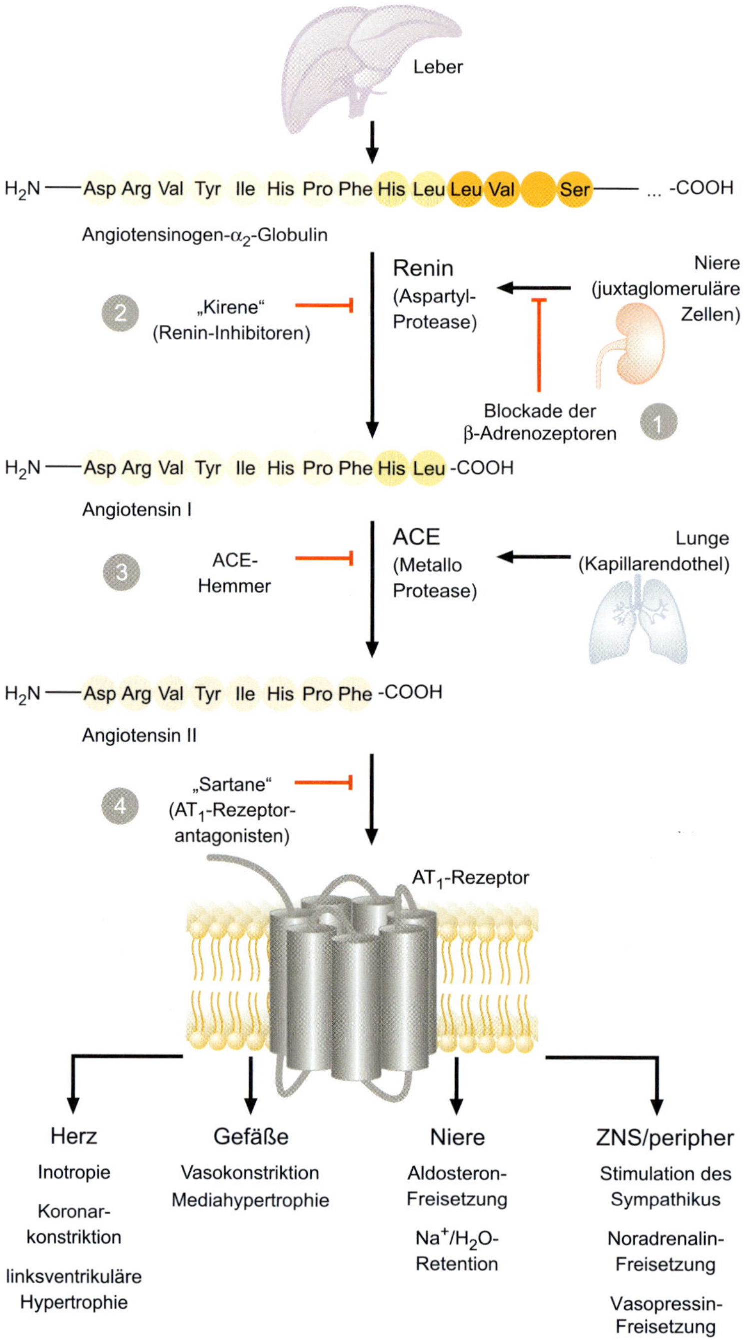

Abb. 6.62 Renin-Angiotensin-Aldosteron-System (RAAS) und die Möglichkeiten zur pharmakotherapeutischen Intervention

6.3.5 Angiotensin-Konversionsenzym-Inhibitoren (ACE-Hemmer)

Renin-Angiotensin-Aldosteron-System

Das Renin-Angiotensin-Aldosteron-System (RAAS) ist ein wesentliches körpereigenes Regulationssystem für den Blutdruck und die Salz- und Wasserhomöostase. Es gilt als wichtiges Effektorsystem bei der Regulation des peripheren Widerstandes und des Natrium- und Wasserhaushaltes und bewirkt zudem bedeutende Angiotensin-II-vermittelte trophotrope Effekte. Seit der Erstbeschreibung der Angiotensin-II-vermittelten arteriellen Hypertonie vor über 40 Jahren hat die Erforschung des RAAS wesentlich zum Verständnis der Pathogenese kardiovaskulärer Erkrankungen beigetragen. Angiotensin-Konversionsenzym-Inhibitoren (ACE-Hemmer) und AT_1-Rezeptorantagonisten (Sartane) gehören heute zu den Mitteln der ersten Wahl bei der Behandlung der arteriellen Hypertonie, der Herzinsuffizienz und der diabetischen Nephropathie. Neben der blutdrucksteigernden Wirkung von Angiotensin II sind dessen wachstumsfördernde Effekte auf Zielzellen des kardiovaskulären Systems, wie Kardiomyozyten und glatte Gefäßmuskelzellen pathogenetisch von großer Bedeutung.

Das Octapeptid Angiotensin II (Ang II) wird in zwei Schritten durch sequenzielle Proteolyse aus dem Ausgangspeptid Angiotensinogen gebildet. Angiotensinogen wird konstitutiv in der Leber synthetisiert und durch die Aspartyl-Protease Renin zum Dekapeptid Angiotensin I (Ang I) abgebaut. Ang I wiederum wird durch eine Peptidyl-Dipeptid-Hydrolase, die Zink-haltige Metalloprotease ACE (Angiotensin Converting Enzyme) im Kapillarendothel der Lunge C-terminal um eine Dipeptideinheit verkürzt, wobei Ang II entsteht (Abb. 6.62).

Aktuell sind zwei gewebespezifische Isoformen des ACE bekannt. Die in somatischem Gewebe exprimierte Form stellt ein Glykoprotein dar, welches aus einem großen Polypeptid mit 1277 Aminosäuren besteht. Die aus Spermazellen isolierte Form ist mit 701 Aminosäuren deutlich kürzer. Die somatische Form besteht aus zwei homologen Domänen, die jeweils über ein aktives Zentrum mit einem konservierten Zink-bindenden Motiv HEXXH verfügen. Die beiden Histamin-Reste dieses Motivs sowie ein in der Nähe lokalisierter Glutamat-Rest sind für die koordinative Bindung des katalytischen Zinkions verantwortlich. Es gilt als gesichert, dass nur eine Domäne (C domain) des Enzyms bedeutsam für die Umwandlung von Ang I in Ang II ist und somit für die Blutdruckkontrolle verantwortlich zeichnet. Testikuläres ACE (tACE) besteht aus 20 α- und sieben 3_{10}-Helices. Nur rund 4% des Enzyms bestehen aus sechs kurzen β-Faltblättern, wovon zwei sich in der Nähe des aktiven Zentrums befinden. Die Helix α13 enthält das Zink-bindende Motiv mit den beiden Zink-koordinierenden Histidin-Resten His383 und His387. Die Aminosäure Glu411, welche ebenfalls an der Bindung von Zink beteiligt ist, ist Teil der Helix 14.

Neben dem endokrin-humoralen Renin-Angiotensin-System (RAS) mit systemischer Wirkkomponente (Blutdruckregulation, Salz- und Wasserhaushalt) existiert in verschiedenen Organen (z. B. Herz, Niere, Gehirn, Gefäßwand) auch ein gewebeständiges RAS, das zur lokalen Bildung von Ang II befähigt ist.

Neben der ACE-abhängigen Synthese von Ang II werden insbesondere im Herzen und in den Gefäßen nicht ACE-abhängige Synthesewege für Ang II beschrieben. Das ACE katalysiert nicht nur die Bildung des vasokonstriktorisch wirksamen Ang II, sondern ist zugleich am Abbau des vasorelaxierend wirkenden Bradykinin beteiligt.

Die Wirkung von Ang II wird durch Bindung an AT_1- und AT_2-Rezeptoren vermittelt. Die pathogenetisch bedeutsamen Effekte basieren auf der Aktivierung des AT_1-Rezeptors. In der Niere bewirkt Ang II die Konstriktion efferenter Arteriolen und eine Kochsalz- und Wasserrestriktion. Die Konstriktion arteriolärer Widerstandsgefäße ist verantwortlich für den blutdrucksteigernden Effekt. Die Ang-II-induzierte Freisetzung von Aldosteron aus der Nebennierenrinde, sowie die Stimulation der ADH-Freisetzung führen durch verstärkte Kochsalz- und Wasserretention zur Expansion des Extrazellulärvolumens. Für die Pathogenese kardiovaskulärer Erkrankungen und deren Komplikationen ist besonders die vermehrte Bildung von Ang II verantwortlich, die zu strukturellen Veränderungen des Herzens und des arteriellen Gefäßbettes führt.

Die Entwicklung der ACE-Hemmer

Die Entwicklung von Hemmstoffen des Angiotensin-Konversions-Enzyms begann mit dem Nachweis der Potenzierung der Bradykininwirkung durch das Gift der brasilianischen Grubenotter *Bothrops jararaca*. Aus dem stark blutdrucksenkenden Gift wurde eine Fraktion isoliert, die als Bradykinin-potenzierender Faktor (BPF) bezeichnet wurde. Später erkannte man die gleichzeitige Hemmung des Angiotensin-Konversions-Enzyms durch BPF und die Identität beider Enzyme. Die Isolierung verschiedener Peptide aus dem BPF führte zur Auffindung von **Teprotid**, einem Nonapeptid, welches ACE sehr wirksam hemmt. Da es bei oraler Applikation nicht wirksam war und wegen seiner kurzen Halbwertszeit wurde die Weiterentwicklung abgebrochen.

Mit den aus der Forschung mit Schlangengiften erlangten Kenntnissen begann jedoch das rationale Design von hochspezifischen ACE-Hemmern. Den entscheidenden Impuls dafür lieferte der Hinweis, dass L-Bernsteinsäure ein potenter Inhibitor der Carboxypeptidase A ist (Abb. 6.63). Im Unterschied zu Carboxypeptidase A, die C-terminal eine Aminosäure des Substrates abspaltet, spaltet ACE ein Dipeptid vom Substrat ab (Abb. 6.62).

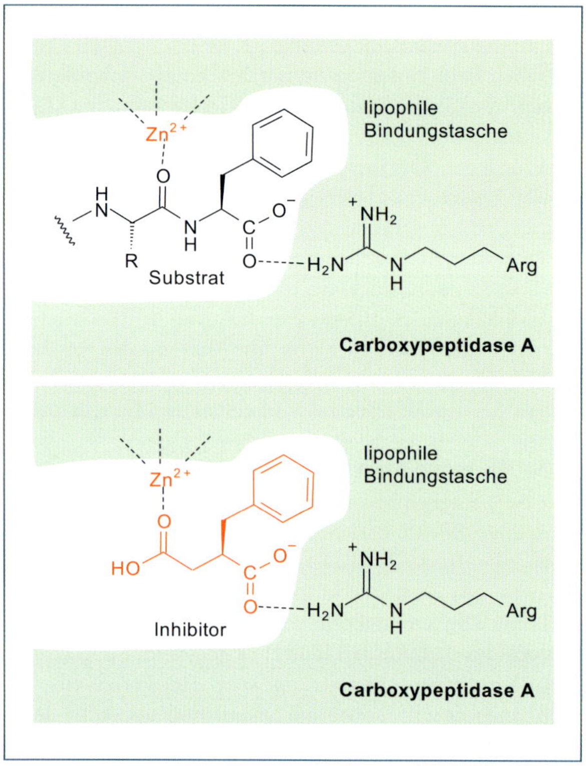

Abb. 6.63 Benzylbernsteinsäure als Hemmstoff der Carboxypeptidase A

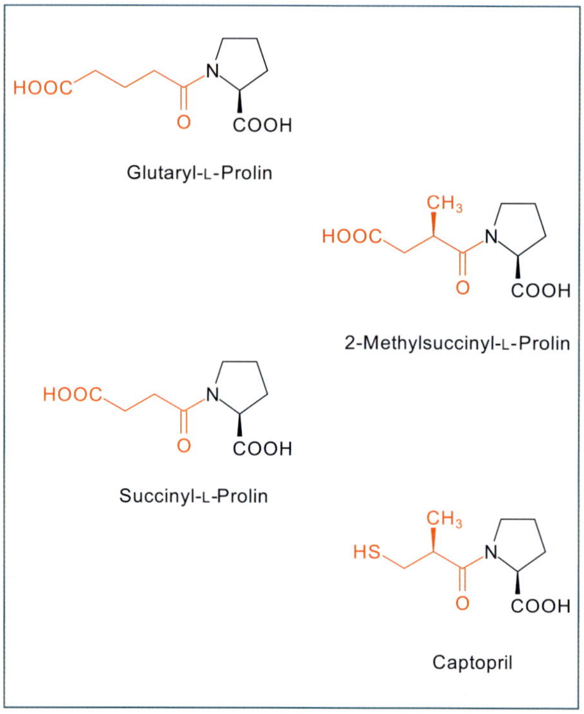

Abb. 6.64 Rationales Design von ACE-Hemmern auf der Basis einer Leitsubstanz

Folgerichtig wurde daher geschlossen, dass eine acylierte Aminosäure ein Hemmstoff des ACE sein könnte. Am Beispiel von Succinyl-L-Prolin konnte gezeigt werden, dass dieses Konzept richtig ist. Die Wahl von Prolin als Aminosäurebaustein geht auf die Beobachtung zurück, dass unter den inhibitorischen Peptiden des Schlangengifts solche Verbindungen am aktivsten waren, die Prolin in Endposition enthielten. Bei der Weiterentwicklung der ACE-Hemmer wurde später erkannt, dass auch andere N-haltige Ringsysteme möglich sind. Succinyl-L-Prolin erwies sich als ACE-Inhibitor, allerdings mit nur geringer Affinität zum Substrat. Für den Hemm-Mechanismus erwies sich die Wechselwirkung der Succinyl-Carbonylgruppe mit dem Zinkion im aktiven Zentrum des Enzyms als sehr bedeutsam. Da der Ersatz von Prolin durch andere Aminosäuren keine weitere Verbesserung der Affinität versprach, wurde in der Folge der Acylrest optimiert. Glutaryl-L-Prolin zeigte eine deutlich höhere Affinität zum ACE, die durch die Einführung einer Methylgruppe in den Succinoylrest noch weiter gesteigert werden konnte. Der Ersatz der Carboxylgruppe durch eine Sulfhydrylgruppe führte zur Entwicklung von **Captopril**, (Abb. 6.64) welches sich als hochpotent erwies und außerdem für eine perorale Applikation geeignet ist.

Die Beobachtung, dass substituierte Glutaryl-Prolin-Derivate den Succinyl-Prolin-Verbindungen gleich oder sogar überlegen waren, war der Ausgangspunkt für die Entwicklung der 2. Generation der ACE-Hemmer. Diese weisen anstelle einer Sulfhydrylgruppe, die für eine Reihe von Nebenwirkungen verantwortlich gemacht wird, entweder eine Carboxylat- oder eine Phosphinestergruppe auf. Während Abbildung 6.65 ein hypothetisches Bindungsmodell für Angiotensin I an tACE zeigt, ist in Abbildung 6.66 die Bindung des ACE-Hemmers Lisinopril an tACE, basierend auf den Erkenntnissen einer Kristall-Strukturanalyse, dargestellt.

Im tACE/Lisinopril-Komplex ist die Lysin-Seitenkette parallel zur Helix $\alpha13$ angeordnet, die das Zink-bindende Motiv mit den beiden Zink-koordinierenden Histidin-Resten His383 und His387 enthält. Die aliphatische Carboxylatgruppe des ACE-Hemmers ist zum einen an der Zinkbindung und zum anderen an der Bildung einer Wasserstoffbrückenbindung zum protonierten Aminosäure-Rest Glu384 beteiligt. Glu384 ist Teil des charakteristischen Zink-bindenden Motivs. Die Phenylpropylgruppe ist über schwache van-der-Waal-Wechselwirkungen mit Val518 aus dem Bereich S_1 assoziiert. Die Aminogruppe der Lysinseitenkette bildet eine Wasserstoffbrücke zum Aminosäurerest Glu162 im Enzymbereich S_1'. Bemerkenswert ist die Tatsache, dass die Carboxylatgruppe am Prolin-Rest nicht wie immer vermutet mit einem Arginin-, sondern mit einem Lysin-Rest (Lys511) eine starke ionische Wechselwirkung eingeht. Die Aminosäure Tyr520 ist ebenfalls an der Bindung dieser Carboxylat-

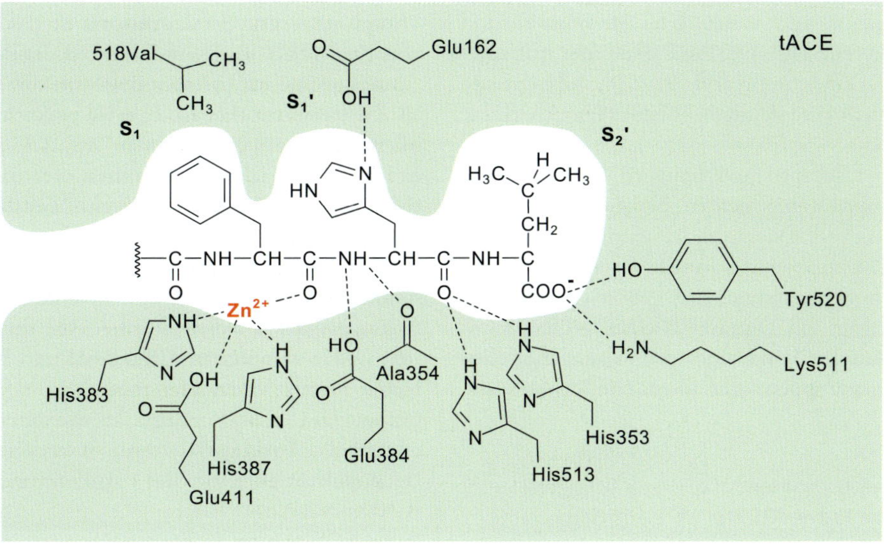

Abb. 6.65 Bindung von Angiotensin I an tACE

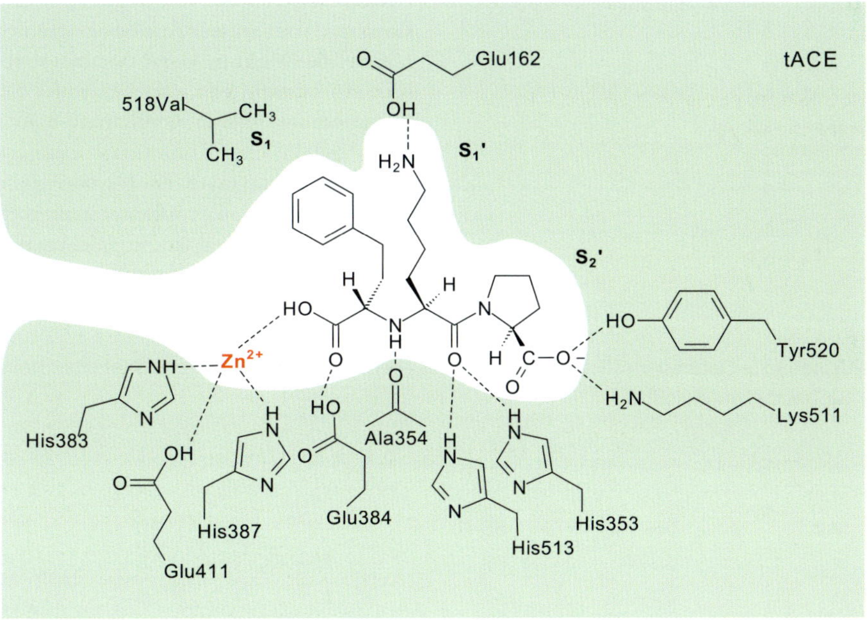

Abb. 6.66 Bindung von Lisinopril an tACE

gruppe beteiligt. An der Bindung des Carbonylsauerstoffatoms der zentralen Säureamidgruppe sind die beiden Histidine His353 und His513 beteiligt.

Alle bisher bekannten und klinisch geprüften ACE-Hemmer sind kompetitive Hemmer des ACE. Nur zwei Vertreter, Captopril und Lisinopril, führen direkt zur Enzymhemmung, alle übrigen Verbindungen sind Prodrugs, die erst in der Leber durch Esterasen in die eigentlichen Wirkformen, die Dicarbonsäuren (diacids), umgewandelt werden. Die Bindung der ACE-Hemmer an das Enzym erfolgt in zwei Schritten, wobei es im ersten zu einer raschen Bildung eines Enzym-Wirkstoff-Komplexes kommt. Im zweiten Schritt kommt es zu einer langsam ablaufenden Isomerisierung dieses Komplexes. Der Vergleich der Hemmung der Enzymaktivität zeigt, dass Captopril und Fosinopril relativ schwache Hemmstoffe mit einer geringen Potenz sind. Die ACE-Hemmer mit einer Carboxyl- anstelle einer Sulfhydryl- bzw. Phosphingruppe zeichnen sich durch eine deutlich höhere Hemmwirkung aus (Tab. 6.8).

Während sich Lisinopril und Spirapril strukturell nur wenig vom Enalapril unterscheiden, besitzen Perindopril, Trandolapril, Ramipril, Quinapril, Moexipril, Benazepril, Imidapril und Cilazapril jeweils anstelle des Pyrrolidinringes ein bizyklisches Ringsystem.

Im **Spirapril** liegt ein Dithioketal eines 3-Oxoprolin-Derivates vor. **Quinapril** und Moexipril weisen, abgesehen von zwei Methoxygruppen, eine identische Struktur auf.

Tab. 6.8 Erforderliche Konzentrationen zur 50%igen Hemmung der Enzym-Aktivität (ACE aus Kaninchenlunge)

Wirkstoff	IC_{50} (nM) der aktiven Substanz
Captopril	23–25
Cilazapril	1,9
Enalapril	1–5
Fosinopril	11
Lisinopril	1,7
Moexipril	1,1
Perindopril	2,4
Quinapril	3
Ramipril	1,5–4,2
Spirapril	0,8

Fosinopril zeigt als strukturelles Charakteristikum eine Phosphinestergruppe. **Lisinopril** ist das Lysin-Analogon von Enalaprilat. Aufgrund der stark basischen terminalen Aminogruppe im Lysinteil des Moleküls dürfte Lisinopril als Zwitterion vorliegen. Es wird praktisch nicht metabolisiert und vorwiegend renal ausgeschieden. **Ramipril** entspricht dem Enalapril, enthält aber anstelle eines Pyrrolidinringes einen Heterobizyklus, der durch Ankondensieren eines Cyclopentanringes entstanden ist: 2-Azabicyclo[3.3.9]octan. **Perindopril** wird als *tert.*-Butylammonium-Salz verabreicht. Es enthält anstelle eines Pyrrolidinringes einen Perhydroindolring. Alle fünf Chiralitätszentren sind *S*-konjugiert. **Cilazapril** und **Benazepril** enthalten jeweils einen Heterobizyklus, der die Carbonylgruppe und das α-C-Atom der zweiten Aminosäure mit einschließt. **Imidapril** entspricht konfigurativ dem Enalapril, enthält aber statt des Pyrrolidinringes einen Imidazolidinonring.

Stereochemie der ACE-Hemmer. Captopril ist vom L-Prolin abgeleitet. Der 3-Mercapto-2-methyl-propionyl-Rest ist D-konfiguriert. Nach Cahn-Ingold-Prelog besitzen beide Asymmetriezentren *S*-Konfiguration. Beim Vergleich von Captopril mit einigen Analoga zeigte sich, dass für die inhibierende Wirkung die 2-Methylgruppe und ihre sterische Anordnung von entscheidender Bedeutung ist. Das Diastereomere mit *R*-Konfiguration an dieser Stelle muss in 100fach höherer Konzentration angewandt werden, um die gleiche enzymatische Hemmwirkung zu erreichen. Enalapril liegt als *S,S,S*-Enantiomer vor. In allen übrigen ACE-Hemmern sind die vergleichbaren Asymmetriezentren ebenfalls *S*-konfiguriert.

Tab. 6.9 Pharmakokinetische Daten der ACE-Hemmer. Die Angaben stammen aus verschiedenen Mitteilungen und sind deshalb nur bedingt vergleichbar.

INN	Prodrug	Resorption (%)	Bioverfügbarkeit (%)	HWZ[1] (h)	Plasmaproteinbindung (%)	Wirkdauer (h)
Benazepril	ja	37	28	11	95	24
Captopril	nein	60–75	60	2	30	8–12
Cilazapril	ja	45–75	60	15–20	35	24
Enalapril	ja	50–73	40	11	50	12–24
Fosinopril	ja	35	29	12	95	24
Imidapril	ja	40	40	11–19	85	24
Lisinopril	nein	30	25	12	1	24
Moexipril	ja	30	22	10	70	24
Perindopril	ja	60–80	19	6	10–20	24
Quinapril	ja	60	38	2	97	12–24
Ramipril	ja	60	44	13–17	56	24
Spirapril	ja	50–70	50	30	90	24
Trandolapril	ja	40–60	36	16–24	80	24

[1] β-Phase

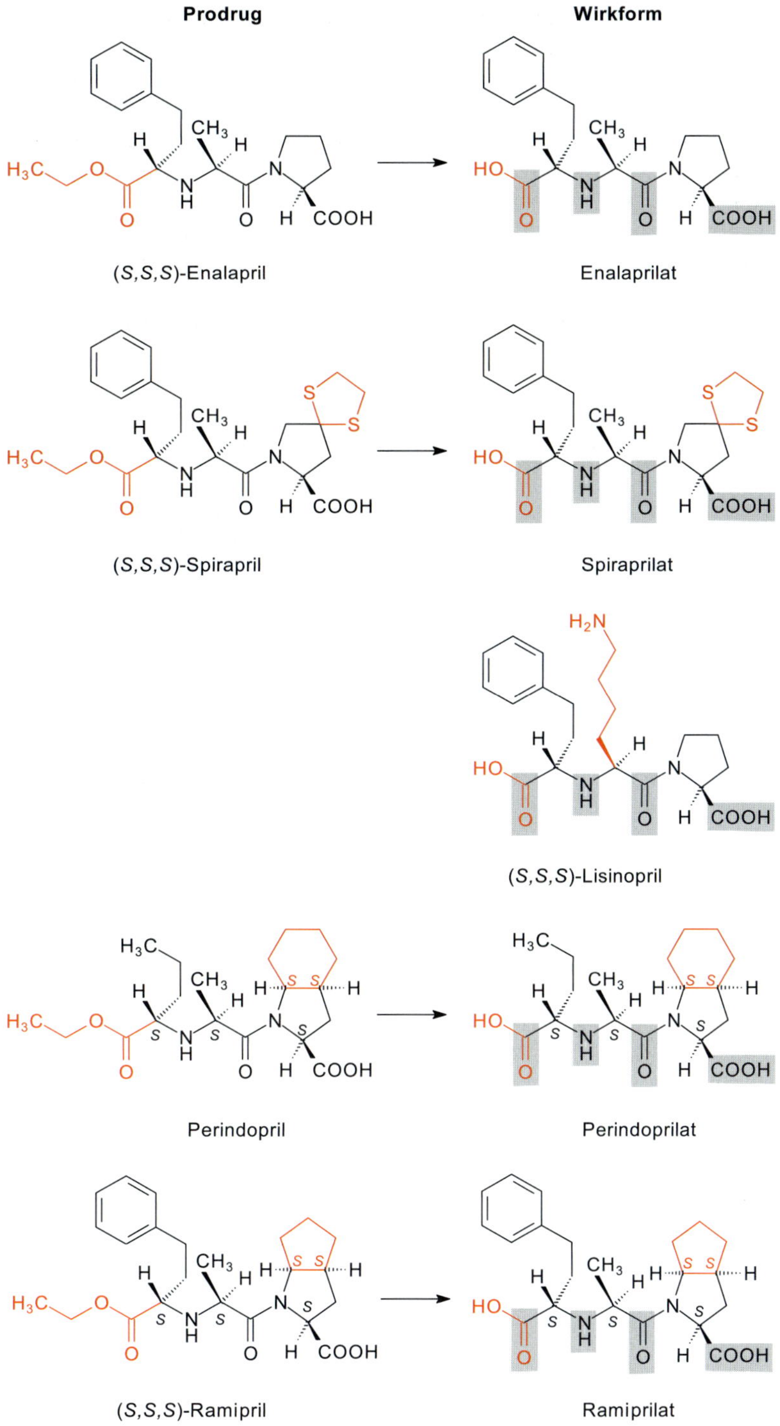

Abb. 6.67 ACE-Hemmer der 2. Generation

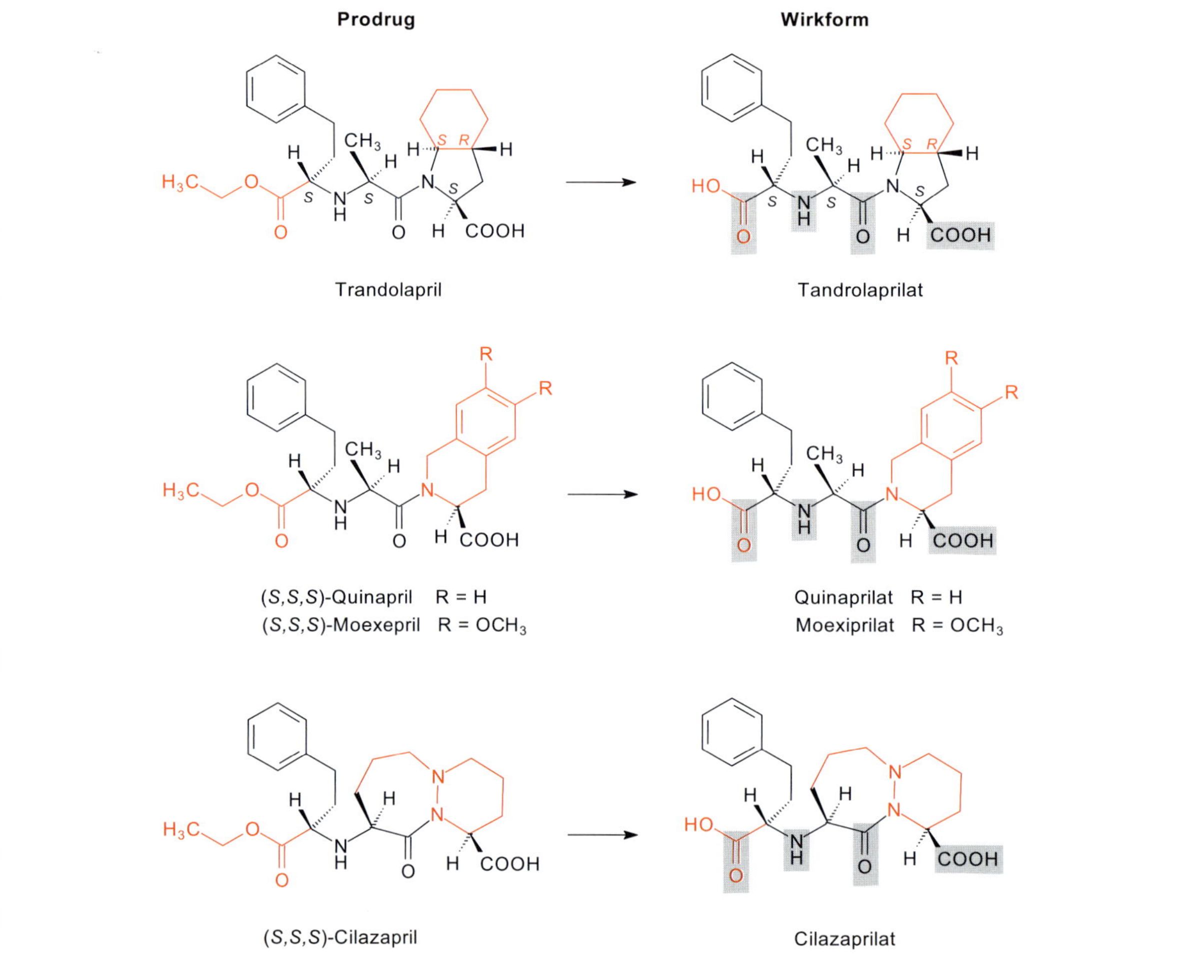

Abb. 6.67 ACE-Hemmer der 2. Generation (Fortsetzung)

Pharmakokinetik. Die Dissoziation des Enzym-Wirkstoff-Komplexes bestimmt die Halbwertszeit, für die in vitro große Unterschiede bei den einzelnen ACE-Hemmern gefunden wurden. Dabei ist zu beachten, dass die in-vitro-Halbwertszeiten und die Eliminations-Halbwertszeiten nicht aussagekräftig sind, da diese nur bedingt mit der effektiven Wirkdauer korrelieren. So hat Quinapril eine effektive Halbwertszeit von 2 h, aber eine nachgewiesene blutdrucksenkende Wirkung von mehr als 12 h (Tab. 6.9).

In der Literatur ist bei Angabe der pharmakokinetischen Daten von ACE-Hemmern oft die Rede von einer „effektiven" Halbwertszeit. Das wird begründet durch den mehrphasigen Verlauf der Elimination oder durch die Ermittlung der Halbwertszeit nach mehrmaligen Gaben. Metabolisch bedingte Interaktionen sind bei den ACE-Hemmern bisher nicht beschrieben. Bei der Mehrzahl der ACE-Hemmer erfolgt die Ausscheidung überwiegend renal. So werden Captopril, Lisinopril und Cilazapril zu mehr als 90% renal elimiert. Bei Enalapril, Perindopril, Ramipril, Trandolapril und Moexipril erfolgt die Ausscheidung überwiegend (≥ 60%) renal. Bei Benazepril, Quinapril, Fosinopril, Spirapril und Imidapril erfolgt die Ausscheidung nur zu ≤ 50% über die Nieren. Alle Wirkstoffe mit einer überwiegend renalen Ausscheidung erfordern bei eingeschränkter Nierenfunktion einer Dosisanpassung und dürfen bei einer stark herabgesetzten Kreatinin-Clearance nicht mehr eingesetzt werden. (Cl_{Kr} < 30 ml/min). Fosinoprilat wird zu etwa gleichen Teilen renal und biliär ausgeschieden. Im Sinne einer kompensatorischen Ausscheidung übernimmt die Leber bei Patienten mit Niereninsuffizienz einen Teil der rena-

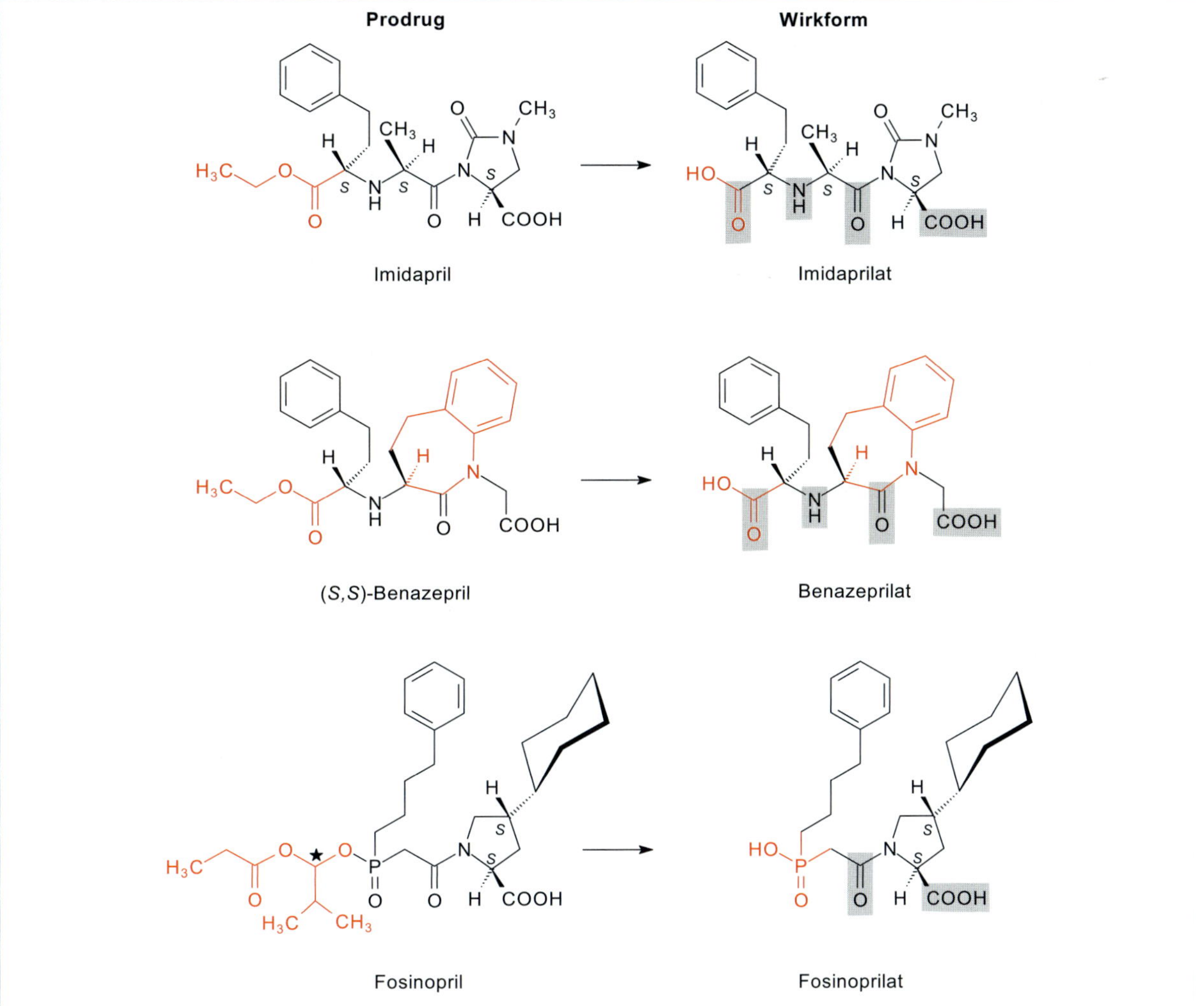

Abb. 6.67 ACE-Hemmer der 2. Generation (Fortsetzung)

len Elimination. Für Fosinopril ist deshalb eine Dosisanpassung bei Niereninsuffizienz nicht erforderlich.

Unerwünschte Arzneimittelwirkungen. ACE-Hemmer sind bei bestimmungsgemäßen Gebrauch eine gut verträgliche und sichere Arzneimittelgruppe. Als gruppenspezifische Nebenwirkungen gelten:

- unerwünscht starker Blutdruckabfall
- reversible Erhöhung von Serumharnstoff und/oder Kreatinin
- Nierenversagen bei Nierenarterienstenose
- Verschlechterung der Nierenleistung
- Hyperkaliämie (besonders in Kombination mit kaliumsparenden Diuretika)
- Husten und
- angioneurotisches Ödem.

Eine subjektiv sehr unangenehme Nebenwirkung stellt der trockene Reizhusten dar, von dem Frauen stärker als Männer betroffen sind.

6.3.6 AT$_1$-Rezeptor-Antagonisten

Während die ACE-Hemmer das Angiotensin-Converting-Enzyme hemmen, so dass Angiotensin I nicht in den potenten Vasokonstriktor Angiotensin II überführt werden kann, blockieren die Wirkstoffe Losartan, Valsartan, Eprosartan, Irbesartan, Candesartan, Telmisartan und Olmesartan den AT$_1$-Rezeptor für Angiotensin II. Der AT$_1$-Rezeptor gehört wie der AT$_2$-Rezeptor zur großen Familie der G-Protein-gekoppelten Rezeptoren.

Die Erschließung der Wirkstoffklasse der AT$_1$-Rezeptor-Antagonisten, auch Sartane genannt, geht zurück auf

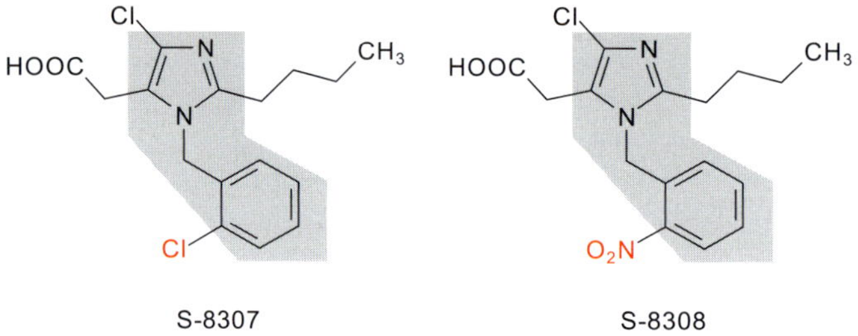

Abb. 6.68 Leitstrukturen, die zur Entwicklung der AT_1-Rezeptor-Antagonisten führten

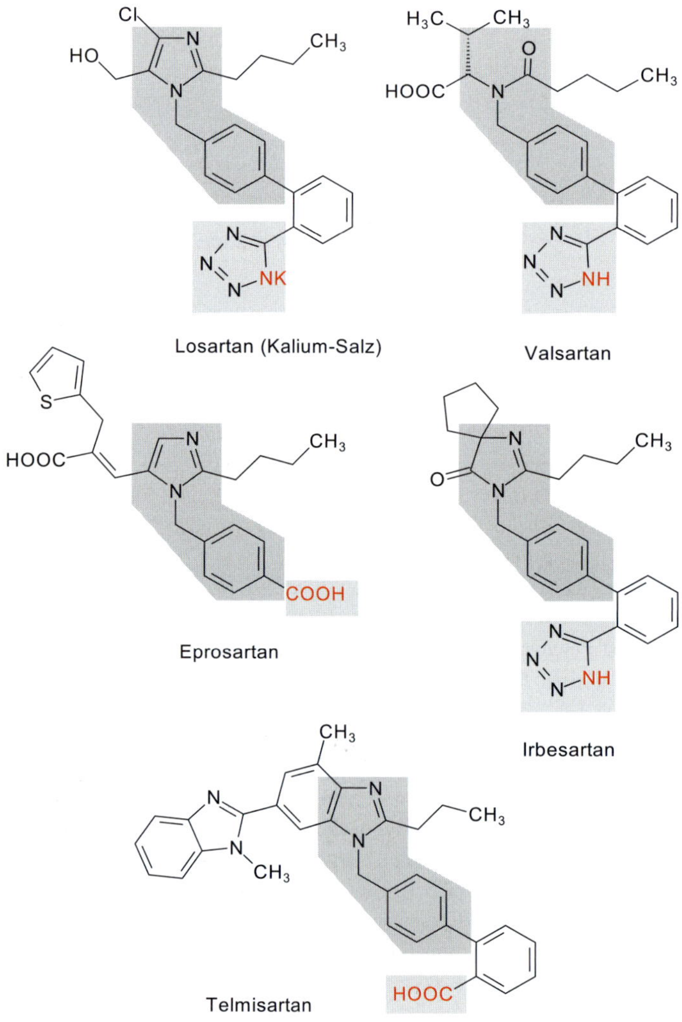

Abb. 6.69 AT_1-Rezeptor-Antagonisten

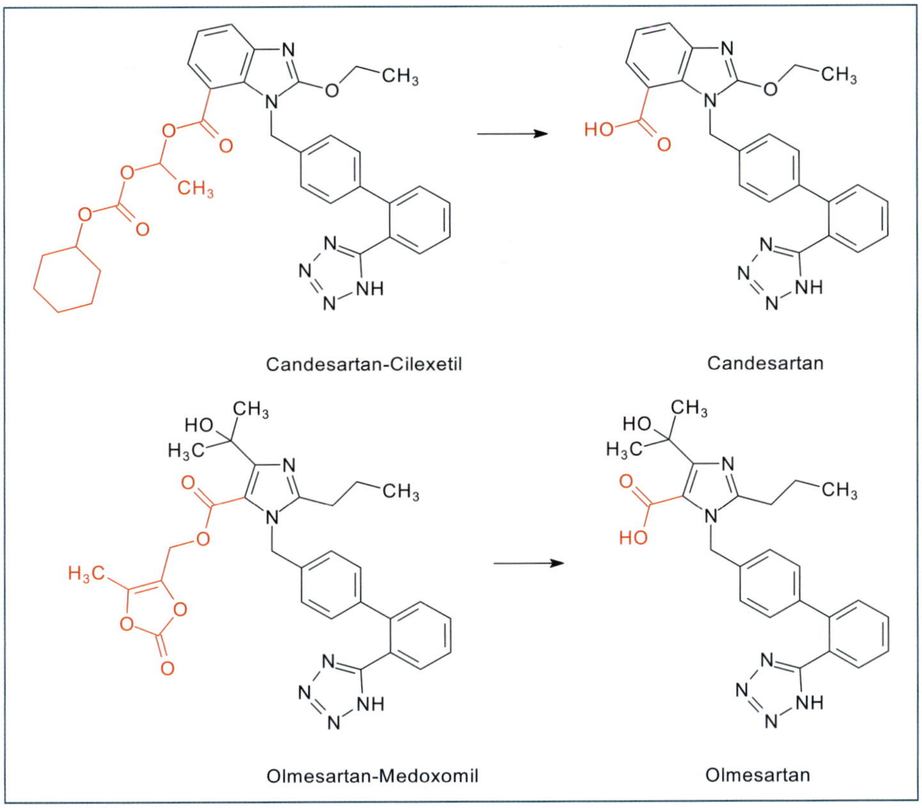

Abb. 6.70 Candesartan und Olmesartan, inaktive Ester-Prodrugs

die benzylierten Imidazolylessigsäure-Derivate S-8307 und S-8308 (Abb. 6.68).

Die beiden Verbindungen waren in der Folge die Vorbilder zahlreicher Programme zur Optimierung der Leitstrukturen in nahezu allen namhaften Pharmafirmen. 1995 kam mit **Losartan** der erste AT$_1$-Rezeptor-Antagonist auf den Markt, 1996 folgte **Valsartan**, 1997 **Eprosartan, Irbesartan** und **Candesartan**, 1998 **Telmisartan,** 2002 wurde **Olmesartan** zugelassen (Abb. 6.69 und 6.70).

AT$_1$-Rezeptorantagonisten leisten eine hochselektive Blockade des AT$_1$-Rezeptorsubtyps und sind dabei frei von jedweder intrinsischen Aktivität. Im Gegensatz zu Saralasin und anderen früher entwickelten peptidischen Antagonisten basieren sie auf der Grundlage einer nicht peptidischen Struktur, die sie für die orale Applikation geeignet macht. Während die meisten Sartane in ihrer aktiven Form appliziert werden, werden Candesartan und Olmesartan als inaktive Ester-Prodrugs appliziert, die dann in vivo in die aktive Form umgewandelt werden (Abb. 6.70).

Die strukturelle Verwandtschaft der AT$_1$-Rezeptorantagonisten besteht in:

- Einem benzylierten Stickstoff, der Teil eines Imidazolringes oder einer Amidgruppe ist.
- Einem an den Fünfringheterozyklus gebundenen *n*-Butyl- oder *n*-Propylrest als lipophile Seitenkette.
- Einer Carboxylgruppe direkt am Benzylteil oder am terminalen Phenylring des für die Substanzklasse typischen Biphenylsystems. Bei den meisten Verbindungen findet sich anstelle der Carboxylgruppe als bioisosteres Strukturäquivalent ein Tetrazolring mit sauren Eigenschaften.
- Einer Carboxylgruppe in Nachbarschaft zum benzylierten Stickstoff.

Die Bedeutung der lipophilen Seitenkette wird durch die Tatsache unterstrichen, dass der Hauptmetabolit von Valsartan, der durch eine klassische ω-1-Hydroxylierung entsteht und die Kette hydrophil macht, praktisch nicht mehr wirksam ist.

Die Wichtigkeit der Carboxylfunktion in Nachbarschaft zum benzylierten Stickstoff geht daraus hervor, dass Losartan (ohne COOH-Gruppe) nur schwach wirksam ist. Erst durch Oxidation der Hydroxymethylengruppe entsteht der für die klinischen Wirkungen hauptsächlich verantwortliche Hauptmetabolit E-3174 mit einer Carboxylgruppe (Abb. 6.71).

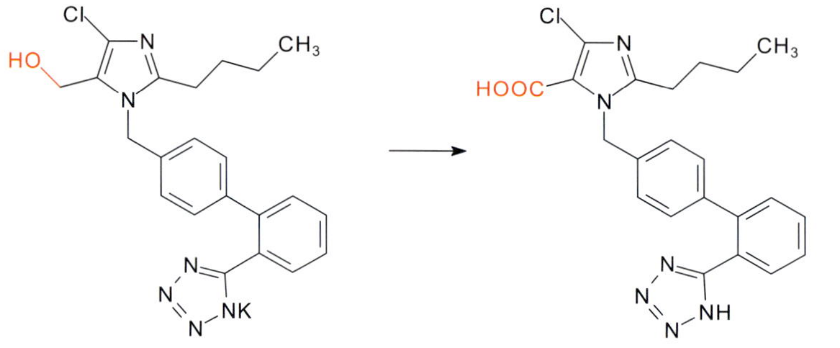

Abb. 6.71 Metabolismus von Losartan

In Valsartan und Eprosartan ist die Carboxylgruppe *a priori* präsent. In Irbesartan und Telmisartan fehlt sie, könnte aber im Falle von Irbesartan im Zuge der Metabolisierung durch Hydrolyse entstehen.

Die saure Funktion im Benzylteil bzw. Biphenylteil ist entweder eine augenfällige Carboxylgruppe, oder, weniger augenfällig, ein Tetrazolring. Dass der Tetrazolring innerhalb eines Pharmakophors eine Carboxylfunktion im Sinne des Bioisosteriekonzeptes ersetzen kann, ist u. a. aus dem Vergleich der Schleifendiuretika Furosemid und Azosemid bekannt (Kap. 6.3.3).

Durch Hemmung des Angiotensin-Converting-Enzyms (ACE) wird eine Reduktion der Umwandlung von Angiotensin I zu Angiotensin II erreicht. Angiotensin II ist ein sehr potenter Vasokonstriktor der zusätzlich die Aldosteronsekretion stimuliert. Die klassischen Angiotensin-II-Wirkungen werden durch AT_1-Rezeptoren vermittelt, die in allen Blutgefäßen dominieren, sich aber auch in zahlreichen anderen Geweben finden. Schon geringe Konzentrationen von Angiotensin II steigern über AT_1-Rezeptoren die Freisetzung von Noradrenalin aus sympathischen Nervenendigungen und Adrenalin aus dem Nebennierenmark, was somit zu einer Potenzierung der vasokonstriktiven und proliferativen Wirkung führt.

Als typische Nebenwirkung der ACE-Hemmer wird bei bis zu 5% der behandelten Patienten ein trockener Reizhusten und in sehr seltenen Fällen Angioödeme beobachtet. Diese Nebenwirkungen werden auf die Erhöhung der Konzentration inflammatorischer Mediatoren wie der Kinine sowie der Substanz P zurückgeführt.

Mit den AT_1-Rezeptoranatagonisten stehen dagegen Wirkstoffe zur Verfügung, die das RAAS auf Rezeptorenebene blockieren und außerdem eine sehr geringe Rate an Nebenwirkungen aufweisen (Placeboniveau). Alle Verbindungen sind als Monopräparate und in Kombination mit Hydrochlorothiazid bei arterieller Hypertonie indiziert. Losartan und Valsartan sind auch zur Therapie der chronischen Herzinsuffizienz zugelassen.

Durch die Blockade des Angiotensin II am AT_1-Rezeptor werden die Wirkungen, die Angiotensin II über diesen Rezeptor vermitteln soll, verhindert. Dadurch ist das Renin-Angiotensin-System gehemmt, was auf anderer Stufe auch durch ACE-Hemmer bewerkstelligt werden kann (Abb. 6.62).

Neben dem AT_1-Rezeptor existiert ein AT_2-Rezeptor, der positive kardiovaskuläre Wirkungen auslöst. Da alle bisher eingesetzten Angiotensin-II-Rezeptor-Antagonisten selektiv an den AT_1-Rezeptor binden, kann endogen produziertes Angiotensin II vermehrt mit dem AT_2-Rezeptor interagieren. Die pharmakokinetischen Daten der AT_1-Rezeptor-Antagonisten sind in Tabelle 6.10 zusammengefasst.

Losartan-Kalium zeigt neben seiner blutdrucksenkenden Wirkung auch urikosurische Eigenschaften. Bis heute ist dieser Effekt nur für Losartan, nicht jedoch für seinen aktiven Metaboliten oder andere AT_1-Rezeptorantagonisten beschrieben worden. **Valsartan** wird nur in geringem Maße metabolisiert, wobei zu etwa 10% das *N*-(4-Hydroxyvaleryl)valin-Derivate entsteht. Die Bioverfügbarkeit von Valsartan wird bei gleichzeitiger Nahrungsaufnahme deutlich verringert, was aber aus klinischer Sicht ohne Bedeutung ist. Die Elimination von Valsartan verläuft biexponentiell: auf eine zunächst sehr schnelle Abnahme der Plasmakonzentration (HWZ: 1 h) folgt anschließend eine stark verlangsamte Eliminationsphase mit einer terminalen Halbwertszeit von 5 bis 7 h.

Eprosartan wird praktisch nicht durch das CYP-System verstoffwechselt und zu etwa 80% unverändert, zu etwa 20% als Acylglucuronid ausgeschieden. Die pharmakokinetischen Daten wie Bioverfügbarkeit und t_{max} werden durch Einnahme von Eprosartan zu einer Mahlzeit deutlich beeinflusst. **Irbesartan** besitzt von den bisher verfügbaren Sartanen die höchste, von Nahrungsaufnahme unabhängige Bioverfügbarkeit, die längste Halbwertszeit und die vergleichsweise niedrigste Plasma-Proteinbindung. Im Vergleich zu den anderen AT_1-Antagonisten wird es in-

Tab. 6.10 Pharmakokinetische Daten der AT_1-Rezeptor-Antagonisten

INN	Prodrug	Aktiver Metabolit	Bioverfügbarkeit (%)	t_{max} (h)	HWZ (h)	Elimination (%) (hep./renal)
Candesartan-cilexetil	ja	nein	42	3–4	6–9	70/30
Eprosartan	nein	nein	13	1,5	5–9	60/40
Irbesartan	nein	nein	60–80	2	11–15	80/20
Losartan	nein	ja	33	3–4	2 (6–9)[1]	58/35
Olmesartan-medoxomil	ja	nein	40	2	11–15	n. b.
Telmisartan	nein	nein	40–60	0,5–2	24	98/2
Valsartan	nein	nein	23	2	9	83/13

[1] aktiver Metabolit

tensiv metabolisiert. Hauptmetaboliten sind das ω-Hydroxybutyl-Derivat und die daraus entstehende Carbonsäure. Hauptkomponente unter den eliminierten Produkten ist aber auch in diesem Fall der unveränderte Arzneistoff selbst, der zu 5 bis 10% renal und zu etwa 30% biliär ausgeschieden wird.

Candesartancilexetil ist wie **Olmesartanmedoxomil** ein Prodrug, das während der gastrointestinalen Absorption zur aktiven Wirkform **Candesartan** hydrolysiert wird. Die lange Wirkungsdauer von über 24 h weist angesichts der moderaten Halbwertszeit von Candesartan auf eine nicht lineare Beziehung zwischen dem pharmakodynamischen und pharmakokinetischen Verhalten dieser Verbindung hin.

20 bis 30% von Candesartan werden durch oxidative Desalkylierung der Ethoxygruppe und Glucuronidierung zu unwirksamen Metaboliten verstoffwechselt.

6.3.7 Endothelin-Antagonisten

Pulmonale Hypertonie

Pulmonale Hypertonie (Lungenhochdruck) ist eine schwere Erkrankung, bei der der Blutdruck in den Lungengefäßen zwischen rechtem und linkem Herzen, dem so genannten kleinen Kreislauf, erhöht ist. Bei der Entstehung einer pulmonalen Hypertonie ist das Endothel der Blutgefäße entscheidend beteiligt. Eine wichtige Funktion des Endothels ist die Bildung von Regulatoren, die für den Tonus der Blutgefäße verantwortlich sind. Dazu gehören Stoffe, die gefäßerweiternd wirken, und andere, die Gefäße verengen können. Zu den dilatierend wirkenden Verbindungen gehören zum Beispiel Prostacyclin (Abb. 6.74) und NO. Ein sehr stark gefäßverengender Faktor ist das Peptid Endothelin-1 (ET-1). Beim gesunden Menschen findet ein geregeltes Zusammenspiel zwischen Endothelin und gefäßerweiternden Mediatoren statt. Bei Patienten mit pulmonaler Hypertonie sind die Endothelin-Konzentrationen erhöht, in den Lungengefäßen wird dagegen zu wenig Prostacyclin gebildet. Die erhöhte Endothelin-Konzentration bewirkt eine starke Verengung sowie einen pathologischen Umbau der Lungengefäße. Gleichzeitig wird auch das Myokard nachhaltig geschädigt.

Pharmakotherapie

Bisher gibt es keine befriedigenden Möglichkeiten, den erhöhten Druck bei der pulmonalen Hypertonie zu senken sowie die Gefäßveränderungen zu verhindern oder aufzuhalten. Als gefäßerweiternde Arzneistoffe werden derzeit Calcium-Antagonisten, Prostacyclin-Analoga (IP-Rezeptor-Agonisten) sowie NO-Präkursoren eingesetzt. Zusätzlich können Diuretika verwendet werden.

Endothelin-Rezeptorantagonisten

Das Benzensulfonamid-Derivat **Bosentan** (Abb. 6.72) verfügt über ein charakteristisches Bipyrimidin-Strukturelement. Es wirkt als nicht selektiver, kompetitiver Endothelin-Antagonist an ET_A- und ET_B-Rezeptoren. ET_A-Rezeptoren sind in der glatten Muskulatur exprimiert und vermitteln Vasokonstriktion und Proliferation. ET_B-Rezeptoren befinden sich in neuronalem Gewebe (Astrozyten, Neuronen), auf Endothel- und Epithelzellen und auf einigen Zelltypen der glatten Muskulatur, wie den arteriellen Gefäßen und der Bronchialmuskulatur. Während ET_B-Rezeptoren auf glatten Gefäßmuskelzellen ebenfalls eine Vasokonstriktion vermitteln, führt die Aktivierung von ET_B-Rezeptoren auf Endothelzellen über die Freisetzung von NO zu einer Vasorelaxation, wirkt also der ET_A- und ET_B-Rezeptor-vermittelten Vasokonstriktion entgegen. Unter physiologischen Bedingungen ist ET_A der dominierende Rezeptor-Subtyp, während unter pathophysiologischen Bedingungen, wie bei Patienten mit koronarer Herzkrankheit, die ET_B-Rezeptor-vermittelte Vasokonstriktion überwiegen kann. Bei Patienten mit chronischer Herzinsuffizienz werden beide Rezeptor-typen verstärkt exprimiert und können für die chronischen vaskulären Veränderungen verantwortlich sein.

Erhöhte Konzentrationen von Endothelin-1, die man bei Patienten mit pulmonal-arterieller Hypertonie findet, bewirken eine anhaltende Konstriktion der Lungengefäße sowie eine chronische Entzündungsreaktion mit bindegewebigem Umbau der Gefäßwand (Remodelling), die dadurch ihre Elastizität verliert.

Als dualer Endothelin-Rezeptorantagonist blockiert **Bosentan** beide Rezeptoren und hemmt somit die pathophysiologischen Wirkungen von Endothelin an den Blutgefäßen. Bosentan senkt den pulmonal-arteriellen Druck und führt zur Entlastung des rechten Herzens.
Nach oraler Aufnahme ist Bosentan zu 50% bioverfügbar. Es wird zu 98% an Plasmaproteine gebunden. Maximale Konzentrationen werden innerhalb von 3 bis 5 h erreicht, die Halbwertszeit beträgt 5,4 h. Bosentan wird in der Leber durch CYP3A4 und CYP2C9 hydroxyliert und demethyliert und biliär zu 93% eliminiert.

Als unerwünschte Wirkung hemmt Bosentan das Gallensalz-Transportsystem in der Leber. Dies führt zu einer Akkumulation von Gallensalzen in Hepatozyten, die dadurch geschädigt werden können.

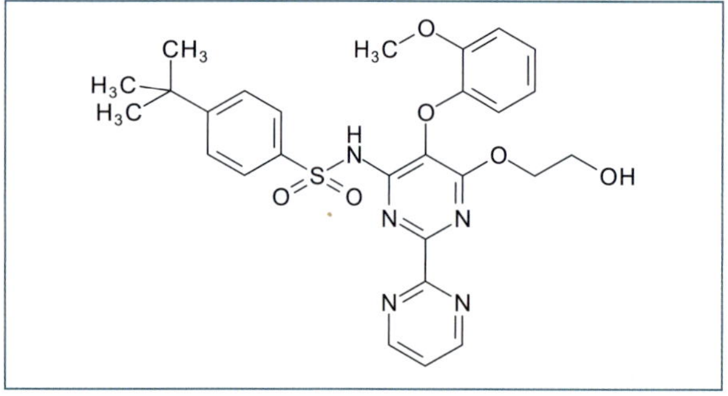

Abb. 6.72 Bosentan

6.3.8 Prostacyclin-Synthese-Stimulatoren

Cicletanin (Abb. 6.73) ist ein Furopyridin-Derivat, das in seiner Struktur an ein ringgeschlossenes Pyridoxol erinnert. Es wird als Racemat angewandt. Wie der Vergleich mit Chlorthalidon zeigt, wurde der Wirkstoff als Diuretikum entwickelt.

Cicletanin ist ein Inhibitor der Phosphodiesterasen 1 und -5 (PDE 1 und PDE 5), die Calcium/Calmodulin-abhängig sind und bevorzugt cGMP hydrolysieren. In der glatten Muskulatur verstärkt Cicletanin die vasorelaxierenden Effekte von Aktivatoren der Guanylylcyclase und senkt den Blutdruck. In höherer Dosierung wirkt Cicletanin diuretisch, natriuretisch und hemmt die Thrombozyten-Aggregation. Diese Effekte scheinen zumindest teilweise auf einer vermehrten Prostacyclin-Synthese zu beruhen. Dabei handelt es sich offenbar um eine indirekte Stimulierung, da sie auf einer Hemmung der Thromboxan-Synthese beruht und Prostacyclin aus der gleichen Vorstufe, nämlich PGH_2 gebildet wird wie Thromboxan (Abb. 6.74). Dieser Mechanismus der Cicletanin-Wirkung gilt jedoch als nicht gesichert, so dass eine endgültige Klärung noch aussteht.

Cicletanin führt zu einer nachhaltigen Steigerung der Prostacyclin-Konzentration, was zu den typischen Folgeerscheinungen wie Vasodilatation, antiaggregatorischer Wirkung und Cytoprotektion am Myokard führt.

Der Wirkstoff wird mit einer HWZ von 7–8 h durch Konjugation zum Glucuronid oder Sulfat und durch renale Ausscheidung der unveränderten Substanz (40 bis 60%) eliminiert. Cicletanin wird als Reservearzneistoff zur Behandlung der Hypertonie verwendet.

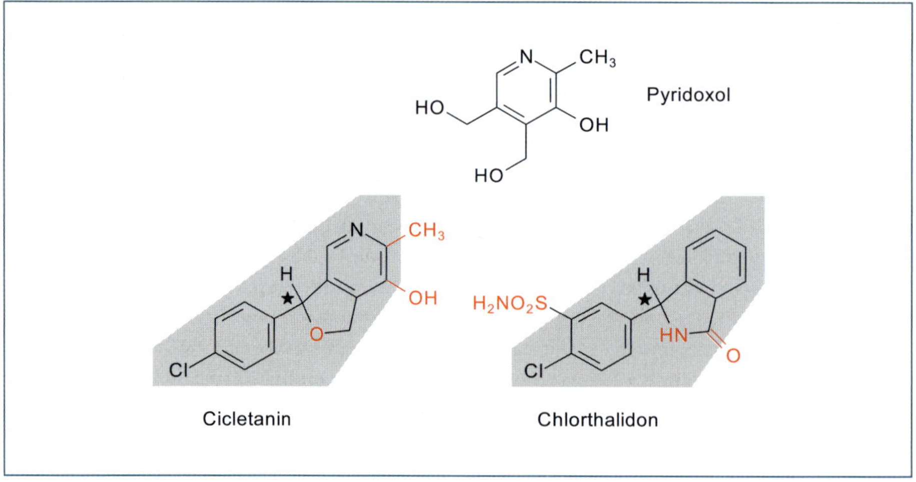

Abb. 6.73 Strukturvergleich von Cicletanin, Pyridoxol und Chlorthalidon

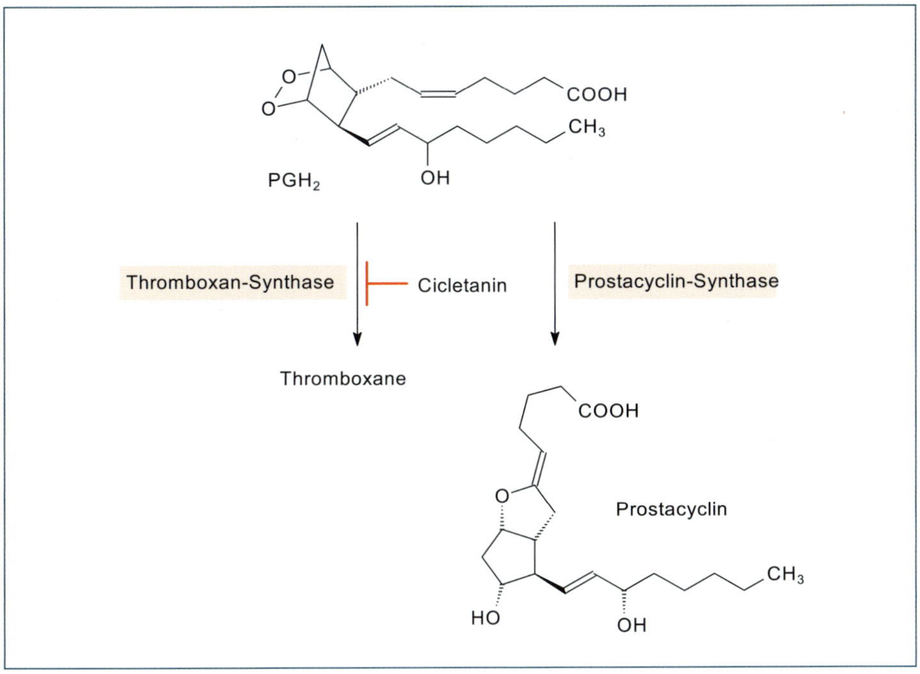

Abb. 6.74 Postulierter Wirkmechanismus der indirekten Prostacyclin-Synthese-Stimulatoren

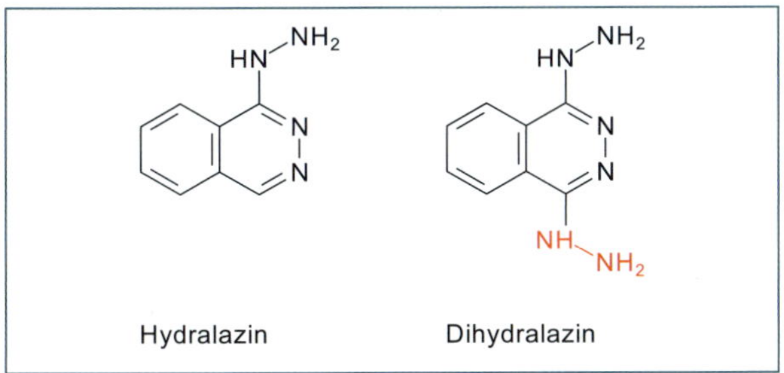

Abb. 6.75 Hydralazin und Dihydralazin

6.3.9 Vasodilatatoren mit direktem Angriff an der glatten Muskulatur

Während Dihydralazin, Hydralazin und Minoxidil als Mittel der zweiten und dritten Wahl für die Dauertherapie des erhöhten arteriellen Blutdruckes eingesetzt werden, ist der Einsatz von Nitroprussidnatrium und Diazoxid zur Behandlung hypertensiver Notfälle angezeigt.

Hydralazin (Abb. 6.75) ist im anglo-amerikanischen, **Dihydralazin** im deutschen Arzneischatz zu finden. Aufgrund seiner guten Wirksamkeit wird Dihydralazin bei der Behandlung spezieller Hypertonieformen einschließlich der malignen Hypertonie, der Schwangerschafts-Hypertonie und bei hypertensiven Notfällen eingesetzt. Meist wird der Arzneistoff in Dreierkombination mit einem β-Blocker und einem Diuretikum angewandt.
Hydralazin und Dihydralazin sind Hydrazino-Phthalazine mit Amidin-Strukturelementen. Die blutdrucksenkende Wirkung wird durch einen Angriff an der glatten Muskulatur kleiner Arterien und Arteriolen vermittelt. Aus der Senkung des Muskeltonus resultiert ein erniedrigter peripherer Widerstand. Die molekularen Mechanismen der arteriellen Vasodilatation sind noch weitgehend ungeklärt. Als gesichert gilt die verminderte Ansprechbarkeit der Gefäße auf Vasokonstriktoren wie Noradrenalin, Angiotensin II, Serotonin und Histamin. Diskutiert wird auch eine Beeinflussung des Calciumeinstroms in die Zelle und der Calcium-Freisetzung aus intrazellulären Speichern, sowie ein Einfluss auf den Prostaglandin-Metabolismus.

Nach oraler Gabe wird Hydralazin gut und schnell resorbiert. Maximale Konzentrationen im Blut werden nach 1 bis 2 h erreicht. Die systemische Verfügbarkeit variiert zwischen 20 bis 50%. Hydralazin wird in der Darmwand und in der Leber vorwiegend durch Acetylierung und Hydroxylierung metabolisiert. Die Entstehung der Metaboliten ist großen individuellen Schwankungen unterlegen, es gibt schnelle und langsame „Acetylierer". Die Acetylierungs-Produkte besitzen keine antihypertensive Wirkung. Die HWZ von Hydralazin beträgt 2 bis 4 h. Die Metaboliten werden zu 75% renal und zu etwa 8% biliär ausgeschieden. Nur rund 2% der Muttersubstanz werden unverändert eliminiert. Bei eingeschränkter Nierenfunktion ist die HWZ verlängert.

Ebenso wie Hydralazin wird auch Dihydralazin nach oraler Gabe rasch resorbiert. Im Plasma liegt es vorwiegend als „apparentes" Dihydralazin (Dihydralazin und Hydrazon-Derivat aus Dihydralazin und Brenztraubensäure) vor (Abb. 6.76).

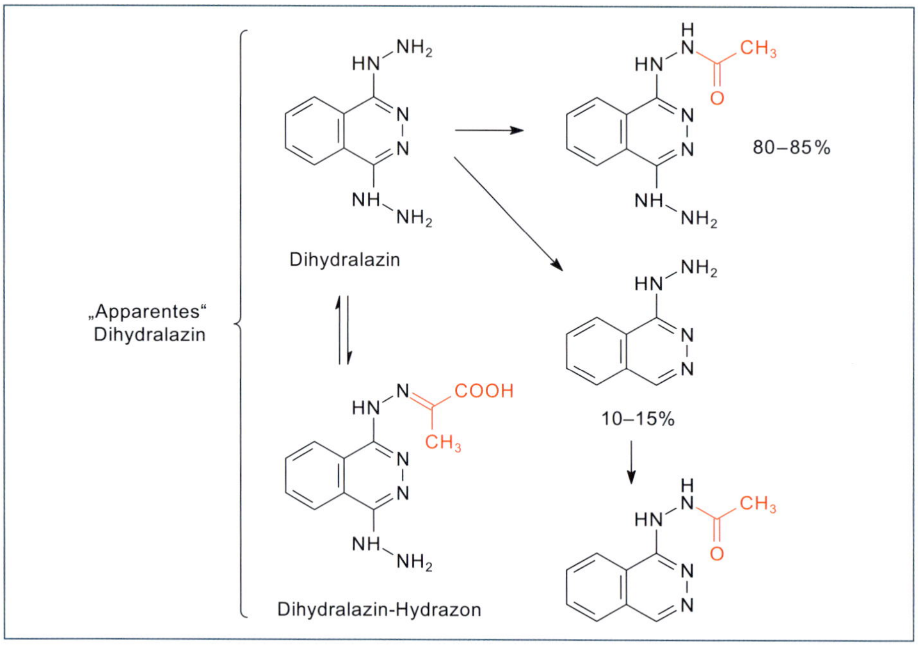

Abb. 6.76 Dihydralazin-Metabolismus

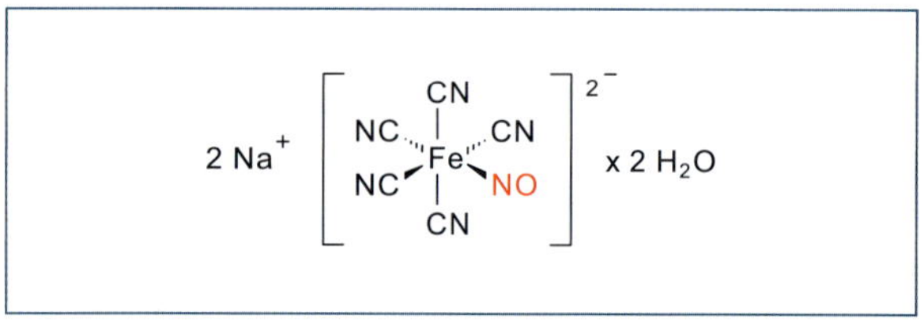

Abb. 6.77 Nitroprussidnatrium

Maximale Plasmakonzentrationen von apparentem Dihydralazin werden nach 1 bis 2 h erreicht. Der Arzneistoff unterliegt einem hohen First-Pass-Effekt. Bei Schnell-Acetylierern erreichen nur 17%, bei Langsam-Acetylierern 35% der verabreichten Dosen die systemische Zirkulation. Etwa 10 bis 15% von Dihydralazin werden zu Hydralazin verstoffwechselt. Die HWZ beträgt 4 bis 5 h.

Nitroprussidnatrium (NPN, Trivialname von Dinatrium-pentacyanonitrosylferrat(II)) (Abb. 6.77) wird eingesetzt zur kontrollierten Blutdrucksenkung bei Operationen, bei schwerem Ergotismus und bei hypertensiven Krisen.

Es hemmt die Kontraktion der glatten Muskulatur, besonders der Blutgefäße. Die Wirkung auf das venöse und das arterielle Gefäßsystem ist etwa gleich stark. NPN hemmt, wie die organischen Nitrate, über die Aktivierung der cytosolischen Guanylylcyclase die Gefäßkontraktion und die Thrombozyten-Aggregation. Der pharmakologisch relevante Bestandteil von Nitroprussidnatrium ist Stickstoffmonoxid (**NO**). Der Arzneistoff wird ausschließlich i. v. appliziert und ist daher vollständig bioverfügbar. Die Wirkung tritt innerhalb von 1 bis 2 min ein und ist nach Absetzen der Infusion reversibel. Die HWZ ist sehr kurz und liegt im Minutenbereich. Das beim Komplexzerfall entstehende Cyanid wird zu 30 bis 50% im Blut, z. T. als Cyanohämoglobin, der Rest im Gewebe wiedergefunden. Cyanid wird bevorzugt in der Leber zu Thiocyanat verstoffwechselt, welches mit einer HWZ von 3 bis 4 Tagen renal eliminiert wird. NPN wird bei Tageslicht leicht reduziert und zu Cyanid, $Fe^{2+/3+}$ und NO degradiert. Der lichtinduzierte Zerfall beeinträchtigt die Stabilität von NPN-Lösungen.

Minoxidil (Abb. 6.78) ist ein potenter oral wirksamer Vasodilatator, dessen Einsatz bei schwerer und maligner Hypertonie, bei Versagen von anderen Blutdrucksenkern und bei renaler Hypertonie angezeigt ist. Die Blutdrucksenkung tritt rasch ein, ein maximaler Effekt ist nach 2 bis 3 h erreicht. Die Wirkung hält bis zu 24 h an. Der molekulare Wirkungsmechanismus ist noch nicht vollständig erhellt. Als wahrscheinlich gilt, dass Minoxidil ATP-abhängige Kaliumkanäle öffnet und dadurch eine Hyperpolarisation der Zellmembranen bewirkt. Dies führt über eine Verminderung des Calcium-Einstromes in die glatten Muskelzellen der Gefäßwände zu einer Dilatation der Arteriolen und zu einer Reduktion des peripheren Gefäßwiderstands.

Minoxidil wird rasch und nahezu vollständig resorbiert, maximale Plasmaspiegel stellen sich innerhalb einer Stunde ein. Die HWZ beträgt 2 bis 3 h, es findet keine Plasmaeiweißbindung statt. Nach der Aufnahme in den systemischen Kreislauf kommt es zu einer raschen Verteilung

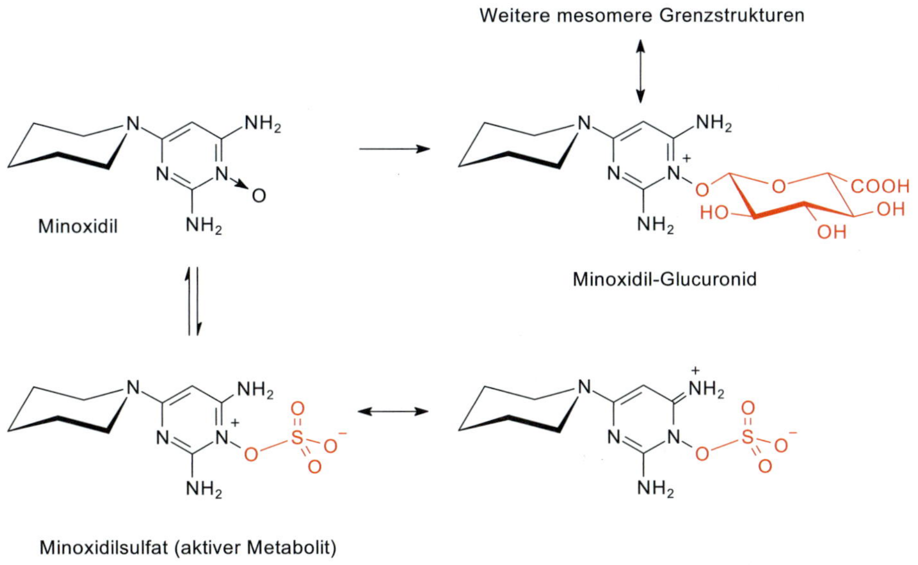

Abb. 6.78 Minoxidil, Bioaktivierung und Metabolismus

im Organismus, wobei Minoxidil in den Gefäßwänden der Arterien akkumuliert. Dies erklärt, warum die Dauer der Blutdrucksenkung die HWZ des Arzneistoffes weit überdauert. Minoxidil selbst ist pharmakologisch inaktiv. Die Bioaktivierung erfolgt in der Leber, wo der aktive Metabolit **Minoxidilsulfat** gebildet wird (Abb. 6.78). Die Ausscheidung des Arzneistoffes erfolgt überwiegend renal als *O*-Glucuronid.

Die besonders für Frauen unangenehme Nebenwirkung der Hypertrichose (verstärkter Haarwuchs, besonders im Gesichtsbereich) von Minoxidil wird seit geraumer Zeit „therapeutisch" genutzt, indem Minoxidil zur Verbesserung des Haarwuchses bei androgenetischer Alopezie topisch auf der Kopfhaut angewandt wird.

Diazoxid (Abb. 6.79) wird zur Behandlung hypertensiver Notfälle eingesetzt. Wie Minoxidil blockiert es ATP-abhängige Kaliumkanäle. Im Gegensatz zu den peroral-wirksamen Hydralazinen muss es intravenös injiziert werden, damit hohe initiale Konzentrationen am Wirkungsort erreicht werden. Bei langsamer Injektion oder peroraler Applikation kommt es dagegen nur zu einer schwachen Wirkung. Leicht zu erkennen ist die strukturelle Verwandtschaft zu den Diuretika vom Typ der Benzothiadiazine. Die heterozyklischen Grundgerüste der beiden Arzneistoffe unterscheiden sich nur in der Lage der Doppelbindung (Abb. 6.79).

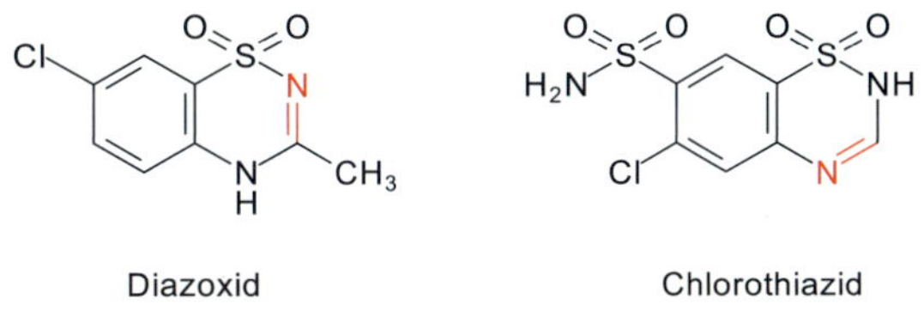

Abb. 6.79 Diazoxid und Chlorothiazid

Trotz der engen Verwandschaft mit den Thiazid-Diuretika wirkt Diazoxid antidiuretisch. Die Flüssigkeits- und Salzretention beruht wahrscheinlich auf einer erhöhten Reninfreisetzung. Der Arzneistoff bewirkt auch eine Erhöhung der Blutglucose-Konzentration durch Hemmung der Insulinfreisetzung sowie einer Steigerung der Katecholamin-Ausschüttung. Wegen dieser Eigenschaften ist Diazoxid für eine Dauertherapie des arteriellen Hochdruckes nicht geeignet.

Die HWZ schwankt zwischen 10 und 70 h und überdauert die antihypertensive Wirkung. 50 bis 60% werden in der Leber zu inaktiven Metaboliten verstoffwechselt, die wie die Muttersubstanz vorwiegend renal ausgeschieden werden. Bei Niereninsuffizienz ist die Elimination verzögert.

Synopse

- Zur Therapie der Hypertonie werden Wirkstoffklassen mit unterschiedlichen Angriffspunkten eingesetzt. Für die Monotherapie der arteriellen Hypertonie sind geeignet: β-Adrenozeptoren-Blocker, Diuretika, Calcium-Antagonisten, ACE-Hemmer und AT_1-Rezeptor-Antagonisten.

- Die blutdrucksenkende Wirkung der β-Adrenozeptoren-Blocker beruht auf einer Senkung der Herzfrequenz und einer verminderten Freisetzung von Renin.

- Nahezu alle Vertreter der β-Adrenozeptoren-Blocker besitzen eine Aryloxy-aminopropanol-Struktur. Die linksdrehenden *S*-Enantiomere sind wesentlich stärker wirksam als die rechtsdrehenden.

- Neben dem therapeutisch relevanten Kriterium Rezeptor-Selektivität (β_1, β_2) kann die partielle agonistische Aktivität (PAA) sowie die membranstabilisierende Wirkung zur Unterscheidung der einzelnen Vertreter der β-Blocker herangezogen werden.

- Die Pharmakokinetik der β-Blocker wird primär durch deren Lipophilie bzw. Hydrophilie beeinflusst.

- Diuretika steigern die Wasser- und Elektrolyt-Ausscheidung und werden zur Behandlung von Bluthochdruck und der Herzinsuffizienz eingesetzt.

- Gemeinsames Target aller Thiazid-Diuretika ist der Na^+, Cl^--Cotransporter. Dessen Hemmung führt zu einer vermehrten Natrium-Ausscheidung.

- Angriffsort der Schleifendiuretika ist der Na^+, K^+, $2Cl^-$-Cotransporter. Die Vertreter dieser Wirkstoffklasse binden in Gegenwart der beiden Alkaliionen und eines Chloridions an das Transportprotein und blockieren so den Natrium-Rücktransport.

- Einige Schleifendiuretika sind m-Sulfamoylbenzoesäure-Derivate.

- Das Pyrazincarbonsäureamid-Derivat Amilorid und das Pteridin-Derivat Triamteren sind Kalium-sparende Diuretika, die die Aufnahme von Natriumionen bei gleichzeitiger Verminderung der tubulären Sekretion von Kaliumionen durch Bindung an den epithelialen Na^+-Kanal hemmen.

- Aldosteron-Antagonisten bewirken eine Kalium-sparende Diurese durch kompetetive Verdrängung des Mineralocorticoids Aldosteron von seinem nukleären Rezeptor. Im Gegensatz zu Spironolacton ist Eplerenon ein selektiver Aldosteron-Rezeptor-Antagonist.

- Hemmstoffe der Carboanhydrase werden heute nur noch zur topischen Glaukom-Behandlung eingesetzt.

- Calcium-Antagonisten stellen eine chemisch heterogene Gruppe von Wirkstoffen dar, deren gemeinsames Grundprinzip auf einer Hemmung spannungsabhängiger Calciumkanäle (L- und T-Typ) in der Membran von Herz- und glatten Muskelzellen beruht.

- Entsprechend ihrer Grundstruktur werden Calcium-Antagonisten in Phenylalkylamin-, Benzothiazepin- und Dihydropyridin-(DHP-)Derivate unterteilt.

- Das Renin-Angiotensin-Aldosteron-System ist ein wesentliches Regulationssystem für den Blutdruck und die Salz- und Wasserhomöostase.

- Das Octapeptid Angiotensin II wird in zwei Schritten aus Angiotensinogen gebildet. Neben der blutdrucksteigernden Wirkung von Angiotensin II sind dessen wachstumsfördernde Effekte auf Zielzellen des kardiovaskulären Systems von pathogenetischer Bedeutung.

- Alle ACE-Hemmer sind nicht peptidische Substrat-Analoga von Angiotensin I und blockieren kompetitiv das Angiotensin-Konversions-Enzym. Nur zwei Vetreter führen zu einer direkten Hemmung des Target-Enzyms. Alle übrigen Wirkstoffe sind Prodrugs, die erst in der Leber in die eigentliche Wirkform umgewandelt werden.

- AT_1-Rezeptor-Antagonisten leisten eine hochselektive Blockade des AT_1-Rezeptor-Subtyps. Gemeinsames Strukturmerkmal zahlreicher AT_1-Rezeptor-Antagonisten ist ein benzylierter Imidazolring. Die saure Funktion im Benzyl- bzw. Biphenylteil ist entweder eine Carboxylgruppe oder ein bioisosterer Tetrazolring.

- Candesartan und Olmesartan werden als inaktive Ester-Prodrugs appliziert, die in vivo in die aktive Form umgewandelt werden.
- Das Benzensulfonamid-Derivat Bosentan wirkt als nicht selektiver, kompetitiver Endothelin-Antagonist an ET_A- und ET_B-Rezeptoren und wird zur Behandlung der pulmonalen Hypertonie eingesetzt.
- Das Furopyridin-Derivat Cicletanin bewirkt über eine Stimulation der Prostacyclin-Synthese u. a. eine Vasodilatation.

6.4 Durchblutungsfördernde Arzneistoffe

Durchblutungsfördernde Arzneistoffe werden zur Behandlung funktioneller und organisch-peripherer Durchblutungsstörungen eingesetzt. Ein weiteres Einsatzgebiet stellt die Therapie chronischer Hirndurchblutungs-Störungen dar.

Die *Raynaud*-Erkrankung ist die wichtigste funktionelle Durchblutungsstörung, die durch Vasospasmen arterieller Blutgefäße vor allem im Finger- und Zehenbereich charakterisiert ist. Zu den peripheren arteriellen Durchblutungsstörungen zählen neben der peripheren arteriellen Verschlusskrankheit (PAVK) die durch Nicotin-Abusus induzierte Endangitis obliterans sowie embolische Gefäßverschlüsse. Gemeinsame Basis aller Durchblutungsstörungen sind meist arteriosklerotische Prozesse, die zu einem Verlust der Gefäßelastizität und Einengung des Gefäßlumens führen.

Zur Behandlung von Durchblutungsstörungen werden chemisch heterogene Arzneistoffe eingesetzt, die über unterschiedliche Angriffspunkte vasodilatierende Eigenschaften besitzen und/oder zu einer Verbesserung der Fließeigenschaften des Blutes führen. Für die meisten Wirkstoffe gilt, dass ihre beanspruchte Wirkung nicht oder nur unzureichend durch klinische Daten belegt ist.

Der Calciumantagonist Nimodipin und Nootropika zur Demenzbehandlung werden in Kapitel 3.14.2 und 3.14.3 besprochen.

6.4.1 Arzneistoffe zur Behandlung peripherer/zentraler Durchblutungsstörungen

Xanthin-Derivate

Pentifyllin (Abb. 6.80) ist ein Theobromin-Derivat, bei dem der Stickstoff in Position 1 mit einer Hexylgruppe substituiert ist. Allerdings kann der Arzneistoff auch als Coffein-Derivat angesehen werden, dessen Methylgruppe in Position 1 um eine Pentylgruppe verlängert ist.

Bei Patienten mit Hirnleistungsstörungen soll Pentifyllin die Aufnahme von Glucose bzw. Sauerstoff im Gehirn steigern. Wenngleich kein gesicherter Beleg für die Wirksamkeit existiert, wird der Arzneistoff bei cerebrovaskulärer Insuffizienz eingesetzt. Die im Handel befindlichen Retardpräparate setzen den Wirkstoff kontinuierlich innerhalb von 5 bis 12 h frei. Er unterliegt einem First-Pass-Metabolismus und wird über mehrere Metaboliten überwiegend renal eliminiert. Der metabolische Abbau erfolgt an der Hexylseitenkette und führt über eine Monohydroxy-Verbindung zu Diolen und Carbonsäuren mit guter Wasserlöslichkeit. Als Hauptmetabolit wurde das in Abbildung 6.81 gezeigte Säure-Derivat identifiziert. Die pharmakokinetischen Daten von Pentifyllin sowie aller übrigen durchblutungsfördernden Arzneistoffe sind in Tabelle 6.11 zusammengefasst.

Pentoxifyllin (Abb. 6.80) ist ein Pentifyllin-Derivat, bei dem die aliphatische Alkylgruppe zu einem Keton oxidiert ist. Als Wirkungsmechanismus wird eine Verbesserung der Erythrozyten-Verformbarkeit, der Blutviskosität, sowie eine Hemmung der Thrombozyten-Aggregation beansprucht. Pentoxifyllin wird beim Menschen rasch und nahezu vollständig resorbiert und unterliegt einem First-Pass-Metabolismus. Durch Reduktion der Seitenkette mittels einer Aldo-Ketoreduktase entsteht ein pharmakologisch aktiver Hydroxy-Metabolit, der auch bei der Verstoffwechselung von Pentifyllin gebildet wird (Abb. 6.81). Die therapeutische Wirksamkeit bei peripheren, arteriellen und arteriovenösen Durchblutungsstörungen gilt als mehr oder weniger gesichert.

Xantinol-nicotinat (Abb. 6.80) ist ein Salz des Methylxanthin-Derivates Xantinol mit Nicotinsäure. Die pharmakologisch relevante Komponente ist die Nicotinsäure, ein wasserlösliches Vitamin der B-Gruppe. Im Vor-

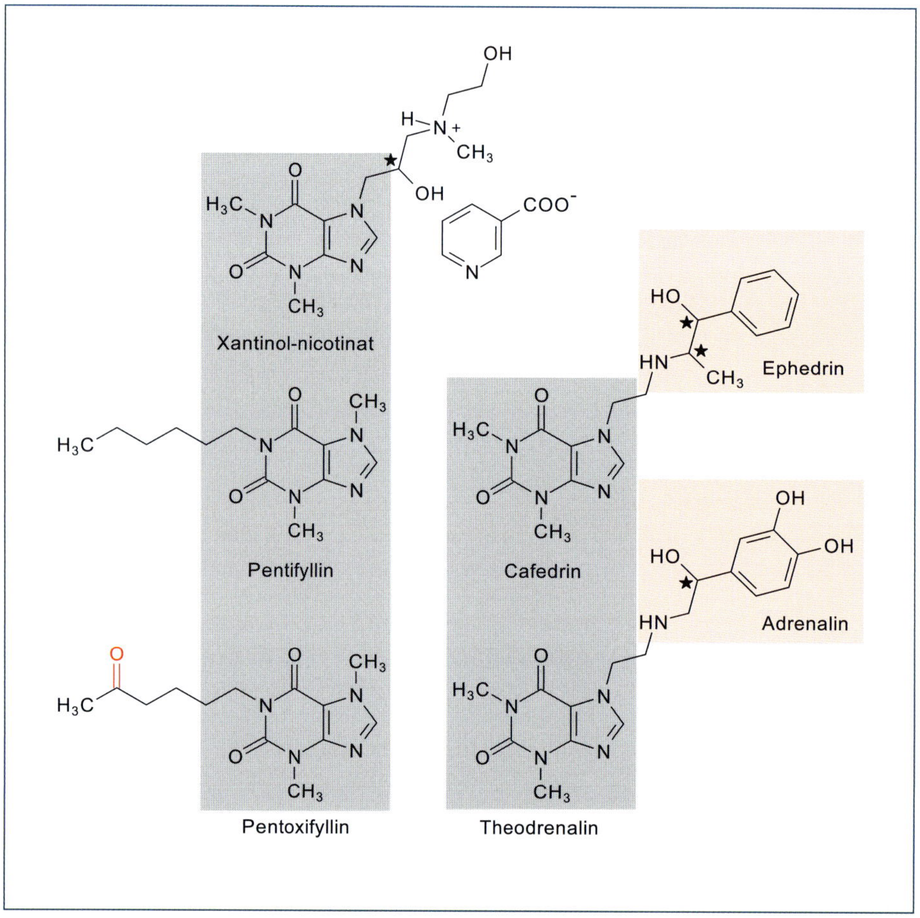

Abb. 6.80 Xanthin-Derivate

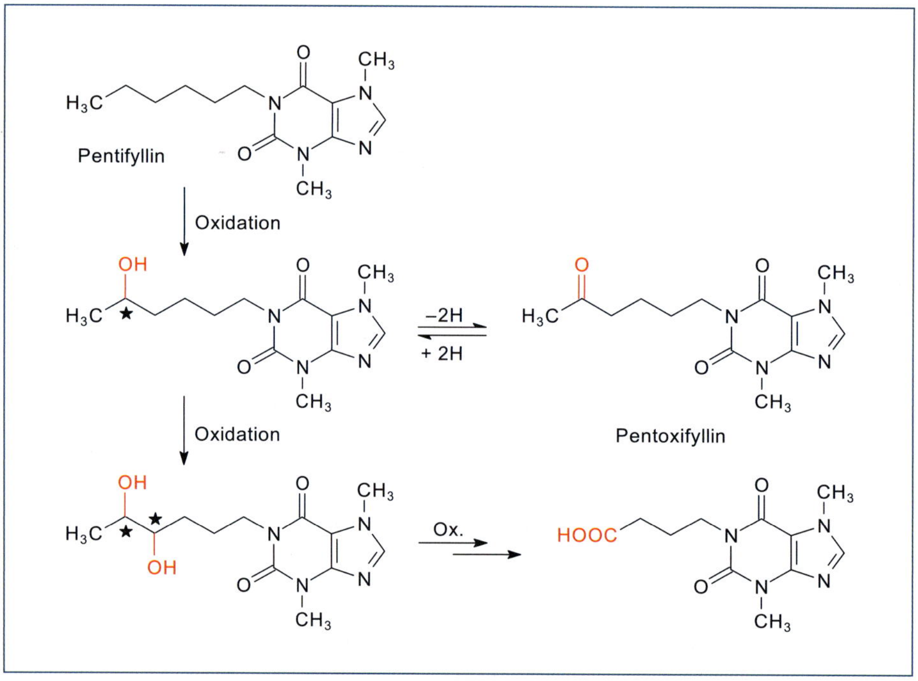

Abb. 6.81 Metabolismus von Pentifyllin und Pentoxifyllin

Tab. 6.11 Pharmakokinetische Daten der durchblutungsfördernden Arzneistoffe

INN	Bioverfügbarkeit (%)	t_{max} (h)	HWZ (h)
Bencyclan	n. b.	2–2,5	6–8
Buflomedil	70–80	1,5–4	2–3
Butalamin	n. b.	n. b.	n. b.
Cinnarizin	75	2–4	8
Cyclandelat	n. b.	n. b.	n. b.
Flunarizin	n. b.	2–4	18 d
Naftidrofuryl	n. b.	1	1
Pentifyllin	n. b.	n. b.	n. b.
Pentoxifyllin	20–30	2–2,5	0,5–1 (1–1,5)[1]
Xantinolnicotinat	n. b.	1	n. b.

[1] aktiver Metabolit n. b. = nicht bekannt

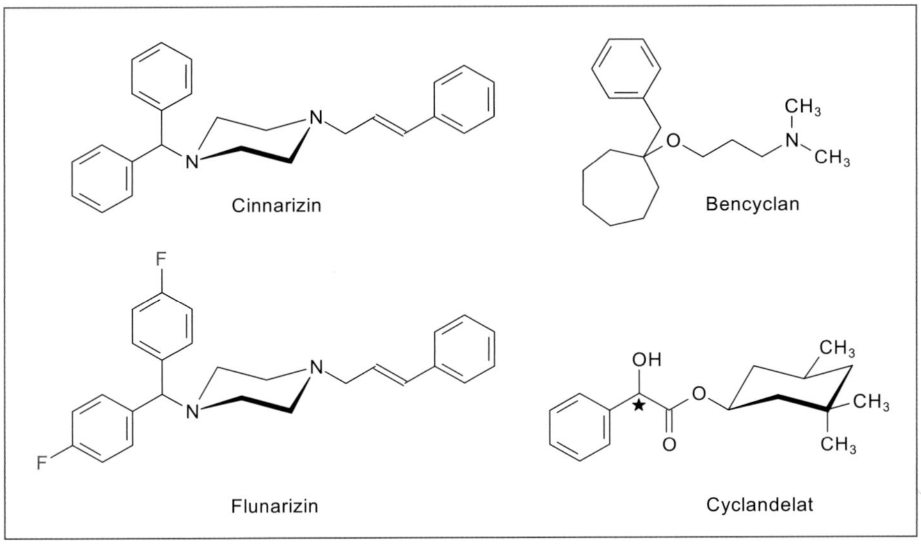

Abb. 6.82 Arzneistoffe, deren durchblutungsfördernde Eigenschaften zumindest teilweise auf Calcium-antagonistischen Eigenschaften beruhen

dergrund der Wirkungen stehen die lipidsenkenden Eigenschaften. Xantinolnicotinat wird schnell und nahezu vollständig resorbiert. Es wird unverändert zu 60% renal und zu 20% biliär eliminiert. Xantinolnicotinat wird zur Therapie von peripheren Durchblutungsstörungen und Schmerzen beim Gehen (Claudicatio intermittens) sowie bei cerebralen Durchblutungs- und Stoffwechselstörungen eingesetzt. In höherer Dosierung wird die Senkung erhöhter Cholesterol- oder Triglyceridfettspiegel diskutiert.

Die Xanthin-Derivate **Cafedrin** und **Theodrenalin** (Abb. 6.80) stellen Hybridmoleküle aus einem Xanthin und einem Sympathomimetikum (Ephedrin und Adrenalin) dar. Aufgrund der blutdrucksteigernden Wirkung zählen die beiden Wirkstoffe zu den Antihypotonika. Zahlreiche unerwünschte Arzneistoff-Wirkungen tragen zu einem ungünstigen Nutzen-Risiko-Verhältnis bei, weshalb die Anwendung dieser Arzneistoffe als obsolet angesehen werden kann.

Arzneistoffe mit Calcium-antagonistischen Eigenschaften

Cinnarizin und **Flunarizin** (Abb. 6.82) sind *E*-konfigurierte Piperazin-Derivate mit Calcium-antagonistischen Eigenschaften. Die Blockade des Einstroms von extrazellulärem Calcium in die glatten Muskelzellen der Gefäße führt zu einer Relaxation der Gefäßwände und in der Folge zu einer verbesserten Durchblutung.

Die Eliminierung von Cinnarizin und seiner Metabolite erfolgt überwiegend biliär. Der Wirkstoff wird bei funktionellen cerebralen und peripheren Durchblutungsstörungen sowie bei vestibulären Beschwerden angewandt.

Flunarizin schützt Endothelzellen und Erythrozyten vor den schädigenden Auswirkungen eines exzessiven Calcium-Einstroms. Aufgrund seiner Lipophilie passiert Flunarizin auch die Blut-Hirn-Schranke. Neben dem inhibitorischen Effekt auf den Calcium-Einstrom in glatte Gefäßmuskelzellen zeichnet sich Flunarizin durch antiserotonerge, antihistaminerge und antikonvulsive Wirkungen aus. Der Arzneistoff wird durch oxidative N-Desalkylierung, aromatische Hydroxylierung sowie durch Glucuronidierung metabolisiert. Die Elimination erfolgt überwiegend biliär. Flunarizin wird zur Therapie von Gleichgewichtsstörungen infolge einer Funktionsstörung des Vestibularapparates eingesetzt.

An der vasodilatierenden Wirkung von **Bencyclan** (Abb. 6.82) scheinen mehrere Mechanismen beteiligt zu sein. An glatten Muskelpräparationen wurde eine unspezifische Hemmung von Phosphodiesterasen nachgewiesen. Als weiterer Mechanismus wird ein Calcium-Antagonismus diskutiert. Eine gut untersuchte Wirkung ist die Blockade von Na^+-Kanälen. Bencyclan soll auch die rheologischen Eigenschaften des Blutes günstig beinflussen, indem es die Aggregation von Thrombozyten sowie die Alterung von Erythrozyten hemmt und die Elastizität der Erythrozyten-Membran erhöht. Die Eliminierung erfolgt hauptsächlich durch Metabolisierung, nur rund 3% des Wirkstoffes werden unverändert ausgeschieden. Als Hauptmetabolit wurde ein Hydroxy-Derivat nachgewiesen. Bencyclan wird bei peripheren und zerebralen Durchblutungsstörungen eingesetzt.

Cyclandelat (Abb. 6.82) besteht aus zwei *cis*-Diastereomeren als racemische Gemische. Cyclandelat wurde

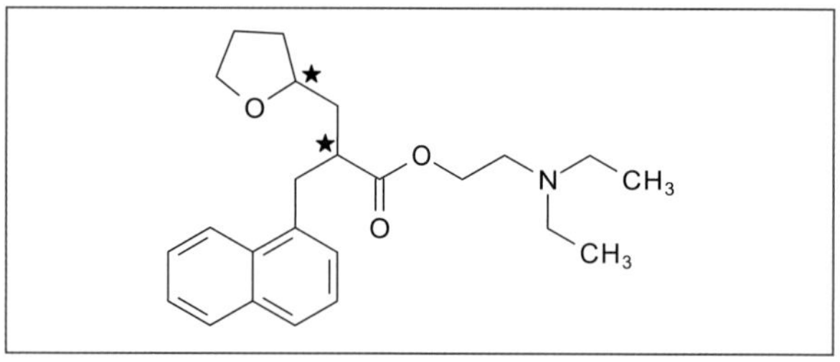

Abb. 6.83 Naftidrofuryl, ein 5-HT_2-Antagonist mit durchblutungsfördernden Eigenschaften

zunächst als papaverinähnlich wirkendes Spasmolytikum eingesetzt. Als Mechanismus für die dilatatorische Wirkung konnte jedoch ein Calcium-Antagonismus nachgewiesen werden. Zum Wirkprofil von Cyclandelat gehört die Verbesserung der rheologischen Eigenschaften des Blutes. Der Wirkstoff hemmt die calciumabhängige Thrombozytenaggregation und steigert die Deformierbarkeit von Erythrozyten, wobei die Wirksamkeit vergleichbar mit jener von Flunarizin sein soll.

Cyclandelat wird im Organismus in die Alkoholkomponente und Mandelsäure gespalten. Der Arzneistoff wird zur Behandlung cerebraler und peripherer vaskulärer Durchblutungsstörungen eingesetzt.

5-HT_2-Antagonisten

Der als Racemat eingesetzte Arzneistoff **Naftidrofuryl** (Abb. 6.83) ist ein selektiver 5-HT_2-Antagonist. 5-HT_2-Rezeptoren finden sich an den glatten Muskelzellen der Gefäßwand, den Endothelzellen der Kapillaren sowie an Thrombozyten. Serotonin bewirkt 5-HT_2-Rezeptor-vermittelt eine Vasokonstriktion, eine Permeabilitäts-Erhöhung der Kapillaren, sowie eine Steigerung der Thrombozyten-Aggregation. Infolgedessen bewirkt die Blockade dieses Rezeptors einen vasodilatatorischen Effekt sowie eine Verbesserung der Fließeigenschaften des Blutes. Naftidrofuryl bewirkt außerdem, bereits in niedrigen Konzentrationen, eine Steigerung der endothelialen Freisetzung von NO.

Im Zuge der Metabolisierung wird das Esterderivat Naftidrofuryl zunächst durch unspezifische Esterasen zur freien Säure und Diethylaminoethanol gespalten. Weitere Metabolite sind Derivate der Carbonsäure, welche hauptsächlich renal in Form von Glucuronsäure- und Sulfatkonjugaten eliminiert werden. Diethylaminoethanol wird offenbar zu physiologischen Substanzen metabolisiert. Naftidrofuryl wird zur Behandlung peripherer und zerebraler Durchblutungsstörungen eingesetzt.

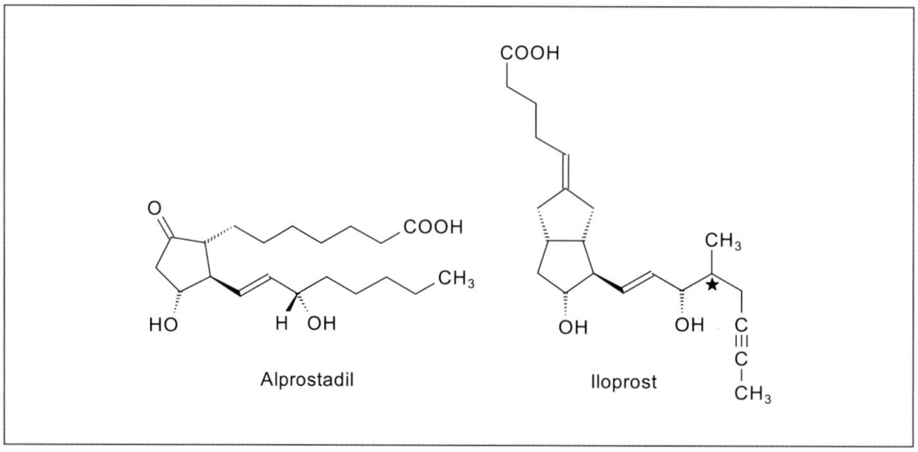

Abb. 6.84 Alprostadil und Iloprost

Prostaglandine

Das synthetisch hergestellte **Prostaglandin E_1 (Alprostadil)** (Abb. 6.84) fördert die Durchblutung durch Relaxation der Arteriolen und präkapillären Sphinkteren. Ferner steigert es die fibrinolytische Aktivität und hemmt die Thrombozyten-Aggregation sowie die proliferative und mitotische Aktivität glatter Muskelzellen. Auf molekularer Ebene basieren diese Wirkungen auf einer Rezeptor-induzierten Aktivierung der Adenylylcyclase bzw. einer Erhöhung der intrazellulären cAMP-Konzentration durch EP-Rezeptor-Aktivierung. In der Folge kommt es zur Aktivierung von Proteinkinasen und zur Erschlaffung der glatten Muskulatur. Zudem wird über die Bindung an präsynaptische EP-Rezeptoren die Freisetzung von Noradrenalin gehemmt und damit die Wirkung vasodilatierender nicht adrenerger und nicht cholinerger Neurotransmitter (NANC-Transmitter) verstärkt. Alprostadil wird für die Behandlung der PAVK und zur SKAT-Behandlung der erektilen Dysfunktion (ED) (Kap. 6.4.3) eingesetzt. Nach i. v. oder i. a. Gabe wird der Arzneistoff sehr schnell metabolisiert. Durch enzymatische Oxidation der C(15)-Hydroxygruppe mit anschließender Reduktion der C,C-Doppelbindung entsteht das 15-Keto–Dihydro-Prostaglandin E_1. Durch die 15-Keto-Prostaglandin-Reduktase wird dieses zu 13,14-Dihydro-Prostaglandin E_1 umgesetzt. Die HWZ von Alprostadil beträgt nur etwa 30 sec, die von 15-Keto-13,14-dihydro-prostaglandin E_1 rund 8 min.

Iloprost (Abb. 6.84) ist ein synthetisches Analogon des im Gefäßendothel gebildeten Prostacyclins (PGI_2). Im Vergleich zum natürlichen PGI_2 zeichnet sich Iloprost durch höhere chemische und metabolische Stabilität aus. Wie Prostacyclin hemmt es die Thrombozyten-Aggregation und besitzt darüber hinaus auch gefäßerweiternde Eigenschaften. Als Mechanismus der antiaggregatorischen Wirkung kann eine IP-Rezeptor-abhängige Aktivierung der Adenylylcyclase und ein damit einhergehender Anstieg der intrazellulären Konzentration von cAMP angenommen werden. Über eine Hemmung der Phospholipase C bzw. A_2 kommt es zu einer Verminderung der intrazellulären Calcium-Konzentration und damit zu einer Abnahme der Aggregationsneigung der Thrombozyten. Iloprost wird hepatisch zu Glucuronsäure- und Schwefelsäure-Konjugaten verstoffwechselt, welche überwiegend renal ausgeschieden werden. Der Arzneistoff wird zur Behandlung der fortgeschrittenen Thrombangitis obliterans eingesetzt.

Butalamin und Buflomedil

Butalamin (Abb. 6.85) zeigt wie Cinnarizin und Flunarizin strukturelle Ähnlichkeit zu den Antihistiminika vom Ethylendiamin-Typ und zeichnet sich durch tierexperimentell nachgewiesene spasmolytische Eigenschaften aus. Butalamin wird zur Therapie arterieller peripherer sowie zerebraler Durchblutungsstörungen eingesetzt.

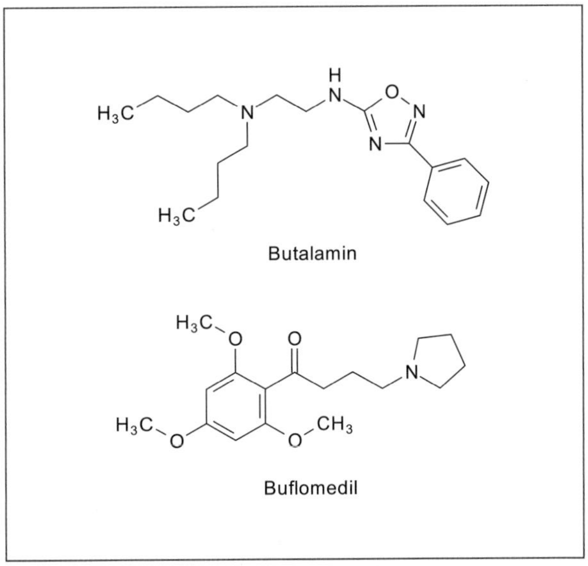

Abb. 6.85 Butalamin und Buflomedil

Die vasodilatierenden Eigeschaften des Butyrophenon-Derivats **Buflomedil** (Abb. 6.85) beruhen zumindest teilweise auf der Blockade α_2-adrenerger Rezeptoren. Während die Steigerung der zerebralen Durchblutung durch den Arzneistoff nicht belegt ist, gilt die positive Beeinflussung der Fließeigenschaften des Blutes als gesichert. Buflomedil wird überwiegend durch Metabolisierung eliminiert. Von den zahlreichen Metaboliten ist bisher nur das *p*-Desmethyl-Derivat identifiziert worden. Buflomedil wird zur Behandlung von peripheren arteriellen Durchblutungsstörungen eingesetzt, insbesondere bei Claudicatio intermittens.

6.4.2 Antianginöse Wirkstoffe

Der Einsatz von antianginösen Arzneistoffen (Koronartherapeutika) verfolgt das Ziel, durch Ökonomisierung der Herzarbeit das Myokard bei Koronarinsuffizienz ausreichend mit Sauerstoff zu versorgen. Unter einer Koronarinsuffizienz (Angina pectoris) wird eine Disbalance zwischen myokardialem Sauerstoff-Verbrauch und -Angebot verstanden. Neben zahlreichen anderen Ursachen stellt die Sklerosierung koronarer Gefäße die wichtigste Ursache für die verschiedenen Formen der Angina pectoris dar. Zur Behandlung der koronaren Herzkrankheit (KHK) werden vor allem

- NO-liefernde Prodrugs (organische Nitrate und Nitrite, Molsidomin),
- β-Blocker und
- Calcium-Antagonisten

eingesetzt. Während NO-liefernde Prodrugs und Calcium-Antagonisten das Myokard durch Verminderung des

Füllvolumens und Reduzierung des Gefäßwiderstandes entlasten, bewirken β-Blocker und Calcium-Antagonisten eine Erniedrigung des Sauerstoffverbrauches durch Verminderung der Herzfrequenz und Kontraktilität. β-Blocker und Calcium-Antagonisten sind auch Mittel der ersten Wahl bei der Behandlung der arteriellen Hypertonie und werden in den Kapiteln 6.3.2 und 6.3.4 besprochen.

Wirkmechanismus NO-liefernder Prodrugs

Alle organischen Nitrate und Nitrite sowie Molsidomin sind Prodrugs und hemmen über die Freisetzung von Stickstoffmonoxid (**NO**) die Kontraktion der glatten Gefäßmuskulatur. Therapeutisch relevant ist die Dilatation venöser Gefäße, welche die Basis der antianginösen Wirkung darstellt. Durch Umverteilung größerer Blutvolumina vom Thorax in das Abdomen und die Extremitäten (venöses „pooling"), wird die Vor- und Nachlast des Herzens gesenkt. Die Abnahme der Ventrikelfüllung und des Füllungsdrucks führt über eine Verminderung des kardialen Energie- bzw. Sauerstoff-Bedarfs zu einer Ökonomisierung der Herzarbeit. Das biatomare Molekül NO wird in den glatten Gefäßmuskelzellen mit Hilfe reduzierender Enzyme aus organischen Nitraten und Nitriten freigesetzt. Es besitzt eine Lebensdauer von nur wenigen Sekunden und aktiviert die cytosolische Guanylylcyclase, die aus Guanosintriphosphat zyklisches Guanosinmonophosphat (cGMP) bildet. cGMP ist für die Aktivierung einer cGMP-abhängigen Proteinkinase verantwortlich, die über die Phosphorylierung verschiedener Substrate zu einer Abnahme der cytoplasmatischen Ca^{2+}-Konzentration und damit zu einer Gefäßrelaxation führt. Organische Nitrate und Nitrite imitieren somit ein wichtiges physiologisches Prinzip der Gefäßtonus-Regulation, welches sich darin manifestiert, dass in den Gefäßendothel-Zellen aus L-Arginin mit Hilfe der endothelialen NO-Synthase (eNOS) kontinuierlich NO gebildet wird. Dieses diffundiert in die Gefäßmuskelzellen und hemmt deren Kontraktion. Bei atherosklerotischen Gefäßveränderungen ist dieser endogene gefäßdilatierende Mechanismus nachhaltig gestört (Abb. 6.86).

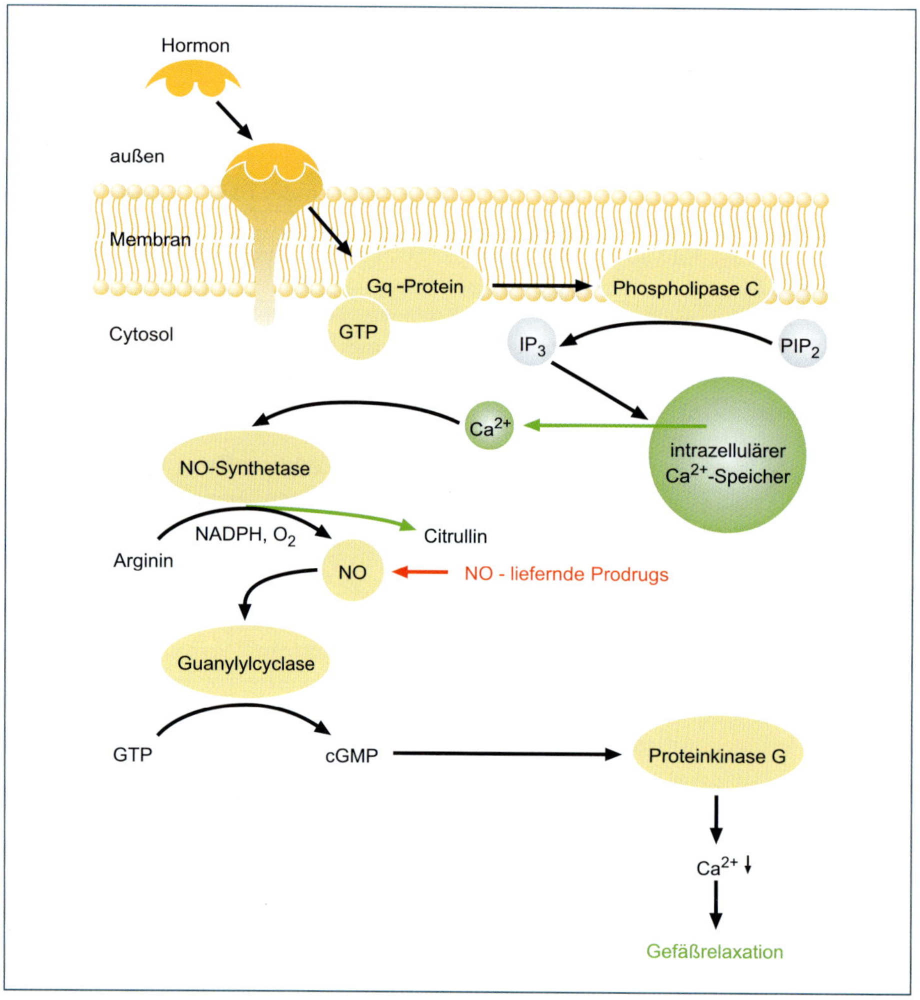

Abb. 6.86 Wirkmechanismus NO-liefernder Prodrugs

Stickstoffmonoxid (NO)

Als 1998 der Nobel-Preis für Physiologie und Medizin an die drei amerikanischen Pharmakologen Robert F. Furchgott, Ferid Murad und Louis Ignarro, für ihre Entdeckung von Sticktoffmonoxid (NO) als fundamentales Signalmolekül im Herz-Kreislauf-System verliehen wurde, fand eine mehr als 20 Jahre unaufhaltsame Karriere eines kleinen gasförmigen Moleküls seinen vorläufigen Höhepunkt. Im Jahre 1977 konnte Murad zeigen, dass Nitroglycerin und andere organischen Nitrate, die als Standardpräparate in der Kardiologie zur Behandlung der Angina pectoris bei koronarer Herzkrankheit eingesetzt werden, ebenso wie das Gas Stickstoffmonoxid in der glatten Gefäßmuskulatur durch Aktivierung des Enzyms Guanylylcyclase zu einer Erhöhung des zyklischen Guanosinmonophosphats (cGMP) und damit zu einer Gefäßerweiterung führen. Drei Jahre später beschrieb Furchgott, dass isolierte Blutgefäße auf bestimmte gefäßaktive Substanzen nur dann mit einer Erschlaffung der glatten Muskulatur reagierten, wenn die innerste Zellschicht der Gefäße, das Endothel, unversehrt war. Durch weitere Experimente schloss Furchgott auf die Existenz eines sehr labilen relaxierenden Faktors, für den er – da er die chemische Struktur nicht identifizieren konnte – das Acronym EDRF (Endothelium-Derived Relaxing Factor) prägte. 1986 äußerten Furchgott und Ignarro unabhängig voneinander die Vermutung, dass EDRF identisch mit NO sein könnnte, eine Hypothese, die ein Jahr später in England bestätigt wurde.

Als Star unter den Signalmolekülen avancierte NO mit einer Vielfalt biologischer Effekte 1992 zum Molekül des Jahres im amerikanischen Wissenschaftsjournal „Science". Heute weiß man, dass das Gehirn, das Gefäßsystem, die Leber, die Bauchspeicheldrüse, der Magen, die Geschlechtsorgane, die ableitenden Harnwege, periphere Nerven und die Skelettmuskulatur nur dann ihre physiologischen Funktionen erfüllen, wenn NO in diesen Geweben in adäquater Menge gebildet wird.

Ester der Salpetersäure und der salpetrigen Säure

Glyceroltrinitrat (GTN) (Abb. 6.87) ist eine Flüssigkeit, die nach sublingualer Applikation, besonders in Form von Zerbeißkapseln oder als Spray, rasch absorbiert wird und deshalb das Mittel der Wahl für die Kupierung des akuten Angina-pectoris-Anfalls darstellt. Wegen seiner guten transdermalen Absorption wird es heute auch in Form von Membranpflastern angewandt. Die HWZ von GTN beträgt nach sublingualer und i.v. Gabe nur wenige Minuten. Am Metabolismus organischer Nitrate ist vor allem die Glutathion-*S*-Transferase beteiligt. In der Leber und in Erythrozyten katalysiert dieses Enzym die Abspaltung von Nitrit, die im Falle von GTN zur Bildung von 1,3- und 1,2-Glyceroldinitrat führt. Diese werden weiter zu Mononitraten und Glycerin abgebaut. **Pentaerythrityltetranitrat** (PETN) (Abb. 6.87) wird zur Prophylaxe und Langzeitbehandlung der Angina pectoris eingesetzt. Es unterliegt wie alle organischen Nitrate einem hepatischen First-Pass-Effekt. Die reduktive Denitrierung durch hepatische Glutathion-*S*-Transferase erfolgt jedoch erheblich langsamer als beim Glyceroltrinitrat. Als bedeutsame Metabolite treten im Plasma Pentaerythrityldi- und -mononitrat auf, die renal eliminiert werden.

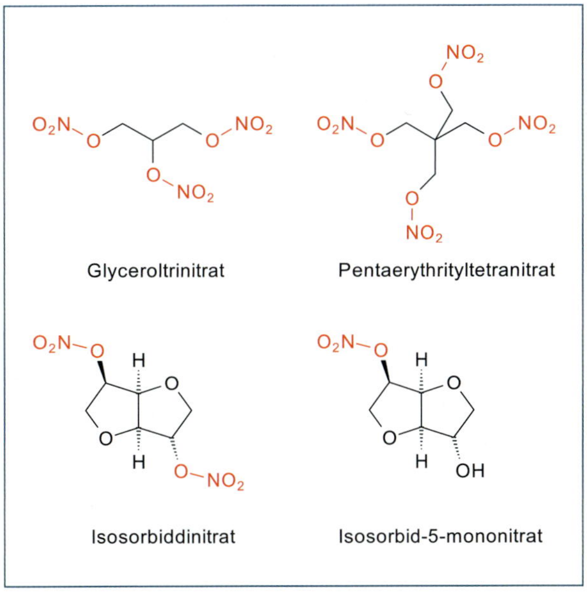

Abb. 6.87 NO-liefernde organische Nitrate

Isosorbiddinitrat (ISDN) (Abb. 6.87). Das bizyklische Isosorbid entsteht durch intramolekulare Kondensation des linearen Sorbitols. Im ISDN sind die beiden freien Hydroxylgruppen mit Salpetersäure verestert. Die Wirkung tritt bei sublingualer Gabe nach 1 bis 2 min, nach peroraler Applikation nach 15 bis 30 min und nach topischer Applikation nach 30 min ein. Der hepatische First-Pass-Effekt ist bei peroraler Applikation ausgeprägter als bei sublingualer Applikation. Durch Glutathion-*S*-Transferase-katalysierte Nitritabspaltung kommt es zur Bildung der ebenfalls vasodilatierend wirkenden Metaboliten Isosorbid-5-mononitrat (IS-5-MN) und Isosorbid-2-mononitrat (IS-2-MN), wobei Ersteres deutlich überwiegt (Abb. 6.88).

Die strukturisomeren Mononitrate werden wesentlich langsamer abgebaut als ISDN, dessen HWZ nur rund 0,5 bis 1,5 h beträgt. Die HWZ für IS-5-MN beträgt 4 bis 6 h, jene für IS-2-MN 2 bis 2,5 h. Die unterschiedlichen HWZ der Mononitrate dürfte sterische Gründe haben. Während die *exo*-ständige Estergruppe an C(2) leicht enzymatisch angegriffen werden kann, ist die *endo*-ständige Salpetersäureester-Funktion an C(5) durch das gefaltete Zucker-Grundgerüst vor einem enzymatischen Angriff besser geschützt. Die Endmetaboliten IS-5-MN-Glucuronid, Isosorbid, Nitrit und Nitrat werden renal ausgeschieden. Bei gestörter Leberfunktion kann die Plasmakonzentration von ISDN erhöht und die der Metaboliten vermindert sein. ISDN wird zur Kupierung und Prophylaxe der Angina pectoris und der Behandlung der Prinzmetal-Angina eingesetzt.

Isosorbid-5-mononitrat (Abb. 6.87), der aktive Metabolit von ISDN, wurde wegen seiner langen Wirkdauer als Arzneistoff profiliert, der zur Prophylaxe und Langzeitbehandlung der Angina pectoris und bei KHK eingesetzt wird.

Molsidomin (Abb. 6.89) ist ein Prodrug und wird über einen therapeutisch genutzten First-Pass-Effekt in der Leber zu SIN-1 hydrolysiert, welches wie die Muttersubstanz einen mesoionischen aromatischen Sydnoniminring enthält. SIN-1 tautomerisiert pH-abhängig zum *N*-Nitrosohydrazin-Derivat SIN-1A, welches zu NO und dem

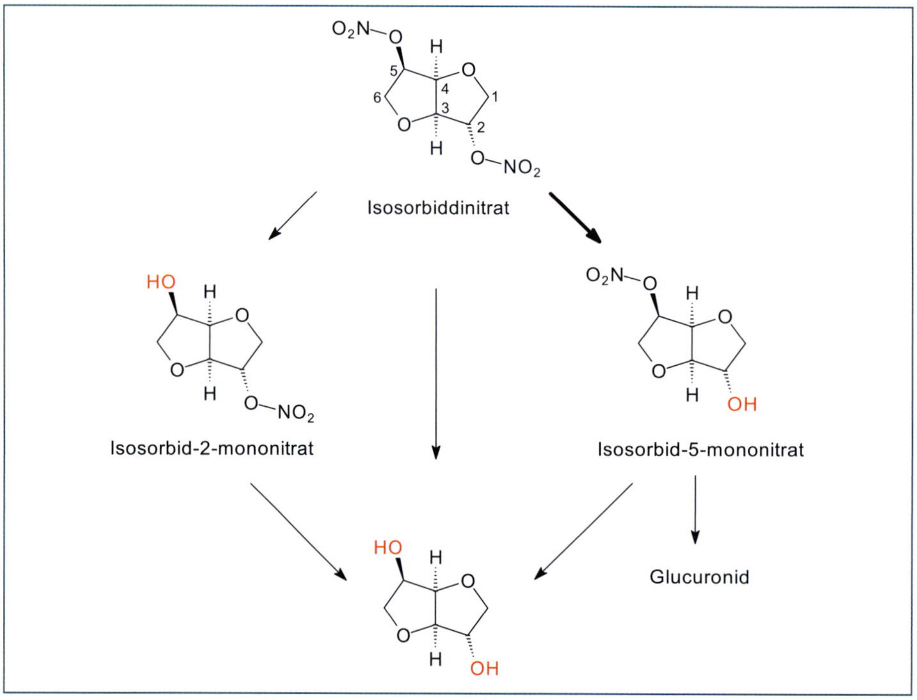

Abb. 6.88 Metabolismus von ISDN

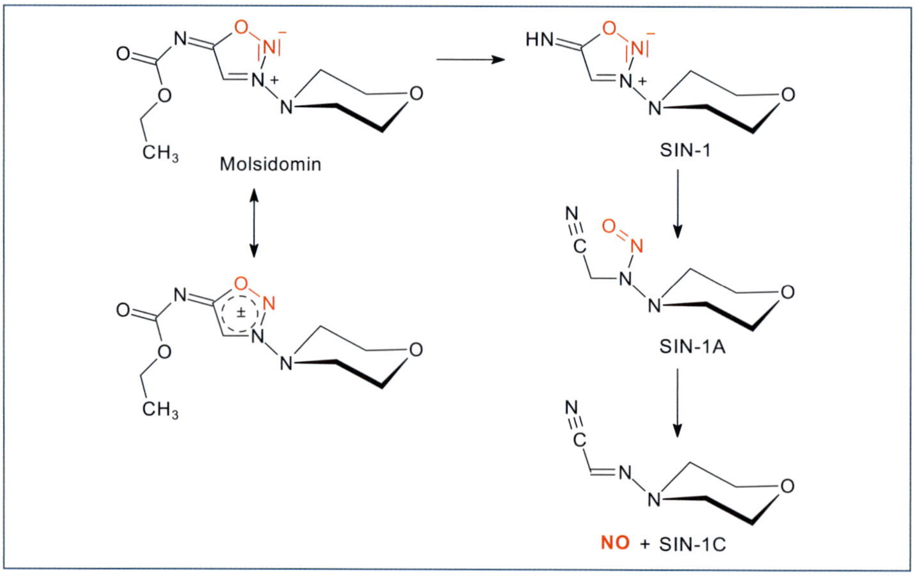

Abb. 6.89 Molsidomin und dessen Aktivierung über einen First-Pass-Effekt

inaktiven Acetonitril-Derivat SIN-1C zerfällt. Molsidomin, SIN-1C sowie dessen Derivate mit oxidativ gespaltenem Morpholinring werden überwiegend renal eliminiert.

Der Salpetrigsäure-Ester **Isoamylnitrit** (Abb. 6.90) ist ein Gemisch zweier Isomere und wird nur noch in Ausnahmefällen zur Behandlung akuter Angina-pectoris-Attacken eingesetzt.

Antianginosa mit unterschiedlichen Wirkmechanismen

Dipyridamol (Abb. 6.91) ist ein basisch substituiertes Pyrimido-pyrimidin-Derivat, dessen klinische Bedeutung als Koronartherapeutikum stark zurückgegangen ist. Der Arzneistoff wirkt als Re-uptake-Inhibitor, der die Aufnahme von Adenosin in Erythrozyten, Thrombozyten und Endothelzellen blockiert und so zu einer Erhöhung der Plasma-Adenosin-Konzentration führt. Adenosin ist ein physiologischer Regulator der Myokarddurchblutung, der zu einer Vasodilatation der Koronarien führt. Die durch Dipyridamol ausgelöste Vasodilatation tritt allerdings bevorzugt in jenen Gebieten des koronaren Gefäßbettes auf, die nicht arteriosklerotisch verändert sind. Dies bewirkt eine nicht gewünschte Umverteilung des Blutflusses zu Ungunsten schlecht durchbluteter Areale des Myokards (Stealeffekt) und kann Angina-pectoris-Anfälle auslösen. Die schwach ausgeprägten Thrombozytenaggregations-hemmenden Eigenschaften des Dipyridamols werden auf unspezifische Phosphodiesterase-Inhibition zurückgeführt. Der Arzneistoff unterliegt einem enterohepatischen Kreislauf. Die Metabolite werden hauptsächlich biliär eliminiert.

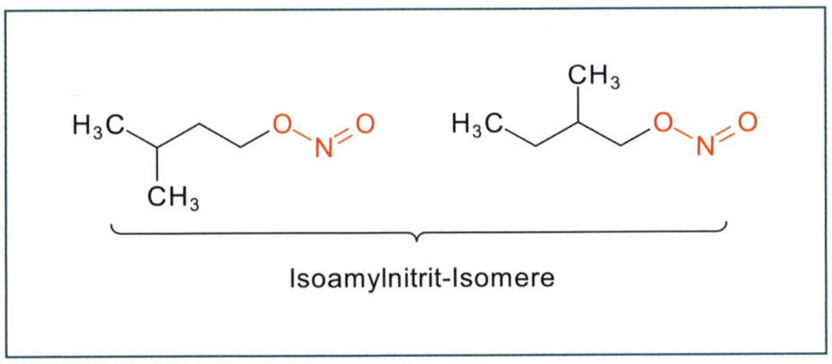

Abb. 6.90 Isoamylnitrit

Oxyfedrin (Abb. 6.91) enthält die Partialstruktur des L-Norephedrins und eines Propiophenons. Es besitzt eine hohe Affinität zu β-Adrenozeptoren und verfügt sowohl über agonistische als auch nicht selektive antagonistische Eigenschaften. Da es sehr lipophil ist, reichert es sich im Gewebe an und hat eine lange Wirkdauer. In Ruhe wirkt Oxyfedrin am Herzen überwiegend positiv inotrop, bei erhöhtem Sympathikus-Tonus überwiegen die antagonistischen Eigenschaften. Oxyfedrin bewirkt eine Entlastung des Herzens über die Verminderung der Vor- und Nachlast.

Das Triazolopyrimidin-Derivat **Trapidil** (Abb. 6.91) ist ein nicht selektiver Hemmstoff der Phosphodiesterase, der über eine Erhöhung der cAMP/cGMP-Konzentration in glatten Muskelzellen eine Vasodilatation koronarer Gefäße bewirkt. Der Arzneistoff verfügt über eine HWZ von 2 bis 4 h und wird in der Leber oxidativ desalkyliert sowie kernhydroxyliert und sulfatiert.

6.4.3 Wirkstoffe zur Behandlung der erektilen Dysfunktion

Erektile Dysfunktion (ED) ist definiert als die Unfähigkeit, eine Erektion zu erreichen und/oder aufrechtzuerhalten, die für ein befriedigendes Sexualleben ausreicht.

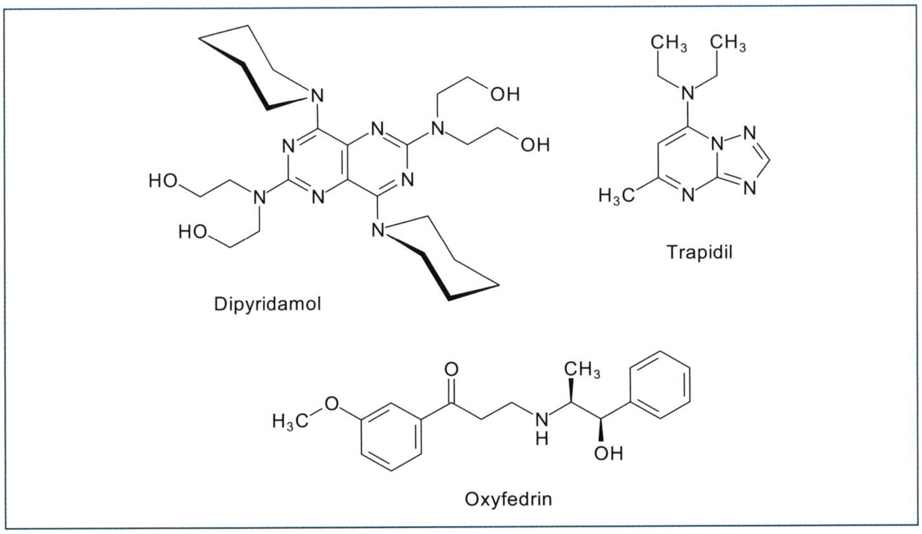

Abb. 6.91 Antianginosa mit unterschiedlichen Wirkmechanismen

Der Begriff „erektile Dysfunktion" beschreibt diese Art sexueller Funktionsstörung präziser als der Begriff „Impotenz".

Physiologie und Hämodynamik der Erektion

Erotische Stimuli führen zu einer Aktivierung cerebraler Erektionszentren mit Freisetzung erektionsfördernder Neurotransmitter wie Dopamin (über D_1- und D_2-Rezeptoren), Oxytocin, Vasopressin und Noradrenalin (über α_1-Rezeptoren). Erektionshemmende Neurotransmitter sind Noradrenalin über α_2-Rezeptoren, GABA und Opioid-Peptide. Eine Zwitterstellung nimmt Serotonin ein. Erektionshemmende, aber gleichzeitig ejakulationsfördernde Impulse werden über $5\text{-}HT_{1A}$- und $5\text{-}HT_2$-Rezeptoren, erektionsfördernde Stimuli über $5\text{-}HT_{1B}$- und $5\text{-}HT_{1C}$-Rezeptoren weitergeleitet.

Während parasympathische Nerven praktisch nur aktivierende Impulse weiterleiten, vermitteln sympathische Nerven vorzugsweise erektionsinhibitorische Impulse. Der Tonus der penilen glatten Schwellkörpermuskulatur wird durch ein Gleichgewicht erektionshemmender und -fördernder Faktoren gesteuert. Die parasympathischen Nervenendigungen im Schwellkörper sind überwiegend nicht adrenerg und nicht cholinerg (NANC). Es kommt zur Freisetzung von VIP (Vasoaktives Intestinales Peptid), CGRP (Calcitonin Gene-Related Peptide) und NO. Sympathische Nervenfasern enden an der Schwellkörpermuskulatur (α_1- und β_2-Rezeptoren) und an penilen Gefäßen (α_2-Rezeptoren). Die Stimulation des Sympathikus bewirkt über α_1- und α_2-Rezeptoren eine erektionsinhibierende Kontraktion der glatten Muskelzellen. Von den im Schwellkörper produzierten Prostaglandinen hat PGE_1 die stärkste muskelrelaxierende Wirkung. Die Relaxation der glatten Schwellkörpermuskulatur ist essenziell für eine Erektion und wird hauptsächlich durch NO vermittelt, welches von Neuronen, Endothelzellen und von glatten Muskelzellen der Schwellkörper freigesetzt wird. Durch die NO-Freisetzung kommt es zur Aktivierung der Guanylylcyclase mit Bildung von cGMP aus GTP und nachfolgend zu einer Verminderung der intrazellulären Ca^{2+}-Konzentration mit Relaxation der glatten Muskelzellen. cGMP wird u.a durch Phosphodiesterase5 (PDE5) zu 5-GMP abgebaut. Selektive PDE5-Inhibitoren blockieren diesen Metabolismus und wirken demnach erektionsfördernd.

Im flacciden Zustand des Penis überwiegt der Einfluss des Sympathikus, die terminalen Arteriolen und die penile Schwellkörpermuskulatur sind kontrahiert. Nach sexueller Stimulation dominiert der Parasympathikus und es kommt zu einem gesteigerten Blutfluss in den Penis. Der periphere Widerstand ist aufgrund der Dilatation cavernöser Arterien bei gleichzeitiger Relaxation der glatten Muskelzellen im Corpus cavernosum verringert. In der Tumeszenzphase kommt es zu einem massiven Bluteinstrom in den Penis unter rascher Zunahme des intracavernösen Drucks. In der rigiden Erektionsphase steigt der intracavernöse Druck über den systolischen Blutdruck und es kommt zur Ejakulation. In der Detumeszenzphase fällt der intracavernöse Druck massiv ab, der venookklusive Verschluss wird inaktiviert und das penile Schwellkörpergewebe geht in den flacciden, Sympathikus-gesteuerten Status zurück.

Pharmakotherapie

Bei der Behandlung von Erektionsstörungen nimmt die Pharmakotherapie nach Einführung der PDE5-Inhibitoren eine zentrale Stellung ein. Nach einem taxonomischen Konzept von Heaton lassen sich Wirkstoffe zur Behandlung der erektilen Dysfunktion in vier Klassen einteilen (Tab. 6.12).

Während erektogene Wirkstoffe eine Erektion über zentrale oder periphere Angriffspunkte (Wirkstoffe der Klasse I und II) initiieren, verbessern konditionierende Arzneistoffe die Voraussetzungen für das Entstehen einer Erektion, wirken aber per se nicht erektionsauslösend (Wirkstoffe der Klasse III und IV).

Apomorphin ist ein seit langem bekannter Arzneistoff (Abb. 3.96), der früher als Emetikum und als zentral wirkender Dopamin-Agonist bei Morbus Parkinson Anwendung fand. Erst später wurde die erektogene Wirkung entdeckt. Anders als bei bei den PDE5-Inhibitoren tritt die Wirkung bei sublingualer Applikation bereits nach wenigen Minuten ein. Der erektogene Effekt von Apomorphin basiert auf einer Aktivierung des hypothala-

Tab. 6.12 Klassifizierung der Arzneistoffe zur Behandlung der erektilen Dysfunktion

Klasse	INN	Wirkprinzip
Zentrale Initiatoren (Klasse I)	Apomorphin	D_2-Rezeptor-Agonist
Periphere Initiatoren (Klasse II)	Alprostadil	Stimulierung der Adenylylcyclase, Hemmung der NA- und Ang-II-Freisetzung
Zentrale Konditionierer (Klasse III)	Yohimbin	α_2-Adrenozeptor-Antagonismus
Periphere Konditionierer (Klasse IV)	Yohimbin	α_2-Adrenozeptor-Antagonismus
	Sildenafil	PDE5-Inhibition
	Vardenafil	PDE5-Inhibition
	Tadalafil	PDE5-Inhibition

misch-limbischen oxytocinergen Systems und wird vermittelt über einen D_2-Dopamin-Rezeptor-Agonismus im Nucleus paraventricularis. Die am häufigsten zu beobachtende passagere Nebenwirkung ist Übelkeit.

Alprostadil (Prostaglandin E_1, PGE_1) (Abb. 6.84) ist der Goldstandard in der intracavernösen Therapie von Erektionsstörungen, bei der der Arzneistoff in die Schwellkörper injiziert wird. PGE_1 wird physiologischerweise von den Trabekelzellen der Schwellkörper produziert und kommt auch in der Samenflüssigkeit vor. Die hohe Effektivität von Alprostadil ist auf multimodale Wirkmechanismen zurückzuführen. Zu den wichtigsten Effekten zählt die relaxierende Wirkung auf die glatte Muskulatur der Schwellkörper, die durch eine Anreicherung von cAMP zustande kommt. Darüber hinaus führt PGE_1 zu einer präsynaptischen Hemmung der Noradrenalin-Freisetzung an α_1-Rezeptoren und damit zu einer Unterdrückung des erektionsinhibitorischen Einflusses des Sympathikus. Die Hemmung der Angiotensin-II-Sekretion verhindert dessen muskelkontrahierende Wirkung. Der Wirkstoff wird überwiegend lokal, ein geringer Anteil in der Lunge metabolisiert.

Yohimbin (Abb. 6.92) ist ein Indolalkaloid aus der Rinde von *Corynanthe (Pausinystalia) yohimbe*, das seit vielen Jahrzehnten im Gebrauch ist und in der Vergangenheit als Aphrodisiakum angewandt wurde. Die im Vordergrund stehenden zentralen Wirkungen von Yohimbin beruhen auf der Blockade von α_2-Rezeptoren. Diskutiert werden auch vasodilatierende Eigenschaften, die ebenfalls auf einer Blockade von α_2-Rezeptoren im Schwellkörpergewebe zurückzuführen sind. Bei der Behandlung von Erektionsstörungen mit Yohimbin ist mit einer Latenzphase von ein bis drei Wochen bis zum Wirkungseintritt zu rechnen. Der Arzneistoff unterliegt einem ausgeprägten First-Pass-Effekt, so dass die Bioverfügbarkeit insgesamt gering ist. Als lipophiler Arzneistoff gelangt Yohimbin rasch in das ZNS. Die Bedeutung des Arzneistoffes ist seit der Einführung der PDE5-Inhibitoren stark zurückgegangen.

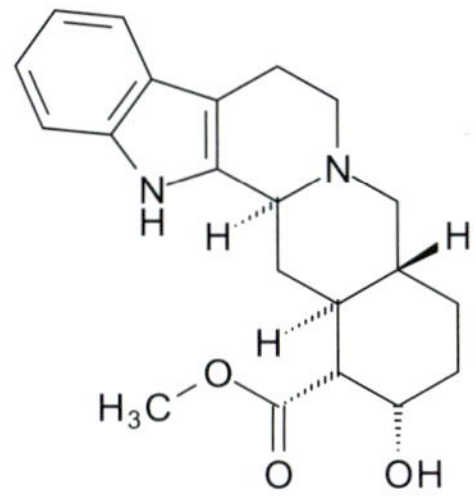

Abb. 6.92 Yohimbin

PDE5-Inhibitoren

Die Superfamilie der Phosphodiesterasen (PDEs) lässt sich in zwei Klassen unterteilen, die keine Sequenzähnlichkeit aufweisen. Die Klasse I schließt alle bekannten humanen PDEs ein und umfasst mindestens 10 identifizierte Familien, welche Produkte separater Gene darstellen. Während einige PDEs spezifisch cAMP (PDE4, PDE7, PFE8) oder cGMP (PDE5, PDE6, PDE9) hydrolysieren, besitzen einige Vertreter gemischte Spezifität (PDE1, PDE2, PDE3, PDE10). Alle Isoenzyme sind dimer, wobei die funktionelle Bedeutung der Dimerstruktur noch ungeklärt ist. Jede PDE besitzt eine konservierte katalytische Region bestehend aus ca. 270 Aminosäuren, wobei der Grad der Übereinstimmung in der Aminosäuresequenz in den einzelnen PDE-Familien 25 bis 30% beträgt. PDEs spalten die kovalente Bindung zwischen Phosphor und Sauerstoff an der 3'-Position der zyklischen Nucleotidphosphate. Die hydrolytische Spaltung erfolgt durch nucleophilen Angriff eines Hydroxidions, wobei die Bildung dieses Nucleophils durch Bindung von Metallen an der katalytischen Region des Enzyms erleichtert wird. In Abbildung 6.93 ist die Spaltung von cGMP durch PDE5 gezeigt.

Die PDE5-Inhibitoren **Sildenafil, Vardenafil** und **Tadalafil** (Abb. 6.94) ermöglichen eine natürliche Erektionsreaktion auf sexuelle Stimulation, indem sie die relaxierende Wirkung von Stickstoffmonoxid auf die Schwellkörper verstärken.

Im Zuge einer Erektion kommt es zur Freisetzung von NO im penilen Schwellkörpergewebe. Dieses aktiviert die Guanylylcyclase, was zur gesteigerten Synthese von zyklischem Guanosin-monophosphat (cGMP) führt, das

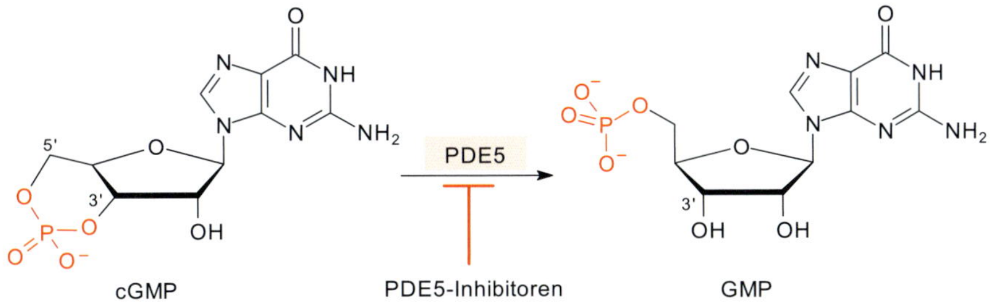

Abb. 6.93 Spaltung von cGMP durch PDE5

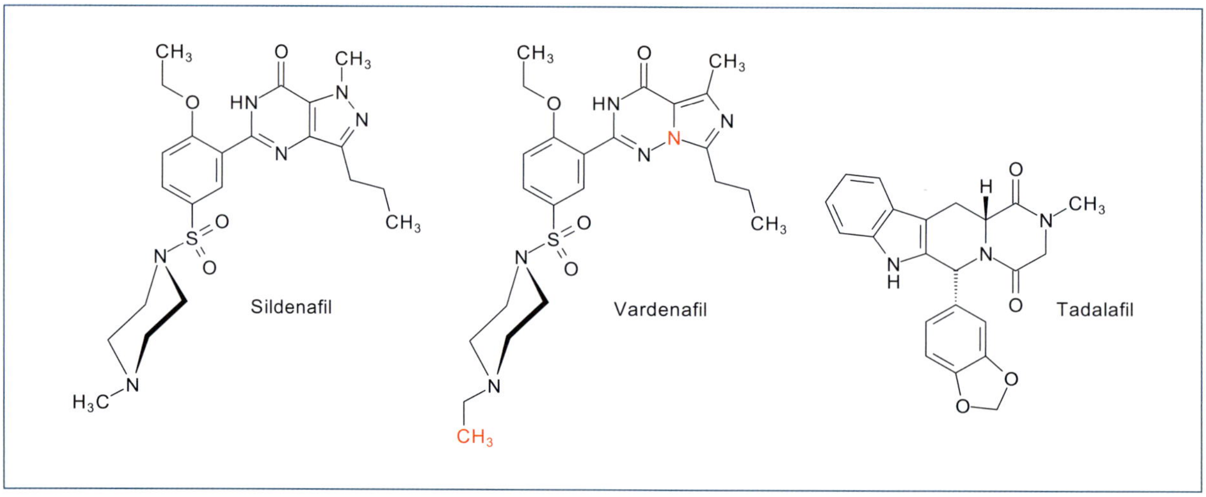

Abb. 6.94 PDE5-Inhibitoren

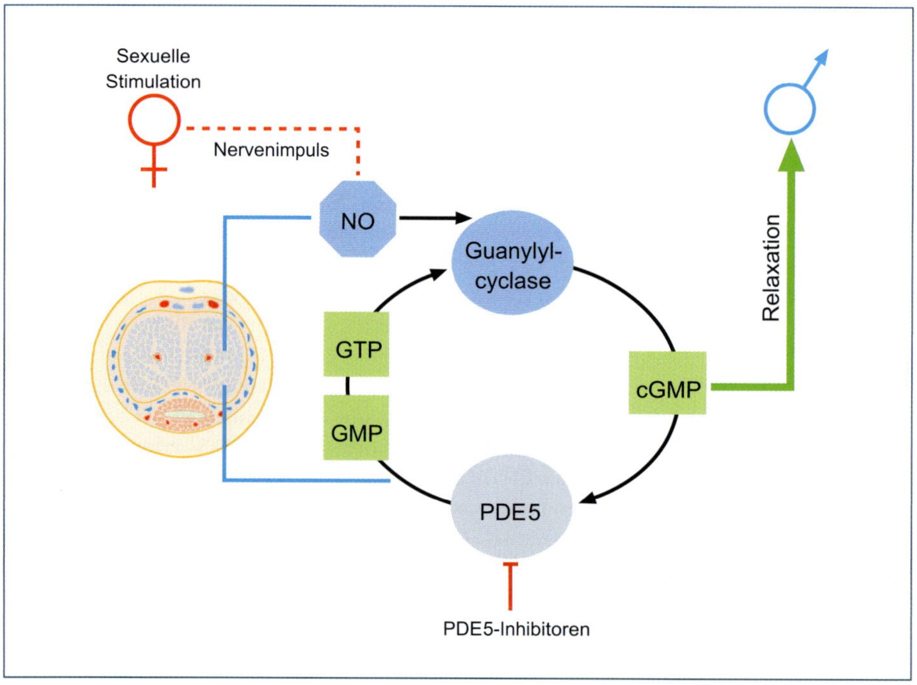

Abb. 6.95 Wirkungsmechanismus der PDE5-Inhibitoren

die Relaxation der glatten Schwellkörper-Muskulatur und damit einen verstärkten Blutfluss zum Penis und eine Erektion induziert. Sildenafil, Vardenafil und Tadalafil sind Inhibitoren der cGMP-spezifischen Phosphodiesterase (PDE) vom Typ 5, also jenes Enzyms, das für den Abbau von cGMP im Corpus cavernosum verantwortlich ist. Wenn die NO/cGMP-Signalkaskade durch sexuelle Stimuli aktiviert ist, führt die Hemmung der PDE5 zu erhöhten Konzentrationen von cGMP im Corpus cavernosum, wodurch eine Erektion initiiert und/oder verstärkt wird (Abb. 6.95).

Während Sildenafil und Vardenafil über nahezu identische Strukturen verfügen und große strukturelle Ähnlichkeit mit cGMP aufweisen, zeigt das Indol-Derivat Tadalafil keine augenscheinliche Ähnlichkeit mit dem natürlichen Substrat der PDE5. Die strukturellen Unterschiede bedingen auch unterschiedliche Modi hinsichtlich der Bindung an das Targetenzym. Das aktive Zentrum der PDE5 liegt im Zentrum des C-terminalen Helix-Bündels, welches aus fünf langen (α11, α12, α14, α17 und α18) sowie drei kurzen α-Helices (α13, α15 und α16) besteht. Die Substratbindungstasche ist ungefähr 10 Å tief, mit einer engen

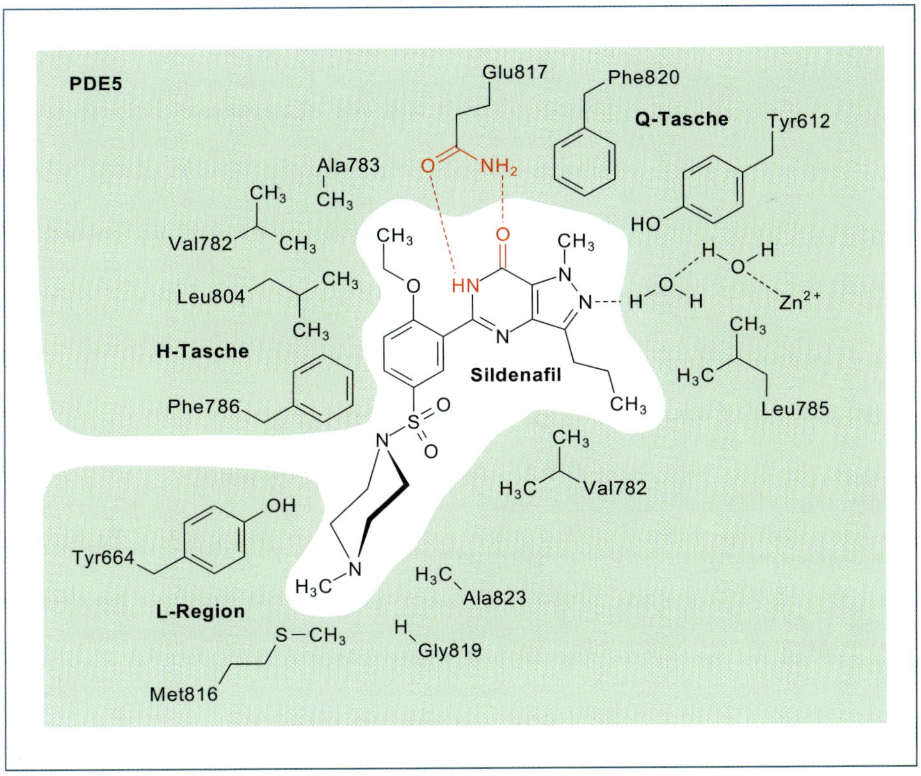

Abb. 6.96 Bindung von Sildenafil an die katalytische Domäne der PDE5

Öffnung und einem großlumigen Innenbereich mit einem Gesamtvolumen von ca. 330 Å^3. Die Substratbindungstasche besteht aus den Untereinheiten metallbindende Seite (M-Seite), Haupttasche (Q-Tasche), hydrophobe Tasche und Deckel-Region (L-Region). Die M-Seite enthält neben dem Zinkion noch ein zweites Ion (wahrscheinlich Magnesium) und ist umgeben von den Helices α6, α8, α9, α19 und α12 sowie zwei Wassermolekülen. Keiner der drei klinisch genutzten PDE5-Inhibitoren interagiert mit der M-Bindungsstelle. Die Q-Tasche ist für die Bindung des Pyrazolopyrimidinon-Grundgerüstes des Sildenafils verantwortlich (Abb. 6.96), was vermuten lässt, dass auch der chemisch verwandte Guanidin-Rest des natürlichen Substrates cGMP an diese Region bindet. Diese Tasche ist in allen PDE konserviert und wird von den Aminosäuren Gln817, Phe820, Val782 und Tyr612 gebildet. Die Amidgruppe des Sildenafils bildet eine doppelte Wasserstoffbrückenbindung mit der Amidgruppe der Seitenkette der Aminosäure Glutamin817. Die Fähigkeit dieser Aminosäure, sowohl Akzeptor- als auch Donor-Wasserstoffbrückenbindungen auszubilden, scheint eine wichtige Rolle bei der Unterscheidung von cGMP und cAMP zu spielen. Der Stickstoff N(2) des Pyrazolringes des Sildenafils bildet eine Wasserstoffbrücke mit einem Wassermolekül, welches selbst über Wasserstoffbrückenbindungen mit einem Tyrosin-Rest und einem weiteren Wassermolekül verknüpft ist. Letzteres ist an der Komplexierung des Zinkions beteiligt. Darüber hinaus zeigt der Pyrazolring hydrophobe Interaktionen mit den Aminosäuren Val782, Leu785, Tyr612 und Phe820 der Q-Tasche. Phe820 ist über π-π-Wechselwirkungen an den Pyrazol-Ring des Sildenafils gebunden. Der Ethoxyphenyl-Rest sitzt in der H-Tasche der katalytischen Region und ist umgeben von den Aminosäuren Phe786, Ala783, Leu804 und Val782. In der PDE4 ist die Aminosäure Leu804 durch einen Methionin-Rest ersetzt, der aufgrund seines höheren Raumbedarfs die Bindung des Phenylringes sterisch behindern würde. Dies erklärt zumindest teilweise die schwache Bindung von Sildenafil an die PDE4. Die L-Region besteht aus den Aminosäuren Tyr664, Met816, Ala823 und Gly819, welche für die Bindung des Methyl-piperazinyl-Restes verantwortlich sind. Tyr664 und Met816 sind in der vergleichbaren Region der PDE4 nicht enthalten, was ebenfalls ein Grund für die Selektivität des Sildenafils für die PDE5 ist. Bemerkenswert ist die Tatsache, dass die polare Sulfonylgruppe an keiner Wasserstoffbrückenbindung beteiligt ist. Während sich der Bindungsmodus von Vardenafil nicht von jenem des Sildenafils unterscheidet, zeigt Tadalafil erhebliche Unterschiede in der Art der Bindung an die katalytische Domäne der PDE5. So zeigt Tadalafil keine Interaktionen mit den Aminosäuren der L-Region. Die Bindung an die Q-Region erfolgt wie bei Sildenafil und Vardenafil über die Schlüssel-Aminosäure Gln817. Während die Bin-

Tab. 6.13 Pharmakokinetische Daten ausgewählter Arzneistoffe zur Behandlung der erektilen Dysfunktion

INN	Bioverfügbarkeit (%)	t_{max} (h)	HWZ (h)
Apomorphin	17–18[2]	0,7–1	3
Sildenafil	40	1	3–5 (4)[1]
Tadalafil	n. b.	2	17,5
Vardenafil	n. b.	0,75	4–5

[1] aktiver Metabolit Desmethyl-Sildenafil n. b. = nicht bekannt
[2] bei sublingualer Applikation

dung von Sildenafil und Vardenafil über eine zweifache Wasserstoffbrückenbindung erfolgt, bildet der Carbonylsauerstoff der Amidgruppe in der Seitenkette von Gln817 nur eine einfache Wasserstoffbrückenbindung mit der NH-Gruppe des Tadalafils. Insofern zeigen Sildenafil und Vardenafil mehr Ähnlichkeit mit dem natürlichen Substrat cGMP als Tadalafil. Die H-Tasche bindet über starke hydrophobe und π-π-Interaktionen den Methyldioxyphenyl-Rest des Tadalafils. Diese starken Wechselwirkungen erklären die hohe Affinität von Tadalafil für die PDE5 trotz der Tatsache, dass dieser Inhibitor nicht an die L-Region bindet.

Die klinischen Wirkungen der drei PDE5-Inhibitoren sind vergleichbar. Unterschiede zeigen sich vor allem in der Pharmakokinetik (Tab. 6.13).

Alle PDE5-Inhibitoren zeigen eine hohe Selektivität, hemmen jedoch in geringem Ausmaß auch die PDE6, die am Sehvorgang beteiligt ist. Unerwünschte Wirkungen sind daher u. a. passagere Farbsehstörungen. PDE5-Inhibitoren dürfen nicht mit NO-liefernden Prodrugs eingenommen werden, da bei einer solchen Kombination starke, im Einzelfall sogar tödliche, Blutdruckabfälle drohen. PDE5-Inhibitoren werden über das hepatische CYP-System abgebaut, so dass zahlreiche Interaktion mit anderen Arzneistoffen möglich sind. Die Eliminierung erfolgt überwiegend biliär.

6.5 Blutgerinnung

6.5.1 Ablauf der Blutgerinnung

Zu den wichtigen Funktionsträgern des Körperorgans Blut gehört auch das Blutgerinnungssystem. Es wird für die **Hämostase**, d. h. die physiologische Blutstillung gebraucht. Den aus mehreren Einzelprozessen bestehenden Vorgang unterteilt man zweckmäßigerweise in zwei Phasen, die aneinander gekoppelt sind. Die erste Phase wird als primäre Hämostase bezeichnet, die zweite als Blutgerinnung oder sekundäre Hämostase.

Die **primäre Hämostase** wird unmittelbar nach einer Verletzung durch den **von-Willebrandt**-Faktor ausgelöst. Er besteht aus einem multimeren Glykoprotein des Blutplasmas, das an einen spezifischen Rezeptor der Blutplätt-

Synopse

- Zur Behandlung von Durchblutungsstörungen werden Xanthin-Derivate, Calcium-Antagonisten, 5-HT_2-Antagonisten sowie Prostaglandine und Analoga eingesetzt.
- Der Einsatz von Antianginosa verfolgt das Ziel, durch Ökonomisierung der Herzarbeit das Myokard bei Koronarinsuffizienz ausreichend mit Sauerstoff zu versorgen.
- Alle organischen Nitrate und Nitrite sowie Molsidomin sind Prodrugs und hemmen über die Freisetzung von NO die Kontraktion der glatten Gefäßmuskulatur.
- NO aktiviert die cytosolische Guanylylcyclase, die aus GTP cGMP bildet. cGMP führt in glatten Muskelzellen über die Phosphorylierung verschiedener Substrate zu einer Abnahme der Ca^{2+}-Konzentration und damit zu einer Gefäßrelaxation.
- PDE5-Inhibitoren ermöglichen eine natürliche Erektionsreaktion, indem sie die relaxierende Wirkung von NO auf die Schwellkörper verstärken.
- Sildenafil, Vardenafil und Tadalafil sind Inhibitoren der cGMP-spezifischen Phosphodiesterase vom Typ 5, also jenes Enzyms, das für den Abbau von cGMP in den penilen Schwellkörpern verantwortlich ist.
- Sildenafil und Vardenafil verfügen über nahezu identische Strukturen und weisen eine große strukturelle Ähnlichkeit mit dem natürlichen Substrat der PDE5 auf.

chenmembran sowie an kollagenes Bindegewebe der Wundränder bindet. Dadurch kommt es zur Bildung eines Thrombozytenpfropfes, der kleinere Wunden verschließt. Die Einwirkung von Thrombin, das bei der Aktivierung des Gerinnungssytems gebildet wird, führt zur Verschmelzung und Entleerung der Blutplättchen, wodurch aus dem zuerst viskosen Pfropf eine stabile homogene Masse wird. Bei der Entleerung der Blutplättchen werden physiologisch aktive und vasokonstriktorische Mediatorstoffe, darunter Serotonin und Thromboxan A_2 freigesetzt, die eine Gefäßverengung im Verletzungsgebiet und eine Verkleinerung der Wundöffnung verursachen. Freigesetzt wird auch der Plättchenfaktor 3, der in die sekundäre Hämostase eingreift, der Plättchenfaktor 4, der das blutgerinnungs-hemmende Heparin inaktiviert, sowie ADP. Die Verschmelzung der Thrombozyten geht einher mit der Exprimierung negativ geladener Phospholipide auf der Thrombozytenmembran.

Der gesamte Vorgang, der auch als Blutungszeit bezeichnet wird, dauert normalerweise zwei bis drei Minuten.

Die sekundäre Hämostase oder **Blutgerinnung** ist ein komplexer Vorgang, an dem etwa 20 verschiedene Faktoren aus unterschiedlichen Kompartimenten wie Blutplasma, Thrombozyten, Gefäßwand und Gewebe beteiligt sind. Die wesentlichen Blutgerinnungsfaktoren sind in Tabelle 6.14 aufgelistet, woraus auch hervorgeht, welche der Faktoren als Arzneistoffe bzw. Fertigarzneimittel derzeit therapeutisch eingesetzt werden können.

Die Aktivierung des Blutgerinnungsprozesses, die sofort nach einer Gefäßverletzung beginnt, verläuft in zwei Kaskaden, die sich zur Thrombinbildung und Fibrinbildung vereinen, wie in Abbildung 6.97 schematisch dargestellt ist.

Endogenes Aktivierungssystem, intravaskulärer Weg, intrinsischer Reaktionsweg und Intrinsic Sytem sind Synonyma ebenso wie **exogenes Aktivierungssystem**, extravaskulärer Weg, extrinsischer Reaktionsweg und Extrinsic System.

Der endogene Weg beginnt mit dem Kontakt an der Wundoberfläche. Nach Absorption an eine geeignete Oberfläche wird der Faktor XII aktiviert, der in Gegenwart von High Molecular Weight Heparin (HMWH) die Proteolyse des Präkallikreins zum Kallikrein katalysiert. Das aktive Kallikrein aktiviert seinerseits den Faktor XII, sodass es zu einer wechselseitigen Aktivierung kommt. Der aktivierte Faktor XII veranlasst in Gegenwart von HMWH, Ca^{2+} und in Kontakt mit Phospholipiden (PL) die proteolytische Aktivierung des Faktors XI. Im gleichen Sinne der proteolytischen Aktivierung, d. h. der Umwandlung von Zymogenen (inaktive Vorstufen) in Serinproteasen erreicht die Kaskade über die Faktoren IX und VIII den entscheidenden Faktor X, der auch von Seiten des exogenen Reaktionsweges aktiviert wird. Die Ak-

Tab. 6.14 Blutgerinnungsfaktoren

Faktor	Bezeichnung, Synonyma	Mol. Masse der Untereinheit in kD	Bildungsort
I[1]	Fibrinogen	340	Leber
II[1]	Prothrombin[2]	72	Leber
III	Gewebethrombokinase, GT, Gewebethromboplastin	37	Gewebezellen
IV[1]	Calciumionen		
V	Proaccelerin (Accelerator-Globulin, labiler Faktor)	330	bevorzugt Leber
VI	(aktivierter Faktor V)	330	bevorzugt Leber
VII[1]	Proconvertin (stabiler Faktor)[2]	50	Leber
VIII[1]	Antihämophiles Globulin A	330	Leber, Milz, RES
IX[1]	Antihämophiles Globulin B (Christmas-Faktor)[2]	56	Leber
X[1]	Stuart-Prower-Faktor[2]	56	Leber
XI	Plasma-Thromboplastin-Antecedent-Faktor (PTA-Faktor, Rosenthal-Faktor)[2]	160	
XII	Hageman-Faktor[2]	80	Leber
XIII[1]	Fibrinstabilisierender Faktor (FSF; Laki-Lorand-Faktor)	320	
PKK[1]	Präkallikrein (Fletcher Factor)	88	
KK	Kallikrein		
HMWK	High molecular weight Kinogene	150	
TF3	Thrombozytenfaktor, Plättchenfaktor 3		Thrombozyten
PL	Phospholipide		
TFPI	Tissue factor pathway inhibitor		

1 = steht als Arzneistoff bzw. Arzneimittel zur Verfügung, siehe Tabelle 6.20 2 = Serinprotease

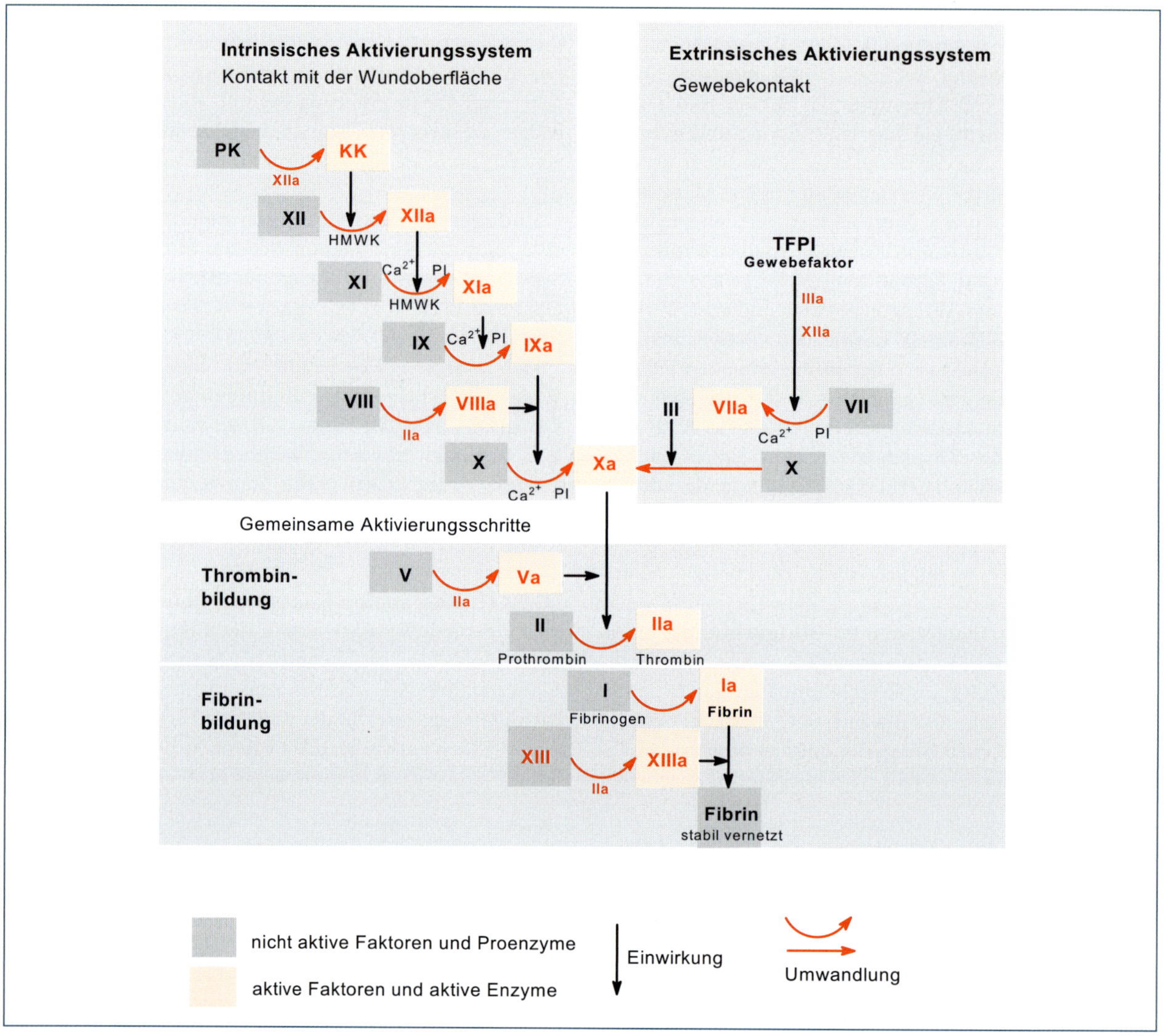

Abb. 6.97 Ablauf der Blutgerinnung

tivierung beginnt mit der Freisetzung eines Gewebefaktors, im Zusammenspiel mit aktiviertem XII, Ca^{2+} und PL, sowie durch Einwirkung des Faktors III.

Schließlich bewirkt der aktivierte Faktor X, in Gegenwart von Ca^{2+} und PL die Umwandlung von Prothrombin (Faktor II) in Thrombin (aktivierter Faktor II).

Thrombin beeinflusst, z.T. im Sinne einer Rückkopplung die Aktivierung der Faktoren VIII, VII, V und XIII. Zur Bildung des Prothrombins in der Leber ist Vitamin K essenziell.

Thrombin katalysiert als Serinprotease die Umwandlung des löslichen Plasmaproteins Fibrinogen (das 2 bis 3% des gesamten Plasmaproteins ausmacht) in monomeres Fibrin. Dazu müssen die Fibrinopeptide A und B abgespalten werden. Die Fibrinmonomeren aggregieren zu längeren Strängen, die eine labile Form des Fibrins mit assoziativen Wechselbeziehungen der Monomeren darstellen. Erst durch die Einwirkung des aktivierten Faktors XIII wird eine kovalente Quer- und Längsvernetzung eingeleitet, die den Thrombus stabilisiert und eine Retraktion der Fibrinfäden zur Folge hat.

Faktoren der Blutgerinnung, die als Fertigarzneimittel verfügbar sind, werden in Kap 6.5.4 unter „Hämostyptika" besprochen.

Zur molekularen Struktur von Fibrinogen und Fibrin

Das molekulare Fibrinogen besteht aus zwei identischen Untereinheiten bzw. drei Paaren homologer Peptidketten:

- A-α mit 610 Aminosäuren
- B-β mit 461 Aminosäuren
- γ mit 411 Aminosäuren.

N-gekoppelt sind zwei Oligosaccharide von je 2,5 kD.

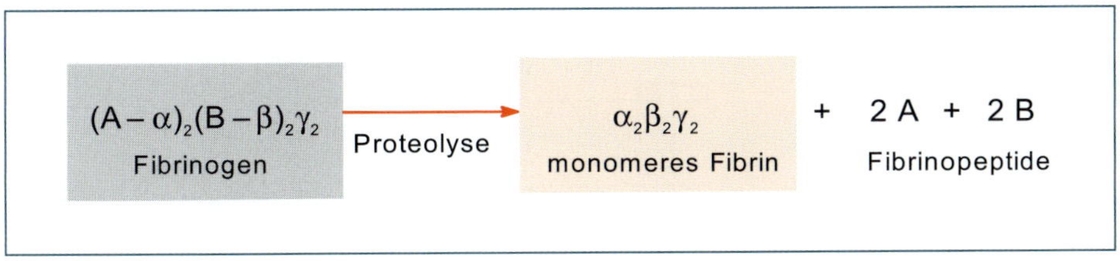

Abb. 6.98 Umwandlung von Fibrinogen in Fibrin, summarisch

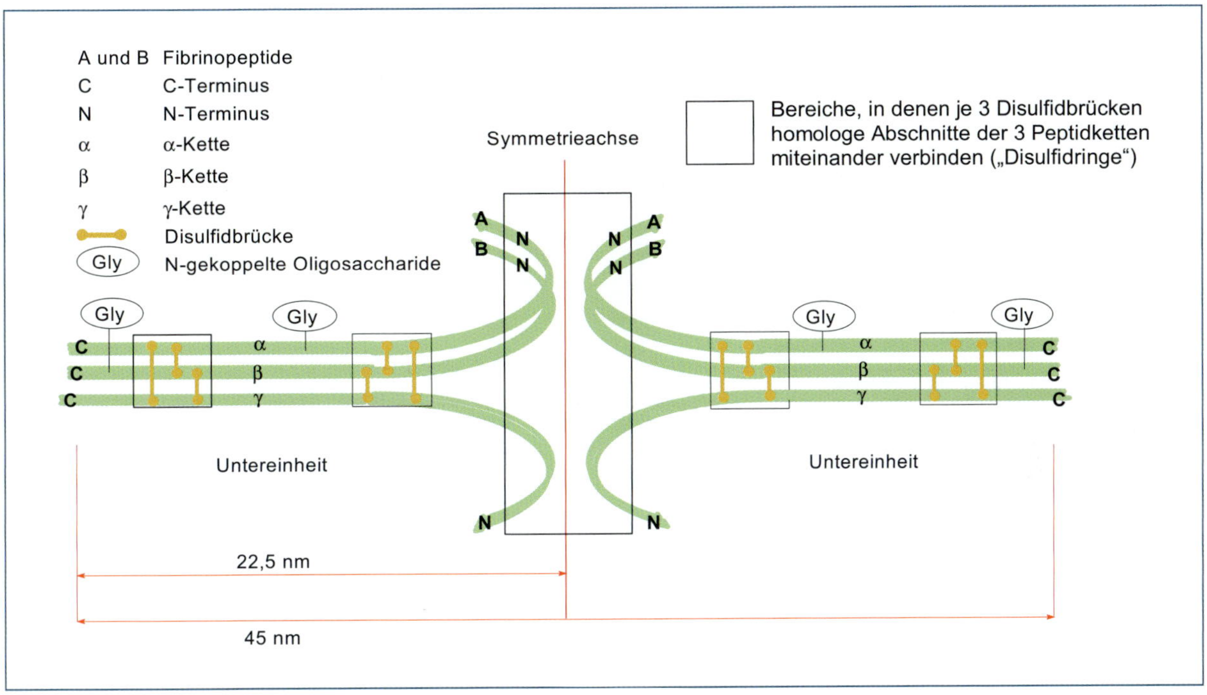

Abb. 6.99 Schematische Darstellung der Fibrinogenstruktur

Die sechs Peptidketten sind über 17 Disulfidbrücken miteinander verbunden, je sieben davon verbinden die drei Ketten der Untereinheiten, drei davon verbrücken die beiden Untereinheiten. Die als Fibrinopeptide bezeichneten Abschnitte A mit 14 Aminosäuren und B mit 16 Aminosäuren werden durch die Einwirkung der Endopeptidase Thrombin proteolytisch abgespalten.

Die damit einhergehende Umwandlung von Fibrinogen in Fibrin lässt sich summarisch wie in Abbildung 6.98 dargestellt, wiedergeben. Abbildung 6.99 verdeutlicht in schematischer Darstellung die Struktur des Fibrinogens.

Nach Abspaltung der Fibrinopeptide A und B aggregiert das Fibrin spontan zu faserartigen Strukturen, die eine Rastereinheit von 22,5 nm aufweisen, was der Hälfte der Länge eines Fibrinogen- oder eines Fibrin-Monomeren entspricht. Durch die Ablösung der Fibrinopeptide werden zwei paarweise identische Bindungsstellen in der Mitte des Moleküls frei, die dann eine Aggregation ermöglichen. Das Ausbleiben einer solchen beim Fibrinogen hängt auch damit zusammen, dass die Fibrinopeptide stark negativ geladen sind, wodurch es intermolekular zu einer Ladungsabstoßung kommt. Beim Fibrin fördern dagegen die ionogenen Anziehungskräfte und Dipol-Dipol-Wechselwirkungen zwischen den mittleren und terminalen Abschnitten aneinander grenzender Ketten die Assoziation. Wie die Struktur einer solchen Assoziation aussieht, ist der Abbildung 6.100 zu entnehmen.

Durch die versetzte Anordnung der Monomeren kommt das in elektronenmikroskopischen Aufnahmen zu erkennende Raster mit der Länge von 22,5 nm zustande. Die Assoziation, die zur instabilen Vorstufe führt, erfolgt zwischen den „Zapfen" a und b am Ende der γ-Ketten und die durch die Abspaltung der Fibrinopeptide freigelegten komplementären Bindungsstellen.

Die kovalenten Bindungen im stabilen Fibrin werden in Form von Isopeptidbindungen zwischen den C-terminalen Abschnitten der γ-Ketten benachbarter Monomere und zwischen vorstehenden Teilen der α-Ketten geknüpft. Diese Reaktionen werden durch den Fibrin-stabilisierenden Faktor (FSF, Faktor XIII) katalysiert.

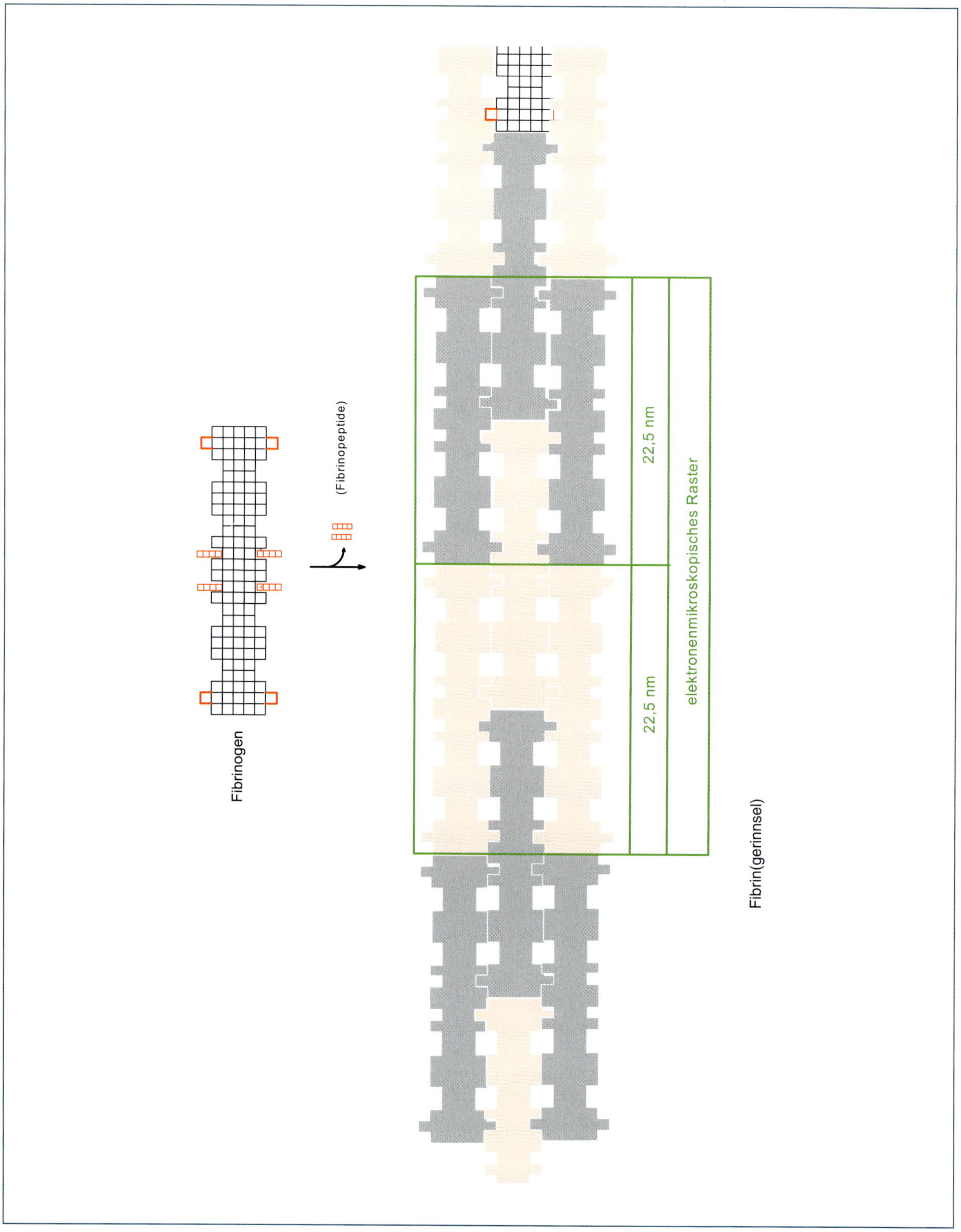

Abb. 6.100 Schematische Darstellung der Fibrinbildung aus Fibrinogen. Zu erkennen ist die versetzte Anordnung der aus Fibrinogen entstandenen Monomeren. Dabei rasten die aus der γ-Kette des Fibrinogens herausstehenden Endstücke in die durch Elimination der Fibrinopeptide entstandenen Lücken ein, die als komplementäre Bindungsstellen fungieren.

Die FSF-katalysierte Transaminierung, die zur Isopeptidbindung zwischen den Fibrinmonomeren führt, ist in Abbildung 6.101 wiedergegeben.

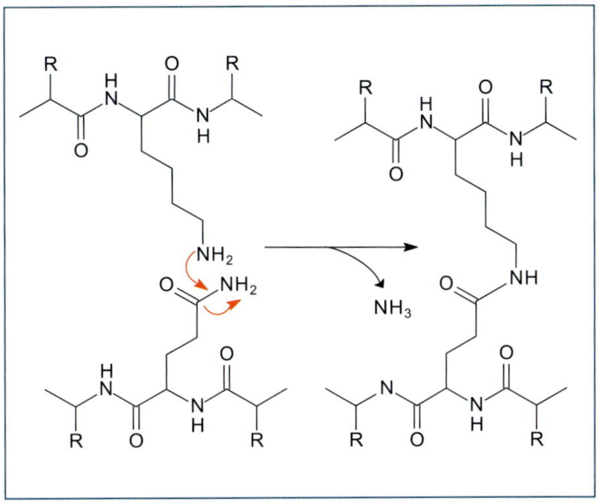

Abb. 6.101 Isopeptidbindung im Zuge der Fibrinstabilisierung

6.5.2 Fibrinolyse

Die Fibrinolyse ist in angemessenem Maße ein physiologischer Vorgang, wobei durch Plasminogen-Aktivatoren im Plasma vorhandenes Plasminogen in Plasmin übergeführt wird, das als Endopeptidase fibrinolytische Eigenschaften besitzt. Menschliches Plasminogen kommt in mindestens zwei Formen vor, wobei das Peptid mit Glutaminsäure als aminoterminaler Aminosäure als Glu-Plasminogen, jenes mit Lysin an dieser Stelle als Lys-Plasminogen bezeichnet wird. Der Ablauf der Fibrinolye ist in Abbildung 6.102 skizziert.

6.5.3 Blutgerinnungshemmende Wirkstoffe, antithrombotische Wirkstoffe

Die Blutgerinnung kann durch verschiedene Wirkstoffe beeinflusst werden.

Man unterscheidet daher:

- Antikoagulanzien, die hemmend auf die Fibrin-Bildung einwirken,
- Fibrinolytika, die bereits gebildete Thromben durch Fibrinolyse wieder auflösen und
- Thrombozyten-Aggregationshemmer, die ein Zusammenballen der Blutplättchen verhindern.

Antikoagulanzien

Nach den blutgerinnungshemmenden Mechanismen können zwei Gruppen unterschieden werden:

- **direkte Antikoagulanzien**, die bestimmte Gerinnungsfaktoren inaktivieren und
- **indirekte Antikoagulanzien**, die einen inhibitorischen Effekt auf die Synthese von Gerinnungsfaktoren ausüben.

Direkte Antikoagulanzien

Zu den direkten Antikoagulanzien gehört das **Heparin**. Es ist ein Mucopolysaccharid-polyschwefelsäureester, der in der Leber und anderen Organen von Mensch und Säugetieren vorkommt und aus Leber, Lunge und Därmen von Schlachttieren gewonnen wird. Heparin wurde 1916 von McLean und Howell, die ihm auch den Namen gaben, erstmals aus der Leber (gr. hepar) von Tieren isoliert. Es ist dort in Form von Proteoglykanen enthalten, woraus sich als proteinfreier Teil das Heparin in Form eines Mucopolysaccharid-Gemischs abtrennen lässt.

Heparin ist kein einheitliches Molekül, sondern ein Gemisch linearer, unverzweigter Polysaccharide, die wegen des Vorhandenseins von mindestens einer Anionen-Funktion pro Monosaccharid-Baustein anionische Polyelektrolyte darstellen. Fertigarzneimittel enthalten ihre Natrium- und Calciumsalze, weshalb sie besser als Natrium- oder Calcium-Heparinate bezeichnet werden.

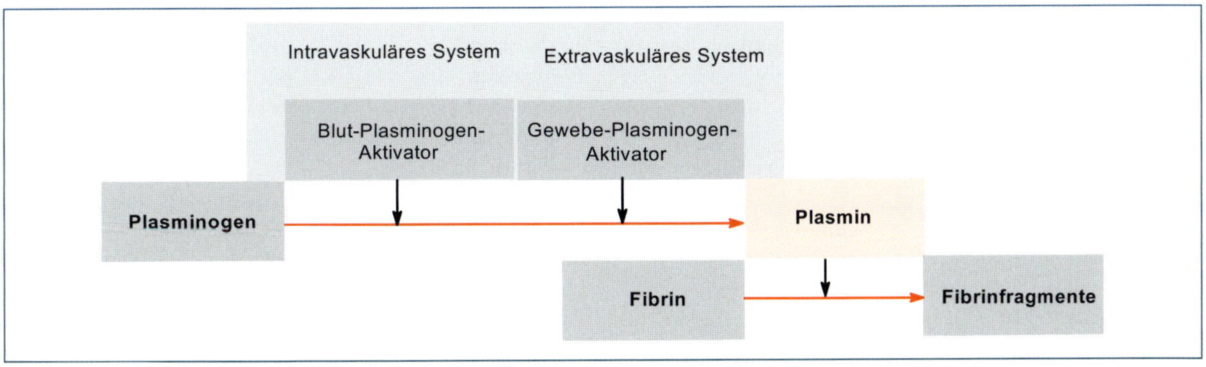

Abb. 6.102 Ablauf der Fibrinolyse

6

Herz und Kreislauf

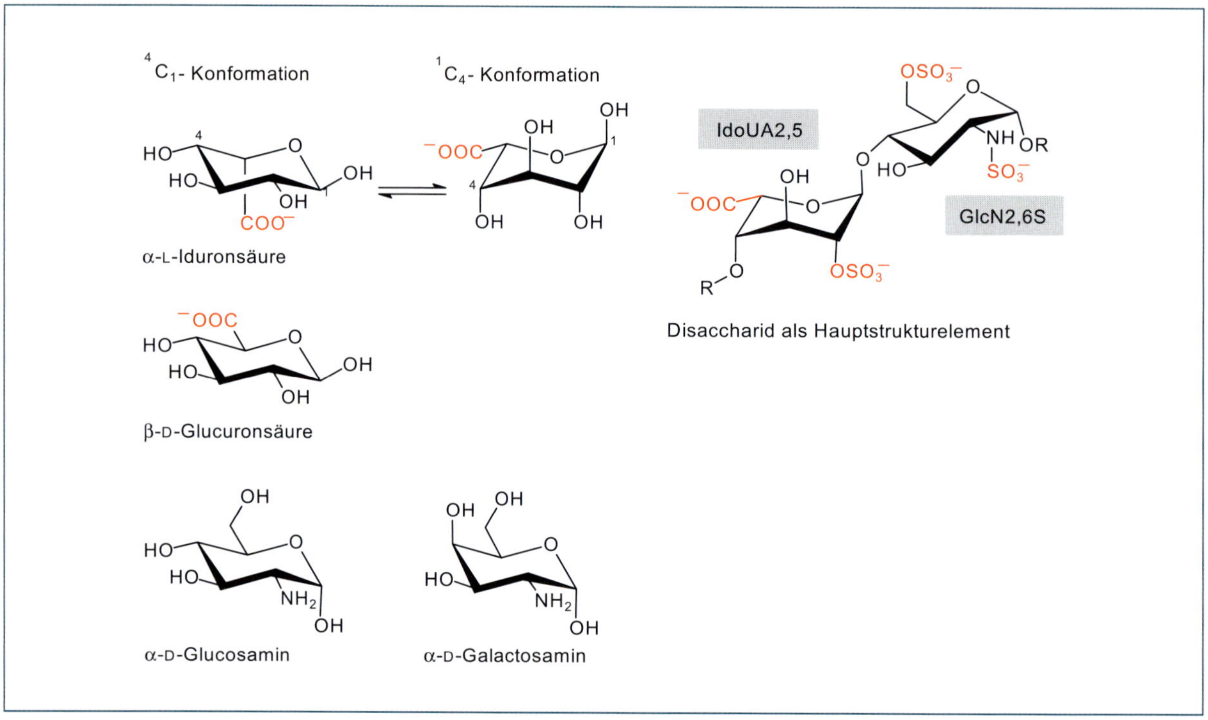

Abb. 6.103 Heparin-Bausteine

Bausteine in alternierender Anordnung sind L-Iduronsäure und D-Glucosamin (Abb. 6.103).

L-Iduronsäure kann teilweise durch D-Glucuronsäure ersetzt sein, und anstelle des D-Glucosamins kann D-Galactosamin vorkommen. Sie unterscheiden sich durch die Stellung der Carboxylatgruppe an C(5) bzw. die Stellung der OH-Gruppe an C(4).

Die Monosaccharid-Bausteine sind α-glykosidisch in 1,4-Stellung miteinander verknüpft (Ausnahme D-Glucuronsäure). Die Aminogruppen des Glucosamins (bzw. Galactosamins) liegen meist nicht frei vor, sondern als $-NH-SO_3^-$. Weiterhin sind einzelne OH-Gruppen sowohl der Uronsäure- als auch der Hexosamin-Bausteine sulfatiert.

Auf diese Weise enthalten Heparine drei verschiedene saure Funktionen, nämlich Carboxylatgruppen, Monoamide der Schwefelsäure und Halbester der Schwefelsäure. Auf eine Tetrasaccharid-Einheit kommen vier bis sechs Schwefelsäure-Reste.

Handelsübliche Heparin-Chargen unterscheiden sich sowohl in der Molmasse, die sich zwischen 8000 und 12 000 Da bewegt, als auch im Schwefelgehalt. Der gesamte molare Bereich geht von 3000 bis 30 000 Da.

Die Trennung hochaktiver von weniger aktiven Heparin-Fraktionen gelang mit Hilfe der Affinitätschromatographie, wobei Säulen mit fixiertem Antithrombin Verwendung fanden.

Fondaparinux-Natrium

Die höchste Affinität zeigte ein Penta-Saccharid bestehend aus einem Molekül Iduronsäure, einem Molekül Glucuronsäure und drei Molekülen Glucosamin, das insgesamt acht Schwefelsäureester bzw. -amid-Gruppen enthält (Abb. 6. 104).

Im Gegensatz zu den nativen, unfraktionierten Heparinen und den niedermolekularen, fraktionierten Heparinen (LMWH) ist Fondaparinux-Natrium ein vollsynthetisches, chemisch genau definiertes, sulfatiertes Pentasaccharid, in welchem von 14 funktionellen Gruppen (–OH und $-NH_2$) acht sulfatiert und sechs OH-Gruppen nicht sulfatiert sind. Hinzu kommen zwei freie Carboxylatgruppen. Der Wirkstoff stellt also ein 10-wertiges Anion dar.

Die antithrombotische Aktivität beruht auf der Bindung an das Antithrombin III, wodurch sich dessen Konformation ändert. Im Vergleich mit den Heparinen ist die Hemmwirkung von Fondaparinux-Natrium auf den Gerinnungsfaktor Xa etwa 300fach höher.

Prinzip der Heparin-Wirkung

Ein wesentliches Enzym der Blutgerinnung stellt Thrombin dar. Es führt das im Blutplasma gelöste Fibrinogen in unlösliches Fibrin über. Heparin verhindert die Blutgerinnung durch Hemmung der Prothrombin → Thrombin-Umwandlung und Hemmung der Thrombin-Wirkung auf Fibrinogen. Die antithrombotische Wirkung von He-

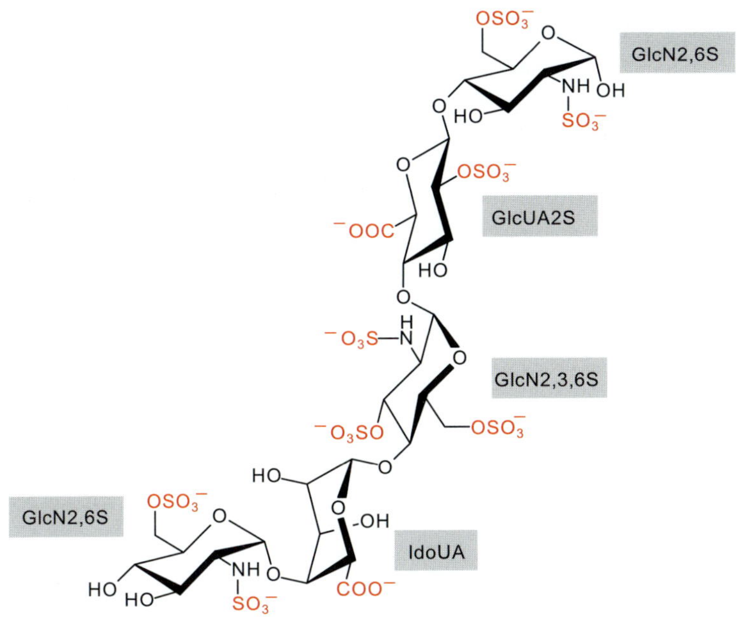

Abb. 6.104 Aktive Heparin-Partialstruktur (Fondaparinux)

Tab. 6.15 Heparinate

HMWH	LMWH
High Molecular Weight Heparin	Low Molecular Weight Heparin
stark polydispers	weniger polydispers
∅ 15 000 Da	∅ 5000 Da
3000–30 000 Da	2000–9000 Da

parin beruht dabei auf einer Wechselwirkung mit dem Glykoprotein Antithrombin III (AT III). Durch Bindung von AT III an Serin im aktiven Zentrum bestimmter Gerinnungsfaktoren, die Serinproteasen darstellen, werden diese Faktoren inaktiviert. Der normalerweise langsam verlaufende Prozess wird durch Bindung des Heparins an positiv geladene Lysin-Gruppen im AT III um ein Vielfaches beschleunigt. Neben Thrombin sind hiervon weitere Gerinnungsfaktoren (Faktor IIa und Faktor Xa) betroffen. Nachdem das so aktivierte Antithrombin einen Gerinnungsfaktor „eingefangen" hat, kann sich das Heparin wieder ablösen und andere Antithrombin-Moleküle aktivieren. Daneben kann Heparin auch durch direkte Bindung an Gerinnungsfaktoren in Vorgänge eingreifen, die der Thrombin-Bildung vorangestellt sind.

Wirkungsbezogene Eigenschaften

Man nimmt heute an, dass die Freisetzung von Gerinnungsfaktoren aus den Blutplättchen, insbesondere von Thrombokinase, durch die außergewöhnlich hohe Ladungsdichte des Heparins und durch den Gehalt an *N*-Sulfatyl-Gruppen verhindert wird. Heparin, das in geringer Menge im menschlichen Organismus und zwar in den Mastzellen von Gefäßwandungen gebildet und an das Blut abgegeben wird, ist praktisch untoxisch, so dass es ohne Komplikationen i.v., i.m. und s.c. appliziert werden kann. Von therapeutischem Nachteil ist die fehlende perorale Wirkung und die kurze Wirkdauer bei parenteraler Verabreichung. Vorteilhaft ist die sofortige Hemmung der Blutgerinnung.

Wegen der polymeren Struktur und der hohen Polarität des Heparins ist eine transdermale Absorption unwahrscheinlich. Bei der häufigen Anwendung in Form von Salben ist demnach nicht mit einer systemischen, jedoch mit einer begrenzt lokalen Wirkung zu rechnen.

Niedermolekulare Heparine

Zwischen unfraktionierten und fraktionierten, niedermolekularen Heparinen (LMWH, Low Molecular Weight Heparin), trifft man die der Tabelle 6.15 zu entnehmenden Unterscheidungen.

Pharmakodynamisch unterscheiden sich die LMWH von unfraktionierten Heparinen vor allem dadurch, dass die Spezifität des AT III/LMHW-Komplexes für Thrombin (Faktor IIa) erheblich abnimmt, während die für Faktor Xa unverändert bleibt. Dies kommt durch den Anti Xa/Anti IIa-Quotienten zum Ausdruck: Für unfraktioniertes Heparin liegt der Quotient bei 1, dagegen treten bei den

Tab. 6.16 Niedermolekulare Heparine

INN	Gewinnung	M_r (kDa)	Anteil innerhalb eines definierten Bereiches	Anti-Xa/ Anti-IIa-Quotient
Certoparin-Na	Amylnitritspaltung	5,2	16 % < 2000; 82 % < 8000	1,5–2,5
Dalteparin-Na	Nitritspaltung	5,6–6,4	70 % (3000–8000)	1,9–3,2
Enoxaparin-Na	enzymatische Spaltung (Heparinase) nach Benzylierung	4,2	90 % < 8000	3,9
Nadroparin-Ca	Nitritspaltung	4,5	80 % (2000–8000)	2,5–4,0
Reviparin-Na	Nitritspaltung	3,2–5,2	70 % (2000–6000)	3,6–6,1
Tinzaparin-Na	enzymatische Spaltung (Heparinase)	4,5	68 % (2000–8000)	1,5–2,5

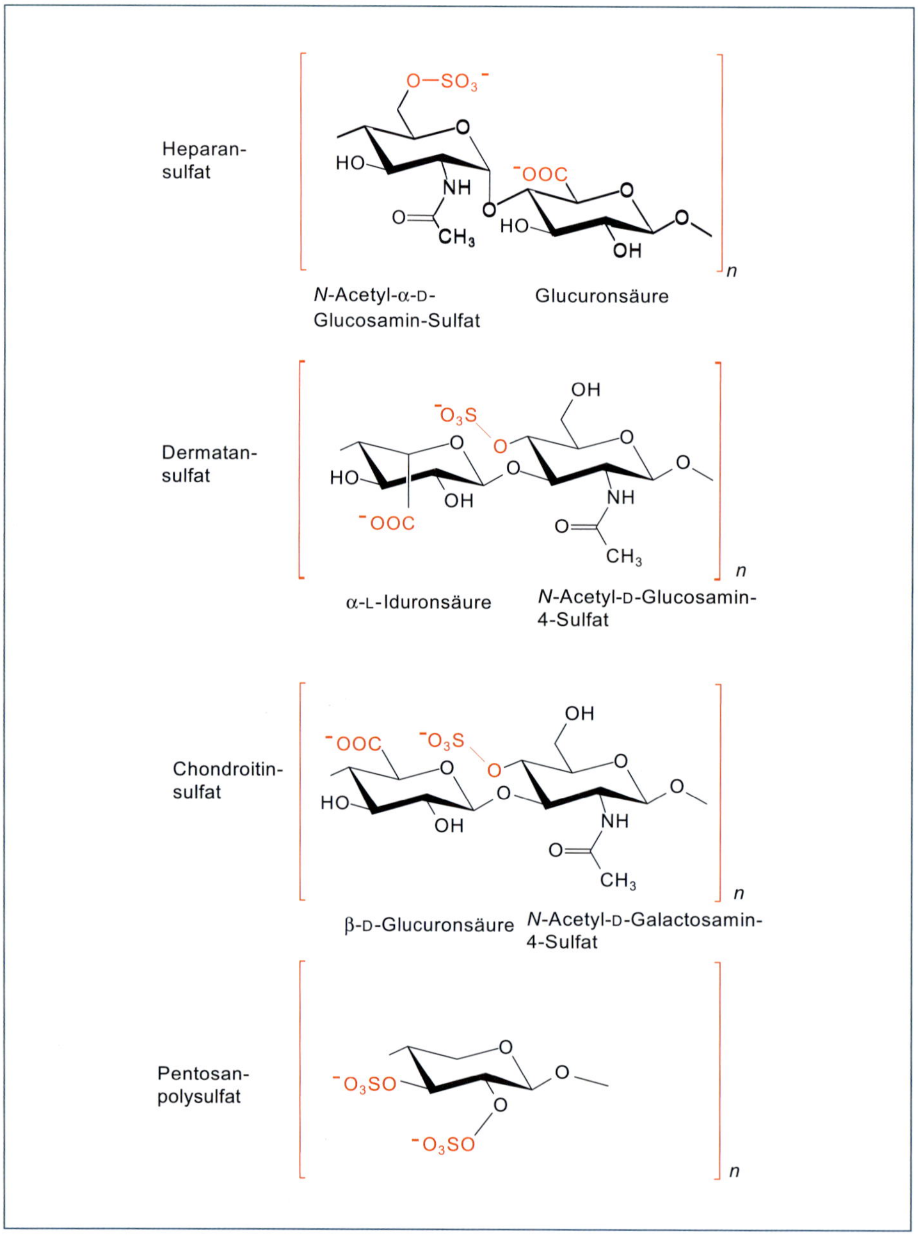

Abb. 6.105 Saccharideinheiten der Heparinoide

LMHW unterschiedliche Intervalle im Bereich zwischen 1,5 bis 6,1 auf.

Die derzeit zur Verfügung stehenden LMWH sind in Tabelle 6.16 aufgelistet.

Die Vorteile der LMWH sind:

- lang anhaltende (selektive) antithrombotische Wirkung
- stärkere Anti-Faktor-Xa-Aktivität
- geringere Anti-Faktor-IIa-Aktivität
- geringerer Einfluss auf Thrombozytenaggregation und -adhäsion
- schwächere Aktivierung der Lipoproteinlipase
- längere biologische Halbwertszeit
- bessere Bioverfügbarkeit und
- größere therapeutische Breite.

Die Gewinnungsmöglichkeiten für LMWH sind:

- Anreicherung bzw. Fraktionierung aus nativem Heparin durch Gelfiltration und fraktionierte Ethanol-Fällung
- enzymatische Depolymerisation von nativem Heparin
- chemische Depolymerisation von nativem Heparin und
- Totalsynthese.

Heparinoide

Durch die Gewinnung bedingt ist Heparin relativ teuer und steht nicht immer in gleichmäßiger Qualität zur Verfügung. Es war deshalb naheliegend, nach preiswerteren halbsynthetischen und synthetischen Stoffen zu suchen, die entweder durch Veresterung von Polysacchariden mit Schwefelsäure oder durch Polymerisation sulfongruppenhaltiger Monomerer gewonnen werden. Solche Stoffe nennt man Heparinoide.

Zu unterscheiden sind Stickstoff-haltige Heparinoide mit enger struktureller Verwandtschaft zu den Heparinen und solchen, die im Gegensatz zu Heparin keinen Stickstoff enthalten. Ihre Wirkung ist der des natürlichen Heparins vergleichbar, die therapeutische Breite ist geringer.

Zur Anwendung gelangen Heparinoide bei Thrombosen, Blutergüssen, Prellungen etc. In Fertigarzneimitteln sind derzeit folgende Heparinoide enthalten:

- Heparansulfat
- Dermatansulfat
- Chondroitinsulfat
- Pentosanpolysulfat.

Ihre Bausteineinheiten sind in Abbildung 6.105 dargestellt.

Danaparoid-Natrium ist ein Heparinoid-Gemisch, das aus 84% **Heparansulfat**, 12% **Dermatansulfat** und 4% **Chondroitinsulfat** besteht. Es steht als Antithrombotikum zur Verfügung, das Patienten verabreicht werden kann, die eine Heparintherapie nicht vertragen, z. B. bei heparininduzierter Thrombozytopenie (HIT) Typ II.

Danaparoid-Natrium ist eine relativ niedermolekulare Fraktion O-sulfatierter Glykosaminglykane. Es wird wie Heparin aus Schweinedarmmukosa gewonnen und weist eine durchschnittliche relative Molmasse von 6000 Dalton auf. Die Isolierung und das Reinigungsprozedere geschehen so, dass weder Heparin noch Heparinfragmente enthalten sind.

Danaparoid-Natrium weist im Vergleich mit Heparin einen geringeren Sulfatierungsgrad und damit zusammenhängend eine niedrigere Ladungsdichte auf, was sich bei der Bindung an Thrombozyten und Plasmaproteine sowie der geringeren Thrombozytenaktivierung bemerkbar macht. Es wirkt als Antagonist des Faktors Xa.

Pentosanpolysulfat ist ein relativ niedermolekulares Oligomer aus 1,4-verknüpfter β-D-Xylopyranose, die in den Positionen 2 und 3 sulfatiert ist. Es hemmt unabhängig von AT III den Faktor Xa. Die antithrombotische Wirkstärke ist schwächer als die des Heparins.

Hirudin. Zu den direkten Antikoagulanzien ist auch das in Salbenform angewandte Hirudin zu zählen. Es ist ein Polypeptid aus 65 Aminosäuren mit besonders hohen Anteilen an Glutamin- und Asparaginsäure und drei strukturstabilisierenden intramolekularen Disulfidgruppen (Abb. 6.106). Es wird vom Blutegel (*Hirudo medicinalis*) sezerniert und verhindert die Blutgerinnung, damit der Blutegel aus der von ihm erzeugten Hautwunde ausreichend Blut saugen kann. Die antithrombotische Wirkung beruht auf einer Inaktivierung des Thrombins. Mit diesem bildet es einen äußerst stabilen Enzym-Inhibitor-Komplex im molekularen Verhältnis 1:1. Hirudin kann heute bereits gentechnologisch gewonnen werden. Es ist der stärkste Hemmstoff des Thrombins, der bisher bekannt wurde, beeinflusst aber die Aktivität anderer Proteasen nicht.

Im **Lepirudin** steht ein rekombinantes Hirudin zur Verfügung, das aus Hefezellen gewonnen wird. Nach intravenöser Verabreichung kommt es zur extrazellulären Verteilung und Metabolisierung sowie zur Eliminierung über die Niere.

Desirudin ist ein weiteres rekombinantes Hirudin, dem die Sulfatgruppe am Tyrosin in Position 63 fehlt (63-Desulfo-hirudin). Es wird zur Thromboseprophylaxe der tiefer gelegenen Venen bei orthopädischen Operationen eingesetzt.

Zwischenfrage. Warum ist eine antithrombotische Therapie nicht einfach durch Entzug oder Kaschieren von Ca^{2+} möglich?

Freie Calciumionen sind an verschiedenen Stellen der Gerinnungskaskade unentbehrlich. Gibt man zu Vollblut Citronensäure oder NaEDTA, so unterbleibt die Gerinnung, weil das Ca^{2+} mit hoher Komplexierungskonstante chelatisiert wird und damit die enzymatische Aktivität Ca^{2+}-abhängiger Faktoren verloren geht. Was im Labor bei Blutuntersuchungen bestens funktioniert, verbietet

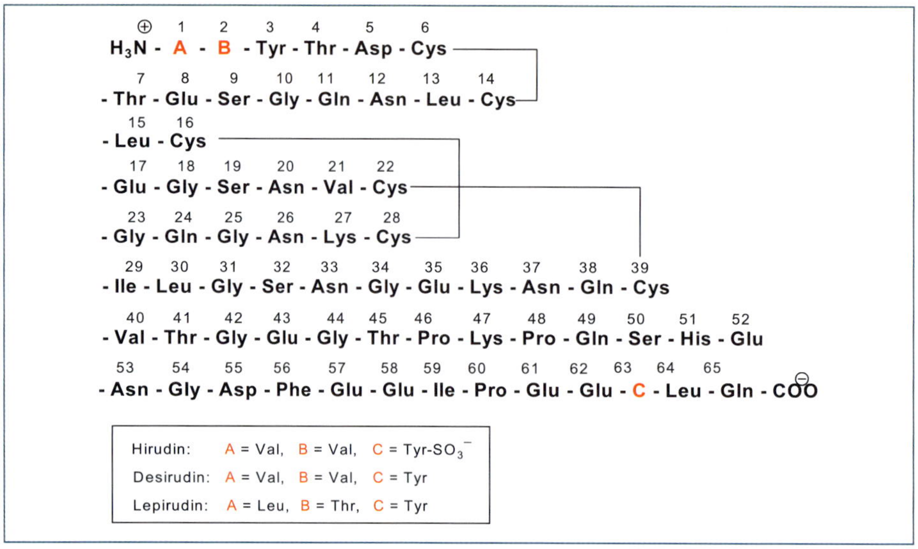

Abb. 6.106 Primärstruktur von Hirudin, Desirudin und Lepirudin

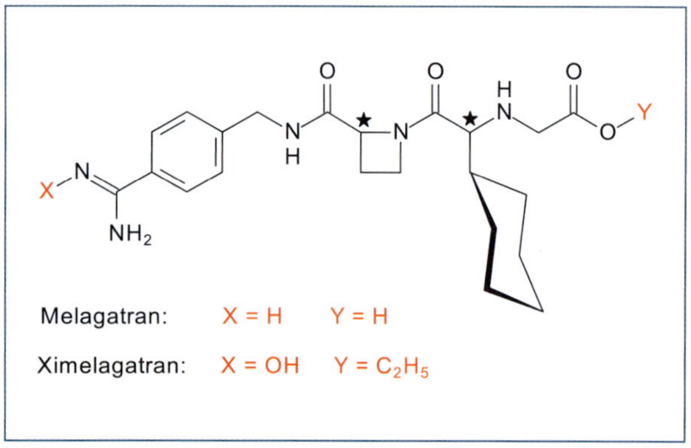

Abb. 6.107 Zwei direkt wirkende Thrombin-Hemmer

sich aber im Körper des Patienten, weil eine antithrombotische Therapie mit diesen beiden kaum toxischen Stoffen den Calciumspiegel so weit absenken würde, dass es zu erheblichen Störungen bis hin zur Tetanie käme.

Trotzdem ist es möglich, für eine Bluttransfusion Citratblut zu verwenden, wenn die Transfusionsgeschwindigkeit so niedrig gehalten wird, dass der Calciumblutspiegel durch die Aktivität des Parathormons wieder auf ein Normalmaß angehoben wird.

Direkte Thrombin-Hemmstoffe

Die direkte Hemmung des Schlüsselenzyms der Gerinnung, des Thrombins, ist seit kurzem durch die neuen Wirkstoffe **Melagatran** und **Ximelagatran** möglich geworden (Abb. 6.107).

Die zur Therapie thromboembolischer Erkrankungen, insbesondere der Koronarthrombose (Schlaganfallprophylaxe) empfohlenen Wirkstoffe sind synthetische Dipeptide, wobei das eine, nämlich Ximelagatran, peroral anwendbar ist. Im Gegensatz der mit vielen Nachteilen behafteten Vitamin-K-Antagonisten (4-Hydroxycumarine) können die neuen Thrombin-Antagonisten in festgelegten Dosierungen verabreicht werden. Die Gerinnungswerte brauchen nicht überwacht zu werden und Interaktionen mit anderen Arzneistoffen sind nicht zu befürchten.

Melagatran und Ximelagatran sind reversible Thrombin-Inhibitoren, die mit hoher Selektivität am aktiven Zentrum des Thrombins binden. Melagatran wird vorzugsweise renal eliminiert und weist nach i.v. Gabe eine HWZ von etwa 1,7 h auf. Ximelagatran ist ein Prodrug, das bei neutralem pH ungeladen vorliegt. Die intestinale Resoption ist im Vergleich mit Malagatran etwa 100-mal besser.

Indirekte Antikoagulanzien (Vitamin-K-Antagonisten)

Wirkmechanismus

Vitamin-K-Antagonisten hemmen die Synthese von Prothrombin und die der Faktoren VII, IX und X. Man bezeichnet sie deshalb zurecht als indirekte Antikoagulanzien. Die Hemmung beruht auf der Störung der posttranslationalen molekularen Profilierung von Gerinnungsfaktoren.

Vitamin K_8 (s. auch Abschnitt 6.5.4 Hämostyptika) ist als Cofaktor für die nachträgliche enzymatische Veränderung an Proteinen erforderlich, deren ribosomale Biosynthese abgeschlossen ist. In solchen Proteinen werden Glutaminsäure-Reste zu γ-Carboxyglutaminsäure-Resten (Gla) carboxyliert.

Am besten untersucht ist der Wirkungsmechanismus von Vitamin K bei der Biosynthese der Gerinnungsfakto-

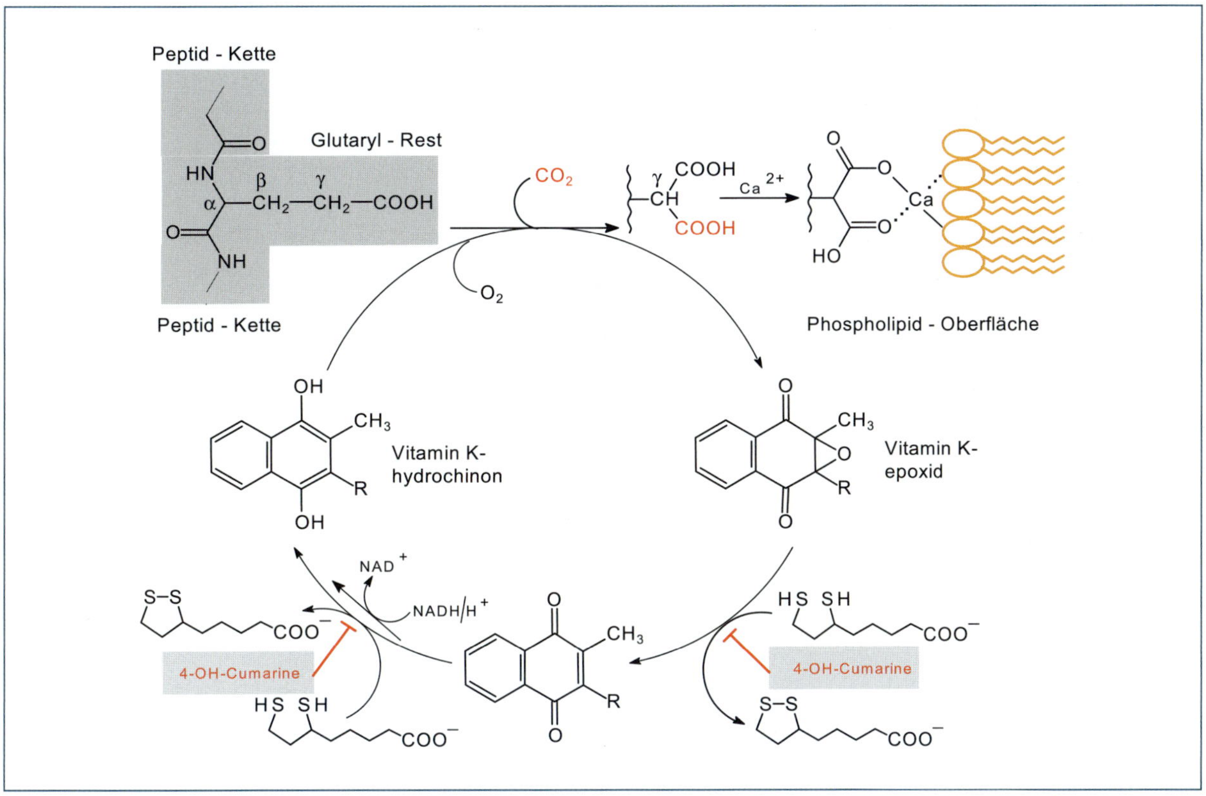

Abb. 6.108 Die biochemische Rolle des Vitamin K bei der (posttranslationalen) molekularen Profilierung der Gerinnungsfaktoren

ren, speziell beim Prothrombin. Aus inaktiven Vorstufen werden durch Carboxylierungsreaktionen die Gerinnungsfaktoren II (Prothrombin), VII, IX und X gebildet. Beim Vorläuferprotein des Prothrombins werden insgesamt 10 mehr oder weniger benachbarte Glutaminsäure-Reste in γ-Position carboxyliert. Die Gla-Reste enthalten jeweils die Partialstruktur der Malonsäure. Mit der Anhäufung dieser β-Dicarbonsäure-Gruppen wird eine starke Bindung (Komplexierung) von Ca^{2+}-Ionen ermöglicht, die zur Anheftung von Prothrombin an Phospholipid-Oberflächen erforderlich ist. Durch den aktivierten Faktor X wird dann die Proteolyse von Prothrombin zu Thrombin ermöglicht.

Die Rolle des Vitamin K ist in Abbildung 6.108 dargestellt.

In einem zyklischen Prozess wird es mit Hilfe von $NADH^+$ zum Vitamin-K-Hydrochinon reduziert. Beteiligt sind eine Dithiol-abhängige Vitamin-K-Epoxid-Reduktase sowie eine Dithiol-abhängige Vitamin-K-Chinon-Reduktase.

Cosubstrate sind CO_2 und molekularer Sauerstoff. Das Vitamin-K-Hydrochinon wird zum Vitamin-K-Epoxid oxidiert und dieses dann durch die Epoxidreduktase wieder zu Vitamin K reduziert. Als Dithiol fungiert die Dihydroliponsäure. In beiden Reaktionsschritten, an denen die Liponsäure bzw. die Vitamin-K-Epoxid- und die Vitamin-K-Chinon-Reduktase beteiligt sind, greifen die indirekten Antikoagulanzien vom Typ der 4-Hydroxycumarine hemmend ein.

Da bei Vitamin-K-Mangel und bei Anwendung von Hydroxycumarinen die Konzentration des Prothrombins und der weiteren Gerinnungsfaktoren im Blut nur langsam abnimmt, ist mit einer Latenzzeit zu rechnen, die sich bis zu einigen Tagen hin erstreckt. Umgekehrt dauert es nach Vitamin-K-Versorgung oder nach Abbruch der Therapie mit Antikoagulanzien einige Tage, bis die Gerinnungsfaktoren wieder in ausreichender Menge nachgebildet sind.

Vitamin-K-Mangel, der beim Menschen zur Störung der Blutgerinnung führt, kann auftreten, wenn die Bedingungen der Fettverdauung mangelhaft sind, vor allem beim Fehlen ausreichender Mengen an Gallensäuren, wodurch die zur Absorption von Vitamin K beeinträchtigt wird. Mangelerscheinungen treten auch auf, wenn es durch eine längere Behandlung mit Breitbandantibiotika oder durch eine fortgesetzte parenterale Ernährung zur Schädigung oder Veränderung der physiologischen Darmflora kommt.

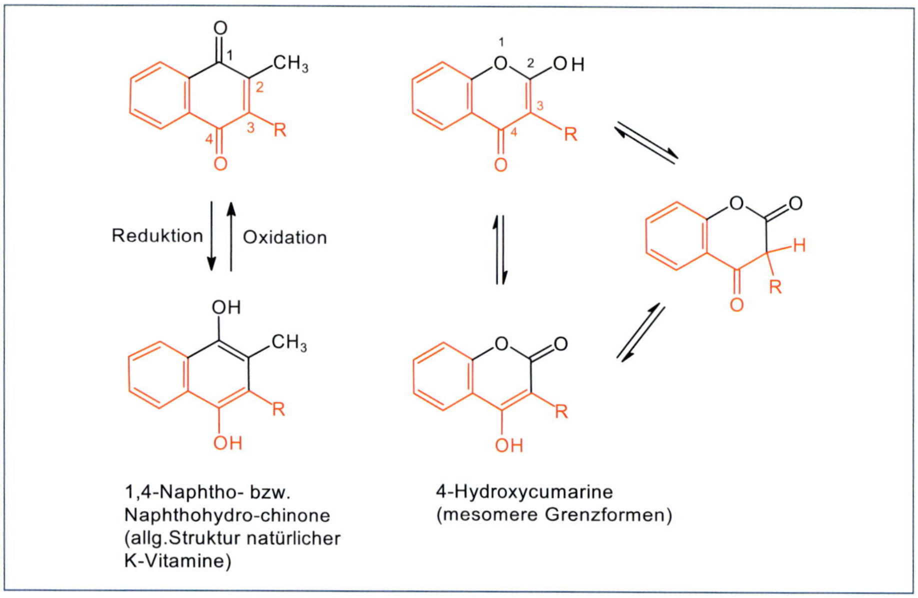

Abb. 6.109 Strukturvergleich natürlicher K-Vitamine mit 4-Hydroxycumarin-Derivaten

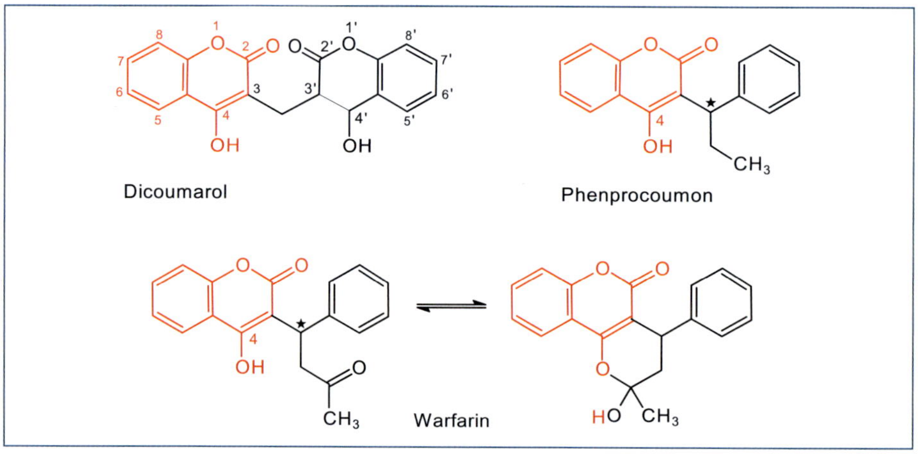

Abb. 6.110 4-Hydroxycumarin-Derivate

4-Hydroxycumarine

Als indirekte Antikoagulanzien werden Wirkstoffe eingesetzt, die sich von 4-Hydroxycumarin ableiten. Es handelt sich um vinyloge Carbonsäuren, die unter physiologischen Bedingungen als Anionen vorliegen. Auffällig ist eine gewisse Ähnlichkeit (Abb. 6.109) mit dem Grundgerüst der Vitamin-K-Gruppe, dem 2-Methyl-1,4-naphthochinon, das bei den natürlichen Vitamin-K-Vertretern in Position 3 einen lipophilen Rest trägt.

Notabene

Die Entwicklung der 4-Hydroxycumarine geht auf ein „natürliches Umweltproblem" zurück, das an Weidetieren beobachtet wurde. 1941 konnte Link aus angefaultem Heu, das offensichtlich verdorbenen Süßklee enthielt, 3,3'-Methylen-bis-(4-hydroxycumarin), das den Namen **Dicoumarol** (heute a. H.) erhielt, isolieren. Er konnte auch nachweisen, dass Dicoumarol die Ursache für die Erkrankung von Weidetieren im Norden der USA und in Kanada war, die durch Verzögerung der Blutgerinnung bzw. schwere Blutungsneigung starben. Als Wirkungsmechanismus wurde eine Vitamin-K-antagonistische Aktivität der Kleebestandteile erkannt.

Therapeutischen Einsatz finden heute Phenprocoumon und Warfarin (Abb. 6.110).

Struktur-Wirkungs-Beziehungen

Die strukturelle Abwandlung des Dicoumarols führte zu folgenden Erkenntnissen:

- 4-Hydroxycumarin-Derivate, die an Position 3 einen

lipophilen Substituenten, in der Regel einen substituierten Benzyl-Rest tragen, wirken als Langzeitantikoagulanzien. Hierzu zählen **Phenprocoumon** und **Warfarin**.

- Die Hydroxygruppe in Position 4 muss „frei" bleiben; Veretherung führt zum Wirkungsverlust.
- Ein Aktivitätsverlust ist zu beobachten, wenn beide Cumarin-Reste direkt miteinander oder durch eine längere Kette verbunden sind.
- Die Substitution eines H-Atoms der Methylen-Brücke führt in jedem Fall zu einer Wirkungsverminderung, die sich mit zunehmender Länge des Alkyl-Restes bemerkbar macht.

Wirkungsbezogene Eigenschaften

Der therapeutische Effekt von Hydroxycumarin-Derivaten ist gut steuerbar, weil durch Gabe hoher Dosen von Vitamin K die Blutgerinnungshemmung wieder rückgängig gemacht werden kann. Es muss allerdings mit einer Latenzzeit von 6 bis 12 h gerechnet werden, die zur Neubildung der Gerinnungsfaktoren in ausreichender Konzentration notwendig ist. Wegen der bestehenden Blutungsneigung, mit der bei einer Therapie mit 4-Hydroxycumarin-Derivaten zu rechnen ist, muss eine regelmäßige Kontrolle der Blutgerinnungszeit mit Hilfe des Quick-Tests durchgeführt werden.

Phenprocoumon und Warfarin sind chirale Wirkstoffe. Sie werden immer noch als Racemate therapeutisch verwendet, doch sind die *S*-Enantiomere 2 bis 5mal aktiver als ihre Antipoden. Die Plasmaproteinbindung ist bei den *S*-Enantiomeren geringer als bei den *R*-Enantiomeren.

Pharmakokinetik

4-Hydroxycumarine werden nach peroraler Gabe gut absorbiert und zeigen eine beträchtliche Plasmaprotein-Bindung. Die Unterschiede in den Latenzzeiten (Wirkungsbeginn, WB), die bis zum Erreichen eines Wirkungsmaximums verstreichen, in den Eliminationshalbwertszeiten (HWZ) und in der Wirkungsdauer (WD) bzw. letzten Dosis-Wirkungs-Dauer (DWD), sind an die unterschiedlichen Substitutionsmuster gebunden.

Stereochemisch interessant ist die **Biotransformation von Warfarin**. Nach peroraler Gabe der *S*-Form wird als Hauptprodukt 7-Hydroxy-Warfarin erhalten. Nebenprodukt ist der diastereomere Alkohol, der durch Reduktion der Carbonylgruppe der Seitenkette entsteht. Hier überwiegt das *S,S*-Diastereomer gegenüber dem *S,R*-Diastereomer. Nach Applikation der *R*-Form steht die Reduktion zum *R,S*-konfigurierten Carbinol als Hauptmetabolit im Vordergrund. Daneben werden Spuren vom *R,R*-Diastereomer gebildet (Abb. 6.111).

Zu beachten ist einerseits eine Wirkungssteigerung, d. h. eine erhöhte Blutungsgefahr, zum anderen eine Abschwächung der Wirkung durch Interaktionen mit anderen Wirkstoffen. Als Mechanismen kommen in Frage:

- Verdrängung aus der Eiweißbindung
- Hemmung der Biotransformation und
- Enzyminduktion.

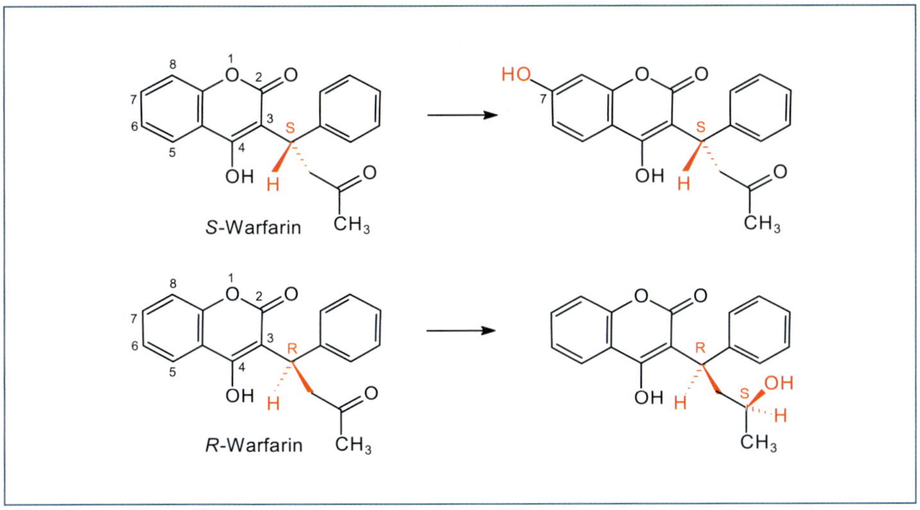

Abb. 6.111 Hauptmetabolite von *S*- und *R*-Warfarin

Tab. 6.17 Pharmakokinetik von Phenprocoumon und Warfarin

	WB (nach h)	HWZ (h)	WD (h)	DWD (in Tagen)
Phenprocoumon	40	150	120–140	10
Warfarin	40	40–50	50–120	5

Wirkungssteigerung durch Konkurrenz um die Bindungsstellen am Serumalbumin, wodurch der Anteil an freiem (pharmakologisch aktiven) Hydroxycumarin-Derivat im Plasma erhöht wird, kommt durch Wechselwirkung mit Wirkstoffen zustande, die unter physiologischen Bedingungen durch ihre Struktur als amphiphile Anionen ein Interaktionspotenzial aufweisen.

Beispiele sind nicht steroidale Antirheumatika, Etacrynsäure, Topoisomerase-Hemmer vom Typ der Chinoloncarbonsäuren, Sulfonamide.

Auffallend ist, dass es sich bei den meisten der vorgenannten Stoffe um azide Verbindungen handelt, die in ihrer Säurestärke mit den vinylogen Carbonsäuren vom 4-Hydroxycumarin-Typ vergleichbar sind und aromatische Struktur-Bestandteile enthalten. Eine **Wirkungsverstärkung** durch Verlangsamung der Biotransformation erfolgt bei gleichzeitiger Applikation von Wirkstoffen, die eine Enzymhemmung hervorrufen, wie Disulfiram, Allopurinol, Cimetidin und Chloramphenicol.

Wirkungsminderung durch Enzyminduktion ist durch eine Beschleunigung der Biotransformation möglich, z. B. bei gleichzeitiger Verabreichung von: Phenobarbital, Gluthetimid und Rifampicin.

Colestyramin und **Colestipol** verhindern die Absorption von 4-Hydroxy-cumarin-Derivaten, was sich aus der salzartigen Bindung der sauren Wirkstoffe an die basischen Ionenaustauscher erklären lässt.

Fibrinolytika

Zu den körpereigenen Gewebsaktivatoren zählen der Gewebeplasminogen-Aktivator (tPA) und die Urokinase. Ein körperfremder Proaktivator ist die Streptokinase.

Therapeutische Verwendung finden derzeit:

- Alteplase, Reteplase und Tenecteplase als rekombinante Gewebeplasminogen-Aktivatoren
- Urokinase
- Streptokinasen: Streptokinase und Streptodornase
- Anistreplase, ein Plasminogen-Streptokinase-Aktivator-Komplex.

Alteplase, humaner rekombinanter Gewebe-Plasminogen-Aktivator (rt-PA)

Das gentechnologisch hergestellte Fibrinolytikum ist ein Glykoprotein aus 527 Aminosäuren mit einer M_r von etwa 70000. Es enthält 15 Disulfid-Brücken und zwei Kringelstrukturen, die durch Ausbildung von Doppelschleifen zustande kommen. Der Funktion nach ist rt-PA eine Serinprotease. Es wirkt fibrinspezifisch, d. h. es wird nur das an Fibrin gebundene Plasminogen in Plasmin umgewandelt. Somit besitzt es eine hohe Thrombus-Selektivität, woraus ein geringes Blutungsrisiko abgeleitet werden kann.

Das Gen für menschliches t-PA wurde kloniert und exprimiert. Der biotechnisch hergestellte Wirkstoff entspricht demnach dem physiologischen, humanen Gewebe-Plasminogen-Aktivator. Das katalytische Zentrum wird von drei Aminosäuren gebildet, die auch als katalytische Triade bezeichnet werden: His323, Asp371 und Ser478.

Reteplase, nicht glykosylierter rekombinanter Plasminogen-Aktivator

Der gentechnologisch gewonnene Aktivator unterscheidet sich vom natürlichen Plasminogen-Aktivator durch das Fehlen von drei Komponenten. Er ist ein „abgespeckter“ t-PA (Tissue Plasminogen Activator) aus 355 Aminosäuren. Reteplase wird als Bolus appliziert und führt bei guter Verträglichkeit zur raschen und vollständigen Auflösung koronarer Thromben.

Tenecteplase, rekombinanter fibrinspezifischer Plasminogen-Aktivator

Der gentechnologisch gewonnene Aktivator unterscheidet sich vom natürlichen Plasminogen-Aktivator (t-PA) durch den Austausch von sechs der insgesamt 527 Aminosäuren, wie aus Tabelle 6.18 zu entnehmen ist. Das Ergebnis ist eine längere Plasmahalbwertszeit von rund 20 min, eine höhere Fibrinspezifität und eine geringere Inaktivierung.

Wie t-PA bindet Tenecteplase an das Fibrin eines Blutgerinnsels und aktiviert selektiv das an den Thrombus gebundene Plasminogen zur Endopeptidase Plasmin, die dann für die Fragmentierung des Fibringerüstes sorgt.

Urokinase (M_r 54000) ist eine in verschiedenen Geweben, besonders aber im Harn von Mensch und Säugetieren vorkommende und aus menschlichem Urin, aus Nierenzellkulturen sowie gentechnologisch gewinnbare Serinprotease. Sie wandelt Plasminogen direkt in Plasmin um. Sie entsteht aus der im Plasma zirkulierenden Pro-Urokinase, einem inaktiven einkettigen Peptid, das zwischen Lys158 und Ile159 gespalten wird. Die Spaltstücke sind über eine Disulfidbrücke miteinander verbunden und bilden so die aktive, zweikettige Urokinase.

Streptokinase, deren Name fälschlicherweise auf ein Enzym schließen lässt, ist ein aus Kulturen verschiedener Rassen von *Streptomyces haemolyticus* isoliertes Coenzym.

Tab. 6.18 Aminosäureaustausch in Tenecteplase gegenüber t-PA

Position	t-PA	Tenecteplase
103	Thr	Asn
117	Asn	Glu
296	Lys	Ala
297	His	Ala
298	Arg	Ala
299	Arg	Ala

Das einkettige Polypeptid mit einer Molmasse von 47 000 aktiviert erst durch Ausbildung eines stöchiometrischen Komplexes das Plasminogen. Im Streptokinase-Plasminogen-Komplex ist die Konformation des Plasminogens so geändert, dass ein aktives Zentrum entsteht. Der auf diese Weise aktivierte Komplex wandelt dann weitere Plasminogenmoleküle in Plasmin um.

Streptodornase ist ein aus *Streptomyces haemolyticus* isoliertes Enzym, das Desoxyribonucleasemoleküle zu hydrolysieren vermag und zur Wundbehandlung eingesetzt wird.

Anistreplase, *p*-anisoylierter Plasminogen-Streptokinase-Aktivator-Komplex (APSAC)

APSAC ist ein nicht kovalenter 1:1-Komplex von humanem Lys-Plasminogen und Streptokinase. Das katalytische Zentrum ist durch Veresterung mit Anissäure geschützt. Nach derzeitiger Kenntnis erfolgt die Esterbildung an Position 740 (Serin). Ohne Anisoyl-Rest entspricht der Komplex dem Streptokinase-(humanen-)Plasminogen-Komplex, der bei der Verabreichung von Streptokinase entsteht. Durch die Acylierung im katalytischen Zentrum des Plasminogens wird eine rasche Inaktivierung des Aktivator-Komplexes verhindert und damit seine Wirkdauer verlängert. Der *p*-anisoylierte Komplex soll auch eine erhöhte Thrombus-Selektivität aufweisen und eine geringere systemische Wirkung entfalten.

Thrombozyten-Aggregationshemmer

Die Funktion der Thrombozyten kann durch verschiedene therapeutisch relevante Wirkstoffe oder Gruppen von Wirkstoffen gehemmt werden:

- IP-Rezeptoragonisten: Iloprost
- ADP-Rezeptorantagonisten: Clopidogrel, Ticlopidin
- Glykoprotein-IIb-IIIa-Rezeptorantagonisten: Tirofiban, Eptifibatid, Abciximab
- Hemmstoffe der Cyclooxygenase: Acetylsalicylsäure
- Hemmstoffe der Thrombozytenphosphodiesterase: Dipyridamol.

IP-Rezeptoragonisten

Bei Verletzungen und Gefäßrupturen wird das Gewebshormon Thromboxan A_2 (TXA_2) als Arachidonsäure-Metabolit freigesetzt und verursacht eine intensive Thrombozyten-Aggregation sowie Gefäßkontraktion, wodurch es zur Blutstillung kommt. Der natürliche „Gegenspieler“ des TXA_2 ist das in Endothelzellen gebildete Prostacyclin, ein anderer, sehr instabiler Arachidonsäure-Metabolit. Mit **Iloprost** steht ein erstes synthetisches Prostacyclin-Analogon (IP-Rezeptoragonist) mit Thrombozytenaggregations-hemmmender Wirkung zur Verfügung (Abb. 6.112).

Gegenüber Prostacyclin ist Iloprost an drei Stellen des Moleküls verändert worden:

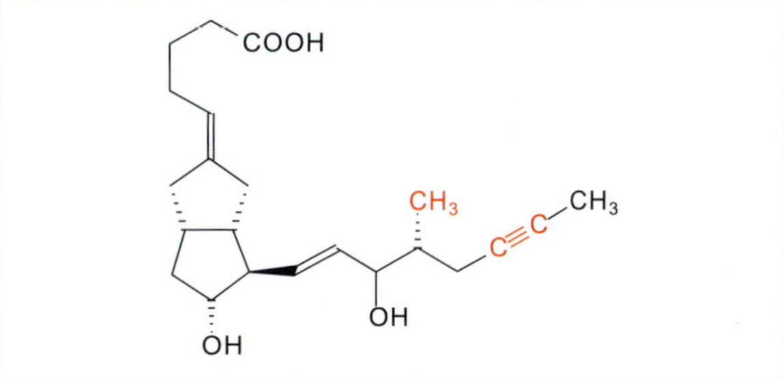

Abb. 6.112 Iloprost

- Ersatz des Enolether-Sauerstoffs durch eine Methylengruppe
- Substitution des C(16) mit einer Methylgruppe und
- Einführung einer Dreifachbindung zwischen C(18) und C(19).

Hierdurch wird die Stabilität erhöht; die Halbwertszeit beträgt etwa 20 bis 30 min.

ADP-Rezeptorantagonisten (ADP-Hemmstoffe)

Ticlopidin und **Clopidogrel,** die strukturell zur Gruppe der Thienopiperidine gehören (Abb. 6.113), hemmen die durch ADP vermittelte Aktivierung des Signal-Effektor-Systems in den Blutplättchen. Auf der Thrombozytenmembran befinden sich drei ADP-Rezeptoren, die als **$P2Y_1$**, **$P2Y_{12}$** und **$P2X_1$** bezeichnet werden. Ticlopidin und Clopidogrel hemmen irreversibel den mit der Adenylylcyclase gekoppelten Rezeptor **$P2Y_{12}$**. Dadurch wird die ADP-vermittelte primäre und sekundäre Aggregation verhindert. Außerdem wird die Sekretion von Plättcheninhaltsstoffen und die Expression von Membran-Glykoproteinen (Adhäsionsmoleküle) gehemmt. Thienopiperidine stören nicht die durch Kollagen oder Thrombin ausgelöste Aggregation und haben keinen Einfluss auf den ADP-induzierten Formenwandel (Shape Change). Der geschilderte Wirkmechanismus ist in Abbildung 6.114 schematisch dargestellt.

Clopidogrel und Ticlopidin sind Prodrugs, die erst nach Oxidation und Hydrolyse den aktiven Wirkstoff liefern. Die irreversible Hemmung der ADP-bedingten Aggregation wird durch die Bildung von Disulfidbrücken zwischen den Thiolgruppen von Cystein-Bausteinen des ADP-Rezeptors und der freien Thiolgruppe des aktiven Metaboliten erklärt.

Glykoprotein-IIb/IIIa-Antagonisten

Die Oberfläche der Thrombozyten ist mit einer sehr hohen Anzahl von GP-IIb/IIIa-Rezeptoren besetzt, die zu den Integrinen gehören. Diese sind aus einer α- und einer β-Untereinheit heterodimer aufgebaut. Nach Aktivierung durch ATP, Noradrenalin oder Thrombin binden sie

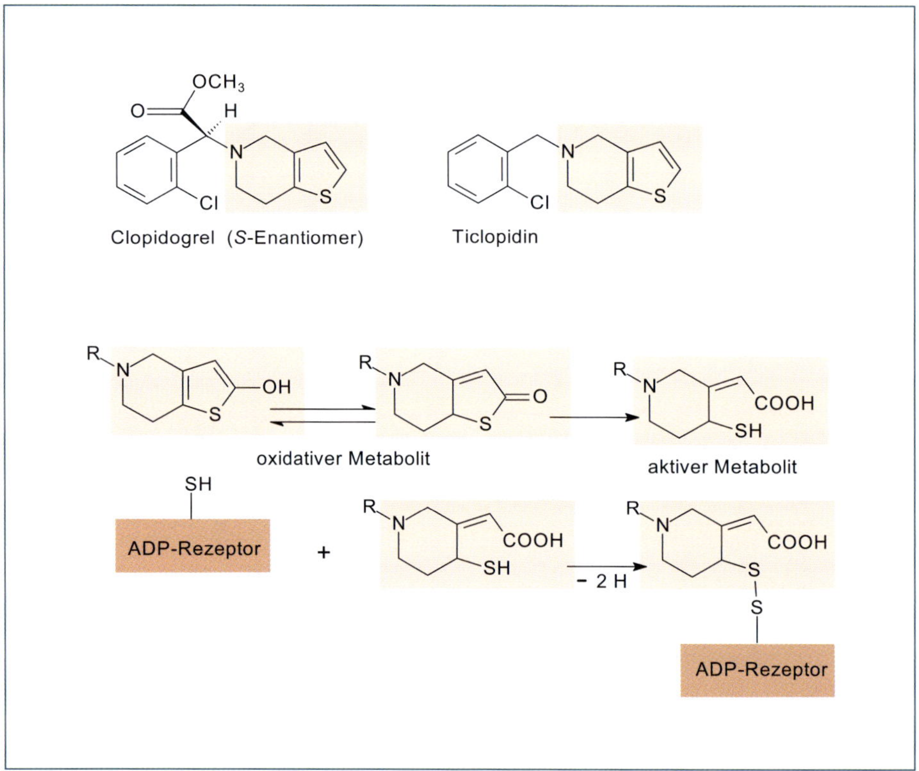

Abb. 6.113 Thienopiperidine und ihr molekularer Wirkmechanismus

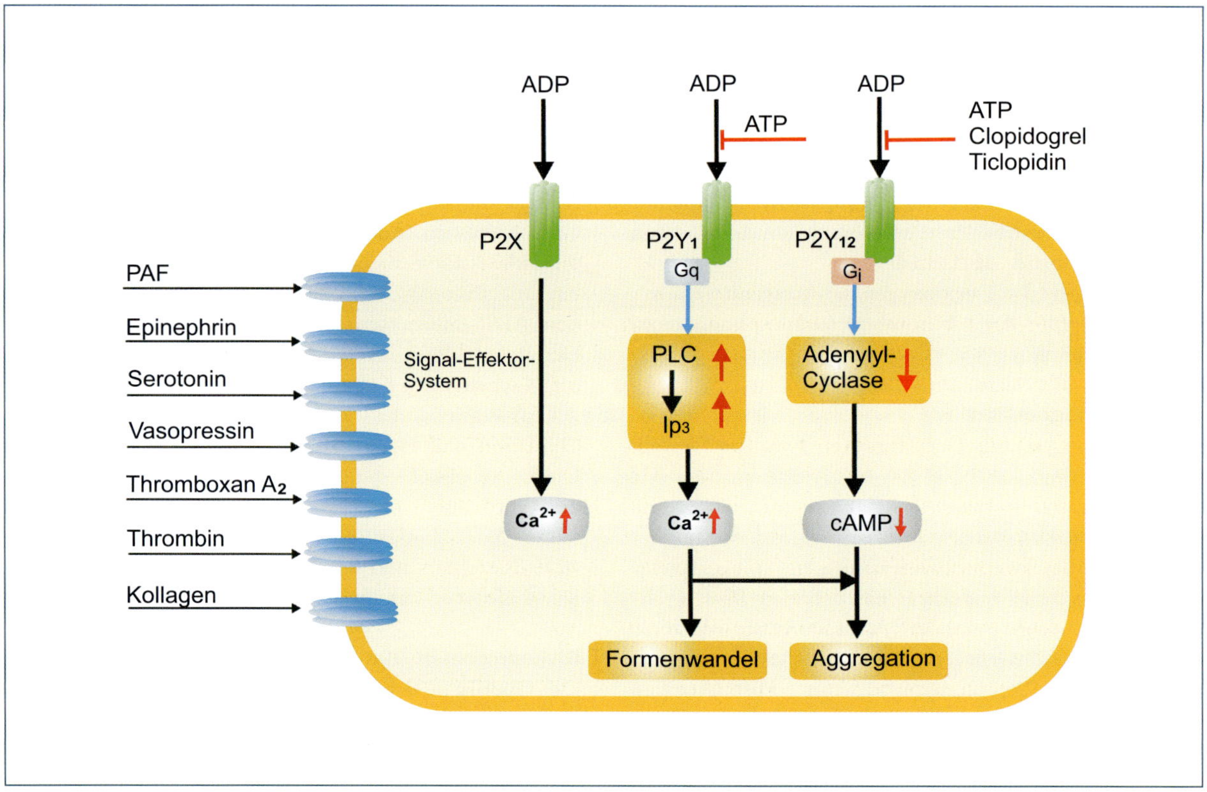

Abb. 6.114 Wirkungsmechanismus der Thienopiperidine

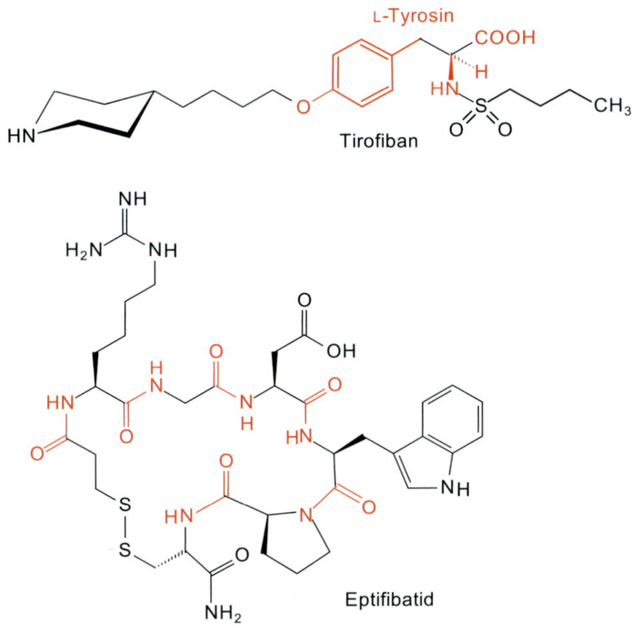

Abb. 6.115 Ein nicht peptidartiger und ein peptidartiger GP-IIb-IIIa-Rezeptor-Antagonist

Tab. 6.19 Eigenschaften der GP-IIb/IIIa-Rezeptor-Antagonisten

Eigenschaft	Tirofiban	Eptifibatid	Abciximab
Rezeptorspezifität	+	+	–
Rezeptoraffinität	niedrig	niedrig	hoch
Halbwertszeit	2 h	2 h	2 Tage
Reversibilität	4 bis 8 h	4 h	2 Tage
Antigenitätsverdacht	–	–	+
Thrombozytopeniegefahr	+	–	+

Fibrinogen, was mit einer Konformationsänderung einhergeht. Es kommt dann zwischen mehreren aktivierten Thrombozyten zur Ausbildung von Fibrinogenbrücken wodurch ein Thrombus entsteht.

Zu den Hemmern dieser Rezeptoren gehören peptidartige und nicht peptidische Wirkstoffe. **Tirofiban** mit der Teilstruktur des L-Tyrosins ist ein basisch substituierter Phenolether, der die Eigenschaft aufweist, die Rezeptoren zu besetzen und dadurch reversibel die Verbrückung der Thrombozyten zu verhindern (Abb. 6.115).

Eptifibatid ist ein synthetisches, zyklisches, heteromer-heterodetes Hexapeptid, aufgebaut aus sechs Aminosäuren und der 3-Sulfhydrylpropionsäure (Desaminocystein, daher heteromer). Die zyklische Struktur enthält fünf Peptidbindungen, eine einfache Säureamidgruppe und eine Disulfidbrücke (daher heterodet). Die Aminobausteine sind: *S*-Guanidinolysin (Lysin, in dem die Aminogruppe durch eine Guanidinogruppe ersetzt ist), Glycin, S-Asparaginsäure, *S*-Tryptophan, *S*-Prolin und *R*-Cystein (Abb. 6.115).

Die Entwicklung des Eptifibatid beruht auf der Erkenntnis, dass die Erkennungssequenz für die Ligandenbindung an den GP-IIb-IIIa-Rezeptor Lysin-Glycin-Aspartat lautet. Peptide mit dieser Aminosäuresequenz stellen spezifische Hemmstoffe des GP-IIb-IIIa-Rezeptors dar. Eptifibatid enthält diese Sequenz (in etwas abgewandelter Form), die auch im Schlangengift Barbourin anzutreffen ist.

Abciximab ist das Fab-Fragment eines chimären, monoklonalen Antikörpers gegen den GP-IIb/IIIa-Rezeptor von Thrombozyten, das irreversibel an diesen und andere Rezeptoren bindet.

In Tabelle 6.19 werden die Eigenschaften der drei GP-IIb-IIIa-Rezeptor-Antagonisten miteinander verglichen.

Hemmstoffe der Cyclooxygenase

Aufgrund der intensiven Hemmung der COX-1 durch niedrig dosierte Acytylsalicylsäure kommt es zu einer Verschiebung des Prostacyclin-Thromboxan-Gleichgewichts und damit zu einer Hemmung der Aggregationsbereitschaft. Der genaue Mechanismus wird in Kap. 8.4.2 beschrieben.

Hemmstoffe der Thrombozyten-Phosphodiesterase

Im Gegensatz zu Acetylsalicylsäure setzt die Wirkung von **Dipyridamol** (Abb. 6.116) an anderer Stellen der Thrombozyten-Aggregation ein. Neben seiner Adenosin-potenzierenden Wirkung greift Dipyridamol als Phospho-

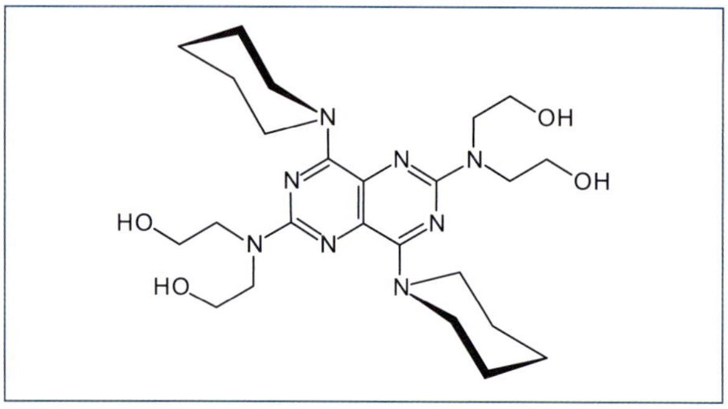

Abb. 6.116 Dipyridamol

diesterase-Hemmstoff auch in den thrombozytären cAMP-Abbau ein. Damit unterstützt es die aggregationshemmende Wirkung von Prostacyclin, die auf der Aktivierung der Adenylatcyclase beruht.

6.5.4 Blutgerinnungsfördernde Wirkstoffe

Antifibrinolytika und Hämostyptika

Therapeutisch einsetzbar sind die Proteine Aprotinin und Thrombin sowie eine Gruppe von ω-Aminosäuren.

Aprotinin

Das aus Ohrspeicheldrüsen oder Lungen von Rindern gewonnene Polypeptid besteht aus einer Kette von 58 Aminosäuren mit drei Disulfidbrücken. Die M_r beträgt 6512 Dalton.

Aprotinin inaktiviert viele Serin-Proteasen durch Bildung von Komplexen, so auch mit Enzymen der Gerinnungskaskade sowie Plasmin, Plasminogenaktivatoren und Kallikrein.

Thrombin (Gerinnungsfaktor IIa)

Das aus Rinderblut gewonnene Glykoprotein besteht aus zwei Ketten, die insgesamt 300 Aminoacylreste enthalten, sowie eine Disulfidbrücke. Der Kohlenhydratanteil des Thrombins mit der M_r von 39 000 Dalton beträgt 5%.

Thrombin katalysiert die Aktivierung verschiedener Gerinnungsfaktoren, im Zusammenspiel mit Kollagen auch die der Blutplättchen. Andererseits spaltet es Peptidbindungen des Fibrinogens zwischen Lys- und Gly-Resten und führt so zu dessen hydrolytischem Abbau.

ω-Aminocarbonsäuren

Zur Kupierung hyperfibrinolytisch bedingter Blutungen kommen neben Aprotinin und Thrombin bestimmte niedermolekulare Aminosäuren in Frage, bei denen die primäre Aminogruppe von der Carboxygruppe einen Abstand aufweist, der dem Abstand der ε-Amino- von der Carboxygruppe im Lysin entspricht. Synthetische, ω-Aminocarbonsäuren mit fibrinolysehemmenden Eigenschaften sind:

- ε-Aminocapronsäure,
- 4-Aminomethylbenzoesäure und
- Tranexamsäure (Abb. 6.117).

Gegenüber der ε-Aminocapronsäure, die therapeutisch derzeit nicht angewandt wird, besitzen Analoge mit carbozyklischer Partialstruktur eine stärkere antifibrinolytische Wirkung. ε-Aminocapronsäure war der erste therapeutisch eingesetzte Wirkstoff dieser Gruppe, geriet dann aber in den Verdacht der potenziellen Teratogenität.

Wirkmechanismus

Die synthetischen Strukturanaloga des Lysins verhindern (auf das Wesentliche reduziert) die Spaltung von Peptidbindungen, an welchen Lysin beteiligt ist. Dadurch hemmen sie die Proteolyse von Plasminogen zu Plasmin.

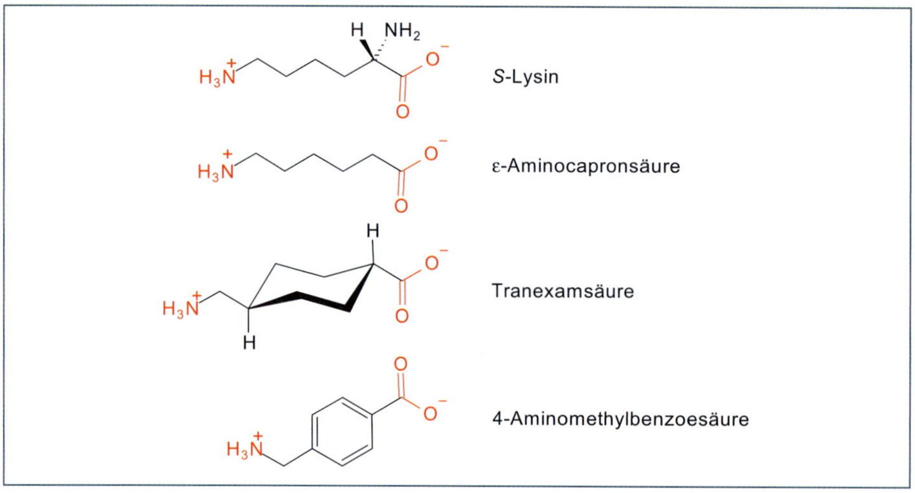

Abb. 6.117 Lysin und struktur-analoge Antifibrinolytika

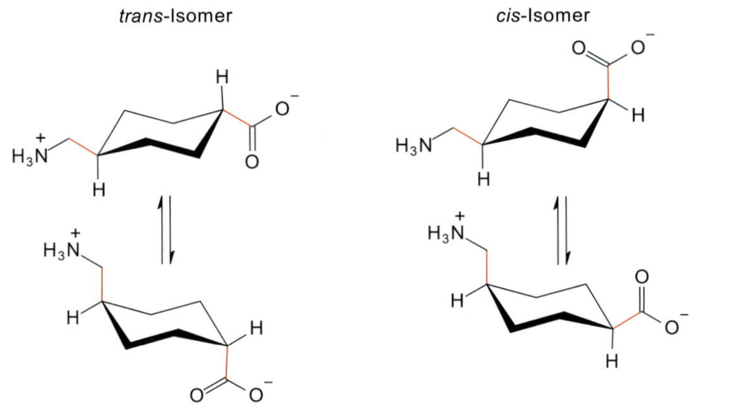

Abb. 6.118 *Cis*- und *trans*-4-Amino-methyl-cyclohexan-carbonsäure in je zwei Konformationen

Tab. 6.20 Gerinnungsfaktoren als Fertigarzneimittel

Faktor	INN	Gewinnung	Handelspräparat
I	Fibrinogen	gefriergetrocknet	Blutgerinnungsfaktor I human
II	Prothrombin	gefriergetrocknet	Beriplex B/N PPSB-Konzentrat S-TIM Prothrombinkomplex BaWü
IIa	Thrombin	gefriergetrocknet	Beriplast P TISSUKOL
VII	Blutgerinnungsfaktor VII vom Menschen	gefriergetrocknet	FAKTOR VII S-TIM
VIIa	Eptacog alfa aktiviert	rekombinant	NovoSeven
VIII	Blutgerinnungsfaktor VIII vom Menschen	gefriergetrocknet	Beriate P Faktor VIII SDH Haemate HS Hemofil M u. a.
VIII	Blutgerinnungsfaktor VIII (CHO)	rekombinant aus Ovarialzellen des chin. Hamsters	Recombinate
VIII	Moroctocog alfa	rekombinant	ReFacto
VIII	Octocog alfa	rekombinant aus Hamsternierenzelllinien	Helixate Nex Gen KOGENATE
IX	Blutgerinnungsfaktor IX vom Menschen	gefriergetrocknet	Berinin HS IMMUNINE S-TIM Mononine
IX	Nonacog alfa	rekombinant	Benefix
X	Blutgerinnungsfaktor X vom Menschen	gefriergetrocknet	Beriplex P/N PPSB-Konzentrat S-TIM Prothrombinkomplex BaWü
XIII	Blutgerinnungsfaktor XIII vom Menschen	gefriergetrocknet	Fibrogrammin

Tranexamsäure ist das *trans*-Isomer mit äquatorial angeordneten Substituenten. Das andere Stereoisomer ist unwirksam.

Zwischenfrage

Warum existieren nur zwei 4-Aminomethyl-cyclohexan-carbonsäuren? Es müssten doch zwei *trans*- und zwei *cis*-Isomere vorliegen: ein *trans*-Isomer mit zwei äquatorialen Substituenten und eines mit zwei axialen Substituenten, ein *cis*-Isomer mit äquatorialer Aminomethylgruppe und axialer Carboxylatgruppe und eines mit axialer Aminomethylgruppe sowie äquatorialer Carboxylatgruppe (Abb. 6.118).

Antwort: Weil das *trans*-Isomer mit zwei äquatorial angeordneten Substituenten nur die eine, durch das sog. Um-

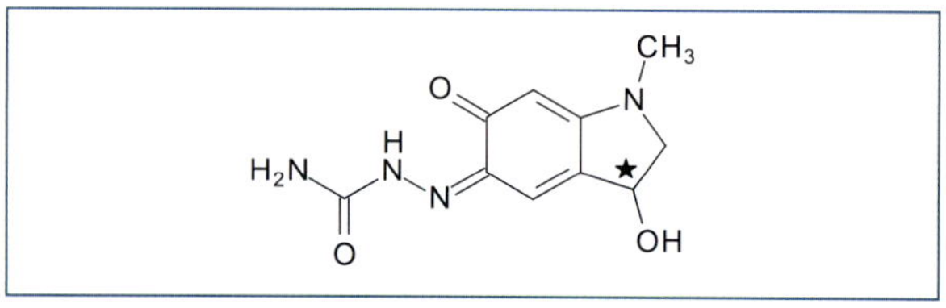

Abb. 6.119 Carbazochrom

klappen des Cyclohexanrings in seiner Konformation geänderten Form des Isomers mit zwei axialen Substituenten ist. Es handelt sich also um Konformere des gleichen Isomers, wobei die Form mit den beiden äquatorialen Substituenten die energetisch begünstigte ist. Analoges gilt für das *cis*-Isomer. Hier ist jeweils ein Substituent äquatorial und der andere axial. Die beiden Konformere erscheinen daher energetisch etwa gleichwertig. Eine Bevorzugung erfährt die Konformation mit äquatorialer Lage der Carboxylatgruppe, weil diese im Vergleich mit der Aminomethylgruppe etwas größer und elektronenreicher ist.

Hämostyptika

Zu den blutstillenden Arzneistoffen gehören gerinnungsfördernde, vasokonstiktorische und Fibrinolyse-hemmende Wirkstoffe.

Die Gerinnungsfaktoren, die z.T. aus menschlichem Blut abgetrennt, z.T. gentechnologisch gewonnen werden und als Fertigarzneimittel derzeit zur Verfügung stehen, sind in Tabelle 6.20 zusammengestellt.

Als **vasokonstriktorische Sympathomimetika** kommen zur Blutstillung Epinephrin, Norepinephrin und das Adrenochrom-Derivat **Carbazochrom** (Abb. 6.119) in Frage.

Ösophagusvarizen-Blutungen werden mit Vasopressin-Analoga, d.h. den synthetisch gewonnenen Hypophysen-Hinterlappen-Hormonen **Ornipressin, Desmopressin** und **Terlipressin**(-acetat) behandelt, die andererseits auch zur Behandlung des Diabetes insipidus eingesetzt werden (Abb. 6.120).

Blutstillung bei Heparin-bedingten Blutungen

Aufhebung der Heparinwirkung

In Notfallsituationen wird Protaminhydrochlorid oder -sulfat als Antidot eingesetzt.

Durch Verabreichung von Polykationen kann die Heparinwirkung, d.h. von Polyanionen spontan aufgehoben und somit eine heparininduzierte Blutung rasch gestillt werden.

Das aus Lachsspermien isolierbare **Protamin** ist ein natürliches Polykation, das zu 85 bis 90% aus der basischen Aminosäure Arginin besteht. Es bildet mit dem Polyanion Heparin inaktive, salzartige Komplexe.

Protamine sind basische Polypeptide, die in Fischspermien mit DNS assoziert vorkommen. Die relative Molmasse liegt zwischen 4000 und 5000 Dalton. Sie können mit Hilfe von Mineralsäuren isoliert werden. Protaminsalze sind wasserlöslich.

1 mg Protaminhydrochlorid oder -sulfat inaktiviert mindesten 100 I.E. Heparin-Natrium.

Blutstillung bei 4-Hydroxycumarin-bedingten Blutungen

Vitamine K

Die antithrombotische Wirkung von 4-Hydroxycumarinen kann durch Verabreichung hoher Vitamin-K-Dosen gestoppt werden. Dabei muss bis zum Wirkungseintritt mit einer Latenzzeit von 6 bis 12 h gerechnet werden, weil die Biosynthese der Gerinnungsfaktoren einen entsprechenden Zeitraum in Anspruch nimmt.

Vitamin K ist der Sammelbegriff für verschiedene anti-

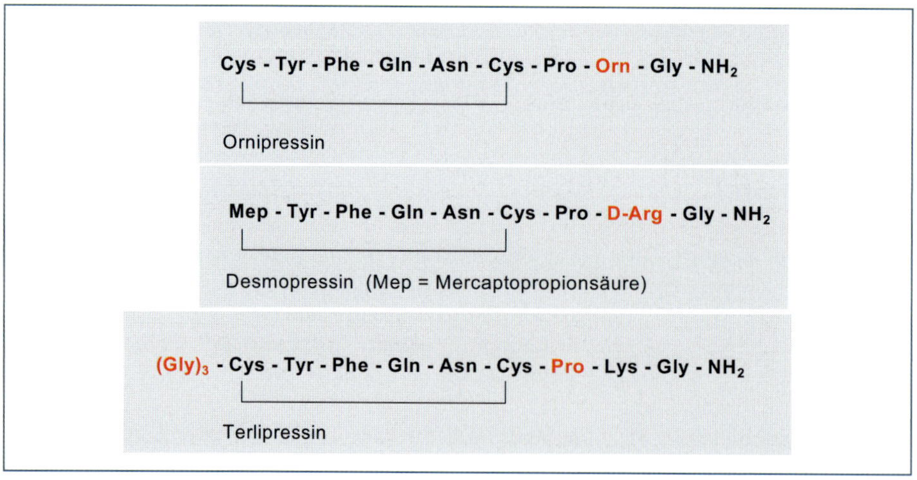

Abb. 6.120 Primärstrukturen von Vasopressin-Analoga

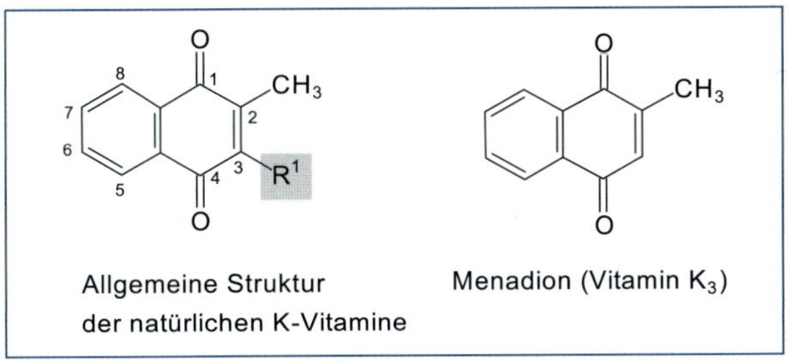

Abb. 6.121 Allgemeine Struktur der K-Vitamine und Menadion

hämorrhagisch wirkende 1,4-Naphthochinon-Derivate. Das synthetische Vitamin K_3 (Menadion) ist 2-Methyl-1,4-naphthochinon. Dieses Grundgerüst, z.T. in reduzierter Form, ist in allen natürlichen und synthetischen Vitamin-K-Derivaten enthalten (Abb. 6.121). Die natürlichen K-Vitamine besitzen an C(3) eine isoprenoide Seitenkette. Beim Vitamin K_1 (Phytomenadion) ist dies ein Phytyl-Rest. Die chiralen C-Atome 7' und 11' sind *R*-, die Doppelbindung wie üblich *trans*-konfiguriert.

Der Begriff **Menachinon** umfasst mehrere Derivate, deren Seitenkette an C(3) ein bis 13 Isopren-Reste aufweist (Abb. 122). Während Phytomenadion von höheren Pflanzen gebildet wird, kommen die verschiedenen Menachinone in Mikroorganismen vor. Davon haben derzeit die beiden Wirkstoffe mit sechs und sieben Isopren-Resten größere Bedeutung als die anderen.

Menadion kann durch Addition von Natriumhydrogensulfit in ein lösliches Derivat übergeführt werden, wobei die Addition nicht an der C=O-Doppelbindung, sondern an der C=C-Doppelbindung stattfindet. Anwendung als Arzneistoff findet auch das **Menadiol**, das Reduktionsprodukt des Menadions und seine Ester wie das Diacetat, Dibutyrat (fettlöslich) oder das Diphosphat (wasserlöslich). Als Abwandlungsprodukt des Menadions kann das ebenfalls wasserlösliche 4-Amino-2-methyl-1-naphthol aufgefasst werden (Abb. 6.123).

Die Bakterienflora des Darmes ist in der Lage, Vitamin K zu produzieren. Der Bedarf bei Mensch und Säugetier wird jedoch weitgehend durch Zufuhr mit der Nahrung gedeckt.

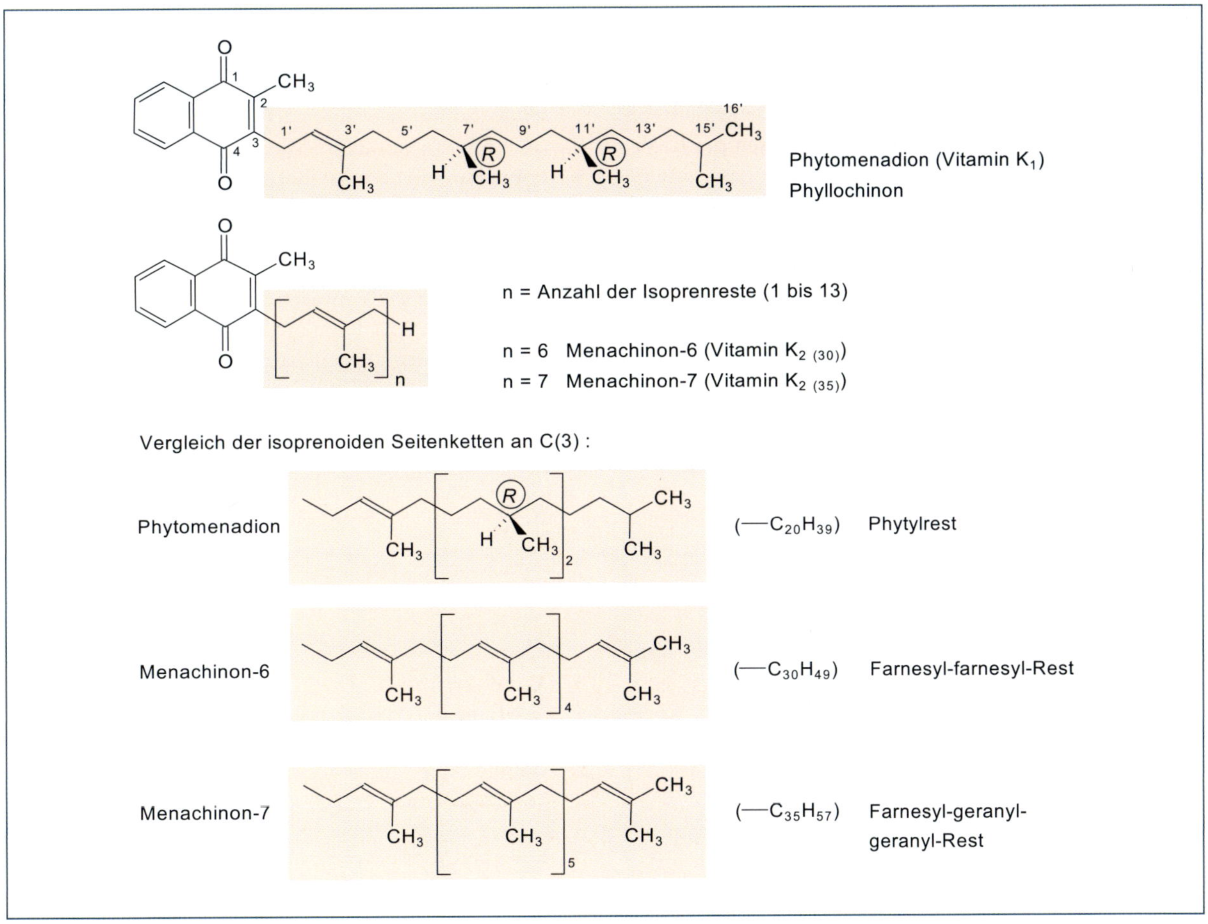

Abb. 6.122 Phytomenadion und Menachinone

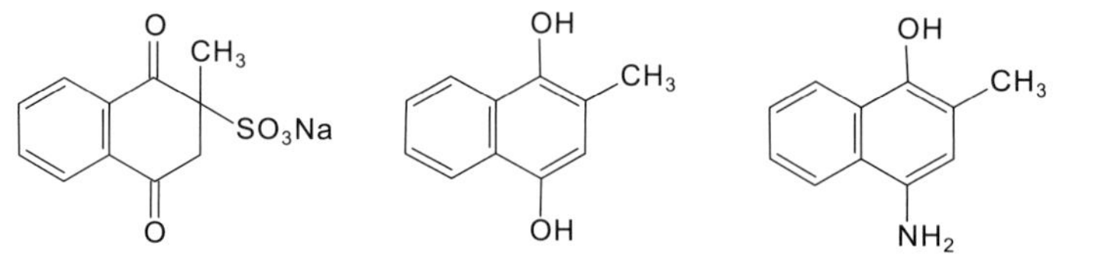

Abb. 6.123 Verschiedene Vitamin-K_3-Derivate

Pharmakokinetik

Die Absorption des mit der Nahrung in den Darm gelangten Vitamins K_1 erfolgt hauptsächlich im Jejunum in Form eines sättigbaren, energieabhängigen, aktiven Transports. Die Anwesenheit von Gallensäure ist erforderlich. Über eine Mizellenbildung gelangt es in das intestinale Lymphsystem. Die Absorptionsrate wird vom pH-Wert, der im Darmlumen herrscht und von der Anwesenheit kurz-, mittel- oder langkettiger Fettsäuren beeinflusst. Je niedriger der pH-Wert, um so höher die Absorptionsrate; kurz- und mittelkettige Fettsäuren fördern die Aufnahme, langkettige Fettsäuren hemmen sie.

Das weniger lipophile Vitamin K_3 und seine wasserlöslichen Derivate werden im gesamten Darm absorbiert, wobei die Absorption unabhängig von der Anwesenheit von Gallensäuren ist. Nach der Absorption werden die K-Vitamine bevorzugt an die VLDL-Fraktion der Lipoproteine gebunden und gleichmäßig im Organismus verteilt.

Vitamin K_3 (Menadion) besitzt als solches keine Vitamin-K-Aktivität, sondern erlangt sie erst nach Alkylierung am C(3). Die Vitamine K_1 und K_2 werden zu über 50% mit der Galle eliminiert, z.T. aber auch durch oxidative Verkürzung der Seitenkette in Form ihrer Glucuronide ausgeschieden. Vitamin K_3 wird rascher eliminiert als Vitamin K_1. Menadion-Metabolite sind das 2-Methyl-1,4-naphthohydrochinon-1,4-diglucuronid und das 4-Hydroxy-2-methyl-1-naphthylsulfat, die weitgehend renal eliminiert werden.

Da Vitamin K kaum gespeichert wird und wie oben dargelegt entweder über die Galle oder mit dem Urin zur Eliminierung gelangt, ergibt sich daraus die Forderung nach einer stetigen Vitamin-K-Zufuhr durch die Nahrung.

Zur **lokalen externen Blutstillung** sind geeignet:

- eiweißkoagulierende, denaturierende und adstringierende Stoffe wie Eisen(III)- und Aluminium-Salze (Alaunstein), verdünnte Wasserstoffperoxidlösung
- Polymere, die durch ihre Oberflächeneigenschaften kontaktsensitive Gerinnungsfaktoren (III, IV und VII) aktivieren, wie Pektine, Gelatine, Kollagen, Fibrinschwämme oder -schäume
- gefäßverengende Sympathomimetika wie Adrenolon.

Synopse

- Die Blutgerinnung kann durch Antikoagulanzien, Fibrinolytika oder Thrombozyten-Aggregationshemmer beeinflusst werden.
- Zu den direkten Antikoagulanzien gehören das Mucopolysaccharid Heparin, niedermolekulare Heparine und die Heparinoide sowie das Polypeptid Hirudin und rekombinierte Analoga.
- Heparin stellt ein Gemisch linearer, unverzweigter Mucopolysaccharid-polyschwefelsäure-ester dar.
- Fraktionierte niedermolekulare Heparine zeigen gegenüber den unfraktionierten nativen Heparinen eine Reihe von pharmakokinetischen Vorteilen.
- Die höchste antihrombotische Aktivität besitzt das synthetische Pentasaccharid Fondaparinux.
- Hirudin ist ein aus 65 Aminosäuren aufgebautes Polypeptid mit drei strukturstabilisierenden intramolekularen Disulfidbrücken.
- Als rekombinante Hirudine stehen Lepirudin und Desirudin zur Verfügung.
- Direkte Thrombinhemmer sind die neuen Wirkstoffe Melagatran und Ximelagatran.
- Indirekte Antikoagulanzien fungieren als Vitamin-K-Antagonisten. Es handelt sich dabei um 4-Hydroxycumarine.

- Als Fibrinolytika finden derzeit therapeutische Verwendung die rekombinanten Gewebe-Plasminogen-Aktivatoren Alteplase, Reteplase und Tenecteplase, die zu den Serinproteasen gehörende Urokinase und die als Coenzyme fungierenden, körperfremden Peptide Streptokinase und Streptodornase.
- Anistreptase ist ein *p*-anisoylierter Plasminogen-Streptokinase-Aktivator-Komplex.
- Als Thrombozyten-Aggregationshemmer kommen in Frage:
  - IP-Rezeptoragonisten: Iloprost
  - ADP-Rezeptorantagonisten: Clopidogrel, Ticlopidin
  - GP-IIb/IIIa-Rezeptorantagonisten: Tirofiban, Eptifibatid, Abciximab
  - Cyclooxygenase-Hemmer: Acetylsalicylsäure
  - Hemmstoffe der Thrombozyten-Phosphodiesterase: Dipyridamol.
- Blutgerinnungsfördernde Wirkstoffe unterteilt man in Antifibrinolytika und Hämostyptika.
- Zu den Antifibrinolytika gehören das Polypeptid Aprotinin, das Thrombin (Gerinnungsfaktor IIa) und die ω-Aminosäuren ε-Aminocapronsäure, 4-Methylaminobenzoesäure und Tranexamsäure.
- Als Hämostyptika werden verschiedene Gerinnungsfaktoren, vasokonstriktorisch wirkende Sympathomimetika und Vasopressin-Analoga eingesetzt.
- Die Blutstillung bei Heparin-bedingten Blutungen kann mit dem natürlichen, polypeptidischen Polykation Protamin erfolgen.
- Die antithrombotische Wirkung von 4-Hydroxycumarinen kann (mit verzögerter Wirkung) durch hohe Dosen Vitamin K gestoppt werden.

Literatur

Antiarrhythmika

European Society of Cardiology, Working Group on Arrhythmias (1991): A new approach to the classification of antiarrhythmic drugs, *Circulation* **84:** 1831–1851

Roden, D.M. (1994): Risks and benefits of antiarrhythmic therapy, *New Engl J Med* **331:** 785–791

The Cardiac Arrhythmia Suppression Trial (1989): Preliminary report, *New Engl J Med* **321**, 406–412

Woosley, R.L. (1991): Antiarrhythmic drugs, *Ann Rev Pharmacol Toxicol* **31:** 427–455

β-Adrenozeptoren-Blocker

Frishmann, W.H. and Alwarshetty, M. (2002): β-Adrenergic Blockers in Systemic Hypertension, *Clin Pharmacokinet* **41** (7): 505–516

Hieble, J.B. et al. (1995): α- and β-Adrenoceptors: From the Gene to the Clinic. 1. Molecular Biology and Adrenoceptor Subclassification, *J Med Chem* **38:** 3415–3444

Kontoyianni, M. et al. (1996): Three-Dimensional Models for Agonist and Antagonist Complexes with β_2 Adrenergic Receptor, *J Med Chem* **39:** 4406–4420

Ruffolo, R.R. et al. (1995): α- and β-Adrenoceptors: From the Gene to the Clinic. 2. Structure-Activity Relationships and Therapeutic Applications, *J Med Chem* **38:** 3681–3693

Diuretika

Haas, M. and Forbush, B. (1998): The Na-K-Cl Cotransporters, *Journal of Bioenergetics and Biomembranes* **30** (2): 161–172

Hebert, S.C. (1999): Molecular Mechanisms (Diuretics), *Seminars in Nephrology* **19** (6): 504–523

Calcium-Antagonisten

Sandmann, St. and Unger, Th. (1999): L- and T-type calcium channel blockade – the efficacy of the calcium channel antagonist mibefradil, *J Clin Basic Cardiol* **2:** 187–201

Steffen, H.-M. und Klaus, W. (2002): Calciumantagonisten, Pharmakologie und klinische Anwendung, UNI-MED Science, ISBN 3-89599-601-7

Thomas, F. et al. (1998): Die Klassifikation von Calciumantagonisten und ihre Auswahl bei der Behandlung der Hypertonie, *Drugs* **55** (4): 509–517

Angiotensin-Konversionsenzym-Inhibitoren (ACE-Hemmer)

Mutschler, E. und Schubert-Zsilavecz, M. (Hrsg.) (2003): ACE-Hemmer, *Pharm Unserer Zeit* **32** (1): 1–83

Natesh, R. et al. (2003): Crystal structure of the human angiotensin-converting enzyme-lisinopril complex, *Nature* **421:** 551–554

Schrader, J. (2002): Therapie und Prävention kardiovaskulärer Erkrankungen mit ACE-Hemmern, UNI-MED Verlag, Bremen

AT_1-Rezeptor-Antagonisten

Mutschler, E. und Schubert-Zsilavecz, M. (2003): AT_1-Rezeptor-Antagonisten, *Pharm Unserer Zeit* **30** (4): 279–363

Wirkstoffe zur Behandlung der erektilen Dysfunktion

Sung, B.-J. et al. (2003): Structure of the catalytic domain of human phosphodiesterase 5 with bound drug molecules, *Nature* **425:** 98–101

Heparine

Petitoe, M. und Herbert, J.M. (2000): Synthetic Anticoagulants, *Pour la Science* **274:** 28–34

Van Boeckel, C.A.A. und Petitou, M. (1993): Die charakteristische AT-III-Bindungsregion in Heparin: eine Leitstruktur für neue synthetische Antithrombotika, *Angew Chem* **105:** 1741–1761

Antikoagulanzien

Alban, S. und Dingermann, T. (Herausgeber) (2004): Antikoagulanzien Heft 3, *Pharm Unserer Zeit* (3)

Lankes, W. et al. (2001): Direkte Thrombinantagonisten, *Herz*, Supplement, Urban & Vogel

ASS

Patrono, C. et al. (2001): Plateled-Active Drugs. The Relationship Among Dose, Effectiveness and Side Effects, *Chest* **119:** 39S–63S

Vitamin K

Dowd, P. et al. (1995): Vitamins K and Energy Transduction: A Base Strength Amplification Mechanism, *Science* **269:** 1684–1691

7 Hormonale Steuerung und Regelkreise

7.1 Regulatoren der Calcium-Homöostase und der Knochendynamik

Calcium-Homöostase-beeinflussende Wirkstoffe

Das Gleichgewicht im Calcium-Stoffwechsel wird physiologisch durch das Zusammenspiel von **Calcitonin**, einem Peptidhormon der Schilddrüse, mit dem in den Nebenschilddrüsen produzierten Peptidhormon **Parathyrin** und den **Vitaminen D** geregelt.

Darüber hinaus können Störungen der Calcium-Homöostase beeinflusst werden durch das halbsynthetische **Dihydrotachysterol** und die sog. **Bisphosphonate.**

Daneben nehmen auch Wachstums-(Somatotropin)-, Schilddrüsen- und Sexualhormone, Corticoide und Insulin Einfluss auf den Knochenstoffwechsel. Für den Skelettaufbau sind außer Calcium essenziell: Magnesium, Vitamin K, Fluorid, die Spurenelemente Kupfer, Mangan, Zink und wahrscheinlich auch Bor.

7.1.1 Knochensubstanz und -dynamik

Knochenfunktionen

Die 220 Knochen des menschlichen Körpers, die etwa 15% des Körpergewichts ausmachen, haben drei wesentliche Aufgaben:

- Fortbewegungs- und Stützfunktion
- Schutzfunktion für innere Organe
- Mineral-Speicherfunktion.

Um diese Funktionen erfüllen zu können, müssen die Knochen drei Eigenschaften aufweisen: Belastbarkeit, Elastizität und Stoffwechselaktivität. Die beiden mechanischen Eigenschaften werden ermöglicht durch:

- funktionsangepasste Knochengeometrie
- belastungsabhängige Mischung kompakten und spongiosen Knochens
- Bälkchenarchitektur mit Ausbildung von Knotenpunkten
- lamelläre Strukturierung des Knochengewebes
- seilförmig angeordnete Kollagenmoleküle und „cross-linking“.

Die Calciummenge in der Knochenmasse eines Erwachsenen beträgt 1 bis 1,5 Kilogramm, die tägliche alimentäre Aufnahme etwa 1 Gramm. Das Calcium ist als Calciumphosphat in Form des Hydroxylapatits und des Carbonatapatits in eine Matrix aus elastischen Faserproteinen (Kollagenmatrix) eingelagert.

Hydroxylapatit wird im Knochen durch die Osteoblasten aus Phosphat- und Calciumionen gebildet. Durch die Freisetzung von Phosphationen aus organischen Phosphaten der Kollagenmatrix wird das Löslichkeitsprodukt für Calciumphosphat überschritten, sodass sich an der Matrix Kristallisationskeime bilden und Hydroxylapatit auskristallisiert.

Apatite der Zusammensetzung $Ca_{10}(PO_4)_6{}^{2+}2X^-$ (oder X^{2-}) bzw. $[3Ca_3(PO_4)_2 \cdot CaX_2]$ sind Calcium-

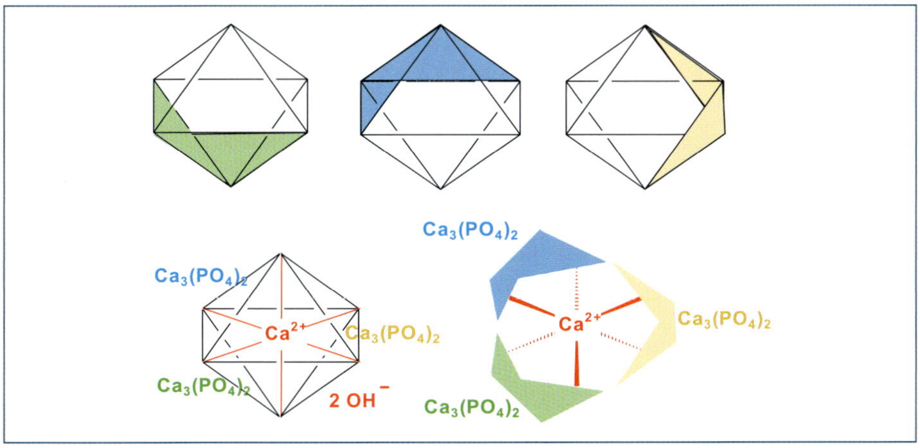

Abb. 7.1 Oktaeder-Struktur der Apatite

chelate mit Ca^{2+} als Zentralatom; X^- bedeutet dabei F^-, Cl^-, OH^- und X^2 steht für CO_3^{2-} oder HPO_4^{2-}. Die räumliche, oktaedrische Struktur der Apatite ist in Abbildung 7.1 dargestellt.

Der Magnesiumanteil der Knochenmasse eines Erwachsenen liegt zwischen 10 und 12 g. Es ist hauptsächlich als Magnesiumcarbonat eingebaut. Außerdem kann das Calcium in den Apatiten z.T durch Magnesium ersetzt sein.

Hydroxylapatit, das auch Hauptbestandteil der Zähne und des Zahnschmelzes darstellt, ist für Fluorid ein natürlicher Ionenaustauscher.

$[3\,Ca_3(PO_4)_2 \cdot Ca(OH)_2] + F^- \rightarrow$
$[3\,Ca_3(PO_4)_2 \cdot CaFOH] + OH^-$
$[3\,Ca_3(PO_4)_2 \cdot CaFOH] + F^- \rightarrow$
$[3\,Ca_3(PO_4)_2 \cdot CaF_2] + OH^-$

$[3\,Ca_3(PO_4)_2 \cdot Ca(OH)_2] + 2\,F^- \rightarrow$
$[3\,Ca_3(PO_4)_2 \cdot CaF_2] + 2\,OH^-$

Es ist daher möglich, durch Fluoridzusatz in Zahncremes, Mundwässern, Speisesalz und Trinkwasser Hydroxylapatit-Kristalle an der Oberfläche des Zahnschmelzes in Fluorapatit umzuwandeln und den Zahnschmelz auf diese Weise vor einer Säureattacke zu schützen. Die Knochen enthalten etwa 50% Hydroxylapatit, das Zahnbein etwa 70% und der Zahnschmelz als härteste körpereigene Substanz etwa 97%.

Beim Angriff von Säuren reagieren die Hydroxylionen mit dem (hydratisierten) Proton unter Bildung von Wasser, wobei das Kristallgitter zerfällt.

$[3\,Ca_3(PO_4)_2 \cdot Ca(OH)_2] + 2\,H_3O^{+-} \rightarrow$
$10\,Ca^{2+} + 6\,(PO_4)^{3-} + 4\,H_2O$

Fluorapatit $[3\,Ca_3(PO_4)_2 \cdot CaF_2]$ ist im Gegensatz zu Hydroxylapatit säurestabil, da die Fluoridionen nicht mit H_3O^{+-} reagieren.

In der Knochenmasse sind ferner enthalten: Natrium, Kalium, Carbonat, Citrat und Lactat. Ohne Knochenmark betragen die Anteile etwa 30% Kollagen, etwa 55% Calciumphosphat, im Wesentlichen mikrokristallin als Hydroxylapatit und zusammen etwa 15% für die übrigen Bestandteile.

Eine Bindung zwischen Kollagenfasern und Apatit kommt über Phosphatgruppen zustande, die aus Proteinen mit O-Phospho-Serin- und O-Phospho-Threonin-Gruppen zur Verfügung stehen oder über Carboxylatgruppen von Aminosäuren (Abb. 7.2).

Die funktionellen Gruppen sind an den Kollagenfasern so verteilt, dass sie der regelmäßigen Struktur der Apatitkristalle entsprechen. Die Integration von organischem und anorganischem Knochenmaterial beinhaltet den Kompromiss zwischen Elastizität bzw. Bruchfestigkeit einerseits und der Härte der Knochen andererseits (Glimscher).

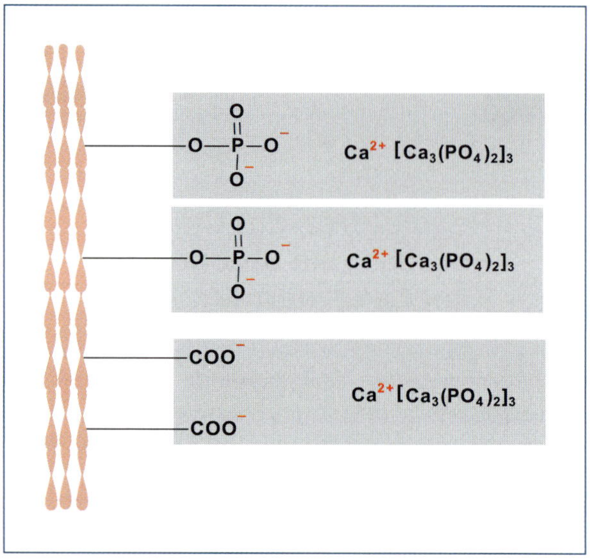

Abb. 7.2 Bindungsmöglichkeiten des anorganischen Apatits an die organischen Kollagenfasern

Extrazelluläre Matrixproteine spielen eine Schlüsselrolle in der Aktivitätskontrolle von Osteoblasten und Osteoklasten bei der Knochenreparatur. Polyacide Domänen in Proteinen vermitteln die Proteinbindung des Hydroxylapatits (Gilbert et al.).

Bemerkenswert ist die enorme innere Oberfläche der winzigen Apatitkristalle mit einer Ausdehnung von 60 bis 100 m^2 pro Gramm.

Knochendynamik, Osteoblasten und Osteoklasten

„Nebenfunktionen des Skelettsystems", „Der Knochen – eine ständige Baustelle" oder „Der Knochen lebt" sind Schlagzeilen, die verdeutlichen, dass die Knochen kein terminales totes System darstellen, das nur dazu dient, dem Körper bestimmte mechanische Eigenschaften zu verleihen, sondern darüber hinaus als Mineralspeicher fungieren, die ständig vor allem Calcium und Phosphat liefern und umgekehrt permanent damit aufgefüllt werden. Schließlich wird der Knochen von außen durch winzige Blutgefäße und von innen durch große Arterien versorgt.

Der Knochen ist ein dynamisches Organ mit hoher Durchblutung und Stoffwechselaktivität, wodurch seine Bildung (modelling) und seine Reparatur (remodelling) ermöglicht werden. Man unterscheidet:

- Umbauphasen
- Ruhephase (quiescence)
- Aktivierungsphase (activation)
- Resorptionsphase (resorption)
- Umschaltphasen (reversal)
- Anbauphasen (formation early = Bildung von Osteoiden und formation late = Osteoid-Mineralisation).

Solche Vorgänge laufen ab bei der

- Calcium-Mobilisation im Rahmen der Calcium-Homöostase
- Ersatz des alten Knochengewebes
- Adaption an neue Belastungsanforderungen
- Reparatur des beschädigten Knochens (Mikrofrakturen).

Durch kontinuierliche Abgabe von Mineralstoffen in die Blutbahn und ständige Aufnahme aus der Blutbahn besteht ein **dynamisches Gleichgewicht.**

Auch wenn die Wachstumsphase der Knochen längst abgeschlossen ist, erfolgt weiterhin durch die Funktion der **Osteoblasten** eine Neubildung von Knochengewebe und durch die Tätigkeit der **Osteoklasten** ein ständiger Abbau von Knochenstrukturen. Osteoblasten und Osteoklasten sind funktionelle Gegenspieler der Mineralisation und Demineralisation.

Osteoblasten sind differenzierte, phosphatasereiche Mesenchymzellen, Osteoklasten sind mehrkernige Riesenzellen, deren Durchmesser bis 100 µm betragen kann. Die Aktivierung der Osteoklasten erfolgt durch das Parathyrin. Ihre enorme Abbauleistung entspricht etwa der Aufbauleistung von 100 Osteoblasten.

Durch die beschriebene Knochendynamik ist bei veränderten Anforderungen, wie sie etwa in der Heilphase nach einem Knochenbruch oder während einer Schwangerschaft und Stillzeit herrschen, die Neubildung von Knochensubstanz oder die Versorgung des Organismus mit Mineralstoffen gewährleistet.

7.1.2 Vitamin D

Vitamin-D-Derivate (Vitamin-D-Rezeptor-Agonisten)

Vitamin D ist der Sammelbegriff für antirachitische Wirkstoffe vom Typ der Secosteroide, die durch Öffnung des Ringes B geeigneter Steroide wie 7,8-Dehydro-cholesterol und Ergosterol gebildet werden. 7,8-Dehydrocholesterol entsteht durch Dehydrierung in der Leber, Ergosterol enthält bereits in Position 7,8 eine Doppelbindung.

Biosynthese und Struktur

Colecalciferol (Cholecalciferol, Vitamin D_3) kann im Körper aus Cholesterol synthetisiert werden (Abb. 7.3). Die Ringöffnung zwischen C(9) und C(10) erfolgt unter Lichteinwirkung. Vitamin D_3 stellt ein Prähormon dar, das erst im Organismus durch zweifache Hydroxylierung an C(25) und C(1) in die aktive Form, das 1,25-Dihydroxyvitamin D_3 (Calcitriol) überführt wird (Abb. 7.3). Die Hydroxylierung an C(25) erfolgt durch die mitochondrialen CYP27A1- und CYP3A4-Enzyme in der Leber, die Hydroxylierung an C(1) wird durch CYP27B1 in der Niere katalysiert. Der Abbau von Calcitriol erfolgt durch Hydroxylierung an C(24) durch CYP24A1. Vitamin D_3 selbst hat keine Affinität zum Vitamin-D-Rezeptor (VDR) und ist daher biologisch inaktiv. Die beiden Vorstufen, sowohl das 1-Hydroxy- als auch das 25-Hydroxyvitamin D_3 besitzen eine, im Vergleich zum 1,25-Dihydroxyvitamin D_3 (Calcitriol) deutlich geringere Vitamin-D-Wirkung. Als wichtige Quelle für Vitamin D_3 sind die Fischleberöle zu nennen. Es kommt außerdem in tierischem Fettgewebe, Milch und Eigelb vor.

Vitamin D_2, das durch UV-Bestrahlung von Ergosterol, daneben aber auch durch thermische Reaktionen im Darm des Menschen und im Organismus von Tiefseefischen zugänglich ist, weist beim Menschen etwa die gleiche Vitaminwirkstärke wie die des Vitamins D_3 auf. **Colecalciferol** und **Ergocalciferol** unterscheiden sich lediglich in der Seitenkette, die sich an C(17) befindet .

Die D-Vitamine weisen ein konjugiertes Trien-System auf. In einem solchen System zeigen auch die C-C-Einfachbindungen partiellen Doppelbindungscharakter. Betrachtet man die Einfachbindung von C(6) nach C(7), so kann man hier von einer ***cisoiden*** bzw. ***transoiden*** Anordnung sprechen, die als ***s-cis*** bzw. ***s-trans*** bezeichnet wird; *s* ist die Abkürzung für Single bond. In Lösung stellt sich ein Gleichgewicht zwischen der *s-cis-* und der *s-trans-*Form ein. Da sich die Nomenklatur stets auf die *s-cis-*Form bezieht, ist auch die Position von Substituenten am Ring A entsprechend zu bezeichnen. Die Hydroxylierung an C(1) erfolgt α-ständig. Bei Darstellung von Calcitriol in der *s-trans*-Form sind daher α-ständige Substituenten mit einem durchgezogenen Bindungsstrich, β-ständige mit einem gepunkteten Bindungsstrich darzustellen.

Vitamin D, das mit der Nahrung aufgenommen wird, gelangt durch passive Diffusion aus dem Dünndarm über Chylomikronen des Lymphsystems zur Absorption, die durch Gallensäuren und Fett gefördert wird. Das in der Haut bei UV-Bestrahlung aus 7-Dehydrocholesterin entstehende Vitamin D_3 wird über den Blut- und Lymphkreislauf in die Gewebe transportiert. Vitamin D zeigt eine hohe Affinität zu einer bestimmten α-Globulinfraktion, nämlich dem DBP (D-Binding Protein). Eliminiert werden Vitamin D und seine Metabolite über einen enterohepatischen Kreislauf, d. h. über die Galle und kaum auf renalem Wege.

Vitamin-D-Signaltransduktion

Die eigentliche Wirkform des Vitamins D_3 ist das **Calcitriol** (1,25-Dihydroxyvitamin D_3, $1{,}25(OH)_2D_3$), das aus Colecalciferol durch zweifache Hydroxylierung in den Positionen 25 und 1α entsteht (Abb. 7.3). Colecalciferol ist nicht als Vitamin, sondern als Prä-Hormon aufzufassen. Calcitriol wird auch als **D-Hormon** bezeichnet.

Calcitriol bindet an den Vitamin-D-Rezeptor, der zur Superfamilie der nukleären Rezeptoren gehört. Der Rezeptor shuttled zwischen dem Cytosol und dem Zellkern. Er bildet mit dem Retinoid-X-Rezeptor Heterodimere,

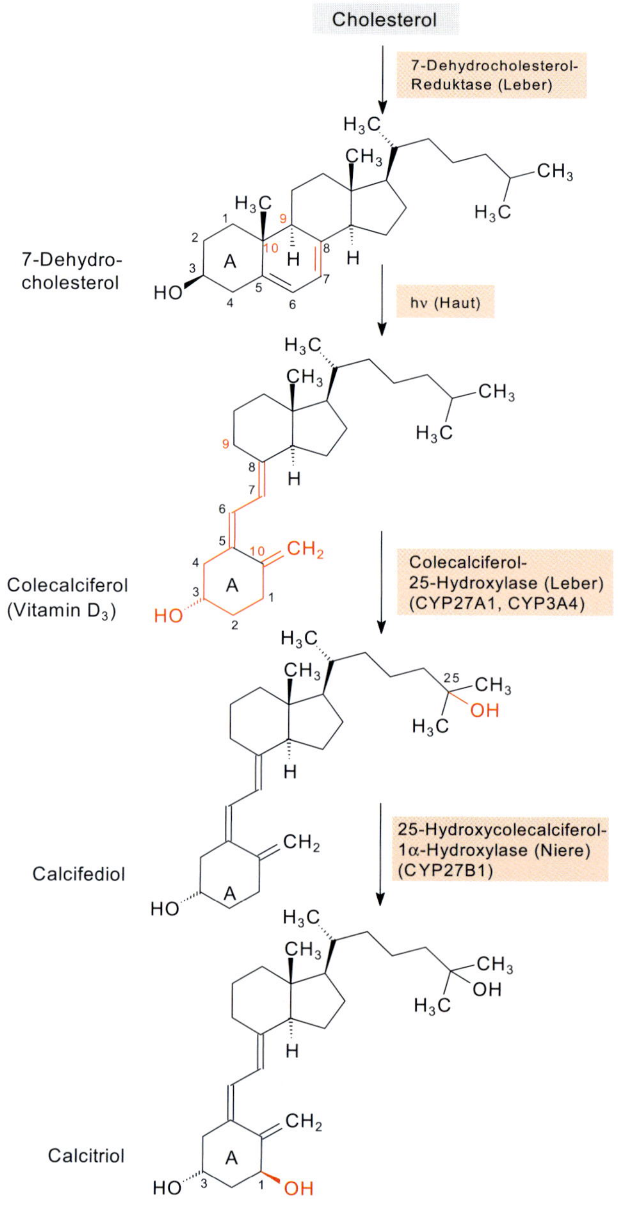

Abb. 7.3 Biosynthese des Calcitriols

die an DR-3-, DR-4- und IR-9-Responselemente (Kap. 2, Tab. 2.5) in Promotoren Vitamin-D-regulierter Gene binden, wobei die Sequenz eines Halbelements der Konsensus-Sequenz RGKTCA (R = A oder G, K = G oder T) entspricht (Abb. 7.4). Die Bindung von $1,25(OH)_2D_3$ an den Rezeptor induziert eine Konformationsänderung, die zum Austausch von Corepressoren wie NcoR, SMRT oder Alien gegen Coaktivatoren wie SRC-1, TIF-2 oder RAC3 führt, welche mit dem VDR interagieren. Diese Coaktivatoren rekrutieren weitere Aktivatoren wie CBP/p300, welche durch Acetylierung von Histonen die Öffnung des Chromatins und die Transkriptionsaktivierung induzieren (Kap. 2, Abb. 2.10). Insofern kann der Vitamin-D-Rezeptor als molekularer Schalter angesehen werden, der durch $1,25(OH)_2D_3$ betätigt wird.

Physiologische Effekte von Calcitriol

Vitamin D_3 bzw. sein aktiver Metabolit steigert die Calcium-Resorption im Darm und die Rückresorption in der Niere durch die Induktion von Calcium-Transpor-

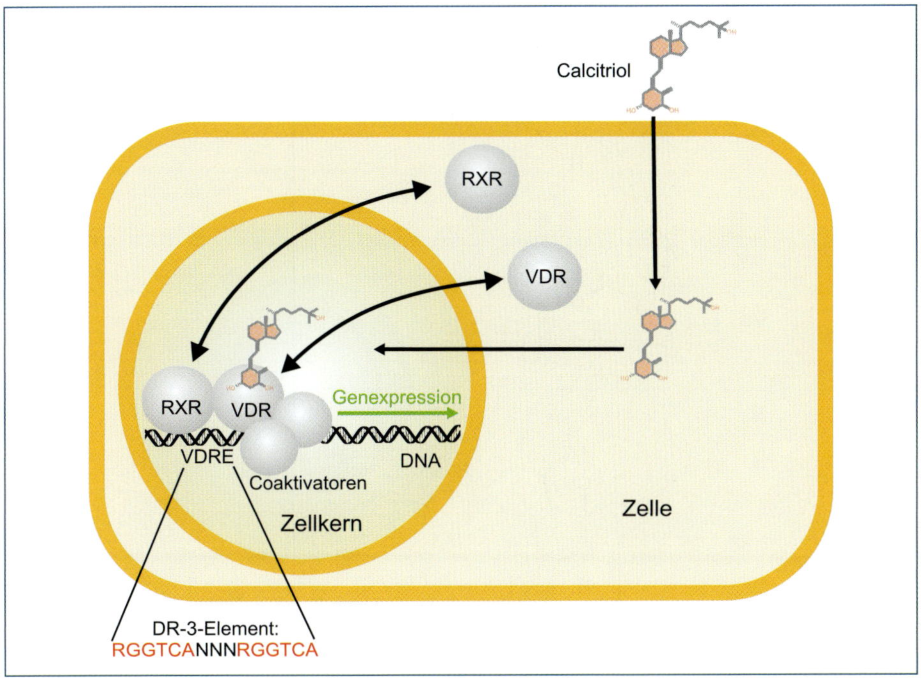

Abb. 7.4 Die Vitamin-D-Signaltransduktion (VDR = Vitamin-D-Rezeptor, RXR = Retinoid-X-Rezeptor, VDRE = Vitamin-D-Responselement, R = A oder G, K = G oder T)

tern und Calcium-bindender Proteine. Ferner erhöht 1,25$(OH)_2D_3$ die Osteoklastentätigkeit im Knochen. Zusammen mit Parathormon (Parathyrin) und Calcitonin regelt es die Calcium-Konzentration im Blut, wobei 1,25$(OH)_2D_3$ und Parathormon den Blutspiegel erhöhen und Calcitonin den Blutspiegel senkt. Bei Gabe von Calcium und Vitamin D_3 kommt es zu einem Calcium-Einbau in Knochen. Die Überdosierung von Vitamin D führt zu Hypercalciämien. Als klinische Symptome treten Erbrechen, Durchfälle, Kopf- und Gelenkschmerzen auf. Die erhöhte Calciumkonzentration führt dann zu Calcium-Ablagerungen in der Niere und den Gefäßen.

Therapeutisch relevante Vitamin-D-Derivate

Vitamin D_3 (Abb. 7.3) wird eingesetzt zur Rachitisprophylaxe bei Säuglingen, bei der Therapie der Osteomalazie und zur Vorbeugung gegen Osteoporose. Da die aktiven Metaboliten bekannt sind, besteht die Möglichkeit, Vitamin-D-resistente Formen der Osteomalazie und Rachitis durch Einsatz der hydroxylierten Derivate zu behandeln. Wenn bei Lebererkrankungen die Hydroxylierung in Position 25 gestört ist, kann dieser Defekt durch Gabe von **Calcifediol** (25-Hydroxyvitamin D_3) behoben werden (Abb. 7.3). Bei Niereninsuffizienz, bei der die Hydroxylierung an Position 1α nicht richtig funktioniert, kann **Alfacalcidol** (1α-Hydroxyvitamin D_3) angewendet werden (Abb. 7.5). Die therapeutische Breite der hydroxylierten Vitamin-D-Metabolite ist deutlich geringer als die von Vitamin D_3 selbst. **Dihydrotachysterol** (Abb. 7.5) wird bei Hypo-Parathyreoidismus und Pseudohypo-Parathyreoidismus verwendet.

Calcitriol (1,25-Dihydroxyvitamin D_3) (Abb. 7.3) wird systemisch zur Therapie der Vitamin-D-resistenten Rachitis verwendet. Das Hormon wird nach peroraler Einnahme gut resorbiert und durch Hydroxylierung an C(24) und Glucuronidierung inaktiviert

Dihydrotachysterol (Abb. 7.5), das die gleichen Effekte wie Parathyrin hervorruft, kann bei Störungen der Nebenschilddrüsen-Funktion eingesetzt werden. Es wird durch Hydrierung von Tachysterol, einem Stellungsisomer des Ergocalciferols, gewonnen und kann oral verabreicht werden.

Zwei Analoga des Calcitriols, **Calcipotriol** und **Tacalcitol** (Abb. 7.5), werden heute zur topischen Behandlung der Psoriasis eingesetzt (Kap. 8.9.1). Das Risiko von Nebenwirkungen auf den Calcium-Stoffwechsel wird dabei als minimal eingestuft.

7.1.3 Calcitonin und Parathyrin

Die beiden Peptide, die zusammen mit dem D-Hormon den Ca^{2+}-Haushalt des menschlichen Körpers regulieren, unterscheiden sich durch ihren Bildungsort, ihre Molekülgröße und ihre Peptidstruktur. Calcitonin ist ein heterodet-zyklisches Peptid, Parathyrin ist ein cysteinfreies, lineares Polypeptid.

Calcitonin (CT) wird in den C-Zellen der Schilddrüsen von Säugetieren gebildet, die bei anderen Wirbeltie-

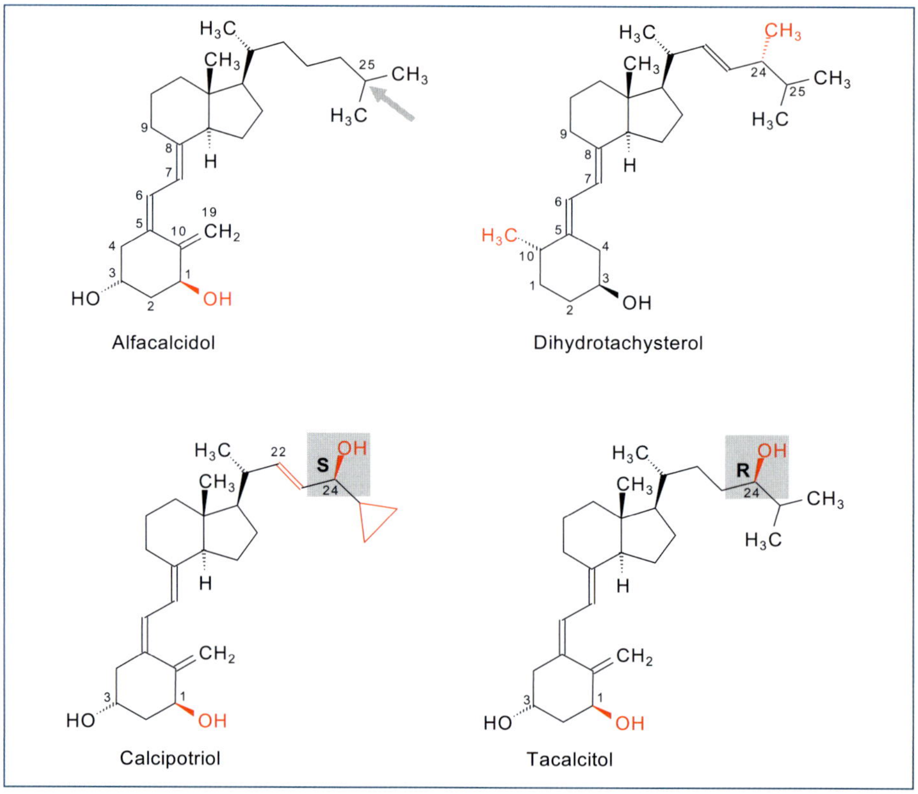

Abb. 7.5 Therapeutisch eingesetzte Vitamin-D-Derivate

ren eine gesonderte Drüse darstellen. Es ist ein heterodetzyklisches Peptid aus 32 Aminosäuren mit einer intrachenaren Disulfidbrücke, die einen 23-gliedrigen Ring bildet (vgl. Adiuretin und Ocytocin mit einem 20-gliedrigen Ring) und enthält zwei basisch substituierte und eine sauer substituierte Aminosäure. Die Aminosäure-Sequenz weist speziesspezifische Unterschiede auf. Bemerkenswert ist, dass das Salm-Calcitonin beim Menschen eine Aktivität von 2500 I.E./mg aufweist, während Human-, Schweine- und Rinder-Calcitonin äquipotent sind mit einer Aktivität von 150 bis 200 I.E./mg. Der Sequenzvergleich von humanem und Salm-Calcitonin geht aus Abbildung 7.6 hervor. Therapeutisch eingesetzt werden heute synthetisches Human-Calcitonin, Salm-Calcitonin und synthetisches Salm-Calcitonin.

Parathyrin (Parathormon, PTH) wird als Prä-Prohormon, bestehend aus 115 Aminosäuren, in der Nebenschilddrüse gebildet. 20 der 25 Aminosäuren umfassenden Prä-Sequenz sind lipophil, was für die Membrangängigkeit von Bedeutung sein dürfte.

Das Prohormon hat noch 100 Aminosäuren und wird enzymatisch zum linearen, cysteinfreien **Parathormon** mit 84 Aminosäuren gespalten (Abb. 7.7). Es enthält 18 basisch substituierte und 11 sauer substituierte Aminosäuren, bzw. – exakter definiert – 18 Aminosäuren mit positiv geladenen Seitenketten bei neutralem pH (Lys, Arg, His) und 11 Aminosäurten mit negativ geladenen Seitenketten bei neutralem pH (Asp und Glu).

Entscheidend für die PTH-Wirkung ist die N-terminale Sequenz von 1 bis 34. Verantwortlich für die Rezeptorbindung ist die Sequenz 25 bis 34. Zur Verfügung steht ein rekombinantes Peptid, das als **Teriparatid** [rhPTH (1–34)] bezeichnet wird (Abb. 7.7). Wie PTH stimuliert es die Bildung und Reifung von Osteoklasten-Vorstufen, steigert die Osteoblasten-Zahl, deren Aktivität und Lebensdauer. PTH fördert die Ausscheidung von Phosphat und hemmt die Ausscheidung von Calcium in der Niere. Sinkt der Calciumspiegel, wird vermehrt PTH sezerniert. PTH fördert auch die enzymatische Hydroxylierung von Vitamin D.

Das Parathormon erhöht den Calcium-Gehalt und erniedrigt den Phosphat-Gehalt des Blutes, stimuliert die Osteoklasten und führt bei Überfunktion der Nebenschilddrüse zur Entmineralisierung des Skeletts. Es ist der Gegenspieler des Calcitonins und hat nur geringe therapeutische Bedeutung, da der Blutcalcium-Spiegel durch Vitamin D oder Dihydrotachysterin normalisiert werden kann.

Anwendung findet Parathyrin als Diagnostikum bei Hypo- und Hyperparathyreoidismus sowie zur Nieren-

Cys(1) - Gly(2) - Asn(3) - Leu(4) - Ser(5) - Thr(6) - Cys(7) - Met(8) - Leu(9) - Gly(10) -

Thr(11) - Tyr(12) - Thr(13) - Gln(14) - Asp(15) - Phe(16) - Asn(17) - Lys(18) - Phe(19) -

His(20) - Thr(21) - Phe(22) - Pro(23) - Gln(24) - Thr(25) - Ala(26) - Ile(27) - Gly(28) -

Val(29) - Gly(30) - Ala(31) - Pro- NH_2(32)

Sequenz von **Human-Calcitonin** (CT-h)

Cys(1) - Ser(2) - Asn(3) - Leu(4) - Ser(5) - Thr(6) - Cys(7) - Val(8) - Leu(9) - Gly(10) -

Lys(11) - Leu(12) - Ser(13) - Gln(14) - Glu(15) - Leu(16) - His(17) - Lys(18) - Leu(19) -

Gln(20) - Thr(21) - Thr(22) - Pro(23) - Arg(24) - Thr(25) - Asn(26) - Thr(27) - Gly(28) -

Ser(29) - Gly(30) - Thr(31) - Pro(32)

Sequenz von **Salm-Calcitonin** (CT-Sa)

Abb. 7.6 Sequenzvergleich von Human- und Salm-Calcitonin

1 ... 10
Ser - Val - Ser - Glu - Ile - Gln - Leu - Met - His - Asn - Leu - Gly - Lys - His - Leu -

20 ... 30
Ser - Ser - Leu - Glu - Arg - Val - Glu - Trp - Leu - Arg - Lys - Lys - Leu - Gln - Asp -

34
Val - His - Asn - Phe - Val - Ala - Leu - Gly - Ala - Ser - Ile - Ala - Tyr - Arg - Asp -

Ala - Ser - Ser - Gln - Arg - Pro - Arg - Lys - Lys - Glu - Asp - Asn - Val - Leu - Val -

Glu - Ser - His - Gln - Lys - Ser - Leu - Gly - Glu - Ala - Asp - Lys - Ala - Asp - Val -

Asp - Val - Leu - Thr - Lys - Ala - Lys - Ser - Gln

Abb. 7.7 Primärstruktur von Parathyrin (rot und schwarz) und von Teriparatid (rot)

funktionsprüfung, therapeutisch bei akutem Hypoparathyreoidismus mit Tetanie.

7.1.4 Bisphosphonate

Bisphosphonate, auch als **Osteolyse-Hemmer** bezeichnet, dämpfen die Aktivität der Osteoklasten, hemmen die Freisetzung von Calcium aus den Knochen, d. h. die Knochenresorption, vermindern die Calcium-Konzentration im Blut und verhindern die Bildung von Calcium-Hydroxylapatit-Kristallen in Weichteilen. Die Indikationsbereiche der Bisphosphonate zeigt Tabelle 7.1.

Strukturelles

Die enzymatisch nicht hydrolisierbaren, geminalen **Bisphosphonate** können als stabile Pyrophosphate aufgefasst werden. Die Etidronsäure als Prototyp enthält am zentralen C-Atom eine OH-Gruppe und mit der Methylgruppe den kleinsten Alkylsubstituenten. Pamindron-, Alendron-, Ibandron-, Zoledron- und Risedronsäure tragen neben der OH-Gruppe einen basischen Substituenten. Tiludron- und Clodronsäure weichen von diesem Substitutionsmuster ab (Abb. 7.8).

Wirkmechanismus

Die Osteoporose (Knochenschwund) beruht auf einer Verschiebung des Gleichgewichts von Knochenaufbau

Tab. 7.1 Indikationsbereiche der Bisphosphonate

Indikation	Arzneistoff	Verabreichungsart
Postmenopausale Osteoporose	Alendronat Etidronat Risedronat	peroral peroral peroral
Tumorinduzierte Osteolyse, Hypercalciämie	Clodronat Ibandronat Pamindronat Zoledronsäure	intravenös intravenös intravenös intravenös
Morbus Paget	Etidronat Risedronat Tiludronat	peroral peroral peroral

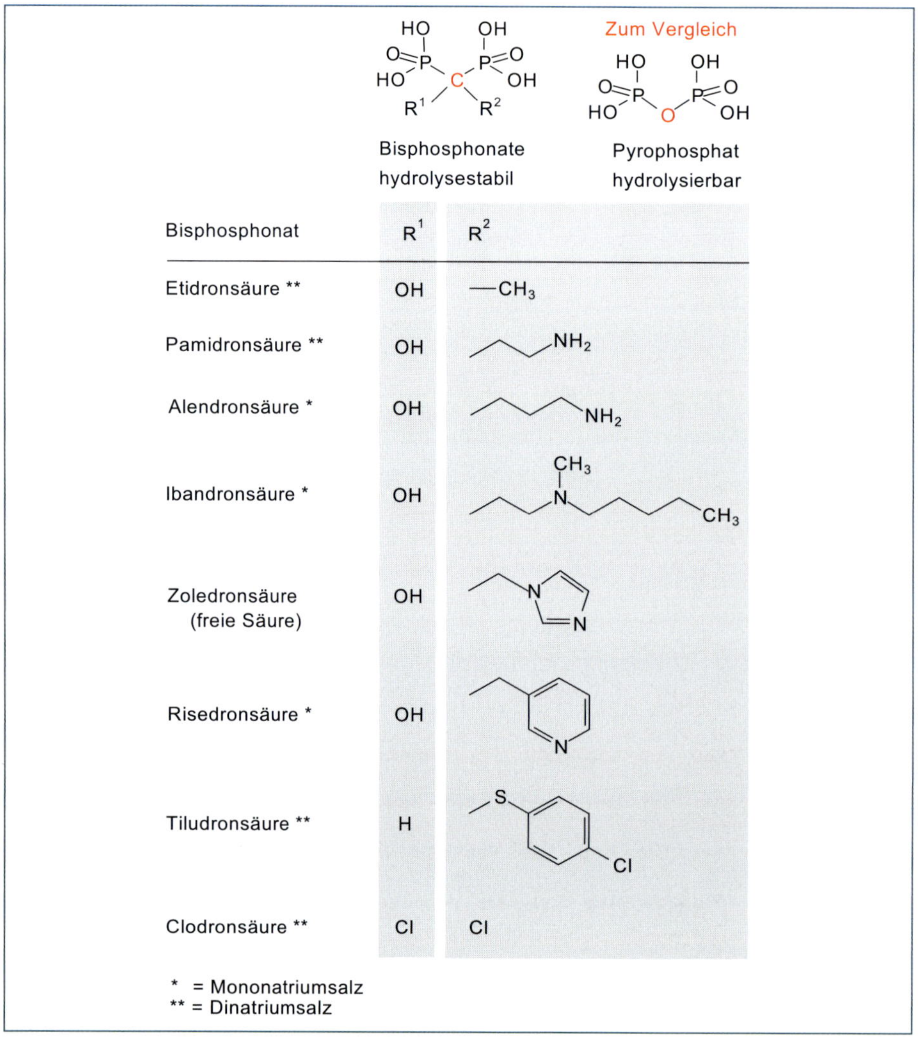

Abb. 7.8 Bisphosphonate (und Pyrophosphat zum Vergleich)

durch die Osteoblasten und Knochenabbau durch die Osteoklasten in Richtung Abbau.

Bisphosphonate weisen eine hohe Affinität zum Hydroxylapatit der Knochen auf, worauf die selektive Wirkung auf das Knochengewebe beruht. Die Bindung erfolgt, einhergehend mit einer lokalen Ansäuerung des Milieus, im Bereich der Osteoklasten, die mehrkernige Riesenzellen darstellen und amöboid beweglich sind. Gehemmt wird die Aktivität der Farnesylpyrophosphat-Synthase bzw. die Bildung von Geranyldiphosphat, das für die Prenylierung (Anheftung einer lipophilen Isoprenoidkette, hier eines Farnesylrestes) kleiner G-Proteine (wie Ras) notwendig ist. Diese regulieren die essenziellen Funktionen der Osteoklasten. Bei ihrer Behinderung kommt es zum kontrollierten Zelltod (Apoptose) der Osteoklasten.

Die Pharmakokinetik der Bisphosphonate ist im folgenden Steckbrief kurz zusammengefasst:

- kurze HWZ im Blut (30–120 min)
- schnelle Aufnahme in den Knochen
- Akkumulierung im Knochen (20–70%)
- sehr lange Speicherung im Knochen (Jahre)
- fast vollständige renale Eliminierung (50–80%)
- praktisch keine Metabolisierung (geringe Toxizität).

Synopse

- Die Knochenhomöostase wird durch das Zusammenspiel von Vitamin D als Hormonprodrug, Calcitonin und Parathyrin geregelt.
- Beeinflusst werden Knochensubstanz, Knochenarchitektur und Knochendynamik.

- Die Knochendynamik wird durch die Aktivität der Osteoblasten (Osteozyten) und Osteoklasten gesteuert.
- Calcium ist als Calciumphosphat in Form des Hydroxylapatits und des Carbonatapatits in eine Kollagenmatrix der Knochen eingelagert.
- Die Vitamine D_2 (Ergocalciferol) und D_3 (Colecalciferol) sind Secosteroide mit geöffnetem Ring B. Sie stellen Prähormone dar.
- Die Wirkform des Vitamins D_3 ist das durch zweifache Hydroxylierung gebildete Calcitriol, das auch als D-Hormon bezeichnet wird und als Vitamin-D-Rezeptoragonist wirkt.
- Therapeutisch eingesetzt werden auch Vitamin-D-Metabolite wie Calcifediol und Alfacalcidol sowie Dihydrotachysterol.
- Calcitonin und Parathyrin unterscheiden sich durch ihren Bildungsort, ihre Molekülgröße und ihre Peptidstruktur.
- Die als Osteolyse-Hemmer angewandten Bisphosphonate dämpfen die Aktivität der Osteoklasten.

7.2 Hormone der Schilddrüse

Die Zusammenhänge zwischen der Stimulation und Hormonproduktion der Schilddrüse sowie der dadurch in Gang gesetzten Stoffwechselreaktionen sind in Abbildung 7.9 schematisch dargestellt.

7.2.1 Levothyroxin und Liothyronin

Außer dem Peptid-Hormon Calcitonin, das die Calcium-Homöostase beinflusst, produziert die Schilddrüse zwei stoffwechelsteuernde Hormone, die zwei homologe iodierte Thyronin-Derivate darstellen. Die Aminosäure Thyronin mit Diphenyletherstruktur kommt in anderen Proteinen nicht vor. Produktionsstätte ist das aus zwei identischen Untereinheiten aufgebaute und 660 kD schwere Thyreoglobulin, ein Glykoprotein, das nach Stimulation durch das Hypophysenvorderlappen-Hormon Thyreotropin posttranslational abgewandelt wird, wobei es die zwei Hormone liefert, die sich vom L-Tyrosin ableiten (Abb. 7.10). Es sind **Levothyroxin** (L-Thyroxin, T_4, L-3,5,3',5'-Tetraiodthyronin) und **Liothyronin** (T_3, L-3,5,3'-Triiodthyronin).

Strukturelles. Die vom L-Tyrosin abgeleiteten Hormone T_4 und T_3 behalten als chirale Aminosäure-Derivate dessen Konfiguration. Wegen der raumfüllenden Iod-Substituenten in den Positionen drei und fünf können in T_4 und T_3 die beiden aromatischen Ringe nicht in einer Ebene angeordnet sein. Das mesomeriestabilisiert an die Aromaten gebundene Iod stellt einen ungewöhnlich großen, kugelförmigen Substituenten dar. Ersetzt man im Thyronin die drei Iodatome durch die nahezu kugelsymmetrischen Methylgruppen, so ergibt sich eine dem natürlichen Thyronin vergleichbare hormonelle Aktivität, woraus Rückschlüsse auf die Rezeptorstruktur möglich sind.

Biosynthese. Die Bildung von T_4 und T_3 beginnt mit einer Aufnahme von Iodidionen, die gegen ein Konzentrationsgefälle durch aktiven Transport aus dem Blut erfolgt. Sie werden in den Epithelzellen der Schilddrüse gespeichert. Den gesamten Vorgang nennt man **Iodination.** Das in diesem Organ, verglichen mit dem Iodidgehalt des Blutserums, auf mehr als das 100fache angereicherte Iodid wird durch Einwirkung einer **Iodid-Peroxidase** zu **elementarem Iod** oxidiert. Dieser Vorgang heißt **Iodisation.** Dann erfolgt durch die **Iodperoxidase**, eine Häm-abhängige Peroxidase, die **Iodierung** der Tyrosin-Reste des Thyreoglobulins, das auch die Speicherform der Schilddrüsenhormone darstellt. Thyreoglobulin enthält 140 Tyrosin-Reste. Davon werden etwa 20% iodiert.

Durch Iodierung in *o*-Position zu den OH-Gruppen entstehen Monoiod- und Diiodtyrosin-Reste (MIT und DIT). Die Bildung der Thyronin-Derivate erfolgt in einem zweiten Schritt nach dem Prinzip der Phenolkupplung über radikalische Zwischenstufen. Die Kupplung zweier DIT führt zu T_4, die Kupplung eines DIT mit einem MIT liefert T_3 (Abb. 7.11). Damit ist die Bildung der beiden Hormone vollzogen, die dann durch Proteolyse freigesetzt und an das Blut abgegeben werden können.

Schilddrüsenhormon-Rezeptor. Der Transport der wenig polaren Schilddrüsenhormone T_4 und T_3 im Blut erfolgt nach Bindung an Trägerproteine. Als Träger kommen neben dem Thyroxin-bindenden Globin auch Albumin und Präalbumin in Frage. In gebundener Form werden sie durch die Zellmembran der Zielzellen geschleust, in deren Cytosol sie an ein spezifisches Protein gebunden werden, wodurch ein Hormondepot angelegt wird. Der Schilddrüsenhormon-Rezeptor gehört zur Superfamilie der nukleären Rezeptoren (Tab. 2.5, Abb. 2.11). Durch die Bindung von T_3 (weniger von T_4) wird der Rezeptor ak-

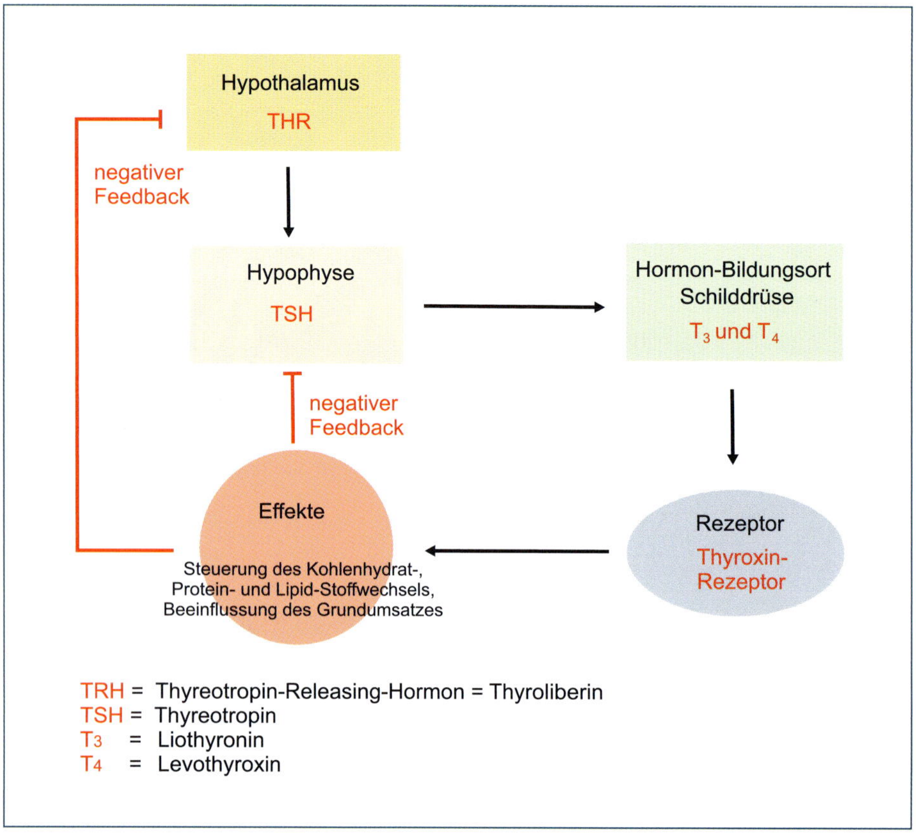

Abb. 7.9 Wirkungsmechanismus der Schilddrüsenhormone

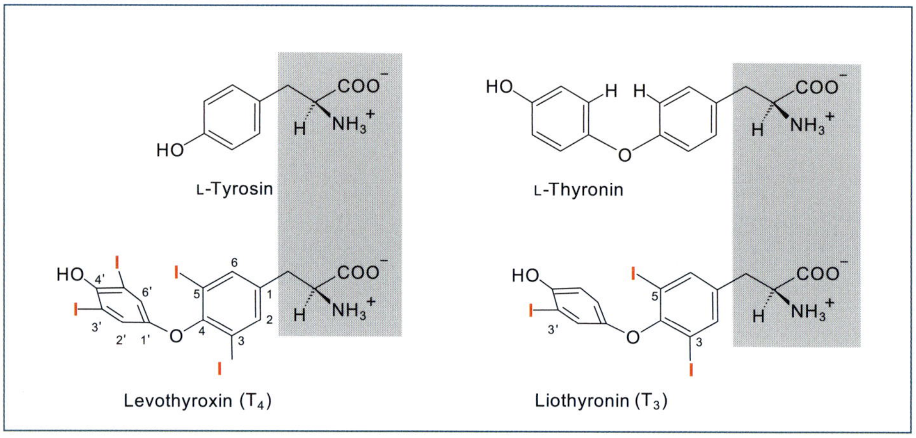

Abb. 7.10 Schilddrüsenhormone und Vorstufen

tiviert und steigert die Transkription vieler Stoffwechselenzyme. Es besteht eine Homologie zu den Steroidhormon-Rezeptoren.

Pharmakokinetik. T_3 wird jedoch hauptsächlich durch die Einwirkung einer selenhaltigen De-iodase als Metabolit von T_4 gebildet, weniger in der Schilddrüse selbst. Das eigentliche und aktivere Schilddrüsenhormon ist T_3.

T_4 kann man somit als Prohormon oder Depothormon auffassen.

Normalerweise liegen T_4 zu T_3 im Verhältnis 4:1 vor. Bei Iodmangel verschiebt sich dieses Verhältnis zu 1:3.

T_4 weist eine starke, T_3 eine weniger starke Plasmaeiweiß-Bindung an Globuline und Albumine auf. Die Halbwertszeiten von Levothyroxin und Liothyronin unterscheiden sich deutlich. Bei T_4 dauert die Wirkung bis

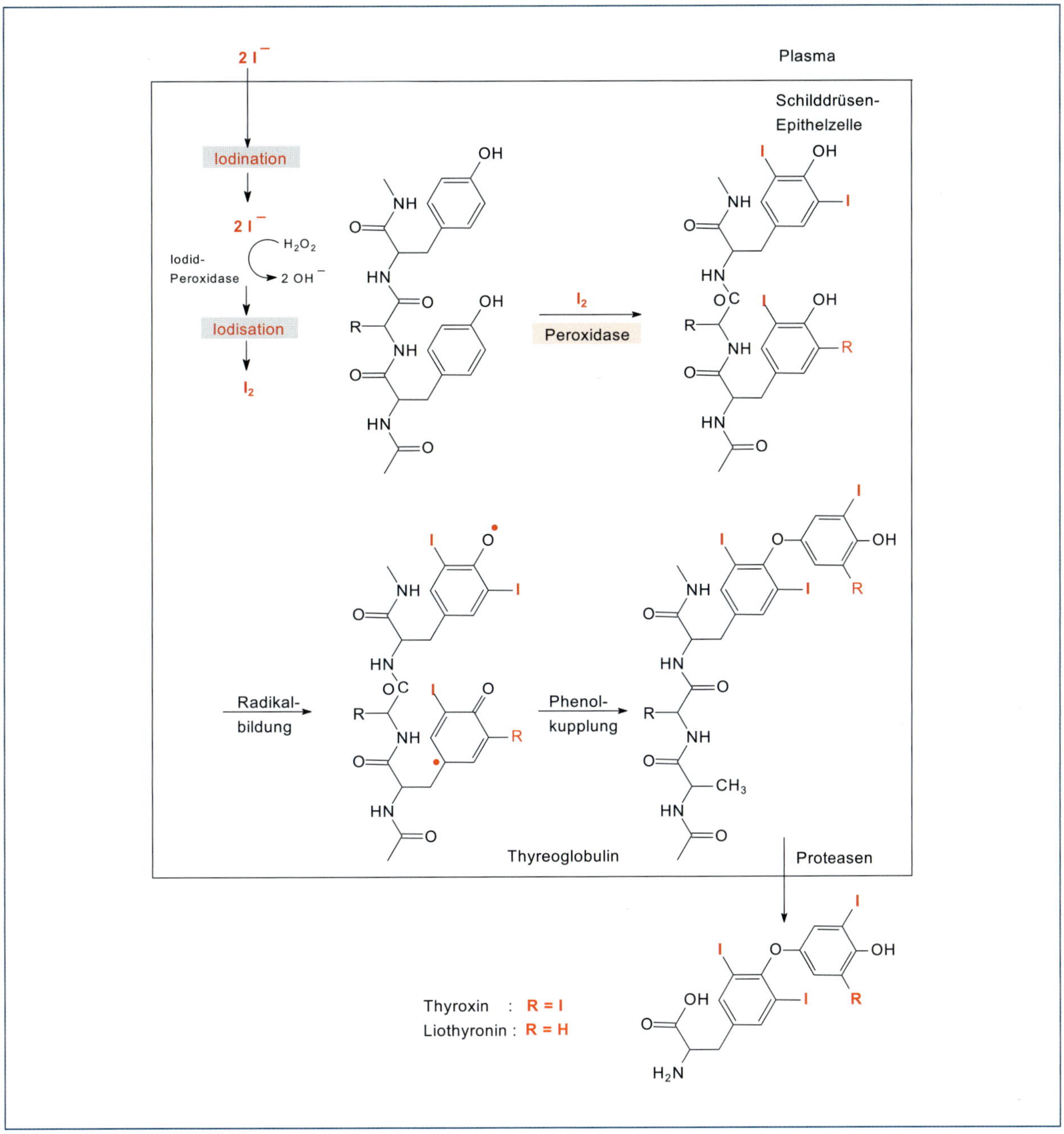

Abb. 7.11 Biosynthese von T_4 und T_3 in der Schilddrüse

zu drei Wochen, bei T_3 nur 1 bis 2 Tage. Dafür tritt bei T_3 die Wirkung schnell ein, erreicht innerhalb eines Tages das Maximum, während das Wirkungsmaximum von T_4 erst nach 10 Tagen beobachtet werden kann. T_4 ist eine schwache Säure mit einem pK_a-Wert von 6,7 und liegt unter physiologischen Bedingungen weitgehend als Phenolat vor. In T_3 bleibt die phenolische Gruppe dagegen praktisch undissoziiert. Ein Vergleich kinetischer Daten wird in Tabelle 7.2 vorgenommen.

Struktur-Wirkungs-Beziehungen. Die hormonelle Aktivität, die sich in der Steuerung des energetischen Metabolismus, im Einfluss auf den Grundumsatz, den Kohlenhydrat-, Protein- und Lipid-Stoffwechsel dokumentiert, ist an die **L-Konfiguration** des Grundgerüstes gebunden. Die Enantiomeren D-T_4 (**Dextrothyroxin**) und D-T_3 (**Dextrothyronin**) besitzen kaum noch hormonelle Aktivität, sind aber andererseits als **Cholesterol-Senker** von therapeutischem Interesse (Lipid-Senker, Kap. 10.7).

Tab. 7.2 Kinetikvergleich von T_4 und T_3

Parameter	T_4	T_3
Eiweiß-Bindung	sehr stark	mäßig
Halbwertszeit (h)	140–170	35–60
Wirkungsdauer	bis 3 Wochen	bis 2 Tage
Wirkungseintritt Maximum	nach 10 Tagen	innerhalb eines Tages

Biotransformation. In der Leber erfolgt Konjugation mit Glucuronsäure oder aktivem Sulfat. Die Konjugate werden bevorzugt biliär eliminiert.

Durch Einwirkung spezifischer **De-iodasen** kann sukzessive De-iodierung erfolgen. Die dabei entstehenden Iodidionen werden wieder verwertet. Neben der De-iodierung von T_4 zu T_3 wird auch das isomere **L-3,3',5'-Triiodthyronin** (**reverses** T_3) gebildet, das hormonell inaktiv ist. Die weitere De-iodierung führt zu 3,5-T_2 und 3',5'-T_2. Die Diphenylether-Spaltung ist wegen der biologischen Stabilität dieser Struktur von untergeordneter Bedeutung. In der Niere erfolgt oxidative Desaminierung von T_4 zu Tetraiod-thyreobrenztraubensäure und weiterer oxidativer Abbau zu Tetraiod-thyreoessigsäure, die nur noch schwache Aktivität zeigt (Abb. 7.12).

Zur therapeutischen Anwendung gelangen T_4 und T_3 als Monopräparate oder in Kombinationen.

7.2.2 Thyreostatika

Der Bildungsmechanismus von T_4 und T_3 in der Schilddrüse kann durch unterschiedliche Wirkstoffe beeinflusst werden: Iod und Iodidionen hemmen die Sekretion des thyreotropen Hormons aus dem Hypophysenvorderlappen. Perchlorat- und Thiocyanationen sind Iodinationshemmer, indem sie kompetitiv die Aufnahme von Iodidionen in die Schilddrüse stören. **Zyklische Thioharnstoff-Derivate** wie **Thiouracile** und **Mercaptoimidazole** hemmen die Periodase und dadurch die Iodierung und verhindern die Kupplung zu Diphenyletherstrukturen.

Derzeit werden **Propylthiouracil**, **Thiamazol** und **Carbimazol** als antithyreoidale Wirkstoffe therapeutisch eingesetzt (Abb. 7.13).

Methylthiouracil wird heute wegen stärkerer Nebenwirkungen im Vergleich mit Propylthiouracil zurückhaltend verordnet. Die Mercaptoimidazol-Präparate zeigen bei gleicher Wirkungsweise wie die Thiouracile höhere Aktivität und bessere Verträglichkeit. Thioharnstoff-Derivate können oral verabreicht werden. Carbimazol wird zu Thiamazol metabolisiert (Abb. 7.14). Thiamazol zeigt fast keine, Propylthiouracil eine starke Eiweißbindung.

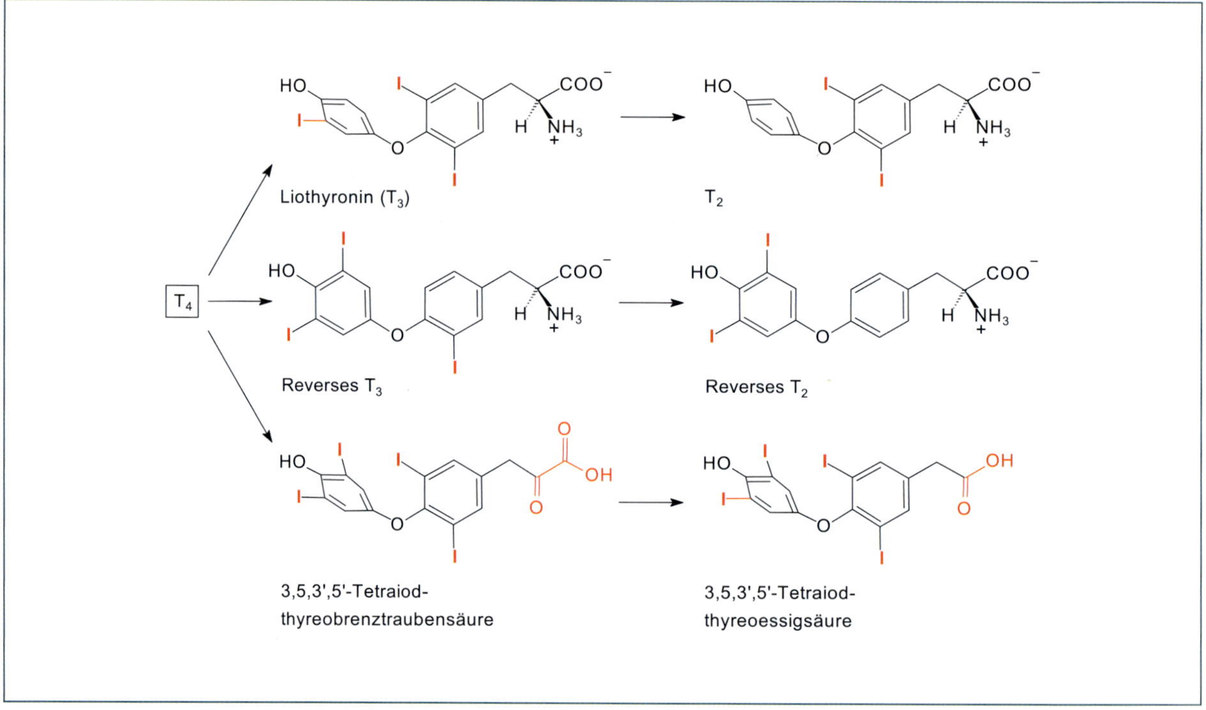

Abb. 7.12 Metabolisierung von T_4 und T_3.

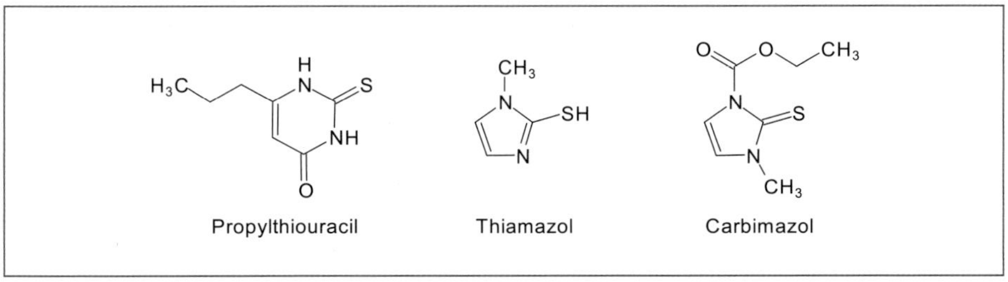

Abb. 7.13 Antithyreoidale Wirkstoffe

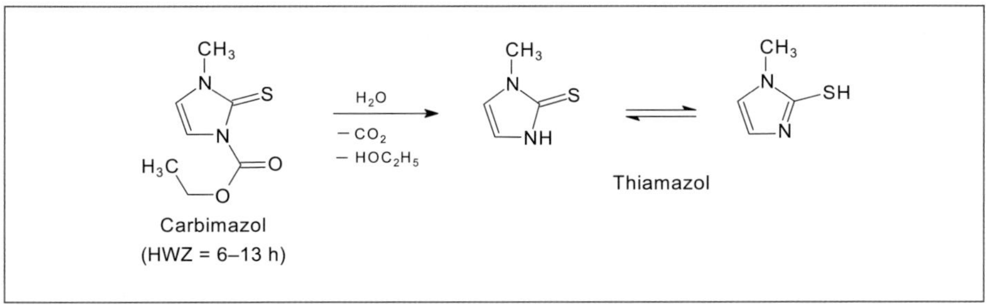

Abb. 7.14 Metabolisierung von Carbimazol

Synopse

- Die vom L-Tyrosin abgeleiteten Schilddrüsenhormone Levothyroxin (T_4) und Liothyronin (T_3) sind iodierte Thyronin-Derivate.
- Die wesentlichen Schritte der Biosynthese sind Iodination, Iodisation, Iodierung und die Freisetzung aus dem Thyreoglobulin durch Proteolyse.
- Der Schilddrüsenhormon-Rezeptor gehört zur Superfamilie der nukleären Rezeptoren.
- Die hormonelle Aktivität von T_4 und T_3, die sich in der Steuerung des energetischen Metabolismus, im Einfluss auf den Grundumsatz, den Kohlenhydrat-, Protein- und Lipid-Stoffwechsel dokumentiert, ist an die L-Konfiguration des Grundgerüstes gebunden.
- Als Thyreostatika finden derzeit Propylthiouracil, Thiamazol und Carbimazol Anwendung.

7.2.3 Radioiod

Wegen der spezifischen Anreicherung des Iods in der Schilddrüse kann zur selektiven Zerstörung des Schilddrüsengewebes bei Hyperthyreose und Schilddrüsentumoren die β-Strahlung (Reichweite ca. einen Millimeter) ausgenützt werden, während die γ-Strahlung diagnostischen Zwecken dient. Das Isotop ^{131}I zerfällt mit einer Halbwertszeit von 8 Tagen unter Abgabe von β- (90%) und γ-Strahlung (10%). Es wird wie Iod in Thyreoglobulin eingebaut.

7.3 Sexualhormone

Wie die Corticoide, Herzglykoside und Gallensäuren gehören die Sexualhormone strukturell zu den Steroiden.

Man unterscheidet weibliche Sexualhormone, die weiter in Estrogene und Gestagene unterteilt werden und männliche Sexualhormone, die in ihrer Gesamtheit als Androgene bezeichnet werden.

Nach der Anzahl von C-Atomen im Grundgerüst der drei Hormontypen ergibt sich folgende Reihung:

- Estran Grundgerüst der Estrogene C_{18}
- Androstan Grundgerüst der Androgene C_{19}
- Pregnan Grundgerüst der Gestagene C_{21}.

7.3.1 Estrogene und Antiestrogene

Estrogene

Die Zusammenhänge zwischen der Stimulation und Estrogenproduktion der Ovarien sowie der Folgereaktionen sind in Abbildung 7.15 dargestellt.

Strukturelles. Gemeinsames Merkmal der drei natürlichen Estrogene Estradiol, Estriol und Estron sind der aromatischen Ring A, das dadurch bedingte Fehlen der Methylgruppe in Position 10 und zwei Sauerstoff-Funktionen in den Positionen 3 und 17 (Abb. 7.16).

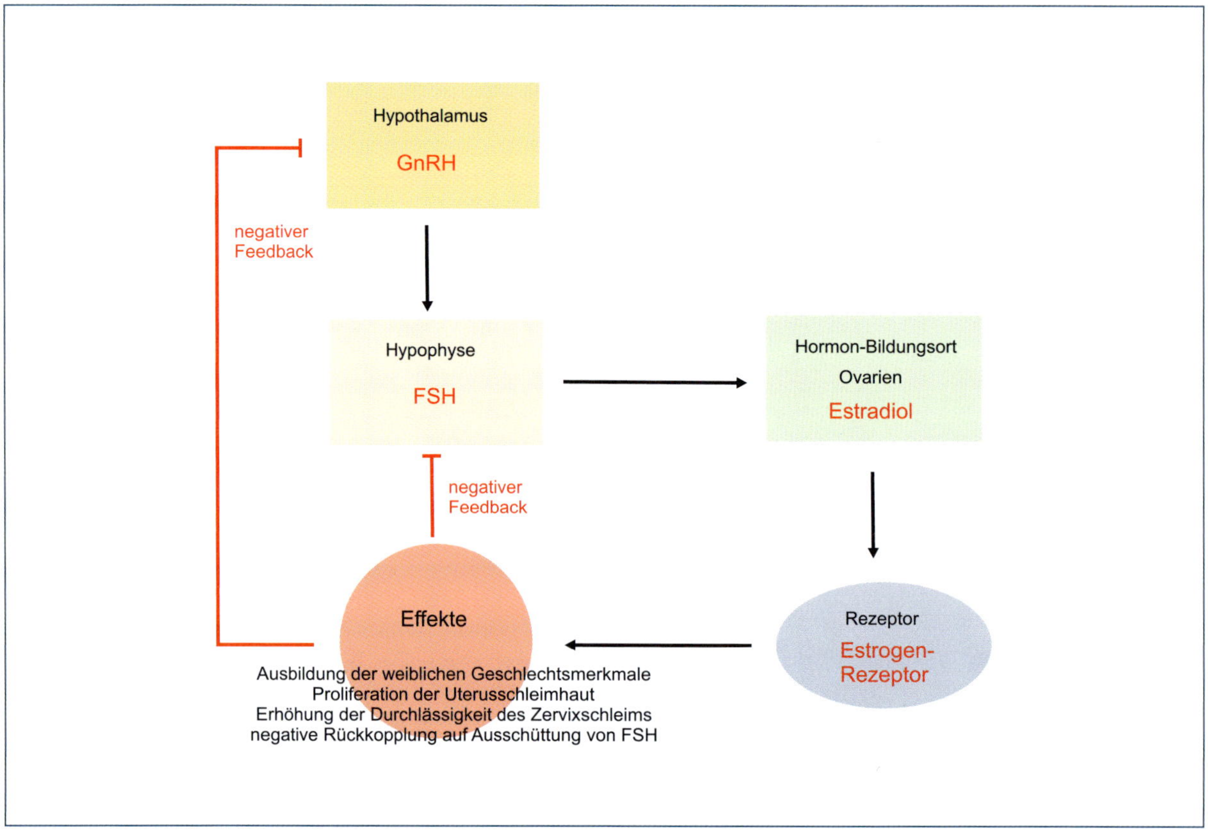

Abb. 7.15 Wirkmechanismus der Estrogene

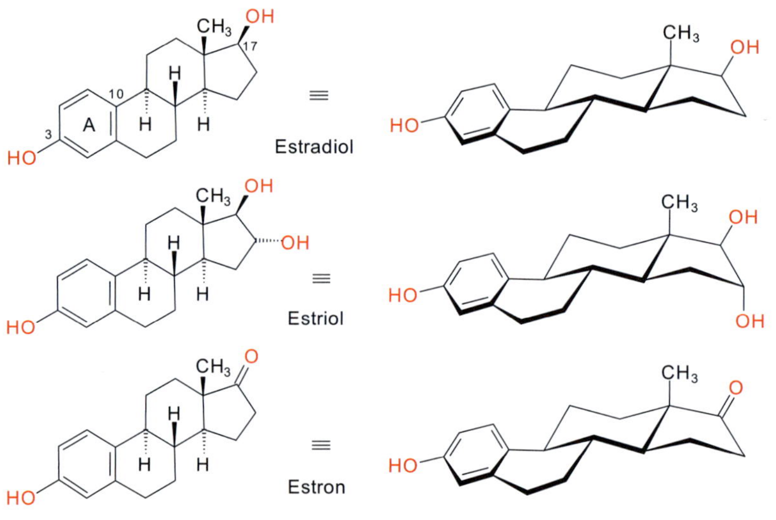

Abb. 7.16 Estrogene

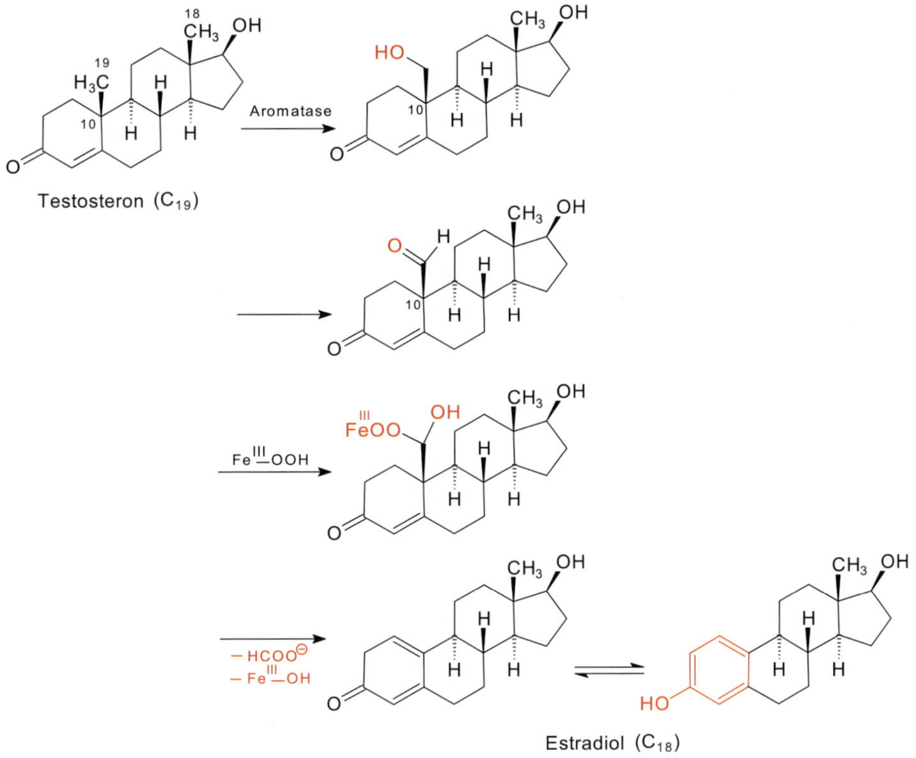

Abb. 7.17 Biogenese des Estradiols aus Testosteron

Der wesentliche Schritt bei der **Biogenese des Estradiols** ist die oxidative Eliminierung der Methylgruppe (19) an C(10) des Testosterons (Abb. 7.17). Die Aromatisierung des Ringes A erfolgt durch einen Cytochrom-P450-abhängigen Aromatase-Komplex.

Der therapeutische Einsatz von Aromatasehemmern ermöglicht es, die Genese der Estrogene zu unterbinden, was für die Behandlung hormonabhängiger Krebsarten von großer Bedeutung ist (Kap. 12.4.4).

Therapie mit strukturell profilierten Estrogenen

Die therapeutische Anwendung natürlicher Estrogene ist benachteiligt durch deren geringe Löslichkeit, schlechte Absorption und ausgeprägte sowie rasche Metabolisierung (starker First-Pass-Effekt), die zu unwirksamen Verbindungen führt. Die dadurch bedingte ungünstige Bioverfügbarkeit erfordert eine hohe Dosierung, die ihrerseits eine unerwünschte Leberbelastung verursacht. Durch chemische Profilierung der nativen Hormone wurde die perorale Wirksamkeit und Verträglichkeit wesentlich verbessert. Der First-Pass-Effekt kann durch parenterale Applikation umgangen werden.

Eine beachtliche **Wirkungsverlängerung** ist durch Veresterung der Hydroxygruppen in den Positionen 3 mit Benzoesäure und 17 mit Valeriansäure zu erzielen (Abb. 7.18).

Die **Alkylierung** bzw. **Ethinylierung** in **Position 17** führt zu Produkten, in denen der eingeführte Rest die α-Position einnimmt und die OH-Gruppe β-ständig bleibt wie in den nativen Estrogenen (Abb. 7.16). Von den nach diesem Konzept entwickelten Estrogenen haben sich **Ethinylestradiol** und **Mestranol** als Wirkstoffe durchgesetzt (Abb. 7.19), was sowohl für die gute Absorption als auch systemische Wirkung beider Verbindungen spricht.

Die dermaßen profilierten Wirkstoffe weisen gegenüber den nativen Estrogenen eine mehrfach erhöhte perorale Wirksamkeit auf, was auf der Unterbindung der Oxidation des sekundären Carbinols in Position 17 zur Carbonylgruppe beruht.

Biotransformation. Estradiol wird in der Leber rasch zum Estron dehydriert und durch Hydroxylierung in Position 16α zum Estriol abgewandelt. Eine Hydroxylierung ist

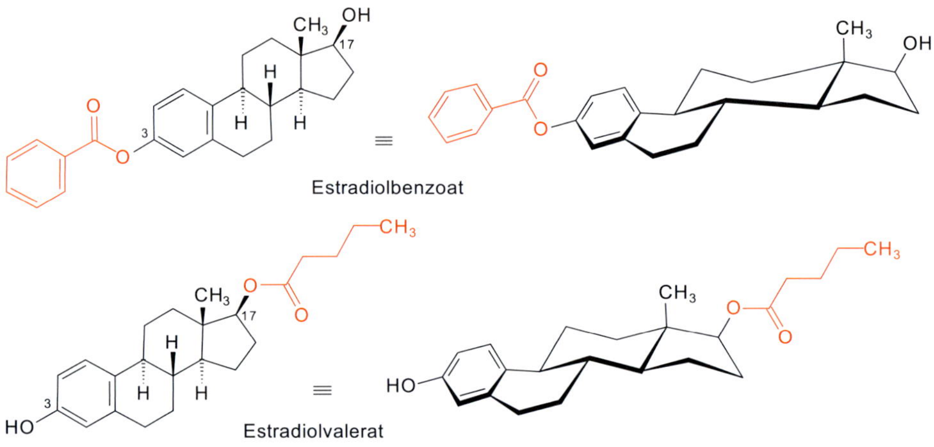

Abb. 7.18 Estradiolester

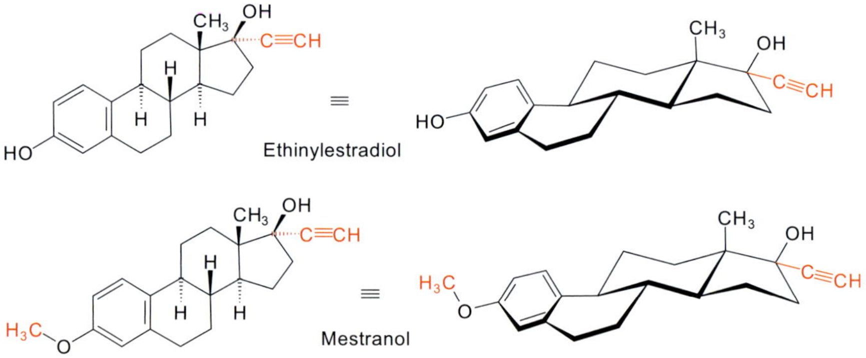

Abb. 7.19 Ethinylestradiol und Mestranol

auch in Position 2 möglich. Die Estrogene werden glucuroniert oder mit Sulfat konjugiert, die Konjugate werden renal eliminiert und z.T. in den entero-hepatischen Kreislauf eingeschleust.

Konjugierte Estrogene. Im Harn trächtiger Stuten wurden Estrogene nachgewiesen, die stärker ungesättigt sind als Estradiol. Es sind vor allem Equilin und Equilenin, die man als equine Estrogene bezeichnet (Abb. 7.20).

Equilin wird als Mischung mit verschiedenen Estrogenen unter der Bezeichnung „konjugierte Estrogene" zur Substitution bei Estrogenmangel, bei Beschwerden der Wechseljahre, Ausfall der Ovarialfunktion, Rückbildungserscheinungen der Geschlechtsorgane und zur Vorbeugung einer durch Estrogenmangel bedingten Osteoporose eingesetzt. Die einzelnen Komponenten sind Schwefelsäurekonjugate (daher der Name) und liegen als 3-Hydrogensulfat-Natriumsalze vor.

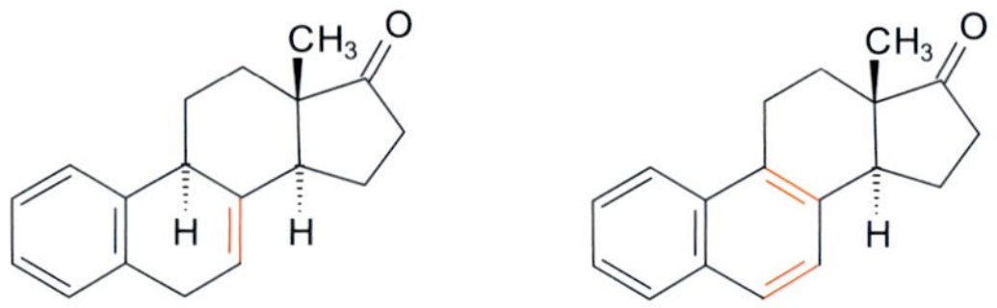

Equilin

Equilenin

Abb. 7.20 Equine Estrogene

Historisches. 1929 isolierten Butenandt und Doisy Estron als erstes Sexualhormon aus dem Harn schwangerer Frauen. 1939 konnte Equilenin als erstes Steroid totalsynthetisiert werden.

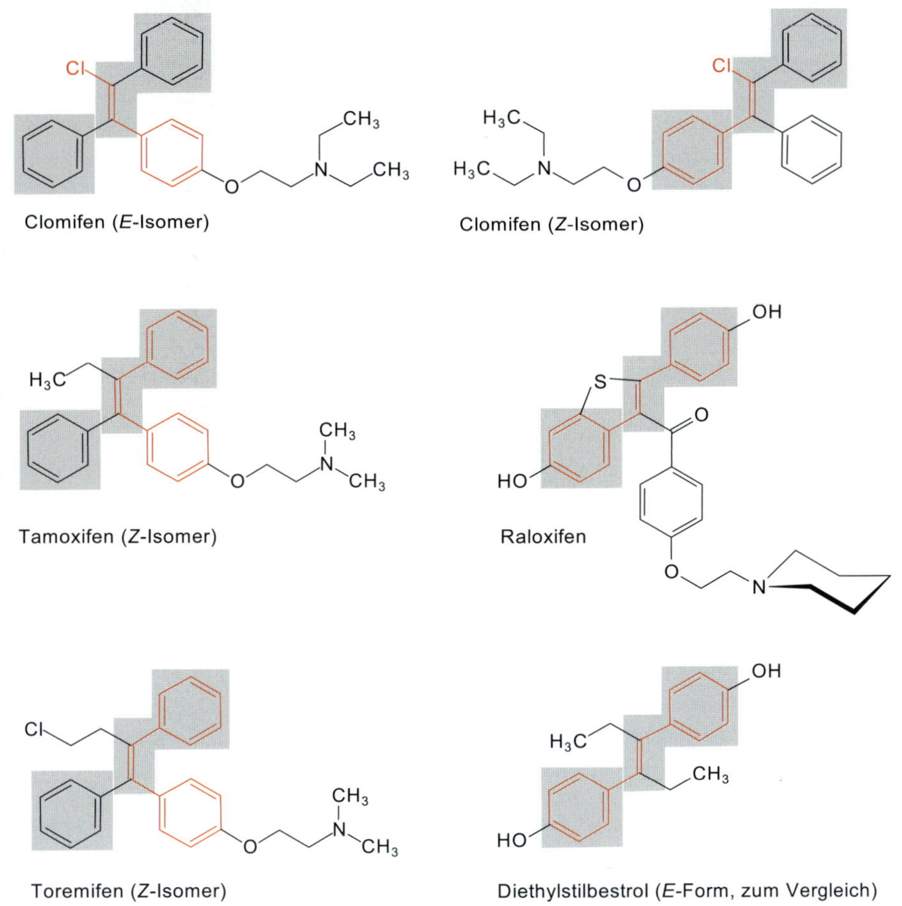

Rote Partialstruktur ist maßgebend für die Klassifizierung in *E*- und *Z*-Form
Graue Rasterung kennzeichnet die *trans*-Stilbenstruktur

Abb. 7.21 Antiestrogene vom Stilbestrol-Typ

Estrogen wirkende Verbindungen mit Stilben-Struktur

Seit etwa 60 Jahren ist bekannt, dass Verbindungen vom Typ des **Diethylstilbestrols** estrogene Wirkungen besitzen, obwohl sie keine Steroide sind. Eine gewisse chemische Verwandtschaft kommt durch den in beiden Verbindungsklassen enthaltenen Phenolring und die im etwa gleichem Abstand vorhandenen zwei OH-Gruppen zum Ausdruck. Wegen des Verdachtes auf mutagene Wirkung bei Töchtern von damit behandelten Müttern werden Diethylstilbestrol-Derivate heute nur noch zur Behandlung des Prostatakarzinoms eingesetzt (Kap. 12.4.2).

Vergleichbare strukturelle Voraussetzungen wie bei den Stilbestrolen, d. h. ein entsprechender Abstand von phenolischer zu alkoholischer OH-Gruppe, der beim Estradiol 1,245 nm beträgt, finden sich auch in einigen sekundären Naturstoffen, z. B. im Stilben-Derivat Rhapontizin und verschiedenen **Isoflavonen** wie Biochanin A, Daidzein, Formononetin oder Genistein, die u. a. in Soja und Sojazubereitungen, im Rotklee (*Trifolium pratense*) sowie in der Traubensilberkerze (*Cimicifuga racemosa*) vorkommen und – etwas unkritisch – als Phytoestrogene bezeichnet werden. Da sie keine estrogene Stimulierung vaginalcytologischer Parameter auslösen, kann nicht von einer estrogenähnlichen Wirkung ausgegangen werden.

Antiestrogene

Verbindungen, die neben einem noch messbaren estrogenen Effekt beim Menschen überwiegend antiestrogene Wirkung zeigen, sind die Stilben-Derivate **Clomifen**, **Tamoxifen**, **Toremifen** und **Raloxifen** (Abb. 7.21).

Clomifen, das ein *E*/*Z*-Isomeren-Gemisch darstellt, wird zur Auslösung der Ovulation bei Frauen mit Kinderwunsch und bestimmten Störungen der Eierstockfunktionen angewandt. Während das *E*-Isomer antiestrogen wirkt, weist das *Z*-Isomer estrogene Aktivität auf. Das Isomerengemisch ist deshalb zur Auslösung einer Ovulation besser geeignet als das antiestrogene *E*-Isomer.

In Analogie zur Behandlung des Prostatakarzinoms mit Antiandrogenen setzt man zur Therapie des Mammakarzinoms die Antiestrogene **Tamoxifen** und **Toremifen** ein, die kompetitiv an die Estrogen-Rezeptoren binden und die durch Estrogene stimulierte Zellproliferation hemmen (Kap. 12.4.3).

Die Stilbestrol-Derivate Tamoxifen und Toremifen liegen nominell, d. h. aus formalen Gründen in der Z-Konfiguration vor. Estrogene Nebenwirkungen lassen sich bei allen in Abb. 7.21 genannten Wirkstoffen aus der enthaltenen *E*-Stilben-Teilstruktur ableiten.

Raloxifen mit estrogener und antiestrogener Dynamik wird als selektiver Estrogen-Rezeptor-Modulator (SERM) bezeichnet, der auf Knochen- und Lipid-Stoffwechsel agonistisch wirkt, am Brust- und Uterusgewebe aber nicht.

Aromatasehemmer

Zur Behandlung des Mammakarzinoms im fortgeschrittenen Stadium stehen derzeit fünf Aromatasehemmer zur therapeutischen Verfügung und zwar das nicht steroidale **Aminoglutethimid** sowie die Triazolderivate **Letrozol** und **Anastrozol** und als steroidale Wirkstoffe **Formestan und Exemestan.**

Nähere Angaben finden sich in Kapitel 12.4.4.

7.3.2 Gestagene und Antigestagene

Gestagene

Die Zusammenhänge zwischen der zentralen Stimulation und der Gestagenproduktion im Gelbkörper der Ovarien sowie die Folgereaktionen nach der Rezeptorbindung sind in Abbildung 7.22 dargestellt.

Das native gestagene Hormon ist das **Progesteron.** Es enthält die Partialstrukturen eines α,β-ungesättigtes Ketons im Ring A, sowie eines Methylketons an der Position 17 (Abb. 7.23).

Therapie mit strukturell profilierten Gestagenen

Wegen seiner raschen Metabolisierung in der Leber und der dadurch bedingten geringen Wirkung bei peroraler Applikation wird Progesteron parenteral angewandt, wobei es jedoch nur eine kurze Wirkdauer zeigt. Hinzu kommt die schlechte Absorption nach peroraler Verabreichung.

Eine Qualitätsverbesserung in Richtung oral wirksam, gut absorbierbar, mit geringen Nebenwirkungen behaftet kann durch verschiedene chemische Profilierungsmaßnahmen erreicht werden:

- Veränderungen am Progesteron-Gerüst führen zu oraler Wirksamkeit. Beispiele: **Dydrogesteron** und **Medrogeston** (Abb. 7.24).
- Einführung einer 17α-Hydroxygruppe und deren Veresterung verlängert die orale und parenterale

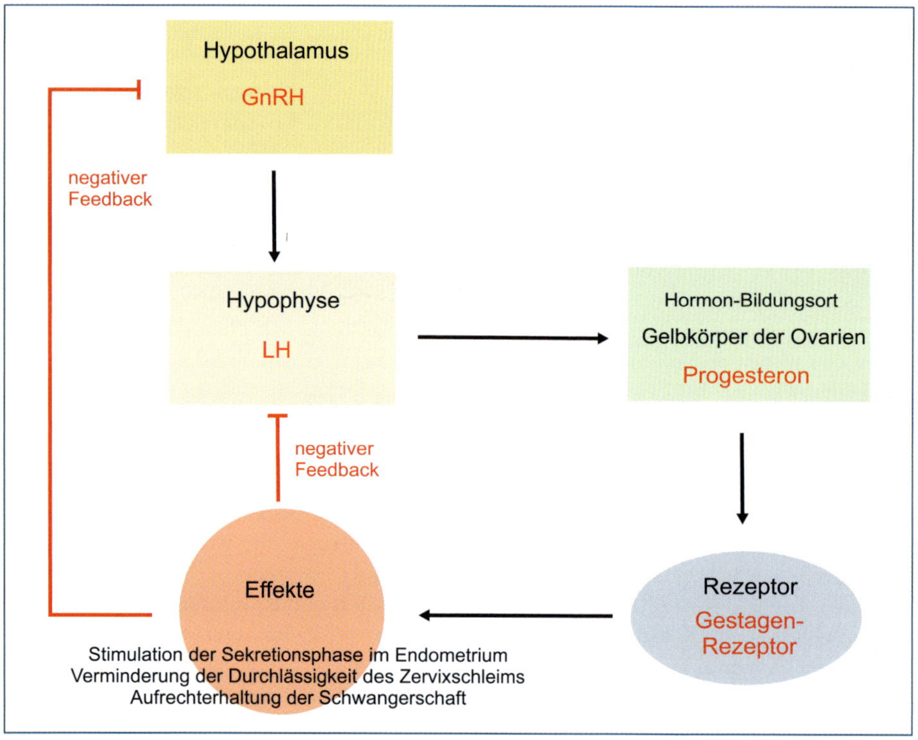

Abb. 7.22 Wirkmechanismus der Gestagene

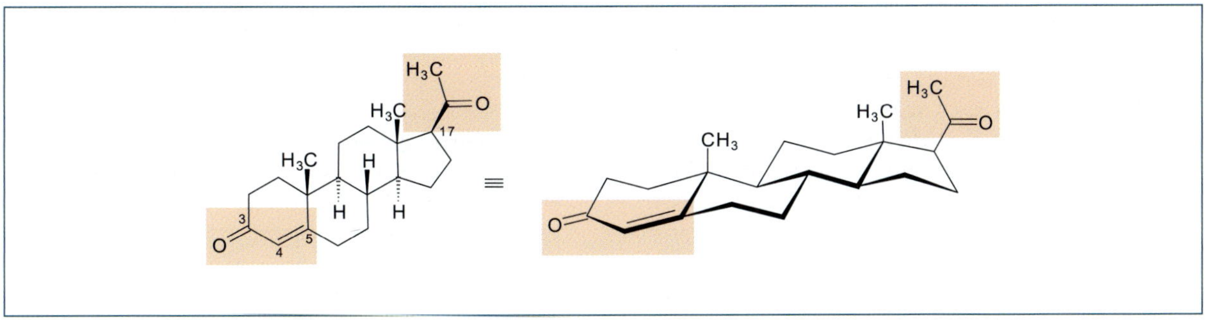

Abb. 7.23 Progesteron

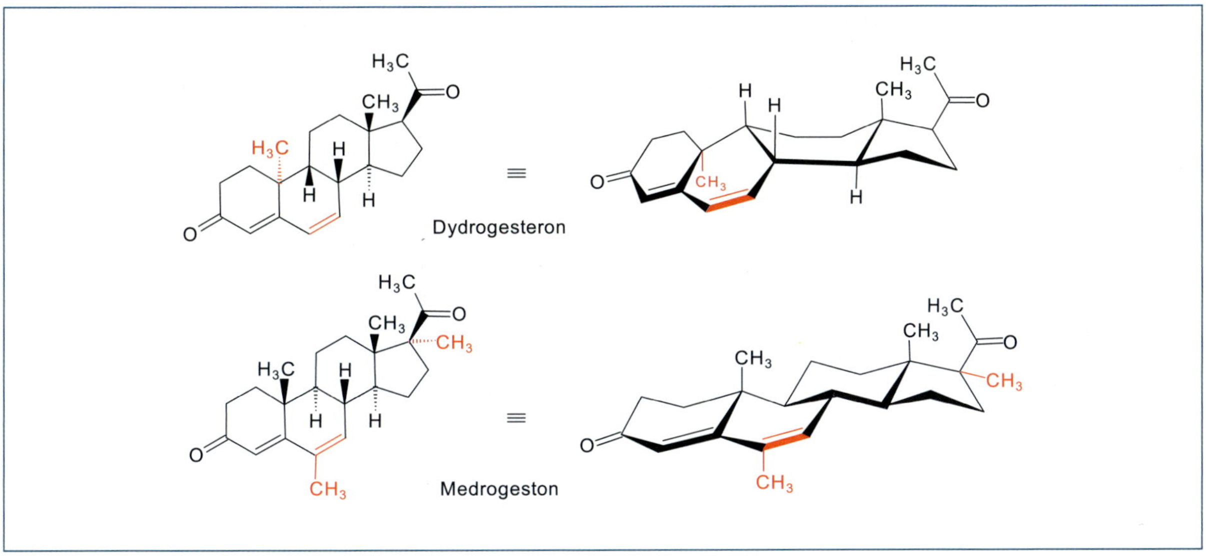

Abb. 7.24 Dydrogesteron und Medrogeston

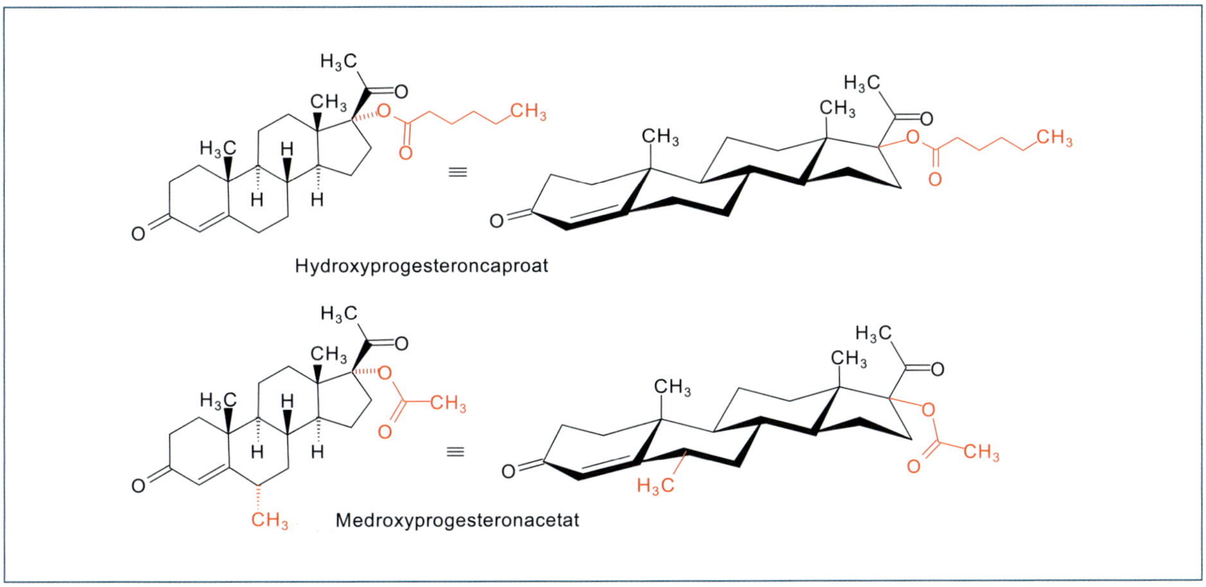

Abb. 7.25 Hydroxyprogesteroncapronat, Medroxyprogesteronacetat

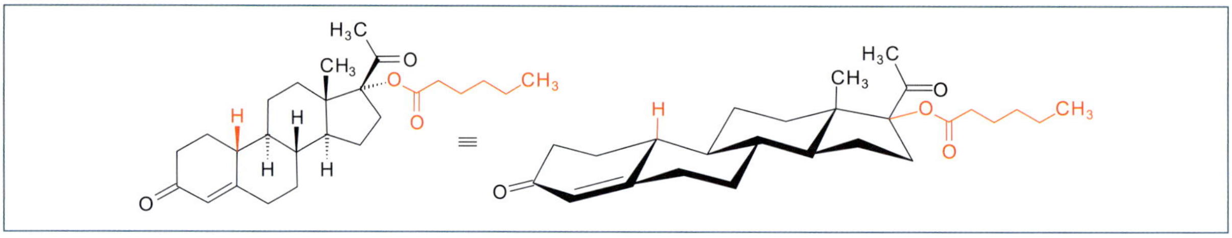

Abb. 7.26 Gestonoroncaproat

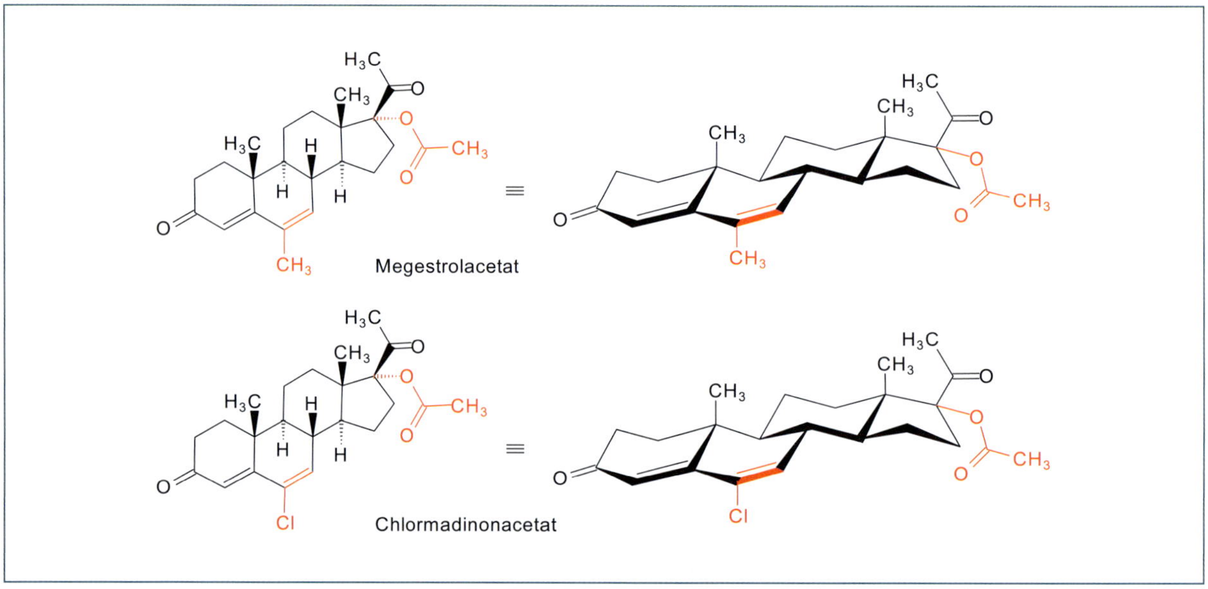

Abb. 7.27 Megestrolacetat und Chlormadinonacetat

Wirkungsdauer. Beispiele: **Hydroxyprogesteroncapronat** und **Medroxyprogesteronacetat** (Abb. 7.25).

Beim **Gestonoroncaproat** ist weiterhin die anguläre CH_3-Gruppe an Position 10 eliminiert (Abb. 7.26).

Die Einführung einer zweiten Doppelbindung (Δ^6) in das Steroid-Gerüst, die veresterte OH-Gruppe in Position 17α sowie eine zusätzliche Substitution in Position 6 sind im **Megestrolacetat** und im **Chlormadinonacetat** realisiert (Abb. 7.27).

Orale Wirksamkeit zeigen auch die zu Gestagenen oder Progestagenen abgewandelten Testosteron-Derivate (Beispiel: Ethisteron, nicht mehr im Handel) und verschiedene 19-Nortestosteron-Derivate.

Prototyp ist das **Norethisteron**, das auch in Form von Estern Anwendung findet (Abb. 7.28).

Norgestrel (Levonorgestrel) gehört zu den Nor-Derivaten, bei welchen in Position 10 die anguläre Methylgruppe fehlt, dafür in Position 13 anstelle einer Methylgruppe eine Ethylgruppe eingebaut ist. Die ursprüngliche C_2-Einheit in Position 17 des Progesterons ist durch eine OH-Gruppe ersetzt, deren metabolische Stabilisierung durch die α-ständige Ethinylgruppe gewährleistet wird (Abb. 7.28).

Norgestimat kann als Derivat des Norgestrel aufgefasst werden, in dem die Carbonylgruppe (Position 3) in ein Oxim überführt ist (Abb. 7.28).

Lynestrenol und **Desogestrel** (Abb. 7.29) zeigen, dass eine Sauerstoff-Funktion in Position 3 nicht essenziell für eine gestagene Wirkung ist.

Gestoden und **Etonogestrel** sind durch eine zusätzliche Doppelbindung an verschiedenen Positionen ausgezeichnet (Abb. 7.30).

Im **Dienogest** ist eine zusätzliche Doppelbindung in ungewöhnlicher Position (Δ^9) eingeführt, die dem Molekül eine gewinkelte Gestalt verleiht.

Struktur-Wirkungs-Beziehungen

Die heute zur Verfügung stehenden, peroral anwendbaren Gestagene leiten sich demnach ab aus

- Progesteron (mit unveränderter Position 17)
- 17α-Hydroxyprogesteron

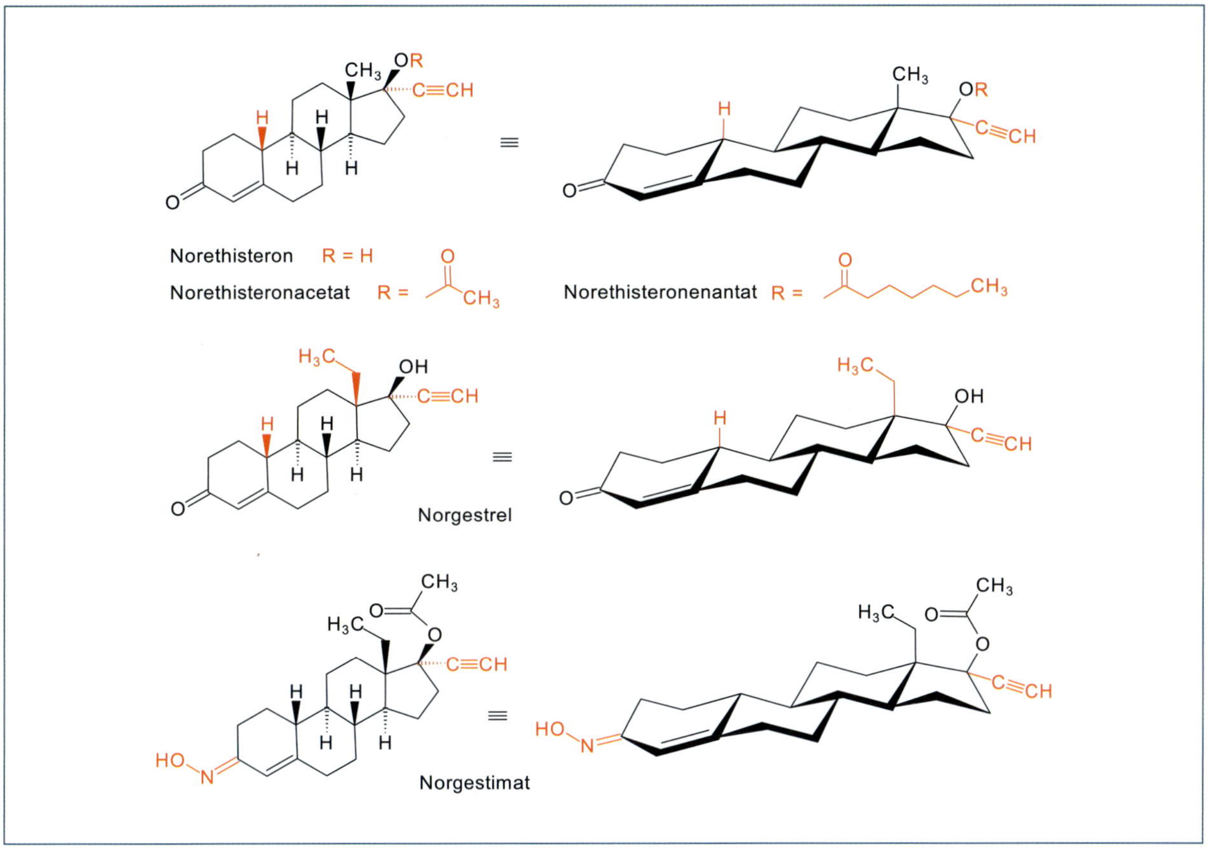

Abb. 7.28 19-Nortestosteron-Derivate

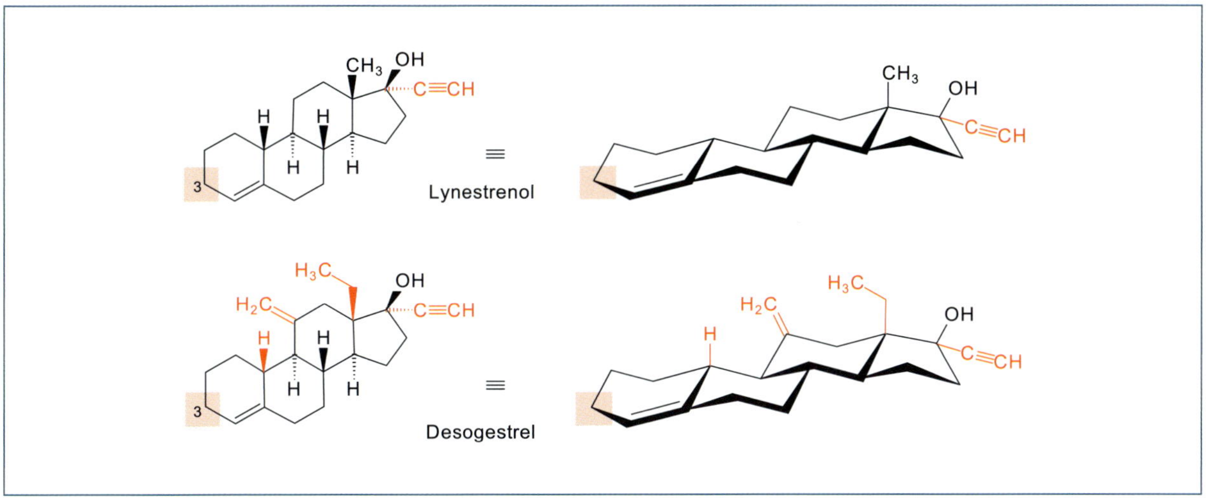

Abb. 7.29 In Position 3 Sauerstoff-freie Gestagene

- Testosteron und
- 19-Nortestosteron.

17-α-Acetoxyprogesteron ist bereits 30-mal so wirksam wie Progesteron und oral anwendbar. Das homologe 17α-Caproat eignet sich als parenterales Depotpräparat.

Die größte therapeutische Bedeutung als Gestagene besitzen heute die 19-Nortestosteron-Derivate. Da alle diese Verbindungen am C(17) eine α-ständige Ethinylgruppe tragen, gehören sie chemisch zur Gruppe der 19-Nor-17α-pregn-20-in-Derivate. Solche Gestagene dominieren

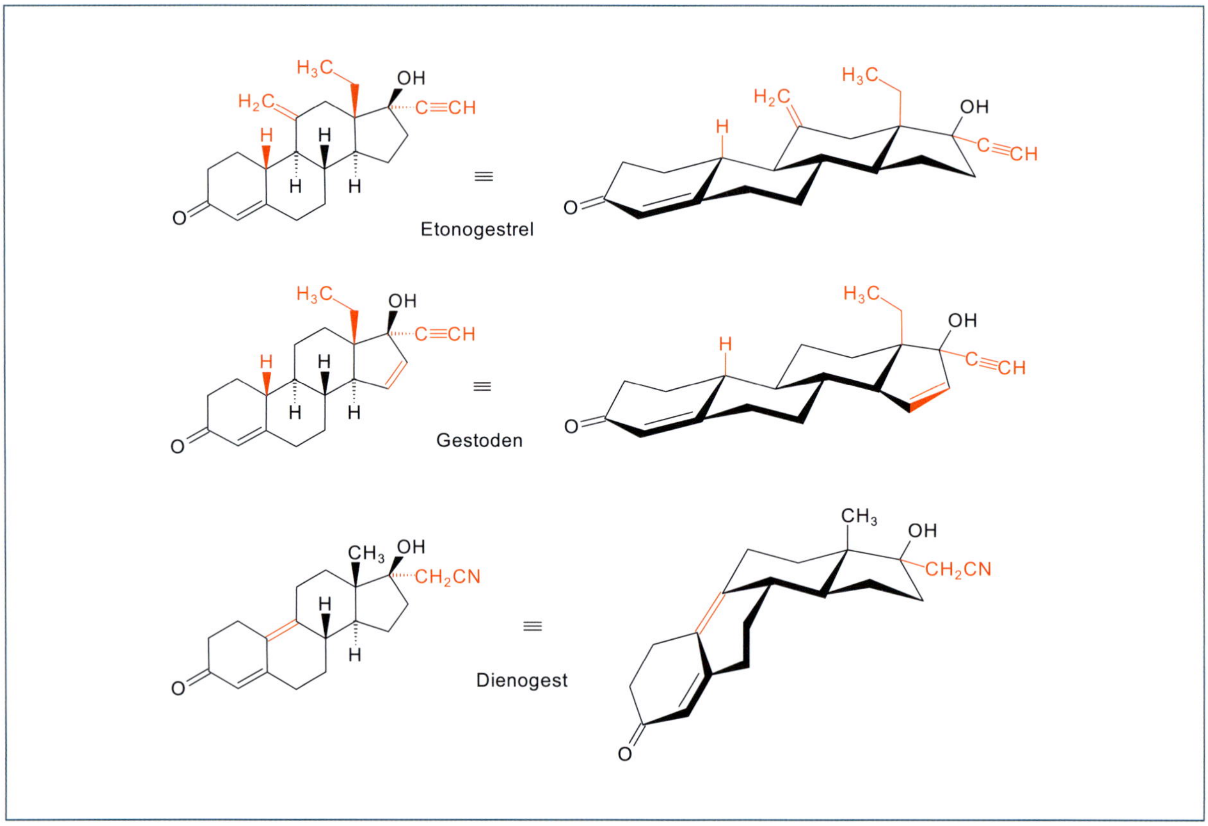

Abb. 7.30 19-Nortestosteron-Derivate mit zusätzlicher Doppelbindung

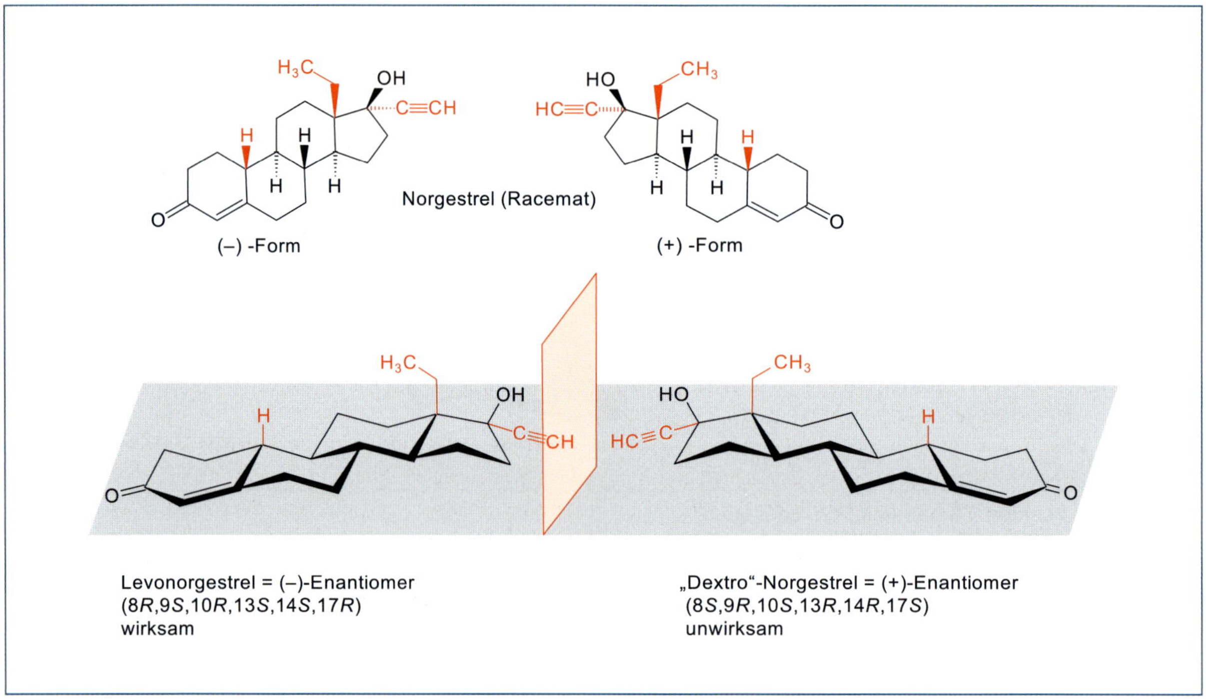

Abb. 7.31 Norgestrel und Levonorgestrel (Bild- und Spiegelbild)

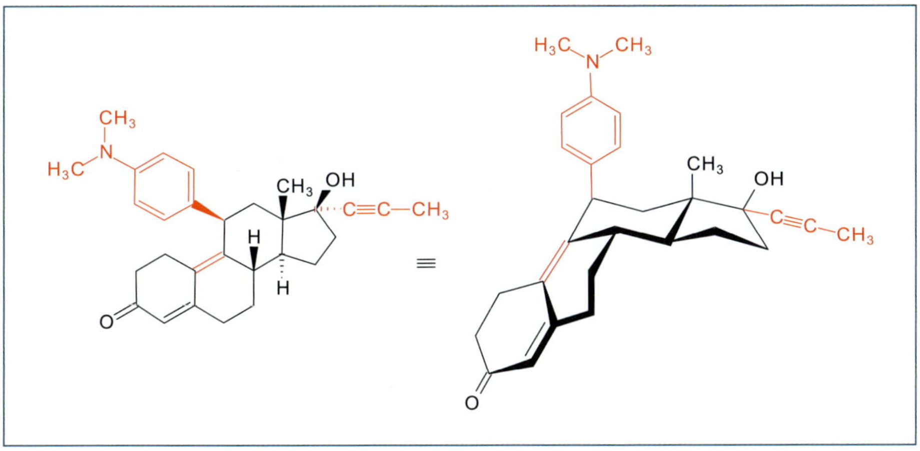

Abb. 7.32 Mifepriston

derzeit als Bestandteile der Kontrazeptiva. Keine essenzielle Funktion der Gestagene stellt die Carbonylgruppe in Position 3 dar, was durch die Struktur von Lynestrenol belegt wird.

Die Verlängerung der Methylgruppe in Position 13 zur Ethylgruppe bringt eine weitere perorale Wirkungssteigerung, was eine Reduzierung der therapeutischen Dosis beinhaltet. Bei den totalsynthetischen Gestagenen vom Typ des Norgestrels kommt ein neuer stereochemischer Aspekt hinzu.

Von den beiden Enantiomeren besitzt lediglich die linksdrehende D-Form, das **Levonorgestrel**, gestagene Aktivität. Die Zugehörigkeit zur D- oder L-Reihe von Steroiden richtet sich nach dem β- oder α-ständigen Substituenten an Position 10 bzw. an Position 13, wenn Position 10 keine Chiralität besitzt, was bei den natürlichen Estrogenen der Fall ist. Die linksdrehende D-Form (Levonorgestrel) und die rechtsdrehende L-Form verhalten sich wie Bild und Spiegelbild (Abb. 7.31).

Da heute eine wirtschaftlich vertretbare Totalsynthese für Levonorgestrel zur Verfügung steht, ist die therapeutische Anwendung von racemischem Norgestrel nicht mehr gerechtfertigt!

Biotransformation. Die Metabolisierung des Progesterons in der Leber ist durch drei reduktive Prozesse charakterisiert, nämlich die Hydrierung der Δ^4-Doppelbindung, die Reduktion der Ketogruppe in Ring A und der Ketogruppe an C(17). Von den stereochemisch möglichen Reduktionsprodukten wird dabei das 5β-Pregnan-3α,20*R*-diol gebildet, dessen Glucuronid den Hauptmetaboliten darstellt, der aus dem Harn von Schwangeren isolierbar ist.

Antigestagene

Die Entwicklung von Antigestagenen ist bislang nicht so erfolgreich verlaufen wie die der Antiestrogene. Als bisher einziges therapeutisch einsetzbares Antigestagen steht **Mifepriston** zur Verfügung (Abb. 7.32).

In mehreren europäischen Ländern wird es als Mittel zum Schwangerschaftsabbruch genutzt. Darüber hinaus haben sich für neuere Antigestagene interessante Aspekte hinsichtlich ihres Einsatzes in der Tumortherapie, z. B. beim Mammakarzinom, ergeben.

7.3.3 Androgene, Antiandrogene und Anabolika

Androgene

Die Zusammenhänge zwischen der zentralen Stimulation und der Androgenproduktion in den Testikeln sowie die Folgereaktionen nach der Rezeptorbindung sind in Abbildung 7.33 dargestellt.

Strukturelles. Das zuerst isolierte **Androsteron** ist ein Metabolit des eigentlichen und wichtigsten Keimdrüsen-Hormons **Testosteron** (Abb. 7.34). Daneben existieren weitere, jedoch für therapeutische Zwecke nicht so interessante Hormone, die alle, wie Testosteron und Androsteron, C_{19}-Steroide darstellen und sich bei fehlender Δ^4-Doppelbindung von 5α-Androstan ableiten. Sauerstoff-Funktionen befinden sich an den Positionen 3 und 17. In bestimmten Geweben wird Testosteron zu **Dihydrotestosteron** reduziert, das eine höhere Bindungsaffinität zum Androgenrezeptor aufweist.

Therapie mit strukturell profilierten Androgenen

In therapeutischer Hinsicht ist auch das Testosteron nach peroraler Gabe wenig und nur kurzfristig wirksam, da es in der Leber rasch metabolisiert wird. Die Wirkstoffprofilierung durch Partialsynthese zielt also in Richtung verbesserter Absorption, verzögerter oder verhinderter Metabolisierung und höherer biologischer Aktivität. Androgene mit einer längeren Wirkungsdauer sind bereits durch Veresterung der 17β-ständigen OH-Gruppe zugänglich; **Testosteronpropionat** und **Testosteronenantat** sind

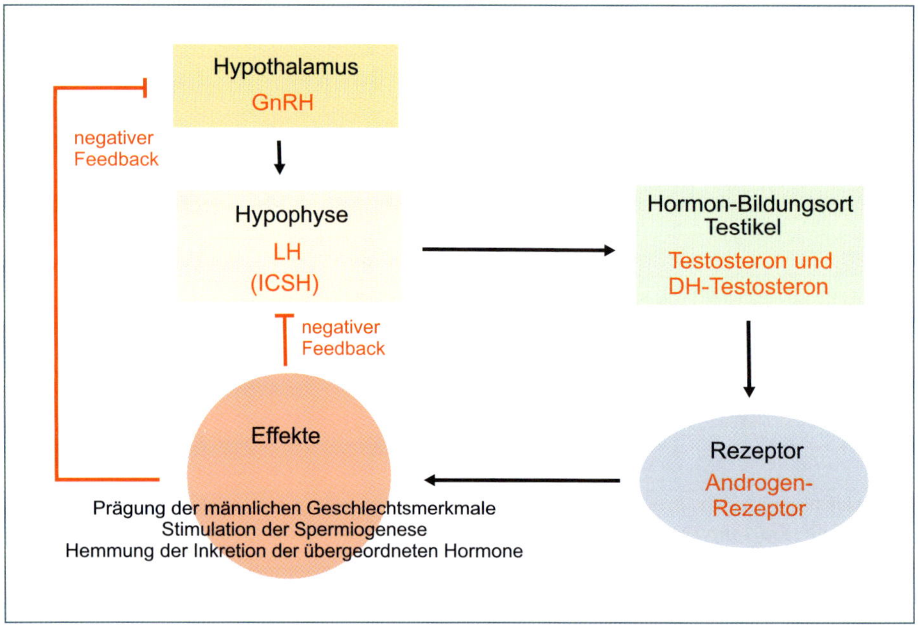

Abb. 7.33 Wirkmechanismus der Androgene

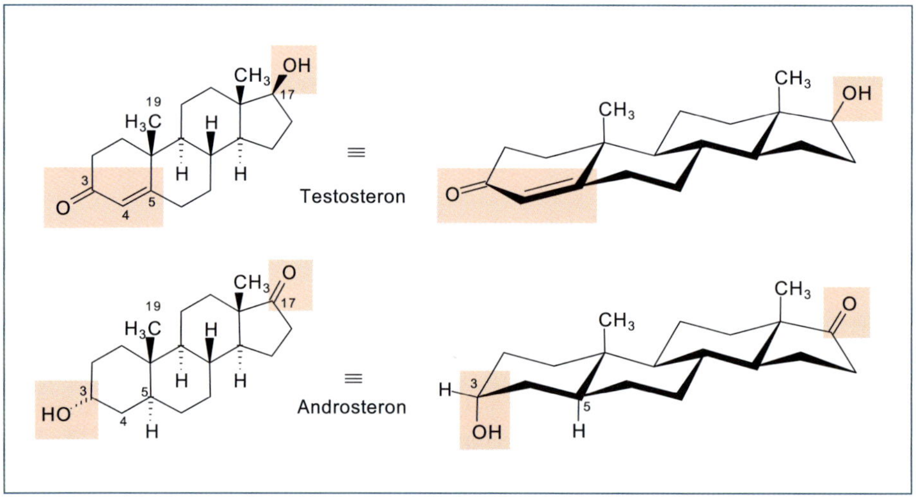

Abb. 7.34 Testosteron und Androsteron

für die parenterale, **Testosteronundecanoat** für die perorale Verabreichung geeignet.

Durch Einführung einer Methylgruppe wurden die peroral wirksamen Androgene 17α-Methyltestosteron sowie 1α-Methyl-dihydotestosteron (**Mesterolon**, Abb. 7.35) erhalten. Da sich Androgene und Anabolika, welche am C(17) alkyliert sind, als lebertoxisch erwiesen haben, wird von diesen beiden Wirkstoffen das Testosteron-Derivat in Deutschland nicht mehr vertrieben.
Ein zytostatisch wirksames Testosteron-Derivat, das bei fortgeschrittenem Mammakarzinom eingesetzt wird, ist das **Testolacton** (Abb. 7.35). Hier ist, formal betrachtet, der Ring D oxidativ zur δ-Hydroxysäure geöffnet und durch Kondensation zum Lacton wieder geschlossen.

Biotransformation. Testosteron und andere Androgene werden in der Leber bevorzugt in Position 17 zu entsprechenden Ketonen oxidiert und danach stufenweise reduziert. Die Metabolisierung kann aber auch mit der Reduktion der Doppelbindung in Ring A zu Derivaten des 5α-Dihydrotestosterons beginnen. Die Hauptmetabolisierungswege des Testosterons, die zu Androsteron und 3α-, 17β-Androstandiol führen, welche renal als Glucuronide oder Sulfate eliminiert werden, sind in Abbildung 7.36 dargestellt.

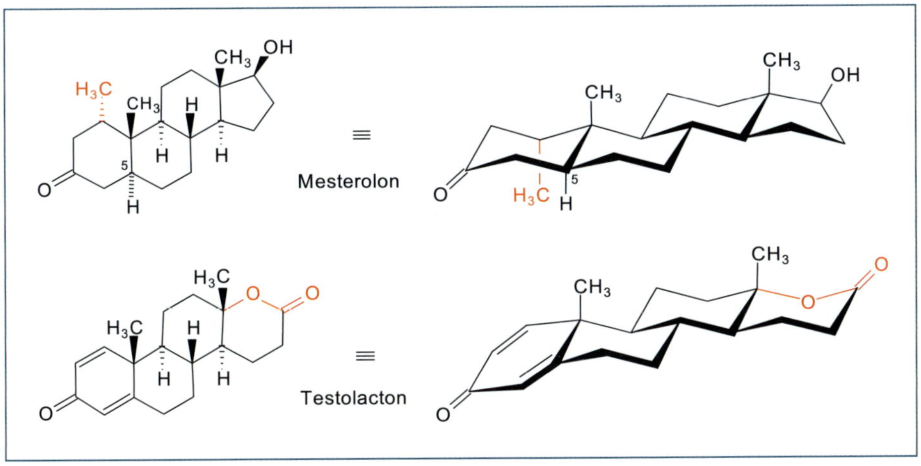

Abb. 7.35 Mesterolon und Testolacton

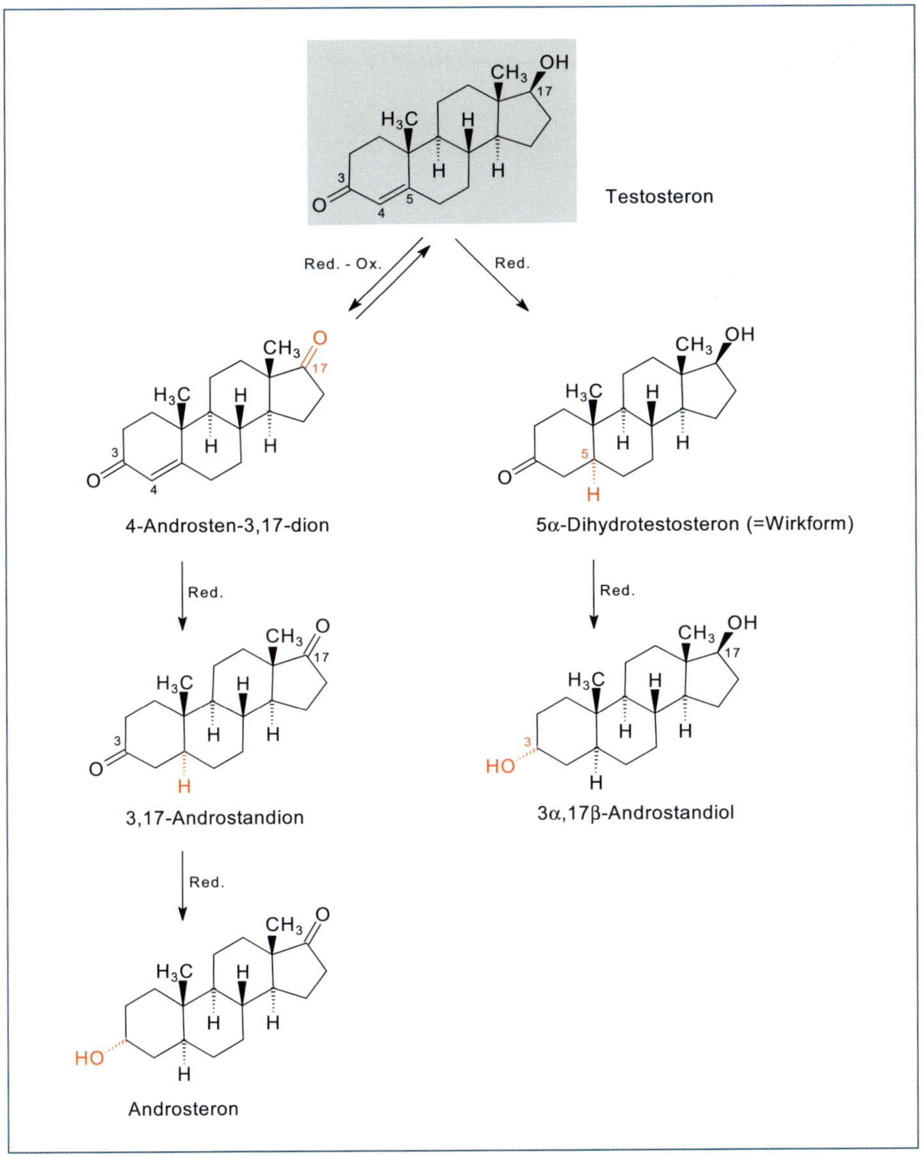

Abb. 7.36 Biotransformation von Testosteron

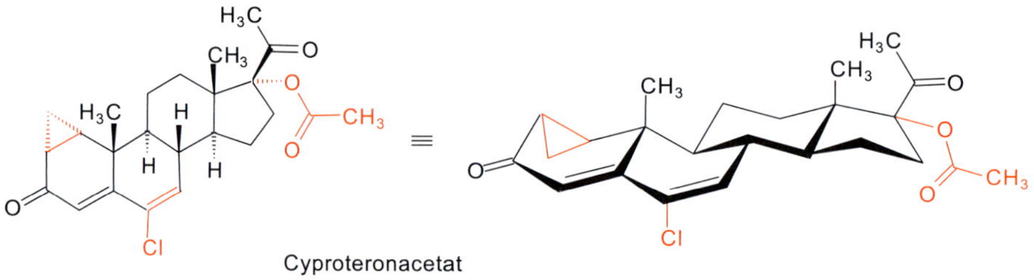

Cyproteronacetat

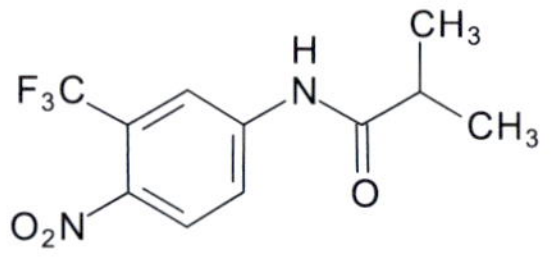

Flutamid

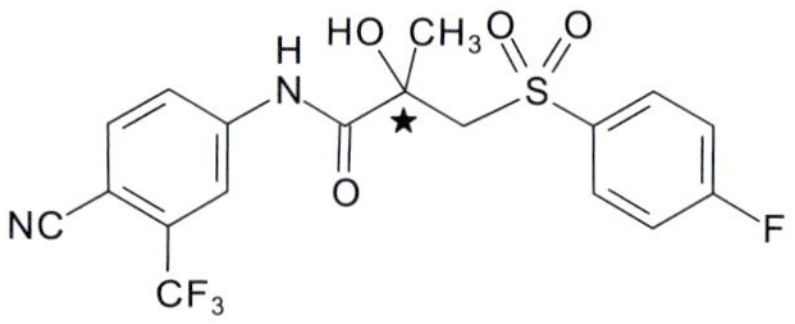

Bicalutamid (Racemat)

Abb. 7.37 Cyproteronacetat und zwei nicht steroidale Antiandrogene

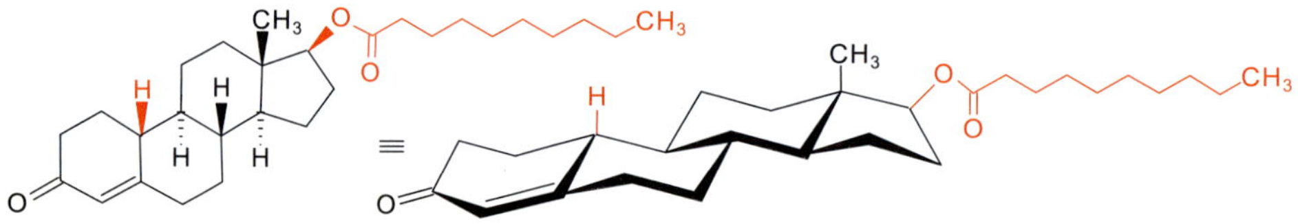

Nandrolon-decanoat

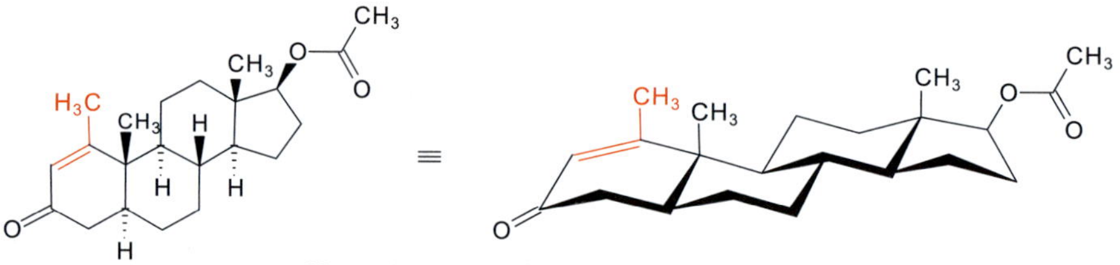

Metenolonacetat

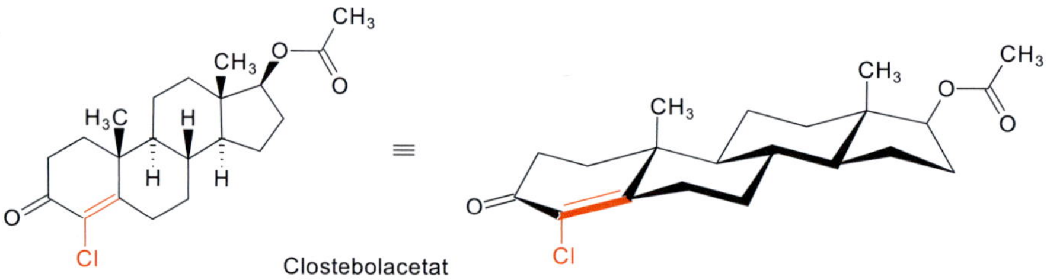

Clostebolacetat

Abb. 7.38 Aktuelle Anabolika

Antiandrogene

Während man bei der Suche nach Antiestrogenen bisher nur Wirkstoffe gefunden hat, die noch eine gewisse estrogene Wirkung besitzen, und bei den Antigestagenen noch wenig Erfolg hatte, wurde bei der Absicht, ein Antigestagen zu synthetisieren, ein voll wirksames Antiandrogen gefunden. Es ist das **Cyproteronacetat**, das einen zusätzlichen Cyclopropanring unter Einbeziehung der Positionen 1 und 2 sowie eine Chlorsubstitution in Position 6 besitzt (Abb. 7.37). Neben den antiandrogenen weist es auch gestagene Eigenschaften auf. Letztere führen über den hormonellen Feed-back-Mechanismus zu einer Hemmung der Gonadotropin-Sekretion und als Folge davon zur Senkung des Testosteron-Spiegels im Blut.

Keine strukturelle Verwandtschaft zu den Steroidhormonen zeigen die synthetischen Antiandrogene Flutamid und Bicalutamid.

Flutamid (Abb. 7.37) wird wie Diethylstilbestrol zur Therapie des Prostatakarzinoms eingesetzt. Es wird nach peroraler Gabe rasch absorbiert und fast vollständig verstoffwechselt. Der ursprünglich als Fungizid entwickelte Wirkstoff, dessen antiandrogene Wirkung zufällig entdeckt wurde, hemmt nicht nur die Androgen-Rezeptoren der Prostata, sondern auch die Androgen-Rezeptoren des Hypothalamus und der Hypophyse. Unter dem Einfluss von Flutamid kommt es daher zu einem Anstieg der Testosteron-Spiegel, da die hypothalamische und hypophysäre Aktivität durch die herrschende Androgen-Konzentration im Blut nicht mehr blockiert werden kann. Reine Antiandrogene wie Flutamid werden infolgedessen vorwiegend in der Kombinationstherapie mit Gn-RH-Analoga eingesetzt. Flutamid ist ein Prodrug. Der Hauptmetabolit, das 2-Hydroxyflutamid, stellt die Wirkform dar. Die Metabolisierung führt u. a. zur Reduktion der Nitrogruppe, zu oxidativem Abbau der aliphatischen Seitengruppe und zur Hydroxylierung des aromatischen Kerns.

Bicalutamid (Abb. 7.37) zeigt strukturelle Verwandtschaft zu Flutamid, besitzt aber im Gegensatz zu diesem ein Chiralitätszentrum. Die Wirkung von Bicalutamid ist mit der von Flutamid vergleichbar. Obwohl der antiandrogene Effekt fast ausschließlich durch das *R*-Enantiomer bewirkt wird, gelangt das Racemat zur Anwendung. Während das *S*-Enantiomer nach oraler Gabe rasch absorbiert und ausgeschieden wird, erreicht das antiandrogen wirksame *R*-Enantiomer erst nach etwa 30 h maximale Plasmakonzentrationen. Bei Langzeitgabe beträgt die durchschnittliche Halbwertszeit ca. 7 Tage, sodass im Gegensatz zu Flutamid eine Einmalgabe pro Tag ausreicht.

5α-Reduktasehemmer

Über 50% des Serum-Testosterons sind an das sexualhormonbindende Protein (SHBG) und etwa 40% an Albumin gebunden. Etwa 3% des zirkulierenden, ungebundenen Testosterons diffundieren passiv durch die Membranen der Prostatazellen. Im Cytoplasma wird es durch die 5α-Reduktase zum 5α-Dihydrotestosteron (DHT) hydriert. DHT geht mit einem Rezeptorprotein eine Bindung zum DHT-Rezeptorkomplex ein, der die Transkription bestimmter Gene aktiviert und zur Proliferation der Prostatazellen führt.

Als 5α-Reduktasehemmer stehen Finasterid und Dutasterid zur Verfügung. Weitere Informationen enthält Kap. 12.4.8.

Anabolika

Neben ihrer geschlechtsspezifischen Wirkung fördern Androgene die Protein-Biosynthese und den Einbau von Eiweiß in Muskulatur und Knochen, was man als eiweißanabole oder anabole Wirkung bezeichnet. Es war daher ein naheliegender Wunsch, Androgene durch Partialsynthese so zu verändern, dass sie eine ausgeprägte anabole und eine stark reduzierte androgene Aktivität aufweisen bzw. die beiden Wirkungsqualitäten zu trennen.

Dieses Ziel ist bis heute nicht ganz erreicht, so dass man bei jedem Anabolikum mit einer androgenen Teilwirkung rechnen muss. Weitere Herausforderungen an den pharmazeutischen Chemiker waren perorale Applizierbarkeit, geringe Metabolisierung, gute Leberverträglichkeit und ggf. eine Depotwirkung.

Als Anabolika werden Testosteron-, 19-Nortestosteron- und 5α-Androsteron-Derivate angewandt. Die Veresterung der 17β-ständigen OH-Gruppe des 19-Nortestosteron mit längerkettigen lipophilen Carbonsäuren führt zu injizierbaren Depot-Anabolika wie **Nandrolon-decanoat** (Abb. 7.38).

Dehydrierung in Δ^1, Methyl-Substitution an C(1) und Veresterung der 17β-ständigen OH-Gruppe des 5α-Androstan-3-ons liefert das peroral anwendbare **Metenolon-17-acetat** (Abb. 7.38) bzw. das parenteral applizierbare **Metenolon-17-enantat.** Eine weitere Molekülprofilierung von einem Androgen zu einem Anabolikum ist in **Clostebolacetat** verwirklicht (Abb. 7.38).

7.4 Regulatorische Peptide

Außer den Sexualhormonen, die strukturell zu den Steroiden zählen, werden derzeit folgende Peptidhormone bzw. **regulatorische Peptide** therapeutisch genutzt (Tab. 7.3).

Buserelin und **Nafarelin** sind synthetische **Gonadorelin-Analoga,** auf deren Struktur in Kapitel 12.4.1 eingegangen wird.

Gonadoliberin, Gonadorelin (INN) (Folliliberin, Luliberin, LH/FSH-Releasing-Hormon, LH/FSH-RH, LH-RH, GnRH) ist ein Dekapeptid mit haarnadelförmiger Sekundärstruktur, das auch als Vorbild für viele Analoga diente.

Tab. 7.3 Therapeutische Anwendung regulatorischer Peptide

Wirkstoff	Anwendung
Buserelin(acetat)	Vorbereitung der Ovulationsinduktion
Choriongonadotropin	Ovulationsstörungen, Hodenhochstand, Hypogonadismus, Kryptorchismus
Follitropin alpha und beta	Stimulation der multifollikulären Entwicklung, Unfruchtbarkeit
Gonadorelin	Hypothalamische Ovarialinsuffizienz
Menotropin	Sterilität
Nafarelin(acetat)	Vorbereitung der Ovulationsinduktion, Endometriose
Ocytocin	Geburtseinleitung
Urofollitropin	Stimulation der Follikelentwicklung, Oligo- und Amenorrhoe
Urogonadotropin	Ovulationsauslösung, bei Störung der Spermatogenese

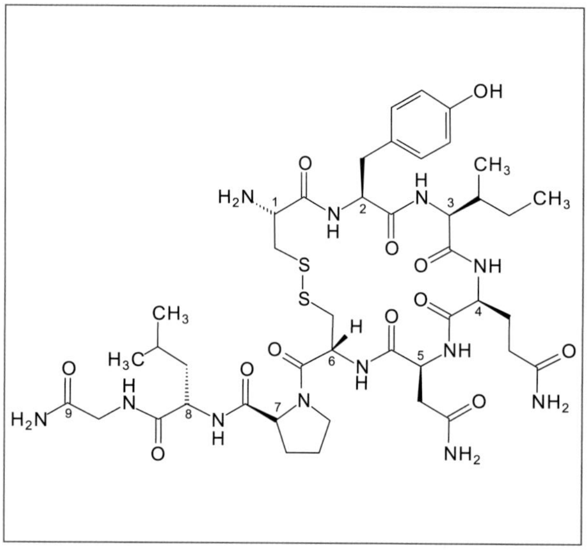

Abb. 7.39 Primärstruktur von Ocytocin

Tab. 7.4 Aminosäure-Verteilung in den Gonadotropinen

Tropin	Anzahl der Aminosäuren der	
	α-Kette	β-Kette
Choriongonadotropin	92	145
Follitropin	92	124
Lutropin	89	114

Gonadorelin kommt nicht nur im Hypothalamus vor, sondern auch in Bereichen des Gehirns, im Herzen, in der Leber, im Pankreas, in den Nieren, in den Nebennieren, in den Gonaden und anderen Organen. Bis heute wurden keine strukturellen Abweichungen bei den GnRH verschiedener Säugetiere festgestellt.

GnRH-Rezeptoren wurden gefunden in der Hypophyse, in den Gonaden, in den Eierstöcken, der Plazenta und im Corpus luteum.

Glp – His – Trp – Ser – Tyr – Gly – Leu – Arg – Pro – Gly – NH_2

Gonadorelin (natürliches LH-RH)

Nafarelin unterscheidet sich vom nativen Gonadorelin nur in Position 6.

Anwendung. Bei Kryptorchismus wird Gonadorelin intranasal appliziert. Verzögerte Pubertät, Hypogonadismus, Anorexia nervosa und Amenorrhoe können durch wiederholte Infusion behandelt werden. Ferner wird Gonadorelin zur Differentialdiagnose von Fertilitätsstörungen eingesetzt. Die therapeutische Anwendung der „Superagonisten" bei Testosteron- und Estrogen-abhängigen Tumoren wird in Kapitel 12.4.1 beschrieben.

Neben synthetischen Analoga mit agonistischer und „supraagonistischer" Wirkung können auch Antagonisten dargestellt werden, bei denen bevorzugt der Histidyl-Rest in Position 2 eliminiert oder durch eine andere Aminosäure substituiert ist.

Choriongonadotropin, Follitropin alpha, Follitropin beta und Urofollitropin sind gonadotrope Hypophysenvorderlappenhormone.

Choriongonadotropin wird aus dem Harn schwangerer Frauen gewonnen.

Follitropin alpha ist das native Follikelreifungshormon (FSH), das als Glykoprotein des HVL produziert und auch als Gonadotropin A bezeichnet wird.

Follitropin beta ist ein rekombinates heterodimeres Glykoproteid des HVL.

Urofollitropin und **Menotropin** sind aus gleichen Teilen Follitropin alpha und Lutropin zusammengesetzt.

Die Gonadotropine sind strukturverwandte Glykoproteine, die aus zwei Polypeptid-Ketten aufgebaut sind und mehrere intr**a**chenare, aber keine int**er**chenare Disulfid-Brücken enthalten (Tab. 7.4). Trennt man die α- und β-Ketten voneinander, so geht die biologische Wirkung verloren.

Die Oligosaccharid-Einheiten sind *O*-glykosidisch über Serin oder *N*-glykosidisch über Asparagin gebunden. Während die α-Ketten untereinander sehr ähnlich und austauschbar sind und zwei Saccharid-Einheiten enthalten, werden die spezifischen Eigenschaften durch die unterschiedlichen β-Ketten bestimmt, in denen auch die Saccharid-Einheiten stärker voneinander abweichen.

Ocytocin (OT, Oxytocin) ist ein heterodet-zyklisches, homomeres Nonapeptid mit der in Abbildung 7.39 gezeigten Primärstruktur.

Therapeutisch wird Ocytocin in der **Geburtshilfe** als Wehenmittel eingesetzt. Es dient auch zur Förderung der **Milchausschüttung**, wobei es **nasal** oder **bukkal** angewandt wird. Im Handel sind heute ausschließlich synthetische Ocytocine.

Bei den **Ocytocinen** der Säugetiere sind keine Speziesunterschiede zu beobachten.

Literatur

Calcium-Homöostase

Gilbert, M. et al. (2000): Chimeric peptides of statherin and osteopontin that bind hydroxyapatite and mediate cell adhesion, *J Biol Chem* **275** (21), 16213-8

Glimcher, M.J. (1984): Recent studies of the mineral phase in bone and its possible linkage to the organic matrix by protein bound phosphate bonds, *Trans R Soc London* B **304**, 479

Synopse

Estrogene und Antiestrogene

- Gemeinsame Merkmale der drei natürlichen Estrogene Estradiol, Estriol und Estron mit einem Grundgerüst aus 18 C-Atomen sind der aromatische Ring A, das dadurch bedingte Fehlen der Methylgruppe in Position 10 und zwei Sauerstoff-Funktionen in den Positionen 3 und 17.
- Die schlechten pharmakokinetischen Eigenschaften nativer Estrogene lassen sich durch molekulare Profilierung wesentlich verbessern.
- Zur Substitution bei Estrogenmangel kommen auch equine Estrogene unter der Bezeichnung „konjugierte Estrogene" zur Anwendung.
- Estrogen wirkende Verbindungen mit Stilben-Struktur werden heute nur noch zur Behandlung des Prostatakarzinoms eingesetzt.
- Wirkstoffe mit überwiegend antiestrogenem Effekt sind die Stilben-Derivate vom Typ des Clomifens.

Gestagene und Antigestagene

- Das native Progesteron mit einem Gerüst aus 21 C-Atomen kann wegen der raschen Metabolisierung nur parenteral verabreicht werden.
- Eine Verbesserung der pharmakokinetischen Eigenschaften gelingt durch chemische Profilierung.
- Die heute verfügbaren, peroral anwendbaren Gestagene sind strukturell abgeleitet vom Progesteron, 17α-Progesteron, Testosteron und 19-Nortestosteron.
- Als Antigestagen steht das synthetische Steroid Mifeproston zur Verfügung, das in mehreren europäischen Ländern zum Schwangerschaftsabbruch genutzt wird.

Androgene, Antiandrogene und Anabolika

- Das Gerüst von Testosteron und Androsteron umfasst 19 C-Atome.
- Peroral verabreichbar sind strukturell profilierte Androgene.
- Dem steroidalen Antiandrogen Cyproteronacetat stehen zwei nicht steroidale Wirkstoffe gegenüber (Flutamid, Bicalutamid), die zur Therapie des Prostatakarzinoms eingesetzt werden.
- Finasterid und Dutasterid sind 5α-Reduktase-Hemmer, welche die Reduktion von Testosteron zum biologisch aktiven Dihydrotestosteron unterbinden.
- Als Anabolika werden Testosteron-, 19-Nortestosteron- und 5α-Anhydrotestosteron-Derivate wie Nandrolon, Metenolon und Clostebol in veresterter Form angewandt.

8 Entzündung

8.1 Zelluläre Regulation von Entzündungsprozessen

Unter einer Entzündung versteht man einen vom Bindegewebe und den Blutgefäßen auf äußere (mechanisch, physikalisch, chemisch) oder innerliche (Mikroorganismen, Stoffwechselprodukte, Tumoren, Enzyme) Reize hin ausgelösten Prozess mit dem Ziel, die Noxe zu eliminieren, zu inaktivieren und die reizbedingte Gewebeschädigung zu reparieren. Die dabei ablaufenden Prozesse sind durch eine enge Vernetzung von vaskulären und zellulären Reaktionen sowie Antigen-spezifischen und -unspezifischen Prozessen gekennzeichnet. Die klassischen lokalen Entzündungssymptome bestehen aus:

- Rubor (Rötung durch Gefäßerweiterung)
- Calor (Übererwärmung infolge verstärkter Durchblutung)
- Dolor (Schmerz durch Erregung und Sensibilisierung von Nozizeptoren)
- Tumor (Gewebsschwellung durch verstärkte Durchblutung und Ödembildung)
- Functio laesa (Funktionsverlust im Entzündungsareal).

Bei generalisierten Entzündungsreaktionen kann es außerdem zu Fieber kommen. An der Entzündungsentstehung können viele verschiedene Zelltypen beteiligt sein. Von besonderer Bedeutung sind immunkompetente Zellen wie B- und T-Lymphozyten, welche humorale und zelluläre Abwehrreaktionen vermitteln. Eine weitere wichtige Funktion, v.a. bei unspezifischen Abwehrreaktionen, spielen Monozyten/Makrophagen und Granulozyten. Diese können über die Adhäsion an Blutgefäße in das Gewebe auswandern und die entzündungsauslösende Noxe durch Phagozytose inaktivieren. Entzündungsprozesse sind zum einen für die Elimination von Noxen wichtig. Andererseits können fehlgesteuerte Entzündungsreaktionen zu zahlreichen Erkrankungen führen bzw. sie sind an der Entstehung einzelner Symptome verschiedener Erkrankungen beteiligt. Dazu gehören u. a.:

- Erkrankungen des rheumatischen Formenkreises (z. B. rheumatoide Arthritis, Osteoarthritis)
- Asthma
- Atherosklerose
- neurodegenerative Erkrankungen (M. Alzheimer, M. Parkinson).

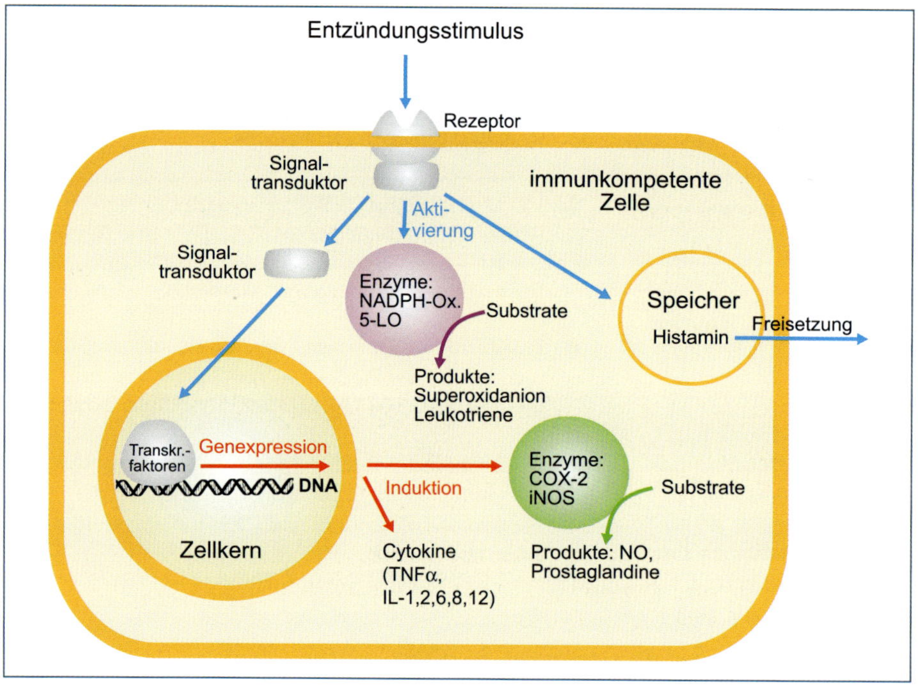

Abb. 8.1 Bildung und Freisetzung von Entzündungsmediatoren

Auf molekularer Ebene lassen sich Entzündungen über die erhöhte Bildung und Freisetzung von Entzündungsmediatoren kennzeichnen. Unter diesen Mediatoren findet man niedermolekulare Verbindungen wie aktivierte Sauerstoffspezies, NO, Histamin, PAF, Prostaglandine und Leukotriene (Abb. 8.1). Außerdem besitzen zahlreiche Cytokine wie IL-1, IL-2, IL-6, IL-8, IL-12, TNFα und IFNγ, die vermehrt bei Immunreaktionen gebildet werden, proentzündliche Eigenschaften. Die vermehrte Freisetzung von Entzündungsmediatoren in den betroffenen Geweben kann auf unterschiedlichen Mechanismen beruhen (Abb. 8.1):

- der Aktivierung von Enzymen, welche Entzündungsmediatoren synthetisieren (u. a. 5-Lipoxygenase für die Leukotrien-Produktion, NADPH-Oxidase für die Bildung von Superoxidanion-Radikalen)
- der Induktion der Expression von Enzymen, welche Entzündungsmediatoren produzieren (Bsp: induzierbare NO-Synthase (iNOS) zur NO-Produktion, Cyclooxygenase-2 zur Prostaglandin-Biosynthese)
- der Induktion der Expression von Cytokinen (u. a. TNFα, IL-1, IL-2, IL-6, IL-8, IL-12)
- der Freisetzung von Entzündungsmediatoren aus zellulären Speichern (u. a. Histamin in Mastzellen).

Wirkstoffe, welche die Bildung, Freisetzung oder Wirkung dieser Mediatoren hemmen, besitzen somit entzündungshemmende Eigenschaften. Die heute therapeutisch verwendeten Wirkstoffe beruhen auf folgenden Prinzipien:

- Hemmung der Expression von Entzündungsmediatoren (u. a. Cytokinen) und entzündungsrelevanten Enzymen (Glucocorticoide)
- Hemmung der Prostaglandin-Biosynthese (NSAR)
- Hemmung der Leukotrien-Wirkung ($CysLT_1$-Rezeptor-Antagonisten)
- Antagonisierung von TNFα (TNFα-Antikörper)
- Hemmung der IL-1-Wirkung (IL-1-Rezeptor-Antagonist, rhIL-1ra)
- Hemmung der Lymphozytenproliferation (verschiedene DMARDS wie Leflunomid, Methotrexat)
- Hemmung der Interleukin-2-Transkription durch Hemmung der NFAT-Aktivierung (Ciclosporin, Tacrolimus, Sirolimus)
- Hemmung der Interleukin-2-Wirkung (Interleukin-2-Rezeptor-Antagonisten Basiliximab, Daclizumab).

8.2 Glucocorticoide

Ende der 40er Jahre wurde entdeckt, dass Cortison eine ausgeprägte antirheumatische Wirkung besitzt. Schon wenig später stellte sich heraus, dass es sich bei Cortison um eine systemisch entzündungshemmende Substanz handelt. Ferner wurde sehr schnell erkannt, dass der therapeutische Effekt rasch und dosisabhängig eintritt, es nach Beendigung der Behandlung häufig zu einem prompten Rückfall der entzündlichen Erkrankung kommt, und dass bei längerer Therapie mit verschiedenen Nebenwirkungen zu rechnen ist. Die Reduzierung von Nebenwirkungen bei systemischer Anwendung gelang durch die Entwicklung von Cortison-Analoga, die spezifisch für den Glucocorticoid-Rezeptor sind, und die den Mineralocorticoid-Rezeptor kaum oder gar nicht mehr beeinflussen. Die Hoffnung, durch entsprechende Molekülprofilierungen die Pharmakodynamik so zu verändern, dass bei systemischer Anwendung die unerwünschten Glucocorticoid-Wirkungen gänzlich reduziert werden und die therapeutischen Wirkungen erhalten bleiben, hat sich bis jetzt nicht erfüllt. Dies ist u. a. darauf zurückzuführen, dass nur ein Rezeptor existiert, der die Glucocorticoid-Wirkung vermittelt, so dass Wirkung und Nebenwirkung in der Regel unmittelbar miteinander verknüpft sind. In Tabelle 8.1 sind die systemischen Effekte von Glucocorticoiden zusammengefasst.

Therapeutisch ausgenutzt werden fast ausschließlich die immunsuppressiven und entzündungshemmenden Effekte der Glucocorticoide (Tab. 8.2). Aus den oben genannten physiologischen Funktionen (Tab. 8.1) ergeben sich verschiedene Nebenwirkungen, die vor allem bei der systemischen Langzeittherapie auftreten (Tab. 8.3). Anders sieht es bei der topischen Anwendung von Glucocorticoi-

Tab. 8.1 Effekte von Glucocorticoiden

Organ/Gewebe	Effekt
Immunsystem	antiallergisch, antiinflammatorisch, immunsuppressiv, apoptotisch bei Lymphozyten
Fettgewebe	lipolytisch, gesteigerte Fettspeicherung
Muskelgewebe, Haut	katabol bez. des Proteinstoffwechsels
Leber	gesteigerte Glykolyse, gesteigerte Glykogensynthese
Knochen	verminderte Kollagensynthese, gesteigerte Knochenresorption
Lunge	Stimulation der Surfactantsynthese
ZNS	Appetitsteigerung

Tab. 8.2 Indikationen für Glucocorticoide

Fachgebiet	Indikation
Rheumatologie	Rheumatoide Arthritis, Osteoarthrose, chronische Polyarthritis u. v. m.
Pneumologie	Asthma
Neurologie	akute Schübe bei Multipler Sklerose
Hämatologie	autoimmune hämolytische Anämien, autoimmune Thrombozytopenien
Gastroenterologie	schwere Formen von Colitis ulcerosa und Morbus Crohn
Dermatologie	schwere atopische Dermatitis, Psoriasis, schwere Kontaktdermatitis, Erythema exsudativum multiforme
Allergologie	anaphylaktischer Schock, schwere anaphylaktoide Reaktionen, allergischer Asthmaanfall, allergische Rhinitis, Urticaria, Transplantatabstoßung

den aus. Hier wurden in den letzten Jahren verschiedene Derivate entwickelt, die ihre Wirkung lokal entfalten und nach systemischer Aufnahme schnell abgebaut werden. Aufgrund der niedrigen Bioverfügbarkeit besitzen diese Wirkstoffe eine relativ geringe systemische Wirkung und somit auch weniger Nebenwirkungen. Zu den lokal applizierten Glucocorticoiden zählen Wirkstoffe zur Behandlung von Erkrankungen der Atemwege, des Magen-Darm-Trakts und der Haut. Für die lokale Injektion wurden schwer lösliche Ester entwickelt, die lange z. B. in der Gelenkhöhle verbleiben und daher kaum in den Kreislauf gelangen.

8.2.1 Molekulare Grundlagen der Glucocorticoid-Wirkung

Glucocorticoide entfalten ihre Wirkung hauptsächlich über die Bindung an den cytosolischen Glucocorticoid-Rezeptor. Nach der Ligandbindung transloziert dieser Rezeptor vom Cytosol in den Zellkern und bindet an ganz spezifische DNA-Sequenzen, die als Glucocorticoid-Responselemente bezeichnet werden (Kap. 2.3 und Abb. 8.2). Das Glucocorticoid-Responselement stellt eine charakteristische palindromische Basenfolge (Konsensussequenz: **AGAACA**NNN**TGTTCT**) dar, wobei jeweils das hexamere Halbelement von einem Rezeptor erkannt wird und N jedes beliebige Nukleotid darstellen kann. Diese Responselemente befinden sich in zahlreichen DNA-Abschnitten (u. a. Promotoren), welche die Expression von Genen steuern. Über die Bindung an die Responselemente und der damit verbundenen Dimerisierung steuert der Glucocorticoid-Rezeptor (GCR) in Ligand-abhängiger Weise die Transkription bzw. Expression zahlreicher entzündungsrelevanter Gene, wobei zwischen positiven und negativen Responselementen und zwischen direkten und indirekten Effekten unterschieden werden

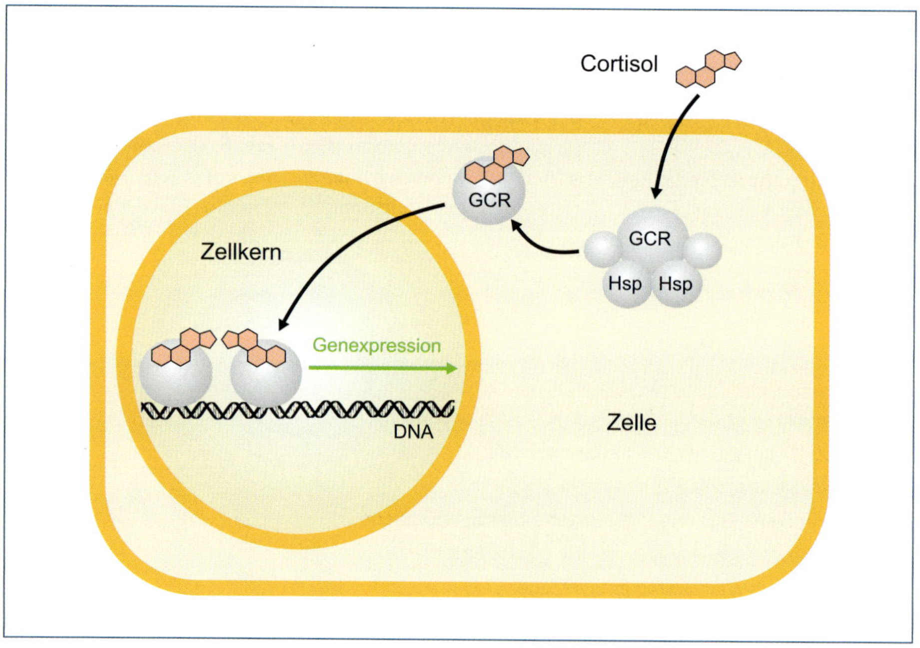

Abb. 8.2 Direkte Regulation der Genexpression durch Glucocorticoide (Hsp = Hitzeschockprotein, GCR = Glucocorticoid-Rezeptor)

Tab. 8.3 Nebenwirkungen bei systemischer Langzeittherapie mit Glucocorticoiden

Häufige Nebenwirkung
Gewichtszunahme (bis zu 10 % des Körpergewichts)
Cushing Syndrom (Mondgesicht, Lipidumverteilung)
Hauteinblutung, Hautverdünnung
Osteoporose
Psychische Verstimmung (Stimmungsschwankungen, Depression)
Diabetogenese (Blutzuckerentgleisung)
Infektneigung
Bluthochdruck
Glaukom, Katarakt

kann. Bei der direkten Regulation der Expression befinden sich die Responselemente im Promotor des jeweiligen Gens. Die Glucocorticoid-abhängige Hemmung der Expression von Genen beruht meistens auf indirekten Effekten wie der Inaktivierung der Transkriptionsfaktoren NFκB (Nukleärer Faktor kappa B) und AP-1. Dies führt zur Hemmung der Expression vieler proinflammatorischer Gene wie iNOS (induzierbare NO-Synthase), COX-2, verschiedenen Interleukinen und Adhäsionsmolekülen. NFκB wird durch zahlreiche Noxen wie UV-Licht, bakterielle Infektionen und verschiedene Cytokine aktiviert. Die Aktivierungskaskade verläuft über IκB-Kinasen, welche den NFκB-Inhibitor IκB phosphorylieren, wodurch Letzterer ubiquitinyliert und anschließend durch Proteasen abgebaut wird. Dadurch wird NFκB (ein Heterodimer aus p50 und p65) freigesetzt, wandert in den Zellkern und aktiviert die Expression zahlreicher proinflammatorischer Gene (Abb. 8.3). Die Hemmung von NFκB durch Glucocorticoide beruht zum einen auf der Bindung des aktivierten Glucocorticoid-Rezeptors an NFκB, dem so genannten „Tethering“ und der damit verbundenen Prävention der Bindung von NFkB an die DNA. Zum anderen induziert der aktivierte Glucocorticoid-Rezeptor in einigen Zelltypen die Expression von IκB, wodurch die Aktivierung und Translokation von NFκB in den Zellkern unterdrückt wird (Abb. 8.4).

Die starke entzündungshemmende Aktivität der Glucocorticoide ist auf molekularer Ebene letztendlich darauf zurückzuführen, dass die Expression entzündungsfördernder Gene gesenkt wird, während die Expression entzündungshemmender Gene gesteigert wird.

Neben diesen genomischen Effekten, welche über die Regulation der Genexpression zustande kommen und dadurch zeitlich verzögert einsetzen, werden auch verschiedene nicht genomische Effekte beobachtet, welche sofort und vor allem nach Gabe hoher Dosierungen von Glucocorticoiden auftreten (Tab. 8.4). Diese Effekte beruhen auf verschiedenen, nicht im einzelnen aufgeklärten Mechanismen. Dazu zählen die „Membranstabilisierung“ und die Regulation der Aktivität zellmembranständiger Ionenkanäle. Unklar ist, ob der Glucocorticoid-Rezeptor auch an der Vermittlung dieser Effekte beteiligt ist. Die nicht genomischen Effekte macht man sich bei der akuten

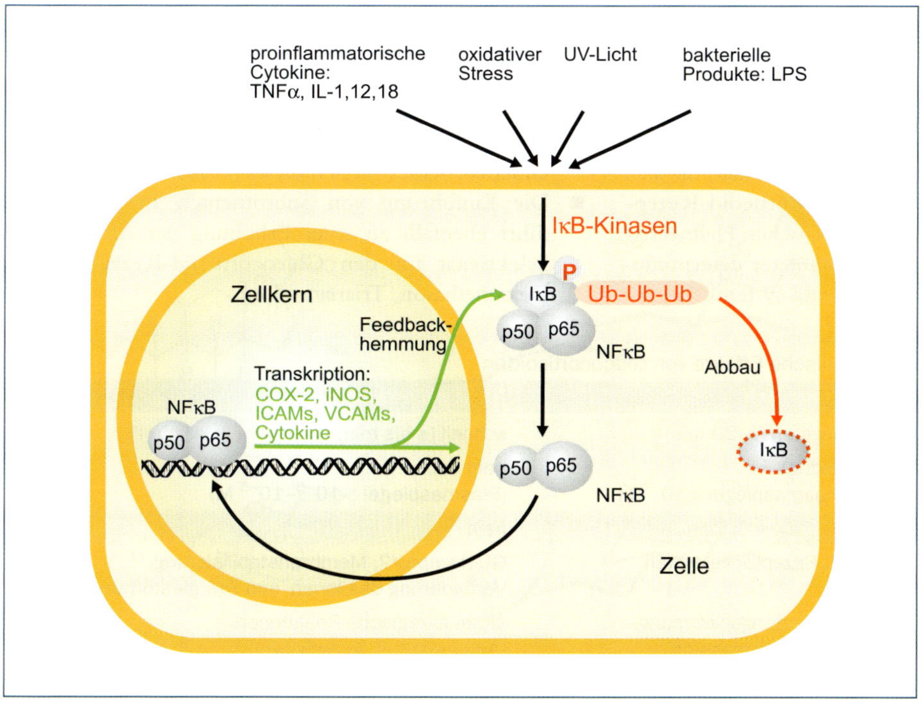

Abb. 8.3 Aktivierung von NFκB

Tab. 8.8 Pharmakodynamische und pharmakokinetische Parameter inhalativer Glucocorticoide

Wirkstoff	Relative Rezeptor-Affinität (Dexamethason = 100)	Orale Bioverfügbarkeit (%)	HWZ (h)	Plasmaproteinbindung (%)
Beclometasondipropionat	53	41	0,1–0,2	87
Beclometason-17-propionat*	1345	–	0,6	–
Budesonid	935	11	2,8	88
Ciclesonid	1200	<1	–	–
Flunisolid	180	20	1,6	80
Fluticasonpropionat	1800	<1	7,8	90
Mometasonfuroat	1235	<1	–	–
Triamcinolonacetonid	233	23	2,0	71

* Metabolit von Beclometasondipropionat

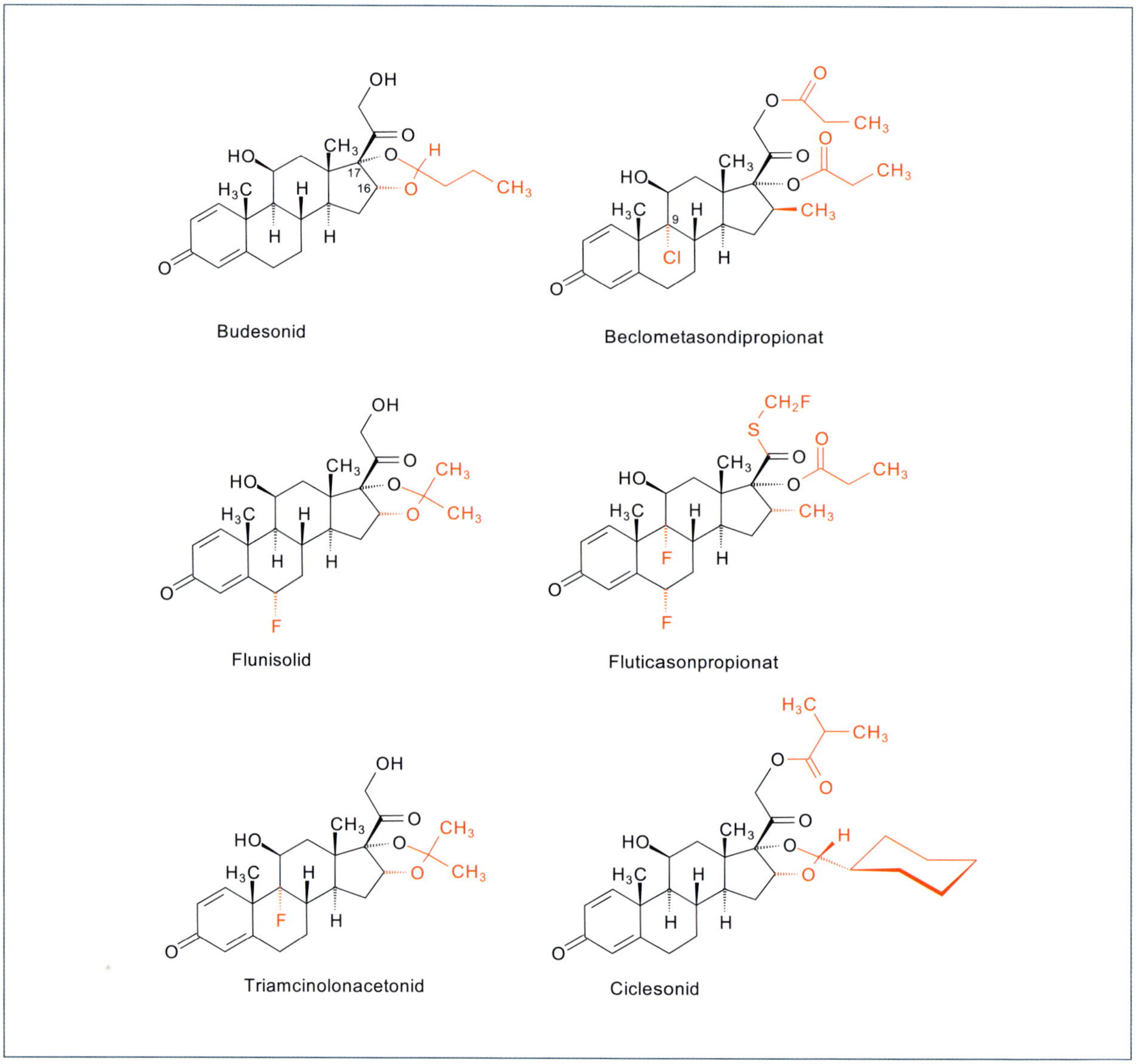

Abb. 8.11 Glucocorticoide für die pulmonale Applikation (Auswahl)

nat (Abb. 8.11) und **Mometasonfuroat** (Abb. 8.10) besitzen eine systemische Bioverfügbarkeit von unter einem Prozent und eine sehr hohe Rezeptoraffinität (Tab. 8.8). Ferner unterscheiden sich die Wirkstoffe deutlich hinsichtlich ihrer Gewebeaffinität. Ältere Glucocorticoide wie **Flunisolid** und **Triamcinolonacetonid** weisen eine geringe Gewebebindung auf, während die von **Budesonid** deutlich höher ist. Eine ausgeprägte Gewebebindung sowie eine sehr langsame Umverteilung in Plasma besitzen **Beclometasondipropionat**, Fluticasonpropionat, **Mometasonfuroat** und **Ciclesonid**. Budesonid wird in der Leber zu 6β-Hydroxybudesonid und 16α-Hydroxyprednisolon metabolisiert. Beclometasondipropionat wird im Lungengewebe rasch in die eigentliche Wirkform, das Beclometason-17-propionat überführt. Die weitere Metabolisierung erfolgt zum deutlich schwächer wirksamen Beclometason. Fluticasonpropionat unterliegt einem starken First-Pass-Metabolismus in der Leber und wird durch CYP3A4 durch Hydrolyse der Fluorthiomethylcarbonsäuregruppe in das 17β-Carboxy-Derivat überführt.

Tab. 8.9 Alphabetische Liste der Glucocorticoide und ihre therapeutische Anwendung

Glucocorticoid	Molekulare Form	Verwendung				
		dermal	systemisch	inhalativ	rhinologisch	ophthalmisch
Alclometason	17,21-dipropionat	+				
Amcinonid		+				
Beclometason	17,21-dipropionat			+	+	
Betamethason		+	+			
Betamethason	21-acetat		+			
Betamethason	17-benzoat	+				
Betamethason	21-dihydrogenphosphat		+			
Betamethason	17,21-dipropionat	+				
Betamethason	17-valerat	+				
Budesonid			+	+	+	
Ciclesonid	21-isobutyrat			+		
Clobetasol	17-propionat	+				
Clobetason	21-butyrat	+				
Cloprednol			+			
Cortison	21-acetat		+			+
Deflazacort	21-acetat		+			
Desonid		+				
Desoximetason		+				
Dexamethason		+	+			+
Dexamethason	21-acetat	+	+		+	+
Dexamethason	21-dihydrogenphosphat		+		+	+
Dexamethason	21-isonicotinat	+			+	
Dexamethason	21-palmitat		+			
Dexamethason	21-(3-sulfobenzoat)	+		+		+
Difloraso	17,21-acetat	+				
Diflucortolon	21-valerat	+				
Fludroxycortid		+				
Flumetason	21-pivalat	+				
Flunisolid				+	+	
Fluocinolon		+				
Fluocinonid	21-acetat	+				
Fluocortinbutyl		+				

Tab. 8.9 Alphabetische Liste der Glucocorticoide und ihre therapeutische Anwendung (Fortsetzung)

Glucocorticoid	Molekulare Form	Verwendung				
		dermal	systemisch	inhalativ	rhinologisch	ophthalmisch
Fluocortolon		+	+	+	+	
Fluocortolon	21-hexanoat	+				
Fluocortolon	21-pivalat	+				
Fluorometholon						+
Flupredniden	21-acetat	+				
Fluticason	17-propionat	+		+	+	
Halcinonid		+				
Halometason		+				
Hydrocortison		+	+			
Hydrocortison	21-acetat	+				+
Hydrocortison	17-butyrat	+				
Hydrocortison	17-butyrat-21-propionat = buteprat	+				
Hydrocortison	17-propionat-21-acetat = aceponat	+				
Hydrocortison	21-hydrogensuccinat		+			
Methylprednisolon			+			
Methylprednisolon	21-acetat		+			
Methylprednisolon	21-hydrogensuccinat		+			
Methylprednisolon	17-propionat-21-acetat = aceponat	+				
Mometason	17-furoat	+		+	+	
Prednicarbat	17-ethylcarbonat-21-propionat	+				
Prednisolon		+	+			+
Prednisolon	21-acetat		+			+
Prednisolon	21-dihydrogenphosphat		+			
Prednisolon	21-hydrogensuccinat		+			
Prednison			+			
Prednyliden			+			
Prednyliden	21-diethylaminoacetat-hydrochlorid		+			
Rimexolon						+
Triamcinolon			+			
Triamcinolon	16,17-acetonid	+	+		+	
Triamcinolon	16,17-acetonid-21-dihydrogen-phosphat		+			
Triamcinolon	16α,21-diacetat		+			
Triamcinolon	hexacetonid		+			

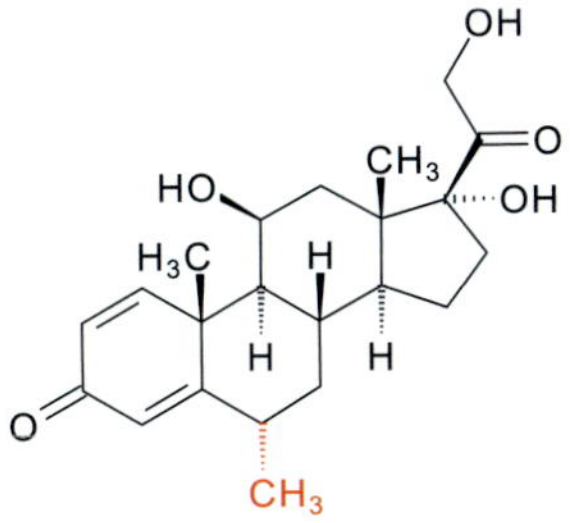

Methylprednisolon

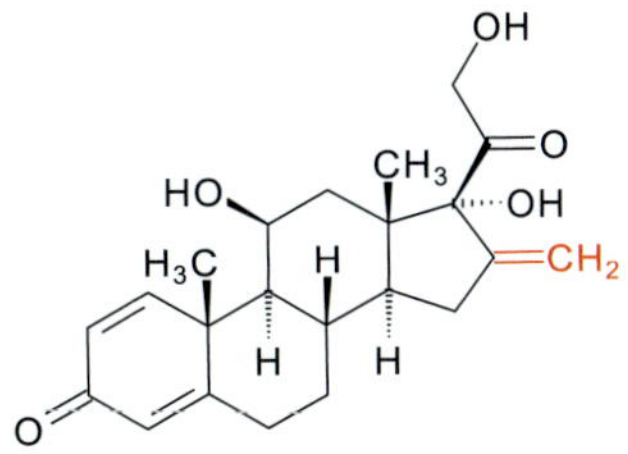

Prednyliden

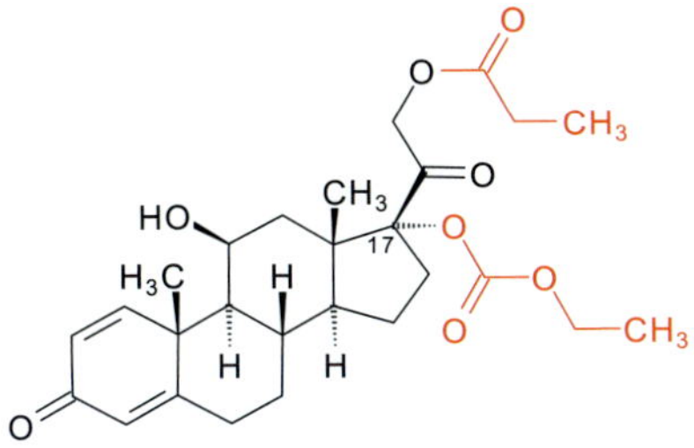

Prednicarbat

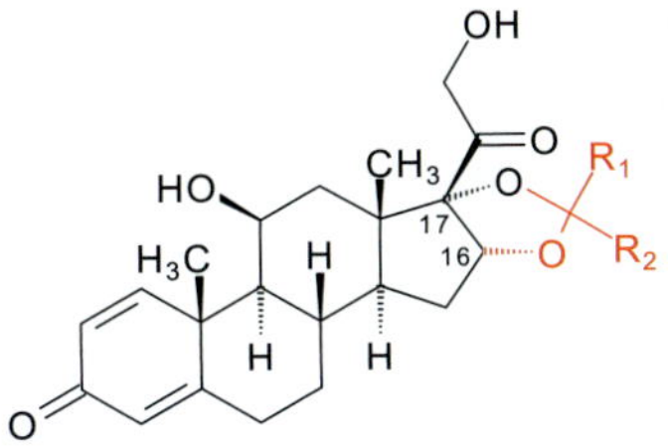

Desonid (R_1=R_2=CH_3)
Budesonid (R_1=H, R_2=—CH_2—CH_2—CH_3)

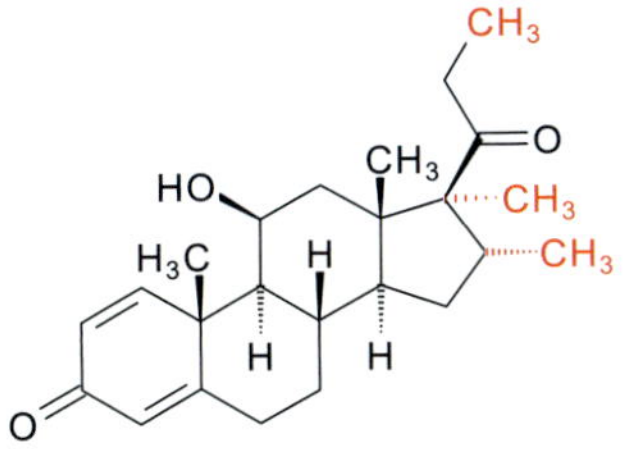

Rimexolon

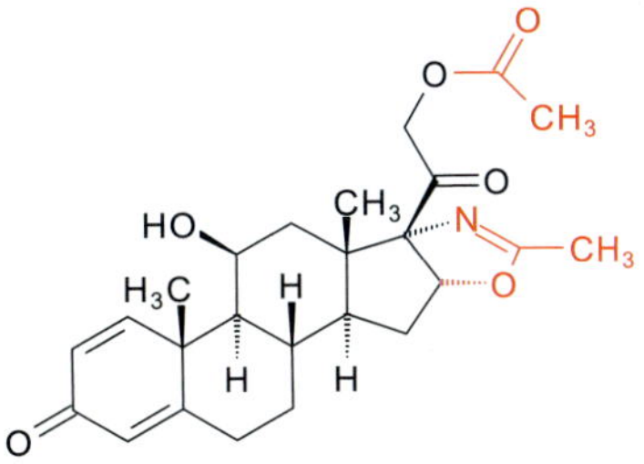

Deflazacort

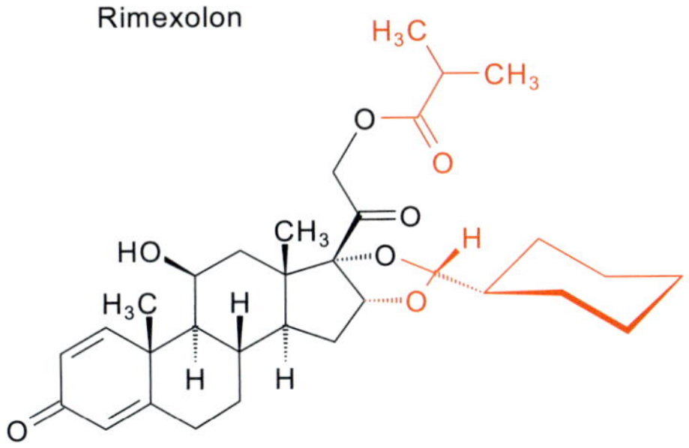

Ciclesonid

Abb. 8.12 Halogen-freie Glucocorticoide

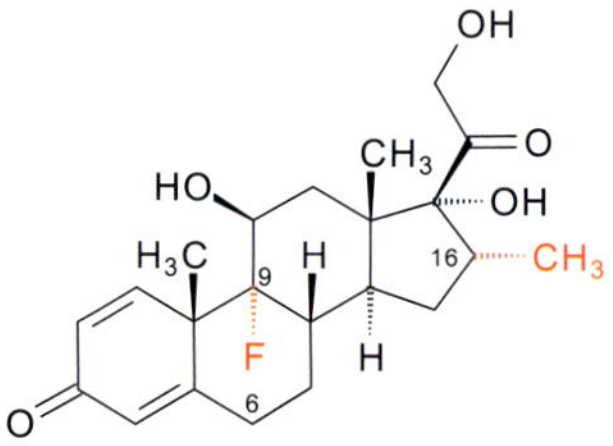

Dexamethason
(16α-Reihe)

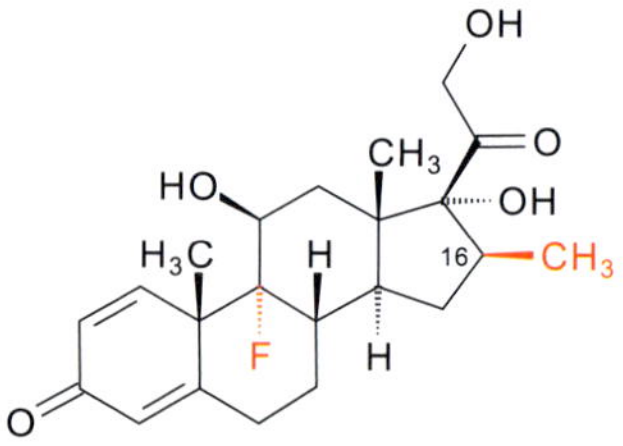

Betamethason
(16β-Reihe)

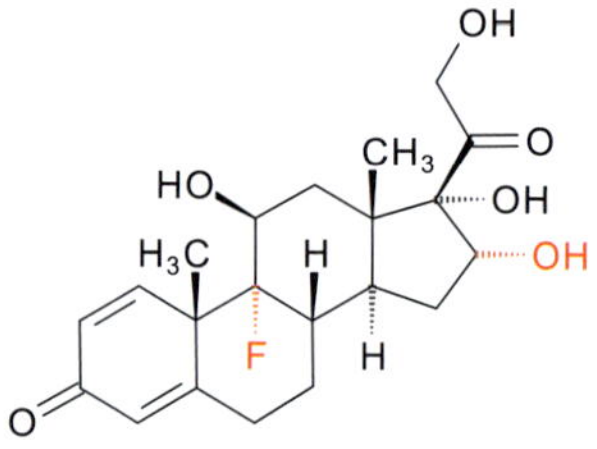

Triamcinolon

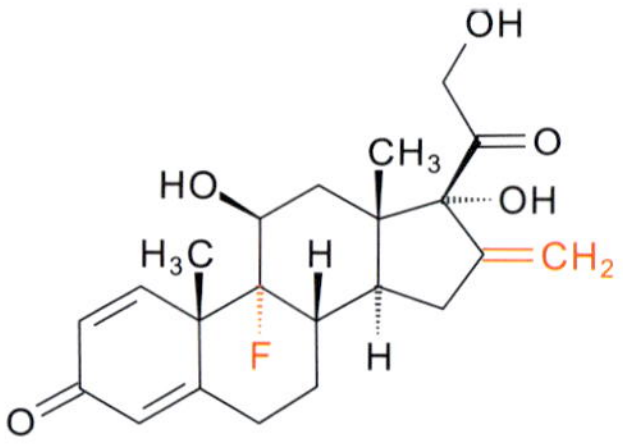

Flupredniden

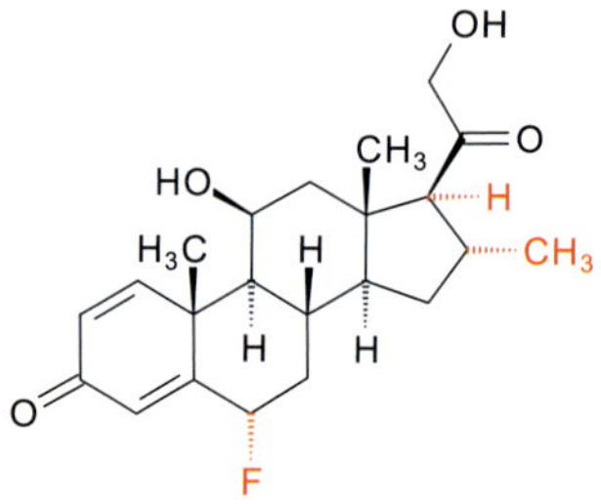

Fluocortolon

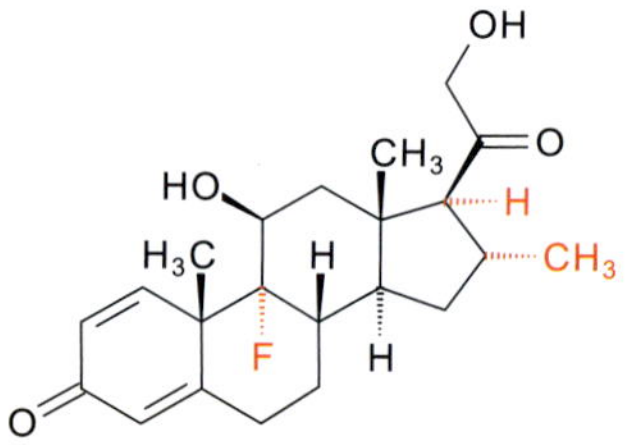

Desoximetason

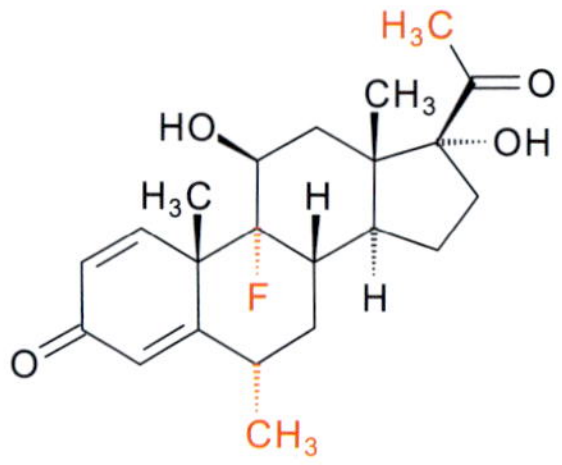

Fluorometholon

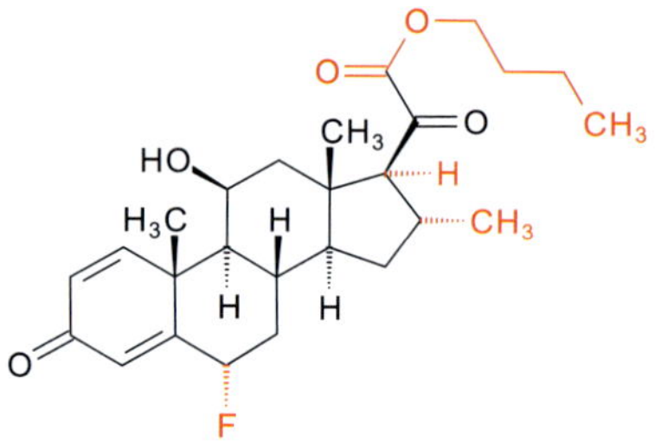

Fluocortinbutyl

Abb. 8.13 An C(6) und C(9) monofluorierte Prednisolon-Derivate

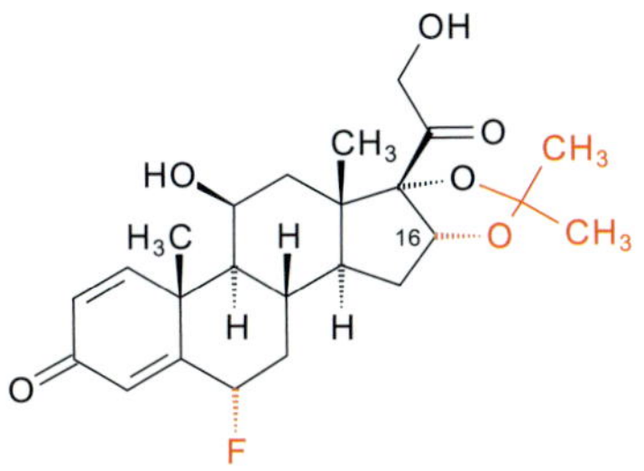

Flunisolid

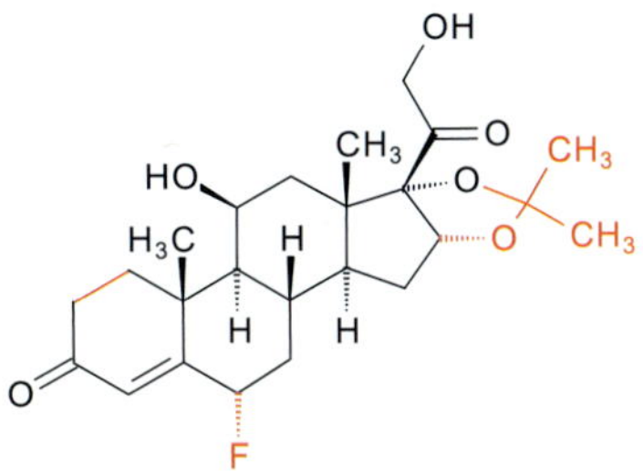

Fludroxycortid

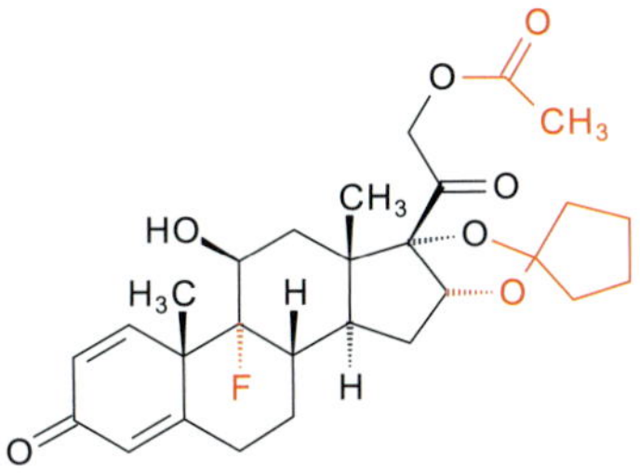

Amcinonid

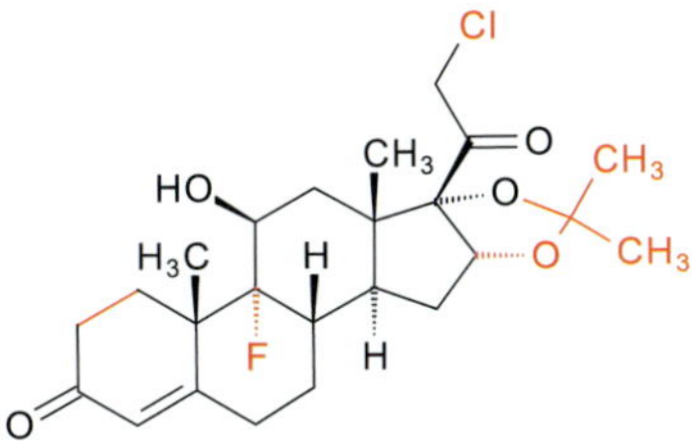

Halcinonid

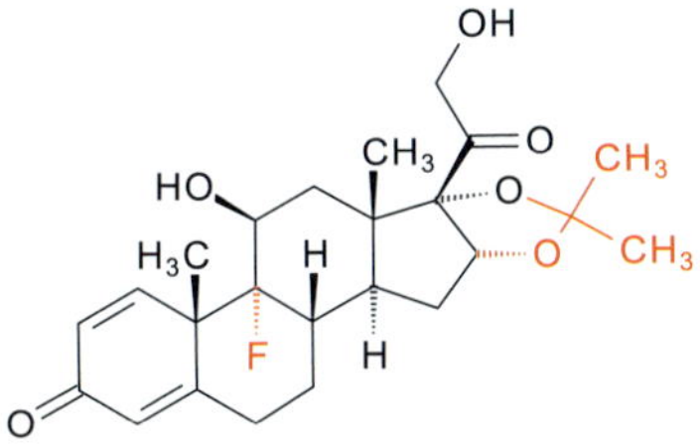

Triamcinolonacetonid

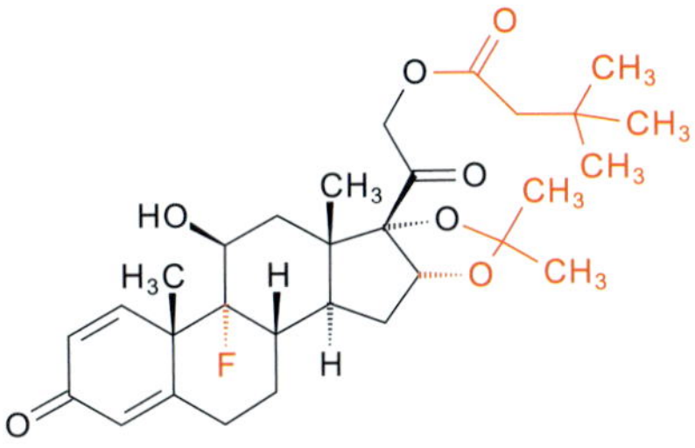

Triamcinolonhexacetonid

Abb. 8.14 Monofluorierte Wirkstoffe mit zusätzlicher OH-Gruppe an C(16) und Ketalisierung

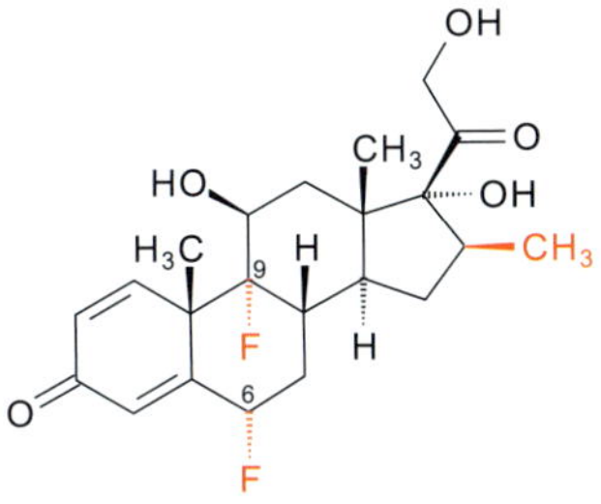

Diflorason

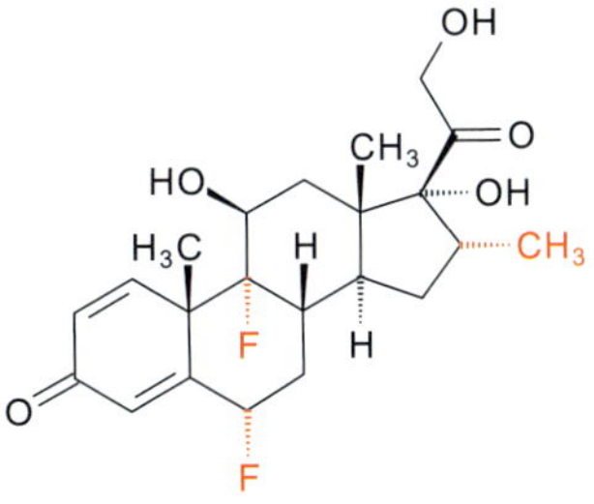

Flumetason

Abb. 8.15 An C(6) und C(9) difluorierte Wirkstoffe

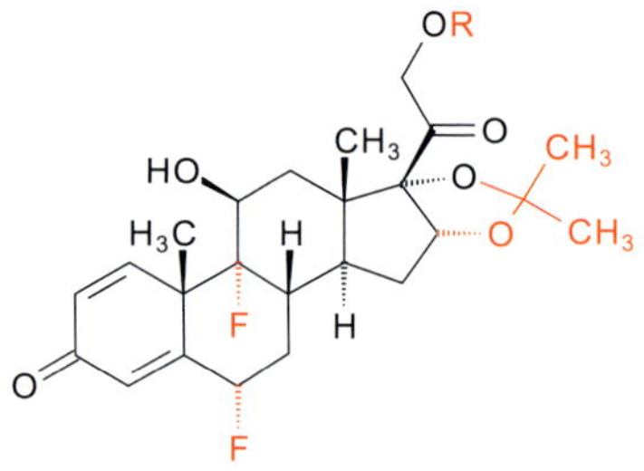

Fluocinolonacetonid: R=H

Fluocinonid: R= $-\overset{\displaystyle O}{\overset{\|}{C}}-CH_3$

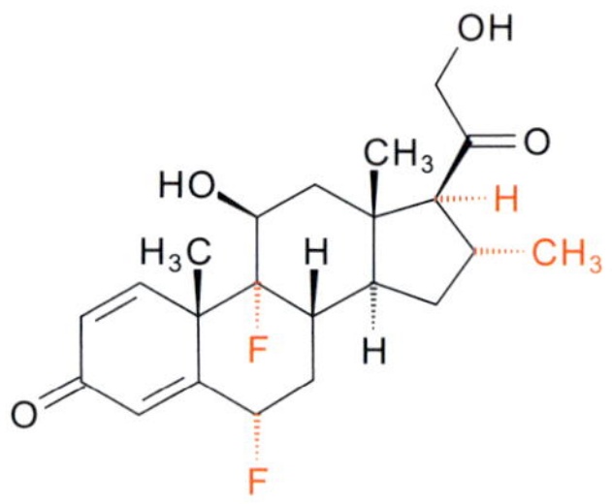

Diflucortolon

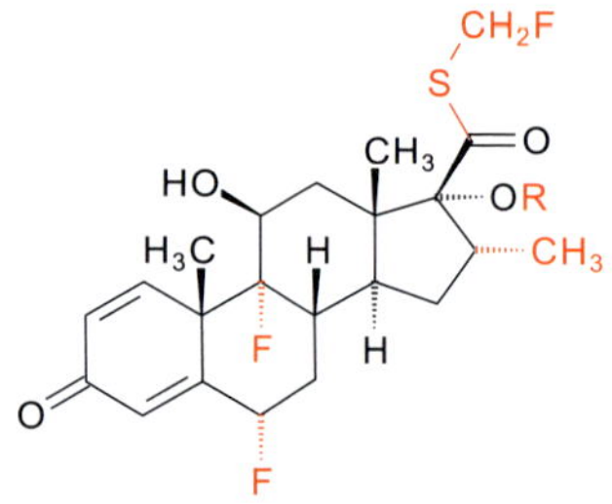

Fluticason: R=H

Fluticason-17-propionat: R= $-\overset{\displaystyle O}{\overset{\|}{C}}-CH_2\text{-}CH_3$

Abb. 8.15 An C(6) und C(9) difluorierte Wirkstoffe (Fortsetzung)

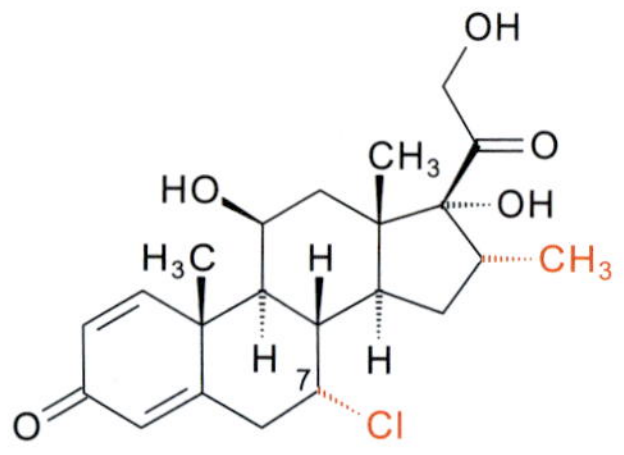

Alclometason

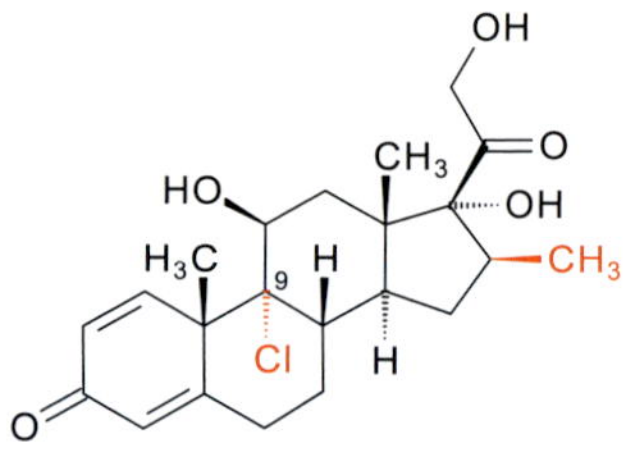

Beclometason

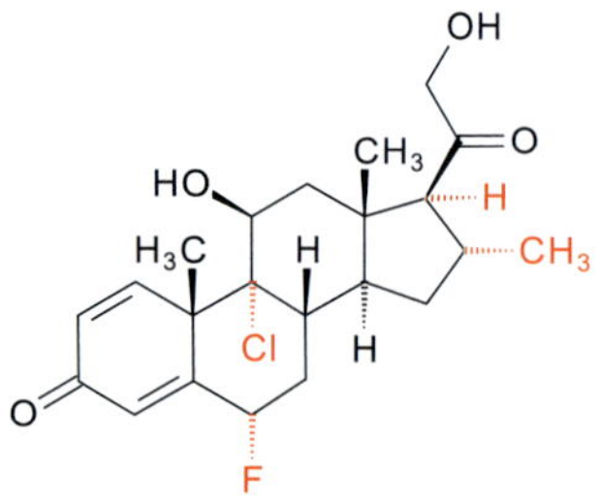

Clocortolon

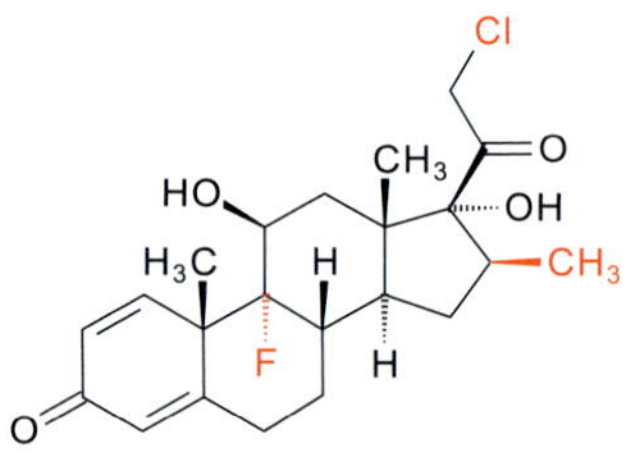

Clobetasol

Abb. 8.16 Chlorierte Glucocorticoide

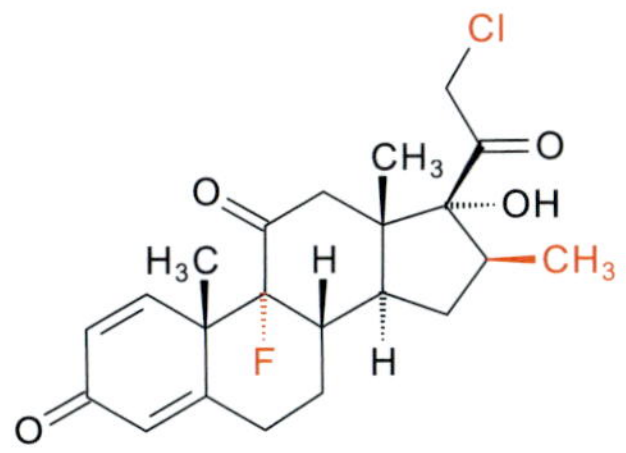

Clobetason

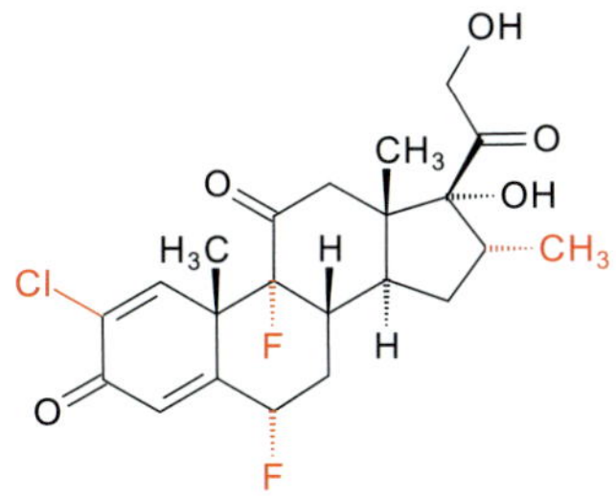

Halometason

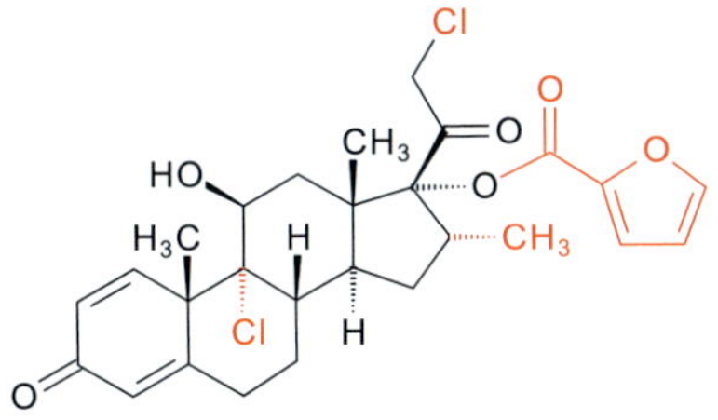

Mometasonfuroat

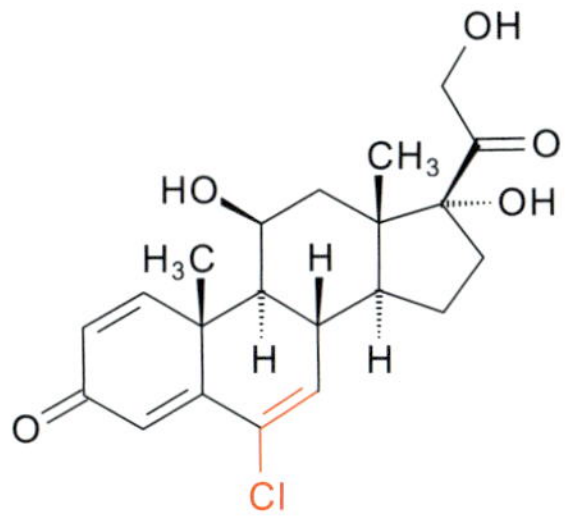

Cloprednol

Abb. 8.16 Chlorierte Glucocorticoide (Fortsetzung)

Synopse

- Bei den Glucocorticoiden lassen sich schnelle (nicht genomische) von langsam auftretenden (genomischen) Effekten unterscheiden.
- Glucocorticoide entfalten ihre ausgeprägte entzündungshemmende Wirkung durch Steigerung der Expression entzündungshemmender Proteine und durch Hemmung der Expression und Funktion proinflammatorischer Proteine.
- Wegen des genomischen Mechanismus besteht keine direkte Korrelation zwischen der HWZ der Glucocorticoide und der Wirkdauer. Die Wirkdauer wird wesentlich von der HWZ der induzierten Proteine beeinflusst.
- Die Δ^1-Doppelbindung verringert die mineralocorticoide Wirkung und profiliert die glucocorticoide Wirkung. Sie ist praktisch bei allen synthetischen Glucocorticoiden vorzufinden. Die Ketofunktionen an C(3) und C(20) und die Sauerstoff-Funktion an C(11) sind essenziell für eine signifikante Affinität zum Rezeptor.
- Die Einführung bestimmter Substituenten an den Positionen 6α, 9α und 16 führt ebenfalls zu einer Erhöhung der Affinität für den Glucocorticoid-Rezeptor (z. B. Dexamethason, Triamcinolon).
- Veresterung der 21-Hydroxygruppe führt zum nahezu vollständigen Verlust der Rezeptor-Affinität. Die entsprechenden Ester stellen somit Prodrugs dar, die durch Hydrolyse erst in die aktive Form überführt werden.
- Bei den lokal applizierten Wirkstoffen werden bevorzugt Rezeptor-Agonisten eingesetzt, deren Bioverfügbarkeit gering ist, da sie einem First-Pass-Metabolismus unterliegen und in der Leber schnell zu deutlich weniger wirksamen Metaboliten umgewandelt werden. Die Sicherheit topisch applizierter Glucocorticoide wird determiniert durch die Rezeptor-Affinität des Wirkstoffs, die Gewebeaffinität und die Geschwindigkeit bzw. die Vollständigkeit der metabolischen Inaktivierung.
- In der Dermatologie werden häufig Wirkstoffe eingesetzt, die durch Ketalisierung bzw. Acetalisierung an den 16- und 17-OH-Funktionen oder durch die duale Veresterung an C(17) und C(21) eine erhöhte Lipophilie und somit eine hohe Gewebepenetration aufweisen.

8.3 Basistherapeutika

Basistherapeutika (Disease-modifying Antirheumatic Drugs, DMARDs) sind eine inhomogene Klasse chemisch-pharmakologisch unterschiedlicher Wirkstoffe, die mehrheitlich zur Therapie anderer Erkrankungen entwickelt wurden. DMARDs führen bei rheumatoider Arthritis mittelfristig zur Remission der Grunderkrankung und zu einer signifikanten Reduktion der Gelenkdestruktion. Der Wirkungseintritt erfolgt erst nach mehreren Monaten, die Wirkung hält einige Zeit nach Absetzen der Wirkstoffe an. Zu beachten ist ferner, dass DMARDs gerade bei längerer Anwendung erhebliche Nebenwirkungen aufweisen können. Die rheumatoide Arthritis basiert auf Autoimmunreaktionen, bei denen es zur Aktivierung und Proliferation von B- und T-Lymphozyten und in weiterer Folge zur Bildung und Sezernierung proinflammatorischer Cytokine und zur Aktivierung von Phagozyten (Monozyten, Granulozyten) kommt. Die mit der Phagozytenaktivierung verbundene Freisetzung lysosomaler Enzyme und aktivierter Sauerstoffspezies führt zur Gelenkdestruktion (Abb. 8.17). DMARDs greifen an unterschiedlichen Stellen der Entzündungskaskade ein.

8.3.1 Immunmodulatoren

Methotrexat, Leflunomid und Azathioprin hemmen die DNA-Biosynthese und unterdrücken somit die Lymphozytenproliferation (Abb. 8.17). Die Angriffspunkte der drei Wirkstoffe sind allerdings unterschiedlich. **Methotrexat** blockiert die Dihydrofolat-Reduktase (Abb. 8.18) und somit die Biosynthese von DNA-Bausteinen. Methotrexat vermindert außerdem die Biosynthese proinflammatorischer Cytokine. Die chemische Struktur von Methotrexat und dessen Interaktion mit der Dihydrofolat-Reduktase werden in Kapitel 12.6.3 genau beschrieben. Methotrexat ist potenziell onkogen. Der Wirkstoff besitzt eine höhere Affinität für die Dihydrofolat-Reduktase als das natürliche Substrat, die Dihydrofolsäure. In hoher Dosierung wird Methotrexat als Zytostatikum, in niedriger Dosierung dagegen als DMARD verwendet. Methotrexat wird über Folsäuretransporter aktiv in die Zelle aufgenommen und als Polyglutamat gespeichert. Es reichert sich in Leber, Niere, Milz, Haut, Dick- und Dünndarm an, die Gehirngängigkeit ist gering. Methotrexat wird zu 80 bis 90% unverändert ausgeschieden.

Leflunomid stellt ein Prodrug dar, welches nach peroraler Einnahme rasch in den aktiven Metaboliten

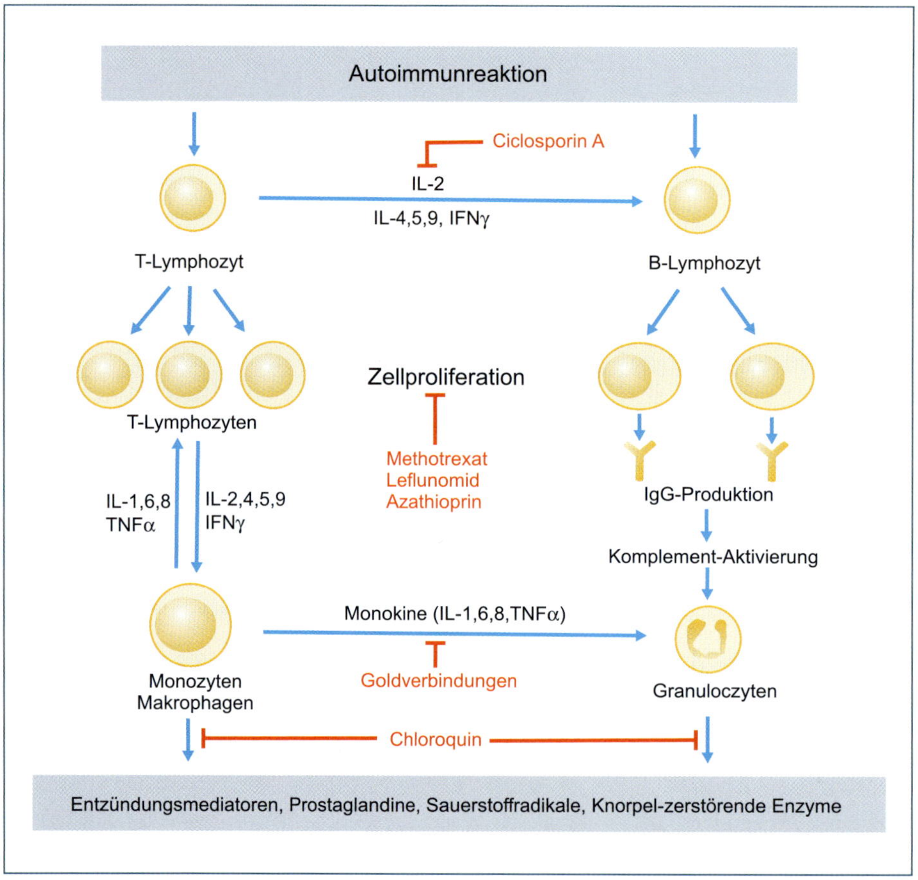

Abb. 8.17 Angriffsorte verschiedener Basistherapeutika

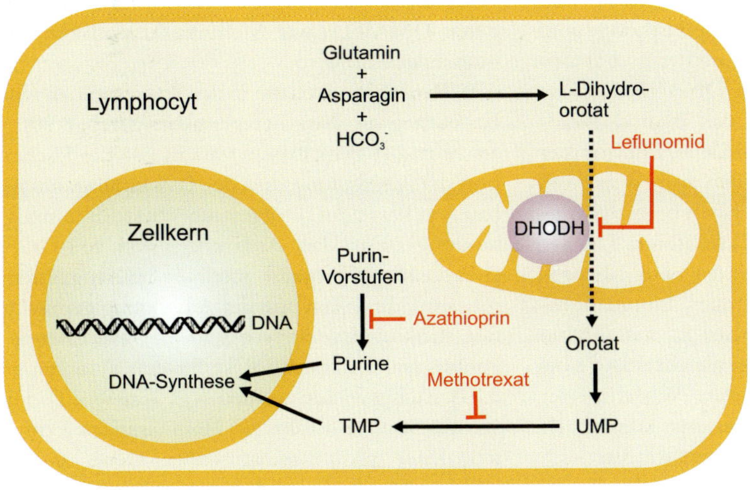

Abb. 8.18 Hemmstoffe der DNA-Biosynthese

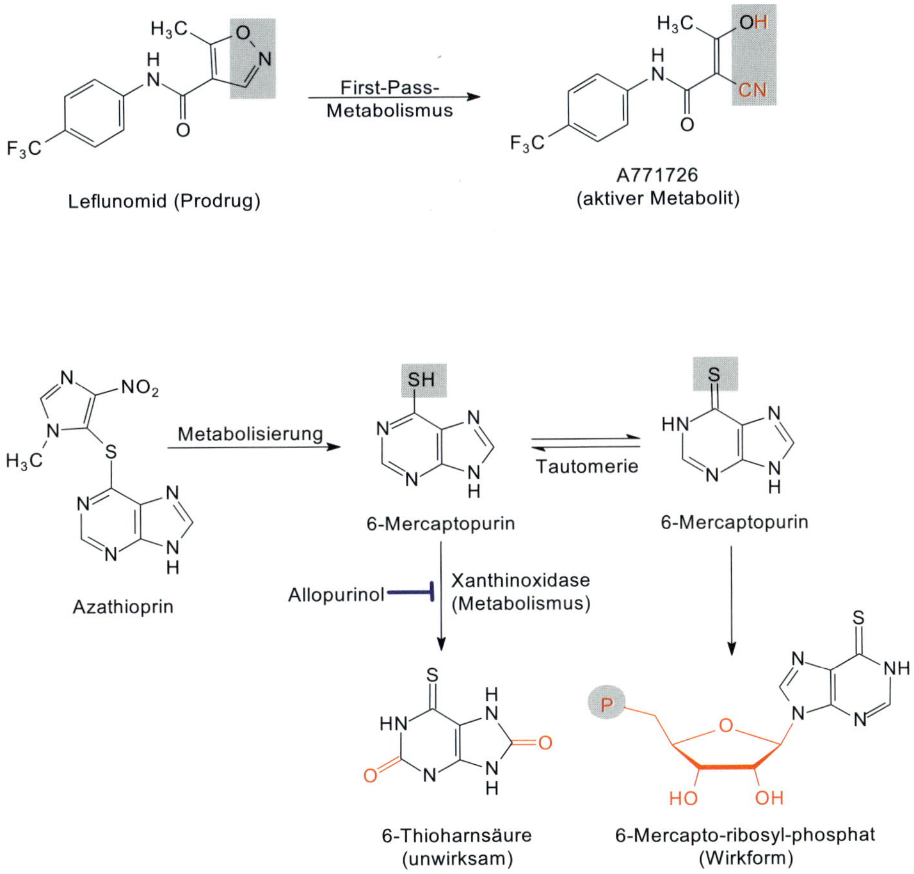

Abb. 8.19 Leflunomid und Azathioprin

A771726 umgewandelt wird (Abb. 8.19). Letzterer hemmt reversibel die Dihydroorotat-Dehydrogenase, welche für die Biosynthese von Pyrimidinbasen benötigt wird (Abb. 8.18). Die zelluläre Verarmung an Pyrimidinbasen führt wiederum zur Hemmung der DNA-Biosynthese und zur Reduktion der Proliferation von B- und T-Zellen. Ferner hemmt A771726 verschiedene Enzyme der Glykolyse. Inwiefern diese Eigenschaften zum Wirkprofil von Leflunomid beitragen, ist unklar. Nach peroraler Einnahme wird Leflunomid zu 82 bis 95% resorbiert. Der aktive Metabolit A771726 unterliegt einem entero-hepatischen Kreislauf, was zu der relativ langen Eliminations-Halbwertszeit von ca. 14 Tagen beiträgt. Leflunomid hemmt CYP2C9 in vitro, so dass es bei gleichzeitiger Einnahme von Arzneistoffen wie Phenytoin, Warfarin oder Tolbutamid zu deren Wirkungsverstärkung kommt, da diese ebenfalls durch CYP2C9 metabolisiert werden.

Azathioprin stellt ebenfalls ein Prodrug dar. Nach peroraler Einnahme wird es fast vollständig (ca. 88%) resorbiert und zu 6-Mercaptopurin umgewandelt (Abb. 8.19). 6-Mercaptopurin selbst wird aufgrund seiner geringen Wasserlöslichkeit schlecht resorbiert und ist daher als Arzneistoff weniger geeignet. Die Bioverfügbarkeit von Azathioprin liegt bei durchschnittlich 66%, wobei größere interindividuelle Schwankungen auftreten können. Die Bioaktivierung von 6-Mercaptopurin erfolgt durch Ribosylierung und der Bildung von Thioinosinsäure (6-Mercaptopurin-ribosephosphat, MRP) durch die Hypoxanthin-Guanin-Phosphoribosyl-Transferase. Als Substrat- bzw. Produktanalogon blockiert die Thioinosinsäure verschiedene Enzyme der Desoxyribonucleotid-Biosynthese, dazu gehören die Glutamin-5-phosphoribosylpyrophosphat-Amidotransferase, die Adenylsuccinat-Synthetase und die Inosinmonophosphat-Dehydrogenase. Die Metabolisierung von 6-Mercaptopurin erfolgt durch die Xanthinoxidase zu 8-Hydroxy-6-Mercaptopurin und in einem zweiten Oxidationsschritt zu Thioharnsäure. Zu beachten ist, dass bei gleichzeitiger Gabe des Xanthinoxidase-Hemmstoffs Allopurinol die Halbwertszeiten von 6-Mercaptopurin und Allopurinol verlängert werden und somit gegebenenfalls eine Dosisanpassung beider Wirkstoffe erforderlich ist.

8.3.2 Diverse Wirkstoffe

Sulfasalazin (Salazosulfapyridin) hat in den letzten Jahren in der Rheumatherapie wieder stark an Bedeutung gewonnen. Der Wirkstoff wird größtenteils im Darm zu 5-Aminosalicylsäure und Sulfapyridin gespalten, nur etwa 10–20% werden unverändert resorbiert. Der Wirkmechanismus ist unklar. Ferner ist nicht geklärt, ob das intakte Molekül oder einer bzw. beide Metaboliten für den therapeutischen Effekt bei der rheumatoiden Arthritis verantwortlich sind. Sulfasalazin ist eine mittelstark wirksame Substanz, die ein günstiges Nutzen-Risiko-Verhältnis aufweist und sowohl alleine als auch in Kombination mit anderen DMARDs wie Methotrexat und Hydroxychloroquin eingesetzt wird.

D-Penicillamin hatte in der Vergangenheit eine gewisse Bedeutung als Basistherapeutikum (Abb. 8.20). Die Bezeichnung D-Penicillamin stammt von der Fischer-Projektion der Verbindung und der Gewinnung durch den Abbau von Penicillin. Der genaue Wirkmechnismus der Verbindung ist unklar. Aufgrund seiner SH-Gruppe kann D-Penicillamin Proteine durch die Spaltung intramolekularer Disulfidbrücken und der Ausbildung gemischter Disulfide strukturell verändern und z.T. inaktivieren. In-vitro konnte ein derartiger Effekt für den Transkriptionsfaktor AP-1 nachgewiesen werden (vgl. Kap. 8.2.1). Die Inaktivierung von AP-1 führt zur Hemmung der Expression verschiedener proinflammatorischer Gene. D-Penicillamin bildet mit zwei- und dreiwertigen Kationen stabile Chelate. Diese Komplexe werden relativ schnell ausgeschieden, worauf die ursprüngliche Verwendung von D-Penicillamin zur Behandlung von Vergiftungen mit Schwermetallen beruht. Wegen der beschleunigten Elimination von Kupferionen ist Penicillamin auch zur Behandlung der Kupferspeicherkrankheit (Morbus Wilson) geeignet.

Aurothiomalat und Auranofin enthalten Gold(I)-Ionen als wirksame Komponente (Abb. 8.20). Der genaue Wirkmechanismus ist unklar, diskutiert wird ähnlich wie bei D-Penicillamin die Reaktion von Gold mit SH-Gruppen. In vitro konnte gezeigt werden, dass Goldverbindungen die Bindung der Transkriptionsfaktoren AP-1 und NFκB an ihre Responselemente reduzieren. Auf zellulärer Ebene wurde beobachtet, dass Goldverbindungen die Phagozytose und die Freisetzung lysosomaler Enzyme in Granulozyten, die IL-1 vermittelte Proliferation von Lymphozyten und verschiedene Makrophagenfunktionen hemmen. **Aurothiomalat** ist eine wasserlösliche, polymere Goldverbindung zur intramuskulären Applikation. Die Bioverfügbarkeit liegt bei intramuskulärer Applikation bei über 95%. Gold wird stark an freie SH-Gruppen von Proteinen wie Albumin und Immunoglobulinen gebunden. Als initiale Gold-Plasma-Halbwertszeit wurden 5–6 Tage ermittelt. Da sich Gold in verschiedenen Geweben wie Lymphknoten, Nieren, Leber, Knochenmark und Milz anreichert und dort gespeichert wird, liegt die Gesamteliminationshalbwertszeit bei ca. 250 Tagen (Tab. 8.10).

Die Gold-Pharmakokinetik von **Auranofin** (Abb. 8.20) unterscheidet sich deutlich von der Aurothiomalat-Kinetik (Tab. 8.10) Da Auranofin eine lipophile Verbindung darstellt, ist sie im Gegensatz zu Aurothiomalat peroral einsetzbar, die Bioverfügbarkeit liegt bei etwa 15–25%. Die Resorption erfolgt in den oberen Dünndarmabschnitten. Die Plasmahalbwertszeit liegt bei 17–25 Tagen, die Gesamteliminationshalbwertszeit liegt bei

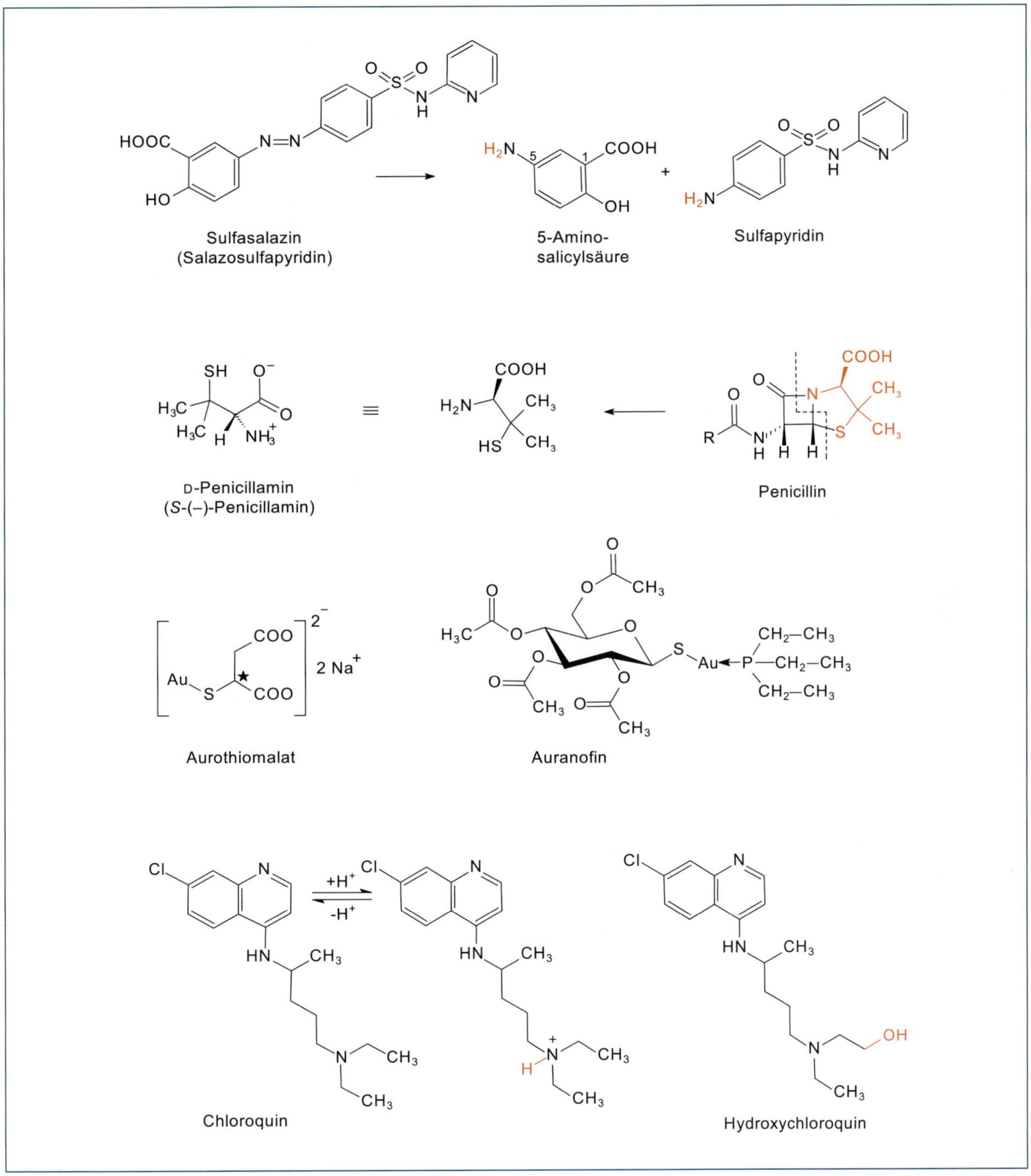

Abb. 8.20 Diverse DMARDs (Disease-modifying Antirheumatic Drugs)

81 Tagen. Für die Ausscheidung von Auranofin ist die renale Elimination von untergeordneter Bedeutung – nur 5% der täglich zugeführten Dosis werden in Form von Metaboliten mit dem Urin ausgeschieden. Der überwiegende Teil des absorbierten Auranofins gelangt demnach durch biliäre Exkretion oder Sekretion in den Darm.

Die entzündungshemmende Wirkung der zur Chemotherapie der Malaria verwendeten Wirkstoffe **Chloroquin** und **Hydroxychloroquin** (Abb. 8.20) ist seit Anfang der 50er Jahre bekannt, nachdem bei Malariakranken mit rheumatischer Arthritis nach mehrwöchiger Therapie mit Chloroquin eine Besserung der arthritischen Be-

Tab. 8.10 Pharmakokinetische Daten der DMARDs (Disease-modifying Antirheumatic Drugs)

Wirkstoff	Absorption (%)	Bioverfügbarkeit (%)	HWZ	Plasmaprotein-bindung (%)	Elimination
Auranofin	25	15–25	17–25 d (Plasma, terminal) 81 d (gesamt)	60	v. a. biliär (85 %)
Aurothiomalat	sehr gering	95[4]	10–35 d (Plasma, terminal) 250 d (gesamt)	>90	v. a. renal (70 %)
Azathioprin	88	66	0,2–0,5 h 1,5 h (6-Mercaptopurin)	20–30	v. a. renal
Chloroquin	100	70–80	20–60 d	60	renal und biliär
Hydroxychloroquin	70–80	70–80	6–40 d	ca. 20	renal (ca. 20 %)
Leflunomid	82–95	Metab. zu A771726	15–16 d (A771726)	hoch (A771726)	renal und biliär
Methotrexat	25–100[1]	17–90	8–12 h	<50	renal (40–50 %[2])
D-Penicillamin	–	40–70	2–4 h[3]	ca. 80	v. a. renal
Sulfasalazin	33	10–20	6–8 h	95	v. a. renal (80 %)

[1] dosisabhängig, [2] bei niedriger Dosierung, [3] bei Langzeittherapie bis zu 6 Tagen, [4] bei i. m. Applikation

schwerden festgestellt wurde. Aufgrund der amphiphilen Struktur können Wirkstoffe vom Typ des Chloroquins mit Membranlipiden interagieren. Wirkstoffe mit hydrophober Aromat-Seitenkette und einer schwach basischen Aminofunktion mit einem pKa-Wert von ca. 8 sind lysosomotrop, d. h. sie akkumulieren in den Lysosomen von Lymphozyten, Fibroblasen, Makrophagen und Granulozyten. In Form der lipophilen, freien Base passieren sie leicht Biomembranen und können in Zellen aufgenommen werden. Im schwach sauren Milieu der Lysosomen werden die Wirkstoffe protoniert, sind daher nicht mehr zur Membranpassage fähig und reichern sich so in den Lysosomen an. Als Wirkmechanismus von Chloroquin und den strukturverwandten Malariawirkstoffen bei rheumatoider Arthritis wird die Stabilisierung lysosomaler Membranen und die Hemmung lysosomaler Enzyme diskutiert (Abb. 8.17).

8.3.3 Immunbiologika (Biologicals)

Da TNFα und IL-1 wichtige Mediatoren entzündlicher Prozesse darstellen, besteht ein Ansatz der Rheumatherapie darin, diese Cytokine zu neutralisieren. **Infliximab** und **Etanercept** sind neutralisierende, monoklonale Antikörper gegen TNFα. **Anakinra** ist ein gentechnisch hergestellter, auch endogen vorkommender IL-1-Rezeptor-Antagonist (IL-1Ra).

Synopse

- Basistherapeutika (Disease-modifying Antirheumatic Drugs, DMARDs) sind eine inhomogene Klasse chemisch-pharmakologisch unterschiedlicher Wirkstoffe.
- DMARDS führen bei rheumatoider Arthritis mittelfristig zur Remission der Grunderkrankung und zu einer signifikanten Reduktion der Gelenkdestruktion. Der Wirkungseintritt erfolgt erst nach mehreren Monaten, die Wirkung hält einige Zeit nach Absetzen der Wirkstoffe an.
- DMARDs können bei längerer Anwendung erhebliche Nebenwirkungen aufweisen.
- Die meisten DMARDs sind Immunmodulatoren, welche die Autoimmunprozesse unterdrücken, die dem Fortschreiten der rheumatischen Erkrankung zugrunde liegen.

8.4 Nicht steroidale Antirheumatika

8.4.1 Grundlagen

Vor mehr als einem Jahrhundert wurde die Acetylsalicylsäure als Antirheumatikum und entzündungshemmender Wirkstoff (Antiphlogistikum) in die Therapie eingeführt. Sie gehört daher zu den ältesten, durch chemische Synthese gewonnenen Arzneistoffen. Die Entdeckung zu Beginn der 70er Jahre, dass die Wirkung der Acetylsalicylsäure und verwandter Verbindungen auf der Hemmung der Cyclooxygenase (COX) beruht, hat die Entwicklung weiterer nicht steroidaler Antirheumatika (NSAR) dramatisch beschleunigt. Mit Hilfe biochemischer und molekularbiologischer Methoden wurde in der Zwischenzeit ein weiteres Cyclooxygenase-Gen entdeckt und die Regulation der Prostaglandin-Biosynthese in verschiedenen Geweben unter physiologischen und pathophysiologischen Bedingungen eingehend untersucht. Dies führte Anfang der 90er Jahre zur Entwicklung selektiver Cyclooxygenase-2-Inhibitoren.

Die klassischen nicht steroidalen Antirheumatika und Analgetika wie Ibuprofen, Indometacin oder Acetylsalicylsäure entfalten ihre Wirkung über die Hemmung von Cyclooxygenasen. Diese Enzyme katalysieren die Umwandlung der Arachidonsäure, einer 4fach ungesättigten C-20 Fettsäure, in Prostaglandine (Abb. 8.21). Arachidonsäure dient ferner als Substrat für die 5-Lipoxygenase, die Leukotrien A_4 (LTA_4) synthetisiert, welches anschließend in das proinflammatorisch wirksame Leukotrien B_4 (LTB_4) und die Cysteinyl-haltigen Leukotriene LTC_4, LTD_4 und LTE_4 umgewandelt werden. Letztere sind maßgeblich an allergischen Prozessen beteiligt wie sie bei asthmatischen Reaktionen auftreten (Kap. 8.7).

Prostaglandine sind Gewebshormone, welche lokal und in geringen Konzentrationen von bestimmten Zelltypen freigesetzt werden und am Freisetzungsort ihre Wirkung entfalten. Die biologischen Effekte der Prostanoide sind sehr vielfältig und hängen vom Zelltyp bzw. Gewebetyp ab.

Aufgrund der Beteiligung von Prostaglandinen an zahlreichen physiologischen Vorgängen ist die selektive Hemmung der erhöhten Prostaglandinfreisetzung bei pathophysiologischen Prozessen wie z. B. Entzündungen wünschenswert.

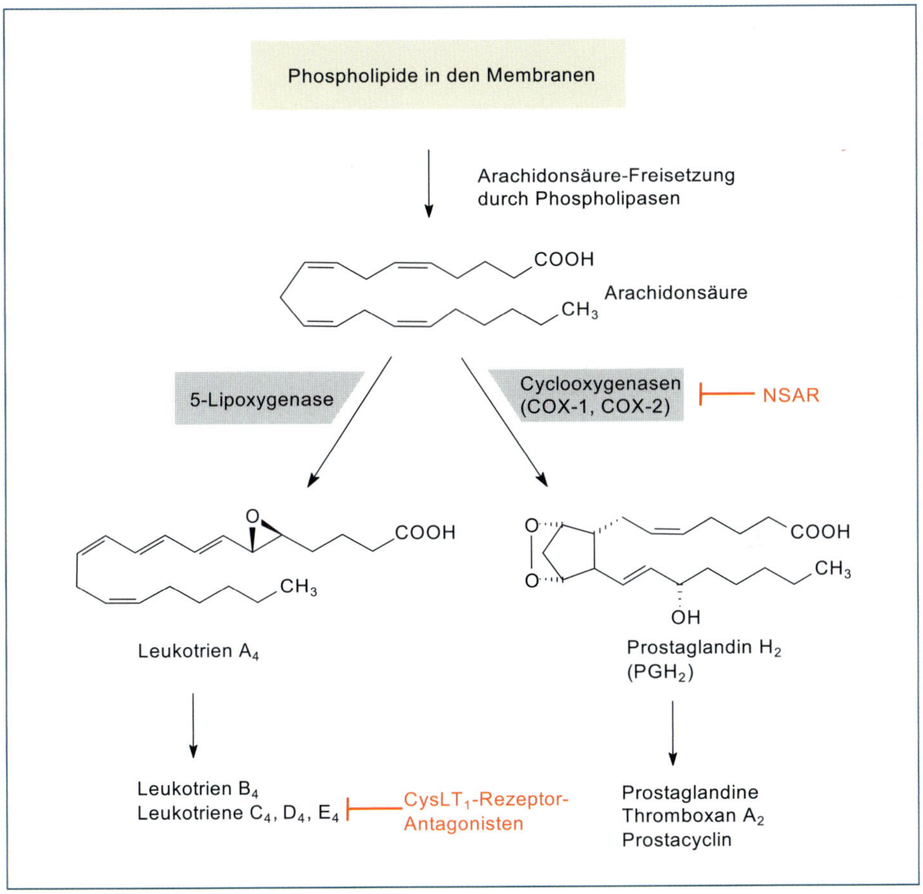

Abb. 8.21 Umwandlung von Arachidonsäure in Prostaglandine und Leukotriene

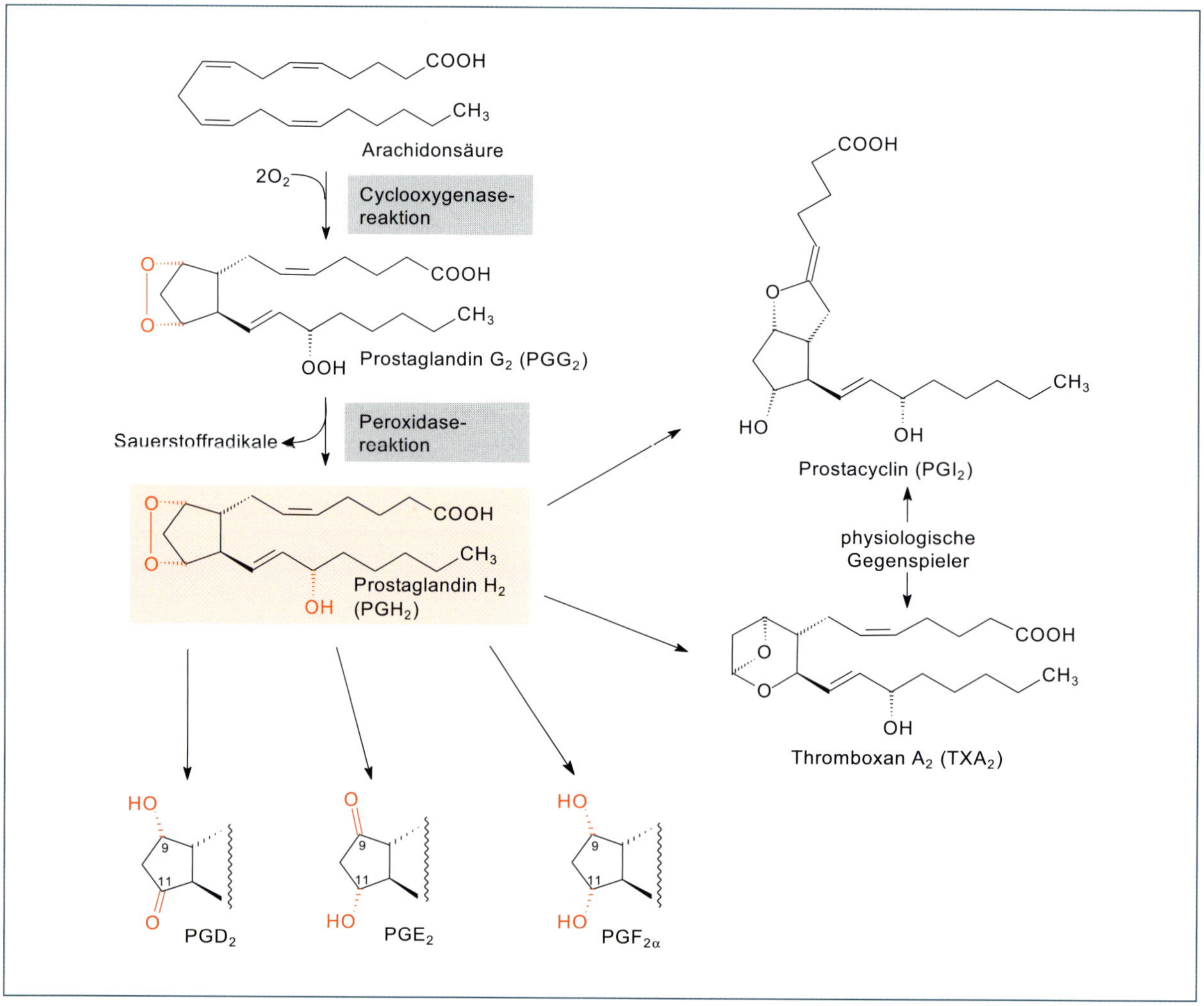

Abb. 8.22 Cyclooxygenaseweg

Wie werden Prostaglandine im Organismus gebildet?

Cyclooxygenasen katalysieren die Bildung der Prostaglandinendoperoxide PGG_2 und PGH_2 aus Arachidonsäure unter Einbau von zwei Sauerstoffmolekülen (Abb. 8.22). Das Prostaglandin H_2 kann in Abhängigkeit von der enzymatischen Ausstattung der Zelle zu den Prostaglandinen D_2, E_2 oder $F_{2\alpha}$ oder zu Thromboxan A_2 (TXA_2) und Prostacyclin (PGI_2) umgewandelt werden. Während die Prostaglandine D, E und F chemisch stabil sind, wird das Prostacyclin und das Thromboxan A_2 in wässriger Lösung schnell zum 6-Keto-$PGF_{1\alpha}$ bzw. zum Thromboxan B_2 (TXB_2) hydrolysiert.

Die Nomenklatur der Prostaglandine

Die Typenbezeichnung der Prostaglandine (PG) richtet sich nach Art und Position der Substituenten, während der Index die Anzahl der im Molekül verbliebenen Doppelbindungen angibt (Abb. 8.22). Bei der Umsetzung der Arachidonsäure (20:4, n-6) zu den Prostaglandinen werden zwei Doppelbindungen für die Zyklisierung und den Sauerstoffeinbau verbraucht, so dass nur noch zwei Doppelbindungen im Molekül verbleiben und somit aus der Arachidonsäure die Zweierserie der Prostaglandine entsteht (PGG_2, PGH_2, PGE_2, TXA_2, PGI_2).

Die Wirkungen der Prostaglandine

Die pharmakologisch, physiologisch und pathophysiologisch relevanten Eigenschaften bzw. Funktionen von Prostaglandinen sind in Abbildung 8.23 zusammengefasst. Aus diesen Eigenschaften lässt sich das Wirkungsspektrum von unselektiven Hemmstoffen der Prostaglandinsynthese (z. B. Indometacin, Ibuprofen, ASS) ablesen. Die Substanzklasse wirkt antiphlogistisch, antipyretisch und analgetisch. Auch die ulzerogene Wirkung nicht steroidaler Antirheumatika lässt sich aus den physiologischen Funktionen der Prostaglandine ableiten. PGE_2 und Prostacyclin

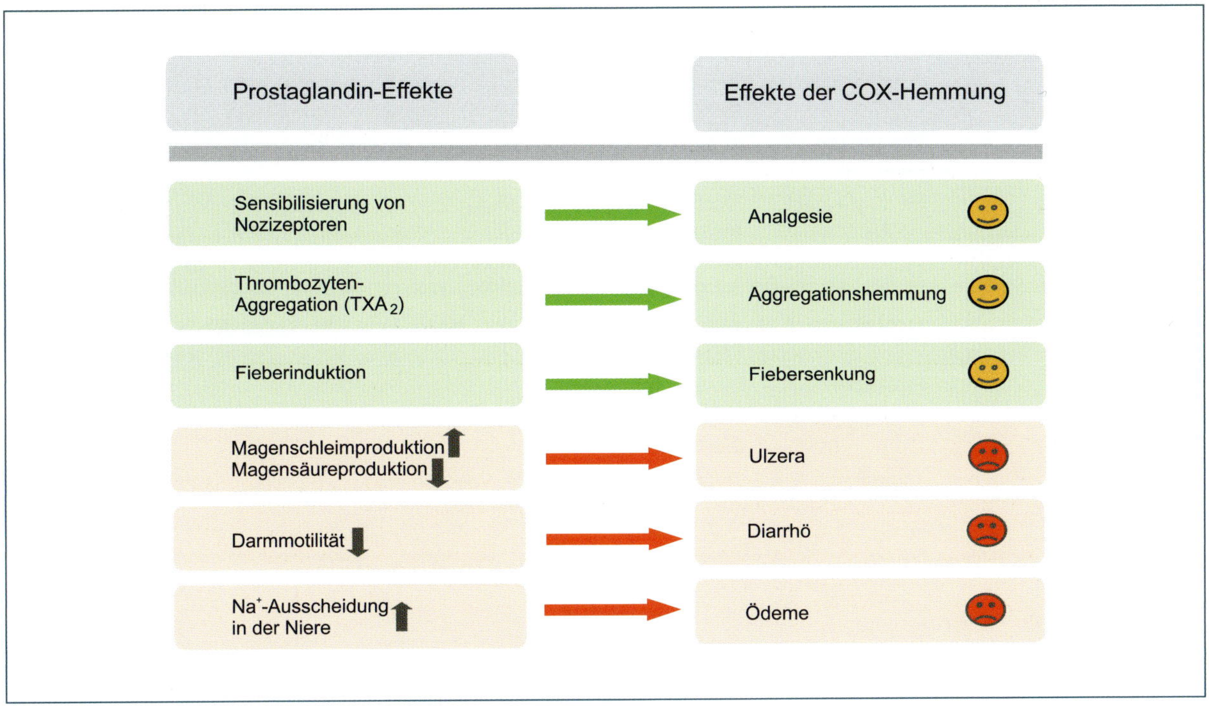

Abb. 8.23 Prostaglandineffekte, Wirkungen und Nebenwirkungen von NSAR

besitzen cytoprotektive Effekte auf die Magenschleimhaut. Sie stimulieren die Produktion von Magenschleim und hemmen die Säuresekretion. Die Einnahme unselektiver nicht steroidaler Antiphlogistika führt zur generellen Hemmung der endogenen Prostaglandinbiosynthese und somit zum Wegfall dieser cytoprotektiven Effekte, die Entstehung von Ulzera wird begünstigt, was sich häufig therapiebegrenzend auswirkt. Die Hemmung der Cyclooxygenase-1 (COX-1) führt zur Reduktion der gastralen PGE_2-Synthese und der gastralen Durchblutung, während die Hemmung der COX-2 die Leukozytenadhäsion am Endothel steigert. Neuere Befunde weisen darauf hin, dass erst die gleichzeitige Hemmung von COX-1 und COX-2, wie sie bei den klassischen NSAR vorliegt, ulzerogen ist.

Regulation der Prostaglandin-Biosynthese

Es wurde nachgewiesen, dass nicht nur eine Cyclooxygenase im Organismus für die Prostaglandin-Biosynthese verantwortlich ist, sondern dass zwei Cyclooxygenase-Gene existieren, wobei das seit langem bekannte Gen für das COX-1 Protein kodiert und das 1990 entdeckte COX-2-Protein vom COX-2-Gen gebildet wird. Alle Cyclooxygenasen besitzen sehr ähnliche katalytische Eigenschaften. Dagegen unterscheidet sich das Expressionsmuster der beiden Gene sehr stark. Das COX-1 Protein wird konstitutiv in Thrombozyten, Endothelzellen und der Magenschleimhaut exprimiert und ist für die Prostaglandin-Synthese im Zusammenhang mit vielen physiologischen Vorgängen wie der Regulation der Thrombozytenaggregation und der Steuerung gastrischer Funktionen verantwortlich (Abb. 8.24). Andererseits hat sich herausgestellt, dass die COX-2 auch physiologische Bedeutung besitzt und in verschiedenen Geweben wie der Niere oder dem ZNS auch konstitutiv exprimiert wird. Die COX-2 besitzt eine essenzielle physiologische Funktion bei der Ovulation, der Geburtseinleitung, der Entzündungsauflösung, dem Remodelling des Ductus arteriosus Botalli und der perinatalen Nierenentwicklung. In der Niere steuert die COX-2 die Natrium-Ausscheidung und die COX-1 die Nierendurchblutung. Die Prostaglandineffekte werden durch G-Protein-gekoppelte Rezeptoren vermittelt (Tab. 8.11).

Entzündetes Gewebe enthält erhöhte Konzentrationen an Prostaglandinen, insbesondere PGE_2. Ferner sind erhöhte Mengen an $PGF_{2\alpha}$, PGD_2, PGI_2 und TXA_2 nachweisbar. PGE_2 ist zusammen mit anderen Mediatoren wie Histamin oder Bradykinin an der Entstehung der typischen Entzündungssymptome wie Erythembildung, Schmerz und Temperaturerhöhung beteiligt. Die erhöhte Prostaglandin-Freisetzung in entzündetem Gewebe beruht größtenteils auf der Induktion der Expression von COX-2 (Abb. 8.24). Unter physiologischen Bedingungen ist die COX-2 in vielen Zelltypen gar nicht oder nur in

Tab 8.11 Prostaglandin-Rezeptoren (aus Mutschler, 2001)

Rezeptor	Kopplung	Liganden	Effekte
DP	G_s	Prostaglandin D	Vasodilatation, Hemmung der Thrombozytenaggregation, Erschlaffung der glatten Muskulatur von Gastrointestinaltrakt und Uterus
EP_1	G_q	Prostaglandin E, Prostaglandin F	Kontraktion der glatten Muskulatur von Bronchien und GI-Trakt
EP_2	G_s	Prostaglandin E	Erschlaffung der glatten Muskulatur von Bronchien, GI-Trakt und Gefäßen, Blutdrucksenkung
EP_3	G_i	Prostaglandin E	Hemmung der Säuresekretion des Magens, verstärkte Uteruskontraktion in der Schwangerschaft, Hemmung der Lipolyse und Neurotransmitterfreisetzung
EP_4	G_s	Prostaglandin E	Vermehrte Schleimsekretion des Magens, Offenhalten des Ductus arteriosus Botalli
FP	G_q	Prostaglandin F	Uteruskontraktionen
IP	G_s	Prostacyclin	Vasodilatation, Hemmung der Thrombozytenaggregation, der Reninfreisetzung und Natriurese
TP	G_q	Thromboxan A	Thrombozytenaggregation, Vasokonstriktion, Bronchokonstriktion

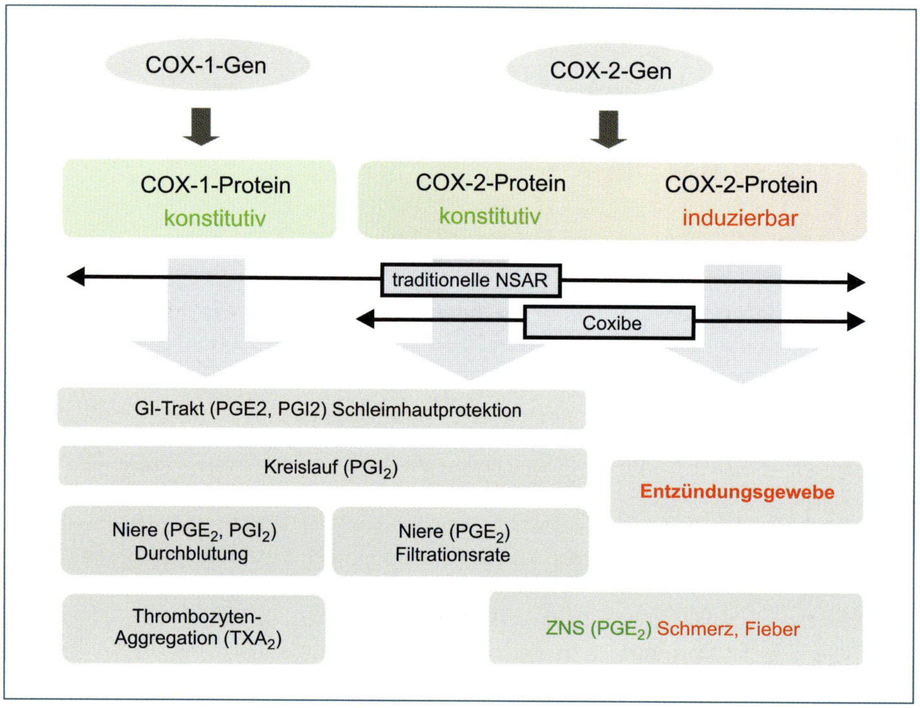

Abb. 8.24 Regulation der basalen und induzierten Prostaglandinbiosynthese

geringen Mengen zu finden. Erst nach Stimulation von Monozyten, Epithelzellen, Endothelzellen oder Mastzellen mit verschiedenen inflammatorischen Cytokinen wie Interleukin-1β, Transforming Growth Factor-α oder Platelet-Derived Growth Factor wird die Expression des Enzyms induziert. Andererseits besitzt das COX-2 Protein in den meisten Zelltypen eine relativ kurze Halbwertszeit (5–30 min), so dass die zelluläre Konzentration an COX-2 nach Wegfall des Entzündungsstimulus relativ schnell wieder abnimmt und die Prostaglandin-Freisetzung wieder auf physiologische Spiegel zurückgeht.

Nicht steroidale Antirheumatika als Hemmstoffe der Cyclooxygenase-1 und -2

Nicht steroidale Antirheumatika gehören zu den ältesten, durch chemische Synthese gewonnenen Arzneistoffen. Die Anzahl der Wirkstoffe, die für die Therapie zur Verfügung stehen, ist in den letzten 20–30 Jahren stark angestiegen. Ein wesentlicher Nachteil der klassischen nicht steroidalen Antiphlogistika sind die ulzerogenen und nephrotoxischen Effekte, die vor allem bei chronischem Gebrauch auftreten. Pharmakologisch lassen sich NSAR nach **Lipsky** einteilen in:

- selektive COX-1-Inhibitoren (niedrig dosierte Acetylsalicylsäure)
- unselektive COX-Inhibitoren (die meisten klassischen NSAR)
- COX-Inhibitoren mit leichter COX-2-Präferenz (Diclofenac, Meloxicam)
- COX-2-selektive Wirkstoffe (Coxibe).

Die klassischen NSAR wie Ibuprofen (Abb. 8.25) sind in der Regel unspezifische COX-Inhibitoren. Meloxicam und Diclofenac repräsentieren leicht stärkere Hemmstoffe der COX-2 (Abb. 8.26). Die Cyclooxygenase ist ein glykosyliertes, homodimeres Protein, welches aus einer katalytischen Domäne (blau), einer EGF-ähnlichen Domäne (grün), einer Membranbindungsdomäne (orange) und Häm (rot) besteht (Abb. 8.25).

Von besonderem Interesse war in den vergangenen Jahren die Entwicklung von Verbindungen, die COX-2-selektiv sind. Dazu zählen Wirkstoffe, die in vitro eine mindestens

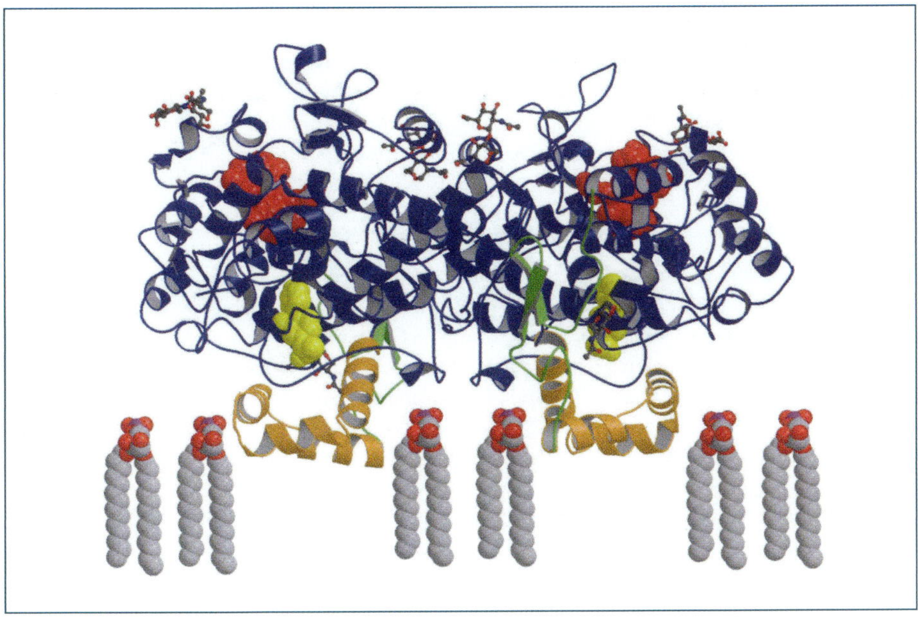

Abb. 8.25 Cyclooxygenase mit Ibuprofen (aus Garavito 1999)

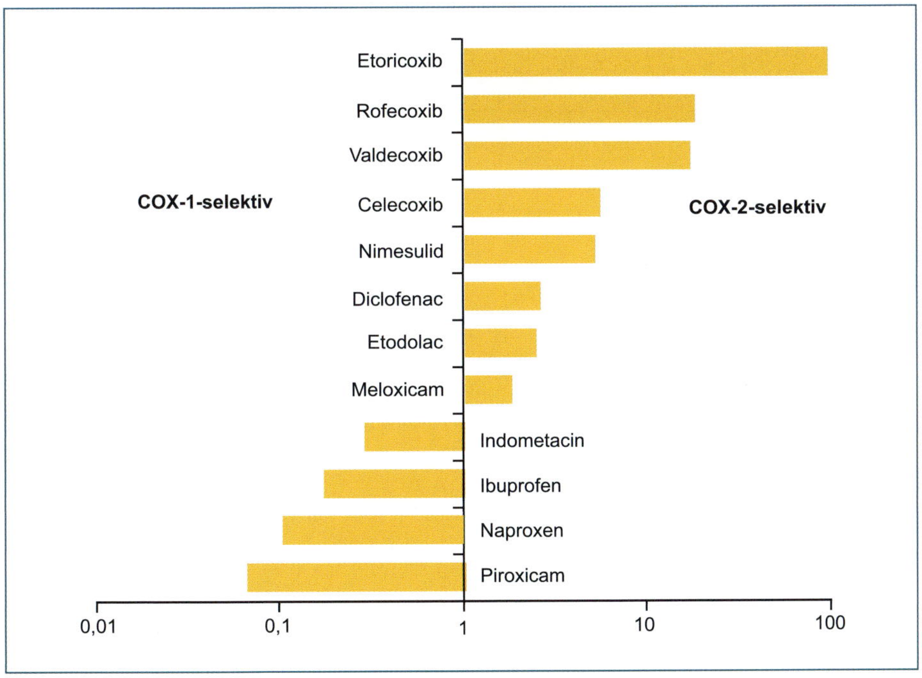

Abb. 8.26 Selektivitäten von COX-Inhibitoren im humanen Vollblutmodell (IC_{50} COX-1/IC_{50} COX-2)

10–100fach stärkere Hemmung der COX-2 als der COX-1 aufweisen. Während sich die COX-2-Selektivität bei Rofecoxib auch in den IC_{50}-Werten in den zellulären in-vitro-Assays widerspiegelt (Abb. 8.26), zeigt Celecoxib bei den meisten in-vitro-Testsystemen keine besonders ausgeprägte Selektivität. Dies ist höchstwahrscheinlich darauf zurückzuführen, dass Celecoxib eine ähnliche Affinität für beide Cyclooxygenasen besitzt. Die Verbindung zeigt jedoch eine zeitabhängige, irreversible Bindung an COX-2, welche unter entsprechenden Assaybedingungen zu einer 155- bis 3200fachen Selektivität für COX-2 führt. Diese Befunde verdeutlichen, dass die erhaltenen Selektivitäten in vitro stark von den Assaykonditionen abhängen, und in-vitro-Assays lediglich Anhaltspunkte für die Selektivitäten der Verbindungen liefern können.

Die molekulare Basis für die Entwicklung selektiver COX-2-Inhibitoren beruht auf geringen strukturellen Unterschieden in den aktiven Zentren der beiden Cyclooxygenasen (Abb. 8.27). Der Austausch von Isoleucin 523 gegen Valin in der COX-2 bedingt im aktiven Zentrum eine etwas größere Bindungstasche, was sich für die Entwicklung selektiver Wirkstoffe ausnutzen lässt (Abb. 8.27). Weitere strukturelle Unterschiede betreffen die Aminosäuren Ile434 und His513, die in der COX-2 gegen Valin bzw. Arginin ersetzt sind.

Klinische Untersuchungen ergaben, dass die selektiven COX-2-Inhibitoren Celecoxib und Rofecoxib ausgeprägte entzündungshemmende Eigenschaften besitzen und praktisch keine ulzerogene Wirkung aufweisen. Andererseits fehlt den COX-2-Inhibitoren die Thrombozytenaggregations-hemmende Wirkung der COX-1-Hemmer wie niedrig dosierter Acetylsalicylsäure.

Struktur- und wirkungsbezogene Eigenschaften der nicht steroidalen Antirheumatika

Charakteristisch für die klassischen NSAR mit Ausnahme der Coxibe ist das Vorhandensein einer Säurefunktion bzw. sauren Gruppe sowie eines oder mehrerer aromatischer bzw. heteroaromatischer Ringsysteme (Abb. 8.28). Die beiden Strukturelemente imitieren die Säurefunktion und den ausgedehnten lipophilen Bereich des COX-Substrats Arachidonsäure.

Die sauren Wirkstoffe enthalten eine planare hydrophobe Region (Aromat oder Heteroaromat) in einer bestimmten räumlichen Anordnung zur sauren Gruppe als anionischem Zentrum.

- Im Strukturtyp A befindet sich eine Carboxyl-Funktion direkt (Salicylsäure-Derivate, Anthranilsäure-Derivate) oder im Abstand von einem C-Atom (Phenyl- und Heterarylessigsäure-Derivate, Arylpropionsäure-Derivate) am Aromaten.
- Im Strukturtyp B liegt ein aromatisch substituiertes

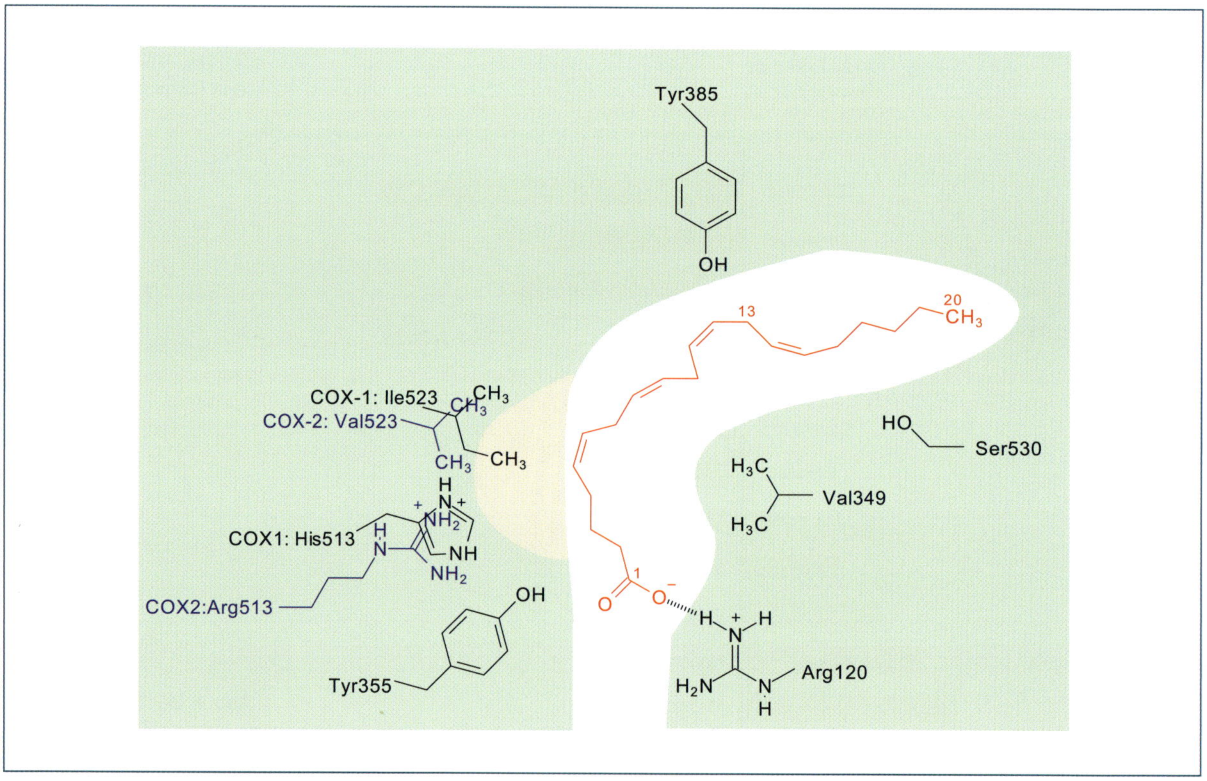

Abb. 8.27 Vergleich der aktiven Zentren von COX-1 und COX-2 (mit Arachidonsäure)

heterozyklisches Enol als Grundstruktur vor (Oxicame, Pyrazolidindione).

Im Gegensatz zu den o. g. Wirkstoffklassen sind die Coxibe mit Ausnahme des Lumiracoxibs nicht sauer. Ähnlich wie bei den Pyrazolidindionen enthalten Coxibe meistens einen 5-gliedrigen Heterozyklus, der vicinal mit zwei Phenylringen substituiert ist.

Bei aller Verschiedenheit der Strukturen nicht steroidaler Antirheumatika ergeben sich aus dem Vorliegen einer allen Verbindungen gemeinsamen Grundstruktur eine Reihe wirkungsbezogener Eigenschaften. Als determinierend für die Pharmakokinetik und die entzündungshemmende/analgetische Wirkung ist anzusehen:

- Entsprechend ihrem Säurecharakter liegen die NSAR im Magen weitgehend in ihrer protonierten (lipophilen, membranpassablen) Form vor. Entsprechend den pH-Wertverhältnissen in den oberen Dünndarmabschnitten liegen dort gute Absorptionsbedingungen vor.
- Bei Plasma- und Gewebe-pH-Werten ist die Dissoziation der sauren Antirheumatika fast vollständig. Als amphiphile Anionen und Fettsäure-imitierende Stoffe besitzen sie eine hohe Plasmaeiweißbindung (v. a. Albumin).
- Aufgrund ihres sauren Charakters reichern sich NSAR im Entzündungsgewebe an, da Letzteres einen erniedrigten pH-Wert aufweist.
- Die NSAR unterscheiden sich in ihren pharmakokinetischen Eigenschaften z. T. erheblich. Verbindungen vom Strukturtyp A besitzen in der Regel eine kurze Plasmaeliminationshalbwertszeit, Oxicame (Strukturtyp B) dagegen eine relativ lange.
- Durch Biotransformation wird die Säurefunktion bei den meisten Wirkstoffe in Konjugate (meist mit Glucuronsäure) überführt, die in diesen Fällen einen wesentlichen Anteil an der renal eliminierten Fraktion haben. Weitere Biotransformationen erfolgen substanzspezifisch.

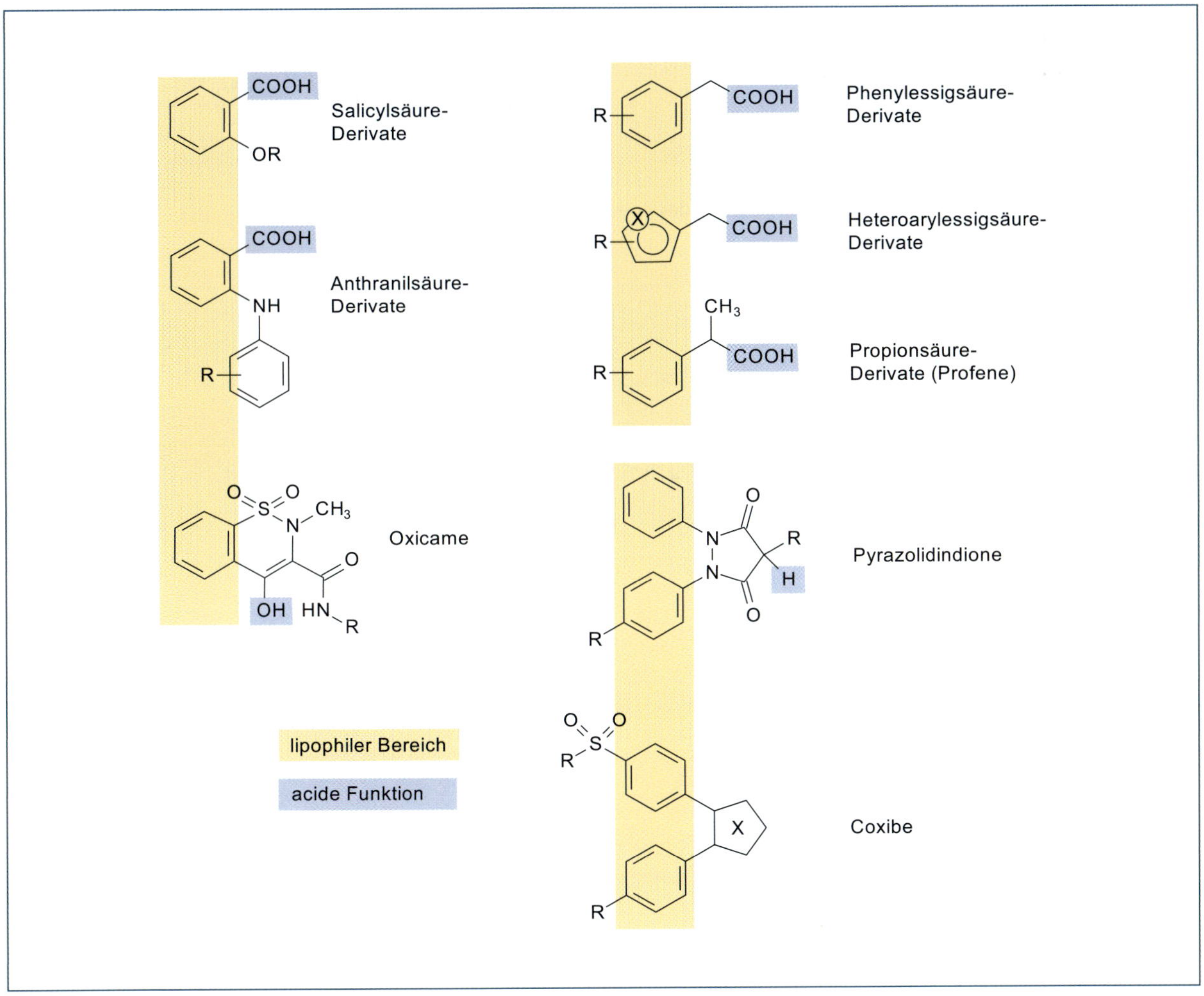

Abb. 8.28 Einteilung der NSAR

8.4.2 Salicylsäure-Derivate

Von den Salicylsäure-Derivaten ist nur noch die **Acetylsalicylsäure** für die systemische Anwendung als Analgetikum und Antiphlogistikum von Bedeutung (Abb. 8.29). Die Wirksamkeit von Salicylamid und Ethenzamid ist umstritten.

Die Acetylsalicylsäure wird nach peroraler Einnahme schnell resorbiert. Der Wirkstoff wird rasch zu Salicylsäure desacetyliert, Letztere wirkt auch antiphlogistisch, da sie ebenfalls ein Cyclooxygenasehemmer darstellt. Die Acetylsalicylsäure kann im weitestgehenden Sinne als Arachidonsäure-Mimetikum aufgefasst werden, wobei die Säurefunktion wie bei der Arachidonsäure eine elektrostatische Wechselwirkung mit Arg120 im aktiven Zentrum der Cyclooxygenase eingeht (Abb. 8.29). Nach der Bindung des Wirkstoffs im aktiven Zentrum der COX wird

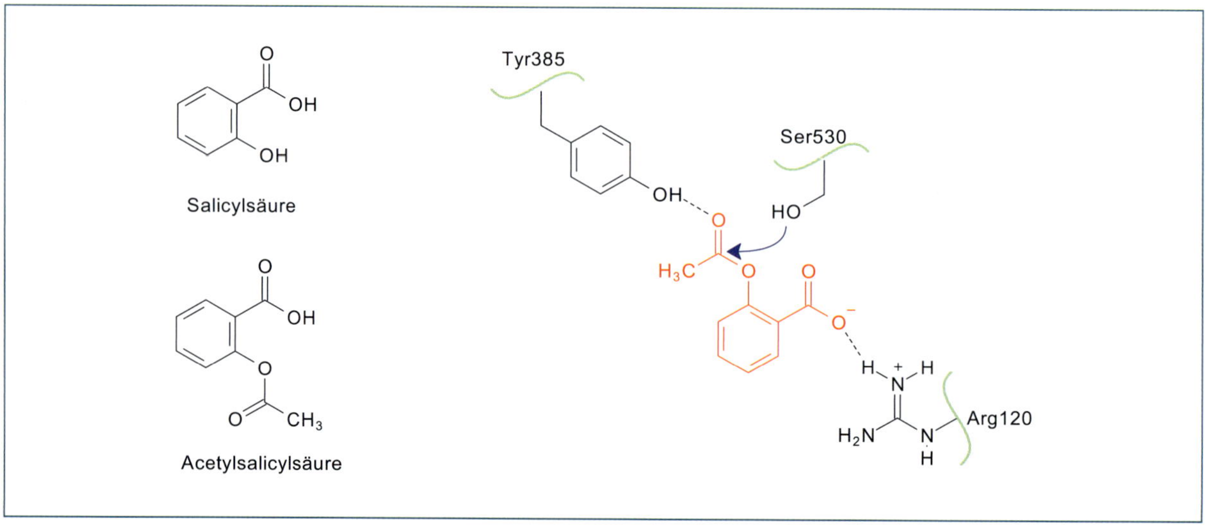

Abb. 8.29 Salicylsäure, Acetylsalicylsäure. Bindung der Acetylsalicylsäure an die Cyclooxygenase-1

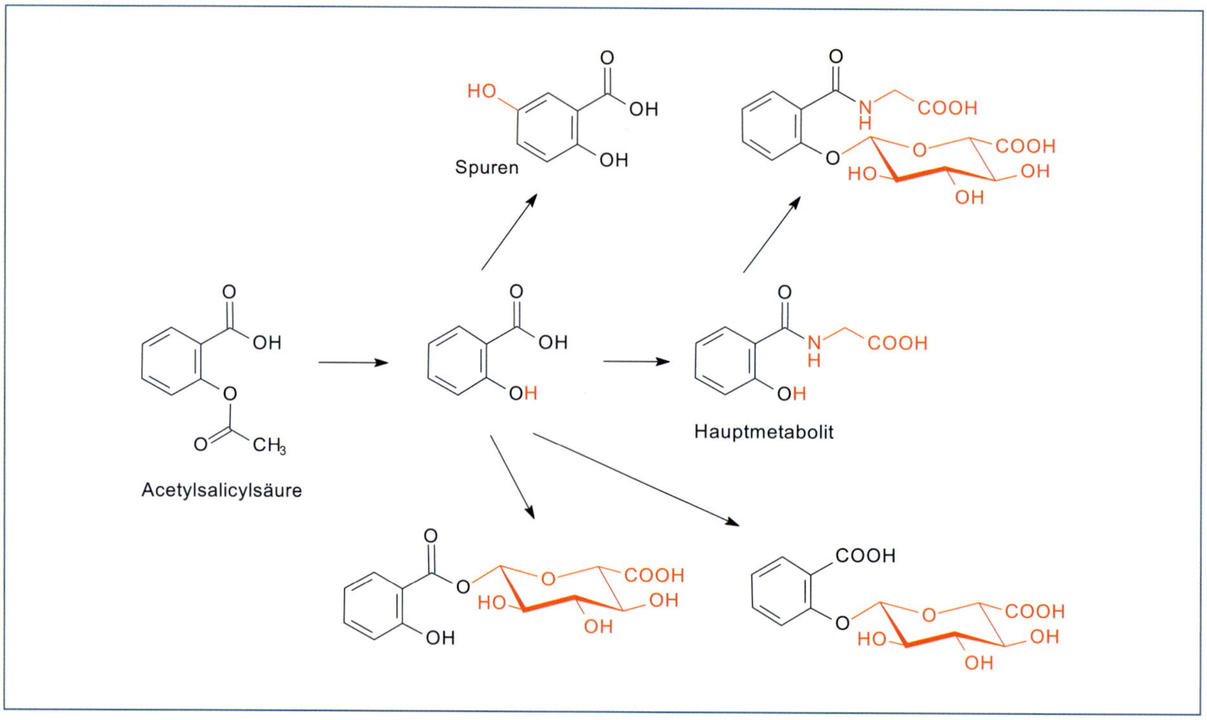

Abb. 8.30 Metabolismus von Acetylsalicylsäure

die Acetylfunktion auf Ser530 übertragen, wodurch das Enzym irreversibel gehemmt wird.

Der größte Teil der peroral verabreichten Acetylsalicylsäure wird nach Desacetylierung zu Salicylsäure mit Glycin konjugiert (Abb. 8.30). In geringerem Umfang erfolgt die renale Elimination als freie Salicylsäure und als Esterglucuronid (2-Hydroxybenzoylglucuronid). Daneben werden das Etherglucuronid (2-Carboxyphenylglucuronid) und das Glucuronid der Salicylursäure gebildet. Neben diesen Konjugationen findet in sehr geringem Umfang Hydroxylierung zu 2,5-Dihydroxybenzoesäure (Gentisinsäure) statt. Die Plasmaeliminations-HWZ von Salicylsäure zeigt eine nicht lineare Beziehung zur Dosis. Bei kleineren Dosen und längeren Dosierungsintervallen liegt sie bei ca. 3 h, bei wiederholter Applikation hoher Dosen, wie in der Rheumatherapie üblich, verlängert sie sich auf 15-20 h.

Acetylsalicylsäure als Hemmstoff der Thrombozytenaggregation

Prostacyclin (PGI_2) und Thromboxan A_2 (TXA_2) sind Gegenspieler bei der Regulation der Thrombozytenaggregation. Prostacyclin wird aus den Endothelzellen, d. h. der innersten Schicht der Gefäßwand freigesetzt. Es bewirkt die Erweiterung von Gefäßen und hemmt die Thrombozytenaggregation. Thromboxan A_2 wird dagegen in den Thrombozyten gebildet und führt zur Thrombozytenaggregation (Abb. 8.31). Unter physiologischen Bedingungen besteht ein Gleichgewicht zwischen beiden Mediatoren. Die Verletzung des Endothels und der damit verbundene Ausfall der Prostacyclinproduktion verschiebt das Gleichgewicht zugunsten des Thromboxans, die Thrombozytenaggregation am Ort der Verletzung wird begünstigt.

Bei Einnahme der unspezifischen Cyclooxygenasehemmer wird das PGI_2/TXA_2-Gleichgewicht nicht oder nur wenig verschoben, da diese Verbindungen sowohl die PGI_2- als auch die TXA_2-Synthese hemmen. Eine Ausnahme stellt die Acetylsalicylsäure dar, die in niedriger Dosierung vor allem die COX-1 hemmt. COX-1-Inhibitoren hemmen die Thrombozytenaggregation, da das TXA_2/PGI_2-Gleichgewicht zugunsten des Prostacyclins verschoben wird (Abb. 8.31).

Die Verschiebung des TXA_2-PGI_2-Gleichgewichts durch die Acetylsalicylsäure beruht auf der irreversiblen Hemmung der COX-1-vermittelten Synthese von Thromboxan A_2 in Thrombozyten, während die Prostacyclinsynthese in den Endothelzellen weniger beeinträchtigt wird. Aufgrund der geringen Proteinsyntheserate in Thrombozyten wird das inaktivierte Enzym während der Lebenszeit eines Thrombozyten (ca. 10 Tage) nicht mehr ersetzt, während die Cyclooxygenaseaktivität im Endothel relativ schnell durch Neusynthese der Cyclooxygenase-Proteine (v. a. COX-2) wiederhergestellt wird. Der zweite Mechanismus, der zur Verschiebung des TXA_2/PGI_2-Gleichgewichts führt, beruht auf pharmakokinetischen Effekten. Bei niedrig dosierter Acetylsalicylsäure wird die Mehrzahl der Thrombozyten schon präsystemisch, also zwischen der Resorption vom Darm und dem Abbau in der Leber inaktiviert. Dabei wird die systemische Prostacyclinsynthese nicht gehemmt. Die Halbwertszeit der Acetylsalicylsäure liegt bei 15–20 min, der Wirkstoff wird folglich rasch zu Salicylsäure metabolisiert. Bis zu 50% der Acetylsalicylsäure werden bei niedrigen Dosierungen auf

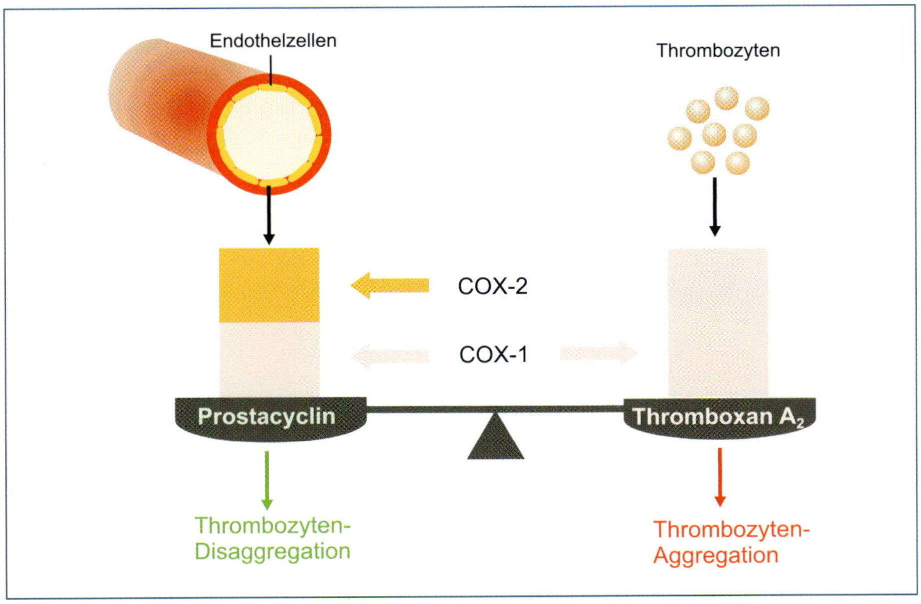

Abb. 8.31 Prostacyclin-Thromboxan-Gleichgewicht

diese Weise vor der ersten Leberpassage desacetyliert. Der präsystemische Effekt ist bei retardierden Arzneiformen besonders ausgeprägt. COX-2-Hemmer besitzen keine Thrombozytenaggregations-hemmende Wirkung, da die Thromboxan-Biosynthese nicht gehemmt wird.

8.4.3 Anthranilsäure-Derivate

Die Anthranilsäure-Derivate (Fenamate) stellen Aza-Analoge der Salicylsäure dar (Abb. 8.32). Die therapeutisch verwendeten Fenamate **Flufenaminsäure** und **Mefenaminsäure** sind jeweils am Stickstoff mit einem Aromaten substituiert, wodurch der Stickstoff nur noch eine geringe Basizität aufweist, so dass in diesen Verbindungen der saure Gesamtcharakter vorherrscht. Fenamate zeigen wie Sa licylate gute analgetische Eigenschaften. In der Rheumatherapie haben sie wegen des ungünstigeren Nutzen-Risiko-Verhältnisses wenig Bedeutung erlangt. Flufenaminsäure und **Etofenamat** werden nur noch lokal angewendet.

8.4.4 Phenyl- und Heteroaryl-Essigsäure-Derivate

Die Entdeckung der entzündungshemmenden Eigenschaften von Indometacin führte zur Entwicklung der Phenyl- und Heteroaryl-Essigsäure-Derivate. **Indometacin** (Abb. 8.33) ist ein sehr potenter COX-Inhibitor. Da es leicht bevorzugt die COX-1 hemmt, ist die längere Anwendung mit einer relativ hohen Inzidenz gastrointestinaler Nebenwirkungen verbunden. Indometacin wird rasch resorbiert und extensiv metabolisiert. Im Plasma werden Desmethyl-, Desbenzoyl-, Desmethyldesbenzoyl-Indometacin in unkonjugierter Form gefunden. Die wichtigsten Metabolisierungsschritte sind *O*-Demethylierung (ca. 50%) und Glucuronidierung (ca. 10%). Indometacin wird zum größeren Teil (>60%) zu inaktiven Metaboliten transformiert. Da die konjugierten Metabolite teilweise im Dünndarm gespalten und rückresorbiert werden, d. h. einem entero-hepatischen Kreislauf unterliegen, der erhebliche intra- und interindividuelle Variationen aufweisen kann, ist die Plasmahalbwertszeit sehr variabel (4 bis 11 h).

Ein Versuch zur Reduktion der gastrointestinalen Nebenwirkung besteht in der Entwicklung von Prodrugs wie **Acemetacin** (Abb. 8.33), die erst im Organismus in die aktive Form überführt werden. Die Rationale liegt darin, dass die lokale Magenreizung durch die Gabe des inaktiven Prodrugs vermieden wird. Da die Wirkstoffe nach der Bioaktivierung zu einer systemischen Hemmung der Prostaglandinbiosynthese führen, besitzen die Prodrugs prinzipiell die gleichen systemischen Wirkungen und Nebenwirkungen wie die aktiven Wirkstoffe.

Diclofenac hemmt beide COX-Formen mit leichter Präferenz für COX-2 (Abb. 8.26). Die Verbindung hat von den NSAR den größten Marktanteil in Deutschland. Die orale Bioverfügbarkeit liegt wegen des ausgeprägten First-Pass-Effekts lediglich bei 50 bis 60%. Die Metabolisierung von Diclofenac erfolgt schnell und fast vollständig. Ein geringer Teil der Dosis wird glucuronidiert (etwa 10% als Esterglucuronid). Die Biotransformation führt zu einem Gemisch verschiedener ein- und mehrfach hydroxylierter Verbindungen. Hauptsächlich lassen sich das 3′-Hydroxy-, 4′-Hydroxy- (Hauptmetabolit), 5-Hydroxy-4′,5′-Dihydroxy- und 3′-Hydroxy-4′-methoxydiclofenac nachweisen. Die Hydroxylierung erfolgt zu etwa 30 bis 40% am Dichlorphenylrest, zu etwa 15 bis 20% am Phenylessigsäureanteil des Moleküls und zu etwa 5 bis 10% an beiden Phenylringsystemen. Diese Metabolite werden anschließend überwiegend an Glucuronsäure gekoppelt. Die konjugierten Metabolite werden teilweise im Dünndarm gespalten und rückresorbiert und unterliegen somit einem entero-hepatischen Kreislauf. Mit Ausnahme des 4′-Hydroxydiclofenacs, welches noch ein schwacher COX-Hemmer ist, sind die anderen Metabolite inaktiv.

Aceclofenac (Abb. 8.33) ist ein Ester des Diclofenac, der rasch und praktisch vollständig resorbiert wird. Er stellt kein klassisches Prodrug dar, da nur maximal 5% des

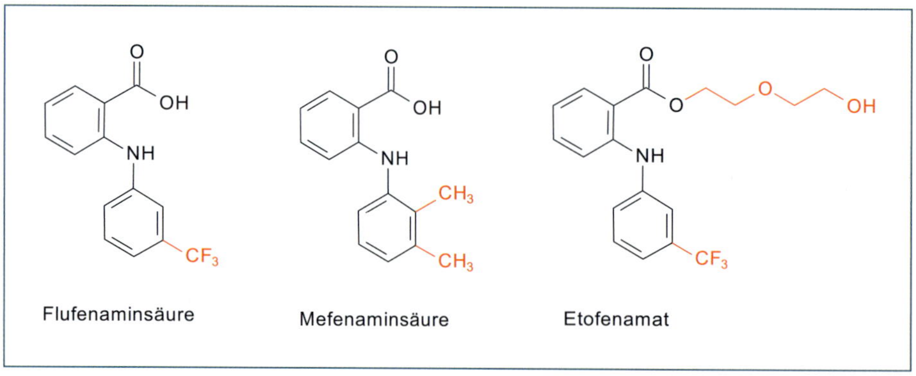

Abb. 8.32 Flufenaminsäure, Mefenaminsäure und Etofenamat

Wirkstoffs zu Diclofenac metabolisiert werden. Ob die relativ gute klinische Wirksamkeit bei rheumatischen Erkrankungen auf der COX-Hemmung oder auf anderen Mechanismen beruht ist unklar. Hauptmetabolit ist das 4′-Hydroxyaceclofenac.

Durch zusätzliche Methylierung an C(5) und Substitution von Cl gegen F an C(6′) gelangt man von Diclofenac zum **Lumiracoxib** (Abb. 8.33). Durch diese Veränderungen am Molekül wurde die leichte COX-2-Präferenz des Diclofenac weiter profiliert, die Verbindung soll eine ähnliche COX-2-Selektivität wie Rofecoxib oder Valdecoxib zeigen.

Felbinac und **Bufexamac** (Abb. 8.33) werden nur extern angewendet. Bufexamat ist ein Hydroxamsäure-Derivat der Phenylessigsäure.

8.4.5 Arylpropionsäure-Derivate

Durch Einführung eines α-Methylsubstituenten gelangt man von den Phenylessigsäure-Derivaten zu den Profenen (Arylpropionsäure-Derivaten) (Abb. 8.34). Profene sind chiral, mit Ausnahme von Dexibuprofen, Dexketoprofen und Naproxen sind die Wirkstoffe als Racemate im Handel, wobei sich die beiden Enantiomeren in ihrer COX-hemmenden Potenz teilweise um mehr als den Faktor 100 unterscheiden. Bei einigen Arylpropionsäure-Derivaten wie **Ibuprofen** wird das *R*-Enantiomer im Organismus in das *S*-Enantiomer invertiert, während das *S*-Enantiomer, welches das Eutomer darstellt, seine Stereochemie beibehält. Ibuprofen ist ein relativ schwacher, unselektiver COX-Hemmer. Die Verbindung wird schnell resorbiert und unterliegt einem First-Pass-Metabolismus, so dass die absolute Bioverfügbarkeit lediglich bei ca. 50% liegt (Tab. 8.12). Die Metabolisierung von Ibuprofen erfolgt schnell und fast vollständig. Es wird in der Isobutyl-Seitenkette zum 2-Hydroxy-Ibuprofen hydroxyliert oder durch Oxidation der endständigen Methylgruppe zur Carboxylfunktion in eine hydrophilere Form überführt. Die Metabolite werden anschließend teilweise an Glucuronsäure gekoppelt.

Ketoprofen wird als Racemat und als **Dexketoprofen**, welches dem *S*-(+)-Enantiomer entspricht, therapeutisch eingesetzt. Weitere Vertreter der Profene sind die **Tiaprofensäure,** die ein heterozyklisches Analogon von Ketoprofen darstellt**,** und **Naproxen**. Letzteres besitzt v. a. im angloamerikanischen Bereich einen hohen

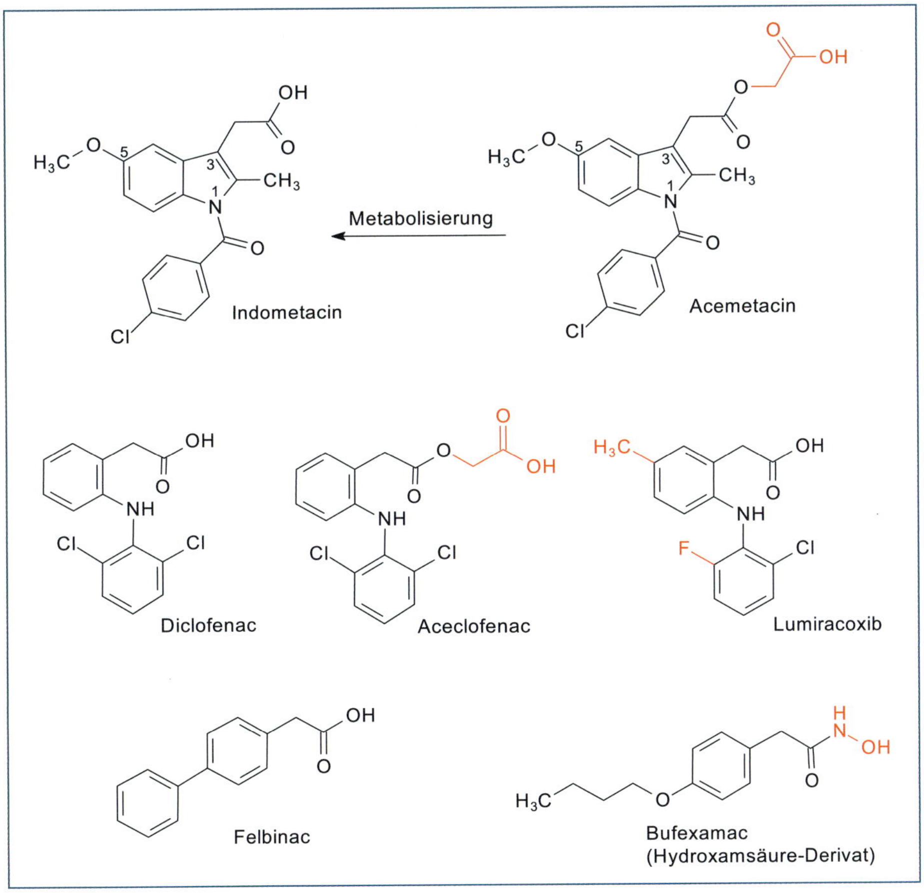

Abb. 8.33 Phenyl- und Heteroaryl-Essigsäure-Derivate

Stellenwert in der Rheumatherapie. Naproxen unterscheidet sich von den anderen Profenen v. a. durch die lange Halbwertszeit.

8.4.6 Oxicame

Verschiedene heteroaryl-substituierte Amide der 1,2-Benzothiazin-3-carbonsäure, die als Oxicame bezeichnet werden, besitzen aufgrund ihrer ausgeprägten COX-Hemmung eine gute entzündungshemmende und analgetische Wirkung. Aufgrund der vinylogen Carbonsäurestruktur stellen Oxicame saure Verbindungen dar. Mit einem pKa-Wert von 5,5 ist **Piroxicam** (Abb. 8.35) allerdings ein schwächer saures Enol als die Pyrazolidindione (Kap. 8.4.8) und reagiert auch schwächer sauer als die Salicylsäure bzw. die Profene und Fenamate. Die Oxicame unterscheiden sich v. a. aufgrund ihrer relativ langen Halbwertszeiten von anderen NSAR.

Piroxicam ist ein sehr potenter COX-Inhibitor mit leichter Präferenz für die COX-1. Der Wirkstoff wird nach peroraler Einnahme praktisch vollständig resorbiert. Die Plasmahalbwertszeit ist mit ca. 50 h sehr lang. Die Metabolisierung von Piroxicam erfolgt überwiegend (zu 50%) durch Hydroxylierung am Pyridinring in para-Position und anschließender Glucuronidierung. Die Metaboliten sind praktisch inaktiv.

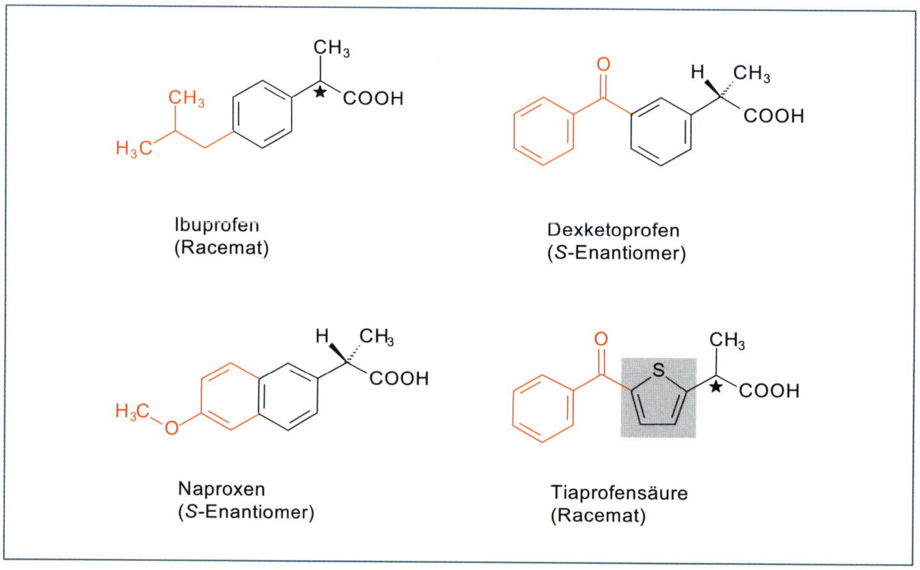

Abb. 8.34 Arylpropionsäure-Derivate (Profene)

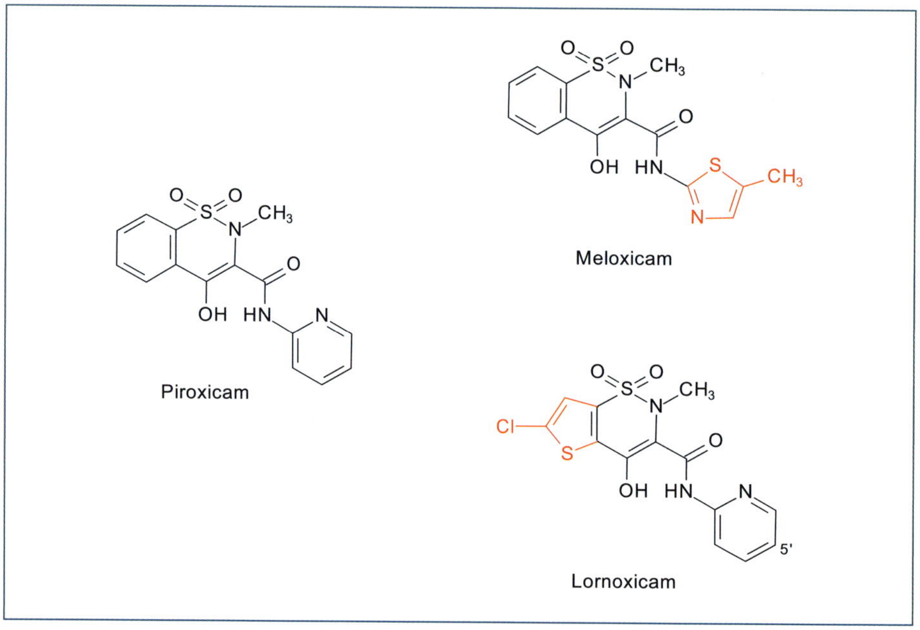

Abb. 8.35 Oxicame

Entgegen anders lautenden Darstellungen ist **Meloxicam** kein selektiver COX-2-Inhibitor sondern allenfalls ein Wirkstoff mit COX-2-Präferenz. Meloxicam wird umfassend unter Beteiligung von CYP2C9 metabolisiert, wobei die Oxidation der Methylfunktion am Thiazolring und die Öffnung des Thiazinrings im Vordergrund stehen. Die Hauptmetaboliten sind biologisch inaktiv.

Der unselektive COX-Hemmer **Lornoxicam** unterscheidet sich von den anderen Oxicamen v.a. durch die kurze biologische Halbwertszeit von 3–5 Stunden. Lornoxicam wird in der Leber durch CYP2C9 zum inaktiven Metaboliten 5′-Hydroxy-lornoxicam abgebaut.

8.4.7 Coxibe

Im Gegensatz zu den klassischen NSAR stellen Coxibe keine sauren Verbindungen dar. Fast alle Coxibe (Ausnahme: Etoricoxib) weisen einen fünfgliedrigen Heterozyklus auf, der vicinal mit zwei Aromaten substituiert ist. Als zentraler Heterozyklus kommt eine Vielzahl von Strukturen, z. B. Pyrrol, Thiazol, Oxazol, Isoxazol, Pyrazol, Pyridin usw. in Frage. Eine optimale COX-2-Selektivität wird erreicht, wenn einer der beiden Phenylringe mit einer Methylsulfonyl- oder Sulfonamid-Struktur in para-Stellung substituiert ist. Dadurch passen die COX-2-Inhibitoren genau in die etwas größere Bindungstasche der COX-2 (Abb. 8.27). **Celecoxib** (Abb. 8.36) besitzt eine niedrigere Bioverfügbarkeit als **Rofecoxib** (Tab. 8.12) was offensichtlich mit der Sulfonamidstruktur zusammenhängt, die im Rofecoxib gegen eine Methylsulfonylstruktur ersetzt wurde. Celecoxib wird durch CYP2C9 und CYP3A4 metaboliert. Gleichzeitig ist die Verbindung ein Hemmer von CYP2D6, so dass Wechselwirkungen mit anderen Arzneistoffen, die durch CYP2D6 metabolisiert werden, zu erwarten sind. Die Metabolisierung von Rofecoxib erfolgt nicht durch das CYP-System sondern durch cytosolische Reduktion, die ebenfalls in der Leber stattfindet.

Mit **Parecoxib** steht ein Coxib zur parenteralen Anwendung zur Verfügung. Die Verbindung wird rasch in

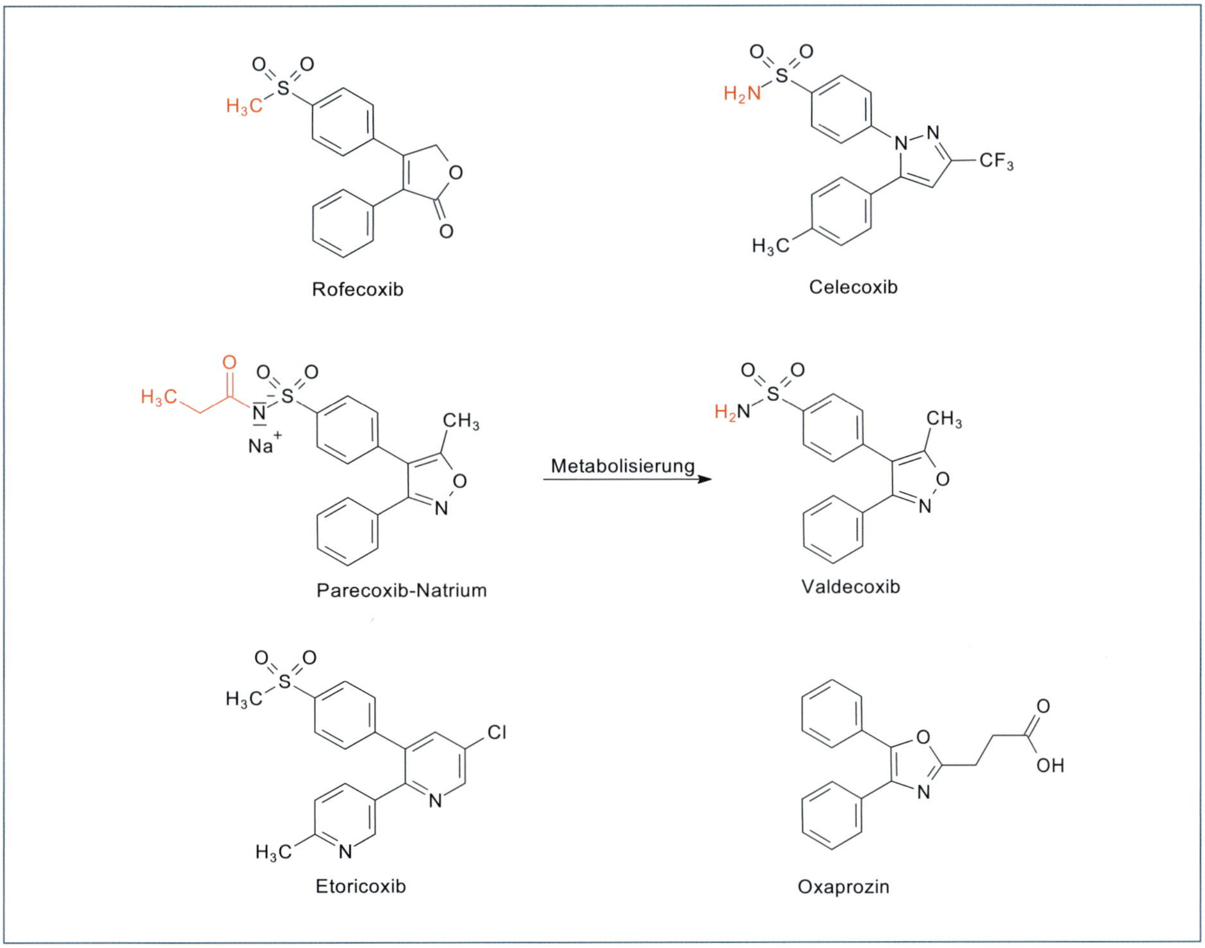

Abb. 8.36 Coxibe, Oxaprozin

der Leber zu dem selektiven COX-2-Hemmer **Valdecoxib**, der eigentlichen Wirkform, hydrolysiert. Valdecoxib hat eine HWZ von ca. 8 h und wird wie Celecoxib durch CYP2C9 und CYP3A4 verstoffwechselt. Die bei Parecoxib auftretenden allergischen Reaktionen sollen mit der Sulfonamid-Teilstruktur in Verbindung stehen.

Etoricoxib (Abb. 8.36) weist eine sehr hohe COX-2-Selektivität auf (Abb. 8.26). Der Wirkstoff wird vollständig resorbiert und besitzt eine HWZ von durchschnittlich 22 h. Durch CYP3A4-vermittelte Hydroxylierung entsteht der Hauptmetabolit, das 6′-Hydroxymethyl-Derivat von Etoricoxib.

Oxaprozin (Abb. 8.36) ist ein lang wirksamer COX-Hemmer, der eine strukturelle Ähnlichkeit zu den Coxiben aufweist. Im Gegensatz dazu ist Oxaprozin hinsichtlich des Wirkprofils jedoch kein selektiver COX-2-Inhibitor und ist den klassischen NSAR zuzurechnen.

8.4.8 Pyrazolidindione

Wegen häufiger Nebenwirkungen ging die Bedeutung von **Phenylbutazon** (Abb. 8.37) in den letzten Jahre stark zurück. Die Indikation wurde stark eingeschränkt und umfasst nur noch Morbus Bechterew und den akuten Gichtanfall. Die Behandlungsdauer sollte eine Woche nicht überschreiten. Phenylbutazon wird gut resorbiert und besitzt eine sehr lange Halbwertszeit. Die Verbindung wird zum Teil durch die CYP-vermittelte Hydroxylierung eines der beiden Aromaten in *para*-Stellung zum ebenfalls aktiven Metaboliten Oxyphenbutazon umgewandelt. Im **Azapropazon** liegt eine Pyrrolidin-Struktur als Bestandteil eines Dihydrobenzotriazipin-Ringsystems vor. Im Vergleich zu Phenylbutazon ist Azapropazon (Abb. 8.37) mit einem pKa-Wert von 6,5 eine wesentlich schwächere Säure, für die eine Zwitterionen-Struktur nachgewiesen wurde.

8.4.9 Duale COX-LOX-Inhibitoren

Ein weiterer Ansatz zur Entwicklung gastrointestinal verträglicher NSAR sind Wirkstoffe, welche die Cyclooxygenasen und die 5-Lipoxygenase (vgl. Kap. 8.7.1) hemmen. Die gleichzeitige Hemmung der 5-Lipoxygenase verhindert die gesteigerte Adhäsion von neutrophilen Granulozyten an der Wand postkapillärer Mesenterialvenolen. Dadurch lassen sich die damit verbundenen Mikro-

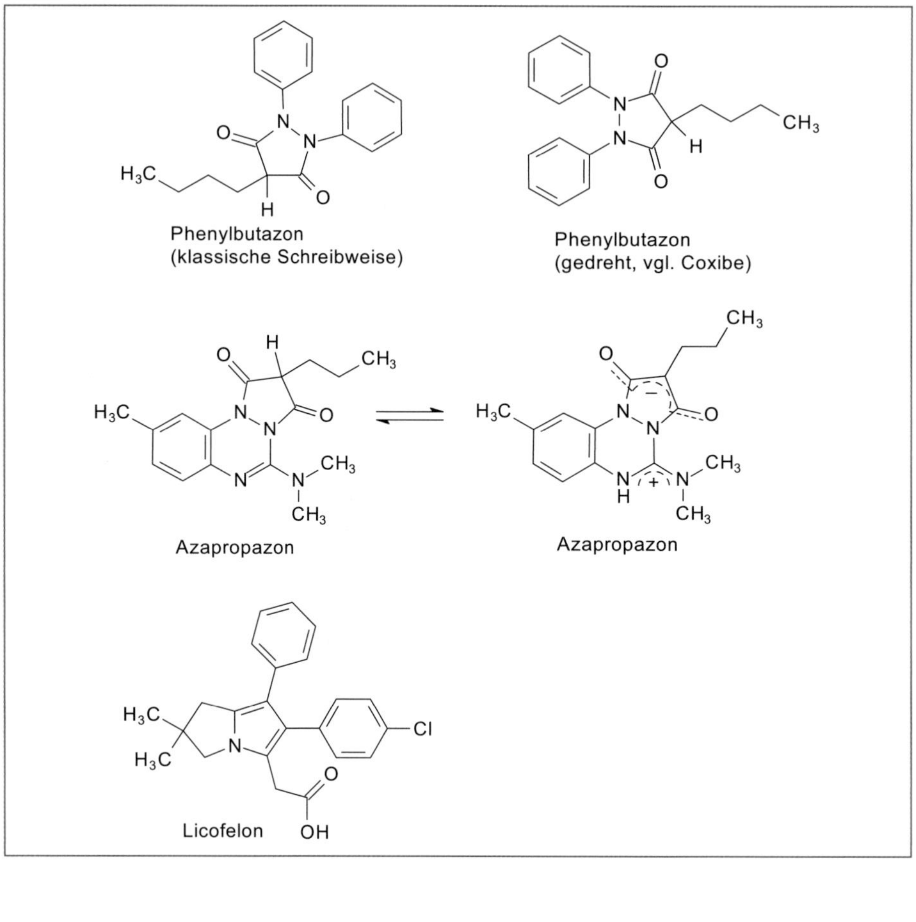

Abb. 8.37 Pyrazolidindion-Derivate und Licofelon

zirkulationsstörungen, welche zu ischämischen Zuständen und letztendlich zu Schleimhautläsionen führen, vermeiden. **Licofelon** (ML3000) ist ein Hemmstoff der COX- und der Leukotrien-Biosynthese (Abb. 8.37).

Synopse

- NSAR sind Hemmstoffe der Cyclooxygenasen. Die sog. klassischen NSAR sind unspezifische COX-Inhibitoren während die Coxibe eine ausgeprägte COX-2-Selektivität aufweisen.
- Niedrig dosierte Acetylsalicylsäure ist ein relativ selektiver COX-1-Inhibitor. Aufgrund der COX-1-Selektivität und der damit verbundenen Verschiebung des Thromboxan-A_2/Prostacyclin-Gleichgewichts zugunsten des Prostacyclins lässt sich die Acetylsalicylsäure auch als Thrombozyten-Aggregations-Inhibitor verwenden.
- Charakteristisch für die klassischen NSAR mit Ausnahme der Coxibe ist die Säurefunktion bzw. saure Gruppe sowie eine oder mehrere aromatische bzw. heteroaromatische Ringsysteme, welche die Säurefunktion und den ausgedehnten lipophilen Bereich des COX-Substrats Arachidonsäure imitieren.
- Coxibe enthalten meistens einen 5-gliedrigen Heterozyklus, der vicinal mit zwei Phenylringen substituiert ist.
- Bei Plasma- und Gewebe-pH-Werten ist die Dissoziation der sauren Antirheumatika fast vollständig. Als amphiphile Anionen und Fettsäure-imitierende Stoffe besitzen sie eine hohe Plasmaeiweißbindung (v. a. Albumin).
- Aufgrund ihres sauren Charakters reichern sich NSAR im Entzündungsgewebe an, da Letzteres einen erniedrigten pH-Wert aufweist.
- Die NSAR unterscheiden sich in ihren pharmakokinetischen Eigenschaften z.T. erheblich. Verbindungen mit einer Carboxyl-Funktion besitzen in der Regel eine kurze HWZ, Oxicame dagegen eine relativ lange.
- Durch Biotransformation wird die Säurefunktion bei den meisten Wirkstoffen in Konjugate (meist mit Glucuronsäure) überführt.

8.5 Nicht steroidale Analgetika

Nichtsteroidale Analgetika wie Paracetamol und die Pyrazolinone besitzen analgetische und antipyretische Eigenschaften, sie weisen jedoch keine oder nur gering ausgeprägte entzündungshemmende Aktivitäten auf. Der Wirkmechanismus ist unklar. Vor kurzem konnte gezeigt werden, dass beide Verbindungsklassen die COX-3 im Tiermodell (Hund) hemmen, während sie keine oder nur geringe Effekte bei der COX-1 und der COX-2 aufweisen. Die COX-3 wird vom COX-1-Gen codiert und entsteht durch alternatives Spleißen, indem Intron 1, welches aus 93 Basen besteht, in der RNA verbleibt und translatiert wird. Da die COX-3 im Gehirn von Hunden vorkommt, wäre dieser Wirkungsmechanismus die Erklärung für die zentralen antipyretischen und analgetischen Effekte dieser Wirkstoffe. Im Gegensatz zum Hund ist das Intron1 des menschlichen COX-Gens jedoch um eine Base länger (94bp) und veschiebt somit das Leseraster bei der Translation. Daher ist es relativ unwahrscheinlich, dass die COX-3 auch beim Menschen existiert.

8.5.1 Anilin-Derivate

Nach der zufälligen Entdeckung der fiebersenkenden Wirkung von Acetanilid (1886) begann die systematische Suche nach Anilid-Analgetika. **Paracetamol** (Abb. 8.38) ist neben der Acetylsalicylsäure das weltweit am meisten gebrauchte Analgetikum. Die Verbindung wird vollständig resorbiert, unterliegt aber einem First-Pass-Metabolismus, so dass die absolute Bioverfügbarkeit dosisabhängig bei 70–90% liegt. Die HWZ ist mit 2 h relativ kurz, die Ausscheidung von Paracetamol erfolgt fast ausschließlich renal. Nur 2 bis 5% der Paracetamol-Dosis werden unverändert ausgeschieden, etwa 80% werden zuvor in der Leber mit Glucuronsäure (55%), Schwefelsäure (35%) oder mit Cystein und Glutathion konjugiert. In geringem Umfang kommt es zur Hydroxylierung bzw. Desacetylierung mit Bildung von *p*-Aminophenol (Methämoglobinbildner) sowie zu *N*-Hydroxylierung mit anschließender Dehydratation unter Entstehung von *N*-Acetyl-*p*-benzochinonimin. Das *N*-Acetyl-*p*-benzochinonimin kann als reaktionsfähiges, elektrophiles Intermediärprodukt mit Elektrophilen unter Adduktbildung stabilisiert werden. Bei ausreichender Kapazität der mikrosomalen Enzyme führt die Übertragung eines SH-haltigen Substrats wie Glutathion oder Cystein zur Entgiftung des reaktiven Metaboliten, wobei eine Mercaptursäure gebildet wird. Als Nebenreaktion bzw. bei Überschreitung der Kapazität der Glutathion-*S*-Transferase kann das reaktive Intermediärprodukt unter kovalenter Fixierung mit nucleophilen Gruppen in Proteinen reagieren, was zu Leber- und Nierenzellnekrosen führen kann.

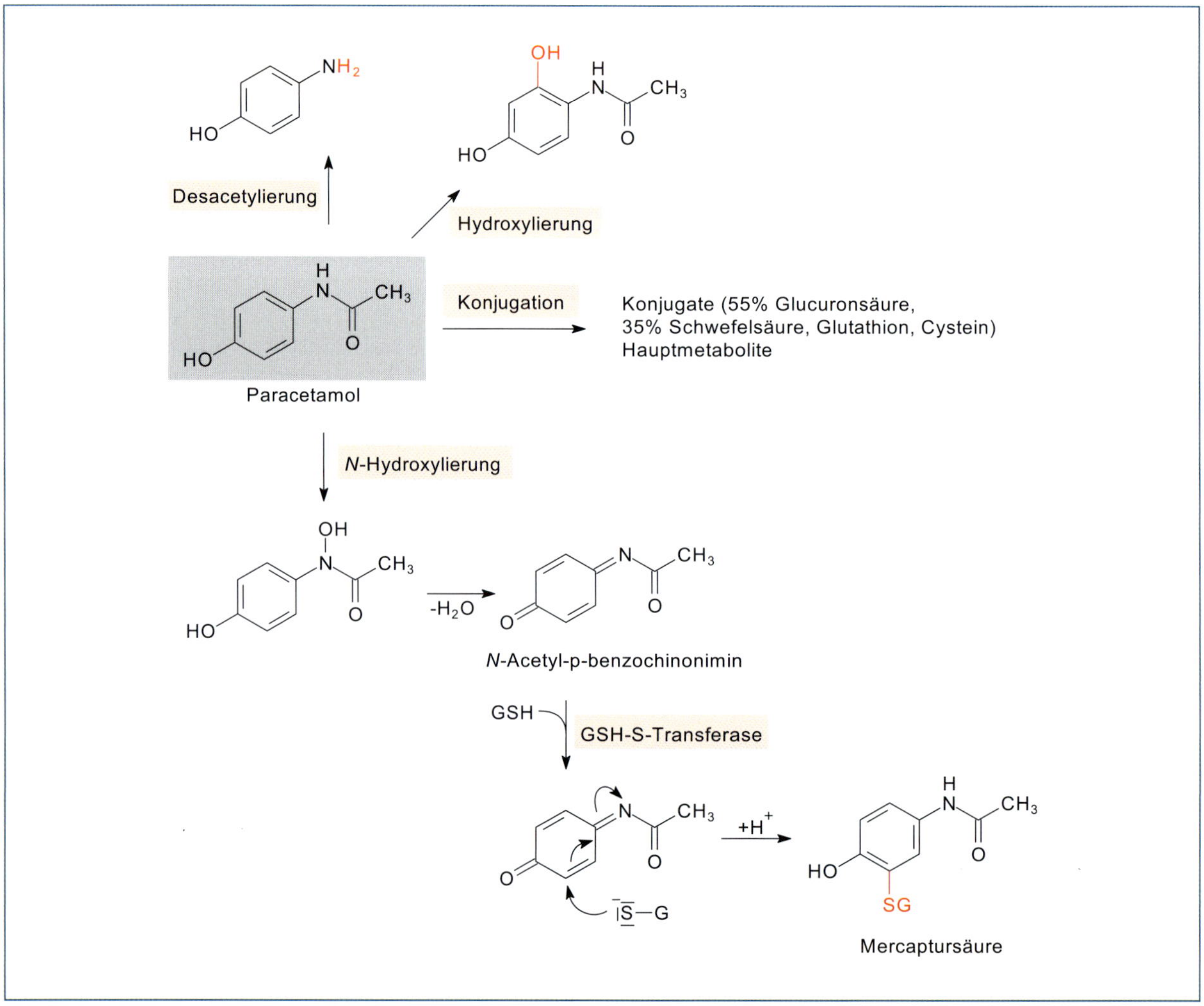

Abb. 8.38 Metabolismus von Paracetamol

8.5.2 Pyrazolinone (Pyrazolone)

Die im medizinischen und pharmazeutischen Sprachgebrauch unzutreffend als Pyrazolone bezeichneten Wirkstoffe sind Derivate des 2,3-Dihydro-2-phenyl-1H-pyrazol-3-ons. Analgetisch wirkende oder entzündungshemmende Pyrazolin-Derivate mit entsprechender Substitution in den Positionen N(1), N(2), C(4) und C(5) besitzen in Position 3 eine Carbonylgruppe. Es sind 1,2-Dihydropyrazol-3-one, die früher, bei einer anderen Zählweise, als 3-Pyrazolin-5-one bezeichnet wurden. Die Bedeutung dieser Wirkstoffklasse ist in den letzten Jahren aufgrund des im Vergleich zu Paracetamol und den NSAR ungünstigeren Nutzen-Risiko-Verhältnisses stark zurückgegangen. Die therapeutisch eingesetzten Pyrazolinone unterscheiden sich durch die Substituenten am C(4).

Phenazon (Abb 8.39) wurde bereits 1884 erstmals beschrieben. Der Wirkstoff wird nach peroraler Einnahme vollständig resorbiert. Die HWZ ist individuell stark schwankend und erstreckt sich von 5 bis 35 Stunden, das Mittel liegt bei etwa 12 Stunden. Phenazon wird in der Leber CYP-abhängig zu 30 bis 40% in inaktive Metaboliten wie 4-Hydroxyphenazon bzw. 3-Hydroxymethyl-Phenazon umgewandelt. Die in der Leber gebildeten inaktiven Metabolite werden überwiegend als Konjugate der Glucuronsäure und/oder als Sulfatkonjugat renal ausgeschieden.

Die HWZ von **Propyphenazon** ist im Vergleich zu den anderen Pyrazolinonen mit ca. 2 h am kürzesten. Der Wirkstoff unterliegt einem First-Pass-Metabolimus, bei dem ca. 25% der Dosis in inaktive Metaboliten überführt werden.

Metamizol-Na, das von der Konzeption her ein wasserlösliches Aminophenazon-Derivat ist, kann als 50%ige wässrige Lösung i.v. injiziert werden. Nach oraler Applikation wird Metamizol bereits im Magensaft zum Hauptmetaboliten 4-Methylaminoantipyrin hydrolysiert, der

Tab. 8.12 Pharmakokinetische Daten von NSAR

Wirkstoff	Absorption (%)	Bioverfügbarkeit (%)	HWZ	Plasmaprotein-bindung (%)	Elimination inkl. Metaboliten
Salicylate					
Acetylsalicylsäure	80–100	50	15–20 min (ASS) 3 h (Salicylsäure) 15–20 h (Salicylsäure)[1]	66–98	v. a. renal
Anthranilsäure-Derivate					
Mefenaminsäure		90	2 h	hoch	renal (60 %) und biliär (22 %)
Arylessigsäure-Derivate					
Aceclofenac	100	100	4 h	> 99	renal
Acemetacin	100	60–100	4–11 h (Indometacin)	82–94	biliär und renal
Diclofenac	100	56–60	1–3 h	> 99	biliär und renal
Indometacin	98	98	4–11 h	99	biliär und renal
Arylpropionsäure-Derivate					
Ibuprofen	100	ca. 50	1,8–3,5 h	99	renal (90 %)
Ketoprofen	100	ca. 95	1,5–2,5 h	99	renal (92–98 %)
Naproxen	100	ca. 94	13–15 h	> 99,5	renal (95 %)
Tiaprofensäure	90		1,5–3 h	98	renal (50–80 %)
Oxicame					
Lornoxicam	k. A.	90–100	3–5 h	99	biliär (2/3) und renal (1/3)
Meloxicam	k. A.	89	ca. 20 h	99	biliär und renal
Piroxicam	100	100	50 h	> 98	extrarenal (90 %)
Coxibe u. a.					
Celecoxib	k. A.	22–40	11 h	97	biliär (58 % und renal (27 %)
Etoricoxib	100	100	22 h	92	biliär (20 %) und renal (70 %
Oxaprozin	k. A.	> 90	50 h	99	biliär (1/3) und renal (2/3)
Parecoxib	k. A.	k. A.	5 min (i. v.) 15–50 min (i. m.) 8 h (Valdecoxib)	98 (Valdecoxib)	renal (75 %)
Rofecoxib	k. A.	93	10–17 h	85	renal (72 %)
Pyrazolidindione					
Azapropazon	k. A.	83	11 h	> 99	
Phenylbutazon	100	90–100	75 h	98–99	biliär (30 %) und renal (70 %)
Anilin-Derivate					
Paracetamol	100	70–90	2 h	ca. 10	renal (> 90 %)
Pyrazolinone					
Metamizol-Natrium	100	85	3,3 h (4-Methylaminoantipyrin)	58 (4-Methylaminoantipyrin)	renal (80–90 %)
Phenazon	100	95–100	5–35 h	< 10	renal (> 92 %)
Propyphenazon	> 90	max. 75	2,1–2,4 h	ca. 10	renal (> 80 %)

[1] bei wiederholter Gabe hoher Dosen; k.A. = keine Angaben

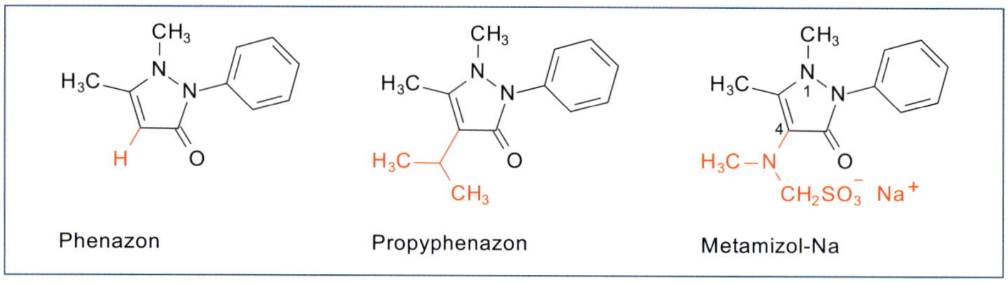

Abb. 8.39 Pyrazolinone

schnell resorbiert wird. Nach peroraler Einnahme lässt sich keine Muttersubstanz im Plasma oder Serum nachweisen. Unverändertes Metamizol kann im Serum oder Plasma nur nach intravenöser Applikation festgestellt werden. Die Plasmahalbwertzeit liegt dann bei ca. 15 min, weil Metamizol rasch zu 4-Methylaminoantipyrin umgewandelt wird. In der Leber wird der Metabolit weiter zu 4-Formylaminoantipyrin oxidiert und CYP-abhängig zu dem ebenfalls aktiven Metaboliten 4-Aminoantipyrin demethyliert. Acetylierung von 4-Aminoantipyrin führt zum 4-Acetylaminoantipyrin, welches praktisch keine analgetische Wirkung mehr besitzt.

8.6 Gicht-Therapeutika

Gicht entsteht aufgrund erhöhter Harnsäurekonzentrationen im Blut. Steigt die Harnsäurekonzentration im Blut über 6,4 mg/dl an, kommt es durch die Ausfällung von Harnsäurekristallen zum akuten Gichtanfall, an dessen Entstehung polymorphkernige Leukozyten (PMNL, neutrophile Granulozyten) maßgeblich beteiligt sind. Die ausgefällten Uratkristalle werden von PMNL durch Phagozytose aufgenommen (Abb. 8.40). Die Kristalle vermindern die Stabilität der lysosomalen Membranen, so dass es zur Ruptur und zur Freisetzung der lysosomalen Enzyme der Zellen, und in Folge zur Entzündungsentstehung kommt. Die freigesetzten Harnsäurekristalle werden von frischen Zellen erneut phagozytiert, so dass diese Zellen demselben Schicksal unterliegen. Die aus den Leukozyten freigesetzten Mediatoren bewirken ihrerseits die Einwanderung weiterer Phagozyten. Die mit der Autolyse der Zellen verbundene pH-Wert-Senkung fördert die Ausfällung weiterer Kristalle, da die pH-Wert-Senkung die Löslichkeit der Harnsäure herabsetzt, so dass ein Kreislauf entsteht, bei dem eine intensive, lokal begrenzte, aber sehr schmerzhafte Entzündungsreaktion abläuft und aufrechterhalten wird.

Die erhöhte Harnsäurekonzentration im Blut kann

- auf der erhöhten Bildung von Harnsäure im Intermediärstoffwechsel und/oder
- der verminderten Harnsäureausscheidung beruhen.

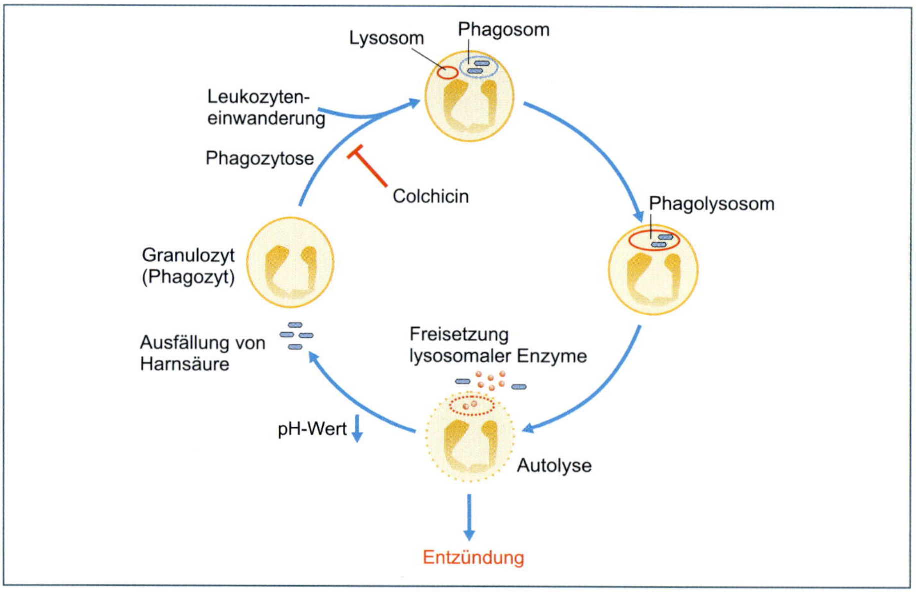

Abb. 8.40 Entstehung des Gichtanfalls

8.6.1 Wirkstoffe zur Behandlung des akuten Gichtanfalls

Zur Therapie des akuten Gichtanfalls werden entzündungshemmende Wirkstoffe, d.h. nicht steroidale Antiphlogistika (Kap. 8.4) und Glucocorticoide (Kap. 8.2) eingesetzt. Ferner wird **Colchicin**, ein Alkaloid aus der Herbstzeitlosen, verwendet (Abb. 8.41, Tab. 8.13). Es hemmt die Phagozytose-Aktivität von Leukozyten und verhindert dadurch die Anreicherung von Harnsäurekristallen in den Phagolysosomen (Abb. 8.40).

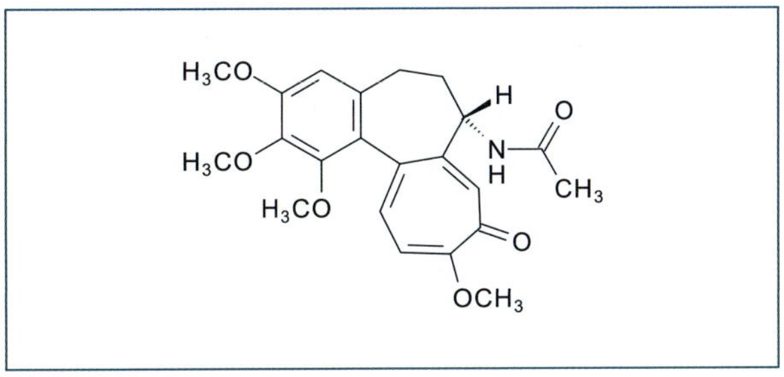

Abb. 8.41 Colchicin

8.6.2 Wirkstoffe zur Senkung des Harnsäurespiegels

Der erhöhte Harnsäurespiegel kann durch zwei unterschiedliche medikamentöse Maßnahmen gesenkt werden.

- **Urikostatika** reduzieren die Harnsäurebildung, während
- **Urikosurika** die Ausscheidung der Harnsäure in der Niere steigern.

Urikostatika

Zur Verfügung steht derzeit nur das **Allopurinol**, welches ein Strukturanalogon zum Hypoxanthin darstellt (Abb. 8.42). Aufgrund der Ähnlichkeit zu Hypoxanthin bindet Allopurinol an die Xanthinoxidase und agiert in niedrigen Konzentrationen als kompetitiver und in höheren Konzentrationen als nicht kompetitiver Inhibitor. Dadurch kommt es zu einem verminderten Abbau des

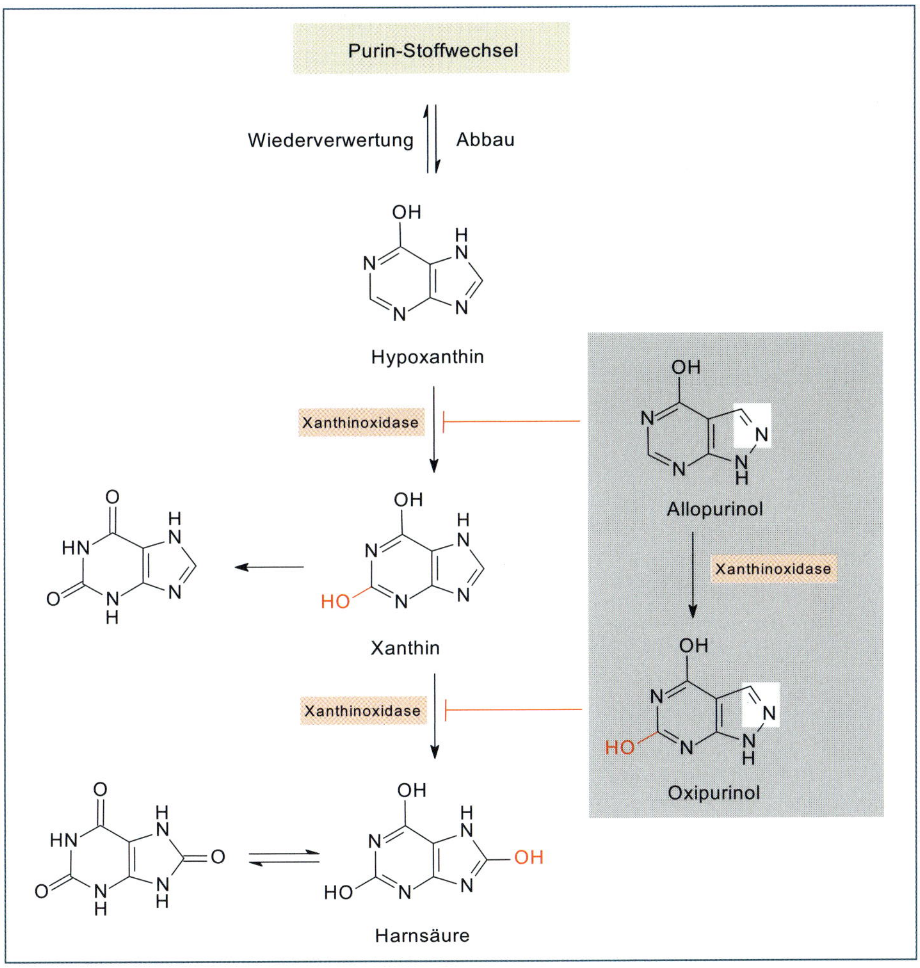

Abb. 8.42 Wirkmechanismen von Allopurinol und seines ebenfalls aktiven Metaboliten Oxipurinol

Tab. 8.13 Pharmakokinetische Daten von Wirkstoffen zur Gichttherapie

Wirkstoff	Bioverfügbarkeit (%)	HWZ (h)	Plasmaproteinbindung (%)	Elimination inkl. Metaboliten
Allopurinol	67–90	0,5–3 (Allopurinol) 18–43 (Oxipurinol)	0–5	v. a. renal
Benzbromaron	50–60	3 (Benzbromaron) 17 (6-Hydroxy-benzbromaron) 20 (1-Hydroxy-benzbromaron)	99	v. a. biliär
Colchicin	25–50	9	50	k. A.
Probenecid	vollständig	4–6	75–95	v. a. renal

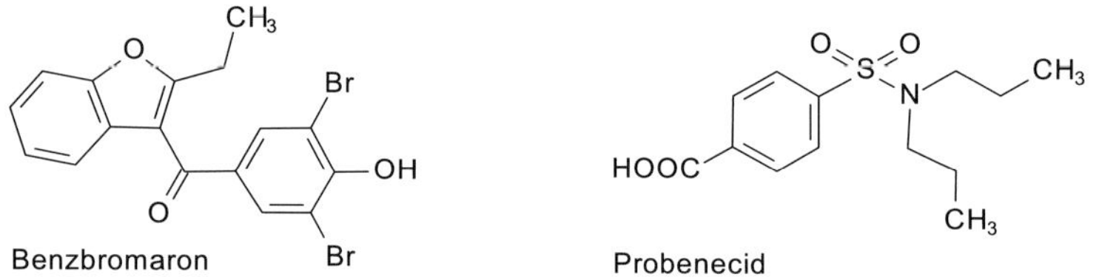

Abb. 8.43 Benzbromaron und Probenecid

Hypoxanthins zu Harnsäure und zur Akkumulation des Hypoxanthins und Xanthins, die besser wasserlöslich als Harnsäure sind und renal eliminiert werden. Allopurinol hemmt darüber hinaus die Purin-de-Novo-Synthese. Es wird nach oraler Gabe schnell und vollständig absorbiert, die absolute Bioverfügbarkeit liegt bei 67 bis 90%. Der Wirkstoff wird nach der Resorption rasch zum biologisch ebenfalls aktiven und lang wirksamen Metaboliten **Oxipurinol** (Abb. 8.42, Tab. 8.13) oxidiert. In geringen Mengen (Konzentration in der Leber <0,0001 mmol/l) wird auch ein Allopurinol-Ribonucleotid gebildet. Nach peroraler Verabreichung wird Allopurinol zu etwa 10% unverändert und etwa 70% als Oxipurinol renal eliminiert.

Urikosurika

Zur Steigerung der Harnsäure-Ausscheidung durch Hemmung der tubulären Rückresorption von Urat eignen sich **Benzbromaron** und **Probenecid** (Abb. 8.43). Die beiden Verbindungen konkurrieren mit Urat um die Rückresorption im proximalen Tubulus der Niere und hemmen so den Rücktransport. Probenecid wird in der Leber zu ebenfalls aktiven Metaboliten umgewandelt. Benzbromaron wird vorwiegend über eine Hydroxylierung in die beiden Hauptmetaboliten 6-Hydroxy-benzbromaron und 1-Hydroxy-benzbromaron überführt. Aufgrund der langen Halbwertszeit tragen diese Metaboliten zum urikosurischen Effekt bei (Tab. 8.13). Die ursprünglich angenommene Metabolisierung durch hepatische Dehalogenierung zu den debromierten Metaboliten Bromobenzaron und Benzaron ist nur von untergeordneter Bedeutung.

8.7 Bronchodilatatorische, bronchospasmolytische und antiasthmatische Wirkstoffe

Die zur Behandlung von Asthma und chronisch obstruktiven Atemwegserkrankungen (COPD) eingesetzten Wirkstoffe haben in der Regel keinen kausalen Effekt auf die heterogen pathophysiologischen Mechanismen, die noch nicht völlig geklärt sind. Im Verlaufe der Erkrankung kommt es u. a.

- zu einer entzündlichen Veränderung der Bronchialschleimhaut und der Submukosa
- zur Erhöhung der Kapillarpermeabilität
- zum Einstrom entzündungsrelevanter Zellen
- zur Hypersekretion der Schleimdrüsen
- zur erhöhten Kontraktilität der glatten Muskulatur.

Zahlreiche Mediatoren sind am Auftreten einer akuten Reaktion (Status asthmaticus) sowie an der Aufrechterhaltung entzündlicher Prozesse beteiligt. Dazu zählen Histamin, Prostaglandine, Leukotriene, PAF (Platelet Activating Factor) und die Interleukine 4,5,9,13 und TNFα. Asthma stellt eine chronisch entzündliche Erkrankung dar, woraus sich verschiedene Therapieansätze ergeben. Zur Asthma- und COPD-Therapie werden eingesetzt:

- Bronchodilatatoren (β_2-Rezeptor-Agonisten, $CysLT_1$-Rezeptor-Antagonisten, Muscarinrezeptor-Antagonisten)
- Hemmstoffe der Mediatorfreisetzung
- entzündungshemmende und antiallergische Wirkstoffe (Glucocorticoide, Xanthine, H_1-Rezeptor-Antagonisten).

8.7.1 Bronchodilatatoren

Die Kontraktion der glatten Muskulatur beruht auf der Erhöhung der intrazellulären Calciumkonzentration, welche durch die Stimulation der Phospholipase C aufgrund der Erregung G_q- oder $G_{i/o}$-gekoppelter Rezeptoren verursacht wird. Zu den G_q-gekoppelten Rezeptoren, welche an der Kontraktion der glatten Muskulatur in der Lunge beteiligt sind, zählen M_3-, $CysLT_1$- und H_1-Rezeptoren. Dagegen bewirkt die Stimulation G_s-gekoppelter Rezeptoren wie des β_2-Rezeptors durch β_2-Sympathomimetika aufgrund des damit verbundenen Anstiegs der intrazellulären cAMP-Konzentration die Relaxation der glatten Muskulatur (Abb. 8.44).

Als Bronchodilatatoren werden β_2-Sympathomimetika, Muscarin-, $CysLT_1$-Rezeptor-Antagonisten, Xanthine und PDE4-Hemmer verwendet.

β_2-Sympathomimetika (β_2-Adrenozeptor-Agonisten)

Zur Asthmatherapie sind β_2-Sympathomimetika geeignet, die in der zur Bronchospasmolyse ausreichenden Dosierung keine oder nur eine geringe Wirkung auf β_1-Rezeptoren und daher nur ein geringes Potenzial kardialer Effekte aufweisen. Kurz wirksame β_2-Sympathomimetika werden in Form von Dosieraerosolen zur Behandlung akuter Anfälle eingesetzt. Der Wirkungseintritt erfolgt innerhalb weniger Minuten, die Wirkungsdauer liegt für **Clenbuterol**, **Fenoterol**, **Reproterol**, **Salbutamol** und **Terbutalin** einheitlich bei ca. 4–6 h. Zur systemischen Dauertherapie bei mittelschwerem bis schwerem Asthma werden lang wirkende β_2-Rezeptoragonisten wie **Formeterol** und **Salmeterol** verwendet. Die β_2-Sympathomimetika sind in Kapitel 3.15.1 eingehend beschrieben.

Muscarinrezeptor-Antagonisten

Weniger als Monotherapeutika, sondern häufiger in Kombination mit β_2-Rezeptoragonisten werden m-Cholino-Rezeptor-Antagonisten (Muscarinrezeptor-Antagonisten, Parasympatholytika), z. B. das bronchospasmolytisch wirksame und sekretionshemmende Tiotropiumbromid, das Ipratropiumbromid bzw. sein Scopolamin-Analogon Oxitropiumbromid in Form von Aerosolen eingesetzt (Kap. 3.13.2).

$CysLT_1$-Rezeptor-Antagonisten

Die 5-Lipoxygenase ist in zahlreichen immunkompetenten Zellen exprimiert. Sie katalysiert die Umwandlung von Arachidonsäure in das Epoxid Leukotrien A_4 (LTA_4), das in Abhängigkeit von der enzymatischen Ausstattung der Zelle entweder durch die LTA_4-Hydrolase in Leukotrien B_4 (LTB_4) oder durch LTC_4-Synthasen unter Einführung von Glutathion (GSH) in Leukotrien C_4 umgewandelt wird (Abb. 8.45). Letzteres kann durch Abspaltung von Glutamat und Glycin zu den Leukotrienen D_4 bzw. E_4 metabolisiert werden. Leukotrien B_4 induziert die Adhäsion von Leukozyten an die Gefäßwände und die Auswanderung der Zellen von den Gefäßen in das Gewe-

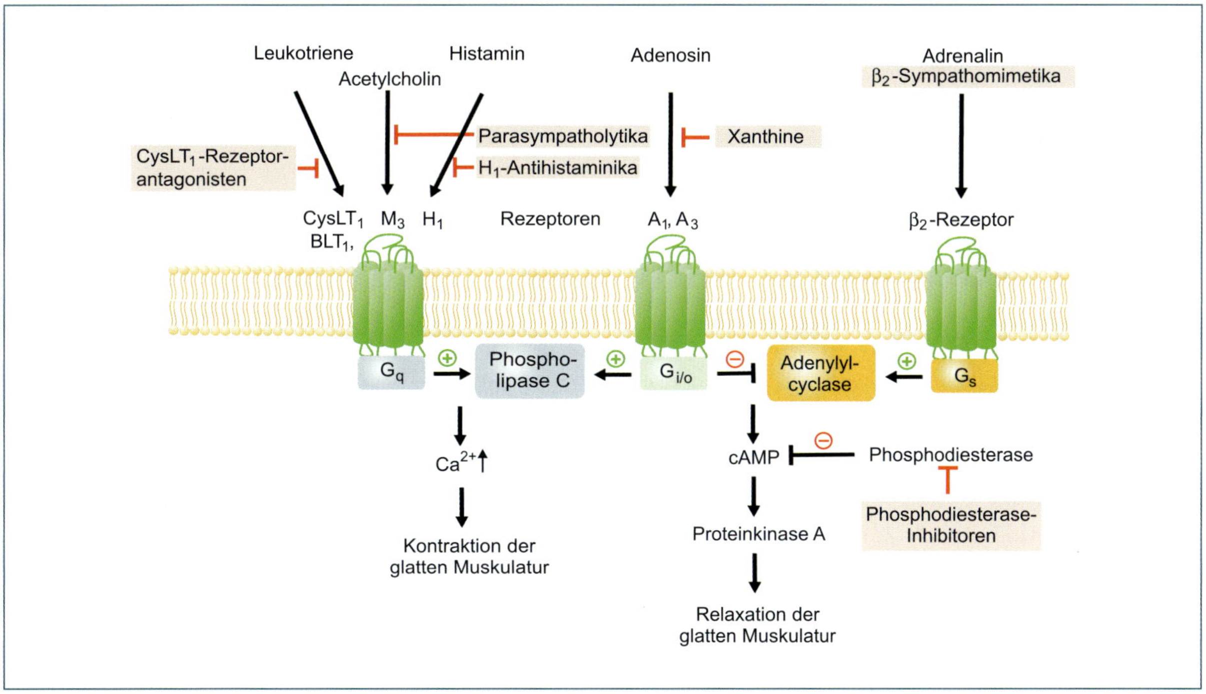

Abb. 8.44 Regulation der Bronchokonstriktion

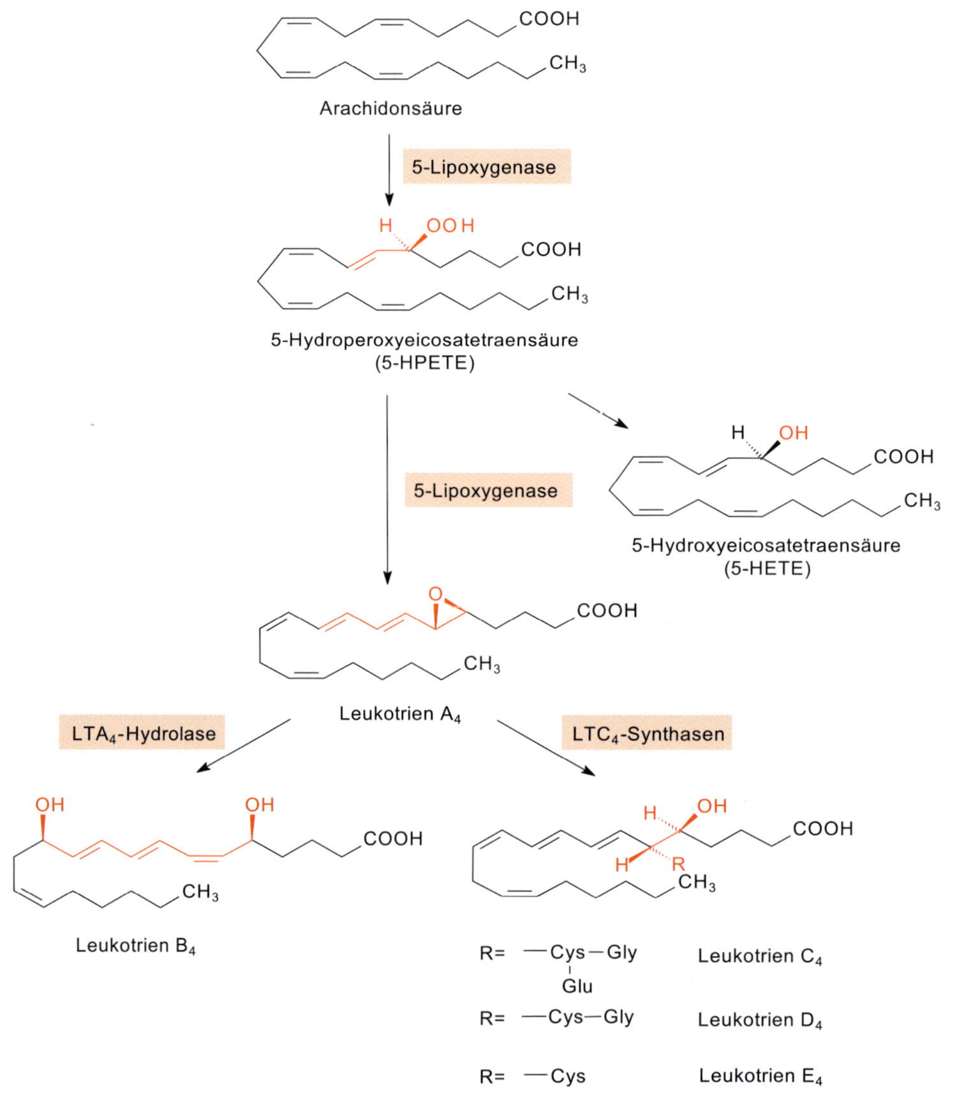

Abb. 8.45 5-Lipoxygenase-Stoffwechsel

be. Als Chemotaktikum bewirkt es die Einwanderung von Phagozyten in Entzündungherde, in höheren Konzentrationen verursacht LTB_4 die Degranulation von Phagozyten und die Freisetzung lysosomaler Enzyme. Die meisten entzündungsrelevanten Effekte von LTB_4 werden vom BLT_1-Rezeptor vermittelt. Die Cysteinyl-haltigen Leukotriene C_4 (LTC_4) und D_4 (LTD_4) binden dagegen an $CysLT_1$ und $CysLT_2$-Rezeptoren. LTC_4 und LTD_4 wirken außerordentlich stark bronchokonstriktorisch und sind in dieser Hinsicht etwa 1000fach stärker wirksam als Histamin. Sie induzieren mikrovaskuläre Plasmaexsudation und die Schleimproduktion in der Lunge. Diese Leukotrien-Effekte lassen sich mit $CysLT_1$-Rezeptorantagonisten blockieren, die Wirkstoffe hemmen somit die Bronchokonstriktion und sind in gewissem Umfang auch entzündungshemmend. $CysLT_1$-Rezeptorantagonisten werden v. a. als Add-on-Therapeutika bei leichtem bis mittelschwerem Asthma eingesetzt. $CysLT_1$-Rezeptorantagonisten und Glucocorticoide besitzen additive klinische Effekte. Diese klinischen Befunde unterstützen verschiedene experimentelle Beobachtungen, die ergaben, dass Glucocorticoide (im Gegensatz zur häufig geäußerten Lehrmeinung) keinen Einfluss auf die Leukotrienbiosynthese haben und die cytosolische Phospholipase A_2 in vielen Geweben nicht durch Glucocorticoide gehemmt wird. **Montelukast** (Abb. 8.46) ist ein oral angewendeter,

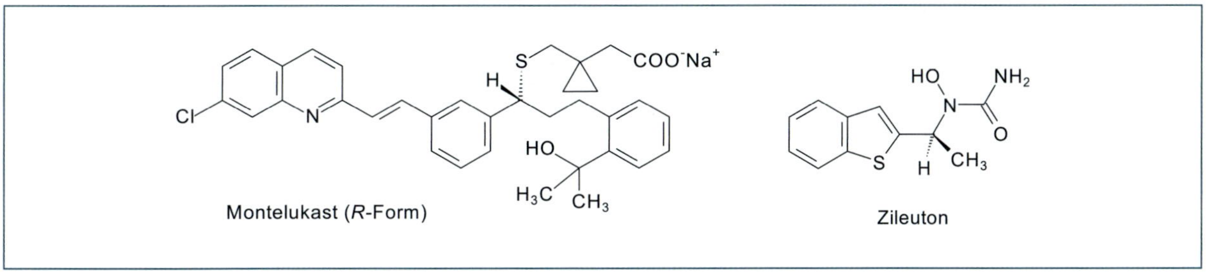

Abb. 8.46 Montelukast, Zileuton

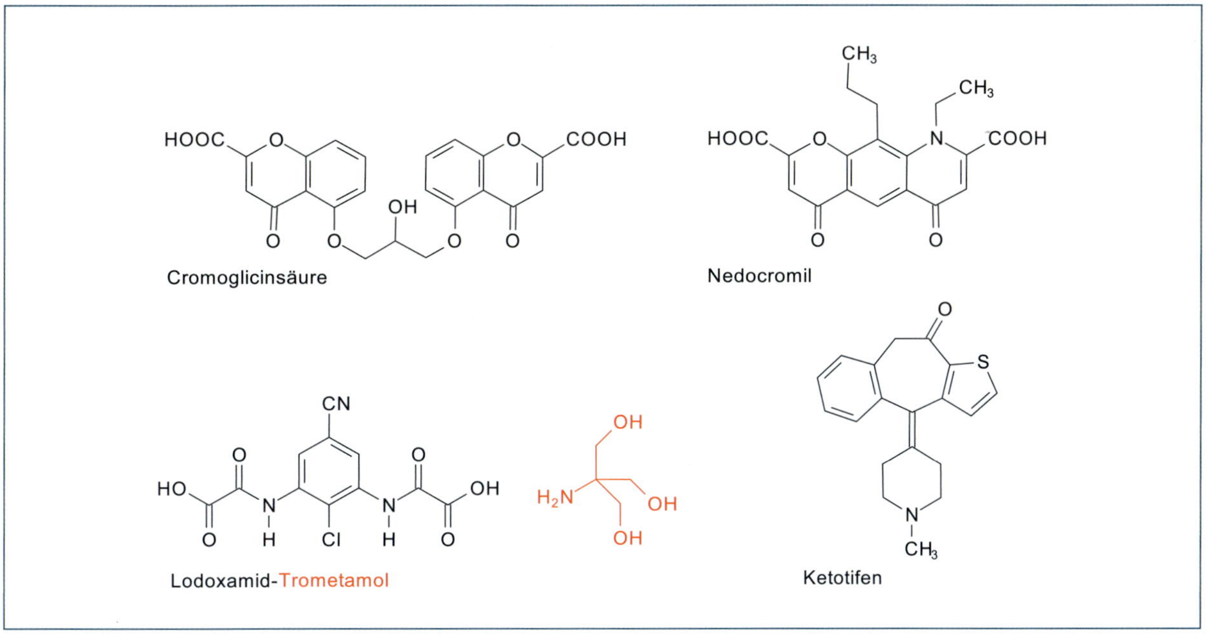

Abb. 8.47 Hemmstoffe der Mediatorfreisetzung

kompetitiver $CysLT_1$-Rezeptorantagonist. Der relativ komplizierte Arzneistoff enthält u. a. Partialstrukturen eines chlorierten Chinolins, eines azalogen Stilbens, einer γ-Sulfhydrylo-buttersäure, eines Cyclopropans und besitzt ein Chiralitätszentrum. Seine perorale Bioverfügbarkeit liegt bei ca. 64%. Die HWZ beträgt 2,7 bis 5,5 h, die Metabolisierung erfolgt in der Leber durch CYP3A4, CYP2A6 und CYP2C9.

In den USA ist außerdem der 5-Lipoxygenase-Hemmer **Zileuton**, ein Hydroxyharnstoff-Derivat, für die Asthmatherapie zugelassen (Abb. 8.46).

8.7.2 Hemmstoffe der Mediatorfreisetzung

Zur Asthmaprophylaxe werden Wirkstoffe eingesetzt, welche die Freisetzung von Leukotrienen, Histamin, Prostaglandinen, Cytokinen und anderen Mediatoren hemmen. Prophylaktisch angewandt inhibieren **Cromoglicinsäure** und **Nedocromil** sowohl die vorwiegend histaminvermittelte Sofortreaktion als auch die u. a. durch Leukotriene ausgelöste Spätreaktion. Der genaue Wirkmechanismus ist unbekannt, die beiden Wirkstoffe besitzen keine vasokonstriktorischen, H_1-antagonistischen oder glucocorticoiden Wirkungen. Aufgrund ihrer ausgeprägten Hydrophilie werden Cromoglicinsäure und Nedocromil (Abb. 8.47) nach peroraler Gabe praktisch nicht resorbiert, sondern müssen in Form von Aerosolen inhaliert werden (Tab. 8.14). Die Bioverfügbarkeit bei inhalativer Anwendung liegt bei ca. 8–10%. Beide Wirkstoffe werden praktisch unverändert ausgeschieden. Berücksichtigt man die Vielfalt der möglichen Konformationen der Cromoglicinsäure, bedingt durch die Glycerol-Teilstruktur, so wird evident, dass im starren Nedocromil und in der beweglichen Cromoglicinsäure die beiden Carboxygruppen in die gleiche räumliche Lage gebracht werden können.

Außer als H_1-Rezeptor-Antagonist fungiert **Ketotifen** (Abb. 8.47) als Hemmstoff der Mediatorfreisetzung und wird daher zur Asthmaprophylaxe eingesetzt. Ketotifen ist wie die anderen H_1-Rezeptorantagonisten aufgrund des geringen bronchospasmolytischen Effektes nicht zur Anwendung bei akuten Asthmaanfällen geeignet. Der Wirkstoff wird nach peroraler Einnahme zu über 80% resorbiert, aufgrund des ausgeprägten First-Pass-Effekts liegt die absolute Bioverfügbarkeit bei lediglich 30 bis 50%. Die HWZ beträgt ca. 20 h (Tab. 8.14). Als Hauptmetabolit entsteht das inaktive *N*-Glucuronid, ferner konnte das pharmakologisch aktive *N*-Desmethyl-Ketotifen nachgewiesen werden.

Lodoxamid-Trometamol (Abb. 8.47) wird nur lokal am Auge zur Behandlung akuter und chronischer allergischer Augenerkrankungen verwendet.

8.7.3 Entzündungshemmende und antiallergische Wirkstoffe

Glucocorticoide

Zur Asthmatherapie werden Glucocorticoide sowohl systemisch als auch lokal in Form von Asthmasprays eingesetzt. Bei den lokal, d. h. inhalativ applizierten Glucocorticoiden wird eine ausgeprägte lokale entzündungshemmende Wirkung bei möglichst geringer systemischer Bioverfügbarkeit und den damit unerwünschten Wirkungen angestrebt. Die systemisch und lokal verwendeten Glucocorticoide sind in Kap. 8.2.3 und 8.2.4 eingehend beschrieben.

H_1-Rezeptor-Antagonisten

Die Wirksamkeit von selektiven H_1-Rezeptor-Antagonisten (Antihistaminika) bei asthmatischen Reaktionen ist ungenügend, so dass diese Wirkstoffe nicht als Monotherapeutika eingesetzt werden. H_1-Rezeptor-Antagonisten werden in Kapitel 3.3 ausführlich beschrieben.

Xanthine, PDE_4-Inhibitoren

Die bronchodilatatorische und entzündungshemmende Wirkung von Xanthinen beruht auf der Steigerung der zellulären cAMP-Konzentration, die auf die Blockade von Adenosin-Rezeptoren zurückzuführen ist (Abb. 8.44). In höheren Konzentrationen hemmen Xanthine Phosphodiesterasen, welche den Abbau von cAMP zu AMP katalysieren. Die damit verbundene Hemmung des cAMP-Abbaus resultiert ebenfalls in einem Anstieg der zellulären cAMP-Konzentration. Die dadurch verursachten Effekte außer der Relaxation der glatten Muskulatur sind:

- Steigerung der mukoziliären Clearance
- Hemmung des Eosinophilen-Einstroms in die Lunge
- Inhibierung der Freisetzung von Mediatoren und Cytokinen aus Mastzellen, T-Lymphozyten, Monozyten und Eosinophilen
- Verringerung der Zahl der T-Helfer- und T-Suppressorzellen in der Bronchialschleimhaut
- Abschwächung der asthmatischen Sofort- und Spätreaktion.

Theophyllin (Abb. 8.48) wird nach peroraler Einnahme praktisch vollständig resorbiert. Die Eliminationskinetik (Tab. 8.14) variiert stark und hängt von verschiedenen Parametern wie dem Lebensalter ab. Bei Frühgeborenen liegt die HWZ bei über 24 h. Aufgrund der geringen therapeutischen Breite sollte eine Therapiekontrolle mit individueller Dosisanpassung durchgeführt werden. Theophyllin wird in der Leber zu 1,3-Dimethylharnsäure (40%), 3-Methylxanthin (36%), 1-Methylharnsäure

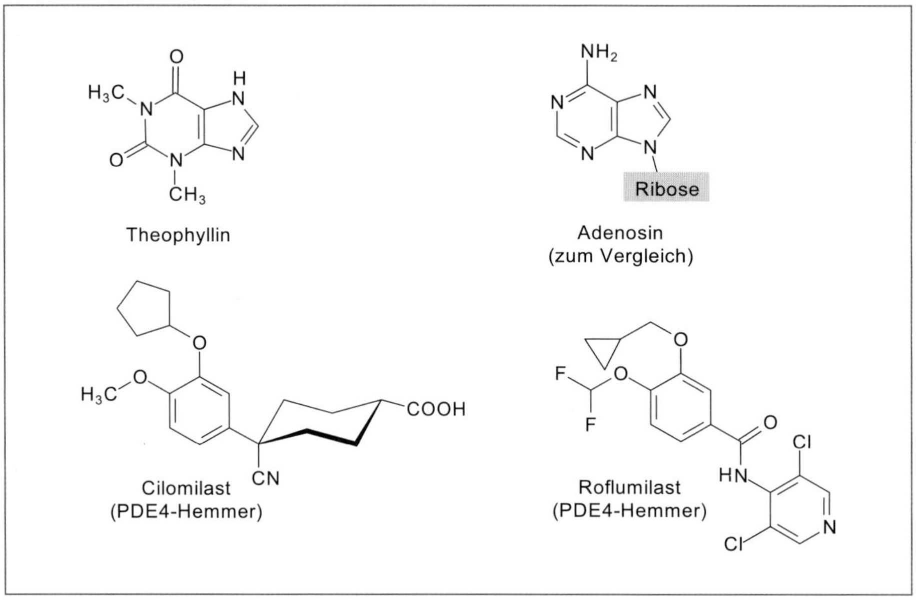

Abb. 8.48 Theophyllin, Cilomilast und Roflumilast

Tab. 8.14 Pharmakokinetische Daten von Wirkstoffen zur Asthmatherapie

Wirkstoff	Bioverfügbarkeit (%)	HWZ (h)	Plasmaproteinbindung (%)	Elimination inkl. Metaboliten
Cromoglicinsäure	1–2 (p. o.)	2	58–76	biliär und renal
Ketotifen	30–50	20	ca. 75	biliär (30–40 %) und renal (60–70 %)
Montelukast	64	2,7–5,5	>99	v. a. biliär (ca. 86 %)
Nedocromil	2–3 (p. o.)	2 (nach Inhalation)	80	v. a. renal (60–70 %)
Theophyllin	100	7–9 (Nichtraucher) 4–5 (Raucher)	60	renal (100 %)

(17%) metabolisiert. Der Wirkstoff und seine Metaboliten werden renal ausgeschieden. 3-Methylxanthin ist ebenfalls aktiv und zeigt etwa 30 bis 50% der Wirkung von Theophyllin.

Ein weiterer Ansatz zur Entwicklung entzündungshemmender und bronchodilatatorischer Wirkstoffe sind selektive Hemmstoffe (PDE-Hemmer) der Phosphodiesterase4 (PDE4). Dieses Enzym wird in der glatten Atemwegsmuskulatur und in entzündungsrelevanten Zellen, z. B. Mastzellen, Makrophagen, Monozyten, Eosinophilen und Neutrophilen exprimiert. PDE4-Hemmer wie **Cilomilast** und **Roflumilast** hemmen durch die Erhöhung der intrazellulären cAMP-Konzentration Entzündungsprozesse und verbessern die Lungenfunktion bei Patienten mit chronisch-obstruktiven Bronchialerkrankungen (COPD) und Asthma.

8.8 Immunsuppressiva

Die therapeutisch eingesetzten Immunsuppressiva gehören unterschiedlichen Wirkstoffklassen an und interagieren mit verschiedenen Targets. Sie werden im Wesentlichen bei Autoimmunerkrankungen und bei Organtransplantationen verwendet. Wirkstoffe zur Immunsuppression lassen sich einteilen in:

- Glucocorticoide (Kap. 8.2)
- Hemmstoffe der Calcineurin-Aktivierung
- TOR-Hemmer (Sirolimus)
- Hemmstoffe der DNA-Biosynthese (Zytostatika).

Während Glucocorticoide und die auch als Zytostatika eingesetzten Hemmstoffe der DNA-Biosynthese unspezifische Immunsuppressiva darstellen, die zahlreiche Immunprozesse beeinflussen, greifen Hemmstoffe der Calcineurin-Aktivierung und der TOR-Hemmer Sirolimus v. a. in die T-Zellaktivierung ein, so dass vor allem T-Zell-vermittelte Immunreaktionen unterdrückt werden.

8.8.1 Hemmstoffe der Calcineurin-Aktivierung

Die Bindung und Erkennung von (Auto-)Antigenen durch den T-Zell-Rezeptor führt zur Aktivierung von Calcineurin, einer Proteinphosphatase, die den NF-AT (nukleärer Faktor aktivierter T-Zellen) dephosphoryliert, worauf dieser in den Zellkern transloziert und als Transkriptionsfaktor die Transkription von Interleukin-2 und weiterer T-Zell-Cytokine wie IL-4 und IL-5 induziert (Abb. 8.49). Ciclosporin A, Tacrolimus und Pimecrolimus binden an Immunophiline. Tacrolimus und Pimecrolimus interagieren mit dem Immunophilin FKBP-12, Ciclosporin A mit Cyclophilin. Die Immunophilin-Wirkstoffkomplexe binden dann an Calcineurin und hemmen die Calcineurin-vermittelte Dephosphorylierung von NF-AT, wodurch letztendlich die Freisetzung verschiedener Cytokine wie IL-2 und die T-Zell-Aktivierung unterdrückt wird. Die Wirkstoffe werden bei T-Zell-vermittelten Immunerkrankungen eingesetzt. Sie haben sich bei Organtransplantationen und atopischer Dermatitis als wirksam erwiesen.

Ciclosporin A (Abb. 8.50) stellt ein Stoffwechselprodukt des Bodenpilzes *Tolypocladium inflatum* dar und ist ein neutrales, zyklisch-homodetes und sehr lipophiles Peptid aus 11 Aminosäuren mit einer exotischen C9-Aminosäure in Position 1. Struktur-Wirkungs-Untersuchungen an einer Reihe synthetischer Analoga zeigen, dass die Aminosäuren 1, 2, 3 und 11 für die Wirkung essenziell sind. Auffallend ist, dass von den 11 Stickstoffatomen der Peptid-Bindungen 7 methyliert sind (Abb. 8.50, rot markiert), wodurch ein wesentlicher Beitrag zur hohen Lipophilie und Protease-Stabilität geleistet wird. Die vier restlichen Stickstoff-Atome bilden transannellare Wasserstoffbrücken zu bestimmten Carbonyl-Funktionen aus. In Position 8 enthält Ciclosporin A D-Alanin. Es ist ein oral appliziertes Immunsuppressivum, welches zur Verhinderung der Transplantatabstoßung und zur Behandlung schwerer Formen von Psoriasis, atopischer Dermatitis und rheumatoider Arthritis eingesetzt wird. Ciclosporin A ist bei dermaler Applikation unwirksam, da der Wirkstoff offensichtlich nicht in der Lage ist, die obersten Hautschichten zu penetrieren. Aufgrund der hohen Lipophilie und der damit verbundenen geringen Wasserlöslichkeit hängt die Resorption nach peroraler Gabe stark von der galenischen Zubereitung ab (Tab. 8.15). Die HWZ liegt bei durchschnittlich 6–7 h. Ciclosporin A wird durch CYPs in der

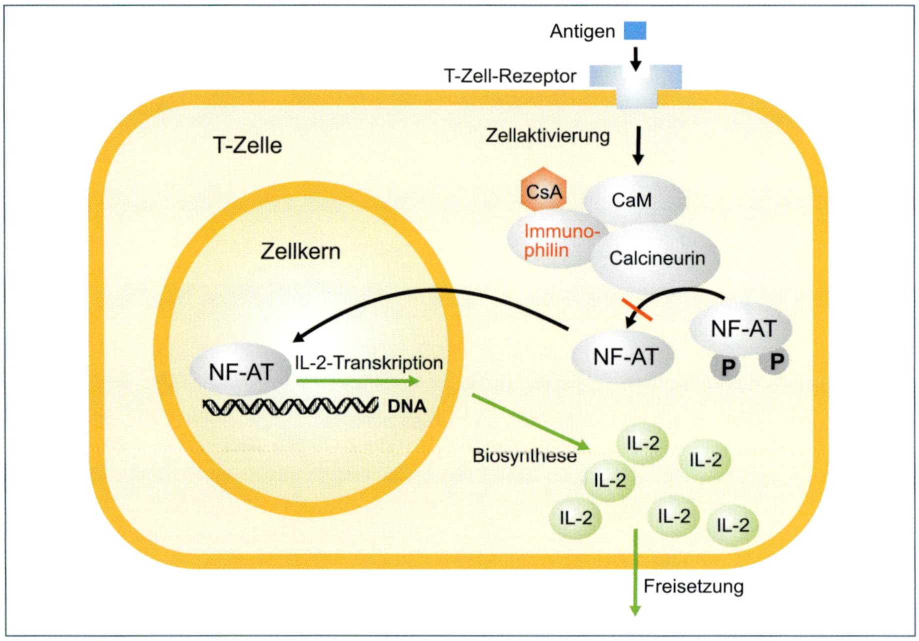

Abb. 8.49 Wirkmechanismus von Hemmstoffen der Calcineurin-Aktivierung am Beispiel von Ciclosporin A

Leber metabolisiert. Hauptabbauwege sind die Mono- und Dihydroxylierung und die Demethylierung an verschiedenen Stellen des Moleküls. Die gleichzeitige Gabe von CYP-Hemmern verstärkt die Nephro- und Hepatotoxizität des Wirkstoffs.

Tacrolimus (Abb. 8.51) ist ein Stoffwechselprodukt des Pilzes *Streptomyces tsukubaensis*, das keine Strukturverwandtschaft mit Ciclosporin A aufweist. Tacrolimus wird sowohl dermal bei atopischer Dermatitis (Neurodermitis) als auch systemisch zur Prophylaxe der Transplantatabstoßung verwendet. Die Bioverfügbarkeit bei peroraler Gabe liegt bei ca. 20–22% (Tab. 8.15). Der Wirkstoff wird in der Leber vorwiegend durch CYP3A4 metabolisiert, wobei Demethylierung und Hydroxylierung an verschiedenen Positionen beobachtet wurden.

Pimecrolimus (Abb. 8.51) ist strukturell sehr eng mit Tacrolimus verwandt und wird zur lokalen Therapie der atopischen Dermatitis eingesetzt. Interessanterweise scheint Pimecrolimus aufgrund der erhöhten Lipophilie eine gewisse Präferenz für Lymphozyten der Haut zu besitzen, denn die systemische Gabe des Wirkstoffs führt zu signifikanten Verbesserungen der Symptome bei Patienten mit Plaque-Psoriasis bei vergleichsweise gering ausgeprägter systemischer Immunsuppression.

Ein wesentlicher Vorteil der dermalen Applikation von Tacrolimus und Pimecrolimus ist, dass diese im Gegensatz zu Glucocorticoiden keine Hautatrophie verursachen.

Sirolimus (Rapamycin) (Abb. 8.52) wird zur Prophylaxe der Abstoßungsreaktion bei Nierentransplantationen eingesetzt. Wie Tacrolimus und Pimecrolimus bindet Sirolimus an das Immunophilin FKBP-12. Allerdings bewirkt diese Interaktion nicht die Hemmung von Calcineurin sondern führt zur Inhibierung von TOR (Target of Rapamycin), einer Proteinkinase, welche durch Phosphorylierung verschiedene Translationsinitiatoren und Elongationsfaktoren aktiviert, die ihrerseits in T- und B-Lymphozyten die Translation von Regulatoren des Zellzyklus steuern. Die TOR-Hemmung durch Sirolimus unterdrückt die Progression des Zellzyklus von der G1- in die S-Phase und hemmt somit die Lymphozyten-Proliferation und -Aktivierung. Ferner scheint Sirolimus antiangiogene und tumorsuppressive Eigenschaften aufzuweisen.

8.8.2 Hemmstoffe der DNA-Biosynthese

Wirkstoffe, welche über die Hemmung der DNA-Biosynthese die Lymphozyten-Proliferation unterdrücken, weisen ebenfalls immunsuppressive Eigenschaften auf. Struktur und Wirkungsmechanismen von **Methotrexat** und **Azathioprin** werden ausführlich in Kap. 12.6.3 und 8.3.1 beschrieben.

Mycophenolatmofetil (Abb. 8.52) ist der 2-Morpholinoethylester der Mycophenolsäure, die ein hochaffiner, selektiver, nicht kompetitiver und reversibler Hemmstoff der Inosinmonophosphat-Dehydrogenase darstellt und auf diese Weise die de-novo-Guanosinnucleotid-Biosynthese hemmt. Da für die B- und T-Lymphozyten-Proliferation die de-novo-Synthese von Purinen unerlässlich ist, während andere Zellarten den Wiederverwertungsstoffwech-

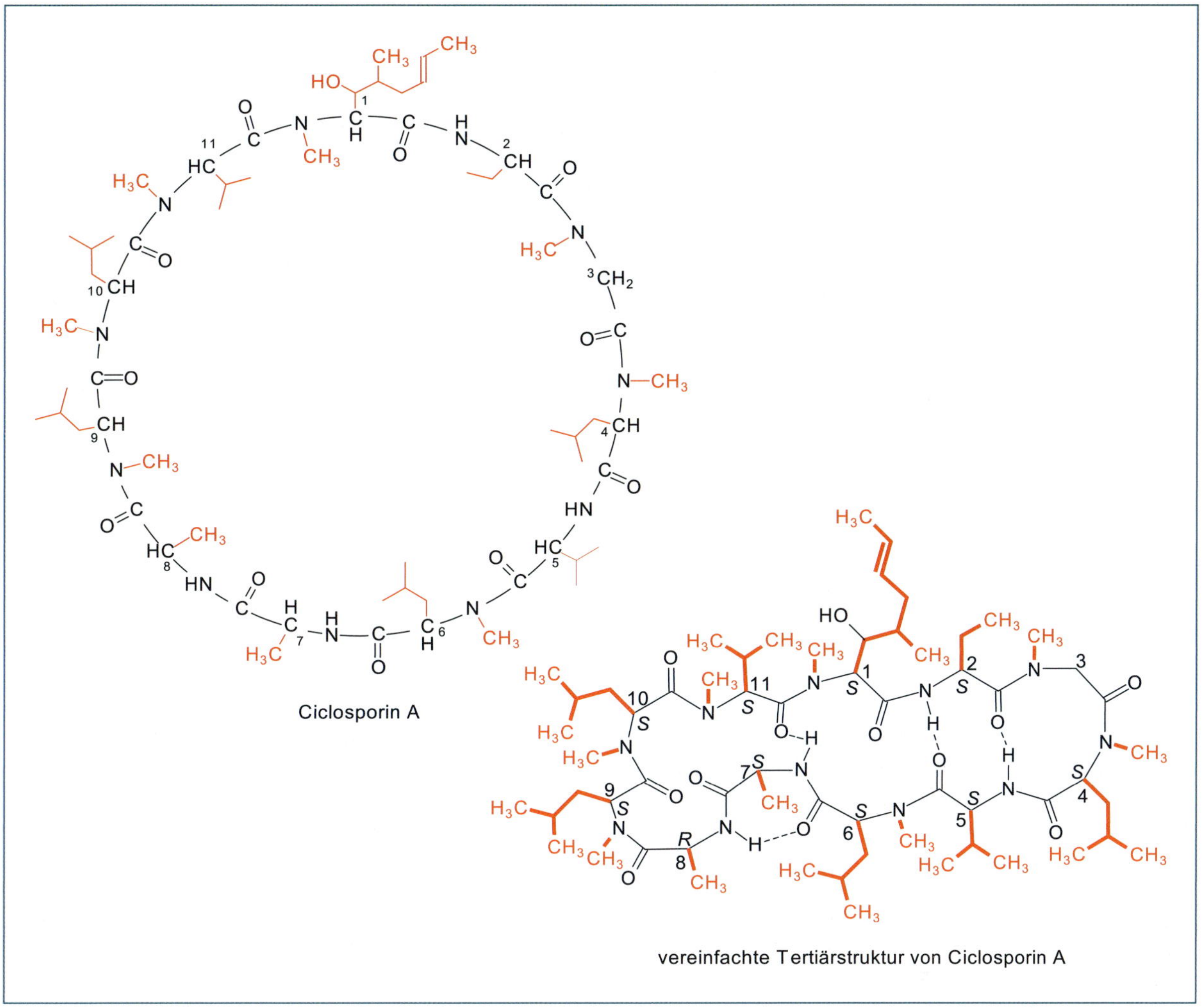

Abb. 8.50 Ciclosporin A. **Oben:** Methylierte Doppelbindungen und die Aminosäurereste sind rot markiert.
Unten: Lipophile, nach außen gerichtete aliphatische Gruppen sind rot dargestellt.

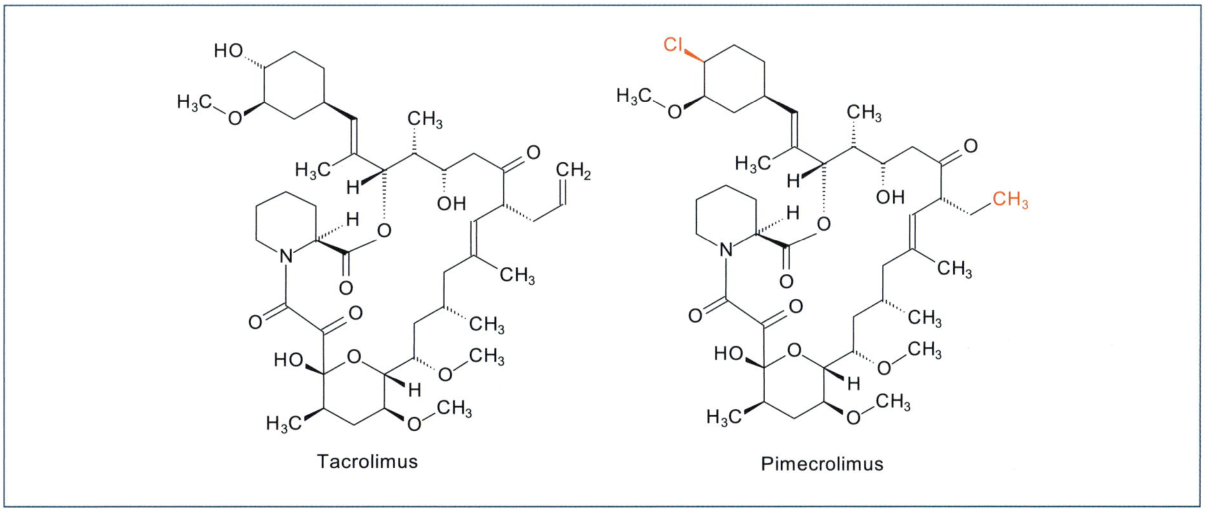

Abb. 8.51 Tacrolimus und Pimecrolimus

Tab. 8.15 Pharmakokinetische Daten von Immunsuppressiva

Wirkstoff	Bioverfügbarkeit (%)	HWZ (h)	Plasmaproteinbindung (%)	Elimination inkl. Metaboliten
Ciclosporin A	20–50	6–7	90 (Lipoproteine)	v. a. biliär
Tacrolimus	20–22	12–16	99	v. a. biliär
Sirolimus	14	62	k. A.	v. a. biliär (91 %)
Mycophenolatmofetil	94	16–18[1]	97 (Mycophenolsäure)	v. a. renal (87 %)

[1] unterliegt entero-hepatischem Kreislauf; k. A. = keine Angaben

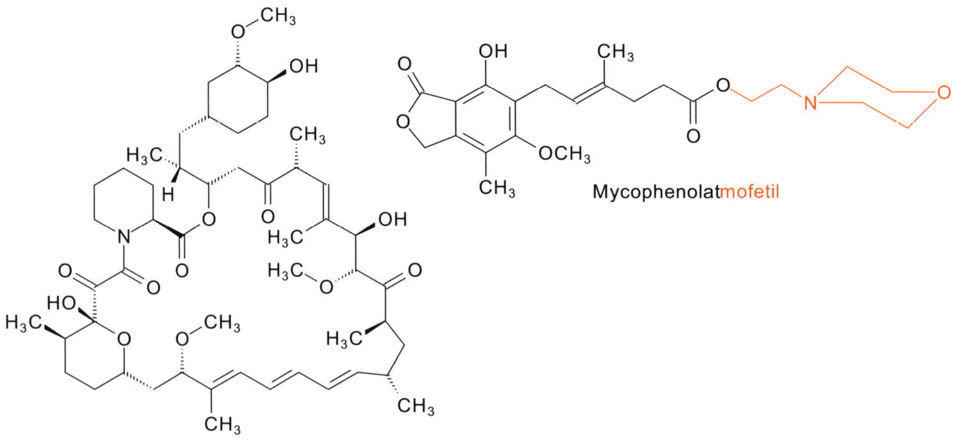

Abb. 8.52 Sirolimus (Rapamycin) und Mycophenolatmofetil

sel benützen können, wirkt die Mycophenolsäure auf Lymphozyten stärker zytostatisch als auf andere Zelltypen. Der Wirkstoff wird in Kombination mit Ciclosporin A und Glucocorticoiden zur Prophylaxe von Transplantatabstoßungen angewandt. Er wird nach peroraler Einnahme gut resorbiert (Tab. 8.15) und bereits präsystemisch in den aktiven Metaboliten, die Mycophenolsäure transformiert. Diese unterliegt einem entero-hepatischen Kreislauf. Die Metabolisierung der Mycophenolsäure erfolgt durch Glucuronyltransferasen zum phenolischen Mycophenolsäure-Glucuronid, welches keine pharmakologische Wirkung mehr besitzt.

Synopse

- Glucocorticoide und die auch als Zytostatika eingesetzten Hemmstoffe der DNA-Biosynthese sind unspezifische Immunsuppressiva.
- Hemmstoffe der Calcineurin-Aktivierung wie Ciclosporin A, Tacrolimus und Pimecrolimus und der TOR-Hemmer Sirolimus greifen v. a. in die T-Zellaktivierung ein, so dass vor allem T-Zell-vermittelte Immunreaktionen unterdrückt werden.
- Ciclosporin A ist ein neutrales, zyklisch-homodetes und sehr lipophiles Peptid aus 11 Aminosäuren mit einer exotischen C9-Aminosäure in Position 1. Der Wirkstoff ist oral applizierbar.
- Wirkstoffe, welche über die Hemmung der DNA-Biosynthese die Lymphozyten-Proliferation unterdrücken, weisen immunsuppressive Eigenschaften auf. Auf diesem Prinzip beruht u. a. die immunsuppressive Wirkung von Methotrexat, Azathioprin und Mycophenolatmofetil.

8.9 Sonstige Wirkstoffe mit entzündungs- und proliferationshemmender Wirkung an der Haut

Kennzeichen zahlreicher Hauterkrankungen wie das atopische Ekzem (Neurodermitis), die Psoriasis oder auch Akne sind entzündliche Prozesse, welche wie im Falle der Psoriasis oder der Akne mit unterschiedlich ausgeprägten Verhornungsstörungen einhergehen. Im Falle des atopischen Ekzems und der Psoriasis beruht der Entzündungsprozess auf T-Zell-vermittelten Immunreaktionen. Zur Behandlung der Neurodermitis haben sich Hemmstoffe der T-Zellaktivierung wie **Tacrolimus** und **Pimecrolimus** (Kap. 8.8.1) als sehr wirksam erwiesen. Aufgrund ihres guten Penetrationsvermögens lassen sich diese Wirkstoffe topisch in Form von Lösungen oder Cremes einsetzen.

Ein besonderes Merkmal der Psoriasis ist die beeinträchtigte Differenzierung von Keratinozyten und die damit verbundene Verhornungsstörung. Die Differenzierungsstörung beruht auf der vermehrten Freisetzung von Wachstumsfaktoren aufgrund des Entzündungs- und Autoimmunprozesses. Dies bedingt die vermehrte Proliferation von Keratinozyten bei gleichzeitig eingeschränkter Differenzierung der Zellen. Histologisch lässt sich dieser Prozess durch eine Verdickung der Epidermis erkennen.

1,25-Dihydroxyvitamin D_3, der aktive Metabolit des Vitamin D_3, und die Retinsäure (Vitamin-A-Säure) induzieren die Differenzierung von Keratinozyten und hemmen die Freisetzung von Entzündungsmediatoren. Auf der Basis dieser beiden Hormone wurden verschiedene Wirkstoffe für die Psoriasistherapie entwickelt. Biosynthese, Strukturen und die Signaltransduktion sind in Kap. 7.1.2 beschrieben.

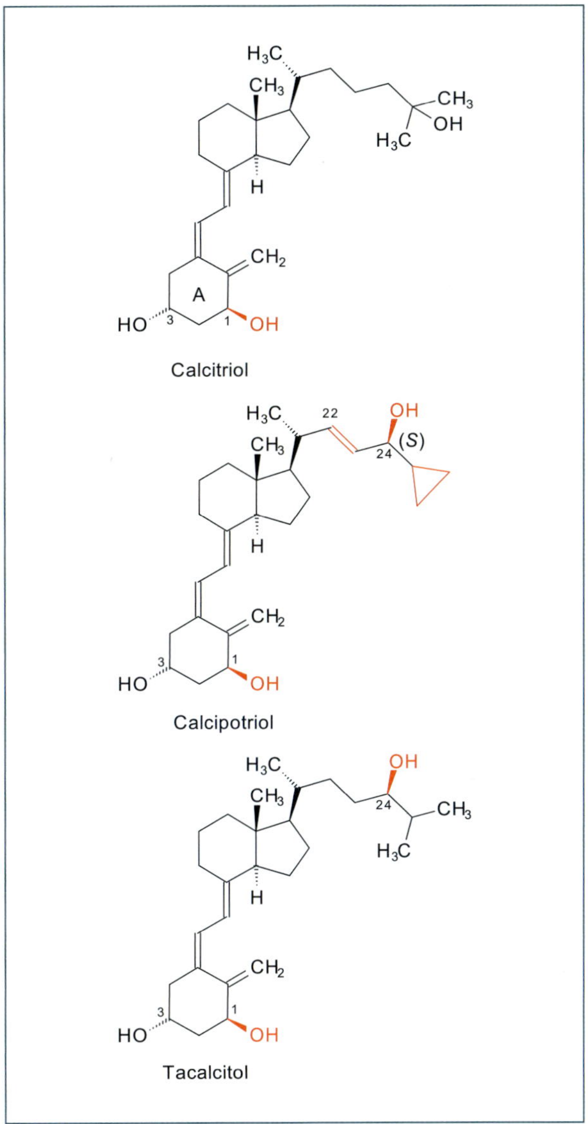

Abb. 8.53 Vitamin-D-Derivate

8.9.1 Vitamin-D-Derivate (Vitamin-D-Rezeptor-Agonisten)

1,25-Dihydroxyvitamin D_3 (Calcitriol) (Abb. 8.53), die aktive Form des Vitamin D wird einerseits systemisch zur Therapie der Vitamin-D-resistenten Rachitis verwendet (Kap. 7.1.2). Das Hormon wird nach peroraler Einnahme gut resorbiert und durch Hydroxylierung an C(24) und Glucuronidierung inaktiviert (Tab. 8.16). Lokal wird der Wirkstoff andererseits bei der Psoriasistherapie eingesetzt. Die Anwendung von Calcitriol und anderen Vitamin-D-Derivaten bei der Psoriasis beruht auf den ausgeprägten zelldifferenzierenden und proliferationshemmenden Eigenschaften des Hormons bei Keratinozyten. Ferner ist 1,25-Dihydroxyvitamin D_3 ein Immunmodulator und ein wichtiger Differenzierungsinduktor bei myelopoietischen Zellen im Blut. Aufgrund der relativ hohen perkutanen Resorptionsquote von 1,25-Dihydroxyvitamin D_3 (Tab. 8.16) besteht bei großflächiger Anwendung die Gefahr der Entwicklung einer Hypercalciämie. Ein Ansatz zur Vermeidung dieser Nebenwirkung ist die Entwicklung von Vitamin-D-Derivaten mit geringer systemischer Bioverfügbarkeit wie **Calcipotriol** (Abb. 8.53). Tierexperimentelle Studien ergaben eine um etwa den Faktor 100–200 schwächere Beeinflussung der Calcium-Resorption und -Mobilisation durch Calcipotriol als durch Calcitriol, was auf die sehr schnelle Metabolisierung von Calcipotriol zu inaktiven Stoffwechselprodukten zurückzuführen ist. Die HWZ liegt in der Ratte bei 4 Minuten. Der Abbau erfolgt durch Oxidation an C(24) zum Keton und Reduktion der Δ^{22}-Doppelbindung. Diese Metaboliten

Tab. 8.16 Pharmakokinetische Daten von Vitamin-D-Derivaten und Retinoiden

Wirkstoff	Bioverfügbarkeit (%)	HWZ	Elimination inkl. Metaboliten
Alfacalcidol	–	18 h	v. a. biliär
Bexaroten	–	1–3 h	v. a. biliär
Calcifediol	>80	12–23 Tage	v. a. biliär
Calcitriol	100 (oral) 10 (perkutan)	3–6 h	v. a. biliär (36–64 %)
Dihydrotachysterol	–	16–18 h	–
Etretinat	36–95	50 h (Steady state) 75–120 h (13-cis-Metabolit)	renal und biliär
Isotretinoin	25–60	10–20 h 20–30 h (4-Oxo-isotretinoin)	renal und biliär
Vitamin D_3	66–100	4–5 Tage	v. a. biliär

weisen eine um den Faktor 300 bzw. 30 geringere Affinität zum Vitamin-D-Rezeptor auf. Calcipotriol wird wie **Tacalcitol** (Abb. 8.53) zur lokalen Therapie der Psoriasis eingesetzt. Letzteres ist ein Positionsisomer des Calcitriols und zwar mit *R*-konfigurierter Carbinolgruppe am C(24). Tacalcitol wird zum 1α,24,25-Trihydroxyvitamin D_3 metabolisiert.

8.9.2 Vitamin-A-Säure-Derivate (Vitamin-A-Säure-Rezeptoragonisten)

Retinsäuren sind Regulatoren der Zellproliferation und Zelldifferenzierung. Störungen des Retinsäurestoffwechsels während der Embryonalentwicklung führen zu Missbildungen an verschiedenen Organen, bei Erwachsenen kommt es zur Beeinträchtigung der Zelldifferenzierung. Retinsäuren sind wichtige Differenzierungsinduktoren bei Hautzellen (Keratinozyten) und bei myeloiden Zellen. Die Chromosomentranslokation (t15;17), bei der ein Fusionsprotein aus dem Vitamin-A-Säure-Rezeptor (RARα) und dem PML-Protein entsteht, welches als PML-RARα bezeichnet wird, verursacht die akute promyeloische Leukämie (APL) (Kap. 12.13.3).

Retinsäuren werden aus Vitamin A (Retinol) und Retinal durch Oxidation der endständigen Alkohol- bzw. Aldehyd-Funktion zur entsprechenden Säurefunktion gebildet (Abb. 8.54). Retinal und Retinol selbst haben keine Hormonwirkung. Retinal wird in Form des 11-*cis*-Isomers als Cofaktor in das Rhodopsin eingebaut, welches in den Stäbchen-Sehzellen der Netzhaut als Lichtsensor dient. Das einfallende Licht induziert die Isomerisierung des 11-*cis*-Retinals in das entsprechende all-*trans*-Isomer, so dass der einfallende Lichtreiz auf diese Weise in eine chemische Reaktion bzw. Molekülbewegung umgesetzt wird.

Retinsäuren entfalten ihre physiologischen Effekte über die Aktivierung entsprechender nukleärer Rezeptoren (Kap. 2.3). Die all-*trans*-Retinsäure bindet bevorzugt an den Vitamin-A-Säure-Rezeptor, von dem es drei verschiedene Subtypen gibt, die als RARα, RARβ und RARγ bezeichnet werden. Aus Experimenten mit k.o.-Mäusen ist bekannt, dass diese Rezeptoren funktionell redundant sind. Die 9-*cis*-Retinsäure bindet an die Retinoid-X-Rezeptoren (RXR), von denen es ebenfalls drei verschiedene Subtypen gibt (Abb. 8.55). RXR bildet mit zahlreichen nukleären Rezeptoren wie RAR, VDR, PPAR Heterodimere aus (Kap. 2.3, Abb. 2.11). Nach Bindung der all-*trans*-Retinsäure moduliert das RXR/RAR-Heterodimer die Transkription zahlreicher Gene und induziert die Differenzierung verschiedener Zelltypen. Der Mechanismus ist mit der Regulation der Transkription durch Vitamin D und den Vitamin-D-Rezeptor vergleichbar (Kap. 7.1.2). Ferner bindet RAR an den Transkriptionsfaktor AP1, einem Heterodimer aus den Transkriptionsfaktoren JUN und FOS, und bewirkt dessen Inaktivierung. Da AP1 an der Transkription verschiedener entzündungsrelevanter Gene beteiligt ist, senken Retinoide über diesen Mechanismus die Biosynthese verschiedener Entzündungsmediatoren.

Aufgrund der oben genannten physiologischen Funktionen besitzen Retinsäure-Derivate ein therapeutisches Potenzial bei Akne und Erkrankungen wie Psoriasis, die durch eine Verhornungsstörung und eine gesteigerte Zellproliferation gekennzeichnet sind. Ferner sind Retinoide zur Therapie bestimmter Leukämieformen geeignet (Kap. 12.13.3).

Die **Vitamin-A-Säure (Tretinoin, Retinsäure)** (Abb. 8.56) wird lokal als Therapeutikum bei verschiedenen Akneformen angewendet. Ferner wird sie systemisch bei akuter promyeloischer Leukämie eingesetzt (Kap. 12.13.3). Aufgrund seiner Teratogenität ist der Wirkstoff bei schwangeren Frauen und bei Frauen, die unter der Behandlung mit Tretinoin oder einen Monat nach Ende einer solchen Behandlung schwanger werden könnten, kontraindiziert.

Isotretinoin (13-*cis*-Retinsäure) (Abb. 8.56) wird als

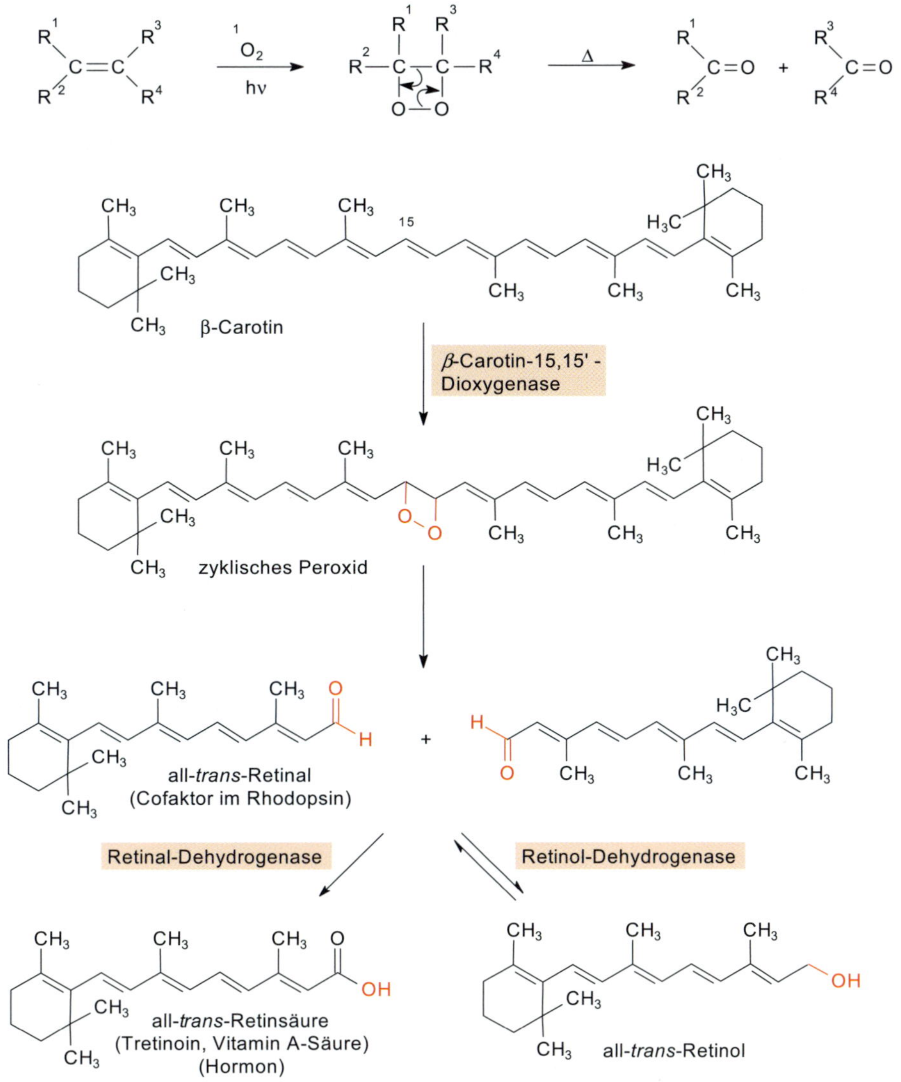

Abb. 8.54 Vitamin-A-Bildung aus β-Carotin

orales Reservetherapeutikum in der Aknetherapie verwendet. Der Wirkstoff unterliegt einem First-Pass-Metabolismus, was zu einer relativ niedrigen, variablen Bioverfügbarkeit führt (Tab. 8.16). Isotretinoin wird zu 4-Oxo-isotretinoin metabolisiert. Neben weiteren Metabolisierungsreaktionen wie Konjugationen wird eine Isomerisierung (zu 20 bis 30%) zu Tretinoin beobachtet. Isotretinoin ist wie die anderen Retinsäure-Derivate teratogen.

Acitretin (Abb. 8.56) ist ein nicht selektiver RAR-Agonist, der bei der symptomatischen Behandlung von schwersten, einer konventionellen Therapie nicht zugänglichen Verhornungsstörungen der Haut wie schwerer Psoriasis vulgaris eingesetzt wird. Die Halbwertszeiten des Wirkstoffs und seines aktiven Metaboliten, dem 13-*cis*-Acitretin, sind lang (Tab. 8.16). Nach Absetzen der Therapie werden mehr als 99% des Wirkstoffs innerhalb von 29 Tagen ausgeschieden.

Da in der Haut v. a. RARγ exprimiert wird, ist es sinnvoll, Rezeptorsubtyp-spezifische Agonisten zu entwickeln. **Tazaroten** und **Adapalen** (Abb. 8.56) sind RAR-Agonisten mit Präferenz für RARβ und -γ. Verglichen mit Retinsäure ist die konformative Mobilität der Polyen-Grundstruktur bei den beiden Verbindungen stark eingeschränkt. Tazaroten enthält die Teilstruktur eines Thiochromans und eines Nicotinsäureesters, die über eine Ethinbrücke miteinander verknüpft sind. Es wird bei der

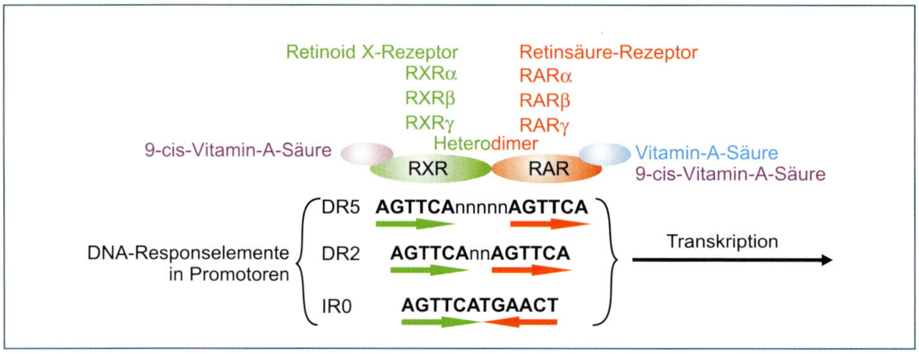

Abb. 8.55 Bindung des Vitamin-A-Säure-Rezeptors (RAR) an die DNA

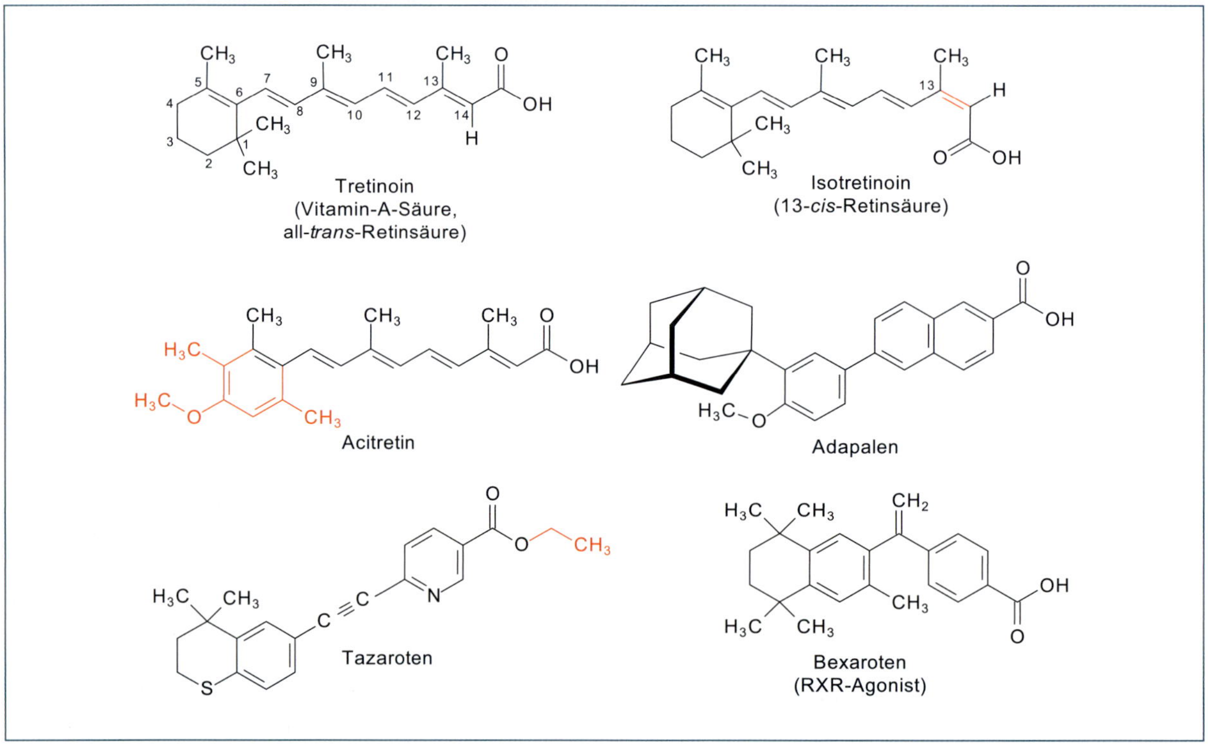

Abb. 8.56 RAR- und RXR-Agonisten

lokalen Psoriasistherapie eingesetzt. Tazaroten ist ein Prodrug und wird in der Haut in den aktiven Metaboliten, die Tazarotensäure umgewandelt. Im Adapalen, einem Naphthoesäure-Derivat, ist der Naphthalenring direkt mit dem Phenylkern verbunden, der als sperrigen, lipophilen Rest eine Adamantylgruppe trägt. Adapalen wird zur topischen Behandlung der Akne vulgaris empfohlen.

Bexaroten (Abb. 8.56) ist ein RXR-Agonist zur Behandlung von Hautmanifestationen bei Patienten mit kutanem T-Zell-Lymphom im fortgeschrittenen Stadium. Da RXR zahlreichen anderen nukleären Rezeptoren als Dimerisierungspartner dient (Kap. 2.3, Abb. 2.11) sind die biologischen Aktivitäten von Bexaroten vielfältiger als die von RAR-Agonisten. Als häufige Nebenwirkungen werden daher Hyperlipidämien, Hypercholesterolämie und Hypothyreose beschrieben. In vitro hemmt Bexaroten das Wachstum von Tumorzelllinien, die von hämatopoetischen oder von Plattenepithel-Zellen abstammen. Es wird durch CYP3A4 abgebaut.

8.9.3 Sonstige Psoriasistherapeutika

Dithranol (Abb. 8.57) wird zur äußerlichen Psoriasisbehandlung verwendet und häufig mit der keratolytisch wirksamen Salicylsäure oder dem Wasser-bindenden Harnstoff kombiniert. Ein Nachteil des Wirkstoffs ist die

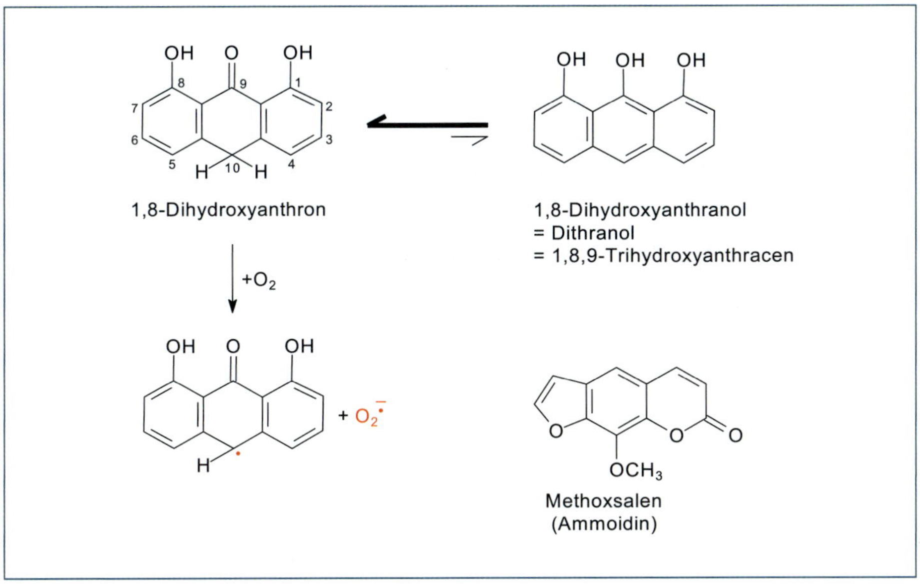

Abb. 8.57 Dithranol und Methoxsalen

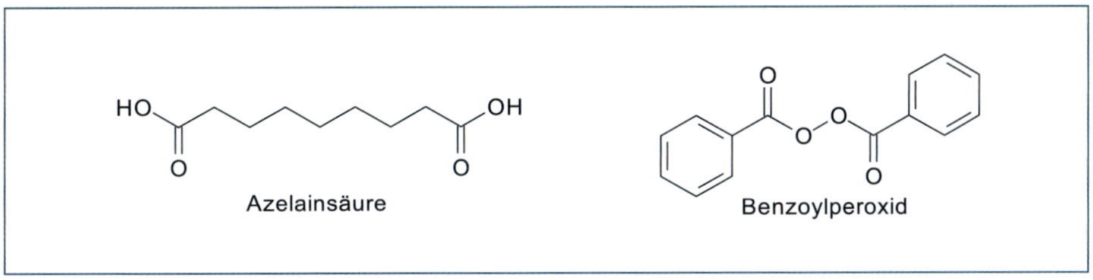

Abb. 8.58 Azelainsäure und Benzoylperoxid

unbedenkliche, aber kosmetisch störende Braunfärbung der mitbehandelten gesunden Haut. Als Wirkmechanismus wird die Bildung von Superoxidanionen durch Übertragung eines Elektrons von Dithranol auf Sauerstoff angenommen. Man geht davon aus, dass die Senkung der Mitoserate und die Verminderung der entzündlichen Infiltration auf den zytotoxischen Effekten des Superoxidanions und seiner Folgeprodukte, dem H_2O_2 und dem Hydroxylradikal, beruhen.

Methoxsalen (Ammoidin, 8-Methoxypsoralen) ist ein fotoaktives Furocumarin-Derivat (Abb. 8.57). Unter Lichteinfluss reagiert der Wirkstoff mit Pyrimidinbasen der DNA, was die Bildung von DNA-Methoxsalen-Addukten und Strangvernetzungen induziert. Dies führt zur Hemmung der Proliferation und zur Steigerung der Apoptoserate von z. B. Lymphozyten und Keratinozyten. Bei Langzeitbehandlung ist eine mutagene und eventuell auch karzinogene Wirkung nicht auszuschließen. Bei der so genannten PUVA-Therapie (Psoralen + UV-A) wird die Einnahme eines Psoralens mit der Bestrahlung durch UV-A-Licht kombiniert.

8.9.4 Sonstige Aknetherapeutika

Die **Azelainsäure** (Abb. 8.58) bewirkt eine Hemmung der follikulären Hyperkeratose. Darüber hinaus wirkt sie antibakteriell, was bei Akneerkrankungen besonders im Hinblick auf die Besiedelung des Haarfollikels z. B. mit *Propionibacterium acnes* von Bedeutung ist.

Das **Benzoylperoxid** (Dibenzoylperoxid) zeigt ähnliche Wirkungen wie Azelainsäure. Durch Freisetzung aktivierter Sauerstoffspezies wirkt es antibakteriell. Weiterhin greift es ebenfalls hemmend in die gestörte Verhornung des Follikelepithels ein. Wie bei den Retinoiden kann zu Beginn der Therapie zunächst eine Verschlimmerung des Krankheitsbilds eintreten, was sich in lokaler Hautreizung mit Erythem, Schuppung und Brennen äußert.

Als **Aknetherapeutika** werden außerdem auch Antibiotika wie Erythromycin, Clindamycin, Minocyclin oder Tetracyclin (Kap. 13.1.6) eingesetzt. Ein weiterer Therapieansatz, der allerdings ausschließlich weiblichen Aknepatienten vorbehalten ist, zielt darauf ab, die bei diesen Erkrankungen hormonell bedingte Steigerung der Talgproduktion mit antiandrogen wirksamen Steroidhormonen wie Cyproteronacetat (Kap. 7.3.3), Chlormadinonacetat und Dienogest (Kap. 7.3.2) meist in Kombination mit Ethinylestradiol zu hemmen.

Synopse

- Retinsäuren werden aus Vitamin A (Retinol) und Retinal durch Oxidation der endständigen Alkohol- bzw. Aldehyd-Funktion zur entsprechenden Säurefunktion gebildet.
- Retinal und Retinol selbst haben keine Hormonwirkung. Retinal wird in Form des 11-*cis*-Isomers als Cofaktor in das Rhodopsin eingebaut, welches in den Stäbchen-Sehzellen der Netzhaut als Lichtsensor dient.
- Retinsäuren sind Regulatoren der Zellproliferation und Zelldifferenzierung. Störungen des Retinsäurestoffwechsels während der Embryonalentwicklung führen zu Missbildungen an verschiedenen Organen, bei Erwachsenen kommt es zur Beeinträchtigung der Zelldifferenzierung.
- Retinsäuren sind starke Differenzierungsinduktoren bei Hautzellen (Keratinozyten) und bei myeloiden Zellen.
- Die physiologischen Effekte der Retinsäuren beruhen auf der Aktivierung entsprechender nukleärer Rezeptoren.
- Die all-*trans*-Retinsäure bindet bevorzugt an den Vitamin-A-Säure-Rezeptor, von dem es drei verschiedene Subtypen gibt, die als RARα, RARβ und RARγ bezeichnet werden.
- Die 9-*cis*-Retinsäure und Bexaroten binden an die Retinoid-X-Rezeptoren (RXR), von denen es ebenfalls drei verschiedene Subtypen gibt.

8.10 Wirkstoffe zur Behandlung chronisch entzündlicher Darmerkrankungen

Die Ursache der chronisch entzündlichen Darmerkrankungen Morbus Crohn und Colitis ulcerosa ist unbekannt. Man geht heute davon aus, dass T-Zell-vermittelte Immunreaktionen und sukzessive Entzündungsreaktionen aufgrund der Freisetzung verschiedener proinflammatorischer Cytokine bei der Entstehung der Erkrankungen eine zentrale Rolle spielen. Obwohl beide Erkrankungen hinsichtlich der Histologie und der Lokalisation verschieden sind, unterscheiden sich die therapeutisch verwendeten Wirkstoffe kaum. Eingesetzt werden:

- Glucocorticoide (Kap. 8.2) wie Prednisolon (systemisch) oder Budesonid (lokal)
- die Basistherapeutika bzw. Immunsuppressiva Methotrexat, Azathioprin (Kap. 8.3.1)
- der TNFα-neutralisierende Antikörper Infliximab bei Morbus Crohn (Kap. 8.3.3)
- 5-Aminosalicylsäure und Derivate.

8.10.1 5-Aminosalicylsäure und Derivate

5-Aminosalicylsäure-Derivate sind bei Colitis ulcerosa wirksam, während sie beim Morbus Crohn nur postoperativ von Bedeutung sind. Als Wirkungsmechanismus der 5-Aminosalicylsäure wird die Hemmung von Cyclooxygenasen und Lipoxygenasen diskutiert. Ferner reduzieren Aminosalicylsäure-Derivate die Interleukin-1-Freisetzung von Makrophagen und von Immunglobulinen durch Plasmazellen.

Freie **5-Aminosalicylsäure** (Abb. 8.59) liegt bei neutralem pH-Wert als Zwitterion vor und wird rasch und fast vollständig im Dünndarm resorbiert, wo eine extensive Acetylierung des Moleküls durch die Acetyltransferase-1 (NAT-1) stattfindet. Resorbierte 5-Aminosalicylsäure wird auch in der Leber durch Acetyltransferasen in die unwirksame *N*-Acetyl-5-Aminosalicylsäure überführt. Die Resorptionsquote bei oralen Retardformulierungen liegt bei ca. 30%, nach rektaler Applikation etwa bei 10 bis 15%, wobei hauptsächlich *N*-Acetyl-5-Aminosalicylsäure detektierbar ist. Die Ausscheidung von systemisch aufgenommenem Mesalazin (5-Aminosalicylsäure) erfolgt überwiegend renal in Form des acetylierten Metaboliten. Die fäkale Ausscheidung beträgt ca. 30 bis 35% des applizierten Wirkstoffs in unveränderter und teilweise in acetylierter Form und repräsentiert größtenteils den nicht resorbierten Anteil des Wirkstoffs.

Sulfasalazin (Abb. 8.59) wird im Darm, d.h. im terminalen Ileum und hauptsächlich im Colon, in Sulfapyridin und 5-Aminosalicylsäure bakteriell reduktiv gespalten. Dies gilt für die orale als auch rektale Applikation. Nur etwa 10 bis 20% des Sulfasalazins werden nach peroraler Applikation unverändert resorbiert. Die 5-Aminosalicylsäure wird als wirksame Komponente bei der Therapie der Colitis ulcerosa angesehen.

Olsalazin (Abb. 8.59) ist ebenfalls eine Azoverbindung, aus der durch bakterielle Azoreduktasen im Colon zwei Moleküle 5-Aminosalicylsäure freigesetzt werden. Günstig ist die mit 10 bis 25% geringe systemische Bioverfügbarkeit nach peroraler Einnahme, was zu relativ hohen lokalen Konzentrationen an 5-Aminosalicylsäure im Darm führt.

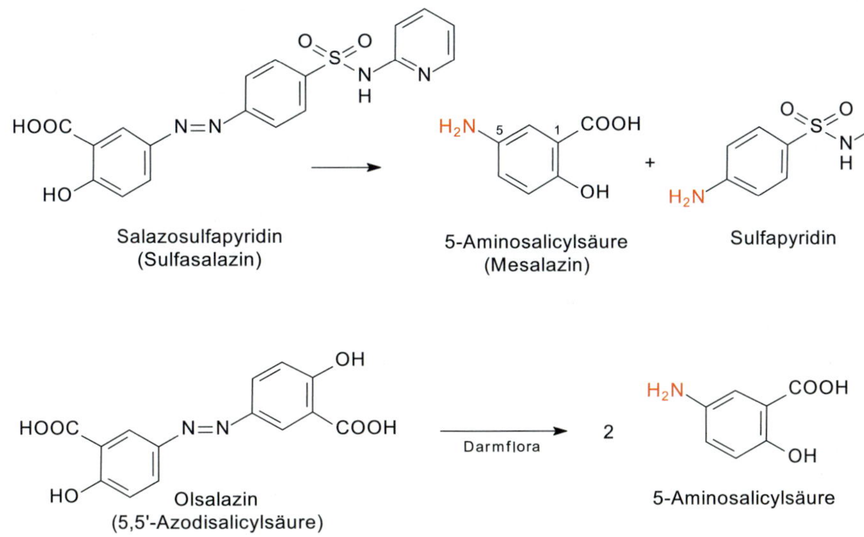

Abb. 8.59 5-Aminosalicylsäure-Derivate

Literatur

Barnes, P.J., (1998): Anti-inflammatory actions of glucocorticoids: molecular mechanisms, *Clin Sci (Lond)* **94**, 557–572

Blocka, K.L. et al. (1986): Clinical pharmacokinetics of oral and injectable gold compounds, *Clin Pharmacokinet* **11**, 133–143

Busse, W.W. und Lemanske, R.F. Jr. (2001): Asthma, *N Engl J Med* **344**, 350–362

Derendorf, H. et al. (1998): Pharmacokinetics and pharmacodynamics of inhaled corticosteroids, *J Allergy Clin Immunol* **101**, S440–6

Derendorf, H. et al. (1993): Receptor-based pharmacokinetic-pharmacodynamic analysis of corticosteroids, *J Clin Pharmacol* **33**, 115–123

Drazen, J.M. et al. (1999): Treatment of asthma with drugs modifying the leukotriene pathway, *N Engl J Med* **340**, 197–206

Dunn, C.J. et al. (2001): Cyclosporin: an updated review of the pharmacokinetic properties, clinical efficacy and tolerability of a microemulsion-based formulation (neoral)1 in organ transplantation, *Drugs* **61**, 1957–2016

FitzGerald, G.A. (2002): Cardiovascular pharmacology of nonselective nonsteroidal anti- inflammatory drugs and coxibs: clinical considerations, *Am J Cardiol* **89**, 26D–32D

FitzGerald, G.A. und Patrono, C. (2001): The coxibs, selective inhibitors of cyclooxygenase-2, *N Engl J Med* **345**, 433–442

Flower, R.J. (2003): The development of COX2 inhibitors, *Nat Rev Drug Discov* **2**, 179–191

Funk, C.D. (2001): Prostaglandins and leukotrienes: advances in eicosanoid biology, *Science* **294**, 1871–1875

Garavito, R.M. et al. (1999): *Biochim Biophys Acta* **1441**, 278–287

Garavito, R.M. und Mulichak, A.M. (2003): The Structure of Mammalian Cyclooxygenases, *Annu Rev Biophys Biomol Struct* **32**, 183–206

Göttlicher, M. et al. (1998): Transcriptional cross-talk, the second mode of steroid hormone receptor action, *J Mol Med* **76**, 480–489

Högger, P. (2003a): Dose response and therapeutic index of inhaled corticosteroids in asthma, *Curr Opin Pulm Med* **9**, 1–8

Högger, P. (2003b): Pharmakokinetik und Dynamik der Glucocorticoide, *Pharm Unserer Zeit* **32**, 296–301

Johnson, E.N. und Druey, K.M. (2002): Heterotrimeric G protein signaling: role in asthma and allergic inflammation, *J Allergy Clin Immunol* **109**, 592–602

Kelly, H.W. (1998a): Comparison of inhaled corticosteroids, *Ann Pharmacother* **32**, 220–232

Kelly, H.W. (1998b): Establishing a therapeutic index for the inhaled corticosteroids: part I. Pharmacokinetic/pharmacodynamic comparison of the inhaled corticosteroids, *J Allergy Clin Immunol* **102**, S36-S51

Lewis, A.J. und Manning, A.M. (1999): New targets for anti-inflammatory drugs, *Curr Opin Chem Biol* **3**, 489–494

Marnett, L.J. (2002): Recent developments in cyclooxygenase inhibition, *Prostaglandins Other Lipid Mediat* **68–69**, 153–164

Marsland, A.M. und Griffiths, C.E. (2002): The macrolide immunosuppressants in dermatology: mechanisms of action. *Eur J Dermatol* **12**, 618–622

Müller, K. und Wiegrebe, W. (1997): Psoriasis und Antipsoriatika, *Dtsch Apoth Ztg* **137**, 1893–1902

Münster, T. und Furst, D.E. (1999): Pharmacotherapeutic strategies for disease-modifying antirheumatic drug (DMARD) combinations to treat rheumatoid arthritis (RA), *Clin Exp Rheumatol* **17**, S29–S36

Mutschler, E. (2001): Arzneimittelwirkungen. Wissenschaftliche Verlagsges., Stuttgart

Niedner, R. (1996): Glukokortikosteroide in der Dermatologie, *Deutsches Ärzteblatt* **93**, A2868-A2872

Rains, C.P. et al. (1995): Sulfasalazine. A review of its pharmacological properties and therapeutic efficacy in the treatment of rheumatoid arthritis, *Drugs* **50**, 137–156

Rappersberger, K. et al. (2002): Pimecrolimus identifies a common genomic anti-inflammatory profile, is clinically highly effective in psoriasis and is well tolerated, *J Invest Dermatol* **119**, 876–887

Schäfer-Korting, M. und Korting, H.C. (2003): Topische Glucocorticoidtherapie bei Bronchialasthma und entzündlichen Dermatosen, *Pharm Unserer Zeit* **32**, 306–312

Schmitz, M.L. et al. (1998): Transkriptionsfaktor NFκB, *Dtsch Apoth Ztg* **138**, 4881–4891

Sturton, G. und Fitzgerald, M. (2002): Phosphodiesterase 4 inhibitors for the treatment of COPD, *Chest* **121**, 192S–196S

Tillner, J. und Dingermann, T. (1998): Retinoide und Embryonalentwicklung, *Dtsch Apoth Ztg* **138**, 704–710

Warner, T.D. und Mitchell, J.A. (2002): Cyclooxygenase-3 (COX-3): filling in the gaps toward a COX continuum? *Proc Natl Acad Sci USA* **99**, 13371–13373

Würthwein, G. et al. (1992): Lipophilicity and receptor affinity of glucocorticoids, *Pharm Ztg Wiss* **4**, 161

9 Zellprotektion und Stoffwechselkatalyse

9.1 Zellprotektiva

Die am häufigsten zu beobachtenden Schädigungen von Membranen und Zellen werden durch oxidative Prozesse unter Einwirkung von reaktiven Sauerstoffspezies (ROS) hervorgerufen. Zur Vermeidung solcher Schäden verfügt der menschliche Körper über verschiedene antioxidative Enzymsysteme und einige endogene Antioxidanzien. Als protektive exogene Wirkstoffe kommen in Frage:

Vitamin E (Tocopherole), Vitamin C (L-Ascorbinsäure), das Spurenelement Selen, Carotinoide und Polyphenole.

Entstehung und Quellen reaktiver Sauerstoff-Spezies

Die in Tabelle 9.1 aufgeführten reaktiven Sauerstoff-Spezies (ROS) stammen als Nebenprodukte essenzieller, enzymatischer Reaktionen hauptsächlich aus endogenen Stoffwechselprozessen. Die initiale Bildung von ROS beruht auf der Reduktion von molekularem Sauerstoff (Abb. 9.1a). Die weiteren Reaktionsschritte sind in der Haber-Weiss-Reaktion (Abb. 9.1b) zusammengefasst.

Als **endogene Prozesse**, die ROS liefern, kommen in Frage:

- Zellatmung
- Phagozytentätigkeit
- Biotransformationen mit Monooxygenasen und CYP450
- Katalyse durch Monoaminoxidasen, Diaminoxidasen, Xanthinoxidasen
- Biosynthese von $NO^{\bullet}$ (EDRF).

Daneben können ROS aber auch aus exogenen Prozessen entstehen, wozu die Folgenden zählen:

- Strahleneinwirkung (Röntgenstrahlen, radioaktive Strahlung)
- Lichteinwirkung (extremes Sonnenbaden)
- Ozonbelastung
- Induktion durch Schwermetalle

a) $O_2 + e^- \longrightarrow O_2^{\,-}$

b) $2\,O_2^- + 2\,H^+ \longrightarrow H_2O_2 + O_2$

$H_2O_2 + O_2^- \longrightarrow HO + OH^- + O_2$

Abb. 9.1 Entstehung reaktiver Sauerstoff-Spezies (ROS)

Tab. 9.1 Reaktive Sauerstoff-Spezies (ROS)

$^1\Delta_g\,O_2$	Singulett Sauerstoff	$\bullet\overline{\underline{O}}-\overline{\underline{O}}\bullet$
$O_2^{\bullet\ominus}$	Superoxidradikal-Anion	$\bullet\overline{\underline{O}}-\overline{\underline{O}}\vert^{\ominus}$
H_2O_2	Wasserstoffperoxid	$H-\overline{\underline{O}}-\overline{\underline{O}}-H$
$HO^{\bullet}$	Hydroxylradikal	$H-\overline{\underline{O}}\bullet$
$R-O^{\bullet}$	Alkoxylradikal	$R-\overline{\underline{O}}\bullet$
$R-O_2^{\bullet}$	Peroxidradikal	$R-\overline{\underline{O}}-\overline{\underline{O}}\bullet$
$R-O-O-H$	organ. Hydroperoxid	$R-\overline{\underline{O}}-\overline{\underline{O}}-H$
$ONO_2^{\ominus}$	Peroxinitrit	$\underline{O}=\overline{N}-\overline{\underline{O}}-\overline{\underline{O}}\vert^{\ominus}$

Tab. 9.2 Die wichtigsten antioxidativen Systeme

Enzyme	Zielmoleküle
Superoxid-Dismutasen	$OO^{\bullet}$, $HOO^{\bullet}$
Peroxidasen	HOOH, ROOH
Katalasen	HOOH
Glutathion-Peroxidasen	HOOH, ROOH
Glutathion-Reduktase	GSSG

- Induktion durch Xenobiotika
- Infektionen durch Bakterien, Pilze, Protozoen, Viren.

Zur Vermeidung oxidativer Destruktionen der Zellen und der Zellwände, allgemeiner ausgedrückt, zur Abwehr des oxidativen Stresses unterhält der menschliche Organismus verschiedene **antioxidative Enzymsysteme** und ein Reservoir an endogenen **Antioxidanzien**. Die wichtigsten antioxidativen Enzymsysteme sind in Tabelle 9.2 aufgelistet.

Superoxid-Dismutasen (SOD) wandeln die Superoxidradikal-Anionen in das weniger aggressive Wasserstoffperoxid um. Sie gehören zu den Metalloproteinen, die in ihrem katalytischen Zentrum Fe-, Mn-, Cu- oder Zn-Ionen enthalten. Ihre Wirkungsweise ist in Abbildung 9.2 dargestellt.

Die zu den **Peroxidasen** (Oxido-Reduktasen) gehörende **Katalase** ist ein tetrameres Hämoprotein (M_r 245 000), das in vielen Zellen anzutreffen ist. Sie katalysiert wie SOD eine Dismutation. Das Besondere an ihr ist, dass beim Entgiften von Wasserstoffperoxid durch Umwandlung in Wasser und Sauerstoff, H_2O_2 als Donor und Rezeptor fungiert, d.h. H_2O_2 durch H_2O_2 oxidiert und H_2O_2 durch H_2O_2 reduziert wird (Abb. 9.3).

Wasserstoffperoxid und organische Hydroperoxide werden durch die **Glutathion-Peroxidase** reduziert, worauf im Abschnitt 9.1.1 eingegangen wird.

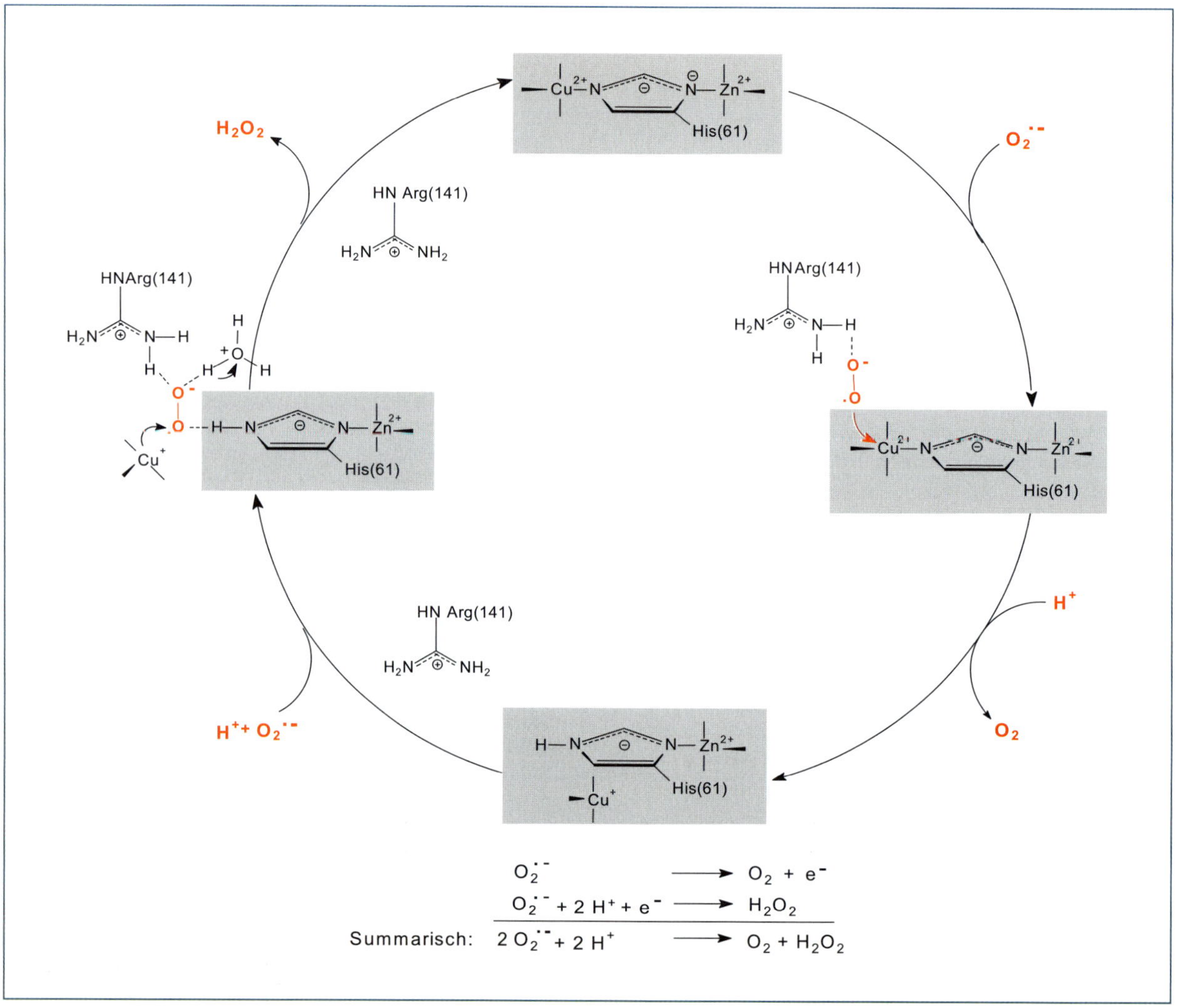

Abb. 9.2 Wirkungsweise der Cu-, Zn-Superoxid-Dismutase

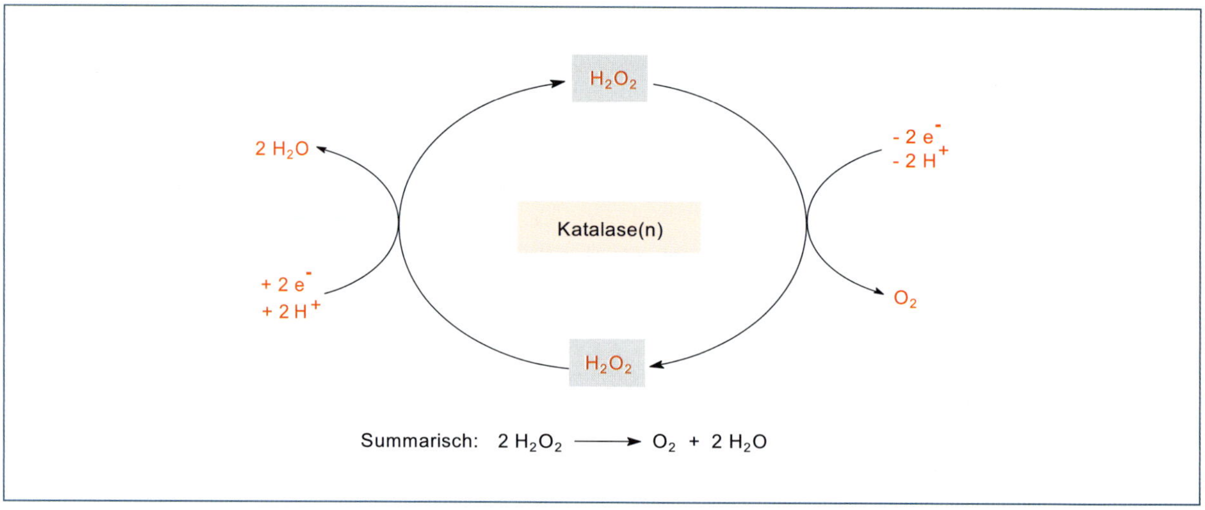

Abb. 9.3 Wirkungsweise der Katalase(n)

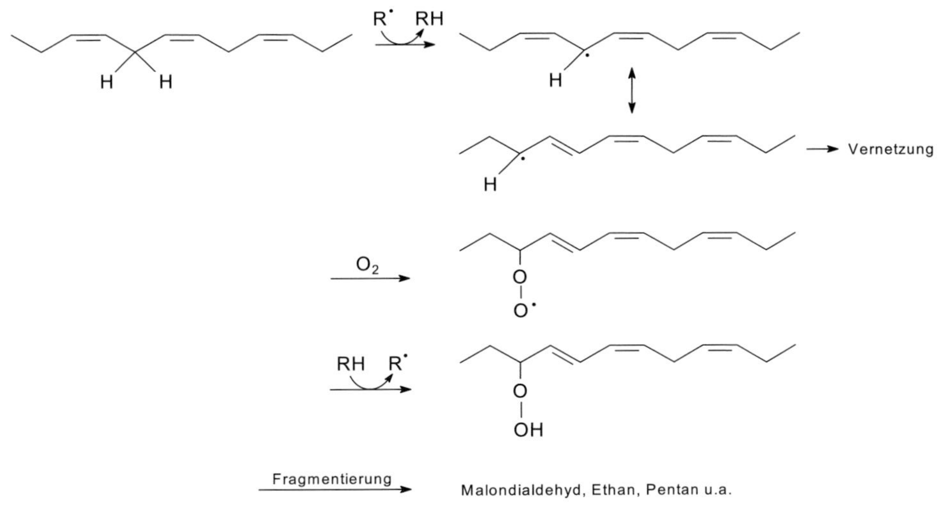

Abb. 9.4 Autoxidation ungesättigter Fettsäuren

Oxidative Zellschädigung

Die Zellmembranen, die im Wesentlichen aus Phospholipiden aufgebaut sind, unterliegen oxidativen Angriffen, wobei sich die Achillesferse in den Allylpositionen der ungesättigten Fettsäurereste befindet. Dabei abstrahiert ein freies Radikal aus einer durch ein oder zwei Vinylgruppen aktivierten CH_2-Gruppe ein Wasserstoffatom, wodurch die Fettsäure selbst zum Radikal wird. Nach Addition von O_2 entsteht ein Peroxid-Radikal, das sich aus einer geeigneten Verbindung RH ein Wasserstoffatom fängt, dadurch zum Hydroperoxid wird und ein neues Radikal $R^•$ generiert, das die Autoxidation von neuem startet, d. h. eine Kettenreaktion auslöst (Abb. 9.4). Die Integrität von Zellmembranen wird durch polare Fettsäure-Hydroperoxide gestört.

Die bei der Autoxidation von Membranlipiden gebildeten Radikale können zu Vernetzungen führen, vergleichbar mit den molekularen Strukturen, die beim Aushärten des Leinöls der Ölfarben entstehen. Fettsäure-Peroxide sind instabil und zerfallen über Zwischenstufen in Aldehyde – worunter besonders der Malondialdehyd aus zwei Gründen zu nennen ist. Er kann zum einen Proteine vernetzen, zum anderen dient er neben den Isoprostanen zur quantitativen Erfassung der Lipid-Oxidation und des oxidativen Stresses. Die Lipid-Oxidation führt in der Regel zu massiven Schäden in der Zelle und oft auch zum Zelltod.

Andererseits werden organische Hydroperoxide auch durch spezifische enzymatische Reaktionen als physiologische Mediatoren synthetisiert. Als Beispiele lassen sich die Primärprodukte der Arachidonsäure-Metabolisierung heranziehen (Kap. 8.4.1).

Als Zellprotektiva stehen dem Menschen endogene und exogene biologische Antioxidanzien zur Verfügung. Sie sorgen für eine ausgeglichene Redoxbilanz und sind zum Teil essenzielle Wirkstoffe.

9.1.1 Endogene Antioxidanzien

Glutathion, ein aus Glutaminsäure, Cystein und Glycin aufgebautes Tripeptid, ist ubiquitär in biologischen Geweben anzutreffen (Abb. 9.5). Zu den wichtigsten Funktionen des Glutathions gehören die Erhaltung und Regenerierung von SH-Gruppen in Proteinen und die Gewährleistung eines reduzierenden intrazellulären Milieus.

Man unterscheidet reduziertes Glutathion (**GSH**) mit einer freien SH-Funktion und oxidiertes Glutathion, d. h. Glutathiondisulfid (**GSSG**) mit einer S-S-Brücke.

Unter physiologischen Bedingungen liegen über 99% des intrazellulären Glutathions in der reduzierten GSH-Form vor und weniger als 1% in der oxidierten GSSG-Form. Die intrazelluläre Konzentration an GSH ist sehr hoch und liegt im millimolaren Bereich. Die Erhöhung des Glutathiondisulfid-Spiegels ist eine empfindliche Messlatte für die Bewertung des oxidativen Stresses. Herrscht oxidativer Stress, so übernimmt GSH die Rolle des antioxidativen „Beschützers" und wird dabei selbst zu GSSG oxidiert. Dieses kann dann durch die Glutathion-Reduktase regeneriert, d. h. wieder zu GSH reduziert werden.

Die Selenocystein-haltigen **Glutathion-Peroxidasen** (**GPX 1–4**) sind monomere oder tetramere Enzyme, welche die Reduktion von Wasserstoffperoxid zu Wasser und von organischen Hydroperoxiden zu Alkoholen katalysieren. Dadurch werden beispielsweise Hämoglobin, (andere) Proteine oder Membranlipide vor Oxidation ge-

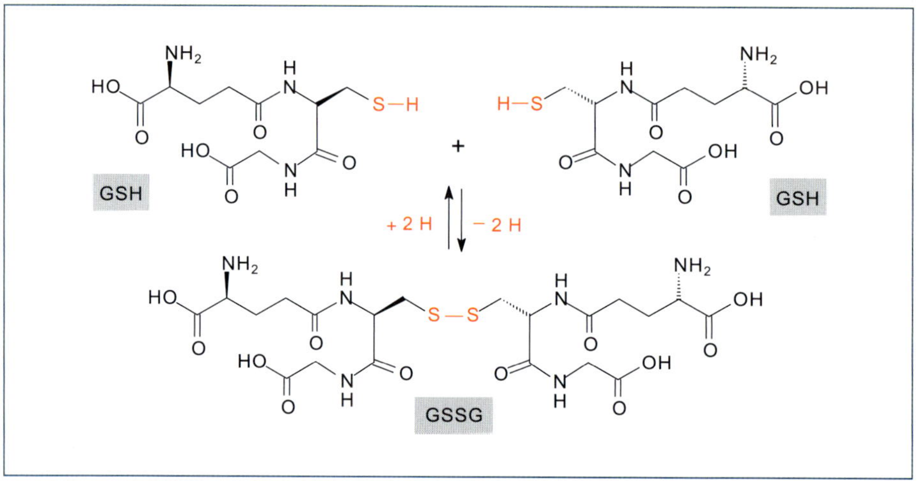

Abb. 9.5 Redoxsystem Glutathion (GSH). GSSG = Glutathiondisulfid

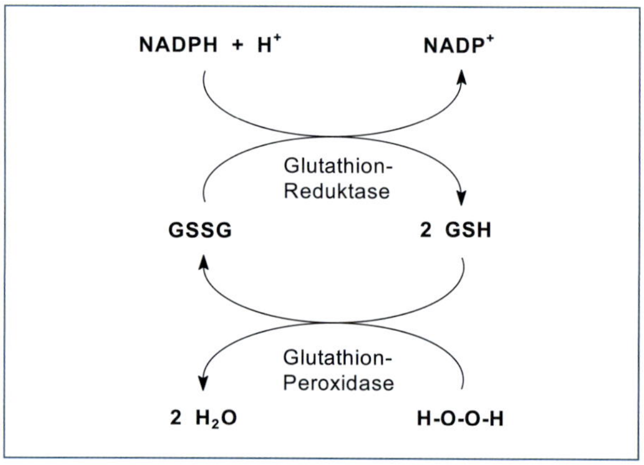

Abb. 9.6 Zusammenspiel von Glutathion-Reduktase und -Peroxidase

schützt. Auf die Glutathion-Peroxidasen wird in Kapitel 9.1.2 unter dem Stichwort Selen näher eingegangen. Die Wechselwirkungen von Glutathion-Reduktase und Glutathion-Peroxidase sind in Abbildung 9.6 dargestellt.

Coenzym Q, Vitamin Q oder **Ubichinon(e)** sind Synonyma und bezeichnen eine Gruppe von Benzochinon-Derivaten mit einer isoprenoiden Seitenkette in Position 2 (Abb. 9.7). Der Index n gibt an, wie viele Isoprenreste die Seitenkette enthält, was je nach Organismus und Organ schwankt.

Ubichinone existieren in oxidierter Form(-chinone) und in reduzierter Form(-chinole, -hydrochinone). Beim erwachsenen Menschen beträgt der Körperbestand 0,5 bis 1,5 Gramm und liegt zu etwa 80% in der reduzierten Form vor. Die Basisfunktion der Ubichinone besteht in der Übertragung von Elektronen zwischen Flavoproteinen und Cytochromen in der Atmungskette. Darüber hinaus besitzen sie antioxidative Eigenschaften, die im Schutz der Zellen und Membranen vor oxidativen Reaktionen durch ROS zum Ausdruck kommen. Das in Kontakt mit Radikalen entstehende Ubichinol-Radikal kann sich selbst durch Disproportionierung (Dismutation) zu Chinon und Chinol regenerieren.

Beurteilung: Das meist als Vitamin Q_{10} bezeichnete Coenzym wird vom menschlichen Organismus selbst synthetisiert, sodass es definitionsgemäß nicht als Vitamin zu bezeichnen ist. Es ist ferner in tierischen und pflanzlichen Nahrungsmitteln ausreichend vorhanden.

Ein **Mangel** kann bei älteren Menschen auftreten, wenn die Ubichinon-Synthese nachgelassen hat, sowie bei Ernährungsfehlern. Dann erscheint es sinnvoll, mit Q_{10} zu substituieren.

α-Liponsäure (Thioctsäure, Vitamin N) (Abb. 9.8) ist ein zyklisches Disulfid, das als prosthetische Gruppe in Enzymproteinen enthalten ist, die von großer Bedeutung für den Intermediärstoffwechsel sind (z. B. oxidative Decarboxylierung). Durch die reduktive Öffnung des Disulfidringes ergibt sich ein dem Glutathion vergleichbares Redoxsystem.

Beurteilung: Da nicht erwiesen ist, dass der Mensch auf die exogene Zufuhr angewiesen ist, handelt es sich definitionsgemäß nicht um ein Vitamin. Der tägliche Bedarf wird durch eine ausgewogene Nahrungsaufnahme voll gedeckt. Durch Verabreichen hoher Liponsäuregaben kann eine diabetische Neuropathie günstig beeinflusst werden.

Coenzym Q und α-Liponsäure gehören zu den sog. Pseudovitaminen (Kap. 9.2.3).

9.1.2 Exogene Antioxidanzien

Vitamin E

Der Begriff „Vitamin E" umfasst mehrere Tocol-Derivate, die zur Gruppe der wichtigen Tocopherole oder zur

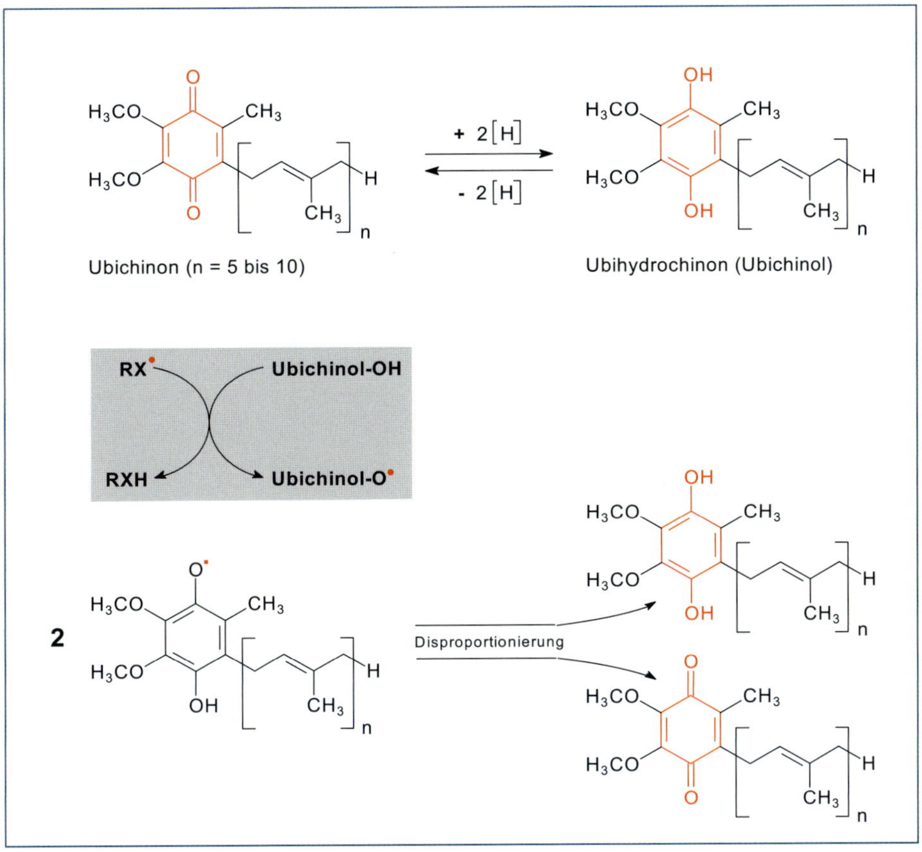

Abb. 9.7 Redoxsystem Ubichinone – Ubichinole

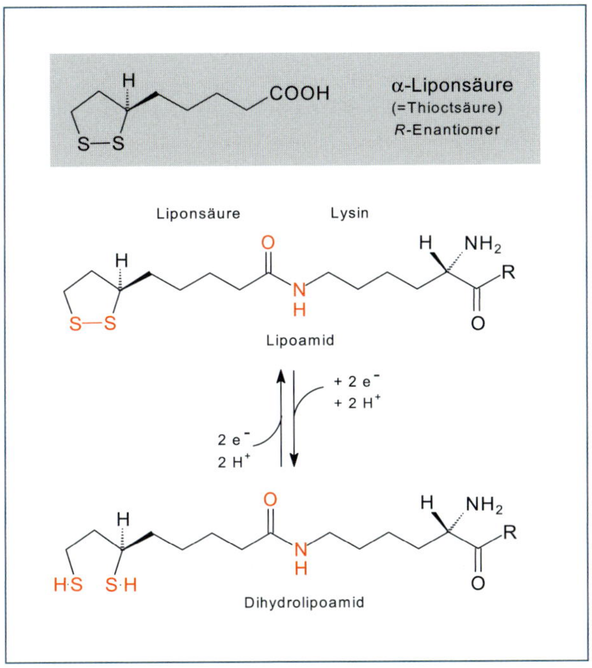

Abb. 9.8 Redoxsystem Liponsäure

Gruppe der weniger wichtigen Tocotrienole gehören. **Tocol** ist der Trivialname für 6-Hydroxy-2-methyl-2-(4,8,12-trimethyl-tridecyl)-chroman.

α-, β-, γ- und **δ-Tocopherol** unterscheiden sich nach Zahl und Stellung der Methylgruppen am Benzenring (Abb. 9.9). Unter den nativen Tocopherolen ist α-Tocopherol am weitesten verbreitet und biologisch am stärksten wirksam.

Die in der Natur neben den Tocopherolen vorkommenden **Tocotrienole** weisen in der terpenoiden Seitenkette drei Doppelbindungen auf und sind wirkungsmäßig den Ersteren deutlich unterlegen. Tocopherole und Tocotrienole fasst man als **Tocochromanole** zusammen.

Da ausschließlich Pflanzen zur Biosynthese von Vitamin E befähigt sind, ist dieses auch hauptsächlich in pflanzlichen Produkten, bevorzugt in fetten Ölen anzutreffen. Die höchsten Tocopherolgehalte findet man im Weizenkeimöl. Als biochemische Ökologie auf molekularer Ebene kann man den Befund betrachten, dass der Gehalt an Vitamin E in fetten Pflanzenölen mit dem Anteil an ungesättigten Fettsäuren korreliert. Damit ist ein natürlicher Oxidationsschutz gewährleistet. Pflanzen, die sehr reich an fetten Ölen sind, weisen oft auch einen hohen

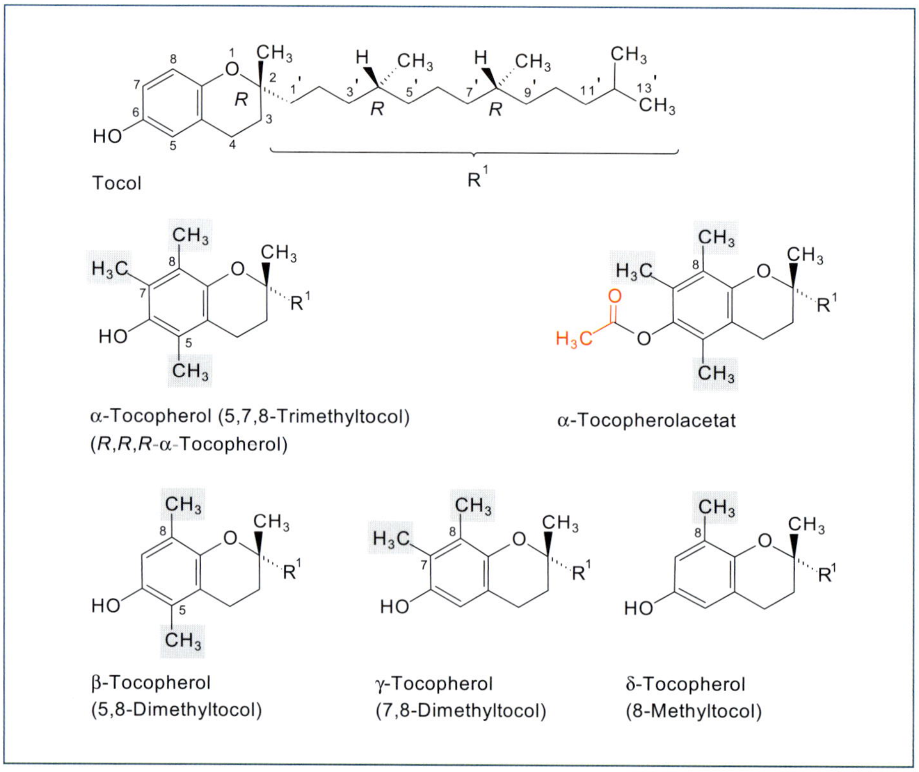

Abb. 9.9 Struktur der Tocopherole

Gehalt an Vitamin E auf. In grünen Pflanzenteilen ist außerdem eine Proportionalität zwischen Vitamin-E-Gehalt und der Konzentration an Chloroplasten, in gelben mit der Konzentration an Chromoplasten festzustellen.

Stereochemie. Tocopherole sind Kondensationsprodukte methylierter Hydrochinon-Derivate mit Phytol. Das Grundgerüst Tocol enthält einen 6-Hydroxy-chromanring, der am C(2)-Atom durch eine isoprenoide Seitenkette substituiert ist. Die Tocopherole besitzen drei Chiralitätszentren, nämlich C(2), C(4′) und C(8′), die im natürlichen α-Tocopherol jeweils die *R*-Konfiguration aufweisen. Demnach sind von jedem Tocopherol acht Diastereomere möglich. Wenn wir uns exemplarisch auf α-Tocopherol beschränken, sind stereochemisch zu unterscheiden:

- Das natürlich vorkommende, aber auch durch stereospezifische Synthese gut zugängliche α-Tocopherol, gehört der D-Reihe an und weist die absolute Konfiguration 2*R*,4′*R*,8′*R* auf (*RRR*). Es ist schwach rechtsdrehend.
- Partialsynthetisches, aus Trimethylhydrochinon und natürlichem Phytol dargestelltes α-Tocopherol, das ein Diastereomerenpaar mit der Konfiguration 2*RS*,4′*R*,8′*R* darstellt (*RRR* und *SRR*).
- Das vollsynthetische, aus Trimethylhydrochinon und synthetischem Phytol gewonnene, total racemische α-Tocopherol, ist ein Gemisch der acht möglichen optischen Isomere und als solches sowie als Acetat nach dem Europäischen Arzneibuch offizinell.

Für die biologische Wirkung ist die Konfiguration in der Seitenkette am C-Atom 2 des Chromanrings von Bedeutung. Die beiden C(2)-Epimere (*RRR* und *SRR*) zeigen sehr unterschiedliche Vitamin-E-Aktivität (Tab. 9.3). Der Aktivitätsunterschied zwischen *RRR*-α-Tocopherol und dem Gemisch der acht totalsynthetisch gewonnenen α-Tocopherole ist jedoch nicht erheblich, wie aus den Umrechnungsfaktoren der USP-Units hervorgeht (Tab. 9.4).

Tab. 9.3 Relative biologische Aktivität von α-Tocopherol-Diastereomeren

α-Tocopherol-Diastereomere	Relative biologische Aktivität (%)
RRR	100
RRS	90
RSS	73
SSS	60
RSR	57
SRS	37
SRR	31
SSR	21

Tab. 9.4 α-Tocopherol-Daten

Produkt	Konfiguration	Bezeichnung	Synonym	Umrechnung
natürliches α-Tocopherol	*RRR*-Enantiomer	*RRR*-α-Tocopherol	D-α-Tocopherol	1 mg entspricht 1,49 USP-Units
totalsynthetisches α-Tocopherol	Gemisch aus 4 Enantiomeren-Paaren	all-*rac*-α-Tocopherol	DL-α -Tocopherol	1 mg entspricht 1,1 USP-Units

Insgesamt unterscheiden sich das natürliche α-Tocopherol und die beiden auf synthetischem Wege zugänglichen Wirkstoff-Gemische wenig in ihrer Vitamin-E-Wirkung, dagegen nimmt die biologische Aktivität sowohl in der Tocopherol- als auch in der Tocotrienol-Reihe in der Reihenfolge α, β, γ, δ ab (Tab. 9.5).

Struktur und Wirkung. Die Tocopherole sind zyklische Ether des zweiwertigen Phenols Hydrochinon. Sie können leicht zu Chinonium-Kationen oxidiert werden, die sich dann hydrolytisch zu Tocopheryl-p-chinonen öffnen. Der Vorgang ist reversibel (Abb. 9.10).

Tocopherole sind Antioxidanzien und üben im Organismus einen unspezifischen Oxidationsschutz auf Hormone, Vitamine und Lipide aus. Auf dieser Basis beruhen die Stoffwechseleffekte des Vitamins E. Seine Hauptfunktion besteht in der Protektion tierischer Zellen vor Peroxiden, die aus Lipiden, z. B. ungesättigten Fettsäuren entstehen. Möglicherweise entschärfen sie auch sog. Sauerstoffzentrierte Radikale, die beim Übergang von Hydroperoxysäuren zu Hydroxysäuren frei werden.

Besonders hervorzuheben ist der Oxidationsschutz von Vitamin A und Polyenfettsäuren vom Typ der Arachidonsäure durch Tocopherole. Als Antioxidans werden Tocopherole auch in der Lebensmittelchemie und pharmazeutischen Technologie angewandt. In pharmazeutischen Zubereitungen werden außer α-Tocopherol besonders das Tocopherol-acetat daneben auch Tocopherol-hydrogensuccinat und Tocopherol-nicotinat eingesetzt. α-Tocopherol-acetat ist wesentlich oxidationsstabiler als das freie α-Tocopherol.

Pharmakokinetik. Als fettlösliche Vitamine werden die Tocopherole wie andere Lipide unter Mitwirkung von Gallensäuren und Pankreassekreten aus den oberen Darmabschnitten absorbiert. Beim Menschen liegt die Absorptionsrate zwischen 30 und 40%. Tocopherol-Ester wie α-Tocopherolacetat u. a. werden vor oder bei der Absorption hydrolytisch gespalten. Nach dem passiven Diffusionsprozess durch die Darmwand wird das freie Tocopherol in Chylomikronen eingebaut, die von den Leberzellen aufgenommen werden. Zusammen mit anderen Lipiden wird Vitamin E in Form von VLDL-Partikeln (Very-Low-Density-Lipoprotein) an den Blutkreislauf abgegeben. Am Transport in die Zellen und Zellmembranen ist ein **α-Tocopherol-Transferprotein** (α-TTP) beteiligt. Die Affinität der verschiedenen α-Tocopherole zum α-Tocopherol-Transferprotein stellt eine wichtige Determinante für deren biologische Aktivität dar. Für Vitamin E existiert kein spezifisches Speicherorgan. Der höchste Gehalt wird im Fettgewebe und den Nebennieren festgestellt. Besonders hoch ist die Konzentration an Tocopherol in Fraktionen, die reich an Membranen sind. Der Metabolismus des α-Tocopherols ist heute noch nicht restlos geklärt. Es wird über die Stufe des *p*-Chinons zur Tocopheronsäure und deren Lacton abgebaut, die hauptsächlich biliär elimi-

Tab. 9.5 Relative biologische Aktivität und Bindungsaffinität verschiedener Tocopherole für das α-Tocopherol-Transferprotein

Tocopherol	Relative biologische Aktivität (%)	Bindung an das α-Tocopherol-Transferprotein (%)
α-Tocopherol	100	100
β-Tocopherol	50	38
γ-Tocopherol	10	9
δ-Tocopherol	3	2

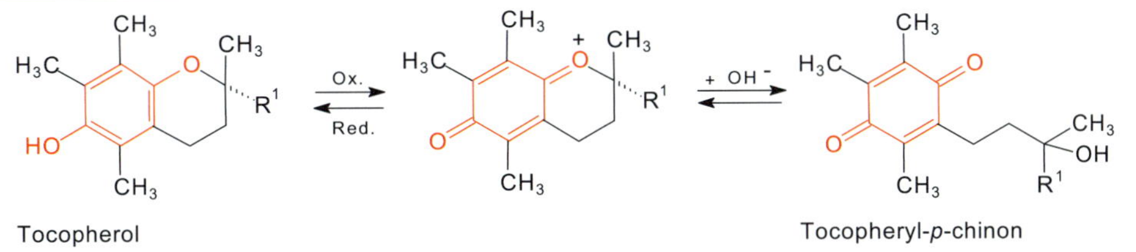

Abb. 9.10 Redoxschema Tocopherol

Tab. 9.6 Vitamin-E-Effekte

Einteilung	Art der Effekte
Molekulare Effekte	Hemmung der LDL-Oxidation Hemmung der Proteinkinase-C-Phosphorylierung Aktivierung der Proteinphosphatase 2A
Zellbiologische Effekte	Hemmung der Monozyten-Adhäsion Hemmung der endothelialen Dysfunktion (Vasospasmus) durch Freisetzung von Stickstoffmonoxid Hemmung der Zytotoxizität von oxidiertem LDL Hemmung der Schaumzellbildung Hemmung der Proliferation glatter Muskelzellen Hemmung der Thrombozytenaktivierung

niert werden. Ein geringer Teil kann auch in Form der Glucuronide renal ausgeschieden werden.

Biochemische Funktionen. Von den vielfältigen Wirkungen, die man den Tocopherolen zuspricht, steht die antioxidative Wirkung an der Spitze. Diskutiert werden auch direkte Membranwirkungen, Einflüsse auf die Proteinsynthese und Funktionen im neuromuskulären System. Als wichtigste Funktion der Tocopherole wird ihre Rolle, aggressive Sauerstoffradikale unschädlich zu machen, angesehen. Die vermutete regulatorische Rolle bei der Proteinsynthese basiert auf der Beobachtung von Veränderungen verschiedener Enzymaktivitäten bei Vitamin-E-Mangel. Die molekularen und zellbiologischen Effekte von Vitamin E sind in Tabelle 9.6 zusammengestellt.
Die aktuelle medizinische Bedeutung von Vitamin E beruht vor allem auf seiner Wirkung als Antioxidans. So kommt es – teilweise auch als Prophylaktikum – verstärkt bei solchen Erkrankungen zur Anwendung, bei denen oxidativer Stress ursächlich oder als begleitender Faktor von Bedeutung ist, z. B. bei Arteriosklerose, Herz- und Rheumaerkrankungen. Die Diskussion der Funktionen im neuromuskulären System beruhen auf der Feststellung, dass bestimmte neuromuskuläre Ausfallserscheinungen eindeutig als Vitamin-E-Mangelerscheinung erkannt wurden.

Membranprotektion. Vitamin E (α-Tocopherol) und weitere Tocopherole sind wie die Ascorbinsäure essenzielle Antioxidanzien, die im Organismus einen unspezifischen Oxidationsschutz für Lipide, Hormone und Vitamine ausüben. Von besonderer Bedeutung ist die antioxidative Protektion von Membranlipiden. Das in die Membranen eingelagerte α-Tocopherol kann am Ort des Geschehens Radikale abfangen und dabei selbst in das mesomeriestabilisierte α-Tocopheroxyl-Radikal übergehen (Abb. 9.11).
Dieses Radikal ist so langlebig, um im Wechselspiel mit Ascorbinsäure oder Ubichinolen regeneriert zu werden.

An dieser Stelle erhebt sich die Frage, ob sich Vitamine synergistisch beeinflussen können. Wie das Zusammenspiel von α-Tocopherol (Vitamin E) und Ascorbinsäure (Vitamin C) als Radikalfänger zur Vermeidung des oxidativen Stresses zeigt, können sie es.

Vitamin C

L-Ascorbinsäure (Vitamin C) ist zweifellos einer der beiden wichtigsten Radikalfänger. Bei Interaktionen mit Radikalen wird sie selbst leicht zum Monodehydroascorbinsäure-Radikal oxidiert. Doch kann sich dieses Radikal durch Disproportionierung zu Ascorbinsäure und Dehydroascorbinsäure selbst entschärfen. (Abb. 9.12).

Durch die synergistische Verabreichung beider Vitamine kann Vitamin E eingespart werden, da es nach Radikalbildung nicht abgebaut sondern regeneriert wird.

Strukturelles. Das in allen frischen pflanzlichen Produkten in unterschiedlicher Menge enthaltene, den Kohlenhydraten verwandte **En-diol** wird vom Menschen als essenzielles Vitamin benötigt und muss mit der Nahrung zugeführt werden, während die meisten Säugetiere ihren Bedarf durch Eigensynthese decken können.

L-Ascorbinsäure ist das γ-Lacton der 2-Oxo-L-gulonsäure und besitzt an C(5) und C(6) Chiralität. In wässriger Lösung liegt die L-Ascorbinsäure vorwiegend in der durch zwei intramolekulare Wasserstoffbrücken stabilisierten Endiol-Form, der sog. aci-Redukton-Struktur vor, die in einem prototropen Gleichgewicht mit zwei Oxo-Formen steht (Abb. 9.13). Mit L-Dehydroascorbinsäure bildet sie ein reversibles Redoxsystem, das wie die meisten biologisch wichtigen Redox-Reaktionen über die Stufe der radikalischen L-Mono- bzw. Semi-dehydroascorbinsäure abläuft (Abb. 9.14). Die L-Ascorbinsäure agiert dabei als 1-Elektronen-Donator.

Von den beiden enolischen OH-Gruppen ist die an C(4) integrierter Bestandteil einer vinylogen Carbonsäure. Erwartungsgemäß unterscheiden sich daher die pK_a-Werte:

- OH an C(4): $pK_a = 4{,}2$ und
- OH an C(3): $pK_a = 11{,}6$.

Biochemische Funktionen. Obwohl die Ascorbinsäure keine Coenzymfunktion besitzt, fungiert sie als Cofaktor bei verschiedenen Stoffwechselprozessen (Tab. 9.7).

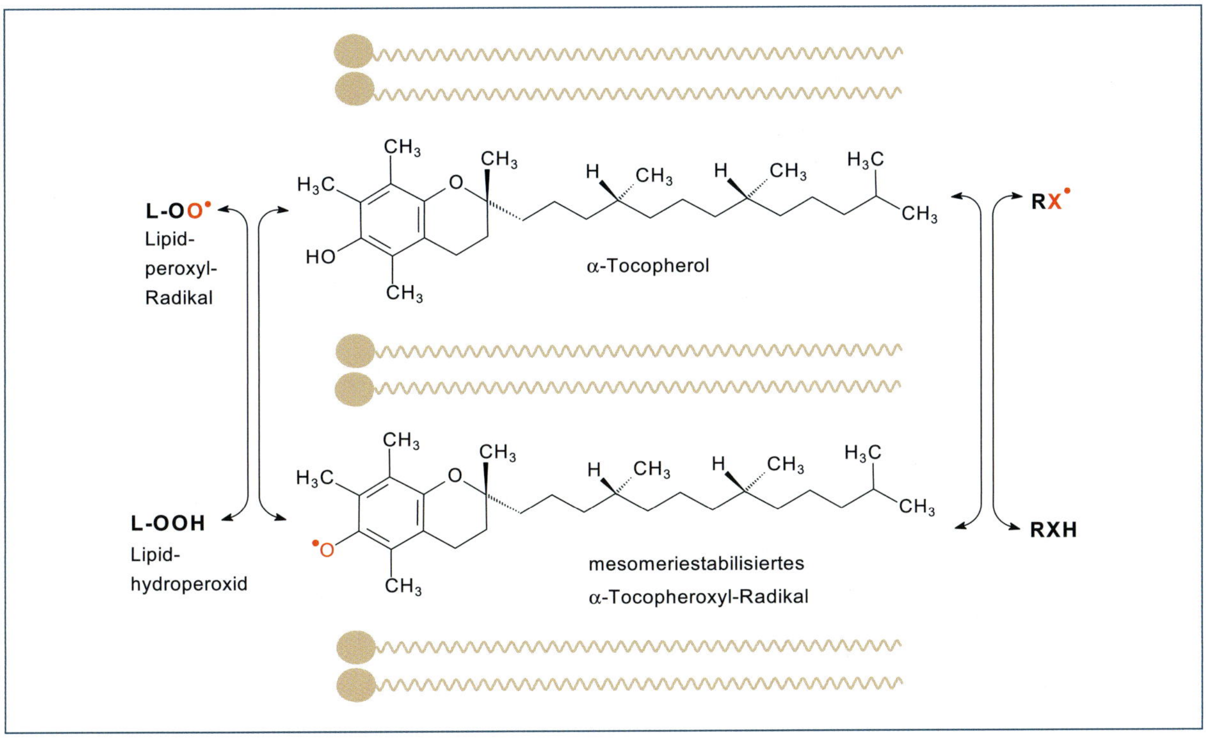

Abb. 9.11 α-Tocopherol als Radikalfänger

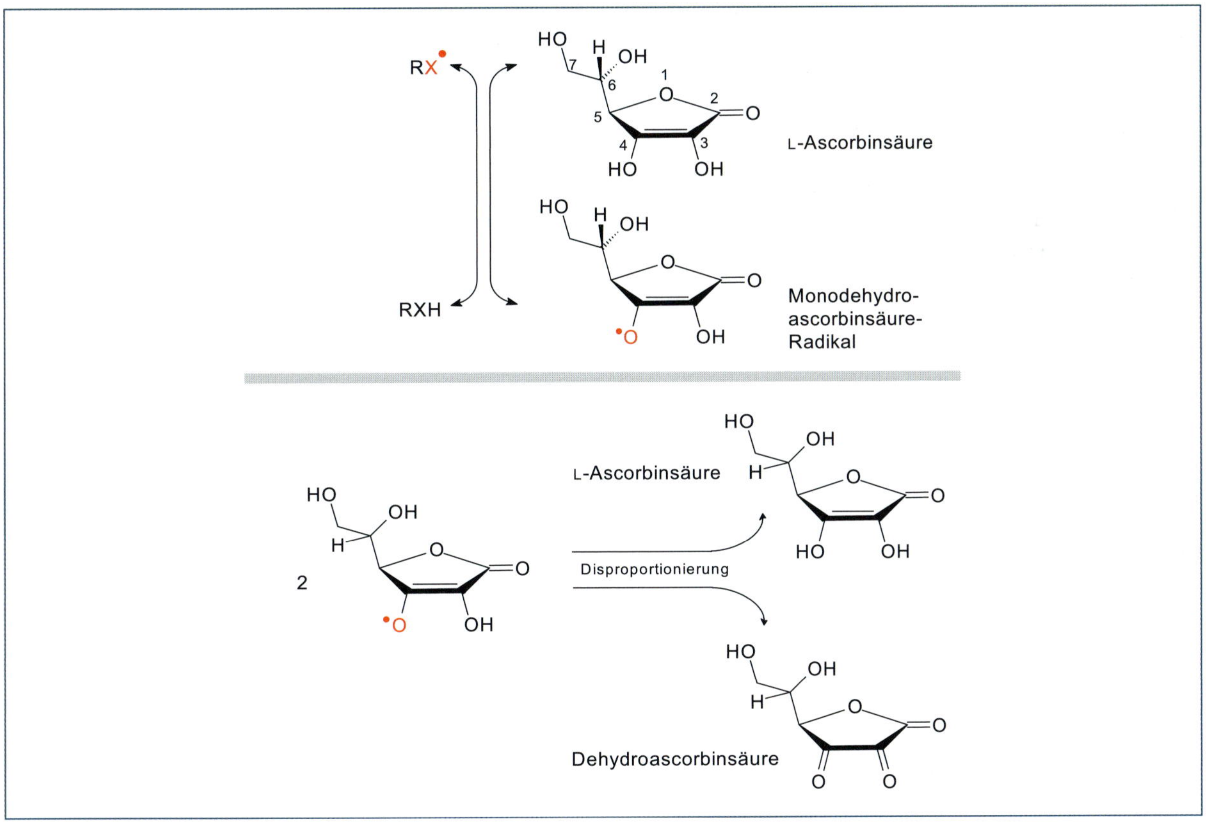

Abb. 9.12 Ascorbinsäure als Radikalfänger

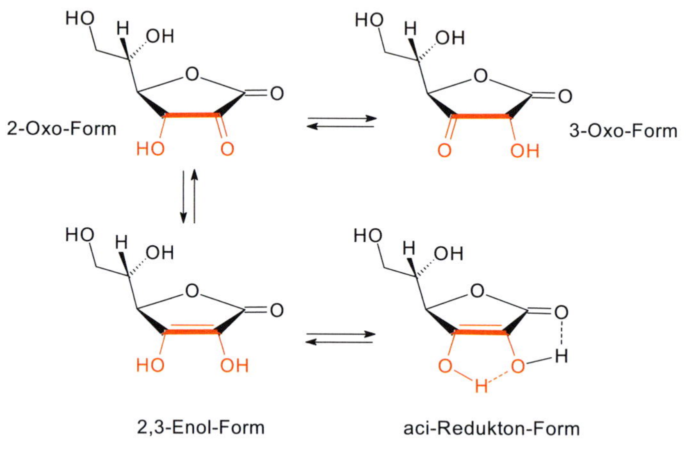

Abb. 9.13 Die vier prototropen Formen der L-Ascorbinsäure

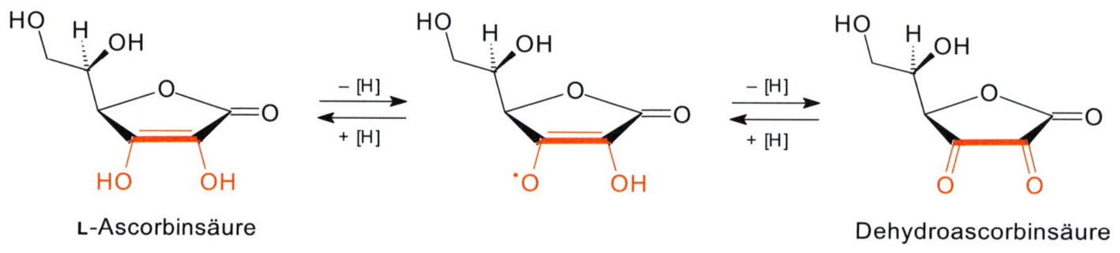

Abb. 9.14 L- Ascorbinsäure-Redoxsystem

Tab. 9.7 Biochemische Funktionen von Vitamin C

Biochemischer Vorgang	Produkte
Arzneistoff- und Xenobiotika-Metabolisierung (Phase-I-Biotransformation)	hydroxylierte Arzneistoffe und Xenobiotika
Catecholamin-Synthese	Dopamin – Noradrenalin
Kollagen-Synthese	Prolin- und Lysin-Hydroxylierung
Gallensäure-Synthese	Hydroxylierung von Cholesterol in Position 7
Tryptophan-Stoffwechsel	7-Hydroxytryptophan
Synthese von NNR-Hormonen	Progesteron – Gluco- und Mineralocorticoide
Folat-Reduktion	Tetrahydrofolsäure
Abbau zyklischer Aminosäuren	Tyrosin – Homogentisinat – Maleylacetat

Die Konzentration an Ascorbinsäure in der Nebennierenrinde ist auffallend hoch, ebenso in den Thrombozyten und besonders den Leukozyten, verglichen mit den Erythrozyten oder dem Plasma.

Pharmakokinetik. Bei oraler Gabe wird Vitamin C in den oberen Abschnitten des Intestinaltraktes unter Vermittlung eines aktiven Transportsystems wie dem Glucosetransporter fast vollständig absorbiert. Die aufgenommene Ascorbinsäure wird in alle Gewebe verteilt. Die Ausscheidung erfolgt renal in Form des unveränderten Wirkstoffes und der Metaboliten Dehydroascorbinsäure, 2,3-Diketogulonsäure und Oxalsäure.

Wirkunterschiede zwischen natürlichen, naturidentischen und synthetischen Vitaminen?
In der Laienwerbung wird immer wieder behauptet, dass „natürliches" Vitamin C besser oder stärker wirke als das „synthetische". Dazu ist zu bemerken:

- Das aus natürlichem Material isolierte und das synthe-

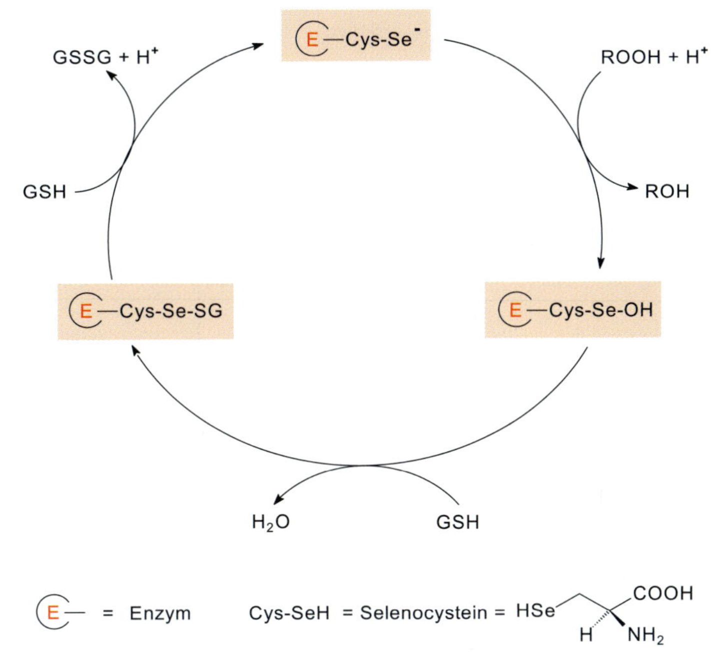

Abb. 9.15 Reaktionsmechanismus der Reduktion von Hydroperoxiden durch Glutathion-Peroxidase

tisierte Vitamin C sind in ihrer chemischen Struktur und ihren molekularen Eigenschaften absolut identisch und zeigen keine Wirkungsunterschiede.

- Die verschiedenen Ascorbinsäuresynthesen im großtechnischen Maßstab bedienen sich biochemischer Methoden, die mit Hilfe natürlicher Enzyme durchgeführt werden.
- Wenn im Vergleich der Reduktionskraft ein Naturprodukt, etwa ein Fruchtsaft mit einem bestimmten Ascorbinsäuregehalt besser abschneidet als eine Ascorbinsäurelösung gleichen Gehalts, die aus synthetischer Ascorbinsäure bereitet wurde, so ist dies auf den zusätzlichen Gehalt an Flavonoiden oder Polyphenolen zurückzuführen.

Auf einen Nenner gebracht: Die oben aufgestellte Behauptung ist unsinnig und entbehrt jeder überprüfbaren Grundlage. Mit den anderen, molekular eindeutig definierten Vitaminen verhält es sich ebenso. Komplizierter ist die Beurteilung von Vitaminen, die aus einer Gruppe ähnlicher Derivate bestehen, wie es am Beispiel von Vitamin E dargelegt wurde.

Vitamin E. Wenn von „natürlichem" Vitamin E die Rede ist, sollte man immer der Frage nachgehen, ob es sich um reines α-Tocopherol (das übrigens auch stereospezifisch synthetisch hergestellt wird) oder ein Gemisch von Tocopherolen handelt, das außerdem auch noch Tocotrienole enthalten kann.

Selen

Das essenzielle Spurenelement Selen, dessen Mangel zu bestimmten Erkrankungen führt (s.u.) ist selbst – entgegen einer weltweit verbreiteten Laienmeinung – kein antioxidatives Element. Vielmehr ist es in Form von Seleno-Cystein essenzieller Bestandteil von Glutathion-Peroxidasen (GPX 1–4) und weiterer Enzyme, wobei die GPX_4 auch als Phospholipid-Hydroperoxid-Glutathion-Peroxidase (PHGPX) bezeichnet wird. Die Glutathion-Peroxidasen katalysieren die Reduktion von Hydroperoxiden mit Glutathion als Reduktionsmittel. Der molekulare Mechanismus ist in Abbildung 9.15 dargestellt.

Es ist bemerkenswert, dass an den durch GPX katalysierten Reaktionen die ersten drei der in Gruppe VI des Periodensystems unmittelbar untereinander stehenden Elemente beteiligt sind: Sauerstoff, Schwefel, Selen. Dabei transferiert Selen die Reduktionsäquivalente vom Schwefel des Glutathions auf den Sauerstoff des Hydroperoxids. Das entstandene Disulfid GSSG (Abb. 9.15) kann durch die Glutathion-Reduktase wieder leicht zur Sulfhydrylverbindung GSH reduziert werden. Für den Oxidationsschutz der Phospholipide mit ungesättigten Fettsäureresten, welche die Membranen aufbauen, ist vor allem die Phospholipid-Hydroperoxid-Glutathion-Peroxidase (PHGPX) zuständig. Sie ist ein lösliches Protein mit einer M_r von etwa 20 000.

Wie die Reduktion der in einer durch Eisen/Peroxidradikal-Anion initiierten Reaktionskette gebildeten Li-

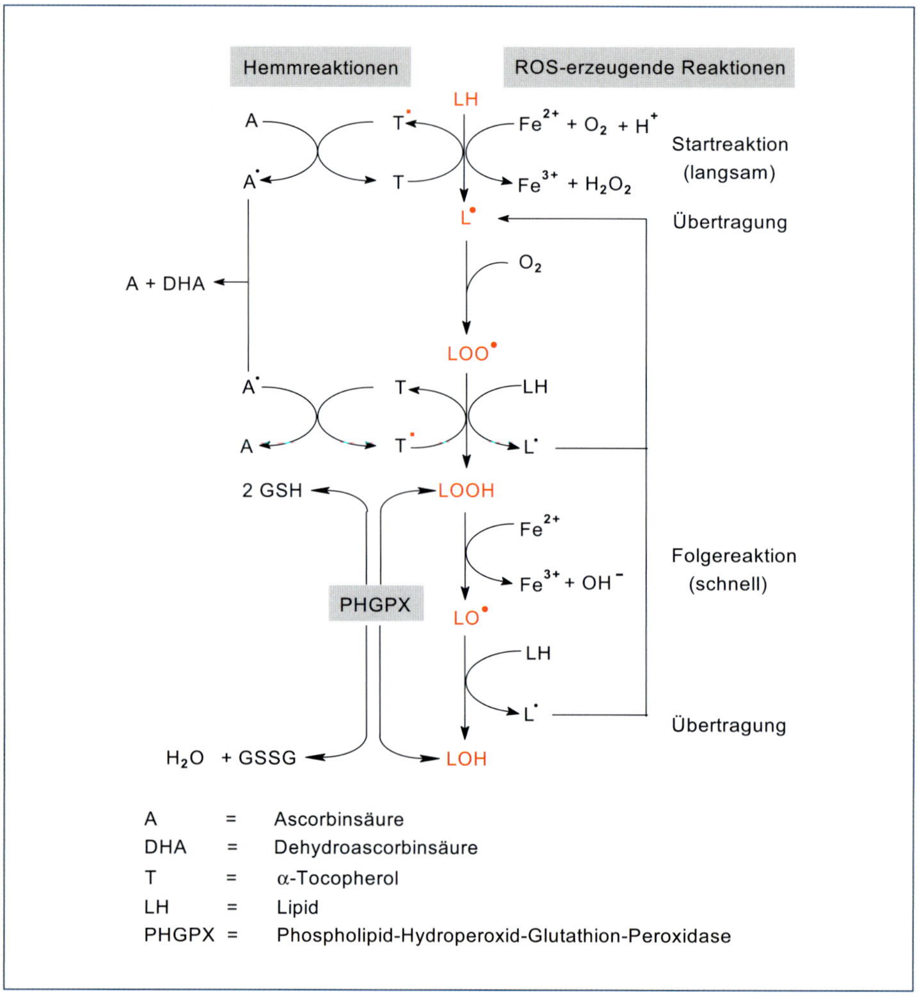

Abb. 9.16. Zusammenspiel von PHGPX, Glutathion (GSH), Vitamin E und Vitamin C zur Hemmung der durch Eisen/Peroxidradikal-Anion initiierten Lipid-Peroxidation

pid-Peroxide im Zusammenspiel von PHGPX, Glutathion, Vitamin E und Vitamin C verläuft, ist in Abbildung 9.16 wiedergegeben.

Biokinetik. In Form der drei Seleno-Aminosäuren ist Selen nicht toxisch und besser bioverfügbar als beispielsweise in Form von Natrium-Selenit. Seleno-Cystein und Seleno-Methionin können aktiv durch die Darmwand transportiert werden.

Der Einbau von Selen in Glutathion-Peroxidasen erfolgt in Form von Seleno-Cystein, das als 21. Aminosäure anzusehen ist. Seleno-Cystein wird vom UGA-Codon kodiert, welches normalerweise ein Stopcodon darstellt. Aufgrund der besonderen Struktur des 3′-UTR-Bereichs der Glutathion-Peroxidase-mRNA wird das erste UGA-Codon durch die Seleno-Cystein-tRNA erkannt und somit Seleno-Cystein während der Biosynthese des Peroxidase-Proteins in die Peptidkette eingebaut. Bei einer Selen-Intoxikation entstehen im Zuge der Metabolisierung des Seleno-Cysteins Methyl- und Dimethylselenid (das nach Knoblauch riecht) in solchen Konzentrationen, dass sie über die Lunge abgeatmet werden. Die weitere Methylierung führt zu wasserlöslichen Trimethylselenium-Salzen, die renal eliminiert werden. Die anorganischen Selenite und Selenate diffundieren nach oraler Gabe passiv durch die Darmwand. Selenat wird anschließend zu Selenit reduziert und dieses durch Reaktion mit Glutathion unter Glutathion-Reduktase-Katalyse in Selenwasserstoff überführt, der eine zentrale Rolle im Intermediärstoffwechsels des Selens spielt. Selenite und Selenate sind als wasserlösliche Salze ebenfalls harngängig.

Selenmangelerkrankungen und Folgen von Mangelzuständen**:**

- Herzmuskelinsuffizienz (Keshan-Krankheit, entdeckt in bestimmten chinesischen Regionen mit ausgeprägtem Selenmangel)
- Arthritis der Kniegelenke (Kaschin-Beck-Syndrom, tritt schon in jugendlichem Alter auf)
- Muskelschwäche
- erhöhtes Krebsrisiko

- Schwächung des Immunsystems
- Anfälligkeit gegen oxidativen Stress.

Im Sinne des berühmten Paracelsus-Zitats sei darauf hingewiesen dass auch von essenziellen Spurenelementen **karzinogene Wirkungen** beschrieben sind, so auch von Selen. Um so bemerkenswerter ist es, dass Selen heute als ein „Muss in der Prävention und Therapie von Krebserkrankungen" eingeschätzt wird.

Ursachen eines Selenmangels:

- Selenarme Böden führen via Nahrungskette Boden – Pflanze – Tier zu einem alimentären Selendefizit
- Malabsorption
- Einseitige Ernährung
- Fasten.

Süd-Nord-Gefälle. Die Selengehalte der Böden sind weltweit starken Schwankungen ausgesetzt. Selenarme Böden sind z. B. in Finnland, in bestimmten Bereichen Chinas oder in Teilen von Neuseeland anzutreffen. In Deutschland weisen die Böden Norddeutschlands und der neuen Bundesländer im Vergleich mit den süddeutschen Böden hinsichtlich des relativ niedrigen Selengehaltes (im Norden) ein deutliches Süd-Nord-Gefälle auf. Aus alkalischen, gut belüfteten und trockenen Böden ist Selen gut verwertbar, aus sauren, schweren und feuchten Böden kaum. In Deutschland entspricht die nutritive Selenaufnahme normalerweise dem täglichen Bedarf. Pflanzen, die Selen ebenfalls als essenzielles Spurenelement benötigen, können es ausschließlich in der Oxidationsstufe 6 des Selenats utilisieren, weshalb Selenate als Komponenten von Düngemitteln verwendet werden.

Prävention: Derzeit werden für Männer 75 µg und für Frauen 60 µg als tägliche Zufuhr zur Vorbeugung eines Selenmangels empfohlen.

Synopse

- Reaktive Sauerstoff-Spezies (ROS) verursachen Schädigungen von Membranen und Zellen.
- Als ROS-Quellen kommen endogene und exogene Prozesse in Frage.
- Endogene Antioxidanzien sind Glutathion, Ubichinone (Coenzym Q) und α-Liponsäure.
- Zu den exogenen Antioxidanzien gehören vor allem die Vitamine E (α-Tocopherol) und C (L-Ascorbinsäure) sowie das Spurenelement Selen.
- α-Tocopherol lagert sich in die Membranen ein und schützt dort die empfindlichen Lipide, wobei es selbst in das α-Tocopheroxyl-Radikal übergeht.
- Im Wechselspiel mit Ascorbinsäure wird Tocopherol regeneriert und ein Monodehydroascorbinsäure-Radikal gebildet, das sich durch Disproportionierung in Ascorbinsäure und Dehydroascorbinsäure spontan entschärft.
- Selen ist in Form von Seleno-Cystein essenzieller Bestandteil von Glutathion-Peroxidasen.

9.2 Vitamine

Woher die Bezeichnung?

Der Begriff **Vitamine** wurde 1912 von C. Funk aus vita (Leben) und Amin (N-haltige Verbindung) geprägt und bezog sich zuerst auf das Vitamin B_1 (Thiamin). Später wurde er auf alle Verbindungen vergleichbarer biologischer Bedeutung ausgedehnt, obwohl nur die Vitamine der B-Gruppe Stickstoff-haltig sind.

Was sind Vitamine?

Vitamine sind niedermolekulare organische Verbindungen mit katalytischer oder regulatorischer Funktion für den Stoffwechsel des menschlichen oder tierischen Körpers. Sie können vom Körper nicht selbst oder nicht in ausreichendem Maße produziert werden, müssen ihm also von außen (mit der Nahrung) zugeführt werden.

Wie unterscheiden sie sich?

Abgesehen davon, dass man sie in fettlösliche (A, D, E, K) und wasserlösliche Vitamine (B-Gruppe und C) unterteilen kann, sind die auffälligsten pharmazeutisch-chemischen Aspekte die strukturelle Verschiedenheit und reaktive Vielseitigkeit der Vitamine.

- So ist Vitamin **A** ein Diterpen.
- Die **B**-Gruppe repräsentiert eine „Gemeinschaft" sehr heterogener, stickstoffhaltiger Verbindungen.
- Das Vitamin **C** ist ein oxidierter Zucker.
- Die Vitamine **D** sind Secosteroide.
- Die Vitamine **E** sind Hydrochinon-Derivate mit terpenoider Seitenkette.
- Die Vitamine **K** stellen alkylsubstituierte Naphthochinone dar.

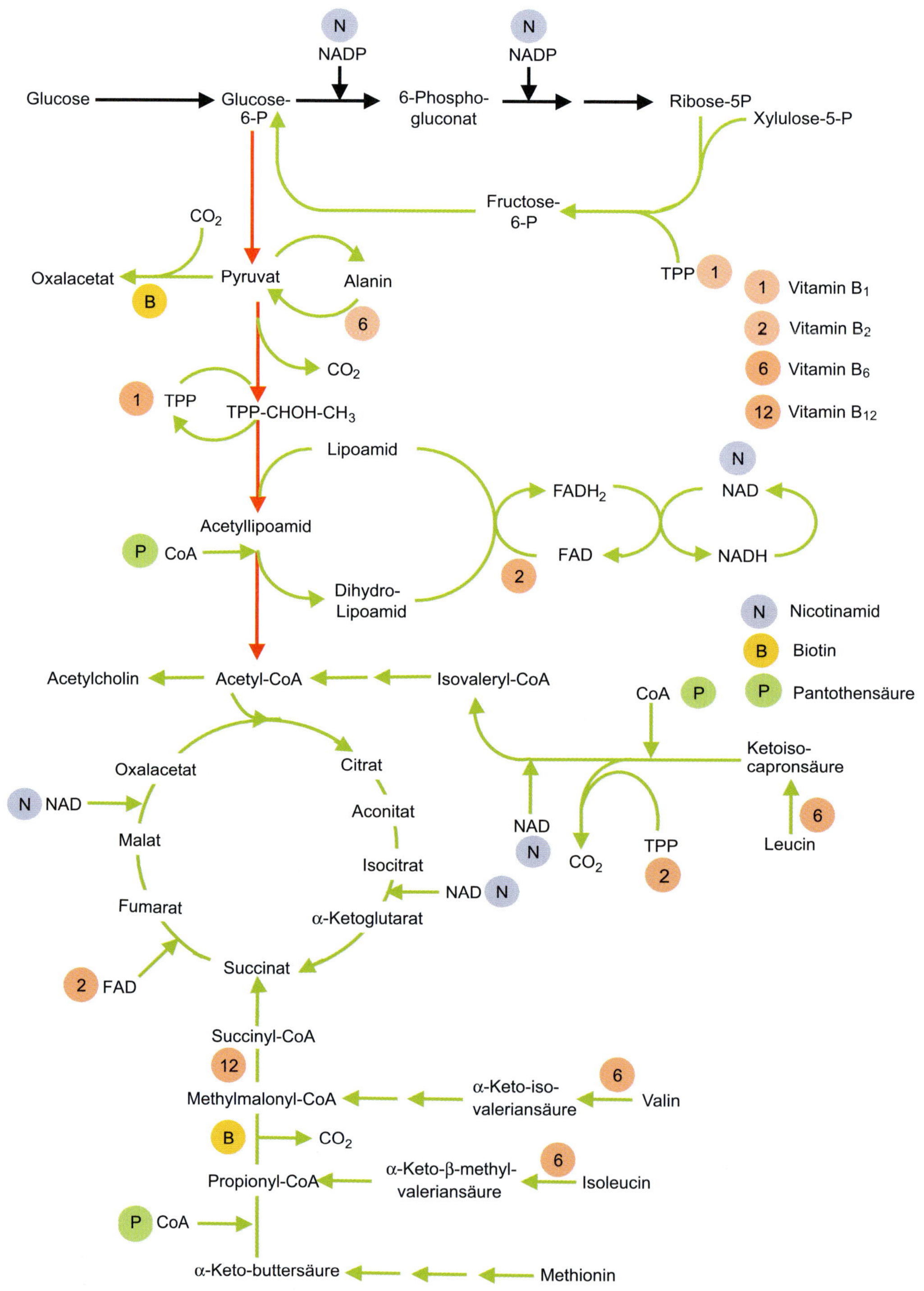

Abb. 9.17 Vitamine der B-Gruppe als Cofaktoren bei enzymatischen Prozessen (Glykolyse, Citronensäurezyklus, Aminosäure-Stoffwechsel)

Die strukturelle Heterogenität und die reaktive Verschiedenartigkeit korrespondieren mit den unterschiedlichen biochemischen Schaltstellen im Stoffwechsel des menschlichen Organismus, wo die Vitamine vorwiegend als Coenzyme tätig sind. Hieraus könnte man mit einiger Wahrscheinlichkeit bereits folgern, dass eine Polyvitamin-Substitution im Allgemeinen sinnvoller ist, als eine Monotherapie, die bei akutem Anlass zu fordern ist.

9.2.1 Biologische und therapeutische Bedeutung der Vitamine A, D, E, K und C

Vitamin A (als Retinal) ist die prosthetische Gruppe des Rhodopsins (Sehpurpur) während die Retinsäure ein Hormon darstellt, das zelluläre Differenzierungsvorgänge steuert (s. a. Kap. 8.8.1).

Vitamin D ist ein Sammelbegriff für antirachitische Wirkstoffe vom Typ der Secosteroide. Sie besitzen Hormoncharakter und regeln zusammen mit den Peptidhormonen Calcitonin und Parathyrin (Parathormon) die Homöostase des Calciums sowie den Phosphatmetabolismus. Die Beschreibung erfolgt in Kapitel 7.1.2.

Vitamin E ist der Überbegriff für eine Reihe von Tocopherolen und verwandten Wirkstoffen, die im Organismus einen unspezifischen Oxidationsschutz auf Hormone, Vitamine und Lipide ausüben. Die Tocopherole werden ausführlich im Kapitel 9.1.2 behandelt.

Vitamin K ist ebenfalls ein Sammelbegriff für einige Naphtochinon-Derivate, die eine wesentliche Rolle bei der posttranslationalen molekularen Profilierung von Gerinnungsfaktoren spielen. Sie werden im Kapitel 6.5.4 beschrieben.

Vitamin C ist das Lacton einer Zuckersäure, fungiert als Cofaktor bei verschiedenen Stoffwechselprozessen und ist, wie Vitamin E, einer der beiden wichtigsten Radikalfänger. In Kapitel 9.1.2 wird auf die L-Ascorbinsäure (Synonym von Vitamin C) näher eingegangen.

9.2.2 Vitamine der B-Gruppe

Die Vitamine der B-Gruppe werden durch folgende Eigenschaften charakterisiert:

- wasserlöslich
- entweder Coenzyme oder Cofaktoren bzw. Cosubstrate
- Aktivierung durch Phosphorylierung oder Konjugation mit Nucleotiden
- pathologische Folgen bei Überdosierungen weitgehend unbekannt.

Im Gegensatz zu den lipophilen Vitaminen A, D, E und K, die im Körper in beachtlichen Mengen gespeichert werden, gehören die Vitamine der B-Gruppe ebenso wie Vitamin C zu den wasserlöslichen Vitaminen, die bei einem Überangebot meist ohne Phase-I-Metabolisierung renal ausgeschieden werden, wodurch eine Überdosierung in der Regel ohne pathologische Folgen bleibt.

Die Funktionen der B-Vitamine teilen sich in zwei Bereiche auf. Entweder sind sie Coenzyme, die als prosthetische Gruppen in Enzymproteine kovalent eingebunden sind oder sie nehmen als Cofaktoren und Cosubstrate am Stoffwechsel teil. In Tabelle 9.8 sind die Coenzyme aufgeführt, die als Partialstrukturen Vitamine der B-Gruppe enthalten.

Die strukturelle Heterogenität korrespondiert mit der reaktiven Verschiedenartigkeit an den unterschiedlichen biochemischen Schaltstellen im Stoffwechsel des menschlichen Organismus. In Abbildung 9.17 sind die Positionen der verschiedenen B-Vitamine als Cofaktor-Partialstrukturen bei enzymatischen Reaktionen der Glykolyse, des Citronensäurezyklus und des Aminosäure-Stoffwechsels markiert.

Tab. 9.8 Coenzyme, die Vitamine der B-Gruppe enthalten

Vitamin	Coenzym	Abkürzung	Struktur
Vitamin B_1	Thiaminphosphat	TPP	Abb. 9.20
Vitamin B_2	Flavinmononucleotid Flavin-adenin-dinucleotid	FMN FAD	Abb. 9.22 Abb. 9.22
Vitamin B_6	Pyridoxal-5′-phosphat Pyridoxamin-5′-phosphat	PLP PMP	Abb. 9.24 Abb. 9.24
Vitamin B_{12}	Adenosylcobalamin	CoB_{12}	Abb. 9.31
Pantothensäure	Coenzym A	CoASH	Abb. 9.34
Folsäure	Tetrahydrofolat	THF	Abb. 9.37
Niacin	Nicotinamid-adenin-dinucleotid reduziertes NAD^+ Nicotinamid-adenin-dinucleotid-phosphat reduziertes $NADP^+$	NAD^+ NADH $NADP^+$ NADPH	Abb. 9.41 Abb. 9.40 u. 41 Abb. 9.41 Abb. 9.40 u. 41
Biotin	kovalent im aktiven Zentrum der Carboxylase gebunden		Abb. 9.42

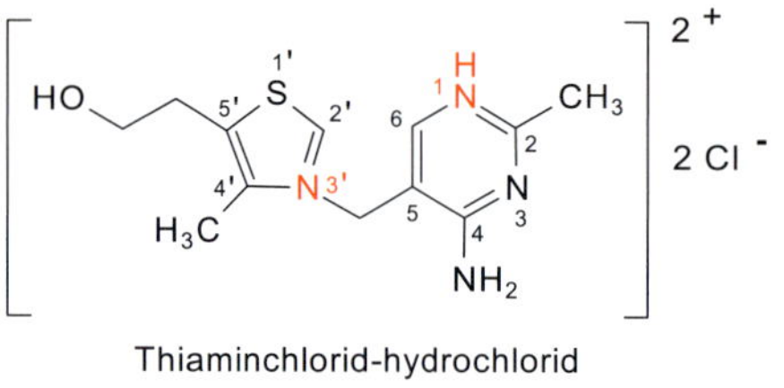

Abb. 9.18 Thiaminchlorid-HCl und Thiaminnitrat

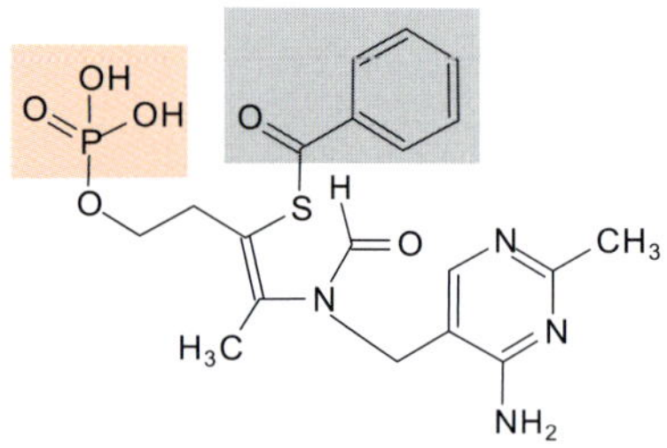

Abb. 9.19 Benfotiamin

Vitamin B_1

Strukturelles. Vitamin B_1 (Synonyma: Thiamin, Aneurin) enthält zwei Heterozyklen, einen Thiazol- und einen Pyrimidinring, die über eine Methylen-Brücke miteinander verknüpft sind. Gebräuchliche Salze sind das Chlorid-hydrochlorid und das Nitrat (Abb. 9.18).

Um lipophile und intestinal besser absorbierbare Vitamin-B_1-Formen zu erhalten, wird der Thiazolring hydrolytisch gespalten und die SH-Gruppe acyliert oder oxidativ mit einem lipophilen Thiol gekuppelt. Verwendung findet heute das **Benfotiamin** (Abb. 9.19). Solche Verbindungen führen zu höheren Plasmaspiegeln an Thiamin und werden zu Thiamin biotransformiert, weshalb sie noch alle Eigenschaften des Vitamin B_1 zeigen.

Biochemische Funktionen. Die biologisch aktive Wirkform des Thiamins ist das Thiamindiphosphat (TDP). Es übernimmt die Aufgabe eines Coenzyms in 2-Oxosäuren-Dehydrogenase-Komplexen. Es handelt sich dabei um Multienzym-Komplexe, die für die oxidative Decarboxylierung von 2-Oxosäuren wie Brenztraubensäure oder α-Keto-Glutarsäure in Acyl-Coenzym-A-Verbindungen verantwortlich sind. Das wohl prominenteste Beispiel ist der Pyruvatdehydrogenase-Komplex, der die Dehydrierung und Decarboxylierung von Pyruvat zu Acetyl-Coenzym A katalysiert (Abb. 9.20).

Das reaktive Zentrum des TDP ist die CH_2-aktive Position 2′. Durch Deprotonierung entsteht ein resonanzstabilisiertes Ylid bzw. ein nucleophiles Carbanion, das in der Lage ist, mit einem elektrophilen Partner zu reagieren. Dies geschieht mit der polarisierten Oxogruppe des Pyruvats als Substrat. Unter Decarboxylierung entsteht auf diese Weise der „aktive Acetaldehyd" (Abb. 9.21).

Neben der Thiamin-haltigen Decarboxylase (A) sind am Multienzym-Komplex zwei weitere Enzyme beteiligt, die Liponamid-Acyltransferase (B) und die Dihydroliponamid-Dehydrogenase (C). Die Oxidation des Aldehyds zur Säure wird durch Liponsäure bewerkstelligt, wobei als Zwischenprodukt ein Acetylthioester der Dihydroliponsäure entsteht. Von der Dihydroliponsäure wird dann der Acetyl-Rest auf die Sulfhydrylgruppe des Coenzym A übertragen. Die zyklisierende Oxidation der Dihydroliponsäure erfolgt durch die Dihydroliponamid-Dehydrogenase, an der ein Flavinadenindinucleotid (FAD) und das Nicotinamidadenindinucleotid (NAD) beteiligt sind. So findet der gesamte Stoffwechselprozess unter Mitwirkung von drei wichtigen Vitaminen der B-Gruppe statt, nämlich der Pantothensäure im Coenzym A, dem Vitamin B_2 im FAD und dem Nicotinamid im NAD.

Wechselwirkungen. Wegen seiner bedeutenden Rolle im Energiestoffwechsel führt einseitige Ernährung in Form von Kohlenhydraten zu einem erhöhten Bedarf an Vitamin B_1 und birgt die Gefahr einer Mangelerkrankung.

Pharmakokinetik. Oral zugeführtes Thiamin wird überwiegend in den oberen Dünndarmabschnitten absorbiert. Das in der Nahrung meist als Thiamindiphosphat vorliegende Vitamin muss vor der Absorption durch die in der Darmwand präsente Pyrophosphatase gespalten werden. In der Darmmukosa wird es dann wieder phosphoryliert. Für oral zugeführtes Vitamin B_1 wird ein dosisabhängiger, dualer Transportmechanismus diskutiert. Je niedriger die applizierte Dosis, desto höher ist der prozentuale Absorptionsanteil. Bei höheren Dosen nimmt man eine passive Diffusion an, bei Mengen unter 2 µmol ist die aktive Absorption Energie- und Na^+-abhängig.

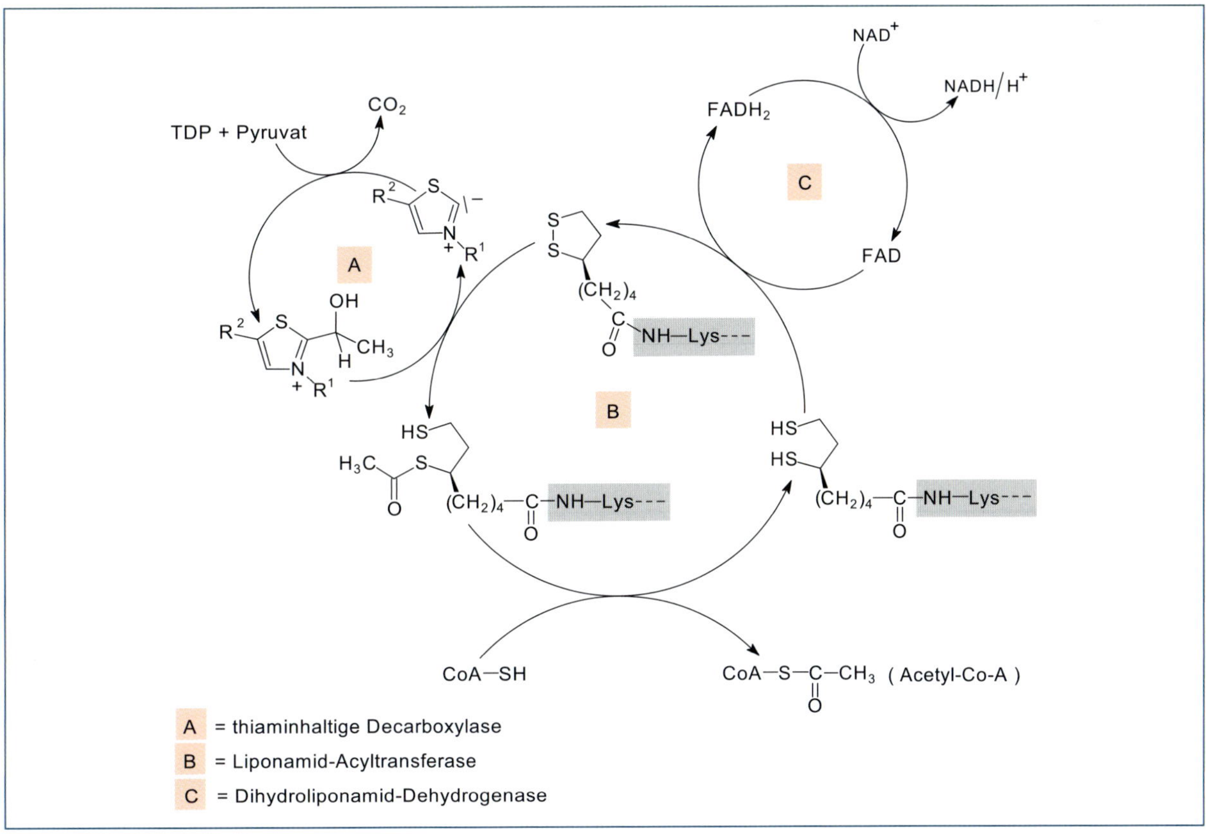

Abb. 9.20 Pyruvatdehydrogenase-Komplex

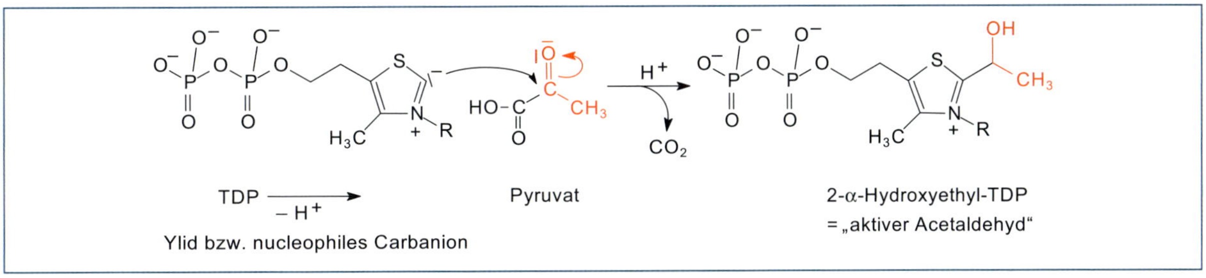

Abb. 9.21 Entstehung des „aktiven Acetaldehyds“

Vitamin B$_2$

Das im Pflanzen- und Tierreich weit verbreitete Vitamin B$_2$ (Synonyma: Riboflavin, Lactoflavin) (Abb. 9.22) wurde erstmals aus Milch isoliert (lacto), enthält ein gelbes Chromophor (flavin) und einen Ribityl-Rest (ribo).

Strukturelles und Biochemie. Partial-Strukturen sind 7,8-Dimethylisoalloxazin und die D-Ribitylgruppe. Riboflavin und Derivate werden nach oraler Gabe in der Darmwand an Position 5′ zum Mononucleotid phosphoryliert und in der Blutbahn bereits z.T. als Flavin-adenin-dinucleotid (FAD) transportiert.

FMN und FAD sind Coenzyme von Oxidoreduktasen. Als Bestandteil der Flavinenzyme katalysieren sie viele Dehydrierungsreaktionen, wobei das Redoxverhalten des Isoalloxazin-Chromophors im Mittelpunkt steht (Abb. 9.23).

Die Bezeichnung Flavinenzyme oder Flavo-Proteine beruht auf der gelben Farbe des oxidierten Coenzyms. Beispiele für Flavinenzyme des Säugetierorganismus sind in der Tabelle 9.9 zu finden.

Wirkstoffen an das rechtsdrehende R-Enantiomer gebunden ist (Abb. 9.33).

Biochemische Funktionen. Pantothensäure ist Strukturelement von 4-Phosphopantethein und von Coenzym A (Abb. 9.34). 4-Phosphopantethein fungiert als prosthetische Gruppe des Acyl-Carrier-Proteins im Fettsäuresynthetase-Komplex.

Coenzym A ist Cofaktor für eine Reihe enzymkatalysierter Reaktionen, die den Transfer von Acylgruppen betreffen. Es kann mit verschiedenen Carbonsäuren S-Acyl-Verbindungen bilden, die ein hohes Gruppenübertragungspotenzial aufweisen und daher als aktivierte Carbonsäuren bezeichnet werden. Coenzym A und das darin enthaltene Pantothenat nehmen einen zentralen Platz im Stoffwechselgeschehen ein. Sie sind beteiligt am Auf- und Abbau von Fettsäuren, an der Gluconeogenese, der oxidativen Verstoffwechselungen von Kohlenhydraten, der Biosynthese von Steroidhormonen und Porphyrinen.

Acetyl-Coenzym A überträgt den Acetyl-Rest auf Alkohole und Amine und ist beispielsweise zuständig für die Bildung von Acetylcholin aus Cholin, für die Acetylierung von biogenen Aminen und Aminozuckern sowie für die Acetylierung verschiedener Arzneistoffe im Zuge der Biotransformation. Coenzym-A-Derivate mit längerkettigen Acyl-Resten sind Substrate der β-Oxidation und werden benötigt zur Acylierung von Glycerol bei der Synthese von Triglyceriden und Phosphatiden. Benzoyl-Coenzym A ist für die Bildung von Hippursäure und Analoga verantwortlich. Gallensäuren werden zur Paarung mit Taurin oder Glycin an Coenzym A gebunden.

Pharmakokinetik. In der menschlichen Nahrung ist Pantothensäure hauptsächlich in Form des Coenzyms A enthalten. Dieses wird im Intestinum zu Pantethein bzw. Pantothensäure hydrolysiert. Pantethein, Pantothensäure und Panthenol werden im Dünndarm rasch und fast vollständig absorbiert. Man kennt sowohl eine passive Diffusion als auch einen aktiven Transport mit Sättigungskinetik. Im Blut wird die Pantothensäure an Plasmaproteine gebunden. Der Pantothensäure-Transport durch die Zellmembranen ist ein aktiver Prozess. In der Zelle wird Pantothensäure in fünf Reaktionsstufen in Coenzym A umgewandelt. In den Erythrozyten liegt Pantothensäure größtenteils als Coenzym A vor. Die renale Elimination erfolgt überwiegend in unveränderter Form oder als 4-Phosphopantothenat. Dabei wird in der Niere die Pantothensäure nicht nur tubulär sezerniert, sondern auch aktiv rückresorbiert.

Folsäure

Folsäure (Pteroylglutaminsäure), die bestimmten Mikroorganismen als Wuchsstoff und dem Menschen als Vitamin dient, ist aus drei Partial-Strukturen aufgebaut: 6-Methylenpterin (Abb. 9.35), 4-Aminobenzoesäure und *S*-Glutaminsäure.

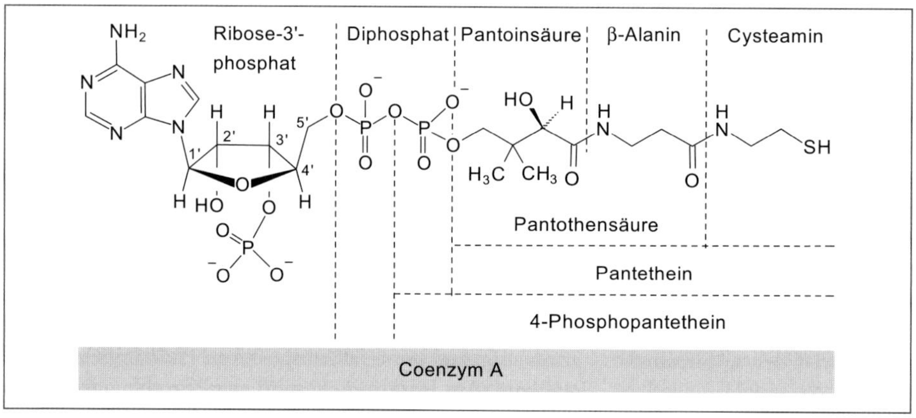

Abb. 9.34 Coenzym A

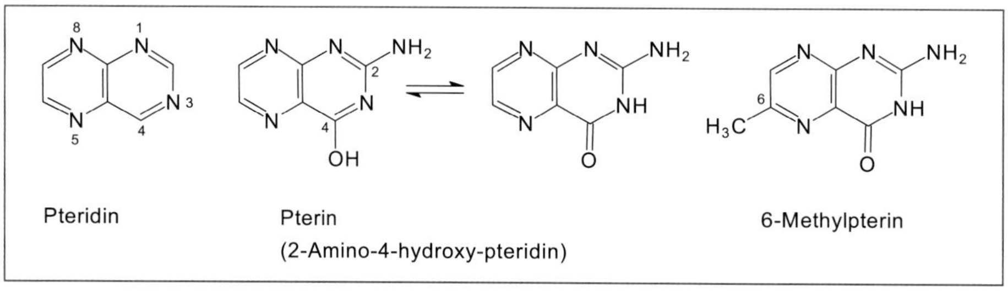

Abb. 9.35 Pterin und 6-Methylpterin

Der aus Methylenpterin und 4-Aminobenzoesäure gebildete Molekülteil wird **Pteroinsäure** genannt. Folsäure ist identisch mit Pteroylglutaminsäure (PteGlu) bzw. Pteroylmonoglutamat (Abb. 9.36). Nach der Zahl der Glutamin-Reste, die an die 4-Aminobenzoesäure gebunden sind, unterscheidet man Pteroylmonoglutamat, -triglutamat, -heptaglutamat, -polyglutamate. Pteroylmonoglutamat kommt in der Natur nicht vor. Die natürlichen Oligo- und Polyglutamate unterscheiden sich im Hydrierungsgrad des Pteridinringes, in der Substitution an den N-Atomen 5 und 10 und in der Zahl der Glutamyl-Reste. Zu beachten ist ihre stark differierende Bioverfügbarkeit.

Biochemische Funktionen. Die in allen lebenden (tierischen) Zellen anzutreffende Folsäure (FS) wird durch Folsäure-Reduktase zur 7,8-Dihydrofolsäure (DHF) und diese durch Dihydrofolsäure-Reduktase zur 5,6,7,8-Tetrahydrofolsäure (THF) reduziert (Abb. 9.37), die in der (6S)-Form vorliegt.

THF ist Coenzym von Enzymen, die als Akzeptoren und Überträger von Hydroxymethylgruppen (aktiver

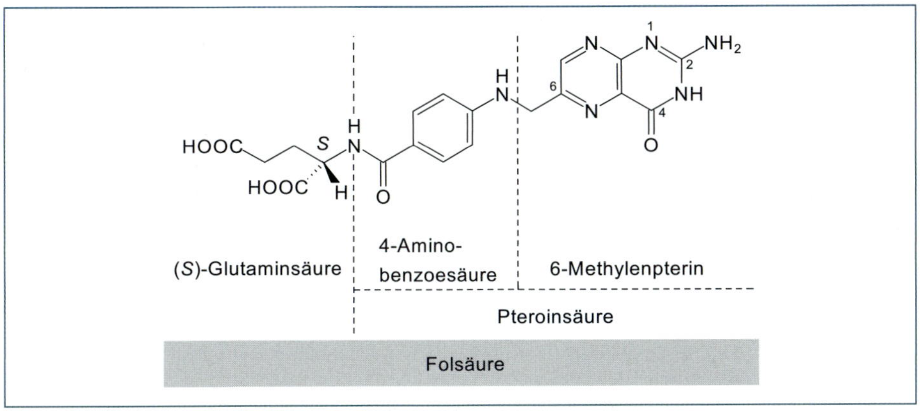

Abb. 9.36 Folsäure

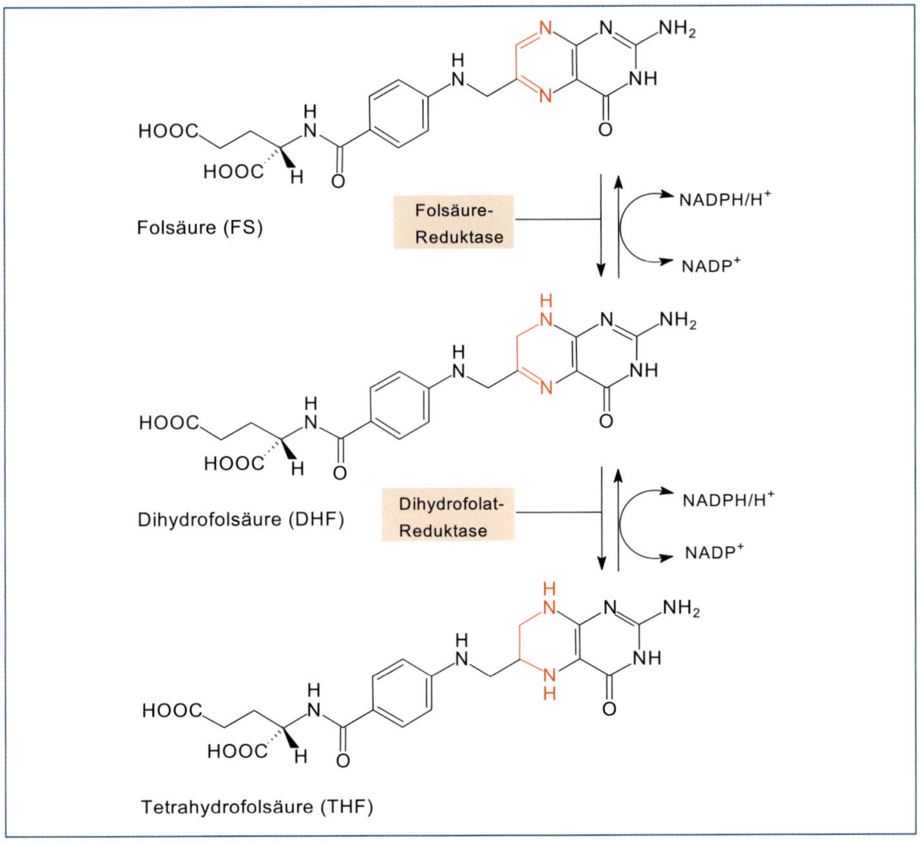

Abb. 9.37 Reduktion der Folsäure zu Tetrahydrofolsäure

Formaldehyd) und Formylgruppen (aktive Ameisensäure) fungieren. Die einzelnen Verbindungen (Abb. 9.38) unterscheiden sich in ihren Oxidationsstufen.

Aktiver Formaldehyd wird meist als zyklisches Aminal formuliert, obwohl auch hier die Stufen 5-Hydroxymethyl-THF und 10-Hydroxymethyl-THF wahrscheinlich sind.

THF-C_1-Verbindungen können, wie Abbildung 9.39 zeigt, ineinander überführt werden. Die C_1-Reste stammen aus der Umwandlung von Serin in Glycin, aus dem Histamin-Abbau, dem Tryptophan-Stoffwechsel und verschiedenen weiteren Stoffwechsel-Reaktionen.

Die C_1-Einheiten werden benötigt für die Purin-Synthese (C-8 und C-2), für die DNA-Synthese und für die Methylierung von Homocystein zu Methionin. Bei den meisten Reaktionen wird THF wieder frei und kann erneut eingesetzt werden. Dies ist der Fall bei der Methylierung von Homocystein zu Methionin. Hier entsteht aus der C_1-übertragenden 5-Methyl-THF die THF. Im Gegensatz zur Methylgruppen-Übertragung bei der Methio-

entsprechende Oxidationsstufe	Partialstruktur 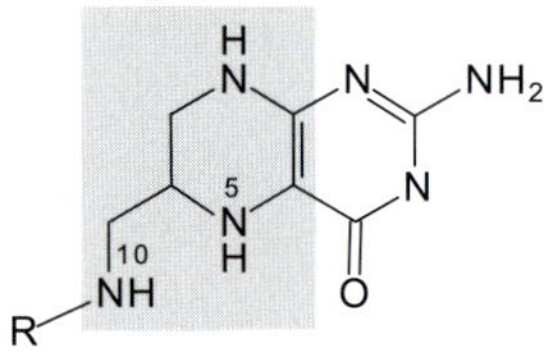	THF-Metabolit
Methanol	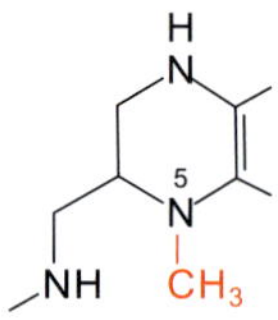	5-Methyl-THF
Formaldehyd	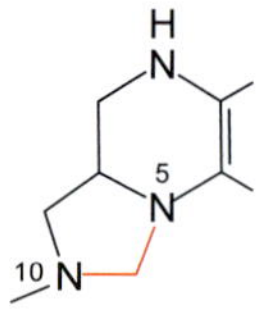	5,10-Methylen-THF „aktiver Formaldehyd“
Formiat	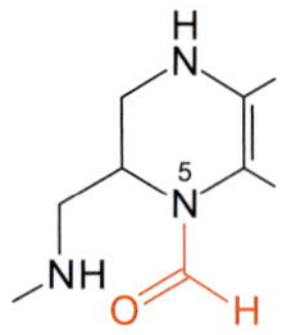	5-Formyl-THF
	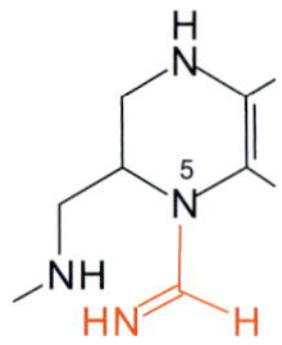	5-Formimido-THF
	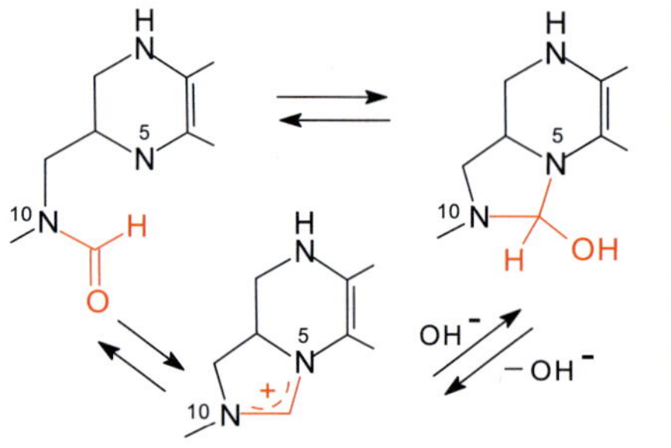	10-Formyl-THF und zyklische Zwischenstufe 5,10-Methenyl-THF „aktives Formiat“

Abb. 9.38 Tetrahydrofolsäure (THF)-C1-Metaboliten

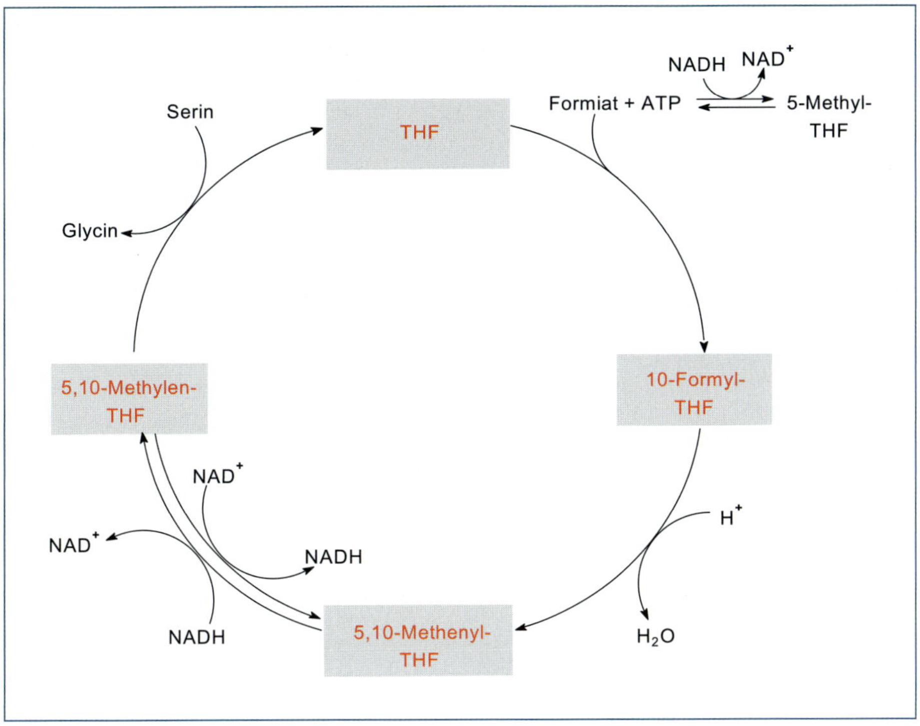

Abb. 9.39 Umwandlung der Tetrahydrofolsäure (THF)-C1-Verbindungen

nin-Biosynthese dient bei der Synthese von DNA-Bausteinen die *N*(5),*N*(10)-Methylen-THF als Cofaktor. Hierbei resultiert Dihydrofolsäure (DHF), die erst wieder durch Dihydrofolat-Reduktase zu THF reduziert werden muss. Auf dieser Stufe greifen die als Zytostatika eingesetzten Folsäure-Antimetaboliten wie **Methotrexat** oder **Aminopterin** in den Dihydrofolat-Zyklus ein (Kap. 12.6.3).

Die überwiegende Transport- und Speicherform der Folsäure ist die 5-Methyl-THF. Wie oben dargelegt, wird sie bei der Methylierung von Homocystein benötigt. Da für diese Reaktion jedoch Cobalamin-Coenzym erforderlich ist, resultiert daraus, dass es bei Vitamin-B_{12}-Mangel zu einem Mangel an THF kommt, woraus erklärlich wird, warum sich die hämatologischen Symptome des Folsäure-Mangels und des Mangels an Vitamin B_{12} gleichen.

Pharmakokinetik. Die in der Nahrung hauptsächlich vorliegenden Polyglutamate müssen vor der Resorption durch eine Carboxypeptidase zum Monoglutamat hydrolysiert werden. Der Transport durch die Mukosamembran des Duodenums und Jejunums geschieht überwiegend durch einen aktiven Mechanismus, an dem Glucose- und Natriumionen stimulierend beteiligt sind und folgt einer Sättigungskinetik. Bei pH-Werten von etwa 6,0 ist die Absorption am besten. Folsäure kann aber auch durch passive Diffusion aufgenommen werden. Die Folsäure wird praktisch auf alle Gewebe verteilt. Das Hauptspeicherorgan ist die Leber. Im Blut findet man neben THF und 10-Formyl-THF hauptsächlich 5-Methyl-THF. Im gesamten menschlichen Organismus findet man neben THF 5-Methyl-THF, 10-Methylen-THF und 5-Formyl-THF. Im Serum herrscht das 5-Methyl-THF als Monoglutamat vor, in den Zellen Polyglutamyl-THF mit und ohne C_1-Einheiten. In den Erythrozyten liegt die Folsäure als Polyglutamat mit 4 bis 7 Glutamyl-Resten vor. Die Aufnahme der 5-Methyl-THF folgt den Regeln einer Sättigungskinetik.

Durch den Harn werden Folsäure, 5-Methyl-THF, 10-Formyl-THF und inaktive Metaboliten ausgeschieden. Die durch die Galle eliminierte Menge an Folsäure unterliegt einem entero-hepatischen Kreislauf und wird praktisch quantitativ rückresorbiert.

Niacin

Das in pflanzlichen und tierischen Geweben weit verbreitet anzutreffende Nicotinamid stellt die wirkungsbezogene Partialstruktur der wasserstoffübertragenden Coenzyme NAD^+ und $NADP^+$ dar. Niacin ist der Sammelbegriff für Nicotinsäure-Derivate mit Antipellagrawirkung. Dazu gehören die Nicotinsäure, das Nicotinamid und die biologisch aktiven Coenzyme Nicotinamid-Adenindinucleotid (NAD) sowie Nicotinamid-Adenindinucleotidphosphat (NADP). Als wesentliche Teilstruktur von NAD und NADP ist Nicotinamid der wichtigste Elektronen-Carrier des Intermediärstoffwechsels. Zahlreiche Dehydrogenasen benötigen als Coenzyme NAD und NADP. NADPH stammt vorwiegend aus dem Pentosephosphat-

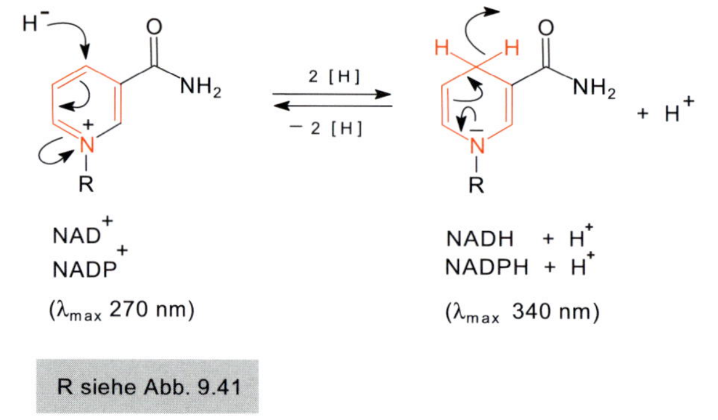

Abb. 9.40 NAD⁺/ NADP-Reduktions-Schema

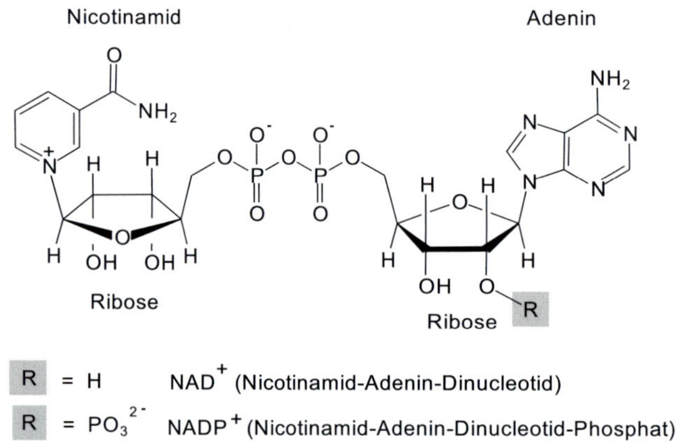

Abb. 9.41 NAD⁺ und NADP⁺

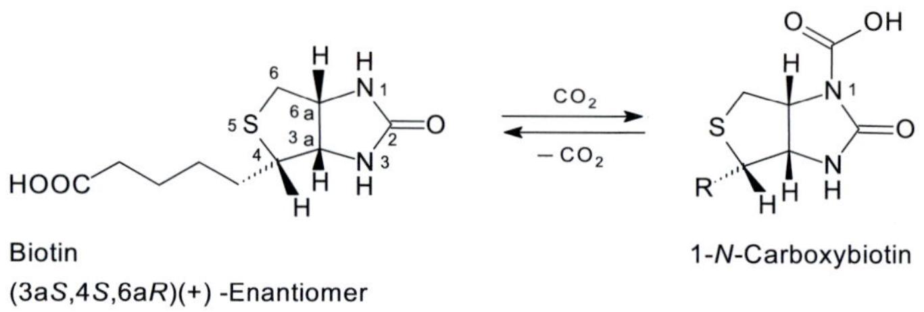

Abb. 9.42 Biotin und 1-*N*-Carboxybiotin

Zyklus und wird im Cytoplasma gebildet. Es hat eine bedeutende Funktion bei aufbauenden, anabolen Reaktionen als Reduktionsäquivalent. NADH wird dagegen als Reduktionsäquivalent bei abbauenden, katabolen Reaktionen gebildet. Die so gewonnenen Reduktionsäquivalente fließen in die Atmungskette ein und dienen der Energiegewinnung in Form von ATP. Das reaktive Zentrum des NAD^+ ist der positiv geladene Pyridinring, der nach Art einer Redox-Reaktion (Abb. 9.40) ein Hydridion reversibel aufnimmt

Die chinoide Struktur des NADH und NADPH bedingt eine Lichtabsorption bei 340 nm, während die Lichtabsorption des nicht reduzierten Nicotinamids bzw. von NAD^+ und $NADP^+$ ihr Maximum bei 270 nm aufweist. Dieser spektrale Unterschied ist die Grundlage für zahlreiche Bestimmungsmethoden der klinischen Chemie. Auf diese Weise kann der Gehalt an NAD^+ und $NADP^+$ als dehydrierende Coenzyme und die Konzentration an $NADH/H^+$ sowie $NADPH/H^+$ in hydrierenden Enzymen ermittelt werden. Von besonderem Interesse ist die Tatsache, dass die durch solche hydrierenden Enzyme katalysierten Reaktionen, d. h. Hydrid-Übertragungen, stereospezifisch und ohne Beteiligung des umgebenden Mediums ablaufen.

Pharmakokinetik. In der Nahrung enthaltenes NAD^+ und $NADP^+$ müssen vor der intestinalen Absorption gespalten werden. In niedriger Dosierung wird Nicotinamid carriervermittelt, in höherer Dosierung durch passive Diffusion aufgenommen. Die unsubstituierte Nicotinsäure wird im gesamten Dünndarm rasch und vollständig absorbiert. Systemisch werden Nicotinsäure und Nicotinamid wieder in NAD^+ und $NADP^+$ überführt und bevorzugt in der Leber, aber auch in den Erythrozyten und im Gewebe gespeichert (Abb. 9.41).

In der Leber wird darüber hinaus Niacin durch den Tryptophan-Stoffwechsel gebildet, womit etwa zwei Drittel des Nicotinamid-Bedarfs gedeckt werden. Hauptausscheidungs-Metabolit ist die polare *N*-Methyl-nicotinium-Verbindung.

Biotin

Das weit verbreitete bizyklische Harnstoff-Derivat ist aus einem Imidazolidin- und einem Thiophanring aufgebaut und enthält die chiralen C-Atome 3a, 4 und 6a (Abb. 9.42).

Von den acht möglichen Stereoisomeren kommt in der Natur nur das (abgebildete) biologisch aktive D-(+)-Enantiomer mit (3a*S*,4*S*,6a*R*)-Konfiguration vor.

Biochemische Funktionen. Biotin ist bei Carboxylierungsreaktionen kovalent über die ε-Amino-Gruppe eines Lysin-Restes im aktiven Zentrum der Carboxylase gebunden. Das in einem ersten Schritt übernommene CO_2 stammt aus Bicarbonat.

1-*N*-Carboxybiotin carboxyliert als „aktives Carboxyl" in einem zweiten Schritt ein Akzeptor-Substrat. Die vier Biotin-haltigen Carboxylasen des Menschen sind:

- Pyruvatcarboxylase
- Acetyl-CoA-Carboxylase
- Propionyl-CoA-Carboxylase und
- Methylcrotonyl-CoA-Carboxylase.

Pharmakokinetik. In der Nahrung ist Biotin größtenteils an Eiweiß gebunden, das vor der Absorption im Dünndarm enzymatisch durch eine Biotinidase abgespalten werden muss. Die Aufnahme aus dem proximalen Dünndarm erfolgt Na^+- und energieabhängig carriervermittelt, bei höheren Konzentrationen auch passiv durch Diffusion. Im Plasma wird Biotin zu etwa 80% an Proteine gebunden. Die Elimination erfolgt weitgehend renal und biliär als unverändertes Biotin.

9.2.3 Pseudovitamine

Die auch als **unechte Vitamine** oder **Vitaminoide** bezeichnete Gruppe von Verbindungen sind Wirkstoffe, die zeitweise als Vitamine betrachtet wurden, es aber definitionsgemäß nicht sind. Hierzu zählen z.T. essenzielle Nahrungsbestandteile, körpereigene Funktionsträger, sekundäre Naturstoffe, bis hin zu obsoleten Substanzgemischen (Tab. 9.10).

Pseudovitamine wie Cholin, *p*-Aminobenzoesäure, Orotsäure oder Liponsäure können bei besonderen, gene-

Tab. 9.10 Pseudovitamine

Bezeichnung	Synonym	Bemerkungen
Vitamin B_4	Adenin	Baustein für Adenosin, DNA, RNA
Vitamin B_8	AMP	Baustein für ATP
Vitamin B_{10}	4-Aminobenzoesäure	Wachstumsfaktor für Mikroorganismen
Vitamin B_{11}	Carnitin	Kap. 9.4.3
Vitamin B_{13}	Orotsäure	Kap. 9.4.3
Vitamin B_{14}	Xanthopterin	weit verbreiteter Naturstoff ohne Vitamincharakter
Vitamin B_{15}	Pangamsäure	unsinnige Mischung verschiedener Stoffe
Vitamin B_{17}	Amygdalin	cyanogenes Glykosid, toxisch, als Zytostatikum nicht geeignet
Vitamin F	PUFAs	Kap. 9.4.4
Vitamin I	myo-Inositol	essenzieller, ubiquitärer Nahrungsfaktor
Vitamin J	Cholin	wird sowohl endogen erzeugt als auch alimentär aufgenommen
Vitamin N	Liponsäure	Kap. 9.1.1
Vitamin P	Rutin, Quercetin etc.	
Vitamin Q	Coenzym Q	Kap. 9.1.1
Vitamin T	Carnitin	Kap. 9.4.3
Vitamin U	Methionin	essenzielle Aminosäure

tisch determinierten Defekten des Intermediärstoffwechsels Vitamincharakter erlangen, d. h. sie müssen dann für die Betroffenen dem Körper als essenzielle, exogene Wirkstoffe zugeführt werden.

Synopse

- Vitamin A ist in der Form des Retinals die prosthetische Gruppe des Sehpurpurs.
- Vitamin D ist der Sammelbegriff für antirachitische Wirkstoffe.
- Vitamin E ist der Überbegriff für eine Reihe von Tocopherolen.
- Vitamin K ist ebenfalls ein Sammelbegriff für Naphthochinon-Derivate, die für die Blutgerinnung essenziell sind.
- Vitamin C fungiert als Cofaktor bei verschiedenen Stoffwechselprozessen.
- Die Vitamine der B-Gruppe sind wasserlöslich, stellen Coenzyme an verschiedenen Stellen des Stoffwechsels dar und werden durch Phosphorylierung oder Konjugation mit Nucleotiden aktiviert.
- Vitamin B_1 (Thiamin, Aneurin) ist als Thiamindiphosphat Bestandteil verschiedener Multienzymkomplexe (Beispiel Pyruvatdehydrogenase-Komplex).
- Vitamin B_2 (Riboflavin, Lactoflavin) ist als FMN und FAD Bestandteil von Oxidoreduktasen (Flavinenzyme).
- Vitamin B_6 (Pyridoxol, Pyridoxal, Pyridoxamin) ist Coenzym einer Reihe von Enzymen, die vier Prozesse katalysieren: Transaminierung, Aldolspaltung, Decarboxylierung, Racemisierung.
- Vitamin B_{12} ist Sammelbegriff für bestimmte Cobalamine, die als Methyl-Cobalamin und Desoxyadenosyl-Cobalamin die Übertragung von C_1-Fragmenten ermöglichen oder an intramolekularen Umlagerungen beteiligt sind.
- Pantothensäure fungiert als prosthetische Gruppe des Coenzym A bei enzymatischen Reaktionen, die den Transfer von Acylgruppen betreffen.
- Folsäure wird zu Tetrahydrofolsäure reduziert, die das Coenzym von Enzymen darstellt, welche als Akzeptoren und Überträger von aktivem Formaldehyd und aktiver Ameisensäure fungieren.
- Niacin ist der Sammelbegriff für Nicotinsäure-Derivate mit Antipellagrawirkung. Als wesentliche Teilstruktur von NAD und NADP ist Nicotinamid der wichtigste Elektronen-Carrier des Intermediärstoffwechsels.
- Biotin ist Bestandteil verschiedener Carboxylasen.

9.3 Mineralstoffe und Spurenelemente

Welche Relationen bestehen?

Betrachtet man alle chemischen Elemente, die dem Aufbau und der Funktion des menschlichen Körpers dienen, nach ihrer Stellung im Periodensystem und nach ihrer relativen Häufigkeit, so ergeben sich drei Fakten:

- Die essenziellen Elemente sind nicht über das ganze Periodensystem verteilt, sondern bilden Blöcke (Abb. 9.43).
- Die Elemente des Wassers und der organischen Verbindungen (H, O, C, N, S) machen zusammen etwa 95% aus, die der Mineralstoffe (Na, Ca, K, Mg, O, P, Cl) etwa 5%.
- Alle weiteren Elemente kann man mit zusammen weniger als 1% zu den Spurenelementen zählen.

9.3.1 Mineralstoffe

Was sind Mineralien und Mineralstoffe?

Mineralien ist der Sammelbegriff für alle natürlich entstandenen, meist kristall-bildenden, aus vorwiegend anorganischen Elementen zusammengesetzten Verbindungen oder für Elemente selbst, die am Aufbau der Erdkruste beteiligt sind. Die für die menschliche Ernährung essenziellen Mineralien bezeichnet man als Mineralstoffe.

Das Periodensystem der Elemente enthält über 100 Atom-Arten. Doch für den Bau und die Funktion des menschlichen Körpers sind nur wenige der in den Mineralien versteckten Elemente essenziell. Als Ionen formuliert: Na^+, K^+, Ca^{2+}, Mg^{2+}, PO_4^{3-}, Cl^-. Sie werden täglich in Milligramm- bis Gramm-Mengen benötigt.

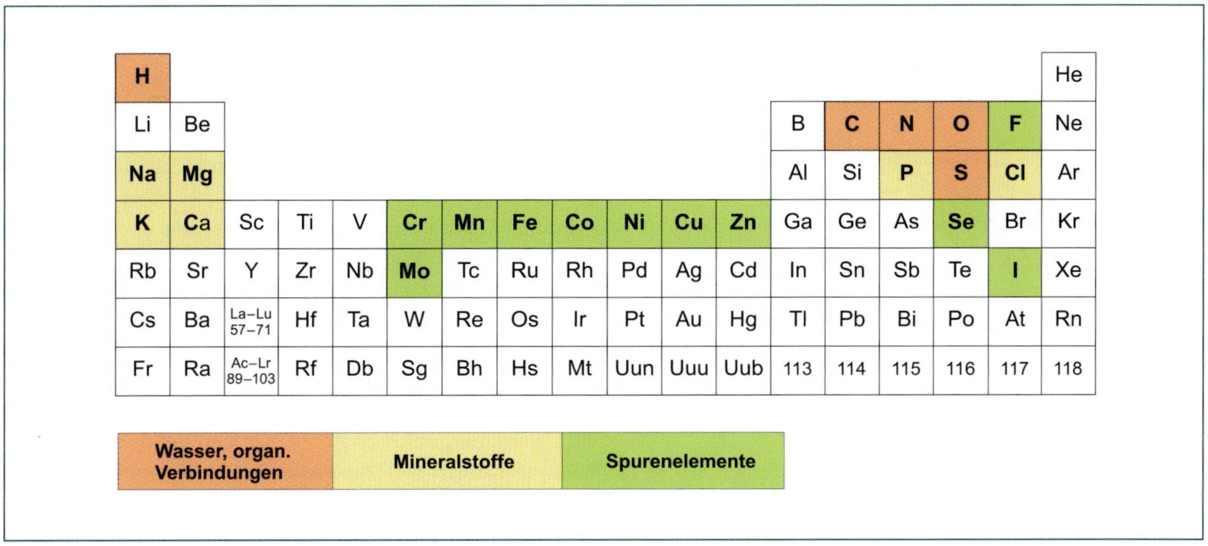

Abb. 9.43 Verteilung der essenziellen Elemente im Periodensystem

9.3.2 Spurenelemente

Was sind Spurenelemente?
Es sind nur in geringen, d. h. Mikrogramm- bis Milligramm-Mengen benötigte, aber essenzielle Mikro-Nährelemente. Sie machen im Körper weniger als 0,01% der Körpermasse aus. Für den Menschen zählen dazu an Metallen (als Ionen): Fe, Cu, Zn, Mn, Co, Ni, Mo, Cr. An Nichtmetallen: I, F, Se. Die physiologische Bedeutung der metallischen Spurenelemente ist aus Tabelle 9.11 zu ersehen.

9.4 Orthomolekulare Wirkstoffe

Nach Linus Pauling dient die sog. orthomolekulare Medizin der Gesunderhaltung und besteht in der Behandlung von Krankheiten „durch Veränderung der Konzentration von Substanzen, die normalerweise im Körper vorhanden und für die Gesundheit verantwortlich sind“. Gemeint ist die optimale Versorgung des Organismus mit „Vitalstoffen“, worunter man Vitamine, essenzielle Aminosäuren, essenzielle Fettsäuren, Spurenelemente und Mineralstoffe subsummiert. Ziele sind die Prävention chronischer Erkrankungen, die individuelle Verbesserung der Gesundheit sowie der Erhalt von Vitalität und Leistungsfähigkeit im Alter.

Synonyma für orthomolekulare Wirkstoffe sind Mikronährstoffe, Vitalstoffe, Anti-Aging-Mittel. Sie umfassen auch Vitaminoide und eine Reihe von sekundären pflanzlichen Naturstoffen. Wie aus Tabelle 9.12 hervorgeht, sind viele Wirkstoffe, die heute von der orthomolekularen Medizin beansprucht werden, seit Generationen im schulmedizinischen Arzneischatz zu finden.

Im Folgenden soll auf die an anderer Stelle noch nicht beschriebenen oder nur erwähnten Wirkstoffe kurz eingegangen werden.

Tab. 9.11 Bedeutung der Spurenelemente (Metalle)

Spurenelement	Bedeutung
Chrom	Zusammenhang mit Diabetes und Glucose-Toleranzfaktor
Eisen	Zentralatom in Hämoglobin- und Myoglobin, Enzymbaustein
Kobalt	Zentralatom von Vitamin B_{12}
Kupfer	Enzymbaustein, Blutbildung, Elastinbildung
Mangan	Enzymaktivierung, Bestandteil antioxidativer Enzyme
Molybdän	Bestandteil von Flavinenzymen, z. B. Xanthinoxidase, Aldehydoxidase
Nickel	Bestandteil von Urease und Lactatdehydrogenase
Zink	Enzymbaustein, Enzymaktivierung, Bestandteil antioxidativer Enzyme

Tab. 9.12 Orthomolekulare Wirkstoffe

Wirkstoff	Kapitel
Vitamin A	8.9.2
Vitamin D	7.1.2
Vitamin E	9.2.1
Vitamin K	6.5.1
Vitamin C	9.1.2
Vitamine der B-Gruppe	9.2.2
Glutathion	9.1.1
Coenzym Q	9.1.1
Liponsäure	9.1.1
Orotsäure	9.4.3
Cholin	9.4.3
L-Carnitin	9.4.3
Essenzielle mehrfach ungesättigte Fettsäuren (PUFAs)	9.4.4
Carotinoide	9.4.1
Pflanzliche Polyphenole	9.4.2
Mineralstoffe	9.3.1
Spurenelemente	9.3.2

9.4.1 Carotinoide

Carotinoide haben als Provitamine A eine wichtige physiologische Funktion. Daneben reduzieren sie das Risiko degenerativer Erkrankungen, indem sie die Zellen vor der Einwirkung reaktiver Sauerstoffspezies, besonders des angeregten Singulett-Sauerstoffs schützen. Das beruht wiederum auf der Bildung resonanzstabilisierter Carotin-Radikale, die mit Hilfe von Ascorbinsäure oder Ubichinonen regeneriert werden (Abb. 9.44).

Zum anderen besitzen insbesondere β-Carotin und Lycopin die Fähigkeit, den energetisch angeregten und potenziell schädlichen Singulett-Sauerstoff durch sog. Quenchen („Auslöschen“) zu entschärfen, was aber quantitativ betrachtet nur eine untergeordnete Rolle in der Vermeidung des oxidativen Stresses spielt. Bei diesem physikochemischen Prozess nimmt das Carotin die Energie auf, die es in Form von Wärme an seine Umgebung abstrahlt. Dadurch wird der Sauerstoff wieder in seinen Grundzustand überführt und das Carotin regeneriert sich, ohne dabei verbraucht zu werden.

Definitionsgemäß zu den Vitaminen gehören die Carotinoide **Lutein** und **Zeaxanthin**, die zusammen das makuläre Pigment bilden. Es verleiht der Makula ihr gelbes Aussehen (gelber Fleck) und kann von Mensch und Säugetier nicht synthetisiert werden. Es muss also mit der Nahrung zugeführt werden und ist deshalb wie die Vitamine ein essenzieller Mikronährstoff.

Das makuläre Pigment hat einen Filtereffekt auf das einstrahlende, energiereiche Licht und kann daher als „natürliche Sonnenbrille“ bezeichnet werden. Es übt eine antioxidative Wirkung auf die PUFA (Poly Unsaturated Fatty Acids) aus, die in den Außensegmenten der Photorezeptoren des menschlichen Auges angereichert sind. Lutein und Zeaxanthin können sich transmembranär orientieren, nehmen Einfluss auf die Membranmobilität und richten sich gegenüber aggressivem Licht optimal aus.

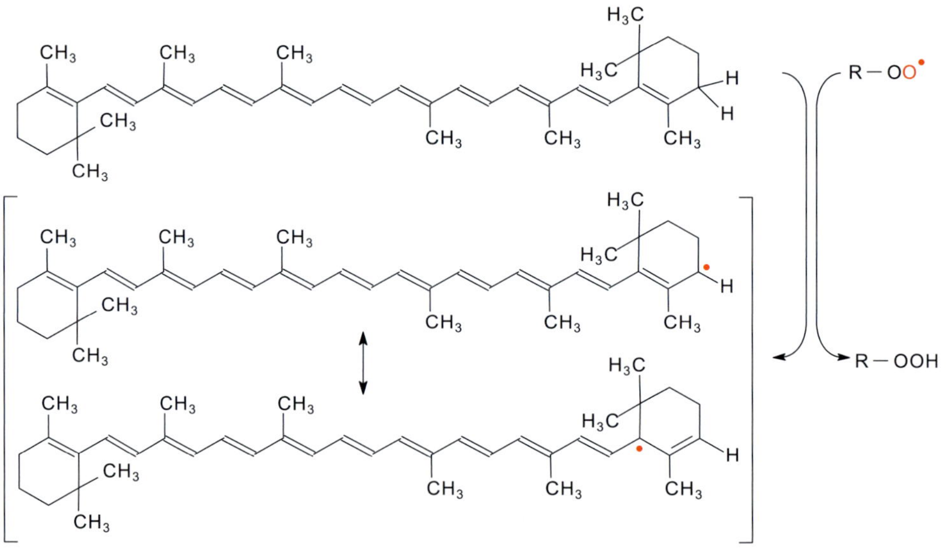

Abb. 9.44 β-Carotin und resonanzstabilisiertes Radikal

9.4.2 Pflanzliche Polyphenole

Die zu den sekundären Naturstoffen zählenden Polyphenole, die wegen ihrer antioxidativen Eigenschaften vor Herz-Kreislauf-Erkrankungen, Arthritis, Katarakt, bestimmten Krebsarten und andere Leiden schützen sollen, sind als weit verbreitete Pflanzeninhaltsstoffe in **Obst** und **Gemüse** – für den Menschen alimentär zugänglich – anzutreffen. Man findet sie aber auch in nennenswerter Menge in **grünem Tee** und **rotem Wein**. Zu unterscheiden sind zwei Hauptgruppen pflanzlicher Polyphenole, die Phenolcarbonsäuren und die Flavonoide. Zu den **Phenolcarbonsäuren** gehören die Hydroxyzimtsäure-Derivate Kaffeesäure, Chlorogensäure, Rosmarinsäure sowie die Gallussäure und ihre Derivate (Abb. 9.45). Im Vergleich zu den Flavonoiden spielen sie als Prophylaktika und Therapeutika bei der Genese und den Folgen des oxidativen Stresses bislang eine untergeordnete Rolle.

Die **Flavonoide** sind eine Naturstoffgruppe mit dem gemeinsamen Grundgerüst des **Flavans**. Man unterscheidet Untergruppen, von denen die 6 wichtigsten Prototypen in Abbildung 9.46 wiedergegeben sind.

Epidemiologische Studien in einigen asiatischen Ländern mit hohem Teekonsum der Bevölkerung zeigen, dass bei regelmäßigem Genuss von **Grünem Tee** (Stammpflanze *Camellia sinensis*) das Risiko für bestimmte Krebs- und kardiovaskuläre Erkrankungen gemindert ist. Die überwiegend an Extrakten japanischen grünen Tees durchgeführten Recherchen ergaben, dass die enthaltenen antioxidativen Stoffe Polyphenole vom Catechin-Typ darstellen (Abb. 9.47).

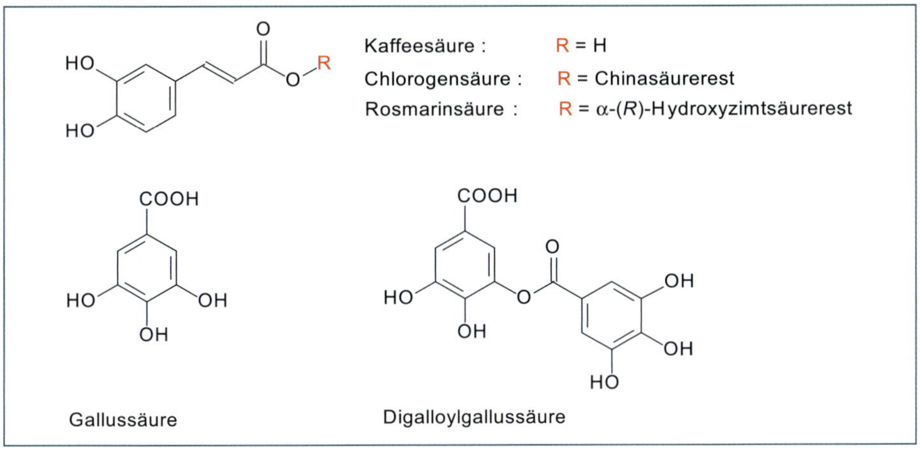

Abb. 9.45 Polyphenolcarbonsäuren

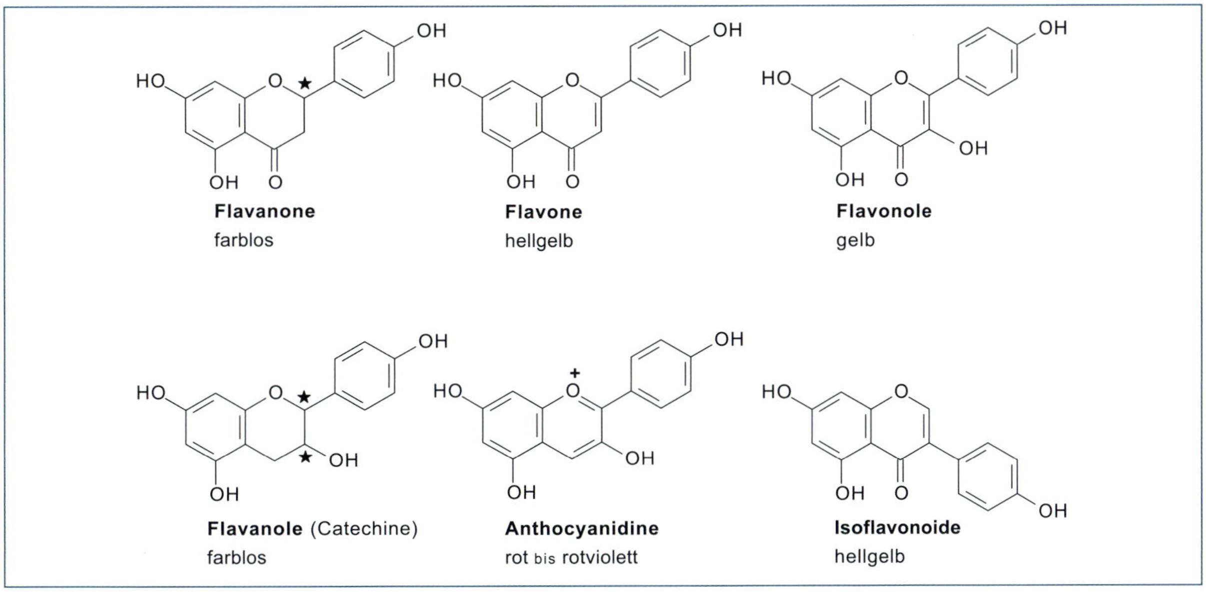

Abb. 9.46 Flavonoid-Prototypen

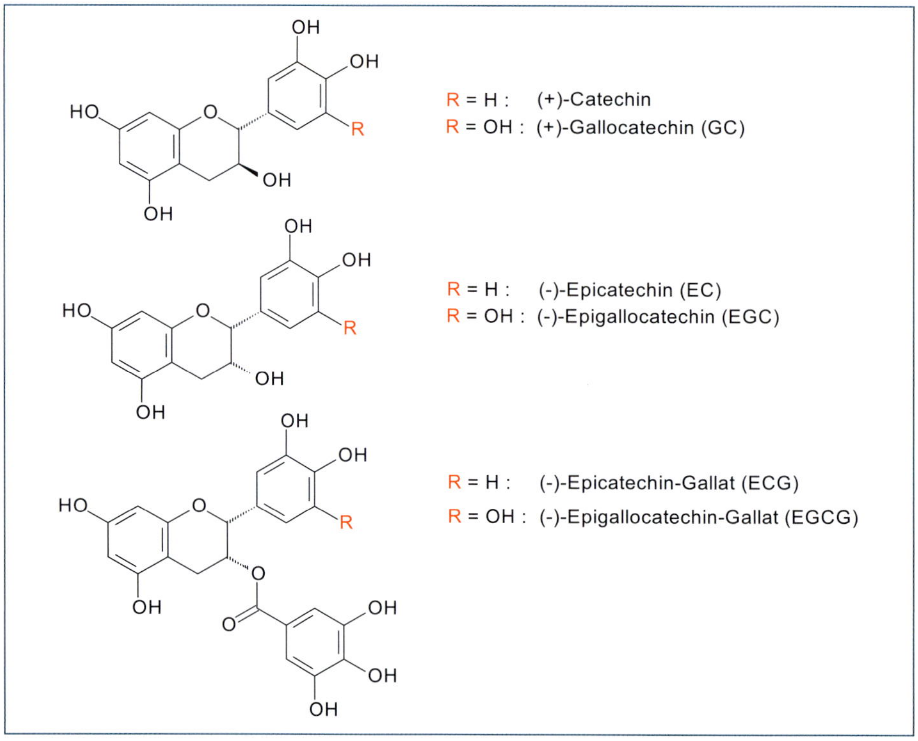

Abb. 9.47 Flavanole im grünen Tee (Tee-Polyphenole)

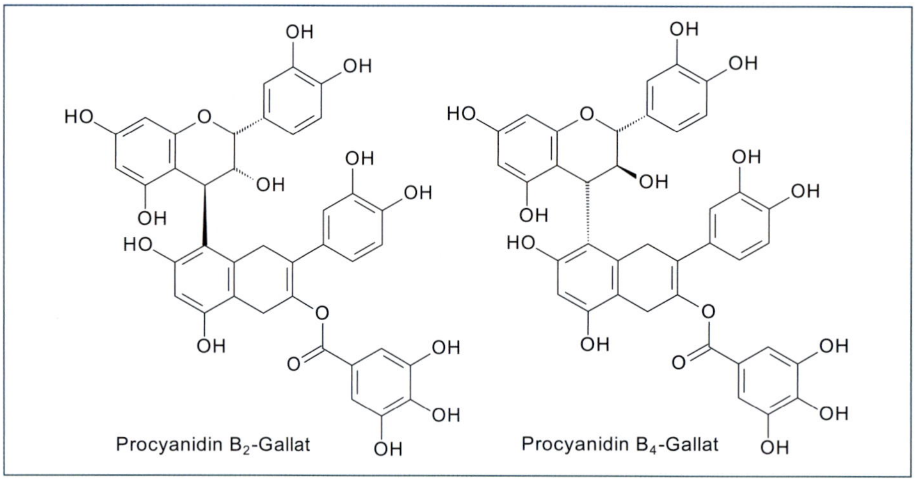

Abb. 9.48 Beispiele für typische Procyanidine aus Rotwein

Aus heutiger Sicht lassen sich sogar Struktur-Wirkungs-Beziehungen ableiten. Die antioxidative Potenz steigt mit der Anzahl der phenolischen Hydroxylgruppen sowie der Galloylgruppen und hängt ferner von der Molekülgröße ab. Die im grünen Tee enthaltenen Gerbstoffe bestehen vor allem aus Gallussäureestern von dimeren Proanthocyanidinen, die durch 4,8-Verknüpfung von Catechin-, Epicatechin- und Epigallocatechin-Einheiten entstehen.

Die Empfehlung, **Rotwein** nicht zu viel, aber regelmäßig, zur Prophylaxe gegen koronare Herzerkrankungen zu konsumieren, geht auf das sog. **französische Paradoxon** zurück, das besagt, dass die Mortalitätsrate in Bezug auf Herz-Kreislauf-Erkrankungen in Frankreich wesentlich niedriger liegt als in Deutschland, den nordeuropäischen Ländern, Großbritannien oder den USA. Der Verzehr an gesättigten Fettsäuren ist in Frankreich nicht niedriger als anderswo. Die in epidemiologischen Studien in Frankreich ermittelten Serum-Cholesterol-Werte sind vergleichbar mit jenen, die in anderen Ländern gefunden wurden.

Der höhere Verzehr an Obst und Gemüse reicht allein zur Erklärung des Phänomens nicht aus. Es ist vor allem der Rotwein-Konsum, der eine antioxidative Aktivität entwickelt. Bekanntlich werden bei der Weißwein-Bereitung die Trauben sofort gekeltert und der herausgepresste Traubensaft vergoren. Bei der Rotweinbereitung lässt man die Maische einige Tage vergären. Erst dann wird gekeltert, d. h. von den Schalen und Stängeln abgepresst. Dadurch können die besonders in den Schalen enthaltenen Proanthocyanidine und Gerbstoffe, die dem Rotwein seine Farbe, seinen Geschmack und seine antioxidativen Eigenschaften verleihen, in Lösung gehen.

Die Pro(antho)cyanidine, die bei ihrer Hydrolyse und beim metabolischen Abbau in erster Linie (+)-Catechin und (−)-Epicatechin, sowie Gallussäure liefern, sollen bei in-vitro-Versuchen eine bis zu 50-mal stärkere antioxidative Aktivität zeigen als Vitamin E und 18-mal stärker sein als Vitamin C.

Isoliert und identifiziert hat man zum Beispiel aus portugiesischen Rotweinen die dimeren Procyanidine B_1, B_2, B_3, B_4, C_1 und deren Gallussäure-Ester sowie trimere Produkte (Abb. 9.48). Die verschiedenen Indizes kennzeichnen unterschiedliche stereo-chemische Anordnungen an den asymmetrisch substituierten C-Atomen.

9.4.3 L-Carnitin, Orotsäure, Cholin

L-Carnitin

Das mit der Nahrung aufgenommene oder vom Körper selbst biosynthetisierte L-Carnitin (Synonyma: Vitamin T, Vitamin BT, Vitamin B_{11}, Vitamin Br) (Abb. 9.49) dient im Fettsäurestoffwechsel dem Transport von Acetylgruppen und Fettsäuren zwischen dem Cytosol und den Mitochondrien. Der Transport durch die Mitochondrienmembran erfolgt nach Acylierung der 3-Hydroxygruppe zu Acyl-Carnitinen, welche die Membranen passieren können.

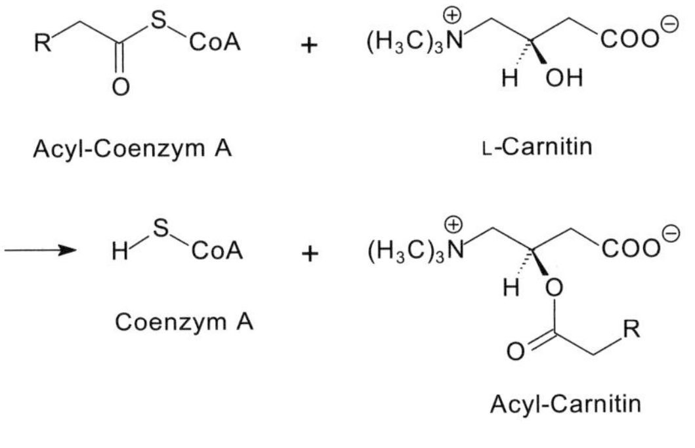

Abb. 9.49 Funktion von L-Carnitin

Mangelsymptome treten selten auf und solche einer Überdosierung sind nicht bekannt. Bei geschwächtem Immunsystem kann L-Carnitin den Immunstatus verbessern.

Beurteilung: Fleischarme Ernährung gepaart mit intensiver körperliche Belastung können bei Hochleistungssportlern einen Carnitinmangel verursachen. L-Carnitin ist kein „Fettburner", wie in der Laienpresse behauptet wird.

Orotsäure

Orotsäure (Synonym: Vitamin B_{13}) ist als eine Pyrimidincarbonsäure Edukt bei der Biosynthese von Cytosin, Uracil und Thymin, also jener Pyrimidinbasen, die für den Aufbau der DNA und RNA notwendig sind. Da sie endogen im Intermediär-Stoffwechsel synthetisiert wird, ist Orotsäure nicht als Vitamin zu bezeichnen (Abb. 9.50).

Beurteilung: Orotsäure kann die Leistungsfähigkeit des Herzens verbessern und wird als Magnesiumorotat in der adjuvanten Therapie von Herz-Kreislauf-Erkrankungen verwendet.

Cholin

Cholin (Synonyma: Vitamin J und Vitamin B_7) (Abb. 9.50), das sowohl endogen erzeugt als auch mit der Nahrung aufgenommen wird, dient als Baustein für den Neurotransmitter Acetylcholin und verschiedene Membranphospholipide, beispielsweise Lecithin, sowie als Methylgruppendonor.

Beurteilung: Ob Cholin als Monosubstanz oder in Kombinationspräparaten zur Leberschutztherapie taugt, ist immer noch mit einem Fragezeichen zu versehen.

9.4.4 Essenzielle stark ungesättigte Fettsäuren

Obwohl essenzielle stark ungesättigte Fettsäuren (Synonym: Vitamin F) teilweise dem menschlichen Körper mit der Nahrung zugeführt werden müssen, sind sie eher mit den essenziellen Aminosäuren zu vergleichen als mit den Vitaminen (Kap. 8.4.1).

Bedeutung: Arteriosklerose-Prophylaxe, Senkung der Hypertonie und der Hyper-Lipoproteinämien.

Beurteilung: Bei gegebener Indikation sinnvoll.

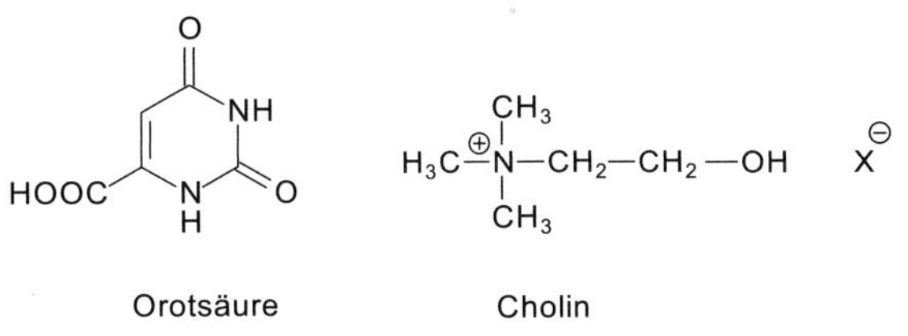

Abb. 9.50 Orotsäure und Cholin

Synopse

- **Pseudovitamine** sind endogene oder exogene Verbindungen, die zeitweise als Vitamine betrachtet wurden, es aber definitionsgemäß nicht sind.
- Als **Mineralstoffe** bezeichnet man die für die menschliche Ernährung essenziellen Mineralien. Sie enthalten die Ionen Na^+, K^+, Ca^{2+}, Mg^{2+}, PO_4^{3-} und Cl^-.
- **Spurenelemente** werden in Mikrogramm- bis Milligramm-Mengen für bestimmte Stoffwechselprozesse benötigt. Dazu zählen die Metalle Fe, Cu, Zn, Mn, Mo, Co, Ni, Cr und die Nichtmetalle I, F und Se.
- **Orthomolekulare Wirkstoffe** ist der Sammelbegriff für Mikronährstoffe, die dem Körper in ausreichender Menge zur Verfügung stehen sollten. Dazu zählen Vitamine, essenzielle Aminosäuren, essenzielle Fettsäuren, Pseudovitamine, bestimmte sekundäre Pflanzeninhaltsstoffe, Mineralstoffe und Spurenelemente.
- Carotinoide schützen die Zellen vor dem Angriff reaktiver Sauerstoffspezies und besitzen z.T. Provitamin-A-Charakter.
- Pflanzliche Polyphenole, zu welchen Phenolcarbonsäuren und Flavanoide zählen und die in Obst, Gemüse, grünem Tee und Rotwein enthalten sind, wirken als Antioxidanzien.
- L-Carnitin, Orotsäure und Cholin sind Pseudovitamine.
- Essenzielle stark ungesättigte Fettsäuren übernehmen teilweise die Rolle der Arachidonsäure als Substrat, dämpfen die Hypertonie und mindern die Hyper-Lipoproteinämie.

Literatur

Freie Radikale

Duchstein, H.-J., Riederer, S. und Erbach, C. (1999): Aktive Sauerstoffspezies – Ein neues Forschungsgebiet für die Pharmazeutische Chemie, *Pharm Unserer Zeit* **28**, 197

Laupheimer, P. (1994): Rauchen und freie Radikale, *Dtsch Apoth Ztg* **134**, 836

Müller, U. und Krieglstein, J. (1994): Sauerstoffradikalfänger als Neuroprotektiva, *Dtsch Apoth Ztg* **134**, 1677

Zarkovic, N. (2000): Freie Radikale. Antioxidantien in der Prävention und Chemotherapie von Tumoren, *Pharm Ztg* **145**, 391

Selen

Ursini, F. und Bindoli, A. (1987): The role of Selenium Peroxidases in the protection against oxidative damage of membranes, *Chemistry and Physics of Lipids* **44**, 255–276

Vitamine, Provitamine

Bässler, K.-H., Grühn, E., Loew, D. und Pietrzik, K. (1992): Vitamin-Lexikon, 2. Aufl. G. Fischer-Verlag, Stuttgart

Biesalski, H.K. et al. (1997): Vitamine, Thieme-Verlag, Stuttgart

Nikolait, D. (1997): Carotinoide natürlichen Ursprungs: Wichtige physiologische Modulatoren, mehr als nur Provitamin A, in: Vitamine, Mineralstoffe, Spurenelemente **12**, 5 Hippokrates-Verlag, Stuttgart

Veris-Research Summaries 1995 bis heute, im Internet zu finden auf der Seite http//www.veris-online.org

Funktionelle Nahrungsmittel

Gröber, U. (2002): Orthomolekulare Medizin. Ein Leitfaden für Apotheker und Ärzte, 2. Aufl. Wiss. Verlagsgesellschaft Stuttgart

Metz, G. (2001): Phytamine – Pflanzliche Nahrung zur Prävention. PZ-Schriftenreihen Bd, 13 GOVI-Verlag, Eschborn

Souci, S.W., Fachmann, W. und Kraut, H. (1999/2000): Die Zusammensetzung der Lebensmittel, Nährwert-Tabellen, 6. revidierte und ergänzte Auflage, Medpharm-Scientific Publishers, Stuttgart

Zimmermann, M. (1999): Burgersteins Mikronährstoffe in der Medizin, Haug-Verlag, Heidelberg

Zittermann, A. und Kling-Steines, B. (1994): Antioxidative und prooxidative Lebensmittelinhaltsstoffe, *Dtsch Apoth Ztg* **134**, 2991

Flavonoide

Heilmann, J. und Merfort, I. (1998): Aktueller Kenntnisstand zum Metabolismus von Flavonoiden, *Pharm Unserer Zeit* **27**, 58 und 173

Soja

Zheng, W. et al. (1999): Urinary Excretion of Isoflavonoids and the Risk of Brest Cancer, *Cancer Epidemiol, Biomark* 8: 35–40

Grüner Tee

Uhlenbruck, G. und Golz, R. (1998): Eigenschaften von Grünem Tee: Eine Übersicht, *J Orthomol Med* **6**, (3)

Rotwein

Maffei, Facino, R. et al. (1996): Procyanidins from Vitis vinifera seeds protect rabbit heart from ischemia/reperfusion injury: antioxidant intervention and/or iron and copper sequestering ability, *Planta Med* **62**, 495

Maffei, Facino, R. et al. (1998): Sparing effect of procyanidins from Vitis vinifera on vitamin E: in vitro studies, *Planta Med* **64**, 343

Plum, G.W. et al. (1998): Antioxidant properties of catechins and proanthocyanidins: effect of polymerisation, galloylation and glycosylation, *Free Radic Res* **29**, 351

10 Glucose- und Lipidstoffwechsel

10.1 Biochemische Grundlagen der Insulinwirkung

Aufgrund seiner ausgeprägten Hydrophilie kann Glucose die Zellmembran nicht passieren und wird daher mit Hilfe von Transportern in die Zelle aufgenommen. Insulin stimuliert die zelluläre Glucose-Aufnahme durch Aktivierung des Glucose-Transporters GLUT4. Bis zu 75% der Insulin-abhängigen Glucose-Aufnahme erfolgt in der Skelettmuskulatur. Neben der Stimulation des Glucose-Transports bewirkt Insulin die zelluläre Aufnahme und Speicherung von Fetten und Aminosäuren, so dass es ein Signal für die postprandiale Verwertung bzw. Speicherung von Nahrungsbestandteilen (Glucose, Aminosäuren, Fetten) darstellt. Die verschiedenen Insulinwirkungen auf den Protein-, Kohlenhydrat- und Fettstoffwechsel und die Folgen eines Insulinmangels sind in Abbildung 10.1 zusammengefasst. Insulin bindet an den Insulin-Rezeptor,

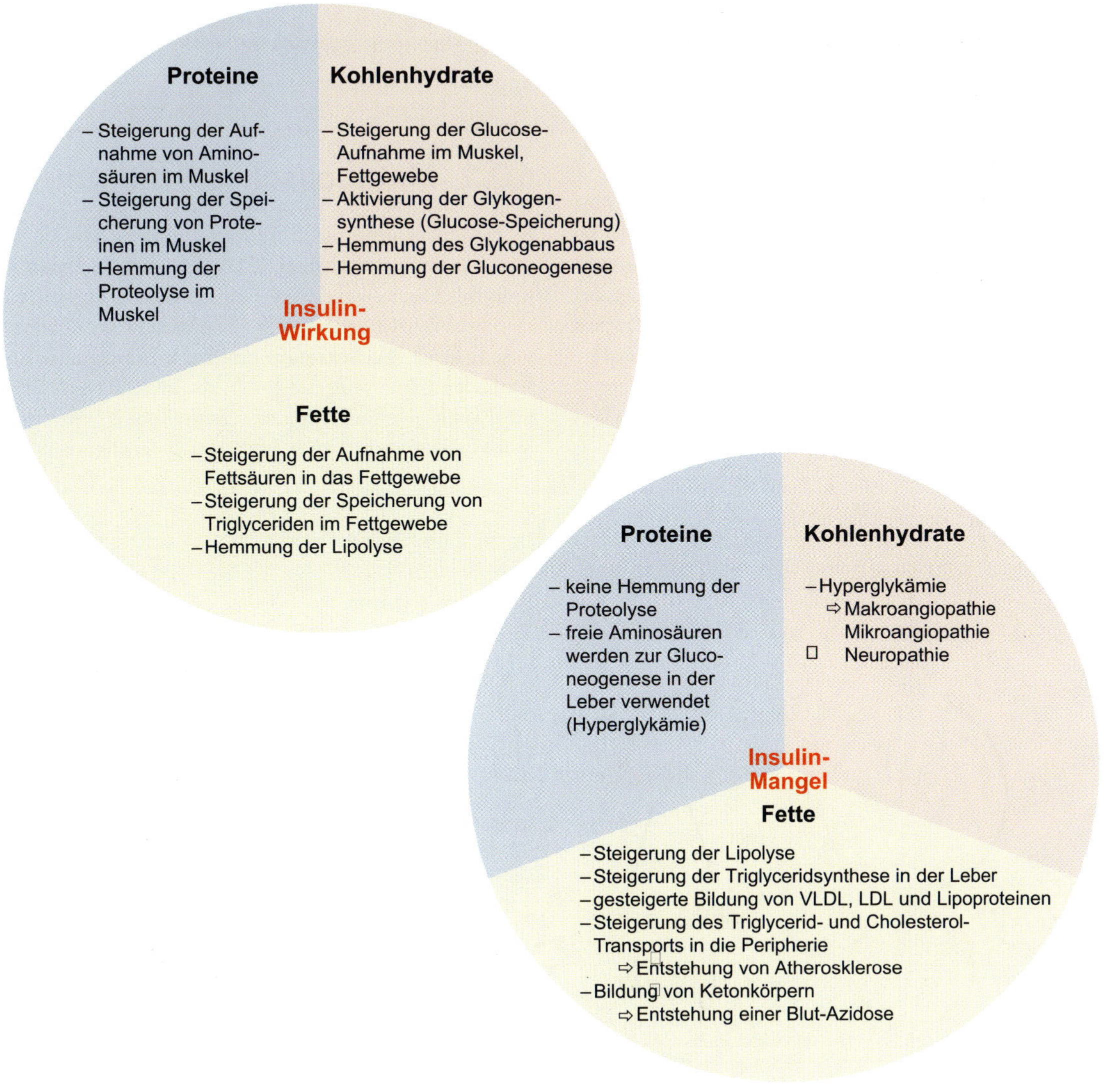

Abb. 10.1 Insulinwirkungen (oben) und Auswirkungen von Insulinmangel (unten)

der zur Familie der Rezeptor-Tyrosinkinasen gehört (Kap. 2.2.2). Nach Bindung des Liganden Insulin phosphoryliert der Rezeptor verschiedene Proteinsubstrate wie die Mitglieder der Familie der IRS-Proteine (IRS = Insulin-Rezeptor-Substrate) sowie Gab-1, Shc und Cbl an Tyrosinresten (Abb. 10.2), deren genaue Rolle bei der Insulin-Signaltransduktion z.T. noch nicht geklärt ist. Bis jetzt wurden mindestens neun verschiedene Substrate des Rezeptors identifiziert, die unterschiedliche Signale in der Zelle verursachen. Die Stimulation des Insulin-Rezeptors führt unter Beteiligung verschiedener Adapterproteine zur Aktivierung von Ras und von MAP-Kinasen wie ERK (Kap. 2.2.2, Abb. 2.8). Ferner kommt es zur Aktivierung von PI3K (Phosphatidylinositol-3-kinase), Akt (Proteinkinase B) und atypischen PKCs (aPKC) wie PKC-ζ und -λ, welche die Translokation des Glucose-Transporters GLUT4 an die Zellmembran induzieren. Neuere Befunde deuten darauf hin, dass der CAP/Cbl-Signaltransduktionsweg ebenfalls an der Insulin-abhängigen Glucose-Aufnahme beteiligt ist. Cbl wird an Tyrosinresten phosphoryliert und interagiert mit dem Adapterprotein CAP, was zur Assoziation der Proteine mit Lipid-rafts (Membraneinstülpungen) und zur Rekrutierung weiterer Proteine wie C3G und TC10 führt. Die Rekrutierung des G-Proteins TC10 stellt neben der Aktivierung von Akt ein weiteres wichtiges Signal für die Translokation und Funktion des Glucose-Transporters dar. Außer der Glucose-Aufnahme stimuliert Insulin das Zellwachstum und die Differenzierung (Abb. 10.2). Ursache der Hyperglykämie bei **Diabetes mellitus** ist

- die verminderte oder fehlende Insulinfreisetzung aus B-Zellen Langerhans'scher Inseln des Pankreas
- und/oder die verminderte Insulinwirkung (Insulinresistenz).

Der **Typ-I-Diabetes** (oder juveniler Diabetes) stellt eine Autoimmunerkrankung dar, bei der es zur Zerstörung der Insulin-produzierenden B-Zellen des Pankreas kommt. Er ist durch einen absoluten Insulinmangel gekennzeichnet und ist somit Insulin-pflichtig.

Der **Typ-II-Diabetes** früher auch als Alters-Diabetes bezeichnet, ist häufig mit Übergewicht (Adipositas) assoziiert und tritt oft bei älteren Patienten auf. Das Diabetesrisiko steigt bei Übergewichtigen mit zunehmendem Body-Mass-Index (BMI) dramatisch an. Mehr als 80% der Patienten mit Typ-II-Diabetes sind adipös. Bei normalgewichtigen Typ-II-Diabetikern steht die gestörte B-Zellfunktion im Vordergrund, die offensichtlich auf polygenetische Faktoren zurückzuführen ist. Bei adipösen Diabetikern scheint vor allem die Insulinresistenz für die Hyperglykämie verantwortlich zu sein. Bei diesen Patienten lässt sich die Insulinsensitivität durch Gewichtsreduktion häufig wieder normalisieren.

10.2 Metabolisches Syndrom

Es besteht eine enge Verknüpfung zwischen dem Fett- und Glucosestoffwechsel. Das mit der Adipositas verknüpfte Überangebot an Fetten, freien Fettsäuren und Glycerol führt in der Leber zur gesteigerten Gluconeogenese und VLDL-Sekretion und im Muskel zur Verminderung der Glucoseutilisation (Abb. 10.3). Das durch diese Stoffwechselveränderungen entstehende metabolische Syndrom ist durch eine Hypertriglyceridämie, Hyperin-

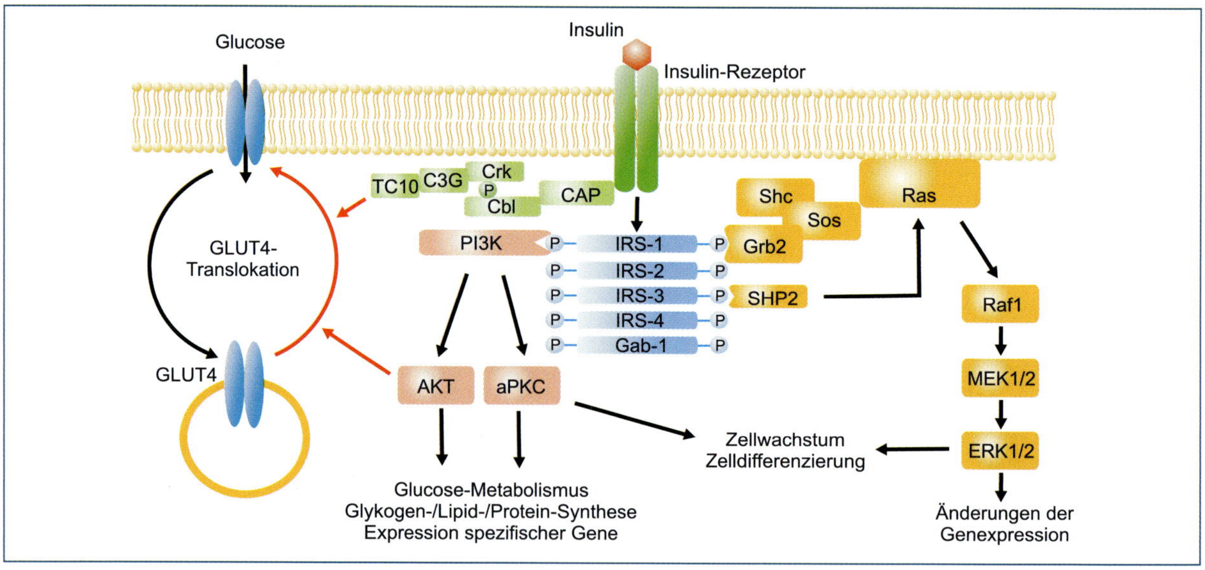

Abb. 10.2 Signaltransduktion des Insulin-Rezeptors

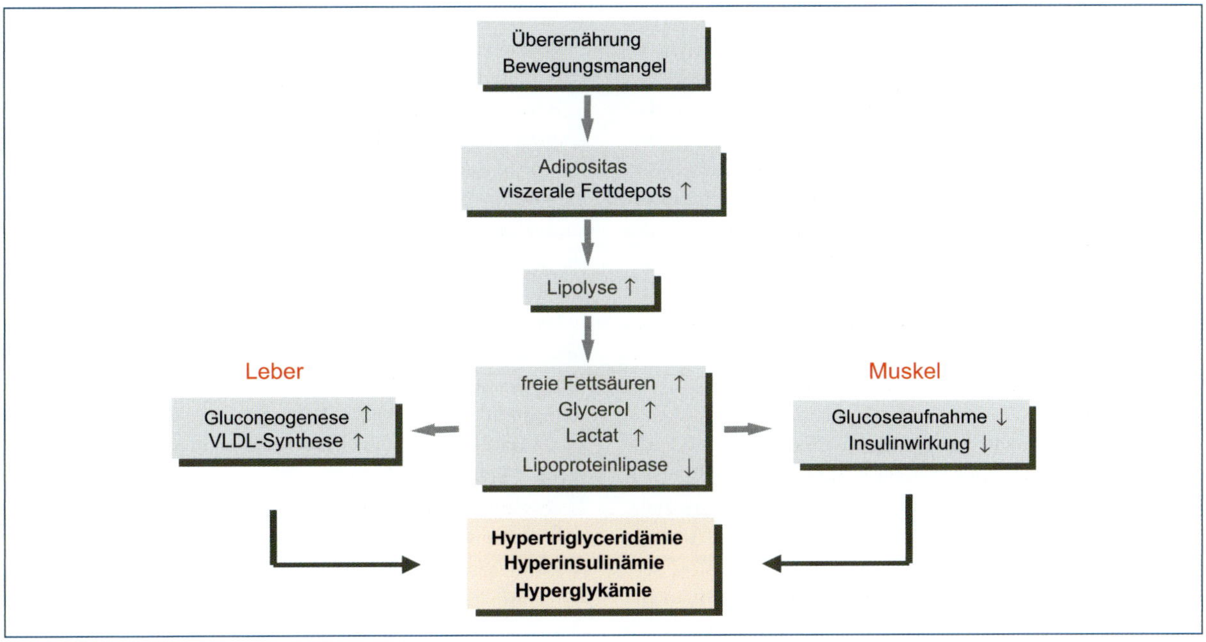

Abb. 10.3 Das metabolische Syndrom

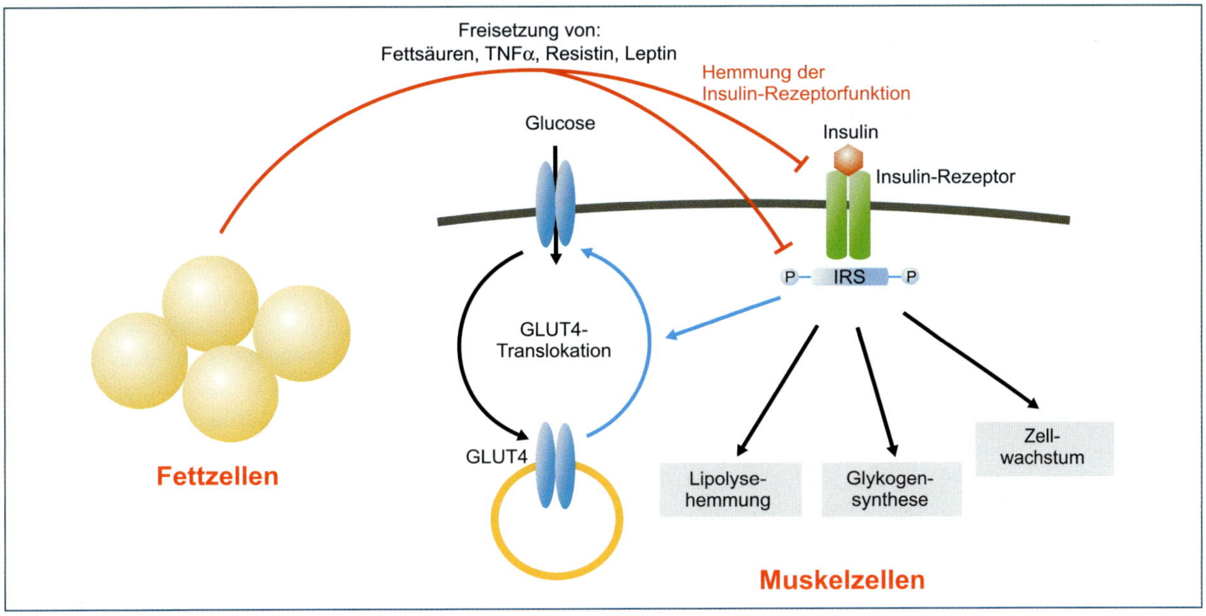

Abb. 10.4 Induktion der Insulinresistenz

sulinämie und Hyperglykämie gekennzeichnet. Sekundär liegt häufig noch ein Bluthochdruck vor. Insgesamt ist das metabolische Syndrom (Syndrom X) mit einem stark erhöhten Risiko für kardiovaskuläre Erkrankungen verknüpft! Die aus Fettzellen freigesetzten Fettsäuren spielen eine zentrale Rolle bei der Entstehung der Insulinresistenz und der damit verbundenen Hyperinsulinämie und Hyperglykämie, die bei der Adipositas-bedingten Form des Typ-II-Diabetes vorliegt (Abb. 10.4). Fettsäuren und andere aus Fettzellen freigesetzte Signalmoleküle wie TNFα und Resistin führen im Muskelgewebe zur Reduktion der Insulin-Rezeptorfunktion und der Signaltransduktion und/oder bewirken eine reduzierte Expression des Rezeptors und anderer an der Signaltransduktion beteiligten Proteine (vgl. Abb. 10.2). Die Folge davon ist, dass Muskelzellen eine reduzierte Empfindlichkeit gegenüber Insulin entwickeln.

Aus den Zusammenhängen lässt sich ableiten, dass Fettzellen eine wichtige Rolle bei der Entstehung der Insulinresistenz zukommt, da diese letztendlich die Verfügbarkeit freier Fettsäuren regulieren und außerdem verschiedene Signalstoffe freisetzen, welche die Effizienz der Transduktion des Insulinsignals in Muskelzellen beeinflussen.

10.3 Insuline

Typ-I-Diabetiker und viele Typ-II-Diabetiker sind zur Einstellung des Blutzuckerspiegels auf die Injektion von Insulin angewiesen. Für diesen Zweck stehen Normal-, Verzögerungs- und Mischinsuline sowie Insulin-Analoga zur Verfügung.

Unter **Normalinsulin** bzw. Altinsulin versteht man Insulin ohne resorptionsverzögernde Zusätze. Es weist nach subkutaner Injektion mit 10 bis 30 min einen schnellen Wirkungseintritt, nach 1 bis 3 h ein Wirkungsmaximum und eine Wirkdauer von 5 bis 8 h auf. Insulin besteht aus zwei Peptidketten, die mit A und B bezeichnet werden und über Disulfidbrücken miteinender verbunden sind (Abb. 10.5). Bei der Kristallisation entstehen zunächst Dimere, welche sich zu Hexameren zusammenlagern und eine rhomboedrische Struktur aufweisen. In wässriger Lösung liegt Insulin in Abhängigkeit von der Konzentration v. a. als Monomer und Dimer vor. Aufgrund des niedrigen isoelektrischen Punkts ist Insulin im pH-Bereich von 4,3 bis 6,8 schwer löslich. Die Löslichkeit von Insulin in Wasser kann ferner durch Zusatz von Zink oder basischen Proteinen herabgesetzt werden. Zink begünstigt die Ausbildung der hexameren Form, der Zusatz von basischen Proteinen wie Protamin führt zur Bildung schwer löslicher Komplexe. Im stark sauren Milieu neigt Insulin zur Desamidierung in Position A21, wobei das entstehende Desamido-Insulin seine biologische Aktivität behält. Höhere Temperaturen und alkalische Bedingungen führen dagegen zu einem Wirkungsverlust infolge Denaturierung.

Besonders schnell wirken die beiden Insulin-Analoga **Insulin lispro** und **Insulin aspart**, die eine deutlich reduzierte Selbstassoziation aufweisen und dadurch nach subkutaner Injektion wesentlich schneller bioverfügbar sind. Bei Insulin lispro sind Pro28 und Lys29 gegeneinander ausgetauscht, bei Insulin aspart Pro28 gegen Asp substituiert.

Bei den Verzögerungsinsulinen ist entweder durch galenische Maßnahmen oder durch Veränderung der Peptidsequenz die Resorptionsgeschwindigkeit verringert. Zu den galenischen Maßnahmen gehören die Bindung von Insulin an basische Proteine wie Protamin (sog. NPH-Insulin, **N**eutrales **P**rotamin **H**agedorn-Insulin) und die Herstellung von Insulin-Zink-Suspensionen.

Insulin glargin ist ein lang wirksames gentechnologisch hergestelltes Insulin-Analogon, bei dem die B-Kette am Carboxylende um zwei Arginine verlängert und das Asparagin in Position 21 der A-Kette durch Glycin ersetzt wurde. Im Gegensatz zum nativen Insulin ist Insulin glargin bei pH 4 praktisch vollständig und bei pH 7,4 schwer löslich. Nach Injektion der klaren Lösung in das Subkutangewebe präzipitiert Insulin glargin und bildet stabile Hexamer-Assoziate, aus denen Insulin langsam freigesetzt wird.

Bei der so genannten intensivierten konventionellen Insulintherapie (ICT) werden kurz wirksame Insuline, welche präprandial injiziert werden mit Verzögerungsinsulinen (Basalinsulinen) kombiniert, die zusätzlich 1- bis 2-mal täglich injiziert werden, um eine möglichst optimale Anpassung der Insulingaben an die Verhältnisse beim Gesunden zu erreichen und diabetische Folgeschäden möglichst gering zu halten.

Insulin detemir ist an Lys29 der B-Kette myristinyliert und Thr30 des nativen Insulins wurde eliminiert. Das Insulin-Derivat besitzt eine lang anhaltende Wirkung, da es durch die Fettsäurekette an Albumin gebunden wird und aus diesem Komplex nur langsam freigesetzt wird.

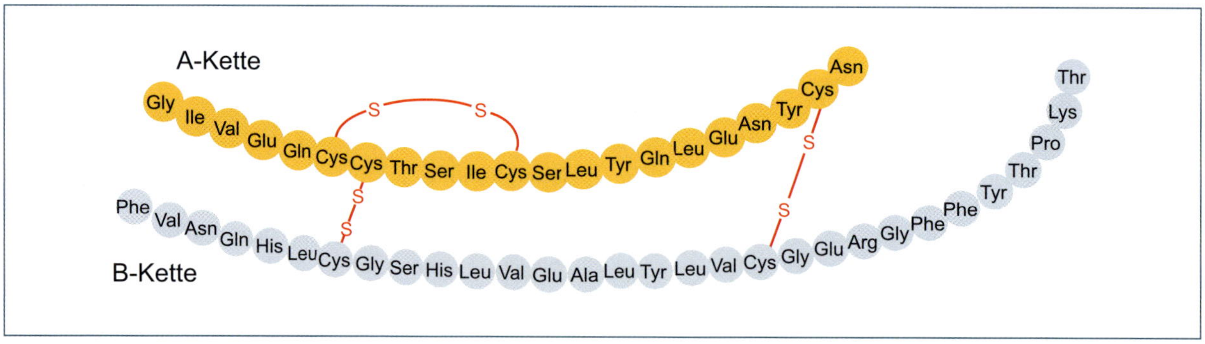

Abb. 10.5 Primärstruktur von Insulin

10.4 Perorale Antidiabetika

Zur Therapie des Typ-II-Diabetes stehen peroral applizierbare Antidiabetika zur Verfügung, welche sich wie folgt einteilen lassen:

- insulinotrope Antidiabetika (Sulfonylharnstoff-Derivate und Glinide)
- Biguanide
- PPARγ-Agonisten (Insulinsensitizer)
- α-Glucosidase-Hemmer.

10.4.1 Sulfonylharnstoff-Derivate

Die Stimulation der Insulin-Freisetzung (insulinotrope Wirkung) aus B-Zellen des Pankreas durch Sulfonylharnstoff-Derivate beruht auf der Hemmung ATP-abhängiger Kaliumkanäle (K_{ATP}-Kanäle). Die Entwicklung dieser Wirkstoffklasse geht auf die zufällige Entdeckung der hypoglykämischen Nebenwirkung eines als Chemotherapeutikum eingesetzten Sulfonamids zurück.

Der Blutglucose-Spiegel ist ein entscheidender Regulator der Insulinsekretion aus B-Zellen. Glucose wird über den Glucose-Transporter GLUT2 von B-Zellen aufgenommen und oxidiert, wobei vermehrt ATP entsteht und der ATP/ADP-Quotient zugunsten von ATP verändert wird. Durch den ATP-Anstieg werden ATP-gesteuerte Kaliumkanäle geschlossen, was zur Abnahme des Kaliumausstroms und zur Depolarisation der Membran führt. Dies wiederum induziert die Öffnung spannungsabhängiger Calciumkanäle. Der damit verbundene Anstieg der intrazellulären Calciumkonzentration stellt letztendlich das Signal für die zelluläre Insulinsekretion dar (Abb. 10.6).

Das Target der insulinotropen Antidiabetika, der K_{ATP}-Kanal, besteht aus zwei Untereinheiten, der porenformenden Kir 6.x-Einheit und der regulatorischen SUR-Einheit, welche die Sulfonylharnstoff-Derivate bindet. Der intakte K_{ATP}-Kanal setzt sich aus jeweils vier Kir 6.x und SUR-Untereinheiten zusammen. Es sind zwei verschiedene Kir-Gene bekannt, die als Kir 6.1 und Kir 6.2 bezeichnet werden. Die SUR-Einheiten werden von den SUR1- und SUR2-Genen kodiert, wobei im Fall von SUR2 durch alternatives Spleißen verschiedene Proteine gebildet werden. Kir 6.2 wird in B-Zellen des Pankreas, im Herzen und im Gehirn exprimiert. Im Muskel findet man sowohl Kir 6.1 als auch Kir 6.2. Die SUR-Einheiten gehören zur Familie der ABC-Transporter. SUR1 enthält eine hochaffine Bindungsstelle für Sulfonylharnstoff-Derivate und wird im Gehirn und in B-Zellen exprimiert. Der K_{ATP}-Kanal von B-Zellen des Pankreas besteht aus einer Kombination von Kir 6.2 und SUR1-Einheiten. Die Hemmung der Kaliumleitfähigkeit durch Sulfonylharnstoff-Derivate beruht auf der Reduktion der Öffnungswahrscheinlichkeit der Kanäle. Sulfonylharnstoffe binden niederaffin an Kir 6.2 und hochaffin an SUR1. Die unterschiedliche Affinität von Sulfonylharnstoffen erklärt man sich allerdings damit, dass hochaffine Derivate wie Glibenclamid mit einer Sulfonylharnstoff-Bindungsstelle und einer Benzamido-Bindungsstelle auf SUR1 interagieren, während niederaffine Derivate wie Tolbutamid lediglich mit der Sulfonylharnstoff-Bindungsstelle eine Wechselwirkung eingehen (Abb. 10.7).

Betrachtet man die Gruppe der Sulfonylharnstoff-Derivate, so lässt sich feststellen, dass die Bindungsaffinität der verschiedenen Wirkstoffe mit der inhibitorischen Wirkung auf den K_{ATP}-Kanal korreliert (Abb. 10.8).

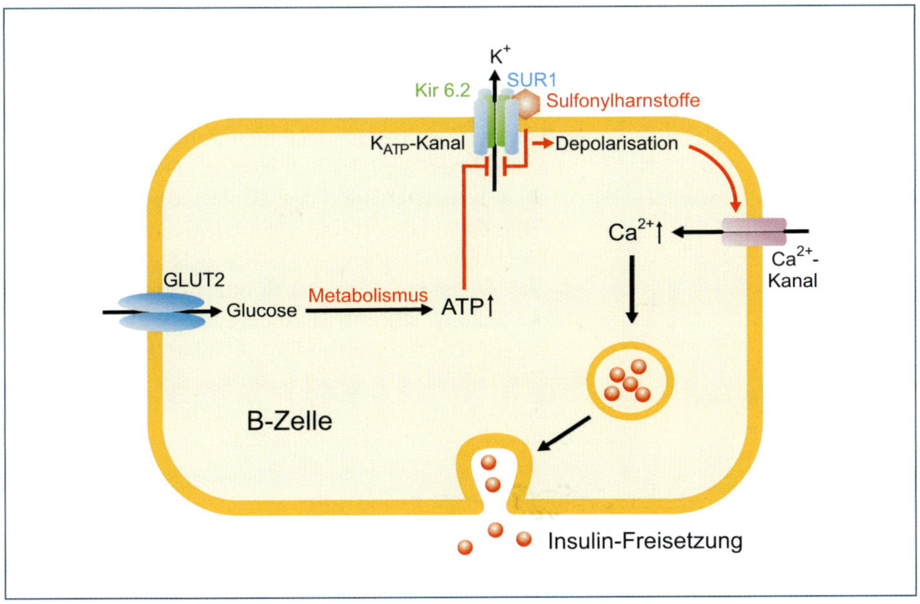

Abb. 10.6 Vereinfachtes Schema der Glucose-induzierten Insulinsekretion aus B-Zellen des Pankreas

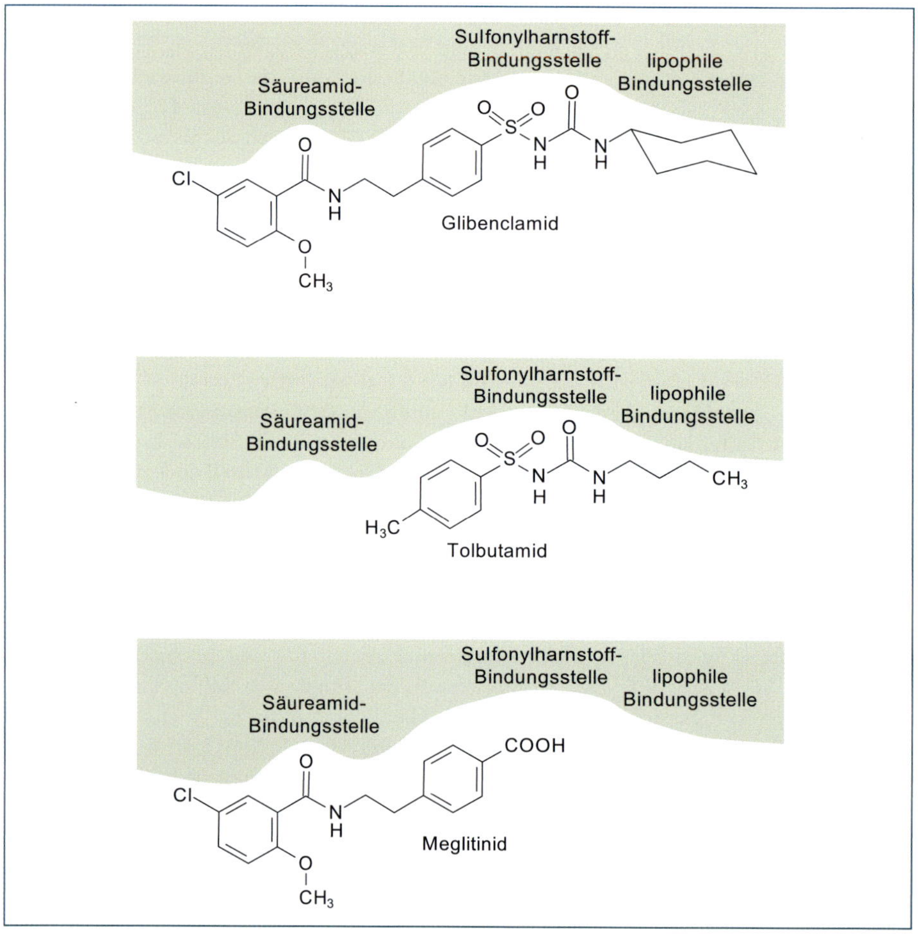

Abb. 10.7 Bindungsstellen von Sulfonylharnstoffen und Gliniden an der SUR1-Einheit von K_{ATP}-Kanälen

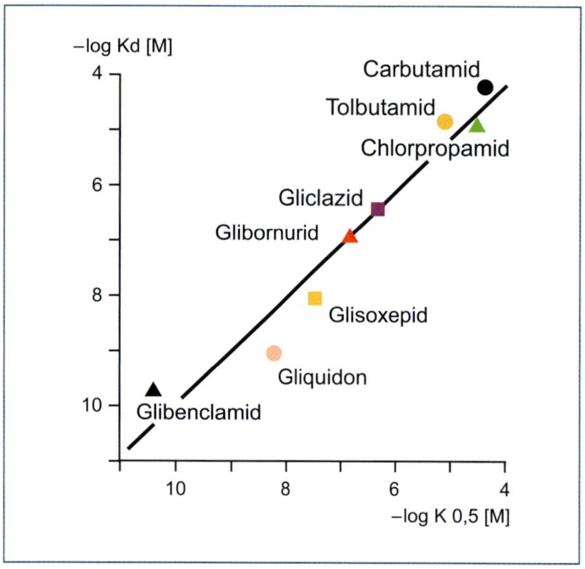

Abb. 10.8 Korrelation der Bindungsaffinität von Sulfonylharnstoff-Derivaten mit der inhibitorischen Wirkung am K_{ATP}-Kanal

Struktur-Wirkungs-Beziehungen

- Durch die Substitution der *p*-Aminofunktion im Carbutamid durch eine Methylgruppe erhielt man das Tolbutamid (Abb. 10.9). Diese Molekülveränderung führt zum Verlust der antibakteriellen Aktivität und zur Profilierung der insulinotropen Wirkung.
- Die Bindung der niederaffinen Sulfonylharnstoff-Derivate an die Sur1-Einheit lässt sich durch die Einführung geeigneter lipophiler Reste signifikant steigern. Affinitäten: Glibornurid > Gliclazid > Tolbutamid.
- Hochaffine Derivate wie Glibenclamid, Glimepirid und Gliquidon (Abb. 10.9) interagieren sowohl mit der Sulfonylharnstoff-Bindungsstelle als auch der Benzamido-Bindungsstelle. Die Affinität für den K_{ATP}-Kanal nimmt in folgender Reihenfolge ab: Glibenclamid > Glimepirid > Gliquidon (Abb. 10.8).

Sulfonylharnstoff-Derivate

Obwohl der Blutzucker-senkende Effekt eines Sulfonamids bereits 1930 beobachtet wurde, kam es erst 1955 mit Carbutamid zum ersten therapeutischen Einsatz eines in-

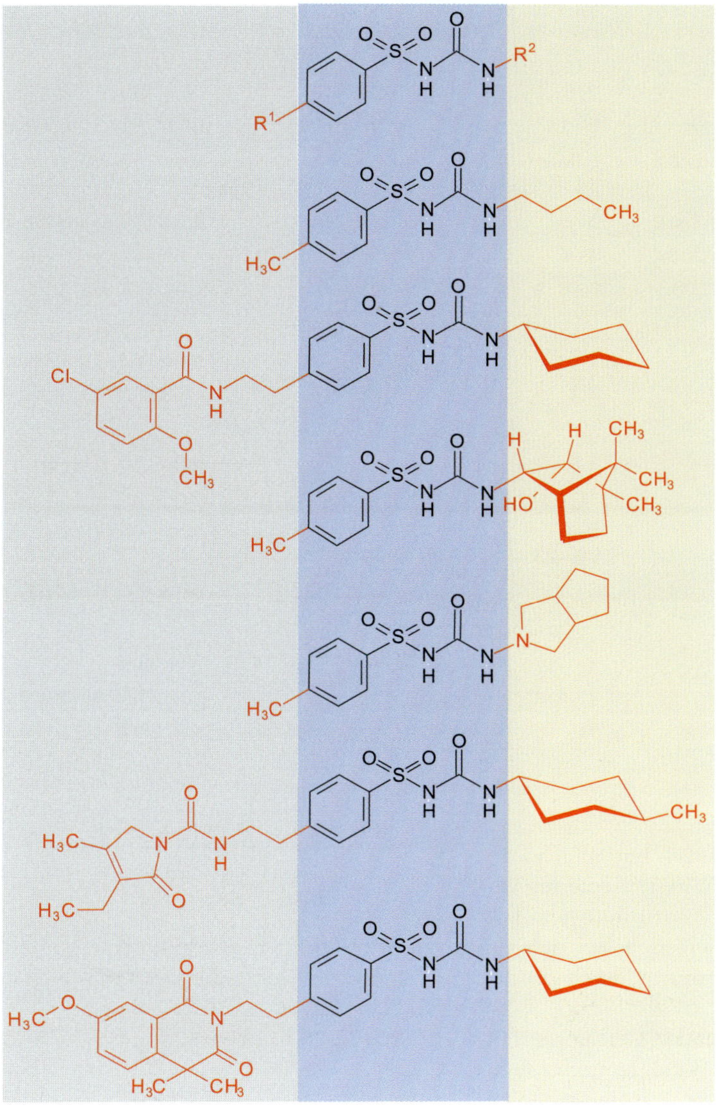

Abb. 10.9 Sulfonylharnstoff-Derivate

sulinotropen Antidiabetikums. Umfangreiche synthetische Bemühungen mit dem Ziel der Dosissenkung, der Optimierung von Halbwertszeiten und Bioverfügbarkeit führten zu einer Vielzahl weiterer Derivate, von denen inzwischen Carbutamid, Glipizid, Glisoxepid und Tolazamid in Deutschland nicht mehr im Handel sind.

Tolbutamid (Abb. 10.9) weist eine relativ geringe Affinität zum K_{ATP}-Kanal auf, was sich in der hohen Dosierung widerspiegelt. Die Bioverfügbarkeit liegt bei 85 bis 100 % (Tab. 10.1). Wie alle Sulfonylharnstoff-Derivate weist Tolbutamid eine hohe Plasmaprotein-Bindung auf. Der Wirkstoff wird zu ca. 80 % metabolisiert, Hauptmetabolit ist das *p*-Carboxy-Derivat. Die Ausscheidung erfolgt vorwiegend renal.

Glibenclamid weist unter den im Handel befindlichen Sulfonylharnstoff-Derivaten die höchste Affinität zum K_{ATP}-Kanal auf. Bemerkenswert ist die im Vergleich zur Plasma-HWZ von durchschnittlich 2 h sehr lange biologische HWZ von ca. 8–10 h. Es wird vermutet, dass diese Diskrepanz auf die langsame Dissoziation des Wirkstoffs vom K_{ATP}-Kanal zurückzuführen ist. Der Wirkstoff wird praktisch vollständig durch Hydroxylierung an unterschiedlichen Positionen am Cyclohexanring u. a. zum „4-*trans*“ (Hauptmetabolit) und „3-*cis*“-Derivat metaboli-

Tab. 10.1 Pharmakokinetische Daten peroraler Antidiabetika

Wirkstoff	Enterale Resorption	Bioverfügbarkeit (%)	HWZ (h)	Plasmaproteinbindung (%)	Elimination
Sulfonylharnstoff-Derivate					
Glibenclamid	rasch	vollständig	2/8–10	99	renal (50%) und biliär (50%)
Glibornurid	rasch	91–98	5–11	95–97	renal (60–72%) und biliär (23–33%)
Gliclazid	langsam	vollständig	8 (Männer) 11 (Frauen)	85–97	renal (60–70%) und biliär (10–20%)
Glimepirid	rasch	vollständig	5–9	99,5	renal (60%) und biliär (40%)
Gliquidon	rasch	vollständig	4–6	>99	renal (5%) und biliär (Rest)
Tolbutamid	rasch	85–100	6–8	93–99	v. a. renal (ca. 80%)
Glinide					
Nateglinid	rasch	73	1,5	98	renal (83%) und biliär (10%)
Repaglinid	rasch	63	1,1	98	renal (8%) und biliär (90%)
Biguanide					
Metformin	langsam	50–60	1,5–3	5	renal (80–100%)
PPARγ-Agonisten					
Pioglitazon	85–96%	>80	5–6 16–23	>97	renal (45%) und biliär (55%)
Rosiglitazon	vollständig	99	3–4	>99	renal (64%) und biliär (25%)
α-Glucosidase-Inhibitoren					
Acarbose	–	<2	–	–	v. a. renal
Miglitol		>96	2–3	<4	v. a. renal, unverändert
Voglibose	–	<6	–	–	v. a. renal

[1] aktive Metabolite

siert. **Glimepirid** bindet zwar ebenfalls hochaffin an den K_{ATP}-Kanal, allerdings weist der Wirkstoff eine im Vergleich zu Glibenclamid schnellere Assoziations- und Dissoziationskinetik auf. **Gliquidon** unterscheidet sich von den anderen Sulfonylharnstoff-Derivaten durch die bevorzugte biliäre Ausscheidung.

Zu beachten ist bei Sulfonamiden die Gefahr von Hypoglykämien, was aufgrund des Wirkungsmechanismus der Wirkstoffe leicht verständlich ist. Prinzipiell sind bei Hypoglykämie-gefährdeten Patienten Wirkstoffe mit kurzer Halbwertszeit vorzuziehen.

10.4.2 Glinide

Repaglinid und **Nateglinid** (Abb. 10.10) greifen ebenfalls am K_{ATP}-Rezeptor an. Sie unterscheiden sich strukturell jedoch deutlich von den Sulfonylharnstoff-Derivaten. Die Wirkstoffe zeichnen sich durch einen schnellen Wirkungseintritt und kurze Wirkdauer aus. Sie werden deshalb als prandiale Glucose-Regulatoren bezeichnet, da sie vornehmlich die Reduktion der postprandialen Blutzuckerspitzen bewirken, die als unabhängiger Risikofaktor für die Entstehung kardiovaskulärer Spätkomplikationen bei Diabetes mellitus angesehen werden. Bindungsstudien ergaben, dass beide Wirkstoffe teilweise andere

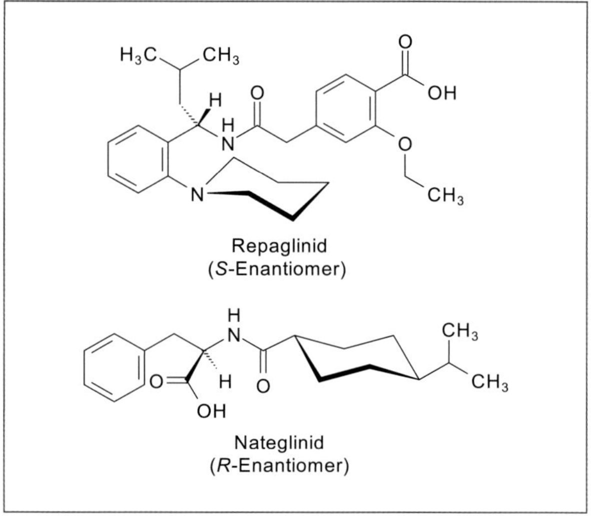

Abb. 10.10 Repaglinid und Nateglinid

Bindungsstellen als Glibenclamid an der SUR1-Untereinheit erkennen. Sowohl Repaglinid als Nateglinid zeigen eine rasche Rezeptor-Assoziation und -Dissoziation, was den schnellen Wirkungseintritt und die kurze Wirkdauer z.T. erklärt.

Nateglinid besitzt eine Phenylalanin-Teilstruktur. Es wird schnell aus dem Dünndarm resorbiert und in der Leber rasch unter Beteiligung von CYP3A4 und CYP2C9 metabolisiert, was die kurze HWZ bedingt und zur kurzen Wirkdauer beiträgt (Tab. 10.1).

Repaglinid stellt ein Benzoesäure-Derivat dar. Es wird nach oraler Einnahme schnell resorbiert. Die Metabolisierung erfolgt in der Leber durch CYP3A4. 90 % der Metabolite werden biliär ausgeschieden (Tab. 10.1). In-vitro-Studien haben ergeben, dass der Wirkstoff die Insulinsekretion in Abwesenheit von Glucose nicht stimuliert.

10.4.3 Biguanide

Die Blutzucker-senkende Wirkung von Biguaniden ist schon seit den 20er Jahren des 20. Jahrhunderts bekannt. Von den verschiedenen Biguaniden konnte sich als einziges Metformin behaupten. Phenformin und Buformin führten vermehrt zu Lactazidosen und wurden deswegen vom Markt genommen. Die UK Prospective Diabetes Study (UKPDS) führte zur Renaissance von **Metformin** (Abb. 10.11), weshalb der Wirkstoff heute eine wichtige Option bei der Therapie des Typ-II-Diabetes darstellt. Der molekulare Wirkmechanismus ist unbekannt. Bei Diabetikern und nicht diabetischen Übergewichtigen senkt der Wirkstoff den Blutglucose-Spiegel. Er verbessert die Glucose-Aufnahme im Muskel und reduziert die Konzentration an freien Fettsäuren, was zu einer Verminderung der Insulin-Resistenz führt. Bei der Langzeitanwendung scheint die Senkung des Blutglucose-Spiegels vor allem auf eine verminderte hepatische Glucose-Freisetzung zurückzuführen zu sein, die auf der Hemmung der Gluconeogenese in der Leber beruht. Man nimmt an, dass die Pyruvatkinase ein mögliches Target darstellt und dass Metformin die Aktivierung des Enzyms durch Fructose-1,6-diphosphat steigert, was zur verstärkten Dephosphorylierung von Phosphoenolpyruvat und zur Hemmung der Gluconeogenese unter hyperglykämischen Bedingungen führt. Als weiterer Wirkungsmechanismus wurde die Stimulation der AMP-aktivierten Proteinkinase (AMPK) vorgeschlagen, welche den Lipid- und Glucosemetabolismus steuert.

Metformin wird nach peroraler Gabe zu 50 bis 60 % resorbiert und hat eine HWZ von 1,5 bis 3 h (Tab. 10.1). Der Wirkstoff wird schnell verteilt und reichert sich in der Muskulatur, intestinalen Geweben und der Leber an. Metformin wird unverändert renal eliminiert.

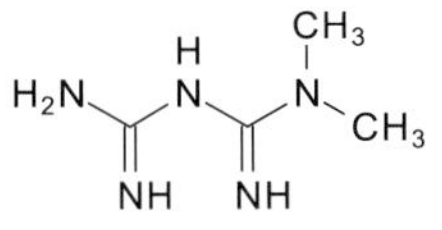

Abb. 10.11 Metformin

10.4.4 Insulinsensitizer (PPARγ-Agonisten)

Der Peroxisomen-Proliferator-aktivierte Rezeptor gamma (PPARγ) wird vornehmlich im Fettgewebe exprimiert und steuert dort die Bildung und Differenzierung von Fettzellen (Kap. 2.3). Von PPARγ sind drei Isoformen beschrieben, die als PPARγ1–3 bezeichnet werden. PPARγ1 und -3 entstehen durch Verwendung unterschiedlicher Promotoren, die mRNA unterscheidet sich daher teilweise. Da der translatierte Bereich der RNA identisch ist, sind die gebildeten Proteine gleich. PPARγ2 ist im Vergleich zu den beiden o.g. Isoformen am Aminoterminus um 28 Aminosäuren verlängert. PPARγ1-mRNA konnte im Herzen, Darm, Niere, Pankreas, Milz und im Muskel nachgewiesen werden, während PPARγ2 und -3 vor allem im Fettgewebe exprimiert werden.

PPARγ gehört zur Superfamilie der nukleären Rezeptoren. Er bildet mit RXR Heterodimere aus, die an PPRE (**PP**AR-**Re**sponselemente) binden (Kap. 2.3, Abb. 2.11, Tab. 2.5). Als endogene Liganden wurden ungesättigte Fettsäuren, die 8-Hydroxyeicosatetraensäure (8-HETE) und 15deoxy-$\Delta^{12,14}$-Prostaglandin J_2 (15deoxy-$\Delta^{12,14}$-PGJ_2) identifiziert, wobei v. a. Letztere eine relativ hohe agonistische Aktivität am PPARγ-Rezeptor aufweist. Neuere Studien ergaben jedoch, dass 15deoxy-$\Delta^{12,14}$-PGJ_2 im Organismus kaum nachweisbar ist bzw. die in den verschiedenen Geweben vorliegenden Konzentrationen viel zu niedrig sind, um den Rezeptor zu aktivieren. Es muss daher bezweifelt werden, ob 15deoxy-$\Delta^{12,14}$-PGJ_2 wirklich ein relevanter endogener Ligand ist.

PPARγ-Aktivierung:

- induziert die Adipozytendifferenzierung
- induziert die vermehrte Fettspeicherung in Adipozyten
- senkt die Konzentration an freien Fettsäuren
- senkt die Freisetzung von Tumor-Nekrose-Faktor-alpha (TNFα), Leptin, Plasminogen-Aktivator-Inhibitor-1 (PAI-1) und anderer Cytokine und Mediatoren aus Fettzellen (Abb. 10.12).

Aufgrund des Wirkungsmechanismus kommt es zu einer leichten Gewichtzunahme, die auf der Steigerung der subkutanen Fettdepots beruht, während die viszeralen Fettdepots, denen ein hohes atherogenes Potenzial zugeschrieben wird, eher abnehmen.

Aufgrund der Verminderung der Konzentration freier Fettsäuren und der verringerten Freisetzung verschiedener Mediatoren, welche die Insulinwirkung hemmen, steigern PPARγ-Aktivatoren die Glucose-Utilisation peripherer Gewebe und reduzieren die Insulinresistenz. PPARγ-Rezeptoragonisten werden folglich zur Therapie des Diabetes mellitus Typ-II verwendet.

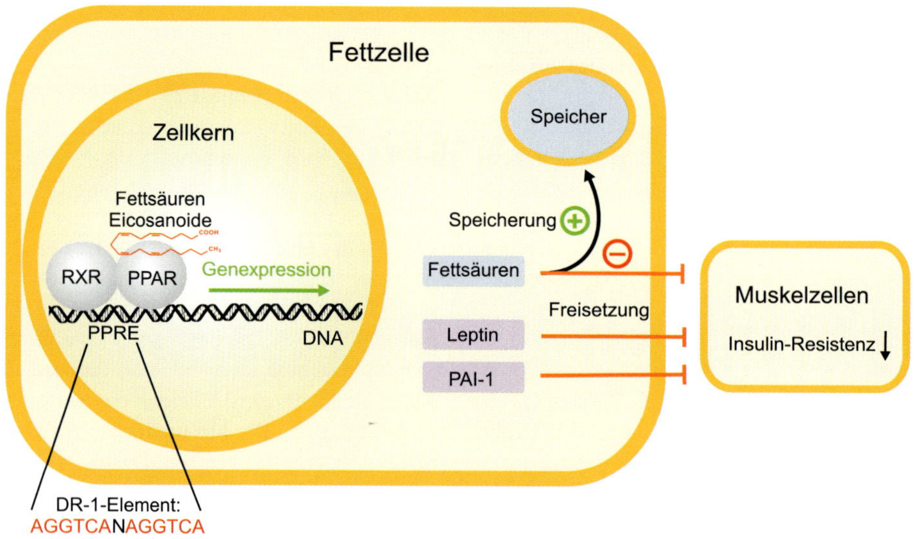

Abb. 10.12 Zellulärer Wirkungsmechanismus von PPARγ-Rezeptor-Agonisten

Tab. 10.2 Aktivitäten von PPAR-Agonisten in Zell-basierten Reportergen-Assays

Wirkstoff	Humaner Rezeptor EC_{50} (µM)		
	PPARα	PPARγ	PPARδ
Troglitazon	n. a.[1]	0,55	n. a.
Pioglitazon	n. a.	0,58	n. a.
Rosiglitazon	n. a.	0,076	n.a.
Clofibrat	55	500	n. a. (100 µM)
Fenofibrat	30	300	n. a. (100 µM)
Bezafibrat	50	60	20

[1] n.a. = nicht aktiv bei 10 µM bzw. bei der angegebenen Konzentration

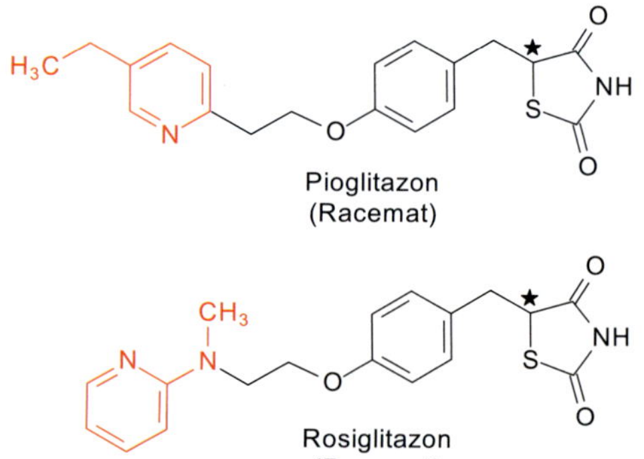

Abb. 10.13 Pioglitazon und Rosiglitazon

Als PPARγ-Liganden wurden verschiedene Thiazolidindion-Derivate (Abb. 10.13) entwickelt. Abbildung 10.14 zeigt schematisch die Bindung von Rosiglitazon an PPARγ. Die Thiazolidin-Teilstruktur der Glitazone interagiert mit den gleichen Aminosäuren der Ligandbindungsdomäne wie die Carboxylfunktion von Fettsäuren. Die Bindung der Agonisten führt zur Stabilisierung der Position der AF2-Helix des Rezeptors und induziert die Rekrutierung von Coaktivatoren. Die Thiazolidindion-Derivate **Rosiglitazon** und **Pioglitazon** (Abb. 10.13) sind selektive PPARγ-Agonisten ohne nennenswerte Affinität zu PPARα und -δ (Tab. 10.2). Die Wirkstoffe werden als Racemate eingesetzt, da im Organismus ohnehin die Racemisierung der Enantiomere erfolgt. Allerdings besitzt lediglich das *S*-Enantiomer eine hohe Affinität zum Rezeptor (Tab. 10.2).

Pioglitazon wird relativ schnell in der Leber durch CYP3A4 und 2C9 sowie in geringerem Umfang auch durch andere CYP-Isoformen metabolisiert. Dabei kommt es u.a. zu Hydroxylierungen an den aliphatischen Methylengruppen, wobei z.T. aktive Metabolite entstehen.

Rosiglitazon weist eine hohe Affinität zu PPARγ auf (Tab. 10.2). Es wird nach oraler Gabe praktisch vollständig resorbiert und relativ schnell v.a. durch CYP2C8 und unter geringer Beteiligung von CYP2C9 metabolisiert. Die umfangreiche Metabolisierung erfolgt hauptsächlich durch N-Demethylierung und Hydroxylierung am Aro-

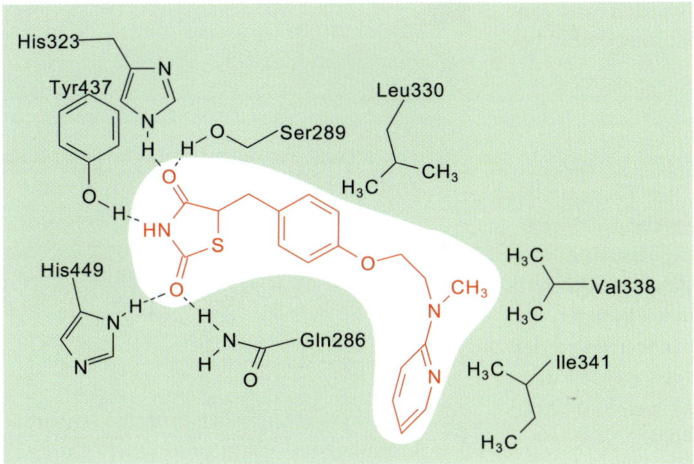

Abb. 10.14 Bindung von Rosiglitazon an PPARγ

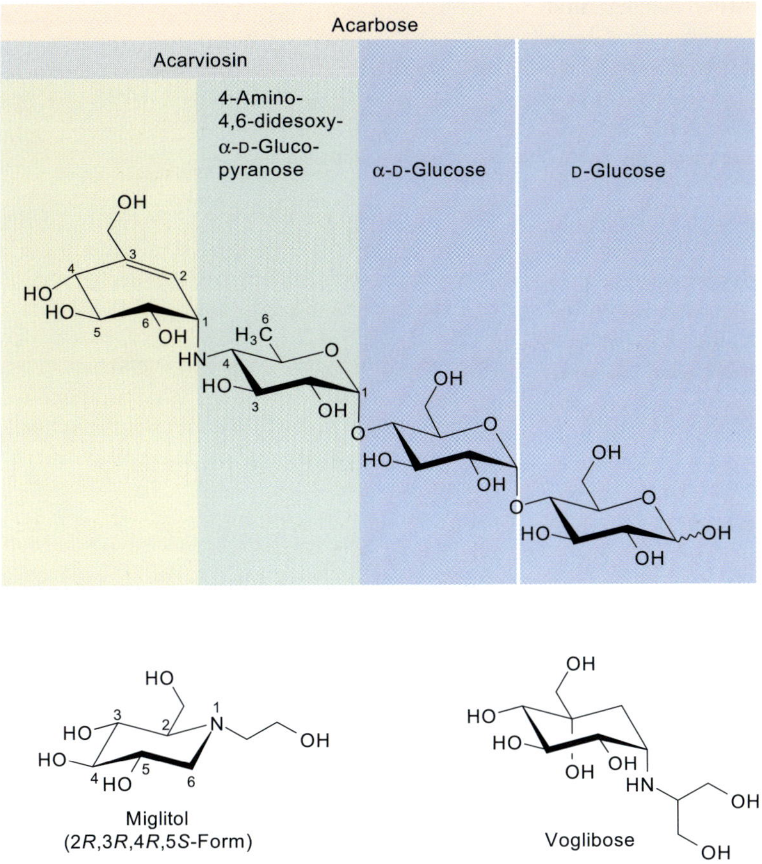

Abb. 10.15 α-Glucosidase-Inhibitoren

maten in para-Stellung unter anschließender Konjugation mit Sulfat und Glucuronsäure. Die sulfatierten Metabolite sind z.T. pharmakologisch aktiv und werden nur sehr langsam eliminiert wodurch Akkumulationsgefahr besteht.

10.4.5 α-Glucosidase-Inhibitoren

Ein weiteres Konzept zur Verbesserung der Therapie des Diabetes mellitus beruht auf der Verringerung der postprandialen Glucosespitzen durch α-Glucosidase-Inhibitoren. Die α-Glucosidasen werden im Epithel der Bürstensaummembran des Darms exprimiert und katalysieren den Abbau komplexer Kohlehydrate und Disaccharide zu den entsprechenden Monosacchariden. Letztere werden dann unter Beteiligung bestimmter Transporter aus dem Darm resorbiert. Die Hemmung der α-Glucosidasen (Tab. 10.3) führt zur verzögerten Freisetzung von Glucose und anderen Monosacchariden aus den Nahrungsbestandteilen, so dass es u.a. zur Reduktion der postprandialen Glucosespitzen im Blutkreislauf kommt.

Acarbose (Abb. 10.15) ist ein N-Glykosid, an dem ein Cyclitol als Aglykon, eine Didesoxy-aminoglucose und zwei D-Glucose-Einheiten als Saccharide beteiligt sind. Der Wirkstoff ist ein sehr effektiver Inhibitor der Glucoamylase (Tab. 10.3). Er wird nach peroraler Einnahme nur in sehr geringem Umfang resorbiert (Tab. 10.1). Acarbose kann durch die Einwirkung intestinaler Bakterien oder durch Verdauungsenzyme im Gastrointestinaltrakt abgebaut werden. Diese Abbauprodukte werden bis zu 35% absorbiert. Hauptmetabolite sind 4-Methylpyrogallol-Derivate.

Miglitol (Abb. 10.15) ist ein fünf Hydroxygruppen tragendes Piperidin-Derivat mit vier Asymmetriezentren. Im Gegensatz zur Acarbose wird Miglitol nach peroraler Gabe resorbiert. Der Wirkstoff wird mit einer Halbwertszeit von 2 bis 3 h (Tab. 10.1) praktisch unverändert renal eliminiert.

Miglitol und Acarbose sind kompetitive, reversible α-Glucosidase-Inhibitoren. **Voglibose** (Abb. 10.15) wird in Japan als α-Glucosidase-Hemmer eingesetzt.

Tab. 10.3 Hemmung verschiedener α-Glucosidasen durch Acarbose und Miglitol

Enzym	Miglitol K_i (μM)	Acarbose K_i (μM)
Glucoamylase	0,21	0,009
Isomaltase	0,36	46,3
Lactase	4,85	keine Hemmung
Sucrase	0,086	0,99
Trehalase	49	keine Hemmung

Synopse

- Unter Normalinsulin bzw. Altinsulin versteht man Insulin ohne resorptionsverzögernde Zusätze.
- Die Insulin-Analoga Insulin lispro und Insulin aspart gehören zu den schnell wirkenden Insulinen.
- Bei Verzögerungsinsulinen ist entweder durch galenische Maßnahmen (NPH-Insulin) oder durch Veränderung der Peptidsequenz (Insulin glargin, Insulin detemir) die Resorptionsgeschwindigkeit verringert.
- Glinide und Sulfonylharnstoff-Derivate sind sog. insulinotrope Wirkstoffe, welche durch Hemmung ATP-abhängiger Kaliumkanäle (K_{ATP}-Kanäle) in B-Zellen des Pankreas die Insulin-Freisetzung (insulinotrope Wirkung) steigern.
- Es besteht eine Korrelation zwischen der Bindungsaffinität von Sulfonylharnstoff-Derivaten mit der inhibitorischen Wirkung am K_{ATP}-Kanal.
- Die Bindung der niederaffinen Sulfonylharnstoff-Derivate an die Sur1-Einheit des K_{ATP}-Kanals lässt sich durch die Einführung geeigneter lipophiler Reste signifikant steigern.
- Hochaffine Derivate wie Glibenclamid, Glimepirid und Gliquidon interagieren sowohl mit der Sulfonylharnstoff-Bindungsstelle als auch mit der Benzamido-Bindungsstelle am K_{ATP}-Kanal.
- Repaglinid und Nateglinid zeigen eine rasche Rezeptor-Assoziation und -Dissoziation und weisen eine relativ kurze HWZ auf, was den schnellen Wirkungseintritt und die kurze Wirkdauer z.T. erklärt.
- Der molekulare Wirkmechanismus von Metformin ist nicht eindeutig geklärt. Bei Diabetikern und nicht diabetischen Übergewichtigen senkt der Wirkstoff den Blutglucose-Spiegel, verbessert die Glucose-Aufnahme im Muskel und reduziert die Konzentration an freien Fettsäuren.
- PPARγ-Aktivatoren (Glitazone) stimulieren die Differenzierung von Fettzellen (Adipozyten) und senken die Konzentration freier Fettsäuren, steigern die Glucose-Utilisation peripherer Gewebe und reduzieren die Insulinresistenz.

- Thiazolidindion-Derivate sind PPARγ-Agonisten, bei denen die Thiazolidin-Teilstruktur mit den gleichen Aminosäuren der Ligandbindungsdomäne wie die Carboxylfunktion von Fettsäuren interagiert.
- Pioglitazon und Rosiglitazon werden als Racemate eingesetzt, da im Organismus ohnehin die Racemisierung der Enantiomere erfolgt. Allerdings besitzt lediglich das *S*-Enantiomer eine hohe Affinität zum Rezeptor.
- α-Glucosidase-Inhibitoren wie Acarbose und Miglitol werden zur Reduktion der postprandialen Glucosespitzen im Blutkreislauf eingesetzt. Sie verzögern die Freisetzung von Glucose und anderen Monosacchariden aus den Nahrungsbestandteilen.

10.5 Lipidstoffwechsel

Lipide sind essenzielle Bestandteile von Membranen. Sie dienen ferner als Energiespeicher und als Reservoir für verschiedene Vorstufen wie Arachidonsäure, welche nach der Freisetzung aus der Membran zur Bildung von verschiedenen Signalsubstanzen (Mediatoren) wie Prostaglandine benutzt werden. Aufgrund der geringen Wasserlöslichkeit werden Lipide wie Triglyceride, Phospholipide, Cholesterol und Cholesterolester als Komplexe mit Proteinen in Form von Lipoproteinen transportiert. Freie Fettsäuren werden durch Albumin gebunden. Die Dichte der Lipoproteinpartikel hängt vom Fettanteil ab und steigt mit zunehmendem Proteinanteil an (Tab. 10.4). Entsprechend der Dichte der Partikel bzw. ihrem Lipidanteil unterscheidet man zwischen:

- Chylomikronen, welche v. a. nach der Nahrungsaufnahme im Blut zu finden sind und die mit der Nahrung aufgenommenen Triglyceride transportieren
- Very-Low-Density-Lipoproteinen (VLDL)
- Intermediate-Density-Lipoproteinen (IDL)

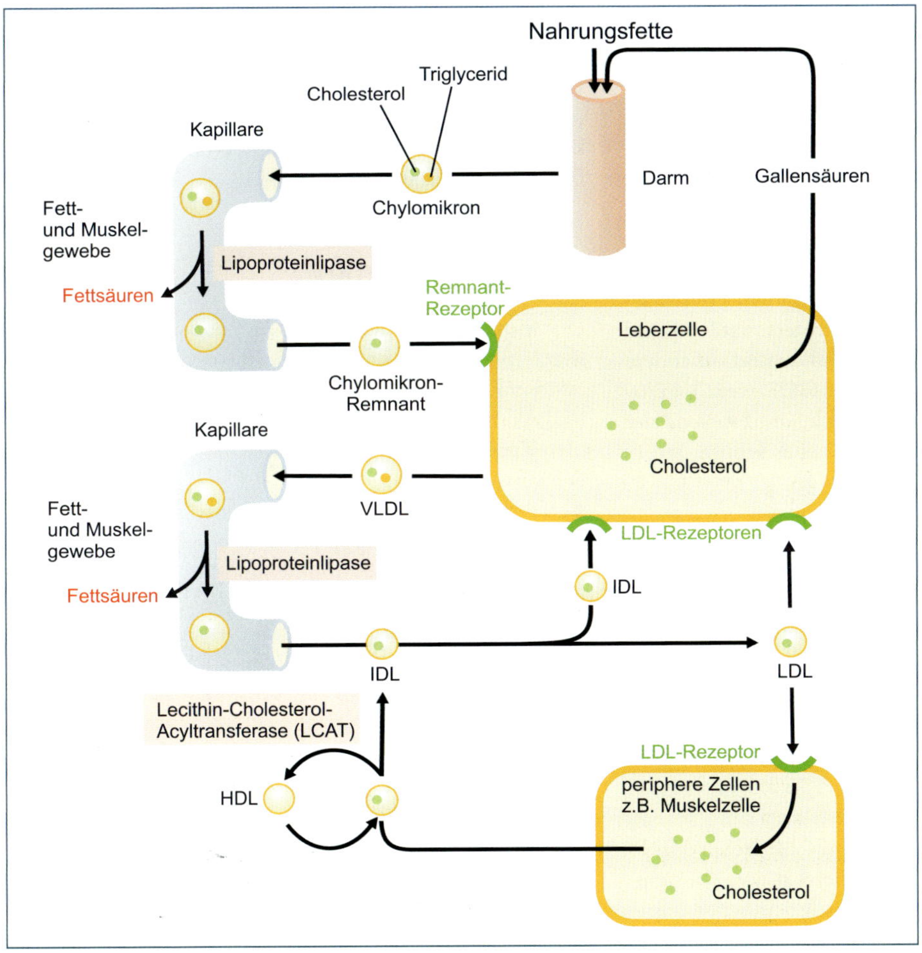

Abb. 10.16 Der Lipoprotein-Stoffwechsel

Tab. 10.4 Zusammensetzung von Lipoproteinen (nach Hatch and Lees)

Lipoprotein	Triglyceride (%)	Cholesterol und Cholesterolester (%)	Phospholipide (%)	Cholesterol (%)
Chylomikronen	84	7	7	2
VLDL	50	24	18	8
LDL	11	46	22	21
HDL	8	20	22	50

- Low-Density-Lipoproteinen (LDL)
- High-Density-Lipoproteinen (HDL).

Die Lipidbestandteile der Nahrung werden aus dem Darm aufgenommen und im Blut in Form von Chylomikronen transportiert (Abb. 10.16). Der Lipidanteil, insbesondere der Triglyceridanteil, ist in Chylomikronen hoch (Tab. 10.4). Die Triglyceride werden z.T. durch die Lipoproteinlipase (LPL) metabolisiert, wobei die dabei freigesetzten Fettsäuren von den peripheren Zellen aufgenommen werden. Die entstehenden Chylomikronen-Remnants (Chylomikronen-Übrigbleibsel) werden von Leberzellen durch den Remnant-Rezeptor aufgenommen und in Form von VLDL-Partikeln sezerniert. Ein Teil des damit aufgenommenen Cholesterols wird in den Leberzellen in Gallensäuren umgewandelt, die dann über die Galle in den Darm abgegeben werden.

Der Triglyceridanteil der von der Leber sezernierten VLDL-Partikel wird wiederum durch die Lipoproteinlipase abgebaut, wodurch IDL und LDL-Partikel entstehen (Abb. 10.16), wobei Letztere durch einen besonders hohen Cholesterolanteil gekennzeichnet sind (Tab. 10.4). LDL–Partikel werden von peripheren Zellen und Hepatozyten über den LDL-Rezeptor aufgenommen. HDL-Partikel weisen einen besonders hohen Proteinanteil auf und sind in der Lage, Cholesterol aufzunehmen und auf andere Lipoproteine wie IDL zu übertragen. HDL weist kardioprotektive Eigenschaften auf, da es u.a. die Effizienz des Rücktransports von Cholesterol zur Leber erhöht, wo es metabolisiert und ausgeschieden wird.

10.6 Lipide und kardiovaskuläre Erkrankungen

Kardiovaskuläre Erkrankungen stellen weltweit die häufigste Todesursache dar. Störungen des Lipidstoffwechsels wie Hypertriglyceridämien und Hypercholesterolämien sind Risikofaktoren für die Ausbildung dieser Erkrankungen. Während hohe Triglyceridspiegel als alleiniger Marker für das Atheroskleroserisiko umstritten sind, scheint der Parameter bei der Assoziation mit niedrigen HDL-Cholesterolspiegeln, Adipositas, Diabetes u.s.w. ein signifikanter Marker darzustellen. Wesentlich deutlicher ausgeprägt ist die Korrelation zwischen dem Atheroskleroserisiko und erhöhtem LDL-Cholesterolspiegel. Als Mechanismus wird angenommen, dass es bei erhöhtem LDL-Spiegel zu einem trans-endothelialen Transport und der extrazellulären Ablagerung der Lipide in der Intima kommt, wo sie teilweise oxidiert werden. Die oxidierten LDL-Partikel werden von Makrophagen über die Scavenger-Rezeptoren (SR-A, SR-B) phagozytiert. Bei erhöhten LDL-Konzentrationen kommt es zur Überladung der Makrophagen mit Lipiden bzw. Cholesterol, wodurch die Makrophagen in Schaumzellen umgewandelt werden und absterben. Die von den absterbenden Schaumzellen freigesetzten Lipide und Zellbestandteile führen zur Einwanderung weiterer Makrophagen und zur Entstehung eines Circulus vitiosus. Über einen längeren Zeitraum hinweg führt das Fortschreiten dieses Prozesses zu vermehrten Einlagerungen (Plaques) unterhalb des Gefäßendothels und zur Verengung der Gefäße. Die Ruptur der Plaques kann zu Gefäßverstopfungen führen und folglich Herzinfarkte oder Gehirnschläge auslösen.

10.7 Lipidsenker

Der Einsatz von Lipidsenkern zielt darauf ab, den Cholesterol- bzw. den Triglyceridspiegel zu senken. Als Triglyceridsenker werden PPARα-Agonisten wie Fibrate oder PUFAs (Polyunsaturated Fatty Acids) in Form von Fischölen eingesetzt. Zur Senkung des Cholesterolspiegels werden verwendet:

- Hemmstoffe der Cholesterol-Biosynthese (CSE- bzw. HMG-CoA-Reduktase-Hemmer oder Statine)
- Cholesterol-Resorptionshemmer
- Ionenaustauscher-Harze als Gallensäure-Binder.

Aufgrund der klaren Korrelation zwischen kardiovaskulären Erkrankungen und erhöhten LDL-Cholesterolspiegeln sind CSE-Hemmer die Wirkstoffe der Wahl, wenn die Fettstoffwechselstörung erhöhte LDL-Cholesterolspiegel beinhaltet.

10.7.1 Inhibitoren der Cholesterol-Synthese (CSE-Hemmer)

Extrakte der Pilze *Aspergillus terreus* und *Monascus ruber* und das daraus isolierte Lovastatin zeigten eine ausgeprägte Hemmung der zellulären Cholesterol-Biosynthese. Als Angriffspunkt konnte die HMG-CoA-Reduktase identifiziert werden. Das Enzym liegt als Tetramer vor und katalysiert die Reduktion von 3-Hydroxy-3-methylglutaryl-CoA (HMG-CoA) zu Mevalonat. Die Reduktion erfolgt unter Verbrauch von zwei Molekülen NADPH. Die zelluläre HMG-CoA-Reduktase-Aktivität wird durch die Expression, den Abbau und die Phosphorylierung des Enzyms an Ser872 reguliert. Mevalonat dient als Baustein für die Cholesterol-Biosynthese (Abb. 10.17).

Cholesterol fungiert als Bestandteil von Membranen und als Ausgangssubstanz für die Biosynthese von Steroidhormonen, Vitamin D_3 und von Gallensäuren. Der Cholesterol-Bedarf wird durch die Nahrung und größtenteils durch endogene Synthese gedeckt, so dass die Reduktion der Cholesterol-Zufuhr durch eine entsprechende Diät ohne wesentlichen Einfluss auf den Cholesterol-Spiegel im Blut bleibt, wenn nicht gleichzeitig die endogene Cholesterol-Biosynthese in der Leber gehemmt wird.

Die Hemmung der HMG-CoA-Reduktase durch Statine führt zu einer drastischen Reduktion der intrazellulären Cholesterol-Konzentration durch die Hemmung der endogenen Cholesterol-Biosynthese. Diese Reduktion aktiviert SCAP, eine Protease, die wiederum die Sterol-Regulator-Element-bindenden-Proteine (SREBP) durch Abspaltung Amino- und Carboxy-terminaler Peptide aktiviert. Die SREBPs werden in den Nukleus der Zelle transloziert und binden dort an SREs (Sterol Regulatory Elements) in Promotoren bestimmter Gene und erhöhen u. a. die Genexpression von LDL-Rezeptoren. Bei Hepatozyten führt die Cholesterol-Senkung auf diese Weise zu einer Steigerung der Expression von LDL-Rezeptoren der Leber, welche als Folge die Menge des zirkulierenden Plasma-LDLs und der entsprechenden Vorstufen (IDL, VLDL) reduzieren. Eine häufig simultan auftretende Reduktion der Triglyceride bei Hypertriglyceridämie ist das Ergebnis der reduzierten Sekretion von VLDL in der Leber.

Pravastatin (Abb. 10.18) wird durch mikrobielle Hydroxylierung aus Mevastatin gewonnen, während **Simvastatin** durch partialsynthetische Abwandlung von **Lovastatin** hergestellt wird. Die anderen Statine (Abb. 10.19) werden vollsynthetisch gewonnen.

Die Statine werden nicht in ihrer sauren Form ($pK_s = 2{,}5$ bis $3{,}5$) eingesetzt, sondern bei den Nicht-Prodrugs in Form ihrer stabilen Salze, **Atorvastatin, Rosuvastatin und Pitavastatin** als Monocalciumsalze, **Fluvastatin**, **Cerivastatin** und Pravastatin als Natriumsalze. Fluvastatin wird im Gegensatz zu den anderen Statinen als Racemat eingesetzt. In Abb. 10.19 ist das Eutomer (3*R*,5*S*) dargestellt.

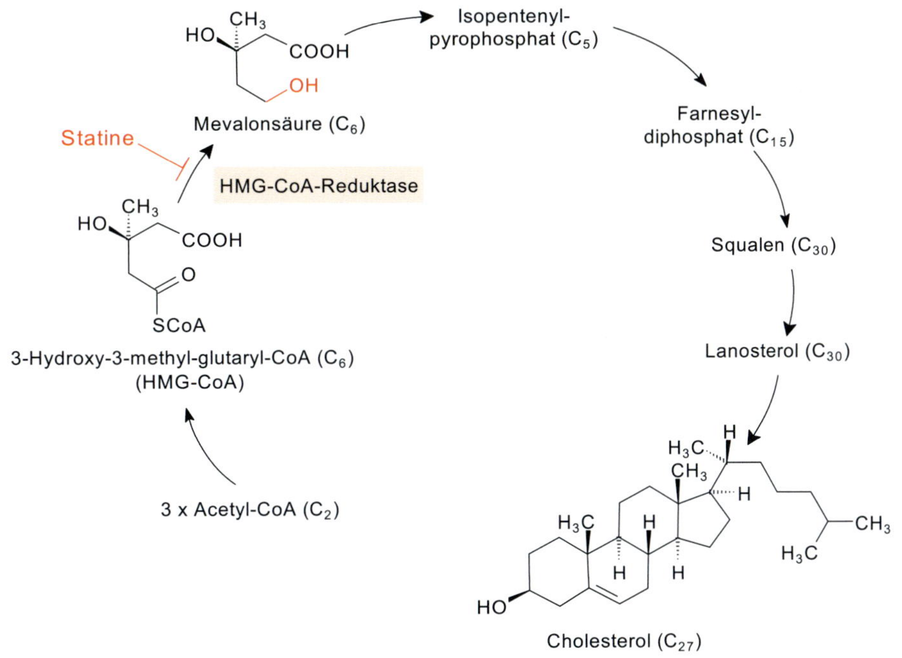

Abb. 10.17 Cholesterol-Biosynthese

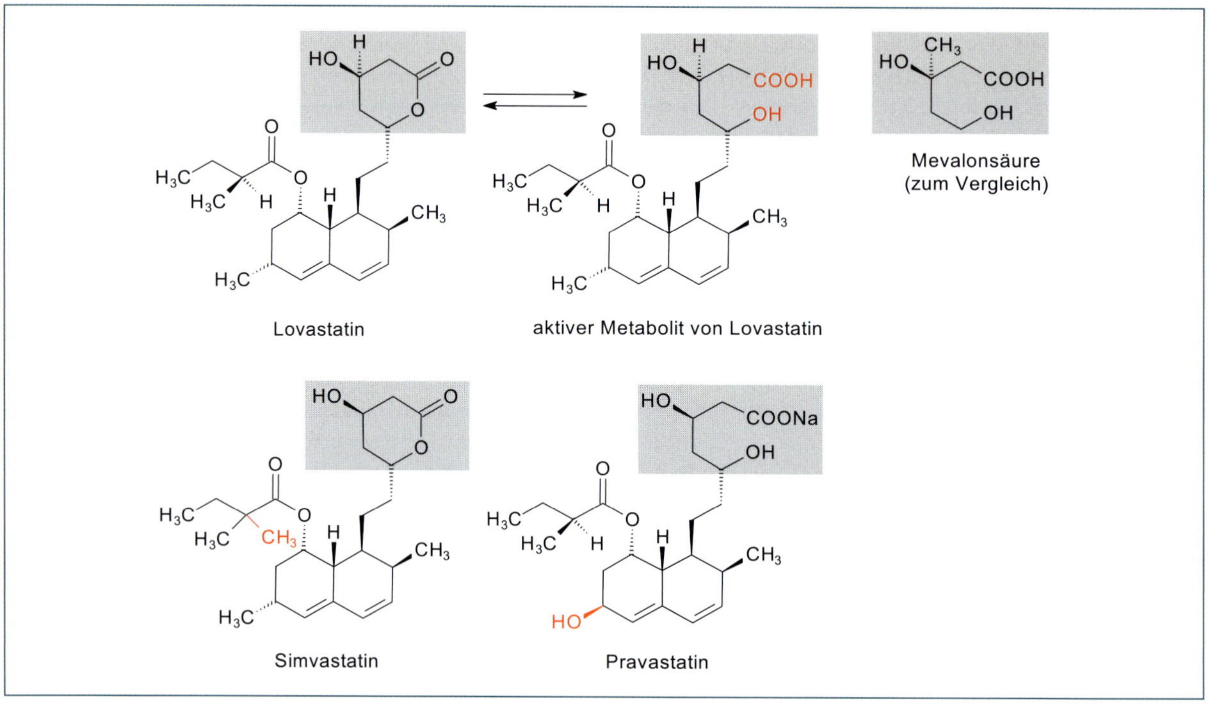

Abb. 10.18 Lovastatin und Derivate

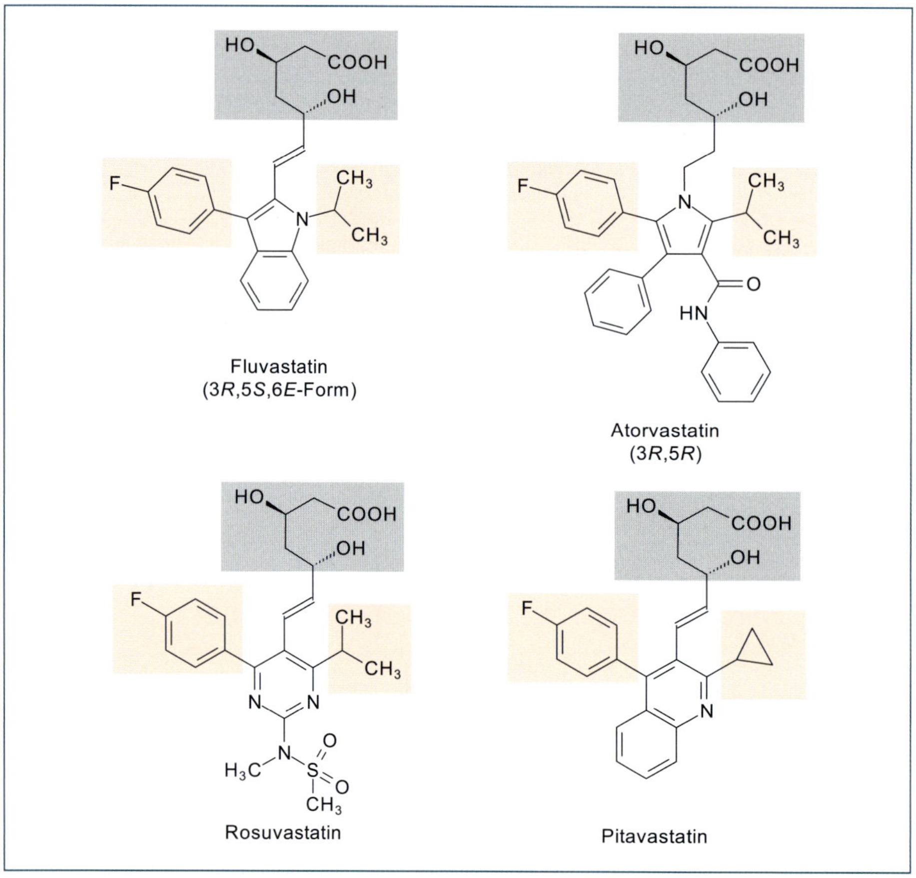

Abb. 10.19 Synthetische Statine

Struktur-Wirkungs-Beziehungen

Die strukturelle Ähnlichkeit der Carbonsäurekette aller Statine mit 3-Hydroxy-3-methylglutaryl-CoA (HMG-CoA) und Mevalonsäure weist auf die gemeinsame Bindungsstelle hin. Die HMG-CoA-Reduktase wird reversibel und kompetitiv von den Statinen gehemmt, die sich als falsche Substrate in das Enzym einlagern und es blokkieren. Dabei besitzen die Statine eine mehr als tausendfach höhere Enzymaffinität als der natürliche Ligand.

- Die 3,5-Dihydroxycarboxylat-Struktur der Statine stellt das Pharmakophor dar und imitiert das natürliche Substrat. Um eine optimale Wechselwirkung mit dem Enzymprotein zu gewährleisten, ist die Stereochemie der 3,5-Hydroxylgruppen wichtig.
- Die Lactone (zyklische Ester) von Mevastatin, Lovastatin und Simvastatin stellen Prodrugs dar, die in vivo durch Hydrolyse in der Darmmukosa und Leber rasch aktiviert werden.
- In der 7-substituierten 3,5-Dihydroxyheptansäure-Grundstruktur ist der Abstand von zwei C-Atomen von C5 zu dem Ringsystem als optimal zu betrachten.
- Das Decalin-Ringsystem des Lovastatins und seiner Derivate (Abb. 10.18) kann durch 5- bzw. 6-gliedrige heteroaromatische Systeme ersetzt werden.
- Eine Einfachbindung zwischen C6 und C7 ist günstig bei einem Decalinsystem und einem 1-substituierten Pyrrol wie in Lovastatin oder Atorvastatin, während sich eine Doppelbindung bei den übrigen Heteroaromaten als vorteilhafter erweist.
- Bei den heterozyklischen Vertretern erhöht die Einführung eines p-Fluorphenyl-Substituenten und eines verzweigten aliphatischen Restes jeweils in ortho-Position zum Pharmakophor die Affinität zum Enzym.

Die Bindung der Statine an die HMG-CoA-Reduktase ist in Abbildung 10.20 dargestellt. Alle untersuchten Statine zeigen ein sehr ähnliches Bindungsverhalten, das sich allerdings hinsichtlich der Summe der Wechselwirkungsenergien wesentlich unterscheidet. Überraschenderweise war keine der untersuchten Verbindungen in der Lage die NADP(H)-Bindungsstelle zu erreichen und damit eine weitere Bindungsverstärkung auszulösen.

Die Statine unterscheiden sich deutlich in ihrer Affinität zur HMG-CoA-Reduktase (Tab. 10.5) und ihrer Pharmakokinetik (Tab. 10.6). Die Absorptionsraten schwanken von 30 bis 98 %. Alle Statine zeigen eine hohe Plasmaeiweiß-Bindung von ≥90 %. Aufgrund der tageszeitlichen Schwankungen der Cholesterol-Synthese sollte bei täglicher Einmalgabe auf die Einnahme zur Nachtzeit hingewiesen werden. Bis auf Pravastatin zeigen alle derzeit auf dem Markt befindlichen Statine klinische relevante Wechselwirkungen mit dem CYP-Enzymsystem. Bei Atorvastatin besitzen die über CYP3A4 oxidierten *ortho-* und *para*-hydroxylierten Metabolite etwa die gleiche Wirkstärke wie die Muttersubstanz, während Metabolite von Pravastatin nahezu unwirksam sind. Fluvastatin wird über CYP2C9 hydroxyliert, aber die entstehenden aktiven Metabolite werden selten ins Plasma freigesetzt und tragen damit kaum zur Wirkung bei. Ein starker CYP3A4-vermittelter First-Pass-Effekt ist bei Lovastatin und Simvastatin für die geringe absolute Bioverfügbarkeit verantwortlich (Tab. 10.6). Die gleichzeitige Einnahme von CYP3A4-Inhibitoren kann besonders bei diesen beiden Wirkstoffen zu einer drastischen Zunahme der Bioverfügbarkeit führen. Ein weiteres Unterscheidungskriterium bei Statinen ist die Hepatoselektivität, die bei Pravastatin, Atorvastatin und Rosuvastatin offensichtlich besonders ausgeprägt ist. Diese Gewebeselektivität wird auf die Hydrophilie der Wirkstoffe in Verbindung mit der aktiven Aufnahme, u. a. durch das OATP-C-Protein (ein Leberspezifisches Transportprotein für organische Anionen) zurückgeführt. Die aktive Aufnahme einiger Statine trägt zu den unterschiedlichen Hemmeigenschaften in Testsyste-

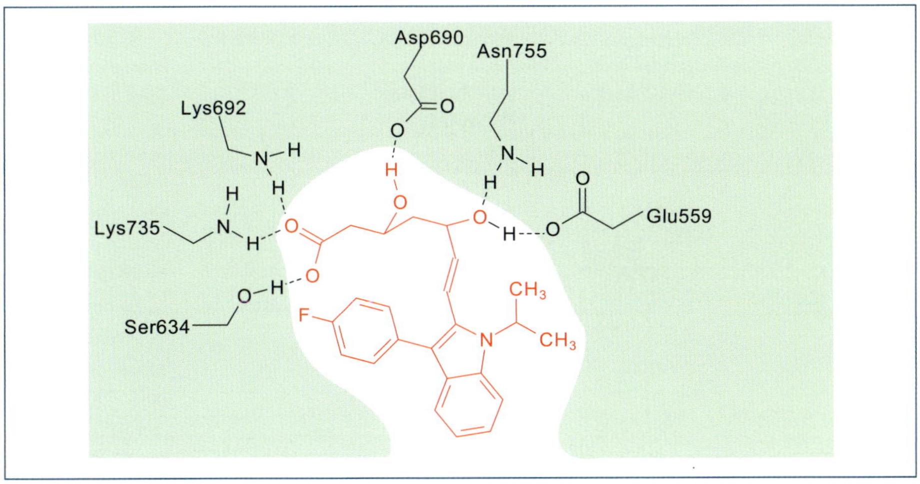

Abb. 10.20 Bindung von Fluvastatin an die HMG-CoA-Reduktase

men mit Reinenzym und Zell-basierten Assays bei. Die gute Korrelation von Hepatoselektivität und den Triglycerid-senkenden Eigenschaften der Statine (Tab. 10.5), lässt sich damit erklären, dass die Absenkung des Triglyceridspiegels im Serum offensichtlich auf der reduzierten Sekretion von VLDL in der Leber beruht.

Der sehr potente HMG-CoA-Inhibitor Cerivastatin (Tab. 10.5) wurde inzwischen aufgrund des vermehrten Auftretens der Rhabdomyolyse, dem Untergang der quergestreiften Muskulatur, die v. a. bei der Kombination von Cerivastatin mit Gemfibrozil auftrat, aus dem Handel genommen.

10.7.2 Cholesterol-Resorptionshemmer

Ezetimib (Abb. 10.21) ist der erste synthetische Vertreter der neuen Wirkstoffklasse der Cholesterol-Resorptionshemmer, welcher ein Azetidin-2-on-Grundgerüst aufweist. Ezetimib verhindert die Resorption des mit der Nahrung aufgenommenen Cholesterols als auch die Wiederaufnahme des endogenen Cholesterols aus dem enterohepatischen Kreislauf. Der Wirkstoff wurde ursprünglich als ACAT-Inhibitor (Acyl-CoA-Cholesterol-O-Acyltransferase) entwickelt. Die Hemmung der Cholesterol-Resorption in vivo beruht jedoch nicht auf der ACAT-Hemmung. Das genaue Target des Wirkstoffs ist unbekannt, es wird vermutet, dass Ezetimib Cholesterol-Transporter blockiert. Die Anwendung des Wirkstoffs führt v. a. zur Reduktion des LDL-Cholesterol-Spiegels. Ferner steigert Ezetimib die HDL-Cholesterol-Konzentration und senkt den Triglyceridspiegel. Nach oraler Gabe wird der Wirkstoff rasch resorbiert und in einer Phase-II-Reaktion zu einem ebenfalls aktiven Phenol-Glucuronid metabolisiert. Die HWZ beträgt ca. 22 h. Der Wirkstoff und seine Metaboliten werden zu ca. 78 % biliär und zu 11 % renal ausgeschieden. Ezetimib ist zu 99,7 %, das Glucuronid zu 88 bis 92 % an Plasmaproteine gebunden.

Tab. 10.5 Pharmakodynamische und physikochemische Eigenschaften von Statinen

Wirkstoff	Relative Potenz[1]	IC_{50} (nM) (Enzym)	IC_{50} (nM) (Hepatozyten)	Hepatoselektivität log (Verhältnis)	Lipophilie (C log P)	Triglycerid-senkung
Atorvastatin	12	8,2	0,82	2,2	4,1	+++
Cerivastatin (a. H.)	200	10	2,5	−0,14	1,5	+
Fluvastatin	1	27,6	4,8	−0,04	3,2	+
Lovastatin	3	11,1	k.A.	k. A.	4,3	++
Pravastatin	2	44,1	5,0	3,3	−0,2	+++
Rosuvastatin	k. a.	5,4	0,3	3,3	−0,3	+++
Simvastatin	6	11,2	5,2	0,54	4,7	++

[1] bezogen auf die tägliche Dosis, die zur 30 %igen Reduktion der LDL-Cholesterolspiegel benötigt wird, Fluvastatin = 1, k. A. = keine Angaben.

Tab. 10.6 Pharmakokinetische Eigenschaften von Statinen

Wirkstoff	Absorption (%)	Bioverfügbarkeit (%)	Metab. durch (Interaktionspotenzial)[1]	HWZ (h)	Plasmaproteinbindung (%)	Elimination
Atorvastatin	30	10–15	CYP3A4 (+)	14 20–30 (aktive Metaboliten)	>98	renal (<2 %) und biliär (>70 %)
Fluvastatin	98	20–30	CYP2C9	1,5–2	>99	renal (<6 %) und biliär (>90 %)
Lovastatin	31	<5	CYP3A4 (+++)	1–3 (aktiver Metabolit)	>95	renal (30 %)
Pitavastatin	–	80	CYP2C8	11–13	>96	renal (2 %)
Pravastatin	35	10–37	<1%	1,5–3	45–55	renal (47 %) und biliär (53 %)
Rosuvastatin	75	20	CYP3A4 (+)	20	90	renal (10 %) und biliär (90 %)
Simvastatin	60–85	<5	CYP3A4 (+++)	2–3	95	renal (13 %) und biliär (78–87 %)

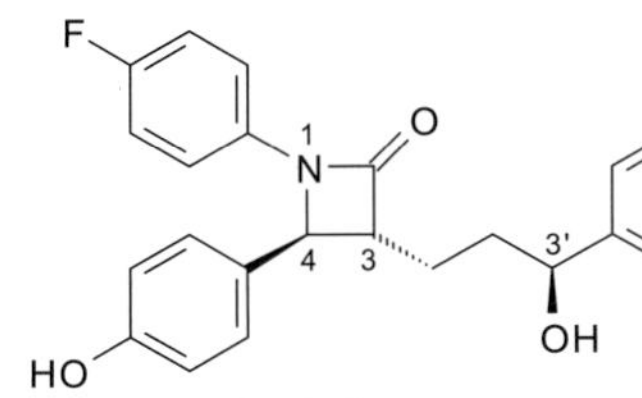

Abb. 10.21 Ezetimib

10.7.3 Ionenaustauscher

Die basischen Anionen-Austauscher **Colestyramin** und **Colestipol** werden zur Senkung des Cholesterol-Spiegels eingesetzt. Als vernetzte Polymere werden sie nach oraler Einnahme nicht resorbiert, sondern binden im Darm Gallensäuren und entziehen diese damit dem entero-hepatischen Kreislauf. Dies führt zu einer negativen Sterol-Bilanz (Abb. 10.16) und zu einer indirekten Absenkung des Cholesterol-Spiegels. Colestipol ist ein quervernetztes Copolymer aus Diethylentriamin und Epichlorhydrin. Colestyramin ist ein Mischpolymerisat aus ca. 10% Divinylbenzen und Styren, substituiert mit quarternisierten Aminomethyl-Gruppen.

10.7.4 PPARα-Agonisten

PPARα gehört wie PPARγ zur Superfamilie der nukleären Rezeptoren und bildet mit RXR Heterodimere aus, die an PPAR-Responselemente in Gen-Promotoren binden und die Transkription der entsprechenden Gene modulieren (Abb. 10.12). PPARα ist ein zentraler Regulator des hepatischen Lipidmetabolismus. Die PPARα-Targetgene umfassen u. a.:

- Enzyme der Fettsäure-Oxidation (β-Oxidation in Peroxisomen und Mitochondrien, der ω-Oxidation in Mikrosomen)
- Proteine für den Fettsäure-Transport durch Membranen
- Proteine des Lipoprotein-Stoffwechsels (z. B. Apolipoproteine)
- Enzyme für den Abbau von Triglyceriden wie die Lipoproteinlipase.

PPARα-Aktivierung führt zu einer signifikanten Senkung des Triglyceridspiegels im Blut. PPARα-Aktivatoren haben jedoch im Gegensatz zu HMG-CoA-Inhibitoren nur geringe Auswirkungen auf den LDL-Cholesterol-Spiegel. Fettsäuren sind endogene PPARα-Liganden, vor allem mehrfach ungesättigte Fettsäuren und 8-*S*-Hydroxyeicosatetraensäure (8-HETE) sind effiziente PPARα-Aktivatoren. Therapeutisch eingesetzte PPARα-Aktivatoren sind Fibrate, Gemfibrozil und Fischöle.

Die Fibrate (Abb. 10.22) leiten sich von der **Clofibrinsäure** ab, deren lipidsenkende Wirkung schon seit langem bekannt ist. Clofibrat, Fenofibrat und Bezafibrat weisen ähnliche EC_{50}-Werte für den PPARα-Rezeptor in Zell-basierten Reportergen-Assays auf (Tab. 10.2). Clofibrinsäure bzw. der Ethylester, das Clofibrat ist in Deutschland nicht mehr im Handel. Die pharmakokinetischen Daten der Fibrate sind in Tabelle 10.7. zusammengefasst. **Etofibrat** wird nahezu vollständig und rasch durch Esterasen zu den Monoglykolaten der Nicotinsäure und der Clofibrinsäure gespalten. Diese werden entweder konjugiert ausgeschieden oder weiter zu Nicotinsäure und Clofibrinsäure verstoffwechselt, die dann ebenfalls konjugiert werden. **Etofyllinclofibrat** wird rasch zu Clofibrat und Etofyllin metabolisiert. **Fenofibrat** ist ebenfalls ein Prodrug, welches schnell durch Esterasen in die eigentliche Wirkform, die Fenofibrinsäure metabolisiert wird. Fenofibrinsäure wird stark an Plasmaproteine gebunden, besitzt eine HWZ von über 20 h (Tab. 10.7) und wird in erster Linie renal eliminiert. **Bezafibrat** weist die kürzeste Halbwertszeit bei den Fibraten auf und wird daher häufig in retardierten Arzneiformen verwendet. **Gemfibrozil** besitzt in Reportergen-Assays ähnliche EC_{50}-Werte für PPARα-Aktivierung wie Fenofibrinsäure. Der Wirkstoff weist eine kurze HWZ auf und wird in der Leber metabolisiert, wobei auf drei hepatischen Wegen verschiedene Metabolite entstehen: Die *m*-ständige Methylgruppe wird zum Benzylalkoholderivat oxidiert (MII) und nachfolgend zur Carbonsäure (MIII) weiteroxidiert. Der aromatische Ring wird zum *p*-Phenol (MI) hydroxyliert. Daneben wird möglicherweise auch die *o*-ständige Methylgruppe zum Benzylalkohol oxidiert. Die Phase-I-Metaboliten werden konjugiert. Das Phenolderivat (MI) und die Carbonsäure (MIII) sind aktive Metaboliten.

Bei gleichzeitiger Gabe von Cerivastatin (Kap. 10.7.1) hemmt Gemfibrozil die CYP2C8- und CYP3A4-vermittelte Metabolisierung und v. a. die Bildung von Phase-II-Metaboliten des Cerivastatins, wodurch dessen Bioverfügbarkeit gesteigert wird. Diese pharmakokinetische Interaktion scheint die Ursache für das gesteigerte Auftreten von Rhabdomyolyse (Untergang der quergestreiften Muskulatur) bei der Kombination der beiden Wirkstoffe zu sein.

Mehrfach **ungesättigte Fettsäuren** (Abb. 10.23), wie sie v. a. in Fischölen vorkommen, dienen dem Organismus nicht nur als Energiequelle, sondern besitzen Hormonwirkung. Sie sind effiziente Aktivatoren von PPARα und führen bei entsprechender Dosierung zu einer deutlichen Senkung des Triglyceridspiegels im Serum.

10.7.5 Nicotinsäure und Derivate

Nicotinsäure (Abb. 10.24) und verschiedene Derivate der Nicotinsäure wie Acipimox werden seit langem zur

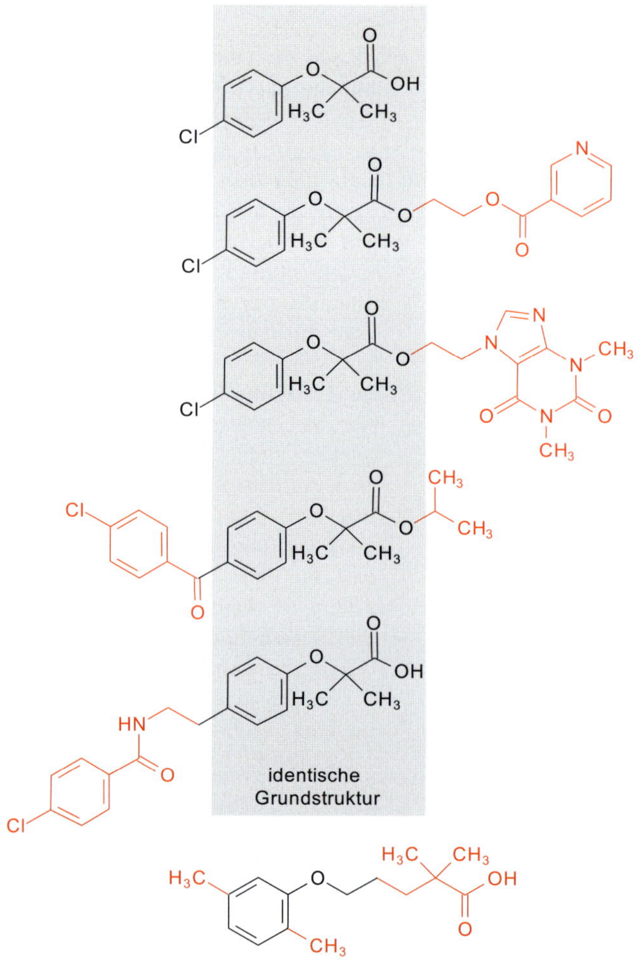

Clofibrinsäure

Etofibrat

Etofyllinclofibrat

Fenofibrat

Bezafibrat

Gemfibrozil

Abb. 10.22 Fibrate und Gemfibrozil

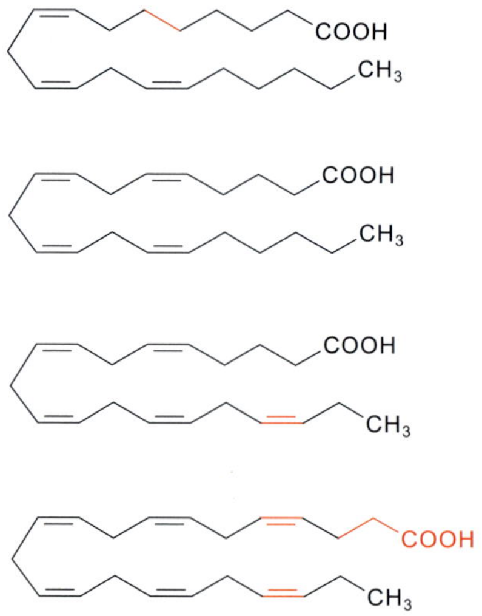

Dihomo-γ-linolensäure (C20:3, ω-6)
(8,11,14-Eicosatriensäure)

Arachidonsäure (C20:4, ω-6)
(5,8,11,14-Eicosatetraensäure)

Eicosapentaensäure (C20:5, ω-3)
(5,8,11,14,17-Eicosapentaensäure)

Docosahexaensäure (C22:6, ω-3)
(4,7,10,13,16,19-Docosahexaensäure)

Abb. 10.23 Mehrfach ungesättigte Fettsäuren mit PPARα-agonistischer Wirkung

Tab. 10.7 Pharmakokinetische Eigenschaften von Fibraten und Gemfibrozil

Wirkstoff	Bioverfügbarkeit (%)	HWZ (h)	Plasmaproteinbindung (%)	Elimination
Bezafibrat	100 70 (Retardformen)	2,1	94–96	renal (94 %)
Clofibrinsäure	100	15	96	v. a. renal
Etofibrat	k. A.	13[1]	73	renal (95 %)
Etofyllinclofibrat	k. A.	12,1 (Clofibrat) 4,3 (Etofyllin)	96 (Clofibrat)	v. a. renal (Clofibrat)
Fenofibrat	30–60	20–27 (Fenofibrinsäure)	>99[1]	renal (60 %) und biliär (25 %)
Gemfibrozil	97	1,3–1,5	95–99	renal (60–70 %) und biliär (<6 %)

[1] aktiver Metabolit; k. A. = keine Angaben

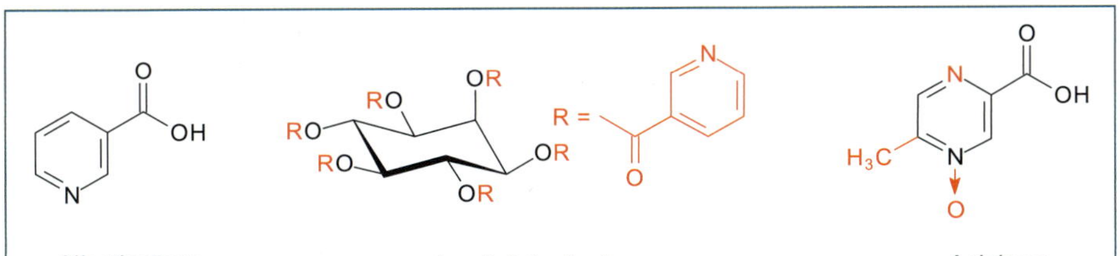

Abb. 10.24 Nicotinsäure und Derivate

Senkung des Triglyceridspiegels eingesetzt. Als Targets wurden mehrere, strukturell verwandte Gi/o-gekoppelte Rezeptoren, die in Fettzellen exprimiert werden, nachgewiesen. Da die Nicotinsäure zur Triglyceridsenkung hoch dosiert werden muss und die Nebenwirkungen dann entsprechend stark sind (Flush-Syndrom), kommt den Derivaten mit Depotcharakter wie **Inositolnicotinat** bzw. mit längerer HWZ (Acipimox) besondere Bedeutung zu. Inositolnicotinat wird zu ca. 70 % intestinal resorbiert und ruft einen wesentlich längeren Nicotinsäure-Effekt hervor. Die HWZ von Nicotinsäure selbst liegt bei 20 bis 45 min. Hauptmetaboliten sind Nicotinursäure, *N*-Methylnicotinamid und dessen 2-Hydroxy-Derivat.

Acipimox (Abb. 10.24) wird nach peroraler Applikation schnell und fast vollständig absorbiert. Die HWZ beträgt etwa 2 h. Es wird zu mehr als 90 % unverändert renal eliminiert. Der Wirkstoff wird zu etwa 26 % an Plasmaproteine gebunden.

Synopse

- Hemmstoffe der Cholesterol-Biosynthese (CSE- bzw. HMG-CoA-Reduktase-Hemmer oder Statine), Cholesterol-Resorptionshemmer (Ezetimib) und Ionenaustauscher-Harze als Gallensäure-Binder dienen der Senkung des Cholesterol-Spiegels.
- Statine hemmen die HMG-CoA-Reduktase, welche die Reduktion von 3-Hydroxy-3-methylglutaryl-CoA (HMG-CoA) zu Mevalonat, einem Baustein für die Cholesterol-Biosynthese, katalysiert.
- Die Statine unterscheiden sich deutlich in ihrer Affinität zur HMG-CoA-Reduktase, ihrer Pharmakokinetik und Hepatoselektivität.
- Die Hepatoselektivität wird auf die Hydrophilie der Wirkstoffe in Verbindung mit der aktiven Aufnahme in die Leberzellen zurückgeführt.
- Es besteht eine Korrelation zwischen der Hepatoselektivität und den Triglycerid-senkenden Eigenschaften der Statine.
- Der nukleäre Rezeptor PPARα ist ein zentraler Regulator des hepatischen Lipid- bzw. Fettsäure-Metabolismus und wird durch Fettsäuren aktiviert.
- PPARα-Agonisten wie Fibrate oder PUFAs (Polyunsaturated Fatty Acids) werden zur Senkung des Triglyceridspiegels eingesetzt.
- Fibrate interagieren mit der Fettsäure-Bindungsstelle der PPARα-Rezeptoren.

Literatur

Balfour, J.A. et al. (1990): Fenofibrate. A review of its pharmacodynamic and pharmacokinetic properties and therapeutic use in dyslipidaemia, *Drugs* **40**, 260–290

Bays, H. (2002): Ezetimibe, *Expert Opin Investig Drugs* **11**, 1587–1604

Boitier, E. et al. (2003): Advances in understanding the regulation of apoptosis and mitosis by peroxisome-proliferator activated receptors in pre-clinical models: relevance for human health and disease, *Comp Hepatol* **2**, 1–15

Brown, M.S. und Goldstein, J.L. (1986): A receptor-mediated pathway for cholesterol homeostasis, *Science* **232**, 34–47

Bryan, J. und Aguilar-Bryan, L. (1999): Sulfonylurea receptors: ABC transporters that regulate ATP-sensitive K(+) channels, *Biochim Biophys Acta* **1461**, 285–303

Culy, C.R. und Jarvis, B. (2001): Repaglinide: a review of its therapeutic use in type 2 diabetes mellitus, *Drugs* **61**, 1625–1660

Davidson, M.H. (2002): Rosuvastatin: a highly efficacious statin for the treatment of dyslipidaemia, *Expert Opin Investig Drugs* **11**, 125–141

Dornhorst, A. (2001): Insulinotropic meglitinide analogues, *Lancet* **358**, 1709–1716

Forst, T. (2001): Schnell wirkende Insulinanaloga, *Pharm Unserer Zeit* **30**, 118–123

Gerich, J.E. (2003): Contributions of insulin-resistance and insulin-secretory defects to the pathogenesis of type 2 diabetes mellitus, *Mayo Clin Proc* **78**, 447–456

Gillies, P.S. und Dunn, C.J. (2000): Pioglitazone, *Drugs* **60**, 333–343

Goa, K.L. et al. (1996): Bezafibrate. An update of its pharmacology and use in the management of dyslipidaemia, *Drugs* **52**, 725–753

Istvan, E.S. und Deisenhofer, J. (2000): The structure of the catalytic portion of human HMG-CoA reductase, *Biochim Biophys Acta* **1529**, 9–18

Istvan, E.S. und Deisenhofer, J. (2001): Structural mechanism for statin inhibition of HMG-CoA reductase, *Science* **292**, 1160–1164

Kellerer, M. et al. (1999): Insulin signal transduction: possible mechanisms for insulin resistance, *Exp Clin Endocrinol Diabetes* **107**, 97–106

Kersten, S. et al. (2000): Roles of PPARs in health and disease, *Nature* **405**, 421–424

Knopp, R.H. (1999): Drug treatment of lipid disorders, *N Engl J Med* **341**, 498–511

Malhotra, H.S. und Goa, K.L. (2001): Atorvastatin: an updated review of its pharmacological properties and use in dyslipidaemia, *Drugs* **61**, 1835–1881

Mark, M. (2002): Sulfonylharnstoffe und Glinide, *Pharm Unserer Zeit* **31**, 252–262

Miller, D.B. und Spence, J.D. (1998): Clinical pharmacokinetics of fibric acid derivatives (fibrates), *Clin Pharmacokinet* **34**, 155–162

Moghadasian, M.H. (1999): Clinical pharmacology of 3-hydroxy-3-methylglutaryl coenzyme A reductase inhibitors, *Life Sci* **65**, 1329–1337

Mukherjee, R. et al. (2002): Ligand and coactivator recruitment preferences of peroxisome proliferator activated receptor alpha, *J Steroid Biochem Mol Biol* **81**, 217–225

Neye, H. (2002a): Biguanide bei Typ-2-Diabetes: Metformin, *Pharm Unserer Zeit* **31**, 264–270

Neye, H. (2002b): Glucosidasehemmstoffe, *Pharm Unserer Zeit* **31**, 272–278

Nolte, R.T. et al. (1998): Ligand binding and co-activator assembly of the peroxisome proliferator-activated receptor-γ, *Nature* **395**, 137–143

Prueksaritanont, T. et al. (2002): Effects of fibrates on metabolism of statins in human hepatocytes, *Drug Metab Dispos* **30**, 1280–1287

Ross, R. (1999): Atherosclerosis is an inflammatory disease, *Am Heart J* **138**, S419–S420

Saltiel, A.R. und Kahn, C.R. (2001): Insulin signalling and the regulation of glucose and lipid metabolism, *Nature* **414**, 799–806

Salvatore, T. und Giugliano, D. (1996): Pharmacokinetic-pharmacodynamic relationships of Acarbose, *Clin Pharmacokinet* **30**, 94–106

Scheen, A.J. (1996): Clinical pharmacokinetics of metformin, *Clin Pharmacokinet* **30**, 359–371

Schubert-Zsilavecz, M. und Wurglics, M. (2001): Insulin Glargin – ein langwirksames Insulin-Analogon, *Pharm Unserer Zeit* **30**, 125–130

Verspohl, E.J. und Weiland, F. (2002): Insulinsensitizer, *Pharm Unserer Zeit* **31**, 280–292

Vosper, H. et al. (2002): Peroxisome proliferator-activated receptor agonists, hyperlipidaemia, and atherosclerosis, *Pharmacol Ther* **95**, 47–62

Wagstaff, A.J. und Goa, K.L. (2002): Rosiglitazone: a review of its use in the management of type 2 diabetes mellitus, *Drugs* **62**, 1805–1837

Williams, D. und Feely, J. (2002): Pharmacokinetic-pharmacodynamic drug interactions with HMG-CoA reductase inhibitors, *Clin Pharmacokinet* **41**, 343–370

Willson, T.M. et al. (2000): The PPARs: from orphan receptors to drug discovery, *J Med Chem* **43**, 527–550

Wise, A. et al. (2003): Molecular identification of high and low affinity receptors for nicotinic acid, *J Biol Chem* **278**, 9869–9874

Worz, C.R. und Bottorff, M. (2001): The role of cytochrome P450-mediated drug-drug interactions in determining the safety of statins, *Expert Opin Pharmacother* **2**, 1119–1127

Zhou, G. et al. (2001): Role of AMP-activated protein kinase in mechanism of metformin action, *J Clin Invest* **108**, 1167–1174

11 Verdauungssystem

11.1 Emetika

Bei Vergiftungen durch perorale Aufnahme toxischer Stoffe muss versucht werden, die intestinale Resorption zu verhindern. Das kann geschehen durch:

- Verabreichung von Adsorbenzien
- Gabe von lokal wirkenden Antidoten
- Herbeiführung von Erbrechen
- Beschleunigung der Darmentleerung.

Erbrechen kann durch Gabe verschiedener Mittel veranlasst werden, die man als Emetika bezeichnet. Wegen einer Intoxikationsgefahr verzichtet man heute auf die reflektorische Reizung der Magenschleimhaut mit Lösungen von Kupfersulfat, Zinksulfat oder Brechweinstein (Antimonyl-Kaliumtartrat). Bei bewusstseinsklaren Patienten wird oft die Einnahme gesättigter Kochsalzlösung empfohlen. Bei Kleinkindern kann es dabei allerdings zu tödlichen NaCl-Vergiftungen kommen.

In der Pädiatrie wird das peripher-reflektorisch wirkende Ipecacuanha-Alkaloid **Emetin** in Form von Ipecacuanha-Sirup eingesetzt, das jedoch zu einer starken Nausea führt. Ein sicheres Emetikum für Erwachsene ist das mit erheblichen Nebenwirkungen behaftete **Apomorphin** (Abb. 11.1), das andererseits heute auch zur Therapie der erektilen Dysfunktion Verwendung findet (Kap. 6.4).

Das durch Säure-katalysierte Umlagerung aus Morphin entstehende Alkaloid bindet nicht an Opioid-Rezeptoren sondern ist überwiegend ein D_2-dopaminerger Agonist.

Das als Partialstruktur im Apomorphin-Molekül enthaltene Dopamin ist in Abbildung 11.1 rot markiert.

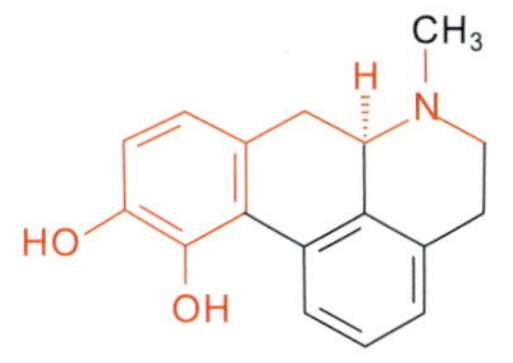

Abb. 11.1 Apomorphin (*R*-(–)-Form) (rot = Dopamin-Partialstruktur)

11.2 Antiemetika

Unter Antiemetika werden an dieser Stelle Mittel gegen Übelkeit (Nausea), Würgen und Erbrechen (Emesis, Vomitus) zusammengefasst. Involviert in den Ablauf dieser Prozesse und deren Therapie sind die Rezeptoren für Histamin, Serotonin und Dopamin.

Verursacht werden Übelkeit und Brechreiz durch verschiedene Faktoren wie:

- Reizung des Gleichgewichtsorgans (Vestibularapparat) bei Reisekrankheit (Kinetose)
- unangenehme Geruchs- und Geschmacksreize
- Schwangerschaft (morgendliche Übelkeit)
- Störungen im Magen-Darm-Trakt
- Magen-Darm-Infektionen
- Bauchfellentzündung (Peritonitis)
- Intoxikationen
- übermäßiger Alkoholgenuss
- schwere Erkrankungen, besonders des Gehirns (Meningitis, Hirntumoren)
- Folgen einer Narkose bei Operationen
- Folgen einer Therapie von schweren Erkrankungen, besonders Krebserkrankungen, wobei es oft zu Zytostatika- oder strahlungsbedingtem Erbrechen kommt.

Als Arzneistoffe, die zentral oder peripher den Brechreiz unterdrücken, kommen Wirkstoffe der folgenden Gruppen in Frage:

- $5\text{-}HT_3$-Antagonisten
- H_1-Antihistaminika
- Neuroleptika
- Parasympatholytika
- Prokinetika
- einzelne Vertreter anderer Arzneistoffgruppen.

11.2.1 $5\text{-}HT_3$-Rezeptor-Antagonisten (Setrone)

Derzeit sind 7 Typen (14 Subtypen) von Serotonin-Rezeptoren bekannt (Kap. 3.2.1), die durch geeignete Arzneistoffe mehr oder weniger gezielt blockiert werden können. Serotonin löst durch Stimulation von $5\text{-}HT_3$-Rezeptoren in der Peripherie und im ZNS Übelkeit und Erbrechen aus. Als Antiemetika sind daher solche Wirkstoffe geeignet, die an den $5\text{-}HT_3$-Rezeptor binden und damit den Einfluss des körpereigenen Transmitters Serotonin verhindern. Der Wirkmechanismus besteht also in der selektiven Blockade der $5\text{-}HT_3$-Rezeptoren am Ende von afferenten Vagusnerven und im ZNS. $5\text{-}HT_3$-Rezep-

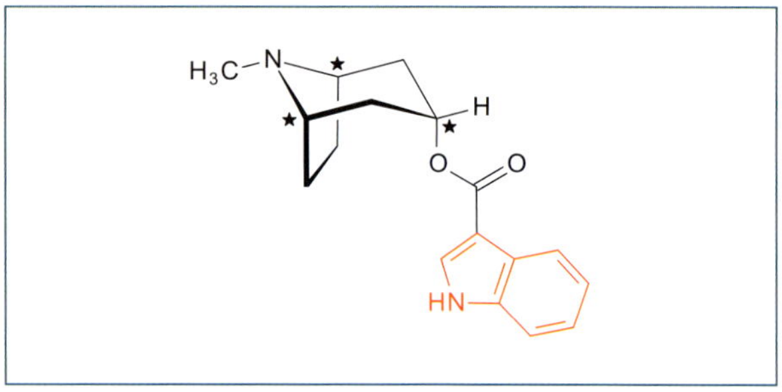

Abb. 11.2 Tropisetron als Prototyp der 5-HT_3-Rezeptor-Antagonisten (Setrone)

toren gehören zur Superfamilie der Ligand-gesteuerten Natriumkanäle, wozu auch die n-Cholino-, die $GABA_A$- und die Glycin-Rezeptoren zählen.

Die Entwicklung spezifischer 5-HT_3-Rezeptor-Antagonisten beruht auf der Erkenntnis, dass hoch dosiertes Metoclopramid weniger durch seine antidopaminergen Effekte als durch Hemmung von 5-HT_3-Rezeptoren antiemetisch wirkt.

Als Prototyp der Setrone kann **Tropisetron** betrachtet werden (Abb. 11.2).

Die nähere Beschreibung der Setrone ist in Kapitel 3.8.1 erfolgt.

11.2.2 H_1-Antihistaminika

Derzeit sind vier Histamin-Rezeptor-Typen bekannt. Durch das Binden des körpereigenen Transmitters Histamin an die verschiedenen Rezeptoren werden unterschiedliche Wirkungen ausgelöst.

Die medikamentöse Therapie von Übelkeit und Erbrechen begann mit den H_1-Antihistaminika. Als erster Arzneistoff dieser Indikation wurde das **Diphenhydramin** (Abb.11.3) eingesetzt. Die Unterteilung der H_1-Antihistaminika in solche der ersten und solche der zweiten Generation geht mit den sedierenden Eigenschaften der ersten und dem Fehlen dieser Begleitwirkung bei der zweiten einher. Bei der Anwendung als Antiemetika kann der Nebeneffekt der Vertreter der ersten Generation erwünscht sein. Derzeit werden als Antiemetika neben Diphenhydramin, das **Dimenhydrinat** und **Meclozin** (Abb.11.3) eingesetzt.

Diphenhydramin wird zur Kompensation seines sedativen Effektes mit 8-Chlortheophyllin kombiniert. Wegen der basischen Eigenschaften des H_1-Antihistaminikums und der sauren Eigenschaften des Theophyllin-Derivates liegen bei solchen Kombinationen salzartige Addukte vor. Dimenhydrinat ist der INN für das salzartige 1:1-Addukt von Diphenhydramin und 8-Chlortheophyllin.

11.2.3 Neuroleptika

Die antiemetische Wirkung der Neuroleptika beruht auf der Blockade der Dopamin-D_2-Rezeptoren. Als Antiemetika können prinzipiell eingesetzt werden: Chlorpromazin, Fluphenazin, Haloperidol, Perphenazin, Promethazin, Sulpirid, Triethylperazin oder Triflupromazin. Von therapeutischer Bedeutung als Antiemetika sind derzeit Haloperidol, Perphenazin, Sulpirid und Triflupromazin. Zur Struktur dieser Arzneistoffe siehe Kapitel 3.4.1.

11.2.4 Parasympatholytika

Als Mittel gegen Übelkeit und Erbrechen bei Reisen (Reisekrankheit) kommen die Tropan-Alkaloide Scopolamin und (–)-Hyoscin (Kap. 3.14) zur Anwendung. Aufgrund der ausgeprägten Lipophilie kann Scopolamin auch als sog. transdermales System in Form eines Pflasters appliziert werden, das vor Reiseantritt hinter ein Ohr geklebt wird und hier den Wirkstoff kontrolliert abgibt.

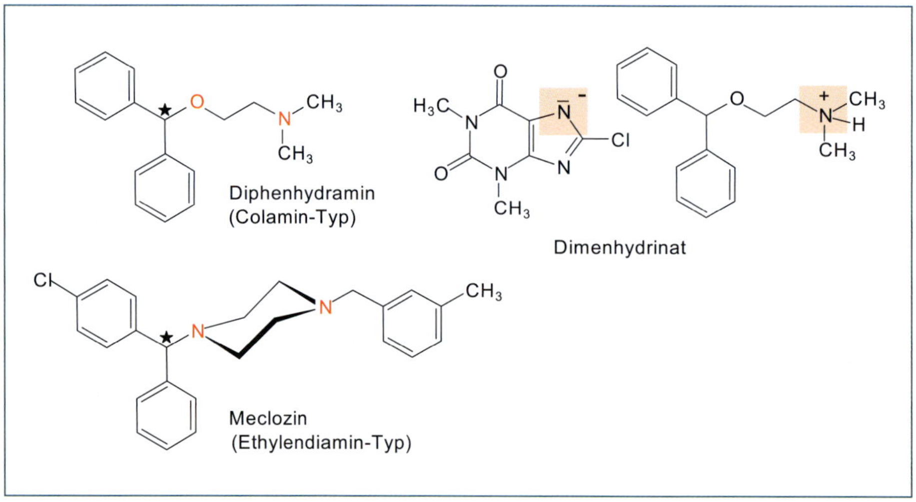

Abb. 11.3 H_1-Antihistaminika als aktuelle Antiemetika

11.2.5 Prokinetika

Zur Prophylaxe von Übelkeit und Erbrechen können auch Arzneistoffe zur Anregung und Beschleunigung der Magen-Darm-Motilität wie Bromoprid, Cisaprid, Domperidon oder Metoclopramid eingesetzt werden.

Metoclopramid (Kap. 11.5), das bei hoher Dosierung auch neuroleptische Eigenschaften aufweist, hat einen zentralen antiemetischen Effekt und stimuliert die Magenperistaltik und den Pylorus. Der Wirkungsmechanismus der Antiemetika mit Benzamidstruktur (Bromoprid, Cisaprid, Metoclopramid) beruht auf der Hemmung sowohl der Dopamin-D_2-Rezeptoren als auch der 5-HT_3-Rezeptoren.

Domperidon, das strukturell den Neuroleptika aus der Gruppe der Butyrophenone nahe steht (Kap. 3.4.1), ist ein stark antiemetischer und die Motilität des Verdauungskanals anregender Wirkstoff. Die antiemetische Wirkung beruht auf der Blockade peripherer D_2-Rezeptoren. Domperidon und Metoclopramid werden bei der Migräne-Therapie sowohl zur Beseitigung von Übelkeit und Brechreiz eingesetzt als auch zur Erleichterung des Transports additiv gegebener analgetischer Wirkstoffe zum Resorptionsort.

11.2.6 Verschiedene Wirkstoffe

Über weitere Wirkstoffe, die in bestimmten Fällen als Antiemetika angewandt werden, informiert die Tabelle 11.1. Schließlich sei auch erwähnt, dass Cannabinoide wie **Delta-9-Tetrahydrocannabinol** (Δ9-THC, Dronabinol) (Abb. 11.4) bei chemotherapie-induzierter Emesis gute antiemetische Effekte zeigen. **Cannabinoide** ist die Sammelbezeichnung für aus Cannabis-Arten isolierte Wirkstoffe und deren synthetisch abgewandelte Derivate. Sie zeigen außer der psychotropen Wirkung eine Reihe anderer pharmakologischer Effekte, für welche Cannabinoid-Rezeptoren im Gehirn verantwortlich gemacht werden. Der THC-Rezeptor konnte geklont und sequenziert werden.

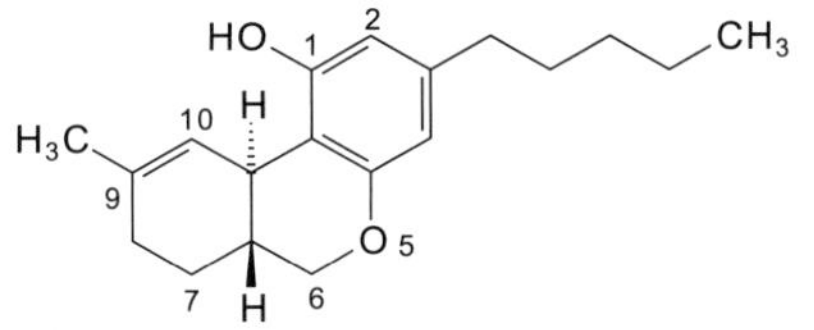

Abb. 11.4 Δ9-Tetrahydrocannabinol (6a-*R*,10a-*R*-Enantiomer)

Tab. 11.1 Wirkstoffe, die u. a. als Antiemetika gebraucht werden

INN	Arzneistoffgruppe (Indikation)
Lorazepam	Tranquilizer (Benzodiazepin)
Methylprednisolon	nicht halogeniertes Glucocorticoid
Propofol	Kurzhypnotikum
Pyridoxin	Vitamin B_6

Ein neues antiemetisches Wirkprinzip stellen Neurokinin-1-Rezeptorantagonisten dar. Der erste klinisch relevante Vertreter, der in Kombination mit $5HT_3$-Antagonisten und Dexamethason eingesetzt wird, ist das Aprepitant (Kap. 3.8.1).

Offiziell empfohlen wird auch Ingwer (*Zingiber officinalis*), der in verschiedenen galenischen Zubereitungen als Mittel gegen Übelkeit und Erbrechen, auch bei Schwangerschaftserbrechen zur Verfügung steht.

Synopse

- Prominentester Wirkstoff der **Emetika** ist der überwiegend D_2-dopaminerge Agonist Apomorphin.
- **Antiemetika** gehören verschiedenen Arzneistoffgruppen an:
  5-HT_3-Antagonisten (Setrone): Ondansetron u. a.
  H_1-Antihistaminika: Diphenhydramin u. a.
  Dexamethason
  Neuroleptika: Haloperidol, Perphenazin u. a.
  NK_1-Rezeptor-Antagonisten: Aprepitant
  Parasympatholytika: Scopolamin u. a.
  Prokinetika: Metoclopramid u. a.

11.3 Ulkus-Therapeutika

Chronisch-peptidisches Ulkus. Das chronisch peptidische Ulkus ist als ein Geschwür definiert, bei dessen Entstehung die Einwirkung des salzsäure- und pepsinhaltigen Magensafts eine entscheidende Rolle spielt. Es ist in jenen Abschnitten des Gastrointestinaltraktes (GIT) lokalisiert, die mit dem Magensaft in Berührung kommen (Speiseröhre, Magen, Duodenum, oberer Dünndarm). Von besonderer Bedeutung sind das Ulcus duodeni et ventriculi, bei denen es sich um einen Defekt in der Magen- oder Duodenalschleimhaut handelt, der durch die Muscularis mucosae hindurch bis zur Submukosa reicht und mit Narbenbildung einhergeht.

Pathophysiologisch wird als entscheidende Entstehungsursache eine Gleichgewichtsverschiebung zwischen den aggressiven und protektiven Faktoren der Magen- und Duodenalschleimhaut angenommen. Exzessive Steigerung der Salzsäure-Sekretion, Motilitätsstörungen, Infektionen der Magenschleimhaut durch *Helicobacter pylori,* nicht steroidale Antirheumatika und Durchblutungsstörungen scheinen ursächlich für diese Gleichgewichtsverschiebung verantwortlich zu sein. Auch Rauchen übt offenbar einen negativen Einfluss auf die Magen- bzw. Duodenalschleimhaut aus. Bei Patienten mit *Ulcus duodeni* lassen sich in 90% und bei solchen mit *Ulcus ventriculi* in 70% der Fälle *Helicobacter*-Keime nachweisen.

Ulkus-Therapeutika. Die therapeutischen Ziele der medikamentösen Ulkusbehandlung sind:

- Schmerzlinderung
- Abheilung der Mukosaläsion
- Eradikation von *Helicobacter pylori*
- Verhinderung von Komplikationen
- Vermeidung von Rezidiven.

War früher die Therapie allein auf die Anwendung neutralisierender und schleimhautschützender Wirkstoffe ausgerichtet, so wird heute beim Nachweis von *Helicobacter pylori* die Kombination sekretionshemmender Mittel mit Antibiotika für eine dauerhafte Abheilung eines Ulkus angesehen (französische oder italienische Triple-Therapie).

Die heute verfügbaren Ulkustherapeutika mit Einfluss auf die Azidität im Magen und Zwölffingerdarm sowie auf die Schleimhautbeschaffenheit dieser Organe lassen sich in folgende Wirkstoffklassen einteilen:

- sekretionshemmende Wirkstoffe:
  H_2-Rezeptor-Antagonisten
  Parasympatholytika (m-Cholino-Rezeptor-Antagonisten)
- Prostaglandin-E-Derivate (EP_3-Rezeptor-Agonisten)
- Hemmstoffe der H^+/K^+-ATPase (Protonenpumpen-Hemmer, PPI)
- neutralisierende Wirkstoffe, die im Lumen angreifen
- mukosaprotektive Wirkstoffe.

11.3.1 Sekretionshemmende Wirkstoffe

H_2-Rezeptor-Antagonisten hemmen die Histamin-stimulierte Sekretion von Salzsäure durch kompetitive Blockade der H_2-Rezeptoren an den Belegzellen (Parietalzellen) der Magenschleimhaut. Sie wirken schmerzlindernd und beschleunigen die Ulkusheilung. Die klinische Wirksamkeit ist bei allen Substanzen nahezu gleich und unterscheidet sich nur durch Wirkstärke und Wirkdauer. H_2-Antagonisten finden Anwendung sowohl zur Ulkus-Therapie als auch zur Prophylaxe. Die Einmalgabe führt zu einer Erhöhung des Magen-pH-Wertes mit Werten >5 für die Dauer von 4 bis 6 h. Famotidin stellt in dieser Hinsicht eine Ausnahme dar, da es in der Lage ist, den pH-Wert über einen Zeitraum von 12 Stunden zu erhöhen. Mit der Einführung der so genannten Protonenpumpen-Hemmer (PPI) ist die Bedeutung der H_2-Antagonisten erheblich zurückgegangen. Bei der Therapie peptidischer Ulzera sind sie nur noch Mittel der 2. Wahl.

H_2-Rezeptor

Der humane H_2-Rezeptor besteht aus 359 Aminosäuren und zeigt alle Charakteristika eines G-Protein-gekoppelten Rezeptors. Das zugehörige Gen befindet sich auf dem Chromosom 5 und unterliegt einem komplexen Regulationsmechanismus. Im Bereich des N-Terminus besitzt das Protein Konsensussequenzen, an denen N-Glycosylierungen möglich sind, weshalb das tatsächliche Molekulargewicht erheblich über dem berechneten (40,1 kDa) liegen dürfte. Es konnte gezeigt werden, dass die N-Glycosylierungen nicht essenziell für die Lokalisierung des Rezeptors an der Zelloberfläche und Ligandbindung sowie Kopplung mit der Adenylylcyclase sind.

Die größten Unterschiede zwischen dem H_1- und dem H_2-Rezeptor betreffen die Länge der dritten intrazellulären Schleife sowie die Länge des C-Terminus: Im Falle des H_2-Rezeptors ist die dritte intrazelluläre Schleife kürzer, hingegen das C-terminale Ende des Rezeptorproteins deutlich länger.

Mutagenese-Studien belegen, dass für die Bindung des physiologischen Liganden und seiner kompetitiven Antagonisten aus der Reihe der H_2-Antihistaminika ein Aspartat-Rest der transmembranären Domäne III (TM3) sowie ein Aspartat- und ein Threonin-Rest in TM5 verantwortlich sind.

Entwicklung der H_2-Rezeptor-Antagonisten

Burimamid (Abb. 11.5), ein Imidazolyl-alkyl-Thioharnstoff-Derivat war der erste klinisch geprüfte H_2-Rezeptor-Antagonist, der ausgehend vom Histamin-Molekül durch systematische Abwandlung des basischen Aminrestes entwickelt wurde. Für die Verwendung als Arzneistoff erwies sich Burimamid jedoch als zu wenig potent. Bei der Suche nach H_2-Antagonisten mit verbesserten antagonistischen Eigenschaften wurde **Metiamid** entwickelt, bei dem eine Methylengruppe der Alkylkette durch eine bioisostere Thioetherfunktion ersetzt und zugleich eine Methylgruppe am Kohlenstoffatom C(5) des Imidazolring eingeführt wurde. Trotz guter klinischer Wirksamkeit musste die Entwicklung von Metiamid wegen inakzeptabler Nebenwirkungen (Granulozytopenie) abgebrochen werden. Die Vermutung, dass die Thioharnstoffgruppe für die Nebenwirkungen verantwortlich ist, führte zum Ersatz dieser funktionellen Gruppe durch einen Guanidin-Rest, dessen Basizität durch die stark elektronenziehenden Eigenschaften der Cyanogruppe deutlich reduziert ist. Damit stand 1976 der erste H_2-Rezeptor-

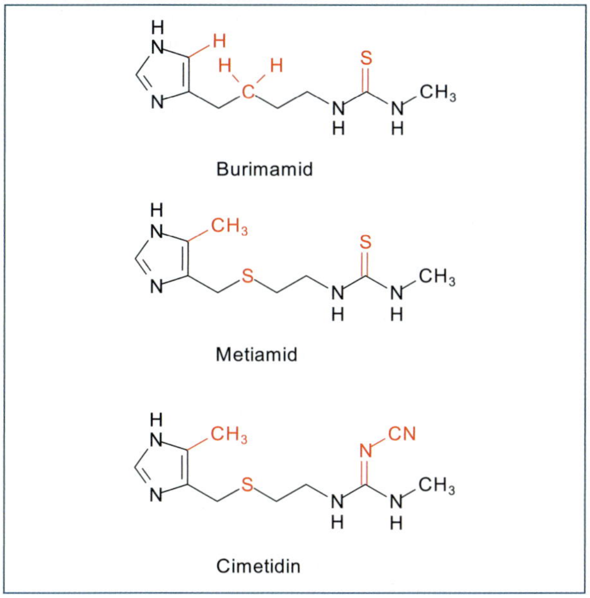

Abb. 11.5 Die Entwicklung von Cimetidin ausgehend von Burimamid

Antagonist, **Cimetidin** (Abb. 11.5), zur Verfügung, der die Ulkustherapie revolutionierte und zugleich einen bis dahin nicht gekannten wirtschaftlichen Siegeszug antrat.

H_2-Rezeptor-Antagonisten

Der klinische und wirtschaftliche Erfolg des Cimetidins stimulierte die Entwicklung weiterer H_2-Rezeptor-Antagonisten (Abb. 11.6), weshalb heute knapp ein halbes Dutzend Arzneistoffe aus dieser Wirkstoffklasse zur Verfügung steht. Deren gemeinsames Strukturmerkmal ist ein aromatisches oder heteroaromatisches Ringsystem, welches über eine bewegliche Kette (flexible chain) mit einer polaren Gruppe verknüpft ist, die zur Ausbildung von Wasserstoffbrückenbindungen befähigt ist.

Fünf Jahre nach der Zulassung von Cimetidin wurde **Ranitidin** eingeführt, welches wie das später entwickelte **Nizatidin** anstelle des polaren Cyano-guanidin-Restes ein bioisosteres Diamino-nitroethen-Strukturelement besitzt und über die Thioetherbrücke mit einem Dimethylaminofuran- (Ranitidin) bzw. Dimethylaminothiazol-Ring (Nizatidin) verbunden ist. **Famotidin** besitzt ein

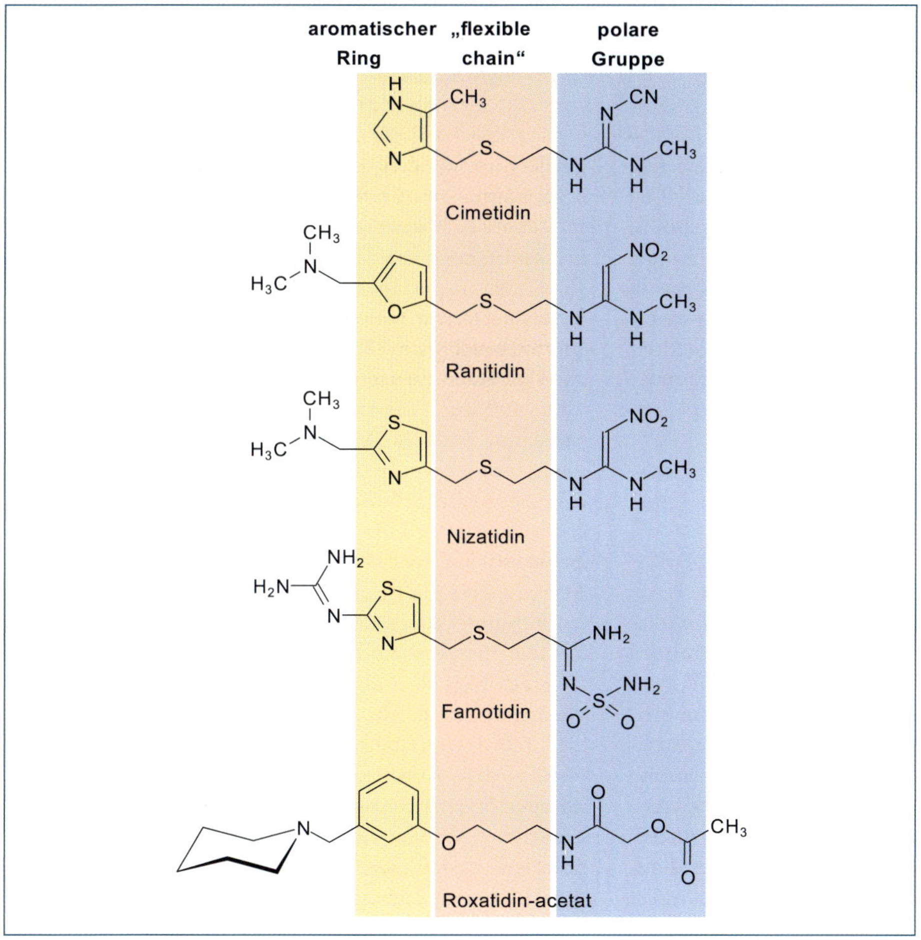

Abb. 11.6 H_2-Rezeptor-Antagonisten

Tab. 11.2 Pharmakokinetische Daten der H_2-Rezeptorantagonisten

INN	Absorption (%)	Bioverfügbarkeit (%)	HWZ (h)	Renale Eliminierung (%)	IC_{50} (ng/mL)
Cimetidin	70	60–80	2–2,5	60–70	500–600
Famotidin	40–100	40–50	3–3,5	65–70	20–30
Nizatidin	100	90–95	1,5–2	60–65	100–200
Ranitidin	50	50–60	2,5–3	60–70	100–200
Roxatidin	100 (Acetat)	90–100 (Acetat)	1,5–2,5	70	50–100

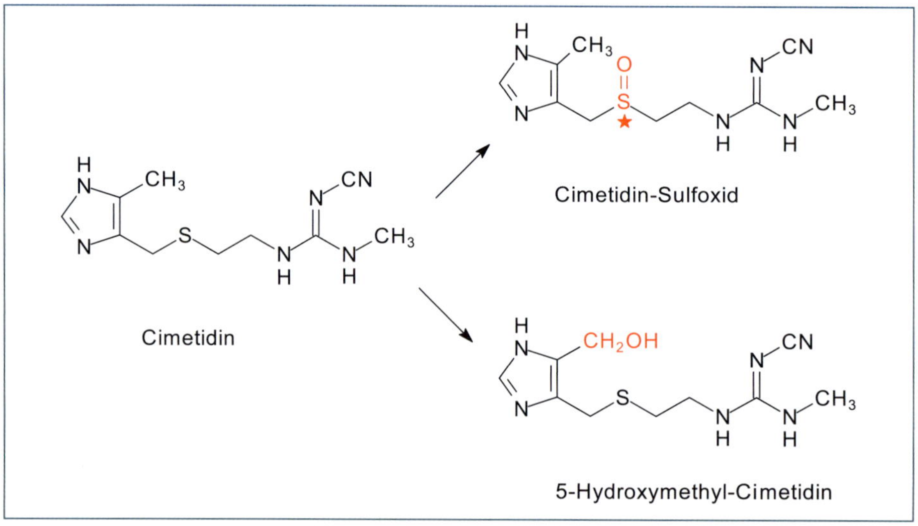

Abb. 11.7 Metabolismus von Cimetidin

Guanidino-thiazol-Ringsystem und als polaren Rest eine substituierte Amidingruppe. Der Guanidino-thiazol-Rest bedingt die hohe Affinität und Potenz des Famotidins. **Roxatidin-acetat** ist ein Prodrug, das als polare Gruppe ein Glykolsäureamid aufweist, dessen Hydroxylgruppe in acetylierter Form vorliegt. Anstelle eines Fünfring-Heterozyklus verfügt Roxatidin über einen Piperidinomethylbenzen-Ring, der über eine Etherfunktion mit der polaren Gruppe verknüpft ist.

Pharmakokinetik und Metabolismus. Die wichtigsten pharmakokinetischen Daten der H_2-Rezeptor-Antagonisten sind in Tabelle 11.2 zusammengefasst.

Während die lipophilen Vertreter Nizatidin und Roxatidin-acetat eine hohe Bioverfügbarkeit im Bereich von 90 bis 100% aufweisen, liegen die Werte bei den stärker hydrophilen Vertretern Cimetidin, Ranitidin und Famotidin im Bereich von 50%. Die Bioverfügbarkeit wird durch Nahrungsaufnahme nicht beeinflusst. Die Plasmakonzentrationen, die benötigt werden um 50% der Säuresekretion zu hemmen, liegen bei Famotidin am niedrigsten und bei Cimetidin am höchsten. Bei den übrigen Vertretern liegen die entsprechenden Konzentrationen dazwischen. Famotidin hat die längste Halbwertszeit und wirkt demnach auch am längsten. Rund 60 bis 70% der nach oraler Applikation absorbierten H_2-Rezeptor-Antagonisten werden unverändert renal ausgeschieden. Bei den H_2-Antagonisten mit Fünfring-Heterozyklus wird der restliche Anteil überwiegend oxidativ metabolisiert. Als Hauptmetabolit von Cimetidin tritt das Sulfoxid (10 bis 15%) und in geringem Umfang das 5-Hydroxymethyl-imidazol-Derivat (ca. 5%) auf (Abb. 11.7). Die Bildung von Sulfoxiden wird bei allen H_2-Rezeptor-Antagonisten mit Thioether-Partialstruktur beobachtet.

Das Prodrug Roxatidin-acetat wird z.T. bereits bei der Aufnahme im GI-Trakt durch Plasma-Esterasen sowie vor allem bei der Leberpassage gespalten. Im Plasma findet sich nahezu ausschließlich Roxatidin.

Interaktionen. Es ist bekannt, dass die Bioverfügbarkeit von Arzneistoffen von einer Reihe von Faktoren abhängt. Bei festen Arzneiformen beeinflussen vor allem die Löslichkeit und die Permeations-Eigenschaften des Arzneistoffes die Geschwindigkeit und den Umfang der Aufnahme des Wirkstoffes in den systemischen Kreislauf.

Durch Hemmung der Säuresekretion bewirken alle H_2-Rezeptor-Antagonisten eine Anhebung des pH-Wertes des Magensaftes auf Werte von über 5, wodurch die Löslichkeit verschiedener Arzneistoffe beeinflusst wird. Während die Löslichkeit von lipophilen Arzneistoffen mit schwach sauren Eigenschaften zunimmt, wird die Löslichkeit von lipophilen Arzneistoffen mit basischen Eigenschaften vermindert. Die klinische Relevanz dieser Effekte konnte für Ketoconazol, ein Azol-Antimykotikum mit basischem Imidazolring, gezeigt werden, dessen Bioverfügbarkeit durch Cimetidin vermindert wird.

Im Gegensatz zu Famotidin, Nizatidin und Roxatidin sind für Ranitidin (bei hohen Dosen) und vor allem für Cimetidin (therapeutische Dosen) bedeutsame Arzneistoff-Interaktionen auf der Ebene des mikrosomalen CYP450-Systems der Leber beschrieben worden. Cimetidin bindet mit dem Imidazolring und dem polaren Cyano-guanidin-Rest an den Hämteil der Cytochrome (CYP2D9, CYP1A2, CYP3A4, CYP2D6), was zu einem verminderten Metabolismus anderer Arzneistoffe und damit zu einer Erhöhung der Plasmakonzentration dieser Wirkstoffe führt. Dies muss vor allem bei Arzneistoffen mit geringer therapeutischer Breite wie Theophyllin, Phenytoin oder Warfarin berücksichtigt werden, die mit Cimetidin um die metabolisierenden Enzyme konkurrieren. Die Affinität des Furanringes des Ranitidins zu den hepatischen Cytochrom-Oxidasen ist im Vergleich zu Cimetidin deutlich geringer, weshalb Arzneistoff-Interaktionen nur bei sehr hohen Wirkstoffkonzentrationen auftreten.

Unerwünschte Arzneistoffwirkungen. H_2-Rezeptor-Antagonisten sind im Allgemeinen gut verträglich. Unerwünschte Arzneistoffwirkungen sind zwar möglich, aber eher selten. Es kann zu Kopfschmerzen, Diarrhöe, Übelkeit und sehr selten zu Erbrechen und Bauchschmerzen kommen. Bei Cimetidin sind aufgrund der Hemmung von CYP-Enyzmen, die an der Biosynthese der Steroide beteiligt sind, antiandrogene Effekte zu berücksichtigen, die bei lang andauernder Applikation zu reversibler Gynäkomastie und Libidoverlust führen können.

Parasympatholytika

Die Anwendung von Parasympatholytika (m-Cholino-Rezeptor-Antagonisten, Anticholinergika) zur Ulkusbehandlung ist heute ohne praktische Bedeutung. Eine Ausnahme macht **Pirenzepin**, das im Gegensatz zu den früher eingesetzten Wirkstoffen dieses Typs einen antisekretorischen Effekt schon in einer Dosierung zeigt, bei der nur geringfügige anticholinerge Begleitwirkungen auftreten. Pirenzepin blockiert selektiv die Muscarin-Rezeptoren (M_3-Typ) der Belegzellen und führt so zu einer Hemmung der Salzsäure- und Pepsin-Sekretion. Nur in hohen Dosen machen sich andere anticholinerge Effekte wie Mundtrockenheit und Sehstörungen bemerkbar. Pirenzepin weist eine basisch substituierte, trizyklische Struktur auf, die eine gewisse Verwandtschaft zu trizyklischen Antidepressiva erkennen lässt (Abb. 11.8).

Die Bioverfügbarkeit von Pirenzepin ist wegen der ausgeprägt hydrophilen Eigenschaften mit ca. 20 bis 30% gering. Die Halbwertszeit beträgt 10 bis 11 h.

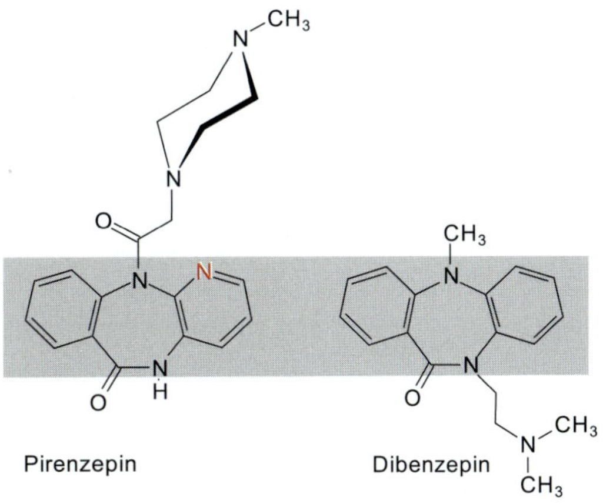

Abb. 11.8 Pirenzepin im Vergleich mit Dibenzepin

11.3.2 Prostaglandin-Derivate

Von den synthetischen Prostaglandin-E-Derivaten, die entwickelt wurden, besitzt derzeit nur noch **Misoprostol** therapeutische Bedeutung (Abb. 11.9). Wichtige Prostanoid-abhängige Funktionen sind dabei die Regulation der Mikrozirkulation, der EP_4-Rezeptor-vermittelten Schleimbildung und Schleimsekretion in den Zellen der Magenschleimhaut, die Beteiligung an der Säure- und Pepsin-Freisetzung in den Belegzellen über den EP_3-Rezeptor, sowie die Erhaltung der Membranintegrität und -resistenz (Cytoprotektion). Bei der Abwandlung der Struktur natürlich vorkommender Prostaglandine war ein wesentliches Ziel, die Bioreaktivität soweit herabzusetzen, dass ihre Wirkungsdauer im Stunden- statt im Minutenbereich liegt. Als erfolgreiche Modifikation erwiesen sich hierbei u. a. die Veresterung der Carboxylgruppe und die „Verschiebung" der C(15)–OH-Gruppe in PGE_1 nach C(16) sowie die Stabilisierung durch eine CH_3-Gruppe an C(16).

Wirksamer Metabolit, der nach oraler Applikation und rascher Absorption entsteht, ist die Misoprostolsäure. Die HWZ von Misoprostol liegt zwischen 20 und 40 Minuten, die renale Eliminierung erfolgt hauptsächlich in Form von Metaboliten.

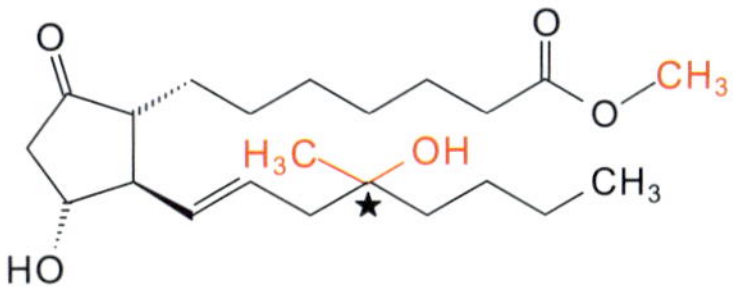

Abb. 11.9 Misoprostol

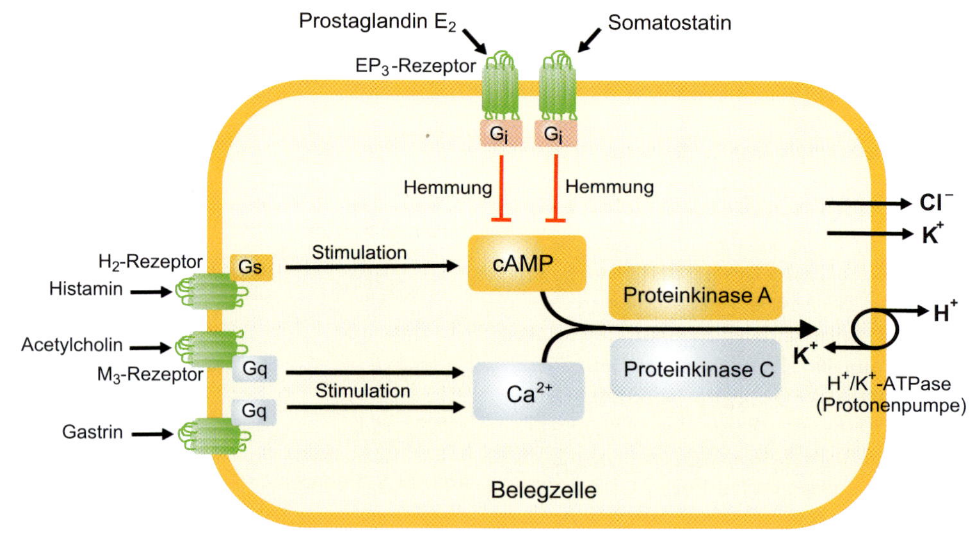

Abb. 11.10 Stimulation und Hemmung der HCl-Produktion in der Belegzelle

11.3.3 Protonenpumpen-Hemmer

Das Prinzip der H^+/K^+-ATPase-Hemmung hat sich zur Behandlung säurebedingter Magen-Darm-Erkrankungen bewährt. Im Gegensatz zu den H_2-Antagonisten und Anticholinergika, welche die durch Acetylcholin und Histamin vermittelte HCl-Sekretion hemmen, wird bei Verabreichung von sog. Protonenpumpen-Hemmstoffen der aktive Transport von H^+- und Cl^- -Ionen aus den Belegzellen (Parietalzellen) durch die Membran der Mikrovilli in das Magenlumen direkt blockiert. Die Aktivierung und Hemmung der H^+/K^+-ATPase (Protonenpumpe) durch die verschiedenen Mediatoren in den Belegzellen der Magenschleimhaut ist in Abbildung 11.10 veranschaulicht.

Als H^+/K^+-ATPase-Hemmstoffe finden die Prazole **Omeprazol, Lansoprazol, Pantoprazol, Rabeprazol** und die *S*-Form des chiralen Omeprazol, das **Esomeprazol** (Abb. 11.11) therapeutische Verwendung. Es sind Benzimidazol-Derivate, die in Position 2 eine Pyridinomethyl-substituierte Sulfoxid-Gruppe tragen.

Sulfoxide mit zwei unterschiedlichen Substituenten sind chiral. Obwohl der Schwefel, den Sauerstoff mitgezählt, im Vergleich zu einem asymmetrisch substituierten C-Atom nur drei Substituenten trägt, sind sie konfigurativ stabil. Eine Inversion (Umklappen) dreifach substituierter Schwefelverbindungen in Analogie zu den dreibindigen Stickstoff-Verbindungen ist nicht zu beobachten. Um die Analogie zum asymmetrisch substituierten C-Atom herzustellen, muss man sich das freie Elektronenpaar am Schwefel als vierten Substituenten denken, so wie es in Abbildung 11.12 dargestellt ist.

Wie nachfolgend dargelegt, sind die aktiven Metaboliten der Prazole achiral. Wenn trotzdem Wirkungsunterschiede bei den *S*- und *R*-Enantiomeren der Prazole festgestellt werden (sonst wäre die Einführung von Esomeprazol unsinnig), so müssen sie in den pharmakokinetischen Phasen vor der Bioaktivierung liegen.

Die Prazole sind Prodrugs, die sich in Abhängigkeit vom pH-Wert in den Belegzellen anreichern und erst im stark sauren Milieu, wie es in den Belegzellen der Magenwand bzw. in den sekretorischen Kanälchen herrscht, zu aktiven Metaboliten, nämlich Sulfensäuren oder Sulfenamiden umwandeln. Je niedriger der pH-Wert in den Belegzellen und je höher der pK_a-Wert des Wirkstoffs ist, desto mehr aktive Metaboliten entstehen und desto schneller erfolgen Anreicherung und Wirkungseintritt. Da in anderen Kompartimenten des menschlichen Körpers keine vergleichbar niedrigen pH-Werte erreicht werden, ist die Wirkung selektiv und auf die Parietalzellen beschränkt.

Die aktiven Metaboliten reagieren mit luminal erreichbaren SH-Gruppen der α-Einheit der H^+/K^+-ATPase unter Bildung gemischter Disulfide. Damit wird die Anbindung von ATP an das Enzym verhindert. Pro Enzymmolekül werden zwei aktive Metabolit-Moleküle gebunden. Die einzelnen Reaktionsschritte sind am Beispiel eines von den für die Bioaktivierung unbedeuteten Substituenten (aus Platzgründen) entblößten Prazol-Moleküls in Abbildung 11.13 dargestellt.

Nach In-vitro-Studien kann die H^+/K^+-ATPase durch Reaktion mit SH-gruppenhaltigen Agenzien wie Acetyl-

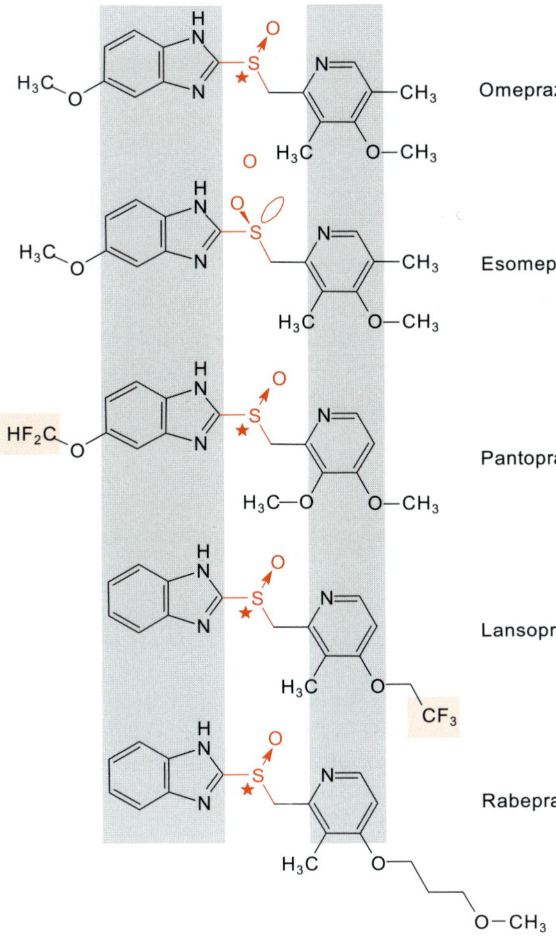

Abb. 11.11 Protonenpumpen-Hemmer (Prazole)

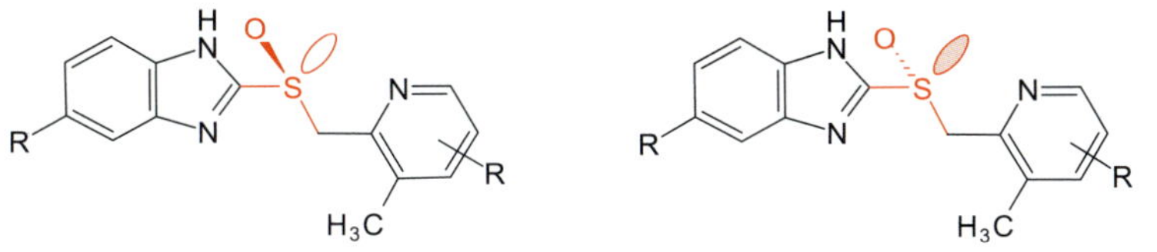

Abb. 11.12 Enantiomere Strukturen der Prazole

cystein oder Glutathion wieder regeneriert werden. In vivo kommt es jedoch zu einer langanhaltenden Hemmung des Enzyms durch die Prazole, die auf eine irreversible Reaktion zurückgeführt wird. Der aktive Metabolit des Omeprazols (ein Sulfenamid) bindet in einem peripheren Bereich des Enzyms und zwar am Cystein 829. Die irreversible Bindung des aktiven Pantoprazol-Metaboliten erfolgt vorwiegend am Cystein 822 und am Cystein 813 der Protonenpumpe. Pantoprazol ist im Gegensatz zu den anderen Prazolen relativ säurestabil und wird deshalb erst bei sehr niedrigen pH-Werten zum aktiven Sulfenamid metabolisiert. Rabeprazol wird wegen seines relativ hohen pK_a-Wertes in vitro schneller bioaktiviert als die anderen Prazole.

Esomeprazol ist das wirksamere *S*-Enantiomer des racemischen Omeprazols. Es wird bevorzugt durch das Isoen-

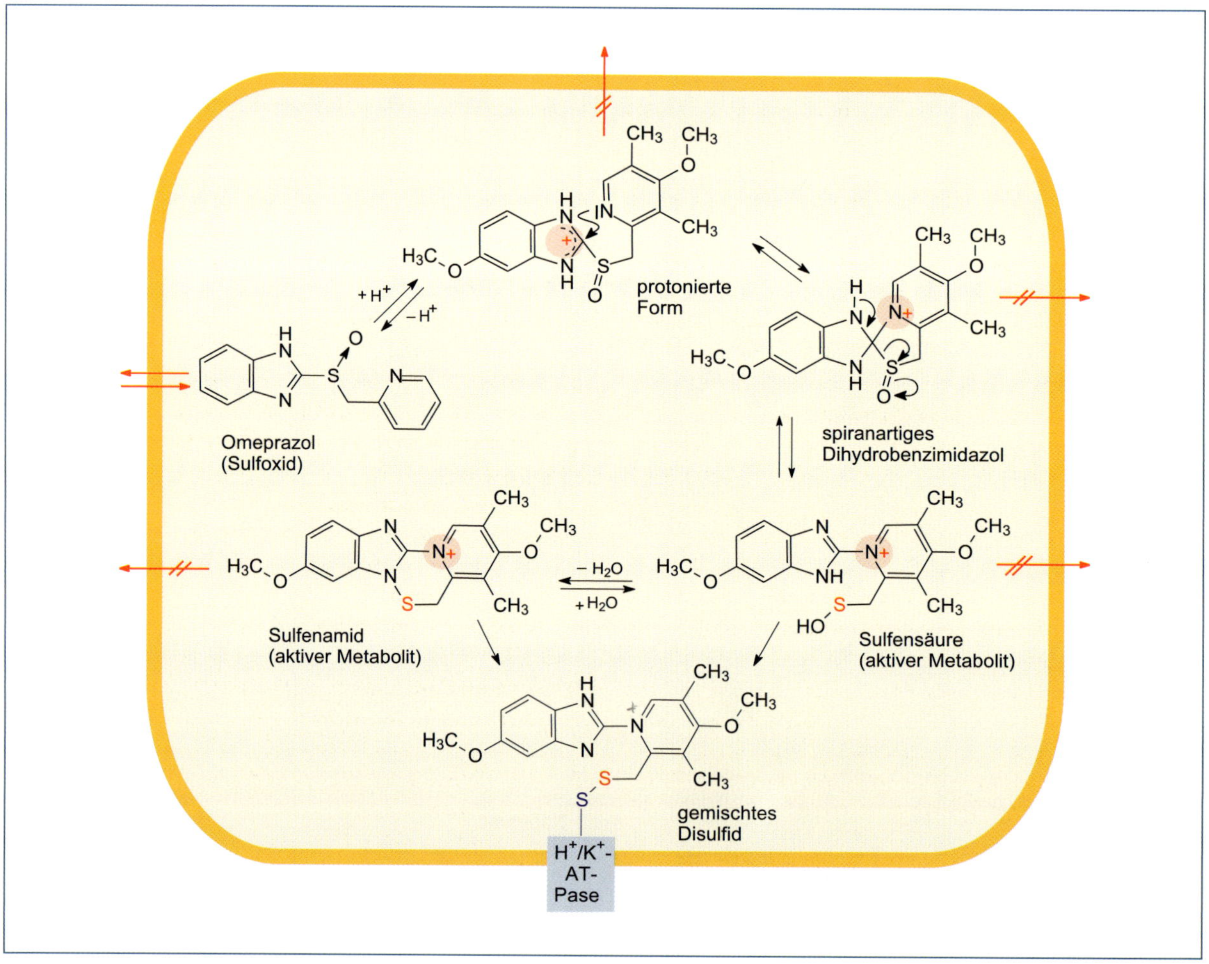

Abb. 11.13 Wirkungsmechanismus der Prazole

Tab. 11.3 Pharmakokinetische Daten der Prazole

INN	Bioverfügbarkeit (%)	HWZ (h)	Protein-Bindung (%)	Eliminierung (%)
Lansoprazol	80	1,3–1,7	97	ca. 30 renal ca. 60 biliär
Omeprazol	50–60	0,5–1,5	95	ca. 80 renal ca. 20 biliär
Pantoprazol	70–80	1–2	98	ca. 80 renal ca. 20 biliär
Rabeprazol	ca. 50	1	97	ca. 35 renal

zym CYP3A4 metabolisiert, ein Verstoffwechslungs-Prozess, der langsamer abläuft als die Biotransformation des *R*-Enantiomers, das fast ausschließlich durch das aktivere Isoenzym CYP2C19 abgebaut wird. Daher zeigt Esomeprazol auch höhere Plasmaspiegel als das Racemat.

Die wichtigsten pharmakokinetischen Daten der Prazole sind in Tabelle 11.3 zusammengefasst. Prazole werden im Dünndarm resorbiert und über den Blutkreislauf in die Belegzellen transportiert. Wirkstoffe, die nicht die Belegzellen erreichen, werden in der Leber vollständig abgebaut und renal eliminiert. Dazu gehören hydoxylierte Metabolite und Sulfone.

Um eine vorzeitige Aktivierung der säurelabilen Prodrugs zu verhindern, müssen Protonenpumpen-Hemmer bei oraler Applikation in Form magensaftresistenter Kapseln oder Tabletten verabreicht werden. Da die aktiven Metabolite der Prazole eine irreversible Hemmung des Enzyms bewirken, ist es ausreichend, diese Arzneistoffe nur einmal täglich zu applizieren. Die Metabolisierung u. a. durch CYP450-abhängige Monooxygenasen führt zu Hydroxy- und Sulfon-Derivaten. Pantoprazol interferiert weniger mit dem CYP450-System als Omeprazol und Lansoprazol und soll dadurch ein günstigeres Interaktionsprofil zeigen als die beiden anderen Verbindungen.

Die Wirkungsdauer der Prazole ist wesentlich länger und das Ausmaß der Säure-Sekretions-Hemmung wesentlich größer als bei H_2-Antagonisten. Hierdurch kann die Behandlungsdauer von Magen-Darm-Geschwüren deutlich verkürzt werden. Im Falle einer *Helicobacter-pylori*-Infektion ist die Kombination mit Clarithromycin und Amoxicillin bzw. einem dieser beiden Antibiotika und Metronidazol indiziert (Triple-Therapie).

Die Prazole gelten derzeit als Mittel der 1. Wahl zur Therapie von peptischen Ulzera und Reflux-Ösophagitis.

11.3.4 Antazida

Die therapeutische Bedeutung der Antazida ist durch die mit H_2-Blockern und Protonenpumpen-Hemmern erzielten Erfolge in den letzten Jahren stark zurückgegangen.

Die verschiedenen zur Ulkustherapie verwendeten Fertigarzneimittel mit neutralisierender Wirkung können nach unterschiedlichen Kriterien bewertet werden:

- **Neutralisationskapazität** (Säure-Bindungs-Kapazität, bezogen auf mval HCl und Wirkstoffmenge)
- **Neutralisationsgeschwindigkeit** und
- **Wirkungsdauer.**

Empfehlenswert sind nur solche Arzneimittel, die eine Wirkungsdauer von ca. 60 min aufweisen. Nicht zu empfehlen sind Antazida, die den pH-Wert im Magen rasch anheben, da hieraus nach einem Rebound-Mechanismus eine erneute Säuresekretion resultiert. Um die Aktivität von Pepsin zu erhalten, darf der physiologische pH-Wert nicht überschritten werden. Eine zuverlässige Beeinflussung des Magensaft-pH-Wertes durch Antazida erfordert die regelmäßige Zufuhr beachtlicher Mengen an Neutralisations-Äquivalenten. Wirksame Ulkusbehandlung unter Berücksichtigung der limitierenden Eigenschaften von Antazida ist praktisch nicht möglich.

Bei der therapeutischen Anwendung von Antazida sind zu berücksichtigen:

- Adsorbierende Effekte.
- Bildung schwer löslicher Salze bzw. Chelat-Bildung (Mg^{2+}-, Ca^{2+}- und Al^{3+}-haltige Antazida), die gleichzeitig verabreichte andere Wirkstoffe in ihrer Bioverfügbarkeit herabsetzt (Tetracycline, Penicilline, Chinolone u. a.).
- Systemische Wirkung. Bei Einnahme $NaHCO_3$-haltiger Antazida kann es zu intragastraler Gasentwicklung, bei Langzeit-Anwendung zu einer metabolischen Alkalose kommen.
- Magnesium-haltige Antazida wirken durch ihre osmotischen Eigenschaften laxierend.
- Aluminium-haltige Antazida wirken obstipierend. Die ausgewogene Kombination von Mg- und Al-haltigen Antazida kann daher sinnvoll sein.
- Beeinflussung der Phosphat-Absorption (bei Al^{3+}-haltigen Antazida), die zu einem Phosphat-Mangelsyndrom führen kann.
- Beschleunigung der renalen Ausscheidung schwach basischer Arzneistoffe.
- Verminderung der Resorption von Azolen.

Antazida sind im Allgemeinen Salze und salzartige Verbindungen. Als Kationen enthalten sie Aluminium, Calcium, Magnesium, Natrium, als Anionen Carbonat, Hydroxid,

Tab. 11.4 Magnesium-, Aluminiumsalze und Doppelsalze

Salznamen	Formeln
Magnesium-Salze	
Magnesiumcarbonat	$MgCO_3$
bas. Magnesiumcarbonat	$4MgCO_3 \cdot Mg(OH)_2 \cdot 5\,H_2O$ bis $3MgCO_3 \cdot Mg(OH)_2 \cdot 3H_2O$
Magnesiumhydroxid	$Mg(OH)_2$
Magnesiumoxid	MgO
Magnesiumperoxid	MgO_2
Magnesiumtrisilicat	$2MgO \cdot 3SiO_2 \cdot 6H_2O$
Aluminium-Salze	
Aluminiumdihydroxid-Glycinat	$Al(OH)_2\,(O{-}CO{-}CH_2{-}NH_2) \cdot n\,H_2O$
Aluminiumhydroxid, kolloidal	$Al(OH)_3$
Magnesium-Aluminium-Doppelsalze	
Magnesium-Aluminium-Silicat-Hydrate	
Hydrotalcit	$Mg_6Al_2(OH)_{16}CO_3 \cdot 4H_2O$
Magaldrat (Mg, Al-hydroxyd-sulfat-Hydrat)	$Al_5Mg_{10}(OH)_{31}(SO_4)_2 \cdot n\,H_2O$

Silicat (Tab. 11.4). Bei den einfach strukturierten Antazida „der ersten Generation" werden die Protonen durch Hydroxid- oder Carbonationen gebunden. Bei den Schichtgitter-Antazida der „zweiten Generation", wie Hydrotalcit oder Magaldrat, werden die Protonen unter Beteiligung von Hydroxid- und Carbonationen in Zwischenschichten gebunden.

Kolloidales Aluminiumhydroxid kann als anorganisches Polymer angesehen werden (Abb. 11.14). **Hydrotalcit** und **Magaldrat** zählen zu den **Schichtgitter-Antazida**. Sie haben eine definierte Kristallstruktur mit einer Magnesiumhydroxid-Matrix, wobei Magnesiumionen z.T. durch Aluminiumionen ersetzt sind. In den Zwischenschichten befinden sich bestimmte Anionen, wie Carbonat bei Hydrotalcit (Abb. 11.15) oder Sulfat bei Magaldrat. An der Protonen-Bindung nehmen jedoch nur Hydroxid- und Carbonationen teil.

Schichtgitter-Antazida sind den Gemischen von Aluminium- und Magnesiumhydroxiden überlegen. Sie binden zunächst wie die einfachen Hydroxide Protonen. Oberhalb eines pH-Wertes von 4,6 verlangsamt sich der Neutralisationsprozess, so dass eine Art Pufferung eintritt. Dadurch wird ein Acid-rebound-Effekt verhindert. Die nicht verbrauchte Säurebindungskapazität wird als Reserve in Anspruch genommen, wenn der pH-Wert des Mageninhaltes allmählich wieder absinkt.

11.3.5 Mukosaprotektive Wirkstoffe

Sucralfat, das eine unmittelbar protektive Wirkung auf die Schleimhaut ausübt, ist das Aluminium-Salz des Sucroseoctasulfats (Sucrose = Saccharose). Durch intra- und intermolekulare Wasserstoffbrückenbildung liegt es in wässrigem Milieu als salzartiges Polymer vor (Abb. 11.16). Die antiulzerogene Wirkung von Sucralfat ist etwa sechsmal so stark wie die Wirkung einer Mischung aus entsprechenden Mengen Sucroseoctasulfat und Aluminiumhydroxid. Erklärbar ist dieses Phänomen durch einen Verzögerungs-Effekt. Aus sterischen Gründen reagieren zunächst nur ca. 10% der theoretisch titrierbaren OH^--Ionen des Aluminiumhydroxid-Anteils mit der Salzsäure des Magens. Dabei entstehen Wasser und Kationen, die aber noch im Verband des quasi Makromoleküls verbleiben.

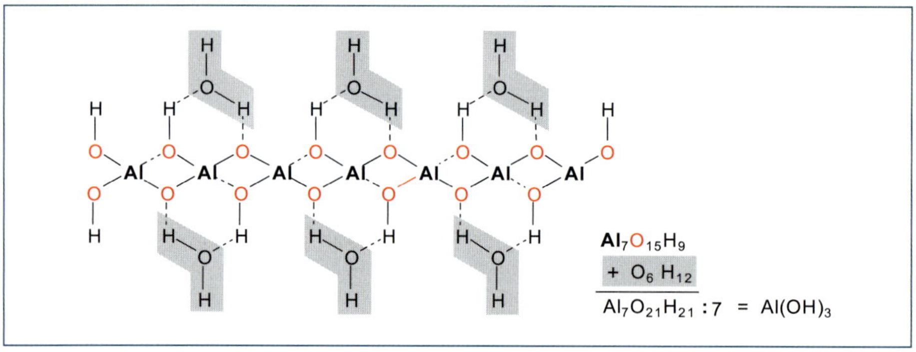

Abb. 11.14 Aluminiumhydroxid-Gel (Teilstruktur)

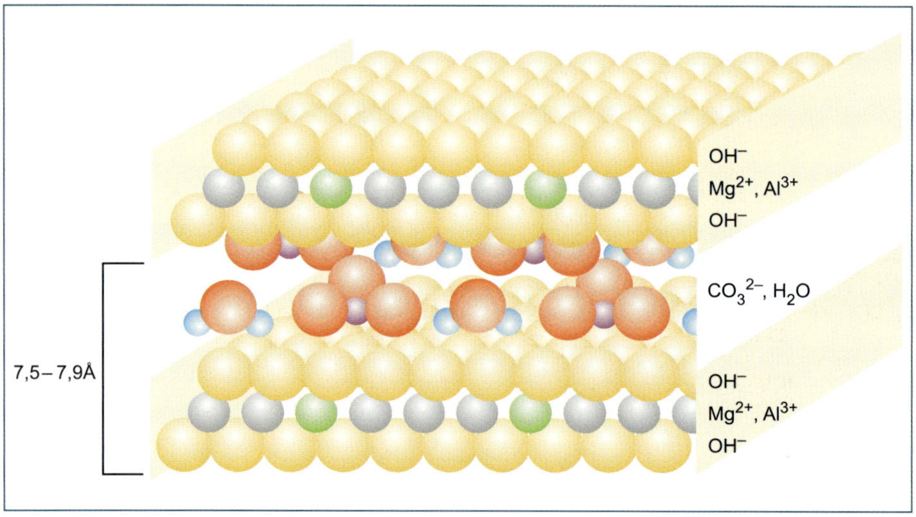

Abb. 11.15 Hydrotalcit

Durch die positive Aufladung wird die weitere Protonierung erschwert. Es entsteht ein zäher Schleim, der sich protektiv auf der Magen-, aber auch auf der Duodenalschleimhaut ausbreitet. Die nicht abreagierten OH^--Ionen von ca. 90% werden nur sehr langsam neutralisiert. Neben der Magensäure bindet Sucralfat auch Pepsin und Gallensäuren. Der Sucroseoctasulfat-Rest wird nur zu ca. 2% absorbiert.

Bismut-Salze

Nachdem man *Helicobacter pylori* als den bedeutendsten Krankheitserreger in der Gastroenterologie ansieht und man entdeckte, dass Bismut-Salze wie basisches Bismutnitrat oder basisches Bismutsalicylat eine bakterizide Wirkung gegenüber diesem Bakterium zeigen, ist die therapeutische Bedeutung kolloidaler Bismut-Verbindungen, die schon seit Generationen als Magentherapeutika eingesetzt wurden, enorm angestiegen.

Bismut(III)-citrat-hydroxid-Komplex, dessen Summenformel für den neutralen Bereich angegeben wird, dient heute zur Behandlung des Ulcus duodeni. Er hat die summarische Zusammensetzung $(K_2NH_4)_5(Bi_6(OH)_{11}(C_6H_5O_7)_4)$. Eine mögliche Struktur, die als Teil eines größeren Molekülverbandes anzusehen ist, stellt das in Abbildung 11.17 formulierte Schema dar.

Komplexes Bismutcitrat hat keinen Einfluss auf die Säuresekretion und wirkt auch nicht als Antazidum. Nach peroraler Applikation fallen im sauren Milieu des Magens kolloidales Bismutsubcitrat oder andere unlösliche Bismut-Verbindungen aus.

Bismutsalze zeigen drei Effekte:

- Das kolloidale Bismutsubcitrat bildet einen Schutzfilm für die Schleimhaut.
- Die Pepsin-Wirkung wird antagonisiert, wodurch die Ulzera besser abheilen.
- Sie wirken bakterizid gegen *Helicobacter pylori*.

Die Bismut-Absorption ist gering und führt bei Einhaltung der empfohlenen Dosen zu keinem neurotoxischen Risiko. Das komplexe Bismut-Salz geht im Darm in Bismutsulfid über, das den Stuhl schwarz färbt.

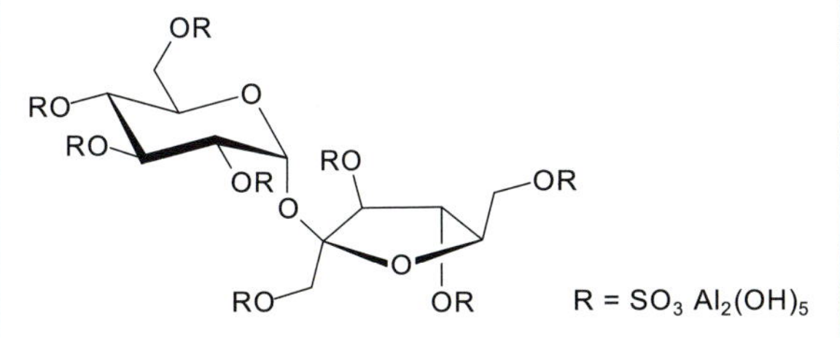

Abb. 11.16 Sucralfat

Synopse

Die **Ulkus-Therapie** kann erfolgen mit:

- sekretionshemmenden Wirkstoffen, wozu die H_2-Rezeptor-Antagonisten des Typs Cimetidin und das Parasympatholytikum Pirenzepin gehören
- dem Prostaglandin-Derivat (EP-Rezeptor-Agonisten) Misoprostol
- den Protonenpumpen-Hemmern vom Typ des Omeprazols
- verschiedenen Mg- und Al-haltigen Antazida
- Mukosaprotektiva, zu denen das Sucralfat und Bismut-Salze gehören.

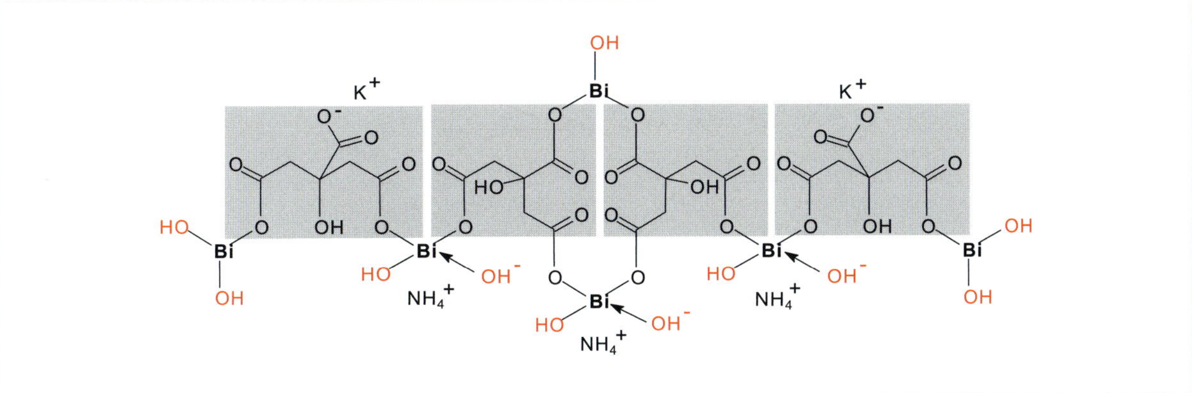

Abb. 11.17 Bismut(III)-citrat-hydroxid-Komplex

11

Verdauungssystem

11.4 Laxanzien

Die **Obstipation** ist das häufigste gastrointestinale Symptom der über 60-Jährigen. Sie beeinträchtigt in hohem Maße die Lebensqualität. Hinter vermeintlichen einfachen Motilitätsstörungen verbergen sich oft komplexe Störungen der sensorischen und motorischen Innervation.

Als Ursachen der Obstipation kommen in Frage:

- Darmwandveränderungen und -schädigungen
- diätetische Fehler
- endokrine Störungen
- innervative Störungen
- Nebenwirkungen von Arzneistoffen (z. B. Morphin und -Derivate, 5-HT_3-Antagonisten).

Dadurch kommt es zu einer Verzögerung der Darmpassage. Daneben führen auch Störungen des Entleerungsreflexes zu einer Obstipation. Gründe hierfür sind:

- Erkrankungen des Analtraktes
- Verlust des rektalen Dehnungsreflexes
- Bauchpressenschwäche.

Die Therapie der Obstipation besteht im sinnvollen und gezielten Einsatz von Laxanzien. Sinnvoll erscheint beispielsweise ein erster Behandlungsversuch mit Quell-, Füll- oder Ballaststoffen oder der Rat zu mehr körperlicher Bewegung und Zufuhr von mehr (wässriger) Flüssigkeit. Bei einer Slow-Transit-Obstipation bleiben solche „sanften" Methoden allerdings nutzlos.

Am besten dokumentiert ist derzeit die therapeutische Anwendung von Bisacodyl, Macrogol (Polyethylenglykol) und Sennes-Anthrachinonen.

Wie in Tabelle 11.5 dargestellt, werden die Laxanzien nach ihren Wirkprinzipien in vier Gruppen unterteilt.

11.4.1 Gleitmittel

Als Gleitmittel kommt bevorzugt dickflüssiges **Paraffin** in Frage. Als inerter Kohlenwasserstoff wird Paraffin durch die Darmbakterien nicht verändert. Bei chronischer und übermäßiger Applikation erfolgt jedoch zum geringen Teil Absorption, was zur Bildung von Fremdkörper-Granulomen führen kann.

Obwohl selbstverständlich, soll doch erwähnt werden, dass Paraffin, das als Laxans verabreicht wird, einer strengen Kontrolle auf Abwesenheit potenziell-kanzerogener polyzyklischer Aromaten zu unterziehen ist. Bei regelmäßigem und längerem Gebrauch von Paraffinöl ist wegen einer Absorptionsverminderung fettlöslicher Vitamine aus dem Intestinum mit einer A,D,E,K-Hypovitaminose zu rechnen.

Eine verbesserte Gleitfähigkeit wird auch durch Aufweichung des Dickdarminhaltes erreicht, wozu nicht absorbierbare Tenside als Adjuvanzien in Kombinationspräparaten dienen. In der Praxis hat sich das **Docusat-Natrium** (Natriumdioctylsulfosuccinat) bewährt (Abb. 11.18), das als Mikroklistier verabreicht wird.

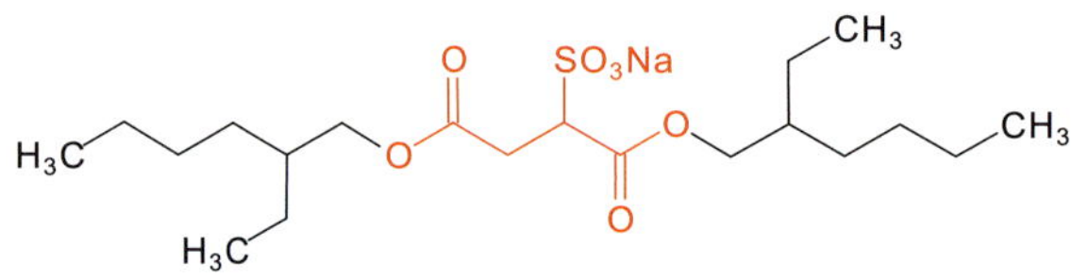

Abb. 11.18 Docusat-Natrium

Tab. 11.5 Wirkprinzipien der Laxanzien

Wirkmechanismus	Wirkort	Stoffe
Erleichtern der Defäkation	Dünndarm und Dickdarm	Gleitmittel: Paraffine Docusat-Natrium
Vergrößerung des intraluminalen Volumens	Dickdarm	Quell-, Füll- und Ballaststoffe: nicht oder schwer verdaubare Polysaccharide
Auslösung des Defäkationsreflexes	Dickdarm	Osmolaxanzien: schwer resorbierbare anorganische Salze Glycerin Zucker, Zuckeralkohole Macrogole
Hydragoge und antiresorptive Wirkung	Dünndarm Dünn- und Dickdarm	Rizinusöl Phenolphthalein und Analoga Anthraglykoside

11.4.2 Quell-, Füll- und Ballaststoffe

Als Quell-, Füll- und Ballaststoffe, die z.T. auch die Gleitfähigkeit der Fäzes erhöhen, werden native oder partialsynthetische, nicht verdaubare und nicht resorbierbare Polysaccharide angewandt (Tab. 11.6). Solche Stoffe führen durch Wasseraufnahme zu einer Volumenvermehrung, womit über Dehnung der Darmmuskulatur die Peristaltik stimuliert wird.

11.4.3 Osmotisch wirksame Laxanzien

Als osmotisch wirksame Laxanzien (Osmolaxanzien) dienen schwer absorbierbare Salze, die auch als salinische Abführmittel bezeichnet werden, sowie schwer absorbierbare Zucker, Polyalkohole und Polyethylenglykole.

Salinische Abführmittel

Die am häufigsten angewandten salinischen Abführmittel sind:

- Bittersalz (Magnesiumsulfat) $MgSO_4 \cdot 7\ H_2O$,
- Glaubersalz (Natriumsulfat) $Na_2SO_4 \cdot 10\ H_2O$ und
- Karlsbader Salz (ein Salzgemisch aus etwa 44% Natriumsulfat, etwa 36% Natriumhydrogencarbonat, etwa 18% Natriumchlorid und etwa 2% Kaliumsulfat).

Tab. 11.6 Quell-, Füll- und Ballaststoffe

Angewandte Stoffe	Laxierende Komponenten
Agar-Agar	Komplexes Gemisch von linearen Lactanen
Flohsamen	Arabinoxylane
Karaya	verzweigte Rhamnogalacturonane
Leinsamen	Rhamnogalacturonane und Arabinoxylan
Traganth	verzweigte Galacturonane
Weizenkleie	Cellulose, Hemicellulose, Lignin, Pektine

Der laxierende Effekt salinischer Laxanzien ist auf die schwere Absorbierbarkeit der Sulfationen zurückzuführen, die – osmotisch bedingt – Flüssigkeit im Darmlumen zurückhalten und dadurch die Eindickung des Darminhaltes verhindern. Normo- und hypotone Lösungen wirken in der Regel nach 1 bis 2 h, hypertone erst nach etwa 10 h. Werden hypotone Lösungen eingenommen, so erfolgt aus dem Darm Wasserabsorption bis zur Normotonie, d. h. Blutisotonie. Bei Einnahme von hypertoner Lösung wird umgekehrt Wasser in das Darmlumen ge-

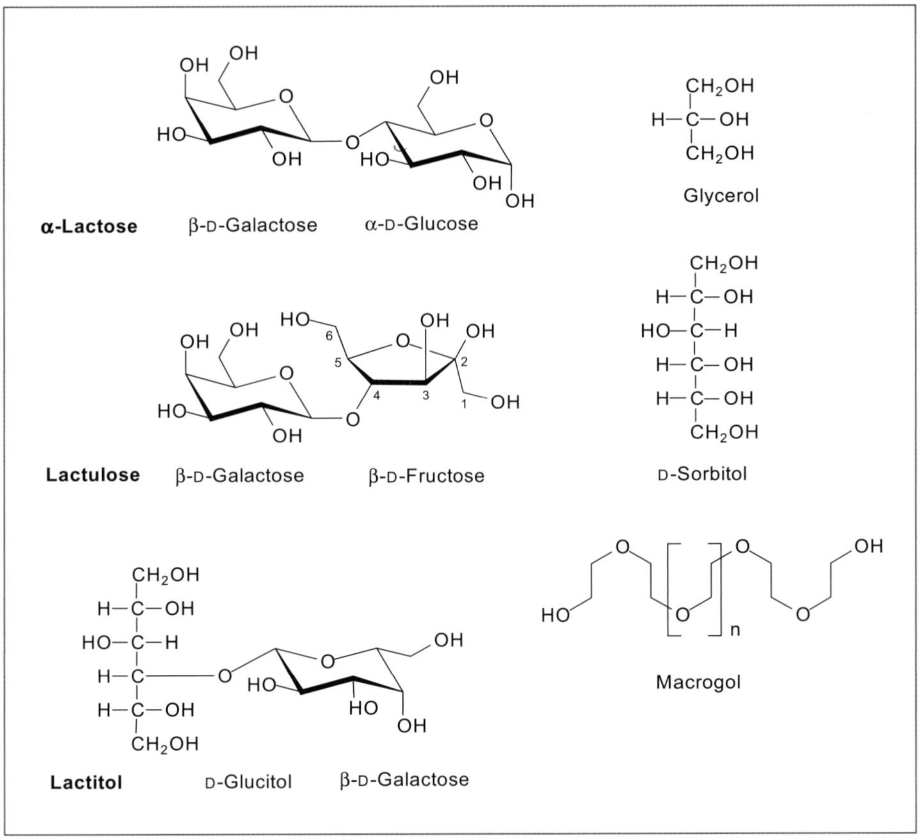

Abb. 11.19 Organische Osmolaxanzien

schleust, bis ebenfalls Normotonie erreicht ist. Da der osmotische Ausgleich bei hypertonen Lösungen mehrere Stunden benötigt, wirken hypo- und normotone Lösungen rascher. Eine normotone, blutisotone Glaubersalz-Lösung enthält 42 g $Na_2SO_4 \cdot 10\ H_2SO_4$, eine normotone Bittersalz-Lösung 68 g $MgSO_4 \cdot 7\ H_2O$ pro Liter Wasser.

Zucker, Zuckeralkohole und Polyethylenglykole

Die als Laxanzien gebräuchlichen Zucker und Polyalkohole sind die Disaccharide **Lactose** und **Lactulose**, das aus D-Glucitol und D-Galactose aufgebaute Glykosid **Lactitol** sowie **Sorbitol** und **Glycerol.** Ferner kommen bestimmte Polyethylenglykole in Frage, die im Europäischen Arzneibuch als **Macrogole** bezeichnet werden (Abb. 11.19).

Lactose ist ein Disaccharid aus β-D-Galactose und α-D-Glucose (4-*O*-β-D-Galactopyranosyl-α-D-Glucopyranose). Wegen der freien halbacetalischen OH-Gruppe am anomeren C-Atom des Glucose-Restes existieren eine α- und eine β-Form der Lactose. Der pharmazeutisch-technologisch (Bereitung von Pulvern und Tabletten) und therapeutisch als Laxans verwendete Milchzucker ist α-Lactose.

Bei Säuglingen wird die in der Muttermilch enthaltene Menge an Lactose nutritiv genutzt. Bei Kleinkindern, denen man Lactose als Laxans verabreicht, wird die Kapazität der im Dünndarm anzutreffenden β-Galactosidase überfordert, so dass größere Mengen Lactose nicht mehr gespalten werden und auf diese Weise osmotisch wirksam werden können.

Lactulose ist ein Disaccharid aus β-D-Galactose und D-Fructose (4-*O*-β-D-Galactopyranosyl-β-D-Fructofuranose). Im menschlichen Körper existiert kein Enzym, das Lactulose spaltet. Im Darm kommt es durch Enzyme der Darmflora zur Metabolisierung, dadurch zur pH-Erniedrigung und zur Hemmung des Wachstums pathogener Keime. Wie Lactose bindet Lactulose osmotisch Wasser, wodurch die Eindickung des Darminhaltes verhindert wird.

Lactitol ist ein Glykosid aus D-Glucitol (D-Sorbitol) als Aglykon und D-Galactose als Zuckerkomponente (4-*O*-β-D-Galactopyranosyl-D-Glucitol). Wie Lactulose wird auch Lactitol im Dünndarm kaum absorbiert. Es gelangt unverändert in den Dickdarm und bindet dort osmotisch Wasser, wodurch das Stuhlvolumen zunimmt. Über eine Dehnung der Darmwand kommt es zur reflektorischen Defäkation. Die abführende Wirkung wird durch eine Reihe von Säuren unterstützt, die durch die Tätigkeit der Darmbakterien im Kolon als Metabolite produziert werden: Essigsäure, Propionsäure, Milchsäure, Buttersäure und Kohlensäure. Sie regen ebenfalls die Darmperistaltik an und senken den pH-Wert, wodurch u. a. Ammoniak nach Protonierung nicht mehr resorbierbar ist. Lactitol nimmt somit die Funktion eines Leberschutzes wahr, indem über die Pfortader weniger Ammoniak zugeführt wird. Es ist wie Lactulose auch zur Behandlung der hepatischen Enzephalopathie zugelassen.

Polyalkohole. Der sechswertige Alkohol **Sorbitol** entspricht an allen chiralen C-Atomen konfigurativ der Glucose. Der dreiwertige Alkohol Glycerol ist achiral. Sorbitol und Glycerol führen bei rektaler Applikation zu einem Defäkationsreiz.

Polyethylenglykole. Als Osmolaxans wird auch das international als **Macrogol** bezeichnete Polyethylenglykol (Abb. 11.19) verwendet. Geeignet sind Macrogol 3350 und Macrogol 4000. Die an die Kurzbezeichnung angefügte Zahl gibt in etwa das mittlere Molekulargewicht an.

11.4.4 Hydragoge und antiresorptiv wirkende Laxanzien

Hierher gehören Stoffe mit hemmendem Einfluss auf die Rückresorption von Flüssigkeit und Natriumionen aus dem Darm durch Blockade der Na^+/K^+-abhängigen ATPase (antiresorptive Wirkung). Zum anderen fördern sie den Einstrom von Wasser, Chlorid-, Natrium-, Kalium- und Calciumionen in das Darmvolumen (hydragoge Wirkung).

Rizinusöl

Die im Rizinusöl enthaltenen Triglyceride mit einem hohen Anteil an Ricinolein (Triricinolsäureglycerinester) werden nach peroraler Verabreichung im Dünndarm durch die Aktivität von Lipasen in Glycerin und Fettsäuren gespalten, die bis zu 85% aus Ricinolsäure bestehen. Ricinolsäure ist eine ungesättigte, hydroxylierte, 18-C-Atome enthaltende Fettsäure, die in ihrer Struktur der (12*R*)-12-Hydroxyölsäure, bzw. *cis*-(12*R*)-12-Hydroxy-9-octadecensäure entspricht (Abb.11.20). Ricinolsäure reizt die Dünndarmmukosa, was zur intraluminaren Flüssigkeitsansammlung und Histamin-Ausschüttung führt und so die Darmperistaltik anregt.

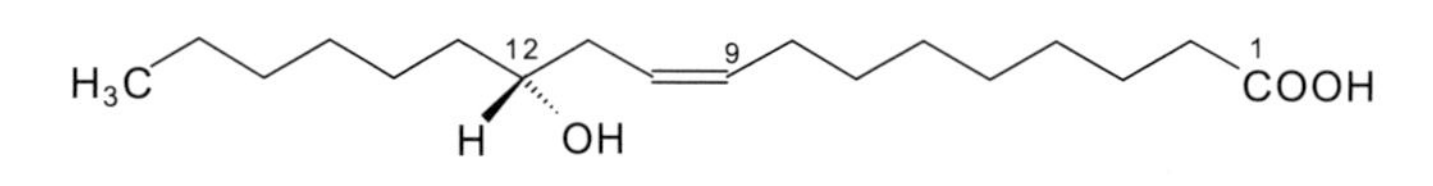

Abb. 11.20
R-(+)-Ricinolsäure

Phenolphthalein und Analoga (Diphenolische Laxanzien)

Phenolphthalein (Abb. 11.21) ist einer der am längsten bekannten azido-basischen Indikatoren. Seine laxierende Wirkung wurde zufällig entdeckt. Phenolphthalein wird kaum resorbiert und im Wesentlichen unverändert biliär ausgeschieden. Der geringe systemisch verfügbare Anteil wird sulfatiert und renal eliminiert.

Bisacodyl und Natriumpicosulfat

Strukturelle Analoga des Phenolphthaleins, die anstelle eines Benzenringes einen Pyridinring enthalten, sind Bisacodyl und Picosulfat (Abb. 11.21). Während Phenolphthalein zwei freie phenolische Gruppen aufweist, sind diese im Bisacodyl mit Essigsäure und im Picosulfat mit Schwefelsäure verestert.

Phenolphthalein und Analoga entfalten ihre Wirkung nach 6 bis 10 h. Da Bisacodyl die Magenschleimhaut reizt, muss es in magensaftresistenter Form eingenommen werden. Wirksam sind die freien Phenole, die als Kontaktstoffe die Darmwand beeinflussen. Bisacodyl wird teilweise in den oberen Darmabschnitten absorbiert, wobei Hydrolyse zum freien Diphenol eintritt. Der im Darm verbliebene Teil wird durch die Enzyme der Darmbakterien desacetyliert. In der Leber erfolgt Glucuronidierung. Das Glucuronid unterliegt einem entero-hepatischen Kreislauf.

Das mit der Galle in den Darm gelangende Konjugat wird zum freien Phenol, dem eigentlichen Wirkstoff, ge-

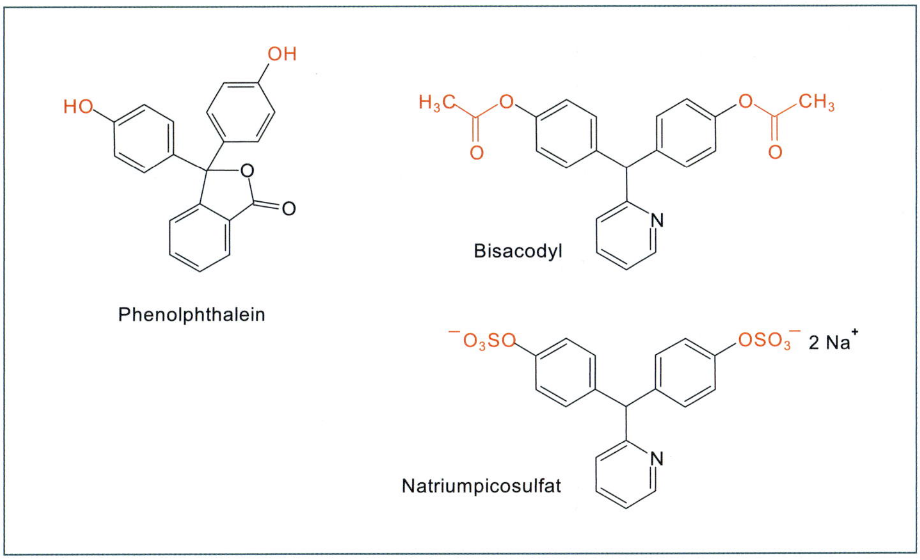

Abb. 11.21 Diphenolische Laxanzien

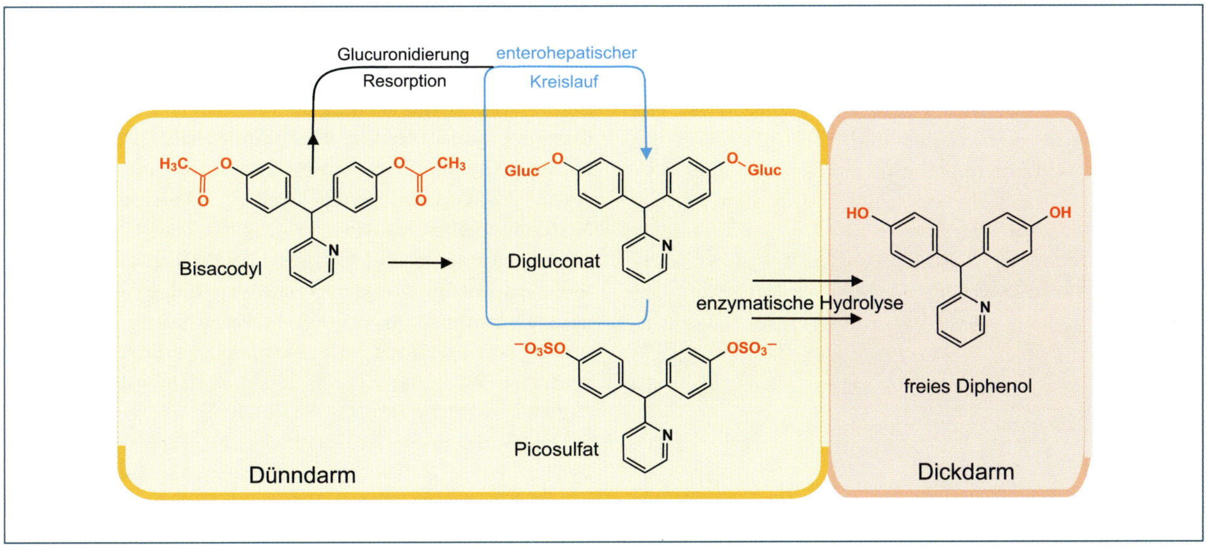

Abb. 11.22 Pharmakokinetik von Bisacodyl und Natriumpicosulfat

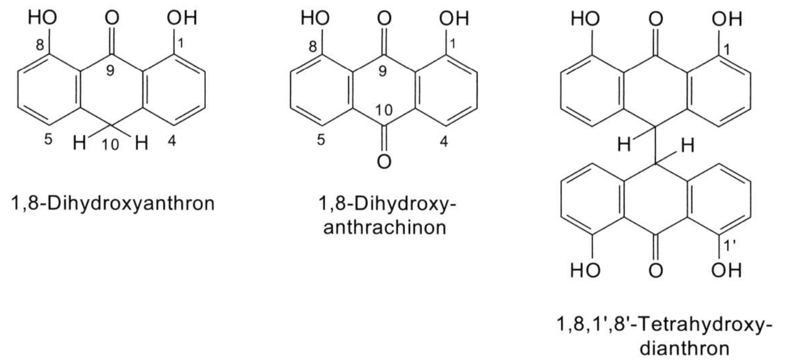

Abb. 11.23 Emodine vom Anthrachinon-Typ

spalten. Die freien Phenole werden im Dickdarm kaum resorbiert und wirken dadurch als Kontakt-Laxanzien. Natriumpicosulfat diffundiert als polare Substanz nicht durch die Darmmukosa und wird erst in den unteren Dünndarmabschnitten enzymatisch gespalten (Abb. 11.22).

Anthraglykoside

Abführende Drogen wie Rhabarber, Aloe, Faulbaumrinde oder Sennesblätter bzw. Sennesschoten enthalten die Dickdarm-Schleimhaut reizende Anthraglykoside, deren als **Emodine** bezeichneten Aglyka 1,8-Dihydroxy-anthrone, 1,8-Dihydroxy-anthrachinone oder 1,8,1′,8′-Tetrahydroxydianthrone darstellen (Abb. 11.23).

Im Darm werden die Anthraglykoside durch bakterielle Enzyme zu Emodinen und Sacchariden hydrolysiert. Die eigentlichen Wirkstoffe sind die Reduktionsprodukte vom Typ des 1,8-Dihydroxy-anthrons bzw. -anthranols, die durch Colibakterien des Dickdarms gebildet werden. Ein geringer Teil der Aglyka wird allerdings auch absorbiert, in der Leber glucuronidert oder sulfatiert und anschließend renal eliminiert, was zur Dunkelfärbung des Harns führen kann.

Die antiresorptive Wirkung beruht auf einer Hemmung der Na^+/K^+-ATPase der Dickdarm-Epithelzellen. Die aktive Sekretion von Wasser und Elektrolyten in das Darmlumen wird durch Anthrone indirekt ausgelöst.

Synopse

Als **Laxanzien** kommen zur Anwendung:

- Gleitmittel wie Paraffin oder Docusat-Natrium
- Quell-, Füll- und Ballaststoffe, die nicht verdaubare Polysaccharide darstellen
- Osmolaxanzien, wozu salinische Abführmittel, bestimmte Zucker, Zuckeralkohole und Polyethylenglykole zählen
- hydragoge und antiresorptive Laxanzien, zu denen das Rizinusöl, Diphenole vom Typ des Phenolphthaleins und die Emodine vom Anthrachinon-Typ gehören.

11.5 Prokinetika, Gastroprokinetika

Bei funktionellen Magen-Darm-Störungen werden Wirkstoffe zur Anregung der gastrointestinalen Motilität eingesetzt, die man als (Gastro-)Prokinetika bezeichnet, um die Magenentleerung zu beschleunigen und die Dünndarmpassage anzuregen. Hierfür stehen die 2-Hydroxybenzamid-Derivate **Metoclopramid**, das ursprünglich als Antiemetikum entwickelt wurde und **Cisaprid,** sowie das Benzimidazolin-Derivat **Domperidon** zur Verfügung (Abb. 11.24).

Metoclopramid und Cisaprid, dessen Zulassung wegen QT-Zeit-Verlängerung derzeit ruht, sind strukturell mit dem Dopamin-Antagonisten Sulpirid (Kap. 3.4.1) verwandt, was sich auch im Spektrum ihrer unerwünschten zentralen Wirkungen zeigt, z.B. bei Kindern durch das Auftreten extrapyramidaler Störungen.

Die Wirkungsmechanismen der drei Prokinetika beruhen auf den in Tabelle 11.7 aufgezeichneten Interaktionen mit drei unterschiedlichen Rezeptoren.

Metoclopramid wird als lipophiler Wirkstoff rasch absorbiert, vor allem bei Nüchterneinnahme, zeigt jedoch

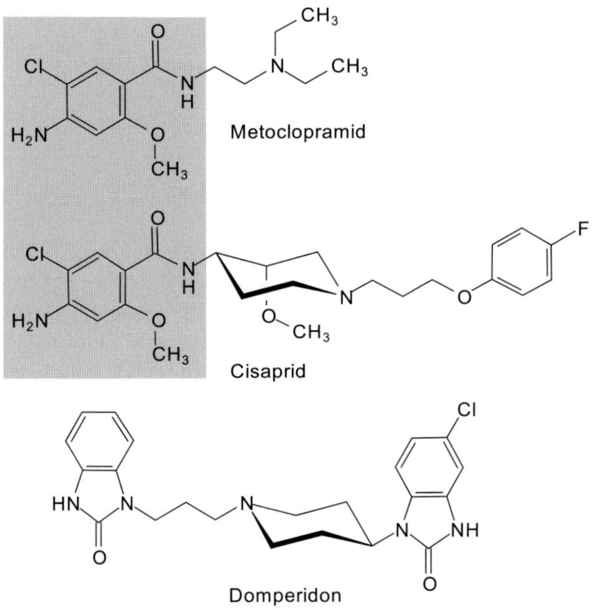

Abb. 11.24 Prokinetika mit Benzamid- und Benzimidazolin-Struktur

eine ausgeprägte präsystemische Clearance, die größeren interindividuellen Schwankungen unterliegt. Als Hauptmetabolit tritt das mit dem Urin ausgeschiedene 4-Sulfat-Konjugat auf, dessen Bildung teilweise schon bei der Passage der Darmwand und bei der primären Leberpassage erfolgt und das Ausmaß des First-Pass-Effektes bestimmt. Außerdem treten in geringem Umfang *N*(4)-Glucuronidierung und Bildung eines Glycin-Konjugates ein. Als Folge der gastrointestinalen Motilitätssteigerung können gleichzeitig verabreichte andere Wirkstoffe in ihrer Absorption beschleunigt werden, was u. a. für Paracetamol, Tetracyclin-Derivate, L-DOPA, Digoxin und Ethylalkohol nachgewiesen wurde und im Fall der Migränebehandlung mit Schmerzmitteln erwünscht ist, wenn dadurch krankheitsbedinge Begleiterscheinungen wie eine verzögerte Magenentleerung beseitigt werden können.

Cisaprid besitzt zwei Chiralitätszentren und ist ein *cis*-4-Amino-3-methoxy-piperidin-Derivat, das als *cis*-Racemat vorliegt. Nach oraler Verabreichung wird Cisaprid rasch und nahezu vollständig absorbiert. Es unterliegt einer ausgeprägten First-Pass-Metabolisierung, die hauptsächlich in der oxidativen N-Desalkylierung und der aromatischen Hydroxylierung besteht. Die Metabolite sind pharmakologisch unwirksam.

Domperidon ist ein zweifach mit einem Benzimidazolin-Rest substituiertes Piperidin-Derivat und enthält strukturelle Komponenten des potenten Neuroleptikums Benperidol (Kap. 3.4.1).

Die Verwandtschaft zwischen Domperidon und Haloperidol-analogen Neuroleptika besteht auch in Bezug auf ihren Wirkungsmechanismus. Während die Neuroleptika

Tab. 11.7 Rezeptor-Interaktionen der Prokinetika

INN	$5\text{-}HT_4$-Agonist	$5\text{-}HT_3$-Antagonist	D_2-Antagonist
Cisaprid	+	+	–
Domperidon	–	–	+
Metoclopramid	+	+	+

Tab. 11.8 Pharmakokinetische Daten von Prokinetika

INN	Bioverfügbark. % oral	HWZ (h)	Protein-Bindung (%)	Elimination	Metabolismus (First Pass)
Cisaprid	40–50	7–15 Mittel 10	98	renal und biliär etwa gleich	CYP3A4
Domperidon	15 oral 12 rektal	7–9	91–93	31 renal 66 biliär	CYP1A2 CYP2E1
Metoclopramid	32–90 Mittelwert 80	ca. 3–4	gering	renal	CYP3A4

zentral angreifende Dopamin-Antagonisten sind, beeinflusst Domperidon die Dopamin-Rezeptoren der glatten Muskulatur des Gastrointestinaltraktes. Die ausschließlich periphere Wirkung lässt sich durch die aus der zweifachen Imidazolinon-Struktur resultierenden polaren Eigenschaften erklären, die eine Passage der Blut-Hirn-Barriere ausschließen. Deshalb sollte bei einer kombinierten Therapie von Prokinetika mit Analgetika dem Domperidon der Vorzug gegeben werden.

Die wichtigsten pharmakokinetischen Daten der drei Prokinetika sind in Tabelle 11.8 zusammengefasst.

Synopse

- Zur Anregung der gastrointenstinalen Motilität werden die 2-Hydroxybenzamid-Derivate Metoclopramid und Cisaprid sowie das Benzimidazolin-Derivat Domperidon eingesetzt.

11.6 Antidiarrhoika, Motilitätshemmer

Um eine gesteigerte Magen- und Darm-Motilität zu dämpfen, werden Opioid-Agonisten eingesetzt, welche die Opioidrezeptoren des Dünndarm stimulieren. Daneben kommen auch neurotrope und muskulotrope Spasmolytika zur Anwendung.

Da die Ruhigstellung des Darmes mit Opium-Tinktur seit alters her bekannt ist, war es naheliegend, auch stark wirksame Analgetika auf motilitätshemmende Eigenschaften zu untersuchen. Aufgrund dieser Überlegung wurden Wirkstoffe mit den Strukturelementen des Methadons und des Pethidins (Kap. 4.4.6 und 4.4.7) entwickelt (Abb. 11.25), die heute zur symptomatischen Behandlung der Diarrhöe eingesetzt werden.

Von den drei Arzneistoffen Difenoxin, Diphenoxylat und Loperamid hat sich der Letztere durchgesetzt und die beiden anderen aus dem aktuellen Arzneischatz verdrängt.

Loperamid zeigt bei sinnvoller therapeutischer Dosierung keine zentrale morphinartige Wirkung. Die Darmperistaltik wird durch direkten Einfluss auf autonome Zentren der Darmwand gehemmt. Bevorzugt ist die Bindung am Plexus myentericus. Die Effekte der Loperamid-Applikation lassen sich durch folgende Stichworte beschreiben: Modulation, keine extreme Hemmung, Normalisierung der pathologisch gesteigerten Motilität, Hemmung der Acetylcholin- und Prostaglandin-Freisetzung, Spasmolyse und Verlängerung der Transitzeit. Loperamid wird nach peroraler Verabreichung zu 70% absorbiert, unterliegt einem hohen First-Pass-Effekt und zeigt eine HWZ von 7 bis 15 Stunden. Die Hauptschritte der Metabolisierung sind oxidative N-Demethylierung, oxidative Desalkylierung und Glucuronidierung. Die Elimination erfolgt in Form der Metaboliten renal und zu etwa 33% unverändert mit dem Stuhl.

Synopse

- Mittel der Wahl bei den Antidiarrhoika ist heute das Loperamid, das Partialstrukturen des Methadons und des Pethidins in sich vereint.

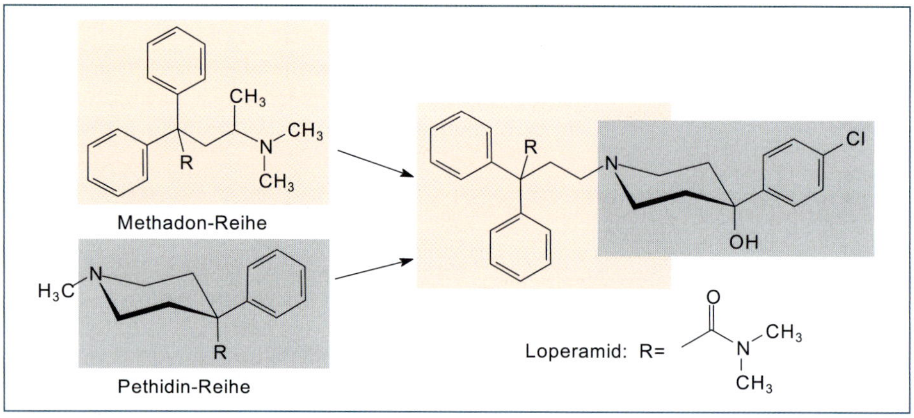

Abb. 11.25 Entwicklung des Loperamids. Methadon- und Pethidin-Strukturelemente des Prototyps der Antidiarrhoika

Als weitere antidiarrhoische Wirkstoffe werden hochdisperses Siliciumdioxid, medizinische Kohle, Tanninalbuminat, Pektine, Kaolin und dioktaedrischer Smectit – ein schichtartig aufgebautes Aluminium-Magnesium-Silikat – angewandt.

11.7 Reizdarmsyndrom

Unter den häufigen gastroenterologischen Erkrankungen gehört das Reizdarmsyndrom (RDS, Colon irritable) wie die Colitis ulcerosa und der Morbus Crohn zu jenen mit unbekannter Ätiologie. Da bei den vom Dickdarm ausgehenden Funktionsstörungen keine organischen Erkrankungen erkennbar sind, orientiert sich die Behandlung an den Symptomen wie Obstipation, Diarrhöe, Völlegefühl, Blähungen, abdominale Schmerzen, wozu u. a. Anticholinergika, Antidepressiva, Dopamin-Antagonisten, Karminativa, Opioide, Spasmolytika und Tranquilizer eingesetzt werden, jedoch ohne therapeutisch zu überzeugen.

Da Serotonin ein wesentliche Faktor bei der Regulierung der Darmfunktionen ist, wurden 5-HT_3-Rezeptor-Antagonisten und 5-HT_4-Rezeptor-Agonisten auf ihre Brauchbarkeit zur Therapie des Reizdarmsyndroms untersucht. Als geeignet erwies sich bisher der partielle 5-HT_4-Rezeptor-Agonist **Tegaserod** (Abb. 11.26).

Im Tegaserod ist die Partialstruktur des Serotonins zu erkennen, die mit einer stark basischen Aminoguanidin-Gruppe verknüpft ist. Der Wirkstoff hat prokinetische Eigenschaften und wird beim Obstipationstyp des Reizdarmsyndroms eingesetzt. In klinischer Prüfung befindet sich derzeit der Cholecystokinin-Antagonist Dexloxiglumid.

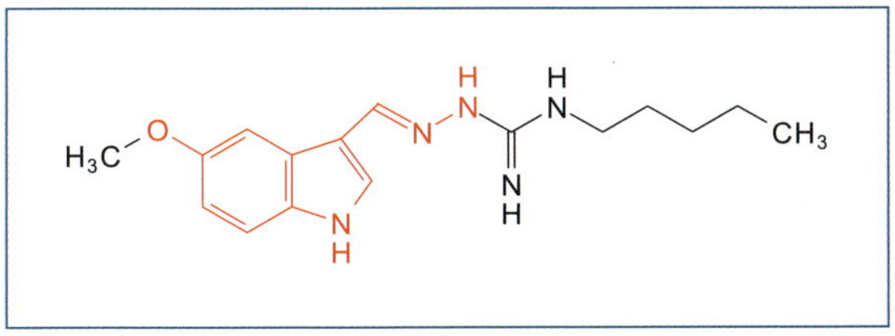

Abb. 11.26 Tegaserod

11.8 Gallensäuren

Die physiologische Rolle der Gallensäuren besteht in der Emulgierung der mit der Nahrung in den Darm gelangten Fette und in der Aktivierung von Lipasen, wodurch die Hydrolyse der Fette zu Monoglyceriden, Glycerin und Fettsäuren erreicht wird, sowie in der Erleichterung der Aufnahme von Lipiden durch die Darmwand. Sie bilden mit Lipiden und ihren Hydrolyseprodukten Mizellen, so dass in dieser Form die lipophilen Stoffe durch die wässrige Grenzschicht der Darmwand transportabel sind. In gleicher Weise sind die Gallensäuren für die intestinale Absorption der fettlöslichen Vitamine A, D, E und K verantwortlich. Die Gallensäuren sind Steroide, die sich von der Cholansäure ableiten (Abb. 11.27).

Man unterscheidet primäre, konjugierte und sekundäre Gallensäuren (Abb. 11.28). Mit Ausnahme der Ursodesoxycholsäure nehmen bei den Gallensäuren alle ringständigen OH-Gruppen die α-Position ein. Die OH-Gruppe an C(3) ist äquatorial und die OH-Gruppen an C(7) sowie C(12) sind axial angeordnet. Dadurch sind sie alle jeweils in einer Ebene fixiert, so dass die Moleküle sowohl einen lipophilen als auch einen hydrophilen Bereich aufweisen, was sie zur Ausbildung von Einschlussverbindungen und Mischmizellen befähigt.

Die Ursodesoxycholsäure wurde ursprünglich aus Bärenleber (lat. *ursus* = Bär) gewonnen und kommt im Gallensäure-Gemisch des Menschen nur zu 1,4% vor. Die Dehydrocholsäure wird halbsynthetisch hergestellt.

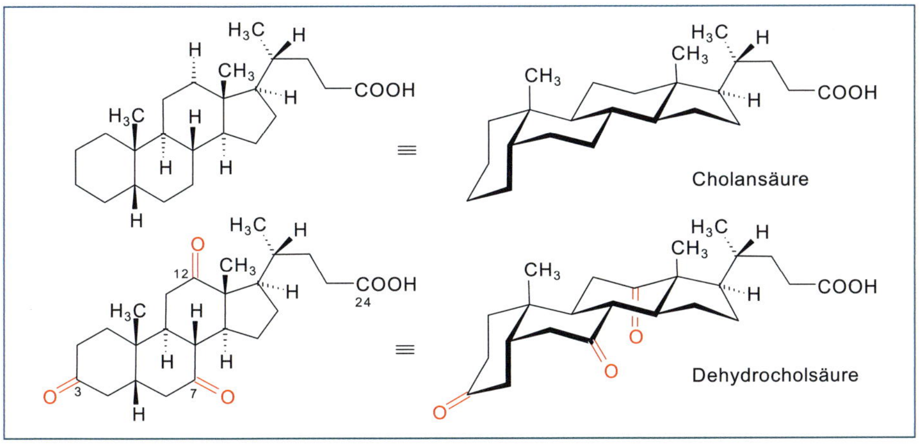

Abb. 11.27 Cholansäure und Dehydrocholsäure

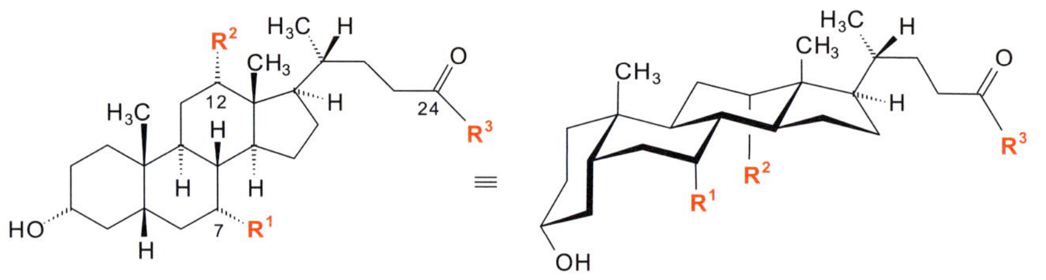

R¹ Pos.7	R² Pos.12	R³ Pos.24	Gallensäure	Status
OH	OH	OH	Cholsäure	primär
OH	H	OH	Chenodesoxycholsäure	primär
β-OH	H	OH	Ursodesoxycholsäure	primär
OH	OH	$NH-CH_2-COOH$	Glycocholsäure	konjugiert
OH	OH	$NH-CH_2-CH_2-SO_3H$	Taurocholsäure	konjugiert
H	OH	OH	7-Desoxycholsäure	sekundär
H	H	OH	Lithocholsäure	sekundär

Abb. 11.28 Primäre, konjugierte und sekundäre Gallensäuren

Bildung, Biotransformation, entero-hepatischer Kreislauf. Durch oxidativen Cholesterin-Abbau werden in der Leber die primären Gallensäuren Cholsäure und Chenodesoxycholsäure gebildet und anschließend mit Glycin oder Taurin konjugiert. Wenn die konjugierten Gallensäuren durch Entleerung der Gallenblase in den Darm gelangen, werden sie wieder gespalten und z.T. reduktiv abgewandelt. Auf diese Weise entstehen durch die enzymatische Aktivität der Darmbakterien aus Cholsäure und Chenodesoxycholsäure die sekundären Gallensäuren Desoxycholsäure und Lithocholsäure. Als Folge des enterohepatischen Kreislaufs gelangen die Gallensäuren weitgehend in die Leber zurück, um dort wieder als „Lebergalle" sezerniert und in der Gallenblase konzentriert und gespeichert zu werden. Mit Fettsäuren bilden die Gallensäuren absorbierbare Einschlussverbindungen. Sie sind gut kristallisierende, wasserlösliche Verbindungen. Das Molverhältnis der Additionsverbindungen hängt von der Kettenlänge der Fettsäuren ab. Gut untersucht ist die Choleinsäure, eine kanalförmige Einschlussverbindung aus einem Molekül Palmitinsäure und acht Molekülen Desoxycholsäure. Da sie wasserlöslich ist, dürfte die hydrophile Seite (3α-OH, 12α-OH- und 24-COOH) der Desoxycholsäure nach außen gekehrt sein und innen eine hydrophobe Wechselbeziehung herrschen.

Choleretische, cholekinetische und Gallenstein-lösende Wirkstoffe

Ursachen von Gallenwegserkrankungen wie Cholezystitis (Entzündung der Gallenblase), Cholangitis (Entzündung des Gallenganges) und Cholelithiasis (Gallensteinleiden) sind Stauungen in den Gallenwegen oder Änderungen der Zusammensetzung der Gallenflüssigkeit.

Stoffe mit stimulierender Wirkung auf die Gallensekretion in der Leber werden als Choleretika, solche, die eine Entleerung der Gallenblase fördern, als Cholekinetika bezeichnet. Für die Stoffe, die Gallensteine auflösen (sollen), ist derzeit kein vergleichbarer Terminus technicus gebräuchlich.

Als **Choleretika** werden die partialsynthetische Dehydrocholsäure (Abb. 11.27) und synthetische Stoffe verschiedener Konstitution (Anetholtrithion, Febuprol und Hymecromon) eingesetzt (Abb. 11.29). Anwendung finden auch gereinigte Ochsengalle, Curcumin (Abb. 11.29) und eine Reihe von Phytopharmaka.

Als **Cholekinetika** dienen Magnesiumsulfat und Sorbitol, die reflektorisch zu einer Entleerung der Gallenblase führen. Vasopressin zeigt den gleichen Effekt durch direkte Wirkung auf die glatte Muskulatur der Gallenblase. Empfohlen werden ferner Curcumin und verschiedene ätherische Öle.

Eine wirksame medikamentöse Therapie zur **Auflösung** größerer und großer **Gallensteine** (Cholelitholyse) ist bisher nicht möglich. Kleinere Cholesterin-Gallensteine und Cholesterin-Gries werden in ihrem Wachstum durch Applikation von Cheno- und Ursodesoxycholsäure (Abb. 11.28) gehemmt bzw. abgebaut.

Effektiv ist diese Therapie nur bei reinen Cholesterolsteinen, die infolge der Abwesenheit von Mineralstoffen röntgenographisch nicht darstellbar, jedoch sonographisch nachweisbar sind.

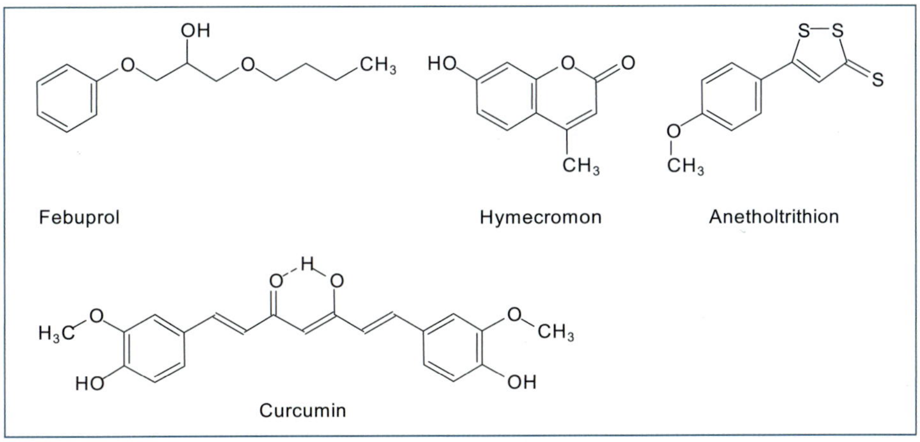

Abb. 11.29 Drei synthetische Choleretika und das native Curcumin

Synopse

- Es wird unterschieden in primäre, sekundäre und konjugierte Gallensäuren.
- Gallensäuren dienen der Emulgierung der mit der Nahrung in den Darm gelangten Fette und der Aktivierung von Lipasen.
- Sie fördern die Resorption von lipophilen Vitaminen und lipophilen Arzneistoffen.
- Als Choleretika (mit stimulierender Wirkung auf die Gallensekretion) werden die partialsynthetische Dehydrocholsäure, synthetische Verbindungen verschiedener Konstitution und das native Curcumin angewandt.
- Als Cholekinetika (die eine Entleerung der Gallenblase fördern) dienen Magnesiumsulfat und Sorbitol.
- Kleinere Cholesterol-Gallensteine und Cholesterol-Gries werden in ihrem Wachstum durch Cheno-und Ursodesoxycholsäure gehemmt, bzw. können durch sie abgebaut werden.

11.9 Lipase-Hemmstoffe

Seit kurzem steht zur Behandlung adipöser Patienten der Lipasehemmer **Orlistat** (Abb. 11.30) zur Verfügung. Durch Hemmung der fettverdauenden Triacylglycerin-

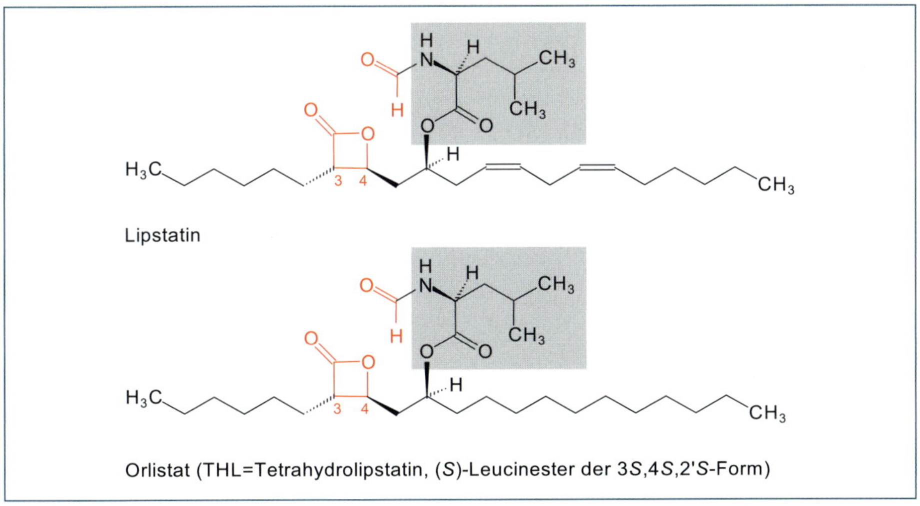

Abb. 11.30 Natives Lipstatin und synthetisches Orlistat (THL)

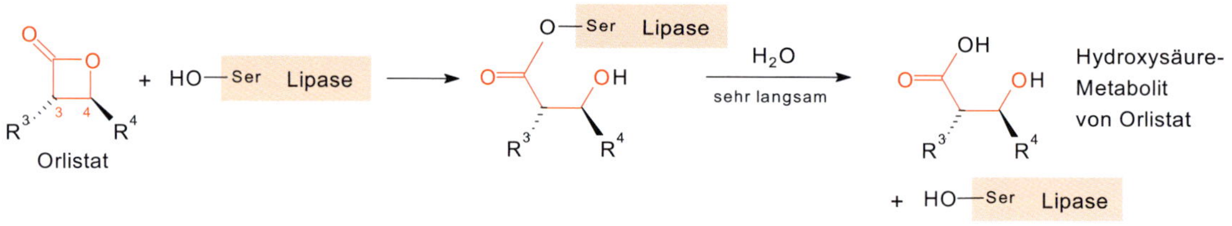

Abb. 11.31 Wirkungsmechanismus von Orlistat

Lipasen, speziell der Pankreas-Lipase, kommt es zu einer um etwa 30% verminderten Absorption der Nahrungsfette bzw. deren Spaltprodukte (Mono- und Diglyceride). Die Aufnahme freier Fettsäuren wird nicht beeinflusst. Orlistat (THL) ist das synthetisch leichter zugängliche Tetrahydro-Derivat des **Lipstatin** (Abb. 11.30), eines von *Streptomyces toxytricini* produzierten lipophilen, langkettigen Esters mit einem mittelständigen β-Lactonring und *N*-Formyl-L-Leucin als Seitenkette, der selbst schon einen spezifischen Lipase-Hemmstoff darstellt. Die Stabilität des β-Lactonrings steht im Zusammenhang mit der ausgeprägten Lipophilie der aliphatischen Kette, in die er integriert ist.

Wirkungsmechanismus. Die Enzymhemmung kommt durch Veresterung eines Serinrestes im aktiven Zentrum der Lipasen durch das reaktive β-Lacton zustande (Abb. 11.31). Danach ist das inaktivierte Enzym nicht mehr in der Lage, die als Triglyceride vorliegenden Nahrungsfette in resorbierbare Fettsäuren und Monoglyceride zu hydrolysieren.

Orlistat wird bevorzugt in der Darmwand metabolisiert. Etwa 80% der verabreichten Gabe werden unverändert und etwa 15% als Metaboliten mit dem Stuhl ausgeschieden. Wird Orlistat, das die Resorption von Vitamin K beeinflusst, gleichzeitig mit Antikoagulanzien vom Hydroxycumarin-Typ verabreicht, so sind die Quick-Werte des Patienten zu überwachen.

Synopse

- Seit kurzem steht zur Behandlung der Adipositas der Lipasehemmer Orlistat zur Verfügung. Durch Hemmung der Fettverdauung kommt es zur verminderten Absorption der Nahrungsfette und ihrer Spaltprodukte.

Literatur

Bakker, R.A. et al. (2002): Histamine receptors: specific ligands, receptor biochemistry, and signal transduction, *Clin Allergy Immunol* **17**, 27–64

Fink, U. et al. (1992): 1. Salzburger Symposium zur Lebensqualität chronisch Kranker, Thieme, Stuttgart

Graul, A. et al. (1999): Tegaserode Maleate, *Drugs of the Future* **24** (1), 38–44

Hill, S.J. et al. (1997): International Union of Pharmacology. XIII. Classification of Histamine Receptors, *Pharmacol Rev* **49** (3), 253–278

Huchtzermeyer, H. (Hrsg.) (1997): Erbrechen. Ein interdisziplinäres Problem, Thieme, Stuttgart

Koch, A. und Klaus, L. (1991): Pflanzliche Laxanzien, *Dtsch Apoth Ztg* **131** (1459)

Lin, J.H. (1991): Pharmacokinetic and Pharmacodynamic Properties of Histamine H_2-Receptor Antagonists, *Clin Pharmacokinet* **20** (3), 218–236

Micklefield, G.H. et al. (1999): Effects of ginger on gastroduodenal motility, *Int J Clin Pharmacol Ther* **37** (7), 341–146.

Nemec, K. und Schubert-Zsivalecz, M. (2003): Das Reizsyndrom und neue Therapieoptionen, *Dtsch Apoth Ztg* **143**, im Druck

Ooms, L.A.A. et al. (1984): Mechanims of Action of Loperamide, *Scandinavian J of Gastroenterology* **19** (suppl. 96), 145–155

Roth, H.J. (1994): Laxativa – Strukturelle und wirkungsbezogene Aspekte, *Pharmazie Unserer Zeit* **23**, 44–51

Schunack, W. (1989): Pharmacology of H_2-receptor Antagonists: an Overview, *J Int Med Res* **17** (S1), 9A–16A

Somogyi, A. and Muirhead, M. (1987): Pharmacokinetic and Pharmacodynamic Properties of Histamine H_2-Receptor Antagonists, *Clin Pharmacokinet* **12**, 321–366

Waldvogel, H.H. (1995): Nausea und Emesis, Thieme, Stuttgart

Wingate, D. et al. (2002): Disorders of gastrointestinal motility: Towards a new classification, *J Gastroenterol Hepatol* **17**, Suppl. 1.14

12 Zellproliferation und Neoplasien

12.1 Mechanismen der Krebsentstehung

Eine wichtige Voraussetzung für die Existenz und das Überleben vielzelliger Organismen ist die Aufrechterhaltung der Gewebshomöostase. Auf zellulärere Ebene bedeutet dies, dass ein Organismus in der Lage sein muss, Zellen eines bestimmten Organs oder Gewebes neu zu bilden oder bei entsprechender Zellschädigung zu entfernen. Die Aufrechterhaltung der Gewebshomöostase beruht auf drei grundlegenden Vorgängen, der:

- Zellproliferation (Zellteilung)
- Zelldifferenzierung (Zellreifung)
- Apoptose (programmierter Zelltod).

Diese drei Prozesse laufen unter physiologischen Bedingungen streng kontrolliert ab, da eine überschießende Zellproliferation zu Hyperplasien und eine vermehrte Apoptose zur Degeneration des entsprechenden Gewebes oder Organs führen würde. Die Zellproliferation, -differenzierung und die Apoptose werden durch entsprechende Signalstoffe (Wachstumsfaktoren, Differenzierungsfaktoren, proapoptotische Signalstoffe) reguliert (Abb. 12.1).

Die Proliferationskapazität von Zellen ist stark vom Differenzierungsgrad abhängig. Undifferenzierte Zellen wie Stammzellen besitzen ein hohes Proliferationspotenzial und dienen als Quelle für die Neubildung von Zellen bzw. Gewebe. Mit zunehmendem Differenzierungsgrad nimmt die Proliferationsfähigkeit ab, während die Funktionalität zunimmt. Dies lässt sich am Beispiel der Hämatopoese veranschaulichen. Hämatopoetische Stammzellen sind nicht in der Lage, Sauerstoff zu transportieren oder Bakterien abzutöten. Erst nach Ausdifferenzierung zu Erythrozyten bzw. neutrophilen Granulozyten erlangen sie die jeweiligen Fähigkeiten. Dagegen sind reife neutrophile Granulozyten oder Erythrozyten nicht mehr in der Lage, sich zu teilen, die Neubildung dieser Zellen beruht auf der Proliferation von Stammzellen und der anschließenden Differenzierung der neugebildeten Zellen.

Die Apoptose ist ein physiologischer Prozess, der u. a. der Eliminierung geschädigter Zellen dient oder während der Embryogenese an der Entstehung von Organen entscheidend mitwirkt. Die Apoptose entspricht einem „geordneten" Abbau von Zellen und führt nicht zu Entzündungsreaktionen. Kommt es dagegen durch die akute Ein-

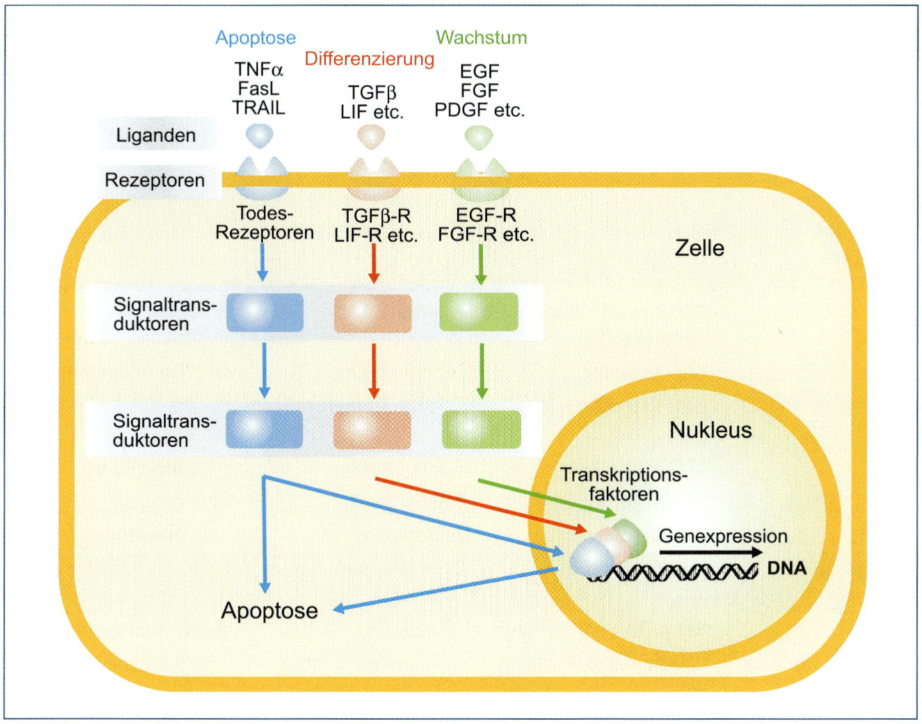

Abb. 12.1 Regulation der Gewebshomöostase

wirkung von Noxen zum Zelltod, der Nekrose, die durch Freisetzung zellulärer Bestandteile in die extrazelluläre Matrix gekennzeichnet ist, führt dies zu Entzündungsreaktionen.

Die Krebsentstehung beruht auf Störungen der zellulären Wachstumsregulation und lässt sich durch folgendes Prinzip umschreiben:

Die maligne Transformation von Zellen ist auf Veränderungen von Genen zurückzuführen, deren Produkte (Proteine) an der Regulation des Zellwachstums und der Apoptose beteiligt sind.

Die genetischen Veränderungen erstrecken sich von Punktmutationen, der Amplifizierung von Genen, Chromosomen-Translokationen bis zu Chromosomen-Deletionen. Obwohl sich die Ursache von Krebserkrankungen auf das oben genannte gemeinsame Grundprinzip reduzieren lässt, gibt es bezogen auf die Gesamtheit der betroffenen Gene sehr viele unterschiedliche genetische Mechanismen, die zum Funktionsverlust bzw. zur Überfunktion der entsprechenden Genprodukte (Proteine) führen können.

Gene, deren Produkte (Proteine) an der Generierung oder Vermittlung von Wachstumssignalen beteiligt sind und deren Mutation das Zellwachstum begünstigt, werden als Protoonkogene bezeichnet, die durch entsprechende Mutationen in Onkogene umgewandelt werden. Gene, deren Produkte normalerweise das Zellwachstum hemmen bzw. bei entsprechender Zellschädigung Apoptose induzieren, werden als Tumorsuppressor-Gene bezeichnet. Die maligne Transformation von Zellen beruht letztendlich

- auf der Umwandlung von Protoonkogenen in entsprechende Onkogene und/oder
- auf dem Funktionsverlust von Tumorsuppressor-Genen.

12.1.1 Onkogene

Die ersten Onkogene wurden bei der Untersuchung der pathogenen Mechanismen von Tumorviren in verschiedenen Tiermodellen entdeckt. Dabei stellte sich heraus, dass die pathogenen Genabschnitte des Virusgenoms mutierte Homologe von Genen des Wirtsorganismus sind. Inzwischen sind sehr viele Protoonkogene bekannt, in Tabelle 12.1 ist eine Auswahl zusammengestellt. Wie aus der Tabelle hervorgeht, können prinzipiell alle Proteinklassen, die an der Weiterleitung und Umsetzung von Wachstumssignalen beteiligt sind, d. h. Rezeptoren, Signaltransmitter, Transkriptionsfaktoren, etc. (vgl. Abb. 12.1) zur Onkogenese beitragen.

Zu den am besten charakterisierten (Proto-)Onkogenen gehört das Gen für das kleine G-Protein p21-Ras. Im Gegensatz zu den Rezeptor-assoziierten G-Proteinen (Kap. 2) liegt dieses Protein als Monomer vor und wird über einen Lipidanker (Farnesylrest) an die Membran gebunden. Ras ist an der Weiterleitung von Wachstumssignalen beteiligt (Abb. 12.2). Die Bindung von Wachstumsfaktoren an die entsprechenden Rezeptoren (z. B. EGF an den EGF-R) führt zur Aktivierung des Guaninnucleotid-Austauschfaktors SOS (Son of Sevenless), der beim Ras-Protein den Austausch von GDP gegen GTP induziert, wodurch Ras in den aktiven Zustand überführt wird und Raf aktiviert, welches das Signal durch Aktivierung der MAP-Kinase-Kaskade in den Zellkern weiterleitet und auf diese Weise die Zellteilung stimuliert. Das Ras-Signal wird durch die GTPase-Aktivität des Ras-Proteins begrenzt,

Tab. 12.1 Onkogene

Proteinklasse	Onkogen	Funktion	Lokalisation	Retroviral induzierte Krebserkrankung
Wachstumsfaktor	sis	PDGF-artiger Wachstumsfaktor	extrazellulär	Affensarkom
Rezeptoren	erb-B	EGF-Rezeptor	Zellmembran	Hühnchenleukämie
	erb-B2 (her-2)	EGF-Rezeptor	Zellmembran	Karzinome u. a.
	fms	M-CSF-Rezeptor	Zellmembran	Katzensarkom
	kit	SCF-Rezeptor	Zellmembran	Leukämie
	ros	Insulin-Rezeptor	Zellmembran	verschiedene
Signaltransmitter	src, yes, fgr, abl, fps, fes	Tyrosinkinasen	Cytoplasmamembran, Cytosol	Sarkome, Leukämien
	mos, raf, mil	Serin/Threoninkinasen	Cytoplasma	Sarkome, Karzinome
	N-ras, H-ras, K-ras	GTP-bindende Proteine	Cytoplasmamembran	verschiedene
DNA-bindende Proteine	jun, fos, ski, myb, myc	Transkriptionsfaktoren	Zellkern	verschiedene

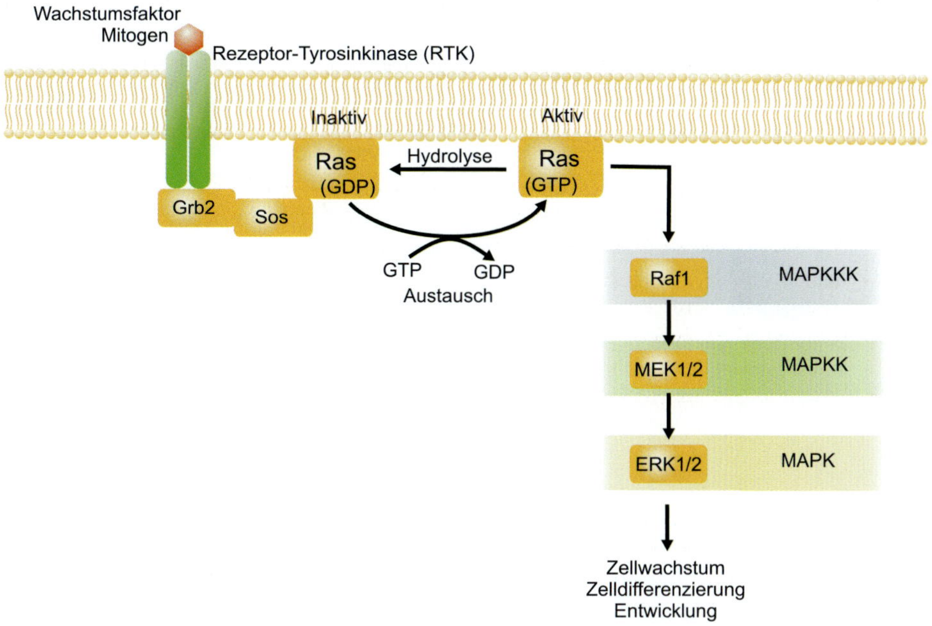

Abb. 12.2 Transduktion von Wachstumssignalen über Ras und die MAP-Kinase-Kaskade

wodurch das Ras-Protein durch Hydrolyse von GTP zu GDP in den inaktiven Zustand zurückversetzt wird. Mutationen im Codon 12, 13 oder 61 führen zum Verlust oder zur starken Reduktion der GTPase-Aktivität von Ras wodurch das Protein viel länger im aktiven Zustand verbleibt, so dass ein Wachstumssignal in den Zellkern geleitet wird, obwohl kein extrazellulärer mitogener Stimulus durch Wachstumsfaktoren vorliegt. Die o.g. Mutationen von Ras führen daher zu unkontrolliertem Zellwachstum, das von extrazellulären Wachstumsfaktoren weitgehend unabhängig ist.

Am Beispiel von Ras lässt sich veranschaulichen, welche Voraussetzungen für einen rationalen Therapieansatz, nämlich der Entwicklung von Ras-Hemmern, erfüllt sein müssten. Da der Ras-Signaltransduktionsweg an vielen physiologischen Prozessen beteiligt ist, sollte der Hemmstoff eine ausreichende Selektivität für mutierte Ras-Proteine aufweisen. Weil jedoch die genetischen Veränderungen, die zum Verlust der GTPase-Aktivität von Ras führen, heterogen sind und mehrere Aminosäuren betreffen können (s. o.), ist man gezwungen für die verschiedenen Mutationen unterschiedliche Hemmstoffe zu entwickeln. Die Entwicklung geeigneter Wirkstoffe auf diesem Gebiet ist daher eine schwierige Aufgabe.

12.1.2 Tumorsuppressor-Gene

Während Mutationen von Protoonkogenen in der Regel dominant sind, besitzen Mutationen bei Tumorsuppressoren meistens rezessiven Charakter, d. h. der entsprechende Phänotyp tritt erst auf, wenn beide Allele mutiert sind (Tab. 12.2). Da Tumorsuppressoren das Zellwachstum begrenzen, DNA-Reparaturmechanismen steuern und gegebenenfalls die Apoptose einleiten, führt deren Funktionsverlust zu erhöhtem Wachstumspotenzial, genomischer Instabilität und/oder zur Reduktion der Apoptoserate. Aufgrund des rezessiven Charakters sind Mutationen in Tumorsuppressor-Genen häufig die Ursache der familiär vererbten Krebsarten, die etwa 1% aller Krebserkrankungen ausmachen.

12.2 Induktion von Apoptose als Wirkmechanismus von Zytostatika

Die Proliferation und somit das Überleben von Zellen oder das Absterben von Zellen wird durch das Gleichgewicht von Proliferations- bzw. Überlebenssignalen und Apoptosesignalen in einer sehr komplexen Weise reguliert.

Die Apoptose kann durch unterschiedliche Wege induziert werden (Abb. 12.3). Eine Kaskade läuft über die Mitochondrien, die andere über Rezeptoren mit so genannten Todesdomänen (Todesrezeptoren), deren Aktivierung zur Spaltung und Aktivierung der Caspasen 8 und 10 führt, die dann wiederum die Effektor-Caspasen 3, 6 und

Tab. 12.2 Tumor-Suppressoren (Beispiele)

Tumor-Suppressor	Physiologische Funktion	Syndrom bei Funktionsverlust	Primärer Tumor
p53	Transkriptionsfaktor, Sensor für DNA-Schädigung, Apoptose	Li-Fraumeni-Syndrom	Sarkomas, Brustkrebs
APC	Regulation von β-Catenin	Familiäre adenomatöse Polyposis (FAP)	Darmkrebs
NF1	GTPase-aktivierendes Protein (GAP) für ras-Proteine	Neurofibromatose	Gehirntumore
WT1	Transkriptions-Repressor	Wilms-Tumor	Wilms-Tumor
BRCA1	Reparaturenzym für DNA-Doppelstrangbrüche	familiärer Brustkrebs	Brustkrebs, Gebärmutterkrebs
BRCA2	Reparaturenzym für DNA-Doppelstrangbrüche?	familiärer Brustkrebs	Brustkrebs (auch bei Männern)
p16	Hemmer Cyclin-abhängiger Kinasen	familiäres Melanom	Melanom, Pankreaskarzinom

7 aktivieren. Caspasen (**C**ystein-haltige **Asp**art**asen**) sind Cystein-Proteasen, die Substratproteine sequenzspezifisch nach Aspartatresten spalten und eine Signaltransduktionskaskade ausbilden, die letztendlich über die Veränderung verschiedener Effektorproteine die Apoptose auslöst, wobei Zellschrumpfung und DNA-Fragmentierung typische Apoptose-Kennzeichen darstellen. Die wichtigste Effektor-Caspase ist die Caspase 3. Die Caspasen unterscheiden sich in der Sequenzspezifität, wobei in den Substratproteinen die drei Aminosäuren vor der Spaltstelle, der Aminosäure Aspartat, erkannt werden und die Selektivität determinieren.

Die andere Kaskade, die durch Zytostatika oder Bestrahlung aktiviert wird, verläuft über die Mitochondrien. DNA-Schäden führen zur Aktivierung des Tumorsuppressor-Proteins p53, welches die Expression verschiedener proapoptotischer Proteine wie Bax induziert. Bax bewirkt die Freisetzung von Cytochrom c aus den Mitochondrien, was dann über Apaf-1 zur Aktivierung der Caspase 9 und der nachgeschalteten Caspase 3 führt. Abbildung 12.3 stellt ein vereinfachtes Diagramm dar, denn es bestehen verschiedene Quervernetzungen beider Apoptose-Signalwege, so dass z. B. die mitochondriale Apoptosekaskade auch durch Todesrezeptoren aktiviert werden kann.

Das Tumorsuppressor-Protein p53 besitzt eine wichtige Funktion bei der Induktion von Apoptose aufgrund von Zellschädigungen (Abb. 12.4). p53 weist eine 3′-5′-Nuclease-Aktivität auf, die bei der DNA-Reparatur eine Rolle spielt. Ferner wirkt p53 als Transkriptionsfaktor, der Sequenz-spezifisch an DNA bindet und die Expression Apoptose-relevanter Gene steuert (Abb. 12.4.). p53 induziert den CDK-Inhibitor p21 (CDK = Cyclin Dependent Kinase), der PCNA (Proliferating Cell Nuclear Antigen) komplexiert und die DNA-Replikation stoppt und der ferner CDKs durch direkte Bindung hemmt und auf diese Weise den Zellzyklus anhält. Außerdem induziert p53 verschiedene proapoptotische Proteine wie Bax, welches die Cytochrom-c-Freisetzung aus Mitochondrien induziert und die Apoptose einleitet. Da p53 als Homotetramer aktiv ist und bestimmte Punktmutationen in einem Allel bereits zum Verlust der Funktion als Transkriptionsfaktor führen, sind viele Punktmutationen in p53 dominant.

Mutationen im p53-Gen führen zu einer verminderten genomischen Stabilität und erhöhten Apoptose-Resistenz. In Übereinstimmung damit zeigen Tumoren mit mutiertem p53 häufig eine erhöhte Resistenz gegen Strahlenbehandlung und Chemotherapie mit DNA-modifizierenden Wirkstoffen.

Synopse

- Die Aufrechterhaltung der Gewebshomöostase beruht auf drei grundlegenden Vorgängen: der Zellproliferation (Zellteilung), der Zelldifferenzierung (Zellreifung) und der Apoptose (programmierter Zelltod).
- Krebs entsteht durch genetische Veränderung (Mutationen) von Genen, deren Produkte (Proteine) an der Steuerung des Zellwachstums und der Apoptose beteiligt sind.
- Die maligne Transformation von Zellen beruht letztendlich auf der Umwandlung von Protoonkogenen in entsprechende Onkogene und/oder auf dem Funktionsverlust von Tumorsuppressor-Genen.

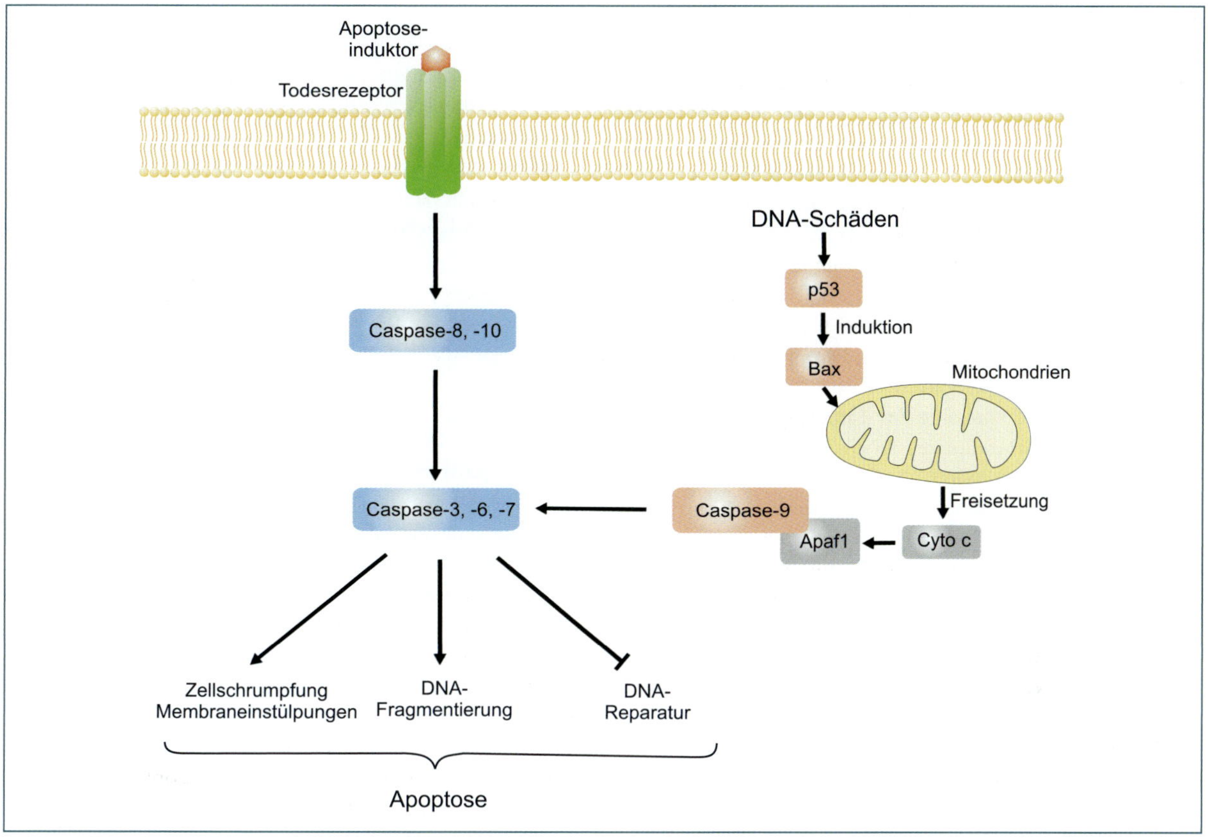

Abb. 12.3 Mechanismen der Apoptose-Induktion

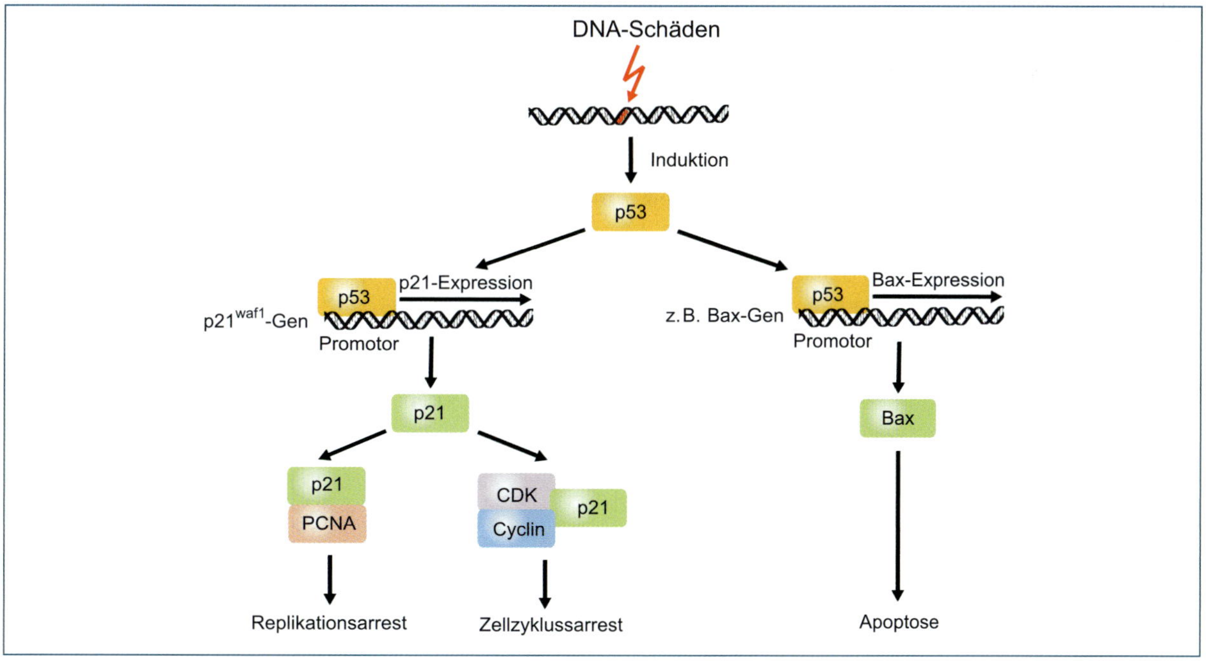

Abb. 12.4 Induktion der Apoptose und des Zellzyklus-Arrests durch DNA-Schädigung

12.3 Resistenzmechanismen bei Zytostatika

Neben der fehlenden Selektivität ist die Resistenzentwicklung von Tumoren ein Problem bei der Anwendung von Zytostatika. Die Resistenzentwicklung kann auf ungeeignete Applikationsschemata oder auf unzureichenden Konzentrationen des Wirkstoffs am Wirkort durch den hohen Turgor oder infolge mangelhafter Durchblutung des Tumors zurückzuführen sein. Auf zellulärer Ebene kommen folgende Faktoren in Frage:

- die Selektion primär resistenter Tumorzellen
- die Mutation von Targetproteinen
- Erhöhung der Expression der Targetproteine
- gesteigerte intrazelluläre DNA-Reparaturmechanismen (z. B. O-6-Alkylguanin-DNA-Alkyltransferase)
- geringere Apoptoserate durch erhöhte Expression antiapoptotischer Gene oder p53-Verlust
- qualitative und quantitative Veränderungen der Biotransformation des Zytostatikums (z. B. verminderte Phosphorylierungsaktivität bei Nucleotid-Analoga, erhöhter Phase-I/II-Metabolismus)
- der vermehrte zelluläre Auswärtstransport von Wirkstoffen durch Induktion von Transportern wie dem P-Glykoprotein.

12.4 Hormone und Hormon-Rezeptorantagonisten

Bei Tumoren mit hormonabhängigem Wachstum können zur antineoplastischen Therapie Hormone und Hormon-Rezeptorantagonisten sowie Hemmstoffe der Hormon-Biosynthese eingesetzt werden. Diese Therapie ist möglich bei Prostata-, Mamma- und Korpus-Karzinomen des Uterus. Voraussetzung ist, dass sich die Karzinome noch in einer frühen Wachstumsphase befinden und die Hormonabhängigkeit noch besteht, was sich häufig in einer Hormon-Expression zeigt. Bei der **ablativen** medikamentösen Therapie wird die Hormonproduktion verhindert. Die **additive** Therapie verhindert die endogene Hormonproduktion durch die Gabe gegengeschlechtlicher Hormone, die den hormonellen Regelkreis beeinträchtigen. Die Applikation von Hormon-Antagonisten wird als **kompetitive** Therapie bezeichnet.

12.4.1 Peptid-Hormone des Hypothalamus (GnRH-Agonisten)

Beim Testosteron-abhängigen Prostatakarzinom setzt man als Analoga des Gonadorelins die synthetischen LH-RH-Superagonisten (Abb. 12.5) ein. Das natürliche regulatorische Peptid-Hormon Gonadorelin stimuliert die Synthese und die Freisetzung von LH und FSH, welche die Steroid-Synthese und -Freisetzung in den Gonaden regulieren. Bei der Therapie mit LH-RH-Superagonisten kommt es in der Initial-Phase zunächst zu einer Stimulierung der Rezeptoren und dann in der Down-Phase durch Überstimulierung zu einem Abbau von Gonadorelin-Rezeptoren in der Hypophyse, wodurch weniger LH und FSH gebildet werden. Das führt zu einer Suppression der Testosteronproduktion. Man spricht in diesem Zusammenhang auch von einer chemischen Kastration. Der hormonabhängige Tumor stellt daraufhin sein Wachstum ein. Nach Absetzen des regulativen Hormons ist die Kastration reversibel. Das Deka-Peptid **Gonadorelin** hat nur eine kurze Halbwertszeit und wird durch hypothalamische

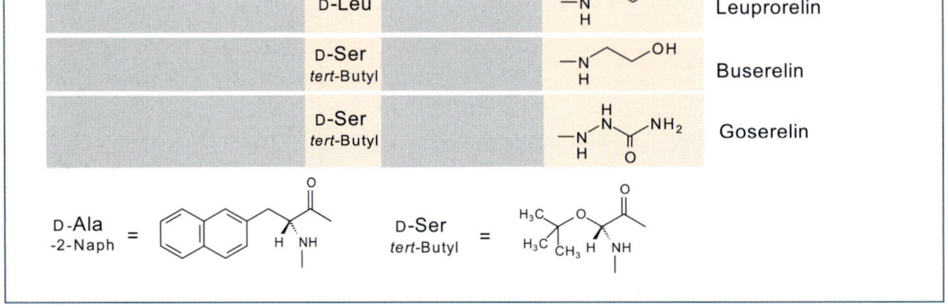

Abb. 12.5 Struktureller Vergleich von Gonadorelin mit den sog. Superagonisten

oder hypophysäre Enzyme gespalten. Die Spaltung erfolgt entweder zwischen den Aminosäuren 5 und 6, d. h. Tyrosin und Glycin oder zwischen den Aminosäuren 6 und 7, d. h. Glycin und Leucin. Die am Aufbau des Gonadorelins beteiligten Aminosäuren sind außer Glycin alle L-konfiguriert. Glycin ist bekanntlich achiral. Wenn es durch eine D-konfigurierte Aminosäure ersetzt wird, wie es in den Superagonisten der Fall ist, so resultieren enzymatisch schwer hydrolysierbare Analoga mit einer langen Wirkungsdauer und hohen Aktivität am Rezeptor, wovon ihre Namensgebung abgeleitet ist. In **Buserelin** und **Leuprorelin** ist die terminale Aminosäure durch einen Hydroxyethylamin-Rest ersetzt. Zum Teil besitzen die Superagonisten eine bis zu 100fach höhere Aktivität als Gonadorelin.

Die Applikation erfolgt bei Buserelinacetat intranasal (täglich mehrfach), bei Leuprorelinacetat und **Triptorelin** einmal täglich durch subkutane Injektion. Triptorelin, Leuprorelin und **Goserelin** stehen in Form von Depotpräparaten zur Verfügung. Goserelin wird in Form eines Implantats appliziert, wobei eine einmalige Gabe pro Monat ausreicht. Das Peptid ist in einem Milchsäure-Glykolsäure-Polymer (1:1) dispergiert, das mit der Zeit völlig abgebaut wird. Aus einem Implantat von 3,6 mg Goserelin werden pro Tag durchschnittlich 120 µg freigegeben. Die Bioverfügbarkeit ist praktisch 100%ig, wenn auch verzögert.

12.4.2 Estrogene

Beim Prostatakarzinom verzögern Estrogene (Kap. 7.3.1) das Tumorwachstum und die Metastasenbildung. Sie sind in der Lage, durch einen Feedback-Mechanismus in der Hypophysen-Hypothalamus-Gonaden-Schiene die Sekretion von FSH zu blockieren und damit den Testosteron-Spiegel zu senken. Daneben steigt die Menge des SHBG (**S**ex-**H**ormone **B**inding **G**lobulin) an, sodass die Konzentration des ungebundenen Testosterons im Serum abnimmt.

Neben Depotestrogenen verwendet man das Stilben-Derivat **Fosfestrol** als nicht steroidales Estrogen (Abb. 12.6). Es ist ein Prodrug und wurde aufgrund einer Hypothese der selektiven Biotransformation entwickelt. Das Gewebe des Prostatakarzinoms produziert eine saure Phosphatase, die befähigt sein sollte, den Diphosphorsäureester des Diethylstilbestrols (Fosfestrol) bevorzugt zu spalten, womit eine Tumorselektivität erreicht wäre. Es tritt jedoch schon während der Gewebeverteilung weitgehend Hydrolyse zum freien Stilbestrol ein.

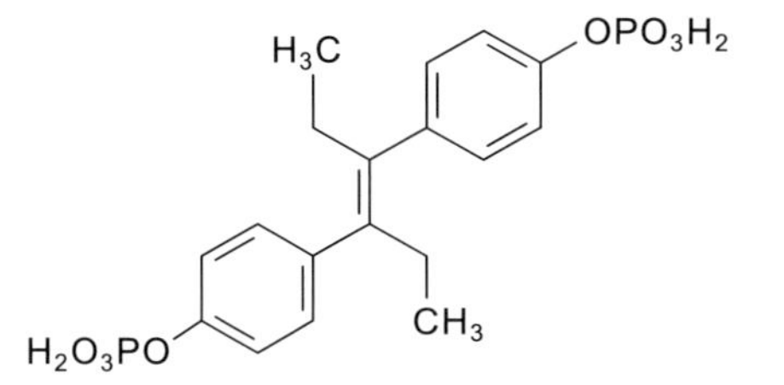

Abb. 12.6 Fosfestrol

12.4.3 Antiestrogene

Als Antiestrogene zur Therapie des Mammakarzinoms werden die Stilbenderivate **Clomifen, Tamoxifen** und **Toremifen** (Kap. 7.3.1) angewandt, während das strukturverwandte **Raloxifen** zur Behandlung und Prävention der Osteoporose bei postmenopausalen Frauen eingesetzt wird (Abb. 7.21).

12.4.4 Aromatasehemmer

Die Estrogen-Biosynthese besteht in der Umformung von Androgenen wie Testosteron, Androstendion oder Dehydro-epi-androsten. Der entscheidende Schritt ist dabei die oxidative Eliminierung der C(19)-Methylgruppe am C(10), wodurch die Aromatisierung des Ringes A ermöglicht wird. Dieser Prozess wird durch den Enzym-Komplex **Aromatase** katalysiert. Der Monooxygenase-Komplex ist an das endoplasmatische Retikulum der Zelle gebunden und enthält zwei funktionelle Proteine, Cytochrom-$P450_{arom}$- und NADPH-Cytochrom-P459-Reduktase. Zur Umwandlung eines Substratmoleküls in ein Estrogen werden drei Moleküle NADPH und drei Moleküle Sauerstoff benötigt. Die Aromatisierung eines Androgens erfolgt in drei Oxidationsschritten und beginnt mit der Hydroxylierung der angulären C(19)-Methylgruppe. Der letzte Schritt ist die Eliminierung von C(19) als Ameisensäure (Kap. 7.3.1, Abb. 7.17).

Als Aromatase-Hemmstoffe, welche die Biosynthese der Estrogene stören, stehen die synthetischen Steroide **Formestan** und **Exemestan**, sowie die nicht steroidalen Wirkstoffe **Aminoglutethimid, Letrozol** und **Anastrozol** zur Verfügung. Sie werden zur Behandlung des hormonabhängigen Mammakarzinoms im fortgeschrittenen Stadium eingesetzt.

Formestan (Abb. 12.7), ein 4-Hydroxy-androstendion, zeigt eine enge strukturelle Verwandtschaft zum natürlichen Substrat der Aromatase. Es spielt die Rolle eines „Suizidinhibitors“ und bindet kompetitiv zu den Substraten Androstendion und Testosteron an das Enzym. Hierbei wird es zu einem reaktiven Intermediärprodukt metabolisiert, welches dann das Enzym irreversibel blockiert.

Exemestan (Abb. 12.7) unterscheidet sich vom Androstendion durch eine zusätzliche Doppelbindung in Δ1 und eine Methylengruppe an C(6). Es ist ein irreversibler Aromatasehemmer der bei fortschreitendem Tumor-

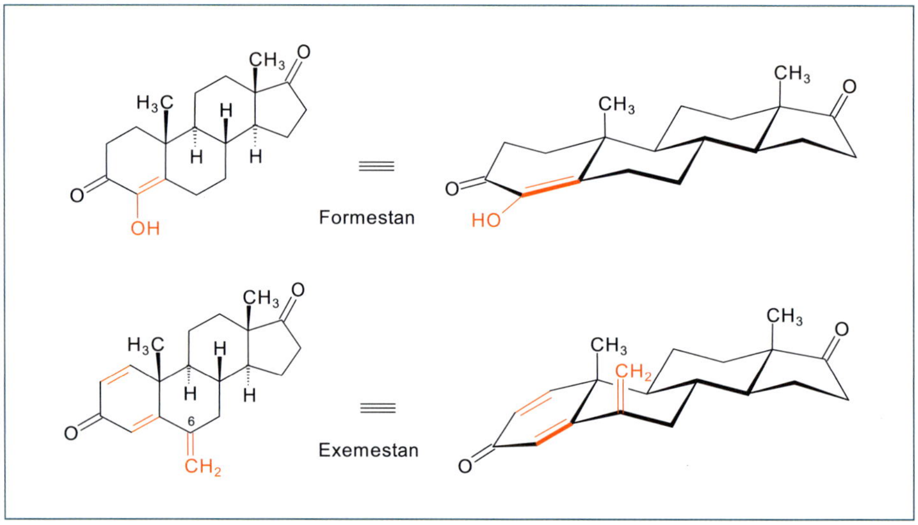

Abb. 12.7 Steroidale Aromatasehemmer

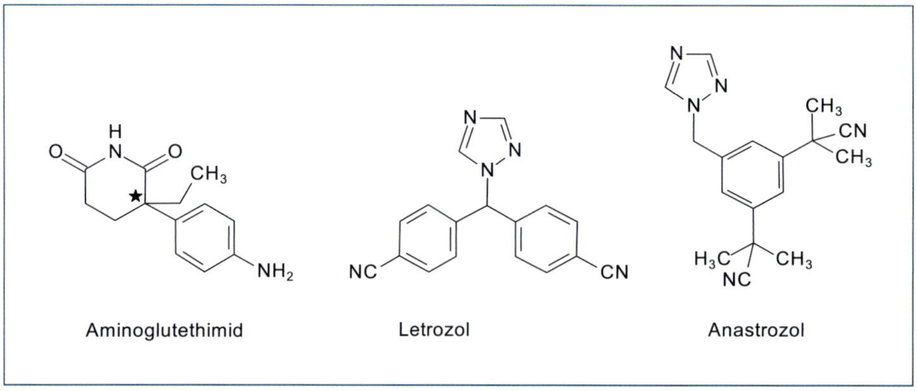

Abb. 12.8 Nicht steroidale Aromatasehemmer

wachstum trotz Antiestrogenbehandlung, aber auch zur adjuvanten Therapie oder Primärbehandlung eines fortgeschrittenen Stadiums eingesetzt wird.

Exemestan hemmt die Aromatase irreversibel indem es direkt die Bindungsstelle für das natürliche Substrat Androstendion blockiert. Von Bedeutung ist hierbei, dass sich estrogenpositive Mammakarzinom-Zellen nur in estrogenreichem Milieu entwickeln können und selbst Aromataseaktivität besitzen. An der Metabolisierung von Exemestan sind zwei Enzyme beteiligt: das CYP3A4-Isoenzym oxidiert die Methylengruppe an C(6) und eine Aldo-Keto-Reduktase reduziert die 17-Ketogruppe.

Aminoglutethimid (Abb. 12.8) ist das 4-Amino-Derivat des Glutethimids, das bereits 1955 als Schlafmittel in den Handel kam. 1958 wurde es als Antiepileptikum versuchsweise in die Therapie eingeführt, dann aber wegen Hemmung der Steroid-Synthese als unerwünschter Nebenwirkung wieder vom Markt genommen. Aus der Beobachtung dieser Nebenwirkung entwickelte sich jedoch die Verwendung als Antiestrogen bzw. Aromatasehemmer. Aminoglutethimid wirkt nicht selektiv, sondern greift an verschiedenen Stellen störend in die Biosynthese von Steroidhormonen ein. Obwohl nur das (*R*)(+)-Enantiomer wirksam ist, wird das chirale Aminoglutethimid als Racemat angewandt. Es dient zur Behandlung des metastasierenden Mammakarzinoms.

Die Triazol-Derivate **Letrozol** und **Anastrozol** (Abb. 12.8) sind selektive, nicht steroidale Aromatasehemmer (NSAIs). Beide entfalten ihre Hemmwirkung durch kompetitive Bindung an das Häm von Cytochrom P450 des Enzymkomplexes.

12.4.5 Gestagene

Auch Gestagene können zur Therapie hormonabhängiger Tumoren eingesetzt werden. Anwendung finden derzeit **Megestrolacetat** und **Medroxyprogesteronacetat** (Kap. 7.2.7) zur palliativen Behandlung fortgeschrittener Karzinome der Brust und der Gebärmutter.

12.4.6 Antigestagene

Die Entwicklung von Antigestagenen ist bislang nicht so erfolgreich verlaufen wie die der Antiestrogene. Als bisher

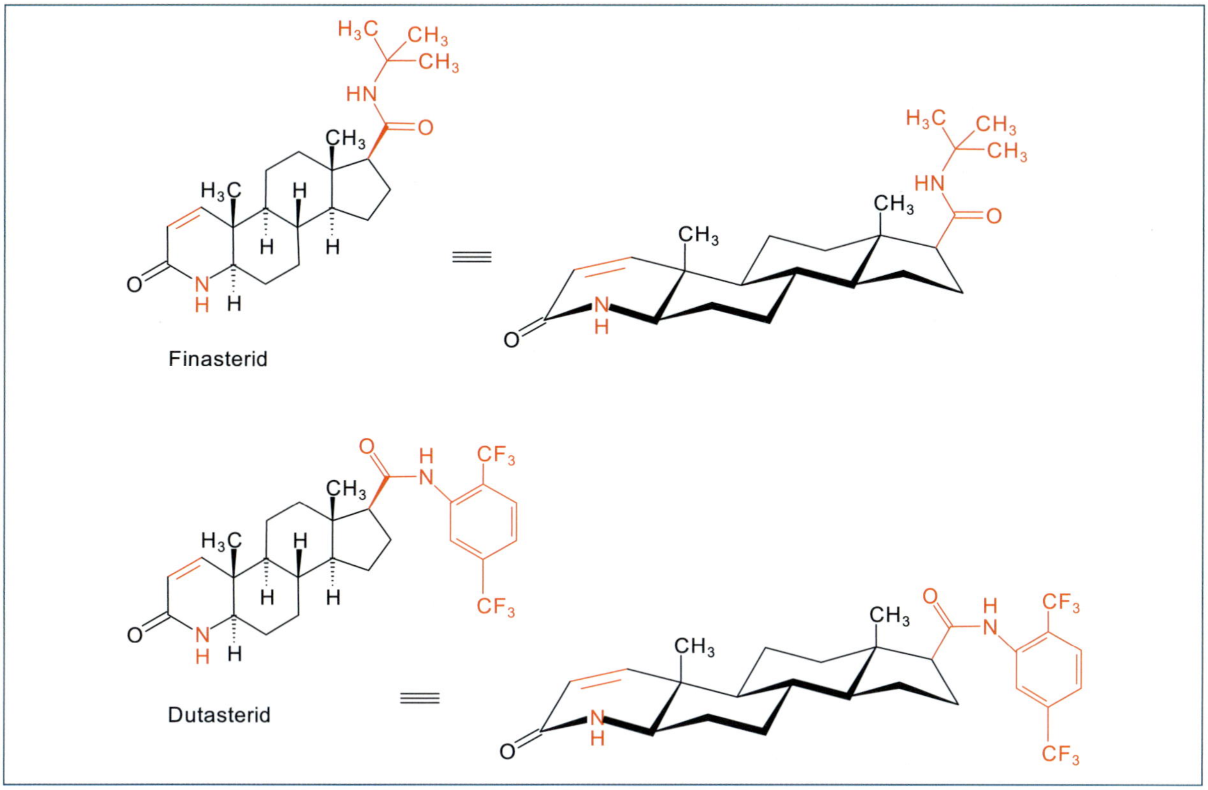

Abb. 12.9 5α-Reduktase-Hemmer

einziges therapeutisch einsetzbares Antigestagen ist **Mifepriston** zu nennen (Kap. 7.3.2).

12.4.7 Androgen-Rezeptor-Antagonisten

Schließlich kann das hormonabhängige Prostatakarzinom auch mit Androgen-Rezeptor-Antagonisten (Antiandrogene) therapiert werden. Als solche kommen in Frage: **Cyproteron**, ein abgewandeltes Androgen mit Steroid-Gerüst sowie die nicht steroidalen Wirkstoffe **Flutamid** und **Bicalutamid** (Kap. 7.3.7).

Cyproteron verhindert die Bindung des Testosterons und des Dihydrotestosterons an den Androgen-Rezeptor.

Ein deutlicher Vorteil von Flutamid und Bicalutamid gegenüber anderen Antiandrogenen liegt in der besseren Verträglichkeit und den geringeren Nebenwirkungen.

12.4.8 5α-Reduktase-Hemmer

Durch Hemmung des Enzyms 5α-Reduktase wird die Biotransformation von Testosteron zum aktiven Metaboliten Dihydrotestosteron (DHT) gestört. Solche Hemmstoffe sind das **Finasterid** und das **Dutasterid**, die zur Therapie der benignen Prostatahyperplasie (BHP) dienen (Abb. 12.9).

Die 5α-Reduktase weist zwei Isoenzyme auf, die als Typ 1 und Typ 2 bezeichnet werden. 5α-Reduktase Typ 2 dominiert im Genitalgewebe und damit auch in der Prostata. Das vorherrschende Isoenzym in den Haarfollikeln ist die 5α-Reduktase Typ 1.

Das Azasteroid **Finasterid** ist ein kompetitiver Hemmer der 5α-Reduktase Typ 2. Es wird erfolgreich bei der BPH angewandt. Die 5α-Reduktase katalysiert die Biotransformation von Testosteron zum biologisch aktiven Metaboliten DHT. Durch Bildung eines stabilen Komplexes mit dem Enzym Typ 2 erreicht Finasterid eine Halbwertszeit von etwa einem Monat. Obwohl die Blutspiegel von DHT sinken, bleiben die Testosteronspiegel während der Behandlung im Normalbereich. Nach Einnahme von 1 mg Finasterid sinkt der DHT-Spiegel innerhalb von 24 h um mehr als die Hälfte ab. Die Testosteron- und Estrogenspiegel steigen an, bleiben aber im Normbereich.

Finasterid setzt man ferner bei androgener Alopezie (AA) ein, die durch Aktivierung von Androgen-Rezeptoren in den Haarfollikeln ausgelöst wird. DHT bindet wesentlich stärker an solche Rezeptoren als Testosteron. Männer, die infolge eines vererbten 5α-Reduktase-Mangels sehr niedrige DHT-Spiegel haben, leiden nicht unter einer Alopezie. DHT-Senker wie Finasterid sollten daher systemisch der Glatzenbildung entgegen wirken. Eine lo-

Tab. 12.3 Pharmakokinetische Daten der Hormone und Hormon-Rezeptor-Antagonisten

INN	HWZ (h)	Bioverfügbarkeit orale (%)	Proteinbindung (%)	Elimination	First-Pass-Metabolisierung
Aminoglutethimid	9–15	75	21–25	vorwiegend renal	ja
Anastrozol	40–50	85–90	40	renal und biliär	intensiv
Bicalutamid	5–7 Tage	60–80	96	renal und biliär	intensiv
Buserelinacetat	1–2 (intranasal)	–	~ 15	renal	
Clomifen	5 Tage	–		vorwiegend biliär	
Cyproteron	38–48	88	96	renal 30 %, biliär 70 %	ja
Dutasterid	5 Wochen	60		vorwiegend biliär	ja
Exemestan	24	–	~ 90	renal und biliär	intensiv
Finasterid	6–8 Wochen	80	90–93	renal und biliär	intensiv
Flutamid	4–22 (Met.)	–	92–94 (Metabolit)	vorwiegend renal	ja
Formestan	5–6 Tage	–	82–86	renal	intensiv
Fosfestrol	2–5 min 30 min (Met.)	gut	–	überwiegend biliär	
Goserelin	2,3–4,2	–	25	vorwiegend renal	
Letrozol	2 Tage	99	60	renal	ja
Leuprorelinacetat	~ 3	–	7–15	renal	
Medroxypro-gesteronacetat	30–60	bis 10	90	renal 20–50% biliär 5–10%	ja
Megestrolacetat	15–20	~ 95		renal und biliär	ja
Mifepriston	12–72	69	98	überwiegend biliär	
Raloxifen	28	2	95–99	renal und biliär	intensiv
Tamoxifen	7 Tage (4-11)	–	99	vorwiegend biliär	intensiv
Toremifen	biexponenziell 4 h/5 Tage	–	95	vorwiegend biliär	intensiv
Triptorelin	biexponenziell 20 min/50 min	–	–	renal	ja

kale Wirkung im Bereich der Kopfhaut ist dagegen unwahrscheinlich, da hier das Isoenzym Typ 2 der 5α-Reduktase überwiegt. Bei älteren Männern, die wegen einer BPH mit Finasterid behandelt wurden, konnte bisher keine Reduktion der Alopezie festgestellt werden.

An der fast vollständigen oxidativen Metabolisierung von Finasterid in der Leber sind CYP-Isoenzyme beteiligt, vor allem CYP3A4. Sie werden jedoch von Finasterid weder gehemmt noch induziert.

Dutasterid hemmt beide Isoenzyme (Typ 1 und 2) der 5α-Reduktase und ist dadurch dem Finasterid überlegen. Der DHT-hemmende Effekt setzt rasch ein und erreicht nach zwei bis drei Stunden seinen maximalen Effekt. Die Dosissteigerung auf 2,5 oder 5 mg anstelle von 1 mg zeigt keine signifikante Reduktion der DHT-Werte im Serum, doch führt eine Dosis von 2,5 mg zu einer nennenswerten Steigerung des Haarneuwuchses.

Pharmakokinetische Daten der als Zytostatika eingesetzten Hormone, Anti-Hormone und Hormon-Rezeptor-Antagonisten sind in Tabelle 12.3 zusammengefasst.

Synopse

Hormon-Rezeptor-Antagonisten

- Synthetische Analoga des Gonadorelins können als sog. LH-RH-Superagonisten bei Testosteron-abhängigem Prostatakarzinom therapeutisch eingesetzt werden.
- Estrogene und Stilben-Derivate verzögern beim Prostatakarzinom das Tumorwachstum und die Metastasenbildung durch einen Feedback-Mechanismus.
- Die Stilben-Derivate Clomifen, Tamoxifen und Toremifen werden zur Therapie des Mammakarzinoms eingesetzt.

- Als Aromatasehemmer stehen die synthetischen Steroide Formestan und Exemestan, sowie die nicht steroidalen Wirksoffe Aminoglutethimid, Letrozol und Anastrozol zur Verfügung. Sie hemmen den letzten Schritt der Estrogen-Biosynthese und werden zur Behandlung des hormonabhängigen Mammakarzinoms in fortgeschrittenem Stadium eingesetzt.
- Zur palliativen Behandlung fortgeschrittener Karzinome der Brust und der Gebärmutter finden derzeit die Antigestagene Megestrolacetat und Medroxyprogesteronacetat therapeutische Verwendung.
- Bisher einziges therapeutisch einsetzbares Antigestagen ist das Mifepriston.
- Das hormonabhängige Prostatakarzinom kann auch mit den Androgen-Rezeptor-Antagonisten (Antiandrogene) Cyproteron, Flutamid und Bicalutamid behandelt werden.
- 5α-Reduktase-Hemmer verhindern die Biotransformation von Testosteron zum aktiven Metaboliten Dihydrotestosteron. Bei benigner Prostatahyperplasie werden die Azasteroide Finasterid und Dutasterid eingesetzt.

12.5 DNA-modifizierende Wirkstoffe

12.5.1 Alkylanzien

Die tumorhemmenden und zytotoxischen Effekte der Alkylanzien beruhen auf einem gemeinsamen Reaktionsprinzip, der Bildung reaktiver Carbokationen, die bevorzugt Nucleinsäuren alkylieren. Die chemisch heterogene Wirkstoffklasse greift jedoch nucleophile Zentren unterschiedlicher Struktur an, wie Hydroxy-, Amino-, Sulfhydryl- und Carboxygruppen und reagiert mit den funktionellen Gruppen von Proteinen. Die Bioreaktivität der Alkylanzien ist daher kaum steuerbar. Sie besitzen keine Selektivität in Bezug auf einen Wirkungsort oder eine Struktur.

N-Lost-Derivate

Die zufällige Entdeckung der tumorhemmenden Eigenschaften des Kampfgases Lost führte zu einer systematischen Suche nach therapeutisch einsetzbaren *N*-Lost-Derivaten, die im Vergleich mit den schwefelhaltigen Analoga eine geringere Toxizität aufweisen. Nur wenige *N*-Lost-Derivate erlangten therapeutische Bedeutung. Anwendung finden die drei Wirkstoffe der Abbildung 12.10.

Wirkungsmechanismus. Als bifunktionelles Alkylans setzt sich *N*-Lost in mehreren Reaktionsschritten mit Nucleophilen um. Die Eliminierung eines Chloridions führt zu einem Carbokation, das durch intramolekulare Alkylierung ein Aziridiniumion bildet. Beide sind als alkylierende Agenzien aufzufassen. Die Reaktionsgeschwindigkeit, mit der sich die Intermediärprodukte bilden, ist von der Nucleophilie des N-Atoms abhängig und daher durch N-Substitution steuerbar. N-Protonierung blockiert diese Reaktion, so dass auch über den pH-Wert eine Beeinflussung der Reaktivität von *N*-Lost-Derivaten erfolgen kann. Die Teilschritte der bifunktionellen Alkylierung durch *N*-Lost-Derivate sind in Abbildung 12.11 dargestellt.

Aufgrund der bifunktionellen *N*-Lost-Reaktivität ist nicht nur eine einfache Alkylierung nucleophiler Gruppen möglich, sondern bei günstigen Voraussetzungen auch eine multiple Vernetzung benachbarter Reaktionszentren (Cross-linking). Für die Alkylierungsreaktionen an Pyrimidin- und Purin-Basen in Nucleinsäuren sind beide Mechanismen nachgewiesen worden. Abbildung 12.12 zeigt Möglichkeiten der DNA-Alkylierung durch *N*-Lost-Derivate.

Durch die Isolierung von Fragmenten nach Einwirkung von *N*-Lost-Alkylanzien wurde nachgewiesen, dass bei

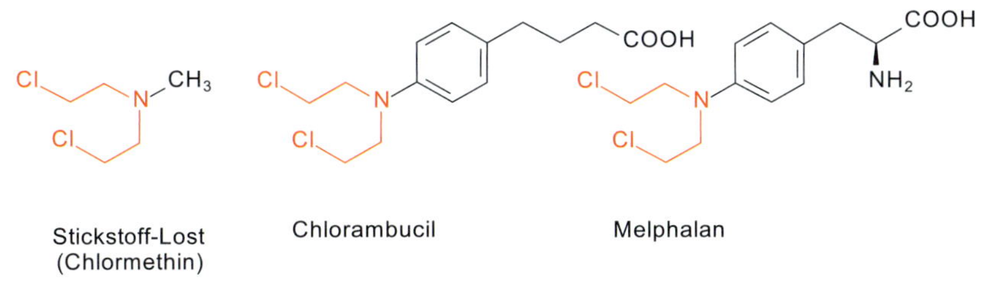

Abb. 12.10 *N*-Lost und Derivate

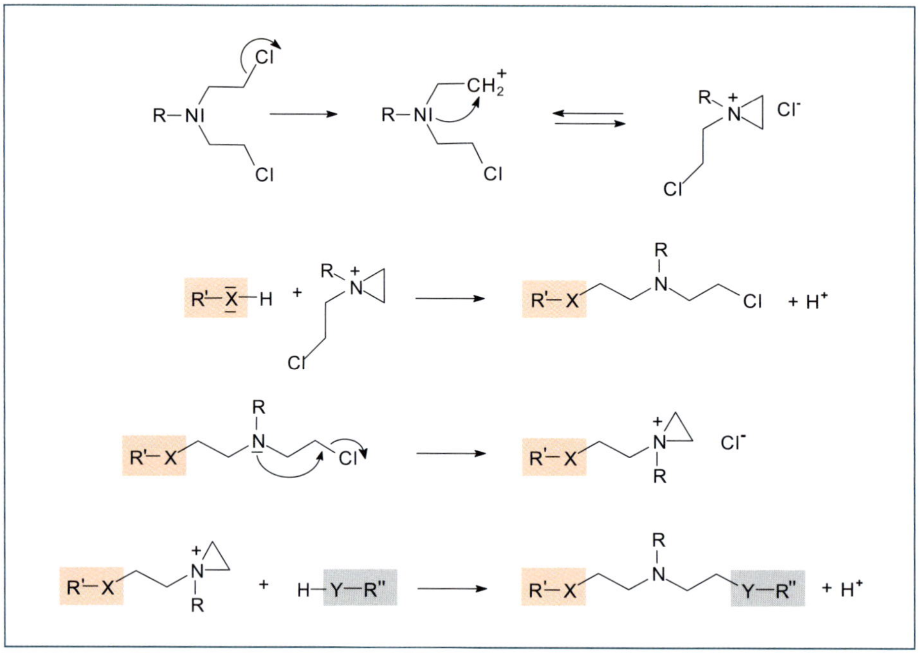

Abb. 12.11 Wirkungsmechanismus der Alkylanzien vom *N*-Lost Typ

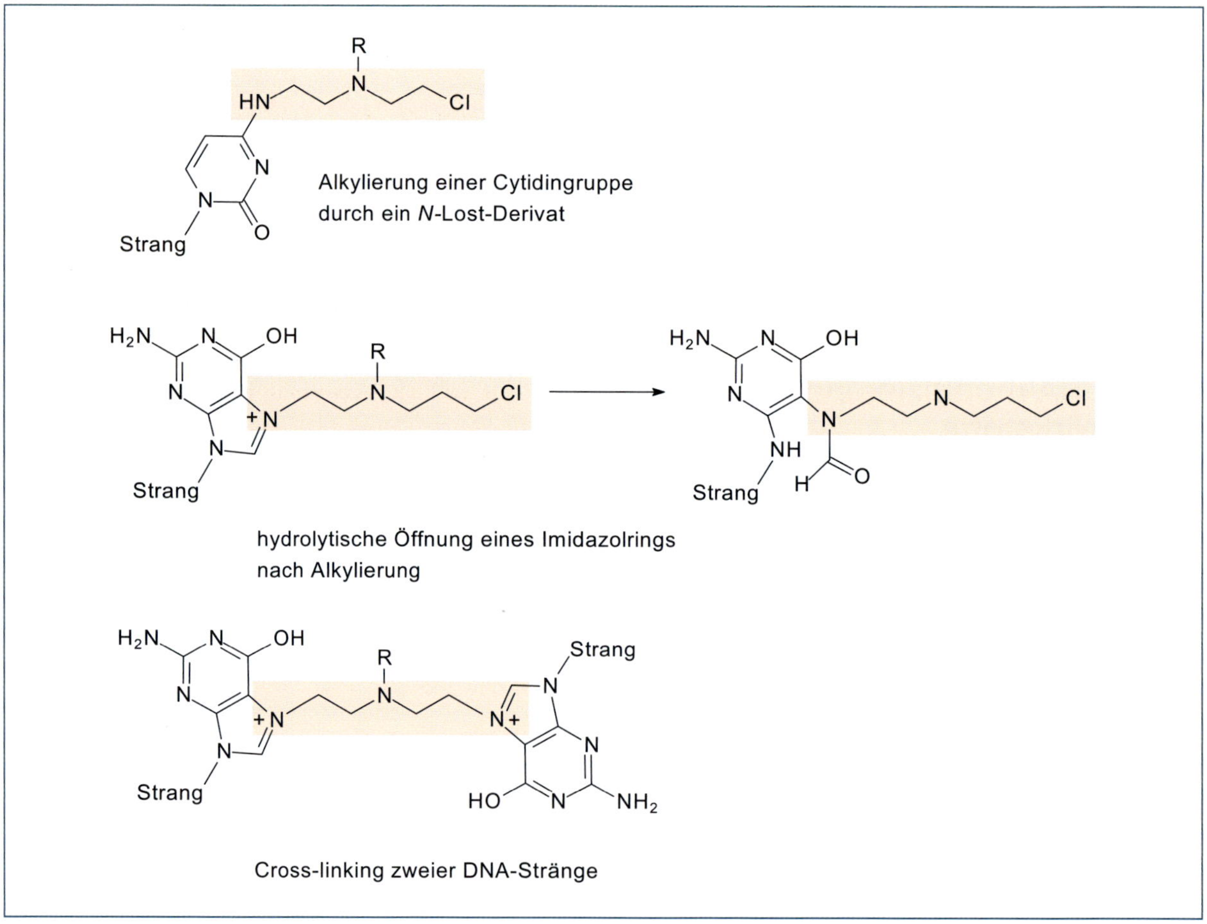

Abb. 12.12 Verschiedene Möglichkeiten der DNA-Alkylierung durch *N*-Lost-Derivate

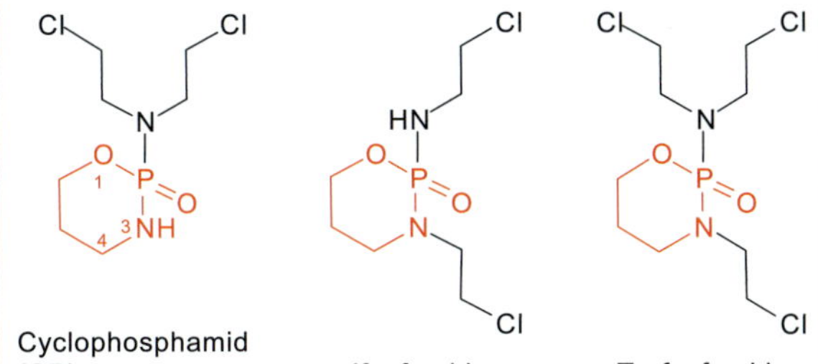

Abb. 12.13 Oxaphosphinane

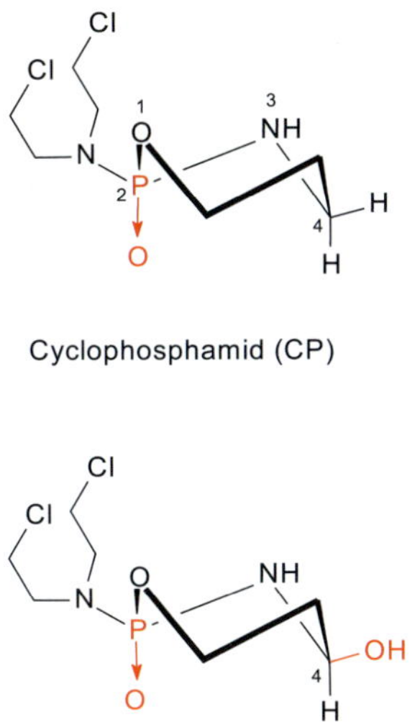

Abb. 12.14 Cyclophosphamid-Hydroxylierung

Guanin in der Cross-linking-Reaktion bevorzugt die Position 7 unter kovalenter Fixierung des Alkylans angegriffen wird. Cross-linking verhindert u.a. die bei der Replikation ablaufende Singularisierung der Doppelkette. Die N(7)-Alkylierung begünstigt auch die hydrolytische Öffnung des Imidazolringes.

Oxaphosphinane

Im **Cyclophosphamid (CP)** wurde ein Wirkstoff gefunden, der erst durch Biotransformation zu einem aktiven Alkylans wird. Eine ausreichende Steuerung der Zytotoxizität ist damit jedoch auch nicht gelungen. Oxaphosphinane wie CP sind reaktionsträge Prodrugs für ein durch Biotransformation in der Leber entstehendes Alkylans. Infolge des chiralen Phosphors existieren zwei Enantiomere des CP. Es konnte gezeigt werden, dass das (–)-Enantiomer des als Racemat applizierten Wirkstoffs eine deutlich höhere Zytotoxizität aufweist als das (+)-Enantiomer. Anwendung finden derzeit die drei in Abbildung 12.13 gezeigten Oxaphosphinane.

Bioaktivierung von Cyclophosphamid (Abb. 12.14). CP wird am C-Atom 4 zu 4-Hydroxycyclophosphamid (4-OH-CP) oxidiert. Die intramolekulare Beweglichkeit des Oxaphosphinanringes ist im Vergleich zum Cyclohexan eingeschränkt.

4-OH-CP stellt ein Halbaminal dar, das im Gleichgewicht mit einer Aldehyd-Form vorliegt. Ein irreversibler Reaktionsschritt führt dann zur Bildung des inaktiven Amids und durch eine Eliminierungsreaktion zu alkylierend wirkenden Metaboliten (Abb. 12.15). Das aus der Elimination hervorgehende Acrolein hat zwar zytotoxische Eigenschaften, die jedoch keinen Beitrag zum zytostatischen Effekt des CP leisten. Es ist für die urotoxische Wirkung verantwortlich, die heute durch Gabe von Mesna (Kap. 12.14.1) weitgehend ausgeschaltet ist.

Pharmakokinetik. Die Stabilität des Oxaphosphinan-Ringsystems erlaubt eine perorale Verabreichung von Cyclo-

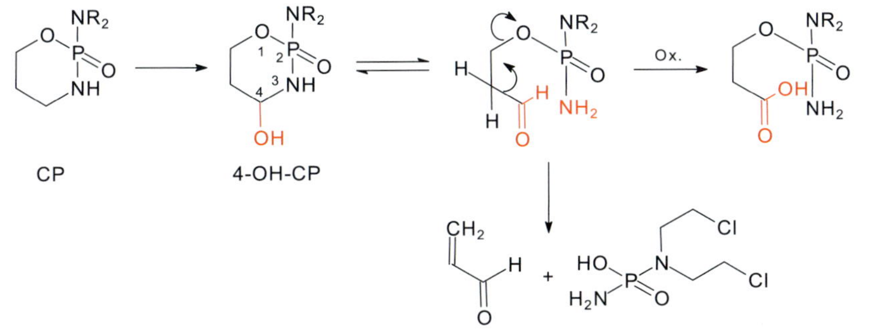

Abb. 12.15 Bioaktivierung von Cyclophosphamid (CP)

phosphamid bei ausreichender Bioverfügbarkeit (ca. 70 bis 90%). Maximale Plasmaspiegel werden nach ca. 1 h erreicht. Die intravenöse Gabe hat ein ungünstigeres Verhältnis zwischen Dosis und alkylierender Aktivität zur Folge, da bei peroraler Applikation der Bioaktivierungsschritt als First-Pass-Effekt auftritt. Cyclophosphamid wird mit einer HWZ von 6 bis 8 h ausgeschieden, zu 10 bis 20% renal in unveränderter Form.

Aziridin-Derivate

Ähnlich wie die *N*-Lost-Derivate zeigen Aziridin-Derivate (Ethylenimine) tumorhemmende Aktivität, die auf der Aufspaltung des Aziridin-Ringsystems unter Alkylierung einer nucleophilen Funktion beruht. Im Gegensatz zur *N*-Lost-Struktur, die durch N-Protonierung blockiert wird, erhöht sich bei Aziridinen unter sauren Bedingungen die Reaktivität. Heute ist noch **Thiotepa** in Anwendung (Abb. 12.16).

Mitomycin C

Das aus Kulturen von *Streptomyces caespitosus* isolierte Antibiotikum **Mitomycin C** hat sowohl antibakterielle als auch tumorhemmende Eigenschaften. Mitomycin C ist in vitro ein Prodrug. Die Bioaktivierung zu einem Alkylans

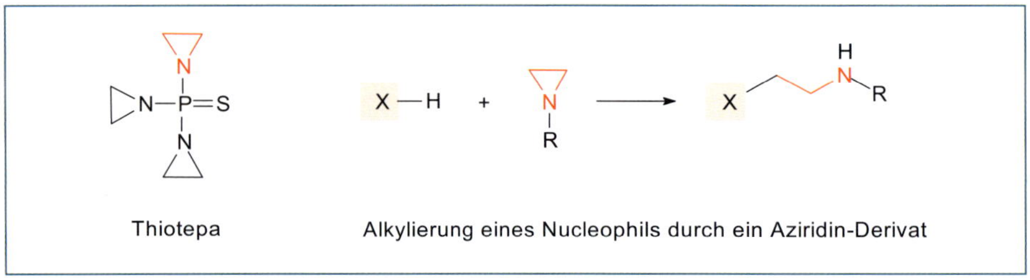

Abb. 12.16 Thiotepa und Wirkungsweise der Aziridine

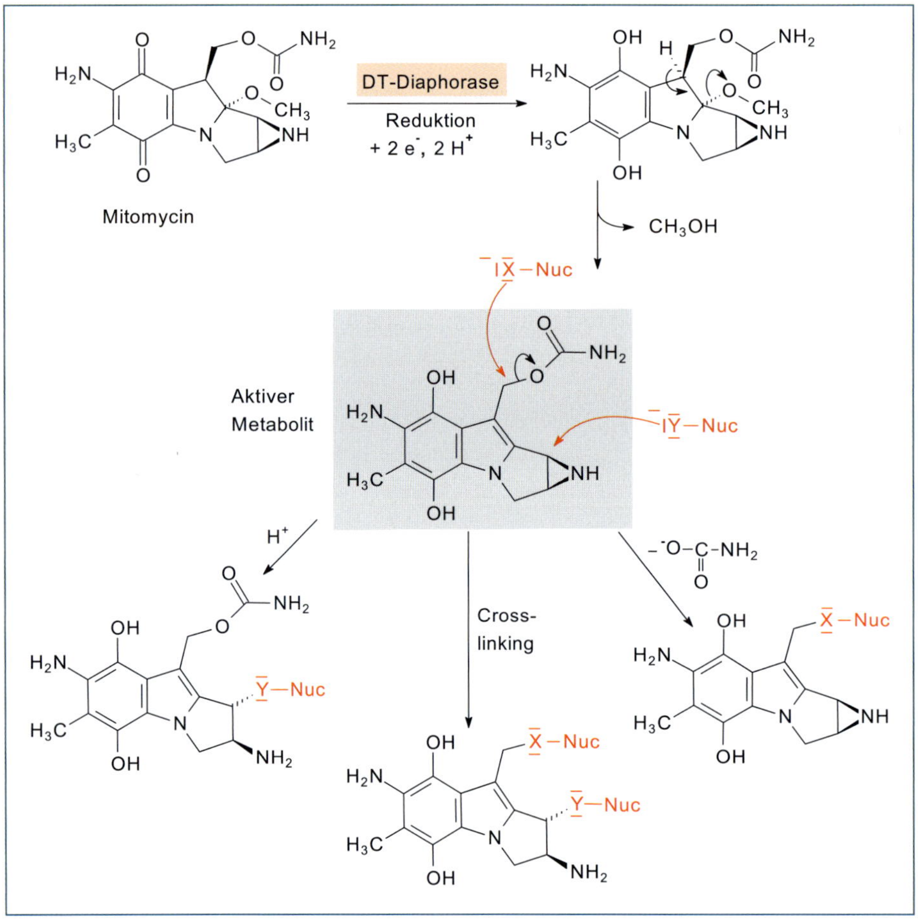

Abb. 12.17 Alkylierung durch Mitomycin C

erfolgt durch das Flavoenzym DT-Diaphorase, das die Reduktion des Chinons zum Hydrochinon bewirkt. Der Mechanismus der Alkylierung (Abb. 12.17), die auch zum Cross-linking führen kann, verläuft über die Abspaltung von Methanol, eine Eliminierung von Carbaminat und den nucleophilen Angriff unter Öffnung des Aziridinrings.

Methansulfonsäureester

Busulfan (Abb. 12.18) und **Treosulfan** (Abb. 12.19) sind Ester der Methansulfonsäure, die nucleophile Gruppen monofunktionell und bifunktionell alkylieren können. Man denke an die Alkylierungspotenz von Dimethylsulfat und an dessen Toxizität.

Treosulfan hat aufgrund seiner beiden OH-Gruppen günstigere kinetische Eigenschaften und kann im Gegensatz zu Busulfan sowohl peroral als auch parenteral verabreicht werden. Es wird durch eine Glutathion-*S*-Transferase metabolisiert. Die Bioaktivierung führt zu reaktiven Epoxiden (Abb. 12.19).

N-Nitrosoharnstoff-Derivate

Die *N*-Nitrosoharnstoff-Derivate **Carmustin**, **Lomustin** und **Nimustin** (Abb. 12.20) sind extrem instabile Wirkstoffe, deren Reaktivität auf den Partialstrukturen des *N*-Nitrosoharnstoffs und der β-Chlorethylamin-Gruppe beruht.

Nach peroraler Applikation werden *N*-Nitrosoharnstoff-Derivate wegen ihrer hohen Lipophilie rasch zwischen Plasma und Gewebe verteilt. Im Gegensatz zu den meisten anderen Alkylanzien können sie daher auch die Blut-Hirn-Schranke passieren, was ihre Anwendung bei Hirntumoren erlaubt. Ihre Halbwertszeiten sind mit etwa 20 min extrem kurz und entsprechen der Reaktionsgeschwindigkeit, die in vitro für die nicht enzymatische Reaktion mit Nucleophilen ermittelt wurde. Der Nachweis der alkylierenden Aktivität von *N*-Nitrosoharnstoff-Derivaten gelang über die Isolierung von Reaktionsprodukten. In Kontakt mit einem Nucleophil fragmentieren sie in eine alkylierende und eine acylierende Isocyanat-Komponente (Abb. 12.20).

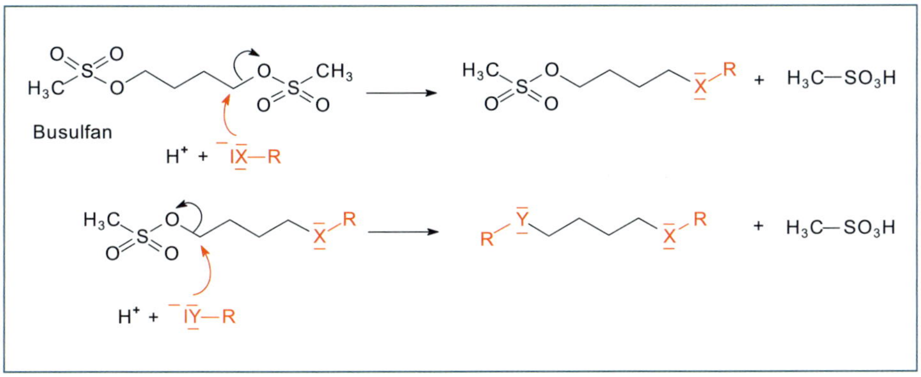

Abb. 12.18 Mono- und bifunktionelle Alkylierung durch Busulfan

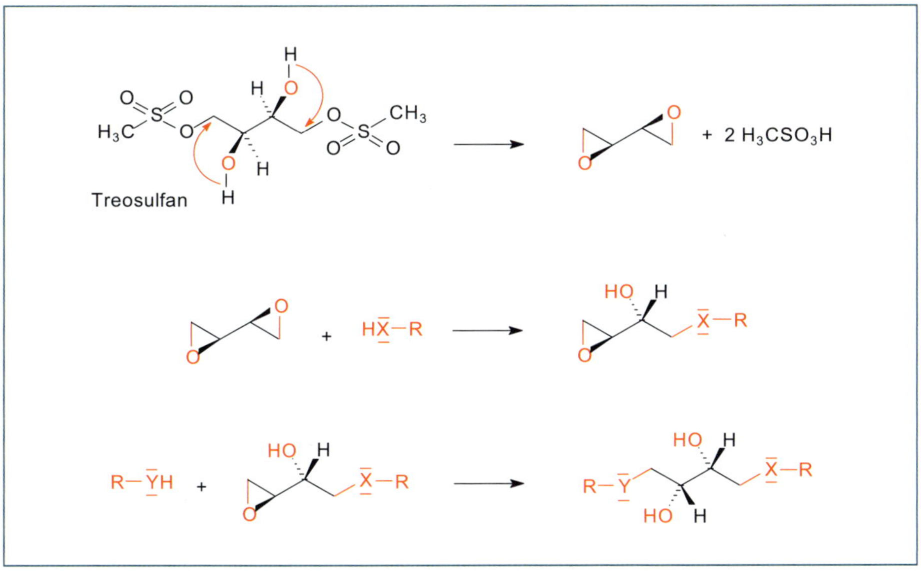

Abb. 12.19 Treosulfan, Bioaktivierung sowie bifunktionelle Alkylierung

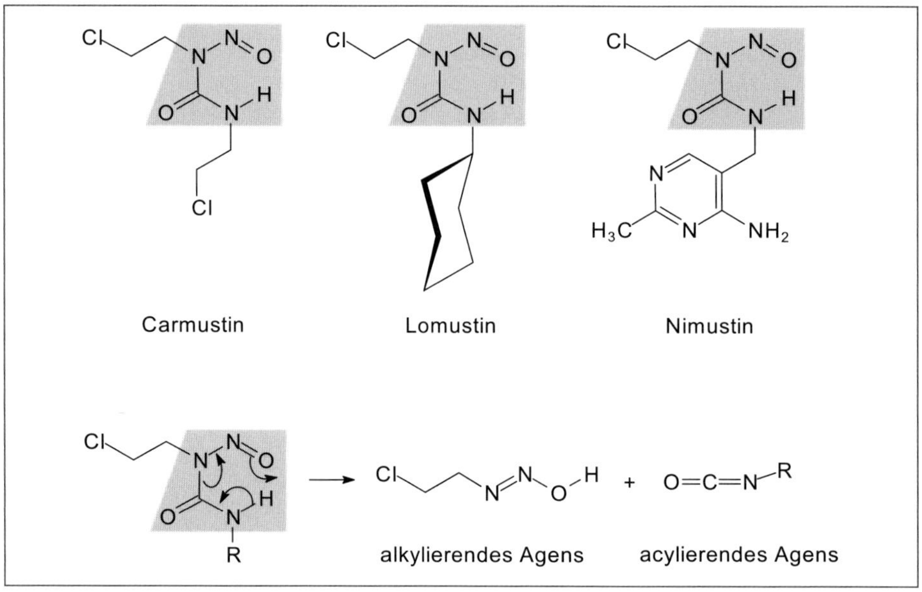

Abb. 12.20 *N*-Nitroso-harnstoff-Derivate und deren Fragmentierung

Hydrazin-Derivate

Die Hydrazin-Derivate **Procarbazin**, **Dacarbazin** und **Temozolomid** (Abb. 12.21) stellen als alkylierende Agenzien „Diazomethan-Äquivalente" dar. Sie werden im Zuge der Biotransformation zu zytotoxischen Verbindungen metabolisiert, die Chromatinbrüche und DNA-Methylierungen verursachen.

Temozolomid, der jüngste Vertreter dieser Wirkstoffgruppe, der wie Dacarbazin aus mehr Heteroatomen als Kohlenstoffatomen aufgebaut ist, überwindet die Blut-Hirn-Schranke und kann daher zur Therapie von Hirntumoren, vor allem bei Glioblastoma multiforme eingesetzt werden. Die Bioverfügbarkeit nach peroraler Verabreichung ist sehr hoch, eine hepatische Metabolisierung findet nicht statt. Der Wirkungsmechanismus (Abb. 12.21) beruht auf den Reaktionsschritten einer spontanen Hydrolyse unter physiologischen Bedingungen (pH 7), der Decarboxylierung und der Fragmentierung zu einem, dem Alkylierungsmittel Diazomethan vergleichbaren Methyldiaziniumion sowie einem Imidazol-Derivat. Die Methylierung erfolgt bevorzugt an Guanin-reichen DNA-Sequenzen.

Tab. 12.4 Pharmakokinetische Daten wichtiger Alkylanzien

INN	HWZ (h)	Bioverfügbarkeit (%)	Proteinbindung (%)	Elimination
Busulfan	2,5 (Met.)	–	–	renal
Carmustin	biexponenziell 1–4 min/18–69 min	–	–	renal
Chlorambucil	1–1,5 2,4 (Met.)	–	gering	renal
Cyclophosphamid	4–8 (Met.)	70–90	–	renal, davon 10–20 % unverändert
Dacarbazin	2–5	–	5	renal
Estramustin	20 80 (Met.)	90	99	renal und biliär
Ifosfamid	4,1–7,2	–	gering	vorwiegend renal
Lomustin	72 (Met.)	–	~ 50	renal 50 %
Mephalan	~ 1,4	~ 70	50–60	renal
Mitomycin C	30–70 min	–	–	vorwiegend biliär
Temozolomid	1,8	96–100	10–20	überwiegend renal
Thiotepa	2,3 (Met.)	–	–	renal

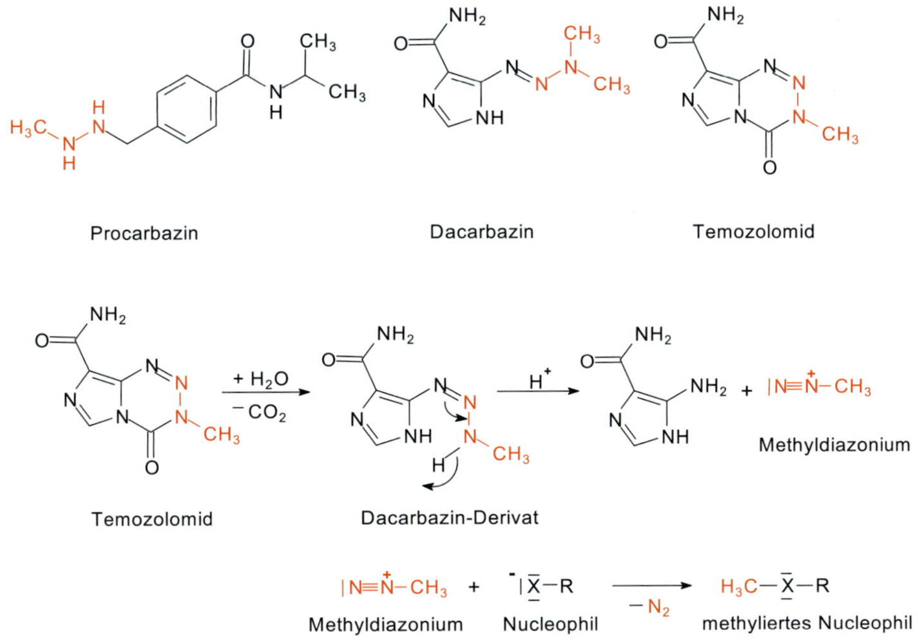

Abb. 12.21 Alkylierende Hydrazin-Derivate und Mechanismus der Alkylierung

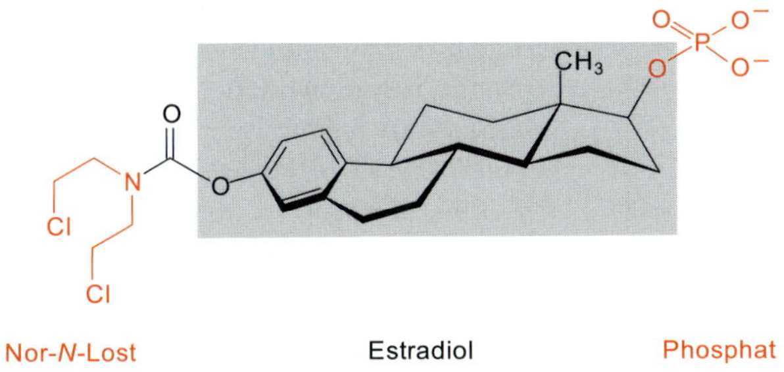

Abb. 12.22 Estramustin

Alkylanzien mit Hormonkomponente

Von den alkylierenden Wirkstoffen, die kovalent mit einem Hormonmolekül verknüpft sind, hat derzeit nur noch das Estramustin als Zytostatikum Bedeutung. Im **Estramustin** (Abb. 12.22) ist Estradiol-17-phosphat mit Nor-Stickstoff-Lost verknüpft. Dadurch soll die hormonartige Teilstruktur eine Affinität zum neoplastischen Gewebe bewirken und das Alkylans dorthin transportieren, bevor es selbst durch Biotransformation aktiviert wird.

Über wichtige pharmakokinetische Daten der Alkylanzien informiert Tabelle 12.4.

12.5.2 Platin-Verbindungen

Zuordnung. Cisplatin und verwandte Platin-Komplexe werden oft ohne Kommentar den alkylierenden Zytostatika zugeordnet, was nicht gerechtfertigt ist, da sie über keine Alkylgruppen verfügen, bzw. enthaltene Alkylgruppen nicht am Wirkungsmechanismus beteiligt sind. Eine Gemeinsamkeit mit den bifunktionellen Alkylanzien besteht darin, dass Cisplatin und Verwandte wie diese DNA-Stränge vernetzen.

Entdeckung der Antitumoraktivität. Die zytostatische Wirkung von Platin-Komplexen hatte man 1965 per Zufall entdeckt und zwar aufgrund einer falschen Hypothese. Man glaubte, dass magnetische Felder die Zellteilung hemmen. So ließ sich die Teilung von Colibakterien durch das Anlegen eines elektrischen Feldes an das Nährmedium verhindern und dies geschah mit Platin-Elektroden. Man erwartete, dass nach Ausschalten des Stroms die Bakterien weiterwachsen würden, was jedoch nicht der Fall war. Man erkannte schließlich, dass während der

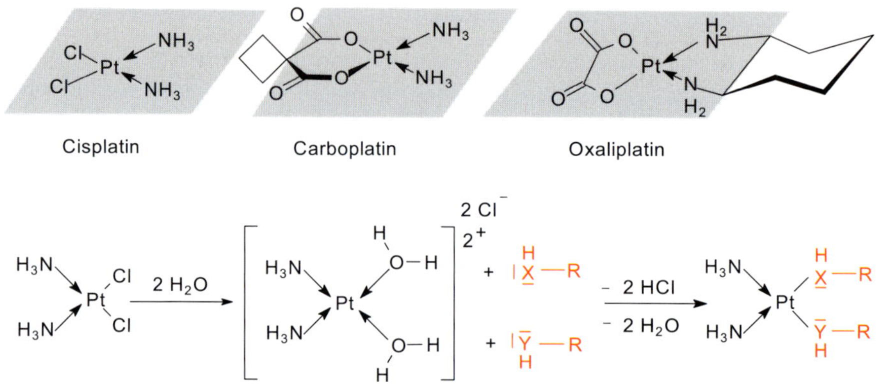

Abb. 12.23 Planare *cis*-Diammin-Platin-Komplexe und Mechanismus der DNA-Vernetzung

Elektrolyse Platinionen an das Milieu abgegeben wurden und diese unter der Einwirkung von Ammoniumsalzen und Licht Cisplatin bildeten, worauf die zytostatische Wirkung beruhte.

Cisplatin ist ein planarer Diammin-Komplex des Platindichlorids, bei dem die beiden Ammoniakliganden auf der gleichen Seite stehen (Abb. 12.23).

Carboplatin ist ein Salz der Cyclobutan-1,1-Dicarbonsäure mit den gleichen Ammoniak-Liganden (Abb. 12.23). **Oxaliplatin** ist ein Salz der Oxalsäure, wobei an die Stelle der Ammoniak-Liganden das *trans*-1,2-Diaminocyclohexan tritt (Abb. 12.23).

Als Voraussetzung für einen Wirkungsmechanismus nach dem Prinzip des Cross-linking wird die *cis*-Ständigkeit der gleichartigen Liganden angesehen. Die beiden Chlor-Atome des Cisplatins reagieren mit nucleophilen Funktionen in Nucleinsäuren und Proteinen. In chloridhaltigen Lösungen oder „Bioflüssigkeiten" wie Blut werden sie nicht abgespalten. Wegen der geringeren intrazellulären Chlorid-Konzentration erfolgt dort Umwandlung in einen elektrophilen Aquo-Komplex, der die bioaktive Wirkform der Platin-Komplexe darstellt und mit nucleophilen Zentren reagiert. Obwohl der Angriff an allen DNA-Basen erfolgen kann, bindet er bevorzugt an das N(7) des Guanidins. Die Schädigung der DNA resultiert in erster Linie aus der Quervernetzung innerhalb des gleichen Stranges.

Wirkungsunterschiede. Der Wirkungseintritt von Cisplatin ist schneller als der von Carboplatin. Als Ursache wird die höhere Stabilität der spiroförmigen Dicarboxylat-Ringstruktur des Carboplatins im Vergleich mit dem Dichlorid des Cisplatins angesehen und damit verbunden die erschwerte Hydrolysierbarkeit als Voraussetzung der Bildung des aktiven Aquokomplexes. Ein Vorteil des Carboplatins besteht in der höheren Tumorselektivität, wodurch besonders die nephrotoxischen und hepatotoxischen Nebeneffekte geringer sind als bei Cisplatin. Auch die emetische, neurotoxische und ototoxische Wirkung ist bei Carboplatin geringer. Nachteilig wirkt sich dagegen der myelosuppressive Effekt von Carboplatin aus. Für Oxaliplatin, das auch Aktivität bei Cisplatin-resistenten Fällen aufweist, gilt Ähnliches. Die höhere Aktivität von Oxaliplatin gegenüber Cisplatin wird mit der Diaminocyclohexan-Gruppe in Verbindung gebracht, die als Carrier-Ligand fungiert. Die effektivere Hemmung der DNA-Synthese soll auf der räumlichen Sperrigkeit des Diaminocyclohexan-Addukts beruhen. Als Ursachen für Cisplatin- und Carboplatin-Resistenzen werden Störungen im DNA-Mismatch-Repair-System (MMR) angesehen.

Tab. 12.5 Pharmakokinetische Daten von Platin-Komplexen

INN	Wirkungs-Maximum (h) Quervernetzung	Proteinbindung (%)	HWZ (h) Gesamtplatin	Elimination
Cisplatin	6–12	90, nach 2 h	30–107	renal etwa 90 % biliär etwa 10 %
Carboplatin	12–18	20–25 nach 4 h 90, nach 24 h	24–40	renal 60–80 %
Oxaliplatin	n. b.	85–88, nach 5 h	270 h	renal 54 % (nach 5 Tagen)

n. b. = nicht bekannt

Oxaliplatin ist dagegen auch bei Tumoren mit MMR-Defekten aktiv. Relevante pharmakokinetische Daten sind in Tabelle 12.5 aufgeführt.

Synopse

- Die zytotoxischen Effekte der Alkylanzien beruhen auf der Bildung reaktiver Carbokationen, die bevorzugt Nucleinsäuren alkylieren.
- *N*-Lost-Derivate reagieren bifunktionell und führen zur multiplen Vernetzung benachbarter Reaktionszentren.
- Oxaphosphinane wie das Cyclophosphamid werden durch vorangehende Bioaktivierung zu Alkylanzien.
- Auch Mitomycin C ist ein Prodrug, das durch das Flavoenzym DT-Diaphorase aktiviert wird.
- Spezielle Alkylanzien sind Methansulfonsäureester wie Busulfan und Treosulfan sowie *N*-Nitrosoharnstoff-Derivate wie Carmustin, Lomustin und Nimustin.
- Als Diazomethan-Äquivalent können Hydrazin-Derivate wie Procarbazin, Dacarbazin und Temozolomid betrachtet werden.
- Die Verknüpfung einer Hormonkomponente mit einem Alkylans soll dessen Affinität zum neoplastischen Gewebe erhöhen (Estramustin).
- Mit bifunktionellen Alkylanzien vergleichbar sind Platin-Verbindungen wie Cisplatin, Carboplatin und Oxaliplatin, weil sie DNA-Stränge vernetzen.

12.6 Antimetabolite

Als Antagonisten der Pyrimidin- und Purin-Basen, ihrer Nucleoside und der Folsäure können entsprechende Antimetabolite zur Krebstherapie eingesetzt werden. Sie hemmen die Enzyme der DNA- und RNA-Synthese, in bestimmten Fällen auch die DNA-Replikation.

12.6.1 Pyrimidin-Analoga

Pyrimidin-Basen-Analoga

Fluorouracil ist als Uracil- oder Thymin-Antagonist aufzufassen und stellt einen Antimetaboliten eines Base-Bausteins dar. Cytabarin und Gemcitabin sind Cytidin-Analoga (Nucleoside) mit verändertem Ribose-Baustein. Tegafur und Capecitabin sind Pyrimidin-Nucleoside, in welchen beide Baustein-Typen eine Änderung erfahren haben.

Fluorouracil (5-Fluorouracil, 5-FU) (Abb. 12.24), das sich in 5-Position vom Uracil lediglich durch ein Fluor-Atom anstelle eines Wasserstoff-Atoms unterscheidet, verursacht eine Hemmung der DNA-Synthese. Die Ähnlichkeit der van-der-Waal'schen Radien der Substituenten H und F ermöglicht die Umwandlung des Antimetaboliten-Substrates in 5-**F**luoro**u**ridin-**m**ono**p**hosphat (FUMP) und die darauf folgende Phosphorylierung zum Diphosphat (FUDP). Das daraus gebildete 5-Fluor-2′-desoxyuridin-diphosphat (FdUDP) wird schließlich durch Phosphat-Abspaltung in das zytotoxische 5-Fluor-2′-desoxyuridin-monophosphat (FdUMP) überführt.

Im aktiven Zentrum der Thymidylat-Synthase (TS) kann das zu dUMP analoge FdUMP als Substrat gebunden werden und nimmt am ersten Teilschritt der C_1-Übertragung teil. Hierbei erfolgt eine kovalente Fixierung des falschen Substrats. Durch die Blockierung der Position 5 kann die Thymidylat-Synthase das Substrat jedoch nicht umsetzen, d. h. die Bildung von Thymidin (Desoxy-ribosyl-thymin) unterbleibt. Die Bindungsaffinität des Fluor-substitutierten Substrats zum Enzym ist vielfach höher als die des hierfür vorgesehenen Substrats dUMP (Desoxy-uridin-mono-phosphat). FUMP wird auch als falsche Base in die zelluläre RNA eingebaut und führt dadurch zur Störung seiner Funktion.

Die gleichzeitige Verabreichung von 5-FU und Methotrexat (12.6.3) führt zu einem Synergismus in der Hemmung der Thymidylat-Synthase.

Pyrimidin-Nucleosid-Analoga

Cytarabin (Abb. 12.25) unterscheidet sich vom Cytidin in der Konfiguration am C(2′). Die falsche Position dieser OH-Gruppe im Cytarabin täuscht das Vorliegen einer 2′-Desoxy-Struktur vor. Cytarabin ist in seiner aktiven Form, dem Cytarabin-triphosphat, ein Konkurrenz-Substrat zu Desoxy-cytidintriphosphat und hemmt die DNA-Polymerase, in geringem Umfang erfolgt auch ein Einbau in DNA und RNA.

Cytarabin wird über eine Dauerinfusion verabreicht, da nur so ausreichende Konzentrationen an aktiviertem Wirkstoff zu erzielen sind.

Gemcitabin (Abb. 12.25) ist ebenfalls ein Cytidin-Analogon mit einem Fluor-substituierten 2-Desoxy-Zucker. Es wird durch Desoxycytidin-Kinase zu den aktiven Diphosphat- und Triphosphat-Nucleotiden phosphory-

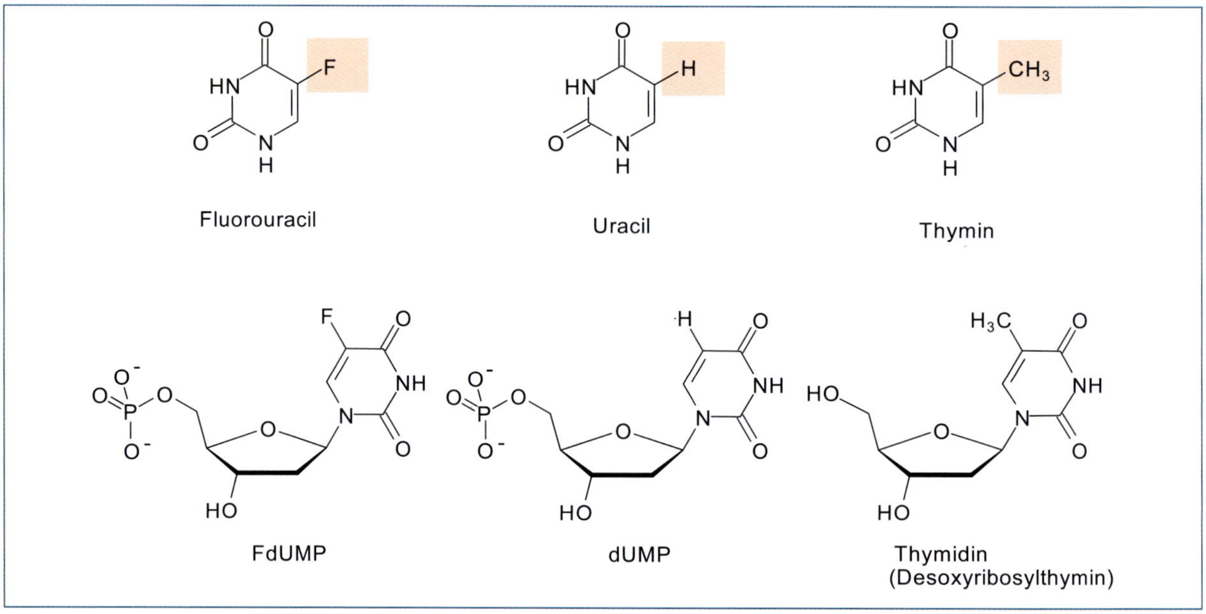

Abb. 12.24 Fluorouracil im Vergleich mit anderen Basen, Nucleosiden und Nucleotiden

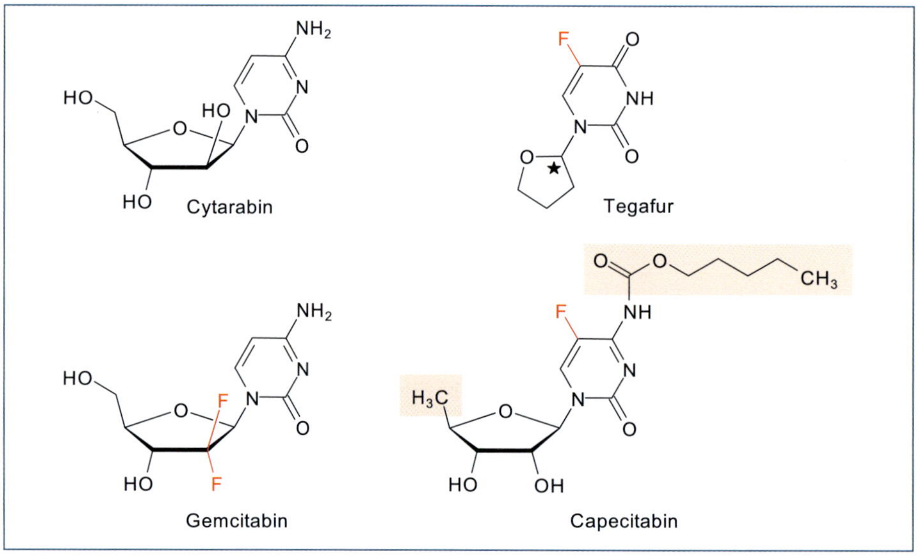

Abb. 12.25 Pyrimidin-Nucleosid-Analoga

liert. Das Diphosphat hemmt die Umwandlung von Cytidin-diphosphat in Desoxy-cytidin-diphosphat und damit den Einbau des Desoxy-cytidin-triphosphats in die DNA. Gemcitabin-triphosphat hemmt außerdem die RNA-Synthese.

Tegafur (Abb. 12.25) ist ein 5-Fluorouracil-Prodrug und stellt strukturell einen Nucleosid-Antimetaboliten ohne OH-Gruppen im Pentose-Baustein dar. In der Leber wird es durch CYP3A4 zu Fluorouracil abgebaut. Seine intrazellulär entstehenden aktiven Metaboliten FdUTP und FUTP hemmen die DNA-Synthese und stören die RNA-Funktion (s. o.). Die Verabreichung von Tegafur erfolgt als Kombination mit Uracil im molaren Verhältnis 1:4. Gleichzeitig sollte Calciumfolinat gegeben werden. Die Kombination mit Uracil soll eine rasche Inaktivierung des 5-FU durch die Dihydropyrimidin-dehydrogenase (DPD) verhindern, da Uracil eine höhere Affinität zu DPD aufweist als 5-FU. Das synchron verabreichte Calciumfolinat verstärkt über seinen intrazellulären Metaboliten 5,10-Methylen-tetrahydrofolat (Kap.

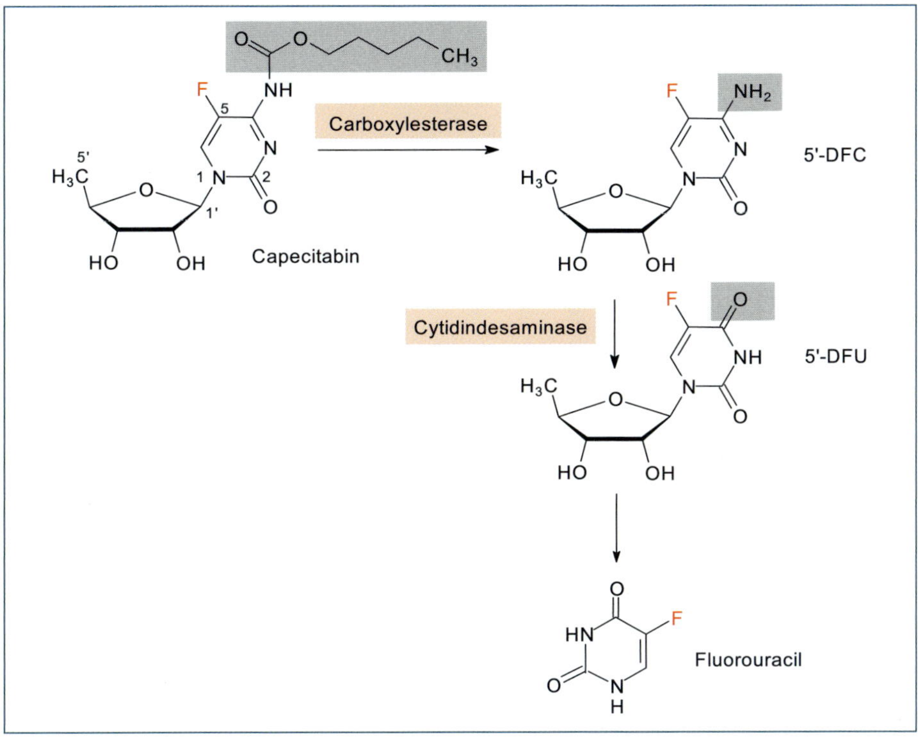

Abb. 12.26 Metabolisierung und Bioaktivierung von Capecitabin

12.6.3) die Toxizität des 5-FU durch Modulation der Thymidylat-Synthase.

Ein großer Vorteil von Tegafur gegenüber den vorgenannten Pyrimidin-Antimetaboliten liegt in der peroralen Applizierbarkeit. Dadurch wird der Patient in die Lage versetzt, eine palliative Therapie zu Hause durchzuführen.

Capecitabin (Abb. 12.25) ist wie Tegafur ein peroral verabreichbares Chemotherapeutikum und ein Prodrug für 5-Fluorouracil (FU). Die Bioaktivierung erfolgt vor allem im Tumorgewebe selbst. Das nicht zytotoxische Cytidin-verwandte Nucleosid, dem in Position 5′ die OH-Gruppe fehlt, das in Position 5 fluoriert und dessen Aminogruppe in Position 4 acyliert ist, wird zur Monotherapie des metastasierenden Dickdarmkrebses eingesetzt. Die Bioaktivierung zum zytotoxischen FU erfolgt über mehrere Schritte. Da die daran beteiligten Enzyme im Tumorgewebe in höherer Konzentration vorkommen als im gesunden Gewebe, führt die Biotransformation auch zu einer höheren Konzentration von FU im Tumor. Neben der Beeinflussung der DNA-Synthese (s. Tegafur) verursacht der Einbau von FU eine Hemmung der RNA- und Proteinsynthese. Nach peroraler Verabreichung wird Capecitabin rasch und nahezu vollständig resorbiert und dann unter Beteiligung einer Carboxylesterase und der Cytidindesaminase durch Hydrolyse der Urethangruppe zu den Metaboliten 5′-Desoxy-5-fluor-cytidin (5′-DFC) und 5′-Desoxy-5-fluor-uridin (5′-DFU) biotransformiert. Beide Metaboliten werden weiter zu FU abgebaut (Abb. 12.26). Die Proteinbindung (bevorzugt an Albumin) beträgt in der Reihenfolge der vorangehenden Nennung 54%, 10%, 62% und 10%.

12.6.2 Purin-Analoga

Purin-Basen-Analoga

Die Purin-Basen-analogen Antimetaboliten Mercaptopurin und Thioguanin stellen Prodrugs dar, die enzymatisch in ihre Nucleotide überführt werden und sind erst in dieser Form aktive Wirkstoffe.

Mercaptopurin (6-Mercaptopurin) kann infolge der Isosterie zwischen den funktionellen Gruppen OH, NH_2 und SH als Hypoxanthin- oder als Adenin-Analogon betrachtet werden (Abb. 12.27). Nach ^{13}C-NMR-spektroskopischen Untersuchungen liegt Mercaptopurin in der Thioamid-Struktur vor. Es besteht jedoch ein Lösemittel-abhängiges Gleichgewicht zwischen der Thiol- und der Thioamid-Form. Ein 6-Mercaptopurin-Prodrug stellt das **Azathioprin** dar, das in Kapitel 8.3.1 beschrieben wird.

Nach der Bioaktivierung durch intrazelluläre Ribosylierung und Phosphorylierung zum 6-Mercaptopurin-ribonucleotid (Abb. 12.28) liegt ein kompetitiver Hemmstoff der Purinbiosynthese vor, der verschiedene Enzyme (u. a. Adenylo-Succinat-Synthase und Phosphoribosyl-

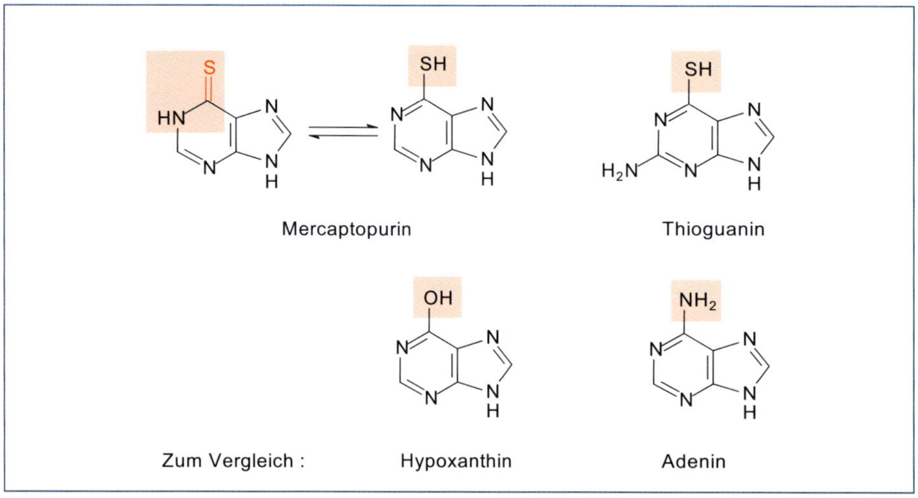

Abb. 12.27 Schwefelhaltige Purine im Vergleich

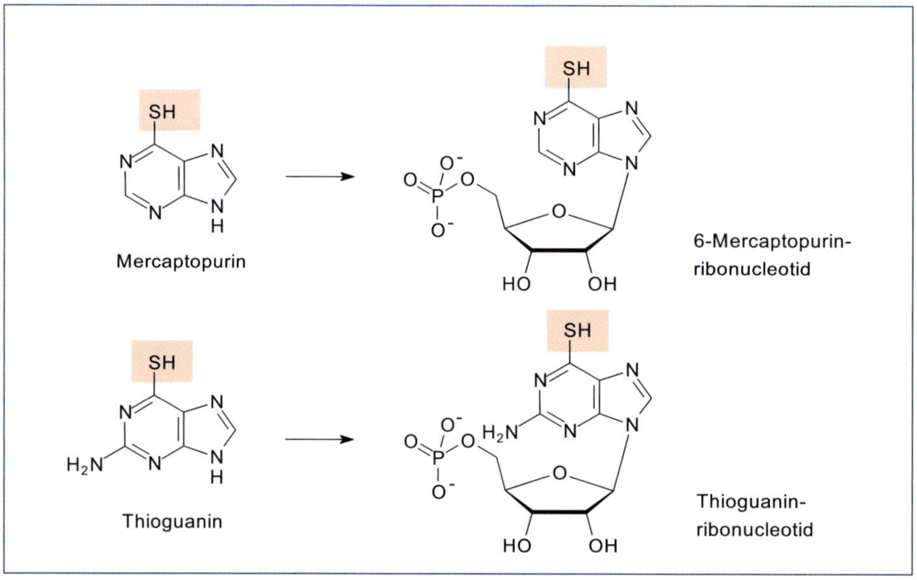

Abb. 12.28 Bioaktivierung von Mercaptopurin und Thioguanin

pyrophosphatamino-Transferase) beeinträchtigt. Dadurch werden die DNA- und RNA-Synthese gestört. In Form falscher Nucleotide wird Mercaptopurin auch in die DNA eingebaut. Die Inaktivierung von Mercaptopurin erfolgt durch Methylierung mittels Thiopurin-methyltransferase.

Zur Behandlung einer im Rahmen der Zytostatika-Therapie häufig auftretenden sekundären Hyperurikämie wird oft Allopurinol (Kap. 8.6) eingesetzt.

In diesem Zusammenhang ist interessant, dass die Entdeckung von Allopurinol ein Ergebnis von Purin-Strukturabwandlungen war, die mit dem Ziel vorgenommen wurden, durch Xanthinoxidase-Hemmung die Biotransformation der Purin-Antimetaboliten zu hemmen und so eine Wirkungsverlängerung zu erzielen.

Man muss dabei bedenken, dass bei gleichzeitiger Verabreichung von Mercaptopurin und Allopurinol der Abbau des Mercatopurins verzögert und damit seine Toxizität erhöht wird, was eine Dosisreduktion für Mercaptopurin erfordert.

Thioguanin (6-Thioguanin, 2-Amino-6-purinthiol) ist das Schwefel-Analogon des Guanins und entspricht diesem auch hinsichtlich der SH-Funktion, während Mercaptopurin in der Thioamid-Form vorliegt (Abb. 12.27). Die Bioaktivierung erfolgt wie beim Mercaptopurin durch enzymatische Überführung in die Ribonucleotid-Form. Bei Thiopurin-methyl-transferase-Mangel ist wie bei der Gabe von Mercaptopurin die Dosis zu reduzieren. Wegen der geringen Wasserlöslichkeit wird Thioguanin (ebenso Mercaptopurin) schlecht absorbiert. Die HWZ beträgt

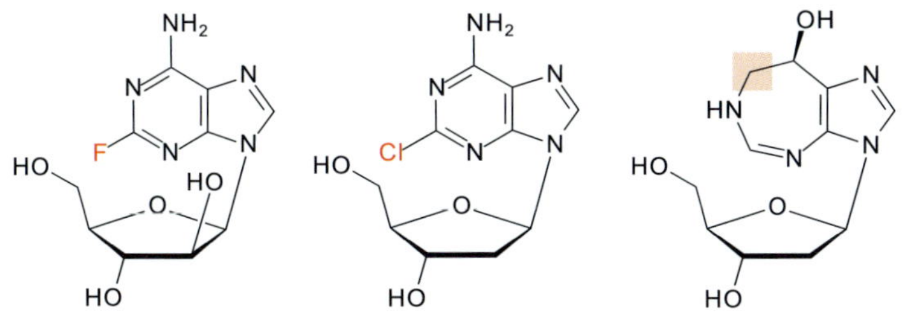

Abb. 12.29 Purin-Nucleosid-Analoga

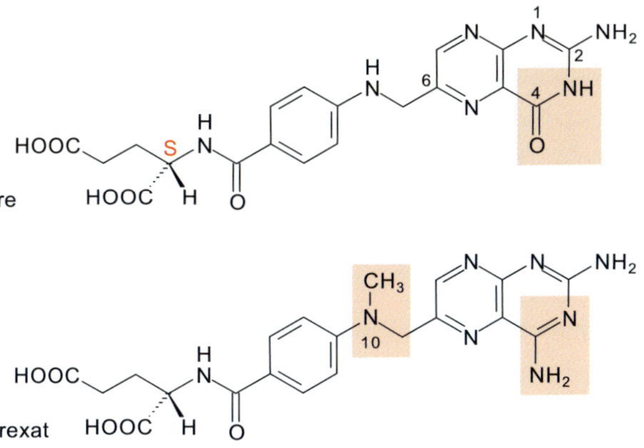

Abb. 12.30 Folsäure und Methotrexat

ca. 50 min. Hauptprodukt der Biotransformation ist 6-Thioharnsäure, daneben finden *S*-Methylierung und Entschwefelung statt.

Purin-Nucleosid-Analoga

Eine weitere Möglichkeit, den Purin-Stoffwechsel mit dem Ziel der Tumorhemmung zu stören, besteht in der Anwendung von Adenosin-Desaminase-Inhibitoren. Wirkstoffe dieses Typs werden bei Haarzellenleukämie eingesetzt, wo sie besser wirksam sein sollen als Interferon alfa. Zu nennen sind hier Fludarabin, Cladribin und Pentostatin (Abb. 12.29).

Fludarabin ist ein fluoriertes Nucleosid-Analogon des Virustatikums Vidarabin (Kap. 13.6.3) und hemmt als aktiviertes Triphosphat die DNA-Polymerase und die Ribonucleotid-Reduktase. Es wird als wasserlösliches Phosphat zur Therapie der chronisch-lymphatischen Leukämie eingesetzt. Nach parenteraler Verabreichung erfolgt Dephosphorylierung zu Fludarabin, das intrazellulär in das Triphosphat umgewandelt und als solches in die DNA eingebaut wird.

Cladribin ist ein 2-Chlor-2′-desoxyadenosin mit hoher Spezifität für lymphoide Zellen, das intrazellulär in die aktive Form Cladribin-Triphosphat überführt wird. Es ist nicht Zellzyklus-spezifisch, sondern schädigt sowohl ruhende als auch proliferierende Zellen. Cladribin fungiert als falscher DNA-Baustein, hemmt die DNA-Reparaturenzyme und ist gegen Adenosin-Desaminase resistent.

Im **Pentostatin** ist anstelle einer Pyrimidin-Struktur ein Diazepin-Ringsystem enthalten. Es hemmt die Adenosin-Desaminase des lymphatischen Gewebes, wodurch es zu einer Anreicherung des Desoxy-Adenosintriphosphats kommt. Durch Beeinträchtigung der Ribonucleotid-Reduktase wird dann die DNA-Synthese blockiert.

12.6.3 Folsäure-Analoga

Die Folsäure (Kap.9.2.2) ist für den Menschen als Vitamin und für bestimmte Mikroorganismen als Wuchsstoff essenziell. Daher können Folsäure-Antimetabolite und Antimetabolite von Teilstrukturen der Folsäure therapeutisch

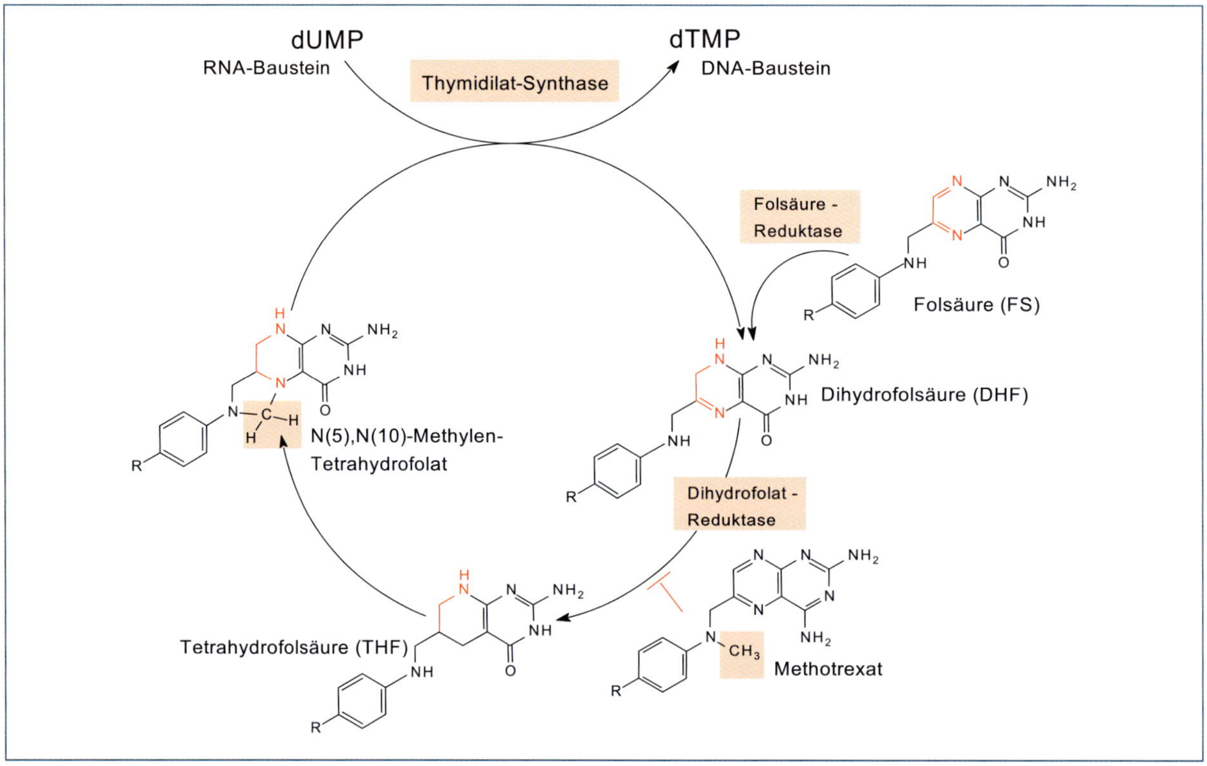

Abb. 12.31 Methotrexat als Inhibitor der DNA-Synthese

genutzt werden. Von dieser Möglichkeit macht man im Rahmen der antibakteriellen Chemotherapie durch die Anwendung von Sulfonamiden und Trimethoprim Gebrauch (Kap. 13.1).

Durch molekulare Profilierung des Pteroinsäure-Teils der Folsäure wurden mit **Methotrexat** und Aminopterin (dessen Zulassung als Arzneimittel derzeit ruht) Folsäure-Analoga erhalten (Abb. 12.30), die eine wesentlich höhere Bindungsaffinität zur Dihydrofolat-Reduktase aufweisen als die natürliche Dihydrofolsäure. Methotrexat und Aminopterin unterscheiden sich von der Folsäure im Pteridin-Teil durch eine Amidinstruktur anstelle einer Säureamid- bzw. Lactam-Gruppierung an C(4). Methotrexat ist außerdem an N(10) methyliert.

Methotrexat verursacht eine kompetitive Hemmung der Dihydrofolat-Reduktase, die ein Schlüsselenzym der DNA-Synthese darstellt, indem es mit Dihydrofolat um dessen Bindungsstelle konkurriert (Abb. 12.31).

Tetrahydrofolat überträgt die C_1-Bausteine vor allem bei der Synthese von methylierten Purin- und Pyrimidin-Basen und somit der Nucleoside. Proliferierende Zellen mit gesteigerter DNA-Synthese wie maligne Zellen, Knochenmarkzellen, fetale Zellen oder Schleimhautzellen sind daher anfälliger.

Bei der Wechselwirkung von Antimetaboliten mit Rezeptoren oder Enzymen geht man im Allgemeinen von der Vorstellung aus, dass strukturell verwandte Liganden auch analog binden. Für manche Wirkstoffpaare existiert jedoch ein multipler Bindungsmodus, so auch bei Dihydrofolat als natürliches Substrat und Methotrexat als inhibitorischer Antimetabolit (Abb. 12.32). Hier führt der Austausch des Carbonylsauerstoffs in Position 4 gegen eine Aminogruppe zu einem Wechsel der Wasserstoffbrücken-Donor und -Akzeptor-Eigenschaften, der dazu führt, dass das Ringgerüst des Methotrexats um 180° umgeklappt und um etwa 60° seitlich verdreht bindet, was durch Röntgenstrukturanalyse bestätigt werden konnte.

Durch die Erhöhung der hydrophoben Eigenschaften und durch die im Vergleich zum physiologischen Coenzym erhöhte Bindungsaffinität wird eine „pseudoirreversible Bindung“ an die Dihydrofolat-Reduktase ermöglicht. Aufgrund der abgewandelten Struktur ist Methotrexat auch in der Lage, sich wesentlich stärker an das Carrier-System zu binden, das für den Dihydrofolat-Membrantransport verantwortlich ist. Dadurch findet eine rasche intrazelluläre Wirkstoff-Anreicherung statt. Diese pharmakokinetischen Eigenschaften erlauben in bestimmten Fällen die Zufuhr sehr hoher Dosen, um so über eine Verbesserung der kinetischen Wirkungsvoraussetzungen auch in solchen Tumoren inhibitorisch wirksame Konzentrationen zu erreichen, die bei normaler Dosierung nicht oder nur schlecht auf die Behandlung ansprechen. Metho-

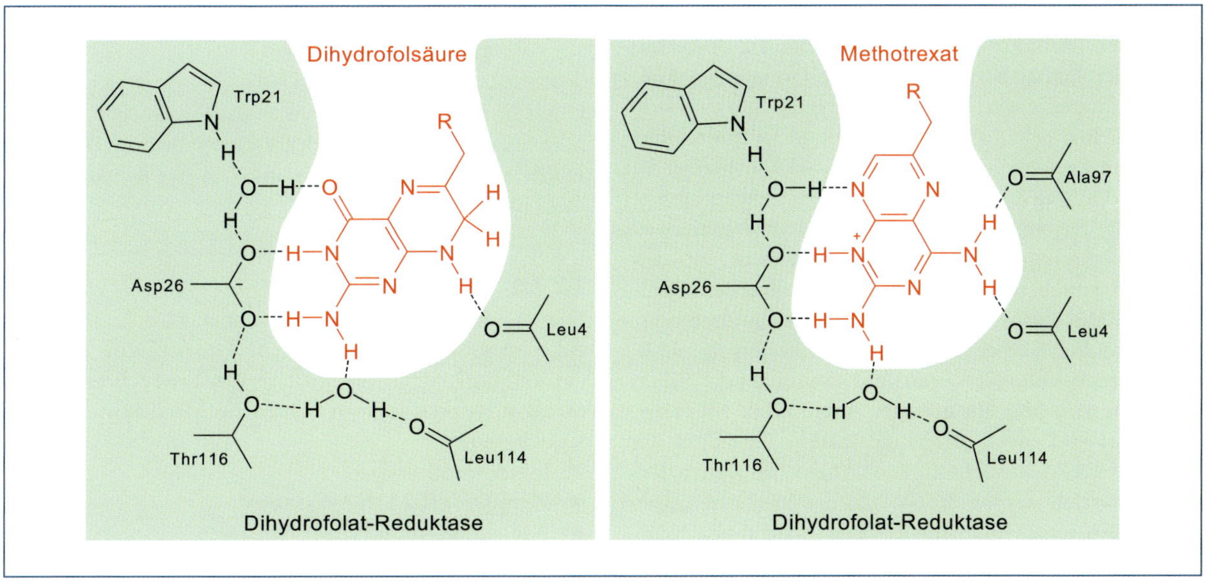

Abb. 12.32 Unterschiedlicher Bindungsmodus von Dihydrofolat und Methotrexat an die Dihydrofolat-Reduktase (modifiziert nach H. Kubinyi 1994)

trexat wird mit viel höherer Geschwindigkeit in das Zellinnere transportiert als die Folsäure.

Um häufige Nebenwirkungen wie Knochenmarksdepression, Blutbildveränderungen, Entzündungen der Mund- und Darmschleimhäute oder Ulzerationen zu vermeiden, wird dem Patienten nach einigen Stunden **Folinsäure** (*N*(5)-Formyl-Tetrahydrofolsäure) zugeführt. So können die Folgen einer Blockierung der katalytischen Funktionen der Tetrahydrofolat-abhängigen Coenzyme für gesunde Zellen gemindert werden. Durch dieses „Rescue"-Verfahren wird insbesondere die Thymidin-Synthese aufrechterhalten, bei der das aus Folinsäure entstehende *N*(5)/*N*(10)-Methylentetrahydrofolat eine CH_3-Gruppe auf dUMP überträgt.

Methotrexat ist ein Zytostatikum mit immunsuppressiver Wirkung, das auch bei rheumatoider Arthritis und schwerer Psoriasis eingesetzt wird. Man nimmt an, dass bei rheumatoider Arthritis die Hemmung der Lymphozytenproliferation für die therapeutischen Effekte relevant ist.

Pharmakokinetik und Biotransformation. Nach peroraler Verabreichung wird Methotrexat gut absorbiert. Die Bioverfügbarkeit beträgt 15 bis 90% und unterliegt großen inter-

Tab. 12.6 Pharmakokinetische Daten wichtiger Antimetabolite

INN	HWZ (h)	Bioverfügbarkeit (%)	Proteinbindung (%)	Elimination
Capecitabin			54–62	renal
Cladribin	5–7 24 (Met.)	bis 60	20	renal
Cytarabin	1–3 (Met.)	~ 20	2–20	renal
Fludarabinphosphat	10–30	80–100	gering	renal
Fluorouracil	biexponenziell 10–20/8–40	bis 80		renal
Gemcitabin	~ 1 0,7–12 (Met.)		gering	renal
Mercaptopurin	1,5	5–37	19–20	renal und biliär
Methotrexat	12–24		~ 50	renal
Tegafur	1,8 19 (Met.)			renal
Thioguanin	3–6	20–30		renal

und intraindividuellen Schwankungen. Da der Absorption ein aktiver Transport zugrunde liegt, zeigt die Bioverfügbarkeit bei Zufuhr hoher Dosen keine Dosisproportionalität. Methotrexat wird im Gewebe angereichert und kann die Blut-Hirn-Schranke passieren. Die Plasmaproteinbindung liegt zwischen 50 und 60%, die HWZ beträgt bei hoher Dosierung 8 bis 15 h, bei niedriger Dosierung 3 bis 10 h. Eine terminale Phase von 12 bis 15 h resultiert aus der Anreicherung in tiefen Verteilungsräumen, aus dem entero-hepatischen Kreislauf sowie der tubulären Reabsorption. Die renale Elimination erfolgt auch durch tubuläre Sekretion; hierbei kann es zur Interaktion mit anderen sauren Wirkstoffen (Penicilline, Sulfonamide, Salicylate) kommen. Nur ein geringer Anteil einer Methotrexat-Dosis wird durch Biotransformation verändert. Ein First-Pass-Effekt ist nicht zu beobachten. Im hohen Dosierungsbereich werden 80 bis 90% der Methotrexatgabe unverändert renal eliminiert. Im Darm wird durch bakterielle Peptidasen Glutaminsäure abgespalten, was zur Bildung von 2,4-Diamino-*N*(10)-methyl-pteroinsäure führt. Weiter entsteht durch Oxidation ein aktiver 7-Hydroxy-Metabolit, der nephrotoxische Eigenschaften zeigt.

Die wichtigsten pharmakokinetischen Daten der Antimetabolite sind in Tabelle 12.6 zusammengefasst.

Synopse

- Antimetabolite der Pyrimidin- und Purin-Basen, ihrer Nucleoside sowie der Folsäure können zur Krebstherapie eingesetzt werden, da sie die Enzyme der DNA- und RNA-Synthese hemmen, in bestimmten Fällen auch die DNA-Replikation.
- Fluorouracil ist eine Pyrimidin-Basen-Analogon. Pyrimidin-Nucleosid-Analoga sind Cytarabin, Gemcitabin, Tegafur und Capecitabin.
- Mercaptopurin und Thioguanin sind Purin-Basen-Analoga. Purin-Nucleosid-Analoga stellen Fludarabin und Cladribin dar.
- Als Folsäure-Antimetabolit wird Methotrexat eingesetzt.

12.7 DNA-interkalierende Wirkstoffe

Unter Interkalation versteht man das Einschieben planarer oder teilweise planarer Wirkstoffe zwischen die Basen der DNA, was zu einer Hemmung der Nucleinsäure-Synthese führt.

12.7.1 Anthracycline

Die aus *Streptomyces*-Arten gewonnenen, z. T. abgewandelten Antibiotika Daunorubicin, Doxorubicin, Epirubicin und Idarubicin, die man als **Anthracycline** zusammenfasst, wirken über verschiedene Mechanismen zytostatisch, durch:

- DNA-Interkalation
- Hemmung der DNA-Synthese
- Interaktion mit RNA-Polymerasen
- Hemmung der DNA-Topoisomerase II (Gyrase), die bei der Gestaltung superhelikaler Windungen in der DNA über ATP-Hydrolyse die Wiederverknüpfung durchführt, wodurch Doppelstrangbrüche verursacht werden (Kap. 13.1.4)
- Anlagerung an Zellmembran-Lipide, was zu Zellfunktionsstörungen wie Erhöhung der Membranfluidität und -permeabilität führt.
- Bildung von ROS (reaktive Sauerstoff-Spezies, Kap. 9.1), die ebenfalls Doppelstrangbrüche verursachen und für die Kardiotoxizität der Anthracycline verantwortlich zeichnen.

Charakteristisch für die Struktur der Anthracyclin-Antibiotika ist das vom Anthrachinon abgeleitete Ringsystem sowie der am gesättigten Ring A α-glykosidisch verknüpfte Aminozucker. Strukturelle Wirkungsvoraussetzung bei den Anthracyclinen ist die Verknüpfung einer koplanaren hydrophoben Region (Anthrachinon) mit einer gewinkelten hydrophilen Struktur (Abb. 12.33). Die Winkelung ist durch die Struktur des Aminozuckers gegeben, der hydrophile Charakter wird durch die OH-Gruppen und die (protonierte) Aminogruppe verursacht.

Daunorubicin und **Doxorubicin** unterscheiden sich nur durch einen der beiden Substituenten in Position 3. Doxorubicin und **Epirubicin** sind Diastereomere mit unterschiedlicher Konfiguration im Aminozucker in Stellung 4′. **Idarubicin** unterscheidet sich von Daunorubicin durch das Fehlen der OCH_3-Gruppe in Position 10.

Eine für Zytostatika mit einer Anthrachinon-Struktur charakteristische unerwünschte Wirkung ist ihre Kardiotoxizität. Bei Langzeitbehandlung kommt es dosisabhängig zu einer Myokardschädigung, die mit einer Lipid-Peroxidation erklärt wird (Abb. 12.34). Die dabei auftretenden reaktiven Sauerstoff-Spezies (ROS) sind zytotoxisch und führen zu einer Membranschädigung. Das Redoxsystem Anthrachinon/Anthrahydrochinon liefert u. a.

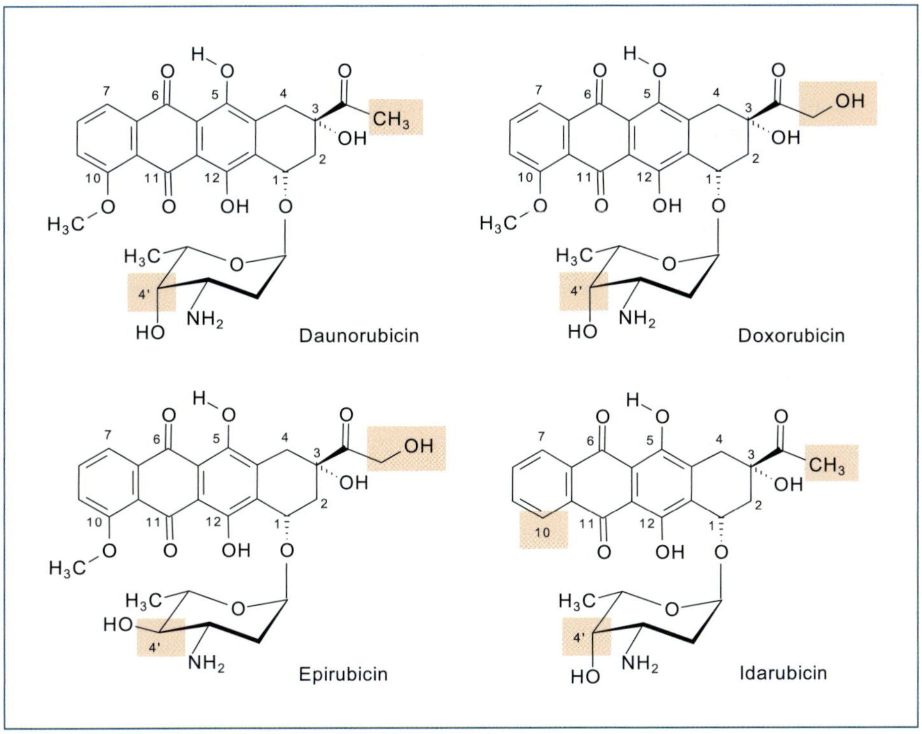

Abb. 12.33 Als Zytostatika angewandte Anthracycline

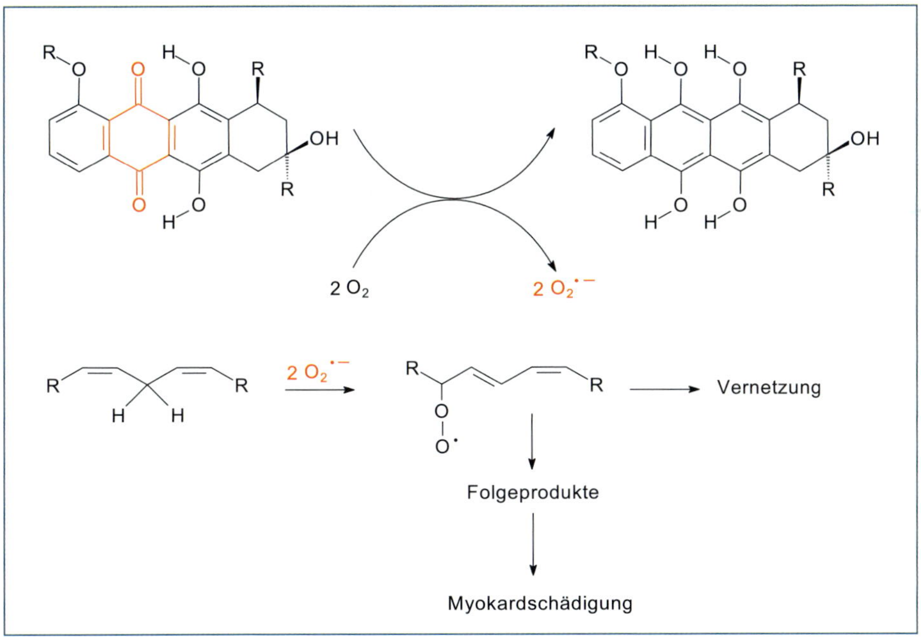

Abb. 12.34 Katalyse der Lipid-Peroxidation durch Anthracycline

$O_2^{\cdot}$-Radikale, die in ungesättigten Fettsäuren an vinylständigen CH_2-Gruppen zur H-Abstraktion führen und nachfolgend Hydroperoxide bilden, durch deren Zerfall Kettenreaktionen ausgelöst werden. Da im Herzmuskel keine Katalase anzutreffen ist, kann auch kein H_2O_2 oder Hydroperoxid enzymatisch abgebaut werden.

Ein therapeutischer Vorteil von **Epirubicin** gegenüber Doxorubicin soll in der rascher erfolgenden Elimination sowie in einer geringeren Anreicherung im Myokard liegen, was auf eine höhere Metabolisierungsrate von Epirubicin durch das Enzym Aldo-Keto-Reduktase zurückgeführt wird.

Idarubicin, das etwas lipophiler ist als Daunorubicin, ist in seiner DNA-Bindungsaffinität mit diesem vergleichbar, verursacht aber bei der Interkalation mehr DNA-Brüche und hemmt die DNA- sowie die RNA-Polymerase stärker als Doxorubicin. Tierexperimentell erwies es sich etwa dreimal weniger kardiotoxisch als Doxorubicin. Nach i. v. Applikation erfährt es einen ausgeprägten First-Pass-Effekt, bei dem vor allem der aktive Metabolit, das Idarubicinol, entsteht. Idarubicin und Idarubicinol werden zu über 90% an Plasmaproteine gebunden.

Biotransformation. Die Metabolisierung der Anthracycline führt bevorzugt zu einer Abspaltung des Aminozuckers durch mikrosomale Glykosidasen, zur Desoxygenierung, zur Reduktion der Ketofunktion und zur O-Demethylierung. Aufgrund der sehr weitgehenden strukturellen Ähnlichkeit von Doxorubicin (mit axialer OH-Gruppe an C(4′)) und Epirubicin (mit äquatorialer OH-Gruppe an C(4′)) sind kaum pharmakodynamische und pharmakokinetische Unterschiede zwischen den beiden Wirkstoffen zu erwarten. Die Hauptmetaboliten von Epirubicin (Epirubicinol) und Doxyrubicin (Doxyrubicinol) sind ähnlich wirksam wie die unveränderten Anthracycline. Die Halbwertszeit der Anthracycline beträgt ca. 24 h, ihre Ausscheidung erfolgt überwiegend auf biliärem Wege.

12.7.2 Synthetische trizyklische Wirkstoffe

Mitoxantron ist ein basisch substituiertes Anthrachinon-Derivat (Abb. 12.35). Durch die Kombination des hydrophoben (trizyklischen) koplanaren Systems mit einem beweglichen kationoiden Zentrum, das von Phosphat-Resten gebunden werden kann, ist Mitoxantron ebenso wie die vorangehend beschriebenen Anthracyclin-Antibiotika zur Interkalation befähigt. Nach dieser Theorie werden bestimmte Wirkstoffe nicht kovalent (und daher reversibel) von der DNA gebunden ohne deren Primärstruktur zu verändern. Die Einschiebung erfolgt zwischen benachbarten Basenpaaren und wird „verankert", indem sich die kationischen Bindungszentren der flexiblen Seitenketten bzw. der Aminozucker an die freien Phosphat-Anionen im äußeren Bereich der Helix binden. Dadurch verändert sich die DNA-Konformation, was zum Verlust ihrer Template-Eigenschaften führt. Als Folge der Interkalation wird schließlich die Verdoppelung verhindert und so die DNA-Synthese blockiert. Mitoxantron hat eine wesentlich längere Halbwertszeit (ca. 5 bis 6 Tage) als die Anthracyclin-Antibiotika. Es wird vor allem in Mono- und Kombinationstherapie bei metastasierendem Mammakarzinom eingesetzt. Vorteile gegenüber Doxorubicin sind geringere Nebenwirkungen wie Übelkeit, Erbrechen, Stomatitis, Haarausfall sowie eine Reduktion der Kardiotoxizität.

Ein weiterer Wirkstoff mit interkalierenden Eigenschaften ist **Amsacrin** (Abb. 12.35). Im Gegensatz zu Mitoxantron ist es ein Acridin-Derivat und wird zur Behandlung der akuten myeloischen und akuten lymphatischen Leukämie eingesetzt. Wie aufgrund seiner Struktur plausibel, kann sich Amsacrin zwischen zwei Basenpaare der DNA-Doppelhelix einschieben, wodurch die DNA-Synthese in verschiedenen Phasen inhibiert wird.

12.7.3 Antibiotika

Zu den interkalierenden Antibiotika gehört außer den Anthracyclinen auch das **Dactinomycin** (**Actinomycin D**), das über ein planares Chromophor verfügt, welches zwei identische, zyklische Pentapeptide als Substituenten enthält (Abb. 12.36).

Für die Anwendung als antibakterieller Wirkstoff erwies sich das Chromopeptid als zu toxisch. Später wurde seine zytostatische Wirkung erkannt. Dactinomycin wird stabil an die DNA gebunden und hemmt auch die RNA-Synthese.

Als Wirkungsmechanismen werden diskutiert:

- vollständige Interkalation des Chromophors zwischen zwei benachbarten Guanin-Cytosin- bzw. Cytosin-Guanin-Basenpaaren und
- reversible Anlagerung an eine Guanosin-Partialstruktur über H-Brücken zu einem sog. Outside-Komplex

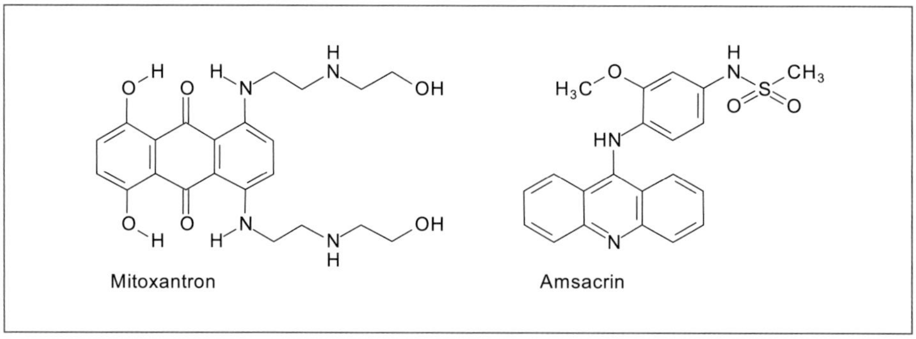

Abb. 12.35 Synthetische trizyklische Interkalationswirkstoffe

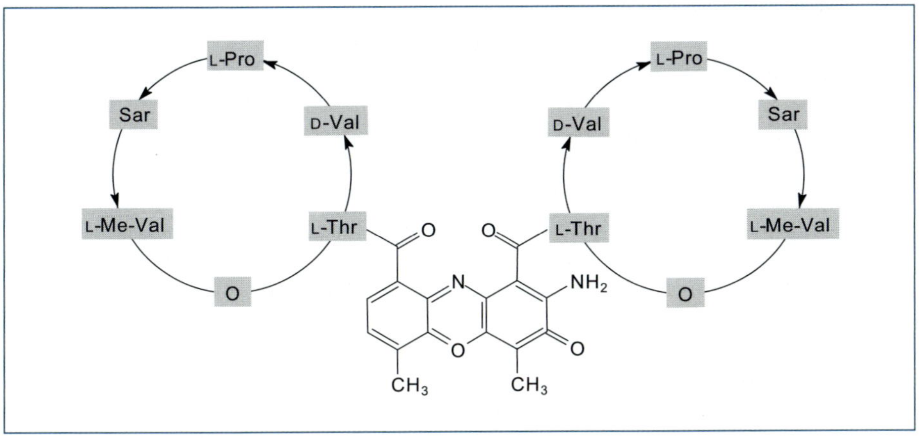

Abb. 12.36 Dactinomycin

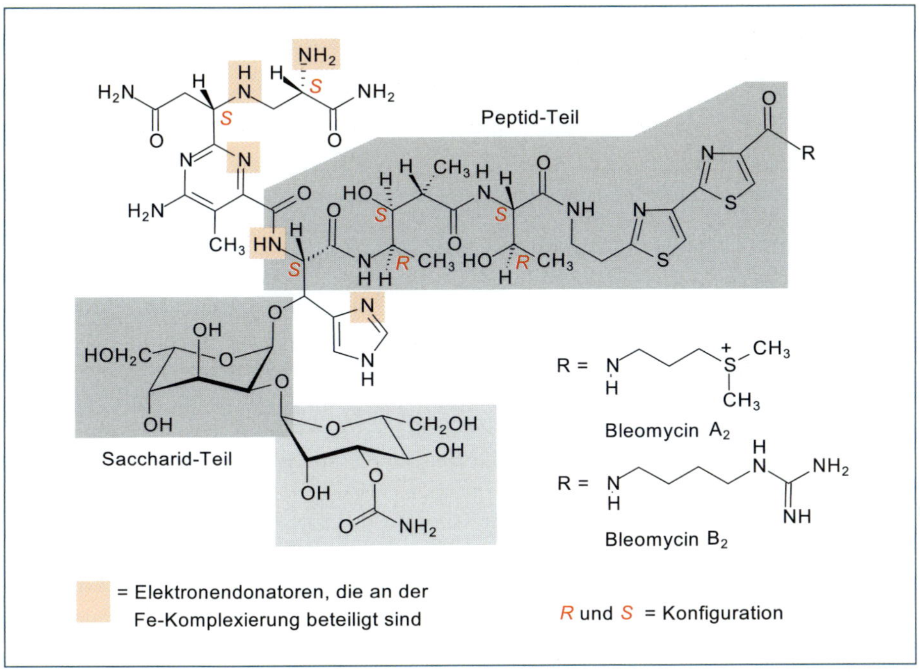

Abb. 12.37 Bleomycine

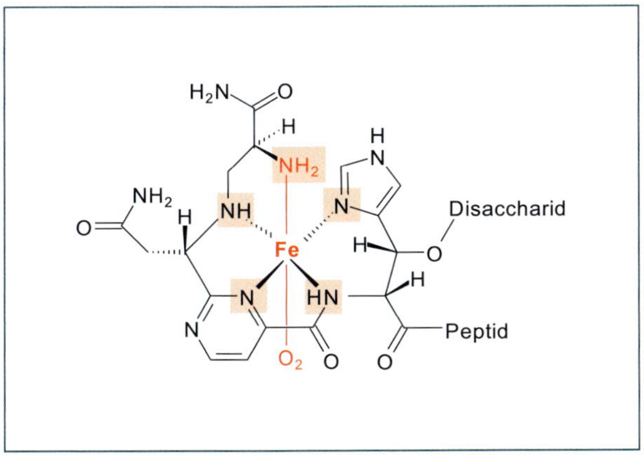

Abb. 12.38 Bleomycin-Fe^{2+}-O_2-Chelat

- Hemmung der Topoisomerase II
- Bildung von ROS.

Eine andere, von *Streptomyces verticillus* produzierte Gruppe von Antibiotika, die kompliziert gebauten **Bleomycine**, beeinträchtigen ebenfalls die Funktionen der DNA. Bleomycine sind Glykopeptide, an deren Aufbau sieben Aminosäuren und zwei Monosaccharide (L-Glucose und D-Mannose) beteiligt sind (Abb. 12.37).

Bleomycin bindet an die DNA und katalysiert über ein Fe(II)-Chelat durch die koordinative Bindung von Sauerstoff und dessen Aktivierung zu ROS Einzel- und Doppelbrüche im Doppelstrang. Die Koordination von Eisen wird – wie in Abbildung 12.38 wahrscheinlich gemacht – aufgrund der räumlich in günstigem Abstand angeordneten Elektronen-Donatoren ermöglicht.

Tab. 12.7 Pharmakokinetische Daten wichtiger DNA-interkalierender Wirkstoffe

INN	HWZ (h)	Bioverfügbarkeit (%)	Proteinbindung (%)	Elimination
Amsacrin	6,3	–	95	renal und biliär
Bleomycin(e)	3–4	–	–	renal
Dactinomycin	36	–	–	vorwiegend biliär
Daunorubicin	11–27	–	–	renal und biliär
Doxorubicin	30–50	–	79–85	vorwiegend biliär
Epirubicin	30–40 triphasisch	–	75–85	vorwiegend biliär
Idarubicin	11–35 (Met.) 41–69	30	97	vorwiegend biliär
Mitoxantron	9 Tage triphasisch	–	90	vorwiegend biliär

Zur klinischen Anwendung gelangt eine Mischung von Bleomycin A_2 und B_2. Die antineoplastische Wirkung der Bleomycine beruht auf dem Einbau in die DNA, wonach wiederholte Redoxreaktionen zur Bildung von Sauerstoff-Radikalen und zur Abspaltung von Pyrimidin- und Purin-Basen aus der DNA führen.

Wichtige pharmakokinetische Daten DNA-interkalierender Wirkstoffe sind der Tabelle 12.7 zu entnehmen.

Synopse

- Das Einschieben ausreichend planarer Wirkstoffe zwischen die Basen der DNA, was zur Hemmung der Nucleinsäure-Synthese führt, gelingt mit den Anthracyclinen (Daunorubicin u. a.), dem synthetischen Mitoxantron und den Antibiotika Dactinomycin und Bleomycin(e).

12.8 Topoisomerase-Hemmstoffe

Aus Gründen der Platzersparnis liegt die DNA in der Zelle als Superhelix vor. Die bereits spiralförmige DNA ist zusätzlich zu einer Überspirale verdrillt. Da die helikale DNA thermodynamisch instabil ist, wird die Aufwindung zur stabilen Superhelix erleichtert oder gar erzwungen. Man kann sich das bildlich vorstellen, wenn man daran denkt, wie zwei miteinander verdrillte Bindfäden oder Kordeln reagieren, wenn man die beiden Enden loslässt. Es kommt dann zur spontanen Bildung einer Superhelix.

Die gleiche DNA kann in unterschiedlichem Ausmaß zu verschiedenen Topoisomeren spiralisiert sein. Unter Topoisomeren versteht man DNA-Stränge, die sich lediglich in ihrer Windungszahl unterscheiden. Die Superspiralisierung in der Zelle wird enzymatisch durch Topoisomerasen gesteuert.

Topoisomerasen werden in zwei Klassen unterteilt. Topoisomerasen I verursachen vorübergehend Einzelstrangbrüche in der doppelsträngigen DNA und veranlassen deren Wiederverknüpfung. Topoisomerasen II bewirken vorübergehend Doppelstrangbrüche (vgl. Tab. 13.8).

12.8.1 Topoisomerase-I-Hemmer

Topoisomerasen, die man als reversible Nucleasen betrachten kann, binden kovalent an eine Phosphatgruppe der DNA, spalten die Phosphatester-Gruppe und verknüpfen sie nach erfolgter Replikation wieder zum Strang.

Prinzipiell beruht der Effekt von Topoisomerase-Hemmstoffen auf ihrer Fähigkeit, sich an das Enzym in einer kritischen Phase des DNA-Topoisomerisierungs-Prozesses zu binden. Im Zustand der bei der Trennung der komplementären Ketten der DNA-Doppelhelix mit Topoisomerasen gebildeten kovalenten Zwischenstufe wird durch Topoisomerase-I-Inhibitoren die Fertigstellung der in superhelikaler Form vorliegenden DNA-Moleküle verhindert. Es entstehen daher Brüche der DNA-Einzelstränge. Trifft die DNA-Polymerase während der Replikation auf eine solche Einzelstrangbruchstelle, so kommt es auch zum Bruch des zweiten DNA-Stranges. Doppelstrangbrüche verhindern die Replikation der DNA und der Transkription, was zum Zelluntergang führt.

Hemmstoffe für Topoisomerase I sind wie im Falle anderer hochwirksamer Zytostatika (Anthracycline, Vinca-Alkaloide, Podophyllotoxine und Taxole) ein „Geschenk" der Natur. Das aus Extrakten von *Camptotheca acuminata* isolierte Alkaloid **Camptothecin** (Abb. 12.39), das sich als Topoisomerase-I-Hemmer erwies, ist wegen erheblicher Nebenwirkungen durch die halbsynthetischen

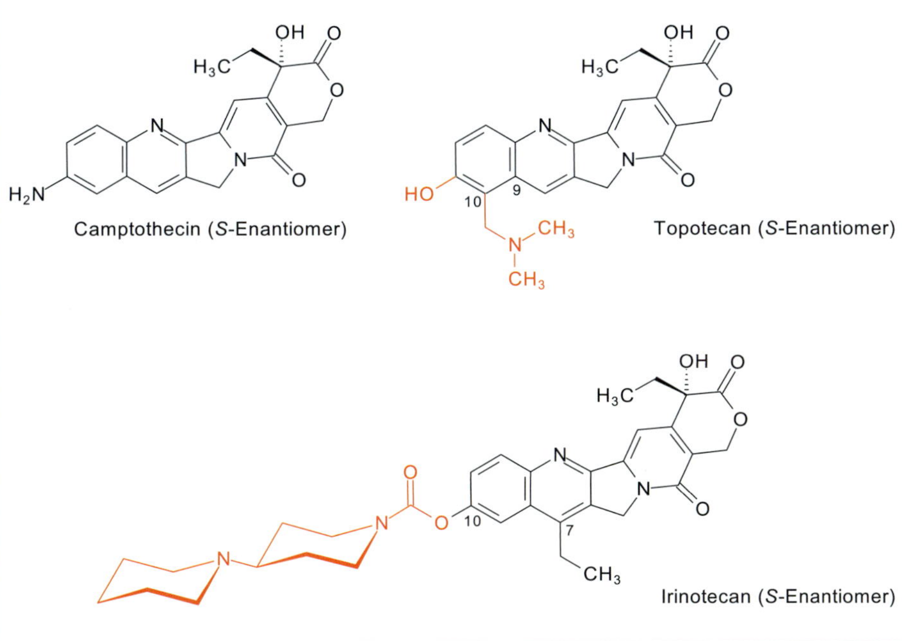

Abb. 12.39 Camptothecin und Derivate

Derivate Topotecan und Irinotecan als Zytostatikum zur Therapie von Ovarial- und Dickdarm-Karzinomen abgelöst worden.

Topotecan (Abb. 12.39) besitzt gegenüber Camptothecin ein günstigeres pharmakokinetisches Profil. Durch Einführung einer phenolischen OH-Gruppe sowie einer basisch substituierten Seitenkette gelang es, die Wasserlöslichkeit und damit die Bioverfügbarkeit deutlich zu erhöhen und die Toxizität zu senken, ohne an intrinsischer Aktivität zu verlieren.

Der als δ-Lacton vorliegende Ring E ist bei $pH < 4$ stabil und geht bei $pH > 10$ quantitativ in die Hydroxamsäure über. Die antineoplastische Aktivität wird dem Lacton zugeschrieben. Bei oraler Gabe beträgt die Bioverfügbarkeit 30 bis 45%. Der Wirkstoff ist in der Lage, das ZNS zu penetrieren. Die Plasmaeiweißbindung ist gering und liegt zwischen 7 und 21%. Ein über dem Plasmawert liegender Anteil des unveränderten Wirkstoffs wird biliär eliminiert. Die renale Ausscheidungsrate schwankt stark und bewegt sich zwischen 26 und 93% der applizierten Dosis. Insgesamt wird Topotecan zu 97% als Carboxylat, d. h. in unveränderter Form ausgeschieden. Bis zu 4% des applizierten Wirkstoffs werden zu *N*-Demethyltopotecan metabolisiert. Beide Stoffe werden teilweise glucuronidiert.

Irinotecan (Abb. 12.39) gehört als zweiter Vertreter der neuen Klasse von Topoisomerase-I-Hemmern an und stellt im Gegensatz zu Topotecan ein Prodrug dar. Die in Position 10 eingeführte Hydroxylgruppe ist mit einer Dipiperidyl-Carbonsäure verestert, wodurch die Hydrophilie erhöht und die Toxizität gesenkt wird. Die Wirkform ist das durch Hydrolyse entstehende 7-Ethyl-10-Hydroxy-Derivat (Hauptmetabolit SN-38), das ebenso wie Topotecan im Gleichgewicht zwischen aktiver Lacton-Form und schwach aktiver Carboxylat-Form vorliegt. Irinotecan und sein aktiver Metabolit SN-38 überwinden in viel geringerem Ausmaß die Blut-Hirn-Schranke als Topotecan. An der Biotransformation ist das Isoenzym CYP3A4 beteiligt.

12.8.2 Topoisomerase-II-Hemmer

Podophyllotoxin-Derivate

Podophyllotoxin, das als Glykosid in den Rhizomen von *Podophyllum*-Arten vorkommt, ist kein Topoisomerase-Hemmer. Es wirkt ähnlich wie Colchicin und Vinca-Alkaloide als Mitosegift. Von Nachteil ist dabei die ausgeprägte Toxizität. Die Suche nach besser verträglichen Derivaten führte zu den 4′-Demethyl-9-epi-9-glucosid-Derivaten Etoposid und Teniposid (Abb. 12.40), die sich als Topoisomerase-II-Hemmer erwiesen.

Etoposid ist ein β-D-Gucopyranosid des 4′-Demethyl-9-epi-podophyllotoxins, wobei die OH-Gruppen der Glucose in den Positionen 4 und 6 mit Acetaldehyd zum Acetal kondensiert sind. Durch CYP3A4 wird der Wirkstoff in Position 3′ demethyliert.

Teniposid ist analog gebaut, wobei an die Stelle des Acetaldehyds Furfural getreten ist. Enzyminduktoren wie Phenobarbital oder Phenytoin senken bei gleichzeitiger Verabreichung die Plasmakonzentrationen von Teniposid ab.

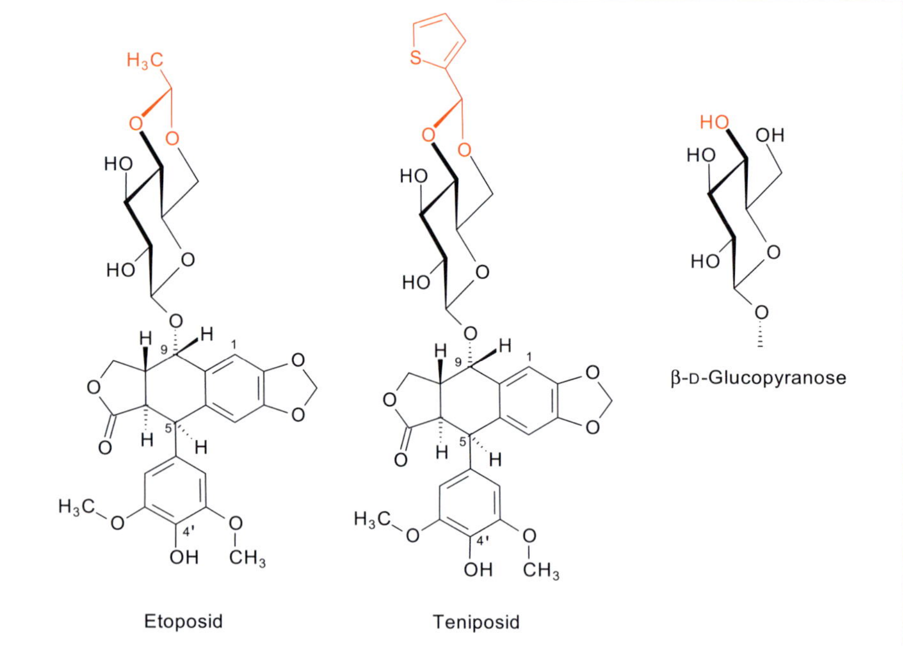

Abb. 12.40 Podophyllotoxin-Derivate

Synopse

- Topoisomerase-I-Hemmer sind das Alkaloid Camptothecin sowie dessen halbsynthetischen Derivate Topotecan und Irinotecan.
- Als Topoisomerase-II-Hemmer kommen die Podophyllotoxin-Derivate Etoposid und Teniposid in Frage.

12.9 Mitosehemmstoffe

Eine weitere Möglichkeit der medikamentösen Krebstherapie besteht in der Hemmung des Zellzyklus durch Blockierung der Mitose, wenn der Auf- oder Abbau des Spindelapparates gestört wird. Hemmstoffe, die den Aufbau der Kernspindeln stören, sind das Colchicin sowie die Vinca-Alkaloide und deren partialsynthetische Abwandlungsprodukte. Colchicin kommt wegen seiner geringen therapeutischen Breite als Zytostatikum nicht in Frage. Hemmstoffe des Abbaus sind das Taxol und seine Derivate (Taxane). Beide Wirkstoffgruppen greifen an den β-Untereinheiten des Tubulin-Dimers an, jedoch an verschiedenen Bindungsstellen.

12.9.1 Vinca-Alkaloide

Vinblastin und **Vincristin**, native Alkaloide aus *Catharanthus roseus* (Syn. *Vinca rosea*), sowie **Vindesin** und **Vinorelbin**, halbsynthetische Vinca-Alkaloide (Abb. 12.41), werden oft alternierend oder zusammen mit anderen Zytostatika verabreicht.

Die zytotoxische Wirkung der Vinca-Alkaloide beruht auf ihrer Bindungsaffinität zum Tubulin des Spindelapparates, wodurch die Mitose während der Metaphase blockiert wird. Die Chromosomen können dann nicht voneinander getrennt und auf die Tochterzellen verteilt werden, was zum Zelltod führt. Außerdem stören Vinca-Alkaloide auch die DNA- und RNA-Synthese. Die Plasmahalbwertszeiten der *N*-Methyl-Derivate Vinblastin und Vindesin liegen bei 24 h, die von Vinorelbin bei etwa 40 h und die für Vincristin bei 85 h.

12.9.2 Taxol-Derivate (Taxane)

Nachdem durch ein systematisches Screening-Programm in den 60er Jahren die tumorhemmende Wirkung des aus den Blättern der Pazifik-Eibe (*Taxus brevifolia*) gewonnenen Inhaltsstoffs Paclitaxel (Taxol) nachgewiesen war, konnte der Bedarf aus der nativen Quelle nicht gedeckt werden. Auf der Suche nach anderen Resourcen fand

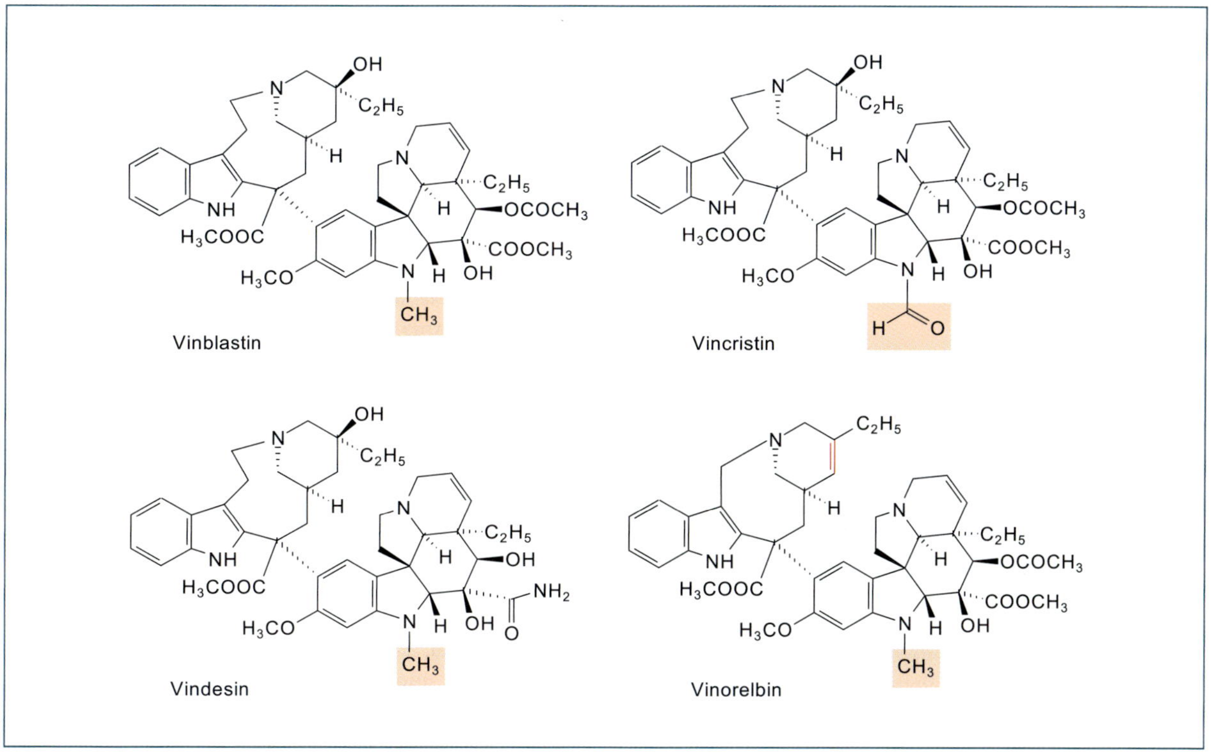

Abb. 12.41 Vinca-Alkaloide und Abwandlungsprodukte

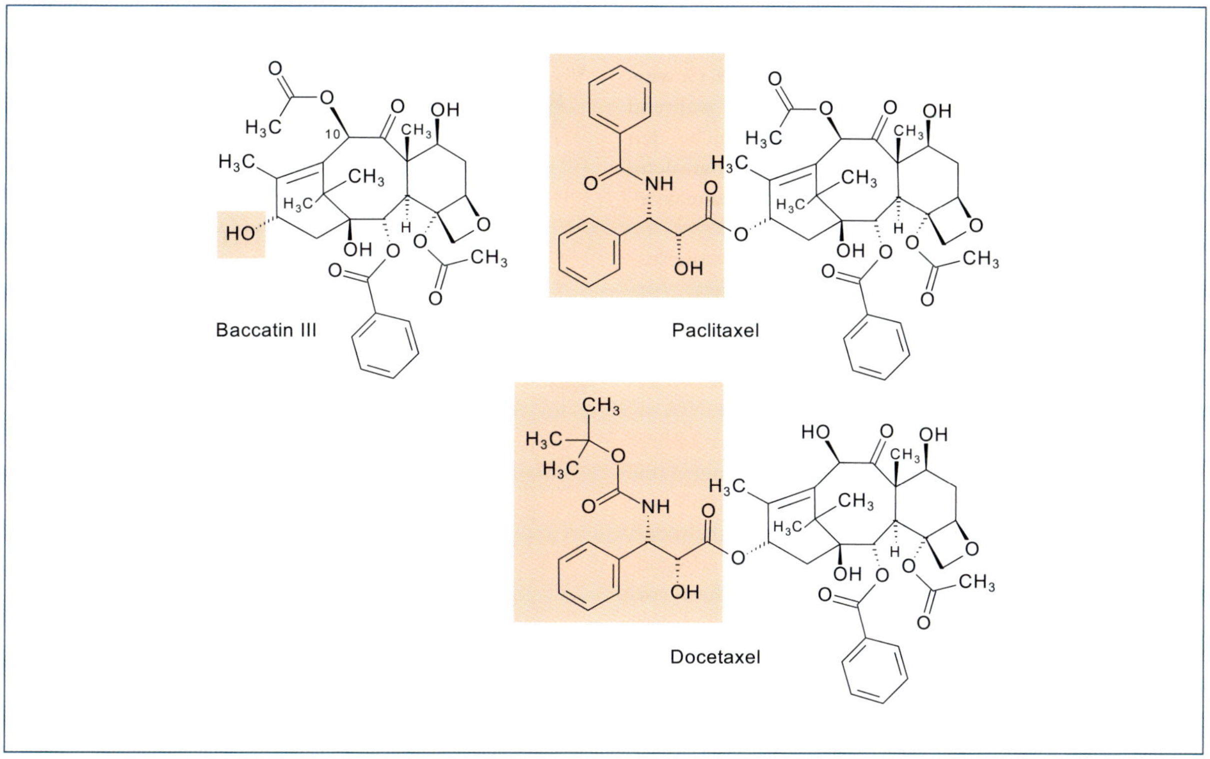

Abb. 12.42 Taxane

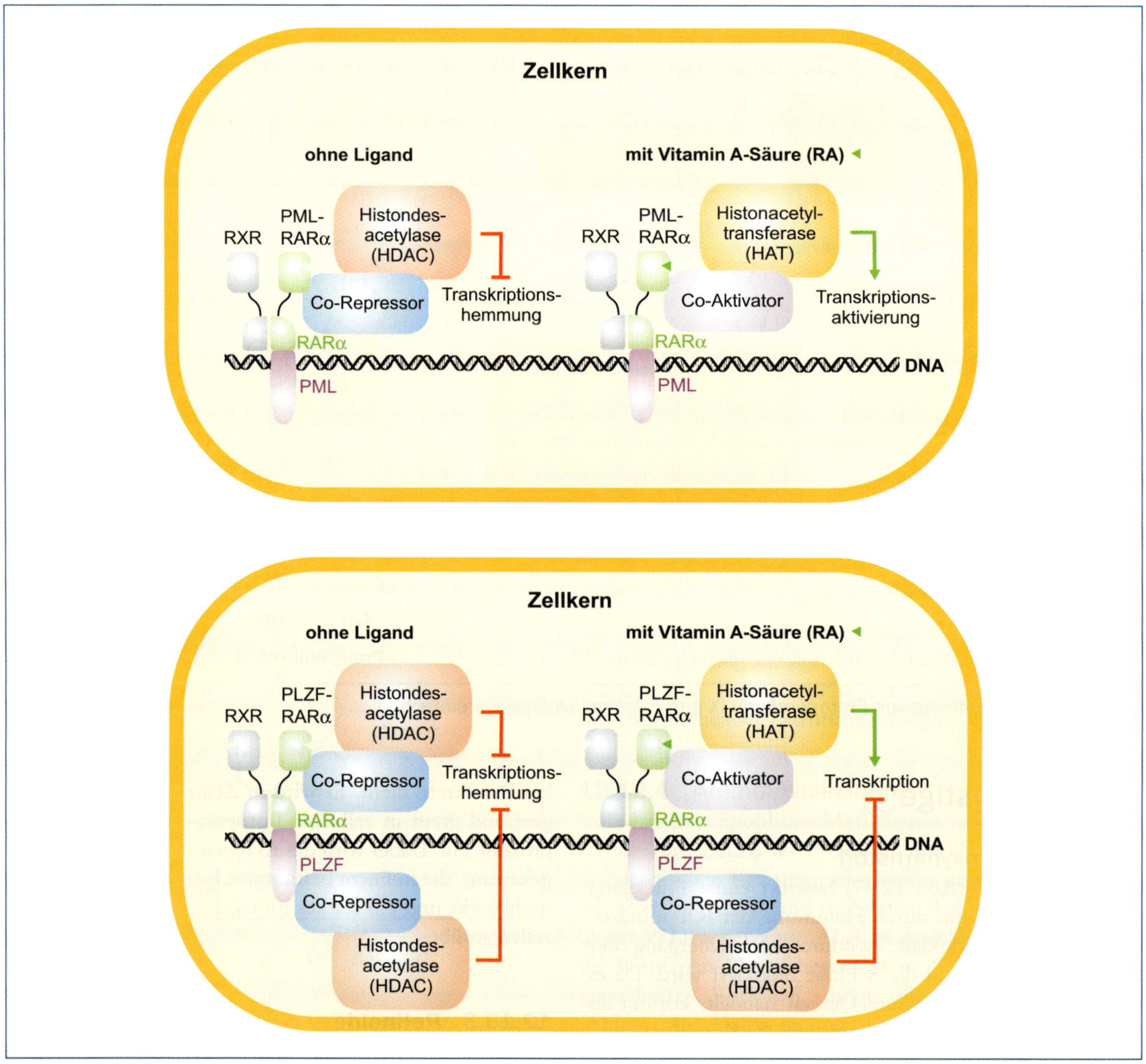

Abb. 12.48 Regulation der Transkription durch die Fusionsproteine PML-RARα und PLZF-RARα bei der akuten promyeloischen Leukämie

tor kodiert, zum PML-RARα fusioniert. Das dadurch gebildete Fusionsprotein blockiert die Expression von Genen, die zur normalen myeloiden Differenzierung benötigt werden. Das endogene PML-Protein ist normalerweise in so genannten „nuclear bodies" im Zellkern lokalisiert. Das PML-RARα Fusionsprotein stört offensichtlich den Aufbau dieser Strukturen, es kommt zur Umverteilung des PML-Proteins in kleinere Kompartimente. Ein Charakteristikum der APL ist die Blockade der Vitamin-D-induzierten Zelldifferenzierung. Wie in neueren Arbeiten gezeigt werden konnte, beruht diese Blockade auf der nukleären Umverteilung des Vitamin-D-Rezeptors durch das PML-RARα-Fusionsprotein, so dass dieser nicht mehr an entsprechende Responselemente von Promotoren binden kann und für die Regulation der Genexpression nicht mehr zur Verfügung steht.

Die Differenzierungsblockade lässt sich durch die Gabe pharmakologischer (höherer) Dosen von Tretinoin aufheben, was zur Relokation von PML und zum Abbau des PML-RARα Fusionsproteins führt. Ferner wird die Blockade der Vitamin-D-abhängigen Zelldifferenzierung aufgehoben.

Eine weitere APL-Variante, die auf einer t(11;17)-Translokation und der Bildung eines PLZF-RARα-Fusionsproteins beruht, ist dagegen nicht Tretinoin-sensitiv. Eine mögliche Erklärung besteht darin, dass der PLZF-Part des PLZF-Fusionsproteins Vitamin-A-Säure-unabhängig Co-Repressoren rekrutiert, während im PML-

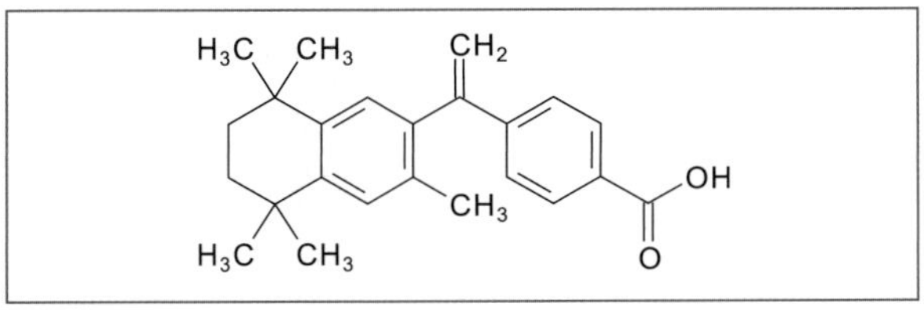

Abb. 12.49 Bexaroten

RARα-Protein die Rekrutierung von Co-Repressoren v. a. durch RARα in einer Ligand-abhängigen Weise erfolgt (Abb. 12.48).

Bexaroten (Abb. 12.49) ist ein RXR-Agonist zur Behandlung von Hautmanifestationen bei Patienten mit kutanem T-Zell-Lymphom im fortgeschrittenen Stadium. Der Wirkmechanismus wird in Kapitel 8.9.2 beschrieben.

12.13.4 Arsentrioxid

Arsentrioxid (As_2O_3) wird erfolgreich zur Behandlung von Patienten mit rezidivierender bzw. refraktärer akuter promyeloischer Leukämie eingesetzt. Wie Tretinoin ist Arsentrioxid nur bei APL mit der (15;17)-Translokation und nicht bei der (11;17)-Translokation wirksam. Der Wirkstoff führt im Gegensatz zum Tretinoin nicht zur vollständigen Wiederherstellung der normalen PML-Verteilung im Zellkern und nicht zur Ausdifferenzierung der Zellen, sondern v. a. zur Apoptose. Da Tretinoin-resistente APL-Zellen noch auf die Arsentrioxid-Behandlung ansprechen, wird der Wirkstoff bei Patienten mit rezidivierender APL verwendet. Arsentrioxid greift in zahlreiche Signaltransduktionsprozesse ein, es aktiviert verschiedene Proteinkinasen und Caspasen. Es beeinflusst außerdem den zellulären Redox-Status und die zelluläre Stress-Antwort. Der genaue Wirkmechanismus bei der APL ist allerdings noch unklar.

12.13.5 Tyrosinkinase-Inhibitoren

Vor einem Jahr wurde als erster Tyrosinkinase-Hemmer das aus vier miteinander verknüpften Aromaten und Heteroaromaten bestehende und durch eine Piperazingruppe basisch substituierte **Imatinib** (Abb. 12.50) zur oralen Therapie von Patienten mit chronisch myeloischer Leukämie (CML) eingeführt.

Bei CML-Patienten wird die genetisch veränderte, im Vergleich mit der Ausgangsform aktivere Tyrosinkinase Bcr-Abl exprimiert, welche die unkontrollierte Proliferation weißer Blutzellen stimuliert. Imatinib bindet in der für ATP bestimmten Tasche und verhindert auf diese Weise den Phosphattransfer auf andere Proteine. Es kommt zur Störung der Signaltransduktion, die für die Proliferation und das Überleben der Zellen essenziell ist und damit zur Apoptose.

12.13.6 Interferone und Interleukine

Interleukine bzw. Cytokine besitzen verschiedene regulatorische Funktionen im Organismus, z. B. bei

- der Immunmodulation
- der Wundheilung
- der Wachstumsregulation
- Entzündungsreaktionen
- der Hämatopoese
- der Embryogenese und Organentwicklung.

Aufgrund der immunstimulierenden und antiproliferativen Wirkung verschiedener Cytokine bei bestimmten Zelltypen besitzen einige Interleukine und Interferone ein therapeutisches Potential bei verschiedenen Tumoren.

Alpha-Interferone werden von einer ganzen Genfamilie kodiert. Die Vertreter sind sich sehr ähnlich und mit biochemischen Methoden kaum zu trennen. Interferon alfa wird bei verschiedenen Krebserkrankungen eingesetzt (Tab. 12.9). Gute therapeutische Erfolge lassen sich bei der Haarzell-Leukämie beobachten.

Aldesleukin ist ein Derivat des natürlichen Interleukin 2, bei dem Ala1 eliminiert und Cys125 durch Serin ersetzt wurde. Die biologischen Aktivitäten der beiden Proteine sind jedoch vergleichbar. Interleukin 2 aktiviert B-, T- und natürliche Killerzellen und wirkt dadurch immunstimulierend. Der Granulozyten-Kolonie-stimulierende Faktor **G-CSF** und der Granulozyten-Makropha-

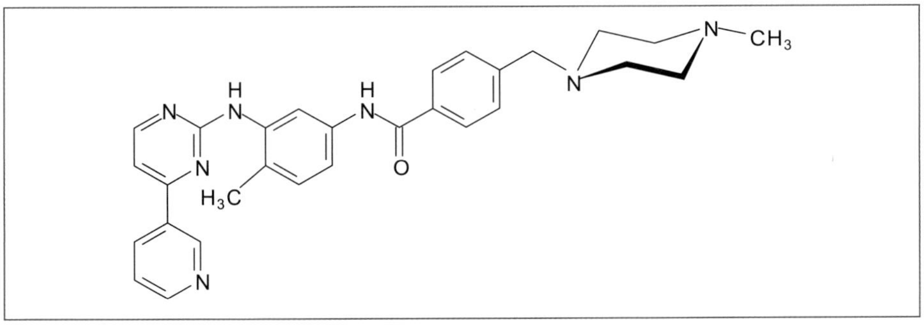

Abb. 12.50 Imatinib

12

Zellproliferation und Neoplasien

Tab. 12.9 Cytokine, Interleukine und ihre Anwendung bei Krebserkrankungen

Name	Syntheseort	Zielzellen	Rekombinante Proteine	Indikation
Interferon alpha	Makrophagen	Tumorzellen	Interferon alfa 2a, pegyliertes Interferon alfa 2a, Interferon alfa 2b, pegyliertes Interferon alfa 2b	Haarzell-Leukämie, chronisch myeloische Leukämie (CML), Non-Hodgkin-Lymphom, malignes Melanom, multiples Myelom, Karzinoide
Interferon beta	Fibroblasten	verschiedene Zellen	Interferon beta	undifferenziertes Nasopharynxkarzinom
Interleukin 2	T-Helferzellen (Th_1), natürliche Killerzellen (NK)	T-Zellen, B-Zellen	Aldesleukin	Nierenzellkarzinom, Melanom
G-CSF	Fibroblasten, Makrophagen, Endothelzellen	Granulozyten	Filgrastim, Lenograstim	Neutropenien bei zytotoxischer Chemotherapie, akute myeloische Leukämie
GM-CSF	Fibroblasten, Makrophagen, Endothelzellen	Granulozyten- und Makrophagenvorläufer	Molgramostin	Neutropenien bei zytotoxischer Chemotherapie
Tumornekrosefaktor alpha (TNFα)	Makrophagen, T-Zellen	verschiedene Zellen	Tasonermin (TNFα-1a)	Weichteilsarkom

gen-Kolonie-stimulierende Faktor **GM-CSF** steigern die Granulopoese bzw. Myelopoese und werden zur Behandlung der myelosuppressiven Nebenwirkungen der Zytostatika und zur Induktion der Myelopoese bei Patienten nach einer Knochenmarkstransplantation verwendet.

12.13.7 Monoklonale Antikörper

Monoklonale Antikörper sind Proteine, die Antigene spezifisch erkennen und binden. Da Tumorzellen in verstärktem Maße bestimmte Oberflächenantigene exprimieren, können entsprechende Antikörper zur Krebstherapie eingesetzt werden. Als monoklonale Antikörper stehen derzeit zur Verfügung:

- Rituximab zur Behandlung therapierefraktärer bzw. rezidivierender follikulärer Lymphome
- Alemtuzumab zur Behandlung der chronisch lymphatischen Leukämie
- Trastuzumab zur Behandlung des fortgeschrittenen Mammakarzinoms.

Rituximab ist ein chimärer, humanisierter, monoklonaler Maus-Antikörper, der sich gegen das Antigen CD20 richtet, welches in hoher Dichte auf den Zellen des B-Zell-Non-Hodgkin-Lymphoms lokalisiert ist. Die Bindung von Rituximab führt zur Apoptose der Tumorzellen.

Der humanisierte Antikörper **Alemtuzumab** wird durch Umwandlung eines monoklonalen IG_{2a}-Antikörpers der Ratte in ein menschliches IG_1-Immunglobulin gewonnen und zwar durch Insertion von sechs Regionen. Alemtuzumab gelangt bei Patienten zur Anwendung, bei denen die Therapie mit Alkylanzien und mit Fludarabin zu keiner totalen oder partiellen Remission geführt hat oder nur eine kurzfristige Remission eingetreten ist. Der gentechnisch gewonnene, monoklonale IG_1-Kappa-Antikörper bindet spezifisch an das CD52-Glykoprotein, das sich in hoher Dichte vor allem an der Oberfläche von B- und T-Lymphozyten befindet. Dadurch werden eine Komplementfixierung und eine antikörperabhängige zellvermittelte Zytotoxizität ausgelöst. Schließlich kommt es zur Lyse der Lymphozyten.

Trastuzumab ist ein humanisierter, monoklonaler Antikörper, der mit solchen Krebszellen interagiert, die auf

Synopse

- In bestimmten Fällen kann eine Krebstherapie betrieben werden mit Hydroxyharnstoff, dem synthetischen Phospholipid Miltefosin, den Retinoiden Tretinoin und Bexaroten, mit Arsentrioxid, dem Tyrosinkinase-Hemmer Imatinib, mit Interferonen und Interleukinen sowie den monoklonalen Antikörpern Rituximab, Alemtuzumab und Trastuzumab.

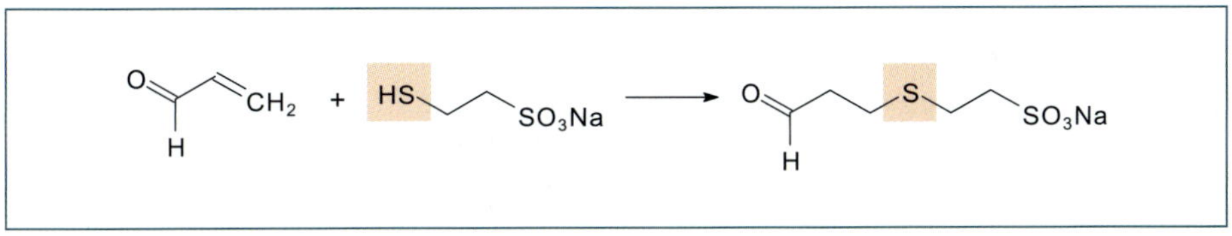

Abb. 12.51 Mesna-Wirkweise

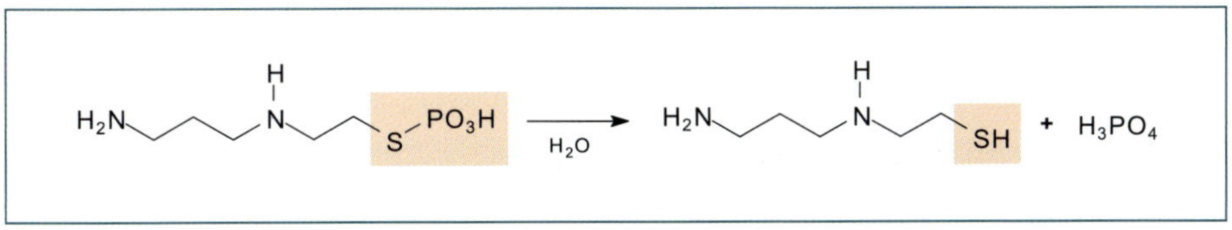

Abb. 12.52 Amifostin-Metabolisierung

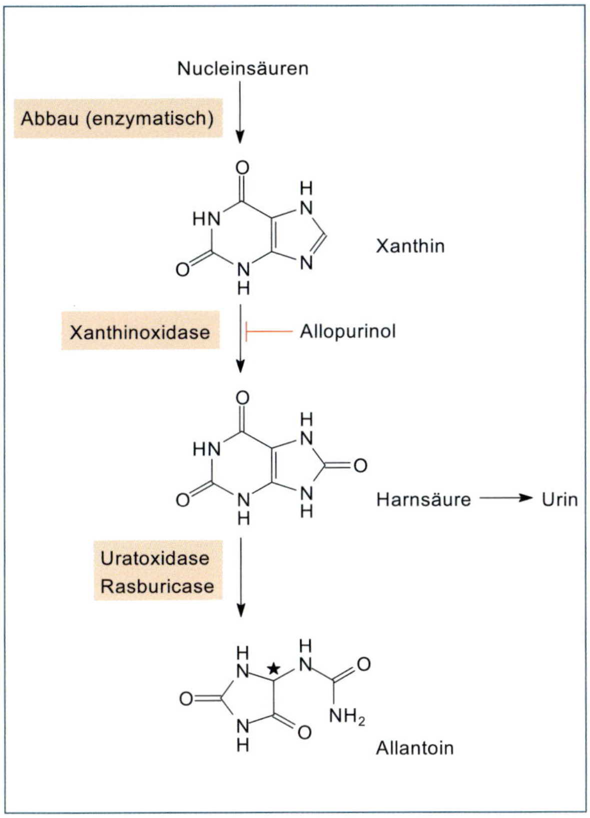

Abb. 12.53 Purin-Metabolismus

ihrer Oberfläche vermehrt HER2-Rezeptoren tragen. Das HER2-Rezeptor-Protein (humaner epidermaler Wachstumsfaktor-Rezeptor 2) wird bei etwa 30% der Patientinnen mit metastasierendem Mammakarzinom überexprimiert. Der Antikörper Trastuzumab blockiert die HER2-Rezeptoren auf der Zelloberfläche, so dass keine Wachstumssignale mehr vermittelt werden können. Außerdem sind die körpereigenen zytotoxischen T-Killerzellen in der Lage, den Antikörper-Rezeptor-Komplex auf der Zelloberfläche zu attackieren und damit die Krebszellen zu zerstören.

12.14 Zellprotektiva

12.14.1 Mesna

Mesna, das Natrium-Salz der 2-Mercapto-ethansulfonsäure (Abb.12.51), ist kein Zytostatikum, sondern wird eingesetzt, um schädliche Nebenwirkungen von Oxazaphosphorinen vom Typ des Cyclophosphamids zu vermeiden. Bei deren Verabreichung kommt es oft zu einer Hämaturie bzw. einer Cystitis. Diese Urotoxizität beruht auf der Bildung von Acrolein aus den Oxazaphosphorinen. Bei Zusatz von Mesna, das die Rolle eines Uroprotektors spielt, wird Acrolein als renal eliminierbare Additionsverbindung abgefangen. Mesna ist ein systemisch applizierbarer Wirkstoff, der auch den Abbau von 4-Hydroxy-Cyclophosphamid im Urin verhindert und außerdem als Expektorans Anwendung findet (Kap. 5.2.2).

12.14.2 Amifostin

Durch eine Prophylaxe mit Amifostin kann die durch Cisplatin verursachte Nierenschädigung reduziert werden. Amifostin (Abb. 12.52) ist ein Prodrug. Der basisch substituierte Thiophosphorsäure-Ester wird in gesunden Zellen durch alkalische Phosphatasen zum aktiven Metaboliten biotransformiert, der eine freie Thiolgruppe enthält.

12.14.3 Rasburicase

Im Verlauf zytoreduktiver Chemotherapien hämatologisch maligner Erkrankungen kommt es nach Absterben einer großen Anzahl von Zellen zu einem akuten Anstieg des Plasma-Harnsäurespiegels. Begleitet wird dieses Geschehen häufig von einer Einschränkung der Nierenfunktion bis hin zum Nierenversagen, da Harnsäurekristalle massiv in den Nierentubuli ausgefällt werden.

Rasburicase ist ein rekombinantes Uratoxidase-Enzym und stellt ein tetrameres Protein dar, das aus vier gleichen Untereinheiten mit einer Molekülmasse von etwa 34 kDa aufgebaut ist. Seine Funktion besteht in einer raschen Urikolyse durch enzymatische Oxidation der Harnsäure zum wasserlöslichen Allantoin, das renal leicht eliminiert werden kann (Abb. 12.53). Im Stoffwechsel des Menschen ist die Harnsäure das Endprodukt des Nucleinsäure-Abbaus.

Bei der enzymatischen Oxidation der Harnsäure entsteht – wie auch bei vielen anderen enzymatischen Reaktionen – Wasserstoffperoxid, dessen Überschuss durch endogene Antioxidanzien abgebaut wird. Bei Patienten mit vererbter Anämie und solchen mit G6PD-Mangel besteht ein Hämatolyse-Risiko.

Synopse

- Um schädliche Nebenwirkungen von Zytostatika zu mindern, gelangen Mesna, Amifostin und Rasburicase als Zellprotektiva zum Einsatz.

Literatur

Allgemeines

Hilgeroth, A. (1999): Neue Zytostatika im Überblick, *Pharm Unserer Zeit* **28**, 309 – 313

Aromatasehemmer

Brueggemeier, R.W. (1994): Aromatase inhibitors – mechanisms of steroidal inhibitors, *Breast Cancer Res and Treat* **30**, 31–42

Recanatini, M. et al. (2002): Nonsteroidal Aromatase Inhibitors: Recent Advances, *Med Res Rev* Vol. **22**, No. 3, 282–304

Androgen-Rezeptor-Antagonisten

Singh, S.M. et al. (2000): Androgen Receptor Antagonists (Antiandrogens). Structure-Activity Relationships, *Cur Med Chem* **7**, 211–247

5α-Reduktase-Hemmer

Bartsch, G. et al. (2002): Dihydrotestosteron und die Rolle der 5a-Reduktase-Hemmer bei der benignen Prostatahyperplasie, *Urologe* [A **41**, 412–424]

Mitomycin C (DT-Diaphorase)

Phillips, R.N. et al. (2001): Response of xenografts to Mitomycin C chemotherapy, *Biochem Pharmacol* **62**, 1371–1377

Methotrexat

Kubinyi, H. (1994): Der Schlüssel zum Schloß. Grundlagen der Arzneimittelwirkung, *Pharmazie Unserer Zeit* **23**, 158–168

Anthracycline

Flege, S. et al. (2003): Drug Monitoring von Anthrazyklinen, *PZ Prisma* **10**, Nr. 1, 29–34

Bleomycin

Kozarich, I.W. et al. (1989): Sequence-specific isotope effects on the cleavage of DNA by Bleomycine, *Science* **245**, 1396 ff.

Topoisomerase-Hemmer

Huang, C.H. und Treat, J. (2001): Topotecan and the Role of Topoisomerase I Inhibitors, *Oncology* **61** (suppl. 1): 14–24

Photodynamische Therapie

Roth, H.J. (2003): Wirkstoffe zur Photodynamischen Therapie, *Dtsch Apoth Ztg* **143**, 3362–3368

Arsentrioxid

Miller, W.H., Jr. (2002): Molecular Targets of Arsenic Trioxide in Malignant Cells, *The Oncologist* **7** (supp. 1): 14–19

Monoklonale Antikörper

Johnson, P. und Glennie, M. (2003): Rituximab, *Semin Oncol* **30** (1 supp. 2): 3–8

Rasburicase

Goldman, S.C. et al. (2001): A randomized comparison between rasburicase and allopurinol in children with lymphoma or leukemia at high risk for tumor lysis, *Blood* **97**, 10, 2998–3003

13 Infektionen

13.1 Wirkstoffe gegen bakterielle Infektionen (Antibiotika)

Die effektive Therapie bakterieller Infektionen gehört zu den großen medizinischen Errungenschaften des 20. Jahrhunderts. Die bakteriostatische oder bakterizide Wirkung von Antibiotika beruht in der Regel auf der Hemmung essenzieller Funktionen oder Stoffwechselprozesse von Mikroorganismen, ohne dabei den Wirtsorganimus (Mensch) zu schädigen. Voraussetzung für die systemische Anwendbarkeit von Wirkstoffen als Antibiotika ist somit die Selektivität für das bakterielle bzw. mikrobielle Target. Die meisten Antibiotika sind Naturstoffe oder leiten sich zumindest von Naturstoffen ab und interferieren mit

- der bakteriellen Zellwand-Biosynthese
- der Funktion der Zellmembran
- dem bakteriellen Folsäure-Stoffwechsel
- der Funktion der bakteriellen DNA
- der bakteriellen Protein-Biosynthese.

Ein Problem bei der antiinfektiven Therapie ist die Resistenzentwicklung, die auf unterschiedlichen Mechanismen beruhen kann.

- Bei Naturstoff-Derivaten wie β-Lactamen oder Chloramphenicol erfolgt häufig eine Induktion von Enzymen (z. B. β-Lactamasen bzw. Chloramphenicol-Acetyltransferasen), welche die Wirkstoffe durch chemische Modifikation inaktivieren.
- Die Resistenz kann auf der Veränderung der Expression von Genen des Krankheitserregers beruhen, welche eine verringerte Aufnahme oder eine verstärkte Ausschleusung des Wirkstoffs verursachen, so dass keine ausreichende Wirkstoffkonzentration im Mikroorganismus mehr erreicht wird.
- Mutationen am Wirkstofftarget, welche die Affinität des Wirkstoffs zum Target herabsetzen ohne dessen biologische Funktionalität zu beeinträchtigen, können ebenfalls Ursachen von Resistenzentwicklung sein.

13.1.1 Hemmstoffe der bakteriellen Zellwand-Biosynthese

Die bakterielle Zellwand besteht überwiegend aus Peptidoglykanen, dem so genannten Murein. Da diese Struktur bei eukaryotischen Zellen nicht vorkommt, repräsentiert sie ein ausgezeichnetes Target für antibakterielle Wirkstoffe. β-Lactam-Antibiotika wie Penicilline und Cephalosporine, die niedermolekularen Wirkstoffe D-Cycloserin, Fosfomycin und die Peptidantibiotika Vancomycin, Teicoplanin und Bacitracin greifen an verschiedenen Stellen der bakteriellen Zellwand-Biosynthese ein (Abb. 13.1).

Wirkmechanismus der β-Lactam-Antibiotika

β-Lactam-Antibiotika wie Penicilline und Cephalosporine beeinträchtigen die Quervernetzung der Mureinschicht von Bakterien (Abb. 13.1). Die Wirkstoffe hemmen das Wachstum und induzieren die Lyse von proliferierenden Bakterien, da die Integrität und Stabilität der bei der Zellteilung gebildeten Peptidoglykane gestört wird. β-Lactam-Antibiotika wirken bakterizid. Bei den grampositiven Bakterien macht die Mureinschicht etwa 50% der Zellwand aus, während der Anteil bei gramnegativen Bakterien mit 5 bis 10% deutlich niedriger ist. Ferner unterscheiden sich beide Erregertypen hinsichtlich der enzymatischen Ausstattung, so dass viele Antibiotika unterschiedliche Aktivitäten bei grampositiven und gramnegativen Keimen aufweisen.

Die Mureinschicht besteht aus Peptidoglykanen, an deren Aufbau die Monosaccharide *N*-Acetylglucosamin (A) und *N*-Acetylmuraminsäure (B) beteiligt sind, welche 1,4-β-glykosidisch verknüpfte Polysaccharidketten ausbilden und durch Peptidketten quervernetzt werden (Abb. 13.1). Während die Polysaccharidketten bei den bisher untersuchten Bakterien gleich sind, unterscheidet sich die Zusammensetzung der Peptidstränge. Die gut untersuchte Mureinschicht des grampositiven Erregers *Staphylococcus aureus* enthält als Bausteine D- und L-Alanin, D-Glutaminsäure, L-Lysin und Glycin. Die Vernetzung der benachbarten Peptidoglykan-Einheit erfolgt über die Aminogruppe des endständigen Glycins der Pentaglycinkette mit der Carboxygruppe des endständigen D-Alanins. Die Sequenz der fünf Glycin-Einheiten kann bei anderen Prokaryoten abweichen. Bei den meisten gram-positiven Erregern verbindet die Pentaglycinkette die Aminosäure in Position 3 (hier L-Lys) der einen Untereinheit mit D-Ala in Position 4 der anderen Untereinheit. Die Quervernetzung wird durch Transpeptidasen katalysiert, welche die Peptid-Bindung zwischen D-Ala-D-Ala spalten und die Energie für die Ausbildung einer neuen Peptid-Bindung zwischen dem Aminoterminus der Pentaglycin-Brücke und der Carboxylgruppe des D-Alanins nutzen (Abb. 13.2). Bei der Reaktion wird das endständige D-Alanin abgespalten. Die Reaktion verläuft über eine reaktive Zwischenstufe, bei der die Säurefunk-

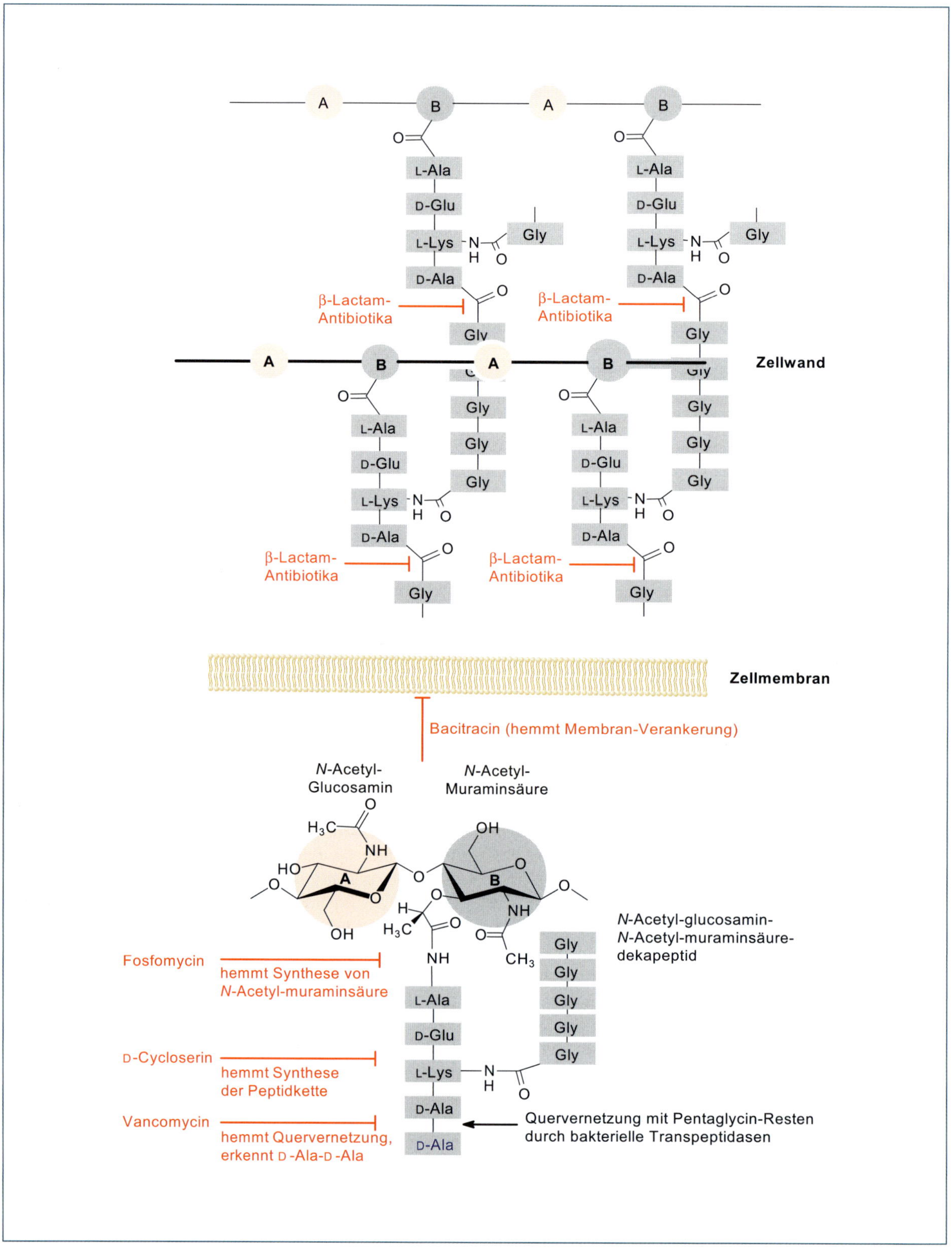

Abb. 13.1 Angriffspunkte von Hemmstoffen der Zellwand-Biosynthese. A = *N*-Acetylglucosamin, B = *N*-Acetylmuraminsäure

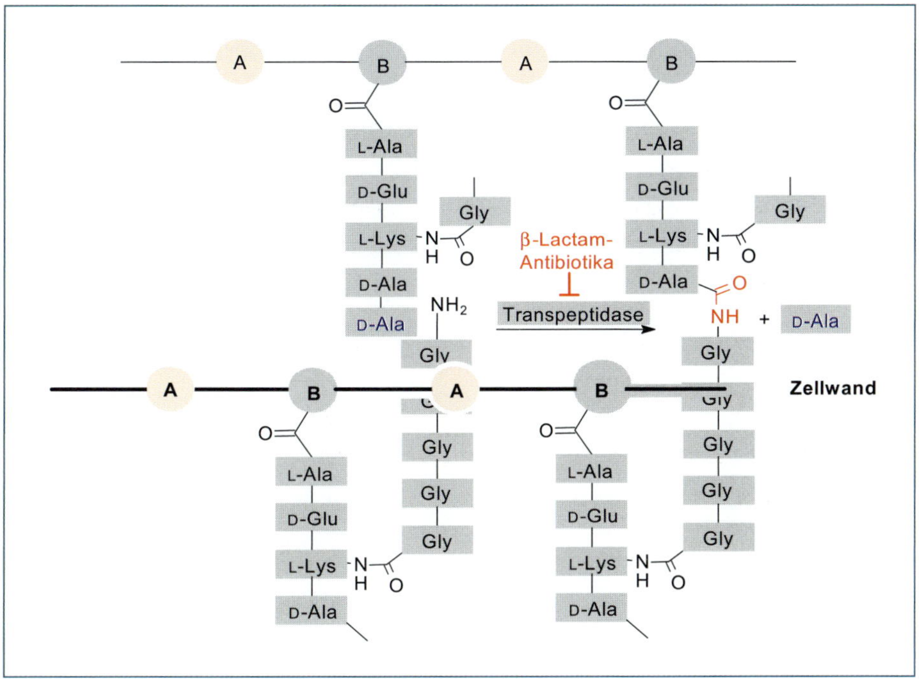

Abb. 13.2 Angriffspunkt bakterieller Transpeptidasen. A = *N*-Acetylglucosamin, B = *N*-Acetylmuraminsäure

tion des D-Alanins der Peptidkette kovalent an einen Serinrest im aktiven Zentrum der Transpeptidasen gebunden wird. Anschließend wird das gebundene Peptid auf die Pentaglycin-Brücke bzw. analoge Peptidketten übertragen, wodurch die Transpeptidase regeneriert wird und in den nächsten Katalysezyklus eintreten kann (Abb. 13.3).

Penicilline und Cephalosporine sind strukturanaloge Verbindungen zu D-Ala-D-Ala und besitzen daher eine hohe Affinität und Selektivität für die bakteriellen Transpeptidasen und andere D-Ala-D-Ala-bindenden Proteine (Abb. 13.3). Nach der Bindung an das aktive Zentrum gehen β-Lactam-Antibiotika ebenfalls eine kovalente Bindung mit den Transpeptidasen ein. Die Bindung weist eine beachtliche Stabilität auf und wird nur langsam hydrolysiert, so dass β-Lactam-Antibiotika pseudoirreversible Inhibitoren bakterieller Transpeptidasen darstellen. Ein ähnlicher Mechanismus wurde auch für andere Penicillin-bindende Proteine (PBP) und Penicillin-sensitive Enzyme (PSE) nachgewiesen, die praktisch in allen bisher untersuchten Bakterien vorkommen, so dass sich die für grampositive Keime dokumentierte Schädigung der Zellwandsynthese als allgemein gültiger Wirkungsmechanismus formulieren lässt. Mit dem unterschiedlichen Aufbau der Bakterienzellwand verschiedener Spezies gehen auch Unterschiede in den Eigenschaften der PBP einher. Die Affinität zu den einzelnen Enzymen sowie die Fähigkeit, die Bakterienzellwand zu penetrieren, hängen von den strukturellen Unterschieden und den dadurch bedingten physikalisch-chemischen bzw. pharmakokinetischen Eigenschaften der einzelnen β-Lactame ab. Damit lassen sich die unterschiedlichen Wirkspektren erklären.

Penicilline

Penicilline (Abb. 13.4) sind (2*S*,5*R*,6*R*)-6-Acylamino-3,3-dimethyl-penam-2-carbonsäuren, die vereinfacht als Penicillansäuren bezeichnet werden. Die 6-Amino-penicillansäure (6-APS) ist ein zyklisches Peptid aus den Aminosäuren Cystein (grau unterlegt) und Valin (rot unterlegt) und bildet die gemeinsame Grundstruktur der Penicilline. Die beiden Ringe der Penicilline, der β-Lactam- und der Thiazolidinring, liegen nicht in einer Ebene (Abb. 13.4). Der β-Lactamring ist für die antibakterielle Aktivität essenziell, der Thiazolidin-Ring mit seinen Substituenten imitiert verschiedene funktionelle Gruppen des natürlichen Substrats D-Ala-D-Ala (Abb. 13.3) und erhöht die Affinität und Selektivität für bakterielle Transpeptidasen. Die Substituenten an der 6-Amino-Funktion der Penicillansäure beeinflussen die Pharmakokinetik, das Wirkspektrum und die Säurestabilität der Wirkstoffe. Folgende Struktur-Wirkungsbeziehungen lassen sich formulieren (Abb. 13.5):

- Die Einführung eines elektronegativen Heteroatoms am α-C-Atom der Acyl-Funktion führt zur erhöhten Säure-Stabilität (Phenoxymethylpenicillin, Azidocillin, Ampicillin).
- α-Amino-benzyl-penicilline wie Ampicillin besitzen ein erweitertes Wirkspektrum, welches auch grampositiver Keime einschließt (Ampicillin, Amoxicillin).

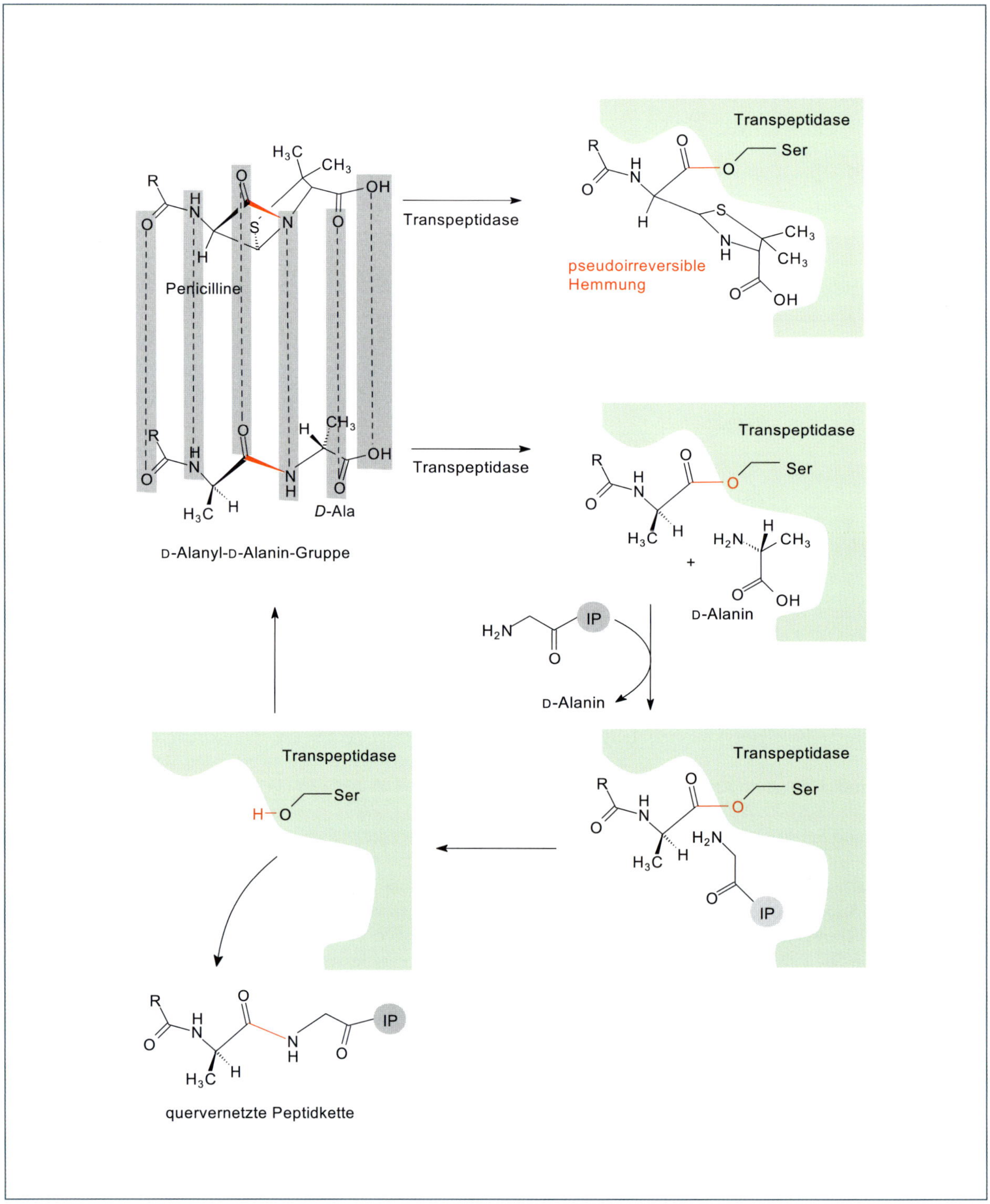

Abb. 13.3 Katalysezyklus bakterieller Transpeptidasen

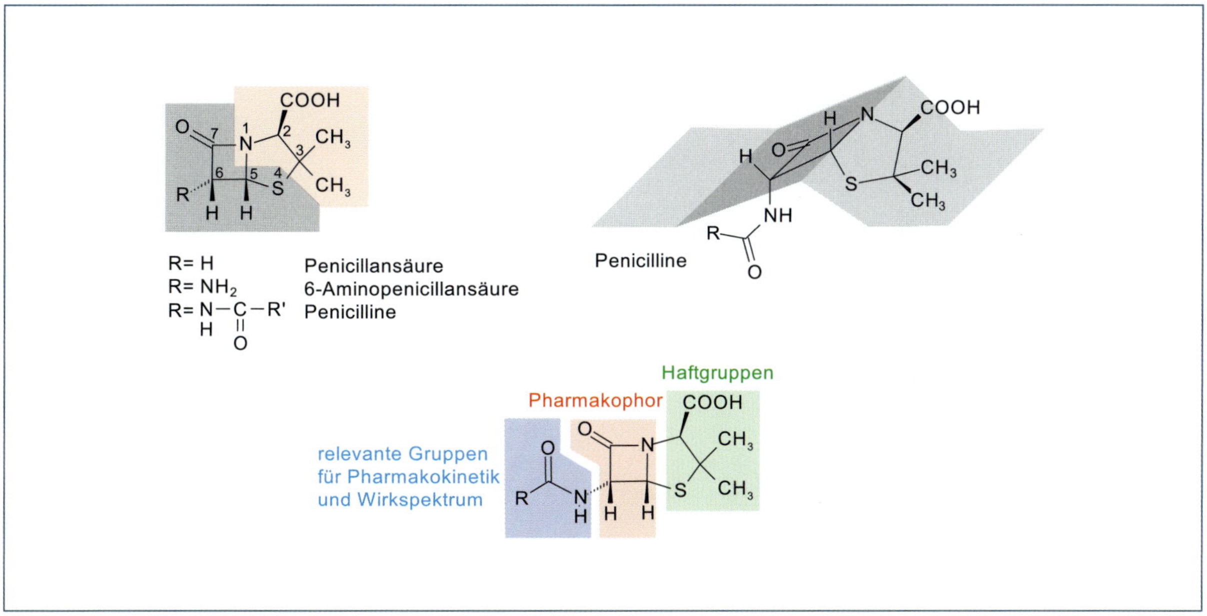

Abb. 13.4 Grundstruktur der Penicilline

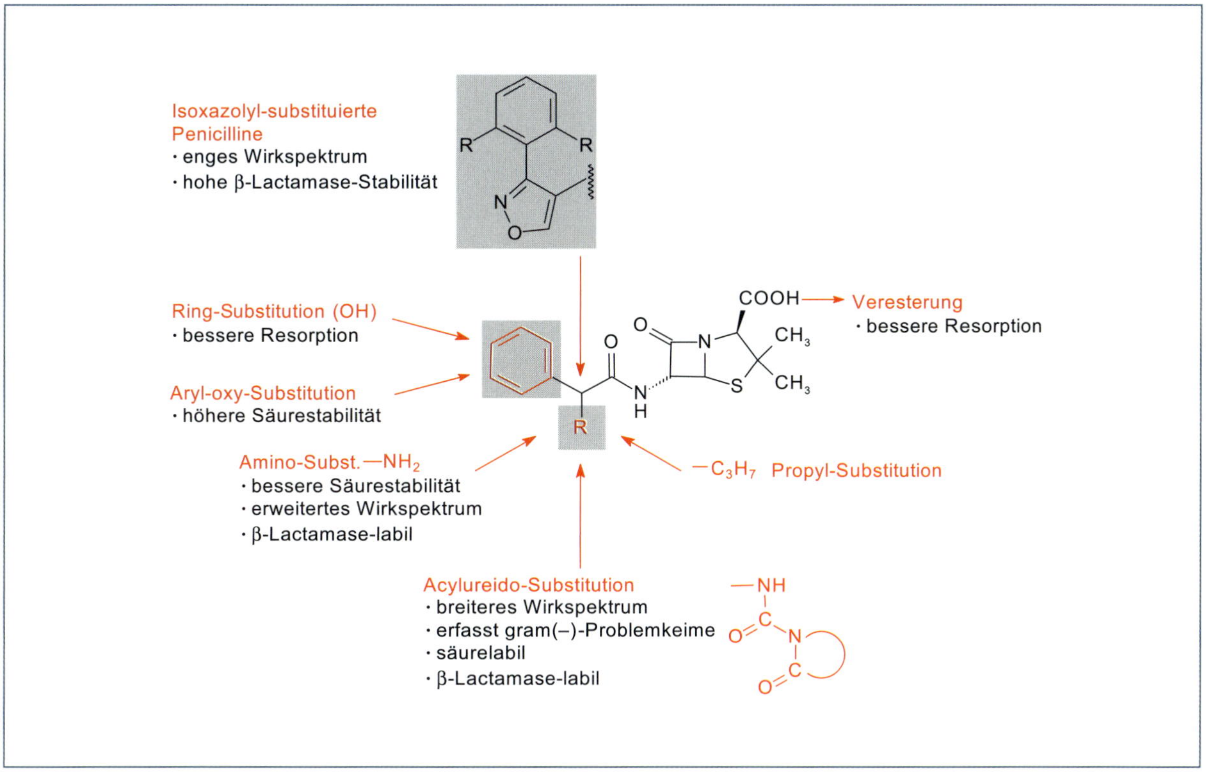

Abb. 13.5 Struktur-Wirkungs-Beziehungen bei Penicillinen

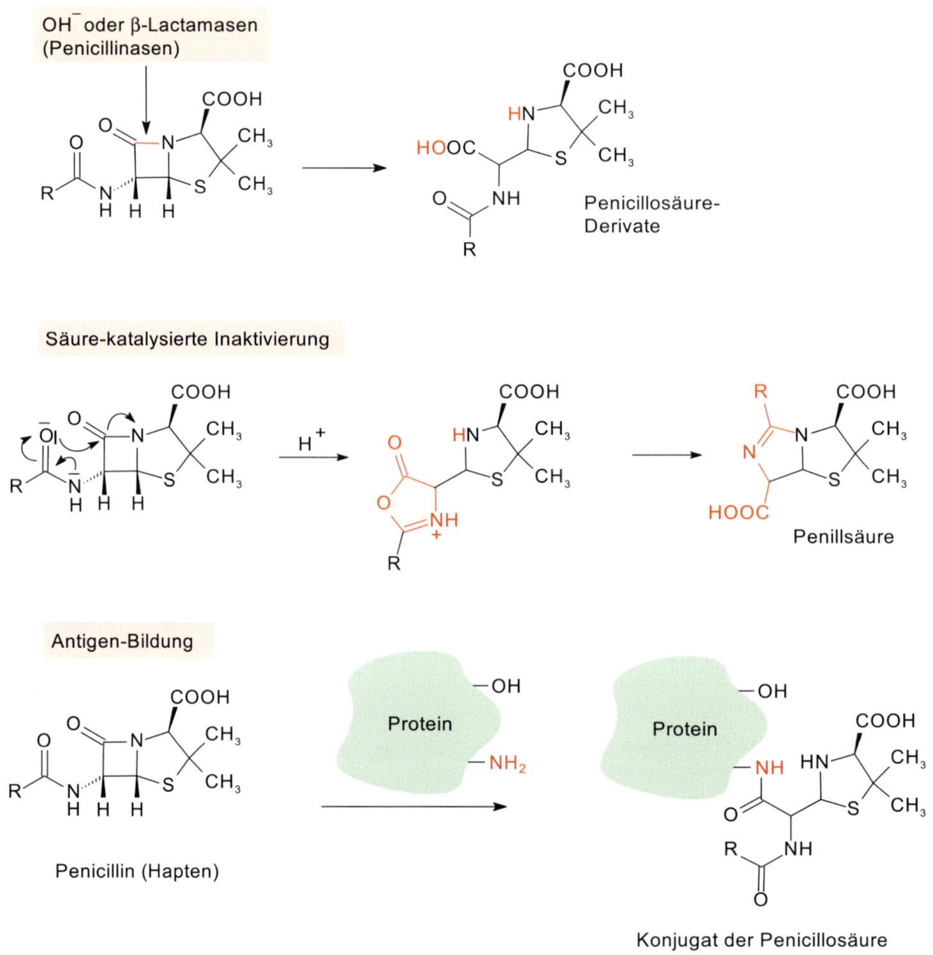

Abb. 13.6 Enzymatische und nicht enzymatische Reaktionen von Penicillinen

- *p*-Hydroxylierung von Ampicillin erhöht die Resorption nach oraler Einnahme und somit die Bioverfügbarkeit (Amoxicillin).
- Der Einbau der freien Aminogruppe des Ampicillins in eine Acylureido-Struktur führt zu einer erhöhten Aktivität gegenüber gramnegativen Keimen (Acylureido-benzyl-penicilline wie Azlocillin, Mezlocillin und Piperacillin).
- Die Einführung einer Phenyl-substituierten Isoxazolyl-Struktur führt zur Abschirmung des β-Lactamrings gegen β-Lactamasen. Die erhöhte Lactamase-Stabilität geht allerdings mit einer deutlichen Reduktion der Affinität für bakterielle Transpeptidasen einher.

Ein Mechanismus der Penicillin-Resistenz von Bakterien ist die Expression von β-Lactamasen, welche den β-Lactamring durch enzymatische Hydrolyse spalten und in unwirksame Penicillosäure-Derivate überführen (Abb. 13.6). Um das Problem der Resistenz-Entwicklung zu umgehen, werden Penicilline mit β-Lactamase-Inhibitoren (Kap. 13.1.1) kombiniert.

Ein weiteres Problem der ersten Generation von Penicillinen wie Benzylpenicillin (Abb. 13.7) (Penicillin G) ist die ausgeprägte Säurelabilität (Abb. 13.6). Dieser Wirkstoff wird bei oraler Gabe durch die Magensäure weitgehend in das entsprechende Penillsäure-Derivat umgewandelt, welches pharmakologisch inaktiv ist. Die Säurestabilität lässt sich durch Einführung elektronegativer Heteroatome am α-C-Atom der Acyl-Funktion steigern, was auf der Herabsetzung der nucleophilen Eigenschaften des Carbonyl-Sauerstoffs beruht (Phenoxymethylpenicillin, Ampicillin). Die durch eine O-Protonierung sowie *N*(1)-Protonierung eingeleitete Umlagerung zur Penillsäure

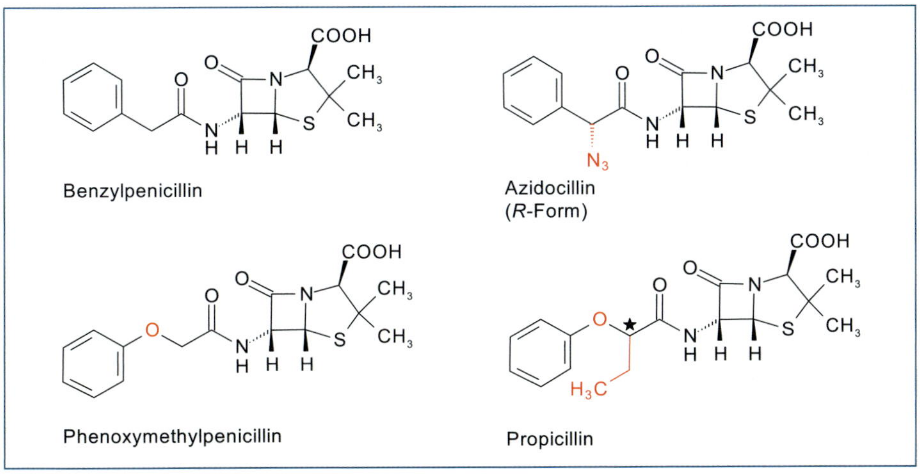

Abb. 13.7 Benzylpenicillin, Azidocillin, Phenoxymethylpenicillin und Propicillin

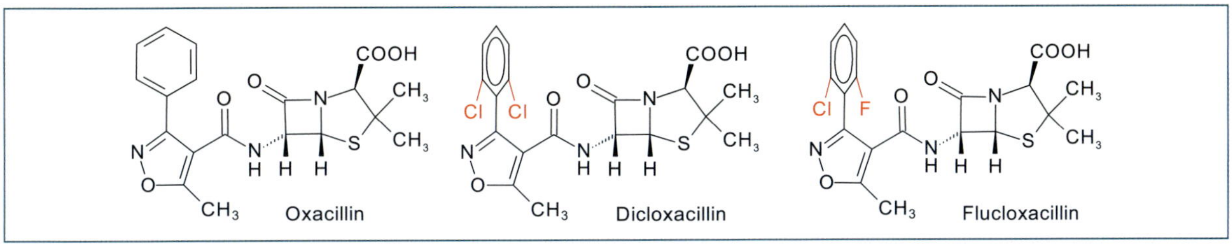

Abb. 13.8 Isoxazol-substituierte Penicilline

wird erschwert, wenn das α-C-Atom einen Substituenten trägt, der unter sauren Bedingungen die Nucleophilie des Carbonyl-Sauerstoffs verringert (Abb. 13.6).

Die häufigsten Nebenwirkung von Cephalosporinen (Kap. 13.1.1) und Penicillinen sind Allergien, welche auf der Reaktivität dieser Wirkstoffe gegenüber Peptiden beruht. Penicilline fungieren dabei als Haptene, die durch Bindung an Biopolymere wie Proteine Antigene bilden. Die Reaktion von β-Lactamen mit Proteinen erfolgt an nucleophilen Funktionen wie der OH-Funktion von Serin- oder der Aminofunktion von Lysin-Resten, wobei Lysin-Penicillosäure-Konjugate mehr als 90% der Reaktionsprodukte ausmachen und das Target der meisten Antikörper bei Allergien sind (Abb. 13.6).

Strukturtyp: Benzylpenicillin und Phenoxymethylpenicillin

Das erste breit angewendete Penicillin-Derivat war **Benzylpenicillin** (Abb. 13.7). Der Wirkstoff ist säureempfindlich, Penicillinase-labil und sein Wirkspektrum umfasst v. a. grampositive Erreger. Aufgrund seiner Säureempfindlichkeit und der damit verbundenen geringen Bioverfügbarkeit (Tab. 13.1) wird Benzylpenicillin parenteral gegeben. Säurestabilität konnte mit **Phenoxymethylpenicillin** (Penicillin V) erreicht werden. Als weiteres Penicillin dieses Strukturtyps wurde **Propicillin** eingeführt. Das Wirkungsspektrum der beiden Oral-Penicilline und von Benzylpenicillin ist praktisch identisch. Allerdings ist die bakterizide Wirkung von Phenoxymethylpenicillin und Propicillin um ca. den Faktor zwei bzw. drei geringer als von Benzylpenicillin. **Azidocillin** ist ein Benzylpenicillin-Derivat zur oralen Anwendung, dessen Wirkungsspektrum vor allem grampositive aber auch gramnegative Keime wie *Haemophilus influenzae* und *Bordetella pertussis* einschließt.

Strukturtyp: Isoxazol-substituierte Penicilline

Die Einführung einer Phenyl-substituierten Isoxazolyl-Struktur bewirkt durch die so erzwungene Nichtkoplanarität des Acylamino-Substituenten die Abschirmung des β-Lactamrings gegenüber Lactamasen. Isoxazol-substituierte Penicilline werden durch Staphylokokken-β-Lactamasen (Penicillinasen) kaum zerstört, wohl aber durch β-Lactamasen der Klasse V, welche von Resistenzplasmiden kodiert werden. Das antibakterielle Wirkungsspektrum der Isoxazol-substituierten Penicilline **Oxacillin, Dicloxacillin** und **Flucloxacillin** (s. Abb. 13.8) entspricht prinzipiell dem des Benzylpenicillins. Mit Ausnahme der Staphylokokken ist die Wirkungsintensität der Isoxazol-substituierten Penicilline bei den meisten Erregern

Tab. 13.1 Pharmakokinetische Daten von Penicillinen (nach Strukturtyp geordnet)

Wirkstoff	Bioverfügbarkeit (%)	HWZ	Plasmaproteinbindung (%)	Elimination
Benzylpenicillin	gering	30–40 min	60	renal (60–95 %)
Azidocillin	74	30 min	80–85	renal (50–75 %)
Phenoxymethylpenicillin	50–60	30–45 min	45–60	überwieg. renal
Propicillin	50–60	45 min	k. A.	überwieg. renal
Oxacillin	67	25–45 min	93	renal und biliär
Dicloxacillin	60–85	40–70 min	96–98	überwieg. renal
Flucloxacillin	ca. 50	45–75 min	92–96	überwieg. renal
Ampicillin	30–62	1–2 h	17–20	überwieg. renal
Amoxicillin	93	0,9–1,5 h	17–20	renal (70–80 %)
Mezlocillin	gering	50–60 min	35	renal (55–70 %)
Piperacillin	gering	64 min	16–21	renal (60–80 %)

k. A. = keine Angaben

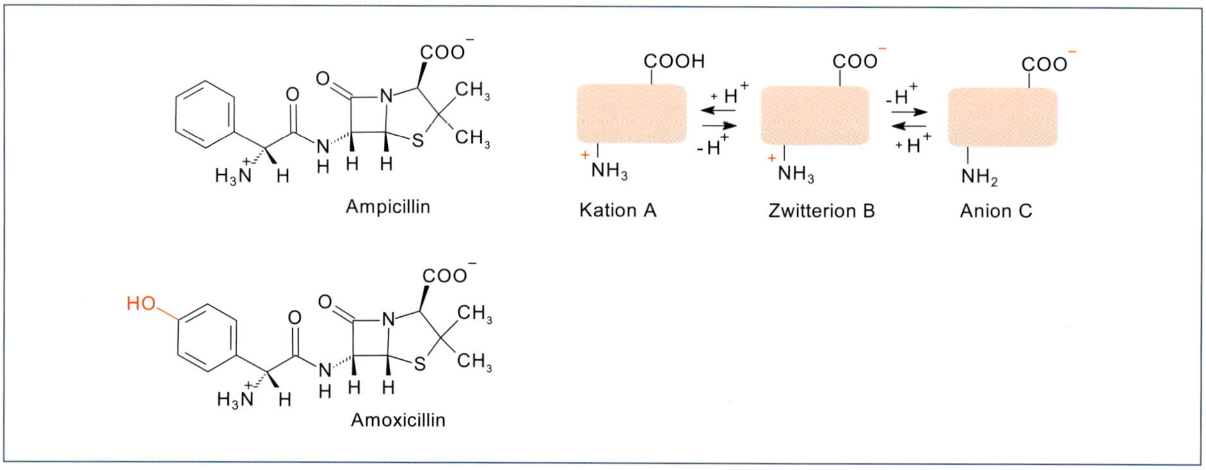

Abb. 13.9 Ampicillin und Amoxicillin

um den Faktor 10 bis 100 geringer als die von Benzylpenicillin, so dass diese Wirkstoffklasse v. a. gegen Benzylpenicillin-resistente Staphylokokken eingesetzt wird. Alle Wirkstoffe dieses Typs sind sowohl parenteral als auch oral anwendbar (Tab. 13.1).

Strukturtyp: α-Amino-benzyl-penicilline

Die Einführung eines hydrophilen Substituenten in die Seitenkette des Acyl-Restes führt zur Verbesserung des Wirkungsspektrums in Bezug auf gramnegative Keime. Das säurestabile **Ampicillin** (Abb. 13.9) (D-α-Amino-benzyl-penicillin) besitzt zwar keine erniedrigte β-Lactamase-Stabilität, jedoch weist es im Vergleich zu Benzylpenicillin v. a. im gramnegativen Bereich ein wesentlich breiteres Wirkungsspektrum auf.

Ampicillin wird bei oraler Verabreichung nur mäßig absorbiert, was durch die Polarität und deren pH-abhängige Ladung erklärt werden kann (Abb. 13.9).

- Bei Magensaft-pH-Werten liegt das Ampicillin-Kation A vor, das nicht zur Absorption gelangt.
- Im Verlauf der pH-Erhöhung beim Transport in das Duodenum und obere Intestinum entsteht durch Deprotonierung ein Zwitter-Ion B.
- Danach erfolgt *N*-Deprotonierung zum Anion C.

Daraus ergibt sich, dass bei allen in Frage kommenden pH-Bereichen eine polare ionische Struktur vorliegt, die für rein passive Absorptionsmechanismen ungünstig ist. Verschiedene Untersuchungen weisen allerdings darauf hin, dass Aminopenicilline z. T. aktiv absorbiert werden. **Amoxicillin** zeigt eine sättigbare, Carrier-vermittelte Aufnahme. Es wird vermutet, dass ein Dipeptid-Carrier-System für die Aufnahme von Amoxicillin verantwortlich ist. Der Wirkstoff weist eine deutlich höhere Bioverfügbarkeit als Ampicillin auf (Tab. 13.1).

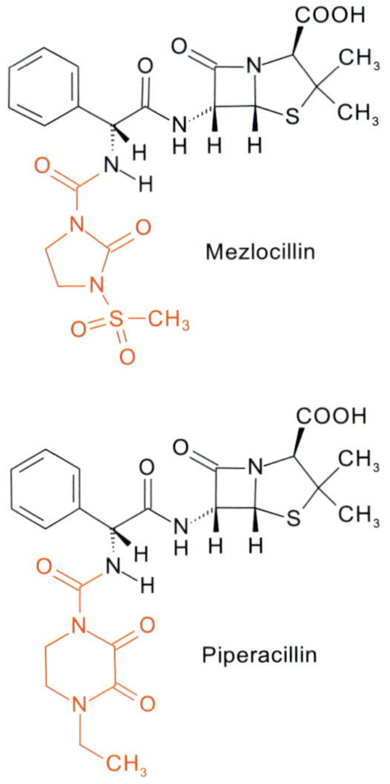

Abb. 13.10 Acylureido-benzyl-penicilline

Strukturtyp: Acylureido-benzyl-penicilline

Durch Einbau der α-Aminogruppe in eine Acylureido-Struktur lässt sich die Aktivität gegenüber gramnegativen Keimen erhöhen. Bei **Mezlocillin** und **Piperacillin** (Abb. 13.10) erfolgt der Einbau des terminalen N-Atoms der Ureid-Struktur in ein 2-Imidazolinon- bzw. Dioxopiperazin-Ringsystem. Acylureido-penicilline besitzen dadurch keine basische α-Aminogruppe mehr. Die Wirkstoffe sind nicht β-Lactamase-stabil. Aufgrund ihrer Säure-Empfindlichkeit müssen sie parenteral appliziert werden.

Pharmakokinetik der Penicilline

Aufgrund der Ähnlichkeit ihrer physikalisch-chemischen Eigenschaften weisen Penicilline vergleichbare pharmakokinetischen Eigenschaften auf. Die Halbwertszeiten sind relativ kurz und korrelieren im Einzelfall mit der Geschwindigkeit des Abbaus durch β-Lactamasen (Tab 13.1). Große Unterschiede bestehen in der Plasmaproteinbindung: Während Amoxicillin nur zu ca. 17 bis 20% an Plasmaproteine gebunden wird, weisen Isoxazolyl-penicilline eine Plasmaproteinbindung von über 90% auf. Der größte Teil der Wirkstoffe wird renal eliminiert. Neben der glomerulären Filtration besitzt auch die tubuläre Sekretion eine Bedeutung. Mit diesem Carrier-vermittelten Mechanismus können andere Wirkstoffe mit Säurecharakter wie NSAR und Urikosurika interferieren.

Synopse

- Penicilline und Cephalosporine beeinträchtigen die Quervernetzung der Mureinschicht von Bakterien und induzieren die Lyse von proliferierenden Bakterien.
- β-Lactam-Antibiotika wirken daher bakterizid.
- Penicilline sind strukturanaloge Verbindungen zu D-Ala-D-Ala und besitzen daher eine hohe Affinität und Selektivität für die bakteriellen Transpeptidasen und andere D-Ala-D-Ala-bindenden Proteine.
- Nach der Bindung an das aktive Zentrum gehen β-Lactam-Antibiotika wie das natürliche Substrat, D-Ala-D-Ala, eine kovalente Bindung mit den Transpeptidasen ein. Die Bindung weist eine beachtliche Stabilität auf und wird nur langsam hydrolysiert, so dass β-Lactam-Antibiotika pseudoirreversible Inhibitoren bakterieller Transpeptidasen darstellen.
- Die ersten Penicilline erfassten vor allem grampositive Keime und waren säurelabil.
- Die Einführung eines elektronegativen Heteroatoms am α-C-Atom der Acyl-Funktion führt zur erhöhten Säurestabilität (Phenoxymethylpenicillin, Azidocillin, Ampicillin).
- α-Amino-benzyl-penicilline besitzen ein erweitertes Wirkspektrum, welches auch gramnegative Keime einschließt (Ampicillin, Amoxicillin).
- Amoxicillin wird nach peroraler Einnahme durch ein Dipeptid-Carrier-System aktiv resorbiert.
- Penicillin-Resistenz von Bakterien beruht häufig auf der Expression von β-Lactamasen, welche den β-Lactamring durch enzymatische Hydrolyse spalten und in unwirksame Penicillosäure-Derivate überführen.

Cephalosporine

Die Grundstruktur der 7-Amino-Cephalosporansäure (7-ACS) (Abb. 13.11) erlaubt weitergehende Strukturmodifikationen als sie bei Penicillinen möglich sind. Die vorgenommenen Substitutionen am Cephem-System hatten u. a. das Ziel

- die intrinsische antibakterielle Aktivität zu erhöhen,
- die Empfindlichkeit gegenüber β-Lactamasen zu erniedrigen,
- das antibakterielle Wirkungsspektrum zu erweitern und
- die Bioverfügbarkeit bei peroraler Verabreichung sowie die pharmakokinetischen Eigenschaften zu optimieren.

Bei Cephalosporinen bestehen folgende Struktur-Wirkungsbeziehungen (Abb. 13.12):

- Bei Einführung lipophiler 7-Acylaminokomponenten nimmt die Aktivität gegenüber gramnegativen Keimen ab, während hydrophile bzw. N-haltige α-Substituenten hier eine Zunahme der Aktivität bewirken.
- Die α-Aminogruppe führt (ähnlich wie bei den Penicillinen) zu einem erweiterten Wirkungsspektrum im gramnegativen Bereich.
- Die Einführung einer Oximether-Struktur (Cefotaxim-Typ) in Kombination mit dem Aminothiazolring führt zu einem besonders breiten Wirkungsspektrum und zur Stabilität gegenüber vielen β-Lactamasen.
- Die β-Lactamase-Stabilität lässt sich auch durch Einbau einer substratbehindernden 7-β-Methoxygruppe erhöhen, was im Cephamycin-Typ realisiert ist.
- Die Veresterung der Säurefunktion steigert die Bioverfügbarkeit und ermöglicht die perorale Anwendung.
- Strukturmodifikationen am Substituenten in Position 3 wirken sich v. a. auf die Pharmakokinetik aus. Die Methyltetrazolylgruppe verstärkt das erweiterte Wirkungsspektrum bei den gramnegativen Erregern.

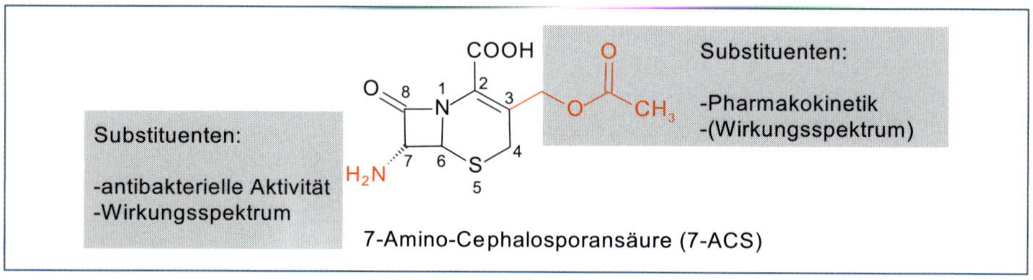

Abb. 13.11 Grundstruktur der Cephalosporine

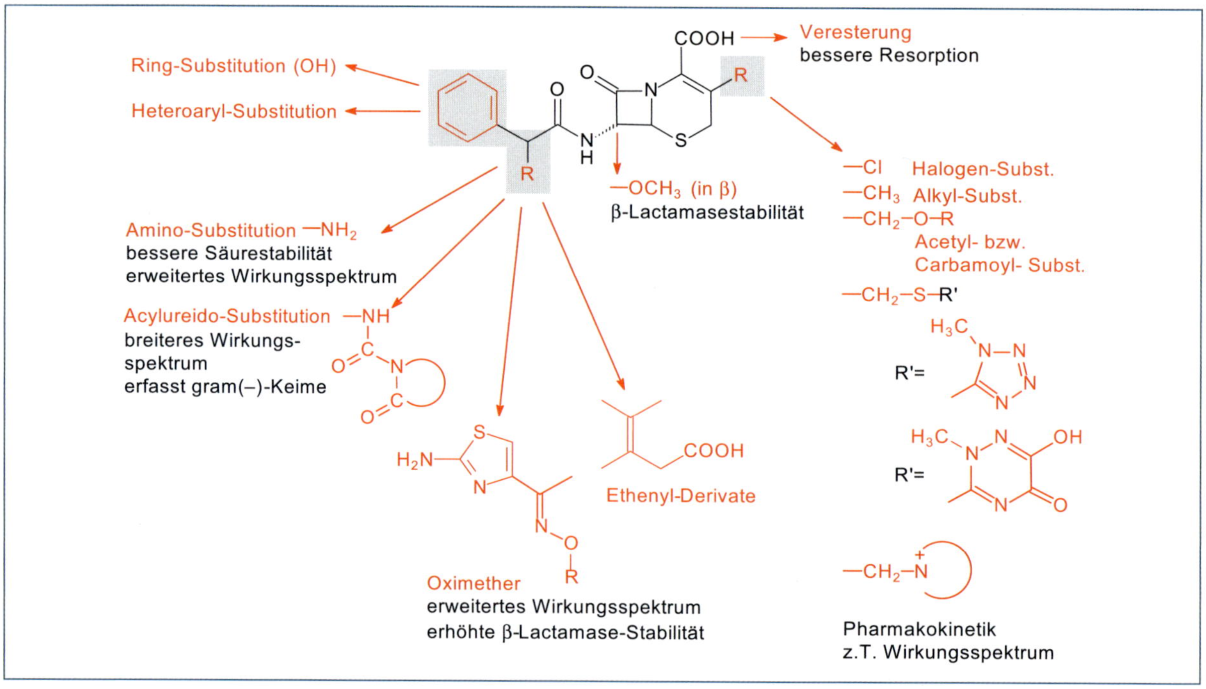

Abb. 13.12 Struktur-Wirkungsbeziehungen bei Cephalosporinen

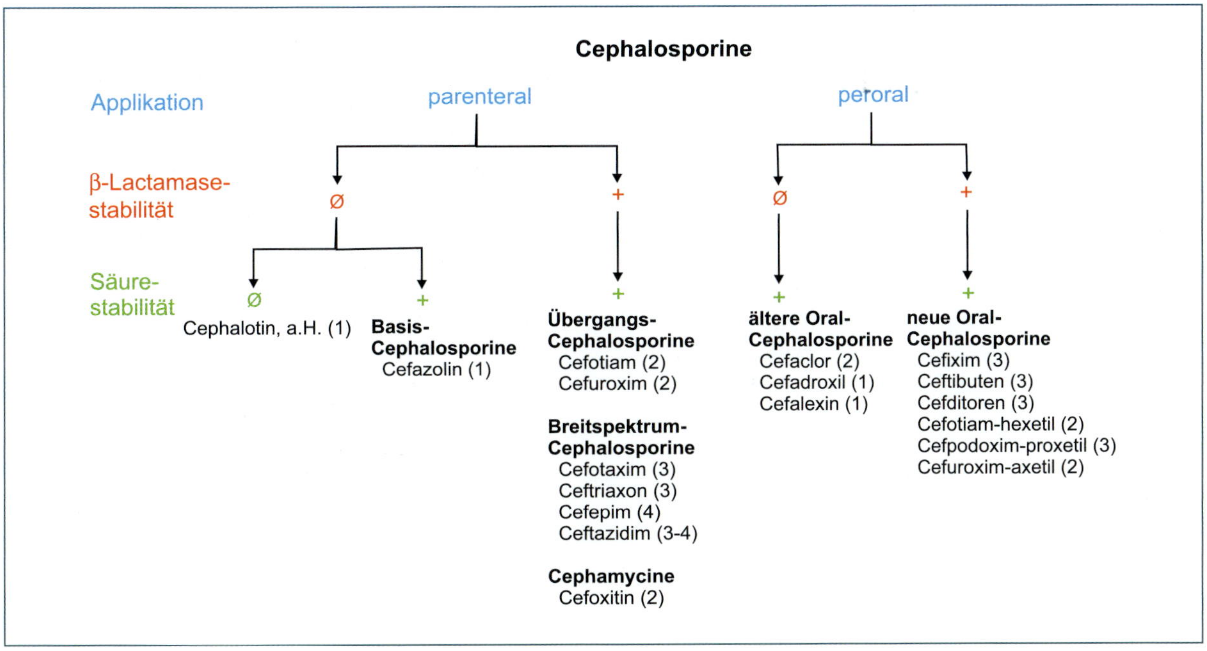

Abb. 13.13 Klassifizierung der Cephalosporine nach therapeutischen Kriterien

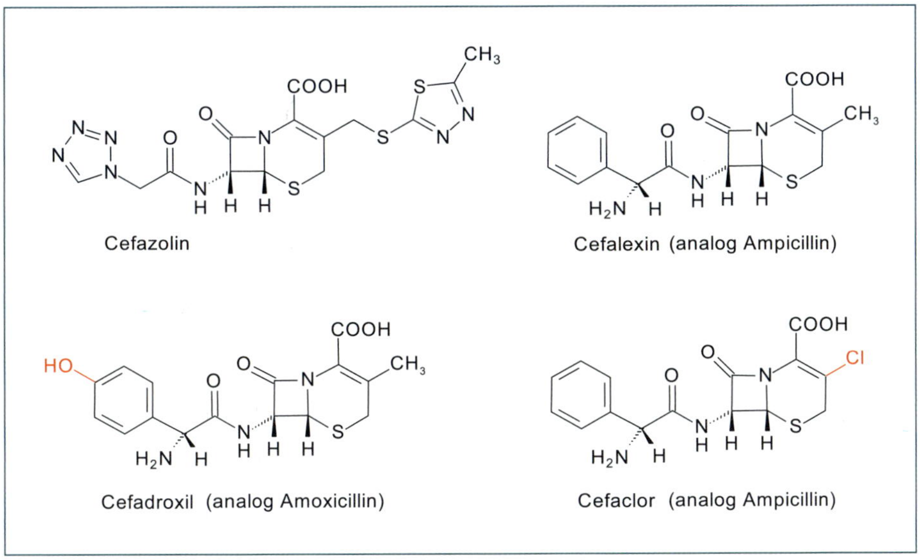

Abb. 13.14 3-Methylcephem-, 3-Chlorcephem-Derivate (ältere Oral-Cephalosporine) und Cefazolin

- Cephalosporine mit einer Methyltetrazolylgruppe am C(3)-Substituenten bewirken eine Alkoholunverträglichkeit. Man vermutet, dass die Hemmung der Aldehyddehydrogenase und die damit verbundene Akkumulation von Acetaldehyd für diese Nebenwirkung verantwortlich ist.

Die Einteilung der Cephalosporine nach „Generationen" ist zwar durch den zeitlichen Ablauf der Weiterentwicklung gerechtfertigt, hat jedoch keine Aussagekraft in bezug auf die Wirkungsqualitäten. Neben der strukturellen Klassifizierung der Wirkstoffe besteht eine weitere Möglichkeit in der Einteilung nach therapeutischen Kriterien (Abb. 13.13):

- parenterale Cephalosporine
- oral applizierte Cephalosporine
- β-Lactamase-Stabilität bzw. Wirkungsspektrum.

Basis-Cephalosporine

Cefazolin (Abb. 13.14) stellt eine Weiterentwicklung der Vorläufer Cefalotin und Cephaloridin dar und ist ein Cephalosporin der 1. Generation zur parenteralen Anwendung. Das Wirkungsspektrum entspricht näherungsweise

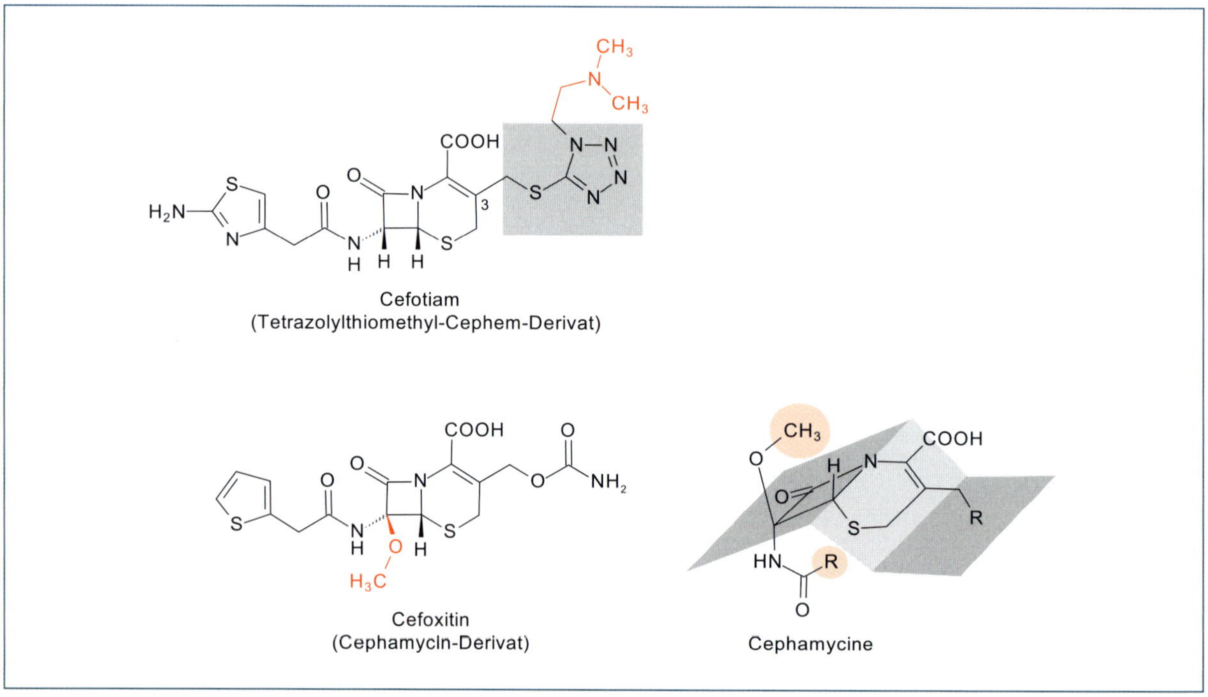

Abb. 13.15 Cefotiam und Cefoxitin

dem von Ampicillin, allerdings ist der Wirkstoff zusätzlich bei Penicillinase-bildenden Staphylokokken aktiv. Wegen seiner relativ guten Staphylokokken-Wirksamkeit wird Cefazolin auch zur Osteomyelitis-Behandlung verwendet.

Strukturtyp: 3-Methylcephem- und 3-Chlorcephem-Derivate (ältere Oral-Cephalosporine)

In der Aminoacyl-Substitution sind die beiden 3-Methyl-substituierten Cephalosporine **Cefalexin** und **Cefadroxil** bzw. das 3-Chlor-substituierte **Cefaclor** mit den entsprechenden Penicillinen Ampicillin und Amoxicillin vergleichbar (Abb. 13.14). Die Wirkstoffe sind säurestabil und nach oraler Einnahme gut bioverfügbar (Tab 13.2). Aufgrund ihrer β-Lactamase-Sensitivität und der im Vergleich zu den neueren Cephalosporinen geringeren Wirksamkeit kommen die älteren Oral-Cephalosporine bei lebensbedrohlichen Infektionen nicht in Betracht.

Strukturtyp: Tetrazolylthiomethyl-Cephem-Derivate

Cefotiam (Abb. 13.15) ist ein parenteral zu applizierendes Cephalosporin, welches weitgehend β-Lactamase-stabil ist. Der Wirkstoff zeichnet sich durch eine verstärkte Wirkung bei gramnegativen Stäbchen aus und wird wie Cefuroxim den sog. Übergangs-Cephalosporinen zugeordnet. Aufgrund der Tetrazolylthiomethyl-Teilstruktur besteht eine Alkoholunverträglichkeit.

Strukturtyp: 7-β-Methoxy-Cepheme (Cephamycine)

Die 7-Methoxy-Substitution am Cephem-System führt wegen der dadurch bedingten beidseitigen Abschirmung des β-Lactamrings (Abb. 13.15) zur Erhöhung der β-Lactamase-Stabilität. **Cefoxitin** ist ein Penicillinase- und Cephalosporinase-stabiles Cefamycin-Derivat zur parenteralen Anwendung. Das Wirkungsspektrum umfasst u. a. indolpositive Proteus-Arten und gramnegative Anaerobier wie *Bacteroides fragilis*.

Strukturtyp: Oximether (Breitspektrum-Cephalosporine)

Viele der neueren Cephalosporine besitzen eine Oximether-Struktur in der 7-Aminoacyl-Seitenkette (Abb. 13.16). Die Wirkstoffgruppe zeichnet sich durch eine hohe antibakterielle Aktivität, ein breites Wirkungsspektrum und ausgeprägte β-Lactamase-Stabilität aus. Aufgrund der geringen Bioverfügbarkeit nach oraler Gabe werden Cefotaxim, Ceftriaxon, **Ceftazidim** und **Cefepim** ausschließlich parenteral angewendet. **Cefotaxim** wird zu 15 bis 25% metabolisiert. Hauptmetabolit ist Desacetylcefotaxim, welches noch etwa 10% der Aktivität von Cefotaxim besitzt und eine HWZ von 1,4 bis 1,9 h aufweist. **Ceftriaxon**, ein Cephalosporin der 3. Generation, ist aufgrund der langen Halbwertszeit für die einmal tägliche Applikation (i.v. oder i. m.) geeignet. Der Wirkstoff passiert die Blut-Hirn-Schranke. Wichtigstes Anwendungsgebiet des Wirkstoffs sind durch gramnegative Erreger

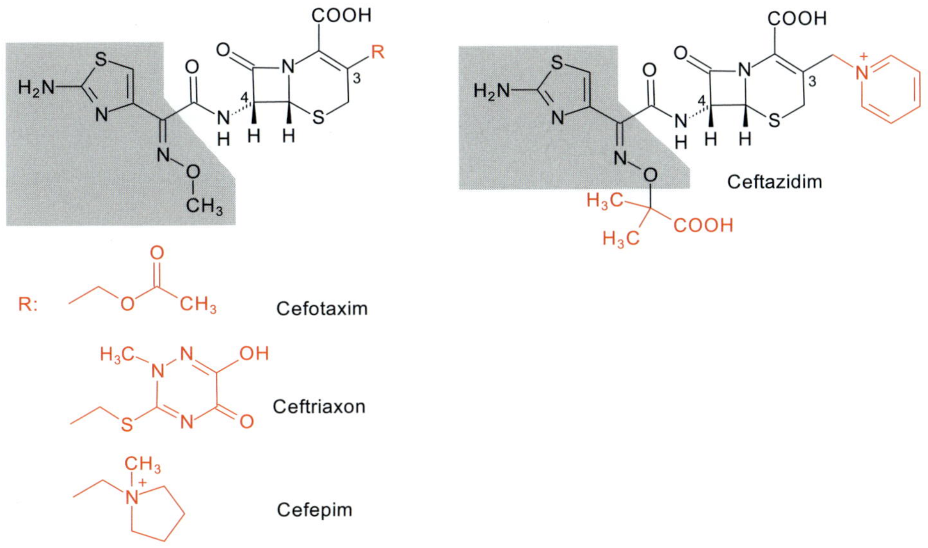

Abb. 13.16 Breitspektrum-Cephalosporine (Oximether-Derivate) zur parenteralen Anwendung

Tab. 13.2 Pharmakokinetische Daten von Cephalosporinen

Wirkstoff	Bioverfügbarkeit nach oraler Gabe (%)	HWZ	Plasmaproteinbindung (%)	Elimination
Basis-Cephalosporine				
Cefazolin	< 1	2 h	65–92	renal (> 90 %)
Ältere Oral-Cephalosporine				
Cefaclor	ca. 90	45 min	25	renal (> 90 %)
Cefadroxil	> 90	76–98 min	18–20	renal (> 90 %)
Cefalexin	ca. 90	0,9–1,2 h	6–15	renal (> 90 %)
Tetrazolylthiomethyl-Cephem-Derivate				
Cefotiam	gering	35–69 min	40	v. a. renal (50–70 %)
Cephamycine				
Cefoxitin	< 1	60 min	65–80	v. a. renal (77–99 %)
Oximether-Derivate zur parenteralen Gabe				
Cefotaxim	< 1	50–80 min	25–40	v. a. renal (> 80 %)
Ceftriaxon	< 1	8 h	58–96 (Dosis-abhängig)	v. a. renal
Ceftazidim	gering	1,6–2,2 h	10	v. a. renal (> 90 %)
Cefepim	gering	2 h	< 19	v. a. renal (> 90 %)
Oximether-Derivate zur oralen Gabe				
Cefpodoximproxetil	40–50[1]	2,4 h[3]	40	v. a. renal (> 80 %)
Cefuroximaxetil	30–40[1] 50–60[2]	1–1,5 h[3]	20–41	v. a. renal
Cefditorenpivoxil	14[1]	0,8–1,3 h	88	v. a. renal
Cefixim	ca. 50	2–4 h	65	renal und biliär
Ethenyl-Derivate				
Ceftibuten	75–90	2–4 h	62–64	v. a. renal (70–90 %)

[1] nüchtern [2] nach dem Essen [3] aktiver Metabolit

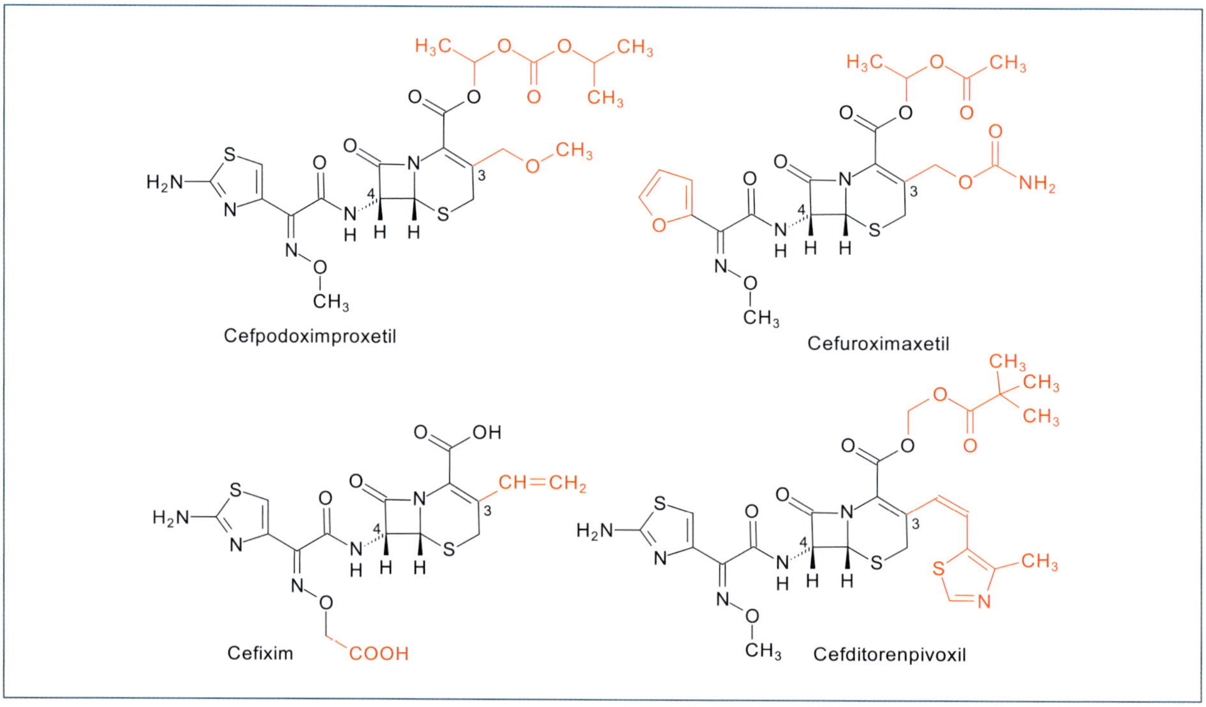

Abb. 13.17 Breitspektrum-Cephalosporine (Oximether-Derivate) zur oralen Anwendung

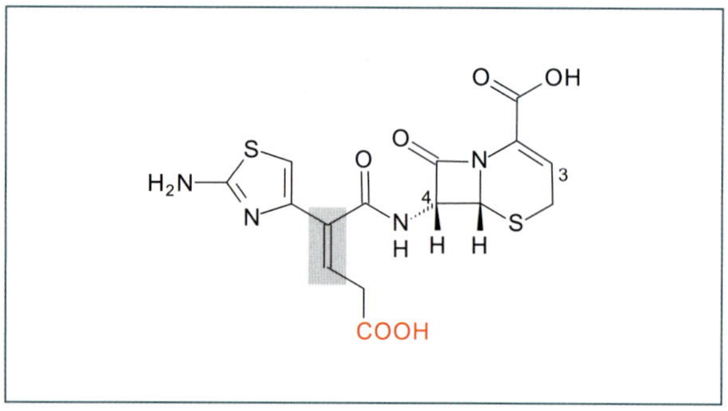

Abb. 13.18 Ceftibuten

verursachte Meningitiden und gegen andere Antibiotika multiresistente Infektionen.

Durch die Veresterung der Säurefunktion mit sehr leicht durch Esterasen spaltbaren Strukturkomponenten aus Acetalen und Carbonsäuren entstehen Prodrugs mit einer guten Bioverfügbarkeit bei oraler Gabe (Abb. 13.17). Gegenüber den älteren Oral-Cephalosporinen wie Cephalexin zeichnen sich diese neueren Oral-Cephalosporine durch ein wesentlich breiteres Wirkungsspektrum und eine erhöhte β-Lactamase-Stabilität aus. Die Hydrolyse von **Cefpodoximproxetil**, **Cefuroximaxetil** und **Cefditorenpivoxil** erfolgt rasch nach der gastrointestinalen Absorption, die Prodrugs selbst sind praktisch nicht antibakteriell aktiv.

Cefixim (Abb. 13.17) stellt dagegen kein Prodrug dar. Es ist ein oral wirksames Cephalosporin der 3. Generation, welches eine absolute Bioverfügbarkeit von ca. 50% aufweist (Tab. 13.2). Der Wirkstoff wird im oberen und mittleren Teil des Dünndarms absorbiert und wahrscheinlich über ein Dipeptid-Carrier-System durch die Dünndarmwand transportiert. Für die Erkennung durch das aktive Transportsystem scheint die über den Oximether eingeführte zweite Carboxylfunktion essenziell zu sein.

Strukturtyp: Ethenyl-Derivate

Eine neuartige Strukturvariante, die sich an der geometrischen Struktur der Oximether anlehnt, liegt in dem oral wirksamen **Ceftibuten** vor (Abb. 13.18). Der Wirkstoff ist weitgehend β-Lactamase-stabil und entspricht hinsichtlich des Wirkungsspektrums nahezu dem Cefixim. Ceftibuten wird zur Behandlung leichter bis mittelschwerer Infektionen der tiefen Atemwege und im Hals-, Nasen-, Ohrenbereich sowie zur Therapie von Harnwegsinfekten eingesetzt. Der Wirkstoff wird wie Cefixim nach oraler Einnahme aktiv durch Dipeptid-Carrier resorbiert und weist eine hohe Bioverfügbarkeit auf (Tab. 13.2). Ceftibuten wird nicht metabolisiert, im Blut erfolgt die Isomerisierung der Doppelbindung von der *cis*- in die *trans*-Form, welche maximal 10% der Ceftibuten-Konzentration erreicht und etwa 1/8 der antibakteriellen Aktivität des *cis*-Ceftibutens besitzt.

Pharmakokinetik der Cephalosporine

Das Ausmaß der Bindung an Plasmaproteine ist wie bei den Penicillin-Derivaten sehr unterschiedlich (Tab. 13.2). Die meisten Cephalosporine werden nahezu unverändert renal ausgeschieden. Tendenziell besteht ein Zusammenhang zwischen der Proteinbindung und der HWZ. Die aufgrund renaler Filtration und tubulärer Sekretion besonders rasch renal eliminierbaren Cephalosporine zeichnen sich durch eine geringe Proteinbindung aus. Bei hoher Proteinbindung und geringer tubulärer Sekretion wie beim Ceftriaxon ist die HWZ verlängert.

Synopse

- Grundstruktur bei Cephalosporinen ist die 7-Amino-Cephalosporansäure (7-ACS), die weitergehende Strukturmodifikationen wie bei Penicillinen erlaubt.
- Die Einführung einer Oximether-Struktur (Cefotaxim-Typ) in Kombination mit dem Aminothiazolring führt zu einem besonders breiten Wirkungsspektrum und zur Stabilität gegenüber vielen β-Lactamasen.
- Die β-Lactamase-Stabilität lässt sich auch durch Einbau einer substratbehindernden 7-β-Methoxygruppe erhöhen, was im Cephamycin-Typ realisiert ist.
- Die Veresterung der Säurefunktion steigert die Bioverfügbarkeit und ermöglicht die perorale Anwendung.
- Die meisten Cephalosporine werden nahezu unverändert renal ausgeschieden.

Nicht klassische β-Lactame: Carbapeneme

Durch Einführung einer Doppelbindung zwischen den Positionen zwei und drei im Penam-Grundgerüst und Substitution des Schwefels gegen Kohlenstoff erhält man Carbapenem (Abb. 13.19). Untersuchungen zu Struktur-Aktivitäts-Beziehungen an einer großen Zahl natürlich vorkommender oder totalsynthetisch zugänglicher Carbapenem-Derivate führten zu dem Ergebnis, dass von den verschiedenen diastereomeren Carbapenemen diejenigen mit 5*R*,6*R*,5,6-*trans*-Struktur die günstigsten Eigenschaften aufweisen. An C(6) hat sich die Substitution durch die 1-Hydroxyethyl-Struktur als günstig erwiesen. Carbapeneme sind parenteral zu applizierende Wirkstoffe, die gegen ein breites Spektrum von grampositiven und gramnegativen Aerobiern und Anaerobiern wirken. Die Wirkstoffe sind gegen Serin-β-Lactamasen wie Penicillinasen und Cephalosporinasen stabil, jedoch nicht gegen Metallo-β-Lactamasen.

Imipenem (Abb. 13.20) wird durch eine renale Hydrolase, die Dehydropeptidase I (DHP-I) durch Öffnung des β-Lactamrings schnell hydrolysiert, so dass der Wirkstoff mit **Cilastatin**, einem DHP-I-Hemmstoff kombiniert wird. Beide Wirkstoffe besitzen eine Halbwertszeit von ca. 1 h. Durch die Einführung eines 4-α-Methylsubstituenten wird eine deutlich erhöhte Stabilität gegen Hydrolyse durch DHP-I erreicht, so dass **Meropenem**, **Ertapenem** und **Biapenem** als Monosubstanzen parenteral verabreicht werden können. Aufgrund der langen HWZ (Tab. 13.3) kann Ertapenem einmal täglich appliziert werden.

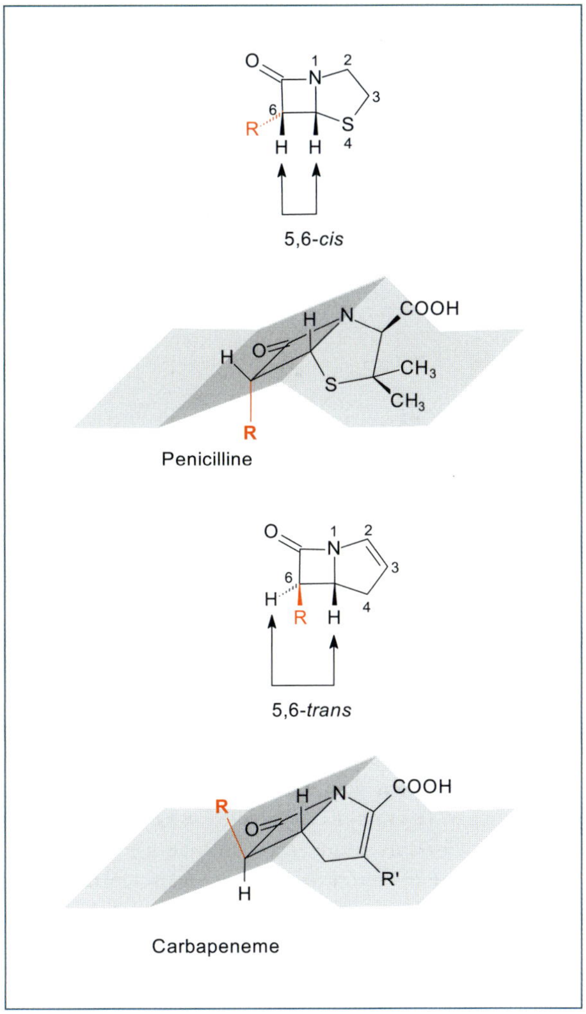

Abb. 13.19 Vergleich von Penicillinen und Carbapenemen

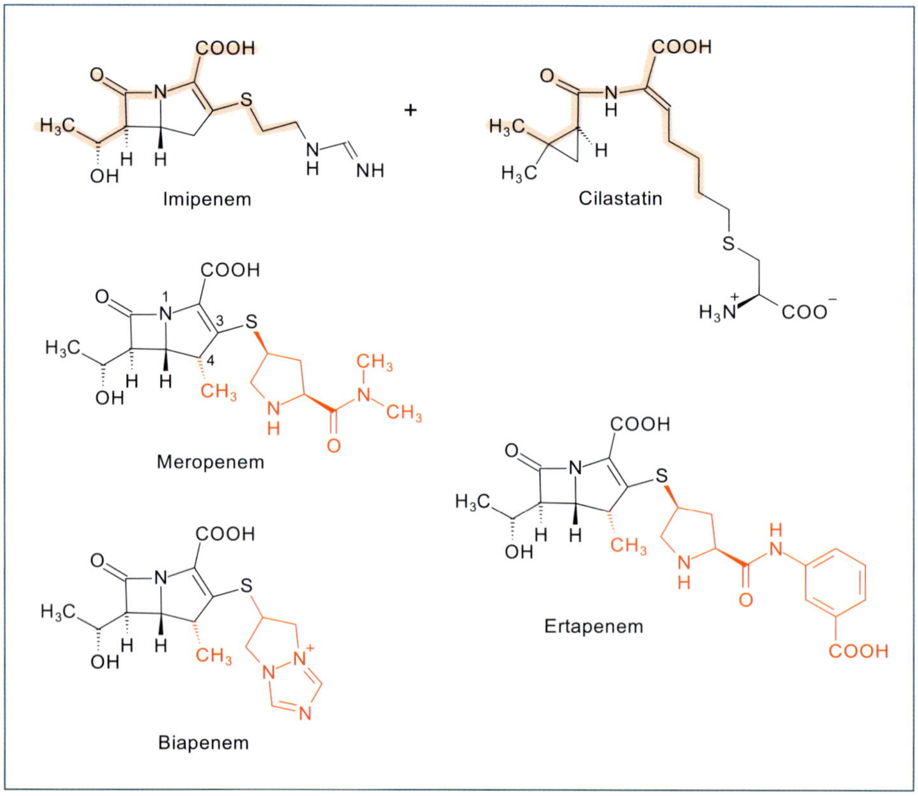

Abb. 13.20 Carbapeneme und der DHP-I-Hemmstoff Cilastatin

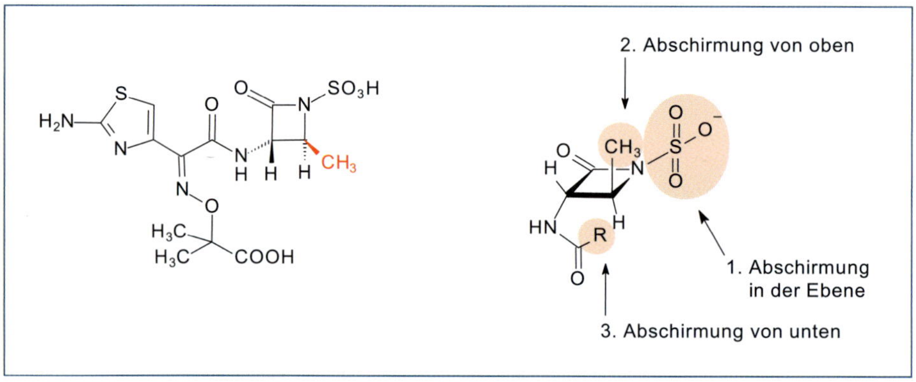

Abb. 13.21 Aztreonam

Monobactame

Aztreonam (Abb. 13.21) ist ein Vertreter der Monobactame (**mono**zyklische **bak**terielle β-Lac**tame**) zur parenteralen Anwendung. Aufgrund der Abschirmung des β-Lactamrings durch den Sulfonyl-Rest, den zu den Cephalosporinen strukturell verwandten Acylamino-Substituenten an Position 3 und die *trans*-ständige 2-Methylgruppe, ist der Wirkstoff weitgehend β-Lactamase-stabil. Das Wirkungsspektrum ist relativ schmal und umfasst v. a. aerobe gramnegative Erreger. Gegen grampositive Erreger ist Aztreonam weitgehend unwirksam.

Der Wirkstoff besitzt eine HWZ von 1,5 bis 2 h, die Plasmaproteinbindung liegt bei 56%. Von der verabreichten Dosis werden 58 bis 74% unverändert renal eliminiert.

β-Lactamase-Inhibitoren

β-Lactamase-Inhibitoren sind Wirkstoffe mit β-Lactamstruktur, welche in der Regel keine nennenswerte antibakterielle Aktivität besitzen, sondern im Hinblick auf die Hemmung von β-Lactamasen optimiert wurden. β-Lactamase-Inhibitoren werden mit Penicillinen, z. B. Amoxicillin, kombiniert und verhindern die Inaktivierung dieser Wirkstoffe aufgrund der Induktion von β-Lactamasen. In Tabelle 13.4 ist die Klassifizierung der β-Lactamasen zusammengefasst. β-Lactamase-Inhibitoren bilden irreversible

Tab. 13.3 Pharmakokinetische Daten von Carbapenemen und Cilastatin

Wirkstoff	HWZ (h)	Plasmaproteinbindung (%)	Elimination
Imipenem	1	9	v.a. renal
Cilastatin (DHP-I-Inhibitor)	1	35	
Meropenem	1	2	v.a. renal
Ertapenem	3,8–4,4	92–95	v.a. renal
Biapenem	1–3	4	v.a. renal

Tab. 13.4 Klassifizierung von β-Lactamasen

Klassifizierung nach			Bevorzugtes Substrat	Typ[4]	Genetische Codierung[5]	Häufigkeit
Autoren[1]	Autoren[2]	Autor[3]				
1	Cephalosporinase	C	Cephalosporine	Ser	Chro (P)	+++
2a	Penicillinase V	A	Penicilline	Ser	P	+++
2b	Penicillinase I	A	Penicilline Cephalosporine	Ser	P	+++
2be	Cefuroximase	A	Penicilline Cephalosporine Monobactame	Ser	P (Chro)	+ bis ++
2br	–	A	Penicilline	Ser	P	+
2c	Penicillinase IV	A	Penicilline	Ser	P (Tran)	+
2d	Penicillinase II Penicillinase III	D	Penicilline Cephalosporine	Ser	P	+
2e	Cefuroximase	A	Penicilline Cephalosporine Monobactame	Ser	Chro	+
2f		A	Penicilline Cephalosporine Monobactame Carbapeneme	Ser	Chro (Tran)	(+)
3		B	Penicilline Cephalosporine Monobactame Carbapeneme	Zink	Chro (P)	+
4		?	Penicilline			(+)

[1] Bush, Jacoby, Medeiros 1995 [2] Mitsuhashi, Inoue 1981 [3] Ambler 1980 [4] Ser = Serin-β-Lactamase, Zink = Metallo-β-Lactamase
[5] P = plasmisch, Chro = chromosomal, Tran = Transposon; +++ = kommt in den entsprechenden Bakterien häufig vor, ++ = seltener oder lokal unterschiedliche Häufigkeit, + = selten, (+) = weltweit in Einzelfällen

kovalente Komplexe mit den Targets aus und wirken als Suizid-Hemmstoffe. Die Hemmwirkung der Inhibitoren und somit die Wirksamkeit der Wirkstoff-Kombination (Penicillin plus β-Lactamase-Inhibitor) hängt vom Typ (Tab. 13.5) und der exprimierten Menge der β-Lactamase ab. Zur β-Lactamase-Hemmung werden Clavulansäure, **Sulbactam** und **Tazobactam** eingesetzt (Abb. 13.22).

Clavulansäure ist im Gegensatz zu Sulbactam und Tazobactam oral anwendbar und wird häufig in Kombination mit Amoxicillin verabreicht (Tab. 13.6). Clavulansäure wird schnell metabolisiert und über die Nieren durch glomeruläre Filtration ausgeschieden.

Die Kombination von Tazobactam und Piperacillin wird aufgrund der niedrigen Bioverfügbarkeit nach oraler Gabe parenteral appliziert. **Sultamicillin** stellt ein Prodrug dar und ist eine kovalente Verbindung aus Sulbactam und Ampicillin, die zur peroralen Applikation geeignet ist. Die Verknüpfung der beiden Moleküle erfolgt über die jeweilige Säurefunktion durch Bildung eines gemischten Diacyl-acetals mit Formaldehyd. Als lipophiles Molekül kann Sultamicillin die Magen-Darm-Schleimhaut passieren, die Resorption liegt bei ca. 80%. Der Wirkstoff wird schnell durch Esterasen in die wirksamen Bestandteile Ampicillin und Sulbactam gespalten. Die pharmako-

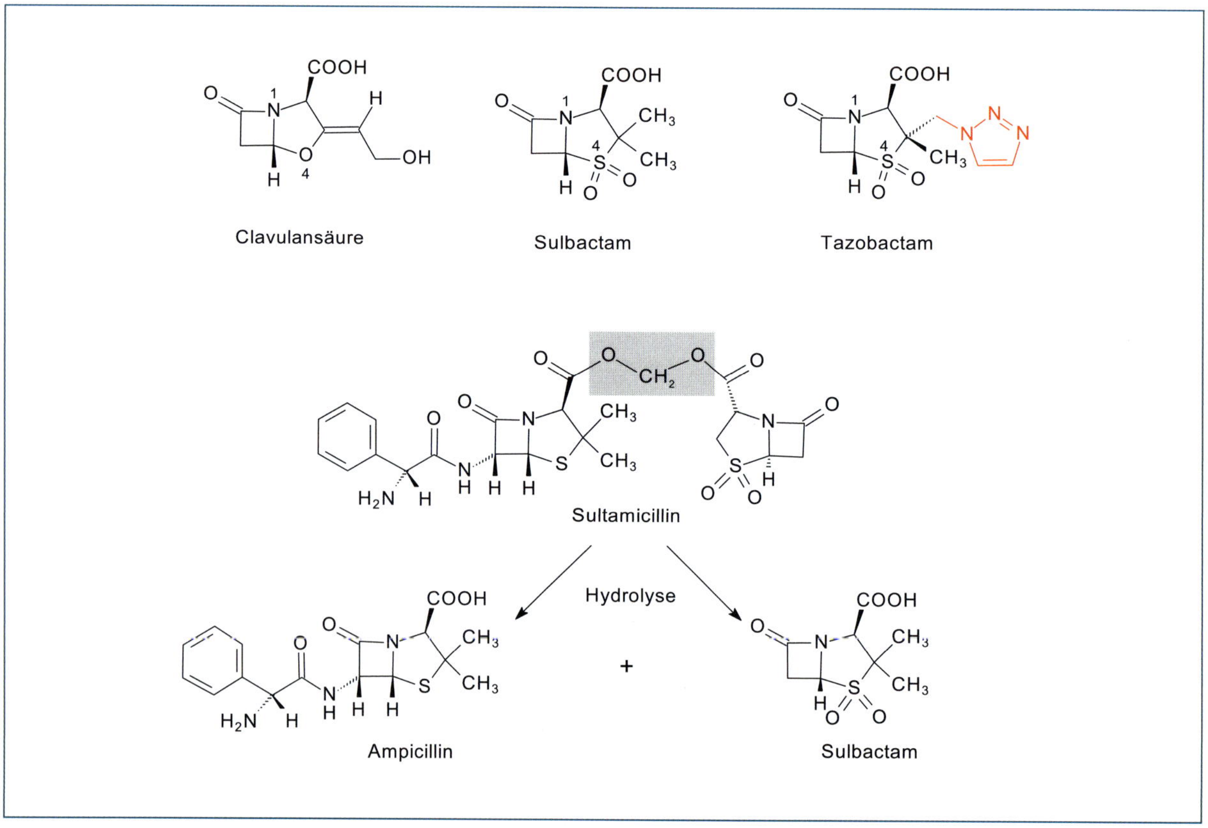

Abb. 13.22 β-Lactamase-Inhibitoren

Tab. 13.5 Selektivitäten von β-Lactamase-Inhibitoren

Typ	β-Lactamase	IC_{50}-Werte (µM)		
		Clavulansäure	Sulbactam	Tazobactam
1	P99 (*Enterobacter cloacae*)	>100	5,6	0,009
	S2 (*Serratia marcescens*)	51	5,2	6,0
2a	A (*Staphylococcus aureus*)	0,03	0,08	0,03
2b	TEM-1 (*Salmonella paratyphi*)	0,09	6,1	0,04
	TEM-2 (*Pseudomonas aeruginosa*)	0,18	6,1	0,04
2be	TEM-3 (*Klebsiella pneumoniae*)	0,03	0,03	0,01
	TEM-5 (*Klebsiella pneumoniae*)	0,03	1,2	0,28
	TEM-26 (*Klebsiella pneumoniae*)	0,01	0,35	0,08
	SHV-5 (*Klebsiella pneumoniae*)	0,01	0,63	0,08
2br	TEM-31 (*E. coli*)	9,4	260	2,9
	TEM-32 (*E. coli*)	12	169	5
2c	BRO-1 (*Moraxella catarrhalis*)	<0,01	<0,01	<0,01
	PSE-4 (*Pseudomonas aeruginosa*)	0,15	3,7	0,1
2d	OXA-1 (*E. coli*)	1,8	4,7	1,4
	OXA-7 (*E. coli*)	0,36	40	0,61
2f	IMI-1 (*Enterobacter cloacae*)	0,28	1,8	0,03
3	CcrA (*Bacteroides fragilis*)	>500	>500	400
4	*Burkholderia cepacia*	>50	>400	>400

Tab. 13.6 Pharmakokinetische Daten von β-Lactamase-Inhibitoren

Wirkstoff	Bioverfügbarkeit nach oraler Gabe (%)	HWZ (h)	Plasmaproteinbindung (%)	Elimination
Clavulansäure	60	ca. 1	22–30	v. a. renal (73 %)
Sulbactam	–	ca. 1	38	v. a. renal (75–85 %)
Tazobactam	–	0,35–0,63	20–23	v. a. renal (> 90 %)

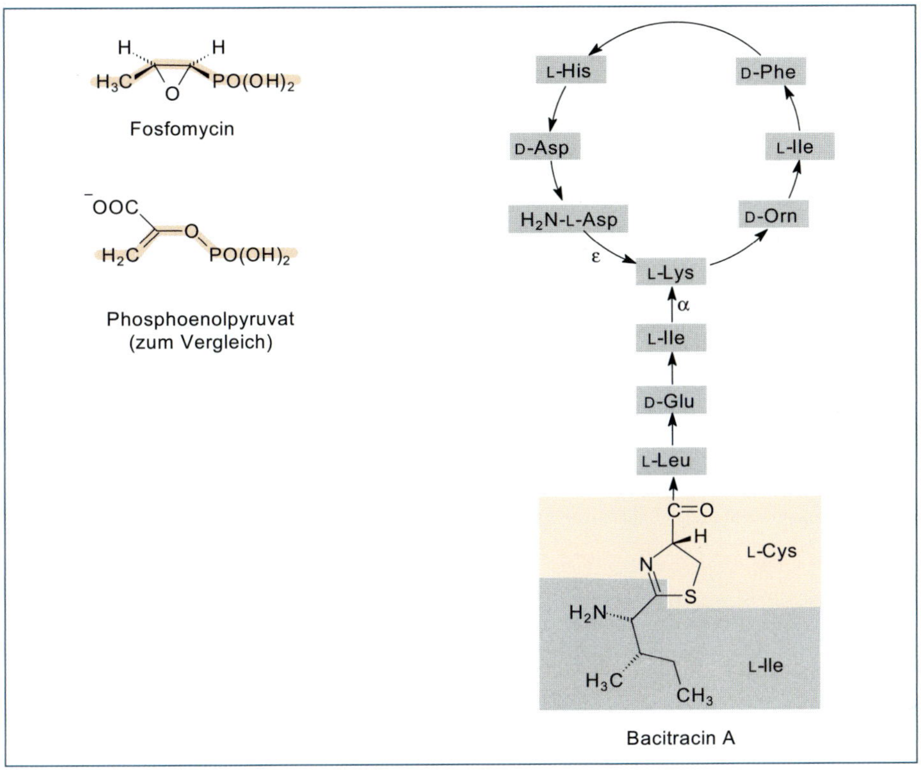

Abb. 13.23 Fosfomycin und Bacitracin

kinetischen Daten der beiden Spaltprodukte Ampicillin und Sulbactam stimmen weitgehend überein. In einzelnen Körperorganen kann es jedoch zu einem unterschiedlichen Konzentrationsverhältnis der beiden Komponenten kommen.

Sonstige Hemmstoffe der Murein-Biosynthese

Fosfomycin, (1*R*,2*S*)-1,2-Epoxypropyl-phosphonsäure, ist ein Reserveantibiotikum (Abb 13.23). Es hemmt die Biosynthese von *N*-Acetylmuraminsäure aus UDP-*N*-Acetylglucosamin und Phosphoenolpyruvat (Abb. 13.1). Fosfomycin ist als Antimetabolit von Phosphoenolpyruvat anzusehen, der die bakterielle Pyruvyltransferase irreversibel hemmt. Der Wirkstoff wird durch aktiven Transport von Mikroorganismen aufgenommen. Aufgrund der relativ schlechten Resorption nach oraler Gabe wird Fosfomycin bevorzugt parenteral eingesetzt. Es besitzt eine gute Gewebepenetration. Die Plasmahalbwertszeit nach i.v.-Injektion beträgt ca. 2 h. Die Ausscheidung erfolgt fast ausschließlich renal in unveränderter Form.

Das Polypeptidantibiotikum **Bacitracin** stört die Murein-Biosynthese von Bakterien durch Hemmung der Membranverankerung der polaren Mono- und Disaccharid-Peptid-Einheiten (Abb. 13.24). Um diese Murein-Bausteine an der Membran zu verankern, werden sie über eine Diphosphat-Brücke an einen C_{55}-Terpenalkohol (Undecaprenyl-pyrophosphat) gebunden. Damit der Terpenalkohol innerhalb des Reaktionszyklus wieder zur Verfügung steht, wird am Undecaprenyl-pyrophosphat eine Phosphatgruppe durch eine Membran-gebundene Pyrophosphatase abgespalten. Dieses Enzym wird durch Bacitracin gehemmt, so dass nicht mehr genügend Undecaprenylphosphat für die Peptidoglykan-Biosynthese zur Verfügung steht. Der Lipidanker ist für die Assoziation der Peptidoglykan-Bausteine an der Plasmamembran und für den Transport durch die Membran essenziell (Abb. 13.1).

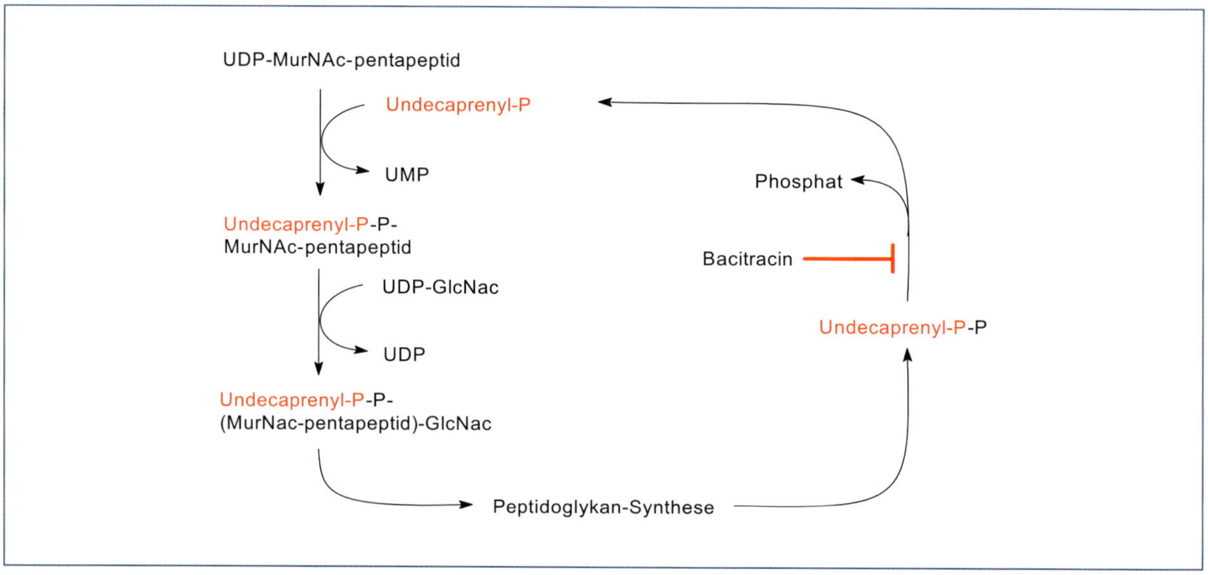

Abb. 13.24 Bacitracin-vermittelte Hemmung der bakteriellen Zellwand-Biosynthese (MurNac = *N*-Acetylmuraminsäure, GlcNac = *N*-Acetylglucosamin, P-Phosphat)

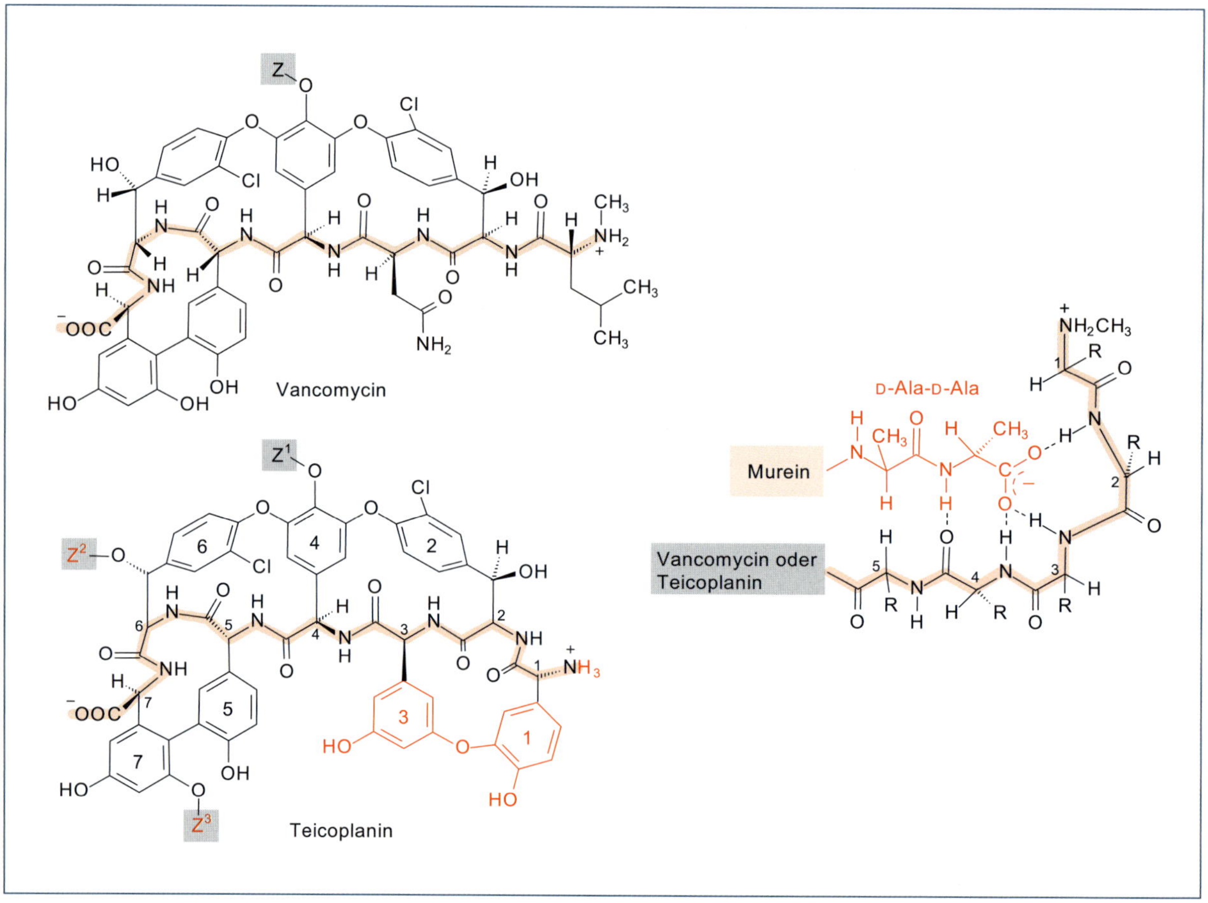

Abb. 13.25 Vancomycin und Teicoplanin. Bindung des D-Ala-D-Ala-Restes der Peptidseitenkette von Murein an den aminoterminalen Teil von Vancomycin bzw. Teicoplanin

Charakteristisch für die Bacitracin-Struktur (Abb. 13.23) ist die Verknüpfung einer aus sieben Aminosäuren bestehenden zyklischen Struktur über Lysin als trifunktionelle Aminosäure mit einem linearen Peptid. Im N-terminalen Teil des linearen Pentapeptids ist ein durch Kondensation von L-Cystein und L-Isoleucin gebildetes Thiazolin-Ringsystem enthalten. Als Beispiel ist die vereinfachte Struktur von Bacitracin A dargestellt.

Wegen seiner nephrotoxischen Eigenschaften wird Bacitracin nur noch topisch eingesetzt.

Vancomycin und **Teicoplanin** (Abb. 13.25) sind strukturverwandte Glykopeptide. Beide Wirkstoffe sind Heptapeptide, bei denen durch kovalente Verbrückung der phenolischen Seitenketten ein Molekül mit einer relativ starren Raumstruktur entsteht. Im Vancomycin ist eine phenolische OH-Gruppe mit einem basischen Disaccharid glykosidisch verknüpft, Teicoplanin trägt einen neutralen und zwei basische Zuckerreste.

Beide Wirkstoffe binden in ihrem aminoterminalen Bereich Peptidketten, die mit D-Ala-D-Ala enden (Abb. 13.25). Durch die Bindung des D-Ala-D-Ala-haltigen Muramylpentapeptids werden bakterielle Transglykolasen und Transpeptidasen gehemmt, welche die Kettenverlängerung bzw. Quervernetzung bei der Murein-Biosynthese katalysieren. Da Penicilline die D-Ala-D-Ala-Struktur imitieren, werden sie ebenfalls von Vancomycin mit moderater Affinität gebunden. Die Angriffspunkte von Penicillinen und Vancomycin bzw. Teicoplanin sind ähnlich, der Unterschied besteht jedoch in dem Mechanismus: β-Lactame binden an die Enzyme (PBP), Teicoplanin und Vancomycin dagegen an das Substrat. Es besteht daher keine Kreuzresistenz zwischen den beiden Wirkstoffklassen.

Aufgrund der geringen Bioverfügbarkeit müssen Vancomycin und Teicoplanin parenteral verabreicht werden. Die Plasmaproteinbindung der beiden Wirkstoffe liegt bei 30 bis 55% bzw. 90%, die terminalen HWZ betragen jeweils ca. 70 h, die Ausscheidung erfolgt v. a. renal.

13.1.2 Hemmstoffe der Plasmamembranfunktion

Wirkstoffe zur Hemmung der Plasmamembranfunktion stellen in der Regel Polypeptid-Antibiotika dar, die aus verschiedenen Mikroorganismen gewonnen werden. Sie stören die Barrierefunktion der Membran und induzieren so den Zelltod von Mikroorganismen. Die meisten der Wirkstoffe sind nephro- und/oder neurotoxisch, so dass sie fast ausschließlich topisch angewendet werden. Zur Gruppe der Polypeptid-Antibiotka gehören sowohl die nur aus Aminosäuren bestehenden homomeren Peptide als auch heteromere Peptide, die neben Aminosäuren andere Strukturmerkmale wie Fettsäuren, Hydroxysäuren und Heterozyklen aufweisen.

Unter systematischen Kriterien lassen sich die Wirkstoffe wie folgt bezeichnen:

- homomer: nur aus Aminosäuren aufgebaut
- heteromer: aus Aminosäuren und anderen Verbindungen wie Carbonsäuren, Aminen und Alkoholen bestehend
- homodet: ausschließlich peptidartiger Zyklus
- heterodet: Zyklus, der außer Peptidbindungen andere Verknüpfungsarten wie Ester-, Ether- oder Disulfidgruppen enthält.

Strukturtyp: Gramicidin

Gramicidine sind lineare Pentadekapeptide mit heteromerer Struktur und helikaler Konformation. Die *N*-terminale Aminosäure, durch einen Formylrest *N*-substituiert, ist entweder Valin (Valin-Gramicidin A) oder Isoleucin (Isoleucin-Gramicidin A) (Abb. 13.26). Sieht man vom Glycin ab, so alternieren in der Kette D- und L-Aminosäuren. Gramicidine werden in Kombination mit Tyrocidinen im Verhältnis von ca. 20:80 unter der Bezeichnung Tyrothricin als bakterizid wirkendes Lokalantibiotikum eingesetzt. Gramicidin A bildet unter Beteiligung von zwei Molekülen eine Kopf-Kopf-Helix, deren Länge in etwa dem Durchmesser einer Bakterienzellmembran entspricht. Durch den dabei entstehenden Kanal können Ionen geschleust werden, die normalerweise nicht in der Lage sind, die Membran zu passieren (Abb. 13.26).

Strukturtyp: Tyrocidin

Tyrocidine sind homomere, homodete Cyclo-dekapeptide, die acht L-Aminosäuren und zwei D-Aminosäuren enthalten. Die Acidität der freien Carboxylatgruppen der Aminodicarbonsäuren Glu und Asp ist durch Amidbildung aufgehoben, die basische Funktion des Ornithins bleibt erhalten. Als Beispiele sind die Tyrocidine A, B und C abgebildet (Abb. 13.27). Im Tyrocidin B ist L-Tyr anstelle von L-Phe eingebaut. Tyrocidin C unterscheidet sich von Tyrocidin A durch den Austausch von L-Phe gegen L-Tyr und D-Phe gegen D-Tyr.

Strukturtyp: Polymyxin/Colistin

Polymyxine (Abb. 13.28) sind oberflächenaktive, amphiphile Wirkstoffe. Sie weisen einen Kationen-aktiven, hydrophilen Molekülbereich und als lipophilen Bereich einen Fettsäurerest auf. Polymyxine interagieren vorzugsweise mit den Phospholipiden der Zellmembran und induzieren dort Funktionsstörungen, was sich insbesondere in einer Permeabilitätsveränderung der Zellmembran äußert. Der Wirkungstyp ist bakterizid.

Bei peroraler Applikation erfolgt keine Absorption, daher eignen sich Polymyxine besonders zur Therapie bakterieller Darminfektionen. Zur parenteralen Behandlung werden Polymyxine wegen ihrer schlechten Verträglichkeit nicht mehr empfohlen. Ihre größte Bedeutung haben

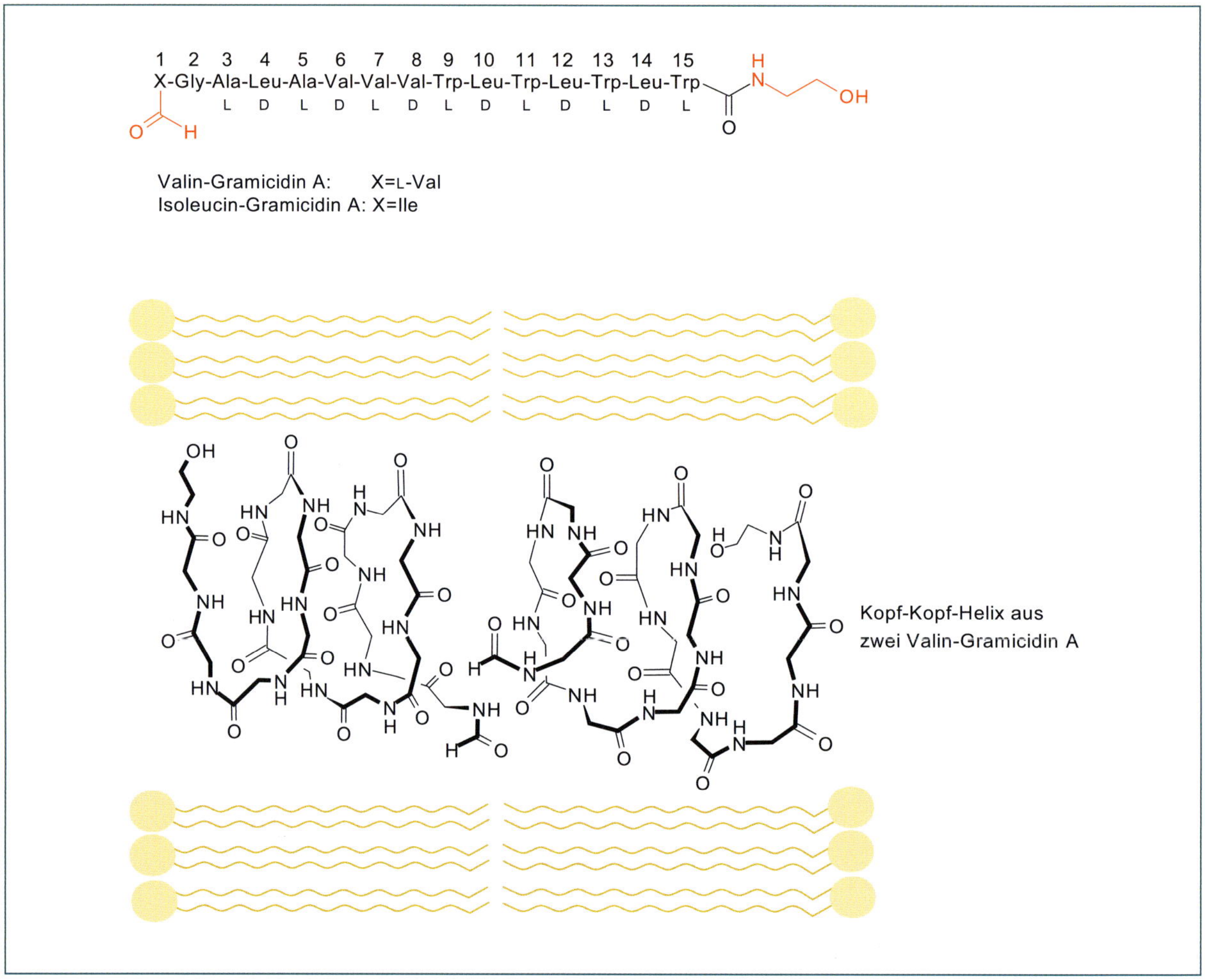

Abb. 13.26 Gramicidin A. Primärstruktur und Tunnelbildung in einer Bakterienzellmembran durch helikales Valin-Gramicidin A

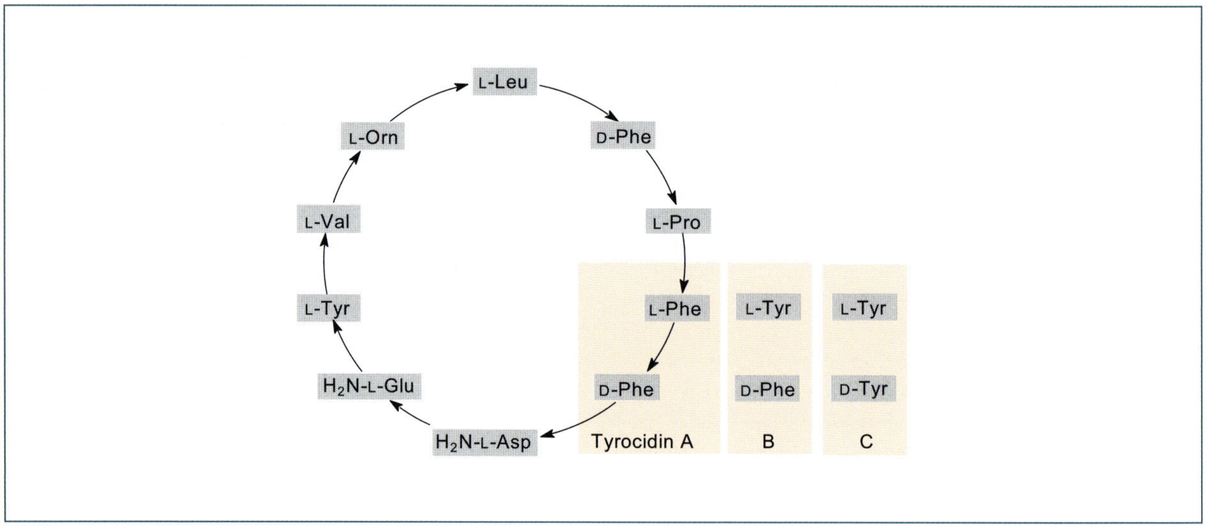

Abb. 13.27 Tyrocidine

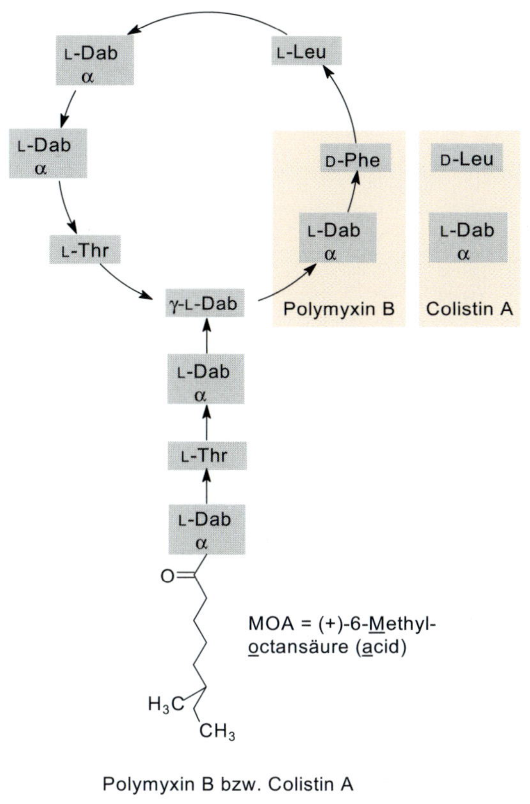

Abb. 13.28 Polymyxin B und Colistin A

Polymyxine in der externen Wundbehandlung sowie bei Augen und Ohreninfektionen. Polymyxine sind nur bei Infektionen mit gramnegativen Keimen wirksam und stellen Reserveantibiotika dar.

Bei dieser Wirkstoffklasse ist ein zyklisch homodetes Peptid mit einem linearen Peptid kombiniert. Bemerkenswert ist das mehrfache Vorkommen der L-2,3-Diaminobuttersäure (L-Dab) im zyklischen Heptapeptid und im linearen Tripeptid sowie der terminale Einbau von 6-Methyloctansäure in Polymyxin B_1 bzw. Isooctansäure in Colistin B.

Strukturtyp: Streptomycin

Nach seinem Wirkungsmechanismus gehört **Streptomycin** ebenfalls zu den Hemmstoffen der Plasmamembranfunktion. Der Wirkstoff stört die bakterielle Protein-Biosynthese und führt zur Entstehung von Nonsense-Proteinen, welche die Membranfunktion stören. Streptomycin wird in Kap. 13.1.6 und 13.2.5 (Tuberkulostatika) besprochen.

13.1.3 Hemmstoffe des Folsäure-Stoffwechsels

Antibakteriell wirksame Sulfonamide

Nach der Entdeckung der antibakteriellen Aktivität von Sulfachrysoidin durch G. Domagk und der Einführung in die Therapie im Jahre 1935 sowie der Wirksamkeit des hieraus durch Biotransformation gebildeten Sulfanilamids wurde eine große Zahl von Sulfonamiden synthetisiert. Sulfonamid-Strukturen bilden auch die Grundlage für die Entwicklung weiterer Wirkstoffklassen wie orale Antidiabetika (Sulfonylharnstoff-Derivate), Diuretika oder Basistherapeutika (Sulfasalazin). Vor Beginn der Penicillin- und Tetracyclin-Ära waren Sulfonamid-Derivate als Antiinfektiva von großem therapeutischen Wert, heute werden sie als Monosubstanz praktisch nicht mehr verwendet. Wegen der fortgeschrittenen Resistenzentwicklung und der nicht unerheblichen Nebenwirkungen werden nur noch die Sulfonamid-Derivate eingesetzt, die sich aufgrund ihrer langen HWZ von ca. 10 h zur Kombination mit Trimethoprim, einem Hemmstoff der bakteriellen Dihydrofolat-Reduktase, eignen. Als Monosubstanzen wirken beide jeweils bakteriostatisch, die Kombination weist allerdings bakterizide Effekte auf. Das Wirkungsspektrum ist heute infolge von Resistenzentwicklungen auf einige Erreger wie Streptokokken und Pneumokokken beschränkt. Die Verwendung erfolgt vor allem bei Harnwegsinfektionen, Polynephritis und der *Pneumocystis-carinii*-Pneumonie.

Sulfonamide sind ferner gegen einige Protozoen wie *Toxoplasma gondii* und Plasmodien (Kap. 13.4) wirksam und werden z. B. in der Malaria-Prophylaxe und -Therapie verwendet.

Der Wirkungsmechanismus der Sulfonamide beruht auf ihrer Funktion als kompetitive Antagonisten der *p*-Aminobenzoesäure, die bei der bakteriellen Dihydrofolsäure-Synthese mit Hydroxymethyl-dihydropterin zur Dihydropteroinsäure verknüpft wird (Abb. 13.29). Die meisten Bakterien sind auf eine autonome, endogene Folatsynthese angewiesen, während der Mensch alimentäre Folsäure verwertet, die für ihn ein Vitamin darstellt. Die selektive Schädigung der Mikroogranismen ist dadurch zu erklären, dass es im Wirtsorganimus (Mensch) kein entsprechendes Target bei der Dihydropteroat-Synthese gibt.

Folgende Struktur-Wirkungs-Beziehungen bestehen:

- Die Einführung von Substituenten an der *p*-Amino-Funktion führt zum Wirkungsverlust.
- Für die Interaktion der Sulfonamide mit dem Target, der 7,8-Dihydropteroat-Synthase, ist entsprechend den Eigenschaften des natürlichen Substrats *p*-Aminobenzoesäure das Vorliegen der ionisierten (deprotonierten) Form der Sulfonamide erforderlich. Die nicht ionisierte Form weist eine deutlich geringere Affinität zum Target auf.
- Der Substituent am Amid-Stickstoff bestimmt wesentlich die renale Eliminationsgeschwindigkeit und somit die HWZ.

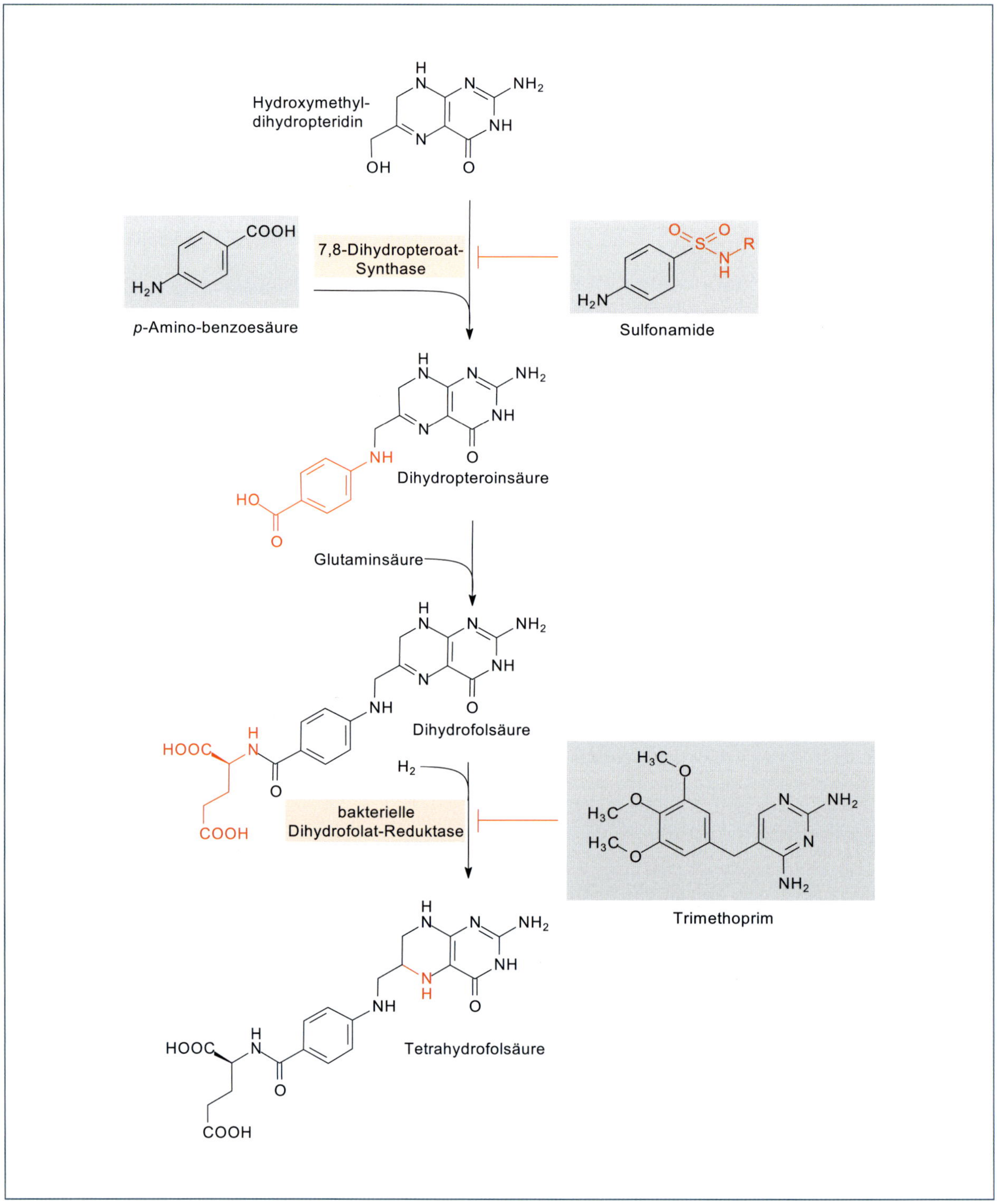

Abb. 13.29 Targets von Sulfonamiden und von Diamino-benzyl-pyrimidinen wie Trimethoprim

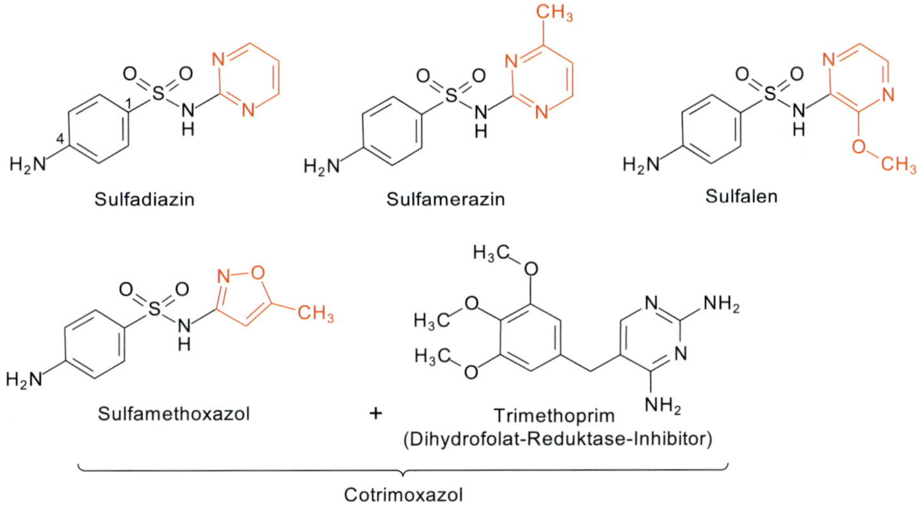

Abb. 13.30 Sulfonamid-Derivate

Die Sulfonamid-Derivate Sulfadiazin, Sulfamerazin, Sulfalen und Sulfamethoxazol unterscheiden sich hinsichtlich der Substitution am Amid-Stickstoff (Abb. 13.30). **Sulfadiazin** ist Bestandteil von Kombinationspräparaten mit dem Dihydrofolat-Reduktase-Inhibitor Tetroxoprim, während **Sulfamerazin** mit Trimethoprim kombiniert wird. **Sulfalen** wird als Monopräparat angeboten, es weist mit ca. 65 h eine sehr lange HWZ auf (Tab. 13.7).

Die fixe Kombination von **Sulfamethoxazol** und Trimethoprim im Verhältnis 5 : 1 wird als **Cotrimoxazol** bezeichnet (Abb. 13.30). Die beiden Wirkstoffe sind sich in ihren pharmakokinetischen Eigenschaften wie Absorption, HWZ, Proteinbindung und Eliminationswege sehr ähnlich (Tab. 13.7). In vitro liegt eine optimale synergistische Wirkung bei einem Sulfamethoxazol-Trimethoprim-Konzentrationsverhältnis von 20 : 1 vor. Dieses wird aufgrund der unterschiedlichen Verteilung der beiden Wirkstoffe im Organismus nach oraler oder i.v. Applikation von Cotrimoxazol erreicht. Die Wirkstoffkombination weist, wie bereits oben erwähnt, bakterizide Eigenschaften auf. Die Wirkung von Cotrimoxazol ist wesentlich stärker von der Empfindlichkeit der Erreger gegenüber Trimethoprim abhängig als von der Empfindlichkeit gegenüber Sulfamethoxazol. Die Kombination der beiden Wirkstoffe

- erhöht die Wirkung
- erweitert das Wirkungsspektrum
- und verzögert die Resistenzentwicklung.

Pharmakokinetik der Sulfonamide: Sulfonamide werden nach oraler Einnahme schnell und praktisch vollständig absorbiert. Die Wirkstoffe unterscheiden sich hinsichtlich ihrer HWZ und Plasmaeiweißbindung, wobei Sulfalen die höchste Plasmaeiweißbindung und die mit Abstand längste HWZ (65 h) aufweist. Die Biotransformation erfolgt hauptsächlich durch Acetylierung der *p*-Amino-Funktion, wobei sich das Ausmaß der Biotransformation bei den einzelnen Wirkstoffen deutlich unterscheidet (Tab. 13.7). Sowohl die unveränderten Sulfonamide als auch die pharmakologisch inaktiven Acetyl-De-

Tab. 13.7 Pharmakokinetische Daten von Sulfonamid-Derivaten und Trimethoprim

Wirkstoff	Bioverfügbarkeit (%)	HWZ (h)	Plasmaprotein-bindung (%)	Acetylierungsgrad im Urin (%)	Elimination
Sulfadiazin	hoch	7–12	20–55	15–40	v. a. renal
Sulfamerazin	hoch	12[1] und 25[2]	81	57	v. a. renal
Sulfamethoxazol	80–100	10	65	60	v. a. renal
Sulfalen	k. A.	65	60–80	70	v. a. renal
Trimethoprim	80–100	8–11	40–50	–	v. a. renal

[1] schnelle Acetylierer [2] langsame Acetylierer k. A. = keine Angaben

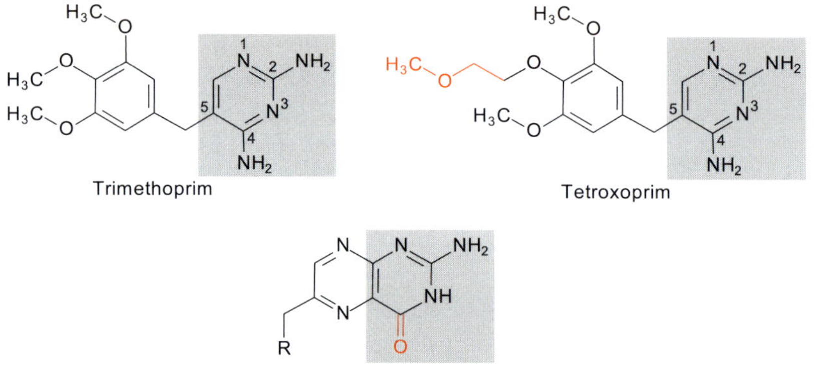

Abb. 13.31 Trimethoprim und Tetroxoprim

rivate werden überwiegend renal eliminiert. Wegen der im Vergleich zum unveränderten Wirkstoff meist schlechteren Wasserlöslichkeit der Acetyl-Derivate besteht hier das Risiko von Nierenschädigungen durch kristalline Ablagerungen. Die Geschwindigkeit der *N*-Acetylierung der Sulfanilamid-Derivate hängt vom genetisch festgelegten Acetylierer-Typ (Kap. 1.3) ab, d. h. bei langsamen Acetylieren ist die HWZ verlängert.

Sulfonamide werden renal nicht nur passiv sondern auch tubulär sezerniert. Die Halbwertszeit der Sulfonamide (Tab. 13.7) hängt daher davon ab, in welchem Maß nach erfolgter Sekretion oder Filtration in den tieferen Tubulusabschnitten die Rückresorption der einzelnen Sulfonamide stattfindet. Ausreichende Lipophilie vorausgesetzt, kann nur der nicht ionisierte Anteil durch tubuläre Reabsorption der Zirkulation wieder zugeführt werden.

Hemmstoffe der bakteriellen Dihydrofolat-Reduktase

Die Diaminopyrimidin-Derivate **Trimethoprim** und **Tetroxoprim** (Abb. 13.31) hemmen die bakterielle Dihydrofolat-Reduktase und dadurch die Entstehung der für die Übertragung von C_1-Einheiten notwendigen Tetrahydrofolsäure (Abb. 13.29). Dies wirkt sich vor allem auf die Biosynthese von Purinen und Thymin aus, die für die DNA-Biosynthese während der Zellteilung benötigt werden. Die Toxizität der beiden Wirkstoffe ist im Gegensatz zu dem als Zytostatikum und Basistherapeutikum eingesetzten Methotrexat (Kap. 8.3 und 12.6.3) gering, da eine hohe Selektivität für die bakteriellen Enzyme vorliegt.

Beide Wirkstoffe besitzen eine hydrophobe aromatische Teilstruktur neben einer zyklischen Guanidin-Struktur im 2,4-Diaminopyrimidin-Teil des Moleküls. Bei biologisch relevanten pH-Werten liegt Trimethoprim entsprechend seinem pH-Wert von 7,2 zu ca. 50% als amphiphiles Kation vor, was sowohl sein kinetisches Verhalten als auch seine hohe Affinität für die bakterielle Dihydrofolat-Reduktase bestimmt. Trimethoprim weist eine Proteinbindung von 40 bis 50% auf und wird rasch im Gewebe angereichert. Die Halbwertszeit beträgt 8 bis 11 h (Tab. 13.7).

Synopse

- Sulfonamide sind kompetitive Antagonisten der *p*-Aminobenzoesäure und hemmen die bakterielle Dihydrofolsäure-Synthese.
- Wegen der fortgeschrittenen Resistenzentwicklung und der nicht unerheblichen Nebenwirkungen werden nur noch Sulfonamid-Derivate eingesetzt, die sich aufgrund ihrer langen HWZ von ca. 10 h zur Kombination mit Trimethoprim eignen.
- Die Biotransformation der Sulfonamide erfolgt hauptsächlich durch Acetylierung der *p*-Amino-Funktion.
- Sulfonamide werden renal nicht nur passiv ausgeschieden sondern auch tubulär sezerniert.
- **Cotrimoxazol** ist die fixe Kombination von **Sulfamethoxazol** und Trimethoprim im Verhältnis 5 : 1.
- Die Diaminopyrimidin-Derivate **Trimethoprim** und **Tetroxoprim** besitzen eine hohe Selektivität für bakterielle Dihydrofolat-Reduktasen.

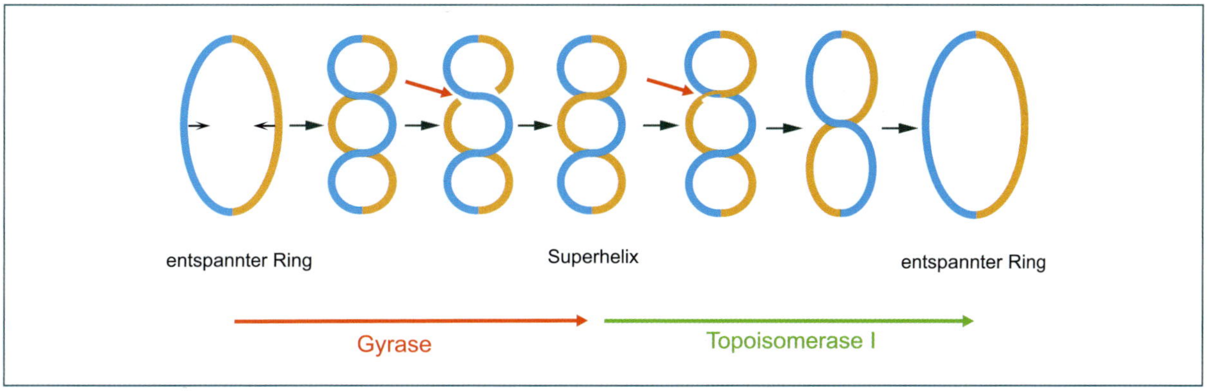

Abb. 13.32 Wirkungsweise der Gyrase und der Topoisomerase I

13.1.4 Gyrase-Hemmstoffe

Funktion von Gyrasen

DNA weist in ausgestreckter Form eine 1000fach größere Länge als eine Bakterienzelle auf. Daraus ergibt sich die Notwendigkeit, DNA in kompaktere Strukturen zu überführen. Dies gelingt durch die Ausbildung superhelikaler Strukturen (Abb. 13.32), welche auf der Änderung der Windungszahl der DNA-Helix beruht. Gleichzeitig muss die DNA aber in Prozessen wie Replikation, Transkription oder Rekombination für die daran beteiligten Enzymkomplexe sowie für lokale Strangtrennungs-Prozesse zugänglich bleiben. Daraus ergibt sich, dass Zellen generell in der Lage sein müssen, den Windungsgrad der DNA zu steuern. DNA-Stränge, die sich lediglich in ihrer Windungszahl unterscheiden, werden als Topoisomere bezeichnet und Enzyme, welche in der Lage sind, die Windungszahl der DNA zu verändern als Topoisomerasen. Typ-II-Topoisomerasen schneiden zur Änderung der Windungszahl beide DNA-Stränge auf, während Topoisomerasen vom Typ-I lediglich einen DNA-Strang öffnen (Tab. 13.8). Die DNA-Gyrase ist ein Tetramer aus jeweils zwei A- und B-Untereinheiten, welche von den gyrA- und gyrB-Genen codiert werden. Das Enzym, welches zur Familie der Typ-II-Topoisomerasen gehört, katalysiert eine negative Überspiralisierung unter Energieverbrauch in Form von ATP-Hydrolyse. Dazu werden die bei der Öffnung der DNA freiwerdenden 5′-Phosphat-Gruppen kovalent über Tyr122 an die A-Untereinheit der Gyrase gebunden. Ein Reaktionszyklus erniedrigt die Windungszahl um zwei. Während die A-Untereinheit die endonucleolytische Aktivität beherbergt, erfolgt die ATP-Hydrolyse auf der B-Untereinheit. Funktioneller Gegenspieler der Gyrase ist die Topoisomerase I, welche die DNA ohne Energie zu verbrauchen relaxiert. Dazu wird lediglich ein DNA-Strang geöffnet (Abb. 13.32).

Chinoloncarbonsäuren (Abb. 13.33), mit dem gemeinsamen Element einer 1-Alkyl-substituierten 4-Pyridon-3-carbonsäure, haben sich als potente Hemmstoffe der bakteriellen Gyrase erwiesen. Der genaue Angriffsort am Enzym ist noch nicht geklärt. Allerdings ist bekannt, dass sich ein ternärer Komplex aus DNA, Enzym und den Chinoloncarbonsäuren ausbildet, der durch Mg^{2+}-Ionen stabilisiert wird. Die Wirkstoffe fixieren den DNA-Gyrase-Komplex in dem Zustand, in dem das Enzym kovalent an die DNA gebunden ist. Dadurch werden das Wiederverschließen der DNA-Stränge verhindert, DNA-Schäden induziert und die Transkription sowie die DNA-Replikation unterbunden. Durch die dauerhafte Schädigung kommt es schließlich zum Zusammenbruch der Membranintegrität und zum Zelltod. Als weiteres Target der Chinoloncarbonsäuren wurde die Topoisomerase IV identifiziert, welche wie die Gyrase zur Familie der Typ-II-Enzyme gehört und welche die Trennung der Bakterienchromosomen nach DNA-Replikation bzw. die Dekatenierung von DNA-Strängen katalysiert. Die Einteilung bakterieller und eukaryotischer Topoisomerasen ist in Tabelle 13.8 dargestellt.

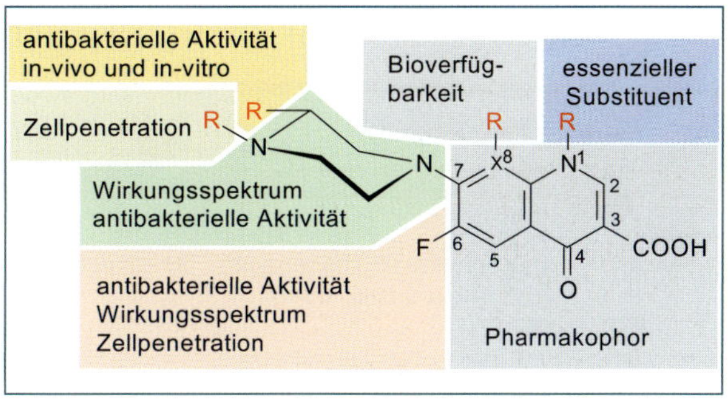

Abb. 13.33 Struktur-Wirkungsbeziehungen bei Gyrasehemmern

Struktur-Wirkungs-Beziehungen bei Chinoloncarbonsäuren

Chinoloncarbonsäuren der ersten Generation besaßen nur eine relativ schwache Wirkung gegen gramnegative Bak-

Tab. 13.8 Einteilung der Topoisomerasen

Klassifizierung		Struktur	Wichtigste physiologische Funktion	Anwendungsbereich der Inhibitoren
Typ-I-Topoisomerase				
Bakterien	Topoisomerase I	Monomer	Relaxation negativ superhelikaler DNA	
	Topoisomerase III	Monomer	Relaxation negativ superhelikaler DNA	
Eukaryoten	Topoisomerase I	Monomer	Relaxation negativ und positiv superhelikaler DNA	Krebstherapie
	Topoisomerase III (Isoenzyme α mit 2 Isoformen und β mit 3 Isoformen)	Monomer	Relaxation negativ superhelikaler DNA	
Typ-II-Topoisomerase (ATP-abhängig)				
Bakterien	Topoisomerase II (Gyrase)	Tetramer aus 2 GyrA- und 2 GyrB-Untereinheiten	Einführung negativer Supercoils, Auflösung von Catenanen und verknüpften DNA-Ringen	bakterielle Infektionen
	Topoisomerase IV	Tetramer aus 2 ParC- und 2 ParE-Untereinheiten	Trennung der Bakterienchromosomen nach DNA-Replikation, Decatenierung	
Eukaryoten	Topoisomerase II (Isoenzyme α und β mit 2 Isoformen)	Homodimer	Relaxation negativ und positiv superhelikaler DNA	

terien sowie eine geringe orale Resorption und zeichneten sich durch eine rasche Resistenzentwicklung aus. Sie wurden vorwiegend zur Therapie von Harnwegsinfektionen eingesetzt. Durch verschiedene Strukturprofilierungen wurde die Wirkstärke erhöht, das Wirkungsspektrum erweitert und die Pharmakokinetik optimiert (Abb. 13.33).

- Die Einführung eines Piperazinrings in Position 7 in Kombination mit Fluor in Position 6 führt zu einer günstigen Pharmakokinetik und zu einem breiten Wirkspektrum, das auch grampositive Erreger umfasst. Dieses Strukturelement ist daher in fast allen Gyrasehemmern vorhanden, die sich heute auf dem Markt befinden.
- N(1) muss substituiert sein, damit die Sauerstoff-Funktion in Position 4 in der Keton-Form vorliegt und nicht durch Tautomerie in die Enol-Form umgelagert werden kann. Als Substituenten eignen sich besonders Ethyl-, Cyclopropyl und Methoxy-Reste. Größere Substituenten führen zum Wirkungsverlust. Eine weitere Strukturvariante ist der Ringschluss zwischen den Positionen 1 und 8, wie er im Ofloxacin und Levofloxacin realisiert ist.
- Die Kombination der 3-Carboxy- mit der 4-Keto-Gruppe scheint für die Bindung an die Gyrase essenziell zu sein. Derivate, bei denen die Säurefunktion durch einen Isothiazolinonring bioisoster ersetzt wurde, zeigen zwar eine hohe in-vitro-Aktivität, sind jedoch in vivo nicht wirksam.
- Als Substituenten in Position 5 (H, NH_2, F, CH_3) und Position 8 (H, F, Cl, CH_3, OCH_3, $OCHF_2$) eignen sich kleine Reste, welche in bestimmten Kombinationen das Profil der Wirkstoffe günstig beeinflussen können.
- Die Einführung eines Methylsubstituenten an N(4) im Piperazinring erhöht die Zellpenetration. Methylierung des Piperazinrings an C(3) steigert die antibakterielle Aktivität.

Eigenschaften der Chinoloncarbonsäuren

Von den Gyrasehemmern der ersten Generation befindet sich nur noch das Pyrido-[2,3-d]pyrimidin-Derivat **Pipemidsäure** (Abb. 13.34) im Handel. Im Vergleich zur Nalidixinsäure, die nicht mehr eingesetzt wird, weist die Pipemidsäure ein 7-Piperazinyl-Substituenten auf, was zu einer verbesserten Wirksamkeit gegen gramnegative Erreger wie *Pseudomonas* spp. und gegen einige grampositive Erreger führt. Aufgrund der schlechten Gewebegängigkeit wird der Wirkstoff fast ausschließlich bei Harnwegsinfektionen eingesetzt. Die Kombination des 6-Fluor-Substituenten mit einem Piperazinring in Position 7 führte zu Wirkstoffen der 2. Generation mit breitem Wir-

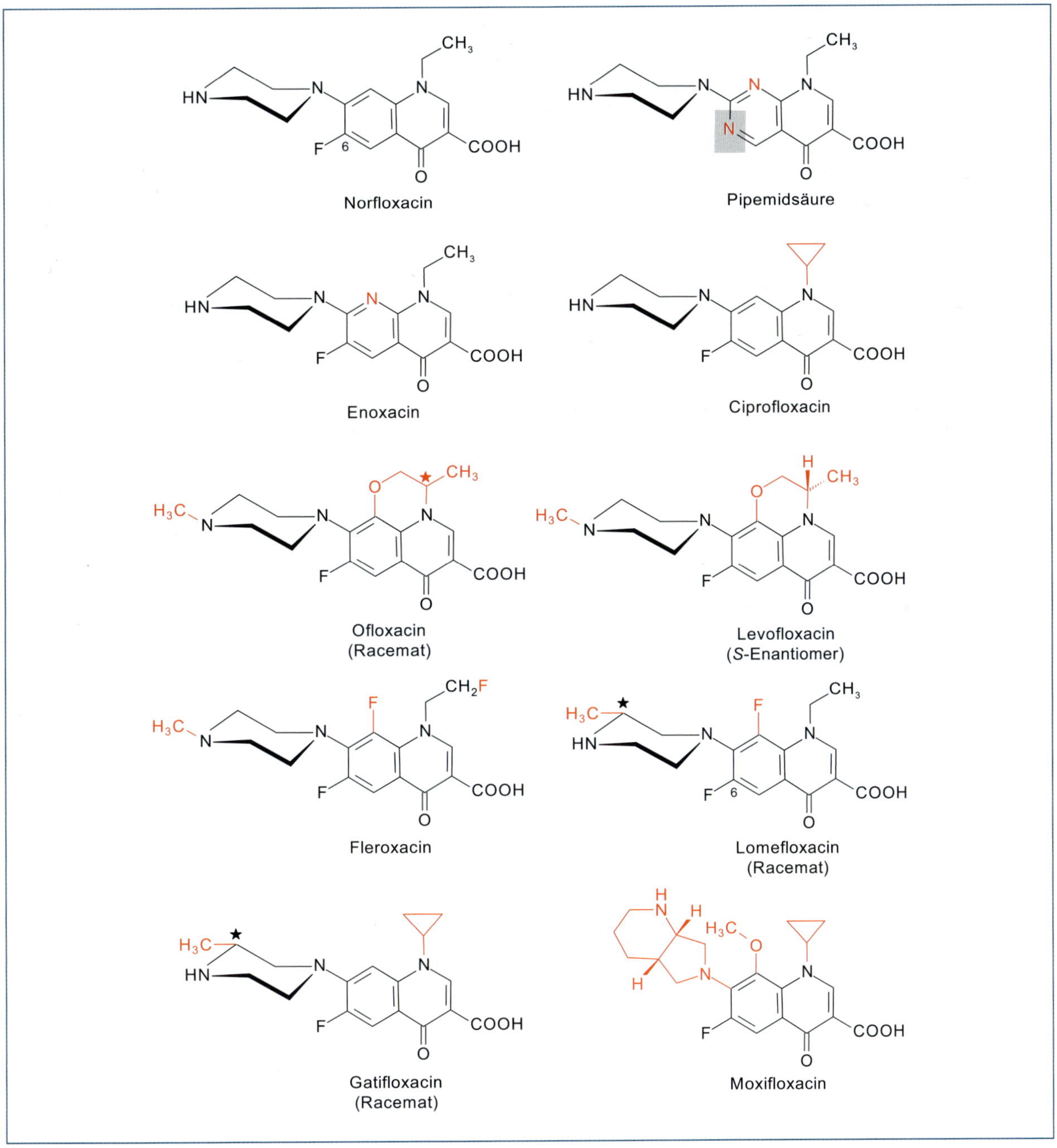

Abb. 13.34 Gyrase-Inhibitoren

kungsspektrum (Abb. 13.34) und günstiger Pharmakokinetik gepaart mit guter Gewebegängigkeit. Vertreter dieses Typs sind **Enoxacin**, **Ofloxacin** und dessen Eutomer **Levofloxacin** (Tab. 13.9). Ofloxacin liegt als Racemat vor. Das Eutomer, Levofloxacin bzw. (*S*)-Ofloxacin ist bis über 100fach wirksamer als das entsprechende *R*-Enantiomer. Bei Wirkstoffen, deren Chiralitätszentren weiter von der Chinolon-Grundstruktur entfernt sind, zeigen sich nur geringe Unterschiede in der Wirkstärke der jeweiligen Enantiomeren. **Lomefloxacin,** welches nur topisch angewendet wird, und **Gatifloxacin** liegen als Racemate vor. Als besonders günstig hat sich die Einführung eines Cyclopropyl-Rests in Position 1 wie im **Ciprofloxacin** erwiesen. Im **Moxifloxacin** wird durch die Kombination des Cyclopropyl-Rests mit der Methoxylierung an Position 8 das Wirkspektrum auf atypische Keime und Anae-

Tab. 13.9 Pharmakokinetische Daten von Gyrase-Inhibitoren

Wirkstoff	Bioverfügbarkeit (%)	HWZ (h)	Plasmaproteinbindung (%)	Hepatische Biotransformation (%)	Renale Elimination, % unverändert
Ciprofloxacin	60–70	3–4	20–40	20	40–50
Enoxacin	70–90	4–6	35–40	20	40–60
Fleroxacin	>95	8–11	20–50	<20	60–70
Gatifloxacin	96–98	7–8	20	gering	71–92
Levofloxacin	>95	6–8	30–40	<10	70–90
Moxifloxacin	ca. 90	12–13	45–50	>53	19
Norfloxacin	50–70	3–6	<20	20	26–40
Ofloxacin	>95	4–6	20–25	3	70–90
Pipemidsäure	93	3–4	15–39	<10	70

robier erweitert. Auf der Basis ihrer pharmakodynamischen und pharmakokinetischen Eigenschaften lassen sich die in Deutschland auf dem Markt befindlichen Gyrasehemmer in vier Gruppen einteilen:

Gruppe 1: Fluorchinolone, die fast nur bei Harnwegsinfektionen eingesetzt werden: Norfloxacin.

Gruppe 2: Fluorchinolone zur Anwendung bei verschiedenen Indikationen mit Schwerpunkt im gramnegativen Bereich des Wirkungsspektrums:
Ciprofloxacin, Ofloxacin, Fleroxacin, Enoxacin.

Gruppe 3: Fluorchinolone mit verbesserter Aktivität gegen grampositive und „atypische" Erreger: Levofloxacin (wird teilweise auch der Gruppe 2 zugeordnet).

Gruppe 4: Fluorchinolone mit verbesserter Aktivität gegen grampositive und „atypische" Erreger sowie gegen Anaerobier: Moxifloxacin, Gatifloxacin.

Die in der Therapie eingesetzten Gyrasehemmer weisen eine gute Bioverfügbarkeit auf (Tab. 13.9). Sie unterscheiden sich teilweise deutlich hinsichtlich ihrer Halbwertszeit. Ferner bestehen zum Teil beträchtliche Unterschiede im Metabolisierungsgrad. Wirkstoffe, bei denen der Anteil besonders hoch ist, der unverändert die Harnwege erreicht, eignen sich gut zur Therapie von Harnwegsinfektionen. Aufgrund ihrer Fähigkeit zur Komplexbildung mit mehrwertigen Kationen sollten Gyrasehemmer nicht gleichzeitig mit Magnesium- oder Aluminium-haltigen Antazida eingenommen werden, da dies zur verminderten Resorption der Wirkstoffe führt. Ferner besteht bei Gyrasehemmern die Gefahr der Störung der Knorpelbildung. Deshalb sollten Chinoloncarbonsäuren bei Kindern nicht vor Abschluss der Wachstumsphase verwendet werden.

Synopse

- Chinoloncarbonsäuren, welche als gemeinsames Element eine 1-Alkyl-substituierte 4-Pyridon-3-carbonsäure-Struktur aufweisen, sind potente Hemmstoffe der bakteriellen Gyrase.
- Der inhibitorische Effekt beruht auf der Bildung eines Komplexes aus DNA, Gyrase und den Chinoloncarbonsäuren, der durch Mg^{2+}-Ionen stabilisiert wird.
- Durch verschiedene Strukturprofilierungen wurde die Wirkstärke erhöht, das Wirkungsspektrum erweitert und die Pharmakokinetik optimiert.
- Die Einführung eines Piperazinrings in Position 7 in Kombination mit Fluor in Position 6 führt zu einer günstigen Pharmakokinetik und zu einem breiten Wirkspektrum, das auch grampositive Erreger umfasst.
- Für eine ausgeprägte Gyrasehemmung muss bei den Chinoloncarbonsäuren der Stickstoff in Position 1 substituiert sein.
- Auf der Basis ihrer pharmakodynamischen und pharmakokinetischen Eigenschaften lassen sich die in Deutschland auf dem Markt befindlichen Gyrasehemmer in vier Gruppen einteilen.
- Die in der Therapie eingesetzten Gyrasehemmer weisen eine gute Bioverfügbarkeit auf.

13.1.5 5-Nitrofuran- und 5-Nitroimidazol-Derivate

5-Nitroimidazol- und 5-Nitrofuran-Derivate interferieren mit der DNA-Funktion von obligat anaeroben Bakterien und Protozoen. Der Wirkungstyp ist bakterizid, wobei der Wirkungsmechanismus noch nicht vollständig gesichert ist. Verschiedene Untersuchungen weisen darauf hin, dass 5-Nitro-Derivate in der Bakterienzelle zu hochwirksamen, die DNA angreifenden Metaboliten reduziert werden. Die Reduktion erfolgt vorzugsweise durch spezielle Elektronen-Transportsysteme der Anaerobier. Diese enzymatische Reduktion führt wahrscheinlich über die reaktiven Zwischenstufen Nitroradikal, Nitrosogruppe und Hydroxylamin zum Amin. Die bei der Reduktion der Nitrogruppe entstehenden Zwischenprodukte sind mutagen, wobei die DNA-Schädigung vorwiegend durch kovalente Adduktbildung zustande kommt. Diese Reaktionen erklären auch die im Ames-Test beobachteten mutagenen Effekte der Nitroimidazole. In menschlichen Zellen findet die Reduktion durch den vorwiegend oxidativen Stoffwechsel und die geringe Nitroreduktase-Aktivität nur in sehr geringem Umfang statt.

Nitrofurantoin, ein 5-Nitrofuran-Derivat (Abb. 13.35) dient als Reservetherapeutikum bei Harnwegsinfektionen. Die Limitierung des Anwendungsgebiets ergibt sich aus seiner schlechten Verträglichkeit und seinen pharmakokinetischen Eigenschaften. Der Wirkstoff wird nach oraler Einnahme gut resorbiert und sehr schnell nahezu vollständig renal eliminiert, wobei der Wirkstoff zu 17% durch glomeruläre Filtration und zu 83% durch tubuläre Sekretion ausgeschieden wird (Tab. 13.10). Antibakteriell wirksame Konzentrationen werden daher ausschließlich im Lumen der ableitenden Harnwege erreicht. 50% der Nitrofurantoin-Dosis werden in der Leber metabolisiert und renal als unwirksame Metabolite eliminiert, die eine gelbbraune Urinverfärbung hervorrufen. Nitrofurantoin ist eine schwache Säure, die bei zunehmender Harnsäuerung in erheblichem Maße in den distalen Nephronabschnitten rückresorbiert wird. Die Alkalisierung des Urins führt zwar zu höheren Nitrofurantoin-Konzentrationen im Urin, ist jedoch wenig sinnvoll, da die antibakterielle Wirksamkeit von Nitrofurantoin herabgesetzt wird.

Das zur externen antibakteriellen Therapie eingesetzte **Nitrofural** hat nur noch begrenzte therapeutische Bedeutung.

Metronidazol (Abb. 13.35) ist ein bakterizid wirkendes Antiinfektivum gegen obligat anaerobe Bakterien und Protozoen wie *Entamoebia histologica*, *Trichomonas vaginalis*

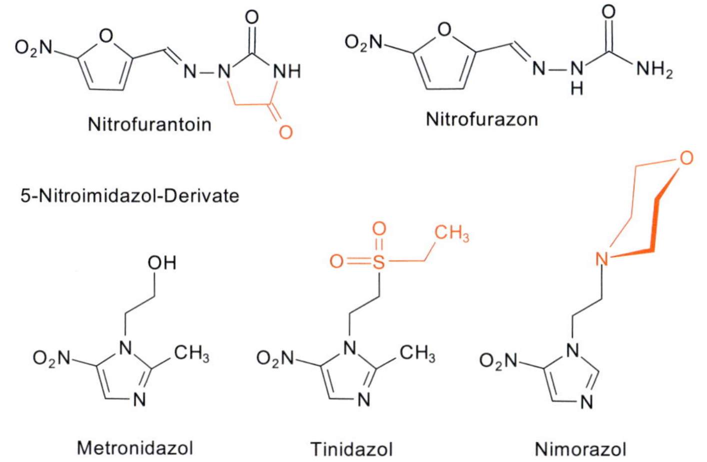

Abb. 13.35 Nitrofuran- und Nitroimidazol-Derivate

Tab. 13.10 Pharmakokinetische Daten von 5-Nitrofuran- und 5-Nitroimidazol-Derivaten

Wirkstoff	Bioverfügbarkeit (%)	HWZ	Plasmaproteinbindung (%)	Elimination
5-Nitrofuran-Derivate				
Nitrofurantoin	87–94	20–35 min	50	v. a. renal
5-Nitroimidazol-Derivate				
Metronidazol	90–100	6–10 h	< 20	v. a. renal (> 80 %)
Nimorazol	praktisch vollständig	13 h	k. A.	v. a. renal
Tinidazol	praktisch vollständig	12–14 h	12	v. a. renal (60–65 %)

k. A. = keine Angaben

somen hemmen, wirken in der Regel bakteriostatisch und eignen sich daher als Antibiotika. Die meisten Hemmstoffe der bakteriellen Proteinsynthese sind Naturstoffe oder Naturstoff-Derivate. Nach Struktur und Wirkungsmechanismus (Abb. 13.36) lassen sich folgende Wirkstoffklassen unterscheiden:

- Tetracycline
- Makrolide und Ketolide
- Lincosamide
- Oxazolidinone
- Aminoglykosid-Antibiotika
- Chloramphenicol und Derivate.

Tetracycline

Die aus *Streptomyces*-Arten isolierten Tetracycline Chlortetracyclin, Oxytetracyclin und Tetracyclin (Abb. 13.37) leiteten wegen ihres breiten Wirkungsspektrums in der Mitte des 20. Jahrhunderts eine neue Ära der antibiotischen Therapie ein. Tetracycline hemmen die bakterielle Proteinbiosynthese, indem sie an der 30S-Untereinheit die Anlagerung der Aminoacyl-tRNAs blockieren (Abb. 13.36). Sie wirken bakteriostatisch. Die Tetracycline leiten sich von einem partiell hydrierten und oxidierten Naphthacen-Grundgerüst ab und haben einen ausgedehnten Chromophor, welcher die gelbe Farbe der Wirkstoffe bedingt. Die einzelnen Tetracycline unterscheiden sich durch die Substituenten an C(5), C(6) und C(7) (Abb. 13.37), während die übrige essenzielle Struktur unverändert bleibt. Aus der stereochemischen Formel (Abb. 13.37) ist ersichtlich, dass Tetracycline keine planaren Moleküle darstellen, sondern entlang der C(5a)-C(11a)-Achse geringfügig und entlang der C(4a)-C(12a)-Achse stark gewinkelt sind. Im Tetracyclin sind die fünf chiralen Zentren (4, 4a, 5a, 6 und 12a) *S*-konfiguriert.

Die Bindungsstelle der Tetracycline an der 30S-Untereinheit der Ribosomen ist heute bekannt. Wie aus Abbildung 13.38 ersichtlich ist, interagieren die polaren funktionellen Gruppen der Tetracycline mit verschiedenen Phosphat-Resten und Hydroxy-Funktionen der 16S-rRNA. Die Bindungsstelle liegt nahe der Erkennungsstelle für die Aminoacyl-tRNAs. Interessanterweise enthält der Komplex ein Magnesiumion. Aus der Abbildung wird ferner ersichtlich, dass die Substituenten an C(4)-C(7) nicht direkt an der Bindung an das Ribosom beteiligt sind. Ferner existiert eine zweite, niederaffine Bindungs-

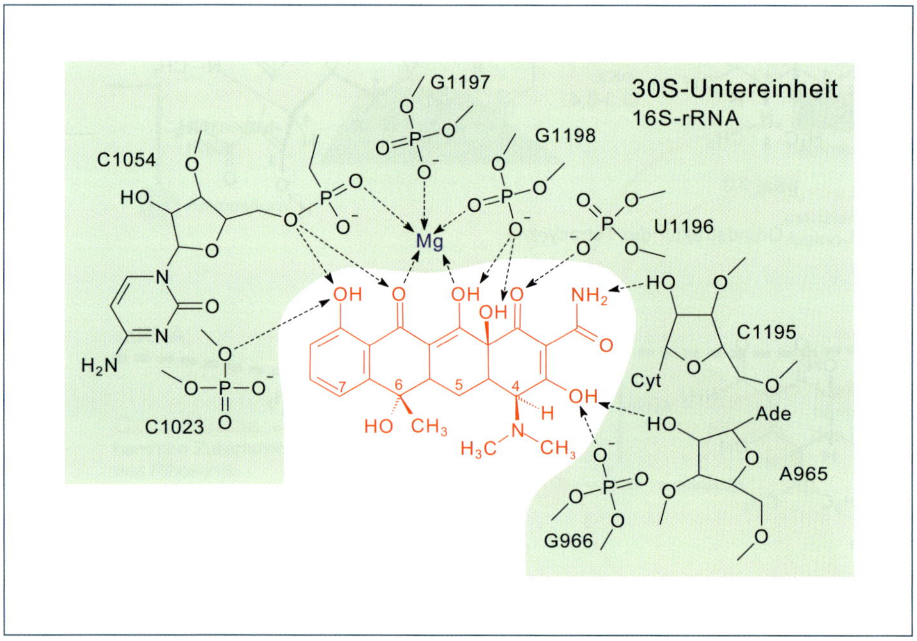

Abb. 13.38 Bindung von Tetracyclin an die Domäne V der 30S-Untereinheit von Ribosomen

Tab. 13.11 Pharmakokinetische Daten von Tetracyclinen

Wirkstoff	Bioverfügbarkeit (%)	HWZ (h)	Plasmaproteinbindung (%)	Elimination
Chlortetracyclin	25–30	5	45–55	–
Doxycyclin	>90	18–20	80–93	renal (35–60 %) und biliär (20–40 %)
Minocyclin	ca. 85	12–26	70–75	renal und biliär
Tetracyclin	77–80	8–9	25–55	renal und biliär

stelle für Tetracycline, die nicht abgebildet ist. Folgende Struktur-Wirkungs-Beziehungen lassen sich formulieren:

- Die Substituenten an C(1)–(3) und C(10)–(12) sind an der Bindung der Tetracycline an das Ribosom beteiligt. Veränderung dieser funktionellen Gruppen führt in der Regel zu einer deutlichen Wirkungsabschwächung.
- Wirkstoffe ohne Dimethylamino-Funktion an C(4) sind in vitro vor allem gegen grampositive Erreger aktiv, in vivo sind sie unwirksam.
- Die einfachste Strukturvariante mit einem breiten Wirkungsspektrum in vitro und in vivo ist das 6-Demethyl-6-desoxytetracyclin. Weder die 6-Methyl- noch die 6-Hydroxy-Funktion werden benötigt.
- Die Einführung kleiner Substituenten an C(5) oder C(6) verändert die Pharmakokinetik und wirkt sich kaum auf die Pharmakodynamik aus. Raumfüllende Gruppen an C(6) führen zum Rückgang der Aktivität gegen gramnegative Erreger.
- Elektronenziehende Substituenten an C(7) erhöhen die antibakterielle Aktivität.

Tetracycline sind amphotere Verbindungen. Die Säure-Basen-Eigenschaften resultieren aus der:

- Struktur einer vinylogen Carbonsäure mit einem pKa-Wert der C(3)-OH-Gruppe von 3,3 bis 3,4 (Abb. 13.37)
- enolischen OH-Gruppe an C(12), die einer „Phenol-diketon"-Struktur bzw. einer vinylogen Salicylsäure angehört mit einem pKa-Wert von 7,5 bis 7,7
- Ammonium-Struktur an C(4) mit einem pKa-Wert von 9,3.

Der rechnerisch ermittelte isoelektrische Punkt beträgt 6,3, was in etwa dem pH-Optimum der Resorption entspricht. In diesem pH-Bereich liegen die Tetracycline als Zwitterionen vor, was die Resorption begünstigt (Abb. 13.39). Im Magensaft bei ca. pH 2 weist die Löslichkeit der Tetracycline ein Maximum auf, da hier nahezu vollständig der kationische, hydrophile Zustand vorliegt. Oberhalb von pH 7 liegen Tetracycline als Anionen vor und sind deshalb ebenfalls gut wasserlöslich.

Die in Abbildung 13.37 aufgeführten Tetracycline weisen sehr ähnliche antimikrobielle Wirkungsspektren auf.

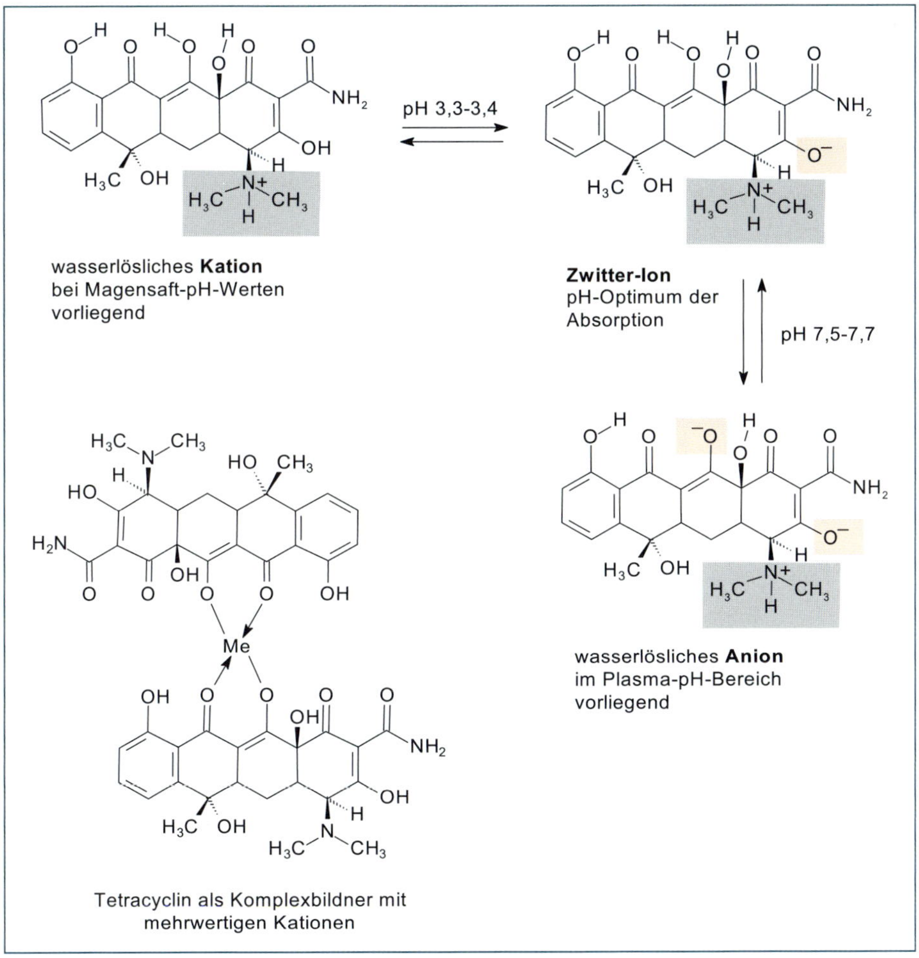

Abb. 13.39 Biopharmazeutisch relevante Eigenschaften der Tetracycline

Sie unterscheiden sich jedoch quantitativ durch den Grad der antimikrobiellen Aktivität, in der Resorptionsquote, der Proteinbindung und der Affinität für mehrwertige Kationen (Tab. 13.11). **Tetracyclin**, **Doxycyclin** und **Minocyclin** penetrieren gut in Gewebe und Körperflüssigkeiten. Hohe Konzentrationen werden im Urin und in der Galle (5- bis 10fache Serumkonzentration) erreicht. Die Affinität zu Geweben mit hoher Stoffwechsel- oder Wachstumsrate wie Tumorgewebe ist besonders ausgeprägt. Tetracycline bilden mit mehrwertigen Kationen schwerlösliche und schlecht resorbierbare Komplexe (Abb. 13.39). Sie sollten deswegen nicht zusammen mit Magnesium- oder Aluminium-haltigen Antazida oder Calcium-reichen Nahrungsmitteln (Milch, Käse) eingenommen werden. Da Tetracycline in der Wachstumsphase in hohem Maße in Calcium-haltige Gewebe wie Knochen oder Zähne eingelagert werden, sollten diese Wirkstoffe bei Schwangeren und Kindern nicht eingesetzt werden.

Aufgrund der günstigen pharmakokinetischen Profile nach oraler Gabe (Tab. 13.11) haben von den Tetracyclinen das Doxycyclin und das Minocyclin noch die größte Bedeutung. Chlortetracyclin wird ausschließlich topisch oder parenteral eingesetzt. Tetracycline können außerdem sowohl lokal als auch systemisch zur Aknetherapie (insbesondere Minocyclin) verwendet werden. Die Resorption von Doxycyclin soll im Gegensatz zu Tetracyclin nicht wesentlich von der Nahrung abhängig sein.

Makrolide und Ketolide

Die seit 1952 bekannten, von *Streptomyces*-Arten produzierten makrozyklischen Lactone (Makrolide) mit Erythromycin als erstem Vertreter haben in den letzten Jahren deutlich an Bedeutung gewonnen. Hierzu hat beigetragen, dass die pharmakokinetischen und pharmakodynamischen Eigenschaften durch die Entwicklung entsprechender Derivate deutlich verbessert wurden. Für Makrolide

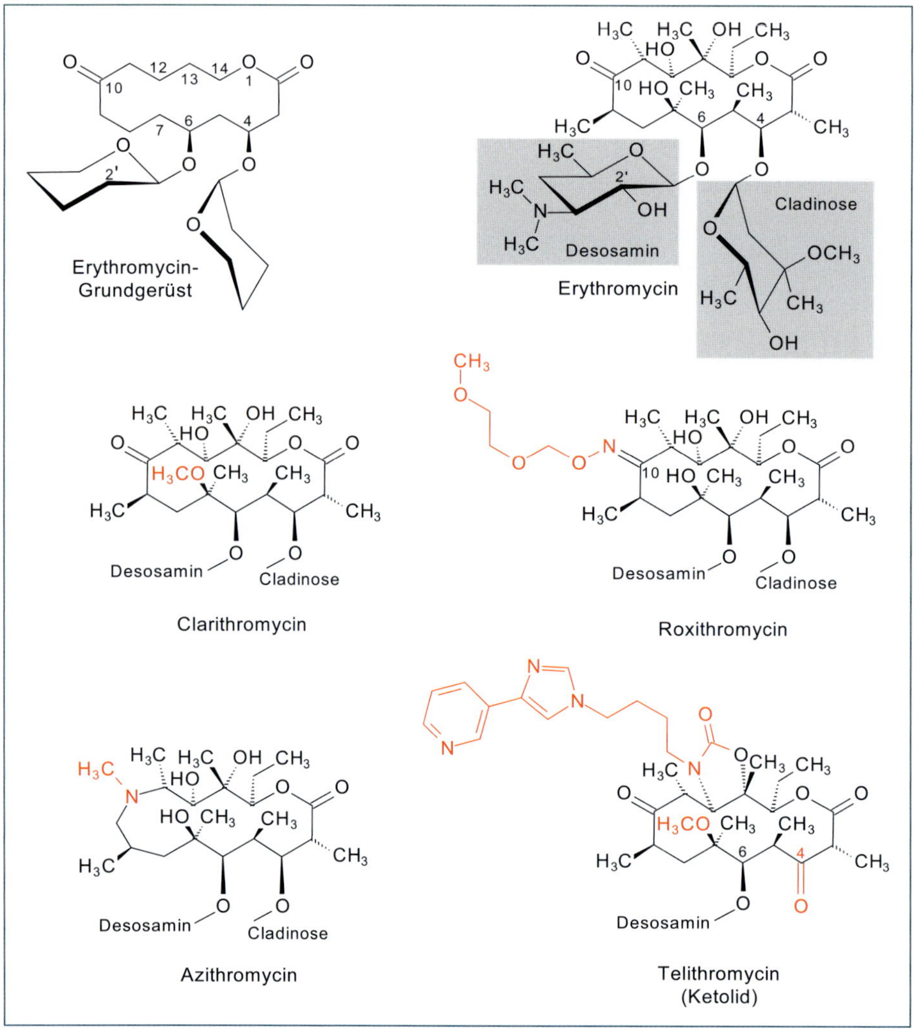

Abb. 13.40 Makrolide und das Ketolid Telithromycin

sind folgende Strukturelemente charakteristisch (Abb. 13.40):

- Ein 14- oder 15-gliedriger (Azithromycin) Lactonring mit einer Keto-Funktion oder bioisosteren Gruppe an C(10).
- Zwei jeweils glykosidisch über C(4) bzw. C(6) mit dem Erythronolid verknüpfte Zucker (α-glykosidisch Cladinose an C(4) und β-glykosidisch Desosamin an C(6)).
- Bei Ketoliden befindet sich eine Ketogruppe an C(4), es fehlt die Cladinose.
- Weitere OH-Gruppen (Erythromycin) bzw. bioisostere funktionelle Gruppen an C(7), C(12) und C(13).
- Die aus dem Biosynthese-Baustein Propionsäure resultierenden Methylgruppen.

Die Erythromycin-Base ist schlecht wasserlöslich sowie in wässrig-saurer Lösung instabil, da es unterhalb pH 4 zu einer intramolekularen Ketalisierung zwischen der Carbonylgruppe an Position 10 und der OH-Gruppe an C(7) kommt (Abb. 13.41). Durch Wasserabspaltung entsteht das 9,10-Anhydro-7,10-hemiketal, das einen zyklischen Enolether darstellt. Anschließend wird durch Anlagerung der OH-Gruppe in Position 13 an die Doppelbindung $\Delta^{9,10}$ ein Spiroketal gebildet. Diese irrreversible Reaktionsfolge führt zu antibakteriell unwirksamen Produkten. In den neueren Makroliden und Ketoliden ist die Säurestabilität durch entsprechende Derivatisierung an C(7) oder C(10) deutlich erhöht (Abb. 13.41).

Makrolide wirken bakteriostatisch, sie hemmen die Protein-Biosynthese. Die Bindungstelle der Makrolide auf der 50S-Untereinheit bakterieller Ribosomen ist mittlerweile genau bekannt (Abb. 13.42). Die Interaktion erfolgt ausschließlich mit der 23S-rRNA der Untereinheit und nicht mit ribosomalen Proteinen. Im Gegensatz zu Chloramphenicol und Lincosamiden kommt es nicht zur Hemmung der Peptidyltransferase-Aktivität. Da die Bindung

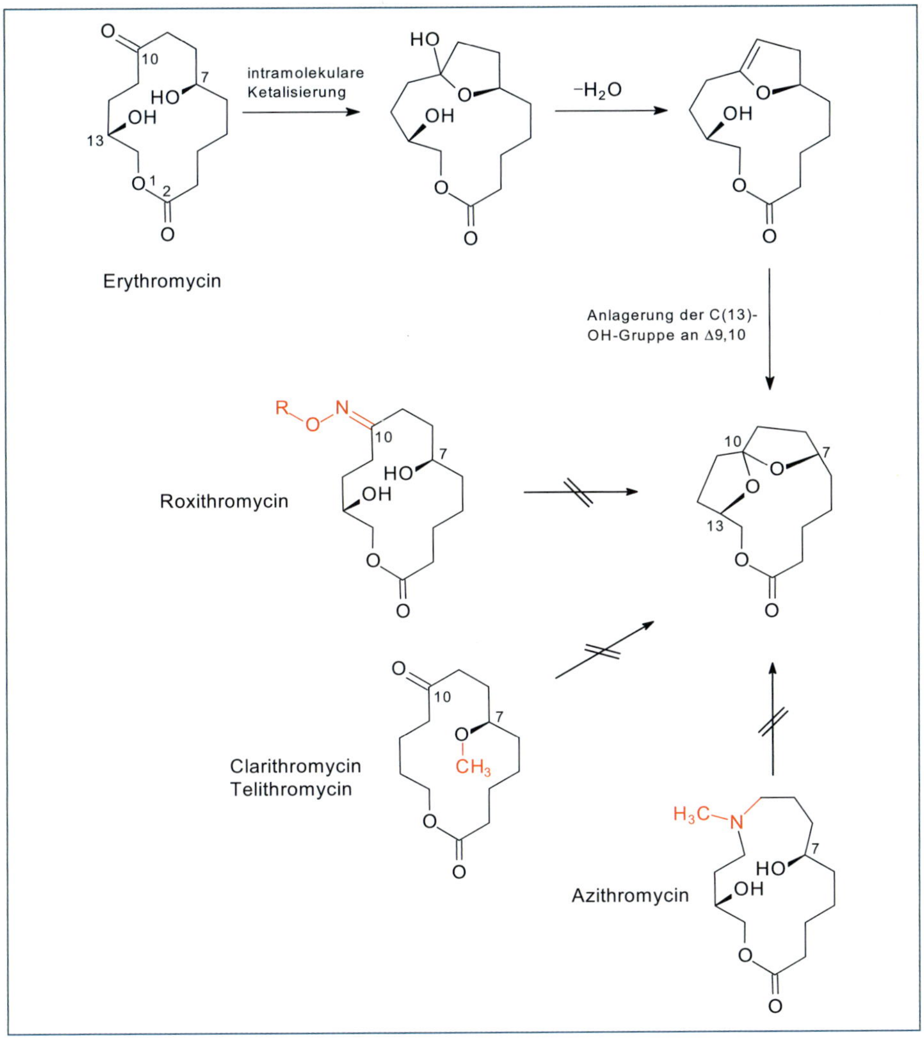

Abb. 13.41 Säure-katalysierte Ketalisierung von Makroliden

der Makrolide an einer besonders engen Stelle des Peptidkanals erfolgt und der Tunnel blockiert wird, kommt es im Endeffekt zu einer Hemmung der Peptidkettenverlängerung und der Translokation des Ribosoms. Von besonderer Bedeutung für die Bindung der Makrolide (aber auch Lincosaminen und Streptograminen) an das Ribosom ist A2058 (Abb. 13.42), welches mit der 2′-OH-Funktion des Desosamins H-Brücken ausbildet und für die hochaffine Bindung essenziell ist. Dies erklärt die Gründe für die bei der längeren Anwendung vom Makroliden auftretenden MLS-Resistenz (**M**akrolid-**L**incosamin-**S**treptogramin-Resistenz) der Bakterien. Ein Mechanismus beruht auf der Expression von Methyltransferasen, welche die Amino-Funktion von A2058 ein- oder zweifach methylieren, wodurch die Ausbildung der H-Brücken zwischen A2058 und den Makroliden verhindert wird. Ferner werden Punktmutationen beobachtet, bei denen u. a. A2058 gegen G ausgetauscht wird. Durch diese Punktmutation wird die Affinität von Erythromycin und Clarithromycin zum Ribosom ca. 10 000fach reduziert. Der Affinitätsverlust ist beim Ketolid Telithromycin deutlich geringer ausgeprägt. Dies und der fehlende Zucker-Substituent an C(4) führt wahrscheinlich dazu, dass Ketolide keine MLS-Resistenz induzieren.

Erythromycin (Abb. 13.40) wirkt wie die anderen Makrolide vorwiegend bei grampositiven Erregern. Es wird peroral, parenteral oder topisch appliziert. Aufgrund seiner entzündungshemmenden Wirkung und guten antibakteriellen Aktivität gegen *Propionibacterium acnes* wird Erythromycin sehr häufig zur topischen Aknebehandlung eingesetzt.

Neben Erythromycin selbst werden verschiedene Erythromycin-Ester therapeutisch verwendet. Die Veresterung erfolgt an der 2′-OH-Gruppe des Desosamins. Peroral eingesetzt werden Erythromycin-Stearat, Erythromycin-Ethylsuccinat und Erythromycin-Propionat, wobei Letzteres als Salz mit Laurylsulfonsäure unter der Bezeichnung Erythromycin-Estolat im Handel ist. Die in Wasser löslichen Ester Erythromycin-Glucoheptonat und Erythromycin-Lactobionat werden parenteral appliziert. Aufgrund der Säurelabilität des Erythromycins sind für die orale Anwendung magensaftresistente Filmtabletten üblich. Die Erythromycin-Ester sind Prodrugs, da die freie 2′-OH-Gruppe des Aminozuckers (Desosamin) für die antibakterielle Wirkung essenziell ist. Die Hydrolyse des Erythromycin-Ethylsuccinats und -Estolats ist nicht vollständig, so dass nur ca. 20 bis 40% der Gesamtmenge im Körper in Form der antibakteriell aktiven Erythromycin-Base vorliegt. Ein Nachteil des Erythromycins ist die kurze HWZ (Tab 13.12). Als wichtigste Biotransformationsreaktion, die zur deutlichen Reduktion der Aktivität führt, wurde die *N*-Demethylierung am Aminozucker (Desosamin) nachgewiesen. Zu beachten ist, dass Erythromycin selbst ein CYP-Inhibitor ist, so dass die Gefahr der Interaktion mit anderen Arzneistoffen besteht, die durch CYP-Enzyme abgebaut werden.

Clarithromycin (Abb. 13.40) besitzt ähnliche pharmakokinetische Eigenschaften wie Erythromycin, weist je-

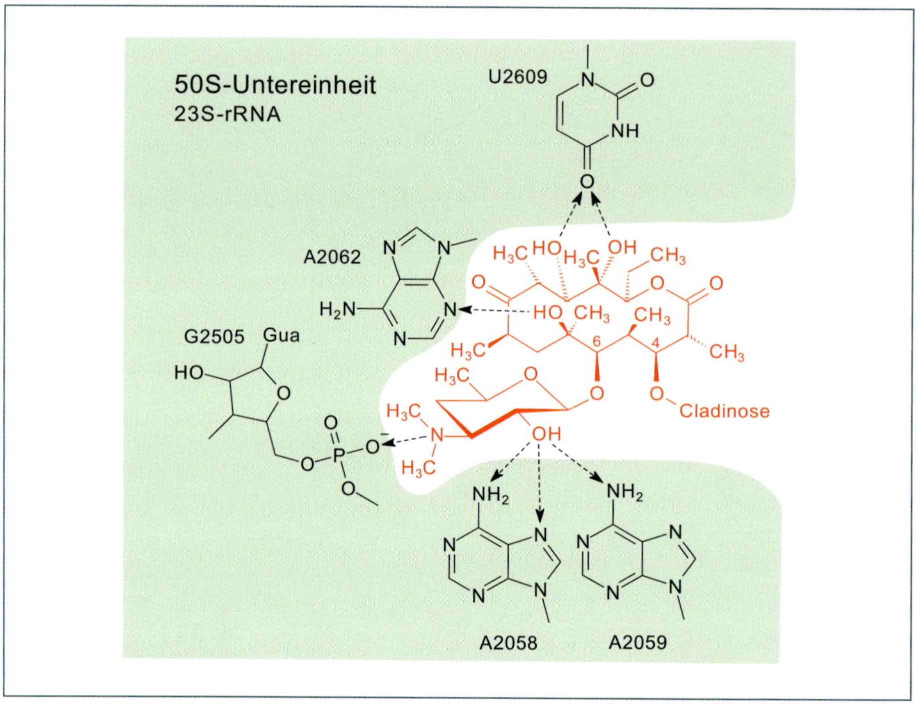

Abb. 13.42 Bindung von Erythromycin an die 23S-rRNA der ribosomalen 50S-Untereinheit. Die Nummerierung der Nucleotide bezieht sich auf die von *Escherichia coli*.

doch eine höhere Säurestabilität und eine signifikant verbesserte Gewebegängigkeit auf. Neben der *N*-Demethylierung erfolgt zu etwa 20% der Abbau des Wirkstoffs durch 14*R*-Hydroxylierung, das gebildete 14-Hydroxy-Clarithromycin ist ebenfalls aktiv. Gegenüber *Helicobacter pylori* ist der 14-Hydroxy-Metabolit 1 bis 2 MHK-Stufen weniger aktiv als die Ausgangsverbindung, gegenüber *Haemophilus influenzae* 1 bis 2 MHK-Stufen aktiver als die Ausgangsverbindung. Je nach Art des untersuchten Teststamms zeigen Clarithromycin und der Metabolit eine additive oder synergistische Wirkung. Die postantibiotische Wirksamkeit (antibakterielle Nachwirkung zwischen zwei Antibiotika-Applikationen) in vivo ist bei Clarithromycin 2 bis 3-mal stärker ausgeprägt als bei Erythromycin.

Roxithromycin (Abb. 13.40) besitzt ein mit anderen Makroliden vergleichbares Wirkspektrum. Es wird oral appliziert und weist eine im Vergleich zum Erythromycin deutlich längere HWZ und höhere Säurestabilität auf.

Azithromycin (Abb. 13.40) ist ein Vertreter der Azalide, einer Untergruppe der Makrolid-Antibiotika. Der Lactonring ist um ein N-Atom erweitert und die Ketofunktion zur CH_2-Gruppe reduziert. Azithromycin ist im Vergleich zu Erythromycin relativ säurestabil und wird oral appliziert. Es besitzt eine für Makrolide ungewöhnlich lange HWZ, was ein Dosierungsintervall von 24 Stunden sowie sehr kurze Behandlungszeiträume von 3 bis 5 Tagen erlaubt. Im Gegensatz zu Erythromycin und Clarithromycin scheint Azithromycin kein CYP-Hemmer zu sein.

Erwähnenswert ist die aktive Aufnahme der Makrolide in Neutrophilen und Fibroblasten, die bei Azithromycin und Roxithromycin noch etwas stärker ausgeprägt ist, so dass Verteilungsverhältnisse von bis zu 200 : 1 (intrazellulär: extrazellulär) erreicht werden. Aufgrund der Einwanderung von Neutrophilen in Entzündungsherde und der Freisetzung lysosomaler Enzyme werden über diesen Mechanismus hohe lokale Konzentrationen an Makroliden erreicht.

Telithromycin (Abb. 13.40) ist ein Vertreter der Ketolide, bei denen die α-glykosidisch substituierte 4-OH-Gruppe der Makrolide durch eine Ketofunktion ersetzt ist. Die Methoxyfunktion an C(7) bewirkt eine gewisse Säurestabilität. Die Einführung des Carbamat-Substituenten an C(12)/C(13) führt im Vergleich zu den Makroliden zu einer deutlichen Affinitätserhöhung aufgrund der gesteigerten Interaktion mit A752, einer zusätzlichen Bindungsstelle, welche auf der Domäne II der 23S-rRNA lokalisiert ist (Abb. 13.42). Die Einführung der 4-Keto-Funktion bzw. das Fehlen des Zuckersubstituenten an C(4) soll für die im Gegensatz zu den Makroliden stark reduzierte Induktion von MLS-Resistenz (s. o.) verantwortlich sein. Telithromycin akkumuliert wie die o. g. Makrolide sehr stark in Neutrophilen und verschiedenen anderen Zelltypen. Es wird vorwiegend in der Leber metabolisiert. Nach oraler Gabe werden ca. 33% unverändert ausgeschieden, 66% werden in der Leber unter Beteiligung von CYP3A4 und CYP2D6 metabolisiert. Telithromycin selbst ist auch ein Inhibitor von CYP3A4 und CYP2D6, so dass entsprechende Arzneimittelinteraktionen zu beachten sind.

Lincosamide

Lincosamide (Abb. 13.43) ist der Sammelbegriff für die beiden Acylaminopyranoside Lincomycin und Clindamycin. Die Wirkstoffe besitzen ein ähnliches Wirkspektrum wie die Makrolide, sie wirken vorwiegend bakteriostatisch. Von besonderer therapeutischer Bedeutung ist der Effekt auf Staphylokokken und Anaerobier. Wie die Makrolide binden Lincomycine an die 23S-rRNA der

Tab. 13.12 Pharmakokinetische Daten von Makroliden, Ketoliden, Lincosamiden und sonstigen Hemmstoffen der bakteriellen Proteinbiosynthese

Wirkstoff	Bioverfügbarkeit (%)	HWZ (h)	Plasmaproteinbindung (%)	Elimination
Makrolide und Ketolide				
Azithromycin	34–52	68	12	renal (> 12%) und biliär (50%)
Clarithromycin	52–55	2–6	41–72	renal (38%) und biliär (40%)
Erythromycin	25–50	1,5–3	54–74	v. a. biliär
Roxithromycin	60	8,3–10,5	73–96	renal (12%) und biliär (ca. 53%)
Telithromycin	57	10	60–70	renal (17%) und biliär (75%)
Lincosamide				
Clindamycin	80–94	2,5	60–94	renal (33%) und biliär (66%)
Lincomycin	63	4,5	72	renal (38%)
Sonstige				
Chloramphenicol	75–90	3–4	40–53	renal (> 90%) und biliär (3%)
Linezolid	100	5–7	31	renal (75%) und biliär (10%)

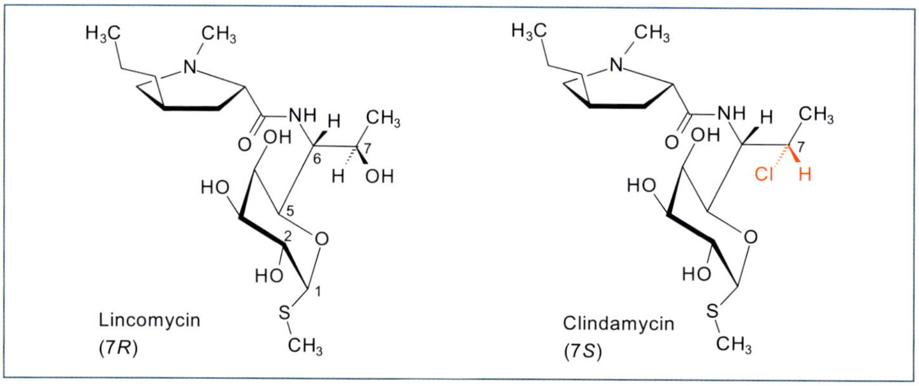

Abb. 13.43 Lincomycin und Clindamycin

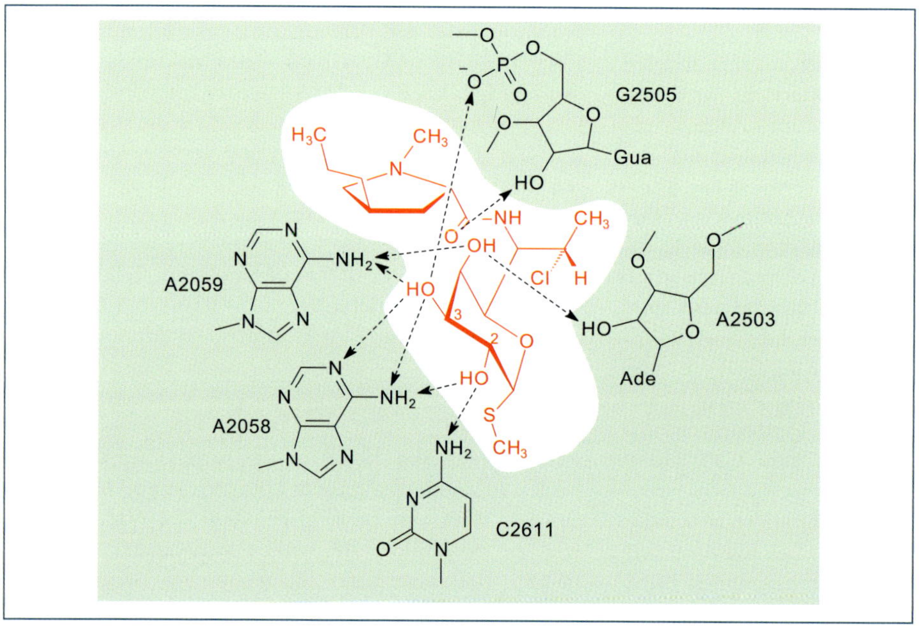

Abb. 13.44 Bindung von Clindamycin an die 23S-rRNA der 50S-Untereinheit bakterieller Ribosomen

50S-Untereinheit von Ribosomen, wobei sich beide Bindungsstellen partiell überlappen (Abb. 13.44). Dies erklärt, warum Lincosamide die Makrolide aus ihrer Bindungsstelle verdrängen können. Ferner besteht eine partielle Überlappung mit der Bindungsstelle von Chloramphenicol. Sowohl Lincosamide als auch Chloramphenicol hemmen die Peptidyltransferase-Aktivität der bakteriellen Ribosomen. Der mittlerweile bekannte Bindungsmodus erklärt, warum Mutationen von A2058 (MLS-Resistenz, s. o.) und A2042 zur Resistenz gegenüber Lincosamiden führen.

In dem aus Kulturen von *Streptomyces lincolnensis* gewonnenen Antibiotikum **Lincomycin** (Abb. 13.43) ist Lincosamin, ein C_8-Aminozucker mit einer Thioacetal-Struktur, peptidartig mit einem Prolin-Derivat verknüpft, das in 4′-Position eine *trans*-ständige Propyl-Gruppe trägt.

Durch partialsynthetische Abwandlung erhält man bei der Chlorierung von Lincomycin unter Konfigurationsumkehr an C(7) **Clindamycin** (Abb. 13.43). Der Wirkstoff ist etwa 5fach aktiver als Lincomycin. Clindamycin-hydrochlorid und Clindamycin-2-palmitat-hydrochlorid werden oral appliziert. Das Clindamycin-2-dihydrogenphosphat wird parenteral und topisch eingesetzt. Es ist wie die anderen Ester ein Prodrug, wobei die HWZ für die Hydrolyse des Phosphat-Restes nach intravenöser Gabe 3 bis 6 min beträgt. Clindamycin ist gut gewebegängig. Relativ hohe Konzentrationen (60 bis 80% der korrespondierenden Serumkonzentration) werden im Knochengewebe und in der Gelenkflüssigkeit erreicht. Weitere pharmakokinetische Parameter sind in Tabelle 13.12 zusammengefasst.

Chloramphenicol und Derivate

Das früher aus Kulturen von *Streptomyces venezuelae* gewonnene, heute synthetisch hergestellte **Chloramphenicol** (Abb. 13.45) wurde in den Jahren nach seiner Ent-

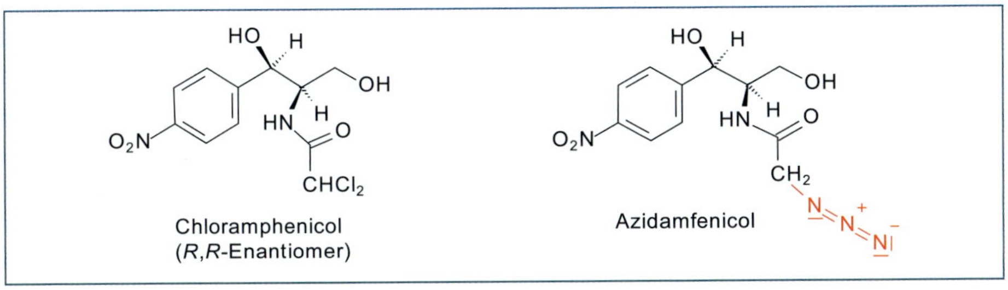

Abb. 13.45 Chloramphenicol und Azidamfenicol

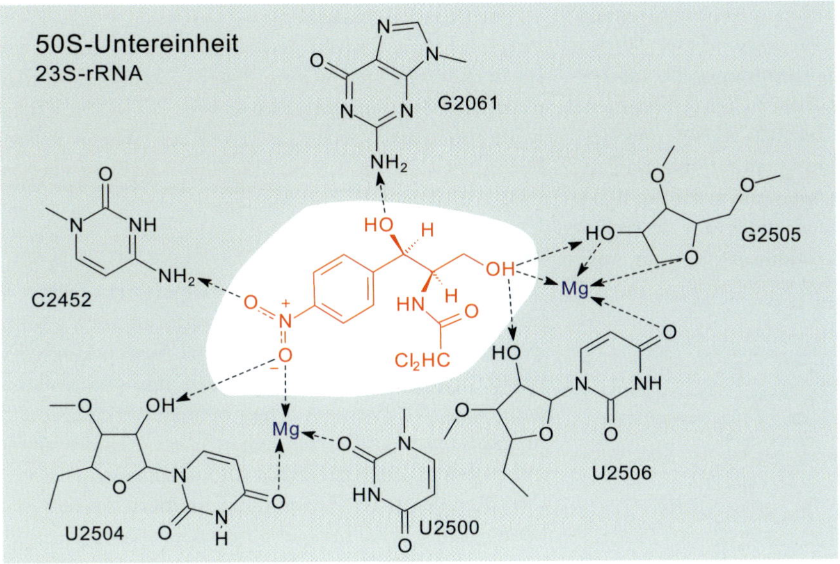

Abb. 13.46 Bindung von Chloramphenicol an die 23S-rRNA der 50S-Untereinheit bakterieller Ribosomen

deckung 1947 häufig als Breitspektrum-Antibiotikum eingesetzt. Wegen der zunehmenden Resistenzentwicklung und nachdem sein vergleichsweise hohes Risiko für schwer wiegende Blutbildveränderungen wie die aplastische Anämie erkannt wurde, wird Chloramphenicol heute systemisch kaum mehr verwendet. Wie die Lincosamide und Makrolide bindet Chloramphenicol an die 23S-rRNA der 50S-Untereinheit bakterieller Ribosomen (Abb. 13.46), wobei sich die Bindungstellen von Lincosamiden und Chloramphenicol teilweise überlappen. Chloramphenicol hemmt die Peptidyltransferase-Aktivität bakterieller Ribosomen (Abb. 13.36), doch scheint die Selektivität für bakterielle Ribosomen nur begrenzt zu sein, da auch in Säugetierzellen mit hoher Proliferationsrate die Proteinbiosynthese durch diesen Wirkungsmechanismus offensichtlich gehemmt wird. Damit ist wahrscheinlich ein Teil der toxischen Wirkungen von Chloramphenicol wie die Störung der Erythropoese beim Menschen zu erklären. Chloramphenicol leitet sich von einer einfachen Aminosäure ab. Als Phenylpropan-Derivat enthält es die Grundstruktur von Phenylalanin, allerdings substituiert durch zwei für Naturstoffe ungewöhnliche Strukturelemente, eine aromatische Nitrogruppe und einen Dichloracetyl-Rest. Chloramphenicol hat das gleiche Kohlenstoff-Gerüst wie das Alkaloid Ephedrin, es verfügt wie dieses über zwei benachbarte Chiralitätszentren. Von den möglichen Diastereomeren ist nur die D-*threo*-Form, welche 1*R*,2*R*-konfiguriert ist, wirksam. Neben dem freien Chloramphenicol werden zur peroralen und parenteralen Applikation Derivate wie das Palmitat und das Hemisuccinat eingesetzt, die durch Veresterung der OH-Gruppe an C(3) zugänglich sind. Einige pharmakokinetische Kenndaten des Wirkstoffs sind in Tabelle 13.12 aufgeführt. Die Resistenz gegenüber Chloramphenicol ist meistens auf Resistenzplasmiden codiert. Sie beruht auf der Inaktivierung des Wirkstoffs entweder durch Veresterung der Hydroxylgruppen mit Essigsäure, welche von der Chloramphenicol-Acetyltransferase (CAT) katalysiert wird, oder durch Hydrolyse des Acetamids. Ferner werden Resistenzen durch die Veränderung der Zellpermeabilität beobachtet. Die CAT wird in der Molekularbiologie in Reportergen-Assays als Reporter-Enzym zur Bestimmung von Promotor-Aktivitäten benutzt.

Zur lokalen Anwendung in Form von Augentropfen ist das **Azidamfenicol** (Abb. 13.45) geeignet, das einen Azidoessigsäure-Rest anstelle des Dichloressigsäure-Restes enthält.

Oxazolidinon-Derivate

Oxazolidinon-Derivate repräsentieren eine neuere Klasse von Wirkstoffen, die bei Infektionen mit grampositiven Erregern, vor allem bei verschiedenen multiresistenten Problemkeimen, eingesetzt wird. Vertreter dieser Wirkstoffklasse binden spezifisch an eine Bindungsstelle auf der 23S-rRNA der 50S-Untereinheit bakterieller Ribosomen und verhindern die Anlagerung der 30S-rRNA und der Methionyl-tRNA, so dass die Bildung eines funktionellen 70S-Initiationskomplexes unterbunden und auf diese Weise die ribosomale Proteinbiosynthese gehemmt wird. Da sich der Angriffspunkt der Oxazolidinon-Derivate von den anderen Hemmstoffen der bakteriellen Proteinbiosynthese wie Tetracyclinen, Makroliden usw. unterscheidet, besteht keine Kreuzresistenz. Aus Untersuchungen zahlreicher Derivate des **Linezolids** (Abb. 13.47) sind folgende Struktur-Wirkungsbeziehungen bekannt:

- Für die antibakterielle Wirkung essenziell sind die *N*-Arylsubstitution und die Acyl-aminomethyl-Gruppe am Oxazolidinon-Ring.
- Der Fluor-Substituent am Aromaten erhöht die antibakterielle Aktivität.
- Nur das 5S-Enantiomer zeigt eine ausgeprägte Aktivität.
- Der Morpholinring erhöht die Wasserlöslichkeit und die Bioverfügbarkeit.

Linezolid kann sowohl peroral als auch parenteral verabreicht werden. Der Wirkstoff wird rasch und vollständig resorbiert, die Bioverfügbarkeit liegt bei 100%. Linezolid weist eine gute Gewebegängigkeit auf. Wegen der relativ kurzen HWZ von 5,5 bis 7 h (Tab. 13.12) ist eine zweimalige tägliche Gabe notwendig.

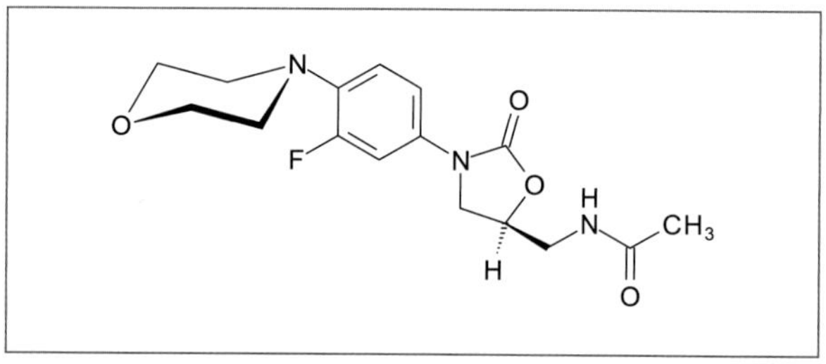

Abb. 13.47 Linezolid

Aminoglykosid-Antibiotika

Aminoglykoside (Abb. 13.48) haben ein sehr breites Wirkungsspektrum. Sowohl gramnegative als auch grampositive Keime sind empfindlich, ihr Anwendungsschwerpunkt liegt jedoch bei Infektionen mit problematischen gramnegativen Erregern. Dem breiten Wirkungsspektrum im gramnegativen Bereich stehen ernste Nebenwirkungen, insbesondere eine generelle Ototoxizität gegenüber, die ihre therapeutische Anwendung limitiert. Ferner ist sehr häufig unter der Therapie eine rasche Resistenzentwicklung zu beobachten. Aminoglykoside binden an die 16S-rRNA der 30S-Untereinheit bakterieller Ribosomen (Abb. 13.36). Sie induzieren die Anlagerung falscher Ami-

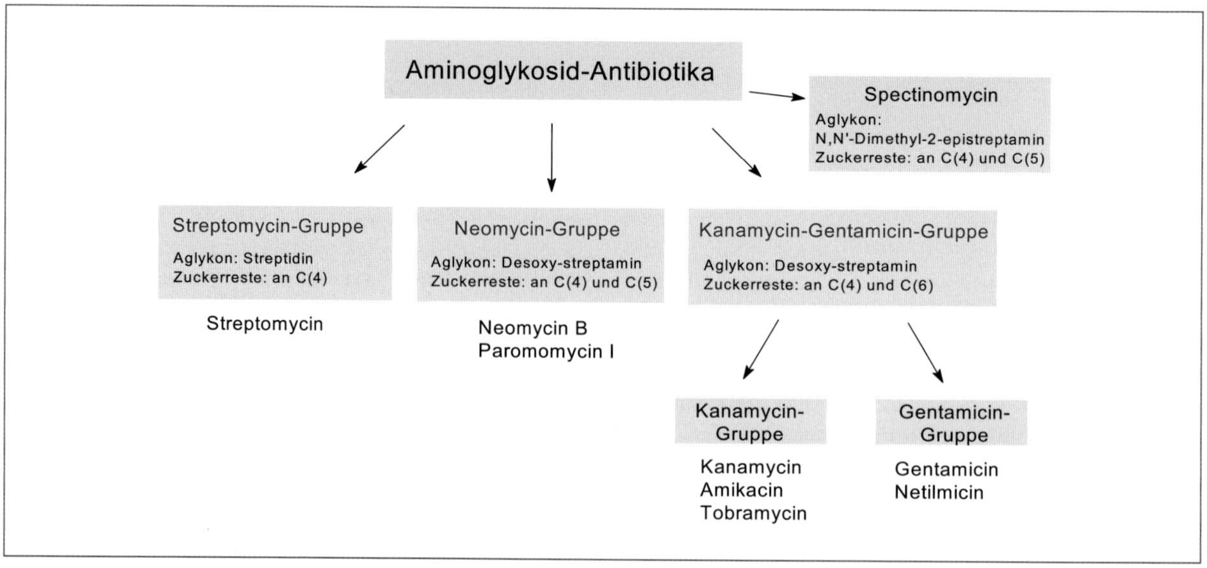

Abb. 13.48 Einteilung der Aminoglykosid-Antibiotika

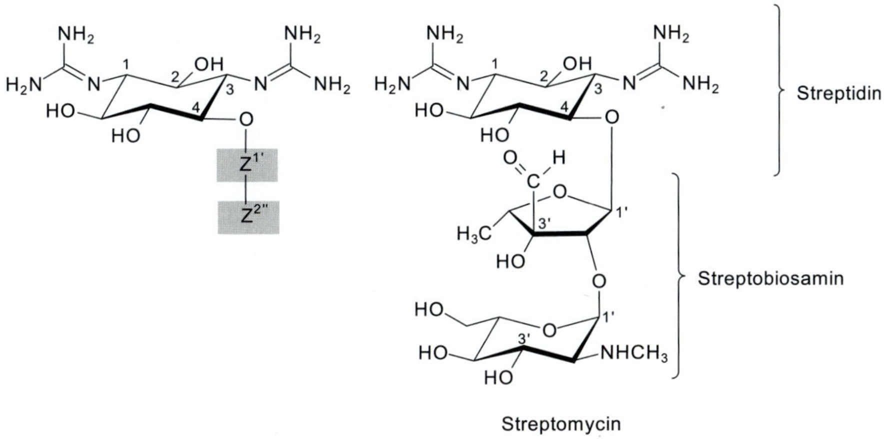

Abb. 13.49 Streptomycin

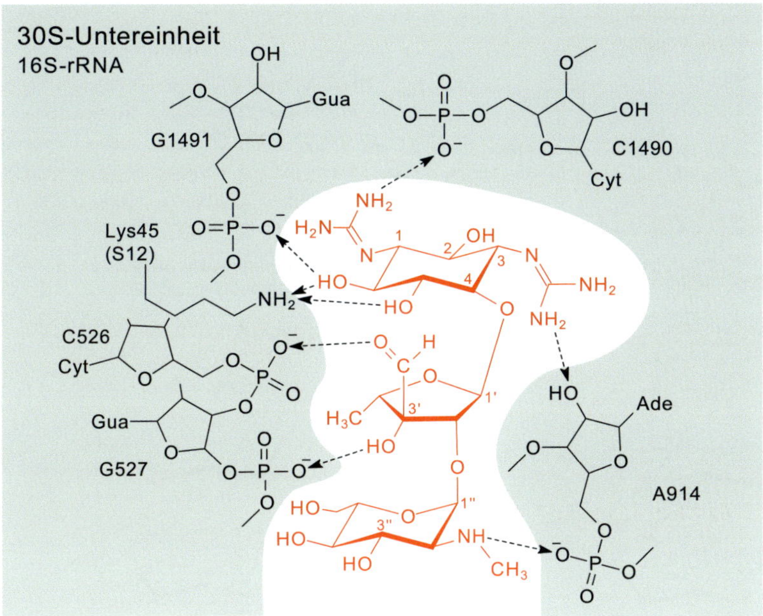

Abb. 13.50 Bindung von Streptomycin an die 16S-rRNA der 30S-Untereinheit bakterieller Ribosomen

noacyl-tRNAs und stören somit die Translation. Der Wirkungstyp ist bakterizid.

Aminoglykoside werden aus Mikroorganismen gewonnen. Die von *Streptomyces*-Arten produzierten Verbindungen werden mit einem **y**, die aus Kulturlösungen von *Micromonospora*-Arten oder anderen Bodenbakterien isolierten und die halbsynthetisch gewonnen Verbindungen mit einem **i** geschrieben bzw. enden mit **cin** ohne vorausgehendes y (z. B. Amikacin, Probikacin).

Alle Aminoglykosid-Antibiotika verfügen über ein in den Positionen 1 und 3 basisch substituiertes, vom Cyclohexan abgeleitetes Aglykon, das so genannte Cyclit. Mit dem Cyclit sind an unterschiedlichen Positionen Mono- und Disaccharide glykosidisch verknüpft. Je nach Cyclit (Aglykon), den glykosidierten Positionen und den beteiligten Aminozuckern unterscheidet man:

- die Streptomycin-Gruppe
- die Neomycin-Gruppe
- die Kanamycin-Gentamicin-Gruppe
- und Spectinomycin (Abb. 13.48).

Aminoglykoside sind sehr gut wasserlösliche Basen, die unter physiologischen Bedingungen als Polykationen vor-

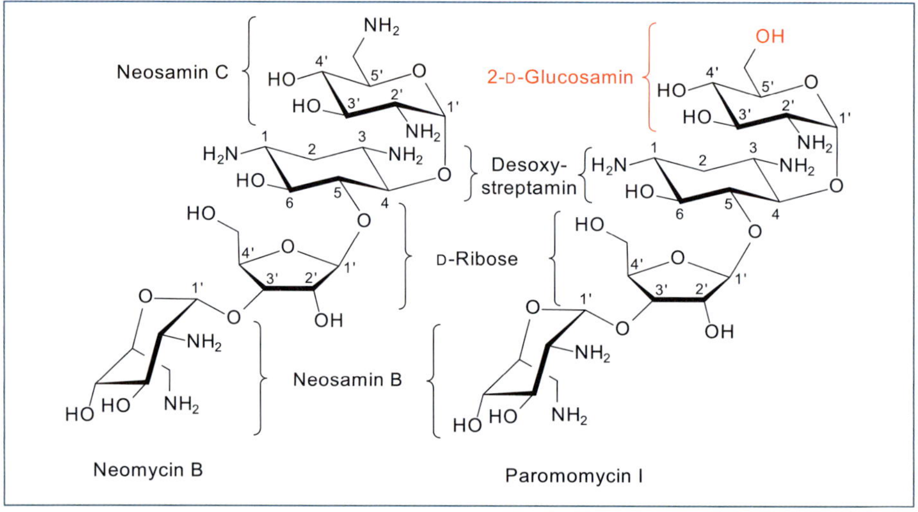

Abb. 13.51 Neomycin B und Paromomycin I

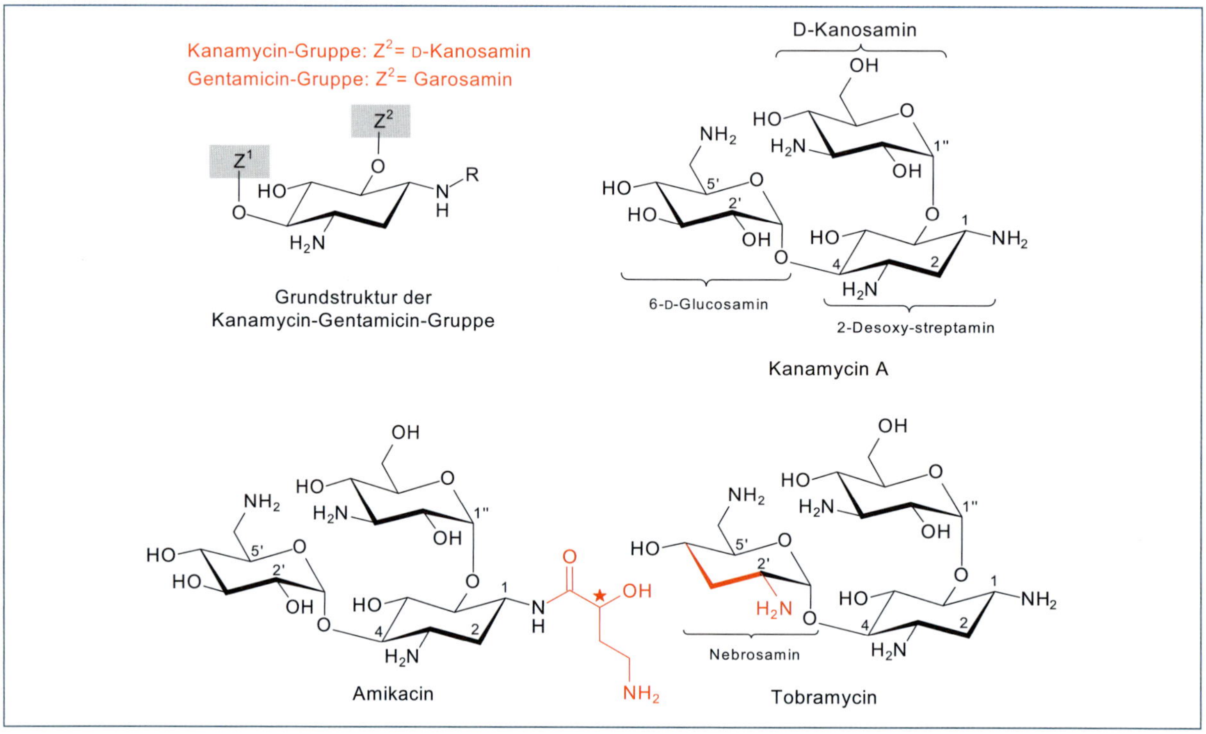

Abb. 13.52 Grundstruktur der Wirkstoffe der Kanamycin-Gentamicin-Gruppe und die Kanamycin-Untergruppe

liegen. Die pKa-Werte liegen bei 7,5 bis 8. Aufgrund ihrer polaren Eigenschaften passieren Aminoglykoside nur sehr langsam Membranen und werden nach oraler Gabe praktisch nicht resorbiert. Die Wirkstoffe werden deshalb entweder parenteral oder topisch appliziert. Therapeutisch relevante Konzentrationen werden nur in extrazellulären Flüssigkeiten erreicht. Die Nephro- und Ototoxizität beruht auf der starken Anreicherung der Aminoglykoside in diesen Geweben. Am Anreicherungsvorgang sind die in den jeweiligen Geweben existierenden pH-Gradienten beteiligt.

Streptomycin-Gruppe

Wegen der schnellen Resistenz-Entwicklung bei vielen Keimen wird **Streptomycin** (Abb. 13.49) heute fast nur noch in Kombination mit anderen Tuberkulostatika eingesetzt. Der Wirkstoff induziert die Anlagerung falscher Aminoacyl-tRNAs an die 30S-Untereinheit der Ribosomen und stört außerdem deren Korrekturfunktion. Im Streptomycin ist die äquatoriale OH-Gruppe in Position 4 des Streptidins mit Streptobiosamin verknüpft, einem Disaccharid aus einem furanoiden Zucker, der α-glykosidisch mit einem pyranoiden Aminozucker verbunden ist. Der Wirkstoff bindet hochaffin durch H-Brücken und elektrostatische Wechselwirkungen an vier verschiedene Phosphatreste der 16S-rRNA. Ferner besteht eine Interaktion mit Lys45 des Proteins S12 bakterieller Ribosomen (Abb. 13.50). Streptomycin besitzt eine HWZ von etwa 2,5 h und wird im Organismus praktisch nicht metabolisiert. Die Ausscheidung erfolgt renal durch glomeruläre Filtration. Streptomycin wird zu 10 bis 30% tubulär rückresorbiert.

Neomycin-Gruppe

Neomycin B und **Paromomycin I** (Abb. 13.51) werden entweder topisch bei Schleimhautinfektionen verwendet oder oral zur Darmdesinfektion eingesetzt. Die Wirkstoffe der Neomycin-Gruppe weisen einen 4β-glykosidisch verknüpften Aminozucker auf. Im Neomycin B ist die Zuckerkomponente Neosamin C, im Paromomycin 2-D-Glucosamin. Position 5 des 2-Desoxy-streptamins trägt D-Ribose als Substituenten, die ihrerseits wiederum in Position 3 α-glykosidisch mit einem pyranoiden Aminozucker, dem Neosamin B verknüpft ist.

Kanamycin-Gentamicin-Gruppe

In dieser Gruppe sind jeweils zwei der am Cyclit (hier: 2-Desoxy-streptamin) in Position 4 und 6 äquatorial angeordneten OH-Gruppen mit je einem pyranoiden Aminozucker (Z^1 und Z^2) α-glykosidisch verknüpft (Abb. 13.52). Die Wirkstoffe der Kanamycin-Untergruppe enthalten D-Kanosamin als Z^2, die der Neomycin-Untergruppe das Garosamin.

Kanamycin-Untergruppe

Amikacin (Abb. 13.52) ist ein halbsynthetisches Derivat von **Kanamycin A**. Die beiden Wirkstoffe unterscheiden sich durch den Substituenten an der 1-Amino-Funktion des 2-Desoxy-streptamins. Kanamycin A (Abb. 13.52) wird wegen seiner Ototoxizität nur noch lokal am Auge eingesetzt. Amikacin wird parenteral appliziert. Da es aufgrund des Substituenten an der 1-Amino-Funktion von Aminoglykosid-inaktivierenden Enzymen (Abb. 13.56) weniger angegriffen wird als die anderen Aminoglykoside, ist es noch bei einigen Keimen wirksam, welche gegen die anderen Vertreter dieser Wirkstoffklasse resistent sind. Amikacin weist eine niedrige Proteinbindung auf (Tab. 13.13) und wird fast ausschließlich renal eliminiert. **Tobramycin** (Abb. 13.52) enthält als Z^2 Nebrosamin anstelle von 6-D-Glucosamin. Es ist vorwiegend gegen gramnegative Stäbchenbakterien wie Enterobacteriaceae und *Pseudomonas aeruginosa* wirksam. Der Wirkstoff wird sowohl lokal am Auge appliziert als auch parenteral eingesetzt. Tobramycin wird ausschließlich renal in unveränderter Form durch glomeruläre Filtration ausgeschieden.

Gentamicin-Untergruppe

Das native, aus Kulturlösungen von *Micromonospora purpurea* isolierte **Gentamicin** (Abb. 13.53) ist ein Gemisch und enthält in der Regel ca. 30% C_1, 40% C_2 und 30% C_{1a}. Alle drei Komponenten zeigen in etwa die gleiche mikrobiologische Aktivität. Gentamicin C_2 gilt als die Komponente mit der größten Toxizität. Gentamicin wird

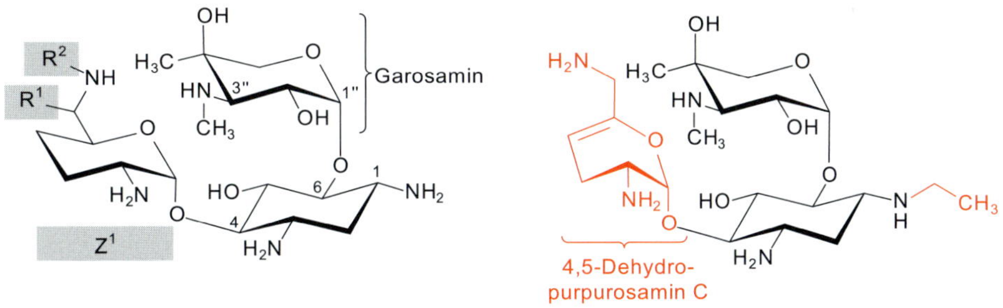

Netilmicin

Wirkstoff	Z^1	R^1	R^2
Gentamicin C_1	Purpurosamin A	CH_3	CH_3
Gentamicin C_2	Purpurosamin B	CH_3	H
Gentamicin C_{1a}	Purpurosamin C	H	H

Abb. 13.53 Gentamicin-Untergruppe

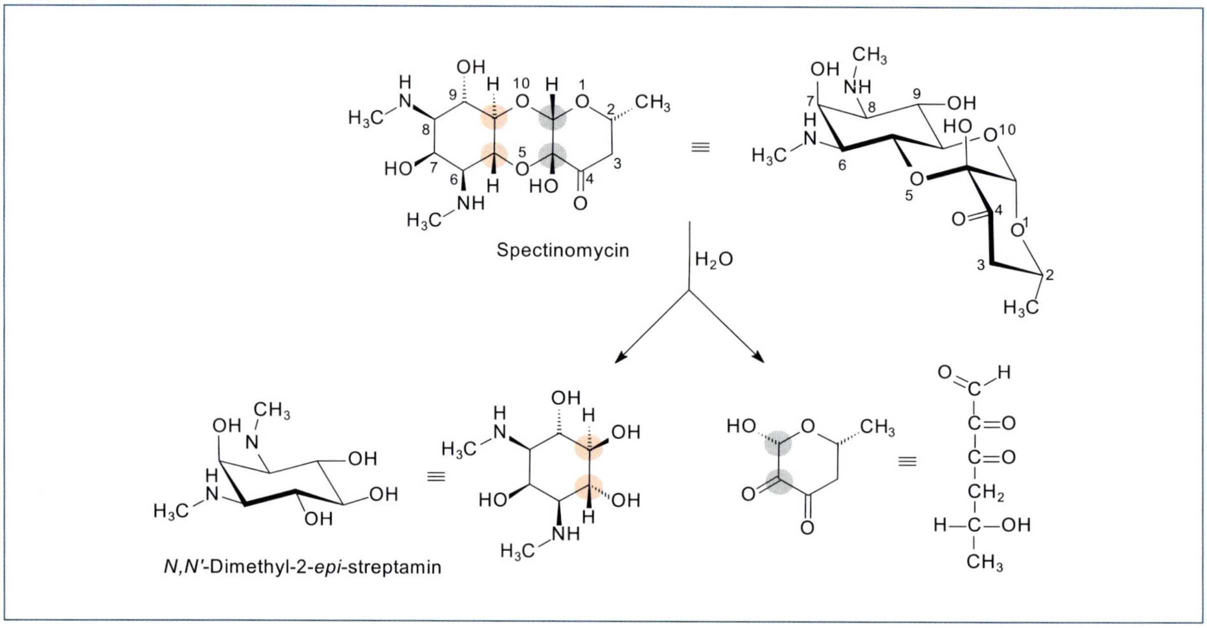

Abb. 13.54 Spectinomycin

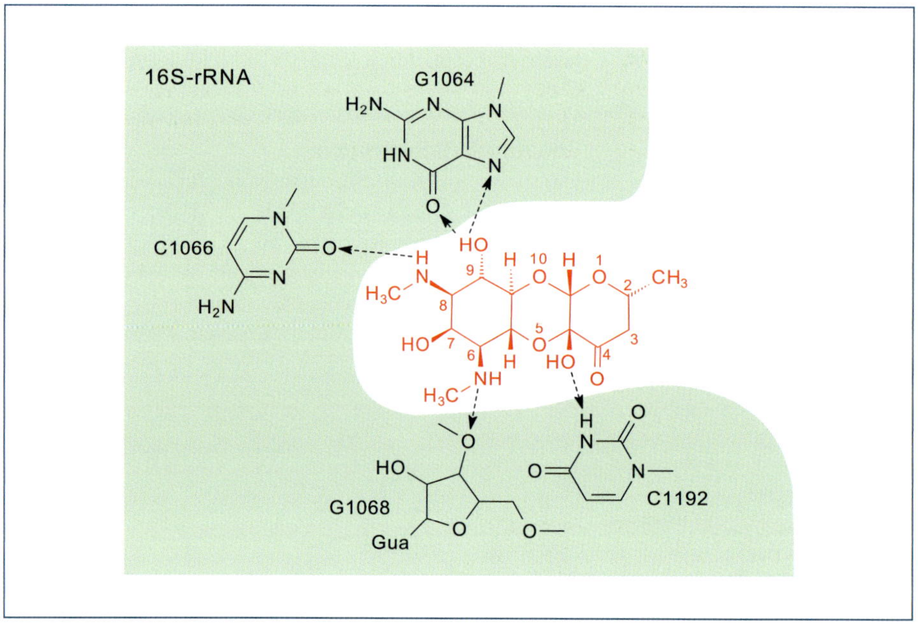

Abb. 13.55 Bindung von Spectinomycin an die 16S-rRNA der 30S-Untereinheit bakterieller Ribosomen

systemisch vorwiegend zur Behandlung von schweren Infektionen mit gramnegativen Bakterien sowie in der Dermatologie und Ophthalmologie eingesetzt. Nach parenteraler Gabe erfolgt die Ausscheidung fast ausschließlich renal durch glomeruläre Filtration in unveränderter, biologisch aktiver Form.

Das halbsynthetisch gewonnene **Netilmicin** (Abb. 13.53) wird ausschließlich parenteral eingesetzt. Es besitzt ähnliche pharmakologische Eigenschaften wie Gentamicin.

Spectinomycin

Im Spectinomycin (Abb. 13.54) liegt eine zweifache Verknüpfung eines Cyclits vom Streptamin-Typ (*N,N'*-Dimethyl-*epi*-Streptamin) zu einem trizyklischen System vor. Die Zuckerkomponente ist eine 4,6-bis-Desoxy-hexose, die in den Positionen 2 und 3 oxidiert ist. Spectinomycin ist wie die „echten" Aminoglykosid-Antibiotika aus einem basisch substituierten Cyclit und einer Zuckerkomponente aufgebaut, auch wenn die strukturelle Nähe

Tab. 13.13 Pharmakokinetische Daten von Aminoglykosiden

Wirkstoff	HWZ (h)	Plasmaproteinbindung (%)	Elimination
Gentamicin-Gruppe			
Gentamicin	2–3	< 10	renal
Netilmicin	1,5–2	< 10	renal
Kanamycin-Gruppe			
Amikacin	2,2–2,4	4–10	renal
Tobramycin	ca. 2	< 10	renal
Neomycin-Gruppe			
Neomycin B	2–3	78–88	renal
Spectinomycin	2–2,5	< 10	renal
Streptomycin-Gruppe			
Streptomycin	2,5	32–35	renal

zu den Klassikern auf den ersten Blick etwas schwerer zu erkennen ist. Es hemmt die Protein-Biosynthese gramnegativer Erreger indem es an die 16S-rRNA der ribosomalen 30S-Untereinheit bindet. Im Gegensatz zu den klassischen Aminoglykosiden führt Spectinomycin nicht zum Einbau falscher Aminosäuren, sondern es hemmt die von Elongationsfaktoren katalysierte Translokation der Peptidyl-tRNA im Ribosom. Der Wirkungstyp ist daher bakteriostatisch. Es bindet über H-Brücken an drei verschiedene Basen und eine Ribose der 16S-rRNA bakterieller Ribosomen (Abb. 13.55). Spectinomycin wird parenteral appliziert. Die therapeutische Anwendung wird sehr häufig durch die rasche Resistenzentwicklung eingeschränkt. Der Wirkstoff wird zur Therapie der Gonorrhoe bei Patienten mit Penicillin-Allergie bzw. bei Penicillin-resistenten Gonokokken eingesetzt.

Resistenz-Mechanismen

Wie bei anderen Antibiotika existieren auch bei Aminoglykosiden verschiedene Mechanismen, die zur Resistenz der Erreger führen. Dazu zählen:

- Mutationen der Bindungsstellen an Ribosomen (nur bei Streptomycin von Bedeutung)
- die verminderte Wirkstoff-Aufnahme und -Akkumulation
- die Expression von Aminoglykosid-modifizierenden Enzymen (Abb. 13.56) wie
  N-Acetyltransferasen (AAC)
  O-Phosphorylasen (APH)
  O-Nucleotidyltransferasen (ANT).

Aminoglykosid-modifizierende Enzyme sind häufig Plasmid-kodiert oder auch mit Transposons assoziiert. Vertreter der Kanamycin-Gentamicin-Gruppe werden z. B. durch AACs in Position 3, 2′ und 6′ acetyliert, durch ANTs in den Positionen 4′ und 2′ modifiziert oder durch APHs an Position 3′ und 2″ phosphoryliert, was jeweils zu inaktiven Derivaten führt.

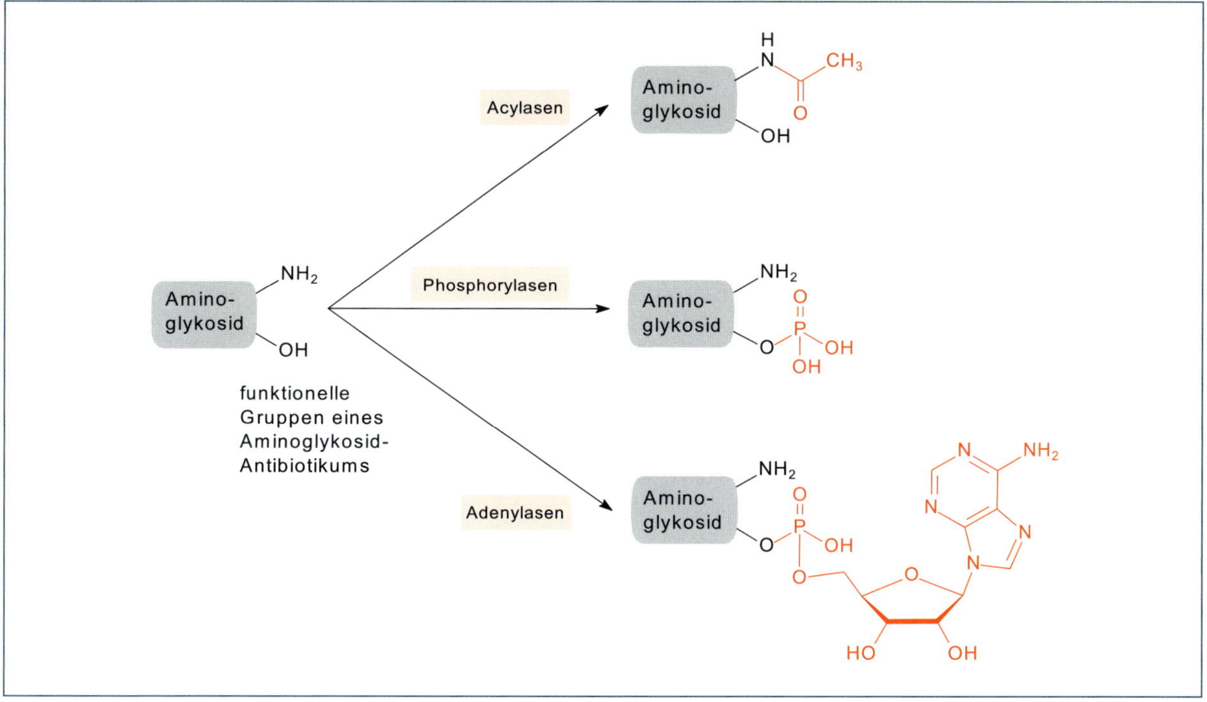

Abb. 13.56 Resistenz-Mechanismen bei Aminoglykosid-Antibiotika

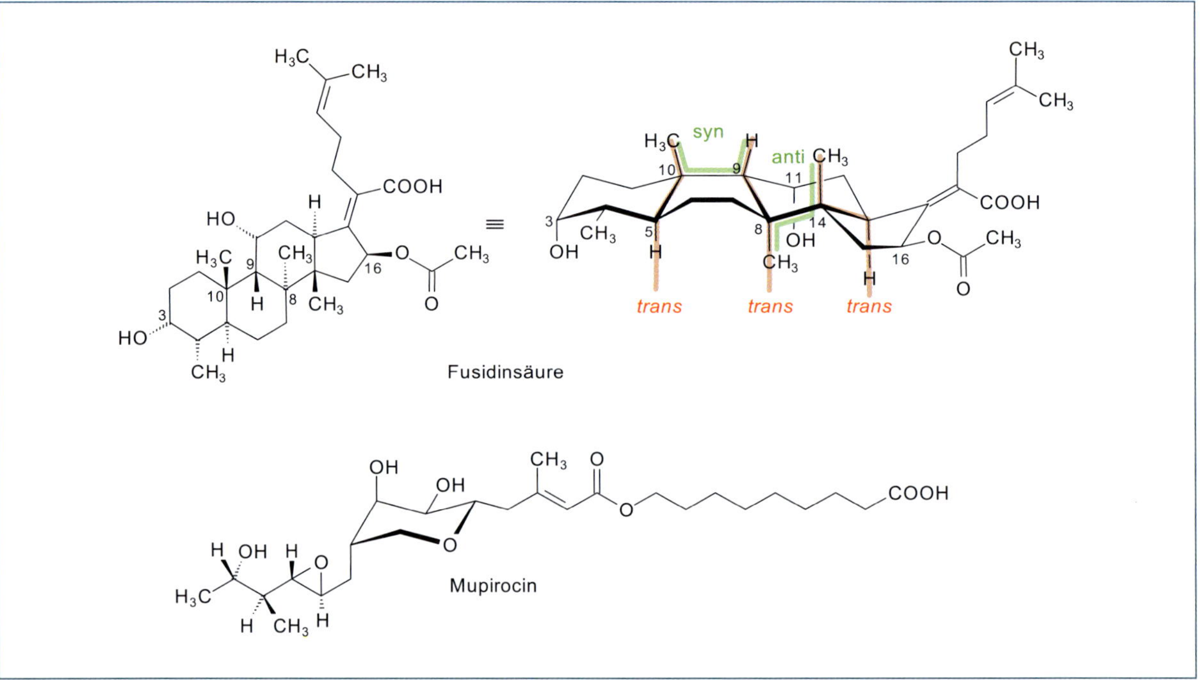

Abb. 13.57 Fusidinsäure und Mupirocin

Sonstige Wirkstoffe

Die aus *Fusidium coccineum* isolierte **Fusidinsäure** (Abb. 13.57) gehört zu den Steroid-Antibiotika. Auffallend ist die ungewöhnliche Verknüpfung der vier Ringe. Die *trans-anti-* und *trans-syn-*Verknüpfungen sind farbig markiert. Die von anderen Steroiden abweichende räumliche Struktur ist bedingt durch die *syn*-Stellung der Substituenten an C(9) und C(10) und die Umkehr der Anordnungen an den Positionen 9, 8 und 14. Dadurch liegt Ring B in der Wannenform vor. Beim Menschen hat die Fusidinsäure keine endokrine Wirkung. Sie hemmt die Proteinbiosynthese von Bakterien, indem sie den ribosomalen Aminosäuren-Transfer von der Aminoacyl-t-RNA auf die Peptidkette verhindert. Sie wirkt bakteriostatisch und in höheren Konzentrationen bakterizid mit ausgeprägter Wirkung gegen Staphylokokken, bei den meisten gramnegativen Erregern ist sie unwirksam. Fusidinsäure kann sowohl systemisch als auch topisch eingesetzt werden. Fusidinsäure wird nach oraler Einnahme gut resorbiert. Ihre Halbwertszeit beträgt 5 bis 6 h, die Plasmaproteinbindung liegt bei 95%. Der Wirkstoff wird nahezu vollständig biliär eliminiert.

Das aus *Pseudomonas fluorescens* isolierte **Mupirocin** blockiert die Proteinbiosynthese durch die kompetitive Hemmung der Isoleucin-tRNA-Synthetase, so dass es zu einer Verarmung an Isoleucin-tRNA in der Bakterienzelle kommt. Mupirocin wirkt auf Staphylokokken und Streptokokken bakteriostatisch. Aufgrund der raschen Hydrolyse durch Esterasen im Blut kann der Wirkstoff nur topisch eingesetzt werden.

Synopse

- Eukaryotische Ribosomen bestehen aus je einer 40S- und 60S-Untereinheit, die das 80S-Ribosom bilden, während Prokaryoten 70S-Ribosomen enthalten, welche aus 30S- und 50S-Untereinheiten aufgebaut sind.
- Wirkstoffe, die selektiv die Funktion bakterieller Ribosomen hemmen, wirken in der Regel bakteriostatisch und eignen sich daher als Antibiotika.
- Die meisten Hemmstoffe der bakteriellen Proteinsynthese sind Naturstoffe oder Naturstoff-Derivate. Sie lassen sich in die Wirkstoffklassen Tetracycline, Makrolide und Ketolide, Lincosamide, Oxazolidinone, Aminoglykosid-Antibiotika und Chloramphenicol mit Derivaten einteilen.
- Tetracycline und Aminoglykoside binden an die 16S-rRNA der 30S-Untereinheit.

- Die Bindungsstelle der **Tetracycline** liegt nahe der Erkennungsstelle für die Aminoacyl-tRNAs.
- Die Substituenten an C(1)–(3) und C(10)–(12) sind an der Bindung der Tetracycline an das Ribosom beteiligt. Veränderung dieser funktionellen Gruppen führt in der Regel zu einer deutlichen Wirkungsabschwächung.
- Tetracycline weisen sehr ähnliche antimikrobielle Wirkungsspektren auf. Sie unterscheiden sich jedoch quantitativ durch den Grad der antimikrobiellen Aktivität, in der Resorptionsquote, der Proteinbindung und der Affinität für mehrwertige Kationen.
- **Makrolide** weisen als Strukturmerkmal einen 14- oder 15-gliedrigen (Azithromycin) Lactonring mit einer Keto-Funktion oder bioisosteren Gruppe an C(10) und zwei jeweils glykosidisch über C(4) bzw. C(6) mit dem Erythronolid verknüpfte Zucker (α-glykosidisch Cladinose an C(4) und β-glykosidisch Desosamin an C(6)) auf.
- Bei Ketoliden befindet sich eine Ketogruppe an C(4), es fehlt die Cladinose.
- Makrolide und Ketolide hemmen die Peptidkettenverlängerung und die Translokation des Ribosoms.
- In den neueren Makroliden und Ketoliden ist die Säurestabilität im Vergleich zu Erythromycin durch entsprechende Derivatisierung an C(7) oder C(10) deutlich erhöht.
- **Lincosamide** binden wie Makrolide an die 23S-rRNA der 50S-Untereinheit von Ribosomen wobei sich beide Bindungsstellen partiell überlappen. Lincosamide hemmen die Peptidyltransferase-Aktivität der bakteriellen Ribosomen. Der mittlerweile bekannte Bindungsmodus erklärt, warum Mutationen von A2058 zur Resistenz gegenüber Makroliden und Lincosamiden führen.
- **Oxazolidinon-Derivate** wie Linezolid binden spezifisch die 23S-rRNA der 50S-Untereinheit bakterieller Ribosomen und verhindern die Anlagerung der 30S-rRNA und der Methionyl-tRNA und unterbinden so die Bildung eines funktionellen 70S-Initiationskomplexes.
- **Aminoglykoside** haben ein sehr breites Wirkungsspektrum, ihr Anwendungsschwerpunkt liegt jedoch bei Infektionen mit problematischen gramnegativen Erregern.
- Die therapeutische Anwendung der Aminoglykoside wird durch die rasche Resistenzentwicklung und ernste Nebenwirkungen wie die Oto- und Nephrotoxizität limitiert.
- Die Nephro- und Ototoxizität beruht auf der starken Anreicherung der Aminoglykoside in diesen Geweben.
- Alle Aminoglykosid-Antibiotika verfügen über ein in den Positionen 1 und 3 basisch substituiertes, vom Cyclohexan abgeleitetes Aglykon, das so genannte Cyclit. Mit dem Cyclit sind an unterschiedlichen Positionen Mono- und Disaccharide glykosidisch verknüpft.
- Aufgrund ihrer polaren Eigenschaften passieren Aminoglykoside nur sehr langsam Membranen und werden nach oraler Gabe praktisch nicht resorbiert. Die Wirkstoffe werden deshalb entweder parenteral oder topisch appliziert.
- Therapeutisch relevante Konzentrationen werden nur in extrazellulären Flüssigkeiten erreicht.

13.2 Antimykobakterielle Wirkstoffe

Zu dem Mykobakterien gehören u. a. *Mycobacterium tuberculosis*, der Erreger der Tuberkulose und *Mycobacterium leprae*, welches Lepra auslöst. Mykobakterien zeichnen sich durch einen hohen Anteil von langkettigen, α-verzweigten C_{40}- bis C_{60}-Fettsäuren, den Mycolsäuren, in der Zellwand aus, die für die Widerstandsfähigkeit der Erreger gegen viele antibakterielle Wirkstoffe verantwortlich sind. Antimykobakterielle Wirkstoffe lassen sich einteilen in:

- Hemmstoffe der mykobakteriellen Zellwandfunktion (Isoniazid, Ethambutol)
- Hemmstoffe der bakteriellen Zellwandsynthese
- Hemmstoffe der RNA-Polymerase (Rifampicin, Rifabutin)

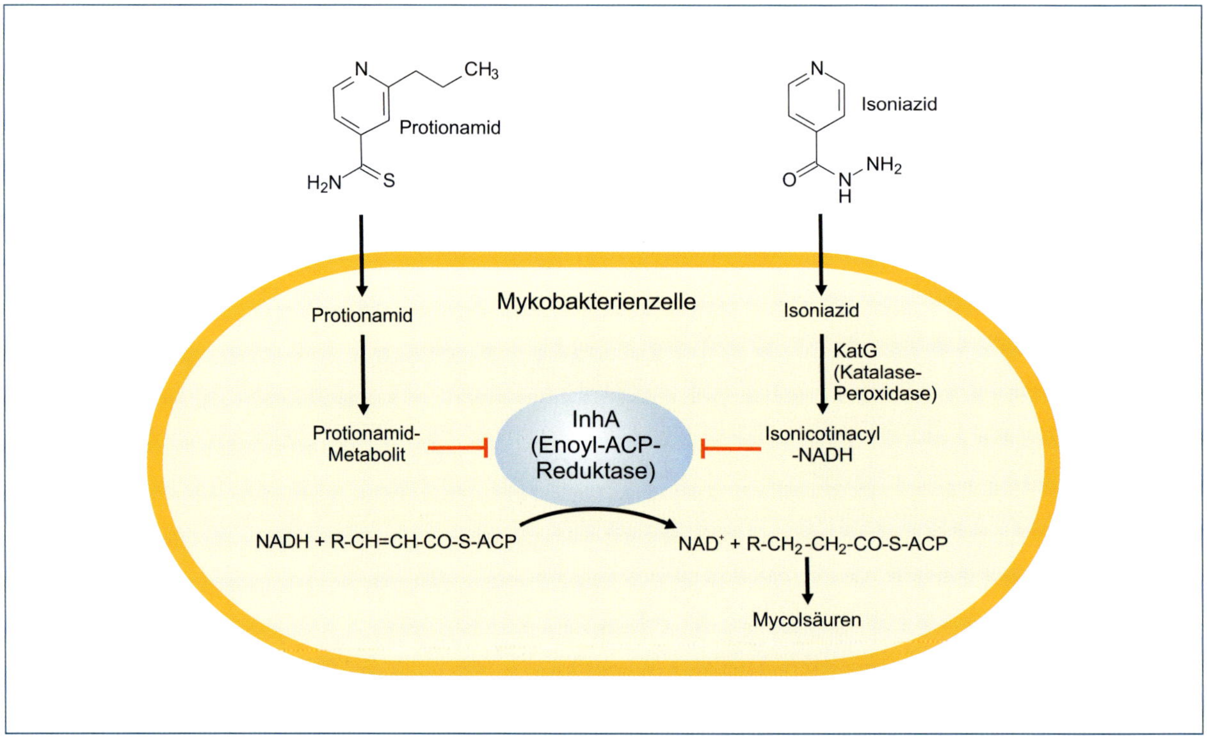

Abb. 13.58 Wirkungsmechanismus von Isoniazid und Protionamid (ACP = Acyl-Carrier-Protein)

Tab. 13.14 Pharmakokinetische Daten antimykobakterieller Wirkstoffe

Wirkstoff	Resorption (%)	HWZ (h)	Plasmaprotein-bindung (%)	Elimination
Hemmstoffe der mykobakteriellen Zellwandfunktion				
Isoniazid	>50	1–1,2[1] 2–4,4[2]	20–30	renal (75–93 %)
Protionamid	gut und rasch	1,5–3	k. A.	k. A.
Pyrazinamid	fast 100	7–13	50	k. A.
Ethambutol	80	4–6	10–40	renal (52–80 %) und biliär (12–22 %)
Hemmstoffe der Zellwand-Biosynthese				
D-Cycloserin	k. A.	15–25	k. A.	k. A.
Terizidon	k. A.	21–33[3]	k. A.	k. A.
Hemmstoffe der RNA-Polymerase				
Rifabutin	12–20	α: 4 β: 38	91–94	renal (53 %) und biliär (29 %)
Rifampicin	90–100	1–2[4]	75–80	renal und biliär (60–65 %)
Hemmstoffe der Folsäure-Biosynthese				
Dapson	90	30	70	k. A.

[1] schnelle Acetylierer [2] langsame Acetylierer [3] als D-Cycloserin [4] nach wiederholter Gabe k. A. = keine Angaben

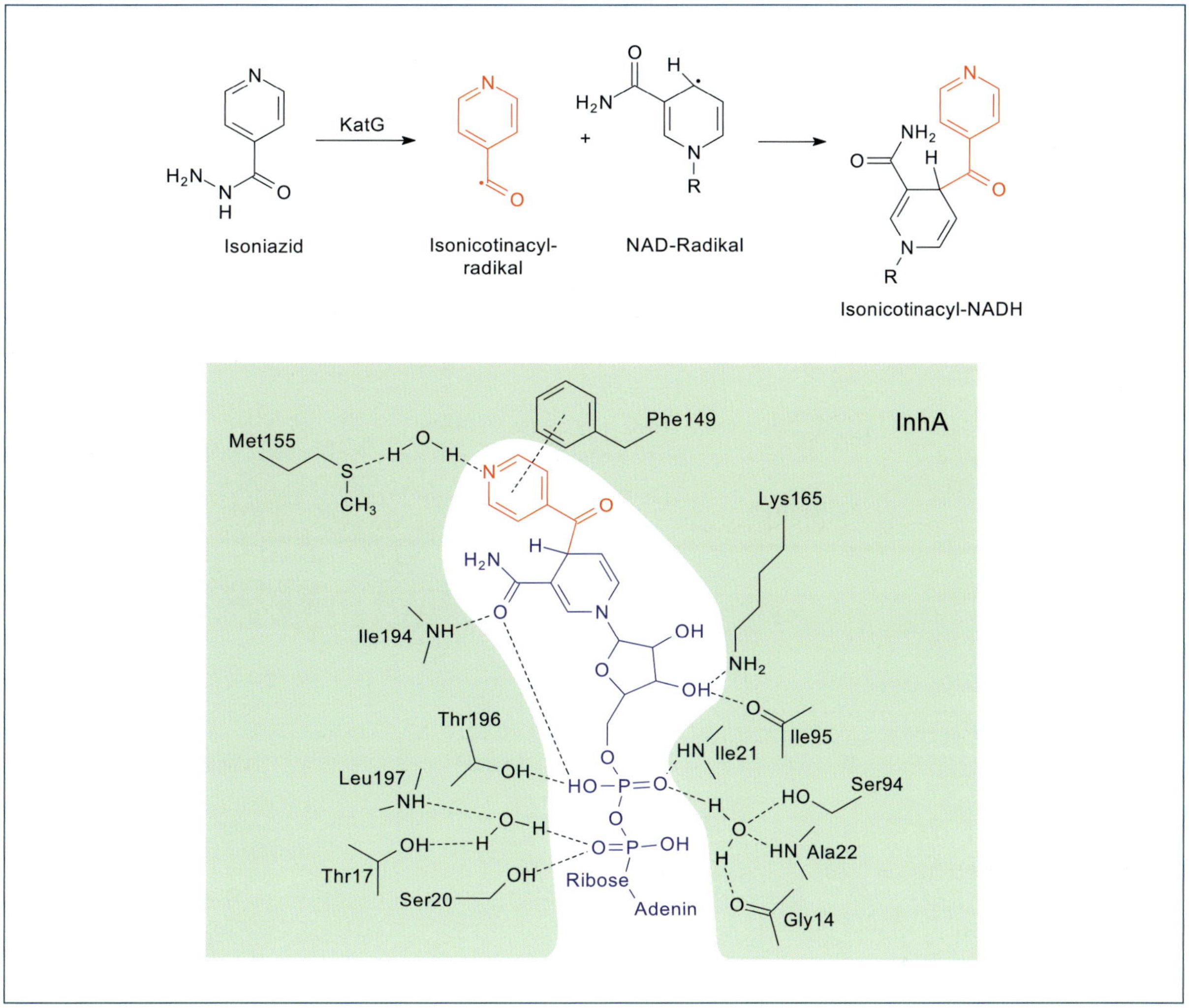

Abb. 13.59 Bioaktivierung von Isoniazid und Bindung an InhA. KatG = Katalase-Peroxidase. InhA = Enoyl-ACP-Reduktase

- Hemmstoffe der Folsäure-Synthese (Dapson)
- Hemmstoffe der Protein-Biosynthese (Streptomycin).

Um die therapeutische Wirkung zu steigern und die Entwicklung von Resistenzen zu reduzieren werden verschiedene Wirkstoffe miteinander kombiniert. Die Standardkombination bei der Tuberkulose-Behandlung besteht aus Isoniazid, Rifampicin, Ethambutol und Pyrazinamid. Die Behandlung mykobakterieller Infektionen ist langwierig, so dass eine Langzeittherapie von mindestens 6 Monaten durchgeführt werden muss.

13.2.1 Hemmstoffe der Mycolsäure-Biosynthese bei Mykobakterien

Die Hemmung der Mycolsäure-Biosynthese führt bei Mykobakterien zur starken Hemmung der Zellproliferation und in höheren Konzentrationen zum Zelltod. **Isoniazid** (Isonicotinsäurehydrazid, INH) beeinträchtigt die bakterielle Biosynthese von Mycolsäuren durch Hemmung von InhA, einer Enoyl-ACP-Reduktase, die Mycolsäure-Vorstufen unter Verwendung von NADH als Cofaktor reduziert (Abb. 13.58). Isoniazid stellt ein Prodrug dar, welches durch die mykobakterielle Katalase-Peroxidase (KatG) bioaktiviert und zum Isonicotinacyl-NADH umgewandelt wird. Letzteres ist ein potenter Hemmstoff des InhA-Enzyms (Abb. 13.59). Als weiteres Target wird ein Komplex aus einem Acyl-Carrier-Protein (AcpM) und einer β-Ketoacyl-ACP-Synthase (KasA) diskutiert. Isoniazid wird nach oraler Einnahme schnell resorbiert. Die wichtigste Biotransformationsreaktion ist die hepatische N-Acetylierung. Bei schnellen Acetylierern (Kap. 1.3) liegt die HWZ bei 1 bis 1,2 h, bei langsamen Acetylierern bei 2 bis 4,4 h (Tab. 13.14). Entsprechend der Acetylierungsrate variiert der Anteil an

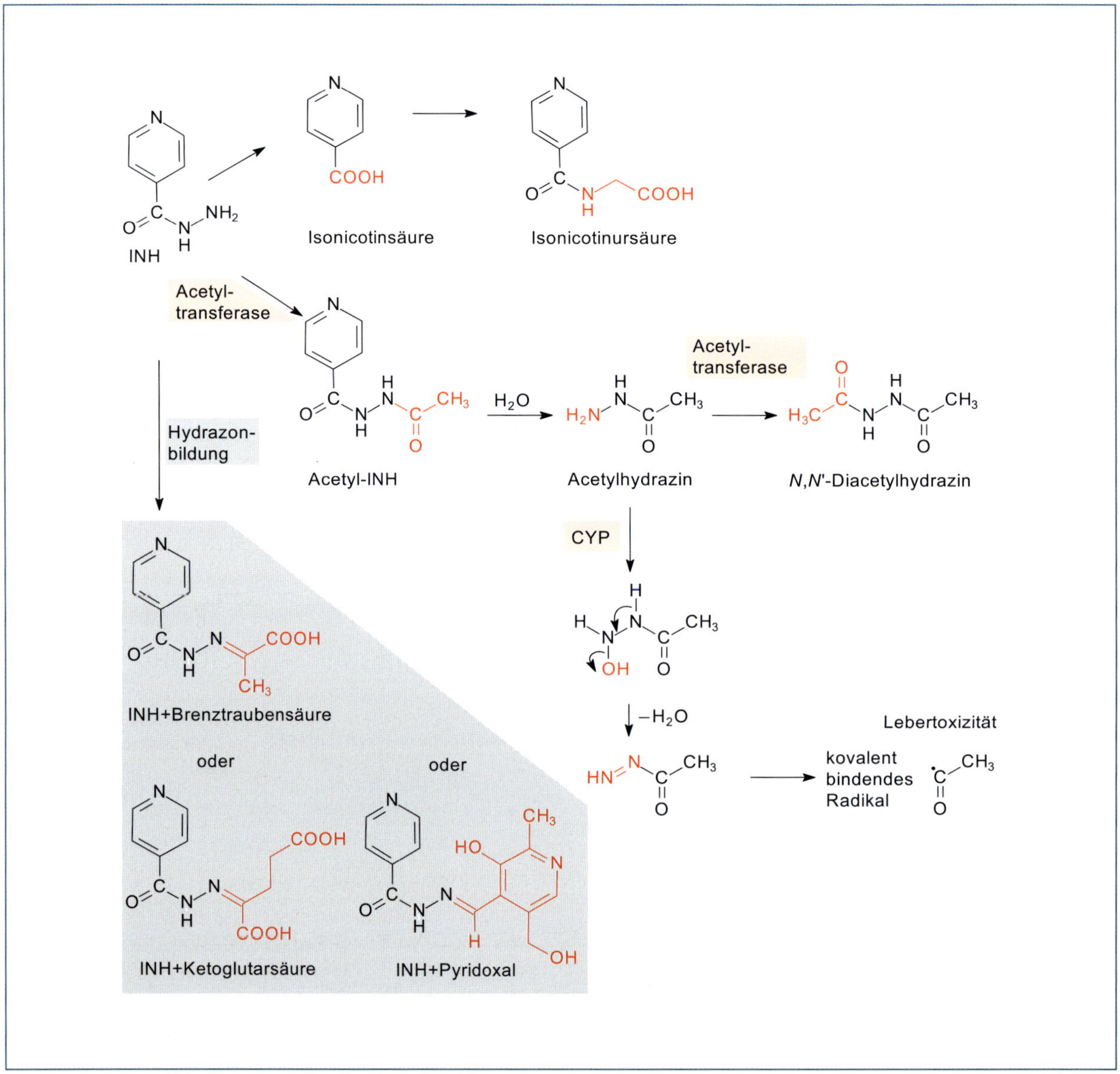

Abb. 13.60 Biotransformation von Isoniazid (INH)

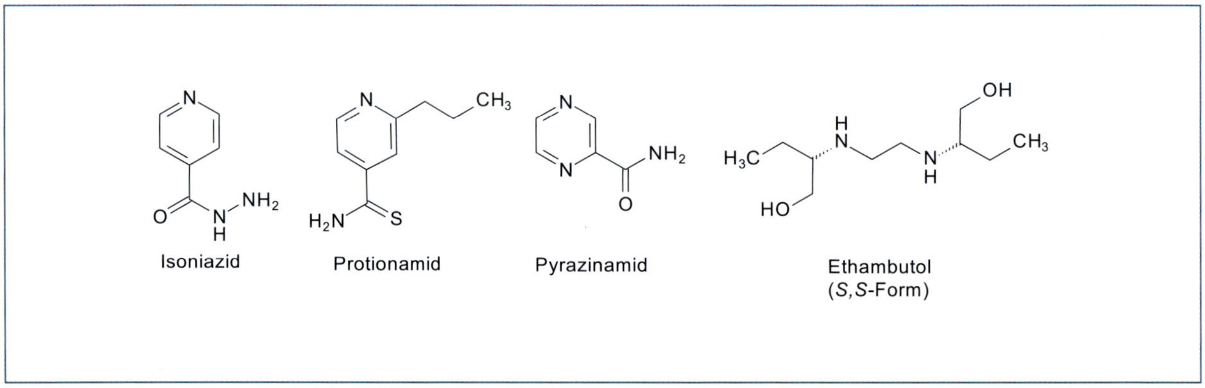

Abb. 13.61 Hemmstoffe der mykobakteriellen Zellwandfunktion

N-Acetyl-INH bei den ausgeschiedenen Metaboliten zwischen 93% (schnelle Acetylierer) und 63% (langsame Acetylierer), was zur Abklärung des Acetylierungsstatus des Patienten herangezogen werden kann. Als Metaboliten werden neben *N*-Acetyl-INH, Isonicotinsäure, deren Konjugat Isonicotinursäure sowie weitere Hydrazin-Derivate nachgewiesen (Abb. 13.60). Die bei chronischer INH-Gabe auftretende Hepatotoxizität wird der Bildung eines reaktiven Metaboliten aus *N*-Hydroxy-*N*-Acetyl-INH durch CYP-vermittelte Oxidation zugeschrieben. Daneben findet Brenztraubensäure- und α-Ketoglutarsäure-Kondensation zu den entsprechenden Hydrazonen statt. Ebenfalls auf Hydrazon-Bildung dürfte das unter der Therapie mit INH auftretende Pyridoxin-Defizit beruhen (Abb. 13.60).

Für **Protionamid** (Abb. 13.61) wird ein ähnlicher Wirkmechanismus wie für INH postuliert (Abb. 13.58); die Bioaktivierung erfolgt jedoch im Gegensatz zu INH nicht durch KatG. Protionamid wird nach peroraler Gabe vollständig resorbiert (Tab. 13.14), im Gewebe gut angereichert und zeigt Liquorgängigkeit. Die Biotransformation erfolgt u. a. zum Sulfoxid, das ebenfalls antimykobakteriell wirksam ist.

Pyrazinamid (Abb. 13.61) stellt ein Prodrug dar, das durch die mykobakterielle Pyrazinamidase (eine Nicotinamidase) in die Pyrazinsäure umgewandelt wird, welche die mykobakterielle Fettsäuresynthetase I (FASI) hemmt. FASI katalysiert die Biosynthese von Fettsäuren, welche durch FASII zu Mycolsäuren umgewandelt werden, wobei InhA, das Target von Isoniazid, ein Bestandteil des FASII-Komplexes darstellt. Pyrazinamid ist besonders bei semidormanten Tuberkulose-Erregern in sauren intrazellulären Kompartimenten wie den Phagolysosomen von Makrophagen wirksam. Es wird daher vermutet, dass die undissoziierte Pyrazinsäure die aktive Form des Wirkstoffs darstellt.

Ethambutol (Abb. 13.61) ist das rechtsdrehende Enantiomer eines Ethylendiamin-Derivates. Die beiden Chiralitätszentren sind gleichartig. Demnach können wie bei Weinsäure drei Stereoisomere existieren. Die tuberkulostatische Aktivität ist weitgehend an das rechtsdrehende Enantiomer geknüpft, das *S,S*-Konfiguration besitzt. Das linksdrehende Enantiomer mit *R,R*-Konfiguration ist praktisch wirkungslos und die optisch inaktive Mesoform zeigt weniger als ein Zehntel der Wirksamkeit der rechtsdrehenden Form. Ethambutol wirkt bakteriostatisch und hemmt mykobakterielle Arabinosyl-Transferasen, welche an der Biosynthese von Arabinogalaktanen und Lipoarabinomannanen, die essenzielle Zellwandbestandteile darstellen, beteiligt sind. Ethambutol induziert die Akkumulation der Decaprenyl-P-Arabinose, die eine Zwischenstufe bei der Arabinan-Biosynthese repräsentiert. Der Wirkstoff wird nach oraler Einnahme gut resorbiert und größtenteils renal in vorwiegend unveränderter Form eliminiert (Tab. 13.14). Unter den wenigen inaktiven Metaboliten findet man den Dialdehyd und die Dicarbonsäure.

Zu den Wirkstoffen der 1. Wahl gehören Isoniazid, Pyrazinamid und Ethambutol.

13.2.2 Hemmstoffe der bakteriellen Zellwandbiosynthese

Terizidon (Abb. 13.62) stellt ein über Terephthaldialdehyd gekoppeltes dimeres D-Cycloserin dar, das nach der Resorption im Organismus hydrolysiert wird und **D-Cycloserin** freisetzt. D-Cycloserin beeinträchtigt die Biosynthese der Zellwand-Mykopeptide durch Hemmung der D-Alanin-Racemase (Abb. 13.1). Die antibakterielle Wirkung kann durch hohe Konzentrationen an D-Ala aufgehoben werden. D-Cycloserin wird wie D-Ala und Gly von einem Carrierprotein erkannt und in die Bakterienzelle transportiert. Die Plasma-HWZ von D-Cycloserin liegt nach oraler Einnahme bei 15 bis 25 h (Tab. 13.14).

13.2.3 Hemmstoffe der RNA-Polymerase

Rifamycine sind Hemmstoffe der bakteriellen DNA-abhängigen RNA-Polymerase und blockieren so die RNA-Biosynthese. Strukturell gehört diese Antibiotika-Gruppe zu den Ansa-Verbindungen (Ansa = Henkel), die aus einem planaren, aromatischen Molekülteil bestehen, der von einer aliphatischen Brücke überspannt ist, die von zwei nicht benachbarten C-Atomen ausgeht (Abb. 13.63). Rifamycine bestehen aus einem Naphthohydrochinon- oder Naphthochinon-Chromophor, der von einer aliphatischen Kohlenstoffkette in der skizzierten Weise überspannt ist. Als strukturelle Voraussetzung für

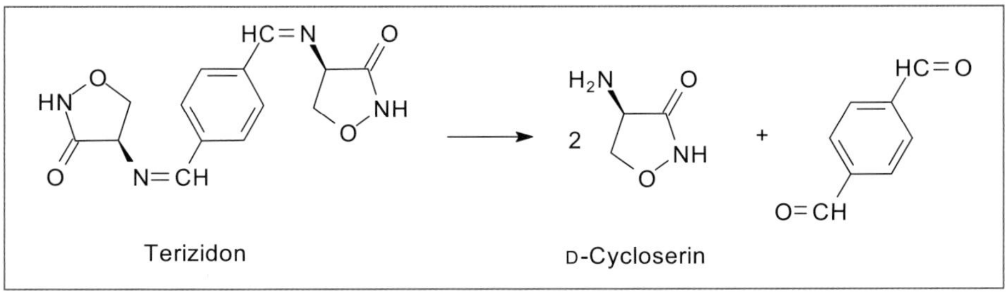

Abb. 13.62 Terizidon und D-Cycloserin

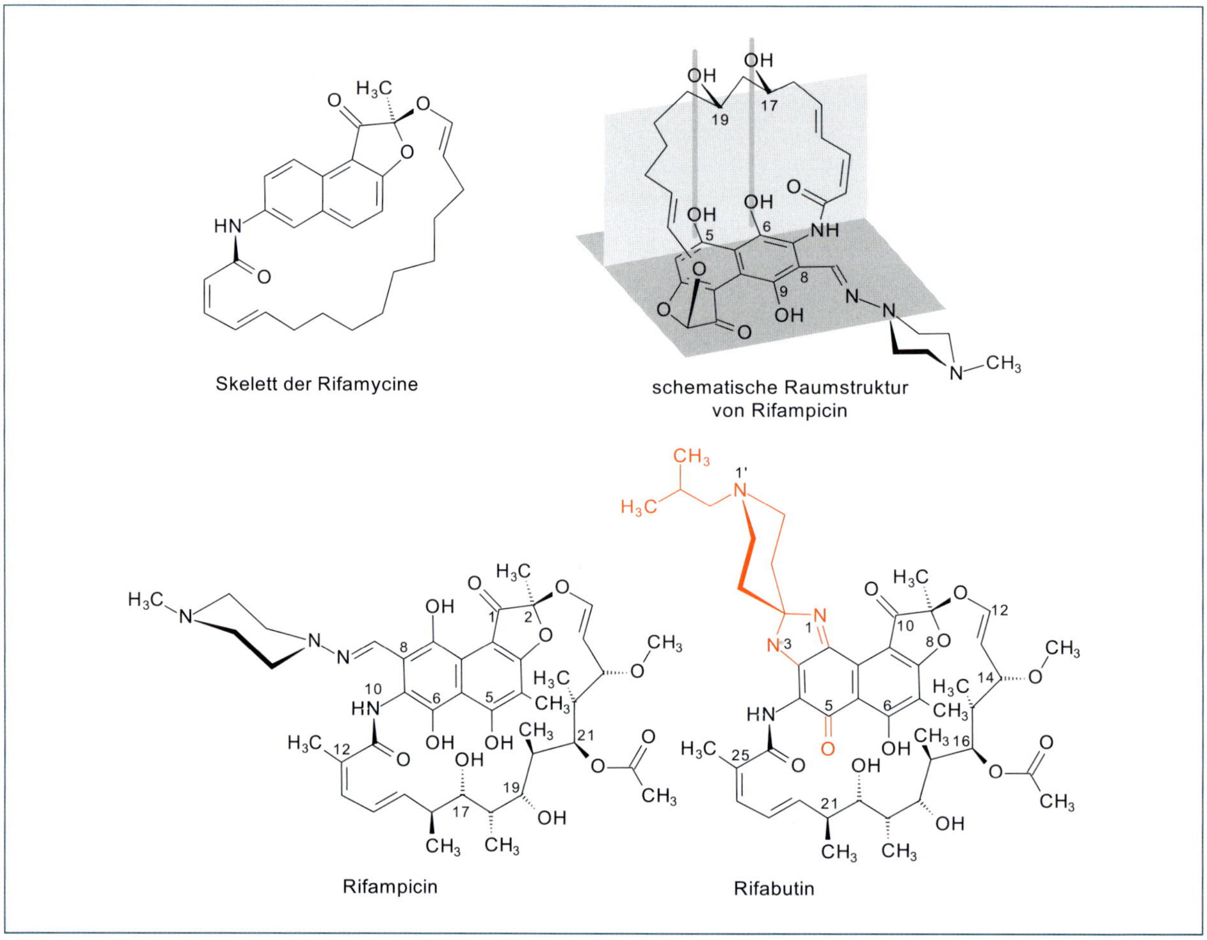

Abb. 13.63 Rifampicin und Rifabutin

die antimykobakterielle Aktivität der Rifamycine ist das Vorhandensein von zwei freien OH-Gruppen an den Positionen 17 und 19 der Ansa-Kette sowie zwei Sauerstoff-Funktionen in den Positionen 5 und 6 des Naphthochinon- bzw. Naphthohydrochinon-Systems anzusehen. Diese vier funktionellen Gruppen müssen in einer bestimmten geometrischen Anordnung zueinander stehen (Abb. 13.63).

Rifampicin (Abb. 13.63) ist ein partialsynthetisch gewonnenes Rifamycin-Derivat. Es wirkt gegen bestimmte grampositive Bakterien und verschiedene Mykobakterien wie *Mycobacterium tuberculosis*, *M. bovis*, *M. leprae*. Zur Verringerung der Resistenz-Entwicklung wird Rifampicin in Kombination mit anderen Wirkstoffen wie Isoniazid, Pyrazinamid und Ethambutol eingesetzt. Rifampicin ist lipidlöslich und wird schnell aus dem Gastrointestinal-Trakt absorbiert. Bei physiologischen pH-Werten beträgt die ionisierte Fraktion (*N*-Protonierung) nur ca. 25%. Der Wirkstoff überwindet die Blut-Hirn-Schranke und ist plazentagängig. Die Biotransformation führt unter Desacetylierung an C(21) zu einem Metaboliten mit erhöhter Wasserlöslichkeit, der in einer Phase-II-Reaktion zusätzlich glucuronidiert wird. Rifampicin ist ein starker Induktor der CYP-Expression, insbesondere von CYP3A4, so dass es zu Wechselwirkungen mit anderen Arzneistoffen kommt, die durch CYP3A4 metabolisiert werden. Die Verkürzung der HWZ von Rifampicin von 2 bis 5 h bei einmaliger Gabe auf 1 bis 2 h bei wiederholter Einnahme beruht auf der CYP-Induktion (Tab. 13.14).

Rifabutin (Abb. 13.63) ist wie Rifampicin ein partialsynthetisch gewonnenes Rifamycin-Derivat, das bei *M. tuberculosis* etwa zehnfach stärker wirksam ist als Rifampicin. Der Wirkstoff wird schnell resorbiert, die Bioverfügbarkeit liegt mit 12 bis 20% jedoch deutlich unter der Resorptionsquote von über 53% (Tab. 13.14). Rifabutin reichert sich in bestimmten Zellen und Geweben an. Die Wirkstoffkonzentration liegt in Neutrophilen und Monozyten ca. 10fach über der entsprechenden extrazellulären Konzentration. Die Gewebekonzentration in der Lunge ist ca. 5- bis 10fach höher als der Plasmaspiegel.

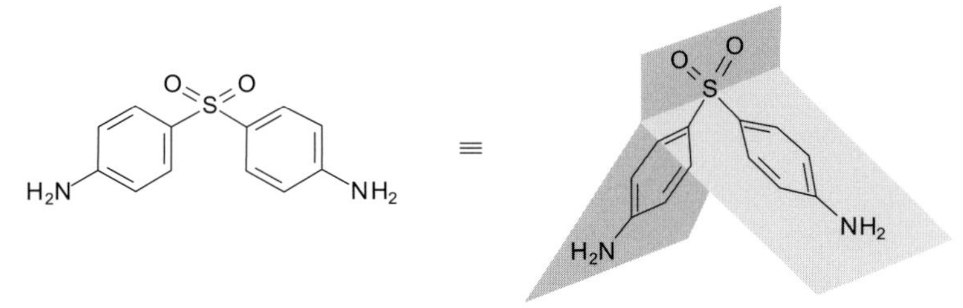

Abb. 13.64 Dapson

Die Elimination von Rifabutin erfolgt biphasisch. In der ersten Phase liegt die HWZ bei ca. 4 h, in der zweiten Eliminationsphase erhöht sich die HWZ auf etwa 3 h. Rifabutin wird stark oxidativ metabolisiert. Bis jetzt konnten mehr als 20 Metabolite nachgewiesen werden. Hauptmetabolit ist 16-*O*-Desacetyl-Rifabutin. Das 16-*O*-Desacetyl-Derivat weist eine ähnliche antimikrobielle Aktivität wie die Muttersubstanz auf. Rifabutin wird hauptsächlich durch CYP3A4 metabolisiert. Wie Rifampicin führt Rifabutin zur CYP-Induktion und steigert so seine eigene Metabolisierung. Ferner ist zu beachten, dass zahlreiche Wechselwirkungen mit anderen Arzneistoffen bestehen, die ebenfalls über CYP3A4 abgebaut werden. CYP3A4-Inhibitoren können eine signifikante Erhöhung des Plasmaspiegels von Rifabutin bewirken.

13.2.4 Hemmstoffe der Folsäure-Synthese

Dapson (Diaphenylsulfon) wird zur Therapie von Lepra und verschiedener entzündlicher Hauterkrankungen wie Dermatitis herpetiformis verwendet. Es besteht eine gewisse strukturelle Verwandtschaft mit den Sulfonamiden. Der antibakterielle Effekt beruht wie bei den Sulfonamiden (Kap. 13.1.3) auf der Hemmung der bakteriellen Folsäure-Biosynthese. Der Mechanismus der entzündungshemmenden Wirkung ist dagegen unklar, beobachtet wurde die Hemmung lysosomaler Enzyme und der Myeloperoxidase in Granulozyten.

Dapson wird durch CYP-vermittelte *N*-Acetylierung und *N*-Hydroxylierung metabolisiert. Die unter der Dapson-Applikation auftretenden hämatologischen Nebenwirkungen wie Methämoglobinämie, Hämolyse und Anämie sind auf die *N*-hydroxylierten Dapson-Metabolite zurückzuführen.

13.2.5 Hemmstoffe der Protein-Biosynthese

Neben ihrer antibakteriellen Wirksamkeit weisen verschiedene Aminoglykoside antimykobakterielle Eigenschaften auf. **Streptomycin** (Kap. 13.1.6, Abb. 13.49) wird heute ausschließlich als Tuberkulostatikum eingesetzt. Die Applikation erfolgt aufgrund der sehr geringen peroralen Bioverfügbarkeit parenteral.

Synopse

- Mykobakterien zeichnen sich durch einen hohen Anteil von langkettigen, α-verzweigten C_{40}- bis C_{60}-Fettsäuren, den Mycolsäuren, in der Zellwand aus, die für die Widerstandsfähigkeit der Erreger gegen viele antibakterielle Wirkstoffe verantwortlich sind.
- Antimykobakterielle Wirkstoffe lassen sich in Hemmstoffe der Mycolsäure- und Zellwand-Biosynthese, der RNA-Polymerase und der Folsäure-Biosynthese einteilen.
- Um die therapeutische Wirkung zu steigern und die Entwicklung von Resistenzen zu reduzieren werden verschiedene Wirkstoffe miteinander kombiniert.
- Die Hemmung der Mycolsäure-Biosynthese durch Isoniazid, Protionamid, Pyrazinamid oder Ethambutol führt bei Mykobakterien zur starken Hemmung der Zellproliferation und in höheren Konzentrationen zum Zelltod.
- Isoniazid und Protionamid hemmen die Mycolsäure-Biosynthese durch Inhibition von InhA, einer Enoyl-ACP-Reduktase, die Mycolsäure-Vorstufen unter Verwendung von NADH als Cofaktor reduziert.
- Isoniazid stellt ein Prodrug dar, welches durch die mykobakterielle Katalase-Peroxidase (KatG) bioaktiviert und zum Isonicotinacyl-NADH umgewandelt wird. Letzteres ist ein potenter Hemmstoff des InhA-Enzyms.
- Pyrazinamid wird durch die mykobakterielle Pyrazinamidase (eine Nicotinamidase) in die Pyrazinsäure umgewandelt, welche die mykobakterielle Fettsäuresynthetase I (FASI) hemmt. FASI kataly-

siert die Biosynthese von Fettsäuren, welche durch FASII zu Mycolsäuren umgewandelt werden.

- Ethambutol wirkt bakteriostatisch und hemmt mykobakterielle Arabinosyl-Transferasen.
- Rifampicin und Rifabutin sind Ansa-Verbindungen, welche die bakterielle RNA-Polymerase hemmen.
- Rifampicin und Rifabutin sind sehr starke Induktoren der CYP-Expression in der Leber.

13.3 Antimykotika (Wirkstoffe gegen Pilzinfektionen)

Von den durch ihre biologische Vielfalt gekennzeichneten und weltweit bekannten Pilzarten, deren Anzahl etwa eine Million beträgt, sind für den Menschen nur wenige pathogen. Die meisten davon sind Opportunisten, die erst bei bestehenden Abwehrschwächen, verursacht durch andere Infektionen, aggressive Therapien oder Bestrahlungen, schwere Infektionen erzeugen. Pathogene Pilze können Allergien, lokale, oberflächliche, Schleimhaut- und systemische Infektionen verursachen.

Aus therapeutischer Sicht hat sich die Einteilung der pathogenen Pilze in Dermatophyten, Hefe- und Schimmelpilze bewährt.

Native und synthetische antimykotische Wirkstoffe

Von einem guten Antimykotikum erwartet man, dass es gezielt essenzielle Stoffwechselprozesse der Pilze hemmt und dabei weitgehend erregerspezifisch bleibt, d.h. nebenwirkungsarm für den Menschen als Wirt ist. Pilze zählen jedoch zu den Eukaryoten und sind damit strukturell und funktionell den menschlichen Zellen verwandt, was die Suche nach selektiven Wirkstoffen erschwert. Unter den synthetischen Antimykotika finden sich verschiedene Verbindungstypen mit unterschiedlichen Wirkmechanismen.

Entsprechend ihren Angriffspunkten lassen sich Antimykotika einteilen in:

- Hemmstoffe der Ergosterolbiosynthese (Azole, Morpholine und Allylamine)
- Hemmstoffe der Zellwandfunktion (Nystatin, Amphotericin B)
- Hemmstoffe der DNA/RNA-Funktion (Griseofulvin, Flucytosin).

Die meisten Antimykotika hemmen die Biosynthese von Ergosterol, welches in den Zellmembranen der Pilze die entsprechende Rolle des Cholesterols in Säugetierzellen übernimmt. Generell fehlt es nicht an sekundären Naturstoffen mit antimykotischer Wirkung, wie Terpenen, Phenolen, Isothiocyanaten oder funktionellen Peptiden. Doch sind diese Stoffe bisher ebenso wenig wie das Pro-Allicin des Knoblauchs, das Oligopeptid Apidaecin der Biene oder das Oligopeptid Magainin bestimmter Frösche therapeutisch nutzbar. An Naturstoffen bleiben bisher nur einige Antibiotika wie Amphotericin B und Verwandte oder Griseofulvin, das heute nur noch eine therapeutische Nebenrolle spielt. Anlass zur Hoffnung auf neue potente Wirkstoffe geben neuerdings verschiedene systemisch wirkende antifungale Lipo-Peptide, darunter besonders die Echinocandine. Es sind acylierte, zyklische Hexapeptide, die aus *Aspergillus*-Arten (*A. rugulosus*) isoliert und semisynthetisch weiterentwickelt wurden.

13.3.1 Hemmstoffe der Ergosterol-Biosynthese

Zu den Inhibitoren der Ergosterol-Biosynthese (Desintegration der Zellwand) der Pilze und Hefen zählen die Azole (Imidazole und Triazole), die Morpholine und die Allylamine. Das Thiocarbamat **Tolnaftat**, ein Squalen-Epoxidase-Hemmer, gilt heute als obsolet.

Wirkmechanismus der Azole, Allylamine und Morpholine

Die Rolle des Cholesterols in den Zellmembranen des menschlichen Körpers übernimmt bei den Pilzen das **Ergosterol**. Es wird in die Phospholipid-Doppelschicht eingebaut, bewirkt hier die notwendige Festigkeit aber auch die Membran-Permeabilität und unterstützt die Funktion zahlreicher membranständiger Enzyme (z.B. Chitin-Synthase, Membran-ATPase). Die Modulation der Membran-Eigenschaften und deren Stabilität kann z.T. auch durch andere Sterole bewerkstelligt werden. Allerdings agiert Ergosterol auch als Wachstumspromotor und ist in dieser Funktion nicht durch andere Sterole ersetzbar. Die Störung der Ergosterol-Biosynthese durch Azole, Allylamine und Morpholine verursacht sowohl einen Ergosterol-Mangel als auch die Akkumulation von Edukten, was zu einer veränderten Lipidzusammensetzung führt. Ergosterol-Mangel führt zu Zellwand-Defekten. Die Membranen werden durchlässig und es kommt zum Austritt essenzieller Plasmabestandteile und nachfolgend zum Zelltod. Daneben werden auch mitochondriale Enzyme beeinflusst, was eine toxische Erhöhung der Hydrogenperoxid-Konzentration zur Folge hat.

Die Biosynthese des Ergosterols in den Pilzen geht von Acetyl-Coenzym A aus und führt über HMG-CoA, Mevalonsäure und Farnesyldiphosphat zum Triterpen Squalen (C30), das zum Squalen-2,3-epoxid oxidiert wird und dann einen Ringschluss zum Lanosterol erfährt. Lanosterol ist das erste Sterol im Biosyntheseweg – sowohl des Cholesterols der Säugetiere als auch des Ergosterols der Pilze. Im Stoffwechsel der Pilze wird das bis hierher gemeinsame Biosyntheseedukt Lanosterol über acht Sterol-Zwischenstufen zum Ergosterol biotransformiert. Viele der an der Ergosterol- und Cholesterol-Biosynthese beteiligten Enzyme gehören zur Cytochrom-P450-(CYP-)Familie. Abbildung 13.65 zeigt sowohl den Biosyntheseweg als auch die Angriffsorte der Inhibitoren.

Die Azole wirken konzentrationsabhängig fungistatisch bis fungizid. Mit einem für die Wirkung essenziellen

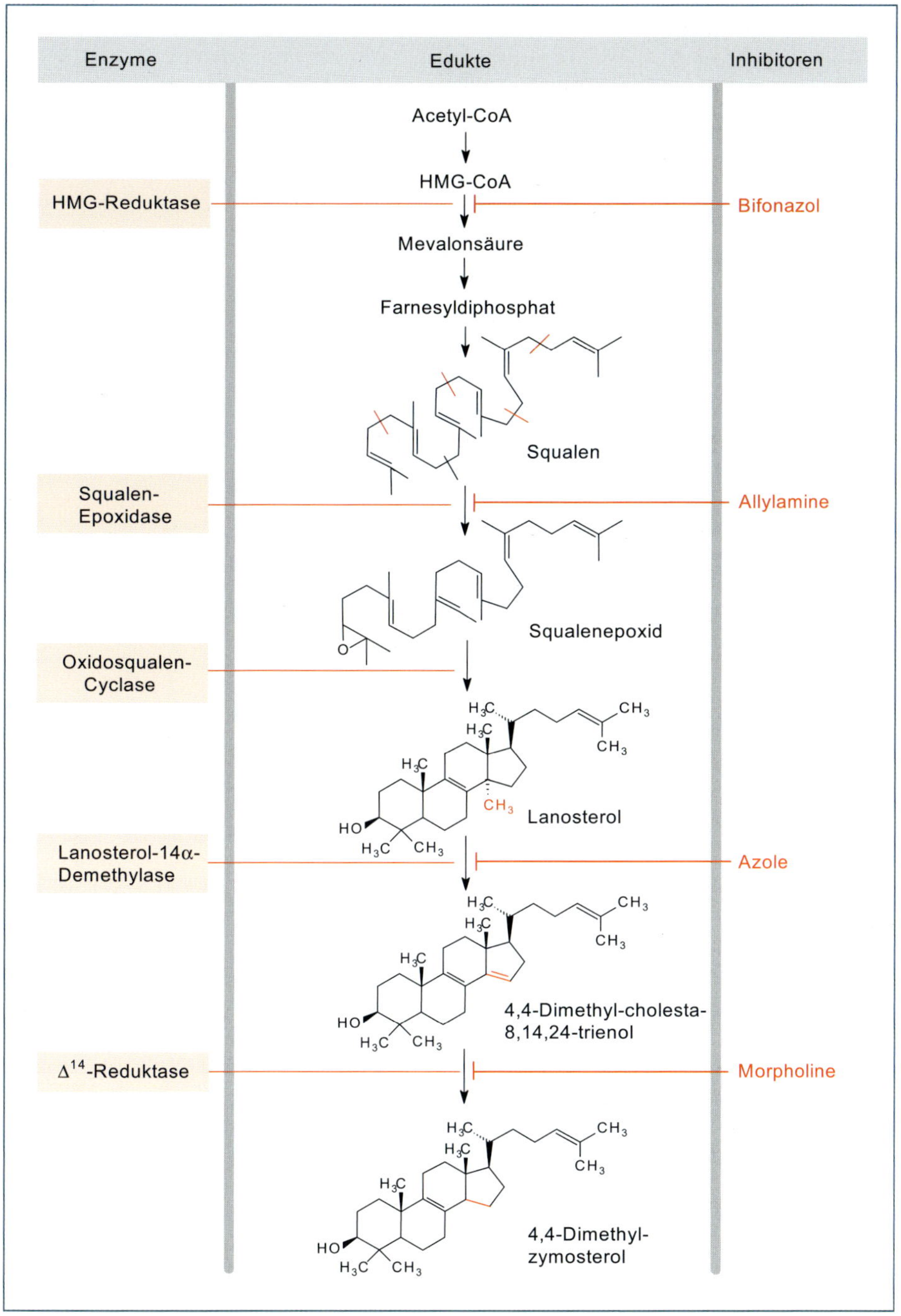

Abb. 13.65 Biosyntheseweg des Ergosterols (Fortsetzung auf S. 560)

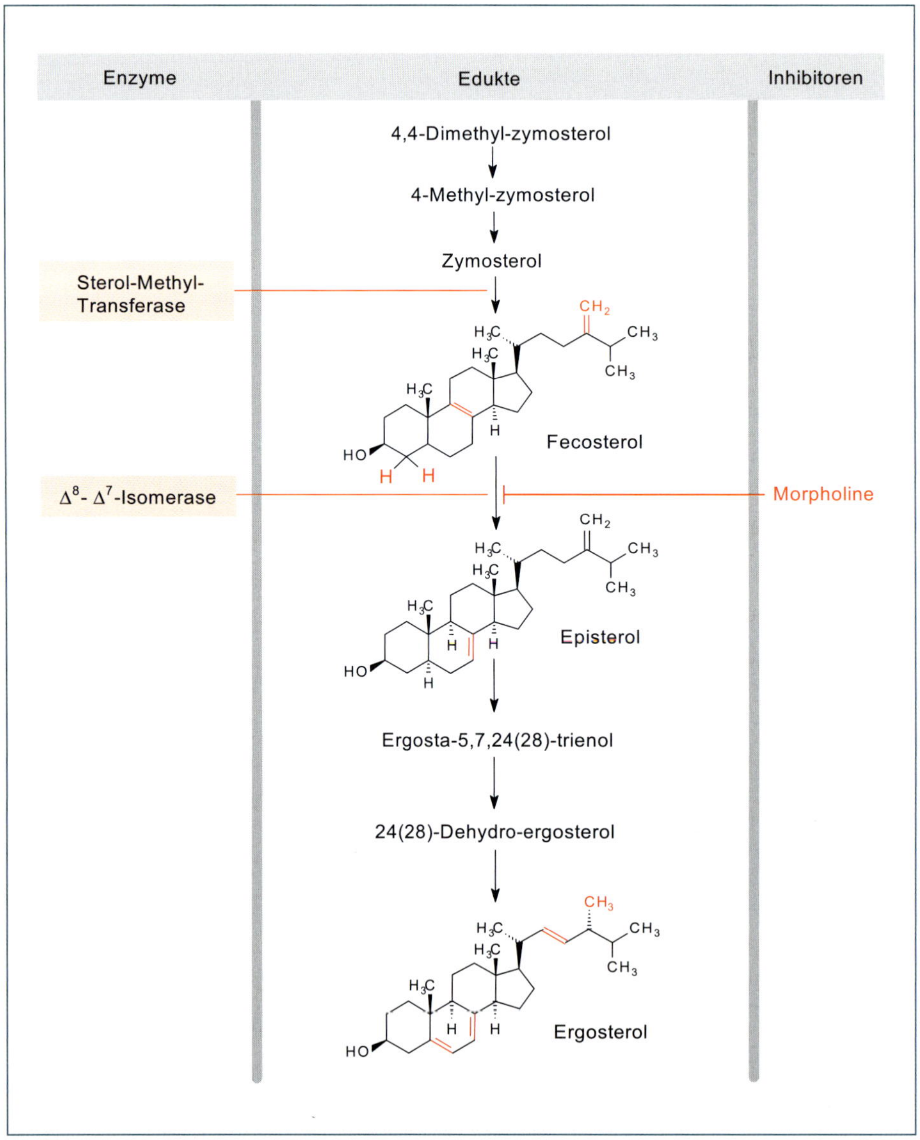

Abb. 13.65 Biosyntheseweg des Ergosterols (Fortsetzung)

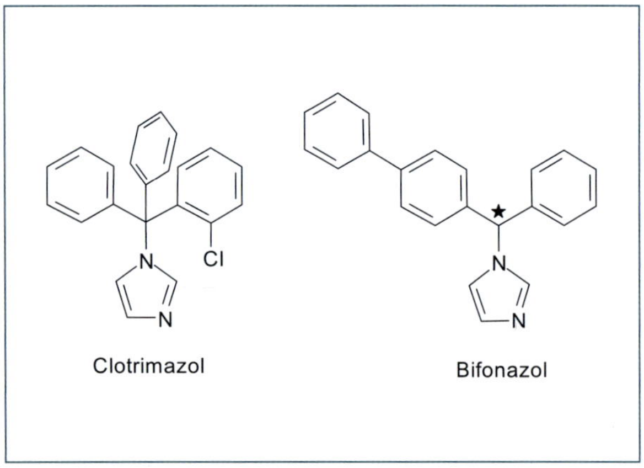

Abb. 13.66 Die ersten Azole

Imidazol- bzw. Triazolring binden sie mit hoher Affinität an das Häm-Eisen der Lanosterol-14α-Demethylase, welche zur CYP-Familie gehört.

Imidazole

Der Prototyp der Imidazole war **Clotrimazol** (Abb. 13.66), ein stark wirksames Lokalantimykotikum mit breitem Spektrum und guter Verträglichkeit. Wegen der lebhaften First-Pass-Metabolisierung ist keine systemisch Anwendung sinnvoll. Bei der topischen Anwendung ist die Resorption vernachlässigbar gering.

Strukturell noch nahe verwandt mit dem Triphenylmethan-Derivat Clotrimazol ist das Biphenyl-phenylmethan-Derivat **Bifonazol** (Abb. 13.66), das sich durch eine gute Hautpenetration und eine antiphlogistische Wirkkompo-

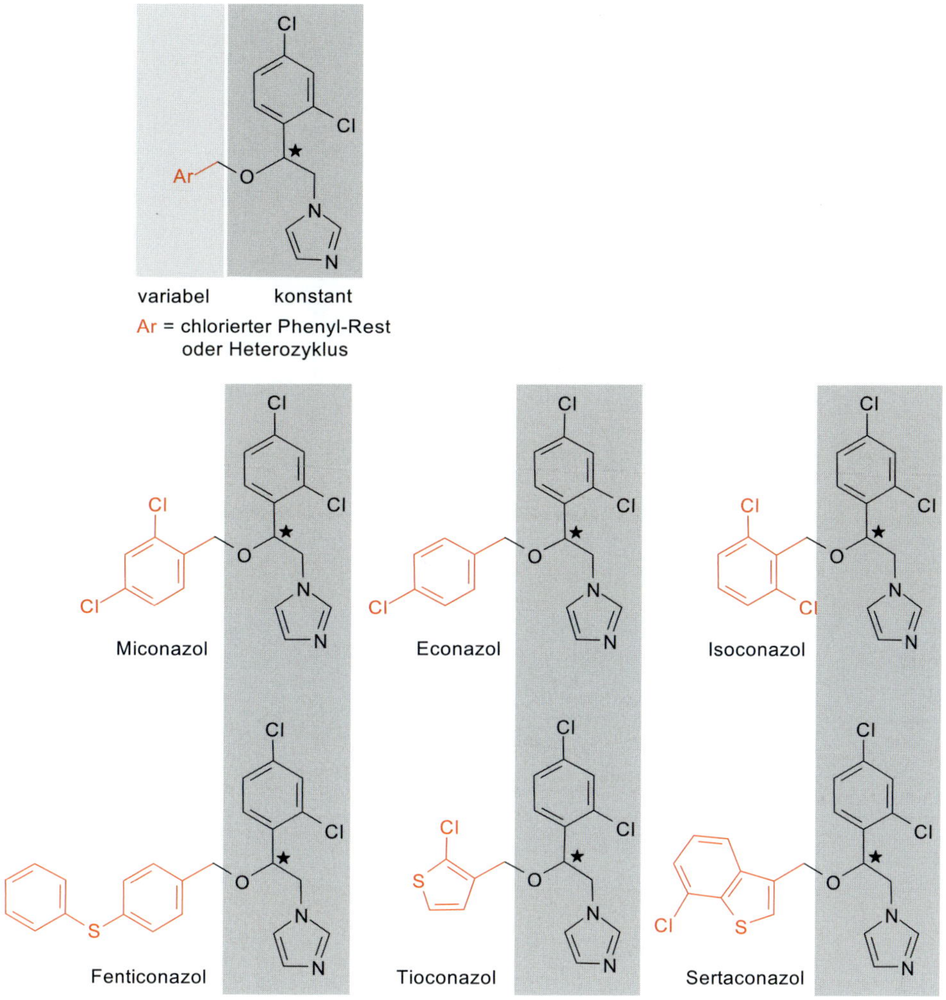

Abb. 13.67 Grundstruktur der meisten Azole mit aktuellen Wirkstoffbeispielen

nente auszeichnet. Der Wirkstoff findet alternativ zu den gängigen Azol-Corticoid-Kombinationen Anwendung.

Miconazol fand als erster Vertreter eines veränderten Strukturtyps (Abb. 13.67) Eingang in die Therapie und unterscheidet sich vom **Isoconazol** und **Econazol**, die auch chlorierte Derivate eines Dibenzylethers sind, durch die Anzahl und die Position der Chloratome. **Fenticonazol**, **Tioconazol** und **Sertaconazol** stellen Analoga dar. Die verschiedenen Imidazole dieser Reihe weisen einen konstanten und einen variablen Molekülteil auf (Abb. 13.67).

Auch beim Umbau des Wirkstofftyps durch Einführung einer Doppelbindung oder einer Enolether-Struktur, wie es bei **Croconazol** und **Omoconazol** (Abb. 13.68) der Fall ist, bleibt die antimykotische Aktivität erhalten.

Alle Imidazol-Derivate dieser Reihe sind aufgrund ihrer physikalisch-chemischen Eigenschaften nur topisch anwendbar. Die mehrfache Halogensubstitution führt zu einer ausgeprägten Lipidlöslichkeit und einem günstigen Penetrationsverhalten.

Als wichtiger Synthesebaustein bei der Abwandlung der Azole erwies sich Imidazolyl-2,4-dichlor-acetophenon, durch dessen Umsetzung zum Oximether-Derivat **Oxiconazol** erhalten wurde, sowie der gut wasserlösliche Ketal-artige Glycerin-Phenolether Ketoconazol (Abb. 13.69).

Oxiconazol hat im Vergleich zu Azolen mit Dibenzylether-Struktur niedrigere MHK-Werte und besitzt wie Bifonazol eine lange topische Verweildauer. Unter den Imidazol-Derivaten ist das **Ketoconazol** der einzige oral

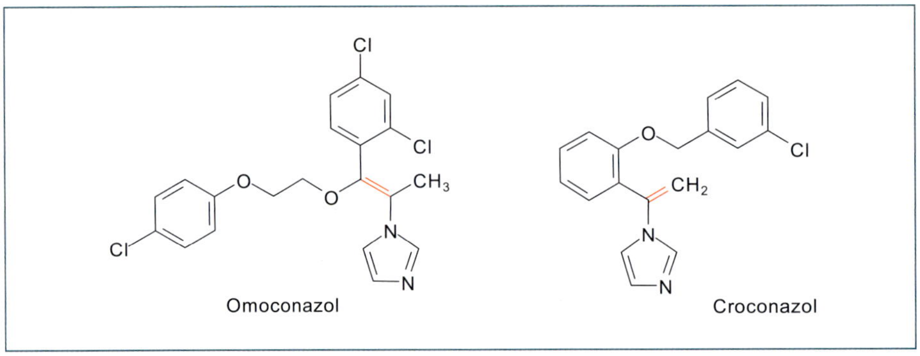

Abb. 13.68 Vom Miconazol-Typ abweichende Azole

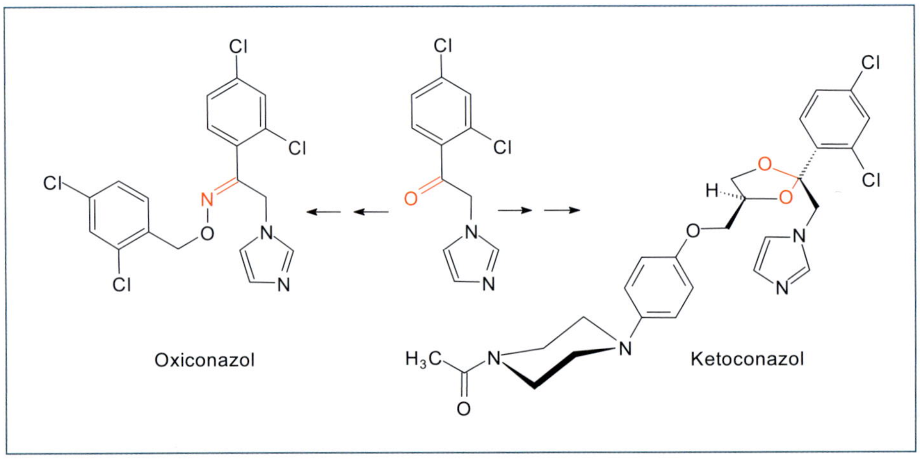

Abb. 13.69 Azole als Derivate eines substituierten Acetophenons

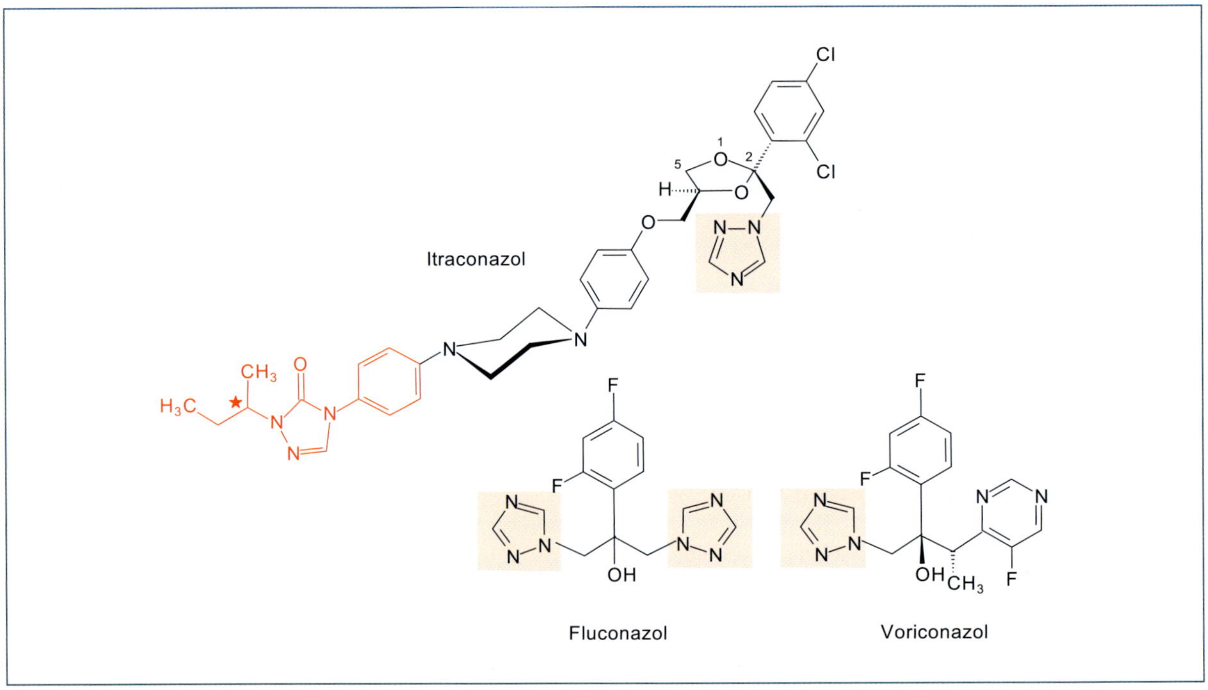

Abb. 13.70 Triazole

applizierbare Wirkstoff. Wegen seiner relativ langen Halbwertszeit von 6 bis 9 h ist die tägliche Gabe einer Einzeldosis ausreichend. Vollständige Löslichkeit als Absorptionsvoraussetzung ist nur bei Magensaft-pH-Werten zwischen 2 und 4 möglich. Dementsprechend ist die Absorption bei gleichzeitiger Gabe neutralisierender und säuresekretionshemmender Wirkstoffe (Antazida und H_2-Blocker) unvollständig. Im Bereich oberhalb pH 4 bleibt Ketoconazol ungelöst und wird mit den Fäzes ausgeschieden.

Auffallend ist die Stabilität der Ketalstruktur des Ketoconazols gegenüber Biotransformations-Reaktionen. Die Ausscheidung des absorbierten Wirkstoffs erfolgt biliär überwiegend in Form von Metaboliten, die durch Oxidation des Imidazolringes, *O*-Desalkylierung, oxidative Abbau-Reaktionen des Piperidinringes sowie aromatische Hydroxylierungen entstehen.

Ketoconazol bewirkt Enzyminduktion und wird selbst in seiner kinetischen Disposition durch andere Wirkstoffe verändert, die ebenfalls Enzyminduktion hervorrufen. Bei längerer Therapie können Leberfunktionsstörungen auftreten.

Es wird bei Organ- und System-Mykosen sowie bei Mykosen der Haut, der Haare und der Schleimhaut angewendet, die auf topische Anwendung nicht ansprechen. Ketoconazol ist auch bei Onychomykosen wirksam, die durch Dermatophyten hervorgerufen sind.

Nebenwirkungen. Bei Verabreichung hoher Ketoconazol-Dosen kommt es zur Hemmung der humanen CYP-Systeme. Die Umwandlung von Lanosterol in Cholesterol wird gehemmt, was mit der Synthese verschiedener aus diesem Prekursor entstehender Steroidhormone interferiert. Als unerwünschte Nebenwirkungen treten antiandrogene Effekte wie Libidoverlust und Gynäkomastie auf.

Triazole

Zu den Azolen, die anstelle des Imidazolringes einen oder zwei Triazolringe enthalten, gehören die Wirkstoffe Itraconazol und Fluconazol. Als weitere Entwicklung steht **Voriconazol** sozusagen „vor der Tür".

Itraconazol enthält neben dem essenziellen Triazolring einen weiteren fünfgliedrigen heterozyklischen Ring, nämlich ein *N*-Alkyl-substituiertes Triazolinon (Abb. 13.70). Der Wirkstoff besitzt strukturelle Verwandtschaft zum Imidazol-Derivat Ketoconazol, ist wie dieses oral applizierbar und zeigt im Vergleich mit Ketoconazol stärkere Wirksamkeit, auch bei *Aspergillus*-Infektionen. Itraconazol wird zur oralen Therapie schwerer Mykosen eingesetzt und ist besonders wirksam gegen Dermatophyten und Schimmelpilze.

Die intestinale Absorption wird bei gleichzeitiger Nahrungsaufnahme verbessert. Itraconazol wird zu 99,8% an Plasmaproteine gebunden. Metabolisierung führt zu einer Vielzahl von Metaboliten. Ca. 60% der Metaboliten werden mit den Fäzes und ca. 40% der inaktiven Metaboliten renal ausgeschieden. Die Eliminations-HWZ beträgt nach einmaliger Gabe etwa 20 h und kann nach längerer Therapiedauer auf etwa 30 h ansteigen.

Fluconazol enthält zwei Triazolringe anstelle eines Imidazolringes und außerdem eine OH-Gruppe. Es ist wie Ketoconazol peroral applizierbar und systemisch wirksam, jedoch wesentlich besser wasserlöslich, kann daher auch parenteral verabreicht werden. Fluconazol wird nach oraler Gabe unabhängig von der Nahrungsaufnahme fast vollständig absorbiert. Auffallend niedrig ist die Plasma-Eiweißbindung mit 12%. Die Substanz wird kaum metabolisiert und überwiegend unverändert zu 80% renal ausgeschieden. Die Eliminations-HWZ ist mit 30 h relativ hoch im Vergleich mit Ketoconazol (8 h). Die Bioverfügbarkeit liegt bei 90%. Fluconazol ist zur peroralen Anwendung bei Mykosen geeignet, die durch Hefepilze (Candida, Kryptokokken) verursacht werden, z. B. System-Candidosen, Schleimhaut-Candidosen, Kryptokokken-Meningitis. Bei Vaginal-Candidosen wird es topisch eingesetzt.

Die pharmakokinetischen Daten der peroral applizierbaren Azole sind in Tabelle 13.15 zusammengefasst.

Allylamine

Die Ergosterol-Biosynthese wird durch die Allylamine **Naftifin** und **Terbinafin** (Abb. 13.71) bereits im Anfangsstadium nicht kompetitiv gehemmt. Sie inhibieren die Squalen-Epoxidase der Pilze (Abb. 13.65), während sie das entsprechende Enzym der Säuger erst in extrem hoher Konzentration beeinträchtigen. Da die Anhäufung des toxischen Squalens ab einer gewissen Konzentration für Dermatophyten und Schimmelpilze fungizid wirkt,

Tab. 13.15 Pharmakokinetische Daten peroral applizierbarer Azole

Wirkstoff	Absorption nach peroraler Gabe (%)	Proteinbindung (%)	Eliminations-HWZ in h	Renale Elimination (% unverändert)
Fluconazol	90	11	>30	>80
Itraconazol	40 – >90	>99	20–40	< 1
Ketoconazol	<15	99	7–10	< 5
Miconazol	30–65	–	<2	< 1

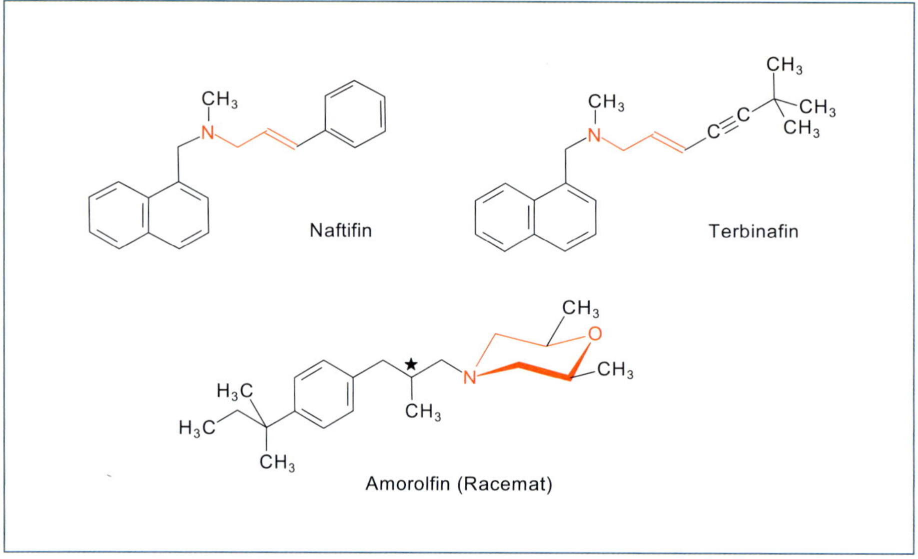

Abb. 13.71 Zwei Allylamine und ein Morpholin

erreicht man eine selektive Wirkung. Gegen Hefen wirken Naftifin und Terbinafin fungistatisch. Im Gegensatz zu Naftifin kann Terbinafin peroral verabreicht werden. Es wird aus dem Intestinum zu 80% absorbiert und stark an Plasmaproteine gebunden. Der Wirkstoff wird zu inaktiven Metaboliten abgebaut, die überwiegend renal ausgeschieden werden.

Morpholine

Aus der Gruppe der Morpholin-Antimykotika, die auch in der Veterinärmedizin und im Pflanzenschutz Anwendung finden, wird bisher nur ein Wirkstoff, das **Amorolfin** (Abb. 13.71) eingesetzt. Es greift synergistisch an zwei Stellen hemmend in den Ergosterol-Biosyntheseweg ein (Abb. 13.65). Sowohl die Reduktion der Doppelbindung C(14) = C(15) durch die Δ^{14}-Reduktase als auch die Isomerisierung der Doppelbindung durch die Δ^8, Δ^7-Isomerase verlaufen über kationische Zwischenstufen. Beide Übergangszustände können vom protonierten Morpholin (so wie es unter physiologischen Bedingungen vorliegt) imitiert werden. Amorolfin ist gegen verschiedene Dermatophyten, Hefen und biphasische Pilze, jedoch nicht generell gegen Schimmelpilze wirksam.

13.3.2 Hemmstoffe der Zellwandfunktion

Polyen-Antibiotika

Strukturelles. Die als Antimykotika verwendeten Polyen-Antibiotika Amphotericin B, Nystatin und Natamycin sind strukturell mit den antibakteriell wirksamen Makroliden verwandt (Abb. 13.40). **Amphotericin B** und **Nystatin** (Abb. 13.72) enthalten als lipophilen Bereich einen 38-gliedrigen Ring mit einem System aus sieben bzw. vier plus zwei konjugierten Doppelbindungen sowie einen mit OH-Gruppen, einer Carboxylatgruppe und einem O-glykosidisch gebundenen Aminozucker (Mycosamin) versehenen hydrophilen Bereich. Beide sind zwitterionisch und bilden transannellare Halbacetale.

Im Gegensatz zu dem aus 37 C-Atomen und einem O-Atom aufgebauten Ringsystem von Amphotericin B und Nystatin besteht **Natamycin** (Abb. 13.72) aus 26 Ringgliedern mit einer nicht konjugierten und vier konjugierten Doppelbindungen. Analog zum Nystatin-Typ enthält es den Aminozucker Mycosamin sowie die Partialstruktur eines zyklischen Halbacetals und außerdem eine Epoxid-Gruppierung.

Wirkungsmechanismus. Polyen-Antibiotika wie Amphotericin B interferieren mit der Membranfunktion, indem sie kanalartig an Sterol-Strukturen binden (Abb. 13.73). Die so entstehenden Amphotericin-B-Ergosterol-Komplexe sind in ihrer äußeren Umgebung hydrophob, innerhalb der kanalartigen Poren besitzen sie wegen der hier lokalisierten OH-Gruppen hydrophilen Charakter. Durch die stabilen Einschlüsse in die Zellmembran wird deren Integrität gestört, was das Austreten von Ionen und schließlich den Zelltod zur Folge hat.

Pharmakokinetik. Amphotericin B wird nicht aus dem Gastrointestinaltrakt absorbiert, jedoch lassen sich bei parenteraler Applikation (5%ige Dextrose-Lösung) ausreichende Hemmkonzentrationen für verschiedene Hefen sowie für andere System-Mykosen verursachende Pilze erreichen. Amphotericin B wird spezifisch an Lipoproteine gebunden, besitzt eine lange Halbwertszeit (ca. 24 h) und wird überwiegend mit der Galle ausgeschieden. Ähnliches gilt für Nystatin und Natamycin.

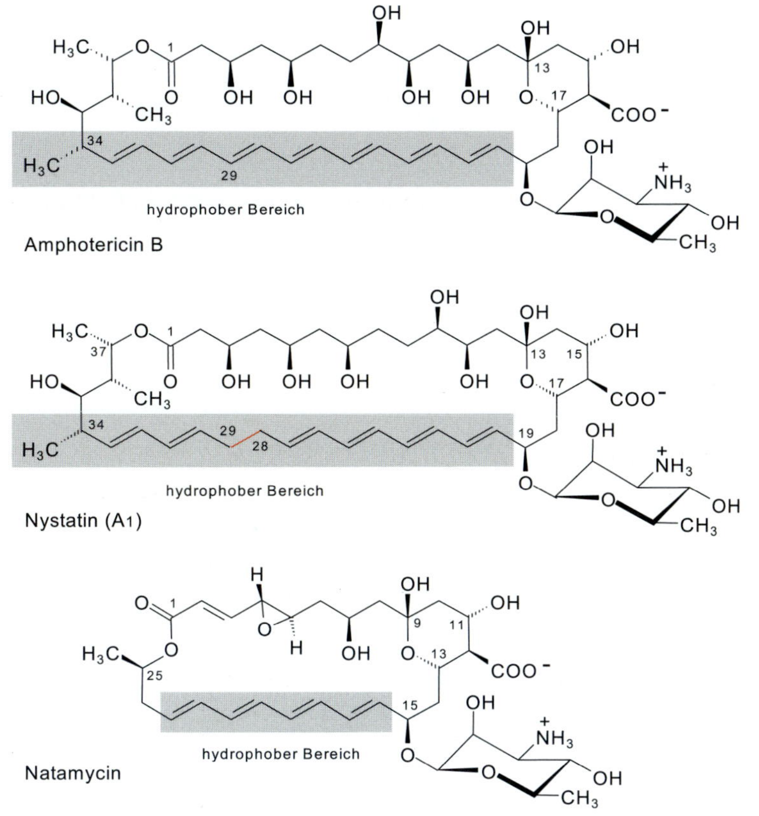

Abb. 13.72 Drei Polyen-Antibiotika

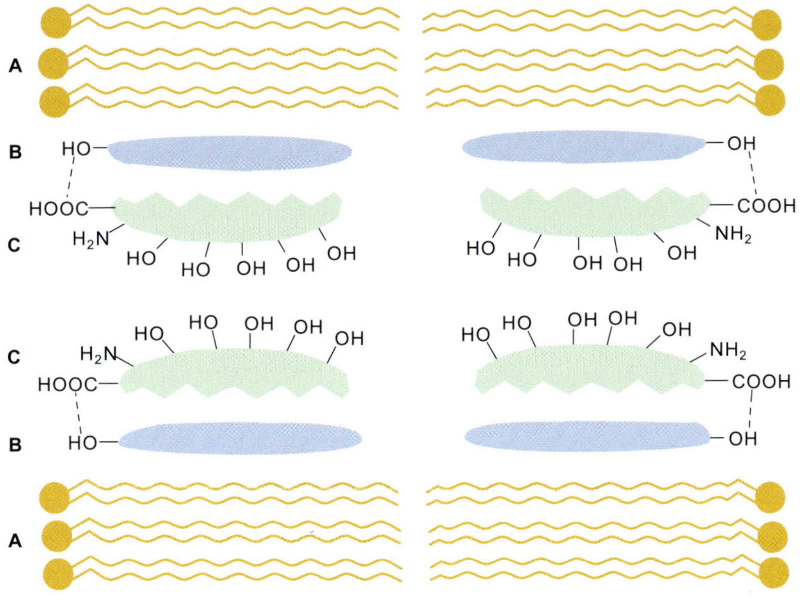

Abb. 13.73 Kanalbildung in Pilzmembranen durch Amphotericin B

Echinocandine

Echinocandine sind zyklische Heptapeptide und zählen zu den neutralen Lipopeptid-Antibiotika mit antifungalen Eigenschaften. Isoliert werden sie aus Kulturen von *Aspergillus*-Arten. Nach Abschluss klinischer Studien hat das **Caspofungin** (Abb. 13.74) als partialsynthetischer Wirkstoff Eingang in die fungizide Therapie von Candida-Infektionen gefunden. Zwei weitere Echinocandine – Anidulafungin und Micafungin – haben inzwischen die Hürden der Phase-III-Studien genommen.

Das zyklische, lipophil acylierte Hexapeptid inhibiert das Enzym 1,3-β-D-Glucansynthase, wodurch die Bildung von Glucanen als essenzielle Zellwand-Bausteine verhindert wird. Ähnlich wie bei der Wirkweise der Penicilline werden die proliferierenden Zellen des Erreger lysiert. Da Caspofungin intestinal kaum absorbiert wird, ist eine intravenöse Applikation erforderlich. Die Biotransformation führt zu einem linearen Peptid, das hydrolytisch weiter abgebaut wird. Die HWZ beträgt 9 bis 10 h.

N-Hydroxypyridinone

Das synthetische **Ciclopirox** ist ein 2-(1*H*)-Pyridinon-Derivat mit breitem antimykotischen Spektrum. Es dringt gut in tiefere Hornhautschichten und Nägel ein und wirkt wahrscheinlich durch Hemmung der Aufnahme essenzieller Substrate in die Pilzzellen. Es wird eine Störung des Protein-Transports aus der Nährlösung in die Zellen angenommen, die auf Änderung der Membran-Permeabilität beruht. In Fertigarzeimitteln liegt das Ethanolaminsalz (Ciclopiroxolamin) vor (Abb. 13.75).

13.3.3 Hemmstoffe der DNA-/RNA-Funktion

Antibiotika

Griseofulvin ist eine Spiro-Verbindung mit dem Grisan-Grundgerüst und stellt einen vinylogen Carbonsäureester mit zwei Chiralitätszentren (1′*S*, 6′*R*) dar (Abb. 13.76). Griseofulvin wird wegen der schlechten Wasserlöslichkeit nur schwer absorbiert. Daher ist die Formulierung des Wirkstoffs in Bezug auf die Partikelgröße besonders bedeutsam. Eine befriedigende Bioverfügbarkeit lässt sich bei peroraler Applikation von Fertigarzneimitteln mit mikronisiertem Griseofulvin erzielen. Die Absorption wird auch durch eine fettreiche Kost gefördert.

Griseofulvin wirkt fungistatisch und lagert sich in die keratogenen Zellschichten von Haut, Nagelbett und Haarwurzel ein. Im Verlauf des Verhornungsprozesses werden die oberen Hautschichten durch den Wirkstoff imprägniert. Viele Jahre lang war Griseofulvin das einzige

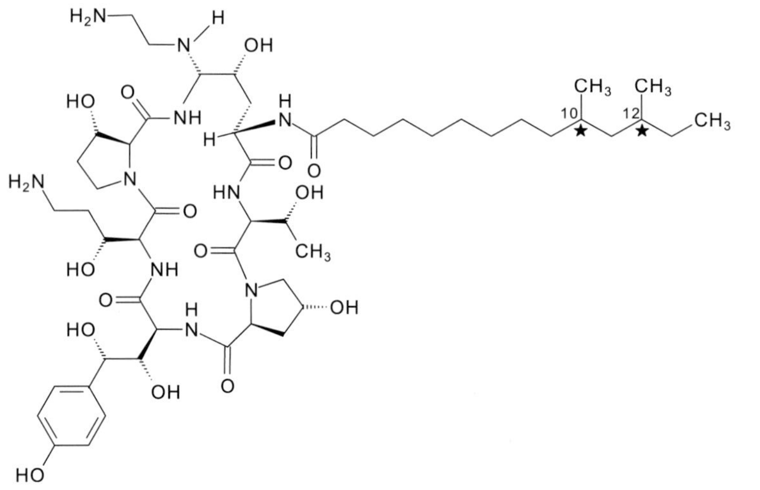

Abb. 13.74 Caspofungin

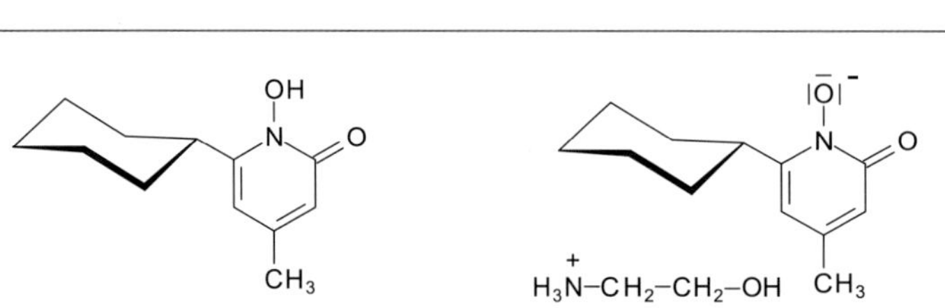

Abb. 13.75 Ciclopirox als Base und als Salz

Tab. 13.16 Applikationsformen der Antimykotika

Wirkstoff	Systemisch		Lokal		
	parenteral	oral	Haut, Schleimhaut, Nägel	Mund, Rachen, Intestinum, Respirationstrakt	vaginal
Azole					
Bifonazol			+		
Clotrimazol			+		+
Croconazol			+		
Econazol			+		+
Fenticonazol			+		
Fluconazol	+	+		+	
Isoconazol			+		
Itraconazol		+			
Ketoconazol		+	+		
Miconazol			+	+	+
Omoconazol			+		
Oxiconazol			+		+
Sertaconazol			+		
Tioconazol			+		+
Antibiotika					
Amphotericin B	+		+	+	+
Caspofungin	+				
Griseofulvin		+	+		
Natamycin			+	+	+
Nystatin			+	+	+
Verschiedene					
Amorolfin			+		
Ciclopirox			+		+
Flucytosin	+	+			
Naftifin			+		
Terbinafin		+	+		

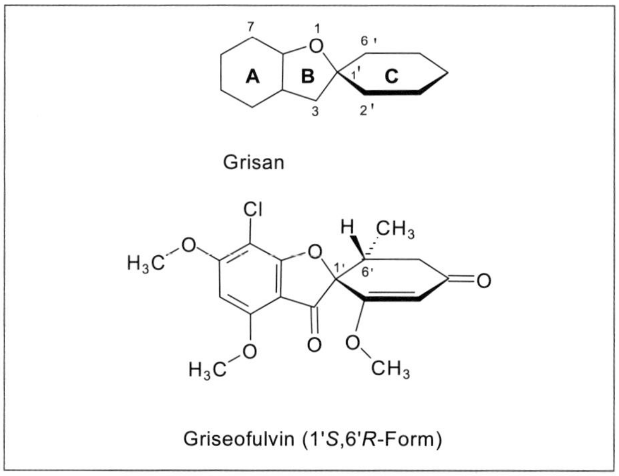

Abb. 13.76 Griseofulvin und sein Grundgerüst

Antimykotikum, das auch bei transdermal nicht erreichbaren, tief liegenden Dermatomykosen eingesetzt werden konnte. Heute ist es von untergeordneter Bedeutung.

Als Wirkmechanismus werden Störung der RNA-Synthese, Hemmung der Proteinsynthese und Destruktion der Mitosespindeln während der Zellteilung diskutiert.

Antimetaboliten

Neben Ketoconazol eignet sich **Flucytosin** (5-FC) (Abb. 13.77) zur peroralen und parenteralen antimykotischen Therapie, kann aber auch topisch angewendet werden. Es gehört, wie einige Virustatika und tumorhemmende Wirkstoffe, zu den Cytosin-Antimetaboliten.

Von Hefezellen und anderen Pilzen, die Cytosin aus dem Substrat aufnehmen, wird auch 5-FC akzeptiert, wie Cytosin zu 5-Fluoruracil desaminiert und als falscher Bau-

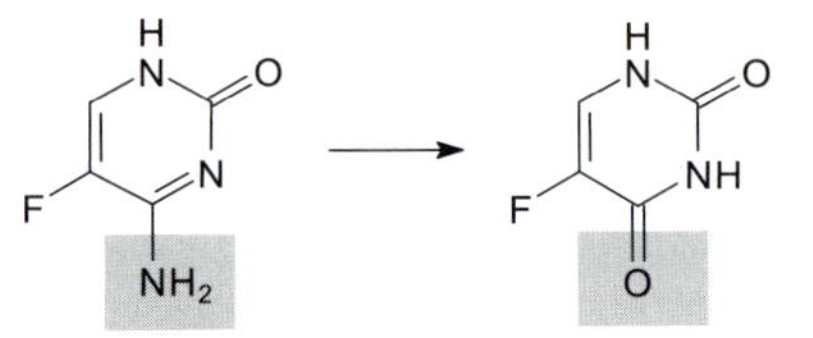

Abb. 13.77 Flucytosin und sein Hauptmetabolit

stein in die DNA, mRNA und tRNA eingebaut. Dadurch kommt es zur Hemmung der ribosomalen Proteinbiosynthese. Beim Menschen ist die Biotransformation des Flucytosin zu 5-Fluoruracil gering. Der Wirkstoff wird intestinal gut absorbiert, nur geringfügig an Plasmaprotein gebunden und vorwiegend unverändert renal eliminiert. Bei der Behandlung von *Candida*-Infektionen der ableitenden Harnwege werden – bedingt durch die überwiegend renale Elimination – wirksame Konzentrationen erreicht. Bei peroraler Applikation sind kurze Dosierungsintervalle notwendig, um antimykotisch wirksame Plasmakonzentrationen zu erzielen. Wegen der sich rasch entwickelnden Resistenz sind die Einsatzmöglichkeiten begrenzt. Weiterhin kann es in Kombination mit Amphotericin B eingesetzt werden. Eine Übersicht zu den Applikationsmöglichkeiten der in Kapitel 13.3 abgehandelten Antimykotika gibt die Tabelle 13.16.

Synopse

- Zu den Hemmstoffen der Ergosterol-Biosynthese gehören die „Azole“ (Imidazole und Triazole, welche die größte Gruppe der Antimykotika ausmachen), ferner die „Allylamine“ und die „Morpholine“.
- Hemmstoffe der Zellwandfunktion sind Polyen-Antibiotika vom Typ des Amphotericin B, die neue Klasse der Echinocandine (Caspofungin) und als *N*-Hydroxypyridinon das Ciclopirox.
- Als Hemmstoffe der DNA- und RNA-Funktion dienen das Antibiotikum Griseofulvin und der Antimetabolit Flucytosin.

13.4 Antiprotozoische Wirkstoffe

Die Therapie von Infektionen durch pathogene Protozoen und Helminthen wird oft durch ihr parasitäres Wachstum in verschiedenen Wirten erschwert.

Man unterscheidet:

- **Monoxene Parasiten**, die ihre Entwicklung im Menschen oder Tier absolvieren. Entwicklungsstadien außerhalb des Wirtes sind dabei Cysten, Eier und Larven.
- **Heteroxene Parasiten**, deren Entwicklungszyklus mit einem Wirtswechsel verknüpft ist. Hierzu gehören die meisten humanpathogenen Protozoen (und Helminthen). Abhängig davon, ob die Teilentwicklung in einem oder in zwei verschiedenen Zwischenwirten erfolgt, unterscheidet man weiter in **dixene** und **trixene** Parasitenarten.

Beispiele:
Mensch – Mücke – Mensch (Malaria-Zyklus, *Plasmodium falciparum* u. a.)
Mensch – Sandmücke – Hund – Mensch (Leishmaniasen, *Leishmania donovani* u. a.)

Klassifizierung der antiprotozoischen Wirkstoffe

Wegen der großen Unterschiede in den molekularen Wirkmechanismen ist eine Einteilung nach rein pharmakodynamischen Aspekten nicht sehr sinnvoll. Andererseits bleibt eine rein chemische Klassifizierung dieser strukturell sehr heterogenen Gruppe von Wirkstoffen ohne übergreifenden Zusammenhang. Doch lassen sich aus einem Kollektiv von etwa 20 Verbindungen drei Gruppen separieren:

- kationisch-amphiphile Wirkstoffe, die hemmend auf die Hämpolymerase wirken
- Hemmstoffe des Folat-Stoffwechsels bzw. der Nucleinsäuresynthese
- Verschiedene.

13.4.1 Kationisch-amphiphile Wirkstoffe

Gemeinsame strukturelle Merkmale sind:

- eine planare, aromatische oder heteroaromatische Teilstruktur
- ein polares Bindeglied
- ein basisch substituierter, gesättigter Ring oder eine basisch substitiuierte Seitenkette, die im sauren Milieu protoniert werden und dann als Kationen vorliegen (Abb. 13.78).

Chinin (Abb. 13.78), das sich bei gleicher Konstitution von dem als Antiarrhythmikum eingesetzten Chinidin (Kap. 6.1.3) durch entgegengesetzte Konfiguration in den Positionen 8 und 9 unterscheidet, ist chemotherapeutisch gegen Plasmodien wirksam und stellt das älteste Antimalaria-Mittel dar.

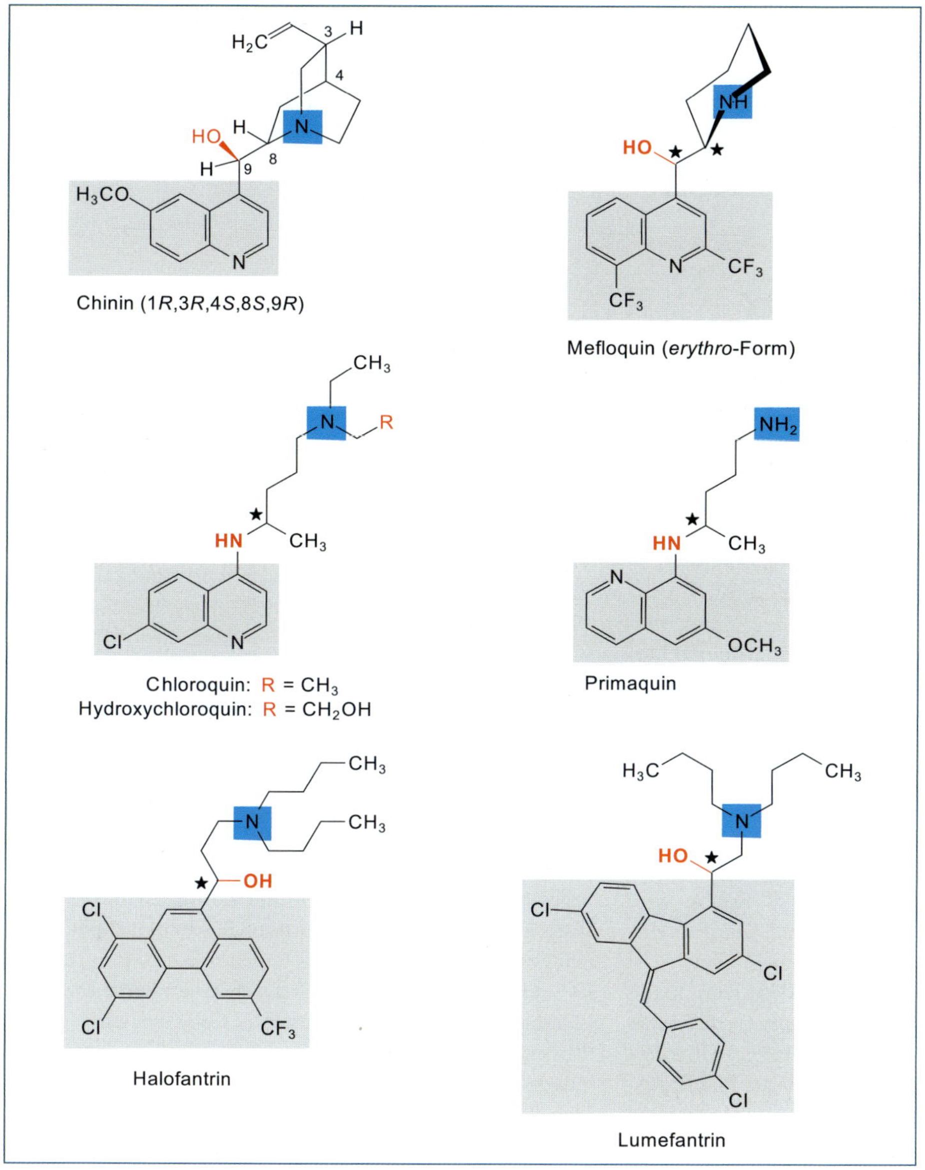

Abb. 13.78 Kationisch-amphiphile Wirkstoffe

Chinin wirkt wie andere, am C(4) basisch substituierte Chinoline, für deren Synthese es Leitstruktur war, abtötend gegen Blutschizonten (Blutschizontozid). Diese Eigenschaft beruht auf einer Hemmung der Hämpolymerase. Die erythrozytären Formen der Plasmodien gewinnen in ihrer Nahrungsvakuole essenzielle Aminosäuren durch Abbau von Hämoglobin. Dabei bildet sich als toxisches Nebenprodukt das Ferriprotoporphyrin IX, das von den Schizonten zu einem nicht toxischen Produkt, dem Hämazoin polymerisiert wird, was die Aufgabe der Hämpolymerase ist (Abb. 13.79). Das in der Nahrungsvakuole abgelagerte Hämazoin gelangt beim Platzen der befallenen Erythrozyten in das Blutplasma.

Chinin wird nach peroraler Verabreichung rasch absorbiert. Die HWZ liegt im Schnitt bei 11 h, kann aber zwischen 10 und 20 h schwanken. Die bei der fast vollständigen Metabolisierung entstehenden Stoffe werden renal eliminiert.

Im Vergleich mit den anderen kationisch-amphiphilen Wirkstoffen ist Chinin relativ toxisch. Es dient heute als Reservemittel, das bei schweren Malariaformen, besonders bei Chloroquin-Resistenz zum Einsatz kommt.

Mefloquin (Abb. 13.78) ist dem Chinin strukturell nahe verwandt. Anstelle des überbrückten Chinuclidins ist der einfache Piperidinring getreten. Es besitzt zwei benachbarte Chiralitätszentren. Zur Anwendung gelangt die

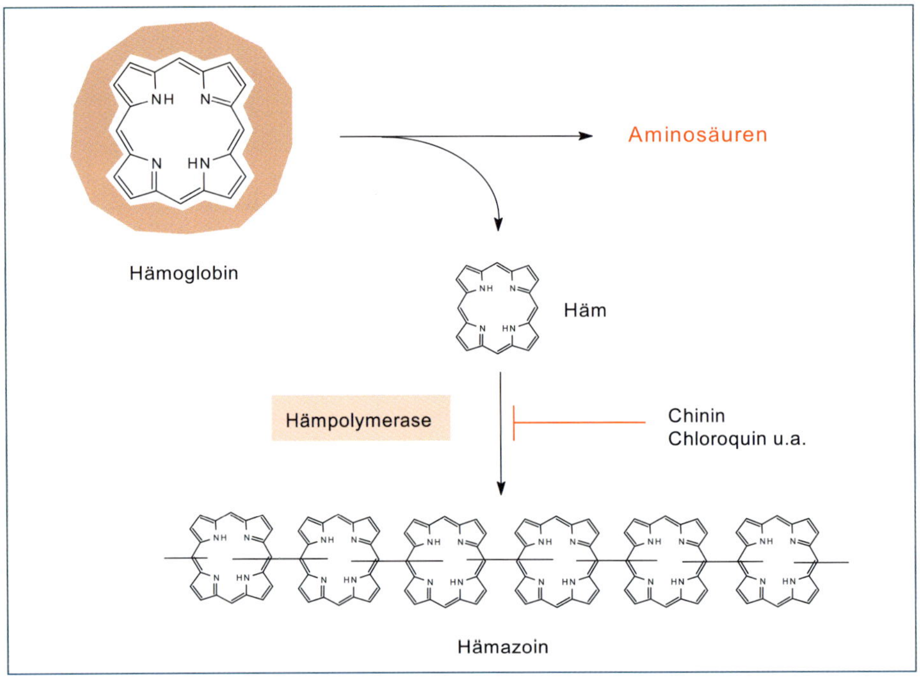

Abb. 13.79 Hämoglobin-Abbau in der Nahrungsvakuole der Schizonten und Hemmung der Hämpolymerase durch kationisch-amphiphile Wirkstoffe

racemische *erytho*-Form. Durch die zweifache Trifluormethyl-Substitution ist Mefloquin ein extrem lipophiler Wirkstoff. Im Zusammenspiel mit der vorhandenen basischen Funktion wird nach peroraler Gabe eine Bioverfügbarkeit von 85% erreicht. Als amphiphiles Kation wird der Wirkstoff in Erythrozyten angereichert. Die Proteinbindung ist mit 98 bis 99% sehr hoch. Im Vergleich mit Chinin hat Mefloquin eine sehr lange HWZ von 13 bis 33 Tagen (Mittelwert 20 Tage). Zusammen mit einer langsamen Metabolisierung zur substituierten Chinolincarbonsäure, der hohen Bindungsaffinität an Plasmaproteine und der erythrozytären Anreicherung ergibt sich ein therapiegerechteres pharmakokinetisches Profil. Der Strukturvergleich von Chinin und Mefloquin zeigt, dass der Abstand zwischen dem lipophilen Bereich und dem kationischen Bindungszentrum identisch ist, was die gleichen Interaktionsmöglichkeiten mit den korrespondierenden Bindungsstellen erlaubt.

Chloroquin (Abb. 13.78) ist, wenn man von der Resistenzentwicklung absieht, immer noch das Malariamittel erster Wahl. Wie Chinin ist es ein in Position 4 basisch substituiertes Chinolin-Derivat. Durch die Chlorierung des Chinolinteils wird die Lipophilie erhöht. Die Fähigkeit zur Bindung an die Erythrozytenmembran und die intrazelluläre Anreicherung beruhen auf dem lipophilen Bindungsareal des Chinolinteils mit hoher Affinität zu den Lipidresten und dem in einem bestimmten Abstand angeordneten kationischen Zentrum der Seitenkette, das Wechselwirkungen mit dem anionischen Kopfteil der Membranlipide eingeht. Die Sensibilität der amphiphilen Struktur gegenüber geringen pH-Schwankungen führt dazu, dass bei einem höheren extrazellulären pH-Wert die membrangängige freie Base vorliegt. Nach Membranpassage erfolgt die Protonierung des kationischen Zentrums aufgrund des niedrigeren intrazellulären pH-Wertes, was zur Retention des Wirkstoffs in den Erythrozyten führt.

Seine Pharmakokinetik ist durch eine rasche und vollständige Absorption nach peroraler Gabe und eine extrem lange HWZ, die sich zwischen 6 und 50 Tagen erstreckt, gekennzeichnet. Zu Beginn der Behandlung lässt sich in den Erythrozyten das 25fache der korrespondierenden Plasmaspiegel nachweisen. Nach einigen Tagen beträgt der erythrozytäre Spiegel noch das 5fache des Plasmaspiegels. Bei längerer Behandlung reichert sich der Wirkstoff in verschiedenen Organen und Geweben an, so in der Leber, in den Nieren und in der Milz. Durch diese Depots ist die lange HWZ bedingt. Beim Überschreiten bestimmter Tagesdosen während einer Langzeitbehandlung besteht das Risiko einer irreversiblen Wirkstoffanreicherung in der Cornea, was Sehstörungen zur Folge hat. Ein aktiver Metabolit des Chloroquin ist das **Hydroxychloroquin** (Abb. 13.78), das auch als selbständiger antiprotozoischer Wirkstoff und als Antirheumatikum zur Anwendung kommt.

Primaquin (Abb. 13.78) ist im Gegensatz zu den vorgenannten Chinolin-Derivaten ein in Position 8 basisch subsituiertes Chinolin, das sich auch in seiner Wirkqualität von jenen unterscheidet. Es ist kein Blutschizontozid, wirkt aber als bisher einziges Malariamittel gegen Hypnozoiten und hat gewebeschizontozide sowie gametozide Eigenschaften. Wegen des gametoziden Effektes kann mit einer Primaquin-Therapie die Infektionskette Mensch-Mücke unterbrochen werden. Zur Therapie des akuten Malariaanfalls ist es ungeeignet. Der Wirkstoff wird nach peroraler Gabe vollständig absorbiert. In der Leber erfolgt oxidative Biotransformation zu unwirksamen Metaboliten. Die HWZ beträgt 4 bis 10 h.

Halofantrin und Lumefantrin (Abb. 13.78). Die Chinolin-Partialstruktur amphiphil-kationischer Wirkstoffe, die man früher als essenziell für die antiprotozoische Wirkung betrachtete, kann auch durch andere planare, aromatische Systeme ersetzt werden. Im Halofantrin ist es ein halogeniertes Phenanthren, im Lumefantrin ein halogeniertes Fluoren. Halofantrin ist wirksam gegen verschiedene humanpathogene Plasmodien, auch gegen Chloroquin-resistente Stämme. Es wird nach peroraler Verabreichung langsam und mit großen interindividuellen Schwankungen absorbiert. Wie bei anderen stark hydrophoben Wirkstoffen, beispielsweise Griseofulvin, wird die Resorption durch gleichzeitige Einnahme fettreicher Nahrung begünstigt, während kohlenhydratreiche Nahrung das Gegenteil bewirkt. Die HWZ beträgt 1 bis 2 Tage. Hauptmetabolit ist das ebenfalls aktive *N*-Desbutyl-Halofantrin, dessen HWZ doppelt so hoch anzusetzen ist. Halofantrin und seine Metaboliten werden überwiegend biliär eliminiert.

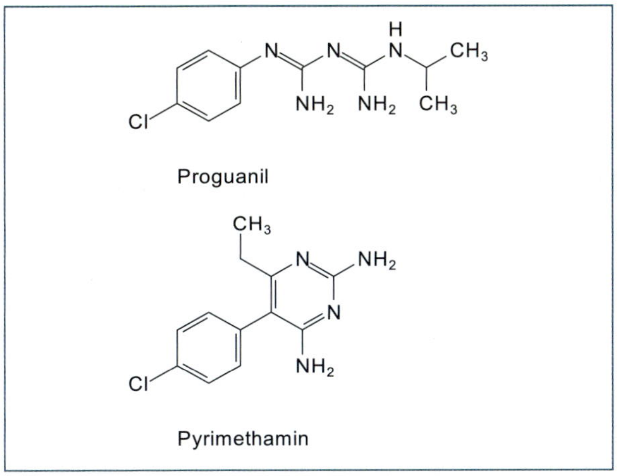

Abb. 13.80 Hemmstoffe des Folsäure-Stoffwechsels

13.4.2 Hemmstoffe der Nucleinsäuresynthese

Hemmstoffe des Folsäure-Stoffwechsels

Das antiprotozoische Wirkprinzip bestimmter Pyrimidin- und Triazin-Derivate beruht auf der Hemmung der Dihydrofolat-Reduktase, wodurch die Vermehrung der Parasiten blockiert wird. Das gleiche chemotherapeutische Prinzip wird auch bei der Therapie bakterieller Infektionen (Trimethoprim, Kap. 13.1.3) und maligner neoplastischer Erkrankungen (Methotrexat, Kap. 12.6.3) angewandt. Als antiprotozoische Wirkstoffe finden derzeit Pyrimethamin und Proguanil Anwendung.

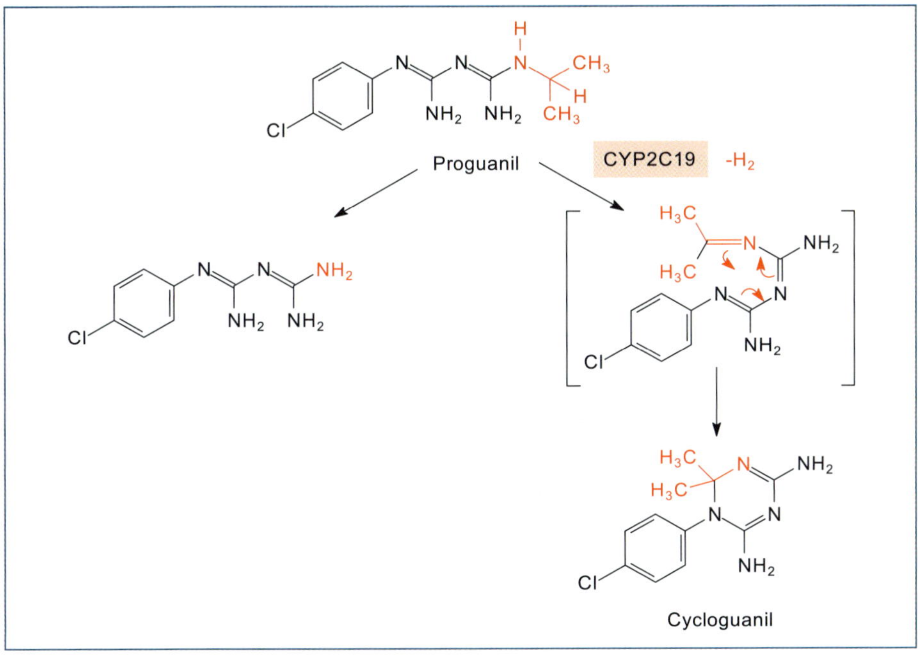

Abb. 13.81 Proguanil-Biotransformation

Pyrimethamin (Abb. 13.80) ist strukturell eng mit Trimethoprim verwandt. Das eine ist ein Phenyl-substituiertes, das andere ein Benzyl-substituiertes 2,4-Diaminopyrimidin. Durch die Hemmung der Dihydrofolsäure-Synthese wird die Übertragung von Einkohlenstoff-Edukten und damit die Synthese von Thymin und Purinbasen unterbunden. Pyrimethamin greift in das exoerythrozytäre Entwicklungsstadium der Plasmodien ein und ist vor allem gegen Gewebeschizonten wirksam. Es wird zusammen mit einem anderen Hemmstoff der Folsäuresynthese wie Dapson (Kap. 13.2.4) oder Sulfadoxin (Kap. 13.1.3) als kausal wirkendes Prophylaktikum eingesetzt. Ungünstig ist dabei die rasche Resistenzentwicklung. Pyrimethamin wird mit einer HWZ von 80 bis 90 h eliminiert. Die Kombination mit einem Sulfonamid muss daher diesem kinetischen Parameter angepasst werden.

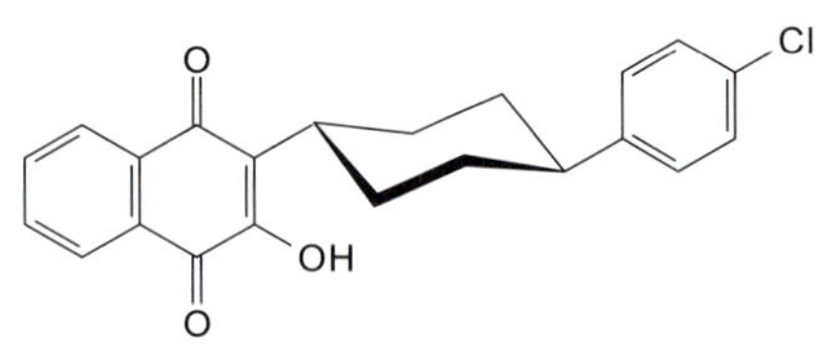

Abb. 13.82 Atovaquon

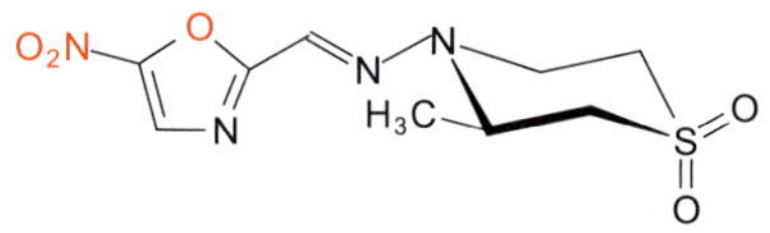

Abb. 13.83 Nifurtimox

Proguanil (Abb. 13.80) ist als substituiertes Biguanid ein ringoffenes Prodrug, das oxidativ auf einem gängigen Weg durch *N*-Desalkylierung zu einer inaktiven Verbindung und auf einem ungewöhnlichen Weg durch eine CYP2C19 katalysierte intramolekulare Dehydrierung zu Cycloguanil, dem eigentlichen Wirkstoff, metabolisiert wird (Abb. 13.81). Die HWZ von Proguanil beträgt 20 h. Die Eliminierung einschließlich der Metabolite erfolgt renal.

Sulfonamide. Als antiprotozoische Wirkstoffe sind Sulfonamide (Kap. 13.1.3) in Form der Monotherapeutika von geringer Bedeutung. Therapeutisch sinnvoll sind aber immer noch Kombinationen von Langzeitsulfonamiden mit Dihydrofolat-Reduktase-Hemmern.

Hemmstoffe der Atmungskette

Atovaquon (Abb. 13.82) ist ein Blutschizontenmittel, das von den anderen Malariamitteln strukturell abweicht. Aufgrund des möglichen Chinon-Hydrochinon-Redox-Systems greift es hemmend in die Atmungskette von Protozoen ein, so auch bei *Pneumocystis carinii*, was wegen der opportunistischen Begleit-Infektionen bei AIDS-Kranken von großer Bedeutung ist. Die Absorption nach peroraler Gabe ist unvollständig und individuellen Schwankungen unterworfen, ebenso wie die Bioverfügbarkeit. Diese wird verbessert, wenn der sehr lipophile Wirkstoff zusammen mit fettreicher Nahrung verabreicht wird. Die Plasmaproteinbindung ist nahezu vollständig. Wegen der langen HWZ von 2 bis 3 Tagen bauen sich bereits nach zwei- bis dreimaliger Gabe wirksame Steady-stade-Plasmaspiegel auf. Die Elimination erfolgt ohne Metabolisierung auf biliärem Weg.

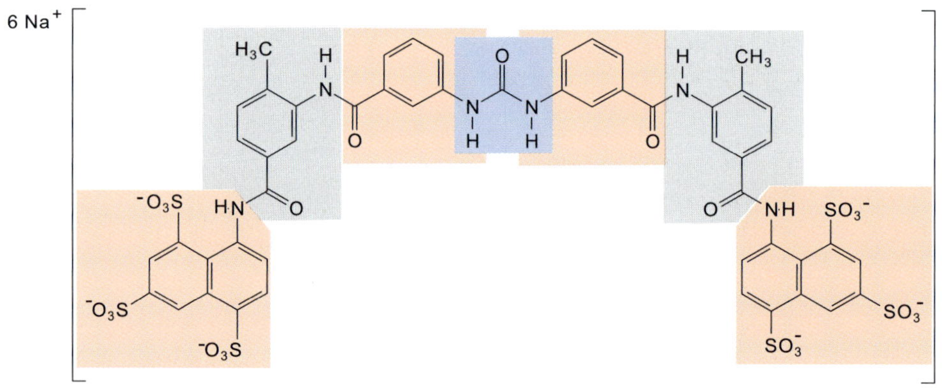

Abb. 13.84 Suramin-Natrium

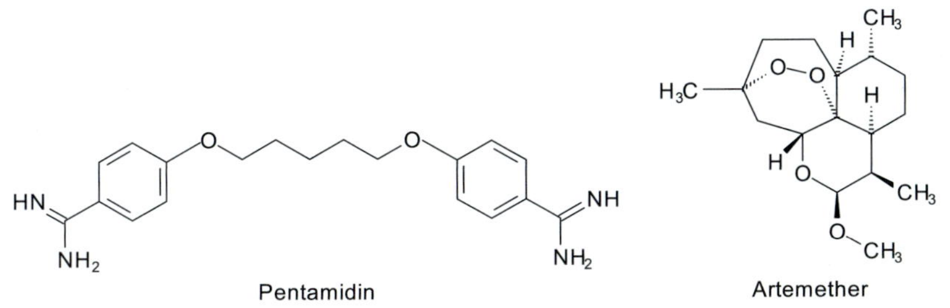

Abb. 13.85 Pentamidin und Artemether, zwei unterschiedliche Antiprotozoika

13.4.3 Verschiedene Wirkstoffe

5-Nitroimidazol- und 5-Nitrofuran-Derivate

Zur Behandlung von Trichomonaden-Infektionen haben sich am besten 5-Nitroimidazol-Derivate wie **Metronidazol**, **Tinidazol** und **Nimorazol** bewährt (Abb. 13.35). Das Wirkprinzip und die Strukturen dieser Wirkstoffe sind in Kap. 13.1.5 beschrieben.

5-Nitrofuran-Derivat(e)

Nifurtimox, ein 5-Nitrofuran-Derivat (Abb. 13.83) dient zur Behandlung der Chagas-Krankheit, die durch *Trypanosoma-cruzi*-Befall verursacht wird. Der Wirkstoff bildet toxische Peroxide, die von Trypanosomen wegen Mangel an reduzierenden Enzymen wesentlich schlechter vertragen werden als von menschlichen Zellen, die ausreichend über protektive, Peroxid-abbauende Systeme verfügen (Kap. 9.1).

Suramin-Natrium. Das 1921 mit enormem Erfolg als Germanin® zur Therapie der Schlafkrankheit eingeführte Suramin-Natrium (Abb. 13.84) ist immer noch Mittel der Wahl zur Behandlung des hämolymphatischen Stadiums dieser Krankheit, die durch *Trypanosoma gambiense* oder *T. rhodesiense* verursacht wird.

Die bilateral-symmetrische Struktur des Harnstoff-Derivats ist ein Resultat der Synthese des Wirkstoffs aus drei Aminogruppen-haltigen aromatischen Säuren, die amidartig miteinander verknüpft und über Phosgen gekoppelt werden.

Als Wirkmechanismus wird eine Störung des Kohlenhydrat-Stoffwechsels der Erreger diskutiert. Suramin besitzt einen günstigen chemotherapeutischen Index. Interessant ist es u. a. auch als antineoplastischer Wirkstoff und als Hemmstoff der Reversen Transkriptase bei Retroviren.

Pentamidin. Der symmetrische Bisether aus zwei Molekülen des Amidins der 4-Hydroxybenzoesäure und 1,5-Dihydroxypentan (Abb. 13.85) ist wirksam gegen Trypanosomen (Schlafkrankheit), Leishmanien und *Pneumocystis carinii*. Als Wirkmechanismus wird die Blockade der oxidativen Phosphorylierung als Voraussetzung für die Synthese makromolekularer Biomoleküle diskutiert. Der Wirkstoff wird nach peroraler Gabe schlecht und nur in geringem Umfang absorbiert. Bei inhalativer Verabreichung treten kaum Nebenwirkungen auf. Die renale Elimination erfolgt langsam in unveränderter Form.

Artemisinin-Derivate

Artemether (Abb. 13.85) ist ein reduktives Abwandlungsprodukt des Sesquiterpens Artemisinin, das aus Extrakten von Quinghao (*Artemisia annua*) isoliert und als wirksames Prinzip gegen Malaria erkannt wurde (China, Thailand).

Nach peroraler und parenteraler Applikation setzt die symptomatische Wirkung rasch ein. Die relativ kurze HWZ von etwa 2 h macht eine häufige Verabreichung

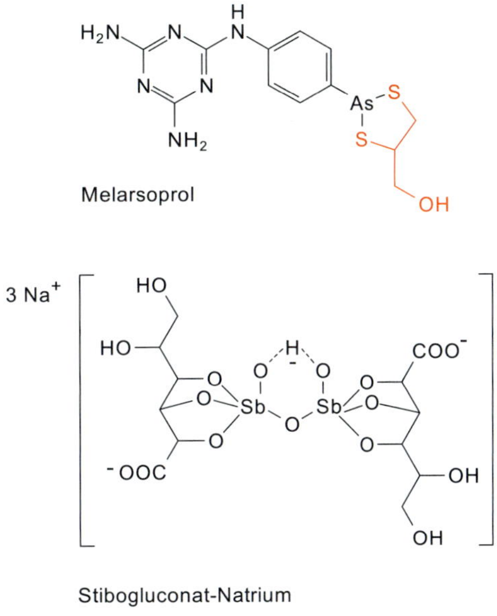

Abb. 13.86 Metallorganische Antiprotozoika

notwendig, wirkt sich jedoch günstig gegen eine Resistenz-Entwicklung aus. Der Wirkstoff besitzt eine hohe Bindungsaffinität zur Erythrozytenmembran. Häm-gebundenes Eisen katalysiert die Spaltung des Endoperoxids zu freien Radikalen, die mit Membranproteinen des Erregers interagieren.

Metallorganische Verbindungen

Von verschiedenen metallorganischen Verbindungen, die früher als Antiprotozoika therapeutische Anwendung fanden, besitzen derzeit noch das Arsen-haltige Melarsoprol und das Antimon-haltige Stibogluconat-Natrium chemotherapeutische Bedeutung.

Melarsoprol. Die Toxizität der substituierten Arsanilsäure wird durch die Kaschierung mit Dimercaprol (Abb. 13.86) wesentlich vermindert, während die chemotherapeutische Aktivität erhalten bleibt. Die Wirkung des ZNS-gängigen Melarsoprols beruht auf der Inaktivierung SH-Gruppen-haltiger Enzyme durch Reaktion mit dem organisch gebundenen Arsen.

Stibogluconat. Eine antiprotozoische Wirkung zeigen auch organische Verbindungen des dreiwertigen Antimons. Das komplex gebundene Antimon, wie es beispielsweise im Brechweinstein, Stibophen oder Natrium-Stibogluconat (Abb. 13.86) vorliegt, blockiert Sulfhydrylgruppen in En-

Tab. 13.17 Indikationen für antiprotozoische Wirksoffe

INN	Indikationen
Artemether (+Lumefantrin)	akute Malaria-Infektion
Atovaquon	Chloroquin-resistente Malaria, unkomplizierte Malaria tropica
Chinin	schwere Malariaformen, Multiresistenz
Chloroquin	Malariatherapie und suppressive Malariaprophylaxe
Halofantrin	Malaria tropica, tertiana und quartana, Multiresistenz
Lumefantrin (+Artemether)	akute Malaria-Infektion
Mefloquin	multiresistente Malaria tropica, Therapie und Prophylaxe
Melarsoprol	Schlafkrankheit, zerebrales Stadium
Metronidazol	Amöbiasis, Lambliasis, Trichomoniasis
Nifurtimox	Chagas-Krankheit
Pentamidin	*Pneumocystis-carinii*-, Trypanosomen- und Leishmanien-Infektionen
Primaquin	Rezidivprophylaxe der Malaria tertiana, Abtötung der Gametozyten von *P. falciparum*
Proguanil	Malaria-Prophylaxe
Pyrimethamin	Toxoplasmose, Malarla-Prophylaxe
Stibogluconat-Natrium	Kala Azar (viscerale Leishmaniose), Haut-Leishmaniose, mukokutane Leishmaniose
Suramin	Schlafkrankheit

Tab. 13.18 Antibiotika und Chemotherapeutika zur unterstützenden Therapie bei Protozoen-Infektionen

Antibiotika, Chemotherapeutika	Protozoen-Infektion
Amphotericin B	Leishmaniosen (Kala Azar)
Benznidazol	Chagas-Krankheit
Chinolin-Derivate, halogenierte	Amöbiasis
Clindamycin	Toxoplasmose, *Pneumocystis-carinii*-Infektion
Cotrimazol	*Pneumocystis-carinii*-Infektion
Dapson	Malaria, *Pneumocystis-carinii*-Infektion
Dehydroemetin	Extraintestinale Amöbiasis
Diloxanid	Amöbiasis
Eflornithin	Schlafkrankheit, *Pneumocystis-carinii*-Infektion
Spiramycin	Toxoplasmose
Sulfadoxin	Malaria
Trimethoprim	*Pneumocystis-carinii*-Infektion

zymen. Wegen toxischer Nebenwirkungen wird derzeit nur noch das Letztere therapeutisch angewandt.

Eine Übersicht zu den Indikationen der einzelnen Wirkstoffe ist in Tabelle 13.17 gegeben. Antibiotika und Chemotherapeutika, die unterstützend bei der Therapie von Protozoen-Infektionen eingesetzt werden, sind in Tabelle 13.18 aufgelistet.

Synopse

- Als kationisch-amphiphile Wirkstoffe, die hemmend auf die Hämopolymerase wirken, dienen die Chinolin-Derivate Chinin, Mefloquin, Chloroquin, Primaquin sowie das halogenierte Phenanthren-Derivat Halofantrin und das halogenierte Fluoren-Derivat Lumefantrin.
- Hemmstoffe der Nucleinsäuresynthese sind Pyrimethamin und Proguanil, die in den Folatstoffwechsel eingreifen, ebenso wie einige Sulfonamide, die dies an anderer Stelle tun.
- Atoquanon ist ein Hemmstoff der Atmungskette.
- 5-Nitroimidazol-Derivate wie Metronidazol, Tinidazol und Nimorazol interferieren mit der DNA-Funktion von obligat anaeroben Bakterien und Protozoen.
- Suramin-Natrium greift störend in den Kohlenhydrat-Stoffwechsel der Trypanosomen ein.
- Das Artemisinin-Derivat Artemether bildet freie Radikale, die mit Membranproteinen des Erregers interagieren.
- Von den antiprotozoisch wirkenden metallorganischen Verbindungen besitzen derzeit nur noch das Arsen-haltige Melarsoprol und das Antimon-haltige Stibogluconat-Natrium chemotherapeutische Bedeutung.

13.5 Anthelminthika

Helminthen ist der Sammelbegriff für parasitäre Würmer, die den Menschen und die Wirbeltiere befallen. Sie werden in drei Gruppen unterteilt:

- Fadenwürmer (Nematoden)
- Saugwürmer (Trematoden) und
- Bandwürmer (Cestoden).

Für die meisten Helminthen ist der Darm der bevorzugte Lebensbereich. Die Larven halten sich meist im Blut auf. **Anthelminthika** sind Arzneistoffe, die im Darm und im Blut zur Abtötung der Würmer und ihrer Larven führen. Erschwert wird die Therapie durch den Wirtswechsel der Helminthen. Die geschlechtsreifen, vermehrungsfähigen Formen leben fast immer in Zwischenwirten, die sich im Wasser oder in der Erde befinden und deshalb schwer zugänglich sind. In Tabelle 13.19 sind die regional wichtigsten humanpathogenen Würmer (Helminthen), ihre Verbreitungsbereiche und die geeigneten Anthelminthika zusammengefasst.

Benzimidazol-Derivate

Unter den zahlreichen Wirkstoffen aus der Reihe der Benzimidazole (Abb. 13.87) besitzen Mebendazol und Albendazol als Breitband-Anthelminthika therapeutische Bedeutung. Sie greifen nach unterschiedlichen Mechanismen und bei verschiedenen Reaktionsschritten in den Glucose-Stoffwechsel der Würmer ein.

Mebendazol hemmt die Glucose-Aufnahme in die Zellen der Parasiten, wodurch diese absterben. Da es schlecht resorbiert wird und einen lebhaften First-Pass-Effekt erleidet, kommt es nur zu einer lokalen Wirkung im Darm.

Albendazol ist im Gegensatz zu anderen Anthelminthika auch gegen Echinokokken wirksam. Es beeinflusst die Aktivität des cytoplasmatischen Mikrotubulussystems der Parasitenzellen. Gehemmt werden die Glucose-Aufnahme und die Funktion der Fumarat-Reduktase. Bei peroraler Verabreichung entsteht im Zuge des ausgeprägten First-Pass-Effektes das Albendazol-Sulfoxid, das die aktive Wirkform darstellt. Seine HWZ beträgt etwa 8 h. Albendazol wird auch in Form von Ködern zur Bekämpfung des Fuchsbandwurms eingesetzt.

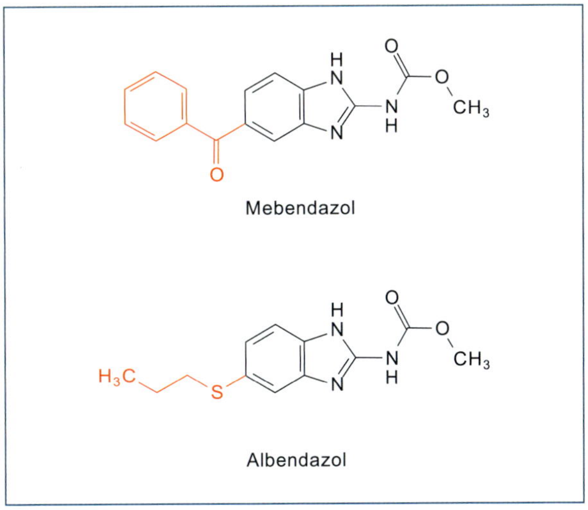

Abb. 13.87 Benzimidazol-Derivate als Anthelminthika

Tab. 13.19 Helminthen

Name	Lateinische Bezeichnung	Verbreitung	Geeignete Anthelminthika
Fadenwürmer (Nematoden)			
Hakenwurm	*Ancylostoma duodenale*	Tropen, Subtropen	Mebendazol, Pyrantel
Madenwurm	*Oxyuris (Enterobius) vermicularis*	weltweit	Mebendazol, Pyrantel
Peitschenwurm	*Trichuris trichiura*	weltweit, bes. in warmen Zonen	Mebendazol
Spulwurm	*Ascaris lumbricoides*	weltweit	Mebendazol, Pyrantel, Pyrvinium
Todeswurm	*Necator americanus*	Tropen, Subtropen	Mebendazol, Pyrantel
Trichine	*Trichinella spiralis*	außer Australien weltweit	Mebendazol
Saugwürmer, „Egel“ (Trematoden)			
Blase-Pärchenegel	*Schistosoma (Bilharzia) haematobium*	Afrika	Praziquantel
Darm-Pärchenegel	*Schistosoma mansoni*	Afrika, Lateinamerika	Praziquantel
Großer Leberegel	*Fasciola hepatica*	weltweit	Praziquantel
Japanischer Pärchenegel	*Schistosoma japonicum*	Ostasien	Praziquantel
Bandwürmer (Cestoden, Taenien)			
Fischbandwurm	*Diphyllobothrium latum*	weltweit im Süßwasser	Niclosamid, Praziquantel
Fuchsbandwurm	*Echinococcus multilocularis*	nördliche Hemisphäre	Mebendazol, Albendazol
Hundebandwurm	*Echinococcus granulosus*	weltweit	Mebendazol, Albendazol
Rinderbandwurm	*Taenia saginata*	weltweit	Praziquantel
Schweinebandwurm	*Taenia solium*	weltweit	Niclosamid, Praziquantel

Cyanine und zyklische Amidine

Pyrvinium (Abb. 13.88) gehört zu den Cyanin-Farbstoffen, die als vinyloge Amidinium-Ionen definiert sind. Sie enthalten einen quartären und einen tertiären Stickstoff. Beide sind durch eine konjugierte Kette in der Weise miteinander verbunden, dass die positive Ladung nicht an einem Stickstoff fixiert ist.

Pyrvinium-Embonat ist Mittel der Wahl bei Oxyuriasis und kann als „Ein-Dosis-Oxyurizid“ verabreicht werden. Die Verabreichung von antiparasitären Wirkstoffen in Form ihrer Embonate (= Pamoate) führt zu einer verminderten Wasserlöslichkeit und somit zur längeren Verweildauer im Darmlumen, außerdem verbessert sich die Magen-Darm-Verträglichkeit. Der Wirkstoff hemmt die Sauerstoff-Aufnahme der Würmer durch Blockierung der Atmungsenzyme und stört die Absorption der Glucose. Die Pyrvinium-Therapie verursacht Rotfärbung der Fäzes!

Pyrantel (Abb. 13.88) ist ein zyklisches Amidinium-Ion, das ebenfalls als Embonat, im Unterschied zu Pyrvinium-Embonat jedoch als Hydrogen-Salz angewandt wird. Es verursacht Lähmung von Ascariden, Oxyuren und anderen Würmern. Von den beiden *E*/*Z*-Isomeren ist nur die *E*-Form wirksam. Sie hemmt die Cholinesterase, wodurch Acetylcholin als Neurotransmitter nicht mehr abgebaut wird. Es kommt zur Depolarisation der motorischen Endplatte und zur Lähmung des Wurmes. Die geringe Toxizität für den Menschen und die große Selektivität gegenüber den Parasiten hängt mit der sehr geringen Absorption aus dem Magen-Darm-Trakt zusammen.

Salicylsäure-Derivate

Niclosamid (2′,5-Dichlor-4′-nitro-salicylanilid, Abb. 13.89), das aus einer Serie gegen Nematoden getesteter Salicylsäure-Derivate hervorging, gilt heute als Mittel der Wahl gegen Bandwürmer. Die Verträglichkeit ist besser als die anderer Phenole und Salicylsäure-Derivate. Der Wirkungsmechanismus besteht in einer Schädigung der mitochondrialen Funktion des Parasiten, was zur Hemmung

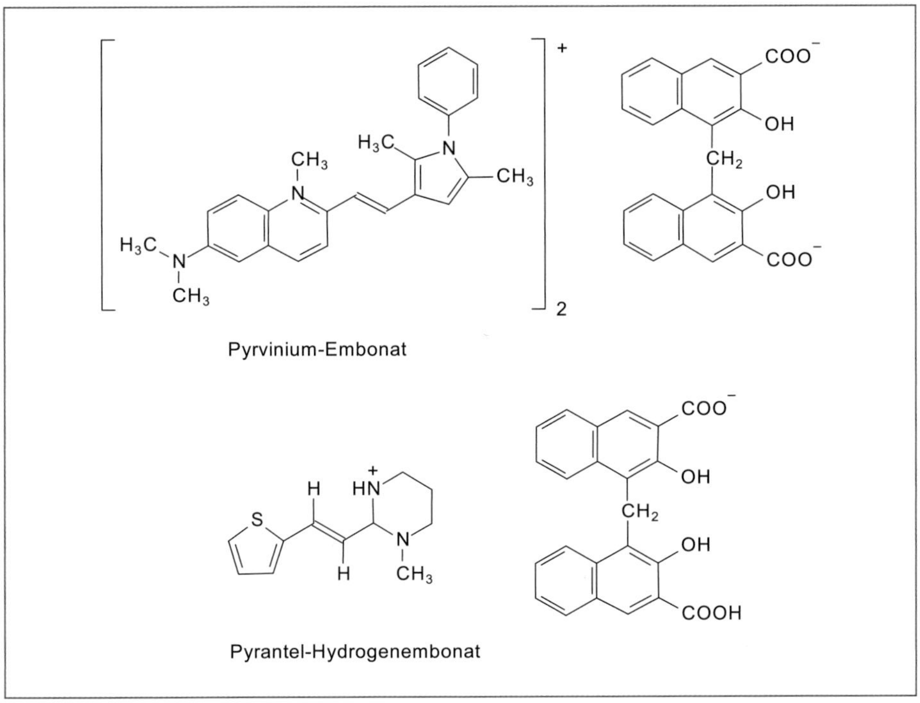

Abb. 13.88 Pyrvinium-Embonat und Pyrantel-Hydrogenembonat

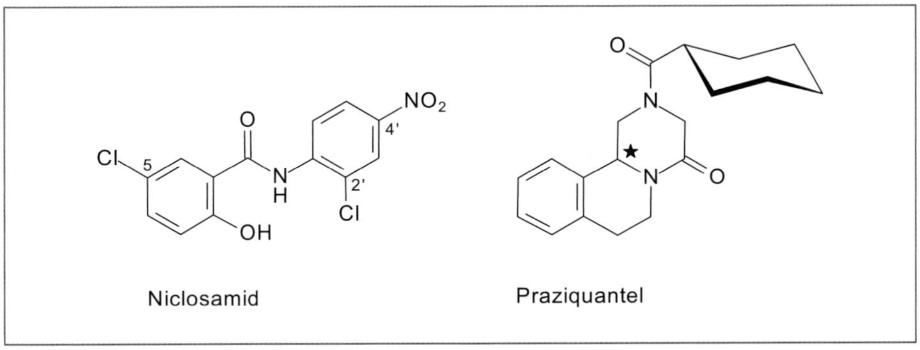

Abb. 13.89 Niclosamid und Praziquantel

der Aufnahme von Glucose und Entkopplung der oxidativen Phosphorylierung führt. Darüber hinaus verliert der Parasit durch diese Stoffwechselstörungen die Integrität seiner Membran und kann von Darmenzymen angegriffen werden.

Isochinolin-Derivate

Praziquantel (Abb.13.89), ein partiell hydriertes Pyrazino[2,1-a]-isochinolin, das ursprünglich als Psychopharmakon entwickelt wurde, erwies sich als wirksam gegen alle *Schistosoma*-Arten und kann peroral gegen die Bilharziose eingesetzt werden. Dabei genügt eine Einmaldosis (40 mg/kg), was bei der fehlenden Compliance vieler Patienten von höchster Bedeutung ist. Praziquantel ist auch wirksam gegen Bandwürmer (Cestoden, Taenien). Der Wirkstoff wird nach oraler Verabreichung rasch absorbiert und unterliegt einem ausgeprägten First-Pass-Effekt, der im Wesentlichen zu renal eliminierbaren Hydroxylierungsprodukten führt. Die HWZ beträgt 1 bis 3 h.

Der Wirkungsmechanismus beruht auf einer Dauerdepolarisation der motorischen Endplatten der Parasiten, was zu einer spastischen Lähmung der Muskulatur führt, gefolgt von einer Ausscheidung durch den Stuhl. Bei der Behandlung des Schistosomenbefalls kommt eine Desintegration der parasitären Oberflächenstrukturen hinzu, wodurch die Freisetzung antigener Komponenten provoziert wird, die eine Eliminierung durch die körpereigene Abwehr erleichtert.

Zur Behandlung der Zystizerkose (Befall der Gewebe durch Zystizerken = Finnen des Schweinebandwurms) ist eine Praziquantelverabreichung über einen Zeitraum von etwa zwei Wochen erforderlich. Bei der lebensbedrohenden Neuro-Zystizerkose (Finnenbildung im ZNS), die zur Krampfhemmung mit Dexamethason, Phenytoin oder Carbamazepin therapiert wird, kann durch Enzyminduktion die metabolische Inaktivierung von Praziquantel so weit gehen, dass es zu einem Therapieversagen kommt.

Synopse

- Benzimidazol-Derivate wie Mebendazol und Albendazol als Breitband-Anthelminthika greifen unterschiedlich in den Glucose-Stoffwechsel der Würmer ein.
- Das zu den Cyanin-Farbstoffen gehörende Pyrvinium blockiert die Atmungskette und stört die Glucoseabsorption der Würmer (Oxyuren).
- Das zyklische Amidin Pyrantel hemmt die Cholinesterase, wodurch es zur Depolarisation der motorischen Endplatten und damit zur Lähmung der Würmer (Oxyuren u. a.) kommt.
- Das Salicylsäure-Derivat Niclosamid schädigt die mitochondriale Funktion des Parasiten (Nematoden).
- Praziquantel, ein partiell hydriertes Pyrazino-isochinolin, führt zu einer Dauerpolarisation der motorischen Endplatten und damit zur spastischen Lähmung der Muskulatur des Parasiten (*Schistosoma*-Arten).

13.6 Antivirale Wirkstoffe

13.6.1 Grundlagen, virale Targets

Obwohl die Anzahl der neu zur antiviralen Therapie zugelassenen Wirkstoffe in den letzten Jahren stark angestiegen ist, sind die Optionen und Erfolge im Vergleich zur antibakteriellen Therapie deutlich geringer. Dies liegt in erster Linie daran, dass Viren im Gegensatz zu Bakterien keinen eigenen Stoffwechsel besitzen, sondern die Organellen und andere funktionelle Komponenten der Wirtszelle für die eigene Vermehrung nutzen. Das hat zur Folge, dass die Anzahl der Virus-spezifischen Targets für die Entwicklung antiviraler Wirkstoffe im Vergleich zu Prokaryoten begrenzt ist. Die meisten antiviralen Wirkstoffe greifen in den RNA- und DNA-Stoffwechsel ein und

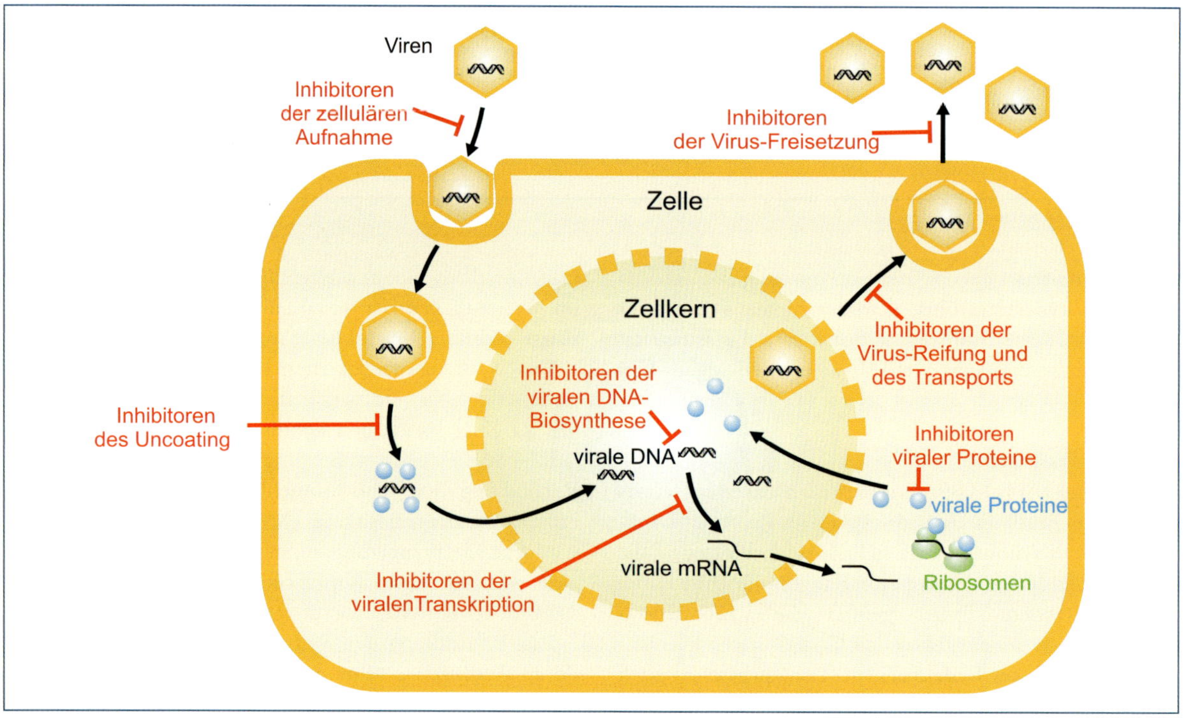

Abb. 13.90 Angriffspunkte antiviraler Wirkstoffe bei Infektionen mit Herpes-Viren

hemmen entsprechende Enzyme wie Reverse Transkriptasen oder virale DNA-Polymerasen. Folgende Strategien (Abb. 13.90) bieten sich grundsätzlich für die Blockade des viralen Vermehrungszyklus an:

- Hemmung der zellulären Viren-Adsorption, -Fusion und -Aufnahme
- Hemmung des Uncoating (Amantadin)
- Hemmung der viralen DNA-Polymerase
- Hemmung verschiedener viraler DNA-modifizierender Enzyme
- Hemmung der Reversen Transkriptase (nur bei Retroviren)
- Hemmung der Integrase (bei Retroviren)
- Hemmung viraler Proteasen
- Hemmung der viralen Neuraminidase (bei Influenza A und B)
- Hemmung der IMP-Dehydrogenase
- Hemmung der viralen RNA-Synthese.

13.6.2 Durch virale Kinasen aktivierte Hemmstoffe viraler DNA-Polymerasen

Eine Strategie bei der Entwicklung antiviraler Wirkstoffe besteht in der Hemmung der viralen DNA-Polymerase. Dies hat sich bei der Gruppe der Herpes-Viren, welche die Erbinformation in Form von doppelsträngiger DNA (dsDNA) enthalten als besonders effektiv erwiesen. Zur Familie der Herpesviren gehören u. a. *Herpes-simplex-Viren* (HSV-1 und -2), das *Varicella-zoster-Virus* (VZV), das *Cytomegalie-Virus* (CMV) und das *Epstein-Barr-Virus* (EBV). Als Hemmer für DNA-Polymerasen sind Wirkstoffe prädestiniert, die als chemisch modifizierte Nucleotide mit den ihnen entsprechenden natürlichen Substraten (dATP, dGTP, dTTP, dCTP) eine große Ähnlichkeit in ihrer chemischen und räumlichen Struktur aufweisen, daher von den viralen DNA-Polymerasen als „falsche“ Substrate akzeptiert werden und einen Kettenabbruch induzieren. Die zellulären DNA-Polymerasen sollten dagegen durch diese Wirkstoffe möglichst nicht gehemmt werden.

$$(\mathrm{DNA})_n + \mathrm{dNTP} \xrightarrow{\text{DNA-Polymerase}} (\mathrm{DNA})_{n+1} + \text{Pyrophosphat}$$

Wirkstoffe wie Aciclovir, Valaciclovir, Penciclovir, Famciclovir, Ganciclovir und Brivudin sind Prodrugs, die durch die virale Thymidin-Kinase in entsprechende Monophosphate und durch zelluläre Kinasen in die Triphosphate überführt werden. Diese stellen die eigentliche Wirkform dar (Abb. 13.91), da nur die Triphosphate mit den natürlichen Substraten der DNA-Polymerasen, den dNTPs, effizient konkurrieren können. Durch die bevorzugte Bioaktivierung der Wirkstoffe in Virus-infizierten Zellen durch virale Kinasen erhält man eine gewisse Selektivität.

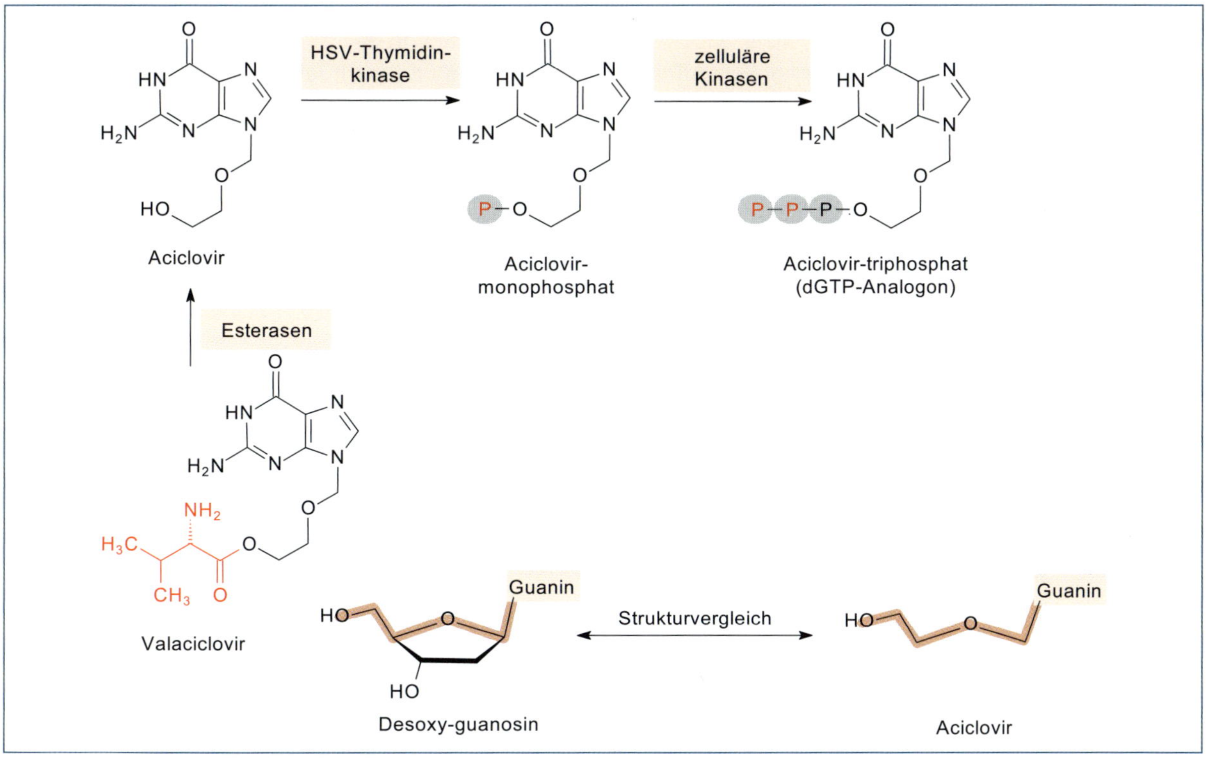

Abb. 13.91 Aciclovir und Valaciclovir

Tab. 13.20 Pharmakodynamische Eigenschaften antiviraler Wirkstoffe

Wirkstoff	Aktivierung durch virale Kinasen	Antimetabolit zu	Virales/zelluläres Target	Antivirale Aktivität
Aciclovir	ja	dGTP	vDNA-Polymerase	HSV, VZV
Brivudin	ja	dTTP	vDNA-Polymerase	VZV, HSV-1
Famciclovir	ja	dGTP	vDNA-Polymerase	HSV, VZV
Ganciclovir	ja	dGTP	vDNA-Polymerase	CMV
Penciclovir	ja	dGTP	vDNA-Polymerase	HSV
Valaciclovir	ja	dGTP	vDNA-Polymerase	HSV, VZV
Adefovir-Dipivoxil	nein	dATP	DNA- Polymerase	HBV
Cidofovir	nein	dCTP	DNA-Polymerase	CMV
Foscarnet	nein	–	vDNA-Polymerase	CMV, HSV
Idoxuridin	nein	dTTP	DNA-Polymerase	HSV
Ribavirin	nein	–	IMP-Dehydrogenase	RSV u.v.m.
Trifluridin	nein	dTMP	Thymidilat-Synthase	HSV

Aciclovir (Abb. 13.91) ist ein Guanosin-Derivat, bei dem die Ribose durch eine entsprechende Zucker-Partialstruktur ersetzt wurde. Der Wirkstoff wird durch die HSV-Thymidinkinase zum Monophosphat umgewandelt und anschließend durch zelluläre Kinasen zum Aciclovir-Triphosphat umgesetzt. Als dGTP-Analogon hemmt es DNA-Polymerasen. Wegen der bevorzugten Phosphorylierung durch die virale Thymidinkinase ist die Konzentration des phosphorylierten Metaboliten in infizierten Zellen ca. 40- bis 100fach höher als in nicht infizierten. Ferner besitzt Aciclovir-Triphosphat eine höhere Affinität zu viralen als zu zellulären DNA-Polymerasen, so dass insgesamt eine ca. 300- bis 3000fache Selektivität erreicht wird. Die intrazelluläre HWZ von Aciclovir-triphosphat liegt bei 1 bis 2 h. Aciclovir ist bei Infektionen mit HSV und VZV wirksam. Zur Behandlung von CMV-Infektionen sind die erreichten Plasmakonzentrationen zu niedrig. Die in vitro ermittelten IC_{50}-Werte liegen bei 0,1 µM für HSV-1, 0,4 µM für HSV-2, 2,6 µM bei VZV und 47,1 µM bei CMV. Aciclovir wird nach oraler Einnahme relativ schlecht resorbiert, die absolute Bioverfügbarkeit liegt bei ca. 10 bis 20% (Tab. 13.21). Der Wirkstoff wird v. a. renal durch tubuläre Sekretion eliminiert. Die Halbwertzeit liegt bei 2 bis 3 h.

Das Prodrug **Valaciclovir** (Abb. 13.91) ist ein Ester des Aciclovirs mit L-Valin. Nach der Resorption wird Valaciclovir in der Leber rasch in Aciclovir umgewandelt. Die Bioverfügbarkeit des Wirkstoffs liegt mit 54% deutlich über der von Aciclovir.

Famciclovir ist ein Prodrug, welches nach oraler Einnahme durch zweifache Desacetylierung und Oxidation in der Leber schnell in **Penciclovir** umgewandelt wird (Abb. 13.92). Die Bioaktivierung erfolgt wie bei Aciclovir durch Überführung in das Triphosphat durch die virale Thymidinkinase und durch nachgeschaltete zelluläre Kinasen. Über 90% des in infizierten Zellen vorliegenden Penciclovir-Triphosphats besteht aus dem *S*-Enantiomer, welches einen kompetitiven Inhibitor der DNA-Polymerase darstellt und das natürliche Substrat dGTP imitiert. Das *R*-Enantiomer ist deutlich weniger wirksam. Im Gegensatz zu Aciclovir-Triphosphat, das generell einen DNA-Ketten-Abbruch verursacht, erlaubt die zweite OH-Funktion im Penciclovir-triphosphat eine Verlängerung der DNA-Kette. Aciclovir- und Penciclovir-Triphosphat werden jedoch im Hinblick auf die Hemmung der DNA-Synthese des Herpes-Virus als gleich wirksam eingestuft. Famciclovir wird zur Behandlung von Herpes zoster (Gürtelrose) und Herpes genitalis eingesetzt. Famciclovir wird nach oraler Einnahme gut resorbiert (Tab. 13.21). Die Halbwertszeit von Penciclovir beträgt 2,2 h. Die Elimination der Metabolite erfolgt v. a. renal durch tubuläre Sezernierung. Bemerkenswert ist die lange intrazelluläre HWZ des Penciclovir-triphosphats, welche in HSV-1- und HSV-2-infizierten Zellen bei 10 bzw. 20 h liegt.

Penciclovir selbst wird wegen der sehr geringen oralen Bioverfügbarkeit nur topisch zur Behandlung von Herpes labialis verwendet.

Ganciclovir unterscheidet sich von Penciclovir nur durch die Substitution einer Methylenfunktion durch Sauerstoff (Abb. 13.92). Wie Penciclovir führt Ganciclovir nicht obligatorisch zum DNA-Kettenabbruch. Die Bildung von Ganciclovir-monophosphat kann durch die HSV-Thymidinkinase oder durch eine CMV-Phosphotransferase (UL97) erfolgen. Die Umwandlung zu Ganciclovir-triphosphat, dem aktiven Metaboliten, wird anschließend von zellulären Kinasen katalysiert. Die intrazelluläre HWZ des Ganciclovir-triphosphats liegt bei ca.

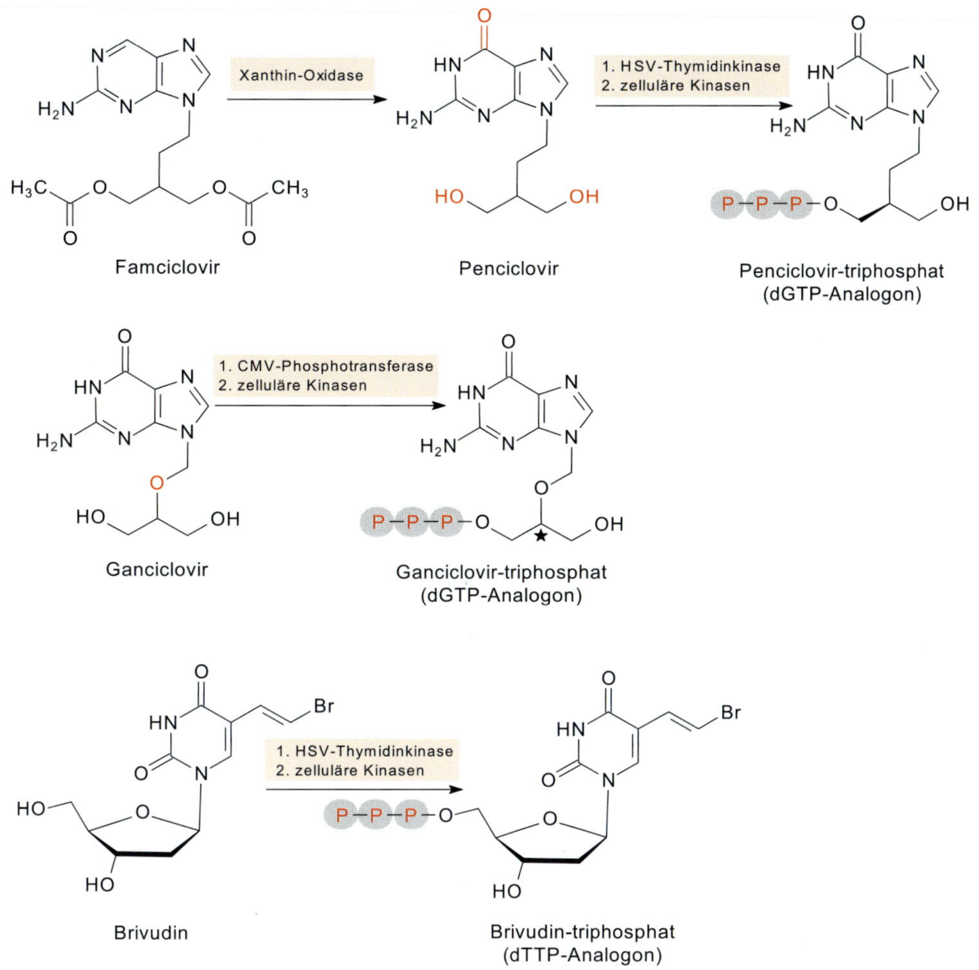

Abb. 13.92 Verschiedene, durch virale Kinasen aktivierte Wirkstoffe

12 h. Die Selektivität von Ganciclovir für Virus-infizierte Zellen ist allerdings nicht so hoch wie bei Aciclovir, daher sind dementsprechende Nebenwirkungen zu beachten. Ganciclovir wird als potenziell karzinogen angesehen. Ferner ist es teratogen und embryotoxisch. Ganciclovir wird bei schweren, lebensbedrohenden Cytomegalie-Virusinfektionen, die bevorzugt bei immunsupprimierten Patienten auftreten, eingesetzt. Wegen der niedrigen oralen Bioverfügbarkeit (Tab. 13.21) wird der Wirkstoff meistens parenteral appliziert.

Brivudin (Abb. 13.92) ist ein Thymidin-Analogon, welches die Replikation des *Varicella-zoster-Virus* (VZV) in sehr niedrigen Konzentrationen hemmt. Besonders sensitiv sind klinisch relevante VZV-Stämme, wobei die in vitro-Hemmkonzentration (IC_{50}) von Brivudin zum Teil ca. 200- bis 1000fach niedriger ist als die von Aciclovir und Penciclovir. Brivudin hemmt außerdem die Vermehrung von HSV-1, hat aber keine signifikante Wirkung gegen HSV-2. Brivudin wird durch die virale Thymidinkinase zum Monophosphat und anschließend durch zelluläre Kinasen in das Triphosphat überführt. Letzteres ist ein dTTP-Analogon, welches die virale DNA-Polymerase kompetitiv hemmt. Ferner dient Brivudin-triphosphat als alternatives Substrat, das unter Abspaltung von Pyrophosphat in die DNA-Kette eingebaut wird und die Funktion und Stabilität der DNA beeinträchtigt. Die antivirale Aktivität ist mit der *trans*-Konfiguration der Doppelbindung assoziiert, das *cis*-Isomer ist weitgehend inaktiv. Brivudin wird nach oraler Gabe gut resorbiert. Wegen des hohen First-Pass-Effekts liegt die absolute Bioverfügbarkeit lediglich bei ca. 30% (Tab. 13.21). Der Wirkstoff wird unter Abspaltung der Desoxyribose umfassend und

Tab. 13.21 Pharmakokinetische Kenndaten antiviraler Wirkstoffe

Wirkstoff	Bioverfügbarkeit (%)	HWZ (h)	Plasmaproteinbindung (%)	Elimination
Durch virale Kinasen aktivierte Wirkstoffe				
Aciclovir	10–20	2–3	15–33	v. a. renal (62–91 %)
Brivudin	30	12–16	>95	renal (65 %) und biliär (21 %)
Famciclovir	77	2,2	<20	v. a. renal (73 %)
Ganciclovir	8–9	2,5	1–2	v. a. renal (90–99 %)
Penciclovir	<10	2,2	<20	v. a. renal
Valaciclovir	54	2–3	15–33 (Aciclovir)	v. a. renal
Sonstige Hemmstoffe des viralen DNA-Stoffwechsels				
Adefovir-Dipivoxil	32–45	4–7	k. A.	renal
Cidofovir	gering	2,2–2,5	10	renal
Foscarnet	0	6	<20	renal
Ribavirin	45–65	k. A.	<5	renal (40 %) und biliär (10 %)
NRTI				
Abacavir	83	1,5	50	renal (83 %) und biliär (16 %)
Didanosin	25–40	1,4	<5	renal
Lamivudin	86	3–6	gering	renal
Stavudin	86	1,4	k. A.	u. a. renal
Tenofovir-Disoproxil	25	12–18	<0,7	renal (70–80 %)
Zalcitabin	85	1,2	<4 %	renal (70 %) und biliär (<10 %)
Zidovudin	60–70	1,1	34–38	renal
NNRTI				
Delavirdin	85	2–11	98	biliär (>50 %)
Efavirenz	50	40–50	99	biliär
Nevirapin	90	25–30	60	biliär (>85 %)
HIV-Protease-Inhibitoren				
Amprenavir	>70	9,5	90	renal (14 %) und biliär (75 %)
Indinavir	60–65	2	60	renal (<20 %) und biliär (82 %)
Lopinavir	k. A.	5–6	98	renal (10 %) und biliär (83 %)
Nelfinavir	70–80	3–5	98	biliär
Ritonavir	65–75	3	98	renal (10 %) und biliär (83 %)
Saquinavir	4	7–12	98	biliär (>88 %)
Antivirale Wirkstoffe zur Influenza-Therapie				
Amantadin	>90	10–30	67	renal (90 %)
Oseltamivir	>75	1–3 (Oseltamivir) 6–10 (Oseltamivir-Carboxylat	42	renal
Zanamivir	2	2,6–5	0	renal (100 %)

k. A. = keine Angaben

schnell zu Bromvinyluracil (BVU) abgebaut, das keine signifikante virustatische Aktivität aufweist. BVU ist der einzige im Humanplasma nachweisbare Metabolit und wird im Körper weiter zu Uracilessigsäure metabolisiert, die im Plasma nicht nachweisbar ist aber den hauptsächlichen, polaren Metaboliten im menschlichen Urin darstellt.

13.6.3 Hemmstoffe mit unterschiedlichen Angriffspunkten im DNA-Stoffwechsel

Adenosin-Analoga

Adefovir-Dipivoxil (Abb. 13.93) wird zur Behandlung der Hepatitis B eingesetzt. Der Wirkstoff stellt ein Prodrug dar, der im Organismus schnell in Adefovir, ein

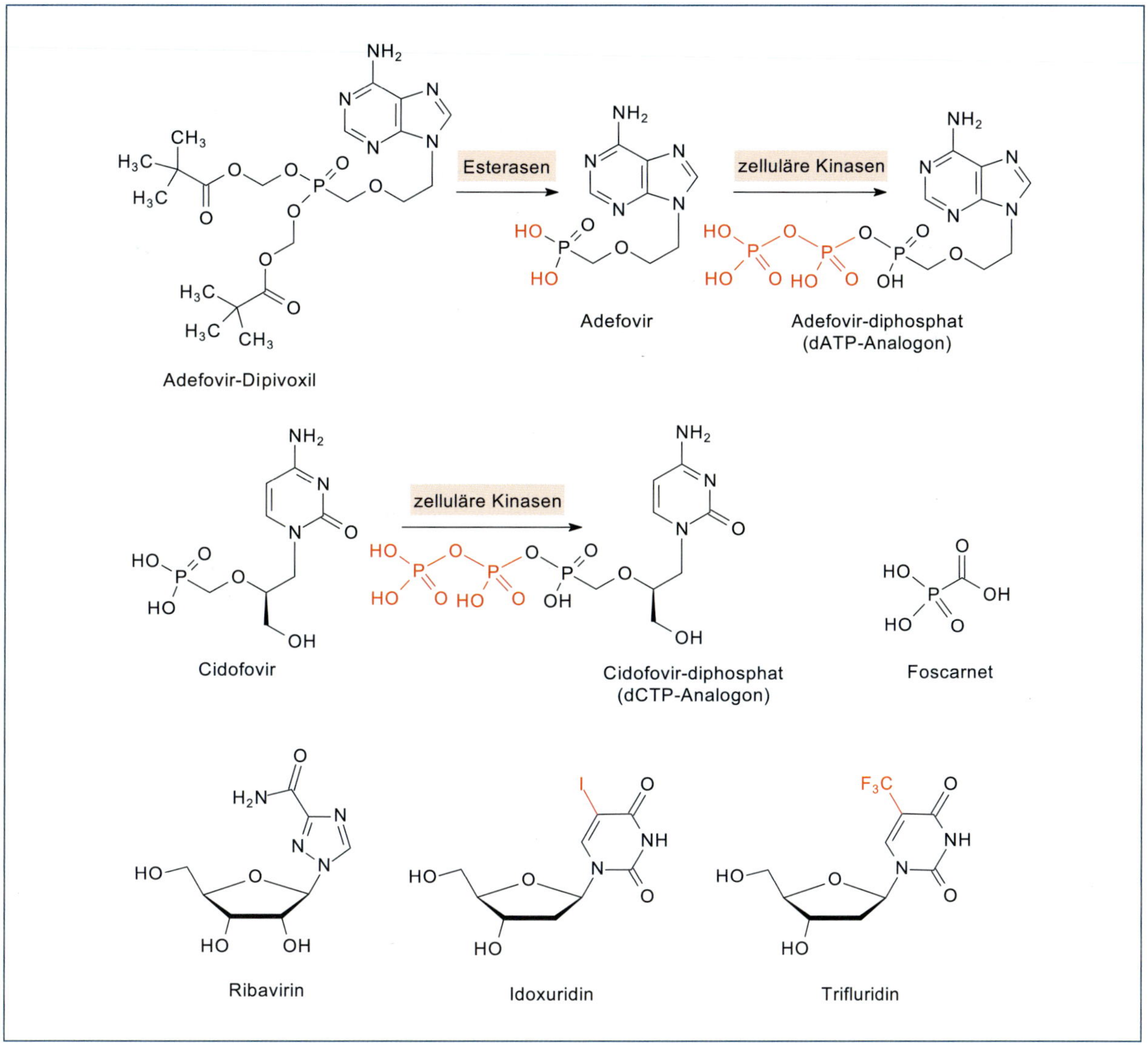

Abb. 13.93 Verschiedene antivirale Wirkstoffe

dAMP-Analogon, umgewandelt wird. Die aktive Form, das Adefovir-diphosphat hemmt die HBV-DNA-Polymerase und außerdem die Reverse Transkriptase von HIV. Adefovir wird ausschließlich renal durch glomeruläre Filtration und tubuläre Sekretion eliminiert, die durchschnittliche HWZ beträgt 5 h.

Cytosin-Analoga

Cidofovir (Abb. 13.93) ist ein Prodrug, welches intrazellulär durch Kinasen in die aktive Form, das Cidofovir-diphosphat, überführt wird. Der Wirkstoff wird zur Behandlung der Cytomegalie-Retinitis bei Patienten mit AIDS eingesetzt. Da die Aktivierung des Wirkstoffs im Gegensatz zu Ganciclovir nicht auf viralen Kinasen beruht, ist er bei Ganciclovir-resistenten CMV-Stämmen wirksam, deren Resistenz auf der Reduktion der viralen Thymidinkinase-Aktivität beruht. Cidofovir wird wegen der geringen oralen Bioverfügbarkeit parenteral appliziert. Die Plasma-Halbwertszeit liegt bei ca. 2 h. Cidofovir gelangt durch Pinozytose in die Zelle. Die lang anhaltende Wirkung von Cidofovir ist auf die sehr lange intrazelluläre Halbwertszeit des Cidofovir-diphosphats von 17 bis 65 h zurückzuführen.

Pyrimidin-Analoga

Ribavirin (Abb. 13.93) ist ein Nucleosid-Analogon, das einen 1,2,4-Triazolring als einen „unnatürlichen" heterozyklischen Baustein anstelle einer Pyrimidin- oder Purinbase enthält. Es wird bei Infektionen der unteren Atemwege eingesetzt, die durch das Respiratory Syncytial

Virus (RSV) verursacht werden, sowie in Kombination mit Interferon alfa-2b zur Therapie von Hepatitis C (Tab. 13.20). Ribavirin wirkt ferner in vivo und in vitro gegen eine Anzahl von DNA- und RNA-Viren (z. B. Lassa- und Hanta-Viren, Influenza-Viren A und B, Parainfluenza-Viren und Adenoviren). Der Wirkstoff kann intrazellulär in das 5′-Monophosphat und das 5′-Triphosphat überführt werden. Primäres Target des Ribavirin-5′-monophosphats ist die Inosin-monophosphat-Dehydrogenase (IMP-Dehydrogenase), die kompetitiv gehemmt wird. Die IMP-Dehydrogenase setzt IMP zu Xanthosin-5′-monophosphat um, welches anschließend in der Zelle in GMP, GDP, GTP und in die Desoxy-Nucleotide dGDP und dGTP umgewandelt wird. Inhibitoren der IMP-Dehydrogenase beeinträchtigen die RNA- und DNA-Synthese über die Reduktion der intrazellulären Konzentrationen an GTP bzw. dGTP. Obwohl es sich bei der IMP-Dehydrogenase um ein zelluläres (d. h. um kein virales) Target handelt, scheint wegen des vermehrten Bedarfs an Nucleotiden v. a. die virale RNA- und DNA-Synthese gehemmt zu werden. Ribavirin hemmt in Form des Ribavirin-5′-triphosphats ferner die virale RNA-Polymerase und die Synthese eines viralen, in 5′-Position geschützten Oligonucleotid-Primers, der für die Transkription des RNA-Genoms von Influenza-Viren benötigt wird. Ribavirin ist teratogen und embryotoxisch. Der Wirkstoff wird nach oraler Gabe gut und schnell resorbiert, die orale Bioverfügbarkeit liegt aufgrund eines First-Pass-Effekts bei 45 bis 65% (Tab. 13.21). Der Metabolismus erfolgt durch Deribosylierung und Hydrolyse der Amidbindung. Ribavirin und seine Metaboliten werden v. a. renal eliminiert.

Thymidin-Analoga

Idoxuridin (Abb. 13.93) ähnelt durch den großen Atomradius des Iod-Substituenten räumlich strukturell dem Thymidin. Nach Überführung in das Idoxuridin-triphosphat dient es als Substrat für die DNA-Polymerase und wird sowohl in die virale als auch zelluläre DNA eingebaut und stört die DNA-Funktion. Wegen der fehlenden Selektivität für den viralen DNA-Stoffwechsel ist der Wirkstoff für die systemische Applikation zu toxisch und kann nur topisch eingesetzt werden.

Trifluridin (Abb. 13.93) wird in der Zelle zu Trifluridin-5′-phosphat umgewandelt, welches ein kompetitiver Hemmer der zellulären Thymidilat-Synthase ist. Aufgrund seiner guten Hornhautpenetrationsfähigkeit eignet sich Trifluridin gut zur Behandlung tiefer stromaler Herpes-Erkrankungen. Wegen seiner Systemtoxizität wird Trifluridin ausschließlich topisch eingesetzt.

Sonstige

Das Phosphonsäure-Derivat **Foscarnet** (Abb. 13.93) ist ein Pyrophosphat-Analogon, welches bei Infektionen mit Herpesviren (HSV, VZV, CMV) eingesetzt wird. Der Wirkstoff ist bei lebens- und augenlichtbedrohenden Erkrankungen durch das Cytomegalievirus (CMV) bei Patienten mit erworbener Immunschwäche (AIDS) und bei Haut- und Schleimhautinfektionen durch den Herpes-simplex-Virus Typ 1 und 2 indiziert. Foscarnet interagiert direkt mit der Pyrophosphat-Bindungsstelle der viralen DNA-Polymerase und der Reversen Transkriptase und verhindert die Abspaltung von Pyrophosphat von den Nucleosid-triphosphaten. Dies führt zur Blockade der DNA-Strang-Verlängerung. Die viralen Enzyme werden etwa 10fach besser gehemmt als die zellulären Targets. Foscarnet wird parenteral oder lokal appliziert. Der Wirkstoff wird unverändert renal durch tubuläre Sekretion und glomeruläre Filtration ausgeschieden. Nach einmaliger i.v.-Gabe von Foscarnet beim Menschen lässt sich der Konzentrations-Zeit-Verlauf im Plasma mit einem Mehrkompartimentenmodell beschreiben. Der initiale Plasmaspiegel fällt sehr rasch ab, die terminale Halbwertszeit beträgt aufgrund der langsamen Freisetzung von Foscarnet aus den Knochen dagegen 1 bis 8 Tage. Die mittlere Halbwertszeit wird mit 6 h angegeben (Tab. 13.21).

13.6.4 HIV

HIV (*Human Immunodeficiency Virus*) gehört zur Familie der Retroviren. Dies sind RNA-Viren, die ihre genetische Information von der RNA in DNA umschreiben, die DNA in das Genom der Wirtszelle integrieren und anschließend neue virale RNA von der integrierten DNA transkribieren. Die integrierte virale DNA verhält sich somit wie ein humanes Gen. Die Umschreibung der viralen RNA in DNA wird als reverse Transkription bezeichnet, die von einer viralen RNA-abhängigen DNA-Polymerase, der Reversen Transkriptase, katalysiert wird (Abb. 13.94). Das Genom dieser relativ kleinen Viren besteht aus zwei Molekülen einer einzelsträngigen (+)-Strang-RNA mit einem Molekulargewicht von ca. 3000 kDa. Neben verschiedenen regulatorischen Proteinen wie dem Transkriptionsregulator Tat und Strukturproteinen kodiert die virale RNA für verschiedene Enzyme wie die Reverse Transkriptase, die HIV-Protease und die Integrase. Die HIV-Protease ist für die Reifung der Viren essenziell, da sie die bei der Translation gebildeten Präproteine in die einzelnen funktionellen Proteine spaltet. HIV befällt CD4-positive Zellen wie T-Helferzellen und Monozyten, da die Viren das membranständige CD4-Protein zum Eintritt in die Zellen benutzen (Abb. 13.94). Als viraler Bindungspartner für CD4 dient das HIV-Oberflächenprotein gp120. Die HIV-Infektion führt zum Untergang der befallenen Zellen und längerfristig zur Reduktion der Anzahl CD4-positiver Zellen im Blut. Sinkt die Anzahl der CD4-positiven Zellen unter 200 pro mm^3, so kommt es schließlich zum Zusammenbruch des Immunsystems und zur Ausbildung von AIDS (Acquired Immunodeficiency Syndrome). Die möglichen Wirkstofftargets bei HIV sind in Abb. 13.94 zusammengefasst.

13.6.5 HIV-Reverse-Transkriptase-Inhibitoren

Die RNA-abhängige DNA-Polymerase bzw. Reverse Transkriptase (RT) ist ein besonderes Merkmal von Retroviren und stellt daher ein interessantes Target für die Wirkstoffentwicklung dar. RT-Inhibitoren lassen sich in nucleosidische (NRTI) und nicht nucleosidische (NNRTI) Wirkstoffe unterteilen. Die Reverse Transkriptase ist ein Heterodimer aus einer 66 kD- und einer 51 kD-Einheit, wobei Letztere durch Proteolyse des 66 kD-Proteins entsteht. Die Peptidketten haben vier Domänen gemeinsam, die als Finger, Handfläche, Daumen und Verbindungsregion bezeichnet werden (Abb. 13.95). Die p66-Untereinheit besitzt zusätzlich eine carboxyterminale Ribonuclease H-Domäne. Die Handflächen-Domäne enthält verschiedene Aminosäuren, die für die Polymerase-Aktivität essenziell sind. Während nucleosidische

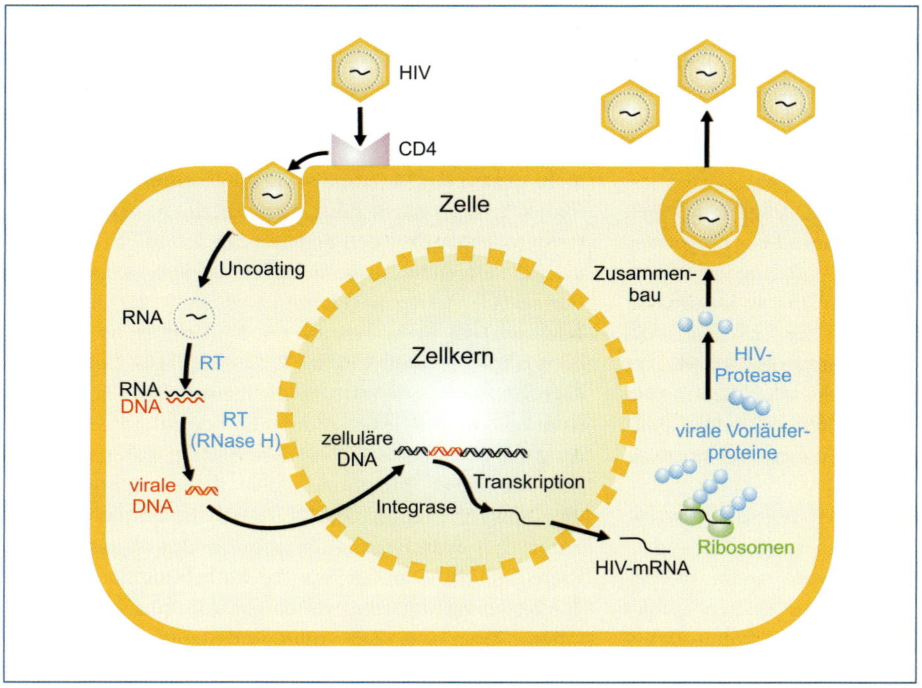

Abb. 13.94 Vermehrungszyklus von HIV

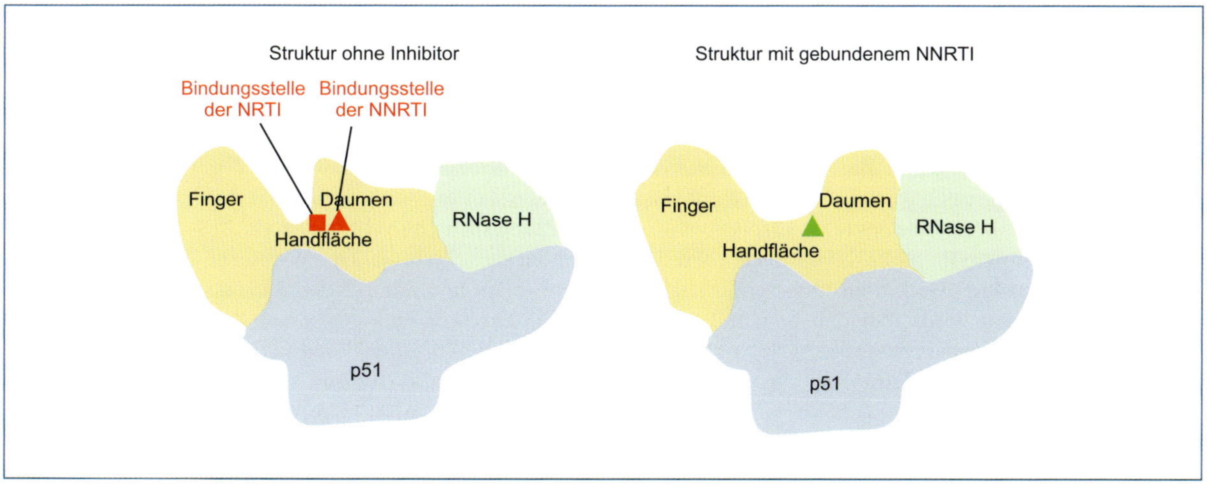

Abb. 13.95 Schematischer Aufbau der Reversen Transkriptase

RT-Inhibitoren (NRTI) als Substratanaloge dienen und zum DNA-Kettenabbruch führen, binden NNRTIs an eine hydrophobe Tasche, die durch Verschieben eines Polypeptidsegments entsteht, welches Handfläche und Daumen verbindet. Mutationen in diesem Bereich können zur Resistenz gegen NNRTIs führen. Es besteht in der Regel keine Kreuzresistenz zwischen NNRTIs und NRTIs.

Nucleosidische Inhibitoren (NRTI)

Da das HIV-Genom keine Kinase enthält, erfolgt die Überführung der NRTIs in die aktiven Triphosphate ausschließlich durch zelluläre Enzyme. Dies und die enge strukturelle Ähnlichkeit mit den natürlichen Substraten bedingt, dass NRTIs als Anti-HIV-Wirkstoffe eine geringere Selektivität für die Reverse Transkriptase aufweisen. Die meisten der NRTIs stellen Pyrimidin-Analoge dar. Wegen der fehlenden 3′-OH-Funktion bei der Zuckerkomponente führt der Einbau der NRTIs in den DNA-Strang zum Kettenabbruch.

Didanosin (Abb. 13.96) wird durch zelluläre Kinasen in Didesoxy-adenosin-triphosphat (ddATP) umgewandelt, welches die Wirkform darstellt und eine ausgesprochen lange intrazelluläre HWZ von 25–40 h aufweist. Die orale Bioverfügbarkeit liegt bei 25 bis 40% (Tab. 13.21). Didanosin wird im sauren pH des Magens rasch abgebaut. Daher ist bei der oralen Applikation stets die gleichzeitige Einnahme eines Puffers oder die Applikation einer Magensaft-resistenten Arzneiform notwendig.

Abacavir (Abb. 13.96) wird durch zelluläre Enzyme über Phosphorylierung und Desaminierung in den aktiven Metaboliten Carbovir-Triphosphat, einem dGTP-Analogon, umgewandelt. Der Abbau von Abacavir erfolgt nicht CYP-vermittelt, sondern durch die Alkohol-Dehydrogenase und die Glucuronyl-Transferase. Dadurch werden Wechselwirkungen mit anderen Arzneistoffen weitestgehend vermieden. Die virale Resistenz gegen Abacavir entwickelt sich in vitro und in vivo relativ langsam und erfordert eine Vielzahl von Mutationen. Abacavir-resistente Isolate können auch eine verminderte Empfindlichkeit gegenüber Lamivudin, Zalcitabin und/oder Didanosin zeigen, bleiben aber gegen Zidovudin und Stavudin empfindlich. Abacavir zeichnet sich durch eine gute Bioverfügbarkeit nach oraler Gabe aus (Tab. 13.21).

Tenofovir-Disoproxil (Abb. 13.96) ist ein Prodrug zur oralen Anwendung, welches im Organismus rasch zu Tenofovir hydrolysiert wird. Tenofovir ist wie das strukturell eng verwandte Adefovir (Abb. 13.93) ein Monophosphat-Analogon und gehört zur Untergruppe der Nucleotid-analogen Reversen-Transkriptase-Inhibitoren (NtRTI), welches durch zweifache Phosphorylierung in das aktive Tenofovir-diphosphat überführt wird. Die intrazelluläre HWZ dieses Metaboliten beträgt 10 bis 30 h. Tenofovir-diphosphat ist ein schwacher Hemmstoff der zellulären DNA Polymerasen-α, -β und -γ; die K_i-Werte liegen 200- bis 3000fach höher als bei der Reversen Transkriptase von HIV-1.

Zidovudin (Abb. 13.96) wird wie die anderen nucleosidischen RT-Hemmer intrazellulär durch Phosphorylierung in die eigentliche Wirkform, das Zidovudin-triphosphat überführt. Dieses hemmt die Reverse Transkriptase bei einer ca. 100fach geringeren Konzentration als die DNA-Polymerase-α der Wirtszelle. Die intrazelluläre HWZ von Zidovudin-triphosphat liegt bei 3 h. Die Resistenz gegenüber Thymidinanaloga ist gut charakterisiert und wird durch die schrittweise Akkumulation von bis zu sechs spezifischen Mutationen der HIV-Reversen-Transkriptase und zwar M41L, D67N, K70R, L210W, T215Y/F und K219Q verursacht. Die Viren erwerben die phänotypische Resistenz gegenüber Thymidinanaloga durch Kombination der Mutationen an Codon 41 und 215 oder durch Akkumulation von mindestens vier der sechs genannten Mutationen. Diese Resistenz gegen Thymidin-Analoga allein führt nicht zu einer starken Kreuzresistenz gegenüber den anderen Nucleosid-Analoga, was die nachfolgende Anwendung der anderen zugelassenen Reverse-Transkriptase-Hemmer ermöglicht. Die Mutation an Q151 in Assoziation mit Mutationen an den Codons 62, 75, 77 und 116 der Reversen Transkriptase führt dagegen zur Resistenz gegen die meisten NRTIs. Ein Resistenzmechanismus bei Zidovudin beruht auf der Steigerung der Pyrophosphorolyse-Aktivität der Reversen Transkriptase durch Mutationen. Die Pyrophosphorolyse ist die Umkehrreaktion der DNA-Polymerisation und bewirkt die hydrolytische Abspaltung des Wirkstoffs am Ende des DNA-Strangs, was die Aufhebung der Blockade der Kettenverlängerung verursacht. Die pharmakokinetischen Daten von Zidovudin und Tenofovir-Disoproxil sind in Tabelle 13.21 zusammengefasst.

Stavudin (Abb. 13.96), wie Zidovudin ein Thymidin-Analogon, besitzt eine terminale Eliminations-HWZ von ca. 1,4 h nach wiederholter Verabreichung. In vitro hat der aktive Metabolit, das Stavudin-triphosphat, eine intrazelluläre Halbwertzeit von 3,5 h in CEM T-Zellen, einer humanen, lymphoblastoider Zelllinie und in peripheren Blut-Monozyten, was die zweimal tägliche Gabe ermöglicht.

Zalcitabin (Abb. 13.96) ist ein 2′,3′- Didesoxynucleosid-analoges Cytosin. Die Wirkform, Zalcitabin-triphosphat weist eine intrazelluläre HWZ von ca. 3 h auf. Die spezifische Resistenz gegenüber Zalcitabin ist häufig mit dem Auftreten einer Punktmutation im Codon 69 verbunden.

Lamivudin (Abb. 13.96) wird nicht nur in der HIV-Kombinationstherapie mit Zidovudin sondern auch zur Behandlung von Erwachsenen mit chronischer Hepatitis B eingesetzt. Die intrazelluläre HWZ des Lamivudin-

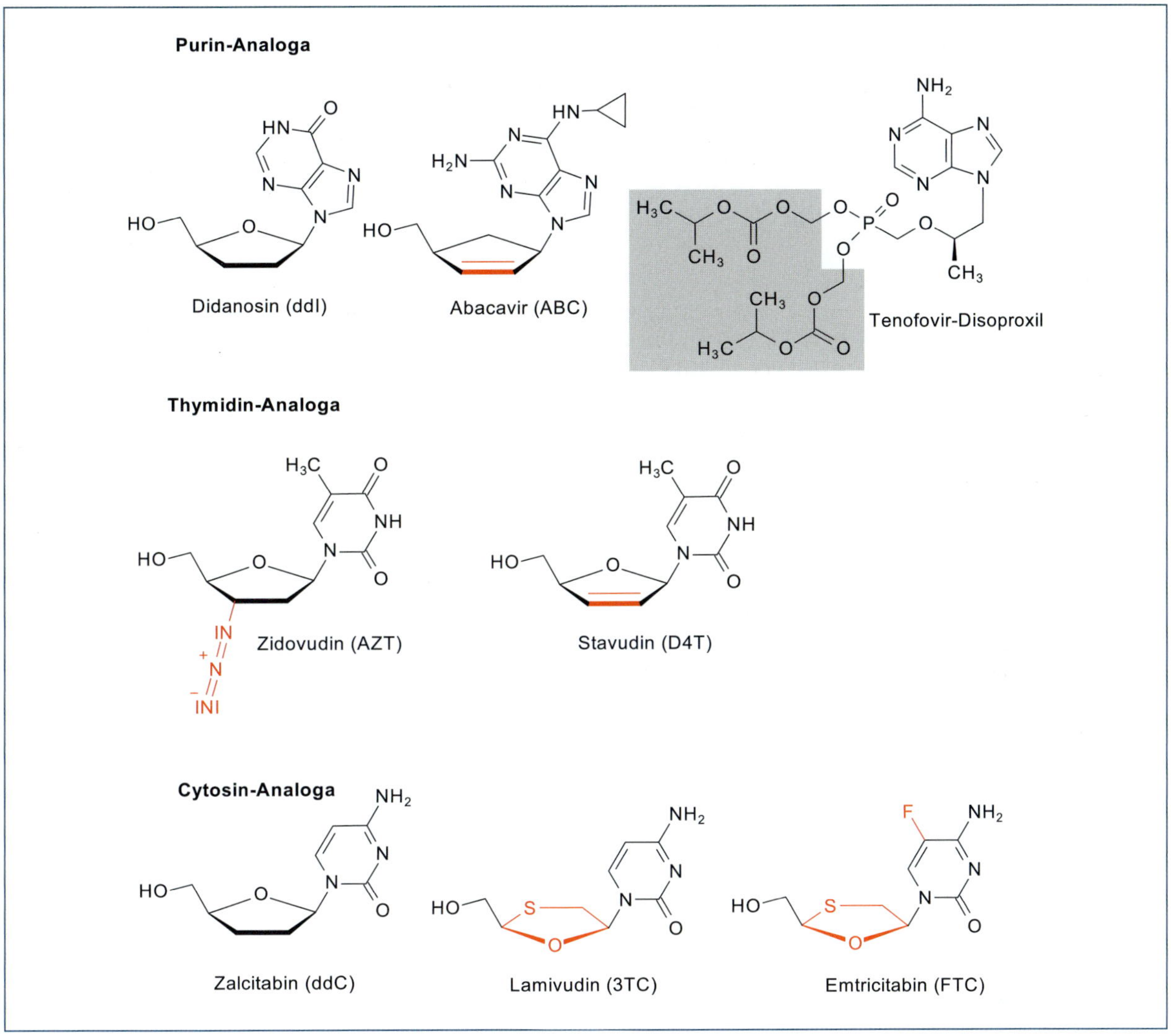

Abb. 13.96 Nucleosidische Reverse-Transkriptase-Inhibitoren (NRTI)

triphosphats beträgt ca. 12 h. Der Metabolit ist ein hochwirksamer, selektiver Inhibitor der HIV-1- und HIV-2-Replikation in vitro und ist auch gegen Zidovudin-resistente klinische Isolate von HIV aktiv. In vitro zeigt Lamivudin eine geringe Zytotoxizität gegenüber peripheren Blutlymphozyten und gegenüber einer Vielzahl von Knochenmarkstammzellen. Lamivudin-Triphosphat ist ein schwacher Hemmstoff der DNA-Polymerase-α, -β und -γ. Lamivudin und das 5-Fluor-Derivat **Emtricitabin** enthalten als Zuckeranteil eine L-3′-Thia-2′,3′-didesoxyribose, die im Gegensatz zum natürlichen Zuckerbaustein nicht D- sondern L-konfiguriert ist. Beide Enantiomere sind wirksam, allerdings weist die L-Form eine höhere Selektivität für die Reverse Transkriptase auf. Die pharmakokinetischen Daten der NRTIs sind in Tabelle 13.21 zusammengefasst.

Nicht nucleosidische Inhibitoren (NNRTI)

NNRTIs binden an eine hydrophobe Tasche, die durch Verschieben eines Polypeptidsegments entsteht, welches die Domänen, die als „Handfläche“ und „Daumen“ bezeichnet werden, verbindet (Abb. 13.95). Die Bindungsstelle der NNRTIs liegt in der Nähe des aktiven Zentrums. Die Kristallstrukturanalyse ergab, dass diese Bindungstasche in Abwesenheit von NNRTIs von verschiedenen Aminosäure-Resten ausgefüllt wird. Die Bindung der NNRTIs an die Reverse Transkriptase führt zur Ausbildung dieser Tasche und zu einer Konformationsänderung, die das Enzym im inaktiven Zustand fixiert. In Abwesenheit eines NNRTIs befindet sich die Fingerregion in der Nähe der Daumen-Domäne. Die Bindung eines NNRTIs vergrößert den Abstand der beiden Domänen (Abb. 13.95). Die Bindungstasche existiert nur in der Reversen Transkriptase von HIV-1, nicht jedoch im entsprechenden Enzym von HIV-2, so dass die NNRTIs nur bei HIV-1-Infektionen angewendet werden können. Da die NNRTIs mit einer Bindungsstelle interagieren, die für die katalytische Aktivität nicht essenziell ist und wo Mutationen nicht zum Verlust der enzymatischen Aktivität führen, kommt es bei der Monotherapie mit diesen Wirkstoffen schnell zur Resistenzbildung. Zwischen den NNRTIs bestehen häufig Kreuzresistenzen. Die zurzeit therapeutisch verwendeten NNRTIs weisen keine strukturellen Ähnlichkeiten untereinander auf.

Nevirapin (Abb. 13.97) besitzt einige Strukturmerkmale der trizyklischen Antidepressiva (Kap. 3.5.1) und des Neuroleptikums Clozapin (Kap. 3.4.1). Wegen der schnellen Resistenzentwicklung wird Nevirapin stets mit mindestens zwei weiteren antiretroviral wirksamen Arzneistoffen kombiniert. Nevirapin wird hauptsächlich durch CYP3A4 metabolisiert. Es ist ein Induktor verschiedener CYP-Enzyme in der Leber. **Efavirenz** ist ein Benzoxazinon-Derivat und wie Nevirapin ein nicht kompetitiver, nicht nucleosidischer Hemmstoff der Reversen Transkriptase von HIV-1. Efavirenz wird hauptsächlich durch CYP3A4 und CYP2B6 zu hydroxylierten Metaboliten mit anschließender Glucuronidierung metabolisiert. Als inaktive Hauptmetaboliten wurden das 8-Hydroxy-Efavirenz und das entsprechende Glucuronid gefunden. Da Efavirenz selbst ein CYP-Induktor darstellt, induziert es seinen eigenen Metabolismus. **Delavirdin** (Abb. 13.97) wird ebenfalls durch das CYP-System metabolisiert. Im Gegensatz zu den anderen beiden NNRTIs ist der Wirkstoff selbst ein CYP-Inhibitor und kein Induktor. Delavirdin hemmt z. B. den CYP3A4-vermittelten Metabolismus von verschiedenen Protease-Inhibitoren und erhöht somit deren Bioverfügbarkeit. Alle zurzeit therapeutisch verwendeten NNRTIs weisen eine lange HWZ auf und werden hauptsächlich biliär ausgeschieden (Tab. 13.21).

13.6.6 HIV-Protease-Inhibitoren

Die HIV-Protease ist wie Renin eine Aspartat-Protease, welche virale Polypeptide in die einzelnen funktionellen Proteine spaltet. Sie stellt ein für die Ausreifung der Viren essenzielles Enzym dar, dessen Blockade die Entstehung infektiöser Virionen verhindert. Die HIV-Protease ist ein C2-symmetrisches Homodimer, wobei eine Untereinheit aus 99 Aminosäuren besteht. Die HIV-Protease spaltet zwischen den Aminosäuren Phe und Pro. Das Enzym enthält zwei Aspartat-Reste (Asp25 und Asp25′) im aktiven Zentrum, welche die Spaltung des Substrats (das gag-pol-Protein) katalysieren (Abb. 13.98 A). Die Spaltung der Peptidbindung wird durch den nucleophilen Angriff eines Wassermoleküls eingeleitet, die beiden Aspartat-Reste dienen im weiteren Verlauf der Reaktion als Proton-Akzeptoren und -Donatoren.

Eine Strategie bei der Entwicklung von Protease-Inhibitoren ist der bioisostere Ersatz der Peptidbindung durch nicht hydrolysierbare Teilstrukturen wie Hydroxyethylen, eine Statin-Gruppe oder Dihydroxyethylen (Abb. 13.98 B). Die therapeutisch eingesetzten HIV-Protease-Inhibitoren sind Peptidomimetika, die Hydroxyethylen als nicht hydrolysierbaren Ersatz für die Peptidbindung enthalten. Hydroxyethylen-Derivate imitieren den tetraedrischen Zwischenzustand, der durch den nucleophilen Angriff des Wassers an der Carbonylfunktion entsteht (Abb. 13.98 A). Die Bindung eines Protease-Inhibitors an

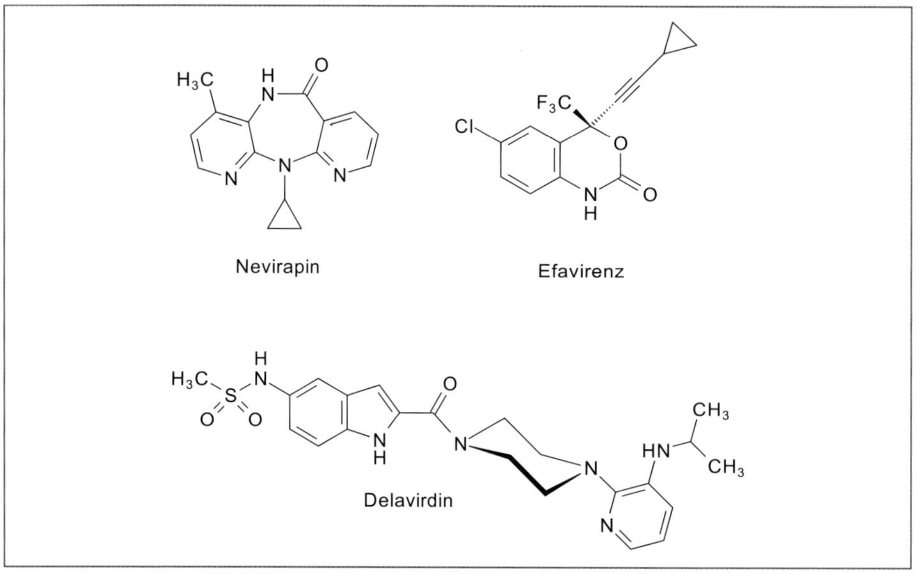

Abb. 13.97 Nicht nucleosidische Reverse-Transkriptase-Inhibitoren (NNRTIs)

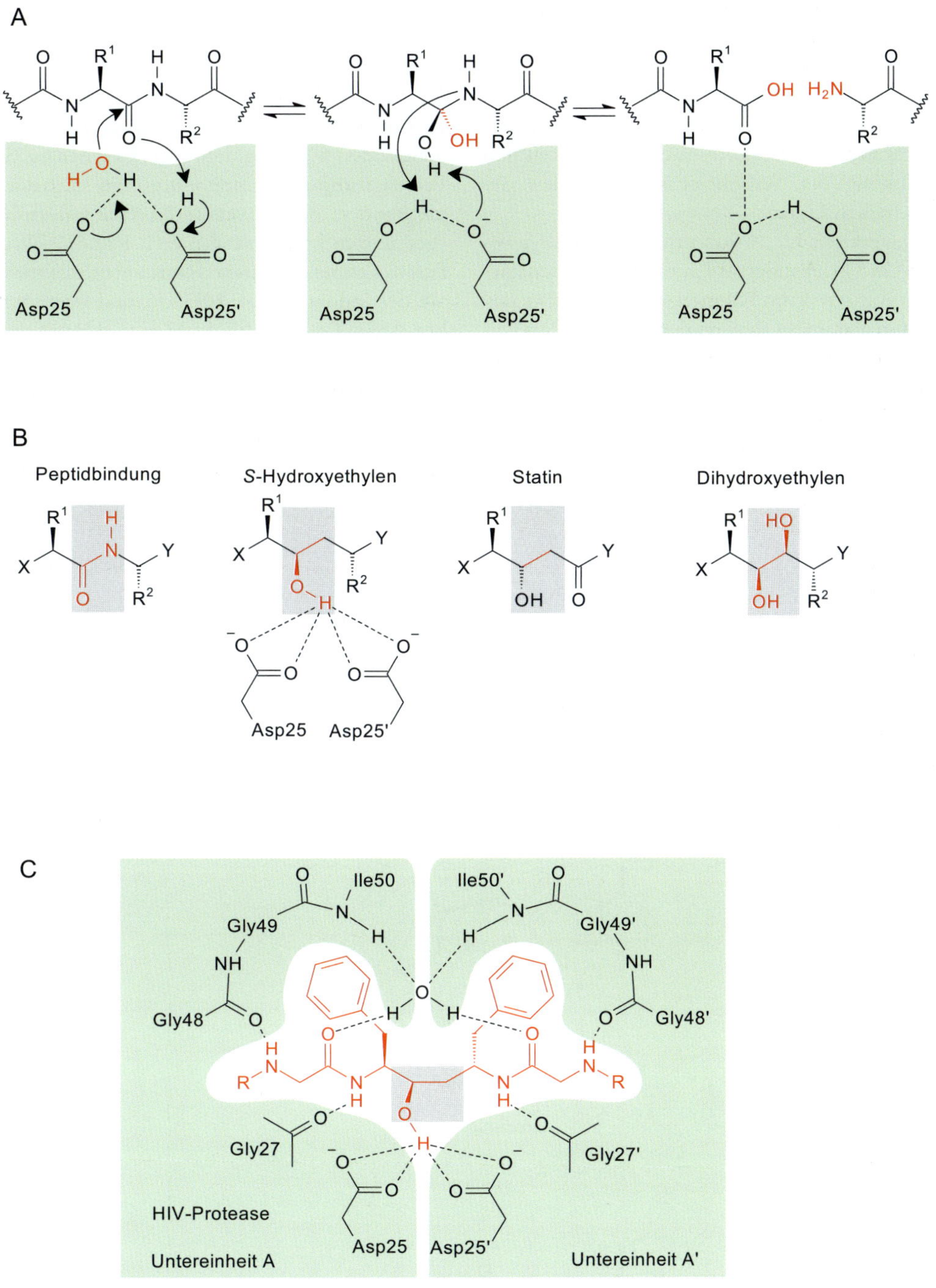

Abb. 13.98 **A:** Katalytischer Mechanismus von Aspartat-Proteasen.
B: Nicht hydrolysierbare, zur Peptidbindung bioisostere Strukturen.
C: Bindung eines Inhibitors mit Hydroxyethylen-Grundstruktur (grau unterlegt) an die HIV-Protease

sein Target ist in Abbildung 13.98 C dargestellt. Die OH-Gruppe der Hydroxyethylen-Teilstruktur bildet H-Brücken mit den beiden Aspartat-Resten im aktiven Zentrum aus. Obwohl das Enzym symmetrisch aufgebaut ist, besitzt keiner der therapeutisch eingesetzten HIV-Protease-Inhibitoren eine Symmetrie-Ebene (Abb. 13.99). Mittlerweile wurden zahlreiche Wirkstoffe mit hoher Affinität und Selektivität für die HIV-Protease entwickelt. Durch weitere Strukturmodifikationen, wie der Einbau polarer Funktionen zur Erhöhung der Wasserlöslichkeit, wurden die pharmakokinetischen Eigenschaften verbessert.

Ein häufig anzutreffendes Strukturmerkmal sind zwei Benzyl-Reste in Nachbarschaft zur Hydroxyethylen-Funktion. Das Auftreten von Resistenzen gegen Protease-Inhibitoren kann verursacht werden durch:

- Mutationen in der HIV-Protease
- Induktion von MDR-1
- Induktion von saurem α1-Glykoprotein.

Inzwischen sind die Mutationen bekannt, die häufig an der Resistenz-Entstehung beteiligt sind. Der Austausch von Phenylalanin gegen Valin an der Position 82 führt zur Resistenz gegen Indinavir und Ritonavir, der Wechsel von Aspartat zu Asparagin an Position 30 bedingt Resistenz gegen Nelfinavir und Mutationen an den Positionen 48 und 90 führen zur primären Resistenz gegen Saquinavir und an Position 50 gegen Amprenavir. Diese Primärmutationen führen in der Regel zu einer maximal 5fachen Verringerung der Inhibitorwirkung. Im Laufe der Therapie kann es durch weitere Mutationen zu ausgeprägten Resistenzen kommen, die auch mehrere Wirkstoffe umfassen können. Weitere Resistenzmechanimsen basieren auf der Induktion von MDR-1 und dem sauren α1-Glykoprotein. Protease-Inhibitoren sind Substrate des P-Glykoproteins MDR-1. Die Induktion von MDR-1 führt zu einem verstärkten Transport der Wirkstoffe aus der Zelle heraus, so dass intrazellulär keine therapeutisch relevanten

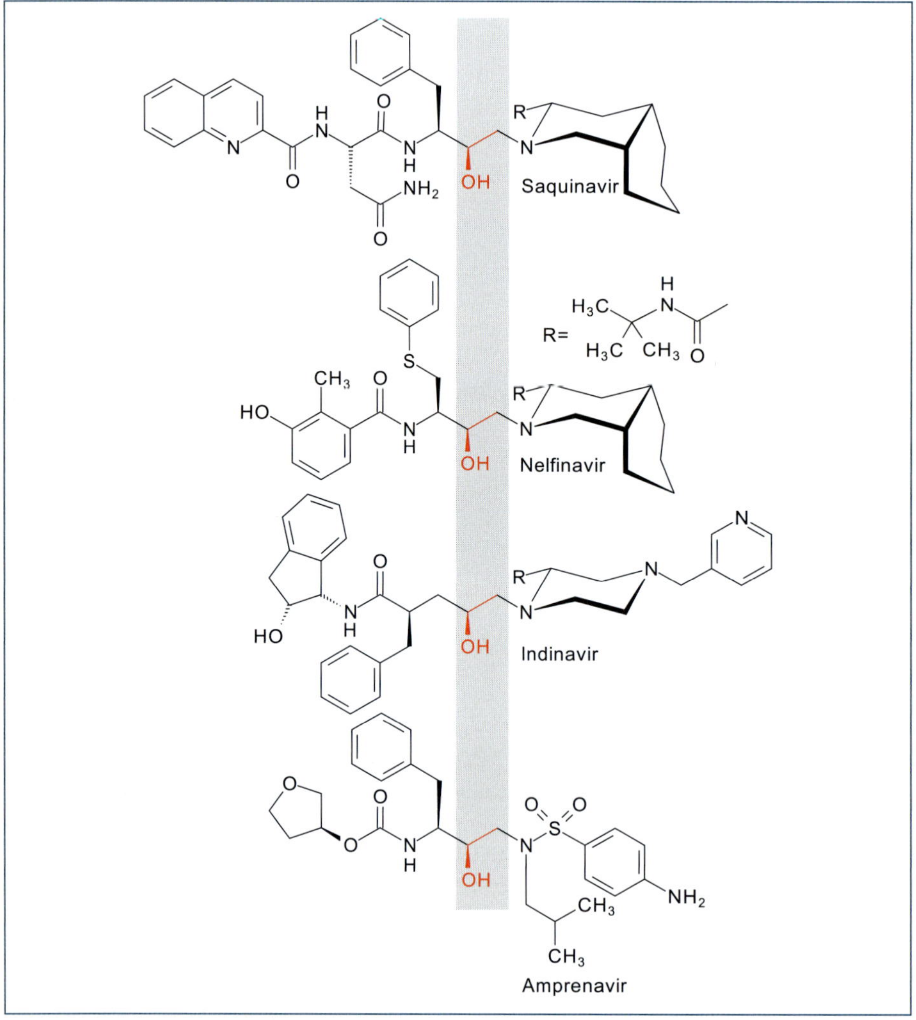

Abb. 13.99 HIV-Protease Inhibitoren (Fortsetzung Seite 591)

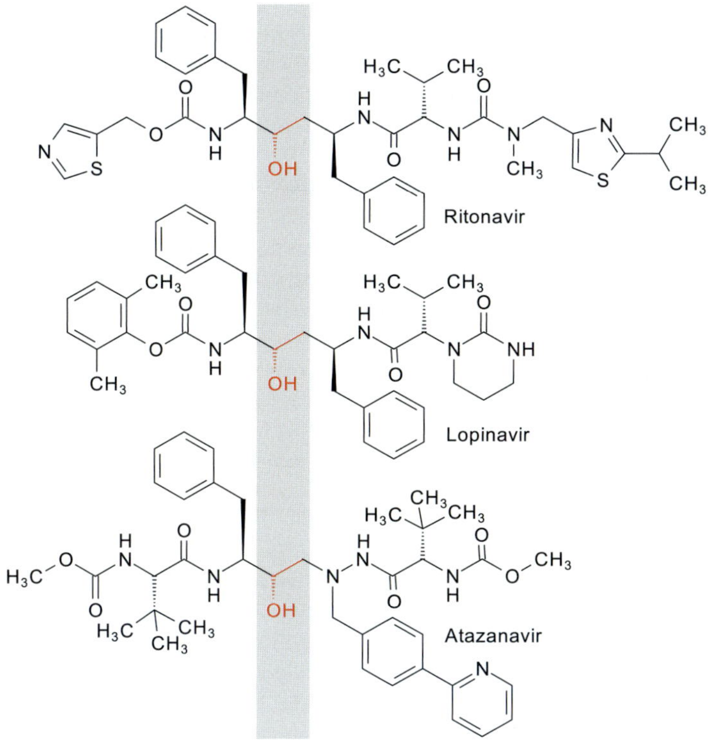

Abb. 13.99 HIV-Protease-Inhibitoren (Fortsetzung)

Konzentrationen mehr erreicht werden. Das α1-Glykoprotein ist ein Plasmaprotein, welches HIV-Protease-Inhibitoren bindet. Die Induktion des α1-Glykoproteins vermindert die Konzentration an freiem Wirkstoff und reduziert auf diese Weise den therapeutischen Effekt.

Die pharmakokinetischen Eigenschaften der HIV-Protease-Inhibitoren sind in Tabelle 13.21 zusammengefasst. Die Bioverfügbarkeit von **Saquinavir** (Abb. 13.99) ist sehr niedrig (4%), was größtenteils auf der geringen Resorption des Wirkstoffs beruht. Die HIV-Protease-Inhibitoren unterliegen außerdem alle einem First-Pass-Metabolismus und werden in unterschiedlichem Ausmaß von CYP3A4 metabolisiert, wobei dieser Effekt bei **Indinavir** besonders ausgeprägt ist und dessen Bioverfügbarkeit auf ca. 60% reduziert. **Ritonavir** ist ein potenter CYP3A4-Inhibitor, der außerdem CYP2D6, CYP2C9 und CYP2C10 hemmt. Die Rangordnung bezüglich der CYP3A4-Hemmung ist Ritonavir > (Indinavir = Amprenavir = Nelfinavir) > Saquinavir. Aufgrund der ausgeprägten Wechselwirkungen mit dem CYP-System bestehen zahlreiche Arzneistoff-Interaktionen, u. a. mit NNRTIs.

Die Resorption der Protease-Inhibitoren ist von der Nahrungsaufnahme abhängig. Die gleichzeitige Einnahme zu den Mahlzeiten erhöht die Bioverfügbarkeit von **Saquinavir** und **Nelfinavir** und reduziert die von Indinavir. **Amprenavir** wird nach oraler Einnahme gut resorbiert und weist eine im Vergleich zu den anderen Protease-Hemmern lange HWZ von 9,5 h auf. Die Ausscheidung der Protease-Inhibitoren erfolgt fast ausschließlich biliär (Tab. 13.21).

Lopinavir (Abb. 13.99) ist als fixe Kombination mit dem Proteasehemmer Ritonavir zugelassen. Ritonavir wird als starker CYP-Inhibitor in einer geringen Menge zugesetzt, um den Abbau von Lopinavir zu verhindern und so dessen Plasmaspiegel zu erhöhen. Für die HIV-Therapie werden Lopinavir/Ritonavir mit anderen antiretroviralen Wirkstoffen kombiniert.

13.6.7. Kombination von antiretroviralen Wirkstoffen (HAART)

Mit der Einführung der HIV-Protease-Inhibitoren hat sich die Strategie bei der Therapie von HIV-Infektionen grundsätzlich geändert. Die Kombination von Protease-Inhibitoren mit Reverse-Transkriptase-Inhibitoren, die als Highly Active Antiretroviral Therapy (HAART) bezeichnet wird, führt bei den Patienten zu einem z.T. drastischen Rückgang der Viruslast, was wiederum eine verminderte Resistenzentwicklung bedingt. Bei der HAART wird in der Regel ein Protease-Inhibitor mit zwei Reverse-Transkriptase-Inhibitoren kombiniert.

Erwähnenwert sind die bei der Langzeittherapie auftretenden Nebenwirkungen. Dazu gehören einerseits die Lipodystrophie und andererseits Pankreatitiden, periphere Neuropathien und Lipoatrophien, die auf die mitochondriale Toxizität der NRTIs zurückzuführen sind. Die mitochondriale Toxizität beruht auf der Störung der mitochondrialen DNA-Biosynthese durch Hemmung der DNA-Polymerase-γ durch NRTIs. Die Ursachen der Lipodystrophie, d.h. der Lipoatrophie im Gesicht, in den Gliedmaßen und im Gesäßbereich und der Fettakkumulation im Bauch- und Nackenbereich sind noch nicht vollständig geklärt. Die metabolischen Veränderungen der Lipodystrophie sind durch Hypertriglyceridämie, Hypercholesterolämie, niedriges HDL-Cholesterol und Insulin-Resistenz gekennzeichnet. Für die Ausbildung dieser Fettstoffwechselstörungen werden NRTIs und Protease-Hemmer verantwortlich gemacht. NRTIs verursachen in Adipozyten Lipolyse und Apoptose, was mit der mitochondrialen Toxizität dieser Wirkstoffe in Zusammenhang steht. Der Mechanismus der Induktion der Lipodystrophie durch Protease-Hemmer ist dagegen nicht geklärt. Man nimmt an, dass Protease-Inhibitoren in den Stoffwechsel oder die Biosynthese von Regulatoren der Lipid- und Adipozyten-Homöostase eingreifen.

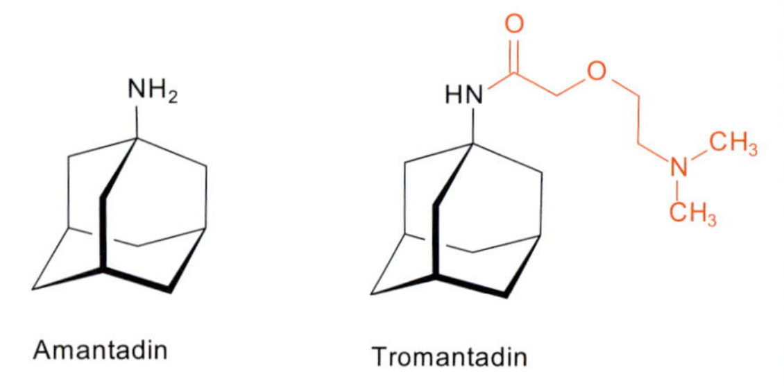

Abb. 13.100 Amantadin und Tromantadin

13.6.8 Hemmstoffe des Uncoating

Amantadin (Abb. 13.100) wird wegen seiner antagonistischen Wirkung am NMDA-Rezeptor zur symptomatischen Behandlung des Morbus Parkinson eingesetzt. Urspünglich wurde der Wirkstoff jedoch zur Grippe-Prophylaxe entwickelt. Es verhindert die als „Uncoating" bezeichnete Freisetzung viraler Bestandteile wie der genomischen RNA oder den Virusproteinen nach der Infektion der Zellen mit Influenza-A-Viren. Der Wirkstoff ist prophylaktisch gegen Infektionen mit Grippeviren, insbesondere der Untergruppe A2 wirksam, nicht jedoch bei Influenzaviren vom Typ B. Target von Amantadin ist das virale M2-Protein, welches auf der Virushülle lokalisiert ist und einen Protonenkanal darstellt. Der M2-Kanal vermittelt eine pH-Wert-Absenkung, die das Uncoating der Viren einleitet. Amantadin wird nach oraler Einnahme praktisch vollständig resorbiert. Die HWZ beträgt durchschnittlich 15 h, die Elimination erfolgt renal durch glomeruläre Filtration und tubuläre Sekretion (Tab. 13.21). **Tromantadin** (Abb. 13.100) wird ausschließlich als Dermatikum bei Infektionen mit Herpes-simplex-Viren vom Typ 1 und 2 eingesetzt.

13.6.9 Neuraminidase-Inhibitoren

Influenza-Viren vom Typ A und B benutzen ein Glykoprotein auf ihrer Oberfläche, das Hämagglutinin, um an den Sialinsäure-haltigen Rezeptor von Zellen zu binden.

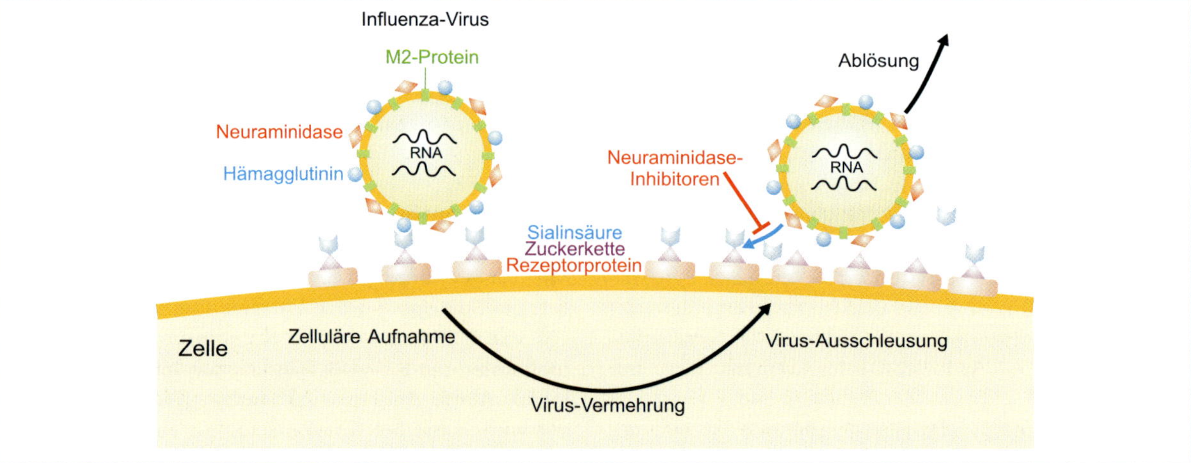

Abb. 13.101 Angriffspunkt von Neuraminidase-Inhibitoren

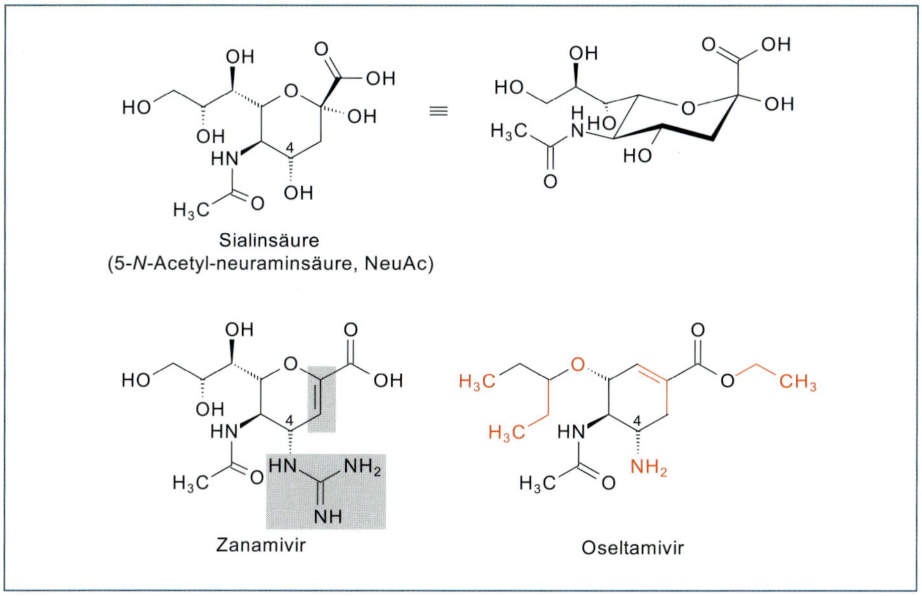

Abb. 13.102 Die Sialinsäure-Analoga Zanamivir und Oseltamivir

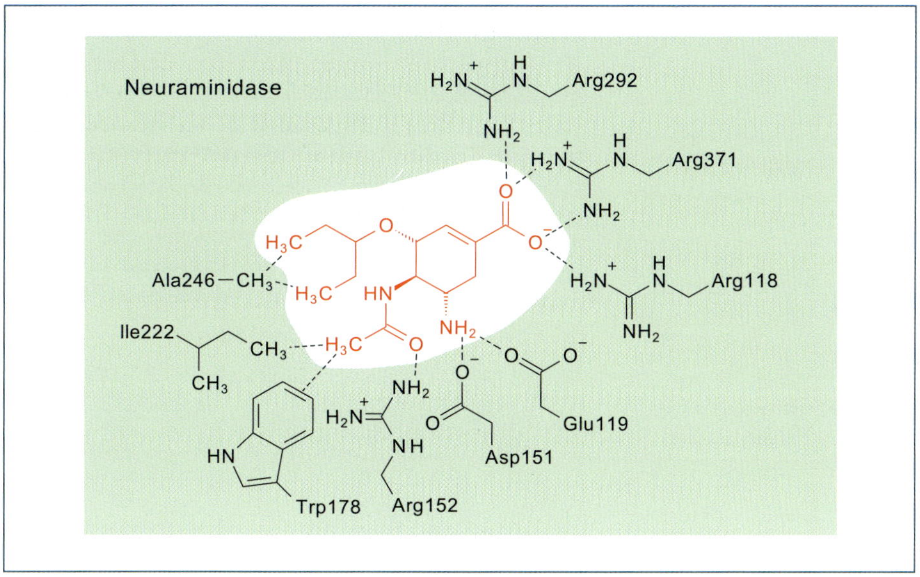

Abb. 13.103 Bindung von Oseltamivir an die Neuraminidase

13

Ein weiteres Glykoprotein, welches ebenfalls auf der Oberfläche der Viren lokalisiert ist, spaltet die terminale Sialinsäure vom der benachbarten Galactose oder Galactosamin ab und ermöglicht dem Virion auf diese Weise, die Zelle nach der Replikation zu verlassen und sich in den Atemwegen zu verbreiten (Abb. 13.101). **Zanamivir** und Oseltamivir sind kompetitive Neuraminidase-Inhibitoren, die eine enge strukturelle Verwandtschaft mit dem natürlichen Substrat, der Sialinsäure, aufweisen (Abb. 13.102). Im Zanamivir ist die 4-Hydroxygruppe der Sialinsäure durch einen Guanidin-Rest ersetzt, was die Affinität und Selektivität für die Neuraminidasen der Influenzaviren A und B stark erhöht. Nach längerer Anwendung kommt es zur Resistenzbildung, die einerseits auf Mutationen im Bereich der Sialinsäure-Bindungsstellen von Hämagglutinin beruhen, die zur Verringerung der Affinität für den zellulären Rezeptor führen. Andererseits führen Mutationen in der Neuraminidase, insbesondere an Glu119, zur Reduktion der Affinität des Enzyms für Zanamivir und Oseltamivir (Abb. 13.103). Die sehr polare, zwitterionische Struktur von Zanamivir ist für die geringe orale Bioverfügbarkeit verantwortlich und bedingt, dass der Wirkstoff inhalativ angewendet wird. Nach Inhalation von Zanamivir werden ungefähr 10 bis 20% der Dosis systemisch aufgenommen. Die maximalen Serumkonzentrationen werden innerhalb von 1 bis

2 h erreicht. Zanamivir wird unverändert renal ausgeschieden.

Oseltamivir (Abb. 13.102) ist ein Prodrug, das im Organismus schnell durch Esterasen zur freien Carbonsäure hydrolysiert wird. Der Wirkstoff unterscheidet sich mehrfach von Zanamivir. Der 5,6-Dihydro-pyranring wurde durch einen Cyclohexenring, die Guanidingruppe durch eine Amino-Funktion und die Glycerol-Seitenkette durch einen lipophilen Rest ersetzt. Die Aminofunktion interagiert wie die Guanidino-Funktion des Zanamivirs mit Glu119 und Asp151 (Abb. 13.103). Die lipophile Seitenkette füllt eine hydrophobe Tasche in der Nähe des aktiven Zentrums aus und soll zur hohen Affinität des Wirkstoffs gegenüber der Neuraminidase beitragen (Abb. 13.103). Da der aktive Metabolit, Oseltamivir-Carboxylat mit ca. 4% nur eine geringe orale Bioverfügbarkeit aufweist, wird er in Form des Ethylesters appliziert, der eine gute Bioverfügbarkeit nach oraler Gabe besitzt (Tab. 13.21).

Synopse

- Die meisten antiviralen Wirkstoffe greifen in den RNA- und DNA-Stoffwechsel ein und hemmen entsprechende Enzyme wie Reverse Transkriptasen oder virale DNA-Polymerasen.
- Wirkstoffe wie Aciclovir, Valaciclovir, Penciclovir, Famciclovir, Ganciclovir und Brivudin sind Prodrugs zur Behandlung von Infektionen mit Viren der Herpes-Familie, die durch die virale Thymidin-Kinase in entsprechende Monophosphate und durch zelluläre Kinasen in die Triphosphate überführt werden. Letztere stellen die eigentliche Wirkform dar.
- Durch die bevorzugte Bioaktivierung der o. g. Wirkstoffe in Herpesvirus-infizierten Zellen durch virale Kinasen erhält man eine gewisse Selektivität.
- Die Triphosphate von Aciclovir und verwandten Wirkstoffen werden von den viralen DNA-Polymerasen als „falsche" Substrate akzeptiert und induzieren einen Kettenabbruch.
- HIV-RT-Inhibitoren lassen sich in nucleosidische (NRTI) und nicht nucleosidische (NNRTI) Wirkstoffe unterteilen.
- Die meisten der NRTIs stellen Pyrimidin-Analoge dar. Wegen der fehlenden 3′-OH-Funktion bei der Zuckerkomponente führt der Einbau der NRTIs in den DNA-Strang zum Kettenabbruch.
- NNRTIs binden an eine hydrophobe Tasche der Reversen Transkriptase, die durch Verschieben eines Polypeptidsegments entsteht, welches die Domänen, die als „Handfläche" und „Daumen" bezeichnet werden, verbindet.
- Da die Bindungstasche nur in der Reversen Transkriptase von HIV-1, nicht jedoch im entsprechenden Enzym von HIV-2 existiert, können NNRTIs nur bei HIV-1-Infektionen angewendet werden.
- Die HIV-Protease ist eine Aspartat-Protease, welche virale Polypeptide in die einzelnen funktionellen Proteine spaltet. Die Blockade der HIV-Protease verhindert die Entstehung infektiöser Virionen.
- Die therapeutisch eingesetzten HIV-Protease-Inhibitoren sind Peptidomimetika, die Hydroxyethylen als nicht hydrolysierbaren Ersatz für die Peptidbindung enthalten. Hydroxyethylen-Derivate imitieren den tetraedrischen Zwischenzustand, der durch den nucleophilen Angriff des Wassers an der Carbonylfunktion der Peptidbindung entsteht.
- Bei der Highly Active Antiretroviral Therapy (HAART) wird in der Regel ein Protease-Inhibitor mit zwei Reverse-Transkriptase-Inhibitoren kombiniert.
- Nebenwirkungen bei der HAART sind die Lipodystrophie und Pankreatitiden, periphere Neuropathien und Lipoatrophien, die teilweise auf die mitochondriale Toxizität der NRTIs zurückzuführen sind.
- Für die Ausbildung der Fettstoffwechselstörungen wie der Lipodystrophie werden sowohl NRTIs als auch Protease-Hemmer verantwortlich gemacht.
- Neuraminidase-Inhibitoren wie Zanamivir werden bei Infektionen mit Grippeviren eingesetzt.
- Zanamivir und Oseltamivir weisen eine enge strukturelle Verwandtschaft mit dem natürlichen Substrat der Neuraminidase, der Sialinsäure, auf.
- Zanamivir wird aufgrund seiner geringen oralen Bioverfügbarkeit inhalativ angewendet, Oseltamivir kann oral gegeben werden.

Literatur

Antibiotika

Ambler, R.P. (1980): The structure of beta-lactamases. *Philos Trans R Soc Lond B Biol Sci* **289**, 321–331

Bahal, N. und Nahata, M.C. (1992): The new macrolide antibiotics: azithromycin, clarithromycin, dirithromycin, and roxithromycin, *Ann Pharmacother* **26**, 46–55

Bonfiglio, G. et al. (2002): Recent developments in carbapenems, *Exp Opin Investig Drugs* **11**, 529–544

Brodersen, D.E. et al. (2000): The structural basis for the action of the antibiotics tetracycline, pactamycin, and hygromycin B on the 30S ribosomal subunit, *Cell* **103**, 1143–1154

Bush, K., Jacoby, G.A. und Medeiros, A.A. (1995): A functional classification scheme for beta-lactamases and its correlation with molecular structure. *Antimicrob Agents Chemother* **39**, 1211–1233

Carter, A.P. et al. (2000): Functional insights from the structure of the 30S ribosomal subunit and its interactions with antibiotics, *Nature* **407**, 340–348

Champoux, J.J. (2001): DNA topoisomerases: structure, function, and mechanism, *Annu Rev Biochem* **70**, 369–413

de la Pena, A. und Derendorf, H. (1999): Pharmacokinetic properties of β-lactamase inhibitors, *Int J Clin Pharmacol Ther* **37**, 63–75

Donowitz, G.R. und Mandell, G.L. (1988a): Beta-Lactam antibiotics (1), *New Engl J Med* **318**, 419–426

Donowitz, G.R. und Mandell, G.L. (1988b): Drug therapy. Beta-lactam antibiotics (2), *New Engl J Med* **318**, 490–500

Douthwaite, S. (2001): Structure-activity relationships of ketolides vs. macrolides, *Clin Microbiol Infect* **7**, 11–17

Drlica, K. (1999): Mechanism of fluoroquinolone action, *Curr Opin Microbiol* **2**, 504–508

Kwok, Y. et al. (1999): Structural insight into a quinolone-topoisomerase II-DNA complex. Further evidence for a 2:2 quinobenzoxazine-Mg^{2+} self-assembly model formed in the presence of topoisomerase II, *J Biol Chem* **274**, 17226–17235

Loll, P.J. und Axelsen, P.H. (2000): The structural biology of molecular recognition by vancomycin, *Annu Rev Biophys Biomol Struct* **29**, 265–289

Ming, L.J. und Epperson, J.D. (2002): Metal binding and structure-activity relationship of the metalloantibiotic peptide bacitracin, *J Inorg Biochem* **91**, 46–58

Mingeot-Leclercq, M.P. et al. (1999): Aminoglycosides: activity and resistance, *Antimicrob Agents Chemother* **43**, 727–737

Mitsuhashi, S. und Inoue, M. (1981): Mechanism of bacterial drug resistance. *Nippon Rinsho* **39**, 19–25

Mouton, J.W. et al. (2000): Comparative pharmacokinetics of the carbapenems: clinical implications, *Clin Pharmacokinet* **39**, 185–201

Radl, S. (1990): Structure-activity relationships in DNA gyrase inhibitors, *Pharmacol Ther* **48**, 1–17

Schlünzen, F. et al. (2001): Structural basis for the interaction of antibiotics with the peptidyl transferase centre in eubacteria, *Nature* **413**, 814–821

Strahlmann, R. und Höffler, D. (2000): Unerwünschte Wirkungen und Risiken von Fluorchinolonen, *Deutsches Ärzteblatt* **97**, A3022-A3026

Theuretzbacher, U. (1998): Beta-Lactamasen und Beta-Lactamase-Inhibitoren, *Chemother J* **7**, 136–142

Tocher, J.H. und Edwards, D.I. (1994): Evidence for the direct interaction of reduced metronidazole derivatives with DNA bases, *Biochem Pharmacol* **48**, 1089–1094

Weltzien, H.-U. und Padovan, E. (1998): Molecular features of penicillin allergy, *J Invest Dermatol* **110**, 203–206

Antimykobakterielle Wirkstoffe

Blanchard, J.S. (1996): Molecular mechanisms of drug resistance in Mycobacterium tuberculosis, *Annu Rev Biochem* **65**, 215–239

Rozwarski, D.A. et al. (1998): Modification of the NADH of the isoniazid target (InhA) from Mycobacterium tuberculosis, *Science* **279**, 98–102

Slayden, R.A. und Barry, C.E. (2000): The genetics and biochemistry of isoniazid resistance in Mycobakterium tuberculosis, *Microbes Infect* **2**, 659–669

Telenti, A. et al. (1997): The emb operon, a gene cluster of mycobakterium tuberculosis involved in resistance to ethambutol, *Nature Med* **3**, 567–570

Zimhony, O. et al. (2000): Pyrazinamide inhibits the eukaryotic-like fatty acid synthase I (FASI) of Mycobakterium tuberculosis, *Nature Med* **6**, 1043–1047

Antimykotika

Arikan, S. und Rex, J.H. (2002): Expert Opinion, Emerging Drugs **7**, (1) (Ashley Publications)

Bracher, F. (2003): Wirkstoffe und Wirkprinzipien, Pharmuz **32**, 118–123

Schäfer-Korting, M. und Holzgrabe U. (2003): Neue Antimykotika, *Pharm Unserer Zeit* **32**, 134–156

Hof, H. (2003): Pathogene Pilze, Pharmuz **32**, 96–103

Marschhäuser, J. (2003): Resistenzen und Resistenzmechanismen, *Pharm Unserer Zeit* **32**, 124–128

Antivirale Wirkstoffe

Balfour, H.H. Jr. (1999): Antiviral drugs, *N Engl J Med* **340**, 1255–68

Barry, M. et al. (1999): Pharmacokinetics and potential interactions amongst antiretroviral agents used to treat patients with HIV infection, *Clin Pharmacokinet* **36**, 289–304

Carr, A. (2003): Toxicity of antiretroviral therapy and implications for drug development, *Nature Rev Drug Disc* **2**, 624–634

Challand, R. und Young, R.J. (1997): *Antiviral Chemotherapy.* Biochemical and Medicinal Chemistry Series, J. Mann (ed.), Spektrum Academic Publishers, Oxford

Cianci, C. und Krystal, M. (1998): Development of antivirals against influenza, *Exp Opin Invest Drugs* **7**, 149–165

Coen, D.M. und Schaffer, P.A. (2003): Antiherpesvirus drugs: a promising spectrum of new drugs and drug targets, *Nat Rev Drug Discov* **2**, 278–288

De Clercq, E. (2001): Antiviral drugs: current state of the art, *J Clin Virol* **22**, 73–89

De Clercq, E. (2002): Strategies in the design of antiviral drugs, *Nat Rev Drug Discov* **1**, 13–25

Flexner, C. (1998): HIV-protease inhibitors, *N Engl J Med* **338**, 1281–1292

Miller, V. (2001): International perspectives on antiretroviral resistance. Resistance to protease inhibitors, *J Acquir Immune Defic Syndr* **26 Suppl 1**, S34–S50

Williams, G.C. und Sinko, P.J. (1999): Oral absorption of the HIV protease inhibitors: a current update, *Adv Drug Deliv Rev* **39**, 211–238

Anhang

Therapeutische und toxische Plasmakonzentrationen von Arzneistoffen

Sofern keine weiteren Quellen angegeben sind, beruhen die Angaben auf M. Schulz, A. Schmoldt, *Pharmazie,* **58** (2003) 447–474, den darin aufgeführten Referenzen und der ABDA-Datenbank. Die Autoren übernehmen keine Gewähr für die Richtigkeit der Angaben. Vor Anwendung eines Arzneimittels sind die entsprechenden Daten anhand der Herstellerangaben zu überprüfen. Die **fett** gedruckten Kapitelnummern verweisen auf Hauptfundstellen.

Wirkstoff	Plasmakonzentration (µg/ml)			Kapitel	Bemerkungen
	therapeutisch	toxisch	komatös/letal		
Abacavir	1,04–1,62; 0,02–0,28[1]			13	[1] Der IC_{50}-Wert liegt bei 1,04 µg/ml bis 1,62 µg/ml bei HIV-1 IIIB. Der IC_{50}-Wert bei HIV-1 BaL liegt bei 0,02 µg/ml bis 0,28 µg/ml
Acarbose	0,0066–0,009			10	
Acebutolol	0,2–2		15–20	6	
Aceclofenac	0,4–2			8	
Acemetacin	siehe Indometacin			1, **8**	
Acetazolamid	10–20[1]	25–30		6	[1] bei Glaukom 4–5 µg/ml
Acetyldigoxin[1]	0,0005–0,0008	0,0025–0,003	0,005	6	[1] als Digoxin
Acetylsalicylsäure (ASS, ASA)[1]	20–200	300–350	(400–) 500	8	[1] als Salicylsäure
Aciclovir	(0,4–0,63) 0,5–1,5[1]			13	[1] mittlere Steady-state-Konzentration; C_{max}: 5–15 µg/ml
Acipimox	2,56–8,38[1]; 0,10–0,34[2]; 0,11–1,19[3]			10	[1] C_{max} oral; [2] C_{max} *N*-Deoxy-Metabolit nach Einzeldosis; [3] C_{max} *N*-Deoxy-Metabolit nach Mehrfachdosis (*Therapie* 1993, **48**(1), 23–26)
Acitretin	ca. 0,01–0,05[1]			8	[1] Plasmakonzentrationen des Hauptmetaboliten 13-*cis*-Acitretin sind gewöhnlich höher
Adefovir-Dipivoxil	0,0167[1]			13	[1] C_{max} nach Einzeldosis von 10 mg
Albendazol	0,5–1,5[1]			13	[1] als Albendazolsulfoxid (aktiver Metabolit)
Alcuronium	0,3–3			3	
Alendronat	<0,005			7	
Alfacalcidol	0,000061[1]			7, 8	[1] C_{max} nach peroraler Gabe von 1 µg
Alfentanil	0,03–0,6			1, **4**	
Alfuzosin	0,003–0,06			3	
Alimemazin	0,05–0,4	0,5	1–3,2	3	
Allopurinol	2–19			**8**, 12	
Almotriptan	0,0495[1]			3	[1] C_{max}
Alprazolam	0,005–0,05 (–0,08)[1]	0,1–0,4		1, **3**	[1] die orale Gabe von 1 mg Alprazolam/Tag führt zu einer Plasmakonzentration von 10 ng/ml
Alprenolol[1]	0,025–0,14	1–2	40–48	6	[1] man unterscheidet schnelle und langsame Metabolisierer (genetischer Polymorphismus)
Amantadin	0,2–0,6 (–1)	1; 2,4[1]	21[1]	3, 13	[1] Fallbericht

Wirkstoff	Plasmakonzentration (µg/ml)			Kapitel	Bemerkungen
	therapeutisch	toxisch	komatös/letal		
Ambroxol	0,030–0,040[1]			5	[1] als therapeutische Plasmakonzentrationen für die mukolytische Wirkung werden 30–40 ng/ml angenommen, zur Stimulation der Surfactant-Produktion scheinen bedeutend höhere Plasmaspiegel erforderlich zu sein
Ameziniummetilsulfat	0,031–0,061[1]			3	[1] C_{max} (*Arzneimittelforschung* 1981, **31** (9), 1653–1657)
Amifostin[1]	42,844[1]; 7,498[2]			12	[1] C_{max} nach einer 15-minütigen Amifostin-Infusion von 910 mg/m^2 Körperoberfläche und [2] C_{max} von (2-[(3-Aminopropyl)-amino]-ethanthiol), 6 min nach der i.v.-Gabe liegen nur noch 10% der verabreichten Dosis im Plasma vor
Amikacin	10–25[1]	30		13	[1] C_{max}: 20–30 µg/ml
Amilorid	0,0206 ± 0,01[1]			6	[1] C_{max} nach oraler Gabe (*Pharmacotherapy* 1997, **17** (2) 263–270)
Aminoglutethimid	0,5–25			7, 12	
5-Aminosalicylsäure (5-AS, 5-ASA)	siehe Mesalazin			8	
Amiodaron	(0,5–) 1–2 (–2,5)[1]	2,5–3		1, 6	[1] aktiver Metabolit *N*-Desethylamiodaron (HWZ 57–64 Tage), der ähnliche Plasmakonzentrationen wie die Muttersubstanz erreicht
Amisulprid	–0,4			3	
Amitriptylin[1, 2]	0,05–0,3	0,5–0,6	1,5–2	1, **3**	[1] aktiver Metabolit Nortriptylin (siehe da) und Amitriptylin oxid; [2] schnelle und langsame Metabolisierer (genetischer Polymorphismus)
Amlodipin	0,005–0,015 (0,003–0,011)	0,088[1, 2]	0,1–0,2[1]	1, **6**	[1] Fallbericht; [2] ca. 2,5 h nach Einnahme von 50–100 mg Amlodipinbesilat mit Ethanol
Amoxicillin	0,5–1 (5–15)			1, 13	
Amphetamin	0,02–0,1	0,2	0,5–1	3	
Amphotericin B	(0,1–) 0,2–3	(3–) 5–10		13	
Ampicillin	0,02–2 (2–20)			1, 13	
Amprenavir	5,36(0,92–9,81) 0,28(0,12–0,51)[1]			13	[1] mittlere Steady-state-Konzentration
Amrinon	1–2(–4)			6	
Amsacrin	0,1–0,5 (0,15–5,5)			12	
Anastrozol	0,0094 ± 0,00359[1] 0,037 ± 0,0152[2]			7, 12	[1] C_{max}; [2] mittlere Steady-state-Konzentration (*Biomed Chromatogr*, 2002 **16** (6), 400–403)
Apomorphin	0,002–0,02[1]			3, 6, 11	[1] bei Morbus Parkinson (ca. 15–50 pmol/ml)
Apraclonidin	0,0005–0,0009 (–0,0014)[1]	0,0029[2]		3	[1] bei dreimaliger täglicher lokaler Gabe von Apraclonidinhydrochlorid-Lösung 5 mg/ml an beiden Augen, [2] Fallbericht

Wirkstoff	Plasmakonzentration (µg/ml)			Kapitel	Bemerkungen
	therapeutisch	toxisch	komatös/letal		
Arsentrioxid	0,997–1,25[1]			12	[1] C_{max} (*Blood*, 1997, **89**(9), 3354–3360)
Articain	<1,5–2 (?)			4	
Ascorbinsäure (Vitamin C)	4–15			9	
Astemizol	0,002–0,05[1]	14[2]		1	[1] Astemizol plus Desmethylastemizol; [2] Fallbericht
Atenolol	0,1–1 (–2)[1]	2–3	27[2]	6	[1] als Antihypertensivum: 0,2–0,45 µg/ml; bei koronarer Herzkrankheit und Arrhythmien: 0,3–0,8 µg/ml; [2] Fallbericht
Atorvastatin				1, **10**	
Atovaquon	13,9±6,9 (> 15)			13	
Atracurium(besilat)	0,1–0,5 (–5)			3	
Atropin	0,002–0,025[1]	0,03–0,1	0,2	3	[1] ca. 0,02 µg/ml bei Vergiftungen mit Organophosphatester in Abhängigkeit der klinischen Symptome
Auranofin	0,025–(0,6)[1]			8	[1] nach oraler 6 mg-Dosis: C_{max} = 0,025 µg/ml; Auranofin-Dosis von 6 mg/d: Nach etwa 10 Wochen Steady-state-Goldspiegel von etwa 0,6 µg/ml
Aurothiomalat	4–8[1]; 3–5[2]			8	[1] C_{max}; [2] C_{max} bei wiederholter Gabe (Steady-state)
Azapropazon	40–80			8	
Azathioprin[1]	–2			8	[1] aktiver Metabolit 6-Mercaptopurin (HWZ: 1–1,5 h)
Azelainsäure	0,02–0,08[1]			8	[1] die endogene Plasmakonzentration beträgt in Abhängigkeit von der Nahrungsaufnahme 20–80 ng/ml; an diesen Werten ist nach therapeutischer Anwendung kein signifikanter Unterschied zu beobachten
Azelastin	0,002–0,003 (–0,01)			3	
Azidocillin	6,5–8[1]; 12,4[2]; 18,5[3]			13	[1] C_{max}: Dosis 750 mg (Tabletten) [2] Dosis 750 mg als Suspension; [3] i.m.-Gabe (*Arzneimittelforschung*, 1980, **30** (12), 2185–2191)
Azithromycin	ca. 0,04–1			13	
Aztreonam	1–10 (50–250)			13	
Baclofen	0,08–0,4 (–0,6)	1,1–3,5	6–9,6	3	
Bambuterol	siehe Terbutalin			3	
Bamipin				3	
Beclometason	0,0021[1]; 0,0011[2]			8	[1] C_{max} nach Inhalation von 4 Sprühstößen Beclomethason-17,21-dipropionat suspendiert in Hydrofluoroalkan; [2] C_{max} nach Inhalation von 4 Sprühstößen Beclomethason-17,21-dipropionat suspendiert in Chlorofluorocarbon

Wirkstoff	Plasmakonzentration (µg/ml)			Kapitel	Bemerkungen
	therapeutisch	toxisch	komatös/letal		
Bemetizid[1]	siehe Triamteren			6	[1] nur kombiniert mit Triamteren
Benazepril(at)	495 pmol/l; 970 pmol/l[1]			6	[1] C_{max}, Dosis 10 mg; 20 mg
Bendroflumethiazid	0,015; 0,027; 0,045[1]			6	[1] C_{max} nach Gaben von 2,5; 5; 10 mg (*Eur J Clin Pharmacol*, 1982, **21**(4), 315–323)
Benperidol	ca. –0,002			3	
Benserazid	siehe Levodopa			3	
Benzatropin	0,01–0,18	0,05	0,2–0,7	3	
Benzbromaron	2–10			6, **8**	
Benzylpenicillin	1,2–12			13	
Betamethason	0,083–0,115[1]; 0,0002[2]				[1] bei Applikation von 10,6 mg i.v. [2] bei Applikation von 25 µg am Auge
Betaxolol	0,005–0,05		36[1]	6	[1] Fallbericht
Bezafibrat	–15			10	
Bicalutamid	1,5–17,5 (–25)[1]			7, 12	[1] als *R*-Enantiomer
Bifonazol	0,00157[1]; 0,0034–0,008[2]			13	[1] C_{max} nach topischer Applikation auf gesunder Haut; [2] C_{max} nach topischer Applikation auf entzündeter Haut
Biperiden	0,05–0,1		0,25[1]	3	[1] Fallbericht
Bisoprolol	0,01–0,1			6	
Bleomycin	1–10			12	
Bopindolol	0,001–0,015[1]			6	[1] Hydrolyseprodukt
Brimonidin	0,06 ng/ml			3	mittlere C_{max} nach zweimal täglicher okularer Anwendung einer 0,2%igen Brominidintartratlösung über 10 Tage; nach mehrfachem Einträufeln (2-mal täglich über 10 Tage) erfolgt leichte Akkumulation
Brivudin	1,2[1]; 1,755[2]			13	[1] C_{max} nach einmaliger Nüchterngabe von 125 mg Brivudin; [2] nach wiederholter Gabe von täglich 2-mal 125 mg Brivudin über 5 Tage
Bromazepam	(0,05–) 0,08–0,2	0,3–0,4	(1–) 2	3	
Bromhexin	0,021–0,024[1]			5	C_{max} nach oraler Gabe von 24 mg
Bromocriptin	0,004–0,006[1]			3	C_{max} nach oraler Gabe von 2,5 mg
Bromperidol	0,001–0,02			3	
Brompheniramine	0,005–0,015	0,2[1]		3	[1] Fallbericht
Brotizolam	0,001–0,02		10[1]	3	[1] Fallbericht
Budesonid	1,2 nmol/l[1]; 0,99 nmol/l[2]; 5–10 nmol/l[3]; 3 nmol/l[4]			8	[1] C_{max} nach inhalativer Gabe; [2] C_{max} nach intranasaler Applikation von 400 µg; [3] C_{max} nach oraler Gabe; [4] C_{max} nach rektaler Gabe von 2 mg
Budipin	ca. 0,1–0,3			3	
Buflomedil	ca. 0,2–0,5 (–1,0)	15–25	25–50; 275[1]	6	[1] Fallbericht

Wirkstoff	Plasmakonzentration (µg/ml)			Kapitel	Bemerkungen
	therapeutisch	toxisch	komatös/letal		
Bumetanid	0,04–0,08[1]			6	[1] Es existiert keine Korrelation zwischen der Plasmakonzentration und dem diuretischen Effekt, für die Ödemausschwemmung werden Plasmakonzentrationen von 40–80 ng/ml angegeben,
Bunazosin	0,010 ± 0,0038[1]: 0,0054–0,0061[2]			3	[1] C_{max} nach oraler Gabe von 6 mg retardierter Zubereitung; [2] C_{max}: Jüngere Erwachsene
Bunitrolol	0,001–0,015			6	
Bupivacain	(0,25–) 0,5–1,5 (–2)	2–4		4	
Bupranolol	–[1]			6	[1] therapeutische Konzentration unterhalb der Nachweisgrenze
Buprenorphin	0,0005–0,005 (–0,01)	0,2 (?)	1,1[1]; 4–13	4	[1] Fallbericht
Buspiron	0,001–0,004 (–0,01)			3	
Cabergolin	37 ± 8 pg/ml[1]; 101 ± 43 pg/ml[2]; 44–54 pg/ml[3]			3	[1] C_{max} nach einmaliger Dosis; [2] nach mehrmaliger Dosis über 4 Wochen; [3] nach 1 mg p.o.
Caffeine (Coffein)	(2–) 4–10	15–20	180	1, **3**	
Calcifediol	0,01–0,05			7, 8	
Calcitriol	0,025–0,040[1]			8	[1] Pro Tag werden endogen von den Nieren ca. 0,3–1 µg Calcitriol gebildet
Candesartan	0,08–0,18			1, **6**	
Captopril	0,05–0,5 (–1)	5–6	60	6	
Carazolol[1]	–0,015			6	[1] aktiver Metabolit
Carbamazepin[1]	2–8 (4–12)	10	20	1, 3	[1] Plasmakonzentration des aktiven Metaboliten Carbamazepin-10,11-epoxid: 0,2–2 µg/ml
Carbimazol[1]	0,5–3,4[1]			7	[1] als aktiver Metabolit Methimazol
Carbinoxamin	ca. 0,02–0,04			3	
Carbocistein	5–6[1]; 13[2]			5	[1] C_{max} nach 750 mg; [2] nach 1500 mg
Carboplatin	10–25			12	
Carisoprodol	10–30	40	50[1, 2]	3	[1] Fallbericht; [2] Carisoprodol und Meprobamat
β-Carotin; Betakarotin	4–6			9	
Carteolol	0,01–0,1			6	
Carvedilol	ca. 0,02–0,15 (–0,3)			1, **6**	
Caspofungin	2			13	
Cefaclor	13–35 (i.v. –900)			13	
Cefadroxil	24–39[1]; 14[2]			13	[1] C_{max} nach oraler Gabe von 1000 mg; [2] C_{max} bei 500 mg
Cefalexin	–65			13	

Wirkstoff	Plasmakonzentration (µg/ml)			Kapitel	Bemerkungen
	therapeutisch	toxisch	komatös/letal		
Cefazolin	–150			13	
Cefditorenpivoxil	1,44±0,25; 2,46±0,56; 3,82±0,77[1]; 2,72±0,39[2]			13	[1] C_{max} bei oraler Gabe von 100, 200, 300 mg, nüchtern; [2] C_{max} bei oraler Gabe von 200 mg nach dem Essen
Cefepim	>2 µg/ml			13	
Cefixim	2,5–4,9[1]; 1,49–3,25[2]			13	[1] C_{max} nach oraler Gabe von 400 mg; [2] Gabe von 200 mg
Cefotaxim	0,5–2 (10–50, i.v. –225)			13	
Cefotiam	–150			13	
Cefoxitin	–150			13	
Cefpodoximproxetil	1–2,5			13	
Ceftazidim	20–40 (50–200)			13	
Ceftibuten	ca. 3–20			13	
Ceftriaxon	15–75			13	
Cefuroxim(axetil)	0,5–1 (–180); 7–59[1]			13	[1] Steady-state-Konzentration 21,6±14,2 µg/ml (mean±SD) bei Dauerinfusion von 3 g (1,1–2,2 mg/kg h) in 24 h
Celecoxib	0,705[1]			1, **8**	[1]mittlere C_{max} bei Einzeldosis von 200 mg
Celiprolol	0,05–0,5			6	
Cerivastatin	0,002–0,04			10	
Cetirizin	ca. 0,02–0,3	2–5		3	
Chinidin[1]	1–5	6–10	10–15	1, 6	[1] schnelle und langsame Metabolisierer (genetischer Polymorphismus)
Chinin	1–7	10		13	
Chloralhydrat[1]	1,5–15	40–50	60–100	3	[1] jeweils als Trichlorethanol
Chlorambucil	0,15–0,3 (–1,0)			12	
Chloramphenicol	5–10 (–15)	25		13	
C(h)lorazepat[1]	siehe Nordazepam			1, 3	[1] aktiver Metabolit Desmethyldiazepam = Nordazepam
Chlordiazepoxid[1]	0,4–3	3,5–10	20	3	[1] aktiver Metabolit Desmethyldiazepam = Nordazepam (siehe Tabelle)
Chloroquin	0,02–0,5	1	3	8, 13	
Chlorothiazid	ca. 6			6	
Chlorpromazin[1]	0,03–0,1 (–0,5)	1–2	3–4	3	[1] inter- und intraindividuell stark variable Kinetik
Chlorpropamid	30–150	200–750		10	
Chlorprothixen	0,02–0,2	0,4	0,8	3	
Chlortalidon	0,15–0,3 (–1,4)	ca. 2		6	
Chlortetracyclin	1–5 (–10)	30		13	
Ciclesonid	ca. 0,0008			8	
Cicletanin	ca. 1–2			6	
Ciclopirox	0,012[1]; 0,0002–0,00023[2]			13	[1] C_{max} nach dermaler Applikation; [2] nach intravaginaler Applikation

Wirkstoff	Plasmakonzentration (µg/ml)			Kapitel	Bemerkungen
	therapeutisch	toxisch	komatös/letal		
Cidofovir	19,6[1]			13	[1] durchschnittliche Serumkonzentration am Ende einer einstündigen Infusion von 5 mg/kg zusammen mit Probenecid; ohne Probenecid-Applikation werden geringere Werte ermittelt
Cilomilast[1]	0,461[1]; 1,042[2]; 0,248±0,054–2,01±0,302[3]; 0,281±0,049–2,66±0,525[4]			8	[1] C_{max}: Dosis 4 mg i.v. [2] Dosis 10 mg oral; [3] C_{max} Einmaldosis 2–20 mg; [4] C_{max}, Steady-state, Dosis 2–15 mg
Cimetidin	0,25–3 (0,75–4)	30–50	110[1]	1, 3, 11	[1] Fallbericht
Ciprofloxacin	2,5–4	11,5[1]		1, 13	[1] Fallbericht
Cisaprid	0,04–0,08			3, 11	
Citalopram	ca. 0,01–0,2		5–6	1, 3	
Cladribin	ca. 0,006			12	
Clarithromycin	ca. 0,2–2			1, 13	
Clavulansäure				13	kombiniert mit Amoxicillin
Clenbuterol	0,0003–0,0006	0,003[1]		3	[1] Fallbericht
Clindamycin	ca. 0,5			13	
Clobazam[1]	0,1–0,4			3	[1] aktiver Metabolit Desmethylclobazam
Clobutinol	ca. 0,05–0,2			5	
Clodronsäure	0,415[1]			7	[1] C_{max} bei einer Dosis von 1600 mg/d
Clofibrat	50–250			10	
Clomifen	0,0075 Zuclomifen, 0,0042 Enclomifen[1]			7, 12	[1] C_{max} nach einmaliger Einnahme von 50 mg Clomifen
Clomipramin[1, 2]	(0,02–) 0,09–0,25 (–0,4)[2]	0,4–0,6	1–2	1, 3	[1] schnelle und langsame Metabolisierer (genetischer Polymorphismus); [2] aktiver Metabolit *N*-Desmethylclomipramin
Clonazepam	(0,004–) 0,01–0,08	0,1		3	
Clonidin	0,001–0,002 (–0,004)	0,025–0,05 (0,009[1])	0,23[1]	1, 3	[1] Fallbericht
Clopenthixol	0,002–0,015	0,05–0,1		3	
Cloprednol	ca. 0,03[1]; ca. 0,2[2]			8	[1] C_{max} bei Gaben von 2 mg[1]; 12,5 mg[2]
Clotiazepam	0,1–0,7			3	
Clotrimazol	0,2–0,35 µg/ml			13	mittlere Steady-state-Konzentration bei einer Gabe von 100 mg/kg/d in wiederholten Dosen
Clozapin[1]	(0,1–) 0,3–0,6	0,6–1 (9,5[2])	1,2[2]; 2[2]; 5,2[2]	1, 3	[1] Verhältnis Clozapin/aktiver Metabolit *N*-Desmethylclozapin 1,0 bis 2,5; [2] Fallbericht
Cobalamine	siehe Cyanocobalamin			9	
Cocain	0,05–0,3	0,5–1	4	4	
Codein[1]	0,03–0,25	0,5–1	1,8	1, **4**, 5	[1] schnelle und langsame Metabolisierer (genetischer Polymorphismus)
Coffein(e)	siehe Caffeine			1, **3**	

Wirkstoff	Plasmakonzentration (µg/ml)			Kapitel	Bemerkungen
	therapeutisch	toxisch	komatös/letal		
Colchicin	0,0003–0,0025	0,005	0,024[1]	8	[1] Fallbericht
Colecalciferol (Vitamin D_3)	12,5–35[1]			7	[1] physiologische Plasmakonzentration
Colistin	1–5			13	
Cortisol (Hydrocortison)	0,73–0,80[1]; 1,32; 2,31; 6,3[2]			8	[1] i.m. C_{max}; [2] i.v. C_{max} nach 100; 200; 400 mg/kg
Cotrimoxazol	siehe Sulfamethoxazol und Trimethoprim			13	
Cyanid	–[1]	0,5	1–3	(6)	[1] „normal" 0,001–0,006; Raucher 0,005–0,012 (–0,15) µg/ml
Cyanocobalamin	0,0002–0,0009[1]			9	[1] Plasma-Spiegel unter 100 pg/ml führen zu megaloblastischer Anämie und/oder neurologischen Schäden
Cyclophosphamid	10–25			1, 12	
Cyclosporin A (CsA)	<0,1; 0,15–0,25	0,3–0,4[1]		1, **8**	[1] nephrotoxisch
Cyproheptadin	ca. –0,05		0,47[1]	3	[1] Fallbericht
Cyproteron(acetat)	0,075[1]; 0,140[2]; 0,180[3]			7, 12	[1] C_{max} nach peroraler Gabe von 10 mg; [2] 50 mg; [3] i.m. Gabe von 300 mg (Depotform)
Cytarabin	0,05–0,5			12	
Dacarbazin	ca. 8[1]			12	[1] C_{max}
Dantrolen	(0,1–) 0,4–1,5 (–3)			3	
Dapson[1]	0,5–2	10	18[2]	13	[1] schnelle (extensive) und langsame (defiziente) Metabolisierer (genetischer Polymorphismus); [2] Fallbericht
Daunorubicin	0,40[1]; 44[2]			12	[1] C_{max} (80 mg/m^2 i.v.); [2] C_{max} (80 mg/m^2 i.v., Liposomen-Formulierung)
Desipramin[1, 2]	0,01–0,5 (0,12–0,25)	0,5–1	3	1, 3	[1] schnelle (extensive) und langsame (poor) Metabolisierer (genetischer Polymorphismus); [2] aktiver Metabolit 2-Hydroxydesipramin ist in Patienten mit eingeschränkter Nierenfunktion mehrfach erhöht
Desloratadin	0,002–0,008[1]			3	[1] mittlere Steady-state-Konzentration
Desmopressin	0,00001; 0,00003[1] – 0,0004[2]			6	[1] C_{max} nach oraler Gabe von 0,1 mg; 0,2 mg; [2] C_{max} nach intranasaler Gabe von 0,3 mg
Desogestrel	5,840±1,667 pg/ml[1]			7	[1] C_{max} des aktiven Metaboliten 3-Keto-Desogestrel im Steady-state (nach mindestens 19 Tagen)
Detajmiumhydrogentartrat	0,024±0,0086[1] 0,561±0172[2]			6	[1] C_{max} nach oraler Gabe von 100 mg; [2] C_{max} nach 25 mg i.v.
Dexamethason	ca. 0,05–0,265[1]			8	[1] Steady-state-Konzentration in Kindern nach i.v.-Gabe von 0,3 mg/kg
Dexchlorpheniramin[1]				3	[1] Dexchlorpheniramin ist das rechtsdrehende Enantiomer des racemischen Chlorphenamins

Wirkstoff	Plasmakonzentration (µg/ml)			Kapitel	Bemerkungen
	therapeutisch	toxisch	komatös/letal		
Dextromethorphan[1]	0,01–0,04	0,1	3	1	[1] schnelle (extensive) und langsame (poor) Metabolisierer (genetischer Polymorphismus)
Diazepam[1]	0,2–2 (–2,5)	3–5		1, 3	[1] aktive Metaboliten Nordazepam und Oxazepam (siehe Tabelle)
Diazoxid	10–20 (–50)	50 (–100)		6	
Dibenzepin	0,025–0,15 (0,1–0,5)	3	18	3, 11	
Diclofenac	0,5–3	50; 60[1]		1, 8	[1] Fallbericht
Dicloxacillin	9–19[1]; 20–25[2]			13	[1] C_{max} nach oraler Gabe von 500 mg; [2] C_{max} nach parenteraler Applikation
Dicoumarol	8–30	50–70		6	
Didanosin	ca. 1–30 µmol/l			13	
Digitoxin	0,01–0,025	0,03	0,04	6	
Digoxin	0,0005–0,0008 (–0,002)	0,0025–0,003	0,005	6	
Dihydralazin	siehe Hydralazin			6	
Dihydrocodein	0,204±0,045[1] 0,128±0,045[2] 0,134–0,302[3]			4, 5	[1] C_{max} nach oraler Gabe von 60 mg; [2] von 60 mg in retardierter Arzneiform; [3] von 120 mg in retardierter Arzneiform
Dihydroergotamin	0,001–0,01			3	
Diltiazem	0,03–0,13 (–0,25)[1]	0,8–1	2–6; 7[2]; 8[2]	1, 6	[1] als Antiarrhythmikum ca. 0,1–0,4 µg/ml; [2] Fallbericht
Dimenhydrinat	siehe Diphenhydramin			11	
N-Dimethyltryptamine	0,001–0,1			3	
Dimetinden	0,01–0,05			3	
Diphenhydramin	0,05–0,1 (–1)	1–2(–4)	5–10	3, 11	
Dipyridamol	0,1–1,5	4		6	
Disopyramid	2–7[1]	8		6	[1] therapeutische Konzentration der ungebundenen Fraktion: ca. 0,5–2 µg/ml
Disulfiram	0,05–0,4	5	8	1	
Dobutamin[1]	0,040[1]			3	[1] bei Neugeborenen
Docetaxel	3,7[1]			12	[1] C_{max} nach Applikation von 100 mg/m^2
Dolasetron[1]	0,522–0,647[2]			3	[1] aktiver Metabolit Hydrodolasetron; [2] C_{max} (Hydodolasetron) nach Gabe von 2,4 mg/kg Dolasetron oder von 200 mg i.v.
Domperidon	ca. 0,01–0,1			11	
Donepezil[1]	ca. 0,03–0,075			3	[1] aktiver Metabolit 6-*O*-Desmethyldonepezil
Dosulepin	ca. 0,020–0,10	0,8–1	1[1]	3	[1] die niedrigste Dosis, die bei einem Erwachsenen zum Tode geführt hat, betrug 750–1000 mg; die höchste Dosis, die überlebt wurde, betrug 5000 mg (entsprechend 66 Dragees zu jeweils 75 mg)

Wirkstoff	Plasmakonzentration (µg/ml)			Kapitel	Bemerkungen
	therapeutisch	toxisch	komatös/letal		
Doxazosin	0,01–0,15			3	
Doxepin[1]	0,01–0,2 (0,03–0,1)	0,5–1	2–4	3	[1] aktiver Metabolit Desmethyldoxepin sollte bei Intoxikationen berücksichtigt werden
Doxorubicin (Adriamycin)	0,006–0,02			12	
Doxycyclin	1–5 (–10)	30		13	
Doxylamin	0,05–0,2	1–2	5	3	
Dronabinol (Delta-9-tetrahydrocannabinol, THC)	0,005–0,01 (–0,05)[1]			11	[1] maximaler antiemetischer Effekt bei >0,01 µg/ml
Droperidol	ca. –0,05			1	
Dutasterid	0,04[1]			7, 12	[1] mittlere Steady-state-Konzentration
Ebastin (Carebastin)	0,130–0,160[1]			3	[1] mittlere Steady-state-Konzentration
Econazol	3–8(20) µg/l[1]			13	[1] als mittlere Serumkonzentration wurden 72 h nach intravaginaler Applikation von 5 g einer 1%igen Creme etwa 20 µg/l gemessen,
Efavirenz	1,8–4,1[1]			13	[1] mittlere Steady-state-Konzentration
Enalapril[1]	0,01–0,05 (–0,1)			1, **6**	[1] als Enalaprilat
Enoxacin	1–4			13	
Enoximon	≥ 0,2			6	
Entacapon	0,4–1,0 (–7,0)			3	
Ephedrin	0,02–0,2	1	5[1]	1, 2, 6	[1] Fallbericht
Epirubicin	0,01–0,05			12	
Eprosartan	0,4–1,0 (–1,85)			6	
Eptifibatid	0,3–1,1[1]			6	[1] bei gesunden Individuen mit einer Eptifibatid-Infusionsrate von 0,5–2 µg/kg pro min über 24 Stunden
Equilin(in)	0,040–0,070[1]			7	[1] betrifft 17β-Estradiol
Ergotamin	1–2[1]			3	[1] C_{max} nach peroraler Gabe von 4 mg
Ertapenem	155[1]			13	[1] C_{max} bei Einzeldosis von 1 g
Erythromycin	2–6 (–8)	12–15		1, 13	
Esmolol	0,15–2			6	
Esomeprazol	2,4 µmol/l[1]; 5,1 µmol/l[2]			11	mittlere Steady-state-Konzentration: [1] 20 mg nach 5 Tagen Therapie; [2] 40 mg nach 5 Tagen Therapie
Estramustin	1,36 ± 0,55 µmol/l[1] 1,10 ± 0,16 µmol/l[2] 2,74 ± 1,19 µmol/l[3]			12	[1] C_{max} nach 420 mg oral; [2] 300 mg i.v.; [3] 900 mg i.v.
Ethacrynsäure	0,05–0,1			6	
Ethambutol	0,5–6	10		13	
Ethanol		1000–2000	3500–4000	1	
Ethinylestradiol	0,00006–0,00007 0,00008–0,0001[1]			7	[1] C_{max} nach peroraler Gabe von 20 bzw. 30 µg, große interindividuelle Schwankungen
Ethosuximid	30–100 (40–60)	150–200	250	3	

Wirkstoff	Plasmakonzentration (µg/ml)			Kapitel	Bemerkungen
	therapeutisch	toxisch	komatös/letal		
Etidocain	0,5–1,5	1,6–2		4	
Etidronsäure	[1]			7	[1] Die therapeutische Wirkung von Etidronat ist abhängig von der Konzentration der Substanz am Wirkort und nicht von der Höhe der Plasmaspiegel. Da Etidronat fast ausschließlich an calcifiziertes Gewebe (zu 95% an Knochen) gebunden wird, kann der Serumspiegel nicht als Maß für die Konzentration am Wirkort (z. B. am Knochen) angesehen werden.
Etilefrin	ca. 0,06			3	
Etomidat	0,1–0,5 (–1)			4	
Etonogestrel	0,000472–0,00127[1]			7	[1] Implantat: C_{max} innerhalb 1–13 Tagen
Etoposid	1–6			12	
Etretinat[1]	[1] siehe Acitretin			8	
Exemestan	ca. 17[1]			12	[1] mittlere Steady-state-Konzentration
Ezetimib	>0,015			10	
Famciclovir	3,33–5,3[1]			13	[1] Im Steady-state bei einer dreimal täglichen oralen Gabe nach 5 Tagen
Famotidin	0,02–0,2	0,42[1]		3, 11	[1] Fallbericht
Felbamat	50–110[1]	200 (?)		3	[1] Dosis: 50–55 mg/kg pro Tag
Felodipin	0,001–0,012	0,01		1, **6**	
Fenofibrat	5–30[1]			10	[1] als aktiver Metabolit Fenofibrinsäure
Fenoterol	(0,001–) 0,01–0,04			1, 3	
Fentanyl	0,003–0,3[1]		0,003–0,02[2, 3]	1, 4	[1] während künstlicher Beatmung; [2] Fallbericht; [3] Missbrauch
Fexofenadin	ca. –0,3[1]			3	[1] nach Einnahme von 60 mg alle 12 h mit insgesamt 10 Anwendungen
Finasterid	0,008–0,01			7, 12	
Flecainid[1]	(0,2–) 0,4–0,8	1–2	2,6[2]; 13[2]	1, **6**	[1] schnelle (extensive) und langsame (poor) Metabolisierer (genetischer Polymorphismus); [2] Fallbericht
Fleroxacin	1–4			13	
Flucloxacillin	3–30			13	
Fluconazol	ca. 1–5 (–15)	20; 95[1]		1, 13	[1] Fallbericht
Flucytosin	35–70 (20–50)	100		13	
Fludarabin	3,5–3,7 µmol/l[1]			12	[1] nach Infusion von 25 mg Fludarabin/m^2 Körperoberfläche an Patienten mit chronisch lymphatischer Leukämie über 30 min wurden maximale Plasmaspiegel unmittelbar am Ende der Infusion gemessen
Flumazenil	(0,01–) 0,02–0,1	0,5		3	
Flunarizin	0,025–0,2	0,3		2, 6	

Wirkstoff	Plasmakonzentration (µg/ml)			Kapitel	Bemerkungen
	therapeutisch	toxisch	komatös/letal		
Flunitrazepam[1]	0,005–0,015	0,05		3	[1] aktive Metaboliten
Fluocortolon	0,086; 0,174; 0,419; 0,812[1]			8	[1] C_{max} nach oraler Gabe von 10; 20; 50; 100 mg
5-Fluorouracil	0,05–0,3	0,4–0,6		12	
Fluoxetin	ca. 0,16–0,5	1	6[1]	1, 3	[1] Fallbericht
Flupentixol	0,0005–0,002			3	
Fluphenazin	0,0002–0,004	0,05–0,1		3	
Flupirtin	0,5–1,5	ca. 3–4		4	
Flurazepam[1]	0,02–0,1	0,2–0,5	0,8; 24[2]	3	[1] aktiver Metabolit Desalkylflurazepam; [2] Fallbericht
Fluspirilen	0,00012–0,00055[1]			3	[1] C_{max}
Flutamid[1]	0,4–1,5[1]			7, 12	[1] jeweils als 2-Hydroxyflutamid (aktiver und Hauptmetabolit)
Fluticason	0,00039[1] 0,0013; 0,0091[2]			8	[1] C_{max}: zweimal tägliche Anwendung von 12,5 g 0,05%iger Creme (6,25 mg Fluticason) über drei Wochen unter Okklusion; [2] C_{max} bei 1 bzw. 16 mg oraler Gabe
Fluvastatin	0,023[1]; 0,0114[2]; 0,106[3]; 0,0592[4]			1, **10**	[1] C_{max}, nach oral Einnahme von 10 mg in nüchternem Zustand, nicht retardiert; [2] oral 10 mg nach Standardfrühstück, nicht retardiert, die absolute Bioverfügbarkeit wird unter diesen Bedingungen um 19–25% vermindert; [3] 20 mg nüchtern nicht retardiert; [4] 20 mg 4 h nach dem Abendessen, nicht retardiert, die absolute Bioverfügbarkeit wird unter diesen Bedingungen um 14% vermindert
Fluvoxamin	ca. (0,05–) 0,15–0,25	0,65	2,8[1]	1	[1] Fallbericht
Fondaparinux	0,14–0,39			6	
Foscarnet	75–265 µmol/l[1] 100–300 µmol/l	> 300 µmol/l		13	[1] mittlere Steady-state-Konzentration
Fosfestrol	ca. 0,5[1]			12	[1] eigentliche Wirkform Diethylstilbestrol
Fosinopril	0,131; 0,251; 0,586[1]			6	[1] C_{max} nach oraler Gabe von 10; 20; 40 mg
Frovatriptan	0,0042[1]; 0,007[2]			3	[1] C_{max} (Männer); [2] C_{max} (Frauen) nach 2,5 mg Einzeldosis
Furosemid (Frusemid)	1–6	25–30		6	
Fusidinsäure	30–200			13	
Gabapentin	5,9–21	85[1]		3	[1] Fallbericht
Galant(h)amin	ca. 0,03–0,14			3	
Gallopamil	0,02–0,1		8[1]	6	[1] Fallbericht
Ganciclovir	(0,29–0,51) 0,5–5[1]	3–5		13	[1] 2–20 µmol/l

Wirkstoff	Plasmakonzentration (µg/ml)			Kapitel	Bemerkungen
	therapeutisch	toxisch	komatös/letal		
Gemcitabin	15–20 µmol/l[1]	–[2]		12	[1] Plasmakonzentration zur maximalen zellulären Akkumulation der aktiven Form Gemcitabin-5′-triphosphat; [2] der Metabolit 2′,2′-Difluordeoxyuridine (dFdU) hat minimale Antitumoraktivität, kann aber zur Toxizität von Gemcitabin beitragen
Gemfibrozil	ca. –25			10	
Gentamicin	(2–) 4–10	12		13	
Glibenclamid	0,05–0,2	0,6		10	
Glibornurid	2[1]			10	[1] C_{max} nach Einzeldosis von 50 mg
Gliclazid	0,5–0,7[1]			10	[1] C_{max} nach Einzeldosis von 30 mg
Glimepirid	0,309[1]; 0,103[2]			10	[1] C_{max} nach wiederholten Dosen von 4 mg/Tag p.o.; [2] C_{max} nach 1 mg p.o.
Glipizid	0,1–1,0 (–1,5)	2		1	
Gliquidon	0,5–0,7[1]			10	[1] C_{max} nach einmaliger Gabe von 30 mg
Glyceroltrinitrat	siehe Nitroglycerin			1, 6	
Goserelin	0,0004–0,003 (–0,008)[1]			12	[1] subkutanes Implantat von 3,6 mg Goserelin
Granisetron	0,009–0,017			1, **3**	
Griseofulvin	0,3–1,3			13	
Guanethidin	0,01			3	
Haloperidol	0,005–0,017 (0,001–0,02)	0,05–0,5	0,5; 0,18[1]	1, **3**	[1] Fallbericht
Hydralazin[1]	0,05–0,5 (–1,5)			1, 6	[1] langsame (poor) und schnelle (extensive) Acetylierer
Hydrochlorothiazid	ca. 0,04–2			6	
Hydrocodon	0,01–0,05	0,1	0,2	4, 5	
Hydromorphon	ca. 0,005–0,015	0,1	0,2	4	
Hydroxocobalamin	siehe Cyanocobalamin			9	
Hydroxychloroquin	–0,1 (–0,4)	0,5–0,8	4	8	
Hydroxyzin	0,05–0,1	0,1	39[1]	3	[1] Fallbericht
Hymecromon	0,040[1]; 2–6[2]			11	[1] C_{max} freies Hymecromon; [2] C_{max} konjugiertes Hymecromon nach einmaliger Gabe von 400 mg
Ibandronsäure	0,328[1]; 0,246[2]			7	[1] C_{max} nach einmaliger zweistündiger Infusion von 6 mg; [2] nach einmaliger intravenöser Injektion von 2 mg
Ibuprofen	15–30	200		1, **8**	
Idarubicin	0,0022–0,0127[1] 0,049–0,189[2]			12	[1] C_{max} nach oraler Einmalgabe von 10–60 mg/m^2 Körperoberfläche; [2] C_{max} nach parenteraler Gabe von 10 mg/m^2 Körperoberfläche

Wirkstoff	Plasmakonzentration (µg/ml)			Kapitel	Bemerkungen
	therapeutisch	toxisch	komatös/letal		
Ifosamid	10–18; 15,2–36[1]			12	[1] mittlere Steady-state-Konzentration nach kontinuierlicher i.v. Infusion von 1 bzw. 2 g/m^2 Körperoberfläche/Tag über 24 h bei 9 Patienten an 3 aufeinanderfolgenden Tagen
Iloprost	ca. 0,0001			6	
Imatinib	0,72[1]			12	[1] mittlere Plasmakonzentration
Imidapril(at)	0,005			6	
Imipenem	0,5–5 (20–75)			13	
Imipramin[1, 2]	0,05–0,35	0,5–1	1,5–2	1, **3**	[1] schnelle (extensive) und langsame (poor) Metabolisierer (genetischer Polymorphismus); [2] aktive Metaboliten Desipramin, 2-Hydroxyimipramin und 2-Hydroxydesipramin
Indapamid	0,260[1]			6	[1] C_{max} nach einmaliger oraler Gabe von 5 mg Indapamid
Indomet(h)acin	0,3–1 (–3)	4–5		1, **8**	
Indoramin	ca. 0,025–0,1			3	
Humaninsulin	492 ± 256 pmol/l[1]			10	[1] bei Typ-1-Diabetes
Ipratropiumbromid	ca. 0,001[1]			3	[1] C_{max} nach peroraler Gabe von 20 mg
Isoniazid (INH)	5–10	20	(30–) 100	1, 13	
Isosorbidmononitrat (ISMN)	0,1–1			6	
Isosorbiddinitrat	30–75 pg/l[1]			6	[1] mittlere Steady-state-Konzentration nach hochdosierter peroraler Langzeitanwendung von 360–720 mg/Tag
Isotretinoin	ca. 0,001–0,002 (topisch); 0,05–0,34[1]; 0,16–0,68[2]			8	[1] mittlere Steady-state-Konzentration bei täglicher Gabe von 0,47–1,71 mg Isotretinoin/kg; [2] 4-Oxo-Metabolit
Isradipin	0,0005–0,002 (–0,01)	0,01	0,26[1, 2]	6	[1] Fallbericht, [2] bei einem 5-jährigen Mädchen
Itraconazol	ca. 0,4–2			1, 13	
Kanamycin	1–4 (10–25)	25–30		13	
Ketamin	1–6	7 (Missbrauch)	7 (Missbrauch)	3, 4	
Ketoconazol	1–3 (–6)			1, 13	
Ketoprofen	1–6 (–20)		1100[1]	8	[1] Fallbericht
Ketotifen	0,001–0,004	0,02	1,2[1]	3, 8	[1] Fallbericht
Lacidipin	0,003–0,006			6	
Lamivudin	0,0023 bis 1,3 µg/ml			13	Konzentration, welche zur 50%igen Reduktion der Konzentration der extrazellulären Hepatitis-B-DNA führt
Lamotrigin	(1–5) 3–14	15–30	50[1]	3	[1] Fallbericht
Lansoprazol	0,824[1]			1, 11	[1] C_{max}

Wirkstoff	Plasmakonzentration (µg/ml)			Kapitel	Bemerkungen
	therapeutisch	toxisch	komatös/letal		
Leflunomid[1]	8,8±2,9, 18±9,6, 63±36[2]			8	[1] alle Daten beziehen sich auf den aktiven Metaboliten A771726; [2] Steady-state-Konzentrationen nach jeweiliger Gabe von 5, 10 und 25 mg/d
Lenograstim				12	
Lepirudin			[1]	6	[1] AMK-Meldung PZ Nr. 44, S. 7 (2002): Nach Verabreichung von Lepirudin kam es zu 7 Fällen von schweren anaphylaktischen Reaktionen. In mindestens 6 dieser Fälle erfolgte die anaphylaktische Reaktion nach Reexposition mit Lepirudin. Fünf dieser Fälle endeten mit Exitus. In mehreren dieser Fälle wurde Lepirudin außerhalb der zugelassenen therapeutischen Indikation angewendet.
Lercanidipin	0,0033±0,00209 0,00766±0,0059[1]			6	[1] C_{max} nach oraler Gabe von 10 mg; 20 mg
Letrozol	129±20,3 nmol/l[1] 98,7±18,6 nmol/l[2]			7, 12	[1] C_{max} nüchtern; [2] C_{max} bei gleichzeitiger Nahrungsaufnahme
Leuprorelin	0,013[1]; 0,023[2]			12	[1] C_{max}, Dosis 3,75 mg; [2] Dosis 11,25 mg
Levetiracetam	10–37	400[1, 2]		3	[1] Fallbericht; [2] 6 h nach Einnahme von 30 g des Wirkstoffs
Levocabastin	<0,001–0,01[1]			3	[1] nach topisch nasaler oder okulärer Anwendung
Levocetirizin	ca. 0,3[1]			3	[1] mittlere Steady-state-Konzentration
Levodopa (L-Dopa)	0,3–1,6		650[1]	1, 3	[1] Fallbericht
Levofloxacin	5720±1400[1] 6400±820[2]			13	[1] C_{max} 500 mg p.o.; [2] 500 mg i.v.
Levomepromazin[1]	0,005–0,025 (–0,2)	0,4	0,5	3	aktiver Metabolit Levomepromazin-sulfoxid (HWZ 5–10 h)
Levomethadon	0,04–0,3	1	0,2	4	
Levonorgestrel	0,1–0,2[1]			7	[1] mittlere Steady-state-Konzentration
Levorphanol	0,007–0,02	0,1	2,7[1]	4	[1] Fallbericht
Levothyroxin	0,045–0,14[1]			6, **7**	[1] physiologische Konzentration
Lidocain (Lignocain)	(1–) 1,5–5	6–7	10	1, **4**, 6	
Linezolid	3,68–6,15[1] 15,1–21,2[2]			13	[1] C_{min}; [2] C_{max}, Steady-state-Bedingungen wurden am zweiten Tag der Applikation erreicht
Lisinopril	(0,005–) 0,02–0,07	0,5		6	
Lofepramin	0,003–0,01			3	
Lomefloxacin	1–2[1] (>4)[2]			13	[1] Der therapeutische Plasma-Konzentrationsbereich ist abhängig von der minimalen Hemmkonzentration (MHK) des Bakteriums, das für die Infektion verantwortlich ist. [2] Gegen manche Bakterien (z. B. *Pseudomonas aeruginosa*) muss die Serumkonzentration höher als 4 µg/ml sein

Wirkstoff	Plasmakonzentration (µg/ml)			Kapitel	Bemerkungen
	therapeutisch	toxisch	komatös/letal		
Loperamid	0,001–0,003[1]			11	[1] C_{max}, 3–5 h nach peroraler Gabe von 4 mg Loperamidhydrochlorid
Lopinavir	0,07[1]			13	[1] in vitro-Konzentration von Lopinavir, bei der 50% der Wildstämme von HIV-1 gehemmt werden (EC_{50})
Loratadin	0,001–0,02[1]			3	[1] aktiver Metabolit Desloratadin (HWZ 17–24 h): ca. 0,005–0,02 µg/ml
Lorazepam	(0,02–) 0,08–0,25	0,3–0,5		3, 11	
Lormetazepam	0,005–0,025 (–0,1)			3	
Lornoxicam	0,3–0,36[1]			8	[1] C_{max}, nach oraler Gabe von 4 mg
Losartan	<0,2[1]			1, **6**	[1] bezogen auf den aktiven Metaboliten E-3174 (HWZ 4–9 h)
Lovastatin	0,025 bzw. 0,04[1]			1, **10**	[1] C_{max}: nach 100 mg bzw. 200 mg ED (aktive Metaboliten)
Lysergid (lysergic acid diethyl amide, LSD)	0,0005–0,005	0,001	0,002–0,005	3	
Malathion		0,5	175[1]	3	[1] Fallbericht
Maprotilin	0,1–0,6 (0,1–0,25)	0,5–1	1–5	3	
Mebendazol	0,1	ca. 0,6		13	
Medazepam[1]	0,1–0,5 (–1)			3	[1] aktive Metaboliten Diazepam, Nordazepam und Oxazepam
Medrogeston	0,013±0,0005[1]			7	[1] mittlere Steady-state-Konzentration nach mehrfacher Gabe
Medroxyprogesteron-acetat	0,1–0,2			7, 12	
Mefenaminsäure	2–10 (–20)	25		8	
Mefloquin	0,4–1[1]	1,5–2[2]		13	[1] Carbonsäuremetabolit (HWZ ca. 20 Tage): 1,5–5,5 µg/ml; [2] Fallbericht
Megestrolacetat	0,49–0,753[1]			7, 12	[1] C_{max} bei peroraler Gabe von 750–800 mg
Meloxicam	0,4–2			8	
Melperon	<0,2		17,1[2]	3	
Melphalan	–1,5			12	
Mephenesin	3–10			3	
Mepindolol	0,007–0,07			6	
Mepivacain	ca. 0,4 (–4)	5–6 (–10)	50	4	
Meptazinol	0,025–0,25			4	
Meropenem	0,12–5			13	
Mesalazin (Mesalamin)	bis 1[1]			8	Bei terminaler Niereninsuffizienz bis ca. 0,5–2 µg/ml, Kumulation des inaktiven Metaboliten *N*-Acetyl-5-aminosalicylic-acid (Ac-5-ASA) bis zu 20 µg/ml ohne signifikante Nebenwirkungen
Mesuximid	siehe Methsuximid			3	

Wirkstoff	Plasmakonzentration (µg/ml)			Kapitel	Bemerkungen
	therapeutisch	toxisch	komatös/letal		
Metamizol (Dipyron)[1]	10[2]	20[2]		8	[1] bei schnellen und langsamen Acetylierern, [2] Summe der aktiven Metaboliten
Metformin	0,1–1 (0,6–1,3)	5–10	64[1]; 85[1]; 91[1]; 166[1]	10	[1] Fallbericht
Methadon[1]	(0,05–) 0,1–0,5 (–0,75)	0,2	0,4	1, **4**	[1] Plasmakonzentration des primären Metaboliten 1,5-Dimethyl-3,3-diphenyl-2-ethyliden-pyrrolidin im Steady-state: 0,005–0,055 µg/ml (bei täglicher Methadongabe von durchschnittlich 60 mg)
Methamphetamin	0,01–0,05	0,2–1	10–40	3	
Methocarbamol	25–40 (–50)	250		3	
Methohexital	(0,5–) 1–6			4	
Methotrexat	0,04	0,4		1, **8**, **12**	
Methoxsalen (8-Methoxypsoralen)	0,025–0,1 (–0,2)	1		8	
Methsuximid (Mesuximid)[1]	10–40	40–50		3	[1] als *N*-Desmethylsuximid; ungefähre Steady-state-Konzentration von Methsuximid (HWZ: 1–2 h): 0,04–0,08 µg/ml
Methyldopa	1–5	9[1]		3	[1] Fallbericht
Methylphenidat	0,01–0,06	0,5; 1[1]	2,3	3	[1] Fallbericht
Methylprednisolon-21-acetat[4]	0,0148±0,0086[1] 178,9 nmol/l und 574 nmol/l[2] 213,6 nmol/l und 1244 nmol/l[3]				[1] C_{max} i.m. Dosis 40 mg; [2] C_{max} i.v. (ein – bzw. zwei Kniegelenke) Dosis 40 mg; [3] C_{max} ein Kniegelenk; zwei Kniegelenke Dosis 80 mg. [4] Die Angaben zum Acetat beziehen sich auf die Gesamt-Methylprednisolon-Werte einschließlich der Metabolite
Methylprednisolon-21-hydrogensuccinat	0,454±0,168[1] 1,727±0,688[2]				[1] C_{max} nach i.m. Dosis 40 mg; [2] C_{max} nach i.v. Dosis 40 mg
Metiamid	0,01–0,06			11	
Metildigoxin	0,0008–0,002	>0,003		6	
Metipranolol[1]	0,02–0,08			6	[1] als Desacetylmetipranolol
Metoclopramid	0,05–0,15	0,2	4,4[1]	11	[1] Fallbericht
Metoprolol[1]	0,035–0,5	0,65[2]; 12–18	4,7[2]; 12[2]; 63[2]	1, **6**	[1] schnelle und langsame Metabolisierer; [2] Fallbericht
Metronidazol	3–10 (–20)	200[1]		13	[1] Fallbericht
Mexiletin	(0,5–) 0,7–2	2,5	35[1]	1, 6	[1] Fallbericht
Mezlocillin	96; 321; 558[1] 15–25[2]; 35–45[3]			13	[1] C_{max} nach 1000; 3000; 5000 mg i.v.; [2] C_{max} nach 1000 mg i.m.; [3] C_{max} (Steady-state nach 1000 mg alle 6 h)
Mianserin	0,01–0,15	0,5–5		3	
Miconazol	ca. 1			13	
Midazolam	0,04–0,1 (–0,25)[1]	1–1,5		1, 3, 4	
Mifepriston	1 µg/ml[1]			7, 12	[1] nach Einmalgabe von 100–800 mg und bei täglicher Einnahme von 200 mg

Wirkstoff	Plasmakonzentration (µg/ml)			Kapitel	Bemerkungen
	therapeutisch	toxisch	komatös/letal		
Miglitol	0,78–2,61[1]			10	[1] C_{max} nach oralen Einmaldosen von 25–200 mg
Milrinon	0,15–0,25	0,3		6	
Minocyclin	2,3–3,5[1]			13	[1] mittlere Steady-state-Konzentration
Minoxidil[2]	ca. 0,02–0,25	1,4[1]; 3,1[1]	2,7[1]	6	[1] Fallbericht, [2] nach oraler Gabe; nach topischer Applikation <0,03 µg/ml
Mirtazapin	–0,3	1–2		3	
Misoprostol	690 pg/ml[1]	Applikation bis 1600 µg sind toleriert worden		11	[1] Steady-state-Konzentrationen bei Gabe von 400 µg Misoprostol alle 12 h
Mitomycin C	0,4–3,2[1]			12	[1] C_{max} nach intravenöser Gabe von 10–20 mg/m^2 Körperoberfläche
Mitoxantron	0,683[1]			12	[1] C_{max} nach Gabe von 15 mg/m^2 Körperoberfläche
Mivacuriumchlorid	1 µg/ml			3	
Mizolastin	ca. 0,2–0,8			3	
Moclobemid	ca. 0,5–1,5 (–3)	11[1]; 25–60		3	[1] nach Einnahme von ca. 4 g Moclobemidin in Kombination mit Clomipramin
Modafinil	ca. 2–3[1]			3	[1] nach oraler Einnahme von 400 mg/d; Hauptmetabolite Modafinilsäure (ca. 0,5–0,8 µg/ml) und Modafinilsulfon (ca. 4,5–5,3 µg/ml)
Molsidomin	0,002–0,01			6	
Montelukast	ca. 0,05–0,3			8	
Morphin	0,01–0,1	0,1	0,1–4	4	
Moxaverin	0,1[1]			3	[1] C_{max}
Moxifloxacin	2,5–3,4[1]; 4,5[2]			13	[1] C_{max}; [2] mittlere Steady-state-Konzentration bei Gabe von 400 mg Moxifloxacin
Moxonidin	0,001–0,002 (–0,004)			3	
Mycophenolatmofetil	1–3,5 µg/ml[1]			8	[1] Mycophenolsäure
Nadolol	0,01–0,25		1,3[1]	6	[1] Fallbericht
Nadroparin-Ca				6	
Nafarelin	0,1[1]			7, 12	[1] C_{max}, nach intranasaler Applikation von 84 µg
Naftidrofuryl (Nafronyl)	<0,5			6	
Nalbuphin	0,02–0,2			4	
Naloxon	0,01–0,03			4	
Naltrexon	bis 0,05[1]			4	[1] die Plasmakonzentrationen des weniger wirksamen Hauptmetaboliten 6β-Naltrexol sind 1,5–10fach höher
Naproxen	20–50 (–100)	200–400; 414[1]		1, **8**	[1] Fallbericht
Naratriptan	ca. 0,01–0,05			3	

Wirkstoff	Plasmakonzentration (µg/ml)			Kapitel	Bemerkungen
	therapeutisch	toxisch	komatös/letal		
Nateglinid	3,5[1]; 5,62[2]			10	[1] C_{max} nach oraler Gabe von 60 mg [2] C_{max} nach oraler Gabe von 120 mg
Nebivolol	<0,02 (−0,2)	0,48[1]		6	[1] Fallbericht
Nedocromil	<0,025			8	
Nefazodon	ca. 0,01−0,3	5,5[1, 2]		3	[1] Fallbericht, [2] ca. 5 h nach Einnahme von 3 g
Nefopam	0,01−0,1	4[1]	12[1]	4	[1] Fallbericht
Nelfinavir	3−4 (C_{max})			1, 13	
Neomycin B	1−4[1]; 2,5−6,1[2]			13	[1] C_{max} nach peroraler Gabe von 3 g; [2] C_{max} nach peroraler Gabe von 4 g
Neostigmin	ca. 0,001−0,01			3	
Netilmicin	1−12			13	
Nevirapin	2±0,4[1]; 4,5±1,9[2]			13	[1] C_{max} bei Einmalgabe von 200 mg; [2] mittlere Steady-state-Konzentration bei 400 mg/Tag
Nicardipin	0,07−0,1			6	
Nicergolin	0,026−0,027[1]			3	[1] nach einmaliger oraler Gabe von 10 mg
Nicotinsäure	4−18			10	
Nifedipin	0,025−0,1	ca. 0,15−0,2	5,4[1]	1, **6**	[1] Fallbericht
Nicotin	0,005−0,02 (−0,03)	0,4 (−1)	5; 13,6[1]	1	[1] Fallbericht
Nilvadipin	<0,01			6	
Nimesulid	ca. 1−3[1]			8	[1] aktiver Metabolit 4′-Hydroxy-nimesulid
Nimodipin	0,01−0,05			3, 6	
Nimorazol	32[1]			13	[1] C_{max}, bereits 30 Minuten nach oraler Gabe von 2 g Nimorazol werden trichimonazide Serumkonzentrationen erreicht, die nach 2 Stunden bei 32 µg/ml und nach 24 Stunden bei 1,9 µg/ml liegen
Nimustin	0,0002−0,0005			12	
Nisoldipin	0,0003−0,001			1, **6**	
Nitrazepam	0,03−0,1	0,2−3	5	3	
Nitrendipin	0,01−0,05			1, **6**	
Nitrofurantoin	1−3	3−4		13	
Nitroglycerin (Glyceroltrinitrat)	ca. bis 0,015			1, 6	
Nitroprussid	siehe Thiocyanat	siehe auch Cyanid		6	bei Thiocyanatkonzentrationen von über 100 µg/ml treten toxische Symptome auf
Nizatidin	0,05−0,5 (−1,0)			11	
Nordazepam	0,02−0,2 (−0,8)	1,5−2		3	
Norephedrin	0,1−0,5	2	48	2	
Norethisteron	0,025[1]			7	[1] C_{max} nach Gabe von 10 mg
Norfenefrin	bis 0,4			3	
Norfloxacin	0,5−5			13	

Wirkstoff	Plasmakonzentration (µg/ml)			Kapitel	Bemerkungen
	therapeutisch	toxisch	komatös/letal		
Nortriptylin[1]	0,02–0,2 (0,05–0,15)	0,5	1–3	1, 3	[1] schnelle und langsame Metabolisierer
Obidoxim	1–10 (ca. 10–15 µmol/l)			3	
Ofloxacin	ca. 2,5–5,5	(30–) 40[1]		13	[1] Fallbericht
Olanzapin	ca. 0,02–0,03 (–0,05)	0,2	1[1]; 4,9[1]	3	[1] Fallbericht
Olmesartan	0,45–1,38[1] 0,02–0,062[2]			6	[1] C_{max} nach oraler Einzeldosis; [2] mittlere Steady-state-Konzentration C_{min}
Olsalazin	0,8–2,9[1]			8	[1] mittlere Steady-state-Konzentration
Ondansetron	0,03–0,3			1, 3	
Opipramol	0,1–0,5	2–3	7–10	3	
Orlistat	C_{max} < 0,01			11	
Oseltamivir	0,003 oder höher			13	
Oxacillin	4–6[1]; 14–16[2]; 60–100[3]			13	C_{max}: [1] 500 mg oral; [2] 500 mg i.m.; [3] 500 mg i.v.
Oxaliplatin	1,21 ± 0,10			12	C_{max}
Oxaprocin	100–230[1] (246)[2]			8	[1] Steady-state-Konzentration ; [2] C_{max}
Oxatomid	0,02–0,1			3	
Oxazepam	0,2–1,5	2	3–5	3	
Oxazolam[1]	siehe Nordazepam			3	[1] aktiver Metabolit Desmethyldiazepam = Nordazepam
Oxcarbazepin	12–24			3	
Oxiconazol	0,3[1], 0,032–0,061[2]			13	[1] nach dermaler Applikation von 150 mg einer 1%igen Creme auf ein 50 cm² großes Hautareal [2] intravaginal (Einzeldosis 150 bzw. 600 mg Oxiconazol)
Oxilofrin	0,096[1]			3	[1] C_{max}
Oxipurinol[1]	siehe Allopurinol			8	[1] Hauptmetabolit von Allopurinol
Oxprenolol	0,05–0,3 (–1,0)	2–3	10	6	
Oxycodon	(0,005–) 0,02–0,05	0,2	0,6; 5[1]	4	[1] Fallbericht
Oxyfedrin	ca. 0,06			6	
Paclitaxel	0,085–1 (?)[1]			12	[1] C_{max} ca. 2–8 µmol/l (1,7–6,8 µg/ml, nach Applikation von 170–275 mg/m² i.v. über 6 Stunden)
Pamidronat	ca. 0,5–1			7	
Pancuronium	0,1–0,6	0,4[1, 2]	1, 6	3	[1] Fallbericht; [2] 0,4 µg/ml des Metaboliten 3-Desacetylpancuronium
Pantoprazol	ca. 4,6			11	
Papaverin	(0,2–) 0,6–1 (–2)			3, 4	
Paracetamol	(5–) 10–25	100–150	200–300	1, **8**	
Paraoxon	–	0,005		3	
Parathion	–	0,01–0,05	0,05–0,08	3	

Wirkstoff	Plasmakonzentration (µg/ml)			Kapitel	Bemerkungen
	therapeutisch	toxisch	komatös/letal		
Parecoxib	0,39–0,45[1]; 1,4[2]			8	[1] C_{max}; [2] C_{max}, Steady-state-Konzentration
Paroxetin[1]	<0,01–0,05 (–0,1)	0,35–0,4		1, 3	[1] schnelle und langsame Metabolisierer (genetischer Polymorphismus)
Pemolin	ca. 1–7			3	
Penbutolol	0,01–0,3 (–1,0)			6	
Penfluridol	0,004–0,025			3	
(D)-Penicillamin	1,7–5,6 (–11)			8	
Pentamidin	ca. 0,3–0,5			13	
Pentazocin	0,01–0,2	1–2	3	4	
Pentostatin	0,0032–0,0097[1]			12	[1] C_{max} nach intravenöser Injektion von 0,25 mg/kg/Tag über 4–5 Tage
Pentoxifyllin[1]	ca. 0,5–2			6	[1] aktive Metaboliten 1-(5-Hydroxyhexyl)-3,7-dimethylxanthin und 1-(3-Carboxypropyl)-3,7-dimethylxanthin (HWZ 1–1,6 h)
Pentoxyverin	0,155[1]; 0,187[2]; 0,0098[3]; 0,091–0,158[4]			5	[1] C_{max} nach oraler Gabe von 150 mg Pentoxyverindihydrogencitrat als Einmalgabe einer festen oralen Darreichungsform; [2] C_{max} nach oraler Gabe von 150 mg Pentoxyverindihydrogencitrat als Einmalgabe einer flüssigen oralen Darreichungsform; [3] C_{max} nach oraler Gabe einer retardierten Darreichungsform mit 75 mg Pentoxyverindihydrogencitrat als Einmalgabe; [4] rektal, C_{max} nach Applikation von 50 bzw. 100 mg
Perazin	0,02–0,35	0,5 (6,1[1])		3	[1] Fallbericht
Perici(y)azin	0,005–0,03	0,1		3	
Perindopril	0,08–0,15			6	
Perphenazin	0,001–0,02 (0,0008–0,0024)[1]	0,05		3	[1] extensive Metabolisierer
Pethidin[1]	0,1–0,8	1–2	2 (–3)	1, **4**	[1] aktiver Metabolit Norpethidin (HWZ 14–24 (–48) h): toxisch ab ca. 0,5 µg/ml
Phenazon (Antipyrin)	5–25	50–100		8	
Phencyclidin		0,007–0,24	1–5	4	
Pheniramin	0,01–0,27		2	3	
Phenobarbital	10–30 (15–40)	30–40	50–60	1, 3	
Phenprocoumon	0,16–3,6 (1–5)	ca. 5		1, 6	
Phenylbutazon[1]	50–100	120–200	400	8	[1] aktiver Metabolit Oxyphenbutazon (HWZ 27–64 h)
Phenylephrin	0,04–0,1			1, 3	
Phenytoin	5–15 (10–20)[1]	20–25	43[2]; 50	1, 3	[1] therapeutische Konzentration der ungebundenen Fraktion: 1–2,2 µg/ml; [2] Fallbericht
Physostigmin	<0,001–0,005			3	

Wirkstoff	Plasmakonzentration (µg/ml)			Kapitel	Bemerkungen
	therapeutisch	toxisch	komatös/letal		
Pilocarpin	0,015[1]–0,04[2]			3	C_{max} nach [1] oraler Gabe von 3-mal 5 mg/Tag über 2 Tage; [2] Gabe von 3-mal 10 mg/Tag über 2 Tage
Pimecrolimus	0,054[1]			8	[1] Steady-state-Konzentration nach oraler Gabe
Pimozid	ca. 0,004–0,01 (–0,02)			3	
Pindolol	0,02–0,15	0,7–1,5		6	
Pioglitazon	0,7–1,7			10	[1] C_{max}
Pipamperon	0,1–0,4	0,5–0,6		3	
Pipemidsäure	3–4[1], ca. 5[2]			13	[1] C_{max} nach 400 mg; [2] C_{max} nach 1000 mg. Nach einmaliger Gabe von 400 mg sinkt der Plasmaspiegel nach 6–8 h auf 0,9 µg/ml ab
Piperacillin	1–5 (20–70)			13	
Pipotiazin	0,001–0,06	0,1		3	
Piracetam	ca. 20–50			3	
Pirenzepin	0,03–0,45			11	
Piretanid	0,025–0,250			6	
Piritramid	0,0088±0,0053[1]			4	[1] EC_{50} (Analgesie); EC_{50} (Atemdepression): 0,035±0,022 µg/ml
Piroxicam	2–6	14[1]		1, **8**	[1] Fallbericht
Pizotifen	0,007–0,009			3	
Prajmalium[1]	0,06–0,44			6	[1] schnelle und langsame Metabolisierer (genetischer Polymorphismus)
Pramipexol	ca. 0,0002–0,007			3	
Pravastatin	0,0094; 0,0265; 0,0458			10	C_{max} bei 10; 20 und 40 mg
Prazepam[1]	0,2–0,7	1		3	[1] aktiver Metabolit Desmethyldiazepam = Nordazepam
Praziquantel	ca. 0,2			13	
Prazosin	0,001–0,02	0,9		3	
Prednisolon	0,5–1			8	
Prednison[1]				8	[1] Prednisolon als wirksamer Metabolit
Prilocain	0,5–1,5 (–2)	5–6	ca. 20	4	
Primaquin	ca. 0,1–0,2			13	
Primidon[1]	4–12 (8–15)	20–50	65	3	[1] aktiver Metabolit Phenobarbital
Probenecid	100–200 (20–150)			8	
Procain	0,2–2,5 (–10)	15–20	20	4	
Procyclidin	0,08–0,63	1–2	7,8[1]	3	[1] Fallbericht
Proguanil[1]	ca. 0,04–0,15[2]			13	[1] schnelle und langsame Metabolisierer (genetischer Polymorphismus), [2] aktiver Hauptmetabolit Cycloguanil (HWZ 8–17 h), Plasmakonzentration nach oralen Dosen von 100–200 mg Proguanil ca. 0,02–0,06 µg/ml
Promazin	0,01–0,05 (–0,4)	1	5	3	

Wirkstoff	Plasmakonzentration (µg/ml)			Kapitel	Bemerkungen
	therapeutisch	toxisch	komatös/letal		
Promethazin	0,05–0,2 (–0,4)	1–2	2,4[1]; 1,8–5,4[2]	3	[1] Fallbericht; [2] Plasmakonzentration des Metaboliten Desmethylpromethazin nach Intoxikation
Propafenon[1]	0,4–3 (0,06–1)	2–3	7,7[2]	1, 6	[1] schnelle und langsame Metabolisierer (genetischer Polymorphismus); [2] Fallbericht
Propofol	ca. 2–8			4, 11	
Propranolol	0,02–0,3	(0,5–) 1–3	4–10	1, **6**	
Propyphenazon	3–12			8	
Prothipendyl	ca. 0,05–0,2	ca. 0,5 (–1)		3	
Prothrombin[1]	0,004–0,007[2]			6	[1] Blutgerinnungsfaktor IX; [2] physiologische Plasmakonzentration
Pyrantel	0,050–0,130[1]			13	[1] C_{max} nach einmaliger peroraler Gabe von 11 mg/kg
Pyrazinamid	30–75			13	
Pyridostigmin (-bromid)	<0,05–0,2			3	
Pyridoxin	0,003–0,018			9, 11	
Pyrimethamin	ca. –1,5			13	
Pyritinol	ca. 1,3[1]			3	[1] C_{max}
Quetiapin	< 1[1]	1,8[2]	12,7[2]	3	[1] Mittlere Plasmakonzentration nach oraler Gabe von 250 mg; [2] Fallbericht
Quinapril	–0,065; –0,207; –0,536[1]; 0,041–0,047; –0,223; –0,923; –1,760[2]			6	[1] Quinapril: C_{max} bei 10; 40; 80 mg; [2] Quinaprilat (eigentlicher Wirkstoff) C_{max} bei 2,5; 10; 40; 80 mg
Rabeprazol	ca. –0,6			11	
Ramipril	ca. 0,001–0,01[1]			6	[1] als Ramiprilat
Ranitidin	0,05–1			3, 11	
Reboxetin	<0,3[1]			3	[1] C_{max}
Repaglinid	0,015; 0,025; 0,051[1]			10	[1] C_{max} nach Gabe von 0,5; 1; 2 mg
Reproterol	<1[1]; 0,010[2]			3	C_{max}, [1] inhalativ: Dosis 1 mg, [2] parenteral: Dosis 90 µg
Ribavirin	1,2; 2,4; 3,1[1]; 2,0; 4,8; 9,1[2]; 0,19; 0,275; 1,7[3]; 0,8–1,5[4]; 2,2[5]			13	[1] p.o. C_{max}: 600; 1200; 2400 mg; [2] i.v. C (1 h) 600; 1200; 2400 mg; [3] inhalativ: nach 0,82 mg/kg/h für 2,5 h pro Tag über 3 Tage; für 5 bzw. 8 Stunden pro Tag über 5 Tage; für 20 Stunden über 5 Tage, [4] mittlere Plasmakonzentrationen bei inhalativer Anwendung über 8 h; [5] p.o. Steady-state-Konzentration nach 2 × 600 mg tägl.
Rifabutin	0,05–0,15			13	
Rifampicin (Rifampin)	0,1–10		55[1]	1, 13	[1] Fallbericht
Rimexolon	<0,00008–	ca. 0,00046[1]		8	[1] C_{max} nach okulärer Applikation

Wirkstoff	Plasmakonzentration (µg/ml)			Kapitel	Bemerkungen
	therapeutisch	toxisch	komatös/letal		
Risedronsäure	0,00041; 0,00094; 0,0051[1]			7	[1] C_{max} nach oraler Gabe von 2,5; 5; 30 mg
Risperidon[1]	ca. 0,006[2]		1.8[3]	1, 3	[1] schnelle und langsame Metabolisierer (genetischer Polymorphismus); [2] bei täglicher oraler Gabe von ≤ 25 mg 0,00046 µg/ml Risperidon pro mg Dosis und 0,0064 µg/ml pro mg Dosis für Risperidon plus 9-Hydroxyrisperidon (die klinischen Effekte beruhen wahrscheinlich auf beiden Stoffen); [3] Fallbericht
Ritonavir	ca. 5–11 (–20)			1, 13	
Rituximab	238,7–480,7[1]			12	[1] C_{max}
Rivastigmin[1]	14,1[2]			3	[1] Rivastigmin zeigt eine nicht lineare Kinetik mit unterschiedlicher Bioverfügbarkeit; [2] C_{max}
Rizatriptan	ca. –0,1			3	
Rofecoxib	0,305[1]			8	[1] geometrisches Mittel der C_{max}
Ropinirol	0,0004–0,006			3	
Ropivacain		(1–) 2[1]		1, **4**	[1] milde ZNS-Symptom (begrenzte Daten)
Rosiglitazon	0,150; 0,273[1]			10	[1] C_{max} nach oraler Einzelgabe von 2 mg bzw. 4 mg Rosiglitazon bei gesunden Probanden
Roxatidin	0,1–0,8			11	
Roxithromycin	4–12			13	
Salbutamol (Albuterol)	<0,01–0,02	0,1–0,15[1]	0,16	3	[1] Tremor, Hypokalämie
Salicylsäure	20–200	300–350	(400–) 500	8	
Salmeterol	0,2[1]; 0,115[2] 0,60–0,65[3]			3	[1] C_{max} nach regelmäßiger, zweimal täglicher Inhalation von 50 µg; [2] zweiter Peak vom verschluckten Anteil; [3] nach oraler Gabe
Saquinavir	0,075[1]; 0,216[2]			1, 13	[1] C_{min} nach 8 h bei Gabe als Mesylat 3 × 600 mg; [2] bei Gabe der Base, 3 × 1200 mg
Scopolamin	0,0001–0,0003 (–0,001)			3	
Selegilin	0,0019[1]			3	[1] C_{max}
Sertralin	0,05–0,25 (–0,5)	0,29[1]	1,6[1]; 3[1]	1, 3	[1] Fallbericht
Sildenafil	ca. 0,05–0,5			6	
Sirolimus	0,005–0,015	0,015 (–0,06)		8	
Sotalol[1]	0,5–3 (–4)	7,5–16[2]	40[2]; 43[2]	6	[1] Daten für (D,L)-Sotalol; [2] Fallbericht
Spirapril	0,030[1]; 0,006[2]			6	[1] dekompensierte Rechtsherzinsuffizienz; [2] Hypertension, Prädosis-Plasmaspiegel nach einer dreiwöchigen Therapie mit 6 mg Spirapril/Tag
Spironolacton	(0,05–) 0,1–0,25 (–0,5)[1]			6	[1] als Canrenon (einer der aktiven Metaboliten von Spironolacton)

Wirkstoff	Plasmakonzentration (µg/ml)			Kapitel	Bemerkungen
	therapeutisch	toxisch	komatös/letal		
Stavudin	0,81±0,175[1]			13	[1] C_{max}
Streptomycin	1–5 (15–40)	40–50		13	
Sufentanil	0,0005–0,01[1]		0,001–0,007[2]	1, 4	[1] während künstlicher Beatmung; [2] Fallbericht
Sulbactam	–80			1, 13	
Sulfamethoxazol	30–60[1]	200–400		13	[1] zur *Pneumocystis-carinii-Pneumonia* (PcP) Behandlung: Sulfamethoxazol 100–200 µg/ml, Trimethoprim 5–10 µg/ml
Sulfasalazin[1]	5–30 (–70)			8	[1] aktiver Metabolit 5-Aminosalicylsäure (siehe Mesalazin); schnelle und langsame Acetylierer des Primärmetaboliten Sulfapyridin
Sulpirid	0,05–0,4 (–0,6)[1]		3,8[2]; 38[2]	3	[1] bei Depressionen; evtl. höher bei der Behandlung von Schizophrenie (2–3 µg/ml?); [2] Fallbericht
Sultiam	0,5–12,5 (6–10)	12–15	20–25	3	
Sumatriptan	0,018–0,06			3	
Suramin	>100[1]	300[2]		13	[1] als Zytostatikum: >200 µg/ml; [2] neurotoxisch
Tacrin	ca. 0,01			1, 3	
Tacrolimus (FK-506)	0,005–0,015 (–0,02)	(0,015–) 0,02–0,025		8	
Talinolol	0,04–0,15		5[1, 2]; 20[1]	6	[1] Fallbericht; [2] ca. 14 h nach oraler Einnahme von 1,5 g
Tamoxifen	0,05–0,5			7, 12	
Tegafur	>1[1]; 10–40[2]; 0,3–1,5[3]	>50[4]		12	[1] orale Gabe von 300 mg Tegafur/m^2/Tag in drei Einzeldosen: mehr als 1 µg/ml über jedes der 8-stündigen Dosierungsintervalle; [2] orale Gabe von 2 g Tegafur: Abfall der Konzentration von 40 µg/ml nach 3 h auf ca. 10 µg/ml nach 24 h; [3] intravenöse Gabe von 4 g/m^2 Körperoberfläche über 1–2 h, 5-Fluorouracil konstant über 96 h; [4] ZNS-Toxizität
Teicoplanin	(10–) 15–20 (–40)	200		13	
Telithromycin	1,4–2,9[1], 0,01–0,25[2]			13	C_{max} nach oraler Gabe von einmal 800 mg; [2] Konzentration nach 24 h
Telmisartan	44,7[1]			6	[1] C_{max} bei 40 mg Dosis
Temazepam	0,02–0,15 (–0,9)	1	8,2[1]; 14[1]	3	[1] Fallbericht
Terazosin	ca. 0,02–0,08			3	
Terbinafin	0,01–0,03[1]			13	[1] C_{max} 0,5–3 µg/ml
Terbutalin	0,001–0,006 (–0,01)		0,04	3	
Terfenadin	<0,01	0,06[1]	0,4[2]	1, 3	[1] bei CYP3A4-Hemmung (z. B. durch Ketoconazol, Erythromycin) und/oder eingeschränkter Leberfunktion; [2] Fallbericht

Wirkstoff	Plasmakonzentration (µg/ml)			Kapitel	Bemerkungen
	therapeutisch	toxisch	komatös/letal		
Tetracyclin	1–5 (5–10)	30		13	
Tetrazepam[1]	0,05–0,6 (–1)			3	[1] aktiver Metabolit Nortetrazepam
Theobromin	10–15	20		3	
Theophyllin	(5–) 8–15 (–20)[1]	20	50	1, 3, 8	[1] zur Apnoe: 5–10 µg/ml
Thiamazol	0,150[1]			7	[1] C_{max} bei einer Dosis von 9 mg
Thiocyanat von Nitroprussid	1–12[1] 5–30	35–50 50–100	200	(6)	[1] Nichtraucher 1–4; Raucher 3–12 µg/ml
Thiopental[1]	1–5		10–15[2]	1, **4**	[1] Metabolit: Pentobarbital (siehe Tabelle); [2] führt zur Narkose
Thioridazin[1]	0,1–2 (0,2–0,8–1,25)[1]	2,5–5	3–10	1, 3	Plasmakonzentrationn nach therapeutisch aktiven Gaben von Thioridazin für die aktiven Metaboliten Mesoridazin (Thioridazin-2-sulfoxid): 0,2–1,6 µg/ml (HWZ 10–14 h) und Sulforidazine (Thioridazin-2-sulfon): bis zu 0,6 µg/ml (HWZ 10–16 h) und für den inaktiven Metaboliten Thioridazin-5-Sulfoxid: 0,06–4 µg/ml; die beste Korrelation zwischen den klinischen Effekten und der Plasmakonzentration besteht offensichtlich bei Mesoridazin
Thyroxin	siehe Levothyroxin			6	
Tiagabin	0,05–0,2 (?)	0,5–0,6; 3,1[1, 2]		3	[1] Fallbericht, [2] 4 h nach Einnahme von 30–40 Tiagabin-HCl 8 mg Tabletten (Koma)
Ticlopidin	<1–2 (?)			1, 6	
Tilidin[1]	0,05–0,12		1,7[2]	4	[1] aktiver Metabolit Nortilidin (HWZ 6 h), komatöse Plasmakonzentration: 4,4 µg/ml; [2] Fallbericht
Tiludronsäure	1–5[1]			7	[1] C_{max}
Timolol	0,005–0,05 (–0,1)			1, **6**	
Tinidazol	max. –60			13	
Tioconazol	0,010–0,020[1]			13	[1] C_{max} bei topischer Anwendung
Tiotropiumbromid	17–19 pg/ml[1]; 3–4 pg/ml[2]			3	[1] C_{max}; [2] C_{min}
Tizanidin	ca. 0,015			3	
Tobramycin	4–10[1]	12–15		13	
Tocainid	4–12 (6–10)	13–15; 20[1]	74[1]; 140[1]	6	[1] Fallbericht
Tocopherol(e)	6–18			9	
Tolbutamid	50–100	400–500	640[1]	1, **10**	[1] Fallbericht
Topiramat	3,4–5,2 (–10?)[1]			3	[1] C_{max} nach oraler Einnahme von 200, 400, 800 und 1200 mg, jeweils 3,7, 8, 18 und 29 µg/ml
Topotecan	ca. 0,001–0,01[1]			12	
Torasemid	1,1–3,7			6	
Toremifen	0,6–1,3[1]			7, 12	Steady-state-Konzentration bei einer Dosis von 60 mg

Wirkstoff	Plasmakonzentration (µg/ml)			Kapitel	Bemerkungen
	therapeutisch	toxisch	komatös/letal		
Tramadol[1]	0,1–1 (>0,3)[2]	1	2[3]; 13[3]; 38,3[3, 4]	1, 4	[1] schnelle und langsame Metabolisier (genetischer Polymorphismus); [2] postoperativ (i.v.): 0,02–1–2 µg/ml (im Mittel 0,29–0,92 µg/ml) als minimale analgetisch wirksame Plasmakonzentration; *O*-Desmethyltramadol: 0,03–0,04 µg/ml (Mittel: 0,036 µg/ml); [3] Fallbericht; [4] starke Überdosierung von Tramadol, Alprazolam (0,21 µg/ml), und Alkohol (1,29 g/kg) bei einer 30-jährigen Frau
Trandolapril (eigentliche Wirkform Trandoprilat)	0,0017–0,0029[1]			6	[1] C_{max}; nach 7–10-tägiger wiederholter Einnahme von Trandolapril akkumuliert Trandolaprilat, wobei sich der Kumulationsfaktor mit 1,5–2,0 errechnet. Maximale ACE-Hemmung wird mit einer Trandolaprilat-Plasma-Konzentration von 2 ng/ml erreicht.
Tranylcypromin	–0,2 (?)	0,5[1, 2]	0,7[1]; 5[1]	3	[1] Fallbericht, [2] 3 h nach Einnahme von 400 mg ohne schwerwiegende Symptome
Trapidil	(4–) 6–10			6	
Trastuzumab	53[1]			12	[1] mittlere Steady-state-Konzentration
Trazodon[1]	(0,5–) 0,8–1,6	4	12–15[2]	3	[1] aktiver Hauptmetabolit 1-Chlorphenylpiperazin; Plasmakonzentration ca. 1/10 im Vergleich zu Trazodon, [2] Fallbericht
Triamcinolon	0,015[1]; 0,010[2]			8	[1] C_{max} i.m.(-diacetat); [2] C_{max} i.m.(-acetonid)
Triamteren	0,01–0,1			6	
Triazolam	0,002–0,02	0,04		1, 3	
Trifluoperazin	0,001–0,01 (0,05)	0,1–0,2		3	
Triflupromazin	0,03–0,1	0,3–0,5		3	
Trihexyphenidyl	–[1]	0,5		3	[1] keine Daten zur wirksamen Plasmakonzentrationen bei M. Parkinson verfügbar
Trimethoprim	1,5–2,5[1]	20		13	[1] zur *Pneumocystis-carinii-Pneumonia* (PcP)-Behandlung: Sulfamethoxazol 100–200 µg/ml, Trimethoprim 5–10 µg/ml
Trimipramin	0,01–0,25	0,5	1,7–8,2[1]	3	[1] femorale Plasmakonzentration des Metaboliten Desmethyltrimipramin nach schwerer Intoxikation (n = 10): 0,3–2,5 µg/g
Tripelennamine	0,02–0,06		10	3	
Triprolidin	0,004–0,045			3	
Tropisetron	ca. 0,02–0,05			1, 3, 11	
Trospiumchlorid	0,0005–0,0014/ 0,00693± 0,00524[1], 0,0139±0,0029/ 0,181±0,0715[2]			3	[1] C_{max} nach oraler Gabe von 10 mg/ von 5 mg; [2] C_{max} bei intravenöser Applikation von 1,2 mg/von 2 mg

Wirkstoff	Plasmakonzentration (µg/ml)			Kapitel	Bemerkungen
	therapeutisch	toxisch	komatös/letal		
Tubocurarine	(0,6–) 1–3 (–6)			3	
Tulobuterol	0,00238 ± 0,00092[1], 0,0057[2]			3	C_{max}, [1] nach 2 mg; [2] durchschnittlich nach 4 mg p.o.
Valaciclovir[1]	5,7[2]			13	[1] Metabolit: Aciclovir; [2] C_{max}
Valproinsäure	40–100 (50–150)	150–200	720[1]	3	[1] Fallbericht
Vancomycin	≤ 5–10 (–12)[1]	30		13	[1] Durchschnittskonzentration; C_{max}: < 40 µg/ml
Vecuronium	ca. 0,2–0,37 (–0,5)			3	
Venlafaxin	ca. 0,2–0,4[1]	1–1,5[2]	6,6[3]	3	[1] nach Gaben von 25, 75 und 150 mg alle 8 h über 3 Tage, die mittleren Serumkonzentrationen lagen bei 0,053, 0,167 und 0,393 µg/ml; entsprechende Konzentrationen des aktiven Hauptmetaboliten *O*-Desmethylvenlafaxin (HWZ 10–11 h) waren 0,148, 0,397, and 0,686 µg/ml; [2] Summe von Venlafaxin und *O*-Desmethylvenlafaxin; [3] Fallbericht
Verapamil[1]	(0,01–) 0,02–0,25 (–0,4)	1	2,5; 3,9[2]	1, 6	[1] stereoselektiver Metabolismus; [2] Fallbericht
Verteporfin[1]	1,5–3,5[2]			12	[1] Augenheilkunde: Makuladegeneration; [2] C_{max}
Vigabatrin	2–9 (–15)[1]			3	[1] durchschnittliche Plasmakonzentration (Steady-state) bei zweimaliger oraler Gabe von 2 g/Tag ca. 9 µg/ml; C_{max} nach oraler Gabe von 1 g ca. 45 µg/ml
Viloxazin	–6,0–8,0 (?)			3	
Vinorelbin	0,939 ± 0,694[1]			12	[1] C_{max}, der Verlauf der Plasmakonzentration von Vinorelbin ist triphasisch und durch eine Triexponentialfunktion zu beschreiben
Vitamin D	> 50 nmol/L[1]			8	[1] als 25-Hydroxyvitamin D bei Erwachsenen >49 Jahre
Voriconazol	1,193–4,38[1]			13	[1] Die interindividuelle Variabilität der Pharmakokinetik von Voriconazol ist groß
Warfarin	1–3 (–7)	10–12	100	1, 6	
Xipamid	–20			6	
Yohimbin	ca. 0,05–0,3			6	
Zalcitabin	ca. 0,1 (0,5 µmol/L)			13	

Wirkstoff	Plasmakonzentration (µg/ml)			Kapitel	Bemerkungen
	therapeutisch	toxisch	komatös/letal		
Zaleplon	0,01; 0,027; 0,07; 0,109[1]			3	[1] C_{max} nach oraler Gabe von 5; 15; 30; 60 mg
Zidovudin[1]	0,1–0,3 (–1)	2–3		13	[1] C_{max} 0,038 ± 0,006 µg/ml nach oraler Einmalgabe von 150 µg/kg bei 9 Patienten mit Onchocerciasis (HWZ 56 ± 7 h)
Ziprasidon	0,02–0,06			3	
Zolmitriptan	ca. 0,007–0,01			3	
Zolpidem	0,08–0,15 (–0,2)	0,5	2–4	3	
Zopiclon	<0,1	0,15	0,6–1,8	3	
Zotepin	0,01–0,15	0,15–0,2		3	
Zuclopenthixol[1]	0,005–0,1	0,15–0,3		3	[1] schnelle und langsame Metabolisierer (genetischer Polymorphismus)

Sachregister

B

D

E

G

H

J

K

L

M

N

O

P

T

U

V

W

X